U0275872

Harper 儿童皮肤病学

Harper's Textbook of Pediatric Dermatology

第 4 版
Fourth Edition

上　卷

主　　编　Peter Hoeger　Veronica Kinsler　Albert Yan

顾　　问　John Harper　Arnold Oranje

副 主 编　Christine Bodemer　Margarita Larralde　David Luk
　　　　　Vibhu Mendiratta　Diana Purvis

主　　译　马　琳　王　华　姚志荣　徐子刚

副 主 译　刘晓雁　汤建萍　王榴慧　罗晓燕　李　萍
　　　　　梁　源　徐　哲　郭一峰　David Luk

主译助理　田　晶

人民卫生出版社
·北 京·

版权所有，侵权必究！

图书在版编目（CIP）数据

Harper 儿童皮肤病学：全 2 册/（德）彼特·赫格尔（Peter Hoeger），（英）韦罗妮卡·金斯勒（Veronica Kinsler），（美）艾伯特·扬（Albert Yan）主编；马琳等主译. —北京：人民卫生出版社，2023.8

ISBN 978-7-117-34835-5

Ⅰ.①H⋯ Ⅱ.①彼⋯②韦⋯③艾⋯④马⋯ Ⅲ.①小儿疾病-皮肤病-诊疗 Ⅳ.①R751

中国国家版本馆 CIP 数据核字（2023）第 110450 号

人卫智网	www.ipmph.com	医学教育、学术、考试、健康，购书智慧智能综合服务平台
人卫官网	www.pmph.com	人卫官方资讯发布平台

图字：01-2020-2221 号

Harper 儿童皮肤病学 第 4 版
Harper Ertong Pifubingxue Di-4ban
（上、下卷）

主　　译：马　琳　王　华　姚志荣　徐子刚
出版发行：人民卫生出版社（中继线 010-59780011）
地　　址：北京市朝阳区潘家园南里 19 号
邮　　编：100021
E - mail：pmph @ pmph. com
购书热线：010-59787592　010-59787584　010-65264830
印　　刷：三河市宏达印刷有限公司
经　　销：新华书店
开　　本：889×1194　1/16　总印张：127
总 字 数：4300 千字
版　　次：2023 年 8 月第 1 版
印　　次：2023 年 8 月第 1 次印刷
标准书号：ISBN 978-7-117-34835-5
定价（上、下卷）：1397.00 元

打击盗版举报电话：010-59787491　E - mail：WQ @ pmph. com
质量问题联系电话：010-59787234　E - mail：zhiliang @ pmph. com
数字融合服务电话：4001118166　E - mail：zengzhi @ pmph. com

译者名单 (以姓氏笔画为序)

国家儿童医学中心　首都医科大学附属北京儿童医院

于鲁　马琳　王忱　王珊　王雪　王召阳
王利娟　王林娜　申春平　田晶　邢嬛　朱腾
向欣　刘盈　刘元香　孙娟　孙婧　孙玉娟
李丽　杨舟　肖媛媛　吴琼　邱磊　何瑞
谷盈　汪洋　张斌　张振华　陈云刘　苗朝阳
周亚彬　赵牧童　赵欣荣　修冰玉　徐哲　徐子刚
徐教生　翁丽　梁源　尉莉　韩晓锋　焦磊

重庆医科大学附属儿童医院

万毅　王华　方晓　甘立强　包婷婷　任发亮
刘励　余时娟　张建　陈光华　陈安薇　陈静思
罗晓燕　贺景颐　夏耘秋　倪思利　唐萍　阎诗
蒋金秋　谭春花

上海交通大学医学院附属新华医院

邓丹　冯晓博　庄寅　闫明　孙沛昳　李明
李化国　杨伟琴　余红　余霞　沈瑾文　张卉
张佳　张珍　张雪　张文青　陈付英　陈嘉雯
姚志荣　顾艳　倪成　徐倩玥　郭一峰　黄林婷
梁键莹　程茹虹　鲁智勇

首都儿科研究所附属儿童医院

王建才　王誉涵　邓维　朱芸　刘晓雁　苏伟
李倩　李泓馨　杨明　张升　张高磊　陈见友
顾菲　徐婧　高莹　蒋丽潇

湖南省儿童医院

汤建萍　孙磊　李珂瑶　罗勇奇　罗莺莺　岳淑珍
唐金玲　谈鑫　常静

复旦大学附属儿科医院

王榴慧　卢文敏　赵漂萍

深圳市儿童医院

王森分　石航　冯思航　朱思虹　刘建中　李萍
李建红　肖星　何娅　罗珍　孟圆　唐鹏跃
喻泸

United Christian Hospital, Hong Kong; Hong Kong Children's Hospital

David Luk

Avera Medical Group Dermatology Aberdeen. Aberdeen, South Dakota. USA.

王博

上海交通大学医学院附属上海儿童医学中心

李梅云　陈琢　陈戟

上海市儿童医院　上海交通大学附属儿童医院

王臻　王艺蓉　华圣元　杨芸　宋萌萌　陈茜岚
林晓　郑冰洁　钱秋芳　黄迎　崔祥祥

上海交通大学医学院

史晏绮

大连市妇女儿童医疗中心(集团)

于鹏　卫风蕾　赵珲

广州市妇女儿童医疗中心

陈谨萍　高歆婧　黎晓丽

广西壮族自治区妇幼保健院

何洛芸

中国医科大学附属盛京医院

王娈　王颖　刘鹏月　李琳　李佳蔚　韩秀萍
慕珍珍

中南大学湘雅医院

尹菁华

内蒙古自治区妇幼保健院

曹玉婷　韩丽清

长春市儿童医院

王永平　徐雅秋

无锡市儿童医院

杨挺　凌雨婷

天津市儿童医院

卞亚伟　李钦峰　张晚星

北京市中关村医院

刘汀　姜莉

北京和睦家医院

张霞

宁波市妇女儿童医院
陈　明　潘红梅

安徽医科大学第一附属医院
肖风丽　程　璐　蔡新颖

西安市儿童医院
阮　哲　孙晓虹　李　静　陈　曦

安徽省儿童医院
吴健平　张　成　张　莉　郑　璐　曹婷婷　葛宏松
董　瑛

成都市妇女儿童中心医院
路　遥

汕头大学医学院第二附属医院
王　倩　曾跃斌

苏州大学附属儿童医院
顾　洋　钱　华

郑州大学附属儿童医院
宋　俐　张嫦娥

昆明市儿童医院
邢　璐　李丹晨　吴盼倩　周　念　舒　虹

武汉儿童医院
卢静静　付桂莉

武汉中西医结合医院
王向东　张　平

杭州市儿童医院
万明顺　崔文娟

绍兴文理学院附属医院
张宝军

济南市儿童医院
周爱妍

哈尔滨医科大学附属第六医院
徐　锐　郭艳萍

南京医科大学附属儿童医院
杨　潇

贵阳市妇幼保健院　贵阳市儿童医院
吴　波

柳州市妇幼保健院
朱　珠

浙江大学医学院附属儿童医院
李　寅　李　薇　李云玲　郑惠文

徐州市儿童医院
陈　萍

唐山市妇幼保健院
邢小光　杨丽君

温岭市第一人民医院
吴福根

临海市第二人民医院
李美芳

临海市妇幼保健院
蒋正强

深圳市妇幼保健院
吴　波　熊　瑛

聊城市人民医院
石秀艳

湖北省妇幼保健院　湖北省妇女儿童医院
邹晓燕　陈　明　周金洁

温州医科大学附属第二医院
金宛宛　高　宇

新疆医科大学附属中医医院
李　斌

解放军总医院第七医学中心
祝　贺

编者名单

Maria Eugenia Abad, MD
Dermatology Department
Hospital Alemán
Pediatric Dermatology Department
Hospital Ramos Mejía
Buenos Aires, Argentina

Susanne Abraham, MD
Department of Dermatology
Medical Faculty Carl-Gustav-Carus
Technical University of Dresden
Dresden, Germany

Mohannad Abu-Hilal, MD
Assistant Professor
Division of Dermatology
Department of Medicine
McMaster University
Hamilton, ON, Canada

Soumya Agarwal, MD
Senior Resident
Department of Dermatology
Lady Hardinge Medical College and
Associated Hospitals
New Delhi, India

Karen Agnew, MBChB, FRACP,
FNZDS
Consultant Dermatologist
Starship Children's and Auckland City
Hospitals
Auckland, New Zealand

Jusleen Ahluwalia, MD
Resident Physician
Department of Pediatric and Adolescent
Dermatology
Rady Children's Hospital
San Diego, CA, USA

Fatma Al Jasmi, MBBS, FRCPC,
FCCMG
Associate Professor
College of Medicine and Health Science
United Arab Emirates University
Al Ain, United Arab Emirates

Ali Alikhan
University of Cincinnati
Department of Dermatology
Cincinnati, OH, USA

Nawaf Almutairi, MD
Professor
Department of Medicine
Faculty of Medicine
Kuwait University
Kuwait

Jasem M. Alshaiji, MD
Head of Dermatology Department
Head of Pediatric Dermatology Unit
Amiri Hospital
Kuwait

Christian Apfelbacher, PhD
Medical Sociology
Institute of Epidemiology and Preventive
Medicine
University of Regensburg
Regensburg, Germany

Lisa M. Arkin, MD
Department of Dermatology
University of Wisconsin School of Medicine
and Public Health
Madison, WI, USA

Yuka Asai, MSc, PhD, MD
Assistant Professor
Division of Dermatology
Queen's University
Kingston, ON, Canada

Matthias Augustin, MD
Professor
Institute for Health Services Research in
Dermatology and Nursing (IVDP)
University Medical Center Hamburg-
Eppendorf (UKE)
Hamburg, Germany

Rosalia A. Ballona
Division of Dermatology
Instituto del Salud del Niño
Lima, Peru

Jonathan Barker, MD, FRCP,
FRCPath
Professor of Dermatology
St John's Institute of Dermatology (King's
College)
Guy's Hospital
London, UK

Eulalia T. Baselga, MD
Pediatric Dermatology Unit
Hospital de la Santa Creu I Sant Pau
Universitat Autònoma de Barcelona
Spain

M.W. Bekkenk, MD, PhD
Dermatologist
Netherlands Institute for Pigment Disorders
Amsterdam University Medical Centers
Amsterdam, The Netherlands

Jane S. Bellet, MD
Associate Professor of Dermatology and
Pediatrics
Duke University Medical Center
Durham, NC, USA

Lionel Bercovitch, MD
Professor of Dermatology
Warren Alpert Medical School of Brown
University
Director of Pediatric Dermatology
Hasbro Children's Hospital
Providence, RI, USA
Medical Director
PXE International, Inc.
Washington, DC, USA

Robert A.C. Bilo
Department of Forensic Medicine
Section on Forensic Pediatrics
Netherlands Forensic Institute
The Hague, The Netherlands

Carol M. Black, DBE, MD, FRCP, MACP, FMedSci
Principal of Newnham College Cambridge, Expert Adviser on Health and Work to NHS England and Public Health England, Chair of Think Ahead, Chair of the British Library
Centre for Rheumatology
Royal Free Hospital and UCL Division of Medicine
London, UK

Christine Bodemer, MD, PhD
Professor of Dermatology
Department of Dermatology
Imagine Institute
Necker-Enfants Malades Hospital
Paris, France

Marcela Bocian, MD
Assistant Physician
Dermatology Department
Hospital de Pediatría 'Prof. Dr. Juan P. Garrahan'
Buenos Aires, Argentina

Ernesto Bonifazi, MD
Professor of Dermatology
Dermatologia Pediatrica Association
Bari, Italy

Laurence M. Boon, MD, PhD
Coordinator of the Center for Vascular Anomalies
Division of Plastic Surgery
Cliniques Universitaires Saint Luc and Human Molecular Genetics
de Duve Institute
University of Louvain
Brussels, Belgium

Franck Boralevi, MD, PhD
Pediatric Dermatology Unit
Hôpital Pellegrin-Enfants
Bordeaux, France

Bret L. Bostwick, MD
Assistant Professor
Department of Molecular and Human Genetics
Baylor College of Medicine and Texas Children's Hospital
Houston, TX, USA

E. Bourrat, MD
Reference Center for Inherited Skin Disease
Dermatology Department
CHU Saint Louis
Paris, France

Kevin P. Boyd, MD
Clinical Assistant Professor
University of Alabama at Birmingham
Birmingham, AL, USA

Ralph P. Braun, MD
Dermatology Clinic
University Hospital Zürich
Zürich, Switzerland

Judith Breuer, MBBS, MD, FRCPath
Professor of Virology
UCL
Honorary Consultant Virologist
Great Ormond Street Hospital
UCL Division of Infection and Immunity
London, UK

Paul A. Brogan, MBChB, FRCPCH, PhD
Professor of Vasculitis and Honorary Consultant Paediatric Rheumatologist
Section Head: Infection and Inflammation and Rheumatology
Co-Director of Education (Clinical Academics)
UCL Institute of Child Health
Great Ormond Street Hospital NHS Foundation Trust
London, UK

Margaret Brown, MD
Division of Dermatology
The University of Texas Health Science Center at San Antonio
San Antonio, TX, USA

John C. Browning, MD, FAAD, FAAP
Assistant Professor
Baylor College of Medicine
Chief of Dermatology
Children's Hospital of San Antonio
San Antonio, TX, USA

Anna L. Bruckner, MD, MSCS
Associate Professor of Dermatology and Pediatrics
University of Colorado School of Medicine
Section Head
Division of Dermatology
Children's Hospital Colorado
Aurora, CO, USA

Joachim J. Bugert, MD, PhD
Lab Group Leader
Institut für Mikrobiologie der Bundeswehr
München, Germany

María Marta Bujan, MD
Assistant Physician
Dermatology Department
Hospital de Pediatría 'Prof. Dr. Juan P. Garrahan'
Buenos Aires, Argentina

Caleb P. Bupp, MD
Medical Geneticist
Spectrum Health Medical Group
Grand Rapids, MI, USA

Jane C. Burns, MD
Professor of Pediatrics
Director, Kawasaki Disease Research Center
University of California, San Diego
Rady Children's Hospital
La Jolla, CA, USA

Nigel P. Burrows, MBBS, MD, FRCP
Consultant Dermatologist and Associated Lecturer
Department of Dermatology
Addenbrooke's Hospital
Cambridge University Hospitals NHS Foundation Trust
Cambridge, UK

Héctor Cáceres-Ríos, MD
Consultant in Pediatric Dermatology
Department of Pediatric Dermatology
Instituto de Salud del Niño
Lima, Peru

Julie L. Cantatore-Francis, MD
Dermatology Physicians of Connecticut
Shelton, CT, USA

Genevieve Casey
Specialist Registrar
Department of Dermatology
Women's & Children's Hospital
Adelaide, SA, Australia

Leslie Castelo-Soccio, MD, PhD
Professor of Pediatrics and Dermatology
Department of Pediatrics
Section of Pediatric Dermatology
University of Pennsylvania Perelman School of Medicine and Children's Hospital of Philadelphia
Philadelphia, PA, USA

Andrea Bettina Cervini, MD
Dermatologist, Pediatric Dermatologist
Head of Dermatology Department
Hospital de Pediatría 'Prof. Dr. Juan P. Garrahan'
Buenos Aires, Argentina

Sarah L. Chamlin, MD
Professor of Pediatrics and Dermatology
The Ann and Robert H. Lurie Children's Hospital of Chicago and Northwestern University
Feinberg School of Medicine
Chicago, IL, USA

Yuin-Chew Chan
Dermatologist
Dermatology Associates
Gleneagles Medical Centre
Singapore

Joyce C. Chang, MD
Instructor
Division of Rheumatology
The Children's Hospital of Philadelphia
Philadelphia, PA, USA

Susheera Chatproedprai, MD
Associate Professor of Paediatrics
Head of Division of Paediatric Dermatology
Department of Paediatrics
Faculty of Medicine
Chulalongkorn University,
Bangkok, Thailand

Derek H. Chu, MD
Clinical Assistant Professor of Dermatology
and Pediatrics
Stanford University School of Medicine
Palo Alto, CA, USA

Antonio A.T. Chuh, MD
Department of Family Medicine
and Primary Care
The University of Hong Kong and Queen
Mary Hospital
Pokfulam, Hong Kong
JC School of Public Health and Primary Care
The Chinese University of Hong Kong and the
Prince of Wales Hospital
Shatin, Hong Kong , China

Peter T. Clayton, BA, MBBS,
MSc, MRCP
Professor
Institute of Child Health
University College London with Great
Ormond Street Hospital for Children
NHS Trust
London, UK

Kelly M. Cordoro, MD
Associate Professor of Dermatology and
Pediatrics
University of California San Francisco
San Francisco, CA, USA

Carrie C. Coughlin, MD
Assistant Professor
Division of Dermatology
Department of Medicine and Department of
Pediatrics
Washington University School of Medicine
St Louis, MO, USA

Coleen K. Cunningham
Department of Pediatrics and Dermatology
Duke University Medical Center
Durham, NC, USA

Benjamin S. Daniel
Department of Dermatology
St George Hospital and University of New
South Wales
Sydney, NSW, Australia

Robert Dawe, MBCh, MD, FRCPE
Photodermatology Unit
Department of Dermatology
Ninewells Hospital and Medical School
Dundee, UK

Jennifer L. DeFazio, MD
Department of Dermatology
Memorial Sloan-Kettering Cancer Center
New York, NY, USA

Blanca Rosa Del Pozzo-Magana
London Health Sciences Center and Western
University
London, ON, Canada

Christopher P. Denton, PhD,
FRCP
Professor of Experimental Rheumatology
Centre for Rheumatology
Royal Free Hospital and UCL Division of
Medicine
London, UK

Jackie Denyer
Clinical Nurse Specialist in Paediatric
Dermatology
Great Ormond Street Hospital
London, UK

Clio Dessinioti
Department of Dermatology
Andreas Syggros Hospital
University of Athens
Greece

Tanvi Dev, MD
Senior Resident (Fellow)
Department of Dermatology
All India Institute of Medical Sciences
New Delhi, India

**Flora B. de Waard-van der
Spek**, MD, PhD
Paediatric Dermatologist
Department of Dermatology
Franciscus Gasthuis and Vlietland
Rotterdam/Schiedam, The Netherlands

Sandipan Dhar, MBBS, MD,
DNB, FRCP(Edin)
Professor and Head
Department of Pediatric Dermatology
Institute of Child Health
Kolkata, West Bengal, India

Wei-Li Di, MBBS, PhD
Associate Professor in Skin Biology
Infection, Immunity and Inflammatio
Programme
Immunobiology Section
Institute of Child Health
University College London
London, UK

Francis J. DiMario Jr, MD
Professor of Pediatrics and Neurology
University of Connecticut School of Medicine
Farmington, CT, USA
Associate Chair for Academic Affairs,
Department of Pediatrics,
Director, Neurogenetic-Tuberous Sclerosis Clinic
Division of Pediatric Neurology
Connecticut Children's Medical Center
Hartford, CT, USA

Ncoza C. Dlova
Department of Dermatology
University of Kwazulu-Natal
Durban, South Africa

Jean Donadieu, MD, PhD
Service d'Hémato-Oncologie Pédiatrique
Registre des Histiocytoses
Centre de Référence des Histiocytoses
Hopital Trousseau
Paris, France

Dian Donnai, CBE, FMedSci,
FRCP, FRCOG
Professor of Medical Genetics
Manchester Centre for Genomic Medicine
St Mary's Hospital
Manchester University NHS Foundation Trust
Manchester, UK
Division of Evolution and Genomic Sciences
Faculty of Biology Medicine and Health
University of Manchester
Manchester, UK

Carola Durán McKinster, MD
Paediatric Dermatologist and Professor of
Pediatric Dermatology
Universidad Nacional Autonoma de México
Head of the Department of Pediatric
Dermatology
National Institute of Paediatrics of Mexico
Mexico City, Mexico

Jonathan A. Dyer, MD
Associate Professor of Dermatology and
Child Health
Departments of Dermatology and Child Health
University of Missouri
Columbia, MO, USA

Lawrence F. Eichenfield, MD
Professor of Clinical Dermatology
Pediatric and Adolescent Dermatology
Rady Children's Hospital
San Diego University of California
San Diego School of Medicine
San Diego, CA, USA

Despina Eleftheriou, MBBS, PhD, MRCPCH
Associate Professor in Paediatric Rheumatology
Infection, Inflammation and Rheumatology Section
UCL Institute of Child Health
Paediatric Rheumatology Department, Great Ormond Street Hospital for Children NHS Foundation Trust
Arthritis Research UK Centre for Adolescent Rheumatology
London, UK

Brian Eley, BSc (Hons) (Med Biochem), MBChB (Cape Town), FCP (SA)
Professor of Paediatric Infectious Diseases
University of Cape Town
South Africa

Steffen Emmert, MD
Professor of Dermatology
Director
Clinic for Dermatology and Venereology
University Medical Center Rostock
Rostock, Germany

Herman Jan H. Engelkens, MD, PhD
Department of Dermatology and Venereology
Ikazia Hospital
Rotterdam, The Netherlands

Sibel Ersoy-Evans, MD
Professor of Dermatology
Hacettepe University School of Medicine
Department of Dermatology
Ankara, Turkey

Peter A. Farndon, MSc, MD, FRCP
Professor of Clinical Genetics (Retired)
University of Birmingham
Birmingham, UK

Saul N. Faust, FRCPCH, PhD
Professor of Paediatric Immunology and Infectious Diseases and Director of the NIHR Southampton Clinical Research Facility
University of Southampton and University Hospital Southampton NHS Foundation Trust
Southampton, UK

Andrew Y. Finlay, CBE, FRCP (Lond. and Glasg.)
Professor of Dermatology
Division of Infection and Immunity
Cardiff University School of Medicine
Cardiff, UK

Gayle O. Fischer, MBBS, FACD, MD
Associate Professor in Dermatology
The Northern Clinical School
The University of Sydney
Sydney, NSW, Australia

Carsten Flohr, MD, PhD
Professor of Dermatology
Unit for Population-Based Dermatology Research
St John's Institute of Dermatology
Guy's and St Thomas' NHS Foundation Trust and King's College
London, UK

Kerstin Foitzik-Lau, MD
Physician
Skin and Vein Clinic Winterhude
Hamburg, Germany

Emma J. Footitt, MB, BS, BSc, PhD
Institute of Child Health
University College London with Great Ormond Street Hospital for Children NHS Trust
London, UK

Sylvie Fraitag, MD
Dermatopathologie Pédiatrique
Service d'Anatomo-Pathologie
Hôpital Necker-Enfants Malades
Paris, France

Jorge Frank, MD
Professor of Dermatology
Department of Dermatology, Venereology and Allergology
University Medical Center Göttingen
Göttingen, Germany

Ilona J. Frieden, MD
Professor of Dermatology and Pediatrics
Division of Pediatric Dermatology
San Francisco School of Medicine
University of California
San Francisco, CA, USA

Sheila Fallon Friedlander, MD
Professor of Dermatology and Pediatrics
Department of Pediatric and Adolescent Dermatology
Rady Children's Hospital
San Diego, CA, USA

Hassan Galadari, MD
Associate Professor
College of Medicine and Health Science
United Arab Emirates University
Al Ain, United Arab Emirates

Pamela Gangar, MD
Resident Physician
University of Arizona Department of Pediatrics
Tucson, AZ, USA

María Teresa García-Romero, MD, MPH
Attending Physician
Department of Dermatology
National Institute for Pediatrics
Member of the National System of Researchers
Mexico City, Mexico

Maria C. Garzon, MD
Columbia University Medical Center
New York, NY, USA

Diane Gbesemete, BM, MRCPCH, PGDipID
Clinical Research Fellow
NIHR Southampton Clinical Research Facility
University of Southampton and University Hospital Southampton NHS Foundation Trust
Southampton, UK

Carlo M. Gelmetti
Professor of Dermatology and Venereology
Department of Pathophysiology and Transplantation
Università degli Studi di Milano
Head
Unit of Pediatric Dermatology
Fondazione IRCCS Ca' Granda 'Ospedale Maggiore Policlinico'
Milan, Italy

Karolina Gholam, MBSS, MSc, FRCPCH, SCEderm
Consultant Paediatric Dermatologist
Great Ormond Street Hospital
London, UK

Mary Glover, MA, FRCP, FRCPCH
Consultant Paediatric Dermatologist
Great Ormond Street Hospital for Children NHS Foundation Trust
London, UK

Maria Gnarra, MD, PhD
Research Fellow
Paediatric Dermatology
Great Ormond Street Hospital for Children NHS Trust
London, UK

Alina Goldenberg, MD
Resident in-training
Department of Dermatology
University of California
San Diego, CA, USA

Bernardo Gontijo, MD, PhD
Professor of Dermatology
Federal University of Minas Gerais
Medical School
Belo Horizonte, MG, Brazil

Helen M. Goodyear, MB, ChB,
FRCP, FRCPCH, MD, MMEd, MA
Health Education England (West Midlands)
Associate Postgraduate Dean
Heart of England NHS Foundation Trust
Birmingham, UK

Jeremy A. Goss, MD
Research Fellow
Department of Plastic and Oral Surgery
Vascular Anomalies Center
Boston Children's Hospital
Harvard Medical School
Boston, MA, USA

Yvonne Gräser, PhD
Professor of Molecular Mycology
The National Reference Laboratory for
Dermatophytes
Universitätsmedizin – Charité
Institute of Microbiology and Hygiene
Berlin, Germany

Arin K. Greene, MD, MMSc
Professor of Surgery
Department of Plastic and Oral Surgery
Vascular Anomalies Center
Boston Children's Hospital
Harvard Medical School
Boston, MA, USA

Leopold M. Groesser, Dr med.
Department of Dermatology
University of Regensburg
Regensburg, Germany

Robert Gruber, MD
Department of Dermatology and Division of
Human Genetics
Medical University of Innsbruck
Innsbruck, Austria

Christian Hafner, Dr med.
Professor of Dermatology
Department of Dermatology
University of Regensburg
Regensburg, Germany

Henning Hamm, MD
Professor of Dermatology
Department of Dermatology, Venereology and
Allergology
University Hospital Würzburg
Würzburg, Germany

John Harper, MBBS, MD, FRCP,
FRCPCH
Honorary Professor of Paediatric
Dermatology
Great Ormond Street Hospital for Children
NHS Trust
London, UK

Stephen Hart, PhD
Professor in Molecular Genetics
Experimental and Personalised Medicine
UCL Great Ormond Street Institute of
Child Health
London, UK

Nico G. Hartwig, MD, PhD
Department of Paediatrics
Franciscus Gasthuis & Vlietland
Rotterdam, The Netherlands

Christina Has, MD
Consultant Dermatologist and Professor
Molecular Dermatology
Medical Center
University of Freiburg
Freiburg, Germany

Elena B. Hawryluk, MD, PhD
Department of Dermatology
Massachusetts General Hospital
Harvard Medical School;
Dermatology Program
Division of Allergy and Immunology
Department of Medicine
Boston Children's Hospital
Harvard Medical School
Boston, MA, USA

R.M. Ross Hearn
Department of Dermatology and
Photobiology
Ninewells Hospital and Medical School
Dundee, UK

Daniel Heinl, MD
Medical Sociology
Institute of Epidemiology and Preventive
Medicine
University of Regensburg
Regensburg, Germany

Angela Hernández, MD
Department of Dermatology
Hospital Infantil del Niño Jesús
Madrid, Spain

Sergio Hernández-Ostiz, MD
Department of Dermatology
Hospital Infantil del Niño Jesús
Madrid, Spain

Bernhard Herrmann, MD
Consultant
Child Protection Center
Pediatric and Adolescent Gynecology
Department of Pediatrics
Klinikum Kassel
Kassel, Germany

Robert S. Heyderman, PhD,
FRCP, DTM & H
Professor of Infectious Diseases
University College London
London, UK

Warren R. Heymann, MD
Head, Division of Dermatology,
Clinical Professor of Dermatology
University of Pennsylvania School of
Medicine
Professor of Medicine and Paediatrics
University of Medicine and Dentistry of
New Jersey
Robert Wood Johnson Medical School
Camden, NJ, USA

Hannah Hill, MD
Resident in-training
Department of Dermatology
Mayo Clinic
Scottsdale, AZ, USA

Sarah Hill, MBChB, FRACP
Paediatric and General Dermatologist
Department of Dermatology
Waikato Hospital
Hamilton, New Zealand

Sharleen F. Hill, BM BSc MRCP
Dermatology Clinical Research Fellow
St George Hospital
Conjoint Associate Lecturer
University of New South Wales
Sydney, NSW, Australia

Peter H. Hoeger, MD
Professor of Paediatrics and Dermatology
(University of Hamburg)
Head, Departments of Paediatrics and
Dermatology
Catholic Children's Hospital, Wilhelmstift
Hamburg, Germany

Karen A. Holbrook, MD
(Retired)
Department of Physiology and Cell Biology
Ohio State University
Columbus, OH, USA

Gregor Holzer, MD
Department of Dermatology
Donauspital SMZ Ost
Vienna, Austria

Erhard Hölzle, MD
Professor of Dermatology
Director
Department of Dermatology and Allergology
University Hospital
Oldenburg, Germany

Kam Lun Ellis Hon, MBBS,
MD, FAAP, FCCM, FHKCPaed,
FHKAM(Paed)
Honorary Professor
Department of Paediatrics, The Chinese
University of Hong Kong
Consultant
The Hong Kong Children's Hospital
Hong Kong , China

Paul J. Honig, MD
Division of Dermatology
Denver Children's Hospital
Denver, CO, USA
Department of Pediatrics
Perelman School of Medicine at the University
of Pennsylvania
Philadelphia, PA, USA

Kimberly A. Horii, MD
Associate Professor of Pediatrics
Division of Dermatology
University of Missouri-Kansas City School
of Medicine
Children's Mercy-Kansas City
Kansas City, MO, USA

Jennifer Huang, MD
Assistant Professor of Dermatology
Dermatology Program
Boston Children's Hospital
Boston, MA, USA

Devika Icecreamwala, MD
Pediatric Dermatology Fellow
Department of Dermatology
Henry Ford Health System
Detroit, MI, USA

Ying Liu, MD, PhD
Associate Chief Physician
Department of Dermatology
Beijing Children's Hospital
Capital Medical University
National Center for Children's Health
Beijing, China

Arun C. Inamadar, MD, FRCP
Professor and Head
Department of Dermatology,
Venereology & Leprosy
Sri B.M.Patil Medical College
Hospital & Research Centre
BLDE University
Vijayapur, Karnataka, India

Matilde Iorizzo, MD
Private Dermatology Practice
Bellinzona and Lugano
Switzerland

Alan D. Irvine, MD, FRCPI, FRCP
Professor
Paediatric Dermatology
Trinity College Dublin and Our Lady's
Children's Hospital
Dublin, Ireland

Sharon E. Jacob, MD
Professor
Department of Dermatology
Loma Linda University
Loma Linda, CA, USA

Scott H. James, MD
Department of Paediatrics
Division of Infectious Diseases
University of Alabama
Birmingham, AL, USA

Gregor B.E. Jemec, MD, DMSc
Department of Dermatology
Roskilde Hospital
Roskilde, Denmark

Elizabeth A. Jones, MA MB,
BChir, FRCP, PhD
Consultant Clinical Geneticist
Manchester Centre for Genomic Medicine
St Mary's Hospital
Manchester University NHS Foundation Trust
Manchester, UK
Division of Evolution and Genomic Sciences
Faculty of Biology Medicine and Health
University of Manchester
Manchester, UK

Teri A. Kahn, MD, MPH
Associate Professor
Department of Dermatology
University of Maryland
Baltimore, MD, USA

Sonia Kamath, MD
Resident Physician
Department of Dermatology
Keck School of Medicine of University of
Southern California
Los Angeles, CA, USA

Ayşen Karaduman, MD
Professor of Dermatology
Hacettepe University School of Medicine
Department of Dermatology
Ankara, Turkey

Andreas Katsambas
Professor of Dermatology
Department of Dermatology
Andreas Syggros Hospital
University of Athens
Greece

Roselyn Kellen, MD
Resident Physician
Icahn School of Medicine at Mount Sinai
New York, NY, USA

Hilary Kennedy
Clinical Nurse Specialist in Paediatric
Dermatology
Great Ormond Street Hospital
London, UK

David W. Kimberlin, MD
Department of Pediatrics
Division of Infectious Diseases
University of Alabama
Birmingham, AL, USA

Veronica A. Kinsler, MA, MB,
BChir, FRCPCH, PhD
Professor of Paediatric Dermatology and
Dermatogenetics
Paediatric Dermatology Department
Great Ormond Street Hospital for Children
NHS Foundation Trust
Genetics and Genomic Medicine
UCL Great Ormond Street Institute of
Child Health
London, UK

Bruce R. Korf, MD, PhD
Professor and Chairman of Department
of Genetics
University of Alabama at Birmingham
Birmingham, AL, USA

Andrew C. Krakowski, MD
Chief
Department of Dermatology
St Luke's University Health Network
Easton, PA, USA

Ann M. Kulungowski, MD
Assistant Professor of Surgery and Pediatrics
University of Colorado School of Medicine
Surgical Director
Vascular Anomalies Center
Children's Hospital Colorado
Aurora, CO, USA

Marc Lacour, MD
Paediatrician
Pediatric Dermatology Clinic
Carouge, Switzerland

Bisola Laguda
Consultant
Paediatric Dermatology
Chelsea and Westminster Hospital
London, UK

Sinéad M. Langan, MD, PhD
Associate Professor of Epidemiology
Faculty of Epidemiology and Population Health
London School of Hygiene and Tropical
Medicine
London, UK

Sean Lanigan, MD, FRCP, DCH
Regional Medical Director
sk:n Limited
Birmingham, UK

Irene Lara-Corrales, MD
Associate Professor of Pediatrics
Pediatric Dermatology Fellow
Section of Dermatology
Division of Paediatric Medicine
Hospital for Sick Children
University of Toronto
Toronto, ON, Canada

Margarita Larralde, PhD, MD
Head
Dermatology Department
Hospital Alemán
Head
Pediatric Dermatology Department
Hospital Ramos Mejía
Buenos Aires, Argentina

Christine T. Lauren, MD
Assistant Professor of Dermatology and
Pediatrics
Columbia University Medical Center
New York, NY, USA

S. Leclerc-Mercier, MD
Reference Center for Rare and Inherited Skin
Diseases (MAGEC)
Departments of Dermatology and Pathology
CHU Necker-Enfants Malades
Paris, France

Theresa Ngan Ho Leung,
MBBS, FRCPCH, FHKCPaed,
FHKAM(Paed)
Clinical Associate Professor
Department of Paediatrics and Adolescent
Medicine
The University of Hong Kong
Hong Kong ,China

Ting Fan Leung, MBChB(CUHK),
MD(CUHK), MRCP(UK), FRCPCH,
FAAAAI, FHKCPaed,
FHKAM(Paediatrics)
Chairman and Professor
Department of Paediatrics
The Chinese University of Hong Kong
Hong Kong ,China

Michael Levin, FRCPCH, PhD
Professor of Paediatrics and International
Child Health
Imperial College London
London, UK

Moise L. Levy, MD
Professor
Department of Pediatrics
Texas Children's Hospital
Baylor College of Medicine
Houston, TX, USA
Department of Pediatrics
Dell Medical School/University of Texas and
Dell Children's Medical Center
Austin, TX, USA

Rebecca Levy, MD, FRCPC
Clinical Fellow
Pediatric Dermatology
University of Toronto
The Hospital for Sick Children
Toronto, ON, Canada

Susan Lewis-Jones, FRCP,
FRCPCH
Honorary Consultant Dermatologist
Ninewells Hospital & Medical School
Dundee, UK

Carmen Liy Wong
Pediatric Dermatology Fellow
Section of Dermatology
Division of Paediatric Medicine
Hospital for Sick Children
Toronto, ON, Canada

Wilson Lopez, MBBS, MD, MRCP,
FRCPCH, DCH, MSc
Consultant Neonatologist
Neonatal Unit
Barking, Havering and Redbridge University
Hospitals NHS Trust
UK

Christopher Lovell
Consultant Dermatologist
Kinghorn Dermatology Unit
Royal United Hospital
Bath, UK

Anne W. Lucky, MD
Adjunct Professor of Pediatrics and Dermatology
Divisions of General and Community

Pediatrics and Pediatric Dermatology
Cincinnati Children's Hospital
Cincinnati, OH, USA

David Luk, FHKAM(Paed),
FHKCPaed, FRCPCH
Consultant Paediatrician
United Christian Hospital, Hong Kong
Hong Kong Children's Hospital
Honorary Clinical Assistant Professor
The Chinese University of Hong Kong
The University of Hong Kong
President
Hong Kong Paediatric and Adolescent
Dermatology Society

Jane Luker, BDS, PhD, FDSRCS
Eng @ Edin DDR, RCR
Consultant Dental Surgeon
Bristol Dental Hospital
University Hospitals Bristol NHS Foundation
Trust
Bristol, UK

Paula Carolina Luna, MD
Dermatology Department
Hospital Alemán
Buenos Aires, Argentina

Minnelly Luu, MD
Assistant Professor of Clinical Dermatology
Department of Dermatology
Keck School of Medicine of University of
Southern California
Los Angeles, CA, USA
Division of Pediatric Dermatology
Children's Hospital Los Angeles
Los Angeles, CA, USA

Lin Ma, MD, PhD
Professor, Director
Department of Dermatology
Beijing Children's Hospital
Capital Medical University
National Center for Children's Health
Beijing, China

Elia F. Maalouf, MBChB, MRCP,
FRCPCH, MD
Consultant in General Paediatrics and
Neonatal Medicine
Neonatal Unit
Homerton University Hospital NHS
Foundation Trust
London, UK

Caroline Mahon, MD
Consultant Paediatric Dermatologist
Department of Dermatology
Bristol Royal Infirmary
University Hospitals Bristol NHS Foundation Trust
Bristol, UK

Melanie Makhija, MD, MSc
Assistant Professor of Pediatrics
Department of Pediatrics
Northwestern University
Feinberg School of Medicine,
Chicago, IL, USA

Steven M. Manders, MD
Professor of Medicine and Paediatrics
Division of Dermatology
University of Medicine and Dentistry of New Jersey
Robert Wood Johnson Medical School
Camden, NJ, USA

Julianne A. Mann, MD
Assistant Professor of Dermatology
Dartmouth-Hitchcock Medical Center
Lebanon, NH, USA

Ashfaq A. Marghoob, MD
Department of Dermatology
Memorial Sloan-Kettering Cancer Center
New York, NY, USA

Maria L. Marino, MD
Department of Dermatology
Memorial Sloan-Kettering Cancer Center
New York, NY, USA

Anna E. Martinez, FRCPCH
Consultant Paediatric Dermatologist
Paediatric Dermatology Department
Great Ormond Street Hospital for Children
NHS Trust
London, UK

Peter Mayser, MD
Professor of Dermatology
Clinic of Dermatology, Allergology and Venereology
Justus Liebig University (UKGM)
Giessen, Germany

Juliette Mazereeuw-Hautier, MD, PhD
Professor of Dermatology
Reference Center for Rare Skin Diseases
Department of Dermatology
CHU Larrey
Toulouse, France

William H. McCoy IV, MD, PhD
Resident Physician
Division of Dermatology
Department of Medicine
Washington University School of Medicine
St Louis, MO, USA

Jemima E. Mellerio, MD, FRDP
Consultant Dermatologist and Honorary Professor
Paediatric Dermatology Department
Great Ormond Street Hospital for Children
NHS Trust
and St John's Institute of Dermatology
Guy's and St Thomas' NHS Foundation Trust
London, UK

Bodo C. Melnik, MD
Adjunct Professor of Dermatology
Department of Dermatology, Environmental Medicine and Health Theory
University of Osnabrück
Osnabrück, Germany

Vibhu Mendiratta, MD
Director and Professor
Department of Dermatology
Lady Hardinge Medical College and associated hospitals
New Delhi, India

Eirini E. Merika, MBBS, iBSc, MRCP Derm
Consultant Paediatric Dermatologist
Chelsea and Westminster Hospital
London, UK

Christian R. Millett, MD
Forefront Dermatology
Vienna, VA, USA

Adnan Mir, MD, PhD
Assistant Professor of Dermatology
University of Texas Southwestern Medical Center and Children's Medical Center Dallas
Dallas, TX, USA

Amanda T. Moon, MD
Departments of Pediatrics and Dermatology
Perelman School of Medicine at the University of Pennsylvania
Philadelphia, PA, USA
Section of Dermatology
Children's Hospital of Philadelphia
Philadelphia, PA, USA

Elena Moraitis, MBBS, PhD
Consultant in Paediatric Rheumatology
Infection, Inflammation and Rheumatology Section
UCL Institute of Child Health
London, UK
Paediatric Rheumatology Department
Great Ormond Street Hospital for Children
NHS Foundation Trust
London, UK

Fanny Morice-Picard, MD, PhD
Department of Dermatology and Paediatric

Dermatology
Reference Center for Rare Skin Diseases
Hôpital Saint André
Bordeaux, France

Keith Morley, MD
Paediatric Dermatology Fellow
Dermatology Program
Boston Children's Hospital
Boston, MA, USA

Dédée F. Murrell,
MA(Cambridge), BMBCh (Oxford),
FAAD(USA), MD (UNSW), FACD,
FRCP(Edin)
Head
Department of Dermatology
St George Hospital
Professor of Dermatology
University of New South Wales
Sydney, NSW, Australia

Taizo A. Nakano, MD
Assistant Professor of Pediatrics
University of Colorado School of Medicine
Medical Director
Vascular Anomalies Center
Children's Hospital Colorado
Aurora, CO, USA

Iria Neri
Professor of Dermatology
Department of Specialized, Diagnostic and Experimental Medicine
Division of Dermatology
University of Bologna
Bologna, Italy

Tuyet A. Nguyen, MD
Kaiser Permanente Dermatology
Los Angeles, CA, USA

Jeroen Novak
GGZ Momentum
Breda, The Netherlands

Susan O'Connell, MD
Formerly Lyme Borreliosis Unit
Health Protection Agency Microbiology Laboratory
Southampton University Hospitals NHS Trust
Southampton, UK

Cathal O'Connor, MD
Paediatric Dermatology
Trinity College Dublin and Our Lady's Children's Hospital
Dublin, Ireland

Vinzenz Oji, MD
Department of Dermatology
University Hospital Münster
Münster, Germany

Elise A. Olsen, MD
Professor of Dermatology and Medicine
Director, Cutaneous Lymphoma Research and
Treatment Center
Director, Hair Disorders Research and
Treatment Center
Director, Dermatopharmacology Study Center
Departments of Dermatology and Medicine
Duke University Medical Center
Durham, NC, USA

Kai Ren Ong, MD, MRCP
Consultant Clinical Geneticist
West Midlands Regional Clinical Genetics Service
Birmingham Women's Hospital
Birmingham, UK

Arnold P. Oranje, MD, PhD
(Deceased)
Professor of Pediatric Dermatology
Kinderhuid.nl, Rotterdam, The Netherlands
Hair Clinic, Breda, The Netherlands
Dermicis Skin Clinic, Alkmaar, The Netherlands

Luz Orozco-Covarrubias, MD
Paediatric Dermatologist and Associated
Professor of Pediatric Dermatology
Universidad Nacional Autonoma de México
Attending Physician
Department of Pediatric Dermatology
National Institute of Paediatrics of Mexico
Mexico City, Mexico

Edel A. O'Toole, MB, PhD, FRCP,
FRCPI
Professor of Molecular Dermatology and
Honorary Consultant Dermatologist
Department of Dermatology
Royal London Hospital
Barts Health NHS Trust and Centre for Cell
Biology and Cutaneous Research
Barts and the London School of Medicine
and Dentistry
London, UK

Hagen Ott, MD
Head of the Division of Pediatric Dermatology
and Allergology
Epidermolysis Bullosa Centre Hannover
Children's Hospital AUF DER BULT
Hannover, Germany

Seza Özen, MD
Professor of Pediatrics
Hacettepe University School of Medicine
Department of Pediatric Rheumatology
Ankara, Turkey

David G. Paige, MBBS, MA,
FRCP
Consultant Dermatologist
Department of Dermatology,
Bart's and The London NHS Trust
London, UK

Aparna Palit, MD
Professor
Department of Dermatology
Venereology and Leprosy
Sri B.M.Patil Medical College
Hospital & Research Centre
BLDE University
Vijayapur, Karnataka, India

Amy S. Paller, MD, MSc
Walter J. Hamlin Professor and Chair of
Dermatology, Professor of Pediatrics
Departments of Pediatrics and Dermatology
Northwestern University
Feinberg School of Medicine
Chicago, IL, USA

Nirav Patel, MD
Departments of Dermatology and Pediatrics
Mayo Clinic
Rochester, MN, USA

Annalisa Patrizi, MD
Professor
Head of Dermatology
Department of Specialized, Diagnostic and
Experimental Medicine,
Division of Dermatology
University of Bologna
Bologna, Italy

Marissa J. Perman, MD
Assistant Professor of Pediatrics and
Dermatology
Children's Hospital of Philadelphia and
The University of Pennsylvania
Philadelphia, PA, USA

Karen Pett
Clinical Nurse Specialist in Paediatric
Dermatology
West Hertfordshire Hospitals NHS Trust
St Albans, UK

Roderic J. Phillips, BSc(Hons),
MBBS, PhD, FRACP, AMAM, CIRF
Associate Professor
Paediatric Dermatologist
Royal Children's Hospital
Honorary Research Fellow
Murdoch Children's Research Institute
Adjunct Professor
Paediatrics
Monash University
Melbourne, VIC, Australia

Bianca Maria Piraccini, MD, PhD
Dermatology
Department of Experimental, Diagnostic and
Specialty Medicine
University of Bologna
Bologna, Italy

Laura Polivka, MD, PhD
Department of Dermatology
Imagine Institute
Necker-Enfants Malades Hospital
Paris, France

Elena Pope, MSc, FRCPC
Professor of Paediatrics
University of Toronto
Fellowship Director and Section Head
Paediatric Dermatology
The Hospital for Sick Children
Toronto, ON, Canada

Julie Powell, MD, FRCPC
Director
Pediatric Dermatology
Professor of Dermatology (Pediatrics)
Division of Dermatology
Department of Pediatrics
CHU Sainte-Justine
University of Montreal
Montreal, QC, Canada

Julie S. Prendiville, MBBCH,
DCH, BAO, FRCPC
Chief
Pediatric Dermatology
Sidra Medicine
Doha, Qatar

Cecilia A.C. (Sanna) Prinsen,
PhD
VU University Medical Center
Department of Epidemiology and Biostatistics
Amsterdam Public Health Research Institute
Amsterdam, The Netherlands

Lori Prok, MD
Associate Professor of Dermatology and
Pathology
University of Colorado Denver and Children's
Hospital Colorado
Denver, CO, USA

Neil S. Prose, MD
Professor
Department of Pediatrics and Dermatology
Duke University Medical Center
Research Professor of Global Health, Duke
Global Health Institute
Co-Director, Duke Health Humanities Lab
Durham, NC, USA

Diana Purvis, MB ChB, MRCPCH,
FRACP
Paediatric Dermatologist
Starship Children's Hospital
Honorary Senior Lecturer
Department of Paediatrics
University of Auckland
Auckland, New Zealand

Marius Rademaker, BM, FRCP(Edin), FRACP, DM
Clinical Director
Dermatology Department
Waikato District Health Board
Hon Associate Professor
Waikato Clinical Campus
Faculty of Medical and Health Sciences
The University of Auckland
Hamilton, New Zealand

Marc Alexander Radtke, MD
Professor
Institute for Health Services Research in Dermatology and Nursing (IVDP)
University Medical Center Hamburg-Eppendorf (UKE)
Hamburg, Germany

V. Ramesh, MD
Professor of Dermatology
Department of Dermatology
Vardhman Mahavir Medical College & Safdarjung Hospital
New Delhi, India

Gudrun Ratzinger, MD
Professor of Dermatology
Department of Dermatology, Venereology and Allergology
Medical University Innsbruck
Austria

Wingfield E. Rehmus, MD
Clinical Assistant Professor
Department of Pediatrics
University of British Columbia and British Columbia's Children's Hospital
Vancouver, BC, Canada

Sean D. Reynolds, MB BCh, BAO
Department of Dermatology
Warren Alpert Medical School of Brown University
Providence, RI, USA

Nerys Roberts, MD, FRCP, MRCPCH, BSc
Consultant Paediatric Dermatologist
Chelsea & Westminster Hospital
London, UK

Jean Robinson
Clinical Nurse Specialist in Paediatric Dermatology
Royal London Hospital
London, UK

Elke Rodriguez, PhD
Senior Researcher
Department of Dermatology, Allergology and Venereology
University Hospital Schleswig-Holstein
Campus Kiel
Kiel, Germany

Marcelo Ruvertoni, MD
Paediatric Dermatologist and Paediatrician
British Hospital
Montevideo, Uruguay

Liat Samuelov, MD
Vice Chair
Department of Dermatology
Tel Aviv Sourasky Medical Center
Tel Aviv, Israel

Sarita Sanke, MD
Dermatology and STD
Lady Hardinge Medical College and associated hospitals
New Delhi, India

Julie V. Schaffer, MD
Associate Professor of Pediatrics
Division of Pediatric and Adolescent Dermatology
Hackensack University Medical Center
Hackensack, NJ, USA

Birgitta Schmidt, MD
Department of Pathology
Boston Children's Hospital
Harvard Medical School
Boston, MA, USA

Enno Schmidt, MD, PhD
Professor of Dermatology
Lübeck Institute of Experimental Dermatology (LIED)
Lübeck, Germany

Steffen Schubert
Department of Dermatology, Venereology and Allergology
University Medical Center Göttingen
Göttingen, Germany

Crispian Scully, CBE, DSc, DChD, DMed (HC), Dhc (multi), MD, PhD, PhD (HC), FMedSci, MDS, MRCS, BSc, FDSRCS, FDSRCPS, FFDRCSI, FDSRCSEd, FRCPath, FHEA
(Deceased)
Emeritus Professor of Oral Medicine at UCL
Bristol Dental Hospital
University Hospitals Bristol NHS Foundation Trust
Bristol, UK
University College London
London, UK

Robert K. Semple, PhD, FRCP
Professor of Translational Molecular Medicine
Centre for Cardiovascular Sciences, Queens Medical Research Institute
University of Edinburgh
Edinburgh, UK

Julien Seneschal, MD, PhD
Professor
Department of Dermatology and Paediatric Dermatology
Reference Center for Rare Skin Diseases
Hôpital Saint André
Bordeaux, France

G. Sethuraman, MD
Professor of Dermatology
Department of Dermatology
All India Institute of Medical Sciences
New Delhi, India

Marieke M.B. Seyger, MD, PhD
Associate Professor of Dermatology
Department of Dermatology
Radboud University Medical Center
Nijmegen, The Netherlands

Lindsay Shaw, MBBS, MRCPCH
Consultant in Paediatric Rheumatology
Paediatric Dermatology
Great Ormond Street Hospital for Children
NHS Foundation Trust
London and Bristol Children's Hospital
Bristol UK

Neil Shear, MD, FRCPC, FACP
Professor of Medicine and Pharmacology
Division of Dermatology
Sunnybrook Health Sciences Center and University of Toronto
Toronto, ON, Canada

Tor A. Shwayder, MD
Director
Pediatric Dermatology
Department of Dermatology
Henry Ford Hospital
Detroit, MI, USA

Brenda M. Simpson
Dermatologist
El Paso Dermatology Center
El Paso, TX, USA

Robert Sidbury, MD, MPH
Professor
Department of Pediatrics
Chief
Division of Dermatology
Seattle Children's Hospital
University of Washington School of Medicine
Seattle, WA, USA

Jonathan I. Silverberg, MD, PhD
Associate Professor of Dermatology
Northwestern University Feinberg School of Medicine
Chicago, IL, USA

Nanette Silverberg, MD
Clinical Professor of Dermatology
Icahn School of Medicine at Mount Sinai
Chief
Pediatric Dermatology
Mount Sinai Health System
Director
Pediatric and Adolescent Dermatology
Department of Dermatology
New York, NY, USA

Eric L. Simpson, MD
Professor of Dermatology
School of Medicine
Department of Dermatology
Oregon Health and Science University
Portland, OR, USA

Manuraj Singh, MBBS, MRCP,
PhD, DipRCPath (Dermpath)
Consultant Dermatologist and
Dermatopathologist
St George's University Hospitals
London, UK

Nedaa Skeik, MD, FACP, FSVM, RPVI
Associate Professor of Medicine
Section Head, Vascular Medicine Department
Medical Director, Thrombophilia &
Anticoagulation Clinic
Medical Director, Hyperbaric Medicine
Medical Director, Vascular Laboratories
Minneapolis Heart Institute at Abbott
Northwestern Hospital – part of Allina Health
Minneapolis, MN, USA

Lea Solman, MD, FRCPCH
Consultant Paediatric Dermatologist
Department of Paediatric Dermatology
Great Ormond Street Hospital for Children
NHS Trust
London, UK

Eli Sprecher, MD, PhD
Professor and Chair
Department of Dermatology and Deputy
Director General for Patient Safety
Tel Aviv Sourasky Medical Center
Frederick Reiss Chair of Dermatology
Sackler Faculty of Medicine
Tel Aviv University
Tel Aviv, Israel

Sahana M. Srinivas, DNB, DVD,
FRGUHS (Paediatric Dermatology)
Consultant Paediatric Dermatologist
Department of Pediatric Dermatology
Indira Gandhi Institute of Child Health
Bangalore, Karnataka, India

Paola Stefano, MD
Assistant Physician
Dermatology Department
Hospital de Pediatría 'Prof. Dr. Juan P. Garrahan'
Buenos Aires, Argentina

Peter M. Steijlen, MD, PhD
Professor of Dermatology and Chair
Department of Dermatology
Maastricht University Medical Center
Maastricht, The Netherlands

Jane C. Sterling, MB, BChir, MA,
FRCP, PhD
Consultant Dermatologist
Department of Dermatology
Cambridge University Hospitals NHS
Foundation Trust
Addenbrooke's Hospital
Cambridge, UK

Jenna L. Streicher, MD
Clinical Assistant Professor
Department of Pediatrics, Dermatology Section
Children's Hospital of Philadelphia
Departments of Pediatrics and Dermatology
Perelman School of Medicine at the University
of Pennsylvania
Philadelphia, PA, USA

V. Reid Sutton, MD
Professor
Department of Molecular and Human
Genetics
Baylor College of Medicine and Texas
Children's Hospital
Houston, TX, USA

Samira Batul Syed, MBBS, DCH,
DCCH, RCPEd, RCGP, FCM, BTEC
Adv LASER, DPD
Associate Specialist in Paediatrics
Dermatology
Great Ormond Street Hospital for Children
NHS Trust
London, UK

Zsuzsanna Z. Szalai, MD
Professor and Head
Department of Pediatric Dermatology
Heim Pál Children's Hospital
Budapest, Hungary

Alain Taïeb, MD, PhD
Professor of Dermatology
Department of Dermatology and Paediatric
Dermatology, Reference Center for Rare Skin
Diseases
Hôpital Saint André
Bordeaux, France

Carolina Talhari, MD, PhD
Adjunct Professor of Dermatology
Amazon State University
Manaus, AM, Brazil

Martin Theiler, MD
Paediatric Dermatology Department
University Children's Hospital Zurich
Switzerland

Amy Theos, MD
Associate Professor of Department of
Dermatology
University of Alabama at Birmingham
Birmingham, AL, USA

Peter Theut Riis, MD
Department of Dermatology
Roskilde Hospital
Roskilde, Denmark

Anna C. Thomas, BSc, PhD
Post-doctoral Research Associate
Genetics and Genomic Medicine
UCL Great Ormond Street Institute of Child
Health
London, UK

Megha Tollefson, MD
Departments of Dermatology and Pediatrics
Mayo Clinic
Rochester, MN, USA

Wynnis L. Tom, MD
Associate Clinical Professor of Dermatology
and Pediatrics
University of California, San Diego
Rady Children's Hospital
San Diego, CA, USA

Yun Tong, MD
Clinical Research Fellow
Department of Dermatology, University of
California San Diego
San Diego, CA, USA

Helga V. Toriello, PhD
Professor
Department of Pediatrics/Human
Development
Michigan State University College of Human
Medicine
Grand Rapids, MI, USA

Antonio Torrelo, MD
Head
Department of Dermatology
Hospital Infantil del Niño Jesús
Madrid, Spain

Antonella Tosti, MD
Department of Dermatology and Cutaneous
Surgery
Miller Medical School University of Miami
Miami, FL, USA

James R. Treat, MD
Associate Professor of Clinical Pediatrics and
Dermatology
Fellowship Director, Pediatric Dermatology
Education Director, Pediatric Dermatology
Children's Hospital of Philadelphia
Dermatology Section
Perelman School of Medicine at the University
of Pennsylvania
Philadelphia, PA, USA

Stephen K. Tyring, MD, PhD
Clinical Professor
Department of Dermatology
University of Texas Health Science Center
at Houston
Houston, TX, USA

Nina van Beek, MD
Department of Dermatology
University of Lübeck
Lübeck, Germany

Ignatia B. Van den Veyver, MD
Professor
Departments of Obstetrics and Gynecology
and Molecular and Human Genetics
Director of Clinical Prenatal Genetics
BCM and Texas Children's Hospital Pavilion
for Women
Investigator
Jan and Dan Duncan Neurological Research
Institute at Texas Children's Hospital
Baylor College of Medicine
Houston, TX, USA

Maurice A.M. van Steensel,
MD, PhD
Professor of Dermatology and Skin Biology
Lee Kong Chian School of Medicine
Singapore
Research Director
Skin Research Institute of Singapore
Singapore

Felipe Velasquez, MD
Consultant in Pediatric Dermatology
Department of Pediatric Dermatology
Instituto de Salud del Niño
Lima, Peru

Paul Veys
Director
Bone Marrow Transplantation Unit
Great Ormond Street Hospital for Children
NHS Trust
London, UK

Miikka Vikkula, MD, PhD
Head of Laboratory of Human Molecular
Genetics
de Duve Institute
University of Louvain
Brussels, Belgium

Beatrix Volc-Platzer, MD
Professor of Dermatology
Department of Dermatology
Donauspital SMZ Ost
Vienna, Austria

Peter von den Driesch, MD
Professor of Dermatology
Head
Center for Dermatology
Klinikum Stuttgart
Stuttgart, Germany

Amy Walker, MRes, BSc
Experimental and Personalised Medicine
UCL Great Ormond Street Institute of
Child Health
London, UK

Lachlan Warren
Consultant Dermatologist
Department of Dermatology
Women's & Children's Hospital
Adelaide, SA, Australia

Joy Wan, MD, MSCE
Postdoctoral Fellow of Dermatology
Department of Biostatistics and Epidemiology
University of Pennsylvania Perelman School
of Medicine
Philadelphia, PA, USA

Siriwan Wananukul, MD
Professor of Paediatrics
Head of Department of Paediatrics
Faculty of Medicine
Chulalongkorn University
Bangkok, Thailand

Andrew Wang, MD
Brookline Dermatology Associates
West Roxbury
MA, USA

Lisa L. Wang, MD
Associate Professor
Department of Pediatrics
Texas Children's Hospital
Baylor College of Medicine
Houston, TX, USA

Bettina Wedi, MD, PhD
Professor of Dermatology
Department of Dermatology and Allergology
Hannover Medical School
Hannover, Germany

Lisa Weibel, MD
Paediatric Dermatology Department
University Children's Hospital Zurich
Switzerland

Stephan Weidinger, MD
Professor of Dermatology
Deputy Head
Department of Dermatology, Allergology and
Venereology
University Hospital Schleswig-Holstein
Campus Kiel
Kiel, Germany

Miriam Weinstein, BSc, BScN,
MD, FRCPC (Paediatrics) FRCPC
(Dermatology)
Department of Paediatrics
Hospital for Sick Children
Toronto, ON, Canada

Pamela F. Weiss, MD, MSCE
Associate Professor of Pediatrics and
Epidemiology
Divison of Rheumatology
Children's Hospital of Philadelphia
Center for Clinical Epidemiology and
Biostatistics
University of Pennsylvania
Philadelphia, PA, USA

Alexis Weymann Perlmutter,
MD
Resident
Department of Dermatology
Geisinger Medical Center
PA, USA

Lizbeth Ruth Wheeler
Department of Dermatology
St George Hospital and University of New
South Wales
Sydney, NSW, Australia

Hywel C. Williams, MD, PhD
Director of the NIHR Health Technology
Assessment Programme
Co-Director of the Centre of Evidence Based
Dermatology
University of Nottingham
Nottingham, UK

Lara Wine Lee, MD, PhD
Departments of Dermatology and Pediatrics
Medical University of South Carolina
Charleston, SC, USA

Marion Wobser, MD
Department of Dermatology, Venereology and
Allergology
University Hospital Würzburg
Würzburg, Germany

Johannes Wohlrab, MD
Professor of Dermatology
Department of Dermatology and Venereology
and Institute of Applied Dermatopharmacy
Martin-Luther-University Halle-Wittenberg
Halle (Saale), Germany

A. Wolkerstorfer, MD, PhD
Netherlands Institute for Pigment Disorders
Amsterdam University Medical Centers
Amsterdam, The Netherlands

Heulwen Wyatt
Clinical Nurse Specialist in Paediatric
Dermatology
Dermatology Unit
St Woolos Hospital,
Newport, UK

Yuanyuan Xiao, MD
Associate Chief Physician
Department of Dermatology
Beijing Children's Hospital
Capital Medical University
National Center for Children's Health
Beijing, China

Zhe Xu, MD, PhD
Chief Physician
Department of Dermatology
Beijing Children's Hospital
Capital Medical University
National Center for Children's Health
Beijing, China

Albert C. Yan, MD, FAAP, FAAD
Section of Dermatology
Children's Hospital of Philadelphia
Philadelphia, PA, USA
Departments of Pediatrics and Dermatology
Perelman School of Medicine at the University
of Pennsylvania
Philadelphia, PA, USA

Kevin B. Yarbrough, MD
Staff Physician
Department of Pediatric Dermatology
Phoenix Children's Hospital
Phoenix, AZ, USA

Vijay Zawar, MD
Skin Diseases Centre
Nashik, India
Professor
Department of Dermatology
MVP's Dr Vasantrao Pawar Medical College
and Research Centre
Nashik, Maharashtra, India

Bernhard W.H. Zelger, MD,
MSc
Professor of Dermatology
Department of Dermatology, Venereology and
Allergology
Medical University Innsbruck
Austria

序

*Harper's Textbook of Pediatric Dermatology（fourth edition）*由世界各地的儿童皮肤科专家撰写，是一部享誉欧美的经典儿童皮肤病学教材，被誉为儿童皮肤病学的"权威专著"。作为一部备受推崇的教程，它坚持自己的特色并不断更新新型病症研究，为儿童皮肤病学家提供循证诊断和治疗建议。新颖的教程编排更加通俗易懂，也令人耳目一新。然而，由于阅读门槛和语言体系的不同，国内只有一部分医院的医生把本书作为教学指导和参考书目。而今，这部经典教材的中译本即将付梓，我深感欣慰，此实乃广大基层儿童皮肤病医生和患者的福音。

这是我国众多儿童皮肤病学工作者的智慧结晶。现今学术分科非常繁杂，细分的专业教材不能交由普通翻译人员翻译，只能由本专业的从业人员承担。不同于文学作品的翻译，专业教材的翻译力求实现对原本释义的贴切还原，又要易于国内读者的准确理解。立足国内专业学组，集各家之所长，翻译这样一部鸿篇巨制，既需要一套完整严密的组织体系和工作机制，也离不开校译者严谨求真的学术精神。可喜的是，在马琳教授的组织下，北京、重庆、上海、广州、深圳等地区200多位儿童皮肤病学工作者，用两年时间共同完成了350余万字的翻译和审校。覆盖面之广、效率之高，令人赞叹。我了解到，每个参与其中的校译者，都很享受这一过程，因为关于每一个病种内容的翻译都是一个再学习、再培训，也是自身知识的再提升过程。

《Harper 儿童皮肤病学》也是组织翻译的发起者和主要完成者的心血之作。本书的翻译看似水到渠成，实则饱含着组织者多年的苦心和汗水。读过英文原著的人会发现，本书的第4版中收录了北京儿童医院马琳教授团队参与编写的章节。或许从编写时起，马琳教授就有了把这部经典巨著引入国内的想法。我想马琳教授最清楚，组织翻译这样一部专著会有多么不容易，联系原作者授权、组织翻译及审校、确定出版方式等一系列耗时费力的工作，都需要亲力亲为。甚至有的人说，翻译一本教材，不如花同样的时间做科研，成果产出会更大。然而，凭着对中国儿童皮肤病学的忠诚与激情，凭着国家儿童医学中心的使命担当，马琳教授带领着全国拥有同样情怀的儿童皮肤病学工作者，一步一步走到了今天。由此，我看到了北京儿童医院"公、慈、勤、和"的院训精神在新一代"儿医人"的传承，我看到了全国一代代儿科医学工作者的责任意识。今年恰逢北京儿童医院80周岁的生日，这部经典教材的中译本是马琳教授团队送给北京儿童医院最别致的生日礼物。

新时期的儿童皮肤病学科，风华正茂。与国际接轨，与世界同步，正是新一代儿童皮肤病学工作者孜孜以求的目标。在现今经济全球化背景下，医学知识和科学研究已跨越国界，医学教育和医疗服务国际化已成为现代医学的一大趋势。我相信本书将为我国从事皮肤病学科，特别是儿童皮肤病学科诊疗事业的同仁，打开一个从专业层面沟通世界的窗口。我期待未来中国儿童皮肤病学科继续秉承创新、融合、发展的成长模式，向世界一流学科进军，为建设健康中国作出新的贡献。

中国工程院院士
中国医科大学附属第一医院皮肤科教授
2022 年 10 月

译者前言

Harper's Textbook of Pediatric Dermatology 是由世界各地儿童皮肤病学工作者撰写的一本经典教科书,书中全面系统深入地介绍了各种儿童皮肤病,对儿童皮肤病学工作者,无论是初学者、年长者、临床工作者还是科研工作者,都是一本有价值的案头书。翻译这本巨著的想法,开始于原著第 1 版出版的时候。但那时中国儿童皮肤病学科专业尚处于起步阶段,仅有的儿童皮肤病学工作者的主要精力只放在繁重的临床工作上。时至今日,中国儿童皮肤病学科专业已初具规模,临床工作及科研成果在国际上都得到了认可,我们已经具备翻译该书的能力。然时光飞逝,该书已更新至第 4 版,值得一提的是,这版中开始有中国儿童皮肤病学工作者撰写的章节了。

这本书有以下特点:第一,本书是儿童皮肤科医生的实用宝典。本书开篇将皮肤发育、结构及生理做了详细的阐述,进而将新生儿疾病进行了归纳整理,一共分 40 篇,177 个章节将儿童常见及罕见皮肤疾病做了详细介绍,并概述了儿童皮肤病的诊断流程、护理及治疗原则。第二,图文并茂,表格翔实。全书有许多彩色模式图及临床图片,配合详细的图注,阅读起来赏心悦目、直观了然;书中有关疾病诊断的流程图,将复杂问题简单化、规范化;书中有关鉴别诊断的表格更是令人印象深刻,比如"外胚层发育不良"一章,用一个超大表格将各种疾病进行了总结归纳。第三,本书将基础理论与临床实践紧密结合,使临床工作者读起来不枯燥,并激发临床工作者的科研思维;科研工作者获得临床实践的启发,能更好地服务于临床。第四,本书内容全面,重点突出。书中对常见皮肤疾病的介绍可以说是"不能再详细了",如将特应性皮炎章节,分为流行病学、遗传学和病因学、临床特征及诊断标准、严重程度评估和生活质量评估、特殊表现类型、并发症、治疗 7

个方面,进行详细的阐述,使致力于特应性皮炎临床及科研工作的医生都有很大收获。总之,这部高水平的专著,值得每一位儿童皮肤病学工作者以及对儿童皮肤病学感兴趣的同道细细品味。

我们于 2020 年 4 月起组织了以国家儿童医学中心(首都医科大学附属北京儿童医院)、重庆医科大学附属儿童医院、上海交通大学医学院附属新华医院等医学院校附属医院为主的 40 多家医院的儿童皮肤科同仁联手翻译本书。布置翻译工作之初,我写了一封简短的小文给各位参与此项翻译工作的同仁,简单地表达了我的初衷;经过长达 2 年的时间,终于完成了这项艰巨的工作,我收集了我们科参与翻译工作的各位医生的感触,很欣慰,无论是学生、年轻医生还是高年资医生,都有自己的收获和启发。

虽然任务重,但是我们仍严把质量关:初译完成后,由本单位组织 4 轮自校及互校,然后送至主译及副主译审校,发现质量不合格时,返回原单位返修或组织重新翻译。审校合格后,送出版社。出版社组织英语水平很高的编辑团队进行认真的校阅与加工,这过程中又有很多章节被不断订正。尽管做了这些努力,但仍然难以避免疏漏,希望读者能不吝批评指正。

深深感谢参与此项翻译工作的各位儿童皮肤科同仁,感谢众多参加校审的资深教授,感谢大家在繁忙的工作之余,利用宝贵的业余时间出色地完成了这项繁重的工作。感谢人民卫生出版社组织的精干团队,一丝不苟、兢兢业业。总之,众志成城,呈现在大家面前的中译本是集体劳动的结晶!

马 琳
首都医科大学附属北京儿童医院
2023 年 4 月

第 4 版前言

我们怀着非常高兴和自豪的心情推出了这本教科书的第 4 版。新版继续保持全方位涵盖儿童皮肤病学最新进展的特点。现有内容已经全面更新,以反映新兴思维,并纳入最新的研究和临床数据,尤其是在基因层面。来自世界各地的三位主编、两位顾问和五位副主编为这部著作带来了真正的全球视角。来自不同国家的 313 位撰稿人,其中 192 位是新的撰稿人,对 177 章进行了全面更新甚至完全改写。这本书为皮肤科医生、儿科医生、临床医生、科研人员和所有其他参与儿童皮肤病诊疗的护理人员提供了权威的参考。

第 4 版问世之际,正值数字化即时信息查询检索随时可行、随处可见的常态化时代。尽管如此,拥有一本有价值的、可供阅读和学习的纸质教科书仍然是临床实践和研究中不可或缺的一部分。在我们看来,这本书的优点在于它的全面性和由国际专家所撰写的每一篇内容的深入性。

我们希望第 4 版能像前 3 版一样受到热烈欢迎,并为提高儿童皮肤病的诊疗护理水平作出贡献。

PH

VK

AY

JIH

第 4 版献词

献给 Arnold P. Oranje 教授 (1948—2016)

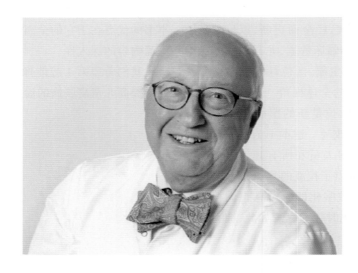

　　谨以此第 4 版教科书献给我亲爱的朋友兼同事 Arnold P. Oranje。Arnold 的离世震惊了我们所有人，这是儿童皮肤科学界的巨大损失。Arnold P. Oranje，Neil Prose 和我是这本书的原三位主编，在他去世时我们正在编写这本书。

　　就我个人而言，我与 Arnold 的合作是独一无二的：他对这个学科及专业知识的热情、激情和本人充满活力的笑声，让我很高兴与他共事。我希望 Arnold 能对这一新版专著感到无比自豪。

John Harper

译者献词

纪念 John Harper 教授

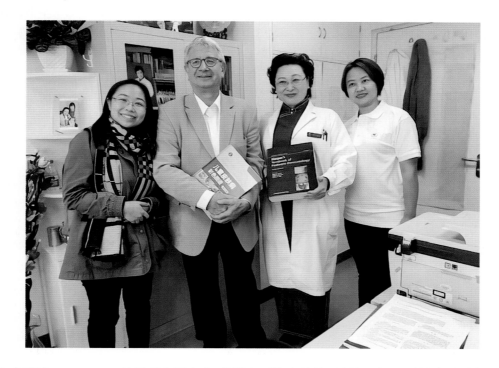

　　我们曾有幸邀请 John Harper 教授到中国交流，他谦和而饱含热情，严谨而有无上情怀，思德知行，至今历历在目。由他作为第一主编的这本巨著，是儿童皮肤科学界的珍宝，我们从字里行间能感受到他对医学事业、对孩子们的热爱与奉献。在我们翻译这本巨著的过程中，John Harper 教授不幸逝世，我们怀着无比感恩的心，完成了这项翻译工作，借以慰藉逝者，鞭策后人。

马　琳

原著致谢

我们要感谢以下人士：感谢为本书作出宝贵贡献的每位副主编和章节作者；感谢 Wiley-Blackwell 的编辑和生产人员，自由项目编辑 Alison Nick，项目经理 Nik Prowse，以及文案编辑的不懈努力；感谢给本书授权照片的患者及其家属，以及给予我们理解和支持的家人。

然而，最需要感谢的是我们的患者，他们是我们日常工作的灵感和动力。

PH

VK

AY

JIH

目录

上　卷

下　卷

第一篇　皮肤的发育、结构和生理

第1章　皮肤胚胎学

Lara Wine Lee, Karen A. Holbrook

摘要

皮肤是一个庞大而复杂的器官。尽管皮肤的发育始于胚胎早期,但充分的发育直至出生后数年才完成。皮肤发育的研究可以阐明当代生物学中的一些基本问题:器官发生过程中上皮和间充质之间的相互作用(在皮肤中,这些组织间的相互作用发生于毛囊、汗腺和甲的形成);通过可溶性介质介导的细胞间相互作用;基因调控;细胞凋亡;分化(结构、生化及功能);在发育过程中长期存在的特定现象(如诱导、模式形成和分化)。对胚胎发育过程的严谨认识可以帮助我们界定皮肤发育过程中容易出错的关键时间节点。深入认识这些关键过程能够加强对皮肤发育疾病的研究,以及有望改善对皮肤疾病的治疗选择。

引言

皮肤是研究发育的理想器官,因为它易于观察、取样和评估。作为一个界面,皮肤存在于个体的内在系统和外部环境之间,并被两者所修饰。皮肤本身就是一个复杂而综合的器官,每个"部位"的正常结构和功能高度依赖皮肤其他部位的情况。换言之,如果不了解真皮的性质,就无法理解表皮发生的变化,因为真皮对表皮的生理和功能有重大影响。皮肤的每个区域或结构均是如此。

皮肤发育让我们能够在更可控的条件下研究皮肤的结构和功能,因为皮肤发育的环境是相当恒定的(相对稳定的光线、温度、压力等)。在这样的环境中,研究在遗传规律下皮肤不同区域和结构的特性是如何协调建立的,才具有可行性。

一些皮肤结构可能在胎儿期早期就已完成发育,而其他结构或区域直到出生后数年才能完全形成。除去在子宫的发育阶段,新生儿出生后仍需要一段长时间的发育才能建立和成人一样完整的皮肤功能。皮肤发育是皮肤形成一系列事件中的第一个阶段。这一阶段的特征是形态的形成,新基因的激活并获得功能。相反,衰老可能涉及形态分解过程,从基因沉默到功能丧失。生命是从发育到衰老的连续事件,基因和环境的相互作用贯穿于整个生命进程,为我们探讨皮肤形态发生中一系列事件的地位和功能提供了一个概念性框架。

从生物医学的角度理解正常人类皮肤发育的阶段和事件也很重要。皮肤胚胎发生过程中有多个关键时期,在这些关键时期中,皮肤发育更容易受到发育错误

的影响。这一过程也为我们提供了一个研究皮肤功能演变的机会,更为我们了解遗传性皮肤病的早期表现提供了背景。此外,基于对皮肤正常形态学过程的理解,有利于基因干预治疗的进展。

人类皮肤发育过程中特有的形态学特征不断地吸引着研究者去探索。仅存在于胎儿皮肤中的结构,如周皮,以及导致复杂结构(如毛囊或汗腺)形成的特定事件,通常仅存在于特定时期[1-4]。对组织、区域和结构的个体发育全部内容,已逐步囊括运用生物化学或免疫组织化学检测到的参与分化或黏附、屏障功能的关键分子表达。培养和移植人类胚胎和胎儿皮肤[5-8]以及皮肤来源细胞[9-10],评估患有遗传性皮肤病的胎儿皮肤[11-13],或发育迟缓患儿的皮肤,都能帮助我们了解人类皮肤的发育。随着现代生物学工具的发展,通过研究生命各个阶段的皮肤,我们对皮肤发育的理解在不断加深。

参考文献 1.1

见章末二维码

皮肤发育的时序

目前有几种划分皮肤发育阶段的分类方案(图1.1)[1]。从受精时开始来估算胎龄(estimated gestational age,EGA)以定义皮肤发育节点,这一时间点不同于基于末次月经时间(last menstrual period,LMP)的计算。受精常发生在 LMP 后的 2 周。人类的发育分为胚胎期和胎儿期,前者是在骨髓开始发挥功能前,相当于

第
一
篇

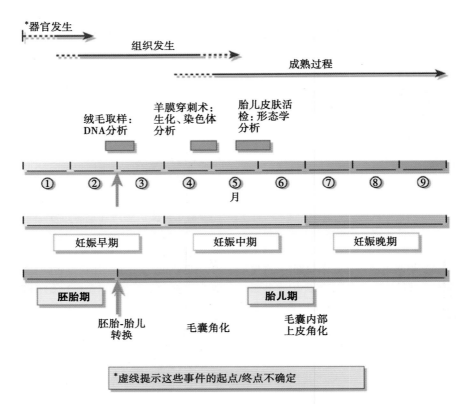

图1.1　识别皮肤发育特定阶段的时序图,以及可利用现有手段进行产前诊断的时间点。资料来源:Adapted from Polin RA, Fox WW. Fetal and Neonatal Physiology, 2nd edn. Vol. 1. Philadelphia:W. B. Saunders,1998:730.

受精至 EGA 第 2 个月,后者则是从 EGA 第 2 个月至出生的这段时间。妊娠早期包括整个胚胎期和胎儿期的第一个阶段。所有皮肤区域的组织形成启动于胚胎期,其中一些组织的分化开始于妊娠早期[2]。妊娠早期与妊娠中期界定在 3 个月胎龄这一时间点,这一界定仅基于胎龄,而非基于皮肤任何部位结构、组成或功能的具体变化。

妊娠中期会出现皮肤发育中的许多重要事件。在这一过程中,一些新结构开始生成,另一些结构完成了终末分化。在妊娠晚期,皮肤的所有部分都完成发育,并逐步发挥功能。这一时期结束时皮肤并没有呈现出其最终发育成熟的状态,因为在出生后,还要发生皮肤的某些结构的重组(如脉管系统),此外,还有皮肤体积的扩充(如真皮基质)和许多皮肤结构的功能成熟(如神经、汗腺和角质层)[3-7]。

在皮肤发育过程中也有很多其他重要的时刻需要引起注意,因为这些时刻是诊断并评估胎儿是否有遗传性皮肤病的风险的关键[8]。胎儿脱氧核糖核酸(DNA)可从 EGA 第 10 周左右的绒毛中提取出来,羊水细胞可在 EGA 第 14~16 周时获得。胎儿皮肤早在 EGA 第 16 周就可以取样,但这项技术已基本过时,取而代之的是更先进的基因检测诊断方法。最新的技术

可以实现在 EGA 第 9 周从母体血浆中分离胎儿 DNA。目前,游离 DNA 的检测尚无法广泛用于微缺失综合征,但未来会在妊娠早期无创性检测中具有广阔的应用前景。此外,胚胎植入前基因诊断已成功用于严重皮肤病的诊断[8]。

参考文献 1.2

见章末二维码

胚胎期皮肤

发育中囊胚的原始外胚层在约 EGA 第 1 周时形成,到 EGA 第 20~50 天时人类胚胎的主要器官和器官系统开始形成。表皮系统在 EGA 第 30 天时表现出皮肤的特征。表皮、真皮-表皮交界(dermoepidermal junction,DEJ)和真皮已经出现了清晰的轮廓,组织有神经支配及血管形成(图 1.2)。真皮和皮下组织之间的边界并不是在所有身体部位都有明确界定,但在某些区域则有很大差异,表现为真皮中具有更高密度的细胞和基质。皮肤与附属器上发育中的横纹肌或软骨密切相关。没有形态学证据证实表皮附属器在这一时期已经开始形成。

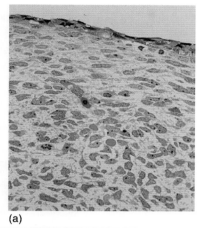

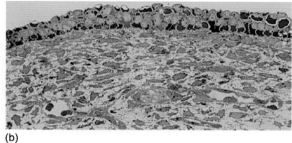

图 1.2　EGA 第 36 天人类胚胎的体壁组织(a)和 EGA 第 45 天人类胚胎的皮肤(b)。注意两层表皮、真皮和皮下组织,以及呈线性排列的真皮细胞,不同于规则的真皮细胞,皮下间充质则形态各异。注意(b)中表皮的周皮和基底细胞、真皮近表皮处紧密相关的成纤维细胞和将真皮与皮下组织分界的神经-血管平面(×200)

在胚胎的大部分区域,表皮是简单的双层扁平上皮,由基底细胞和周皮细胞组成(图 1.2 和图 1.3)。周皮是一层独特的胚胎期结构,最终将脱落。这两种类型的细胞大多充满糖原,糖原是发育和再生组织的细胞质的特征,它很可能是能量的来源[1](见图 1.3)。微绒毛从周皮细胞表面突出并伸入羊水中(图 1.3b 和图 1.4)。在周皮细胞和基底细胞中,细胞核位于细胞中央,细胞质中的细胞器稀疏分布在细胞核周围或胞内边缘区域(见图 1.3b)。两层上皮结构都含有独特的角蛋白中间丝蛋白(图 1.5)[2-3]和特有的细胞表面分子[4]。这类细胞表面分子可以反映每一层结构所在的周围环境的差异。

胚胎表皮中的柱状基底细胞主要表达 4 种角蛋白,其中,角蛋白 K5(58kDa)和 K14(50kDa)也是成人基底层角质形成细胞的特征组成成分[2-3],而角蛋白多肽 K19(40kDa)和 K8(52kDa)则特征性表达于胚胎/胎儿基底细胞和周皮细胞中[2-3]。K18(45kDa),作为 Merkel 细胞的标志,是表达于周皮细胞中并能使其与基底细胞相鉴别的一种角蛋白多肽[5]。与成人组织不同的是,胚胎表皮的微丝分散在细胞质中,或聚集成

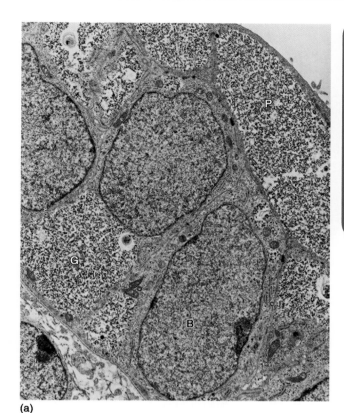

(a)

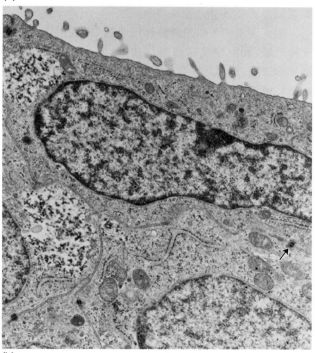

(b)

图 1.3　胚胎表皮的透射电镜照片。在(a)中可见糖原(G)填充的基底(B)和周皮(P)层细胞。桥粒在基底细胞之间、基底细胞和周皮细胞之间明显可见。DEJ 是扁平的,部分区域密度增加,提示桥粒形成的部位。在(b)中显示一个周皮细胞和两个基底细胞的部分。注意两种细胞类型中胞质细胞器的性质和分布,与桥粒(箭头)相关的角蛋白丝和从周皮表面延伸出的微绒毛(a,×11 525;b,×25 000)

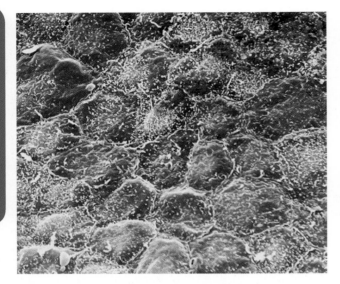

图 1.4 EGA 第 55 天胚胎发育中的足部皮肤表面扫描电镜照片。显示的细胞层是周皮。注意微绒毛和不同大小和形状的细胞(×1 000)

小而短的束,其功能主要与桥粒和半桥粒相关(见图 1.3b)。周皮细胞和基底细胞在许多生长因子、生长因子受体(图 1.6)、细胞黏附分子和其他细胞质以及细胞表面分子的表达水平也不同[6-8]。

成人表皮中主要的两种移行细胞是黑素细胞(起源于神经嵴)和朗格汉斯细胞,它们存在于胚胎表皮的基底细胞之间,并与基底膜相关。用特异性识别黑素细胞的抗体(HMB-45,一种黑素瘤和胚胎/胎儿黑素细胞常见的诱导性胞质抗原[9-10])对胚胎表皮进行免疫染色,能够显示出这些细胞的密度非常高(~1 000 个细胞/mm²),并规则地分布于组织中(图 1.7)。在全身皮肤中,它们最早在 EGA 第 50 天时即可呈树突状,但此时在细胞质中并没有黑素小体的出现[11]。朗格汉斯细胞最早可在 EGA 第 42 天的胚胎皮肤中被发现,主要依靠质膜上的 Mg²⁺ 三磷酸腺苷酶(ATPase)与组织相容性位点抗原(HLA-DR)的反应产物而被识别[12-14]。它们的截断状或树枝状的形态也很明显(图 1.8)。有趣的是,在骨髓开始发挥作用之前,它们就存在于皮肤中,这就出现了一种假说,即它们来自于此阶段的卵黄囊或胎肝。在 EGA 第 7 周时,朗格汉斯细胞的密度约为 50 个细胞/mm²[13-14]。

第三种移行细胞,Merkel 细胞,最早于 EGA 第 55~60 天就可以在胚胎掌跖部位皮肤中被识别出(见小汗腺形成),其密度约为 130 个细胞/mm²[15],Merkel 细胞表达的一组角蛋白(K8、K18、K10 和 K20)中的任意一种均可作为其标志物[5,16-18]。K20 是唯一表达于 Merkel 细胞中的角蛋白[18]。在这个胚胎时期,它们随机分布在基底上方。Merkel 细胞属于神经内分泌细胞,最初被认为主要作为慢适应性机械性刺激感受器。研究

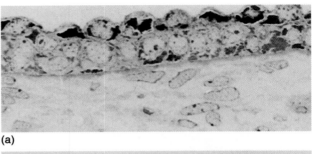

(a)

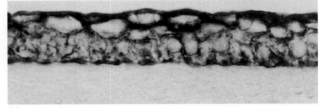

(b)

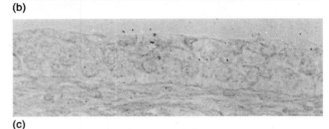

(c)

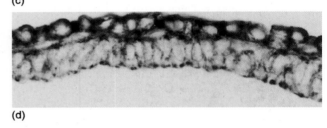

(d)

图 1.5 (a)早期(~EGA 第 50 天)和(b~d)晚期(~EGA 第 60 天)人类胚胎表皮的免疫染色标本显示,用识别角蛋白的 AE1(a)和 AE3(d)单克隆抗体染色后的周皮和基底层均呈阳性。当与 AE2(c)抗体反应时,两层均为阴性,AE2(c)抗体识别分化特异性角蛋白(×350)

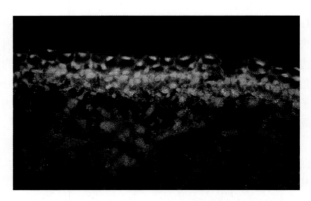

图 1.6 一个 EGA 第 78 天的人类胎儿的皮肤切片,显示基底细胞层和中间细胞层中血小板源性生长因子(PDGF)A-链(绿色)的差异表达,而周皮细胞中无染色。PDGFA 受体 PDGFR-α(红色)在真皮细胞中表达(×350)

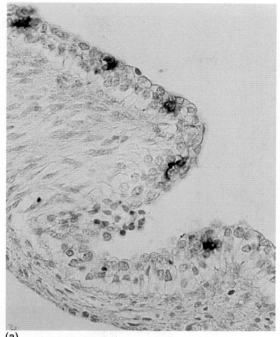

(a)

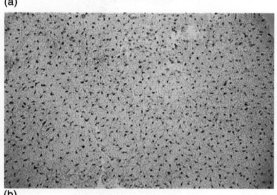

(b)

图 1.7 用 HMB-45 单克隆抗体对 EGA 第 54 天的人类胚胎皮肤进行免疫染色，该抗体识别黑素细胞中的一种抗原。（a）皮肤部分。注意这些细胞在两层表皮中的丰度和位置。（b）表皮横切面。注意这些细胞的密度、间距和树突状形态（a，×350；b，×25）

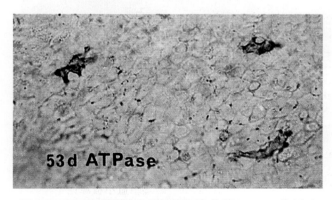

图 1.8 通过识别表皮朗格汉斯细胞中的 HLA-DR 抗原对 EGA 第 53 天的人类胚胎表皮横切面进行免疫染色（×400）。资料来源：Micrograph courtesy of Dr Carolyn Foster.

发现，这种细胞可产生一些可溶性介质，如神经生长因子（nerve growth factor，NGF）和脑源性神经营养因子[19-20]，提示 Merkel 细胞很可能能够作用于内生的神经纤维或其他细胞（如立毛肌中的平滑肌细胞）[21-22]。它们存在于发育中的表皮附属器（如汗腺和毛囊）的特定部位，这一分布也被认为是能够刺激组织增殖或与组织的活跃增殖相关。目前研究认为，Merkel 细胞是从原位角质形成细胞分化而来的[16,18,21,23-24]。

表皮的双层结构下有一层连续的基底层（致密层）结构，这层结构在形态学上定义了基底膜区的结构组分[25-27]。然而，在身体某些区域，如在脊髓上，表皮可能只有一层结构，基底层则呈斑片状排列。所有基底层的特征性分子和抗原（Ⅳ型胶原、层粘连蛋白、硫酸乙酰肝素蛋白多糖、巢蛋白）在基底层发育最早期就存在了；随着附属结构的进一步发育，皮肤特征性分子在妊娠早期被识别出来[28-29]。在基底层角质形成细胞的基底质膜内有一层薄的毡状微丝（图 1.9）。当与真皮连接相关的结构（半桥粒、锚定丝、锚定纤维）尚不成熟时，它可能会增加表皮表面的强度，并加强这一阶段的 DEJ[30]。同样的纤维结构见于两种情况下的角质形成细胞，一种是培养中的角质形成细胞，这些细胞在体内一般不形成半桥粒和锚定纤维，另一种是在病理情况下的基底层角质形成细胞，见于发生真皮-表皮分离的交界性大疱性表皮松解症。

与连接结构相关的抗原（构成半桥粒体和锚定纤维的层粘连蛋白 5/表皮整联配体蛋白/缰蛋白和 19 DEJ-1[31-34]；构成锚定纤维的Ⅶ型胶原[35]）直到胎儿早期才能通过免疫染色法用光镜观察到。然而，角质形成细胞很可能在胚胎期就开始合成这些蛋白质，但是由于检测的方法不够敏感，无法在它们低表达水平就观察到。在胚胎皮肤中，真皮-表皮边界是平坦的（见图 1.2、图 1.3 和图 1.9），导致营养物质在真表皮之间的交换面积有限。与婴儿和成人的皮肤相比，这在皮肤的发育过程中可能相对不那么重要，因为真皮很薄，真皮基质蛋白小而分散，以及间质基质的水合状态允许物质交换速度比成熟皮肤更快。

胚胎中的真皮层细胞密度大（图 1.2 和图 1.10），但它也含有细胞外纤维基质蛋白，Ⅰ、Ⅲ、Ⅴ和Ⅵ型间质胶原，这些胶原也是成人真皮的特征[30,36-43]。紧接在真皮-表皮交界处的下方，小的胶原束聚集在一层薄而密的层次结构中，称为网状层（见图 1.2b、图 1.5 和图 1.9）。根据胶原类型和胎龄，这种胶原束也以不同的密度分布于整个真皮中。Ⅰ、Ⅲ和Ⅵ型胶原均匀分布于真皮，Ⅴ型胶原主要集中在基底膜（DEJ 和血管周围）和膜细胞周围（图 1.11）。间质内的纤维束被水合的、富含透明质酸的蛋白多糖基质广泛分散[44-45]（见图

第一篇

第一篇

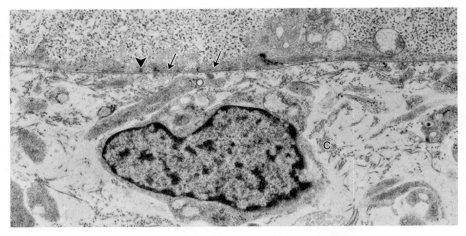

图 1.9　人类胚胎表皮 DEJ 放大图显示表皮基底细胞内的微丝网络（箭头）、桥粒形成于
这一部位（粗箭头）和致密层。注意胶原纤维（C）围绕在真皮成纤维细胞周围（×11 625）

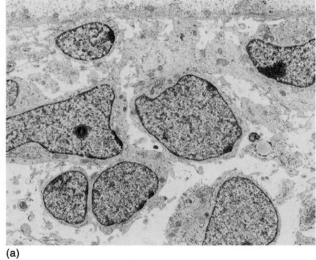

(a)

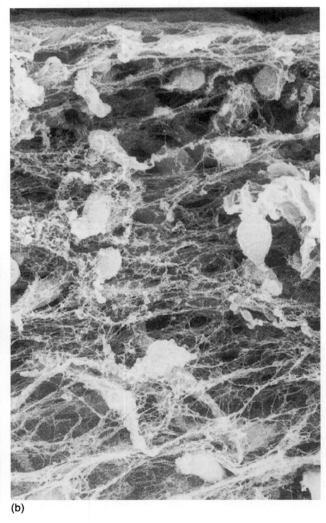

(b)

图 1.10　EGA 第 48 天开始于 DEJ 的胚胎真皮的透射电镜（a）和扫描电镜（b）照片。切片样本（a）中的基质不如全层
样本（b）明显（a，×4 500；b，×1 500）

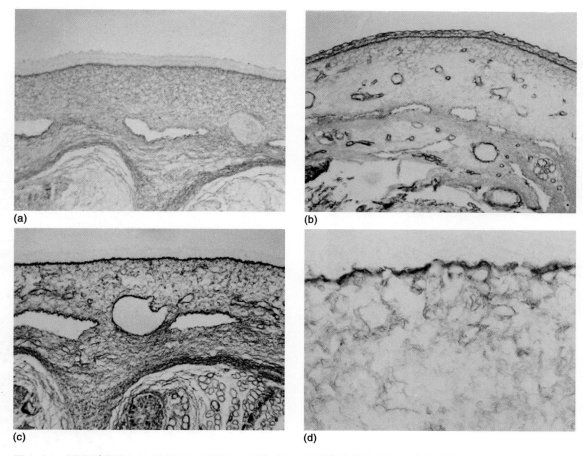

图1.11 用识别I型(a)、III型(b)、V型(c)和VI型(d)胶原的抗体染色的胚胎皮肤样本。注意,所有的胶原都集中在DEJ下面,但其中III型和V型胶原与所有基底膜有关。I型、III型和VI型存在于整个真皮和皮下组织的基质中(a~c,×150;d,×300)。资料来源:Immunostaining courtesy of Dr Lynne T. Smith.

1.11和图1.12)。这个阶段中基质的流动性允许间充质细胞迁移到组织形态发生活跃的部位。

在表皮下有一个较宽的富含硫酸化蛋白多糖基质区,称为致密间充质,这一区域细胞密度高,细胞表达生长因子受体-血小板源性生长因子受体β(PDGFR-β)和PDGFR-α(见图1.6)、神经生长因子受体(nerve growth factor receptor,NGFR)和细胞黏附分子(如神经细胞黏附分子,neural cell adhesion molecule,NCAM)[44-45]。来自非人类物种皮肤发育过程的研究证据表明,生长因子、受体和黏附分子的成分在这一真皮区域中有所增加[44,46-48]。致密的间充质可能参与表皮和真皮之间的信号交换,并可能对刺激启动附属器的形成非常重要。许多与间充质细胞受体相对应的生长因子(如PDGF-AA、PDGF-BB和NGF)是由发育中的表皮细胞产生的(见图1.6)。致密的间充质也可能是真皮乳头的最早证据。在成人中,真皮乳头的修饰成分和结构可能反映了表皮和真皮细胞之间分子的相互作用,类似于致密间充质中的情况。

胚胎皮肤中没有形成弹性纤维,但原纤蛋白(弹性纤维的微纤维)(图1.13)和弹性纤维的弹性蛋白可以通过免疫组织化学方法检测到[30,36-40,42],而微纤维可以

通过电子显微镜观察到[30]。

在致密间充质和真皮深层可见细小的神经纤维和毛细血管(图1.14a),在皮下组织中可见大的神经干和血管。通过妊娠早期皮肤的连续切片可观察到血管重建,提示皮肤脉管系统的基本模式是在妊娠早期建立的[49]。新生血管可能通过两种途径同时形成,一种是从真皮间充质新生,另一种是通过内皮细胞迁移、毛细血管芽生和血管重塑等方式从深层的成熟血管中萌发[50]。通过全层皮肤切片和利用免疫组化方法显示所有皮肤神经(蛋白基因产物9.5或PGP 9.5)[51-52],可观察到细珠状神经纤维以较高的密度分布在表皮下区域,其分布与血管相关(图1.14b和图1.14c)。这种抗体识别的纤维数量在发育过程中不断增加,进而在整个真皮内形成网络,这一过程也与表皮附属器的发育相关[53]。在EGA第7周时,一些降钙素基因相关产物(CGRP)免疫反应阳性的纤维(代表感觉纤维)也很明显[53],但自主神经在皮肤中尚未被识别。用p75低亲和力NGFR抗体对组织进行染色也揭示了神经纤维的模式和间充质细胞的特定浓度(例如,在发育中的毛囊周围)[54]。在几乎透明的皮肤全层染色样本中,神经和血管均可见(图1.15)。

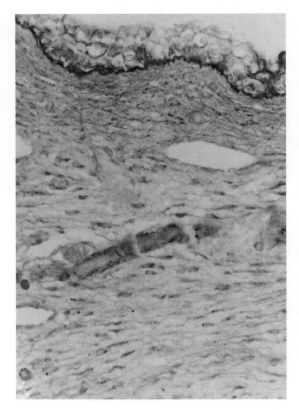

图 1.12　用阿尔辛蓝/PAS 组织化学染色处理 EGA 第 57 天的胚胎体壁切片。表皮(糖原)和 DEJ(糖蛋白)的亮粉色染色显示 PAS 阳性反应。蓝染的真皮反映了高含量的透明质酸。真皮-皮下组织边界的标志是更浅紫色的染色,提示该部位含有更多的胶原-糖胺聚糖复合体(×300)。资料来源:Immunohisto-chemistry courtesy of Dr Richard Frederickson.

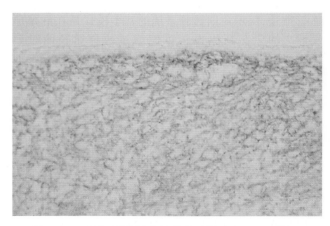

图 1.13　用抗纤维蛋白抗体免疫染色的 EGA 第 57 天人类胚胎的皮肤切片。注意整个真皮的广泛染色(×200)。资料来源:Immunostaining courtesy of Dr Lynne T. Smith.

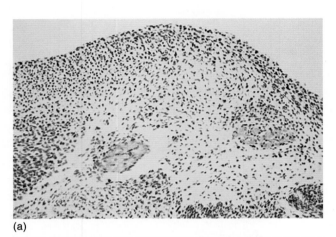

(a)

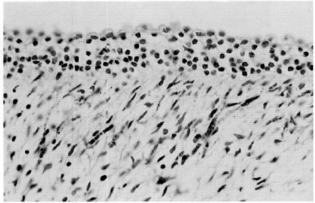

(b)

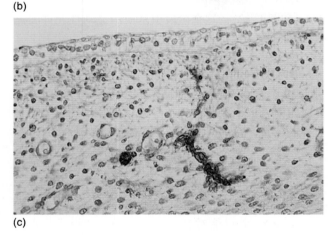

(c)

图 1.14　用 PGP 9.5 对 EGA 第 42 天(a)和 EGA 第 59 天(b)的人类胚胎皮肤切片进行免疫染色,该抗体可识别所有皮肤神经,用 p75 抗体对 EGA 第 52 天胚胎皮肤切片(c)进行免疫染色,该抗体可识别低亲和力 NGFR。注意皮下组织(a)深处的大神经干,真皮切面明显的细纤维(b)和神经、血管的分布(c)(a,×100;b,×200;c,×200)

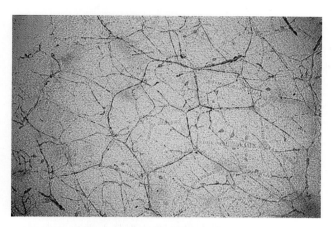

图 1.15 用抗神经丝抗体进行免疫染色的 EGA 第 79 天的人类胎儿皮肤中的神经和血管。注意阳性染色的神经网络、免疫阳性的细胞（可能是 Merkel 细胞）和血管网络（透明的）（×25）。资料来源：Immunostaining courtesy of Dr Mark Bressler.

参考文献 1.3

见章末二维码

胚胎-胎儿过渡期

皮肤发育中最重要的时期是胚胎-胎儿过渡期，这一时期大约在妊娠 2 个月时，此时胚胎长约 31mm（头-臀），重约 2.5g，已具有人形外观。皮肤和体壁下的组织是半透明的，肋骨和实体器官均可见。皮肤呈黏液样质地（图 1.16）。尽管结构简单，但皮肤中的细胞开始表现出成人皮肤的特征。因此，2 月龄被认为是皮肤发育的一个重要里程碑（见图 1.1）。由于这一时期的发育开始出现成人的皮肤特征，这一阶段对发育中的错误均十分敏感。皮肤最明显的变化是表皮从两层转变为三层（图 1.17）。中间细胞层由基底细胞有丝分裂形成。基底细胞不同步分裂产生表皮，表皮最初在某些部位保持两层结构，而在其余部位变成三层结构。

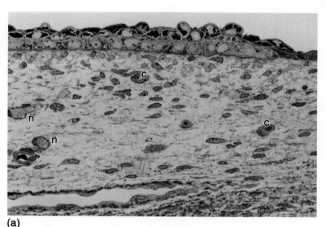

(a)

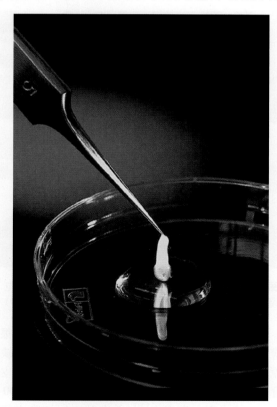

图 1.16 镊子尖部夹起的 EGA 第 80 天的人类胎儿皮肤标本，观察组织的黏液性质

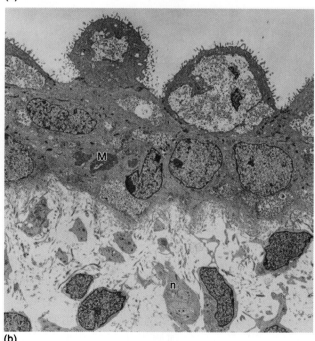

(b)

图 1.17 在光镜（a）和电子显微镜（b）下观察到的 EGA 约 70~89 天的人类胎儿皮肤。注意基底层和周皮层之间的中间细胞层，真皮和皮下组织之间的区别是基于成纤维细胞方向、胶原基质密度和皮下血管平面的差异。真皮中可见小神经纤维（n）和毛细血管（c）。基底层内有明显的黑素细胞（M）段，DEJ 下有胶原聚集（×3 675）

中间层的细胞与基底细胞和周皮细胞既相似又不同。角蛋白比基底层和周皮层的细胞更丰富,分布也更为特殊,与桥粒相关的小束状角蛋白丝勾勒出中间层细胞的边界(图1.17b)。在早期胎儿表皮的基底层和中间层角质形成细胞中,主要角蛋白对的表达与完全角化的成人表皮中角蛋白的表达一致。中间层细胞中的K5和K14基底细胞角蛋白表达下调,并合成了一对新的角蛋白,K1(56.5kDa)和K10(67kDa),这是一对特异性分化的高分子量角蛋白[1-2](图1.18)。角质形成细胞分化的其他标志物(如天疱疮抗原[3]、角质化细胞包膜蛋白[4-5]、血型抗原[6]和细胞表面糖蛋白[7];见文献[8-11])也在细胞质或中间层细胞表面表达。与周皮细胞和基底细胞一样,原始的中间层细胞仍以糖原作为主要的细胞质成分(图1.17)。因此,在这个阶段,即使表皮只有几层细胞厚,并且在形态上与成人表皮鲜有相似之处时,它已经可以表达全部的角蛋白以及许多其他表皮典型的标志物。因此,涉及角蛋白突变的遗传性疾病有可能早在妊娠早期就出现了。

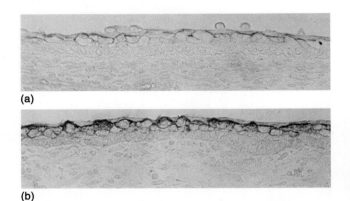

(a)

(b)

图1.18 EGA第77天的胎儿皮肤中间层细胞的角蛋白丝AE2单克隆抗体染色阳性,该抗体识别分化特异性角蛋白K1和K10(a)。在妊娠中期(b)初期第二中间层出现时,免疫染色反应模式更为强烈(a,×120;b,×120)

最初,基底层和中间层的角质形成细胞都表达表皮生长因子(epidermal growth factor,EGF)受体[12](图1.19),接受EGF信号并保持增殖能力[13-14]。然而,在妊娠早期的末期,有增殖能力的细胞则主要局限于基底层[13-14];只有基底细胞表达P-钙黏蛋白[15],该蛋白是细胞具有增殖能力的标志物。分层后基底细胞形态和细胞表面性质均发生了变化。细胞器和角蛋白丝比糖原占据了更多的细胞质体积,与分层和分化相关的细胞表面碳水化合物在基底层和中间层的细胞中呈现差异表达[7,16]。特定的基底层和中间层角质形成细胞参与表皮附属器的形成:包括毛囊

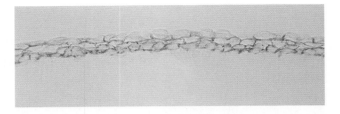

图1.19 EGA第72天的胎儿皮肤与一种抗表皮生长因子受体发生免疫反应,在基底层和中间层细胞的膜上,以及在周皮细胞的基底和侧边界上呈阳性反应(×120)

皮脂腺结构、甲和牙齿,以及位于厚皮肤中的小汗腺。这些结构的形态发生被认为是人类皮肤发育的特征。

周皮细胞体积增大,形成微绒毛覆盖的泡状结构,后者从细胞最外表面延伸到羊膜腔(图1.20)。此时周皮细胞中的角蛋白分子种类与胚胎周皮细胞中相同,但细胞失去了分裂能力并不再表达P-钙黏蛋白[13,17]。由于位于较浅层的表皮细胞表达分化相关抗原,因此有必要将分层与分化的起始联系起来。然而,这一过程必须涉及更多的生理学过程,而不仅仅是细胞层数的增加,因为在悬浮器官培养中胚胎皮肤会分层为好几厚层,但不会以体内胎儿早期皮肤的特征来分化[18-19]。

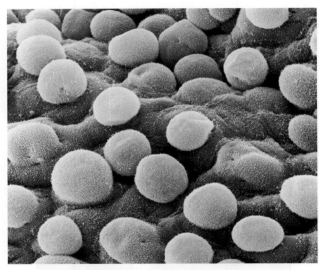

图1.20 EGA第60~70天的人类胚胎周皮的扫描电镜照片,显示了羊膜表面的泡状结构和微绒毛(×8 000)

黑素细胞在EGA第8周龄的胚胎表皮切片中很容易辨认,这类细胞沿着基底膜分布、细胞质致密并缺乏糖原,细胞核异色[20]。在大约EGA第80天时,与皮肤发育的所有其他阶段相比,它们以最大密度(~3 000个细胞/mm²)出现在表皮中[20],并在基底层细胞之间呈非随机分布(图1.21)。黑素细胞随着胎儿临近出生

而逐渐减少,并在出生后几十年里持续减少。胚胎-胎儿过渡期中存在大量黑素细胞可能反映了这样一个事实,即这些细胞在胎儿体积增长之前很早到达皮肤,增殖并保持紧密结合。在此阶段,角质形成细胞的表达也很高[13],这表明发生在成人皮肤中黑素细胞和角质形成细胞之间的旁分泌作用可能在发育早期就建立起来了[20]。黑素小体在发育的第 3 个月晚期被识别(图1.22),并在身体的某些部位显示出黑素形成的证据。了解黑素细胞的密度和黑素合成的起始点既往在酪氨酸酶阴性眼皮肤白化病的产前诊断中是有用的,但这一技术已不再使用了[15,21]。

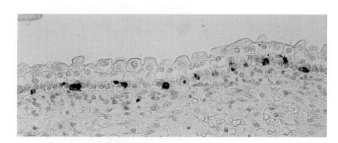

图 1.21 用识别黑素细胞的 HMB-45 抗体对 EGA 第 82 天胎儿皮肤切片进行免疫染色。注意黑素细胞的高密度及其在表皮基底层内的位置(×200)

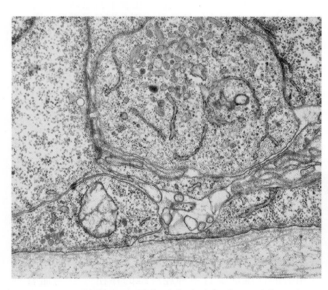

图 1.22 晚期胚胎-早期胎儿皮肤切片,显示位于基底层角质形成细胞之间的黑素细胞中正在发育的黑素小体。通过 DEJ 尚未成熟的结构证实了该组织年龄(×25 000)

在此阶段,表皮中也有大量朗格汉斯细胞(~50个/mm²)[22-23]。与只在胚胎期迁移到表皮的黑素细胞不同,骨髓来源的朗格汉斯细胞在整个生命周期中不断迁移到表皮。然而,直到妊娠晚期和出生后,它们的数量才显著增加[22-23]。在 EGA 第 80 天时,朗格汉斯细胞呈现出高度树突状(图 1.23),表面开始表达CD1a[22-24],胞质中出现 Birbeck 颗粒,提示它们可能在子宫内就已能够处理并递呈抗原。在这一阶段,HLA-DR 阳性的细胞数量明显多于表达 CD1a 的细胞数量,然而,到 EGA 第 13 周左右,朗格汉斯细胞则一致性地表达这两种标志物。

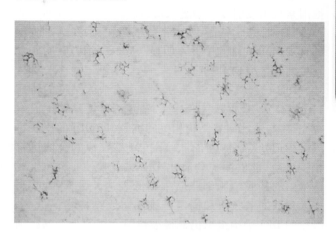

图 1.23 EGA 第 80 天胎儿的表皮横切面 ATPase 反应阳性。注意这些高度树突状细胞的规则分布和密度(×120)

在妊娠早期的末期,Merkel 细胞整齐排列于手掌皮肤的初级表皮嵴上,在相对于汗管原基的起源位置,最大密度为 1 400 个细胞/mm²[25-26](图 1.24)。在有毛发的皮肤中,Merkel 细胞最早见于发育中的毛基质。在毛囊发育后期,它们集中在毛囊漏斗部和毛胚芽膨出的区域以及毛胚芽球部[27-28]。真皮 Merkel 细胞很可能起源于毛囊或毛囊间表皮,并迁移到真皮中,在真皮的早期发育阶段,它们可能对真皮浅层中的神经纤维

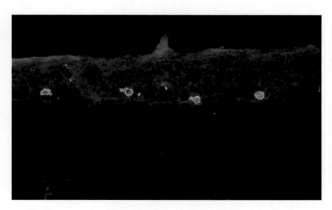

图 1.24 EGA 第 83 天胎儿手掌皮肤切片,免疫染色识别角蛋白 18(绿色),该抗体识别基底层内 Merkel细胞。注意细胞的规则分布,推测标记了初级表皮嵴的位置。手部皮肤在发育上比同一时期的躯干皮肤更早(×300)。资料来源:Immunostaining courtesy of Dr Dong-Kun Kim.

和周围邻近附属器发挥着吸引和促进形成的作用[29]。毛囊间表皮中的 Merkel 细胞缺乏 NGF 受体(并产生NGF[30]),但当组织与 p75 NGF 抗体反应时,真皮 Merkel 细胞和发育毛囊的 Merkel 细胞呈免疫阳性[29]。然而,必须认识到,在可检测到真皮 Merkel 细胞之前,神经纤维已经存在于胚胎真皮中了。因此,也必然有其他因素吸引或引导神经进入皮肤。生后皮肤 Merkel 细胞的其他形态学特征,如致密的核心颗粒,在这一阶段的真皮 Merkel 细胞中并不明显。Merkel 细胞在胎儿发育后期数量减少[29]。

DEJ 已经具备了这部分区域所有成人结构的特征(图 1.25)。半桥粒、锚定丝和锚定纤维在结构上已发育完整,与这些附着结构相关的抗原(即 DEJ 的皮肤特异性标记)也皆表达[31-33]。用抗Ⅶ型胶原的抗体进行免疫染色,能够明显勾勒出 DEJ 的轮廓[32],而在生成该蛋白的基底细胞细胞质中则低表达。尽管如此,与成人皮肤的基底层和锚定纤维的坚固结构相比,这一阶段的 DEJ 结构组织仍显得很脆弱。尽管个别基底细胞的存在改变了这一连接结构的平滑度,真表皮连接整体仍然是平坦的。

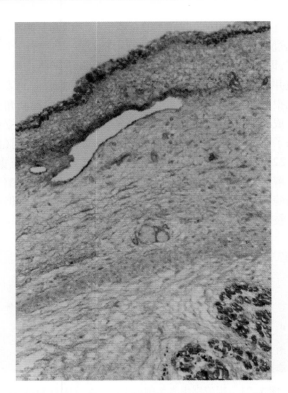

图 1.26 EGA 第 72 天胎儿真皮的光镜照片,用阿尔辛蓝/PAS 组织化学染色。低倍图像显示真皮和皮下组织之间的清晰界限,以及两个区域中不同浓度的纤维蛋白和糖胺聚糖基质蛋白。血管平面也划分了这两个区域。在照片(×200)的右下角可见骨骼肌。资料来源: Histochemical staining courtesy of Dr Richard Frederickson.

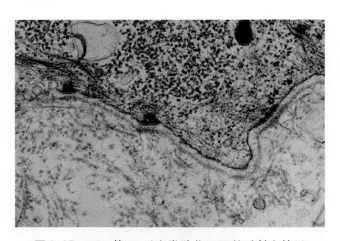

图 1.25 EGA 第 78 天人类胎儿 DEJ 的透射电镜显微照片。注意发育好的半桥粒和相关的角蛋白丝,在透明层内的锚定丝和精细的锚定纤维(×47 500)

真皮和皮下组织根据基质组成和成分的不同在形态学上得以区分(图 1.26)。真皮和皮下间充质细胞在细胞质中仍保留有糖原,但它们具有特征性的成纤维细胞形态,并能够合成成人真皮中全部特征性的基质分子。真皮间质均有束状纤维蛋白聚集,真皮乳头和网状层可以根据以下几方面进行区分,即靠近表皮(乳头区)的细胞密度更高,网状层胶原纤维直径以及胶原束更粗大[9,34-36](图 1.27b)。此外,乳头下微动脉血管丛和毛细血管后微静脉的位置也使这两个真皮区域之间形成一个界限。尽管基质蛋白大量形成,真皮仍保持很高的细胞数量,基质在皮肤中所占的比例远

低于出生后婴儿和成人。

此时的皮肤仍然透明到可以透过胎儿的体壁观察到血管和神经网络(图 1.28)。这些血管按成人皮肤的血管分布模式排列,一部分血管丛位于真皮-表皮交界处,另一部分血管丛位于真皮乳头和网状层之间(图 1.27a)。垂直方向的血管连接两个平行的血管丛,细小的毛细血管伸入真皮乳头[8-11]。用抗 NGFR 的 p75抗体[37]、神经丝蛋白、PGP 9.5(图 1.29)、CGRP 和神经肽 Y(NPY)进行免疫染色,在组织切片和全层皮肤样本中都能呈现出神经结构。NPY 通过识别某些与血管相关的纤维证实自主神经纤维的存在[38]。与血管一样,大的皮下神经干也会分支为越来越细的纤维,这些纤维终止于 DEJ 下方。神经和血管网络有时是平行的,但也彼此分离(见图 1.15)。

皮下组织的细胞数量显著少于真皮的任何一个区域,基质的纤维束也较小。扩张的管腔穿过皮下组织,使其与体壁深层组织相区别(见图 1.26 和图 1.27)。尽管管壁结构的简单性表明它们也可能是淋巴管,但其中一些管腔内的红细胞表明,它们可能属于静脉血管系统。

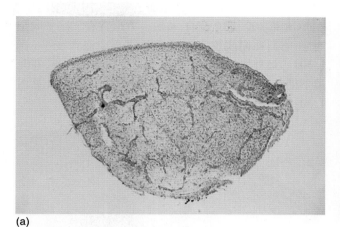

(a)

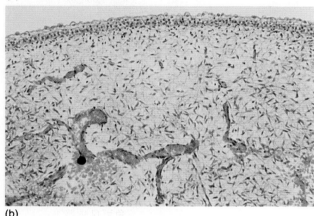

(b)

图 1.27 EGA 第 78 天人类皮肤的光镜照片,显示了一系列水平丛和垂直连接血管(a,b)的血管模式。注意血管的直径在表皮表面显著减小。在高倍图像中,真皮乳头层的圆形细胞与真皮网状层和皮下组织中的细长成纤维细胞在形态上有差异(a,×25;b,×100)。资料来源:Micrographs courtesy of Dr Greg Hébert.

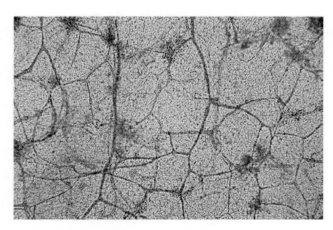

图 1.28 未固定的 EGA 第 74 天胎儿皮肤整块样本,显示出皮肤血管网穿过透明的体壁组织(×63)。资料来源:Micrograph courtesy of Dr Carole Johnson.

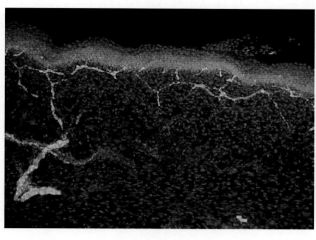

图 1.29 用 PGP 9.5 抗体免疫染色的 EGA 第 77 天胎儿皮肤切片,该抗体识别所有皮肤神经。注意真皮深层较大的神经干和伸入表皮的细神经纤维网(×100)。资料来源:Immunostaining courtesy of Dr Dong-Kun Kim.

参考文献 1.4

见章末二维码

胎儿期皮肤

妊娠早期总结

胎儿皮肤发育的第一阶段是从第 2 个月的胚胎-胎儿过渡期到第 3 个月的妊娠早期末,这时成人皮肤的模式已经建立起来了,但仍然缺乏成人皮肤的一些显著特征。表皮尚未角化,角化的关键蛋白之一,丝聚合蛋白,尚未在皮肤的任何区域表达。真皮-表皮交界缺少脊状突起和钉突。真皮缺乏成形的弹性纤维和弹性纤维网。来源于外胚层的附属器才刚刚开始在有限的部位形成,例如,汗腺的发育仅在手掌和足掌开始,而顶泌汗腺尚未开始发育。头发和指甲尚未形成。脂肪组织在皮下组织的间充质内尚未分化。所有这些发育特征都将在妊娠中期启动和/或完全获得,已经发育但尚未最终发育成熟的皮肤结构和区域也将持续发生变化。

妊娠中期胎儿皮肤

妊娠 12 周时,胎儿长约 85mm(头-臀),体形与新生儿相似。皮肤和体壁是不透明的。在妊娠早期启动的所有皮肤形态发生过程在妊娠中期持续发生,同时,在妊娠早期皮肤中尚未开始发育的结构也开始同步发育了。妊娠中期的标志性事件包括胎毛毛囊的形成和毛发的合成(约 EGA 第 17~19 周),指甲的形成(约 EGA 第 20~22 周)和毛囊间表皮的角化(约 EGA

第22~24周)。上述不同的合成时间是由于毛囊的形成和表皮角化因区域而异。全身皮肤的汗腺在 EGA 第17~18周后才开始形成(见人类皮肤发育的特征)。24周大的胎儿发育完全,头皮和体表均有毛发生长。此时胎儿身长约为228mm(头-臀)。

通过基底层角质形成细胞的增殖和第一层中间层

细胞的向上迁移,表皮中又增加了1~2层中间细胞层。在 EGA 第100~110天前,基底上方通常有三层中间细胞层,它们在向表皮表面迁移的过程中逐渐变平(图1.30)。最外层的细胞包含粗大的束状角蛋白丝,在光镜下染色的标本上观察则呈现为网状细胞骨架(见图1.30)。糖原仍然是细胞质的主要成分。

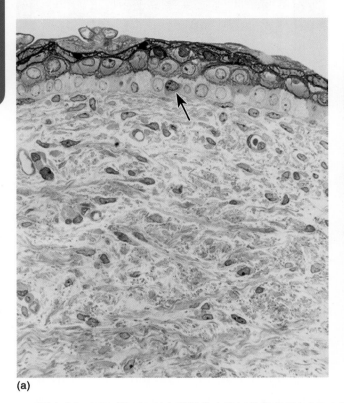

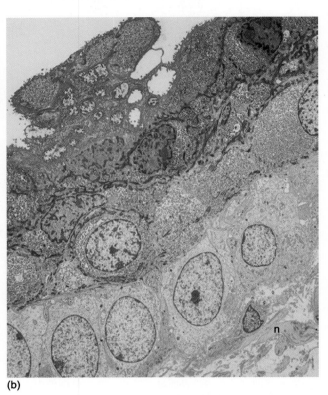

(a)   (b)

图1.30   EGA 第104天人类胎儿皮肤切片的光镜(a)和电镜(b)显微照片,显示新出现的中间细胞层,周皮形态的改变,中间层上部细胞的网状角蛋白骨架,基底细胞的低强度染色(a,b)和真皮乳头中小的束状胶原纤维(a)。可见一个黑素细胞(a,箭头)。乳头区可见数个毛细血管(a)和神经(b,n)(a,×300;b,×3 500)

随着表皮增厚,它与真皮之间形成的界面变得不再平坦和光滑,这主要是由于每个角质形成细胞在基底面的变化,而不是由于这层结构本身的卷曲。基底细胞比中间层细胞染色淡,是由于细胞内糖原含量较少,角蛋白丝纤小,细胞质富含核糖体,致密并充满细胞器(见图1.30)。在妊娠中期末,包含五层细胞的毛囊间表皮角化。在 EGA 第21周左右,躯干皮肤最上层中间细胞层和上覆的周皮出现角化迹象(图1.31)。

质膜结构和成分的变化标志着角化细胞膜的形成[1-2],在细胞质(图1.31)以及中间层与周皮层之间的空隙中发现了板层颗粒。不断发育的中间层细胞仍与上覆的周皮细胞通过罕见而纤细的桥粒样连接相连。此时细胞核固缩,细胞质中含有密集的纤维束、囊泡和其他细胞质残余物,因此易于观察。在这些看起来未完全角化的角质下方的细胞含有非常小的星状角质透

明蛋白颗粒,并与可识别颗粒中丝聚合蛋白原和丝聚合蛋白的一种抗体呈免疫阳性反应[3](图1.31)。下面的两或三层中间细胞层目前已被称为棘细胞。在此阶段,周皮细胞直径非常大,扁平状,细胞包膜增厚。每一个细胞都覆盖着其下方一簇表皮细胞。周皮细胞染色与其下方表皮细胞不同,可能是由于细胞质中结构蛋白含量较少。

以真正的角质层的方式排列的数层薄而扁平的角质细胞,在 EGA 第22~24周左右首次出现(图1.32)。此时的颗粒细胞层具备了成人颗粒层更典型的特征,表现为更大的透明角质颗粒,较少的细胞质糖原。角质层的层数在妊娠晚期继续增加,到妊娠34周时达到更成熟的外观[4]。值得注意的是,早产会加速成熟角质层的发育以及表皮的增厚,无论胎龄如何,其组织学表现与足月儿在出生后2~3周内相似[4]。

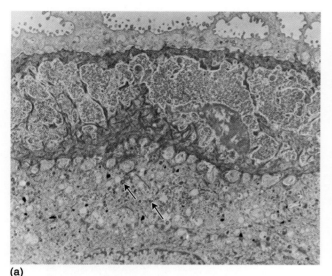

(a)

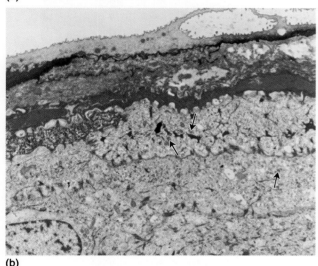

(b)

图 1.31　两个 EGA 第 21 周胎儿皮肤的电镜照片,显示角化开始时中间层上部(棘细胞)的早期(a)和晚期(b)变化。注意从表皮层上部(a)分离的退化周皮,顶部数层的片状颗粒(箭头),小颗粒(a)及星状(b)角质透明蛋白颗粒,以及几层未完全角化的细胞(黑色物质),显示出表皮对示踪剂的渗透性(a,×12 150;b,×9 500)。资料来源:Micrograph (b) courtesy of Dr Richard Frederickson.

在 EGA 第 22~24 周前,表皮中可检测到 1 700 个 Merkel 细胞/mm²[5-6],朗格汉斯细胞的数量开始增加(~200 个/mm²),直到出生后才能达到约 650 个/mm²或约 8 500 个/mm³ 的成人水平[7]。黑素小体在妊娠第 5 个月开始转移到角质形成细胞。

DEJ 的所有结构都是在妊娠早期形成的,只有少数 DEJ 上的抗原(与锚定纤维相关的 AF-1 和 AF-2)在这个阶段仍可被识别[8]。到 EGA 第 19~21 周时,半桥粒出现在了基底角质形成细胞质膜上,其密度与成人皮肤一致,并与基底细胞角蛋白丝有紧密相连。锚定

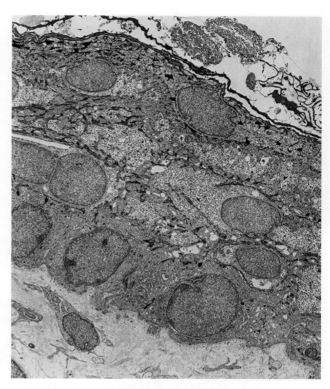

图 1.32　妊娠中期末胎儿角化表皮的电镜照片。可见数层角质细胞、一层颗粒细胞和三层棘细胞,它们仍保留了大量的糖原。注意在 DEJ 处基底细胞不规则(×3 000)

丝和带状锚定纤维也完成了发育[9-12]。

小束状交织的纤维结缔组织充满真皮的间质空间(图 1.33a),但由于间质基质的硫酸化蛋白多糖和纤维蛋白仍呈水合状态,这些纤维结缔组织仍保持松散的状态。弹性蛋白可以通过生化法检测到,弹性纤维可以在皮肤免疫染色后,用电镜观察到,呈现出沿着胶原纤维束边界排列的颗粒状结构。然而,即使在真皮网状层的最深处,弹性纤维的结构也与成人皮肤的弹性纤维相似,后者只有少量的弹性蛋白与微原纤维束相连。弹性纤维的发育程度取决于皮肤的部位。除成纤维细胞外,真皮中还存在肥大细胞、巨噬细胞和平滑肌细胞[9-12]。

皮下组织的基质和细胞密度较低,故与真皮仍有很大的区别。大约 EGA 第 15~16 周时,间充质细胞聚集成球状,其周围形成一个囊样基质结构(图 1.33b)。这是脂肪组织形成的第一阶段。小血管出现在这些聚集的细胞中。到 EGA 第 18 周时,一些间充质细胞内出现明显的脂滴,到 20 周时,脂肪小叶形成。

妊娠晚期胎儿皮肤

妊娠晚期的皮肤在结构上已经与出生后皮肤非常

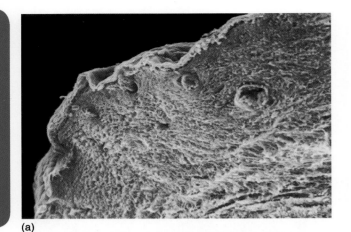

(a)

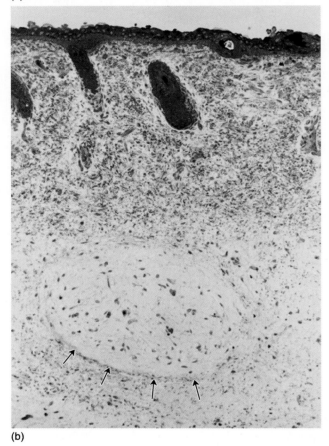

(b)

图 1.33   EGA 第 15 周人类胎儿真皮的扫描电镜(a)和光镜(b)显微照片,显示纤维基质的密度、乳头层和网状层之间纹理的差异(a),以及真皮和皮下组织之间的边界(a,b)。在横截面(a)和纵截面(b)上可见明显的发育中的毛囊。可在 b 中所见皮下脂肪小叶(箭头)(a,×80;b,×100)

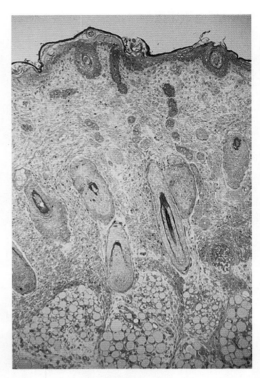

图 1.34   取自妊娠晚期(34 周)人类胎儿的皮肤切片,显示皮肤的所有区域以及毛囊和小汗腺的存在(×40)

束由小的弹性纤维构成,结构和组成仍不成熟,角质层的细胞层数少于婴儿或成人皮肤。

对早产儿皮肤功能的研究有助于了解妊娠晚期皮肤的状况。一般来说,被检测出的皮肤各种功能,如屏障特征、温度调节、出汗、对触觉和机械刺激的反应[14],这些都比出生体重更能准确地反映胎龄。

表皮虽然角化并具有几层角质层细胞,但其屏障功能仍不如婴儿表皮。例如,从 EGA 第 26 周到第 38 周,经皮水分丢失呈陡坡状下降。在出生后的前 10~15 天内,其下降幅度及速度会更大[15-16]。皮肤角化或皮肤感染相关的疾病可能会给早产儿带来更大的不利影响,使其无法调节物质在皮肤间的转运。早产儿的角质层更容易吸收外部环境中的物质,以及在新生儿护理中用于保护、治疗或清洁皮肤的物质[15-16]。这些受损的表皮屏障特性,加上早产儿/新生儿的体表面积与容积的比值非常高,会使早产儿面临重大风险。

尽管早产儿和足月新生儿汗腺结构和细胞分化(见人类皮肤发育的特征)与婴儿的汗腺几乎没有区别,但排汗功能需要在出生后一段时间才能成熟,可能与神经支配尚未完全建立有关。早产儿的排汗反应较为有限或缺失,其程度与胎龄有关[13]。顶泌汗腺在这一阶段开始分泌[9-12]。

与婴儿相比,妊娠晚期胎儿和新生儿的脉管系统在某些方面的排布尚不完善。新生儿皮肤明显发红反

相似了[9-13](图 1.34)。表皮完全角化,DEJ 处开始形成轮廓,真皮区域清晰,附属器完全形成并位于真皮中,脂肪小叶充满皮下组织。然而,各区域在结构上都存在一些显著的差异:基底层上的表皮细胞在细胞质中保留了大量的糖原,真皮仍然相对较薄。胶原基质

映了真皮浅层血管密度高以及表皮较薄。当皮肤附属器和皮肤发育完成后,就会出现微循环的重建。在出生时,毛细血管网络仍然是无序的,直到出生后才会稳定下来[9-12]。

参考文献 1.5

见章末二维码

人类皮肤发育的特征

周皮

周皮是一些哺乳动物和鸟类发育中在皮肤最外层短暂出现的一层细胞。这些胚胎表皮细胞比基底角质形成细胞大,覆盖在早期表皮的整个表面。人类周皮的起源尚未完全阐明,但对小鼠的研究可能为其提供一些线索。羊膜可能为生长在单层表皮上的周皮提供细胞。羊膜和周皮在角蛋白组成[1-2]、表面形态以及某些抗原的表达[3-4]方面相似,这一点已经得到了证实。然而,来自早期小鼠胚胎的研究表明,一个连续的组织层可能不会像这个模型所提出的那样覆盖表皮,因为在某些部位存在着成片的周皮细胞[5]。早期胚胎的单一外胚层可能分裂并产生第二个细胞层,这一细胞层成为基底层的外层[6]。这一点得到了全胚胎研究的支持,这些研究显示基底层角质形成细胞表达的 K5 和 K14 在单层外胚层和周皮层均表达[7]。

周皮最显著的特征是随着发育的进行,周皮细胞所经历的形态学变化[8]。通过用扫描电子显微镜对发育中的皮肤表面进行研究,并用光镜和透射电子显微镜从身体的一致区域进行组织切片检查,研究者们已经确定了人类皮肤发育的阶段[8](图 1.35)。

早期胚胎表面覆盖的薄而扁平的上皮是周皮(见图 1.4)。约 8~11 周时,当表皮分层时,周皮细胞体积增大,形成圆形的外观。到 10~14 周时,单个泡状结构从每个细胞的羊膜面延伸,使细胞直径增大(见图 1.20)。所有的细胞表面,包括泡状结构,都覆盖着微绒毛。在质膜下形成了一个微丝网络。在妊娠中期末,周皮细胞表面会出现多个泡状结构,其中较大的形成了黑莓样的外观(见图 1.30 和图 1.36)。随着细胞在表皮上伸展并逐渐变薄,细胞直径持续增大。在EGA 第 16~23 周时,泡状结构变平,周皮退化(图1.37)。周皮再次变成一层非常薄的细胞,在这个阶

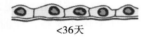

<36天

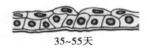

35~55天

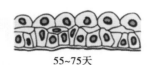

55~75天

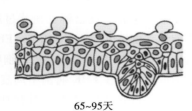

65~95天

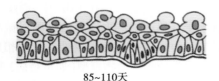

85~110天

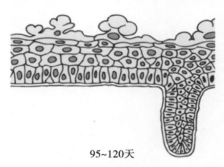

95~120天

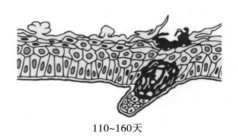

110~160天

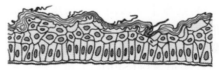

>160天

图 1.35　根据周皮结构提出的表皮发育阶段示意图

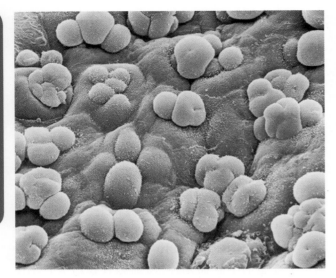

图1.36   妊娠中期胎儿周皮扫描电镜图片显示羊膜表面多个复杂的泡状结构和微绒毛（×1 500）

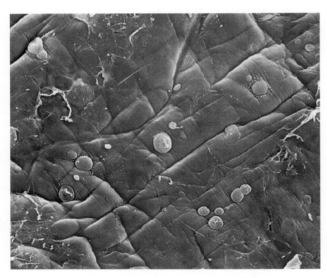

图1.37   妊娠中期末胎儿前臂屈侧表面的扫描电镜显微照片，显示大的、薄的、退化的周皮细胞（×800）

段，细胞中几乎没有细胞核，少有细胞器，主要由杂乱无章的细丝组成[8]。

周皮细胞不经历角质形成细胞典型的分化过程。在整个发育过程中，周皮细胞中的角蛋白组成保持不变，并且，由于任何阶段的周皮细胞中都不表达K1/K10角蛋白或丝聚合蛋白原，因此，周皮细胞并不会经历完全的角化。然而，妊娠中期初期胎儿周皮细胞的质膜近似于一层角化壳（图1.38a），其胞质中存在几种角质化细胞包膜蛋白，如：外膜蛋白、角质素蛋白（血清胱抑素）、富含脯氨酸小蛋白（SPRR）1和2以及转谷氨酰胺酶1（TG1）[9-10]（图1.38b~d）。角化壳蛋白的表达与超微结构研究表明，周皮细胞确实参与了角

化壳的形成。

到妊娠中期末，单个周皮细胞从其下方的表皮细胞上方松解，随后在隆起并显露出来的毛管（毛囊上皮）部位脱落。然而，在角质层形成之前，它们仍然与毛囊间表皮相关。此时，周皮已大部分从皮肤表面脱落。导致这一层脱落的原因是未知的。周皮脱落异常可能是导致火棉胶样皮肤形成的原因。

周皮细胞的结构特性可为了解该层的功能提供线索。在羊水中，泡状结构和微绒毛增加了周皮的表面积，提示这些细胞可能在单向或双向的胎儿和羊水之间的经皮物质交换中发挥重要功能。证实这一功能的直接证据是有限的。对周皮质膜膜内修饰的形态学研究表明，这些细胞能够调节水分转运[11]，Koren[12]认为皮肤可吸收溶解在羊水中的尼古丁。在绵羊胎儿中，周皮能够吸收羊水中的药物[13]。也有假设认为，周皮是一种分泌上皮，向羊水中释放物质[14]，并能够作为表皮发育的保护层[15-17]。在周皮发育异常或周皮发育缺失的小鼠模型中，病理性细胞间连接出现在相对应的组织部位[18]。这可能是腘翼状胬肉综合征和胎儿包埋综合征的发病机制。

周皮在不同皮肤位置的特征和发育时间上有差异[2]。例如，与躯干皮肤相比，足趾掌面的周皮发育较晚，在70天时才开始发育。此时，其附属器的表皮比躯干的更厚，分化程度更高。提示周皮的改变速度取决于其下方的表皮。基底角质形成细胞和周皮细胞之间相似的角蛋白模式进一步支持了上述观点[7]。成熟角质层的发育出现在周皮分解之后，表明这两个过程之间存在功能联系，这也与EGA第22~26周的胚胎存活极限相一致[19]。

因此，周皮是一个独特的细胞层，在发育早期就被定义为来自表皮外的其他结构。举例来说，很多遗传病在发育过程中改变了基底层和中间层的细胞，但似乎对周皮细胞没有直接或间接的影响。角蛋白丝聚集在妊娠中期患有表皮松解性角化过度（EHK）[20]和单纯大疱性表皮松解Dowling-Meara（EBS-DM）[21]的胎儿皮肤中，但这一现象不发生在周皮细胞中，也没有对周皮层造成影响。在EHK病例中周皮缺乏角蛋白丝聚集是可以预料的，因为参与这种疾病的角蛋白在周皮细胞中并不表达，但基底细胞和周皮细胞确实也存在共同类型的角蛋白。在EHK中，周皮细胞连续表达，并不受其邻近的严重破坏的细胞层微环境影响，提示该层结构具有一定的自主性。与此相反，表皮屏障功能不成熟的疾病动物模型（如鱼鳞病）表现出周皮的不完全脱落，提示周皮和表皮之间复杂的相互作用尚未被完全了解[22]。

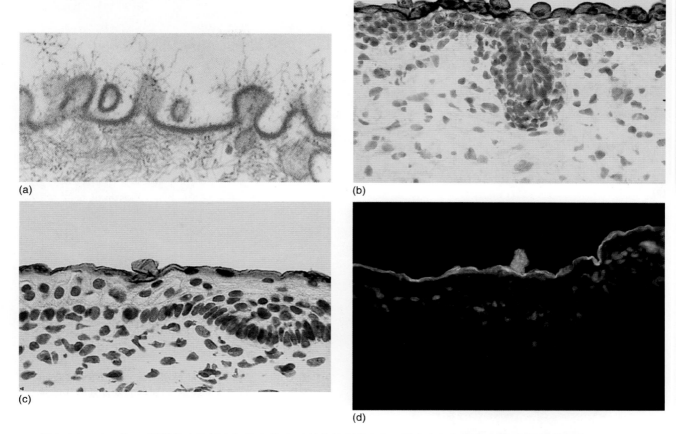

图 1.38　EGA 第 21 周胎儿皮肤周皮细胞角化壳透射电镜图像(a)。周皮在妊娠早期初期表达外膜蛋白。(b)EGA 第 98 天胎儿的图像。表皮转谷氨酰胺酶(c)也在周皮早期表达,但直到妊娠早期,此时首次出现丹酰尸胺与组织基质的交联时(d),才出现功能(a,×41 250;b,×300;c,×300;d,×300)

发育中皮肤的区域化表现

皮肤特征性的区域化差异在成人皮肤中有很好的体现。早在妊娠最早期,区域化就成为了一种皮肤发育的现象。目前很少有系统的研究能够持续记录在发育的全过程中这些区域的差异[8,23]。如果无法对不同部位的正常形态差异形成清晰准确的认识,那么对来自未知部位的皮肤样本的结构评估将会十分困难。同时,在考虑某一种疾病时,重要的是要了解这一疾病是否不止在成人身上表现出区域性差异,而且在发育过程中的疾病出现之时也表现出区域性差异[24-25]。至少在一种情况下,可以从产前诊断获得的样本中了解疾病初期所表现出来的区域性差异[26](图 1.39)。从多个区域对受影响的胎儿皮肤进行系统研究是非常有价值的。这样的努力扩展了我们对疾病演变的认识。

角化

在妊娠过程中,甲、毛囊(毛囊表皮)、表皮内汗管和毛囊间表皮在不同时期出现角化。甲是子宫内皮肤最早发生角化的结构,表皮角化细胞早在 EGA 第 11～12 周就出现了。毛囊表皮角化的时间与毛囊从头至尾形态发生的时间一致[25];毛囊间表皮角化先发生于皮肤较厚的部位,随后发生于皮肤较薄的部位,后者也以区域依赖性方式进行。在发育过程中,特定区域的角化时间似乎遵循着一个严格规定的程序。角化的分子介质逐渐被阐明,在许多情况下,对这些途径的干扰会导致异常角化性疾病[26]。即使在这些异常角化的情况下,如在患有板层鱼鳞病、丑角鱼鳞病和 EHK 的胎儿中,目前尚无证据表明提早或延迟的角化发生在毛囊表皮或毛囊间表皮[27-30]。

附属器形成

胚胎表皮产生了多种结构,统称为外胚层附属器。尽管成熟皮肤中的毛囊、甲、汗腺、乳腺和牙齿具有不同的结构和功能,但它们的早期诱发事件相似。胚胎外胚层与其下真皮的相互作用在皮肤附属器的发育中起着重要作用。附属器形成的实验研究揭示了控制该

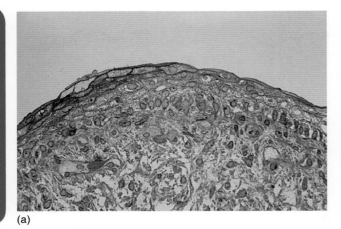

(a)

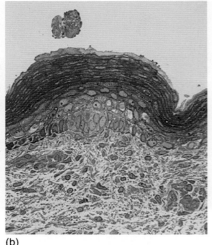

(b)

图 1.39 从有板层状鱼鳞病风险的宫内胎儿身上通过皮肤活检获得的皮肤切片。注意两个样本在形态上的差异。一个样本显示正常表皮厚度和 EGA 第 19 周的发育状态(a)。第二个样本显示表皮增厚,仍被周皮(b)覆盖。在这两个样本中,毛管过度角化。这种疾病在子宫中即可见区域性改变(a,×300;b,×300)

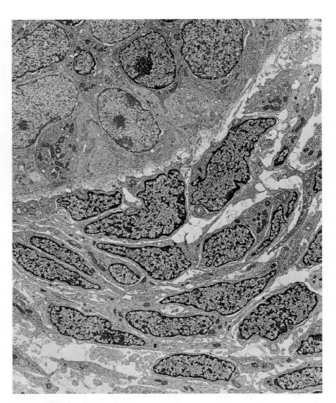

图 1.40 发育中的毛胚显示出其上皮细胞和真皮间充质细胞之间的紧密联系,附属器的发育紧随其后并影响其发育和分化(×8 250)

成有关[32-37]。一些分子通路也作为介质参与了早期的相互作用,包括 Wnt/β-catenin、成纤维细胞生长因子(fibroblast growth factor,FGF)、转化生长因子 β(TGF-β)/骨形态发生蛋白(bone morphogenetic protein,BMP)和 hedgehog 通路[31]。这些相互作用在人类皮肤表皮附属器发育过程中的最好证据就是毛囊皮脂腺单位的形成[38-40]。

甲的形成

甲单位的形成高度依赖于肢芽的背腹模式。与其他外胚层附属器一样,上皮-间充质通路对于形成正确结构非常关键[41]。哺乳动物肢体背腹模式关键因子的突变,如 Wnt7a、engrailed 1(EN1)和 LIM 同源盒转录因子 1β(LMX1B),导致甲发育异常性疾病,如甲-髌骨综合征。

在 EGA 第 50 天就可见胚胎手部的远端指结构,在接下来的 7 天内手指分开[42]。在胚胎-胎儿过渡后,指背表面的指甲和腹侧表面的汗腺的形成几乎同步启动。在妊娠 70 天时,已经形成由近端、外侧和远端甲襞组成的甲的外观(图 1.41a),手指切面显示出浅的甲襞(图 1.41b)。甲床上部表皮在其最远端边缘也进一步发育着[43-44]。

过程逐步发生的早期分子事件[31]。上皮细胞和间充质细胞在附属器形成的部位非常靠近,在某些情况下甚至相连(图 1.40)。这些结构的发育被认为是对上皮-间充质相互作用的应答,受其信号转导而启动,在两者的相互作用中维持该过程的进行,最终促进充分发育的附属器的分化并维持其特征。

完成胚胎-胎儿的过渡后,在 EGA 第 10～11 周时,基底层表皮细胞在多重分子事件的作用下,在特定的部位增殖并形成胚芽,胚芽向下延伸至真皮,形成毛胚和汗管,或形成一部分折叠组织并最终成为甲襞。这些早期诱导信号导致表皮增厚,形成基板。上皮层随着生长增殖进入间充质,形成胚芽。胚芽形成后,各种附属器的差异性特征随即出现。神经和血管、细胞黏附分子(cell adhesion molecule,CAM)、可溶性介质和同源盒基因(同源蛋白)与某些附属器的形

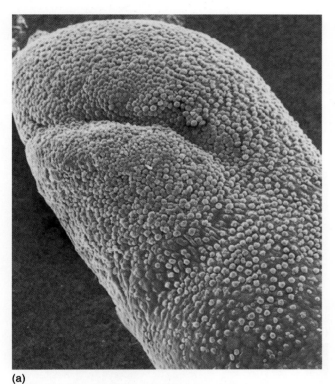

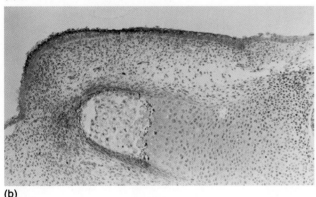

图 1.41　发育中的指甲。(a)EGA 第 85 天胎儿手指的扫描电子显微镜照片，显示了由近端(可辨识甲襞的位置)、侧缘和远端甲襞。(b)EGA 第 70 天胎儿手指的切片显示出甲襞的位置以及甲床上较厚和较充分发育的表皮(a，×100；b，×150)

到 EGA 第 90 天，背脊已清晰可辨，通过一条深折痕勾勒出指腹的表面形态(图 1.42a)。甲襞深深地内陷到真皮中，并形成背(襞的顶部)和腹(襞的底部)两层结构，使其在形态和功能上与其他结构进行区分(图 1.42b)。腹襞成为甲基质，负责合成甲板。

最早的甲形成于妊娠早期末，由几层角化细胞组成，这些细胞主要在甲床的远端边缘和背脊上清晰可见。到 EGA 第 15 周，一层厚厚的角质层覆盖住甲床(图 1.42c)。这种"初级"甲很容易从表面脱落，因此可能主要由甲床的角化性上皮细胞组成，而不是由甲襞的基质形成。EGA 第 19 周龄胎儿的甲是由甲基质

和甲床表皮形成的，此时甲仍很脆弱(图 1.42d)。出生时的甲实际上是由来自甲背褶的细胞层(形成甲最外层)和甲基质(形成甲中间层)构成的；甲床远端 1/2 ~ 2/3 部分形成甲内层。这些层次在胎儿身上比在出生后的个体身上更明显[45]。

外泌汗腺的形成

在哺乳动物中，人类皮肤的外泌汗腺密度最高。指(趾)的发育以及外泌汗腺和甲的发生有先后顺序，手部早于足部，远端足底早于中部和近端趾骨以及足掌[32,42]。体表其他部位的外泌汗腺形成时间至少比手掌和足底晚 4 ~ 6 周。它们也是最晚形成的表皮附属器[32]。掌跖嵴状皮肤和指端皮肤的结构改变要比躯干皮肤更有特征[15-17]。约 EGA 第 8.5 ~ 9 周时，指端的形态就很明显了。掌垫是指腹表面表皮下暂时堆积的间充质丘状结构，形态已发育完全(图 1.42a)。妊娠早期出现的这些结构被认为会影响皮纹模式的形成[46-47]和那些不依赖于手部运动的褶线的发育[42,48-49]。对褶线发育的研究兴趣与这一结构在某些先天性疾病中的异常形态有关。掌垫在约 EGA 第 10.5 ~ 11 周时开始退化，并在 EGA 第 12.5 ~ 13 周时消失[42]，据推测，这是因为此时这一结构已不被形态发生过程所需要。

初级表皮嵴最初形成于 EGA 第 10 ~ 11 周[50]。在切片标本中，可以观察到指端、掌部和足底基底层表皮细胞的局部聚集(图 1.43a)；观察表皮基底层，它们最初不连续，随后成为连续的脊状突起[51]。在这个阶段，足底表面的表皮由 5 ~ 6 层中间层细胞和周皮组成。含有特征性颗粒的 Merkel 细胞分布在初级表皮嵴上，它们可能将腺周围神经纤维吸引到这一位置[52](图 1.43b)。有研究通过电镜发现神经纤维与位于嵴下方的基底层以及 Merkel 细胞相关，甚至偶尔延伸到表皮组织中[32]。在初级表皮嵴形成之前，Merkel 细胞-神经复合体在指状皮肤中就已存在，汗腺间叶原基出现之后，这一复合体在初级表皮嵴中也仍然显著存在(见图 1.43a)。然而，它们似乎并没有迁移到发育中的附属器的任何部位。

汗腺原基在 13 ~ 14 周左右可被观察到，沿皮肤嵴分布，此时的皮肤嵴呈现扁平外观，由狭窄的、紧密的上皮细胞索构成，这些细胞含有基底细胞角蛋白，并均表达经典的癌胚抗原(CEA)[50,52]。尚无证据表明，汗腺发育的起始如同毛囊的发育一样与间充质浓缩相关，由此推测其他信号分子，比如掌垫间充质，或神经和/或其他细胞-细胞相互作用(可能在上皮内)，可能诱发附属器的形成并触发腺体发育。

当上皮细胞条索延长深入真皮时，其末端的增厚

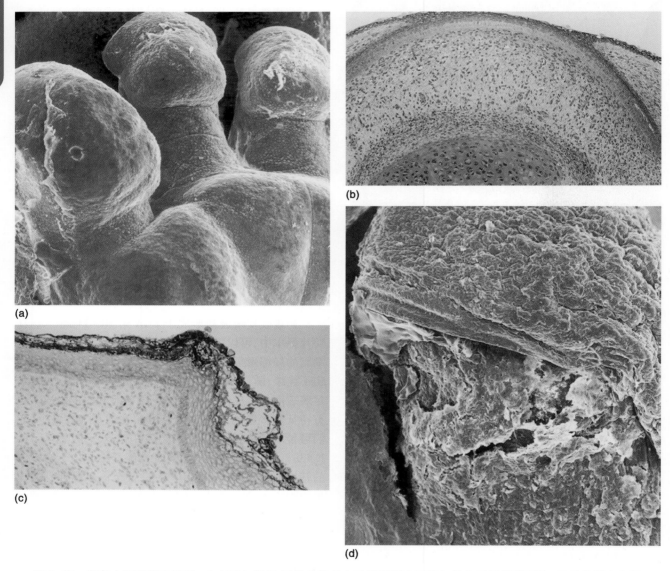

图 1.42 发育中的手指和指甲。(a)EGA 第 80 天胎儿发育中手指腹侧表面的扫描电子显微镜照片,显示背脊和大掌垫。(b)EGA 第 85 天胎儿手指的甲襞横切面,显示甲襞的背侧和腹侧(甲基质可能大)表面之间的区别。高倍镜下显示甲襞下表皮表面和间充质的更多细节。(c)第 105 天胎儿手指和指甲床最远端的横切面,显示提示"早期"指甲形成的浅层细胞角化。(d)EGA 第 140 天胎儿指甲扫描电子显微镜照片,显示甲板的脆弱性(a,×60;b,×100;c,×200;d,×100)

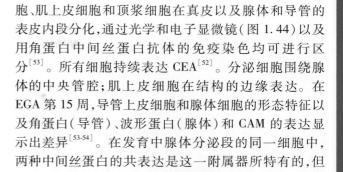

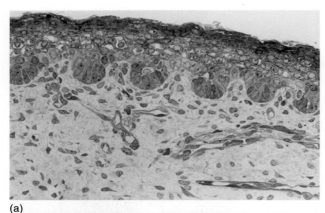

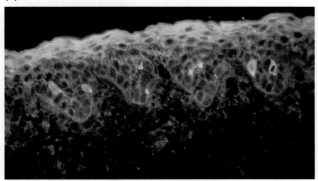

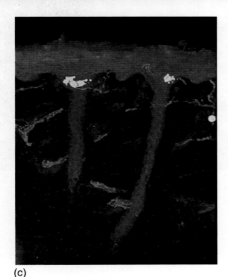

图 1.43　在手指腹侧表面发育中的汗腺。(a)EGA 第 95 天胎儿手指横切面,显示源自表皮基底层的初级表皮嵴。注意近端真皮中丰富的神经和血管。(b)通过标记有识别角蛋白 18 的抗体对 105 天胎儿手掌的切片进行免疫标记,显示 Merkel 细胞(绿色)的位置。红色标记识别真皮神经纤维中的神经丝(资料来源:Micrograph courtesy of Dr Dong Kun Kim.)。(c)通过标记有识别角蛋白 20 的抗体对 163 天胎儿手掌切片进行免疫标记,显示 Merkel 细胞(绿色)的位置。红色标记识别真皮神经纤维中的神经丝。注意已发育成熟的汗管和次级表皮嵴与形成汗管的初级嵴交替(a,×300;b,×300;c,×100)。资料来源:Micrograph courtesy of Dr Dong-Kun Kim.

形成了导管的腺段[53](图 1.44a)。导管细胞、分泌细胞、肌上皮细胞和顶浆细胞在真皮以及腺体和导管的表皮内段分化,通过光学和电子显微镜(图 1.44)以及用角蛋白中间丝蛋白抗体的免疫染色均可进行区分[53]。所有细胞持续表达 CEA[52]。分泌细胞围绕腺体的中央管腔;肌上皮细胞在结构的边缘表达。在 EGA 第 15 周,导管上皮细胞和腺体细胞的形态特征以及角蛋白(导管)、波形蛋白(腺体)和 CAM 的表达显示出差异[53-54]。在发育中腺体分泌段的同一细胞中,两种中间丝蛋白的共表达是这一附属器所特有的,但它也是其他腺体组织如乳腺和唾液腺的特征[53]。

次级表皮嵴形成于两条初级表皮嵴之间(见图 1.43c 和图 1.44d)。它们不会产生汗腺或含有 Merkel 细胞。在 EGA 第 15 周时,球状角质透明蛋白颗粒在皮嵴内和导管的表皮内段(末端汗管)中环形排列的细胞胞质清晰可辨,标志着末端汗管的形成(图 1.45)。导管腔由导管细胞内的细胞质小泡融合而成。即使在妊娠晚期,导管仍有部分阻塞[55]。到 EGA 第 22~24 周时,手掌和足底的汗腺达到成熟腺体结构,分泌腺呈卷曲状。

汗腺的缺失是外胚层发育不良的特征,这是外胚层发育不良通路基因突变所致[56]。该通路与 Wnt/β-catenin 通路相互作用,通过诱导分泌管分化来控制外泌汗腺的形成[57]。尽管这些通路也参与其他皮肤附属器的形成,但对外泌汗腺特异性调控的分子机制尚不清楚。

毛囊皮脂腺单位的形成

毛囊皮脂腺单位是一种复合的上皮-间充质结构,上皮和间充质之间存在着关键的分子"交叉作用"。在约 EGA 第 70~80 天时,毛囊形态发生开始于头部和面部,紧随表皮分层之后,然后沿着从头至脚的方向进行[20]。这一过程在大约 EGA 第 19~20 周时完成,此时毛发从胎毛毛囊延伸到周皮覆盖的皮肤表面。毛囊在身体各部位规则分布,每个毛囊之间的距离取决于特定的部位(图 1.46)。毛囊发育的阶段,包括毛胚、毛钉、球形毛钉以及毛囊形成的胎毛毛囊阶段(图 1.47),是基于躯干上的毳毛[58]。毛囊只在发育过程中形成,随着年龄的增长,数量减少。

毛囊的诱导、发育阶段,在成人中的维持以及头皮毛囊周期性的生长和退化都依赖于毛囊上皮与真皮间充质细胞的协同作用,由细胞和间质共同形成一个包绕发育中的和成熟的毛囊,鞘,并使真皮乳头成为特殊的间充质细胞聚集的部位,进而调节头发的生成和延长[59]。

上皮细胞和间充质细胞在毛囊形成的每个阶段都有着广泛的特征,包括生长因子、生长因子受体、细胞因子、其他信号分子和生长调节因子以及结构蛋白和酶的表达[60-63]。在动物模型、转基因动物、组织重建以及各种细胞和器官培养体系的实验研究中揭示了毛囊发育的特定细胞群(如真皮乳头和毛囊膨出部位的细

第一篇

第
一
篇

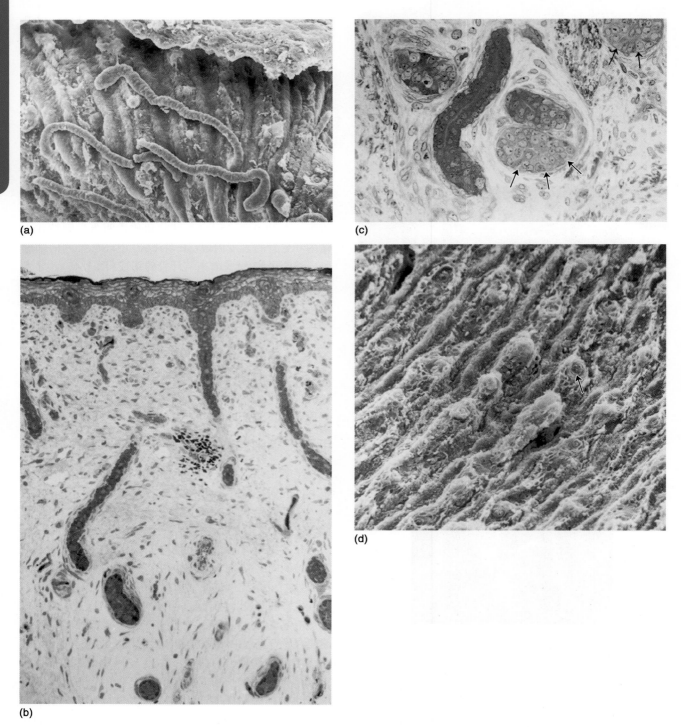

图 1.44 发育中的汗腺和汗管。(a)EGA 第 19 周胎儿手掌的扫描电子显微镜照片,显示出细长的导管和棒状的末端腺体。(b)EGA 第 147 天胎儿手掌的切片显示出导管和腺体在真皮中的位置以及导管内表皮部分的管道化(角化)。(c)EGA 第 126 天胎儿手掌真皮中腺体和导管的高倍图像显示出导管的细胞层和腺体的细胞(箭头)。(d)EGA 第 19 周胎儿手掌表皮下表面的扫描电子显微镜照片,显示出初级表皮嵴中撕裂的间断分布的汗管残余部分,次级表皮嵴不产生汗管(a,×80;b,×120;c,×300;d,×80)

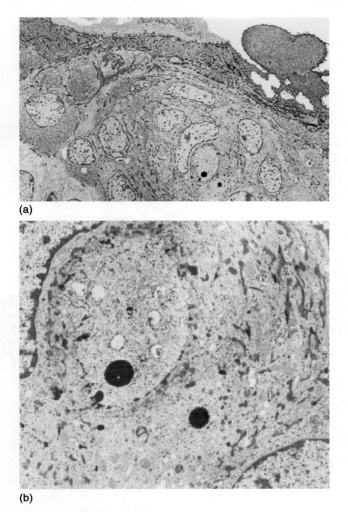

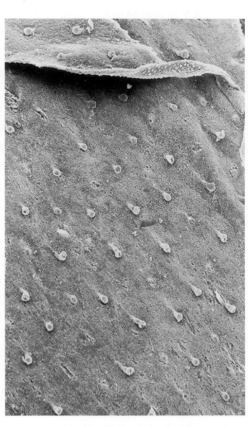

图 1.45　表皮内汗管的形成,由囊泡的发育与合并及随后的内衬细胞角化完成(a,b)。注意以顶端汗管角化为特征的球状透明角化颗粒(×9 100)。资料来源:Micrograph originally published in Odland G, Holbrook K. Curr Prob Derm 1981;9:29-49. Reproduced with permission of Karger Publishers.

图 1.46　EGA 第 15 周胎儿表皮下表面的扫描电子显微镜照片,显示出毛囊在球形毛钉和毛胚发育阶段的形态。注意表皮上标记表皮内毛管位置的纵向凹槽(×100)

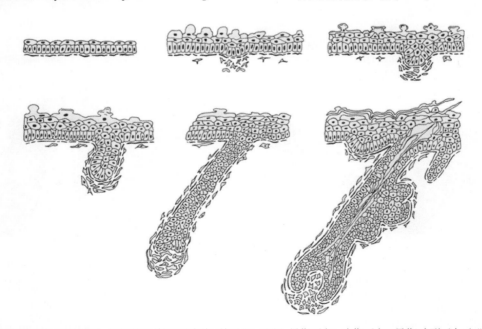

图 1.47　毛囊形成阶段示意图,包括前毛囊双层表皮、前毛胚、毛胚、早期毛钉、晚期毛钉/早期球形毛钉和胎毛毛囊阶段

胞)的功能,以及其他附属器原基诱导早期和连续发育步骤中的信号事件[31,36-37]。因此,这些数据只能用于推断人类毛囊在子宫内从头形成时可能发生的情况,因为大多数研究的对象都是出生后的人类毛囊。

通过在胎儿皮肤组织切片上用抗基质分子肌腱蛋白的抗体进行免疫染色,毛囊的形成部位在毛胚肉眼可见之前就能被辨认出来了[33-34]。基底膜带的灶状反应产物与早期毛胚相关,或与基底层角质形成细胞核紧密相邻以及间充质细胞聚集的部位相关(图1.48)[64-65]。细胞从基底细胞层向下延伸入真皮形成毛胚(图1.48b)。浓缩的间充质细胞与毛胚密切相关,通常延伸并接触基底膜(见图1.40);这组间充质细胞能够与NGFR(p75)(图1.49)、NCAM和其他生长因子受体的抗体产生显著的免疫反应。细胞周围几乎看不到胶原基质,这是由于产物的下调或降解增多导致的[33-34]。Merkel细胞可出现在一些发育中的毛胚。就像Merkel细胞出现在其他附属器中一样,这些细胞的作用可能是为发育中的附属器吸引神经纤维。

在约EGA第13~14周时,毛胚延长伸入真皮形成毛钉(图1.46和图1.50)。毛钉由立方细胞组成的内核和柱状细胞组成的外层构成,柱状细胞与毛囊周围的基膜相连,并与毛囊间表皮连续。外层细胞含有与基底层表皮角质形成细胞相同的角蛋白,内核细胞含有中间层细胞的角蛋白(图1.50a),提示了两层表皮层的毛囊细胞的起源。Merkel细胞分布在外根鞘角质形成细胞中。

早期的毛钉是圆柱形的,但随着它们的进一步延长而发展为3个区域:①与表皮相连的缩窄的颈状连接(未来的漏斗部);②中央的圆柱形区域(未来的峡部);

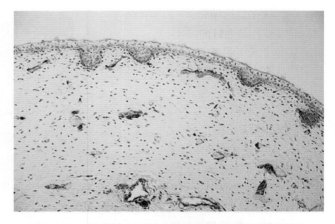

图1.49　97天胎儿皮肤中的毛胚,通过对识别NGFR的p75亲神经受体进行免疫染色显示出来。注意毛胚周围间充质细胞内这种免疫反应物质的浓度(×120)

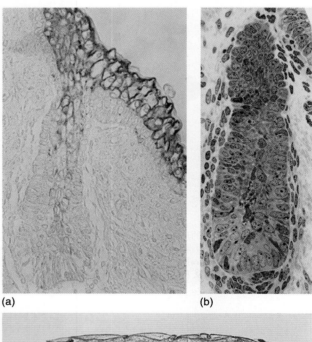

(a)　　　　　　　　　　(b)

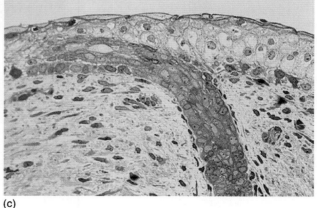

(c)

图1.50　晚期毛钉(a,b)显示中间层角蛋白连续进入毛囊(a)的上部核心细胞、毛钉区及其周围的间充质细胞,还有在其顶端聚集隆起(推测为毛乳头),推测与毛囊的基质相关。注意毛钉(b)内、外、远、近端细胞定位的差异。通过毛钉上端的切片(c),显示细胞作为发迹(a,×300;b,×300;c,×300)继续进入表皮

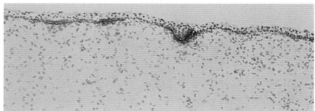

(a)

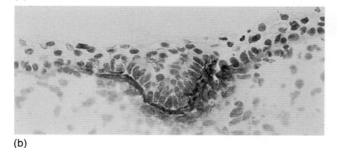

(b)

图1.48　EGA第70~75天人类胎儿皮肤的免疫标记切片,毛胚已经形成或接近形成处显示tenascin阳性(a和b)。基底角质形成细胞在tenascin强表达的基底膜区(a)部位聚集明显(a,×100;b,×350)。资料来源:Micrograph courtesy of Dr Beth Kaplan.

③末端区域在最远端膨大(毛囊较低的部位和未来的毛球)(图 1.50)。毛钉的长度和毛囊发育的 3 个区域在皮肤的某些区域很明显,而在另一些区域则不易察觉。

这 3 个区域都发生变化时,在近端和远端也发生了第一次显著的变化。毛囊颈部的细长核心细胞持续进入表皮,并在此形成一条位于基底细胞层和中间细胞层之间的细胞索(见图 1.50)。这就是未来毛管进入表皮的发迹,即其进入表皮的位置和路径(图 1.50c)[66]。

毛钉的远端变平,上皮细胞沿着基底边缘延长并形成一个特别的层次,进而形成了基质(图 1.50a 和 b)。毛囊的扁平端开始向其中央内陷,形成以基质为顶端的毛球。基质细胞中的有丝分裂现象很明显,沿纵轴方向的细胞,可能是正在分裂的基质细胞的后代,从基质移到毛囊中央,从而形成了内根鞘和头发(毛锥)的第一层。毛囊外层与基质边缘相邻的细胞逐渐变得彼此更加松散,这将允许从基质中产生的细胞向内迁移。黑素细胞聚集在基质中,先于全身皮肤黑素细胞产生黑素,这也使得发育中的毛囊毛球成为了对有酪氨酸酶阴性眼皮肤白化病风险的胎儿进行皮肤活检的理想部位[27](图 1.51)。如果胎儿正常,那么这些样本通过二

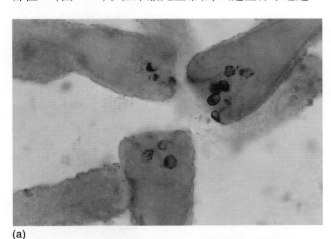

(a)

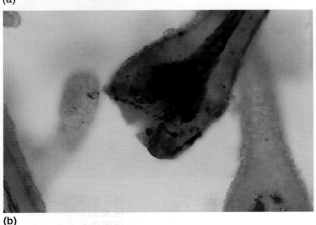

(b)

图 1.51　处于 EGA 第 115 天和第 125 天的不同部位皮肤中的毛钉(a)和胎毛毛囊(b)。注意毛囊基质中黑素细胞的浓度(a,×300;b,×300)

羟基苯丙氨酸(DOPA)反应诱导能够合成黑素[67-68]。

在这些事件中,毛囊中央被几层细长的间充质细胞紧密包围,形成一个鞘。结缔组织基质在这个细胞鞘内较稀疏,且缺乏纤维胶原,后者存在于周围的表皮下和间质基质中(图 1.52)。与包裹着毛囊鞘的真皮乳头相比,

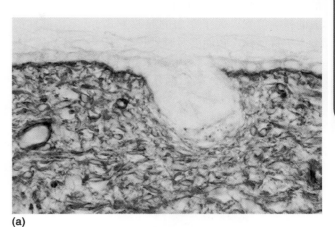

(a)

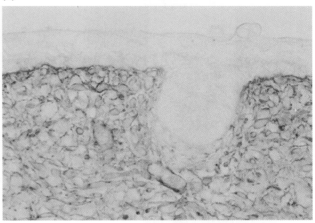

(b)

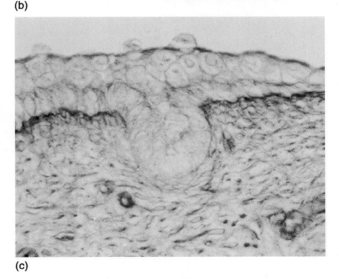

(c)

图 1.52　用抗真皮胶原抗体标记的胎儿皮肤切片。注意在发育中的毛胚中Ⅰ型(a)、Ⅲ型(b)和Ⅴ型(c)胶原的染色减少(a,×300;b,×300;c,×300)。资料来源:Immunolabelling studies by Dr Lynne T. Smith.

在毛钉的不同阶段均可观察到基质分子的差异[33-34]。

在EGA第15~17周时,毛囊背部表面的上皮细胞膨出并开始从上皮索中突起,毛囊中成熟的层次分化为毛发和内根鞘。一旦这些膨出部位形成,毛囊就被称为球形毛钉(图1.53a)。刺激这些结构从毛囊发育的因素尚不清楚,尤其是毛钉形成的精确阶段及其形成的精确位置。关于膨出的起源方式,尚无特征性的形态学特征标志物能够对其进行研究。

最明显的膨出是皮脂腺原基(见图1.53a)。在这种结构形成后不久,细胞就开始产生皮脂了。对这一阶段胎儿皮肤表皮脂质的分析揭示其主要成分为甾醇/蜡酯,提示该物质与成人皮脂已经非常相似了[69]。第二个膨出,即"真正的膨出",与皮脂腺同时形成,但距离皮脂腺有一点距离。它是毛囊干细胞存在的位置[70]以及立毛肌的附着点(见图1.53a)。多能上皮干细胞就存在于膨出点[71]。干细胞群在发育和出生后的整个生命过程中都持续存在,负责产生毛囊周期再生的细胞,并在伤口愈合中发挥重要作用。Merkel细胞也集中在膨出形成的早期阶段。它们可能在这种结构形成中发挥重要的作用,刺激增殖或吸引神经纤维和平滑肌细胞至此。第三个膨出可能在皮脂腺上方形成,并作为顶泌汗腺的原基。这些结构位于顶泌汗腺所在的身体特定的部位(包括出生后婴儿的腋窝、乳晕、头皮、外睑、耳道和肛门生殖区)。

毛囊的圆柱层的分化和角化同时开始于几个不同的毛囊结构:内根鞘细胞外层(Henle层),毛的角质层和皮层(图1.53b),皮脂腺导管和毛管。内根鞘的三层细胞以及毛发的持续产生逐渐形成内根鞘的角化管和毛发。毛管内的角质化使中央区域贯通,进而形成一个角蛋白排列的通道,沿对角线穿过表皮(图1.50c和图1.54a)[69]。毛管的颗粒细胞层和角化细胞层与其余尚未角化的表皮形成鲜明的界限(见图1.54a)。

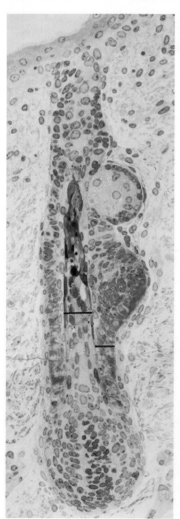
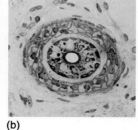

(a)　　　　　　　　**(b)**

图1.53　EGA第15周胎儿皮肤上的球形毛钉。(a)在毛囊的纵切面上,注意皮脂腺、位于皮脂腺远端的凸起、内根鞘(内线标)的细胞层和外根鞘(外线标)的细胞层。漏斗是位于皮脂腺和表皮之间的毛囊区域。注意毛球内真皮乳头的细胞。(b)两条线标之间区域的横截面显示了外根鞘和内根鞘间的结构(a,×300;b,×300)

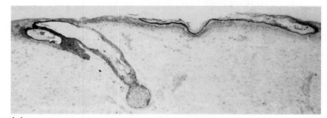

(a)

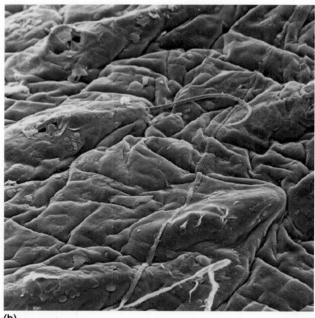

(b)

图1.54　毛管。(a)EGA第138天胎儿的皮肤切片,显示一个开放的毛管的底部。这种结构的角化与非角化表皮形成鲜明对比。(b)EGA第21周胎儿皮肤的扫描电子显微镜照片,显示表皮内(表面下方)的毛管。注意,一根毛发已经出现,其他毛发通过毛管上方变薄的表皮层(a,×100;b,×185)明显可见

毛管与表皮的夹角以及毛管在表皮内的长度随区域而变化。例如,在眉毛上,毛管间隔很近,而且它们的经表皮路径很短。在身体的其他部位,如附属器,毛管可以很长。通过检查这一阶段的胎儿皮肤表面,即使只是用一个手持式放大镜,也可以看到这些毛管(见图1.54b)。扫描电镜显示了毛管顶部被侵蚀后该处毛发清晰可见(见图1.54b)。通过这些部位我们能够看到毛管的线状角化内衬和附着在毛管内与毛发疏松相连的部分鳞片。重要的是要认识到毛囊表皮比毛囊间表皮更早发生毛管角化,因为利用这一信息将允许毛管用于胎儿皮肤活检的评估,以对某种严重角化的疾病进行产前诊断(图1.55)。

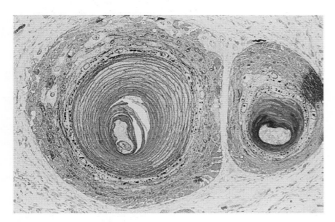

图 1.55 毛管横切面。从患有丑角鱼鳞病的胎儿皮肤在 EGA 第 23 周获得的标本。这些结构的角化异常增厚(×300)

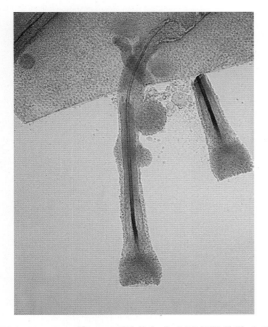

图 1.56 EGA 第 126 天胎儿与表皮层相关的胎毛毛囊。注意毛发、皮脂腺、隆起和充满皮脂的漏斗(×150)。资料来源:Micrograph courtesy of Dr Carolyn Foster.

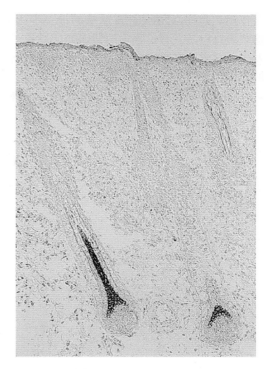

图 1.57 EGA 第 117 天胎儿的皮肤,用 AE13 抗体染色,该抗体识别毛发角蛋白(×120)

毛发的产生标志着在 EGA 第 19~21 周龄时胎毛毛囊的形成(图1.56和图1.57)。在这一阶段,通过对基质中合成黑素的黑素细胞以及头发中的黑素的显色,头发及其起源细胞在整个组织标本中清晰可见(图1.51b)。抗毛发角蛋白抗体也能突出皮肤切片中毛发的形成(见图1.56)。胎儿的第一根毛发处于毛发周期的生长期。到 EGA 第 24~28 周,胎儿的毛囊进入退化期,随即进入休止期。在重新进入第二个生长期之前,羊水中的第一根胎毛会脱落。由于新生儿毛囊的同步循环,相当数量的毛囊会在出生后进入终末期并脱落,从而导致长达 6 个月的脱发。

参考文献 1.6

见章末二维码

总结

人类胚胎发育是一个复杂的过程,有可能出现发育错误而致先天畸形。皮肤发育也不例外。皮肤发育的研究很大程度上建立在描述性研究的基础上。幸运的是,提供这些数据的许多方法也为我们提供了有关成分的信息,因此形态学方法为人们对皮肤发育的认识提供了合理化的解释。分子技术和动物模型的不断进步将有助于我们深入理解正常皮肤发育所需的通路和相互作用。此外,对遗传性皮肤病的进一步认识,揭示了这些通路以及发育过程中的错误如何导致了皮肤病的发生。对皮肤发育的深入认识无疑将促进新治疗方法的产生。

（邱磊 译,徐哲 梁源 徐子刚 马琳 校）

001章 参考文献

第2章 分子遗传学在儿童皮肤病中的应用

Anna C. Thomas，Veronica A. Kinsler

摘要

分子遗传学是在分子水平上研究基因结构，以及基因表达和调控对生物体生理影响的学科。遗传学和生物学这两个领域之间的相互作用是所有疾病中的一个新兴领域。近年来疾病基因鉴定和临床遗传学诊断报告已经发生了革命性的变化，本章将会对此讨论，尤其是二代测序技术（next-generation sequencing，NGS）。这些技术提高了遗传数据生成的速度和容量，并使研究领域向实验室诊断过渡。遗传性和散发性儿童皮肤病中致病基因突变的发现已开始影响临床治疗，使植入前基因诊断、目标性个性化医疗治疗分层，或在某些情况下的基因治疗得以实现。本章回顾并更新了儿童皮肤科医生在这一领域所需的基本术语、关键技术和重要进展，为随后详细的疾病章节奠定基础。

引言

分子遗传学是在分子水平上研究基因结构，以及基因表达和调控对生物体生理影响的学科。遗传学和生物学这两个领域之间的相互作用是所有疾病中的一个新兴领域。分子遗传学的基本术语见表2.1。

表2.1 分子遗传学基本术语

等位基因	一个基因序列的另一种形式
等位基因特异性	直接针对一个等位基因的检测或治疗
矩阵	放置着有序排列探针的固体表面
碱基/核苷酸	一条 DNA 或 RNA 核苷酸（ATCG 或 AUCG）
等位基因突变	一个基因同一位置的两个不同突变
嵌合体	因两个或更多合子形成的个体
复合杂合突变	一条基因上不同位置的两个不同突变
拷贝数	一条 DNA 序列的拷贝数，通常指染色体或基因水平，但也可指 DNA 序列的重复数
拷贝数变异	指 DNA 一部分序列发生的拷贝数变化，通常用于正常人，因此多指非病理性改变
新生突变	不是从亲代遗传而来的，而是患者身体中首次发现的突变
双基因突变	两个不同基因均突变后产生的状态
外显子	DNA 序列中编码蛋白质的序列
框移突变	DNA 序列阅读框移位导致的突变
功能获得性突变/激活突变	一种使基因功能增强的突变
生殖系突变	一种影响个体全部细胞（包括配子）的突变
半合子突变	只有一个拷贝的基因，会形成单等位基因表达
杂合子突变	在基因的一个拷贝上发生的突变，另一个拷贝上无突变
纯合突变	在基因的两个拷贝上同时出现的突变
杂交	DNA 或 RNA 与互补链或探针的结合
印记	自然选择性沉默一条等位基因，导致单等位基因表达
内含子	DNA 序列中不编码蛋白质的序列
生物信息学分析	通过生物信息学而非实验手段分析基因突变效应的方法

续表

敲减	人为减少基因的表达（如在功能验证实验中）
敲除	人为沉默基因（如在小鼠模型中）
连接	将 DNA 片段连接起来
功能丧失突变	降低或沉默基因功能的突变
错义突变	DNA 序列中单个碱基改变导致蛋白质中氨基酸的改变，但这种改变并不截短蛋白质
单等位基因表达	只表达一个等位基因，而不是两个。这一情况发生于 X 染色体失活或印记基因
镶嵌现象	源于单合子的个体出现两种及以上基因型表达
突变或次等位基因频率	受一个基因突变影响的一个样本或群体比例
突变	推测或已知可致病的 DNA 序列改变。非同义突变可改变外显子氨基酸密码子，而同义突变不会
无义突变	一种截断蛋白质产物的突变
新突变	一种文献尚无报道或公共数据库中无描述的突变
寡核苷酸	DNA 或 RNA 碱基合成的短序列
过表达	增加一个基因的表达，通常是人为，为了分析其效应
面板/目标面板	DNA 测序中选择的一部分基因
多态性	在一个群体中通常 DNA 序列改变频率>1%，因此被认为是一种改变而非病理性
合子后突变	受精卵在子宫内发生的突变
分离现象	受一种基因型影响的家族成员会出现表型，而未受影响的家族成员无此表型
测序	对 DNA 或 RNA 碱基序列的说明
单核苷酸多态性（SNP）或单核苷酸变异（SNV）	在正常群体中发生率>1%的 DNA 单碱基对改变
体细胞突变	发生于组织中的突变
剪接位点	位于外显子和内含子连接处的 DNA 序列
散发病例	不经遗传的病例
转录	通过 DNA 模板合成 RNA 的过程
翻译	通过 RNA 模板合成蛋白质的过程
单亲二倍体（UPD）	从一个亲代遗传了一个/数个基因的两个拷贝
验证	为验证一个基因突变进行二次测试或功能测试

现在，大量的皮肤病已被确定了它们的遗传病因，这些信息可以很容易地通过许多在线数据库访问并获取，例如在线孟德尔遗传人类数据库和解密数据库以及已发表的文章。

近年来，疾病基因鉴定和临床遗传学诊断报告因本章所讨论的技术而发生了革命性的变化，尤其是二代测序技术（next-generation sequencing，NGS）。这些技术提高了遗传数据生成的速度和容量，并使研究领域向实验室诊断过渡。然而，这些数据的存储和分析仍然充满困难，尤其是在解释新发的（未曾描述的）突变方面。此外，对任何新发突变的功能研究仍然需要细胞生物学和动物模型的验证。

近年来，基因诊断的含义发生了变化。虽然基因诊断既往只用于疾病的确诊或分型，但遗传性和散发性儿童皮肤病中致病基因突变的发现已开始影响临床治疗。作为体外受精（in vitro fertilization，IVF）过程的一部分，胚胎植入前遗传学诊断（preimplantation genetic diagnosis，PGD）可用于有家族史且已知遗传缺陷的妊娠指导，例如大疱性表皮松解症和常染色体隐性鱼鳞病。再如，遗传缺陷会使患者接受有针对性的医疗分层治疗，如血管过度生长类疾病。此外，儿童皮肤病学目前正处于个性化基因治疗时代，这一领域在未来 10

年肯定会有巨大的增长。基因治疗技术将在第170章讨论。

遗传学与遗传概述

人类基因组由脱氧核糖核酸（DNA）组成，包含23对染色体中，每对染色体中有一条是母系遗传，另一条是父系遗传。性染色体在女性遗传的是XX，男性遗传的是XY，而另外22对为常染色体。还应注意的是，细胞线粒体经母系遗传，包含环状基因组中37个基因。DNA被转录成信使核糖核酸（mRNA），mRNA被翻译成蛋白质。蛋白质是每个细胞中执行人体所需的重要功能的分子。正是氨基酸的化学性质以及它们排列的确切顺序使蛋白质折叠成特定的形状，从而决定其功能特性。

DNA的遗传密码以四种化学物质或碱基的形式出现，即胞嘧啶（C）、胸腺嘧啶（T）、鸟嘌呤（G）和腺嘌呤（A）。在著名的DNA双螺旋结构中央，C碱基和G之间通过3个氢键实现互补配对，T和A之间通过2个氢键互补配对[1-2]。这4个碱基组成的长序列又被划分为外显子区和内含子区。众所周知，外显子是"编码"RNA并最终合成蛋白质产物的区域，它们只占整个DNA序列的1%左右。内含子构成了DNA序列的其余部分，它们的功能还没有被完全阐明。在分子遗传学的早期研究中，它们被认为是"垃圾DNA"，然而现在已证实，内含子序列对于外显子区域及其蛋白质产物的功能和调控至关重要。外显子的4个碱基及其侧翼序列通过转录过程被"转录"为RNA。在这个过程中，RNA分子由DNA序列转录形成，其中内含子序列被剔除，DNA的胸腺嘧啶基被RNA的尿嘧啶基取代。这4个RNA分子碱基（UCGA）可以以64种不同的方式排列成3个一组，称为密码子。其中61个密码子负责编码20种氨基酸中的一种，另外3个密码子代表所谓的终止密码子。这就是遗传密码，而多余的编码氨基酸密码子被称为遗传密码的冗余或简并。氨基酸是蛋白质的组成部分，终止密码子在外显子指令完成时结束蛋白质的合成。通过RNA编码形成一系列氨基酸的过程称为翻译。

DNA突变可以发生在人类基因组的任何地方，在某些情况下直接导致或促成疾病。广义地说，最具破坏性的突变是在外显子中发现的，但越来越多的突变被发现在编码区之外，例如在基因本身以外的重要调控区，例如启动子。突变可以分为：①点突变，类似于一个碱基被另一个碱基取代的拼写错误；②插入或缺失突变，其中部分DNA信息丢失或增加。点突变可分为同义或非同义，其中非同义突变又可分为错义或无义突变。同义突变是在不改变编码氨基酸基础上的碱基变化，因此蛋白质产物保持不变。其在大多情况下为良性突变，因此通常不引起明显的功能改变。非同义突变是指那些改变外显子中氨基酸编码的突变。在这一种突变方式中，错义突变能够改变氨基酸，但不影响终止密码子，进而产生蛋白质，尽管这种蛋白质在序列上是异常的。另一方面，无义突变通过将密码子改为终止密码子而导致蛋白质产物的缺失或截短。对于序列缺失或插入的突变，可导致"框内缺失"或"框移突变"。框内插入或缺失导致一个密码子被改变，进而变成一个不同的密码子或一个终止密码子，而框移突变改变了基因的阅读框架——换句话说，3个碱基的密码子无法在原本正确的3个一组的位置被阅读，这将导致无意义的蛋白质产物，有时将导致过早的终止密码子。较长的缺失、重复和插入也可能发生在基因水平，导致整个外显子或多个外显子被移除或破坏，进而在更大的范围内可能出现染色体结构畸变，如易位和倒位。

在许多情况下，疾病的出现是因为从DNA到RNA再到蛋白质的分子信息流中包含一种突变，通常是由DNA编码引起的。在遗传模式中，许多疾病可以被描述为"显性"或"隐性"，其中基因的一个或两个拷贝必须分别有缺陷才能导致疾病的发生。由于男性只有一个X染色体拷贝，所有不位于X/Y染色体中拟常染色体区域的男性基因都不能被描述为杂合子或纯合子，在这种情况下被称为"半合子"。因此，一般来说，由于只有一个基因拷贝，男性的X连锁遗传病更可能严重。

如果只有一个基因参与表型，那么这种疾病被描述为单基因遗传病。然而，这一概念很快就不再使用了，因为在任何疾病情况下，患者的背景基因型几乎不可避免地会产生一些表型修饰效应。多基因遗传病是指已知的不止一个基因参与表型的疾病。参考第23篇镶嵌性疾病。

参考文献2.1

见章末二维码

基因检测知情同意及偶然发现

每个医院对获取基因检测知情同意通常有自己的标准和流程。这些标准和流程差异很大，取决于检测的方法，以及检测是基于实验室诊断还是在科学研究的基础上进行。对于既定的诊断检测，基因检测的口头知情同意可能就足够了，但任何科研检测都应在医院层面和研究者笔记中记录完全知情的书面同意。

在大多数诊断检测中，由于只有一个基因被测试，因此并不会有很多偶然发现。然而,随着基因检测和临床外显子检测的增加,可能有一些已知会影响其他疾病的临床结果的基因被检测到,例如抑癌基因或癌基因。在这些情况下,国际上尚未就是否需要事先取得具体同意达成共识,然而,逐渐形成的共识是,告知受测者通过检测有可能发现影响其他健康方面的突变,这不失为一种更好的做法。理想情况下,在患者/家属知情同意后,会有一个具体的选择,让他们选择是否愿意被告知这些偶然发现。最近美国和欧洲在这一领域的文章可能有助于考虑有关同意附带调查结果的问题[1-6]。

参考文献 2.2

见章末二维码

进行遗传学检测的标本选择

全血 DNA

从全血中提取 DNA 的方法可能因当地实验室的不同而有所不同,而且在获取样本之前还是值得检测的。通常儿童取 1~5mL 血液即可,将标本收集到一个含有 EDTA 的小瓶。如果有需要,样本在室温下过夜也是安全的。

颊黏膜拭子或唾液 DNA

从颊黏膜拭子中获得高质量的 DNA 越来越成为可能,但这也将取决于当地的实验室。这些样本的取材需要用专门的拭子(不是普通的皮肤拭子),取样应遵循说明进行。通常比从血液中获得的 DNA 质量要差一些。然而,对于很难获得血样的幼儿,或者无法到诊所取血的家庭成员,按照制造商的说明采集颊拭子或唾液样本并送至医院是可行的。

皮肤 DNA

皮肤活检是 DNA 提取所必需的,因为有可能并没有发生生殖系突变,因此突变无法在血液中被检测到,而只能在受影响的组织中被检测到。用于 DNA 提取的皮肤活检不得放入甲醛中。可以用盐水浸泡过的纱布尽快运送到实验室,或者在液氮中快速冷冻,或放在能够稳定核酸的培养液中。

大多数诊断实验室在提取皮肤样本的 DNA 时,默认情况下会从中培养成纤维细胞,然后从成纤维细胞中提取 DNA。这种方法可能不适用于镶嵌性疾病,因为突变可能不存在于成纤维细胞中,因此应特别要求从整个皮肤组织中提取 DNA。

基因检测结果的解读

对于临床或实验室检测的结果,能够正确解读是有必要的。全部基因检测结果应录入患者的医疗记录中,因为确切的突变可能极其重要。阅读 DNA 序列突变结果的项目如表 2.2 所示。

表 2.2　遗传学检测结果常用术语

_	(下划线)是一个范围(如 c.76_78delACT)
>	表示 DNA 水平的替代(如 c.76A>T)
c.	cDNA 中碱基对的位置
c.(83G=/83G>C)	描述镶嵌病例中两种基因型
del	表示基因的缺失(如 c.76delA)
dup	表示基因的复制(如 c.76dupA)
fs	框移
fs*#	*#表示密码子中以终止密码子(*)结束的新的阅读框的位置。新阅读框中终止的位置从框移改变开始的地方进行计算,并在第一个终止密码子的位置结束(*#)
g.	基因组 DNA 中碱基对的位置
ins	表示插入(如 c.76_77insG)
inv	表示倒位(如 c.76_83inv)
m.	在线粒体 DNA 中的位置
n.	在非编码 RNA 中的位置
p.	蛋白质中氨基酸的位置
p.(Arg97Profs*23)	以精氨酸-97 作为框移突变中第一个受影响的氨基酸,改变为脯氨酸,这一新阅读框结束于 23 位
r.	在 RNA 中的位置(如 r.76a>u)

遗传学检测结果的处理

一般来说,最好是推荐患者去遗传学门诊咨询。即使儿童皮肤科医生对他们在该领域的知识感到有信心,但他们没有接受过遗传咨询方面的培训,也可能无法解释检查结果对家庭成员的全部影响。在推荐患者时,整个家庭都需要参加,尽可能包含双方父母,并提醒需要的进一步检查。临床遗传学专家也可以处理与之相关的偶然发现。

个体化治疗的概念

一个迅速发展的科学领域就是个体化治疗,或精准医学[1-2]。这是一个含义广泛的术语,用来描述如何利用个体的遗传学数据来为量身定制一种疾病的治疗方法。推动这项研究的主要方式有两种。第一,回顾性分析对治疗成功或失败的患者队列的遗传信息,建立一个基因型与包括副作用在内的结果相关的模型。第二,如果发现疾病是由特定突变引起或驱动的,研究人员和临床医生将针对这些突变或这些突变导致的临床表现制订治疗方案。在儿童皮肤病中,这一方法目前正在被应用,如 Proteus 综合征中的 AKT1 抑制剂、PIK3CA 相关过度生长谱中的雷帕霉素、隐性营养不良性大疱性表皮松解症中的Ⅶ型胶原替代疗法等试验。这种个性化的医学方法将改变医学的发展,并有可能改善患者对药物治疗的反应,减少对多种治疗的需求和避免一些副作用。

参考文献 2.3

见章末二维码

分子遗传学技术

重要的综述在参考文献中可进一步阅读参考。

核型

核型检测用于确定染色体数目、结构和完整性。该检测必须在活跃分裂的活细胞上进行,因此需要将新鲜样本运送到实验室。核型分析标本可选择血液或皮肤。单核苷酸多态性(single nucleotide polymorphism, SNP)阵列检测正逐步取代对核型的检测,用于评估染色体数目和完整性(检测重复和缺失)。然而,如果要检测结构重排(例如倒位或易位),则仍然需要核型。

通过 DNA 测序识别突变

所有的 DNA 测序方法都依赖于已知的参考序列的存在,这是公认的人类基因组精确版本。参考序列有各种版本,当目前版本有最新数据更新时,这些新"构建"的版本一般会在几年后可以使用。参考序列可以在各种网站上找到。革命性的人类基因组计划[1]促成了参考序列的产生。

Sanger 测序

Sanger 测序是一种 DNA 测序技术,由 Frederick Sanger 等发现[2]。该方法是通过设计大量寡核苷酸 DNA"引物",以覆盖目的基因的编码区实现的。引物本质上是长度约为 20 个碱基对的小片段 DNA,能够与目的基因中互补序列的 DNA 结合。随后进行聚合酶链反应(PCR)扩增 DNA 片段,然后通过双脱氧核苷酸链终止测序,以获得能够与已知"野生型"参考序列进行比对的测序读数。示例如图 2.1 所示。

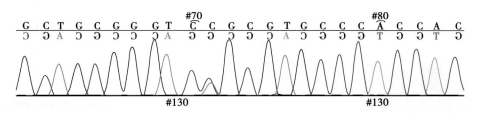

图 2.1　将数据导入适当的分析软件工具后的典型 Sanger 测序结果。底座用不同的颜色表示

DNA 的二代测序(NGS)

NGS[3]是进行大规模 DNA 测序的最佳方法。以往需要数年时间的测序现在可以在一周左右手动完成,如果使用机器人自动化系统,则仅需 3 天。多年来,NGS 有多种不同的技术方法,目前仍然有多种方法可行。然而,NGS 的原理都是相似的,也有一些主要的实验方法类别。这些方法类别在如何捕获目的 DNA 方面各不相同:

1. 全外显子组　对基因组的所有预测编码区进行测序。

2. 全基因组　对全部 DNA 进行测序,无论其已知功能如何。

3. 靶向捕获　只对预先选择的 DNA 进行富集并测序。通常以一组已知和/或候选基因的形式添加到筛选 panel 中,或者可能是特定染色体上的一个区域。这是目前诊断中最常用的类型,只研究已知的基因。NGS panel 现已应用于许多种儿童皮肤病[4-7]。

根据收集到的 DNA 浓度的不同,可选择不同的实验方案,例如总浓度为 3μg 或低至 200ng。如果一开始只有少量的标本,那么这是非常有用的。近期对从甲醛固定石蜡包埋块(FFPE)中提取的 DNA 中进而获得高质量测序数据的方案进行了优化。这是非常有用的,因为这意味着可以对存档的皮肤病理标本(以及其他组织)进行分析。这在以前是很困难的,因为从 FFPE 块中提取的 DNA 通常质量较差,而且往往比新

鲜的样本更加碎片化。

NGS 的工作原理：

1. 通过随机切割基因组 DNA 样本来制备"文库"。

2. 在每个 DNA 片段的两端添加连接接头。

3. 连接接头片段进行 PCR 扩增并进行纯化。

4. 在这一阶段，文库被加载到流动池上，使 DNA 片段可以通过流动池表面结合的寡核苷酸与其杂交，

这些寡核苷酸在序列上与衔接子互补。

5. 每个结合片段都经过一个扩增过程，最终形成一个可被识别的基因簇。

6. 测序试剂，包括每种碱基的不同标记的荧光核苷酸，用于识别每种碱基。

7. 使用专用软件读取序列，并与选定的参考基因组比对，进行数据分析。比对后，患者样本和参考基因组之间的任何差异都将被识别出来（图 2.2）。

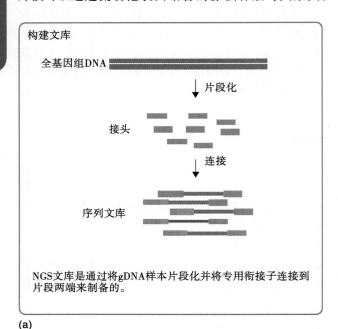

构建文库

全基因组DNA

片段化

接头

连接

序列文库

NGS文库是通过将gDNA样本片段化并将专用衔接子连接到片段两端来制备的。

(a)

集落扩增

排反应池

"桥"式扩增循环

① ② ③ ④

集落

文库被加载到流动池中，DNA片段与流动池表面杂交。每一个结合片段通过桥接扩增被扩增成克隆集落。

(b)

测序

① ② ③ ④

测序循环

T A
G C

数据图片

将数据导入输出文档

集落1>读数1: GAGT...
集落2>读数2: TTGA...
集落3>读数3: CTAG...
集落4>读数4: ATAC...
文档夹

测序试剂，包括荧光标记的核苷酸，加入反应池，开始与第一个碱基混合。对流动池成像并记录每个集群发出的光学信号。发射波长和强度被用来识别碱基。此循环重复"n"次以创建"n"个碱基的读取长度。

(c)

比对和数据分析

读数

ATGGCATTGCAATTTGACAT
　TGGCATTGCAATTTG
AGATGGTATTG
　GATGGCATTGCAA
　　　GCATTGCAATTTGAC
　ATGGCATTGCAATT
AGATGGCATTGCAATTTG

参考基因组　AGATGGTATTGCAATTTGACAT

通过生物信息软件将得到的读数与参考序列进行比对。比对后，即可识别参考基因组和新测序读数之间的差异。

(d)

图 2.2　Illumina 二代测序（NGS）方法的工作流程概述。资料来源：Courtesy of Illumina，Inc.

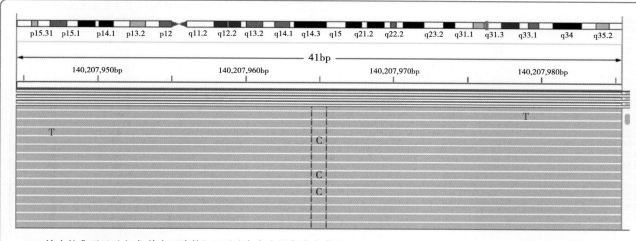

NGS输出的典型显示方式,其中"读数"显示为灰色水平条带,与使用Integrative Genomics Viewer(Broad Institute)构建的参考基因组比对。每一个都相当于图2.1中所示的Sanger测序图。蓝色胞嘧啶的变化证明了一种杂合子突变。

(e)

图 2.2(续)

如果为了科研目的而寻找新的基因,理想的情形是在所有/大多数患者中发现不存在于参考基因组和其他参照群体中的基因变种,对于遗传性疾病来说,这种变化则存在于遗传可以解释的亲本DNA中。然而,我们也知道疾病可能是散发的,也可能是由新发突变导致的,所以在分析阶段必须考虑到这一点。

此时,仍需将候选基因中的DNA变异通过Sanger测序进行验证。重要的是要确保任何结果都不是一个偶然发生的NGS假象形成的。

其他类型 NGS

在过去的几年中,NGS检测方法已经被用于RNA-seq中进行RNA的测序。一个巨大的优势就在于能够分析选择性剪接的mRNA转录序列。剪接是使早期mRNA编辑成熟的过程,其中内含子(非编码DNA)被移除,外显子(DNA编码蛋白质部分)被连接在一起。通过这种方式,单个基因可以产生不同的蛋白质,这取决于剪接阶段外显子连接的组成。身体的不同组织可以包含相同mRNA的不同剪接形式。RNA-seq可以捕获这些信息,并额外收集特定转录本在特定时间点的表达程度的定量信息。有不同类型的RNA具有特殊的生物学功能,根据使用的方法,小RNA、微小RNA(miRNA)和转运RNA(tRNA)以及总RNA都可以通过RNA-seq进行分析。

其他类型的NGS包括染色质免疫沉淀测序(CHIP-seq),这一方法能够提取蛋白质与DNA相互作用的数据(DNA结合位点),以及甲基化DNA免疫沉淀测序(MeDIP-seq),这一方法能够提取DNA甲基化的数据。

拷贝数变化

当使用DNA测序方法时,拷贝数突变或拷贝数变异(copy number variations,CNV)难以识别,特别是当它们以杂合子形式出现时。如果一个基因的全部或部分序列的拷贝被删除或进一步被复制,就会发生CNV。目前有许多不同的方法来识别CNV。

阵列技术[8-14]

一种首选的检测方法是阵列比较基因组杂交(aCGH)。简单地说,aCGH含有沿人类基因组以特定的距离间隔排列的RNA寡核苷酸,它们按照顺序结合互补DNA。在每种情况下,被研究的患者DNA样本用红色荧光染料标记,而参考DNA样本用不同的绿色荧光染料标记。将不同标记的样本50∶50混合,然后与阵列表面杂交。杂交一段时间后,就可以用来分析样本中的CNV了。在拷贝数正常的区域,结合DNA的荧光标记会显示等量的红色和绿色信号。然而,在病理性缺失的情况下,软件会检测到更多或全部的绿色荧光,而不是基因组上相同位置的红色荧光,这取决于是否存在纯合或杂合缺失。相反,在病理性复制的情况下,根据重复的拷贝数,红色荧光的检出率比绿色荧光更高(图2.3)。

SNP DNA阵列也可以用来读取拷贝数。步骤包括将患者的DNA片段化并用荧光染料标记,然后与布满等位基因特异性寡核苷酸探针的固体表面进行杂交。这些探针在群体中已知的常见变异位点具有特异的等

第一篇

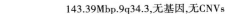

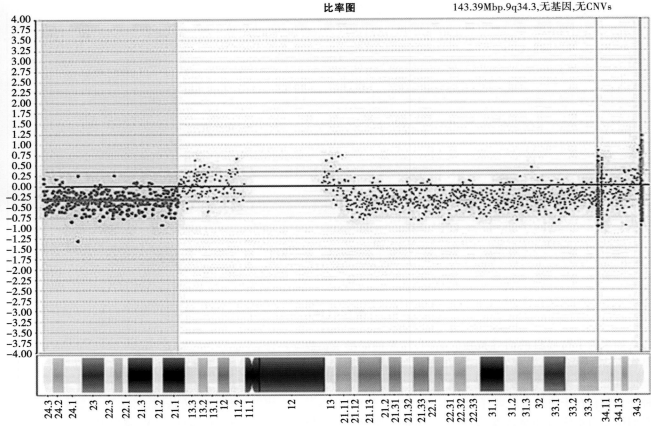

图2.3　阵列比较基因组杂交比率图,显示染色体9p的大部分缺失(红色),以及两个密切相关的缺失/复制区域(红色和绿色)。染色体带在图的底部

位基因,因此不仅能够得到拷贝数的信息,也能够得到这些位点的基因型信息,以及更多的纯合子或半合子的信息。

多重连接依赖探针扩增[15]

　　通常aCGH的结果需要另一种方法的验证;金标准就是多重连接依赖探针扩增(MLPA)。有一些公司提供经过验证并优化的探针组套,这些探针在沿着特定基因的许多位点上进行退火。MLPA利用多重PCR的原理,使特定探针在指定DNA区域退火。利用专门的分析软件,设计好的探针可以识别目的基因中的CNVs。图2.4是MLPA结果判读的示意图。对于已知病理性CNVs是某种特定疾病的病因时,MLPA是诊断报告的优选方法。

实时定量PCR[16]

　　对某一特定基因的表达分析对于确认其是否参与某一特定疾病是非常有用的,最常使用的方法是实时定量PCR(qRT-PCR)。简单地说,获取mRNA后,使用反转录酶将其转换成DNA,形成互补DNA(cDNA)。cDNA包含了表达水平上的所有相关信息,它比mRNA

更稳定,在处理过程中降解的可能性更小,因此更适合进行研究。

　　现在可以使用专门的试剂盒直接从血液中提取mRNA,但是只有当目的基因在白细胞中表达时这种方法才有用,而且实际工作中并非总是如此。对皮肤科医生来说幸运的是,皮肤很容易进行活检。不同的细胞类型,如成纤维细胞和角质形成细胞,可以从新鲜的皮肤活检中提取,进行培养后,就可以获得大量的细胞用于后续研究。另外,活检的皮肤组织可作为一个整体用来提取mRNA,提取的样本也是一个皮肤组织块中的所有细胞中的mRNA。

　　根据实验技术的不同,目前有两种常用方法:插入染料法(如SYBR® green)或探针法(如TaqMan®,分析荧光染料信号)。这两种方法都是基于cDNA(相当于mRNA的原始数量)能够被定量分析,因为每一个PCR循环都会导致cDNA的数量以指数倍数扩增。通过与在所有细胞中稳定表达的基因(即"管家基因")进行比较,如甘油醛-3-磷酸脱氢酶(GAPDH)或β-肌动蛋白(ACTB),可以计算出目的基因的表达水平。例如,如果目的基因在患者样本中的表达水平明显低于对照样本,甚至表达缺失,那么可以为证明突变是该疾病的病

第
一
篇

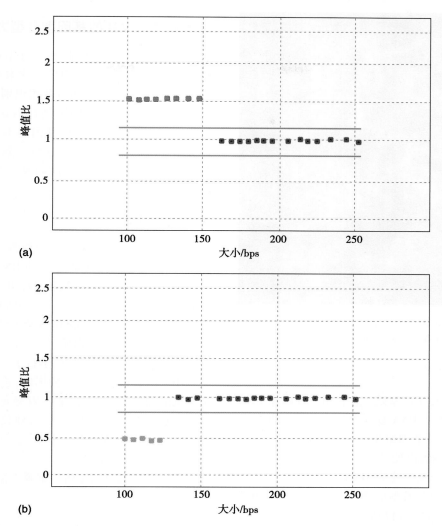

图 2.4　多重连接依赖探针放大实验（MLPA）数据的示意图。右边的蓝色方块是参考探针，显示不同染色体上的正常拷贝数。左边的方块表示特定基因的探针。（a）在这种情况下，被研究的基因显示探针为红色，高于正常拷贝数的界限（由绿线表示）。这表明整个基因的复制。（b）显示同一基因的部分缺失，因为 5 个探针呈绿色且低于正常界限，但该基因其余部分的拷贝数为正常，如线标内 3 个蓝色正方形所示

因提供证据。

荧光原位杂交[17]

　　荧光原位杂交（FISH）是另一种可以用于检测基因拷贝数变异甚至全染色体拷贝数变异的方法。这一技术通过将荧光标记的探针连接到单个细胞中的特定染色体位置得以实现，这些被标记的染色体可以通过显微镜观察。图 2.5 显示了在细胞分裂中期的一个细胞中存在 21 号染色体的 3 个拷贝，这是唐氏综合征患者的核型。

全基因组相关研究[18]

　　有时，要找到与疾病相关的特定候选基因是非常困难的，这对于可能是多基因遗传的疾病来说尤其如

此。在这种情况下，全基因组关联研究（GWAS）可能将有所帮助。这是通过分析一组有特定疾病的患者的基因型而起作用的，如银屑病，与没有银屑病临床症状或家族史的对照组进行比较。在这个例子中，通过对基因型的分析，我们更关注全基因组中被称为 SNPs 的位置的单碱基变异。如果与对照组相比，疾病队列中有一组特定的 SNP，这可能对进一步研究具有重要价值。

其他常用技术

聚合酶链反应（PCR）

　　PCR 是一项革命性的分子生物学技术[19-20]，其发明者 Kary Millis 于 1993 年获得诺贝尔奖。它成为了许

第
一
篇

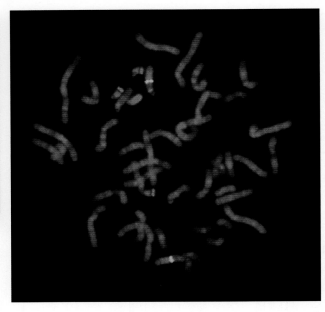

图 2.5 荧光原位杂交显示唐氏综合征患者的单个细胞中的红色荧光探针显示的细胞分裂中期 21 号染色体的 3 个拷贝。2 个对照绿色探针与 13 号染色体杂交。染色体呈蓝色

多其他分子遗传学技术的基础。它利用一种叫作 DNA 聚合酶的酶,可将单链 DNA 复制为双链 DNA。PCR 的功能是选择性地扩增基因组中的某一区域,例如携带目的突变基因的区域,以便从该区域扩增出大量的相同的 DNA。Taq 聚合酶与患者 DNA 模板结合、两条人为设计出的特异性寡核苷酸引物用于与目的基因两端模板结合,以及其他试剂,包括构建新 DNA 所用的碱基对。该反应包括多轮升温至 96℃ 左右,双链模板 DNA 变性(两条链分离),降低温度(温度可变),引物黏附在其相关互补链上,并将温度再次升高至 72℃,这是 Taq 聚合酶发挥功能的最佳温度。这一过程通常重复 35 次,DNA 呈指数式增长。产生的 DNA 称为 PCR 产物,之后可用于 Sanger 测序、基因分型或克隆。

特定碱基对改变的基因型分型方法

有多种方法用于检测基因分型特定的碱基对变化,以避免对 DNA 进行测序。这取决于所研究的碱基对的序列差异,或者通过使用识别其中一个等位基因(野生型或突变型)的限制性内切酶,或者通过识别温度变化期间两个等位基因的不同特性。上述基因分型方法的例子包括高分辨熔解 PCR(HRM)、限制性片段长度多态性(RFLPs)和扩增难治性突变系统(ARMS)。

小干扰 RNA[21]

小干扰 RNA(siRNA)是一种合成的 RNA 寡核苷酸,其目的是与目的 DNA 序列的 RNA 转录产物互补。当 DNA 在 siRNA 存在下被转录成 RNA 后,siRNA 与特定的 RNA 转录物结合,产生双链 RNA。在细胞内的自然机制作用下,这种双链 RNA 随后被降解。因此,这会防止 RNA 转化为蛋白质,并有效地阻止或减少蛋白质的表达。故这种分子遗传学技术能够帮助人们研究细胞中去除蛋白质产物后的影响,进而帮助推断该基因常见的功能。另外,在某些因突变导致蛋白质的过度表达的皮肤病中,siRNA 也被建议用于儿童皮肤病的治疗。因此,这是一种皮肤病的基因疗法,目前正在儿童皮肤病中进行研究。

(邱磊 译,徐哲 梁源 徐子刚 马琳 校)

参考文献 2.4

见章末二维码

第3章 皮肤微生态

Carrie C. Coughlin，William H. McCoy IV

摘要

细菌、真菌和病毒构成了皮肤微生物组。最初的微生物组形成于子宫内环境，随着时间的推移，通过接触外部微生物群落（分娩方法、密切接触、环境）和皮肤生化性质的变化（肾上腺素、卫生情况、皮肤病）而进化。本章研究了整个儿童期的微生物组组成，微生物组与皮肤屏障和免疫系统的相互作用，以及微生物对健康和疾病的影响。目前在几种常见疾病如特应性皮炎、痤疮、银屑病中的微生物组研究表明，将这些信息整合可能有助于疾病治疗，因此这一领域的进一步研究也是非常必要的。

要点

- 皮肤微生物组包括寄生在皮肤表面和皮肤内的细菌、病毒、真菌和寄生虫。
- 微生物组在子宫内开始发育，并受到许多不同的影响。
- 不同的皮肤微环境（皮脂、湿度、干燥程度）有不同的微生物群落。
- 皮肤微生物组的组分从婴儿期到成年期动态变化。
- 微生物提供了影响疾病状态的靶点，以及潜在治疗的作用位点。

引言

由细菌、真菌、寄生虫和病毒组成的皮肤微生物组随着时间的推移而进化，并因所在身体部位而异。存在于皮肤和黏膜上皮的细菌被证明是影响健康和疾病的重要因素[1-3]。本章将讨论从婴儿期到青少年期皮肤细菌微生物组的变化。具体而言，我们将探讨其形成、整体构成、对外部和内部压力的反应变化、与疾病状态的差异、与肠道微生物组的相互作用以及与病毒组和真菌微生物群的关系。

尽管随着新的研究技术的应用，许多细菌类型的分类已经发生了变化，但在探讨皮肤微生物组时，人们常用到的是4个门及其各自代表的子集（表3.1）。熟悉这些细菌有助于结构性讨论它们对皮肤健康和疾病的贡献。

皮肤上的细菌在宿主免疫中起重要作用，影响皮肤屏障功能和免疫防御。免疫防御既涉及固有免疫机制，如抗菌肽[人β-防御素（HBDs）和抗菌肽]，也涉及适应性免疫反应，后者可能依赖于共生微生物群[4]。这些宿主-微生物的相互作用是研究微生物对皮肤疾病状态影响的目标（如特应性皮炎）。可以想象的是，免疫系统受损的患者在遇到细菌和不同的微生物组分时的反应可能不同于免疫系统健全的患者。为了研究原发性免疫缺陷患者的微生物群，研究人员对伴有湿疹样皮炎的原发性免疫缺陷患者进行了研究，并将他们与特应性皮炎患者进行了比较。原发性免疫缺陷患者不同部位的细菌变异较小[5]。这些作者假设"生态许可"可能导致原发性免疫缺陷患者反复感染[5]。为了了解这些相互作用是如何发生并随时间变化的，我们将研究微生物如何定植在人类婴儿，以及微生物群落是如何被宿主、环境和暴露所影响的（图3.1，术语见表3.2）。

表 3.1 常见于皮肤的细菌

门	革兰氏染色	常见的皮肤属
放线菌门	革兰氏阳性	放线菌属
		棒杆菌属
		表皮菌属
		微球菌属
		丙酸杆菌属
拟杆菌门	革兰氏阴性	普雷沃菌属
厚壁菌门	革兰氏阳性（主要）	肠球菌属
		乳杆菌属
		葡萄球菌属
		链球菌属
变形菌门	革兰氏阴性	埃希菌属
		假单胞菌属

第一篇

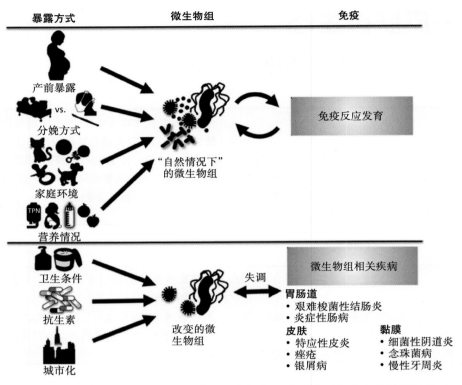

图 3.1 影响人体微生物组的暴露因素。上半部分：一般不会引起致病的暴露因素，个体"自然情况下"的微生物组。下半部分：已知或被认为是能够干扰已有微生物群落的暴露因素，能够改变微生物组并促进多种疾病的发生

表 3.2 微生物组的常用术语

术语	定义
一般术语	
超有机体	包括微生物和宿主的有机体(如人类)
微生物组	某一特定环境下微生物群及其基因序列
微生物群	某一特定环境下微生物的种类
益生元	选择性刺激超有机体一种或多种微生物生长/活性以使宿主受益的化学/营养补剂
益生菌	选择性调整超有机体中菌群基因组并使宿主受益的微生物补剂
合生元	益生元和益生菌的混合物
病毒体	与宿主伴生的病毒
识别数据和方法	
Alpha 多样性	一个特定区域中生态系统物种多样性的均值(Chao1 指数,Simpson 多样性,Shannon 指数等)
Beta 多样性	不同生态体系间物种多样性的差异
菌落形成单位(CFU)	单个样品中不同细菌或真菌菌落数的测量值
Gamma 多样性	一个地域总的物种多样性
二代测序(NGS)	多平台完成的"高通量 DNA 测序"。比原有的 Sanger 测序法能够更快更多地读取数据
宏基因组	单个样品的基因和基因组。通常限制在微生物
操作分类单元(OTUs)	拥有相似(成对比较相似度常为 97%)16S rRNA 序列的菌群,用一个代表性序列代表分析的组群

术语	定义
定量 PCR(qPCR)	实时定量监测聚合酶链反应中(DNA/RNA)核酸的扩增
相对丰度	一种生物体相对于其他类似生物体的数量
16S 核糖体 RNA(rRNA)测序	通过对一种细菌的部分 16S 核糖体 RNA 亚基进行测序来辨识菌种。这一技术无法区分有机体状态(有/无活性),与鉴定菌种的培养方法不同
有机体间的关系	
定植	有机体在宿主表面或体内生长
共栖	两种不同的有机体彼此共同生存,其中一种有机体能在这种互动中受益而并不影响另一种有机体
失调	由于微生物群落失衡/适应不良,宿主体表或体内正常微生态的改变,进而导致疾病(与共生相反)
互利	两种不同的有机体相连生存,两者均从中获益
寄生	两种不同的有机体相连生存,一种有机体消耗另一种有机体
共生	两种不同的有机体互相紧密相关(共栖,互利,寄生)

皮肤微生物组的进化

首次暴露导致菌群基因组的形成

胎儿在无菌环境中发育这一共识最近受到了挑战,因为已通过定量 PCR(qPCR)在子宫内膜和子宫颈内膜表面拭子中鉴定出来了与阴道中发现的细菌(普雷沃菌属和乳酸杆菌属)相似的细菌[6]。此外,在培养的子宫内膜刮匙中已鉴定出乳酸杆菌和其他几种细菌[7]。有趣的是,丙酸杆菌能从生殖道上部培养出来[6]。多项研究表明胎盘中存在细菌[8-10],但由于这些研究中的方法学问题,特别是样本采集过程中的污染问题,使"胎盘微生物组"的这一概念受到了挑战[11-12]。羊水[8]和胎粪[13-14]中也有细菌。因此,新生儿甚至在出生前就已经对其自身的微生物组产生了一些潜在的影响。

分娩方式对婴儿皮肤微生物组有明确的影响。经阴道分娩出生的新生儿早期皮肤被阴道菌群(乳酸杆菌和普雷沃菌属)定植,而剖宫产出生的婴儿被典型的表皮菌群定植,包括葡萄球菌、棒状杆菌和丙酸杆菌属[15]。此外,与其他阴道分娩婴儿相比,母亲阴道菌群的组成成分更类似于经其自身阴道分娩的胎儿。经阴道分娩的婴儿皮肤微生物组菌群基因组具有独特性,该独特性并不出现在经剖宫产出生的婴儿皮肤上,因为剖宫产婴儿的皮肤菌群没有差异[15-16]。虽然皮肤的微生物定植似乎最常受到皮肤科医生关注,但肠道菌群也可能影响患者的过敏和炎症反应[3,17],因此儿童皮肤科医生可对婴儿口咽和肠道菌群同时进行检查。

正如观察到的皮肤微生物定植一样,分娩方式可

影响口咽微生物定植:阴道分娩的婴儿厚壁菌门增多(倾向于乳酸杆菌增多),剖宫产的婴儿放线菌门(值得注意的是丙酸杆菌)和变形菌门增多[16]。在 Dominguez-Bello 等人的研究中,从出生后不到 5min 的新生儿皮肤、口腔黏膜和鼻咽呼出物采集样本,显示出相似的微生物组成[15]。这与后来发育中微生物群的多样性形成对比(见下一节,新生儿和婴儿)。然而,其他研究发现,出生后 1~2 天胎便中的细菌与口咽中的细菌构成不同[16]。因此,自出生开始远端肠道菌群可能有别于其他部位。不管人类的微环境如何,最初的外部暴露似乎对微生物定植有着深远的影响,这可能决定了对各种疾病的易感性。

许多研究已经证明剖宫产会增加多种疾病风险,包括过敏[18]、哮喘[19-20]、免疫缺陷[20]和肥胖[21](尽管文献[19,22]中有多种疾病共同的研究结果),因此,最近的一项调查表明,通过剖宫产出生但有意接触阴道液体的婴儿可能被这些液体中的细菌定植[23]。虽然这项研究确定了如何通过引入可用的益生菌源在剖宫产婴儿皮肤上培养"正常"微生物群,但不同微生物群和/或特定细菌与炎症性皮肤病之间的联系需要更深入的研究。

另一个有利于生理性微生物群维持和扩大的外部来源是母乳。婴儿肠道微生物群的多样性与每天母乳摄入量成正比,这种影响在引入固体食物后也会持续[24]。

皮肤炎症和皮肤细菌之间的潜在联系包括内在的宿主-微生物相互作用和外源性的微生物-微生物相互作用。虽然一种特定细菌株与疾病状态之间的内在联系似乎很简单直接(见特应性皮炎),但外源性影响可能不那么明确。外源性因素可能包括一种细菌对另一

种不相关的细菌的定植[25-26]、毒性[27]和/或宿主[28]反应的影响。最后一个宿主反应环节,尤其是在多药耐药个体不断出现的背景下,使得一些患者的治疗选择非常有限,甚至没有有效的治疗方案。值得注意的是,母体细菌携带的抗生素耐药基因可以转移到新生儿身上,分娩方式影响了这种转移[14,29]。因此,细菌从一个宿主转移到另一个宿主会影响新宿主抵抗感染的能力。

新生儿和婴儿

分娩后,环境是影响新生儿微生物群的下一个主要因素。一般来说,对于新生儿,环境可以分为医院/育婴所和家庭环境。需要长期住院治疗的婴儿对其微生物群的影响不同于出院回家喂养的婴儿[30]。住院婴儿所处环境中的保温箱、婴儿床、床上用品、监护仪、导线、导管、导尿管、手套、营养、药物、护理人员、家庭等都会对其产生影响。随着时间的推移,由于表皮屏障的改变,这些影响的效果也会改变。婴儿皮肤的结构和屏障功能在数周至数月内不断进化[31-32]。对住院新生儿来说,考虑这些暴露因素是很重要的,因为他们的微生物菌群与门诊环境中的微生物菌群有很大不同。

如 Capone 等人所示,皮肤微生物群在出生后 3 个月内开始变化,并在出生后 1 年内持续进化[33]。与出生时口腔和皮肤样本的一致性相比[15],皮肤菌群多样性增加,并将持续存在于特定部位。这种进化也与成人微生物群随时间的相对稳定性成对比(见成人)[34]。在这一阶段,厚壁菌门(特别是葡萄球菌和链球菌)占优势,而在成人,变形菌门占优势[33]。值得注意的是,Capone 等人所看到的群落不受婴儿分娩方式的影响,即使是 1~3 个月大婴儿的样本。因此,婴儿最初的皮肤微生物群(由分娩方式决定)可能在出生后 1~3 个月时消失,但仍对其有终生影响(免疫、皮肤成熟、屏障功能)。

学龄前儿童及青春期

自儿童早期到青春期,皮肤定植菌群持续进化。与青春期相比,儿童的微生物群多样性更丰富,其皮肤细菌群落与婴儿的相似性大于成人(与青少年和成人的放线菌门相比,以厚壁菌门为主)[35-36]。此外,与青少年和成人皮脂腺活动增加一致的是,年长儿童皮肤上的亲脂细菌比年幼儿童多[35]。

成人

青春期激素水平变化后,成人皮肤上有明显的皮脂腺、湿润区和干燥区[37-38]。研究人员比较了这些部位的细菌组成,以期为研究痤疮和特应性皮炎等容易有部位偏好的疾病提供信息[34]。丙酸杆菌是皮脂腺部位的优势微生物群落,常见于面部[38-39]。值得注意的是,痤疮丙酸杆菌被重新归类到表皮细菌属(C. acnes),这点在比较新旧研究时值得注意。潮湿的部位,如腋窝、肘窝,多由棒状杆菌、葡萄球菌定植[38-39]。黄杆菌和变形菌则见于皮肤干燥部位[38]。占优势的细菌门类和微生物群落的多样性与皮肤微环境相关,因为就群落多样性来说,皮脂腺部位最少,而干燥部位最多[38]。

与微生物群从婴儿期到成熟期的变化相反,最近的研究表明,随着时间的推移,成人皮肤微生物群相对恒定[34]。细菌群落由宿主维持,而不是随时间重新获得,并且具有个体性。多样性较低的皮肤部位(如面部)比多样性较高的部位(如足部)更稳定。此外,值得注意的是皮肤微生物群的左右对称性[39-40],这可能对介入试验更有意义。然而,专门研究腋窝的研究显示,左右两侧的细菌存在差异,左/右利手可能会影响这些结果[41-42]。对不同生命阶段和体位的研究所发现的微生物群差异,逐渐揭示了与微生物群紊乱相关的疾病的治疗靶点的重要考虑因素(见皮肤疾病与微生物组)。

参考文献 3.1

见章末二维码

标本的收集和分析方法

在评估一项微生物研究时,重要的是回顾作者的实验设计,因为这一领域缺乏统一标准,导致不同研究者结果各异。确定样本来源是这一过程的第一步,因为这将决定被评估的整个微生物群落。如本章前面所述,三种主要皮肤环境(皮脂腺、潮湿、干燥)中的皮肤微生物群落特征差异明显[1-2]。最近的研究还表明,真菌的定植受部位的影响,足部比身体其他部位的真菌更具多样性[3]。皮肤病的采样点也会影响微生物群落,即使这不是研究的重点。

虽然皮肤不同部位对微生物研究有着深远的影响,但在检查皮肤微生物时,不同的皮肤取样方法(皮肤拭子、刮擦和活检)在样本之间的"种系型水平"(操作分类单位,OTUs)上通常是等价的[4]。然而,近期研究发现,从表皮、真皮和脂肪组织分离的细菌存在差异[5]。与毛囊皮脂腺单位不同,真皮和皮下组织与皮肤表面没有直接联系,不同皮肤层次活检标本中表达差异的细菌群落增大了取样技术的潜在影响。在观察痤疮微生物菌群时,对这三种常用取样方法的替代方法是使用鼻头贴选择性地对毛囊皮脂腺单位进行取样[6]。此外,毛发特异性研究采取对单个毛囊单位(拔毛)取样的方法,比皮肤活检的取样方法发现了更高水平的人类乳头状瘤病毒(HPV)[7]。除了考虑取样部位和采集情况,对样本制备和恰当阴性对照(背景微生物信号)的使用进行客观评估也至关重要,因为污染物可能会使结果出现偏差。二代测序(NGS)技术的灵敏度甚至可以检测出经典"无菌"技术中存在微生物信号,例如用于皮肤拭子的无菌棉拭子(个人数据)。在评估深层结构的微生物群以及在不同样本点之间更换手套时,对皮肤进行清洁和消毒以避免引入表面污染物,这一点是至关重要的。

除了样本采集和基本制备外,还应考虑用于分析微生物群落结构的技术。虽然之前以培养为基础的方法在文献中占主导地位,但现在它们基本处于次要地位。研究人员正在使用更强大的技术,如 16S 核糖体 DNA(rDNA)测序和全基因组鸟枪法(WGS)亚基因组测序。NGS 使用高变 rDNA 区域来区分 OTUs,而不是像经典 Sanger 序列那样使用全 rDNA 序列。选择哪一个高变区作为序列的代表可以影响数据,因为研究发现 V1~V3 区比 V4 更准确(更接近整个亚基因组数据),这在肠道微生物组学研究中更有用[8-9]。此外,各种微生物的物种鉴别可能需要特定的高变区引物,或者可能无法使用标准 16S rDNA NGS 来解决。必须考虑到,随着技术的发展,使用不同方法的研究结果可能不再具有可比性。

参考文献 3.2

见章末二维码

皮肤疾病与微生物组

细菌和真菌对皮肤疾病的影响是一个发展迅速的研究领域。在这里,我们回顾了特应性皮炎(atopic dermatitis,AD)、痤疮和银屑病这三种皮肤病皮肤上细菌群落之间的联系。

特应性皮炎

AD 中细菌定植和细菌/病毒双重感染被认为是该病治疗中的挑战。有趣的是,Kennedy 等人发现在 2 月龄时肘窝没有葡萄球菌定植的婴儿在 12 月龄时更有可能患有 AD,增加了早期细菌调节 AD 风险的可能性[1]。然而,这项研究显示,葡萄球菌在其他部位(腘窝、鼻尖、脸颊)的定植没有差异,在婴儿期的其他时间点也没有差异。老年 AD 患者多为金黄色葡萄球菌携带者[2-3]。金黄色葡萄球菌产生的毒素能够影响肥大细胞脱颗粒并导致特应性疾病,这就是细菌存在和疾病维持之间的机制[2]。另外,金黄色葡萄球菌与 Th2 介导的炎症和免疫球蛋白 E(IgE)应答有关[4]。表皮葡萄球菌对皮肤炎症有反向调节作用[4],并能干扰金

黄色葡萄球菌菌膜[5],这一研究数据为我们证实了共生菌的优势。

在一项利用细菌调节 AD 患者炎症反应的研究中,一组研究人员将在某种温泉中发现的线状透明颤菌裂解物制成的复合面霜直接涂在皮肤上[6]。与仅用面霜基质治疗的对照组相比,用复合面霜治疗的干预组其 AD 疾病活动性和瘙痒感均缓解。作者随后利用小鼠模型研究了这一疗效的机制,该模型表明,这种治疗通过 Toll 样受体 TLR-2 上调树突状细胞中 IL-10 的水平,进而导致调节性 T 细胞活性的增加[7]。这项研究表明,AD 的治疗可以利用非典型皮肤定植菌或共生菌这类疾病修饰细菌来完成。

微生物多态性在感染性皮肤和正常皮肤间存在差异。在 AD 患者中,皮损部位的微生物多样性在疾病加重时降低,而在治疗后增加(得以改善,接近对照组患者水平)[8]。此外,即使是在疾病加重前对某一部位间断治疗,也能够影响微生物多样性[8]。而且,金黄色葡萄球菌和表皮葡萄球菌在疾病加重时过度表达,菌群失调能够导致疾病。

目前认为调节患者的微生物群是治疗和/或预防 AD 的一种新方法。通常建议使用稀释的漂白浴来减少 AD 患儿皮肤金黄色葡萄球菌菌量[9-11]。局部抗生素如莫匹罗星也被用来治疗感染或减少定植。直到最近开始有研究局部皮质类固醇对微生物的影响。早期的研究显示局部使用皮质类固醇导致金黄色葡萄球菌减少[12],以及使用氟替卡松乳膏治疗后能使损伤部位的菌群基因组处于正常水平[13]。由于局部皮质类固醇不直接针对细菌,这项工作表明炎症性皮肤病和皮肤菌群之间的密切相互作用,这一作用可诱发疾病。这些研究为局部甚至是存在明显感染的病变部位使用皮质类固醇提供了依据。

AD 严重程度与唾液链球菌皮肤定植呈负相关[14]。有趣的是,在有 AD 风险的婴儿中定期使用润肤剂可导致较低的皮肤 pH 值并增加唾液链球菌的皮肤定植[14]。这两种作用被认为是润肤剂对高风险婴儿的预防作用。

多个小组已经研究了 AD 中的菌群失调,并尝试通过益生元[15-16]、益生菌[15,17-18]和合生元[19]来调节 AD 的发展和进程,和/或辅助参与对 AD 的治疗。一项研究意图通过为孕妇补充益生菌以减少发生特应性反应的风险[18]。遗憾的是,这些研究并没有产生一致的结果,也没有改进护理方式。在这一点上,尚无充足的证据建议对 AD 患者或有 AD 风险的患者推荐日常的益生元/益生菌/合生元补充剂。

研究者也对服装材料改变 AD 患者菌群基因组的途径进行了研究。例如,壳聚糖(甲壳动物壳中提取的

一种生物聚合物,具有抑制金黄色葡萄球菌的特性)被尝试着用作棉织物上的涂层,以改变微生物群。在一项研究中,在穿着壳聚糖涂层睡衣睡觉的参与者和那些没有穿壳聚糖睡衣睡觉的参与者之间的金黄色葡萄球菌表达无差异,但是在壳聚糖组中凝固酶阴性葡萄球菌(CoNS)的数量增加了[20]。虽然这看上去是一个负面结果,但增加的 CoNS 可能有助于控制金黄色葡萄球菌(如前所述),从而减少疾病的活动性。此外,也有研究应用含银织物治疗 AD。银敷料和局部制剂因其广泛的抗菌性能而长期用于伤口护理。最近,用银网[21]和海藻浸银的纤维素纤维[22-24]制成的织物显示出减少 AD 患者的微生物数量的功能。穿着这类织物的患者,瘙痒[24]和疾病严重程度[21,23-24]也降低了。这些研究的患者样本量较小,因此限制了对其研究结果的广泛适用。对抗菌织物的研究是目前控制 AD 中微生物失调、感染和炎症的研究代表。

痤疮

成人皮脂腺部位发现的与痤疮相关的主要细菌是 *Cutibacterium acnes*(*C. acnes*)(前称痤疮丙酸杆菌)[25-26]。这种细菌长期以来与痤疮相关,这些部位的 *C. acnes* 数量随着时间而变化[27-28]。最近发现,不同的 *C. acnes* 核糖体型(RT; *C. acnes* 菌株的替代描述)与痤疮皮肤(RT4、RT5、RT8、RT10)或正常皮肤(RT6)显著相关[29],这表明 *C. acnes* 群落的失调可导致临床上明显的痤疮皮损。

不过,有趣的是,个人资料提示粉刺型痤疮的幼儿表现出更多的链球菌,而非 *C. acnes*,这与他们皮脂腺活性低有关。尽管抗生素已经成为几代皮肤科医生治疗炎症性痤疮的主要药物,但是抗生素耐药性的增加和抗生素管理水平的提高使得一些研究人员开始研究更具体的治疗靶点。

了解诱发细菌活性的机制有助于我们更好地了解痤疮的发病机制并开发新疗法。为此,研究表明,痤疮皮肤中 *C. acnes* 的维生素 B_{12} 合成通路在 mRNA 水平上下调,而宿主补充维生素 B_{12} 可以进一步调节 *C. acnes* 多个基因的转录,进而通过增加卟啉的产生诱发皮肤炎症[30]。这些初步研究逐步阐明了皮肤菌群基因组在痤疮中的特殊作用,但在这些发现转化为临床治疗之前,还需要深入研究。

银屑病

银屑病的急性发作可由感染诱发,包括口咽或肛周皮肤的链球菌感染。事实上,这种联系的强度导致了这样一种观点,即链球菌感染的潜在致死性后遗症对银屑病表型的选择产生了进化压力(图 3.2)[31-32],

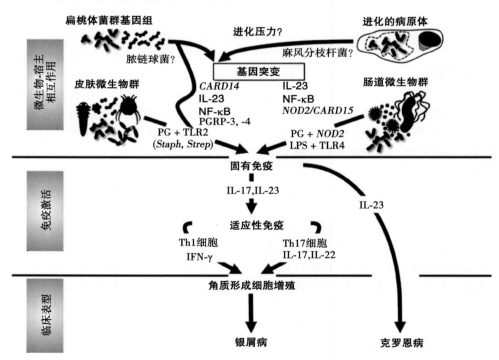

图 3.2　菌群基因组对银屑病和克罗恩病影响的比较。进化压力可能有利于银屑病表型的发展,以及在遗传易感个体中诱发自身免疫性疾病(皮肤菌群诱发银屑病、肠道菌群诱发克罗恩病)的可能途径。IFN,干扰素;IL,白细胞介素;LPS,脂多糖;NF,核因子;PG,肽聚糖;PGRP、PG 识别蛋白;Th,T 辅助;TLR,Toll 样受体。资料来源:Adapted from Fry et al. 2013[31],McFadden et al. 2009[32] and Bassukas et al. 2012[33].

尽管也有人提出了麻风分枝杆菌的另一种进化论观点。微生物群与慢性银屑病之间的潜在联系正处于研究阶段，发表的研究数量有限。研究人员正在研究银屑病与皮肤和肠道微生物的关系，部分原因是克罗恩病患者更容易患银屑病。此外，这些疾病是遗传和免疫激活通路的多重结果，这使得一些作者认为银屑病和克罗恩病都与机体对微生物群的免疫耐受相关（图3.2）[31]。这种生态失调必须与真正的感染区分开来，因为银屑病皮损的感染率非常低，导致这一现象的原因是抗菌肽的高表达（如 HBDs 2/3 和抗菌肽 LL-37）[31]。Alekseyenko 等最近发表的微生物组数据提示正常皮肤表型（皮肤表型 1：变形菌门）与银屑病皮损的皮肤表型（皮肤表型 2：厚壁菌门，放线菌门）存在明显差异，后者在银屑病中的比值比为 3.52［95%置信区间（confidence interval，CI）为 1.44～8.98，$P<$ 0.01］。值得注意的是，他们的研究表明，银屑病患者的皮损部位和非皮损部位均存在普遍的生物失调（α 多样性降低），但皮肤表型信息只有在从皮损处取样时才有效，因为非皮损部位的皮肤表型可以是任意一种[34]。另一些人则研究了肠道微生物群与银屑病的关系，认为银屑病更像是一种全身性疾病。在小鼠模型中，肠道细菌可以增加炎症，提高皮肤的 Th17 应答反应，产生银屑病样炎症[35]。此外，咪喹莫特诱导的银屑病模型小鼠通过摄入低吸收碳水化合物类似物（阿卡波糖），可减少皮肤炎症标志物（肿瘤坏死因子 TNF-α、IL-1β、IL-6、IL-17A、IL-22）的表达以及银屑病相关的临床表现[36]，由此提示通过阿卡波糖调节小鼠肠道微生物群，能够改变银屑病的皮肤表型。虽然这类研究为皮肤/肠道菌群变化与皮肤疾病之间的联系提供了证据，但在临床应用之前，需要进行验证性研究。

研究微生物群在皮肤疾病中的重要性，为深入了解皮肤疾病的发病机制和治疗提供了新的思路。此外，最近的研究正在推进对皮肤和其他器官（最常见的是胃肠道）之间关系的研究。摄入益生元和益生菌会影响 AD，饮食影响痤疮，胃肠道微生物介导的信号转导诱发皮肤银屑病，这些认识和观点都在不断促进新的研究，以找到预防和治疗皮肤病的新方法。

参考文献 3.3

见章末二维码

真菌微生物群、病毒组和寄生虫

研究表明，与细菌和病毒相似，皮肤真菌也具有多

样的部位特异性[1]。足部真菌群落最为多样，包括马拉色菌和许多环境真菌[1]。对皮肤上典型真菌种类的了解有助于对机会性真菌感染的研究。例如，阿氏丝孢酵母（*Trichosporon asahii*）是免疫功能不全/免疫抑制宿主的一种罕见病原体。*T. asahii* 可见于正常皮肤，因此为研究这种机会性感染提供了来源[2]。皮肤真菌定植的研究对于了解整个皮肤微生态学（细菌/真菌/病毒）至关重要，这将促进真菌性皮肤病和其他皮肤病的治疗发展。

与分娩时的细菌微生物群定植相似，皮肤也出现真菌定植现象，在婴儿出生时，母亲就将马拉色菌转移到孩子身上[3]。对真菌微生物群的研究通常集中在马拉色菌，这是一种亲脂酵母，在疾病状态下定植。另一种常见的酵母菌——假丝酵母菌，可以存在于受感染的皮肤上，但它通常不存在于健康的皮肤上[4]。研究人员已经提出马拉色菌是新生儿头部脓疱病的触发因子，但是目前的数据还没有定论[5]。研究人员对不同年龄人群马拉色菌进行了研究，发现马拉色菌的种类比例发生了变化，其中在日本人青春期后以 *M. globosa*（球形马拉色菌）为主[6]。而在中国和法国患者的头屑中，*M. restricta*（限制马拉色菌）更为丰富[7]。与 1 月龄的非脂溢性皮炎的患儿相比，同等月龄的脂溢性皮炎的患儿皮肤中发现了更多的马拉色菌，且其种类呈现多样性[8]。在该种群中，*M. sympodialis*（合轴马拉色菌）和 *M. restricta* 是优势种。因此，与先提到的细菌研究类似，真菌微生物群随着人类宿主的发育而变化，因此需要进行纵向研究，以确定各种真菌群落在皮肤病中的作用。

与人类皮肤微生物组中的细菌和真菌成分相比，人类皮肤病毒组的研究尚处于起步阶段。值得注意的是，病毒与多种皮肤肿瘤相关，包括 HPV 与鳞状细胞癌[9]、Merkel 细胞多瘤病毒与 Merkel 细胞癌[10]以及人类疱疹病毒 8（HHV8）和 Kaposi 肉瘤[11]。虽然这些皮肤肿瘤可以发生在儿童，但作为儿童皮肤科医生，我们更常处理的是急性病毒感染，如湿疹［疱疹性湿疹（HSV）和柯萨奇湿疹（柯萨奇病毒，通常是 A6或 A16）］或病毒疣（HPV）。有趣的是，研究发现在后一种情况下，在成人正常皮肤上有多种 HPV 菌株[4]。虽然已经为一小部分皮肤病确定了病毒病原学病因，但我们对人类皮肤的正常病毒微生态仍知之甚少。

皮肤病毒微生物组研究滞后的一个原因是，大多数病毒并没有在基因组数据库中进行分类，因此，对识别独特基因组的非目标 DNA 序列的计算机分析特别具有挑战性。与其他微生物组的研究类似，目前对肠道病毒组的认识多于皮肤病毒组[12]。最近的工作已经

描绘出了成人多个部位皮肤双链（double strand）DNA病毒组的组成，从而使研究人员能够对病毒多样性和毒力因子进行研究[13]。虽然研究发现皮肤病毒组在1个月的时间段内是稳定的，但在这段时间内，可以观察到宏基因组的多样性和位点的多样性[13]。这项工作还为作者提出dsDNA病毒组如何与菌群基因组的其他成员相互作用的假说提供了数据[13]。在我们研究传染性皮肤病和恶性皮肤病的病因时，描述典型的（健康的和疾病相关的）儿童病毒组是非常必要的。

最近，人们对体表寄生虫产生了更多的兴趣，一些作者认为蠕形螨与成人玫瑰痤疮的发病机制相关，尽管病因尚未得到证实[14-16]。然而，根据一种微生物群落影响另一种微生物群落的观点，Murillo等人发现在丘疹脓疱型玫瑰痤疮患者中，与蠕形螨相关的局部微生物群（更少的放线菌，更多的变形菌和厚壁菌）与红斑毛细血管扩张型玫瑰痤疮患者和对照组之间存在差异[17]。蠕形螨在儿童皮肤上并不常见，但免疫抑制患儿（特别是急性淋巴细胞白血病患儿）有可能因这种螨而诱发发疹[18-19]。目前尚需进一步研究蠕形螨对儿童玫瑰痤疮的潜在影响，及其对免疫抑制和免疫缺陷患者皮肤的影响。

参考文献3.4

见章末二维码

总结

皮肤微生物组由多种细菌、真菌、病毒和寄生虫组成。这些微小的生物在皮肤上的定植或感染取决于自然毒力，宿主成熟或环境压力。虽然在皮肤病学中，微生物对健康和有缺陷的皮肤屏障的普遍作用是很受重视的，但具体的宿主-微生物和微生物-微生物的相互作用在很大程度上仍是未知的。对"正常"微生物群及其失调如何导致皮肤病的研究正在开创新的研究方向，这无疑将改变我们治疗皮肤病的方式，并有望在未来预防皮肤病。

（邱磊 译，徐哲　梁源　徐子刚　马琳 校）

003章 参考文献

第4章　新生儿皮肤生理学

Peter H. Hoeger

摘要

虽然新生儿的皮肤在解剖学上看起来是"成熟的",但皮肤的许多生理功能需要在出生后才能发育完善。表皮与真皮之间的连接不足导致对剪切力的敏感性增加。早产儿表皮脂质屏障的不成熟可能导致危及生命的水分丢失,并增加感染的风险。表皮内天然保湿因子(natural moisturizing factor,NMF)的浓度需要12个月以上的时间才能恢复正常,因此经皮水分丢失(transepidermal water loss,TEWL)也需要超过12个月的时间才能恢复正常。新生儿期开始小汗腺分泌汗液的阈值会持续升高几个月。相反,由于来自母体的雄激素的刺激,新生儿皮脂的分泌增加。

要点

- 胎脂是一种由水、蛋白质和脂质组成的混合物,其构成反映了表皮屏障的成熟。它能保护表皮免受水(羊水)的侵害,并具有抗菌和保湿的特性。
- 足月新生儿的表皮、真皮及其附属器(汗腺、皮脂腺、毛囊)发育完全。在出生后第一年,皮肤的功能逐渐成熟,表现在增加表皮水合作用和水结合天然保湿因子浓度方面。
- 在早产儿中,经皮水分丢失与胎龄成反比。在极低出生体重儿(very low birthweight infant,VLBW)中 TEWL 最高可达 $100g/(m^2 \cdot h)$,如不立即纠正(通过加湿保温箱、保鲜膜、外用润肤剂),早产儿的生命将很难维持。角质层完整性差会使早产儿面临机械创伤和经皮感染的风险。

引言

从含水但无菌的环境到充满病原体的干燥环境,对新生儿的皮肤是一个巨大的挑战。表皮屏障的完整性对于防止水分流失和抵御从出生时就开始定植在新生儿皮肤上的微生物至关重要。这种屏障的功效与其厚度和脂质组成成正比。妊娠晚期,随着胎龄的增加,表皮层数增加,角质层厚度增加。因此,早产儿经皮水分丢失的程度和皮肤定植微生物感染的风险与婴儿的早产程度成正比。虽然新生儿皮肤的表皮和真皮大体解剖结构与较大年龄儿童皮肤相似(表 4.1),但其出生后的成熟和适应过程几乎影响皮肤的所有区域和结构。

表 4.1　早产儿、足月新生儿与较大年龄儿童皮肤解剖学比较

	早产儿	足月新生儿	婴儿/儿童
皮肤厚度/mm	0.9	1.2	2.1
表皮的直径/μm	20~25	40~50	>50
角质层直径/μm(层数)	4~5(5 或 6)	9~10(≥10~15)	10~15(≥10~15)
真皮-表皮交界处	平坦,无网嵴	网嵴开始形成	深网嵴
外泌汗腺	真皮上层,无分泌	真皮上层,几乎不分泌	真皮深层,充分分泌
弹性纤维	微原纤维,没有弹性蛋白	不成熟的弹性纤维网	成熟的弹性纤维网

胎脂

在妊娠的最后 3 个月,胎儿被一种叫作胎脂的保护性生物膜覆盖。它形成一个机械性"盾牌",防止羊水浸泡和细菌感染。胎脂主要由水(80.5%)、蛋白质和脂质(8%~10%)组成(图 4.1)[1-2]。这些脂质有两种来源:皮脂腺分泌的蜡酯[3]和角质形成细胞来源的表皮屏障脂质[2]。胎脂包含所有主要的角质层脂质,包括神经酰胺[4],后者不由皮脂腺合成。与出生后的皮肤相似,皮脂和表皮脂质混合在胎脂中,在胎儿的皮肤表面形成脂质膜[5]。有趣的是,胎脂的脂质组成与胎儿皮肤中的成分相似。胎脂的脂质组成反映了表皮

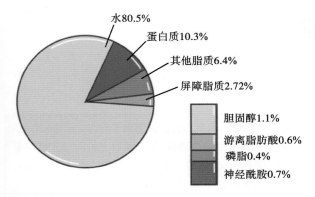

水80.5%

蛋白质10.3%

其他脂质6.4%

屏障脂质2.72%

胆固醇1.1%

游离脂肪酸0.6%

磷脂0.4%

神经酰胺0.7%

图4.1 人的胎脂组成。资料来源：Adapted from Pickens et al. 2000[1] and Hoeger et al. 2002[2].

屏障的成熟，并与孕龄、性别和母体饮食[6]相关。

与出生后的皮肤不同，皮脂和角质形成细胞在胎儿时期不会脱落，而是附着在皮肤上。因此，胎脂的堆积可能弥补了胎儿皮肤中相对缺乏的屏障脂质。目前已证明，在正常成人皮肤上使用胎脂，可增加皮肤表面的水合作用[7]。胎脂含有抗微生物肽，如抗菌肽、溶菌酶和乳铁蛋白，这些抗菌肽与游离脂肪酸一起发挥对真菌、细菌和寄生虫的抗菌保护作用[8-9]。

参考文献 4.1

见章末二维码

表皮

表皮可保护皮肤免受蒸发、有毒物质的经皮吸收、物理损伤和微生物感染。这些特性在很大程度上依赖于表皮的厚度和屏障脂质含量，两者都与孕龄直接相关[1-2]。如图 4.2 所示，从妊娠晚期开始，表皮细胞层数和角质层厚度都随年龄的增加而逐渐增加。电镜扫描显示，低龄儿皮肤表面各向异性高，角质细胞团不规则，说明角质细胞脱落过程控制较差，而较大年龄儿童表面角质层细胞分布较规律[3]。

屏障功能所需的最重要的脂质（如神经酰胺、胆固醇和游离脂肪酸）是在颗粒层内的板层小体中合成的。在形成有效的表皮屏障之前，表皮内按模式序列表达参与脂质合成的 mRNA 和酶[4-5]。调节表皮分化和角质层形成序列的最重要因素是过氧化物酶体增殖物激活受体 α（peroxisome proliferator-activated receptor-α，

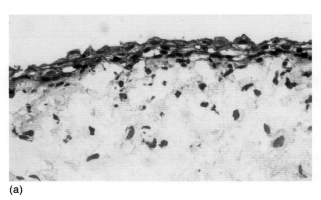

(a)

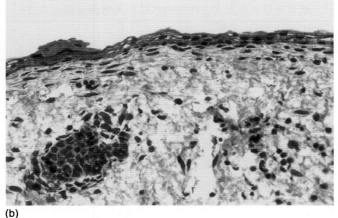

(b)

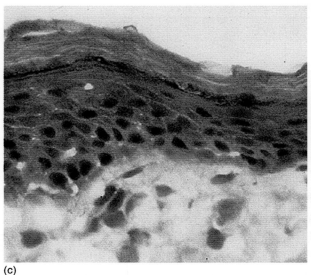

(c)

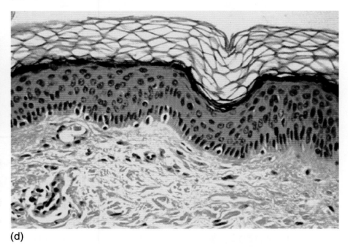

(d)

图4.2 胚胎、胎儿、新生儿皮肤。（a）妊娠 13 周。（b）妊娠 18 周。（c）妊娠 25 周。（d）一个成熟的新生儿

PPAR-α)。PPARs 在早期胎儿表皮中表达丰富,它们调节屏障形成所需的关键酶的活性(如 β-葡糖脑苷脂酶和类固醇硫酸酯酶)[5-6]。与肺成熟的过程相似,糖皮质激素、甲状腺激素和雌激素加速屏障的形成,而雄激素则延缓屏障的形成[5]。人体胎儿皮肤屏障的形成始于妊娠 20~24 周[7]。角化的过程揭示了一种有趣的时间空间模式,从不同的表皮起始部位如前额、手掌和足掌开始,并扩散[7-8]。丝聚蛋白(由透明角质颗粒中的丝聚合蛋白原衍生而来)聚集角质层中的角蛋白丝。这种称丝聚蛋白水解形成小分子的天然保湿因子。它们负责皮肤表面的水化和可塑性(柔韧性),并有助于防止 TEWL[9]。40% NMF 是由吸湿性游离氨基酸如尿刊酸构成的,其在出生时的浓度极低,在出生后的前几个月缓慢增加,与角质层水合作用加强同步[10-11]。

婴儿表皮内炎性细胞因子白细胞介素-1α(IL-1α)浓度高于成人,早产儿高于足月儿。它的释放受到出生时从高湿度到低湿度的快速转变的刺激,是对表皮损伤的反应,以诱导恢复过程[12-13]。这同样适用于抗微生物肽,虽然新生儿体内抗菌肽[人 β-防御素(HBD)和速激肽]减少[14],但新生儿表皮中抗菌蛋白溶菌酶和乳铁蛋白的含量是成人的 5 倍[15]。

经皮水分丢失

表皮屏障的完整性可以通过 TEWL 来评估。TEWL 与用蒸发计测量的蒸汽压梯度成正比[16-17]。它受胎龄、部位和环境湿度的影响[16-18]。足月儿的 TEWL 范围为 4~8g/(m² · h),比成人略低[19],这是因为新生儿的汗腺分泌量较少或不分泌。在早产儿中,TEWL 与胎龄成反比(图 4.3)。在极早期早产儿(妊娠 24~26

周)中,它可以达到 100g/(m² · h),这意味着如果将这些婴儿持续放在干燥的环境中,24h 内可减掉 20%~50% 的体重。这种程度的 TEWL 会迅速导致高钠血症、红细胞增多症和低体温症,最终导致脑室周围出血和死亡。由于 TEWL 代表水沿水汽梯度的被动扩散,因此可以通过提高环境湿度来预防。现在普遍的做法是给早产儿的保温箱增加湿度,特别是小于 32 周龄的婴儿[20]。在最初几天,湿度需要达到 80%~90%,以防止热量和水分的流失。也可以通过在分娩后立即使用聚乙烯帽或包膜包裹皮肤来预防低温和减少 TEWL[21]。巴基斯坦和印度的随机对照试验表明,在没有婴儿保温箱情况下,产后外用局部润肤剂[葵花籽油、椰子油或矿物油(凡士林)]:①可以降低极低出生体重早产儿的 TEWL[22];②如果在出生后立即开始使用[24],可改善早产儿皮肤完整性并降低血液感染的风险[23]。这种方法在初级保健机构中的有效性需要进一步探讨,因为以往的荟萃分析无法证明外用局部润肤剂具有降低感染率和死亡率的益处[25]。

关于 TEWL,皮肤表面有显著的区域差异;通常腹部皮肤经皮水分丢失最高,因为腹部表皮屏障的成熟发生最晚[7-8]。因为周围环境的湿度较低,在辐射加热器下喂养的早产儿表现出较高的蒸发率[26]。即使严格控制相对湿度和温度,在光疗过程中也会增加 TEWL(约 20%),这可能是由于光疗过程中皮肤血流增加引起的[27-28]。因此,在光疗期间应适当增加早产儿的维持液体摄入量。新生儿的表皮很容易受损(如去除塑料黏合剂),导致皮肤屏障功能的明显损伤[29]。

有趣的是,空气暴露会加速出生后屏障的成熟。见图 4.3,大多数早产儿的 TEWL 在 10~15 天内接近足月儿。对啮齿动物的研究表明,这种功能成熟与角质层厚度、颗粒层细胞中板层小体的数量和角质层的屏障脂质含量的增加是平行的[30-31]。然而,对于超低出生体重儿(孕 23~25 周),这一过程可能需要更长的时间[32]。近来研究表明,即使是成熟的婴儿,TEWL 也需要 12 个月的时间才能恢复到的较大年龄儿童和成人的水平,与这一过程平行的是表皮内 NMF 水平的不断增加[33]。

皮肤表面 pH 值

皮肤表面的酸化受到汗液、皮脂和角质层中酸性成分的影响(图 4.4a)[34]。有三类分子被认为是表皮中质子最有可能的来源[35]:一些氨基酸和丝聚蛋白衍生的分解产物如尿刊酸和吡咯烷酮羧酸、α-羟基酸如乳酸以及酸性脂质如胆固醇硫酸和游离脂肪酸。新生儿出生时,皮肤表面 pH 值为 6.2~7.5,呈典型的中性或碱性[27-28]。无论是足月儿[36]还是早产儿[37],pH 值

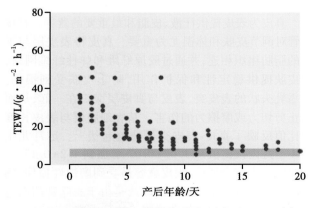

图 4.3　胎龄对 TEWL 的影响。对 17 名孕 25~29 周的婴儿腹部皮肤进行了一系列测量。阴影条表示足月婴儿的 TEWL。资料来源:Cartlidge and Rutter 1998[18]. Reproduced with permission of Elsevier.

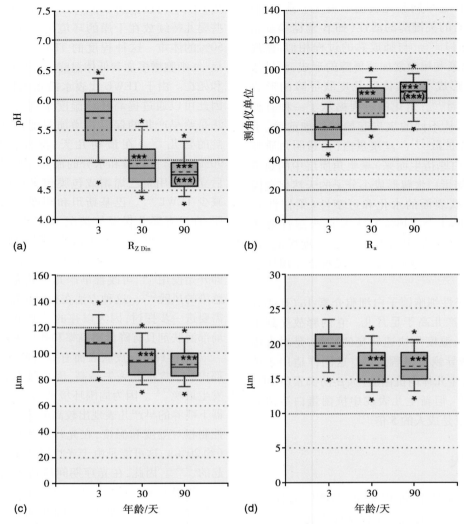

图 4.4 新生儿及婴幼儿皮肤表面参数的变化(180 例健康新生儿)。(a)皮肤表面 pH。(b)角质层水合作用(均在额部测量)。(c,d)微观形貌(皮肤粗糙度参数),$R_{Z Din}$,粗糙度的平均深度;R_a,算术平均表面粗糙度

在出生第一周均迅速下降,之后缓慢下降直至第 4 周,达到 5.0 ~ 5.5 的范围,与较大年龄儿童和成人相似[34-39]。角质层的酸性环境有利于促进共生菌定植的内稳态,抑制病原菌和真菌的复制。

角质层水化与皮肤粗糙

与年龄较大的婴儿相比,新生儿皮肤相对干燥粗糙(图 4.4b ~ d)[38-40]。角质层水化与皮肤粗糙度相关[34,38]。在健康足月儿中,角质层水化作用增加,皮肤粗糙度随年龄增加成比例降低。新生儿的皮肤表面有一定疏水性,这限制了表皮对水的吸附[41]。因此,由新生儿皮肤中羊水蒸发所引起的热量损失被最小化。

参考文献 4.2

见章末二维码

真皮和皮肤附属器

真皮为表皮提供汗液、皮脂和最重要的营养。真皮血管对调节皮肤和体温尤为重要。真皮将表皮层与下面的脂肪组织相连,并通过胶原纤维和弹性纤维网络,为皮肤提供稳定性和保护作用,防止皮肤受到损伤。依靠乳头状的表皮突,表皮与真皮层交织在一起,从而防止剪切力或摩擦力的伤害。基底细胞层与表皮长度的比值反映了真皮-表皮交界处的起伏[1]。足月儿生后 4 个月内该比值从 1.07±0.07 增加到 1.2±0.13[1]。只要网嵴未完全形成,表皮就容易受到磨蚀性损伤,例如由于患者自己手的剪切运动或是由于去除膏药而造成的损伤。表皮相对较薄增强了这种效应。

皮脂腺活性

皮脂由角鲨烯和蜡酯组成[2]。第一个月的皮脂水

平往往与成年人一样高[3-4]，但在 3 个月末，皮脂水平显著下降，直到青春期开始前都保持在较低水平。母体雄激素对皮脂腺的刺激始于出生前[3]。因此，短暂性皮脂腺肥大是足月儿的常见表现。母亲和新生儿的皮脂分泌率相关[4]。

体温调节

新生儿，尤其是早产儿，有更高的热量损失风险。在生命的第一周，热损失主要是由热量蒸发引起的，而非辐射引起的[5]。足月儿的产热主要由棕色脂肪组织驱动，后者位于肾脏周围和肩胛间区域，约占足月儿体重的 1%[6]。区域热损失与外部温度密切相关。激光多普勒血流测定法可以评估对温度降低的血管收缩反应，发现在新生儿中反应较弱[7]。对 VLBW 患儿进行皮肤封包可以有效地防止出生后发生蒸发热损失的风险[8]。

足月儿热出汗比成人少（即出汗的诱导阈值高于成人），尽管其汗腺密度高于成人[9-10]。出汗首先发生在前额，然后发生在躯干和四肢。在热刺激下出汗的强度取决于胎龄[10]。与足月儿不同的是，早产儿在生后最初几天内，通常不会因热而出汗。另一方面，早在妊娠 32 周时，就可以通过化学方法诱发出汗，提示少汗是由于神经调节不成熟所致，而非解剖学上的不成熟[11]。然而，与早产儿对 TEWL 的适应能力相似，出汗的功能在产后加快，几乎所有早产儿在 13 天时都能出汗，尽管所需的热刺激比足月儿高，且出汗量较足月儿低[10]。情绪性出汗在掌跖区域尤为明显，它代表着对饥饿或疼痛的反应，与环境温度无关。在妊娠 36~37 周前无此现象[12]。在新生儿期，汗腺功能不成熟似乎没有临床意义。即使是完全不能出汗的无汗性外胚层发育不良的儿童，也要到婴儿后期/儿童早期才会出现体温过高的情况。

经皮呼吸

通过皮肤吸收氧气和排出二氧化碳是一个通常会被人们高估的现象。在成人和足月儿中，经皮呼吸占呼吸总量的 2% 以下。然而，在 <30 周的早产儿中，经皮气体交换是足月儿的 6~11 倍。与表皮脂质屏障的产后成熟相平行，它往往在出生后 2~3 周内恢复正常[13]。有趣的是，现已证明，早产儿（妊娠 30 周）与其母亲之间的长时间皮肤-皮肤接触（"袋鼠式接触"）可以改善与产后年龄无关的气体交换[14]。

伤口愈合

瘢痕是由累及基底层和真皮的皮肤损伤引起的。伤口愈合而不留瘢痕是胎儿皮肤领域的一个备受争议的话题。在妊娠的早期和中期，胎儿皮肤损伤和骨折以再生方式愈合[15]。胎儿皮肤创伤的愈合在许多方面与儿童或成人不同。最显著的区别是对创伤没有急性炎症反应。胎儿血小板的脱颗粒、聚集和纤维性血小板源性生长因子（platelet-derived growth factor，PDGF）、转化生长因子（transforming growth factor，TGF）TGF-β1 和 TGF-β 的产生减少。由于很少有中性粒细胞被吸引到伤口部位，失活的组织主要被巨噬细胞和成纤维细胞清除从而代替了中性粒细胞[16]。产后伤口的愈合涉及趋化因子、细胞因子、生长因子和其他可溶性介质的协同作用[17]，促炎性趋化因子，如白细胞介素 IL-6 和 IL-8 会减少，而 IL-10 会增加[18]。

干细胞的数量在受伤的胎儿皮肤和未受伤的胎儿皮肤中都增加[19]。他们可能正在"教育"基质细胞[15]走向再生，而不是形成瘢痕。与成人相比，胎儿成纤维细胞的增殖、迁移和胶原合成的速度确实提高了。合成的胶原类型也有差异（胶原Ⅲ型 > Ⅰ型 = 3∶1，而不是 1∶3）[20]。

（吴琼 译，向欣　徐哲　梁源　徐子刚 校）

参考文献 4.3

见章末二维码

第二篇　新生儿和婴幼儿皮肤病

第5章　新生儿皮肤护理

Peter H. Hoeger

摘要

由于新生儿皮肤结构和功能不成熟,其皮肤更容易受到机械损伤和化学刺激。新生儿皮肤护理的目的是预防物理损伤、尽量减少皮肤水分流失和避免感染。皮肤护理的最佳润肤剂至今仍未确定。需要权衡润肤护理的益处和潜在的副作用。阴离子洗涤剂如十二烷基硫酸钠和含有乳化剂的润肤剂可以乳化角质层脂质,增加渗透性从而使皮肤干燥。羊毛脂等常见成分会引起接触性过敏,对羟基苯甲酸或三氯生等其他成分则可以干扰内分泌。

要点

- 由于新生儿皮肤表皮屏障不成熟,其对物理和化学损伤高度敏感。
- 婴儿在很小的时候就接触到许多护肤品成分。
- 许多应用于婴儿皮肤的表面制剂,可在不经意间经皮吸收增加,但大部分化妆品原料未经研究。
- 常用成分会导致接触致敏。
- 新生儿和婴幼儿需要考虑皮肤护理的各个方面。

引言

由于足月儿和早产儿及婴幼儿的皮肤结构和功能不成熟,与较大年龄儿童不同:表皮屏障和体温调节机制不成熟;皮肤更薄,更容易受到机械损伤和化学刺激;新生儿的体表面积比成年人大(与他们的体重相比)。如第4章所述,这些结构和发育上的差异与表皮天然保湿因子(natural moisturizing factor, NMF)浓度降低和皮肤经皮水分丢失(transepidermal water loss, TEWL)增加有关[1-2]。可导致皮肤表面的 pH 值升高,表皮蛋白酶被激活[2-3];这两种因素加上表皮抗菌脂类[4]浓度降低,都会促进细菌定植和经皮感染,尤其是早产儿。此外,不成熟的表皮屏障使过敏原和化学物质更容易通过皮肤渗透。再加上新生儿较大的体表面积,这就增加了局部用药引起全身毒性的风险。皮肤屏障的成熟至少需要12个月的时间[1]。因此,新生儿和婴幼儿的皮肤显然需要特殊护理,以避免损伤,理想情况下,甚至可以弥补表皮屏障的不成熟。然而,新生儿是否需要、何时需要、如何接受皮肤护理,这些问题并不容易回答,因为很少有随机对照试验(randomized controlled trial, RCT)解答这类问题。

参考文献5.1

见章末二维码

新生儿皮肤护理

新生儿皮肤护理的目的

新生儿皮肤护理的目的为:
- 最大限度地减少经皮水分丢失
- 预防物理损害
- 避免感染

影响表皮完整性的环境因素

从羊水中100%的湿度突然转换到相对干燥的空气中,对新生儿皮肤的适应性提出了很大的挑战。各种环境因素会对表皮完整性产生不利影响,应尽量避免(表5.1)。

表5.1　环境因素对表皮屏障的负面影响

因素	对表皮屏障的影响
硬水	角质层水化作用↓,皮肤屏障修复↓
洗涤剂	皮肤表面的 pH 值↑,蛋白酶激活
过度频繁的清洗	角质层水化作用↓,皮肤干燥↑
橡皮膏	破坏角质层
化纤类服装	皮肤刺激
皮肤菌群改变	氨的形成,皮肤表面 pH 值↑

注:↑,增加;↓,减少。

肥皂和阴离子洗涤剂,如十二烷基硫酸钠(sodium lauryl sulfate,SLS)可导致皮肤表面的 pH 值立即升高,从而激活蛋白酶,破坏表皮屏障。含有高游离钙的"硬水"在许多地区普遍存在。在这些地区,特应性皮炎(atopic dermatitis,AD)的发病率也会增加[1]。硬水会引起皮肤刺激[2],特别是因为它需要更多地使用肥皂。现已证明,高水平的游离钙可抑制体外皮肤屏障的修复[3]。

同样,过于频繁的清洗、穿戴合成化纤材料或质硬无弹性的衣物,或者去除黏合剂的过程都会导致皮肤磨损,从而可能引发皮肤过敏[4]。

众所周知,在出生后的最初几周内,抗生素治疗会破坏正常皮肤微生物组,从而增加患 AD 的风险[5]。最近使用宏基因组测序的证据表明[6],皮肤表面的细菌可以影响皮肤表面微环境,例如通过产生过量的氨,会增加 AD 患儿皮肤表面 pH 值。

在出生后即刻和最初 2~3 天内立即进行皮肤护理

分娩后,应立即用毛巾将婴儿包裹并轻轻擦干婴儿皮肤。应将婴儿放置在环境温度不低于 25~28℃,且不通风的房间里。应该保留全部剩余的胎脂,让它自然干燥和脱落[7-9]。由于胎脂的抗菌性和降低 TEWL 的能力,认为它是新生儿理想的润肤剂[10],有证据表明,与出生后立即去除胎脂的新生儿相比,保留胎脂可使皮肤更好地水化,皮肤表面 pH 值更低[10]。但如果孕妇感染了人类免疫缺陷病毒(human immunodeficiency virus,HIV)或乙型肝炎病毒,由于病毒可通过母体血液传播给胎儿[7],应尽早将胎脂清除。

由于洗澡会导致新生儿体温过低(<36.5℃),而这本身就有脑室出血的风险,因此应该推迟第一次洗澡,直至新生儿的生命体征和体温保持稳定至少 4~6h[7,11-12]。对于第一次沐浴后的保暖措施,大多数母亲首选的方法是皮肤与皮肤紧密接触(在保护性覆盖物下),并且已经证明此方法是安全有效的[13]。在资源贫乏的国家,产后第一次洗澡推迟 72h 可显著降低新生儿死亡率[14]。不过,在出生后应轻柔去除体表的血液和胎粪。

清洁和沐浴

浸浴(浴盆盆浴)不仅是一种清洁的方式,也是婴儿和父母之间的亲密触觉互动时刻。在一项随机对照试验中,对早产儿进行海绵擦浴和浴盆浸浴比较,结果显示盆浴能显著改善早产儿体温调节[15]。水应覆盖婴儿全身,以减少蒸发的热量损失散热。最佳水温为 37~38℃。在浸泡之前,应该准确测量水温以避免烫伤,因为仅仅通过触摸感知水温是不准确的,这样可避

免烫伤婴儿。由于表皮的过度水合会使皮肤更加脆弱,所以洗澡的时间应该控制在每次 5~10min,隔日一次[9,16]。沐浴后立即用毛巾轻轻擦干婴儿皮肤,并戴上帽子。尚无证据支持第一次沐浴推迟到脐带脱落后可以预防脐带感染的观点[8-9,17]。

皮肤清洁剂中的表面活性剂是一种张力活性剂,它能将皮肤表面的脂肪物质乳化成细小的液滴,然后用清水冲洗掉。阴离子洗涤剂含有带负电荷的亲水端分子(如 SLS)。它们产生泡沫效果,与角质层的清洁作用有关。阳离子洗涤剂,如季铵盐,含有带正电荷的分子。用肥皂清洁皮肤会导致皮肤表面碱化,并可能引起刺激[17-18]。

表面活性剂能乳化角质层脂质,增加皮肤表面的通透性和干燥度[19]。因此,在新生儿中应谨慎使用清洁剂,使用后应用水冲洗皮肤。尽管各种赞助商经常推荐使用液体清洁剂(或凝胶),但支持使用含或不含润肤剂的液体清洁剂(或凝胶)的证据尚未确定。一项针对新生儿的对照研究表明,与单纯用水冲洗相比,使用液体清洁剂及润肤剂可能会导致 TEWL 增加[20];而在另一项研究中发现了相反的结果[21]。强烈建议只使用温和、无刺激性的液体清洁剂,以保持皮肤表面正常的 pH 值[17]。为了最大限度地减少对皮肤的刺激,清洁产品应该是不含香料和色素的,并且含有尽可能少的防腐剂[8]。同样的清洁剂也可以用在头皮和头发上。或者,使用专为婴儿护理而设计的洗发香波,它含有非常温和的表面活性剂复合物和缓冲液,可达到类似于眼泪的 pH 值和含盐度[16,22]。

脐带护理

脐带残端在出生后 5~10 天内会变干并脱落。在卫生条件较差的国家,脐带残端是极易造成新生儿感染和死亡的一个要点。脐带护理在世界各地差异很大[23-27]。世界卫生组织在 2004 年发布的一般性建议如下[23]:①正确的手部卫生;②用无菌器械切断脐带;③用清洁水或肥皂清洗脐带残端。

既往曾推荐用于脐带护理的几种药物(异丙醇、六氯酚、新霉素)可能有严重的不良反应,应避免使用[9]。酒精或外用抗菌剂可使脐带延迟脱落 2 天[23-24]。对照研究的荟萃分析表明,在脐带残端应用 4% 氯己定溶液是无害的,并可将脐炎的风险降低 50%,新生儿死亡率降低 12%[25-27]。然而,在 2017 年发表的一项大型随机研究,由法国 8 698 名参与者组成,证明脐带的干燥护理不亚于使用抗杀菌剂[28]。这两种方法都有其合理性,然而,对于医院外分娩和资源有限的人群,分娩时最好使用抗菌剂预防[29]。

目前尚无证据支持全身使用氯己定进行新生儿预防性皮肤消毒这一做法[26]。这同样适用于产妇阴道使

用氯己定清洗还是常规护理[26]。然而，卫生条件差的不发达国家可能会受益于这些降低新生儿死亡率的方法[9]。无菌操作所需的所有消毒剂应仅直接用于皮肤区域，且用量应尽可能少。消毒操作后应使用浸水纱布擦拭干净，以防止因长时间暴露于消毒剂而导致不必要的吸收，从而避免严重并发症[30]。作为局部杀菌剂的酒精，可几乎完全被新生儿皮肤吸收，具有潜在的全身毒性。它也会使擦伤的皮肤干燥、疼痛，并可能导致皮肤坏死[31]。在新生儿中应禁止使用。

尿布区护理

由于皮肤长期处于湿润环境会导致浸渍，而浸渍后的皮肤更容易受到刺激和损伤，所以应该频繁更换尿布，即每 3~4h 更换一次，至少在每次喂食后更换一次。在保持表面干燥和预防尿布皮炎方面，高吸水性尿布明显优于普通尿布[32-33]（第 20 章）。尽管水和毛巾是清洗尿布区域的传统护理方法[8-9]，但一次性婴儿湿巾已成为一种流行的替代品。对比研究表明，它们可能同样或有更好的耐受性，特别是那些能够保持皮肤表面酸性 pH 值的湿巾[34]。这与一项前瞻性研究的结果一致，该研究表明新生儿较高的皮肤 pH 值是导致尿布皮炎的一个诱发因素[35]。然而，婴儿湿巾中的防腐剂和香料会导致接触性过敏，这是会阴皮炎的一个未被重视的原因[36-37]（框图 5.1）。

框图 5.1　婴儿湿巾中引起接触性皮炎的常见潜在过敏原列表[36-37]

- 植物提取物，包括菊科植物
- α-生育酚
- 芳香剂
- 丙二醇
- 对羟基苯甲酸酯类
- 碘代丙炔基丁基氨基甲酸酯
- 羊毛脂
- 甲基氯异噻唑啉酮/甲基异噻唑啉酮
- 甲醛释放剂

参考文献 5.2

见章末二维码

早产儿皮肤护理

如第 4 章所述，表皮的厚度与胎龄成正比。在 25 周大的早产儿中表皮厚度仅有 $25\mu m$，而足月儿时为 $50\mu m$。因此，早产儿的皮肤比足月儿更容易受到创伤、TEWL 和经皮中毒的影响。

控制经皮水分丢失

在妊娠 30 周以下的早产儿中，经皮水分丢失和蒸发性水分丢失过多，可危及生命。婴儿出生后应立即用聚氨酯薄膜[1]包裹，然后放在初始环境湿度 ≥80% 的加湿保温箱中。由于担心感染风险增加，环境湿度通常要在一周后逐步降低[2]。传统的光疗可以增加 TEWL，而现代的 LED 光疗设备则不会[3]。

现已证明各种润肤剂可以改善早产儿未成熟的表皮屏障功能。对 60 名早产儿（胎龄<33 周）进行的一项早期随机对照研究表明，与未经治疗的对照组相比，使用无防腐剂凡士林软膏治疗的早产儿 TEWL 降低，皮肤评分改善，定植率和感染率均降低[4]。大约有 20 项类似这样的研究，这些研究使用了各种润肤剂（如矿物油、羊毛脂霜、葵花籽油、橄榄油、杏仁油、蔬菜油或椰子油），涉及的婴儿总数超过 3 000 人[5-9]。然而，使用局部润肤剂治疗的早产儿可能存在凝血酶阴性葡萄球菌感染、院内感染和全身性念珠菌感染风险增加的问题[10-11]。对 1993—2015 年间发表的 18 项研究进行的荟萃分析显示，使用润肤剂并不能显著降低早产儿组的死亡率[12]。这可能是由于许多研究方法存在缺陷，特别是在许多研究中关于正确隐蔽分组方法的不确定性，以及所有试验均缺乏盲法[12]。

因此，目前尚不能推荐应用预防性软膏来改善未成熟的表皮屏障。然而，这种简单、低成本的方法，在降低早产儿感染并发症和死亡率方面还是很有潜力的，特别是对于低收入国家，值得进一步设计完善的随机对照试验进行验证。

避免机械损伤

新生儿重症监护室（neonatal intensive care unit, NICU）的患儿要接受许多诊断和治疗程序。新生儿特别容易受到医源性损伤，在一项前瞻性研究中，医源性损伤的发生率为 25.6/1 000 患者住院日（patient days）[13]。在观察到的 267 个医源性事件中，皮肤损伤是最常见的（35.2%），但 95% 的皮肤损伤轻微[13]。在 113 名胎龄<33 周的早产儿中，16.8% 的婴儿会受到医源性皮肤损伤的影响[14]。主要由通风设备、静脉导管、电极、敷料、消毒剂和压疮引起。主要危险因素是低出生体重和通气时间[14]。

实施系统性质量改进方法可显著减少 NICU 中器械相关性压疮[15]。这种方法包括预防性皮肤护理，通过系统评估尽早发现即将发生的皮肤损伤，并确定可以减轻设备相关性损伤的策略，进一步降低溃疡的发生率[15]。鼻腔持续气道正压通气通常（20%~60%）易导致鼻腔损伤和继发于密封性鼻接口处的皮肤创伤[16]。

使用旋转式面罩/尖头鼻接口可减少鼻部损伤[17]。

应尽量少用胶带。需要一种特殊的手法去除胶带，一只手按住底层皮肤，另一只手轻轻剥下胶带。在温度探头的黏合表面和新生儿皮肤之间或胶带下应用亲水胶体(果胶)屏障，可最大限度地减少移除探头时的剥离创伤[18-19]。胶带下的果胶屏障能够安全地固定探针和器具平均5～6天，移除胶带后97%的皮肤可保持正常[18]。

在换药过程中，使用软性硅胶黏合剂可以减少疼痛严重程度评分，且防损伤率>99%[20]。对于全层皮肤缺损和渗出性伤口，聚氨酯泡沫作为非创伤性伤口敷料同样适用。然而，海藻酸银不建议用于早产儿，因为它会导致银的全身吸收[21]。

脉搏血氧仪已经很大程度上取代了经皮氧监测法。如果仍然需要经皮氧监测仪，则应将电极调整到最低有效温度，以防止皮肤烧伤，且应每4h更换一次电极位置。在不久的将来，一个理想的目标是通过非接触方法(如数码摄像机)对早产儿的生命体征(心率、呼吸频率、血氧饱和度)进行持续监测[22]。

表5.2总结了早产儿皮肤护理的基本建议。

表5.2　早产儿皮肤护理建议

问题	建议
洗澡	● 在胎龄≥32周且体温稳定后，才可进行全身浸浴 ● 前两周不要使用清洁剂 ● 每周两次用棉布清洁表面
黏合剂	● 尽可能避免使用黏合剂 ● 在皮肤和经常贴敷部位(如鼻胃管、持续气道正压通气管)之间放置保护屏障(果胶亲水胶体) ● 尽可能使用硅胶黏合剂 ● 使用无黏性的探针
局部用药	● 注意经皮吸收 ● 切勿使用酒精或含酒精的溶液 ● 切勿使用三氯生、六氯酚及其他有潜在毒性的药剂(见表5.4)
润肤剂	● 当早产儿没有加湿保温箱时，考虑使用润肤剂进行预防性/保护性的皮肤护理
光疗法	● 只使用LED光疗

参考文献5.3

见章末二维码

足月新生儿和婴儿的皮肤护理

婴幼儿已成为化妆品行业的主要消费目标。在过去的几年里，这个年龄段的化妆品使用数量有了显著的增长[1-3]。在0~4岁的儿童中，经常使用"保湿型免洗"产品，如面霜和身体润肤露，是非常常见的[1,3]。新生儿平均接触(8±3)种不同的护肤品，其中含有(48±18)种不同的环境化学物质。婴儿平均每周沐浴4次，洗头3次[4]。许多护肤品都有经皮吸收、刺激或致敏的风险，仅仅针对儿童做的护肤广告也并不一定意味着它们没有这些风险[1-4]。含滑石粉或玉米淀粉的婴儿爽身粉是传统的婴儿护理配方。但它既不具有保湿性，也不适合治疗渗出性脐带残端感染。由于有意外误吸导致危及生命的呼吸系统疾病的可能，因此婴儿护理中应完全禁用爽身粉[5-6]。

润肤剂

皮肤干燥是足月和产后过期新生儿的常见现象。从宫内100%的湿度到相对干燥的空气环境的瞬间转变，往往伴随着一段短暂的产后脱屑期(图5.1)，这种表现非常明显，有时被误认为是角化障碍。如前所述，表皮屏障的不成熟易导致TEWL增加，从而使皮肤变得干燥。表皮屏障的成熟贯穿于生命第一年，甚至需要更长时间[7]。不同新生儿间皮肤干燥的程度差别很大；如果是显著而持续的，它可能是显性遗传性丝聚蛋白缺乏的早期征象。

润肤剂是一种使皮肤更柔软的化妆品(拉丁语：mollis)，因为充足的水分对皮肤保持柔软和弹性至关重要。它们可通过封闭作用减少脱水，形成一层保护膜，从而减少不可察觉的水分流失。最具封闭作用的润肤剂是矿物油的衍生物(凡士林、液状石蜡)或含蜡(主要是蜂蜡)的润肤剂。更多的生理脂膜成分是羊毛脂、植物油(月见草、葵花籽、荷荷巴油、小麦胚芽、鳄梨等)和神经酰胺。由于脂肪醇、十六烷基醇或硬脂醇具有乳化能力，也被经常使用。除了脂质外，许多润肤剂还含有保湿剂(主要是甘油、尿素)。对比来说，含保湿剂的润肤剂对表皮屏障功能的改善更好、更持久[8]。然而，目前所有可用的润肤剂均只有短暂的效果，需要在一天内反复使用[8]。

润肤剂通常被认为是"惰性的"，潜在的副作用没有进行过预期或系统地评估。然而，一些报道强调了市面上的护肤品对表皮屏障的副作用[9-11]。因此，应铭记润肤剂的潜在危险(表5.3)，特别是对婴幼儿来说：

● 矿物油(矿脂、石蜡)　含有不同数量的矿物油饱和烃和矿物油芳香烃，其中一些在脂肪组织中大量累积，可导致肉芽肿形成[12-13]。矿物油碳氢化合物被认为是人体最大的污染物，每人约1g。污染途径包括吸入、食物摄入(如母乳[12]、被包装污染的婴儿食品[14])，以及皮肤对保湿霜或唇膏的吸收。

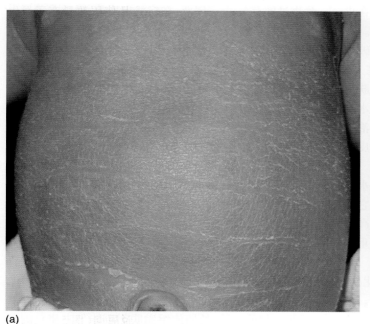

(a)

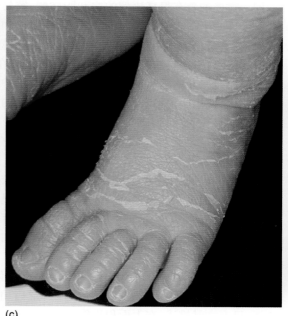

(c)

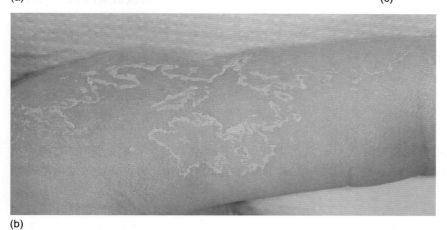

(b)

图 5.1 2~8 天的新生儿产后脱屑。(a)腹部。(b)上臂。(c)足

表 5.3 润肤剂的潜在刺激物或有害成分

成分	危害
清洁剂(如 SLS)	表皮屏障损伤,TEWL↑
乳化剂	内源性表皮脂质乳化,TEWL↑
羊毛脂	接触性过敏;低浓度有机磷农药污染
矿物油(凡士林油、石蜡)	脂肪组织中饱和矿物油和芳香烃的积累
橄榄油	表皮屏障损伤,TEWL↑
聚乙二醇(PEG)	烧伤患者的经皮吸收、血清渗透压↑、高"钙间隙"、临近肾衰竭
丙二醇	烧伤及中毒性表皮坏死松解症患者过量使用后,血清渗透压增高
尿素	2 岁以下儿童皮肤刺激("刺痛反应")

注:↑,增加;SLS,十二烷基硫酸钠;TEWL,经皮水分丢失。

- 羊毛脂 羊毛脂是许多"天然"护肤品的成分,也是最常见的接触性过敏原之一,患病率高达 3.8%[15]。尤其是 AD 患儿容易对一些护肤成分产生接触性过敏,最常见的是椰油酰胺丙基甜菜碱、羊毛脂、巯氢可的松和小白菊内酯[16]。由于羊毛脂是从羊毛中提取出来的,所以可使用高度敏感的方法检测到其中被污染的低浓度有机磷酸盐(如杀虫剂中的二嗪酮)[17-18]。
- 十二烷基硫酸钠(sodium lauryl sulfate,SLS) 众所周知,像 SLS 这样的清洁剂会对表皮屏障的完整性产生负面影响。一种广泛使用的润肤剂,含水乳膏 BP,被发现它可增加有 AD 倾向的志愿者的 TEWL;这归因于润肤剂中存在 1% 的 SLS[10]。
- 植物油 植物油具有"天然"的优点,通常用于婴儿皮肤护理。然而,由于饱和/不饱和脂肪酸的比例不同,植物油在皮肤表面的理化性质也有很大不

第 二 篇

同。橄榄油含有很高比例的饱和脂肪酸,容易在皮肤表面氧化,导致活性氧自由基的形成增加。因此,与葵花籽油相比,目前发现橄榄油更容易破坏表皮屏障,引起皮肤刺激、加重 AD[11]。然而,在 115 名健康足月儿的随机对照试验中,与不使用护肤油组相比,使用橄榄油和葵花籽油护肤的婴儿的水合作用明显改善,但脂质膜结构的改善不明显。治疗组与未治疗组新生儿的 TEWL、pH 值或红斑/皮肤评分无显著差异[19]。

- 乳化剂 乳化剂需要连接乳霜中的亲脂和亲水成分。它们通过角质层渗透到表皮深层,在那里它们可以与表皮脂质相互作用[20]。长期使用含有高浓度乳化剂的乳霜会导致过敏性皮炎,反而会加重皮肤干燥[20-21]。

- 聚乙二醇(polyethylene glycols,PEG) 具有乳化性、黏性和低毒性等特性,在化妆品领域广泛应用。然而,已有文献描述,在大面积烧伤患者中,用 PEG 为基质的烧伤膏局部治疗后,经皮吸收乙二醇,可导致血清渗透压增加和高"钙间隙",即血清钙增加,同时伴随着钙离子减少,可能是由于 PEG 的二羧酸代谢物与钙的结合[22]。3 名患者均死于急性肾衰竭。在 PEG 处理的兔子中也有类似的发现。建议谨慎使用含 PEG 的润肤剂,不仅针对烧伤患者,而且适用于有广泛皮肤屏障缺陷的儿童,如早产儿和大疱性表皮松解症患者。烧伤或中毒性表皮坏死松解症的患者局部过量使用 PEG 后,同样观察到高渗血症[23]。

- 尿素 含有尿素的润肤剂经常引起婴儿皮肤刺激,被称为"刺痛反应"。甘油(5%~20%)具有良好的耐受性,因此是 2 岁以下儿童的首选保湿霜。

很少有针对新生儿常规皮肤护理的随机对照试验[24],而且几乎所有试验都是由婴儿皮肤护理产品生产商赞助的。在一个小型的随机对照试验中,将 64 名新生儿分配到不同的皮肤护理模式下,并随访 2 个月,结果发现每周使用 2 次沐浴露洗澡,然后使用护肤霜的婴儿,其 TEWL 低于那些只用清水洗澡的婴儿。不出所料,使用乳霜与较高的角质层水化有关[25]。这些研究的意义受到纳入婴儿样本数量较少和随访期太短的限制。

润肤剂对特应性皮炎的一级预防

尽管 AD 很少在 3~4 个月前表现出来,但最近的证据表明,后来发展成 AD 的无症状新生儿在出生后 2 天和 2 个月时 TEWL 升高[26]。在丝聚蛋白缺乏的婴儿中,食物过敏原的早期经皮致敏是一种常见现象[27]。相应地,TEWL 的早期升高也与 2 岁时食物致敏作用/

食物过敏有关[28]。因此,在症状出现前,通过改善新生儿出生后既有的皮肤屏障缺陷,来预防 AD 和食物过敏是非常有意义的。日本[29]和英国[30]的两个随机对照试验,根据家族史推断高危 AD 新生儿,并进行预防性屏障疗法的有效性研究,分别对 118 和 108 名健康新生儿进行随机分组,实验组每日润肤护理,而对照组不进行润肤,为期 6 个月,两个研究分别在第 32 周和第 24 周记录 AD 的累积发病率。在日本的研究中[29],此累积发病率降低了 32%($P = 0.12$),而在英国的研究中[30],这一比例降低了 50%[OR = 0.50,CI(0.28,0.9),$P = 0.17$]。两项研究均表明预防性屏障疗法对食物致敏没有影响。

这些初步研究结果受到热烈的欢迎。然而,在向所有高风险新生儿推荐预防性屏障疗法之前,仍有许多问题需要回答:

- 润肤剂的类型 在上述研究中使用了不同的润肤剂。如前所述,长期使用润肤剂可能带来相关的潜在危害,许多无症状新生儿有不必要地暴露于可致敏、积聚或引起矛盾性皮肤干燥等制剂的风险,必须与其显著的长期受益进行权衡,这些益处仍有待证实。

- 风险组的定义 很明显,风险组的定义越具体,预防措施就越有效(和合理)。根据最近的研究[26,28],除了阳性家族史外,早期评估 TEWL 可能会显著提高预测能力,从而限制治疗所需的数量(需要接受预防性屏障治疗,以减少 AD 和食物过敏发生率的新生儿的数量)。

- 保护作用持续时间 目前尚不清楚预防性屏障治疗是否真的降低了 AD 的发病率,或只是将其发病推迟。

参考文献 5.4

见章末二维码

经皮吸收

婴儿表皮屏障不成熟不仅与 TEWL 增加及皮肤干燥有关,还会增加经皮吸收皮表面毒性物质的风险。皮肤通透性与胎龄成反比[1]。即使足月儿,经皮吸收也更容易实现,因为其体表面积与体重的比值较大,比年长儿童和成人高出 2~3 倍[2]。低分子量化学物质(<800Da)更容易渗透。外用杀菌剂(六氯酚、碘)和抗生素(尤其是耳毒性高的新霉素)、酒精敷料、水杨酸盐、尿素等都与经皮吸收引起的新生儿中毒有关,特别是在早产儿中[1]。由于封闭环境,在每平方厘米皮脂腺数量较多的区域(头部、尿布区域)和间擦部位经皮

吸收的可能性更高。亲脂剂能比亲水性化合物更好地穿透脂质双层。它们的封闭作用导致表皮水合作用增强,进而使细胞间隙增宽,从而促进吸收。不成熟的解毒代谢机制进一步加剧了中毒的风险。表5.4总结了常用外用药物的潜在危害。特别值得注意的是,三氯生、对羟基苯甲酸和几种化学紫外线防晒剂(UV)[3-6]

对内分泌的干扰作用,这些防晒剂在体外主要发挥雌激素样活性。早期(甚至产前)接触三氯生、对羟基苯甲酸酯、邻苯二甲酸酯和其他化合物可能导致性早熟[7]。除了避免强烈的紫外线照射和穿防晒衣外,婴幼儿使用的紫外线防护制剂最好是使用矿物制剂,如微分子(非纳米)二氧化钛和氧化锌。

表5.4　经皮吸收剂的潜在危害

化合物	功能	毒性
醇类	局部杀菌剂	脑、肝损伤,皮肤出血坏死
苯唑卡因	局部麻醉剂	高铁血红蛋白血症
卡泊三醇	局部维生素 D_3 衍生物	高钙血症
氯碘羟喹	局部杀菌剂	神经毒性(亚急性脊髓视神经神经病,SMON)
苯海拉明	局部止痒药	镇静,中枢抗胆碱能综合征
EMLA	局部麻醉混合物	高铁血红蛋白血症
庆大霉素	局部抗生素	神经-耳-肾毒性
林丹	局部杀疥剂	神经毒性
新霉素	局部抗生素	神经-耳-肾毒性 接触性过敏
N,N-二甲基间苯甲酰胺	驱虫剂	神经毒性
对羟基苯甲酸酯	防腐剂	内分泌干扰剂
酚类化合物(五氯酚、六氯酚、间苯二酚)	局部杀菌剂	神经毒性、心动过速、代谢性酸中毒、高铁血红蛋白血症、死亡
聚维酮碘	消毒剂	甲状腺功能减退
丙胺卡因	局部麻醉剂	高铁血红蛋白血症
水杨酸	角质软化剂	代谢性酸中毒、癫痫
磺胺嘧啶银	局部抗生素	核黄疸、粒细胞缺乏症、银中毒
TCS(强效的)	抗炎作用	肾上腺抑制,库欣综合征,皮肤萎缩,痤疮
三氯生	消毒剂	内分泌干扰剂
紫外线防晒剂	防紫外线	内分泌干扰剂

注:TCS,外用皮质类固醇。
具有潜在雌激素副作用的紫外线防晒剂:二苯甲酮-3,甲氧基肉桂酸乙基己基酯(EHMC),奥克立林。

（吴琼 译,向欣　徐哲　梁源　徐子刚 校）

参考文献5.5

见章末二维码

第6章 新生儿和婴幼儿一过性皮肤病

Margarita Larralde，Maria Eugenia Abad

摘要

　　皮肤病变在新生儿期很常见。大多数是生理性的、一过性的和良性的。一过性皮肤病可分为生理性皮肤病(胎脂、生理性脱皮、胎毛、皮脂腺增生、粟丘疹、生理性黄疸，以及母体或胎盘激素共同作用导致的微小青春期)、一过性血管生理变化(大理石样皮肤、鲑鱼色斑、小丑样颜色病变、新生儿红斑和肢端发绀)、一过性发疹性脓疱病(新生儿中毒性红斑和新生儿一过性脓疱性黑变病)、口腔病变(上皮珠、Bohn结节、牙板囊肿、诞生牙和新生牙、萌出期囊肿、嘴唇的吸吮垫)、色素性病变(蒙古斑、先天性黑色素细胞痣、新生儿色素性分界线和甲周色素沉着)和其他病变(皮下脂肪坏死、吸吮水疱和糜烂、皮肤附属器息肉、婴儿期足部丘疹、会阴沟畸形)。在本章中，我们将讨论上述各类别，并将与严重的和潜在危及生命的疾病相鉴别。

要点

- 新生儿期皮肤病变多为生理性、一过性和良性。
- 一过性皮肤病变包括生理性皮肤病变、一过性血管生理变化、一过性发疹性脓疱病、口腔病变、色素性病变及其他病变。
- 一过性皮肤病应与严重和可能危及生命的疾病相鉴别，如感染或遗传性皮肤病。

引言

　　皮肤病变在新生儿期很常见。大多数是良性的、一过性的或生理性的，应与严重的、可能危及生命的疾病相鉴别，后者具有更高的发病率或死亡风险，如感染或遗传性皮肤病。因此，初步评估应包括仔细的体格检查和完整的临床病史，重点是家族史和产前病史、妊娠、分娩、胎龄、出生体重、一般症状和异常表现。必要时使用有效的诊断工具，包括常规实验室检查(血生化和血液分析)；细菌、病毒和真菌涂片及培养、抗体检测和聚合酶链反应(polymerase chain reaction，PCR)筛查感染，皮肤活检和基因检测[1-3]。

　　大多数新生儿皮肤病变表现为一过性皮肤疾病，以良性和自限性为特征(框图6.1)。

框图6.1　一过性皮肤病

生理性皮肤病
- 胎脂
- 生理性脱皮
- 胎毛
- 皮脂腺增生
- 粟丘疹
- 微小青春期
- 生理性黄疸

一过性血管生理变化
- 大理石样皮肤
- 鲑鱼色斑
- 小丑样颜色病变
- 新生儿红斑和肢端发绀

一过性发疹性脓疱病
- 新生儿中毒性红斑
- 新生儿一过性脓疱性黑变病
- 痱
- 新生儿良性头部脓疱病
- 新生儿痤疮
- 婴儿肢端脓疱病
- 嗜酸性脓疱性毛囊炎
- 新生儿一过性与骨髓增生性疾病有关的发疹性脓疱病

口腔病变
- 上皮珠
- Bohn结节
- 牙板囊肿

- 诞生牙和新生牙
- 萌出期囊肿
- 嘴唇的吸吮垫

色素性皮损
- 蒙古斑
- 新生儿色素性分界线
- 甲周色素沉着

其他病变
- 皮下脂肪坏死
- 吸吮水疱，糜烂和皮肤硬痂
- 皮肤附属器息肉
- 婴儿期足部丘疹
- 会阴沟畸形

皮肤生理表现

胎脂

这种白色、油腻、亲脂的天然皮肤屏障在出生时即存在。它由妊娠晚期胎儿角质形成细胞和皮脂腺合成，并由皮脂腺分泌物、脱落上皮细胞和胎毛形成[4]。它可能覆盖足月儿的整个皮肤表面，也可能只集中在皮肤皱褶部和背部。数小时或数日后消失。如果与胎粪接触，或在溶血性疾病的病例中见到，胎脂可呈棕黄色。在新生儿败血症的病例中，胎脂可能有典型的气味[4-6]。胎脂主要由水（81%）、脂类（9%）和蛋白质（10%）组成[7-8]。它保护新生儿皮肤，促进从宫内到宫外的过渡。它的其他功能包括对出生后皮肤表面的适应、体温调节、皮肤的水合作用、伤口愈合、防止水分流失和抗菌作用。胎脂含有多种抗菌肽和蛋白质（溶菌酶、乳铁蛋白、抗菌肽和防御素），可在产前保护胎儿，并促进生后皮肤非致病菌的定植[4-5,8-9]。胎脂还起到润滑剂的作用，以促进生产时胎儿顺利通过产道。尽管传统的做法是在出生后擦掉胎脂，但目前更多专家主张将其保留，避免通过擦洗或沐浴将其去除[5,10]。

生理性脱皮

大多数新生儿在出生后的前 3 个月可能会出现细小的脱屑[11]。在健康足月儿中，这一过程始于生后的第 1 天或第 2 天，而在早产儿中，这一过程始于生后第 2～3 周。在手、足、踝部脱屑更明显。足月儿脱屑往往更广泛、更厚[2,11]。在病情持续或严重的极端情况下，应考虑评估其他潜在疾病，如先天性梅毒或鱼鳞病[11-12]。

胎毛

新生儿的皮肤上常覆盖着一层细软的无色的未发育成熟的毛发，称为胎毛。在生命的最初几个月，它逐渐被绒毛所代替。胎毛通常位于背部、肩部、面部和头皮（图 6.1）。胎毛的第一层通常在妊娠的最后 3 个月在子宫内脱落，因此在早产儿中表现更为突出[8,12]。胎毛需与先天性毳毛性多毛症、牙龈纤维瘤病伴多毛症、德朗热综合征和其他与体毛过多有关的罕见疾病相鉴别[4,6,8,12]。

皮脂腺增生

50%～89% 的新生儿出生时即出现皮脂腺增生，尤其是足月儿[10,13-14]。此症状无明显性别差异，非裔美国人发病率最高，亚裔最低[10,15]。它是由母体雄激素经胎盘转移刺激皮脂腺活动增强而产生的。其特征是在

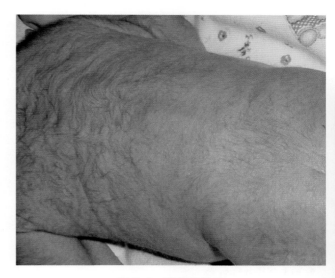

图 6.1　背部的胎毛

皮脂腺突出的部位，如鼻周、面颊、前额和上唇，毛囊开口处有多个微小的黄白色丘疹[6-7,13]。此病无需治疗，因为它通常在出生后的前几周内自行消退。需与粟丘疹、晶痱和新生儿痤疮[10]相鉴别。

粟丘疹

粟丘疹是新生儿皮肤上常见的细小的浅表角质囊肿，由表皮真皮内的角质蛋白沉积而成。它们起源于毳毛的皮脂腺[6,13]。粟丘疹可分为两类：原发性粟丘疹和继发性粟丘疹，继发性粟丘疹是由药物、疾病和创伤后皮肤愈合引起的。新生儿粟丘疹属于第一个亚型[16-17]。它们发生在 40%～50% 的新生儿中，没有种族或性别差异。粟丘疹是多个浅表的黄白色丘疹，直径为 1～2mm，位于面部，特别是鼻部，还有面颊、前额和下颏（图 6.2）。头皮、躯干上部和上肢也可累及，可能为单个或多个病灶。在一些报道中，乳晕、生殖器或包皮上也可存在独立的较大的粟丘疹[13]。尽管它们可能会持续存在数月，但通常在生后数周内自然消退，不

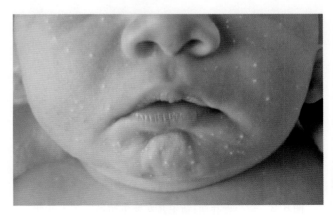

图 6.2　粟丘疹：白色小囊肿

留瘢痕。如果发现大量持续性粟丘疹或合并一些其他异常,需怀疑潜在的遗传性皮肤病(框图6.2)[6,13,17-19]。

框图6.2　与粟丘疹有关的遗传性皮肤病

原发性先天性粟丘疹
- 口-面-指综合征Ⅰ型
- 缺乏皮纹的家族性粟丘疹(Basan综合征)
- 家族性多发性先天性粟丘疹

生命后期发展的原发性粟丘疹
- 基底细胞痣综合征(Gorlin综合征)
- 泛发性基底细胞样毛囊错构瘤综合征
- Brooke-Spiegler综合征
- Basex-Dupré-Christol综合征
- Rombo综合征
- 先天性甲肥厚
- 稀毛症伴丘疹病变
- Nicolau-Balus综合征
- 角膜炎-鱼鳞病-耳聋综合征(KID综合征)

继发性粟丘疹
- 大疱性表皮松解症
- 卟啉症

微小青春期

母体激素,特别是通过胎盘获得的雄激素,使新生儿出现一过性的激素水平升高,在生后6~8周时恢复正常。微小青春期是一组自限性改变[6,13,20]。其常见的一种表现是腹白线(黑中线)、乳晕和外生殖器颜色变暗,特别是在非白种人婴儿中[21]。男女均可能发生乳腺增大,新生儿痤疮和皮脂腺增生同样也可能发生。增大的乳腺可能会分泌初乳样物质。男性生殖器发育良好,但阴囊色素沉着。女性生殖器可能表现为阴蒂肥大,阴唇和外阴颜色变暗(图6.3)。在出生后数日

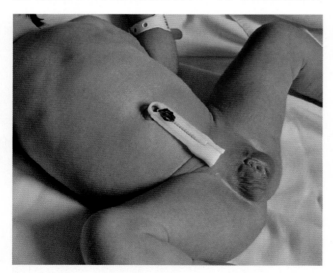

图6.3　微小青春期:新生儿女婴生殖器官肥大和颜色变暗

内,可以看到白色乳状的阴道分泌物。在生命的第3~4天,很少会发生类似月经的出血样表现[6,13,20-21]。阴唇色素沉着有时可能被误诊为痣。

生理性黄疸

黄疸是由于胆红素在皮肤、黏膜和巩膜中的积聚,从而变黄产生的。生理性黄疸是指婴儿在出生后第1天出现的常见且通常无害的黄疸,无潜在疾病的象征意义。60%的足月儿和80%的早产儿常在生后第1周出现。高达30%以母乳喂养为主的婴儿在1个月大时仍有黄疸[4,6,22]。

红细胞分解产生未结合胆红素或间接胆红素,胆红素在循环过程中主要与白蛋白结合。未结合胆红素在肝脏中代谢产生结合胆红素或直接胆红素,胆红素进入肠道并随粪便排出。肝脏的不成熟、红细胞的寿命较短和浓度较高,都是导致高胆红素血症的原因[22]。

早发型或持续性黄疸可能是病理性黄疸的标志。病理性黄疸有许多病因,包括血型不合(Rh溶血或ABO溶血),以及其他溶血原因,如大血肿(肝包膜下血肿或胎头血肿)、败血症,以及原发性肝病(Gilbert和Crigler-Najjar综合征),胆道闭锁和葡萄糖-6-磷酸脱氢酶缺乏症[4,22-23]。

一过性血管生理变化

大理石样皮肤

大理石样皮肤是一种常见的、良性的、全身性的、由低温引起的皮肤血管舒缩现象。不成熟的自主神经系统是造成浅表毛细血管血流分布不规则的原因[6,8]。尽管此现象在早产儿中更为常见,但足月儿也可能受到影响。它的特征是短暂的、压之褪色、蓝红色的网状斑点,一般持续几分钟,寒冷会加剧此现象,温暖的环境则减弱。在最初数周内,生理性大理石样皮肤会自发改善[4,6,8]。

据报道,一些疾病存在持续性或严重的大理石样皮肤,包括唐氏综合征、18-三体综合征、先天性甲状腺功能减退、同型半胱氨酸尿症、Divry-Van Bogaert综合征和Cornelia de Lange综合征[4,24-25]。

先天性毛细血管扩张性大理石样皮肤是一种相对少见的毛细血管畸形,与生理性大理石样皮肤相似,但不会随着温度升高而消失。其特征是深紫色网状或星状斑点,在出生时或出生后不久出现,可呈局限性、节段性或广泛分布。可见皮肤萎缩或溃疡,皮下脂肪减少,青紫,毛细血管扩张和角化过度。已报道,在20%~80%的患者中,有生长发育迟缓、四肢长度和围度不一致、

青光眼、头颅畸形、神经系统异常和其他血管异常等皮外表现。先天性毛细血管扩张性大理石样皮肤可能存在于某些疾病中，如 Adams-Oliver 综合征、色素沉着性斑痣性错构瘤病和 Van Lohuizen 综合征[24-25]。极少数病例报道新生儿红斑狼疮也可出现先天性毛细血管扩张性大理石样皮肤的表现。网状毛细血管畸形（葡萄酒色痣）也可类似于大理石样皮肤，然而，这些网状毛细血管畸形是持续存在的。广泛的网状毛细血管畸形或先天性网状青斑样病变伴过度生长或巨头畸形相结合，代表了巨头-毛细血管畸形和其他 PIK3 相关的过度生长综合征的一些皮肤特征[26-27]。

鲑鱼色斑

也被称为单纯痣、无名痣、"天使之吻"或"鹤咬斑"，这是出生时最常见的血管色斑。几乎 1/2 的新生儿都有受累，且无性别差异。它一般累及面正中部（眉间、前额、眼睑、鼻翼和人中），颈和枕部，有时还累及骶骨区（图 6.4）[26]。它的颜色通常从淡粉色到鲜红色不等，边界不清，在高温、哭泣和体力活动时表现更加明显。面部病变通常在出生后 2 年内消退。累及颈部的病变可能会持续存在[28-29]。对于单纯性腰骶部鲑鱼色斑的患者，如果鲑鱼色斑是泛发的或不典型的，或合并其他皮肤异常，如脂肪瘤、多毛症或皮肤窦道等，应进行影像学检查，以排除潜在的脊柱闭合不全[12,29]。

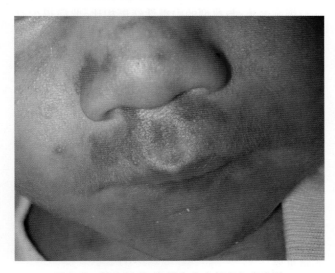

图 6.4　鲑鱼色斑：鼻部和人中部的红色斑片

小丑样颜色病变

它是一种一过的、突发的、不常见的现象，表现为一侧身体发红，对侧身体有皮温升高的现象。身体中线的分界线境界清楚。这种颜色的变化通常在 30s～20min 内消失，在出生后的第 2～5 天出现，部分可能持续到第 3 周[8,30-31]。尽管小丑样颜色病变是一种短暂

的皮肤表现，但它有时也会复现。婴儿处于侧卧位时常见。当婴儿改变姿势时颜色会跟随体位改变[6,30]。新生儿小丑样颜色病变一般情况良好，不伴随其他症状。尽管在健康新生儿中容易能观察到此现象，但部分报道在缺氧的情况下也可看到，如早产儿或低出生体重儿。有报道称，在接受前列腺素 E_1 治疗的先天性发绀型心肌病患者中，这种现象可能恶化[30,32]。其发病机制尚不清楚，有人认为是下丘脑发育不成熟皮肤血管调节的短暂性失衡所致[30,32]。

新生儿红斑和肢端发绀

全身性红斑或新生儿红疹是从出生后 1h 到次日出现的一种生理状态。其机制与皮肤血管扩张和充血有关。新生儿红细胞增多症是导致红斑的相关因素[4,6]。

肢端发绀的特征是双手和足以及口周区域呈双侧对称的蓝紫色病变。肢端发绀呈间歇性，可能因剧烈哭闹、感冒、红细胞增多症或其他高黏血症而加重，也可能因回暖而恢复。总体来说，它会在生命的第一周内消退[4,6,8]。其发病机制尚不清楚，有人认为与皮肤血管舒缩不稳定有关。扩张的乳头下静脉或乳头静脉血管的血流量减少，有利于外周组织的氧释放，随后形成不饱和血红蛋白[4]。它应该与雷诺现象和其他与中枢性发绀相关的疾病（如先天性心脏病或呼吸系统疾病）相区别[33]。由于此现象是良性和自限性的，因此不需要治疗。

一过性发疹性脓疱病

新生儿中毒性红斑

新生儿中毒性红斑是一种良性自限性疾病，无种族、性别或季节性差异。在不同报告中其发病率从 16.7% 到 55% 不等[34-35]。出生体重超过 2 500g 的足月儿发病率较高。早产儿发病率较低，若在早产儿中出现，则提示应对潜在感染进行评估。

学者们提出了不同的假说来解释中毒性红斑的发病机制，包括对经胎盘或环境变应原的过敏反应；对机械、化学或热刺激的反应；激素对细胞外基质的影响；以及在分娩前或分娩期间，转移到婴儿身上的，由母体淋巴细胞引发的移植物抗宿主反应[3,34,36]。目前公认的是，在中毒性红斑浸润中发现的促炎症介质（IL-1、IL-8、嗜酸性粒细胞趋化因子、水通道蛋白 1 和 3、银屑病蛋白、一氧化氮合酶 1、2 和 3）反映了从出生起对毛囊微生物皮肤定植的免疫反应[37]。

虽然这种皮疹可能出生即有，但通常在生后 2～3

天才开始出现。典型的病变包括直径 2~3cm 的红斑,中央有丘疹或脓疱。病变的数目从一个到几个不等,位于面部、躯干和四肢近端,不累及手掌和足底(图6.5)。这种皮损有高度自限性,通常在婴儿的生长过程中会有起伏变化,在数小时至数日内,单个皮损可自然消退。尽管皮疹可能复发,但在 1~2 周内会出现自然消退,且无后遗症[3,34,36,38]。

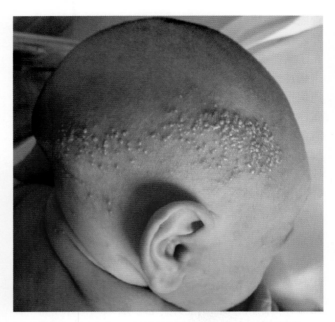

图 6.6　新生儿一过性脓疱性黑变病:头部可见簇集性脓疱,周围无红斑

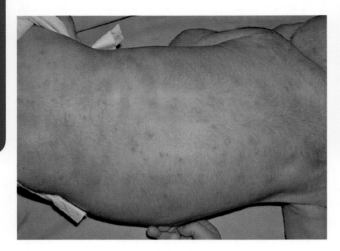

图 6.5　新生儿中毒性红斑:红斑和脓疱

　　依靠临床表现即可诊断。用 Giemsa 或 Wright 染色法对脓疱涂片进行的细胞学检查显示嗜酸性粒细胞增多。皮肤活检显示毛囊周围有大量的炎症细胞浸润,主要由嗜酸性粒细胞和角层下脓疱构成。可能存在外周嗜酸性粒细胞增多[34,37]。鉴别诊断包括新生儿一过性脓疱性黑变病、痱和嗜酸性脓疱性毛囊炎,以及感染性疾病,后者包括先天性念珠菌病、葡萄球菌性脓疱病和新生儿单纯疱疹[3,34,36]。

　　由于新生儿中毒性红斑是一种自限性疾病,无需治疗。然而,非典型的临床表现提示需进一步的评估,以排除潜在的感染风险。

新生儿一过性脓疱性黑变病

　　这种良性的一过性疾病见于 0.2% ~ 4% 的足月儿。此病在皮肤较黑的婴儿中更为常见,但没有性别差异。它的特点:易破的脓疱或水疱,但周围没有红斑,而且几乎出生时即出现。病变直径为 1~5mm,为单个或聚集性皮损,可发生在任何部位,但常见于前额、下颌、颈部、躯干、臀部、大腿、手掌和足底(图6.6)。脓疱非常脆弱,易破,留下色素沉着斑,周围有细小的白色鳞屑。褐色色素沉着斑可能会持续数月,但一般会在数周内自然消退。在一些报道中提到,若水疱在宫内形成,则新生儿出生时就仅有色素沉着斑[3,36,39-40]。

　　鉴别诊断包括新生儿中毒性红斑、葡萄球菌性脓疱病、先天性念珠菌病、梅毒、单纯疱疹和婴儿肢端脓疱病。

　　Giemsa 或 Wright 染色显示脓疱内大量中性粒细胞,偶见嗜酸性粒细胞。显微镜下观察不到微生物,培养均呈阴性。皮肤活检显示角质层内或角质层下有中性粒细胞聚集;与典型的中毒性红斑相比,此病很少有嗜酸性粒细胞[3,7,36]。

　　根据两种皮肤病临床表现的相似性,两者均可在皮肤活检中发现中性粒细胞和嗜酸性粒细胞,以及同一患者中可有中毒性红斑和新生儿一过性脓疱性黑变病共存的现象,推测这两种疾病可能是同一疾病的变异表现。Ferrandiz 等人提出了一个术语"无菌性一过性新生儿脓疱病"。这两种皮肤病均符合此定义[41-42]。

口腔病变

　　婴儿口腔病变从良性一过性病变到肿瘤都有可能。了解这些常见情况,对于妥善管理患儿及其家属非常重要。

　　一过性包涵体囊肿或口腔黏膜发育性结节是非常常见的,几乎 80% 的新生儿均有此表现。它们是婴儿最常见的口腔疾病,位于牙槽嵴或腭部。根据组织学来源和在口腔中的位置,可将其分为上皮珠、Bohn 结节或牙板囊肿[43-44]。

上皮珠

　　上皮珠是单个或多个、较小的(1~3mm)、白色角蛋白填充的囊肿,位于软硬腭交界处或腭中线上(图6.7)。据报道,在65%~85%的新生儿中发现,它们是由胚胎发育过程中腭中线的上皮细胞堆积而成的。因为其在出生后的头几周内可自然消退,故无需治疗。目前认为上皮珠与粟丘疹类似[10,44-45]。

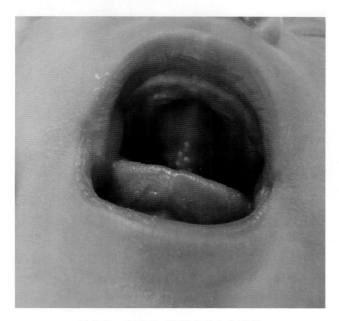

图6.7　上皮珠:腭部多发白色囊肿

Bohn 结节

Bohn 结节是孤立的或多个坚硬的白色小囊性结构,位于牙槽嵴的前庭和舌表面(图6.8)。上颌弓比下颌弓更易出现。这类病变非常常见,85%的新生儿可出现。它们是角蛋白囊肿,来源于小唾液腺的上皮细胞残留物或牙板上的牙源性上皮细胞残留物[43,46]。鉴别诊断包括上皮珠、诞生牙或新生牙和牙板囊肿。囊肿在几周内自发破裂并逐渐消退,无需治疗[43,45-47]。

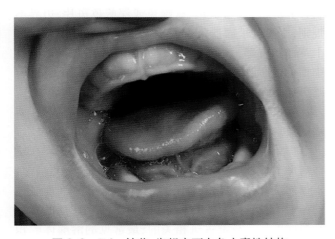

图6.8　Bohn 结节:齿龈表面白色小囊性结构

牙板囊肿

也被称为新生儿牙龈囊肿,发生在齿龈的顶部,来源于牙板的残留物。它们可能是单个或多个病损,主要位于上颌。25%~53%的新生儿临床上表现为细小的(1~3mm)、珍珠状、坚实的丘疹[44,48]。这些充满角蛋白的囊肿一般在出生后第1周内消失。

诞生牙和新生牙

乳牙的正常萌出通常发生在婴儿6个月大的时候。牙齿过早萌出是一种罕见的情况;根据萌出时间的不同:牙齿在出生时萌出被定义为诞生牙,在第1个月萌出被定义为新生牙。诞生牙和新生牙的发病率从1:3 500到1:716不等,没有性别差异[49-50]。诞生牙的发病率大约是新生牙的3倍。大多数诞生牙和新生牙代表正常乳牙牙列的早期萌出,不足10%的是多生牙[45,49,51]。确切的发病机制尚不清楚,但有人认为乳牙过早萌出可能与牙槽骨中发育中的牙胚的表面位置有关[51]。也有人假设,骨膜再吸收增加会导致牙齿过早萌出[49,52]。在一些病例中有报道,常染色体显性遗传的一些易感因素,如激素紊乱(垂体、甲状腺),母体健康状况不良,妊娠期发热和环境因素(包括多卤代芳烃化合物)[49-52],与诞生牙和新生牙的发生有关。一些综合征与诞生牙和新生牙有关(表6.1)[10,45,49,51,53]。据报道,患有先天性甲状腺功能减退症的婴儿和唇腭裂的婴儿都有诞生牙和新生牙[54-55]。

表6.1　与诞生牙和新生牙相关的综合征

综合征	遗传
先天性甲肥厚	AD
Ellis-van Creveld 综合征	AR
Hallermann-Streiff 综合征	个别病例
Wiedemann-Rautenstrauch 综合征(新生儿早衰症)	AR
短肋骨胸廓发育不良 13 伴或不伴多指畸形	AR
限制性皮肤病	AR
Raine 综合征(骨硬化性发育不良)	AR
纹状骨瘤伴颅骨硬化	XLD
致死性棘层松解的大疱性表皮松解症	AR

注:AD,常染色体显性遗传;AR,常染色体隐性遗传;XLD,性染色体显性遗传。

临床上,诞生牙和新生牙通常发育不良、疏松、呈圆锥形、黄褐色或呈不透明的白色,并伴牙釉质发育不良。有时它们的大小、形状和颜色与正常牙齿一样(图

6.9）。诞生牙和新生牙在完全发育时可能被归类为成熟牙齿，在结构不完整时可能被归类为不成熟牙齿，导致预后不良[49-50]。最常见的诞生牙和新生牙的位置是下颌中切牙（85%），其次是上颌中切牙（11%）、下颌尖牙或磨牙（3%）和上颌尖牙或磨牙（1%）[45,50,52]。

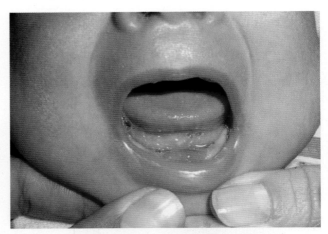

图 6.10 萌出囊肿：下颌骨牙槽嵴上的蓝色圆顶形病变

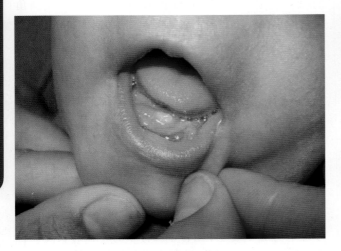

图 6.9 部分萌出的诞生牙和舌部溃疡（Riga-Fede 病）

影像学检查有助于鉴别多生牙和正常的牙齿，同时也可以鉴别 Bohn 结节和牙板囊肿。

拔牙是治疗多生牙的首选方法，因为多生牙可能会干扰正常的牙齿萌出。应拔除活动过度的牙齿，以防止脱落后随吞咽或吸入引起不必要的风险[45,49]。如在舌、唇、母亲乳房的腹侧面出现创伤性溃疡，则提示与 Riga-Fede 病相关或者患儿对疼痛不敏感。病变开始是一个小的溃疡，病程较长时可演变成肉芽肿。不恰当的母乳喂养以及随后的拒食表现、营养不良和脱水可能与此有关。保守治疗是 Riga-Fede 病的首选治疗方法。使用抛光盘磨平致病区尖锐的牙齿切缘，用复合树脂覆盖粗糙切缘。若保守治疗不能缓解患儿症状，可能需要拔牙[49-50,52,56]。

萌出期囊肿

萌出期囊肿的特征是萌出过程中覆盖在牙齿上的局限性波动性黏膜肿胀。萌出期囊肿与乳牙萌出和恒牙萌出均有关系，在新生儿期很少观察到，对于婴儿来说，它们继发于诞生牙和新生牙[45]。萌出期囊肿位于下颌骨或上颌骨的牙槽嵴上，呈半透明、肉色或淡蓝色、圆顶状、可压缩性病变（图 6.10）[45,57-58]。鉴别诊断包括黏液囊肿、淋巴管畸形、先天性牙龈瘤、牙板囊肿、畸胎瘤和 Bohn 结节[58]。影像学显示一颗诞生牙或新生牙。穿刺得到的囊性内容物呈淡黄色、稀薄的胆固醇结晶。治疗方法包括袋形术或手术切除，不过大多数囊肿在数周内可自然消退[45,58]。

嘴唇的吸吮垫

在足月儿和早产儿中都有吸吮垫或嘴唇上的吸吮硬结，认为是嘴唇结构对吸吮的生理适应反应。它们的特征是无痛、发白和角化过度性肿胀的嘴唇，主要发生在上唇中部。组织病理学提示为角化过度，表皮增生和细胞内水肿。当停止母乳喂养时，它们会在 3~6 个月后自然消退[45,59-60]。

色素性皮损

蒙古斑

蒙古斑（先天性皮肤黑素细胞增多症）是位于骶骨和臀大肌区域的先天性均匀的灰色斑片，本病是由于在胎儿期，黑素细胞从神经嵴到表皮移行期间停留在真皮深部而引起的。其患病率与种族有关，大约 90%~100% 是非洲人和亚洲人、50% 是西班牙人和 10% 是白种人[61-62]。

临床上蒙古斑的特征是单个或多个大小不同和形状各异的灰色、蓝灰色、蓝绿色或深蓝色斑片，边界不规则，主要位于腰骶区。偶尔累及骶外区，包括四肢、上背部和肩部（图 6.11）。蒙古斑通常在儿童早期到中期会逐渐消失。可能出现在典型的蒙古斑上叠加较暗斑点的临床表现[61-64]。

组织病理学显示真皮深部有散在的黑素细胞，偶伴嗜黑素细胞[62]。

少数情况下蒙古斑与溶酶体贮存疾病有关。在这些病例中，蒙古斑一般持续存在，外观异常，分布广泛，不仅累及背部，也累及躯干的腹侧，具有较深和渐进性的色素沉着。在一些患者身上也可观察到广泛的彩色纸屑样外观。与蒙古斑相关的、最常见的溶酶体贮积症是 GM1 神经节苷脂沉积症 1，其次是 1 型黏多糖病

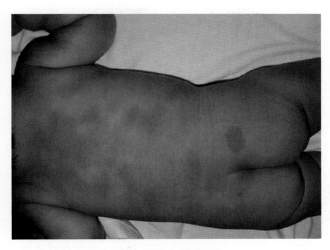

图 6.11　蒙古斑:异常和叠加的皮损表现

(Hurler 病)、2 型黏多糖病(Hunter 病)、黏脂质沉积病、Niemann-Pick 病和甘露糖苷贮积症[61,65-68]。色素血管性斑痣性错构瘤病包括血管畸形和皮肤黑素细胞病变。持续性蒙古斑是色素血管性斑痣性错构瘤病Ⅱ型、Ⅳ型和Ⅴ型的一部分,也被称为青斑合并鲜红斑痣的斑痣性错构瘤病和青斑合并先天性毛细血管扩张性大理石样皮肤的斑痣性错构瘤病[61-62,65,69]。

新生儿色素性分界线

　　这种罕见的、短暂的、色素沉积性皮肤病的特征是出生后在腹部、背部和四肢的皮肤皱褶处出现水平状色素沉着。一般 2~6 个月可自然消退。大多数报告的病例是肤色较深的男性新生儿。认为其发病机制是非激素的,可能是由子宫内屈曲相关的机械性创伤引起的,这种创伤在皮肤皱褶部产生轻微的角化过度,导致炎症后色素过度沉着[70-72]。

甲周色素沉着

　　偶然在肤色较深的新生儿中,发现末节指骨和近端甲襞出现色素沉着的临床表现,一些白种人婴儿中也有类似表现。每名新生儿的色素沉着都是均匀的:白皙皮肤新生儿的色素沉着是浅棕色,深色皮肤新生儿的色素沉着是深褐色。本病主要累及手指和足趾,在足月儿出生时出现,并在出生后第 2 年内自然消退[73-74]。其发病机制尚不清楚,但推测可能与子宫内促黑素细胞分泌的激素有关[71,73]。

其他病变

皮下脂肪坏死

　　皮下脂肪坏死是发生在新生儿和婴儿早期的一种罕见的、一过性的脂肪组织疾病。它是一种小叶性脂膜炎,出现在生后第 1 周,很少有病例发展到第 6 周。它与各种生理应激因素有关,包括母体因素(妊娠糖尿病、先兆子痫、吸烟或被动吸烟、钙通道阻滞剂的摄入、可卡因的滥用)和新生儿因素(围产期窒息、胎粪吸入、脐带脱垂、体温过低、产科创伤、Rh 溶血病)[75-79]。据报道,1%~3% 的新生儿因缺氧缺血性脑病在接受中度低温治疗后,出现皮下脂肪坏死。直接接触降温毯的部位可能出现损伤。一些病例中报道的常见的做法是诱导治疗性降温,可改善缺氧缺血性脑病新生儿的存活率并减少神经后遗症[80-82]。在心血管手术前接受全身降温的婴儿中也有皮下脂肪坏死的病例[82]。围产期窒息导致血液从皮肤和脾脏分流到大脑、心脏和肾上腺,在局部缺氧的情况下产生组织灌注损伤[78,82]。新生儿由于脂肪组织中饱和脂肪酸(硬脂酸和棕榈酸)比例高,脂肪熔点比成人高,较高熔点使脂肪组织在低温下更容易凝固和结晶,导致脂肪细胞坏死,随后形成肉芽肿性炎症[75-76,82]。此外,参与脂肪酸代谢的酶也还未成熟[83]。

　　本病的特征性表现是背部、肩膀、四肢、臀部和面颊上有多处皮下结节、红斑或紫色痛性斑块(图6.12)。随着结节液化脂肪的流出,这些病变可能出现改变[75,78,82]。病变在数周内可自然消退,极罕见的情况会出现萎缩、纤维化、瘢痕、溃疡或坏死。

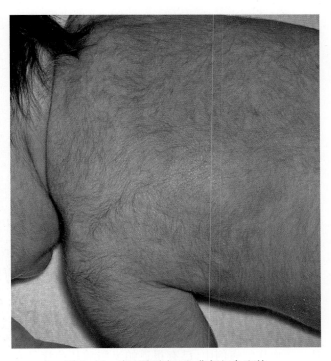

图 6.12　皮下脂肪坏死:背部红色斑块

　　最常见的鉴别诊断包括但不限于感染(蜂窝织炎、脓肿)和肿瘤(如婴儿型肌纤维瘤病、横纹肌肉瘤和婴儿深部血管瘤)等。新生儿硬肿症是主要的鉴别诊断,但比较少见。后者出现在婴儿出生后第一周,出现败血症或潜在疾病的早产儿中,除了手掌、足底和生殖器外,皮肤普遍硬化。预后较差[75,77]。

皮下脂肪坏死的组织病理学显示小叶性脂膜炎伴脂肪坏死,混合性炎性细胞和大量组织细胞浸润,巨大的多核细胞伴肉芽肿形成,脂肪细胞伴放射状排列的双折射针状晶体和裂隙(图 6.13)[75,77]。细针穿刺检查是一种临床常用的检查方法。

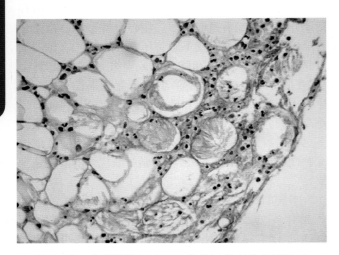

图 6.13 皮下脂肪坏死(HE 染色):放射状排列的双折射针状晶体

尽管皮下脂肪坏死是一种自限性疾病,但也会出现一些并发症,如短暂性低血糖、高甘油三酯血症、血小板减少等[75-76,78-79]。高钙血症是一种潜在的威胁生命的并发症,大约有 25% ~56% 皮下脂肪坏死的患儿发现此并发症。它通常在皮损开始消退时出现[75,84]。一般出生后前 6 周是发展为高钙血症的最高风险期,应定期评估血钙水平,直至婴儿 6 月龄左右。高钙血症的发病机制尚未清楚。所涉及的机制包括前列腺素 E_2 活性增加导致破骨细胞活化,坏死脂肪组织直接释放钙,肉芽肿分泌 1,25-$(OH)_2D_3$,从而刺激肠道对钙的吸收[76,78,83,85]。患有高钙血症的婴儿表现为易怒、嗜睡、肌张力减低、呕吐、多尿、多饮、脱水、便秘和发育不良。持续的中重度高钙血症可导致皮肤、心肌、大脑镰、肝脏、胃黏膜和肾脏转移性钙化,亦可导致肾钙质沉着症、肾结石和罕见的肾衰竭[76,78]。高钙血症的治疗包括保守治疗,即使用钙和维生素 D 含量低的配方奶,增加水合作用,使用利尿剂和皮质类固醇。在难治性高钙血症的病例中,已有报道帕米膦酸盐治疗是有效的。

大多数情况下,皮下脂肪坏死是无需治疗的,因为它是一种自限性疾病。在产生严重波动感脓肿样结节或斑块的情况下,应抽吸脓液,防止破裂和感染,并尽量减少疼痛和其他皮肤后遗症。最重要的是要预防并发症[76,82]。遇冷后的新生儿应定期翻身,以防止长时间接触冷却面[82]。

吸吮水疱、糜烂和皮肤硬痂

吸吮水疱和糜烂是胎儿反复剧烈吸吮的结果。0.4% ~2% 的健康新生儿在出生时可出现这种情况[86-87]。临床表现为前臂、手腕和手指(拇指和示指)背侧无炎症表现的皮肤上出现完整的小水疱或糜烂,很少出现在足部。尽管皮损常孤立存在,但也有多发性和双侧病变的报道。皮肤硬痂是慢性、低强度吸吮的结果[13,86-87]。它们在出生后数日到 2 周内自然消退,没有后遗症。主要的鉴别诊断为大疱性脓疱疮、单纯疱疹、先天性梅毒、肥大细胞增多症、大疱性表皮松解症等严重的新生儿水疱性疾病[13,86-87]。观察受累区域局灶性吸吮以及产后未能形成新的皮损,有助于诊断。

皮肤附属器息肉

新生儿皮肤附属器息肉是一种孤立的、较小的、生殖器息肉样肿瘤,最常见于乳头乳晕(图 6.14)。也可累及其他部位如眼睑、面颊、肩胛骨、手臂、腋窝、大阴唇和阴囊。尽管,它通常在生后数日内可自然消退,但已有皮损持续至生后 53 天和 2 岁的病例报道。其发病率大约为 0.7% ~4%。

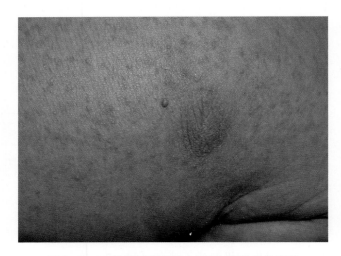

图 6.14 皮肤附属器息肉:小的有蒂的肉色病变

组织病理学显示肿瘤中心有毛囊、小汗腺和残留皮脂腺[11,88-90]。

鉴别诊断包括皮赘、副耳和多发乳头。皮赘是成人常见的多发性获得性肿瘤,但在婴儿中很少见,通常位于腋窝、腹股沟和颈部。组织学上,皮赘中没有附属器结构[88,90]。

婴儿期足部丘疹

足部丘疹,也被称为跟骨前先天性纤维脂肪瘤性错构瘤或足底内侧良性结节,最初由 Larralde 等在1990 年时首次描述[91]。足部丘疹出生时即可出现,位于足跟底部,呈双侧、对称、无症状、皮下肉色结节样改变。由于文献中只有相对较少的病例报道,因此其自然病程尚未清楚。然而,一组报道显示新生儿和婴儿的发病率分别为 5.9% 和 39.4% ,大多数病变出现在生后 2~3 个月,大部分皮损在 3 岁时会自然消退[92]。发病机制尚不清楚。组织病理学显示,成熟脂肪组织被显著的胶原纤维鞘包裹。鉴别诊断包括其他脂肪瘤、脂肪瘤样痣和婴儿纤维性错构瘤。它们是一种不同于压迫性足部丘疹的疾病,其发病多见于成年期[91-94]。

会阴沟畸形

这种罕见的、良性的会阴先天性畸形主要发生在女性,仅有一名男性患儿的报道。它的特征是会阴正中、从阴道下口延伸到肛门处有一道湿润的裂口。在极少数情况下,可能与肛门生殖器或泌尿生殖器异常有关。它是一种无症状的病变,少数报道存在并发症,如便秘或感染。考虑到,在出生后 1~2 岁时可实现完整的表皮移行再生,故通常无需治疗。尽管其发病机制尚不清楚,但一些学者认为,从胚胎学机制角度考虑,本病可能与会阴缝闭合失败有关[95-96]。

（吴琼 译,向欣　徐哲　梁源　徐子刚 校）

参考文献

见章末二维码

006章 参考文献

第7章　新生儿先天性和获得性感染性疾病

Scott H. James, Nico G. Hartwig, David W. Kimberlin, Peter H. Hoeger

摘要

本章简要介绍有特殊皮肤表现的先天性和新生儿感染性疾病。本章将系统回顾常见的新生儿先天性、围产期和产后感染的病因,包括病毒、细菌、真菌和寄生虫。诊断和治疗也将在文中讨论。

要点

- 新生儿皮肤表现可能是隐匿性感染的标志,但通常是非特异性的。
- 临床医生在评估新生儿病情时应进行广泛的鉴别诊断,包括病毒、细菌、真菌、寄生虫和非感染性病因。
- 由于存在严重临床后遗症的可能,在新生儿期及时的诊断评估对正确地辨别和处理先天性、围产期和产后感染至关重要。

引言

新生儿护理的一个重要方面就是对其出生时及出生后的感染性疾病进行评估。皮肤表现可以是隐匿性感染的哨兵,但是临床医生需要警惕,许多无关的皮肤病可以模仿感染性疾病。例如,新生儿的脓疱,可以表现为自限性、非感染性疾病,如中毒性红斑、婴儿肢端脓疱病、一过性新生儿脓疱性黑变病、痤疮和粟丘疹,或者可能提示潜在的威胁生命的疾病,如细菌性脓毒症(李斯特菌、B组链球菌)、单纯疱疹病毒(herpes simplex virus, HSV)或水痘-带状疱疹病毒(varicella zoster virus, VZV)感染[1-2]。尽管有些皮肤表现更特异地指向感染性病因(如 HSV 感染的口腔水疱、宫内 VZV 感染后的瘢痕或"蓝莓松饼"皮疹),临床医生在评估新生儿病情时应进行广泛的鉴别诊断。

先天性感染是在宫内由母体传递给胎儿,有多种病因和临床表现。虽然一些先天性感染是无症状的,但很多婴儿出生时就有明显的系统受累,如生长受限、肌张力降低、肝脾大、淋巴结肿大、皮肤苍白或神经系统表现。皮肤可能受累,但是先天性感染的诊断不能单纯基于皮肤表现。

新生儿期的定义是出生至 4 周(生命的第一个月),在这一时期,基于致病菌,生后获得性感染可以表现出系统性症状,并导致严重的后遗症。皮肤通常受累,可表现为瘀点、紫癜、水疱、脓疱或者斑丘疹。

本章概述基于皮肤表现而需要特别考虑的先天性、围产期和产后感染性疾病。诊断和治疗也将在文中讨论。本章讨论的许多主题在其他章节也会深入讨论。

先天性感染

先天性感染可由病毒、细菌、真菌或者原虫引起。很多感染具有相关皮肤表现,并有助于诊断。

蓝莓松饼皮疹是一种经典的、与几种先天性感染相关的皮肤表现。蓝莓松饼皮疹最早报道于先天性风疹伴血小板减少症中[3]。本病的特征表现是真皮造血部位的特征性蓝-红色斑疹,出现在宫内感染后,其病因包括风疹病毒、巨细胞病毒(cytomegalovirus, CMV)、弓形虫,或者其他严重的系统性疾病(如先天性白血病)[4-7]。皮肤活检有助于潜在疾病的快速诊断(框图 7.1)。

框图 7.1　蓝莓松饼皮疹的病因

皮肤造血

- 先天性感染

  弓形虫

  风疹

  巨细胞病毒

  单纯疱疹病毒

  柯萨奇病毒 B2

- 新生儿溶血病

  Rh 与 ABO 血型不合

  遗传性球形红细胞增多症

  双胎输血综合征

肿瘤性疾病

- 一过性骨髓增生性疾病
- 神经母细胞瘤
- 朗格汉斯细胞组织细胞增多症
- 先天性白血病

病毒感染

除了单纯疱疹病毒、水痘-带状疱疹病毒和风疹病毒,少数先天性病毒感染具有特异性的皮肤表现。事实上,许多有先天性病毒感染的新生儿是无症状的。

红斑基础上簇集的水疱是 HSV 典型的表现。先天性 HSV 感染同样能在没有任何水疱或者脓疱的情况下出现广泛的瘢痕和糜烂[8]。先天性 VZV 感染会出现播散性水疱、脓疱和丘疹(图 7.1)。如果传染发生在妊娠早期,会出现肢体发育不全和严重的皮肤瘢痕。曾有病例报道柯萨奇病毒感染出现播散性水疱,最后出现溃疡或者形成结节[9-10]。

CMV 是最常见的先天性感染病原体,在活产新生儿中发病率接近 0.5% ~ 2%。皮肤病变包括瘀点、紫癜、斑丘疹和丘疹结节。水疱和脓疱少见但有报道。可观察到蓝莓松饼皮疹(髓外皮肤造血)的临床表现。先天性 CMV 感染的诊断常通过尿液病毒培养,或者聚合酶链式反应(polymerase chain reaction, PCR)检测生后前 3 周唾液、外周血、脑脊液(cerebrospinal fluid, CSF)标本中 CMV-DNA。病情严重的婴儿后遗症持续更久,但口服 6 个月更昔洛韦缬氨酸酯可改善系统性先天性 CMV 感染患者听力和神经系统发育的预后[11]。

传染性软疣能够垂直传播,且在出生时或者 6 周

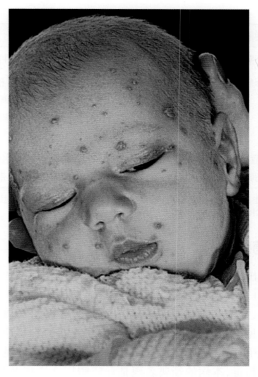

图 7.1　先天性水痘-带状疱疹病毒感染表现为泛发丘疱疹

内,婴儿呈现特征性的、有脐凹的丘疹[6]。以上和其他的先天性病毒感染相关皮肤表现在表 7.1 中列出。

表 7.1　先天性病毒感染的皮肤征象

感染原	垂直传播时间	皮肤表现	诊断	备注	参考文献
柯萨奇病毒 A4、B1~6	任意时间	疱疹性咽峡炎(A5、B2、B3);多为一过性斑丘疹,偶有瘀点;红斑基础上的水疱、溃疡或结节	培养,ELISA-IgM	B5 和 B1 多与皮肤表现相关	[4-5]
巨细胞病毒(CMV)	任意时间	瘀点(76%)、黄疸(67%)、紫癜(13%)、蓝莓松饼皮损	PCR 或培养(尿液、唾液),Tzanck 涂片,CMV IgM/IgE	—	[12]
埃可病毒(4、5、7、9、11、16 ~ 19、21~22、33 型)	任意时间	斑丘疹,瘀点	培养,ELISA-IgM	围产期感染皮疹经常很轻	[12-13]
单纯疱疹病毒(HSV)Ⅰ 型和 Ⅱ 型	任意时间	水疱(单个、簇集或播散)、瘢痕广泛糜烂	PCR 或培养(水疱、CSF、结膜、皮肤),Tzanck 涂片,直接免疫荧光	—	[14]
人类免疫缺陷病毒(HIV)	任意时间	泛发性斑疹(急性反转录病毒综合征)	PCR,血清学,病毒载量	—	[12]
传染性软疣病毒	出生至 6 周	典型的伴中央脐凹的皮色丘疹	临床	早期皮损可能垂直传播	[15]
乳头状瘤病毒	出生时	尖锐湿疣喉乳头状瘤	宫颈涂片(母亲)、PCR(喉拭子)	—	[12]

续表

感染原	垂直传播时间	皮肤表现	诊断	备注	参考文献
细小病毒 B19	宫内,出生时	一过性或复发性红色斑疹	PCR,细小病毒 IgM	—	[12]
风疹病毒	任意时间	皮肤造血(蓝莓松饼综合征),泛发性棕色斑疹和丘疹,持续性面部皮疹	母亲:抗体升高 4 倍(HI、CF、LA);胎儿:风疹病毒 IgM 阳性(ELISA)	—	[16-18]
水痘-带状疱疹病毒	宫内,出生时	泛发性水痘样水疱(图 7.1)或瘢痕,簇集性带状水疱	PCR	—	[19-20]

注:CF,补体固定检测;CSF,脑脊液;ELISA,酶联免疫吸附试验;HI,凝血抑制;IgE 和 IgM,免疫球蛋白 E 和免疫球蛋白 M;LA,乳胶凝集试验;PCR,聚合酶链反应。

细菌感染

出生时发生的细菌感染可直接引起皮疹,脓疱最常见(如金黄色葡萄球菌、乙型溶血性链球菌),但也有斑疹、丘疹和其他皮疹表现。泛发的斑疹和鳞屑性丘疹常见于先天性梅毒。大部分皮肤改变的直接原因是皮肤中存在细菌且具备传染性。这种情况尤其见于先天性梅毒,本病的经典表现是丘疹鳞屑性皮疹及鼻炎,多形红斑样的靶形损害也可作为皮肤表现。梅毒螺旋体的 DNA 可在这些皮损中检测到[21]。多形红斑样皮损也曾被报道见于先天性肺结核[22],这种表现罕见,可表现为播散性丘脓疱疹以及常规抗生素治疗无效的皮肤脓肿。

细菌毒素可同样引起发疹性疾病,尤其是由金黄色葡萄球菌产生的毒素(表皮剥脱毒素、中毒性休克综合征毒素[23]),或者由化脓性链球菌产生的毒素(中毒性休克综合征毒素[24])。葡萄球菌性烫伤样皮肤综合征通常在新生儿期或者之后出现,曾有妊娠晚期宫内发病的报道。中毒性休克综合征可以引起新生儿早期的皮疹[25]。细菌相关的先天性和新生儿皮疹在表 7.2 列出,表中细菌感染的发生时间(宫内对比围新生儿期或新生儿期)差异较大,在某些情况下,这里涉及的许多微生物被准确地归类到新生儿感染而不是先天性感染。

表 7.2　先天性细菌感染的皮肤征象

感染原	垂直传播时间	皮肤征象	诊断	备注	参考文献
革兰氏阴性败血症(大肠埃希菌、克雷伯菌属、铜绿假单胞菌、流感嗜血杆菌)	出生时或胎膜早破后,围产期	瘀点、红斑、偶有小结节或水疱；铜绿假单胞菌:坏疽性脓疱(罕见)	培养(血、脑脊液、尿)	—	[1]
伯氏疏螺旋体	宫内	可能有血管炎或"皮疹"	PCR,特异性 IgM	先天性感染罕见	[12]
单核细胞增生性李斯特菌	围产期	脓疱瘀点病变	粪便镜检及培养		[26]
结核分枝杆菌	宫内,经胎盘,出生时	红色丘脓疱疹伴中央结痂,多发脓肿,多形性皮损	多部位(包括洗胃液)镜检和培养,胎盘组织学检查	推荐眼底检查(脉络膜视网膜炎多见);母体通常为亚临床感染;皮损罕见	[22]
人型支原体,肺炎支原体	围产期	皮下脓肿形成	宫颈/阴道拭子	早产儿有风险	[12]
淋病奈瑟球菌	出生时	新生儿眼炎,偶有脓疱	镜检,培养,PCR	—	[27]
金黄色葡萄球菌	出生时	大疱性脓疱疮、中毒性休克综合征、葡萄球菌性烫伤样皮肤综合征	培养,毒素产量实验	—	[23,25]

续表

感染原	垂直传播时间	皮肤征象	诊断	备注	参考文献
化脓性链球菌	出生时	脓疱疮、中毒性休克综合征	同上	—	[24]
B 组链球菌	围产期,宫内罕见	水疱、脓疱疮、糜烂、浅表水疱	培养	皮损罕见	[28-29]
梅毒螺旋体	宫内,经胎盘,出生时	丘疹鳞屑性皮疹、掌跖部位脱屑、多形红斑样靶形损害	镜检,TPHA,FTA	—	[21]

注:FTA,荧光密螺旋体抗体;PCR,聚合酶链反应;TPHA,梅毒螺旋体血凝实验。

真菌和原虫感染

通常较小新生儿的感染很难判断是来自宫内还是产后早期传播。鉴于皮损可以分布在身体各处,真菌感染是特别难判断的。马拉色菌可以从 30%~40% 成年人的头皮分离到,并在出生时或者生后传播给新生儿,经常引起面部和躯干上部的脓疱(图 7.2),这些脓疱曾被误诊为"新生儿痤疮"[30]。尽管马拉色菌感染与新生儿的防御系统不成熟并无明确的相关性,广泛的皮肤念珠菌感染或者曲霉菌感染几乎均见于早产儿或者有潜在免疫缺陷的足月新生儿(图 7.3)[31-32]。

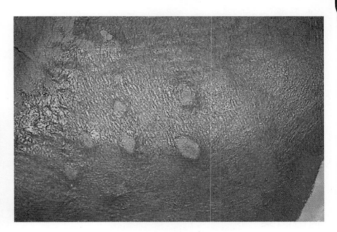

图 7.3　原发性皮肤曲霉病

弓形虫是一种原虫,怀孕期间母体原发感染可导致先天性感染。先天性弓形虫病可出现瘀点、斑丘疹、瘙痒性皮疹或蓝莓松饼皮疹[33]。其他真菌和原虫的先天性感染可见表 7.3。

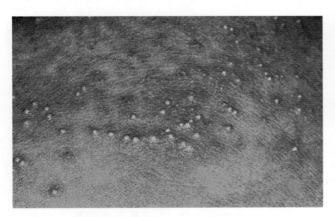

图 7.2　马拉色菌引起的新生儿头部脓疱病

表 7.3　先天性真菌和原虫感染的皮肤征象

病原体	垂直传播时间	皮肤表现	诊断	参考文献
白念珠菌	围产期	先天性皮肤念珠菌病:广泛的红斑/红皮病或鹅口疮	皮肤拭子,KOH 检查,培养	[32]
马拉色菌(糠秕孢子菌属)	出生时	毛囊炎	同上	[30]
曲霉菌属	出生时,产后	脓疱、坏死性溃疡	同上	[32,34]
红色毛癣菌	出生时,产后	脱屑、糜烂	同上	[35]
疥螨	出生时,产后	泛发性丘疹性脓疱(包括面部、手掌、脚底)	KOH,镜检	[36]
弓形虫	宫内红细胞生成	瘀点、紫癜、黄疸	弓形虫 IgM ELISA 检测	[33]

注:ELISA,酶联免疫吸附试验;IgM,免疫球蛋白 M;KOH,氢氧化钾。

第二篇

新生儿获得性感染

与先天性感染相对的是宫内获得性感染,本部分的感染发生于围产期的新生儿。常见的新生儿感染在框图 7.2 中列出。

框图 7.2   常见新生儿获得性传染病

病毒感染
- 单纯疱疹病毒感染
- 巨细胞病毒感染
- 水痘
- 肠道病毒感染

细菌感染
- 脓疱性葡萄球菌感染
- 新生儿脓疱疮
- 脐炎
- 蜂窝织炎
- 新生儿脓肿
- 包皮环切感染

酵母菌感染
- 新生儿念珠菌病
- 马拉色菌糠疹脓疱病
- 新生儿花斑癣

寄生虫感染
- 疥疮

病毒感染

发疹性病毒疹将在其他章节详细描述。在此将简要提及新生儿获得性单纯疱疹病毒感染、水痘-带状疱疹病毒和肠道病毒感染。

新生儿单纯疱疹病毒感染是在出生 4~6 周出现的潜在的严重疾病。根据其潜伏期,很少在出生第一周发生。85% 被感染的婴儿是在通过产道时发生了产前感染。在分娩过程中,初次发生原发性生殖器感染的妇女具有超过 50% 的传播风险,而复发性生殖器皮损感染风险增加 2%[37]。为了积极阻止 HSV 通过母婴途径传播,处于复发性生殖道疱疹活动期的妇女在孕 36 周时开始给予抗病毒治疗,在分娩时有活动性生殖道病变的产妇(初发或复发)应该进行剖宫产[38]。然而,需要注意的是在没有生殖器疱疹病史的无症状妇女中也会发生垂直传播,同样在那些具有生殖器疱疹病史接受病毒抑制疗法的妇女中也会发生垂直传播[39]。手指或者口周感染单纯疱疹病毒的医务人员或者家庭成员也可以传播 HSV,因此应该采取合适的措施预防传播。45% 的病例通常可见到水疱或瘀点。播散性疾病有较高的死亡率。当怀疑新生儿感染 HSV 时,建议

阿昔洛韦治疗。

水痘由属于疱疹病毒家族成员的水痘-带状疱疹病毒引起。空气飞沫传播是常见的传播途径。水痘的潜伏期约 2 周(10~23 天)。围产期水痘对于新生儿具有危险性,尤其是母亲从产前 5 天到产后 2 天发生的原发性感染。在这种情况下,对于没有母体抗体保护的新生儿来说,垂直传播可以通过血液或者空气飞沫两种途径。血液传播可能缩短潜伏期,因此一些孩子在出生时就表现出水疱[40]。

轻度前驱症状如发热、腹泻和上呼吸道症状,可能早于皮疹前 1~2 天出现,但新生儿通常没有上述症状。皮疹在一周后出现,并在 12~24h 内从红斑基础上的小红斑疹发展成丘疹、水疱和脓疱。水疱样的皮疹呈典型的脐凹样,并在病情发展的各阶段表现不同。在皮损出现后的 1~3 天后出现结痂。

通过典型的征象通常可以诊断。对完整的水疱基底进行 Tzanck 涂片检查已不再常用。细胞学和组织病理学在 HSV 感染中具有特征性。通过取一个或者多个疱壁破损的新鲜皮损拭子进行 PCR 检测可获得 VZV 明确感染的证据。在产前 5 天或者产后 2 天间出现临床水痘的新生儿的母亲应当在 72h 内尽快接受水痘-带状疱疹的免疫球蛋白(varicella zoster immunoglobulin,VariZIG)肌内注射治疗。如果无法获得水痘-带状疱疹免疫球蛋白,可用静脉注射免疫球蛋白[41]。此外,静脉给予阿昔洛韦可以减少症状。未治疗的围产期获得性水痘死亡率将近 30%。

肠道病毒包括 RNA 病毒,如 A 组和 B 组柯萨奇病毒、埃可病毒和肠道病毒,这些可能引起新生儿多种疾病。肠道病毒(68~71 型),在新生儿可能引起许多疾病。肠道病毒感染在婴儿和孩子常见。双埃可病毒,一个新的病毒属,之前被分类到肠道病毒为埃可病毒 22 和 23,和其他肠道病毒感染有相似的特征。这些病毒通过粪-口和口-口途径传播。粪便病毒的排泄和传播可能会持续数周或数月。潜伏期是 3~6 天。

新生儿常见的肠道病毒感染的皮肤表现包括斑丘疹、瘀点和水疱。这些皮肤表现经常伴有脓毒症样综合征和/或呼吸道问题。可能出现胃炎、呕吐、腹痛及腹泻等胃肠道症状。罕见的案例新生儿出现心包炎、心肌炎、(脑膜)脑炎、肝炎和弥散性血管内凝血。借助血液、脑脊液、唾液和大便样本的 PCR 检测可以诊断。目前还没有对新生儿肠道病毒感染获批的抗病毒药物。

细菌感染

新生儿对大量的细菌易感,这些细菌感染有相关

的皮肤表现(见表7.2)。其他章节对特定感染有详细的介绍,但是接下来是常见的新生儿获得性细菌感染的介绍。

新生儿脓疱性皮疹最常由金黄色葡萄球菌引起。最早可在出生后第二天或第三天出现。临床表现由红斑基础上的水疱到脓疱。病情可能发展成蜜痂或者大疱,即大疱性脓疱疮(图7.4)。间擦部位和尿布区是好发部位。少数情况下,相同的症状可由B组链球菌引起,此时病情更具侵入性[29]。

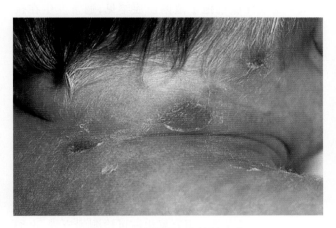

图7.4　新生儿大疱性脓疱疮

除了葡萄球菌,新生儿脓疱性皮疹包括许多感染和非感染性原因(框图7.3)。最终的诊断通过金黄色葡萄球菌培养获得。细胞学涂片和组织学检查可能出现多形的中性粒细胞和革兰氏染色阳性球菌的菌落。对局限性皮损或者无发热的一般情况良好的新生儿,局部治疗如莫匹罗星是非常有效的。如果皮损伴有淋巴结病变或者发热,必须给予经验性系统用抗生素并进一步评估疾病的全身受累情况。

新生儿脓疱疮是葡萄球菌感染的另一种表现。一些葡萄球菌菌种产生一种表皮剥脱素,能够使表皮在颗粒层发生松解。当剥脱毒素进入血液循环,全部的皮肤可能受累并且引起金黄色葡萄球菌性烫伤样综合征(staphylococcal scalded skin syndrome,SSSS)[42]。目前,发现的3种表皮剥脱毒素中的A、B两种与新生儿脓疱疮和SSSS有关[43-44]。新生儿发生全身播散和系统性疾病的可能性更高与其代谢及排毒效率低有关[45]。

新生儿脓疱疮和脓疱感染有相同的细胞学涂片和组织学表现。新生儿脓疱疮可能发生在出生第二天或第三天的新生儿,由开始的脓疱发展成充满黄色液体的松弛性大疱。大疱易破,留下糜烂面伴有周边领圈样结构。感染局限在表皮内,但也容易进展并可能导致SSSS。

框图7.3　新生儿脓疱性皮疹

感染

- 细菌
- 金黄色葡萄球菌(大疱性脓疱疮)
- 单核细胞增生李斯特菌
- 链球菌(B组)
- 铜绿假单胞菌
- 流感嗜血杆菌

病毒

- 疱疹病毒感染(HSV,CMV,VZV)

真菌

- 念球菌病(先天性,新生儿)
- 糠秕马拉色菌脓疱病

寄生虫

- 疥螨

非感染性

- 新生儿毒性红斑
- 婴儿肢端脓疱病
- 新生儿暂时性脓疱性黑变病
- 新生儿痤疮
- 脓疱性粟丘疹
- 婴儿嗜酸性脓疱性毛囊炎
- 色素失禁症
- 朗格汉斯细胞组织细胞增生症

资料来源:Adapted from Praag et al. 1997[1].Reproduced with permission from John Wiley & Sons.

新生儿脓疱疮的治疗和脓疱性的金黄色葡萄球菌感染相同,但为预防发展成SSSS,常需系统性治疗。然而,感染主要局限在表皮,通常不会导致系统性疾病。局限性感染通常局部治疗,而播散性感染需要根据药敏结果,使用耐青霉素酶的青霉素类药物治疗。SSSS通常需要经静脉给予系统治疗。有时SSSS是致命的,尤其在新生儿时期。

新生儿脐炎在发达国家发病率较低(约0.7%),但在不发达国家发病率更高(约6%)[46]。新生儿期脐带切断不当、脐带残端涂油性物质等不良行为是重要的易感因素。脐带分离晚也可能引起感染或者炎症。大多数情况下,引起脐炎的是革兰氏染色阴性病原体,尤其是大肠埃希菌和肺炎克雷伯菌。也有A组链球菌和葡萄球菌致病的报道。多种微生物感染是很常见的。革兰氏染色初步鉴定微生物是可靠且易行的。持续性的脐炎可能提示免疫缺陷[47]。脐炎的炎症扩散会发生蜂窝织炎。当炎症扩展到皮下组织和筋膜时,形成坏死性筋膜炎。坏死性筋膜炎具有50%的死亡率[48]。因此,早期诊断具有很强的指导意义,并应该及时外科清创。

新生儿在皮肤受伤后发生蜂窝织炎和脓肿的风险高。头皮脓肿和使用头皮电极有关。穿刺取血或者静脉导管的位置也是蜂窝织炎或者脓肿发生的部位。致病的微生物是新生儿在生产过程中通过产道时定植的：金黄色葡萄球菌、大肠埃希菌、A组和B组链球菌。革兰氏染色和脓液培养通常可确定病因。针对致病菌进行抗生素治疗，当出现波动感或者诊断脓肿时应行外科治疗。

乳腺脓肿是足月新生儿在出生的8周内特殊的疾病。通常，出生后1周左右出现单侧乳房肿胀、红肿、发热。经胎盘获得的母体激素刺激乳腺腺体组织，使其更易感染。女孩比男孩更容易出现乳腺脓肿。其诊断和治疗同上所述[49]。

包皮环切术已被证明对阴茎癌的发展有预防作用，并可降低尿路感染的风险，也会降低HIV的感染[50]。病理性包茎和副包皮病引起龟头和包皮发炎（龟头炎、包皮炎、包皮龟头炎）。这些感染疼痛剧烈且主要影响未割包皮的男婴。慢性包皮龟头炎会导致瘢痕并继发包茎[51]。新生儿割包皮是一个低风险的手术。最常见的并发症是局部感染和出血。发生任何感染都应立即治疗。

李斯特菌病是由李斯特菌引起的一种败血病，李斯特菌是一种小型需氧非孢子形成的革兰氏阳性杆菌。该病原体通过污染的食物，尤其是未经高温消毒的奶制品传播。早发感染发生在宫内，晚发感染发生在出生后。晚发感染通常影响足月健康的婴儿[52]。感染会伴发带有水疱或脓疱的灰-白斑丘疹。常规培养可复苏病原体，但李斯特菌的分离和鉴定需要特殊的技术。围产期可联合使用氨苄西林与氨基糖苷。李斯特菌对头孢菌素类抗生素不敏感。

真菌感染

新生儿酵母菌感染较常见，包括鹅口疮、新生儿念珠菌病（尿布疹、甲沟炎）和糠秕马拉色菌脓疱病。这些疾病将在本书的其他章节中详细介绍。

新生儿念珠菌感染有两种类型：浅表感染和播散性感染。播散性念珠菌病感染罕见，但其发病率由于早产儿和低体重儿的高存活率反而升高[53]。这些播散性感染可表现为水疱大疱、脓疱和烧伤样的表皮剥脱性皮炎。浅表感染如口腔念珠菌病（鹅口疮）和尿布区念珠菌皮炎在新生儿期常见，尤其是应用广谱抗生素的病例。

浅表念珠菌病见于出生后1~2周，首先是鹅口疮，其次是尿布皮炎。念珠菌种，白念珠菌种，通常是人白念珠菌，能够从病损和粪便中分离。新生儿浅表念珠菌病是以潮红（牛肉红）斑的尿布皮炎为特征，局限在肛周，由微卫星分布的皮损围绕。可能形成脓疱和水疱。臀沟、会阴和大腿内侧等褶皱部位常受累。直接

氢氧化钾涂片显示假丝酵母菌的存在。培养大部分是白念珠菌，其他种类很罕见。浅表念珠菌的治疗包括外用抗真菌治疗，疗程7~10天。播散性念珠菌需要更长的肠外抗真菌的疗程。

新生儿糠秕马拉色菌脓疱病是另一种常见的真菌感染。糠秕孢子菌和新生儿面部及颈部的非细菌性脓疱病有关。本病常常误诊为新生儿面部痤疮。糠秕孢子菌通过使用脓疱疱液进行May-Grünwald-Giemsa染色直接镜检来鉴定。如需治疗，外用唑类治疗对脓疱有效。泛发性糠秕孢子菌菌血症罕见，通常发生在接受肠外营养的早产儿[54]。

新生儿期的花斑癣可从母亲获得，通常在出生后前2周诊断。新生儿多发性色素减退性病变的鉴别诊断可能包括结节性硬化、贫血痣和色素减退性痣（无色痣）[55]。

寄生虫感染

疥疮是由疥螨引起的一种寄生虫感染。婴儿的寄生虫感染不同于儿童和成人（图7.5）。瘙痒通常轻微或无瘙痒。新生儿疥疮表现为丘疹、水疱、水疱样隧道和手掌足底非常典型的水疱[36]。湿疹化和脓疱化常见，有时会引起误诊。用氢氧化钾可检测到疥螨、虫卵和粪便。皮损碎屑的取样应取自水疱和隧道。

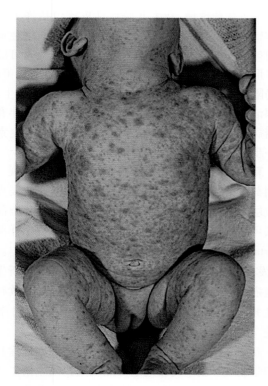

图7.5 新生儿疥疮

大龄婴儿和儿童的治疗不适用于新生儿，新生儿获得性疥疮的治疗十分困难。大龄婴儿和儿童从头

至脚外用 5% 氯菊酯并在 8~14h 后洗掉是非常有效的,但这对于小于 2 月龄的儿童是不适用的。氯菊酯能杀死疥螨和虫卵。消除所有疥螨可能需要用药 2 次或 2 次以上,每次间隔 1 周。口服伊维菌素对疥疮治疗是有效的,但有效性低于外用氯菊酯。因为伊维菌素无法杀死虫卵,需分两次服用,间隔 7~14 天。伊维菌素未经美国食品药品监督管理局准许用于疥疮的治疗。尽管其用途已有报道,其安全性在体重低于 15kg 的儿童中还不明确。其他可选择药物包括 10% 克罗米通乳膏或乳液,或未经批准的 5%~10%

沉淀硫合成的凡士林膏。

(田晶 王雪 译,杨舟 向欣 梁源 徐子刚 校)

参考文献

见章末二维码

007章 参考文献

第8章 经胎盘获得性皮肤病

Paula Carolina Luna

摘要

经胎盘获得性皮肤病是一组罕见疾病，皮损是由经过胎盘的母体抗体的作用导致的。这一组病表现相似，在出生时出现（或出生后很快出现）并且随着新生儿循环中母体的抗体的消退而缓解。这组疾病包括新生儿红斑狼疮和经胎盘获得性自身免疫性疱病（妊娠期类天疱疮、寻常型天疱疮和落叶型天疱疮，以及获得性大疱性表皮松解症）。尽管白塞病没有可识别的抗体，它的表现也相似。母体的黑色素瘤通过胎盘的转移在本章也将简要讨论。

要点

- 经胎盘获得性皮肤病罕见，通常由母体抗体通过胎盘引起。
- 新生儿狼疮（neonatal lupus，NL），在这组疾病中最常见，表现为由母体抗体（Ro/SSA、La/SSB 或 U1RNP）通过胎盘引起的综合征。可能会累及新生儿皮肤、心脏、肝脏、血液、脑、甚至骨骼。心脏表现可能是严重且致命的，并且可能是一生中持续出现的唯一表现。
- 临床表现是暂时性的，而且随着婴儿血液中母体抗体的清除而缓解。

新生儿红斑狼疮

引言

新生儿狼疮（neonatal lupus，NL）最早于 1954 年由 McCuiston 描述。它是致病性母体抗体（主要是 Ro/SSA、La/SSB，少数是 U1RNP）通过胎盘转移呈现的被动转移的自身免疫性疾病模型。据报道，携带这些抗体的母亲所生的儿童中有 1%~2% 患病，其特征是皮肤、心脏、血液或肝脏多器官受累。除了心脏传导阻滞，大多数表现是短暂的，并且随着新生儿血液中被动抗体的清除而完全缓解。但心脏症状是例外，这些症状可能威胁生命并且持续终生。

流行病学

NL 的估测发病率约为 1/20 000~1/12 500 活婴[1]，该数字可能被低估，这是由于本病的心脏外表现具有自我修复性，因此只有当高度怀疑时才诊断本病。本病是最常见的经胎盘免疫介导的皮肤病[2]，同时也是先天性传导阻滞最常见的原因。

发病机制

目前认为，NL 主要由于母体抗体经胎盘传递致病，也有一些母体和胎儿的其他因素也会致病[3]。NL 主要相关抗体是抗 Ro/SSA 抗体，其次是抗 La/SSB 抗体，抗 U1RNP 抗体少见[4]。

目前认为与心脏损伤相关的因素是母体抗体的滴度，而非抗体的类型。约 15% 心脏受累的 NL 患者 Ro 抗体值 ≥50U/mL，而 85% 的患者 Ro 抗体值 ≥100U/mL。总体来说，完全性心脏传导阻滞发生率是 5%。低抗体滴度的患者出现完全性心脏传导阻滞的发生率是 0%。高抗 La 抗体水平（≥100U/mL）与 NL 的心脏外症状更相关[5]。

抗 U1RNP 抗体并不常见，仅在约 5% 的患者中有报道。这些新生儿可能会出现皮肤、血液、肝脏或骨关节症状，但还没有出现心脏症状的报道[6-7]。

尽管这些抗体是 NL 发生所必需的，但并不是该病的唯一病因。胎儿的易感性受特定的 HLA 等位基因影响，主要是 DQB1 * 02、DRB1 * 03 和肿瘤坏死因子 α 基因启动子区域的多样性[8]。同卵双胞胎的不一致性提示其他可能的宫内因素。

动物模型发现 Ro52 蛋白的 p200 区域的反应性和抗 L 型钙通道抗体似乎和 NL 心脏病变相关。体外研究证实 β_2-糖蛋白 1 具有保护性作用（通过阻断抗 Ro 抗体结合凋亡细胞），而尿激酶-纤溶酶原激活/受体体系［激活转化生长因子（transforming growth factor，TGF）-β］以及在介导组织创伤中由巨噬细胞分泌的内皮素 I 具有致病性。遗传学研究证实了胎儿主要组织相容复合物（major histocompatibility complex，MHC）在疾病发展中的重要性，一项多代研究证实 NL 儿童的母亲更容易累积来自其祖父母的遗传危险因素[9]。

新生儿狼疮患者的母亲可能患有系统性红斑狼疮（systemic lupus erythematosus，SLE）[10]、干燥综合征、系统性红斑狼疮/干燥综合征、未定类结缔组织病、白细胞碎裂性血管炎[11]，或者完全无症状。无症状者常可检测到阳性抗体。尽管无症状，抗体阳性的母亲仍需要随访。进展为系统性红斑狼疮和干燥综合征的情况少见。实际上，只有约10%的母亲发展为系统性红斑狼疮，而14%在15年的随访周期内发展为干燥综合征[12]。

相较无甲状腺功能减退母亲的胎儿，患有甲状腺功能减退母亲的胎儿出现先天性传导阻滞的风险增加9倍[13]。

临床特征

新生儿狼疮可能表现出一系列临床症状，受累器官包括皮肤、心脏、血液、肝脏、脑和骨。多数研究发现皮肤和心脏症状发病率相近，约为50%，所有其他症状的总发病率为15%。任一患者可能出现一种至多种临床表现。根据新生儿狼疮研究登记中心（Research Registry for Neonatal Lupus，RRNL；美国全国新生儿狼疮登记中心），61%的新生儿狼疮患者只出现心脏症状，26.9%出现皮肤损害，8.7%同时出现皮肤和心脏表现，3.2%出现肝脏和血液疾病[3]。

皮肤表现

皮损表现具有高度异质性和多样性[14]。不同的皮损表现在框图8.1中列出。

框图8.1 新生儿狼疮的皮肤表现
• "浣熊眼"或"猫头鹰面具"红斑
• 多形红斑
• 毛细血管扩张大理石样皮肤改变
• 大疱性皮损
• 湿疹性皮损
• 毛细血管扩张
• 广泛毛细血管畸形
• 靶样损害
• 水痘样皮损

皮损常在生后6周左右出现，少数病例在出生或者生后不久出现。也有新生儿高胆红素血症光疗后引发皮肤损害的报道[1]。

最典型的皮损是红斑，弧形、多环形或环状斑疹，斑片和丘疹。皮损中央通常呈轻度萎缩，伴或不伴细小鳞屑，主要出现在头皮和眶周区域，眼周皮损有融合趋势，使孩子表现出"猫头鹰眼""浣熊眼"或者"猫头鹰面具"外观[15]（图8.1和图8.2）。这些皮损表现和

亚急性皮肤型红斑狼疮（subacute cutaneous lupus erythematosus，SCLE）的临床和组织学相似，包括界面皮炎，基底膜带和真表皮连接部位的水疱化改变，以及表皮萎缩和以血管周围淋巴细胞为主的浸润[16]。

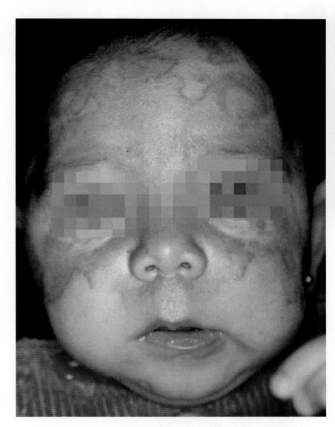

图8.1 额头和眼睛周围的红色弓形斑块，具有典型的"猫头鹰面具"外观

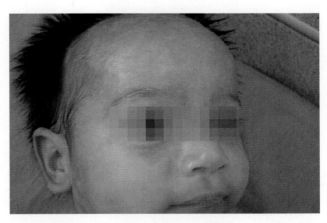

图8.2 眼睛周围有鳞屑性圆形斑块，具有典型的"猫头鹰面具"外观

荨麻疹样皮损（图8.3）以多环红斑为特征，主要累及头皮和面部，也可累及躯干和四肢。组织学上这些皮损可能也会出现界面改变，或者浅层和深层血管周围和间质性淋巴细胞浸润[16]。

第二篇

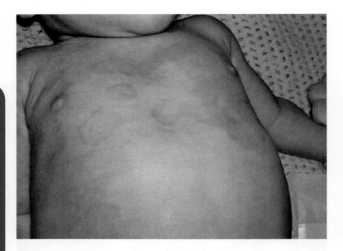

图8.3　新生儿胸部荨麻疹样皮损

萎缩性皮损[17]（图8.4）、水疱、毛细血管扩张[18]、紫癜、多形红斑样皮损（图8.5）、广泛的糜烂[19]、先天性大理石样毛细血管扩张（cutis marmorata telangiectati-

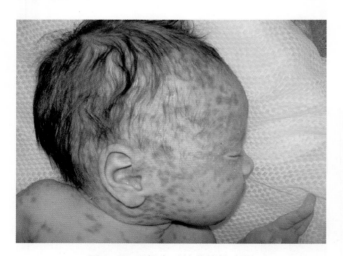

图8.4　面部先天性萎缩性皮损

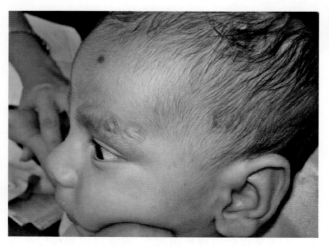

图8.5　面部多形红斑样皮损

ca congenita，CMTC）样皮损[20-21]（图8.6）和模仿广泛毛细血管畸形样皮损的报道较少[22]。有文章报道了一例表现为斑秃、萎缩和糜烂的病例[23]。

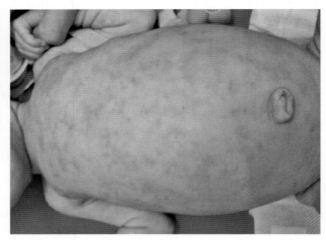

图8.6　腹部先天性大理石样毛细血管扩张样皮损

除了皮肤损害，黏膜溃疡在一些患者中也有记载。

这些皮损可在日晒或者光疗时出现加重趋势，但也可能出现在足部及尿布区域（图8.7）等[24]非曝光部位，甚至在出生时尚未日光暴露的时候即出现。

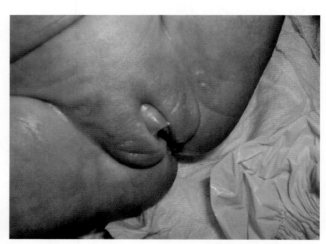

图8.7　尿布区域的糜烂，表明非光暴露区域也可受累

临床鉴别诊断包括但不限于药疹、荨麻疹、大疱性类天疱疮、先天性梅毒、多形红斑、先天性大理石样毛细血管扩张、体癣和婴儿环形红斑和其他疾病。

大部分皮损约6~9个月趋于完全缓解[25]，其变化与母体抗体的减少平行。一些病例会残留色素减退或者色素沉着、萎缩性瘢痕或者毛细血管扩张。

心血管系统表现

超过1/2的患者出现不同类型的心脏表现。宫内诊断先天性完全房室传导阻滞（complete atrioventricular block，CAVB）的病例中有 80% ~ 95% 是新生儿狼疮患者[26]。这一异常表现通常在 18 ~ 24 周这一敏感时期发生，极少出现在 30 周后。自身抗体和心脏传导系统在发育早期的结合导致无法自行消退的心脏功能不全。

尽管心脏损伤的确切病理机制仍未知，目前认为这是一个包含两个阶段的过程。第一阶段，母体的抗 Ro 抗体结合胎儿的心肌细胞导致其凋亡。第二阶段，抗 La 抗体结合凋亡的心肌细胞引发炎症级联反应最终导致传导组织和周围心肌纤维化和钙化。

除了完全性房室传导阻滞，一些其他电生理病变包括一过性和持续性窦房结功能不全、长 QT 间期、房室异搏、室性和交界性心动过速与心房扑动。

也有病例描述了一种具有心室扩张、心肌肥厚或心内膜纤维弹性病[27]的弥漫性心肌病。

据报道，有 16% ~ 42% 的患者患有结构性先天性心脏病，包括持续性动脉导管未闭、房间隔和室间隔缺损、半月瓣和房室瓣异常。在没有 CAVB 的患者中，这些病变也可能存在，提示母亲自身免疫介导的病理机制也可能在其他形式的先天性心脏病中起作用。

大多数患有 CAVB 的儿童在成年之前需要接受永久性起搏治疗，新生儿期 60% 的患儿需要接受上述治疗[28]。

肝脏病变

据报道约有 15% 的新生儿狼疮患者出现肝脏受累，但其发生率有可能被低估[14]。许多患者中，肝脏疾病是无症状和一过性的，或者可能被误诊为生理性黄疸[1]。它通常表现为无症状的转氨酶升高、肝大、一过性肝炎、高胆红素血症或罕见的肝衰竭[29]。这些表现中大多数（暴发性肝衰竭除外）都是一过性的，和受新生儿狼疮影响的其他非心脏器官病变一样，随着母体来源抗体的减弱而自发消退。

血液系统表现

任何血液系统谱系都可能受到母体抗体的影响。血小板减少症、溶血性或再生障碍性贫血和中性粒细胞减少症在新生儿狼疮患者中均有描述。10% 的患者有这些表现[29]，很少出现出血或败血症等并发症[14]。虽然淋巴细胞减少是成人狼疮相对常见的表现，但它并不是新生儿狼疮的特征[15]。

神经系统病变

有报道 NL 患者有脑积水和头颅畸形。与正常对照组相比，也有一定程度的神经精神功能障碍。在受累患者中，异常的 CT 表现包括非特异性白质改变、基底节钙化和室管膜下囊肿[30]。还有一例短暂性重症肌无力的报道[31]。这些发现也被认为是一过性的，并且随着新生儿血液循环中抗体的清除而逆转。

在一项评估 NL 自身抗体潜在神经毒性作用的研究中，没有发现患者及其兄弟姐妹在注意力和行为问题、抑郁、焦虑、发育迟缓、学习、听力和言语问题方面存在统计学差异[32]。

点状软骨发育不良

点状软骨发育不良（chondrodysplasia punctata，CDP）是一组异质性疾病，其特征是影像学上软骨的点状钙化[33]。导致这些表现的不同病因包括过氧化物酶体生物合成异常、母亲抗体指标（包括抗 SSA/Ro、SSB/La 和抗 U1RNP）以及致畸物，尤其是抗凝剂[34]。已有报道数名 CDP 患者有母源性抗体（主要是抗 U1RNP）。这些患者可能仅表现为 CDP，也可能出现皮肤或血液系统病变。迄今为止，尚无报道有 CDP 和相关心脏病变的患者。

CDP 相关母源性狼疮的骨缺损和斑点可能的机制是免疫介导的，这是由于来自母体的自身抗体在妊娠早期至中期穿过胎盘，并可能抑制高亲和力的钙结合蛋白（钙网蛋白），它是内质网的多功能蛋白。SSA/Ro 是一种自身抗原复合物，可能包括钙网蛋白。

与其他皮肤外表现一样，骨的斑点会随时间消失。

其他表现

NL 的肺部并发症，如短暂性自限性肺炎、肺毛细血管炎和出血，尽管极为罕见[35]，但已有报道。肾炎罕见[36]，也有罕见的单侧胸大肌萎缩病例[37]。

诊断

由于没有 NL 的诊断标准，在患儿和母亲抗体（抗 SSA/Ro、SSB/La 或抗 U1RNP）均阳性的情况下，新生儿表现出一种或多种上述临床表现（皮肤、心脏、血液系统、肝脏、骨）方可诊断。

评估

一旦确诊，就应评估患者的其他 NL 表现。应对每位患者进行心脏评估，包括心电图（electrocardiogram，ECG）和超声心动图。也建议进行血液检查，包括血小板计数和肝功能。如果患者 U1RNP 阳性，建议进行影像学评估。如果有神经系统受累的临床症状，应建议进行神经系统评估。

第二篇

治疗

由于皮肤病变通常是一过性的,因此唯一推荐的干预措施是避免日晒。在某些特殊情况下,可以考虑外用钙调神经磷酸酶抑制剂或皮质类固醇[38]。

由于完全性心脏传导阻滞是不可逆的,并且目前只能用起搏器进行治疗,因此预防是最佳的策略。在一项病例对照研究中评估了分娩期预防性使用羟氯喹的效果。在这项研究中,已证明在怀孕期间服用羟氯喹可以降低受母亲抗体影响的新生儿狼疮心脏病变的风险[39]。羟氯喹抑制选择性 Toll 样受体(toll-like receptor,TLR)信号转导所需的胞内体酸化作用,已知其激活会促进心脏炎症和瘢痕形成。

给予母亲的全身性氟化类固醇已被广泛使用,但疗效和风险却存在疑问[3]。当在子宫内检测到一度或二度心脏传导阻滞时,全身性氟化类固醇(地塞米松和倍他米松)可能有助于逆转心脏病变。通常不建议在子宫内使用糖皮质激素治疗这两类心脏传导阻滞,除非患者也患有心肌炎[28]。

众所周知,已生有一个患儿的母亲,其再次妊娠患病胎儿的发病率显著升高。已有研究评估了为再次妊娠的母亲预防性使用静脉内免疫球蛋白(IVIG)的效果,但事实证明,对于 CAVB 的治疗,在高危母亲中预防性使用静脉免疫球蛋白的有效性不及羟氯喹[40-41]。

长期随访

第一胎发生 NL 后,第二胎新生儿患 NL 的风险约为 17% ~ 36%[42-43]。目前认为 NL 心脏病变的复发率约为 17%,似乎不受孕产妇健康状况、类固醇使用、抗体水平、首例患儿心脏病的严重程度或胎儿性别的影响[44]。由于这些原因,再次妊娠应接受严格监测,并考虑给予孕妇预防性全身治疗。在某些家族中本病复发率可能异常高:在一个病例报告中报道了 4 个患病兄弟姐妹[25]。

建议所有存在自身免疫性疾病症状的孕妇应在孕早期进行 SSA/Ro 和 SSB/La 抗体筛查。如果这些指标是阳性的,则应在第 16 ~ 26 周每周一次通过超声心动图监测胎儿的 PR 间期,在第 26 ~ 32 周每 2 周一次进行上述检查[45]。

所有患者均应进行长期随访,尽管心脏外病变在生后早期可自发缓解,但这些患者在儿童期出现其他自身免疫性疾病的风险似乎更高。一项对 NL 患者及其未患病兄弟姐妹的长期随访研究[42]显示,在 49 名患者中,在 8 岁前或稍大,有 6 名患有明确的风湿性/自身免疫性疾病(2 名患有幼年类风湿性关节炎,

1 名患有桥本甲状腺炎,1 名患有银屑病和虹膜炎,1 名患有银屑病和糖尿病,1 名患有糖尿病和肾病综合征)。

经胎盘获得性新生儿自身免疫性疱病

据报道,有几种自身免疫性疱病的抗体可经母体胎盘进入新生儿体内。有报道新生儿(或出生后不久)发生水疱或糜烂,其母亲可患有寻常型天疱疮、落叶型天疱疮、妊娠期类天疱疮和获得性大疱性表皮松解症[46-48](表 8.1)。尽管经胎盘获得性新生儿自身免疫性疱病的真实发病率尚不清楚[49],但这类病似乎极为罕见。

表 8.1 不同免疫介导的新生儿疱病的靶点

免疫性疱病的类型	靶点
妊娠期类天疱疮	BP180
新生儿寻常型天疱疮	桥粒黏蛋白 3
新生儿获得性大疱性表皮松解症	Ⅶ型胶原 145kDa 的 NC1 结构域
新生儿落叶型天疱疮	桥粒黏蛋白 1

这些疾病的发病机制假说是母体 IgG 自身抗体通过胎盘组织被动传递。妊娠期激素变化可调节自身免疫性疱病。垂直传播的自身免疫性疾病是由 IgG 抗体的被动传递引起的,IgG 抗体能够在妊娠第 13 周开始通过胎盘,并在妊娠晚期达到最高水平[50]。

在新生儿期对这些疾病的治疗通常包括使用温和的润肤剂和必要时外用皮质类固醇。随着母体来源的自身抗体从新生儿体内清除,疾病活动性可能会减弱,新生儿期过后很少出现新水疱[50]。

妊娠期类天疱疮

妊娠期类天疱疮,旧称妊娠期疱疹,是一种罕见的妊娠相关免疫性疱病。患病的母亲通常在妊娠中晚期出现皮肤病变,分娩后数周内症状缓解。研究表明,妊娠期类天疱疮患者在分娩前和分娩后,抗 BP180 的致病性抗体会立即增加,可能是由于绒毛膜中的 BP180 抗原释放所致。激素在加速大疱形成或升高致病性抗体滴度中的确切作用尚不清楚。

妊娠期类天疱疮极为罕见,估计发病率为 1/5 万。患病母亲中,约有 5% ~ 10% 发生新生儿大疱性类天疱疮[51]。本病好发于男性,男性与女性的比例为 4.6:1,而成年人大疱性类天疱疮女性与男性的比例为 1.01:1 ~ 2.00:1[49]。

新生儿的病变可表现为水疱、糜烂、大疱、荨麻疹

性斑块或网状发疹性皮损[49]以及红斑基础上的黄色斑块。病变通常在 1~3 周内自发消退[52]，而抗体转阴则在 1 个月左右[53]。婴儿是由于致病性抗体转移到大疱性类天疱疮抗原（180kDa）亚基而致病。除了罕见的新生儿水疱，妊娠期类天疱疮还偶尔伴有其他并发症，如不良的分娩结局，包括流产、低出生体重儿和早产[48]。

新生儿寻常型天疱疮

新生儿寻常型天疱疮是一种罕见的一过性自身免疫性疱病，是由于寻常型天疱疮的母亲将抗桥粒黏蛋白 3 的自身抗体 IgG 传递给其所生的新生儿引起的[54]。母亲的抗体滴度范围为 1 : 20 ~ 1 : 640，几位作者认为，母亲的抗体滴度或临床严重程度均不能预测患儿疾病的严重程度。实际上，在所有报道的经胎盘获得性一过性大疱性皮肤病中，只有新生儿天疱疮可见于临床上无症状母亲所生的新生儿[55]。

本病的临床特征是皮肤上一过性的水疱和糜烂，因为桥粒黏蛋白 1 在婴儿黏膜中补偿性表达，故黏膜受累很少见。它可能在出生时出现或在生后的前 2 周发生。从未报道过本病会持续到新生儿期之后，或发展为成人疾病[47]。皮肤病变在 3 周内消退，出生后 2 个月循环抗体消失[53]。

根据严重程度，治疗包括单纯支持治疗、润肤剂或外用皮质类固醇。

新生儿落叶型天疱疮

落叶型天疱疮（pemphigus foliaceus，PF）是一种由自身抗体介导的表皮水疱性疾病，由抗桥粒黏蛋白 1 的抗体引起，使浅层角质形成细胞之间失去黏附作用[56]。新生儿 PF 的发生频率极低，这是由于新生儿表皮（与成年表皮相反）中桥粒黏蛋白 3 与桥粒黏蛋白 1 在浅层表皮中共同表达。因此，桥粒黏蛋白 3 补偿桥粒黏蛋白 1，发挥了一定程度的保护作用[55]。一项研究证实了这一点，活动性落叶型天疱疮（地方性 PF）母亲所生的 19 例新生儿中未患皮肤病，尽管其中有 9 例 Dsg1 自身抗体阳性。

文献中很少报道新生儿 PF。在所有这些抗体中，针对桥粒黏蛋白 1 的母体抗体滴度非常高（1 : 320 和 1 : 640）[57]。临床表现包括无黏膜受累的浅表糜烂和结痂。外用皮质类固醇治疗有效，据报道皮损在 2 周龄时已完全消退。

获得性大疱性表皮松解症

获得性大疱性表皮松解症（epidermolysis bullosa acquisita，EBA）是一种极为罕见的自身免疫疱病，由Ⅶ型胶原 145kDa NC1 结构域的自身循环抗体 IgG 导致。迄今为止，文献中仅报道了一例经胎盘获得性 EBA 的病例。该患者由一位有 EBA 病史的母亲所生，出生时表现为全身性水疱和糜烂，包括鼻孔和嘴唇，而黏膜未受累。在 2 个月大时，皮损完全上皮化伴大量粟丘疹[46]。

经胎盘获得性黑色素瘤

据统计，妊娠期恶性肿瘤发病率为 1/1 000，其发病率与同年龄的未孕妇女相似。恶性肿瘤包括乳腺癌、宫颈癌、肺癌、黑色素瘤和血液肿瘤[58]。妊娠期黑色素瘤的估计发病率为 0.1/1 000 ~ 2.8/1 000。胎儿转移很少见，文献报道约有 100 例[59]。黑色素瘤是经胎盘传播至胎儿的最常见肿瘤[60]。鉴于 45% 的黑色素瘤患者是在生命的前 40 年中被诊断出的，并且在最近 20 年中黑色素瘤的发病率呈上升趋势，因此这一发病率可能会上升[61]。

皮肤病变见于出生至 8 月龄之间[62]，它们可能表现为皮肤色素性病变或内脏转移。

尽管已有报道自发消退的例外情况[58]，但大多数在分娩时具有母亲转移临床证据的新生儿预后极差。死亡通常发生在 3 月龄之前。胎盘受累似乎是没有出生转移临床证据患者的关键危险因素[62]。因此，在这种情况下应评估胎盘，并应评估和严格监测所有存在胎盘受累迹象母亲所生的孩子[58]。

当患有已知转移性黑色素瘤母亲的新生儿出现色素性病变时，可直接诊断新生儿转移性黑色素瘤。有时先天性黑素细胞痣在临床上可能看起来不典型，甚至在活检中可能显示良性增生性结节且有丝分裂率很高。此时可通过使用现代遗传学技术，如 5 STR 多态性位点 PCR 和成像质谱分析[62]来确诊经胎盘获得性黑色素瘤。

目前尚无儿童转移性黑色素瘤批准的治疗方法，建议去儿童肿瘤科进一步评估和治疗。

经胎盘获得性白塞病

白塞病（Behçet disease，BD）是一种罕见的慢性多系统疾病，原因不明，具有皮肤黏膜、眼、血管和中枢神经系统表现，并与血栓形成有关[63]。无实验室诊断性检测方法，诊断仍依靠临床表现。白塞病国际研究小组已就一系列诊断标准达成共识[64-65]（表 8.2）。尽管病因尚不明确，但认为这是一种免疫介导的疾病，而患该病的人所生的新生儿出现一过性白塞病可支持这点。

表 8.2　国际研究组对白塞病的诊断标准（1990）

必要标准	复发性口腔溃疡	医生或患者观察到的轻微口腔溃疡、大面积口腔溃疡或疱疹样溃疡，在 12 个月内至少复发 3 次
次要标准	复发性生殖器溃疡	由医生或患者观察到的口腔溃疡或瘢痕
	眼部病变	眼科医生观察到的前葡萄膜炎、后葡萄膜炎或裂隙灯检查示玻璃体细胞或视网膜血管炎
	皮肤病变	医生或患者观察到的结节性红斑、假性毛囊炎或丘疹性脓疱性病变，或未接受皮质类固醇治疗的青春期后患者的痤疮样结节
	阳性的针刺实验	（Behçetine 试验）由医生在 24~48h 判读结果

资料来源：Adapted from [65]. Reproduced with permission of Elsevier.

在新生儿中，病变倾向于在 1 周龄左右出现，并在 2 月龄之前消退。临床表现包括与发热相关的不同程度的生殖器溃疡和脓疱性皮肤坏死。在所有报告的病例中，尽管并非全部被诊断为 BD，但母亲在怀孕期间有症状。也有报道称一例危及生命的新生儿有一过性 BD[66]。

根据所有新生儿 BD 病例的母亲均有症状，秋水仙碱可降低发生重症 BD 的风险，因此该药物可用于孕期预防性治疗。秋水仙碱具有抗有丝分裂作用并可穿过胎盘。在一项研究中评估了该药物的安全性，其中 238 例服用秋水仙碱的孕妇未增加致畸或先天性畸形发生的可能性[67]。

（田晶　王雪 译，杨舟　向欣　梁源　徐子刚 校）

参考文献

见章末二维码

第9章 发育畸形

Marion Wobser，Henning Hamm

摘要

多种发育畸形可能会累及皮肤，其中一些显而易见，另一些则无法引人注意或非常隐匿，因此可能会在一段时间内被忽略。少数畸形，例如鼻横线和跟骨前先天性纤维脂瘤性错构瘤，仅是自然界微不足道的变异。但一些发育畸形可能与严重的潜在疾病有关，如颅骨或脊柱发育不良，或复杂的综合征如鳃裂畸形。因此，本章的目的是使临床专家能够区分无害畸形与严重发育异常的皮肤标志。这些知识具有临床重要性，因为后者可能需要快速的诊断评估和治疗，以防止造成严重后果。

要点

- 皮肤发育畸形可能与综合征相关的临床表现有关。
- 早期发现明显的皮肤体征可能有助于预防严重并发症，如脊柱发育不良。
- 皮肤发育畸形通常需要涉及放射科医生、病理学家和外科医生的跨学科诊断和治疗方法。

引言

皮肤发育畸形包括相对较大的一组由胚胎发育错误引起的疾病[1]。图9.1展示了头颈部某些重要发育异常的典型部位，他们大多数在出生时即很明显。本章重点介绍典型的轻微畸形。结合特定的皮肤特征，提到了部分构成更复杂畸形综合征的主要缺陷，但未详细介绍。

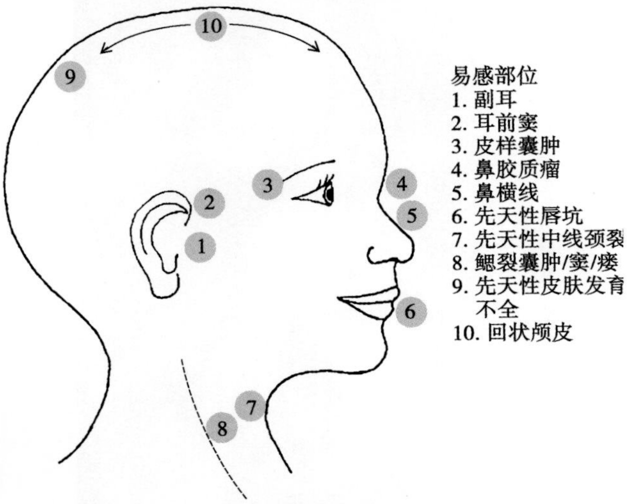

易感部位
1. 副耳
2. 耳前窦
3. 皮样囊肿
4. 鼻胶质瘤
5. 鼻横线
6. 先天性唇坑
7. 先天性中线颈裂
8. 鳃裂囊肿/窦/瘘
9. 先天性皮肤发育不全
10. 回状颅皮

图9.1 显示发生于头颈部发育异常的部位示意图

回状颅皮

定义 回状颅皮(cutis verticis gyrata，CVG)是一个描述性术语，指头皮的嵴沟样的临床外观，类似大脑表面的褶皱。据估计，该病患病率在男性为1/100 000，在女性为0.026/100 000。在精神病患者和智力障碍人群中，这种情况更为常见，据报道患病率为0.2%～12.5%。

病因 CVG不是独立的疾病，而是源于多种多样的病因。除了结缔组织肥大和附属器结构肥厚外，在原发性("真")类型中，缺乏潜在的软组织畸形[2]。这种改变可能是独立发生的(原发基础性CVG)，也可能与广泛的伴或不伴眼科改变(白内障、斜视、失明、视网膜炎色素沉着)[3]的神经和精神疾病有关(原发非基础性CVG)，如智力低下、发育迟缓、脑瘫、癫痫、小头畸形和精神分裂症。CVG与染色体异常和遗传综合征之间有很强的关联(Turner综合征、Klinefelter综合征、Noonan综合征、脆性染色体综合征、Beare-Stevenson cutis gyrata综合征、Ehlers-Danlos综合征、结节性硬化症、胰岛素抵抗综合征、Apert综合征和原发性肥厚性骨关节病/厚皮性骨膜增生症)[4]。Turner综合征和Noonan综合征相关的CVG认为是子宫内淋巴水肿消退的结果。

继发性类型("假CVG")是由局部炎症(湿疹、银屑病、毛囊炎、脓疱病、丹毒、天疱疮、瘢痕疙瘩型痤疮、反转型痤疮)，头皮新生物和错构瘤(先天性或后天性皮内黑素细胞痣、皮脂腺痣、脂肪瘤样痣、结缔组织痣、神经纤维瘤、纤维瘤、圆柱瘤)，系统性疾病(肢端肥大症、黏液性水肿、黑棘皮病、糖尿病、滥用合成代谢类物质、淀粉样变性、梅毒、慢性肺部疾病、先天性发绀型心脏病、肝胆疾病、白血病、副肿瘤综合征)或某种药物引起。

病理　必须进行头皮组织病理学检查以区分原发性和继发性类型，尤其是要排除肿瘤性因素。原发性类型的病变范围从基本正常的皮肤到增厚的结缔组织，伴肥大或增生的附属器结构。厚皮性骨膜增生症存在黏蛋白沉积、真皮水肿、弹力纤维变性和皮脂腺肥大，这可能是前列腺素催化酶突变引起的前列腺素介导的组织改变的结果[5]。继发性类型的组织学变化取决于潜在疾病。

临床特征　原发性 CVG 通常表现为对称的褶皱，从前到后延伸，并累及顶骨和枕骨，偶尔整个头皮均可出现。男性患者比例更高，男女比例为 4:1~5:1。发病通常在青春期后，绝大多数发生在 30 岁之后。先天性原发性 CVG 极为罕见[6]。如果怀疑潜在的遗传异常，建议进行分子遗传或细胞遗传学研究。

在继发性类型中，临床表现变化多样，且褶皱通常不沿矢状方向延伸。系统性炎症性疾病可能表现出整个头皮的轻度褶皱，而局部肿瘤可能在边界区域产生不规则的脑回形褶皱。继发性类型可发生在任何年龄，反映了多种原因。颅骨 CT 或 MRI 可用于排除垂体腺瘤、肢端肥大症或更深层组织受累。先天性继发性 CVG 主要由良性肿瘤引起，如皮内黑素细胞痣（表 9.1）。

表 9.1　原发性和继发性回状颅皮的差异

	原发性回状颅皮	继发性回状颅皮
临床特征	矢状方向的沟和嵴	不规则的沟和嵴
相关疾病	• 遗传缺陷包括染色体畸变 • 神经/精神疾病 • 散发病例	• 局部炎症疾病 • 局部错构瘤/肿瘤 • 系统性疾病
病理	结缔组织和附属器结构肥大	多样，取决于病因
发病时间	20 岁，先天性少见	多样，取决于病因
性别	男性多见	男女发病率相同

在大多数情况下，CVG 无症状，但可能会引起皮肤瘙痒、灼痛、压痛、难闻的气味或反复感染。在原发性类型中，毛发的质地和数量通常不受影响，而肿瘤性病变可表现为进行性脱发。

治疗　建议保持良好的皮肤和头皮卫生习惯，并在深沟处局部应用抗菌剂，以避免发生间擦疹和细菌或霉菌感染。许多保守治疗都无法使不平坦的表面变平。

尽管 CVG 是良性的，但出于心理或美学原因，可能仍需进行择期手术。可能的干预措施包括对小皮损切除行一期缝合或局部皮瓣手术，或较大皮损部分切除、连续切除或组织扩张手术。厚皮性骨膜增生症引起的 CVG 中，如果在儿童早期抑制潜在的致病性前列腺素合成可能有益。

副耳

病因　副耳是第一鳃弓（下颌）背侧部分的微小发育畸形，这解释了副耳位于肩前区和胸锁乳突区之间的原因。

病理　副耳与外耳的正常解剖结构具有组织学相似性。在毛发周期的各个阶段中存在许多成熟的毳毛毛囊。一个突出的结缔组织框架包围着成熟脂肪组织的聚集体。有时会出现软骨的中央核，其有助于将副耳与毛囊痣和毛囊瘤区分开。

临床特征　副耳表现为先天性、圆形、皮色丘疹或结节，通常位于耳廓前方（图 9.2）。不太常见的部位包括沿下颌骨线至嘴角的面颊，以及胸锁乳突肌前至胸骨上区域的侧颈。位于颈部时它们可能被称为肉垂或

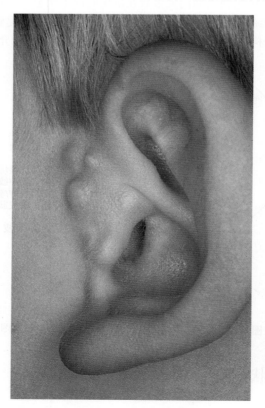

图 9.2　典型的耳前区副耳

先天性颈部软骨残留[见先天性颈部软骨残留(肉垂)]。皮肤表现可以是单发或多发,单侧或双侧,柔软或软骨样的,无柄或有蒂的。它们通常被绒毛覆盖。活产儿发病率约为 1/600～1/500。

通常情况下,副耳是孤立的先天性缺陷[7]。有家族发病的报道。在极少数情况下,尤其是有多个病变时,其与其他第一鳃弓畸形相关,包括唇裂、腭裂、鳃瘘和下颌骨发育不全,是 Treacher-Collins 综合征、Wolf-Hirschhorn(4p 缺失)综合征、Townes-Brocks 综合征、Delleman 综合征和 VACTERL 综合征(椎体异常、肛门闭锁、先天性心脏异常、气管食管瘘和/或食管闭锁、肾脏异常、桡骨发育不良和其他肢体缺陷)的易变特征[8]。多发性副耳是眼-耳-椎体综合征(Goldenhar 综合征)的一个相对固定的表现,其特征是耳部畸形、偏侧面部肢体发育不良、球前皮(脂)样囊肿和椎体畸形。

副耳应与大耳鉴别,大耳具有相同的组织病理学特征,但在正常的解剖位置上表现为扩大的、前移的耳。

治疗 副耳易于通过手术切除。有蒂丘疹甚至可以通过结扎或应用钛夹平夹皮肤来去除。必须小心移除软骨下的任何突起部分。一些作者主张出生后几天在局部麻醉下进行手术。

先天性颈部软骨残留(肉垂)

先天性颈部软骨残留(肉垂)是罕见的单侧或双侧鳃源性残留畸形,可认为是副耳的颈部变异[9]。胸锁乳突肌的下半部上方或附近有不规则的、通常有蒂的丘疹或结节,呈"弹性"软骨状结节(图 9.3)。其他畸形,如小耳畸形、外耳道狭窄和鳃瘘,很少与之相关。鉴别诊断包括与鳃窦或瘘管相关的前哨标记、单纯皮赘和良性乳头状瘤。由于先天性颈部软骨残留不是囊

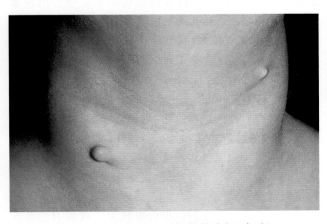

图 9.3 双侧先天性颈部软骨残留(肉垂)

性或瘘状的,出于美容的原因,它们通常被切除。

耳前囊肿和窦道

病因 目前认为耳前囊肿和窦道是前两个鳃弓的第六个听觉小丘不完全融合的结果。全球流行率似乎相差很大(印度为 0.17%,美国为 0.1%～0.9%,英国为 0.9%,中国为 1.4%,中国台湾为 1.6%～2.5%,非洲某些地区为 4%～10%)[10-11]。

病理 囊肿和窦道衬有分层的鳞状上皮。相邻的结缔组织通常包含皮肤附属器。严重发炎后,内膜通常被肉芽组织代替。

临床特征 耳前窦道通常表现为耳蜗升支前缘的小凹坑或凹痕(图 9.4)。螺旋脚的侧面和螺旋、耳或小叶的上后缘较少见[12]。窦道可以是单侧或双侧,更常见于右侧。它们可能是偶发或遗传的。双侧病变更有可能是遗传性的,并表现为常染色体显性遗传方式,伴低外显率和可变性表达。狭窄的窦道有一个皮肤开口和一个内盲端,几乎总是与耳软骨的软骨膜相连。它们呈树枝状排列,其皮下有一个囊状皮下网络,很少延伸到腮腺。

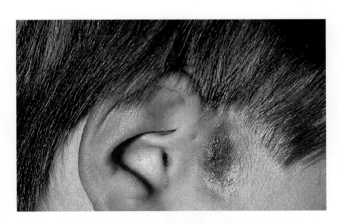

图 9.4 炎性耳前囊肿和窦道

在 3%～10% 的病例中,它们与耳聋和一些复杂的发育缺陷有关,主要是鳃裂-耳-肾综合征(branchio-oto-renal syndrome,BOR 综合征)和鳃裂-耳综合征(branchio-oto syndrome,BO 综合征)。BOR 和 BO 综合征是常染色体显性疾病,特征是耳前凹,传导性、感音神经性或混合性听力损失,外耳、中耳或内耳结构缺陷,颈外侧瘘,囊肿或窦道,鼻泪管狭窄或瘘。肾脏异常是 BOR 综合征的附加特征[12]。这两种综合征通常是由与人类同源的果蝇眼缺失基因(*EYA1*)突变引起的。因此,如果耳前窦道伴发以下一种或多种临床表现:其

第二篇

他畸形或变形特点、耳聋家族史、耳廓和/或肾畸形或母亲妊娠期糖尿病史,则必须进行听觉检查和肾脏超声检查。

大多数情况下,至少成年之前,耳前窦道无症状。但是,如果发生感染,看似微不足道的异常现象通常会引起棘手的症状(图 9.4)。在这种情况下,可能会反复出现化脓性分泌物和耳前脓肿,引起水肿、红斑和疼痛。

超声检查有助于确诊并确定窦道和囊肿的范围,及其与相邻解剖结构的关系。

治疗 如果无症状,耳前窦道不需要干预。只有通过对整个窦道及其相关囊肿进行复杂、细致的完全切除,才能治愈有症状的窦道。因此,大多数作者建议在术前预防性抗生素治疗后才进行手术。然而,据报道 9%~42% 的病例术后复发。全身麻醉、术中使用放大镜、广泛切除、去除导管底部的软骨、注射染料来显示窦道以及在手术时进行探查均有助于降低复发风险。

鳃裂囊肿、鳃窦和鳃瘘

病因 鳃裂囊肿、鳃窦和鳃瘘是在胚胎发育过程中鳃器发育不良的结果,通常是第二鳃弓。家族性发病屡有报道。

病理 鳃裂畸形的窦道内衬复层鳞状上皮,其一部分可被呼吸道(纤毛柱状)上皮所代替。通常有丰富的上皮下淋巴组织。胸腺或甲状腺组织分别指向第三或第四鳃弓。鳃裂残留物中平滑肌、软骨和浆膜黏液腺的存在可能导致其与皮肤支气管源性囊肿相混淆(见皮肤支气管源性囊肿)。

临床特征 在胸锁乳突肌前缘的侧颈上可以发现外鳃窦和瘘管的开口。窦道盲端位于颈深部组织,而瘘管在皮肤和黏膜之间持续连通,并可能进入咽部的扁桃体区域。囊肿表现为无痛的、活动性肿胀,既没有皮肤开口也没有黏膜开口。窦道和瘘管的外孔可能渗出黏液分泌物。早期继发感染很常见,可能会导致严重的并发症。由于其明显的皮肤开口及相关的引流和感染,鳃窦和鳃瘘的诊断通常比鳃裂囊肿早得多,大多数于出生后的前几年出现临床症状[13]。

双侧病变很少见,耳前凹坑可能是相关的发现。鳃裂畸形可能是复杂遗传病的一部分,例如 BOR 综合征、鳃裂-眼-面综合征或其他综合征。

根据典型部位的皮肤开口,鳃窦和鳃瘘的诊断是明显的。相比之下,鳃裂囊肿是多种的颈外侧肿物鉴别诊断的一部分,包括淋巴结炎、脓肿、脂肪瘤、囊性湿疣、血管瘤、淋巴管瘤、淋巴瘤、异位甲状腺囊肿、甲状舌管囊肿和颈部胸腺囊肿[14]。影像学检查有助于确定诊断和评估范围。

治疗 由于鳃裂畸形缺乏自发消退,且复发性感染常见,因此 1 岁内,全身麻醉下完全手术切除是首选的治疗方法。

先天性中线颈裂

这种罕见的先天性畸形很可能与第一或第二鳃弓的异常融合有关,位于颈部前中线下颌骨和胸骨之间的任何位置[15]。典型的临床表现包括乳头状突起(皮赘),其下缘由长约 1cm 的短窦道构成,中央萎缩性黏膜将两者分开。下方的纤维束可能会损坏头部和颈部的运动并形成条带。裂隙由复层鳞状上皮覆盖,缺乏皮肤附属物,而窦道通常被假复层柱状上皮所覆盖,并且通常包含浆液性唾液腺。畸形可能是孤立的,也可能与广泛的中线缺陷相关,如下颌骨、舌体和下唇的正中裂。患儿出生后第一年内彻底切除伴有下方纤维束的畸形是避免瘢痕挛缩和下颌骨畸形的关键。外科性缺损通常通过多次 Z 形成形术闭合。

甲状舌管囊肿

甲状舌管囊肿是由于在不完全闭塞的甲状舌管内产生黏液所致[16]。大多数情况下,这些囊肿位于颈部中线及其周围的舌骨附近,但它们可能位于甲状腺基发育途径中的任何位置。虽然有相当一部分甲状舌管囊肿在成年前仍未诊断,但其仍是儿童和青春期颈部中线肿物的最常见原因。典型的临床表现为直径 1~2cm 的无痛性软组织肿物,随吞咽和舌头前突时会向上移动。较少见的是,自发性或切除不完全后出现窦道。随年龄增长,感染发生的频率越来越高。为了避免感染性并发症和恶性改变,甲状舌管囊肿应该在生后早期手术,切除舌骨中段,整体囊肿切除,用肌肉袖带环绕导管至舌根(Sistrunk 手术)[17]。术后复发率为 3%~4%。手术前,应通过适当的影像学检查来确定正常的甲状腺。在超声检查中,囊肿本身显示不规则、低回声、假实性或异质性模式。CT、MRI 和放射性核素甲状腺扫描可提供关于囊肿的位置、大小及其邻近结构更精确的信息,联合细针穿刺有助于排除鉴别诊断,如异位甲状腺组织、脂肪瘤、淋巴结病和癌。导管通常是多发并分支的。许多病例报告甲状舌管残留引起恶性肿瘤,甲状腺乳头状癌是目前最常见的相关肿瘤。

皮肤支气管源性囊肿

皮肤支气管源性囊肿的确切病因仍有争议。目前认为胸廓内较常见的囊肿起源于附属芽,其从原始气管支气管树或原始前肠分离出来。这个概念也适用于胸骨柄融合术后可能出现的胸骨前囊肿,但不太适用于异位部位(如肩部和肩胛骨等)的支气管源性囊肿。通过淋巴或血液途径种植、上皮成分向纤毛上皮化生和不良分化可能为其他疾病。

大多数情况下,这种病变在出生后的第一天内变得明显,表现为下颈部、胸骨上切迹附近的前上胸部或胸骨上的肿胀或分泌物。颏、肩膀、肩胛区、背部和腹部是不太常见的部位[18]。与下层结构没有关联,主要累及男性。支气管源性囊肿的组织学检查通常显示一层呼吸道型纤毛和分泌黏液的假复层柱状上皮。建议切除以防止感染和恶变。

皮肤凹陷

皮肤凹陷是单侧的,或更常见的是骨突上方的双侧深部皮肤凹陷,如肩胛骨、骶骨、肘、髌骨和胫骨的肩突[19]。目前认为皮肤凹陷是由于早期的卡压导致皮肤固定到下方的骨性突起,从而阻止了皮下组织的发育。

通常,皮肤凹陷是一个孤立的先天性发现,如双侧肩峰或肩部的凹陷,也称为"棘上窝",可能代表无害的常染色体显性异常。然而,也有报道称双侧肩峰凹陷是 18q 缺失综合征相对常见的特征,在 9p 三体综合征、Russell-Silver 侏儒症和 Say 综合征中也偶有发现。肩峰下凹陷与复发性肩关节后脱位有关。胫骨上凹陷可见于节段性侏儒症、口-面-指综合征和骨舌发育不良。在梨状腹综合征、Joubert 综合征和面裂综合征中观察到肘部和膝盖上的凹陷。骶骨中线凹陷是多种先天性畸形综合征(包括脊柱闭合不全)的一个次要特征,尤其是当它们较大、距肛门 2.5cm 以上或合并其他病变时。偶发性皮肤凹陷的情况与宫内先天性风疹、低磷酸酯酶症和米索前列醇暴露有关。羊膜腔穿刺术后的凹陷样瘢痕并不少见。

鼻横线

鼻横线为横穿鼻上 2/3 和下 1/3 之间的皮肤损害。临床表现多样:可为从淡红色到色素沉着的线条,或更明显的凹槽,或深度和宽度达几毫米的沟[20]。它在出生后早期出现,通常长期存在。有明显的家族倾向,似乎更易累及女性。

病因与鼻翼软骨和鼻三角软骨的生长动力学有关。鼻横线可能与粟丘疹、囊肿和粉刺相关。炎症可能会导致"假痤疮的鼻折痕"[21]。

对过敏性鼻炎患者,必须将鼻横线与鼻部折痕或皱纹区分开,后者的形成是由于经常向上摩擦鼻子来缓解瘙痒的反应("过敏性敬礼")[22]。

先天性唇窝

先天性唇窝可分为三种类型:连合性唇窝、上唇中线窦和下唇窝(唇窦)[23]。

连合窝是最常见的唇窝类型,在约 0.5% ~ 2% 新生儿中发现。它们位于口腔内,与口腔成角,代表双侧短盲端窦道的开口。它们通常作为一种孤立的常染色体显性异常遗传,但可能是 BOR 综合征的一个特征,与鳃裂、听力异常和肾脏畸形有关。此外,连合性唇窝还与牙槽粘连、丝状睑缘粘连和外胚层缺损有关。

上唇中线窦的窦道盲端开口出现在上唇中线。有可能与器官距离过宽、鼻瘘和唇瘘有关。

先天性下唇窝由第一鳃弓下部的融合缺陷引起。它们通常表现为两侧对称性的凹陷,位于下唇中线两侧的朱红色部分。开口代表盲窦的端点,盲窦向内延伸至口轮匝肌,深度可达 20mm 或以上,并可能分叉。窦道内层为复层鳞状上皮。如果与邻近的小唾液腺导管连通,唾液或黏液可能会排出。偶尔只有一个旁正中窦出现。无瘘管口的唇部锥状隆起被认为是微小异常。

先天性下唇窝是 Van der Woude 综合征的特征,这是一种常染色体显性颅面疾病,具有高外显率和可变表达,其特征是下唇窝、唇腭裂和其他可变的特征,如牙缺失或各种畸形[24]。它们也是腘翼状胬肉综合征(腘蹼、唇裂和/或腭裂,以及泌尿生殖系统异常)的特征。Van der Woude 综合征和腘翼状胬肉综合征是由编码干扰素调节因子 6(interferon regulatory factor 6, IRF6)基因的不同突变引起的等位基因疾病[25]。因此,遗传咨询必须注意到这两种疾病的显著表型变异和重叠。此外,下唇窝是 1 型口-面-指综合征和歌舞伎面谱综合征的兼性征象。

对于有症状或令人不悦的唇窝,唯一的治疗手段是手术切除,以确保彻底清除分叉的导管。

副乳头(多乳头)

副乳头(多乳头)的患病率为 0.2% ~ 5.6%,是最常见的先天性乳房畸形。它们是从腋窝前褶到大腿内侧的胚胎乳线的残余。多数情况下,它们位于胸壁和上腹部,呈棕色或粉红色脐状或隆起的丘疹,周围有色素性乳晕(图9.5)[26],也可以表现为没有乳晕的乳头,反之亦然。通常只有一个病灶,但也可有双侧和多个乳头。

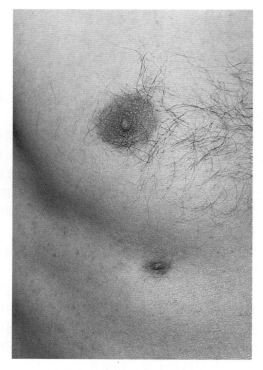

图9.5　男性青少年的多余乳头

已有报道的家族性发病,但无进一步异常的病例,提示常染色体显性遗传。多乳头可能在综合征中出现,如作为 Becker 痣综合征、X 连锁 Simpson-Golabi-Behmel 综合征的一部分表现,或与尿路畸形、血液病有关。

副乳头有时被误认为是黑色素细胞痣[27]。它们还应与单侧或双侧乳晕内多乳头鉴别,后者是由发育中乳房的宫内分裂(二分法)引起乳晕内有 2 个或多个乳头。可能是出于诊断或美容的原因切除。

乳房和乳头的其他异常

副乳腺组织(多乳腺)可能位于多乳头的下面,通常仅在青春期或孕期激素刺激后才可见。多余的乳房沿着原始的乳线分布,腋窝是一个特别常见的部位,在这里它们可能被误认为是淋巴结病或脂肪瘤。与多乳头相比,多乳症可能与其他异常有关,尤其是肾脏异常。细针抽吸可能有助诊断。由于存在恶变的风险,建议完全切除异位乳腺组织[27]。

无乳头为先天性乳头-乳晕复合体完全缺失,可能是单侧或双侧的。在系统性发育障碍综合征中,这种罕见的异常几乎总是伴有无乳房(乳房和乳头缺失)。

其中包括外胚层发育不良、Awadi-Raas-Rothschild 综合征 AI 型(四肢骨骼部分缺失或严重发育不全)、Poland 综合征、胆道闭锁-无乳头综合征、头皮-耳-乳头综合征和 ADULT(肢端-皮肤-指甲-泪腺-牙齿)综合征[28]。目前认为无乳头是由甲状旁腺激素相关蛋白合成失败引起的。

乳房和乳头的单侧缺失(无乳房)或发育不全(乳房发育不良)通常是 Poland 综合征的特征。这种先天性畸形包括胸壁、乳房和上肢畸形。单侧胸大肌的肋头缺失是诊断的必要前提。此外,无乳房或轻度乳头发育不全、无乳头或乳头异常、胸区皮下组织稀少、胸小肌缺失、其他胸壁肌缺乏、肋软骨或 Ⅱ~Ⅴ 前肋骨发育不良/畸形、腋窝和乳腺区域脱发以及同侧手部异常(短指、并指、中指骨发育不全)可能存在。较少见的相关缺陷包括肾畸形、右位心和椎体畸形。目前认为 Poland 综合征是由于妊娠第六周内锁骨下动脉持续发育不全,导致上肢芽胚胎期血液供应中断所致。活产儿中发病率约为 1/25 000,大部分是偶发性的,主要为男性。进行乳房再造手术之前,必须评估血管状况。

同侧乳房、乳晕和/或乳头发育不全是 Becker 痣综合征中最常见的异常。其他相关特征包括乳头过多、脊柱侧弯、椎体畸形以及由于软组织发育不全导致的上肢缩短或其他形式的不对称[29]。在个别病例中,乳房发育不全与无色素痣和斑痣性错构瘤病同时出现。

尽管可能需要早期干预乳房和乳头畸形的功能缺陷,但应将最终的美容手术推迟到青春期以后,在注意胸部解剖结构对称性的同时获得最佳的美容效果。

脐部发育异常

各种先天性脐带病变是由以下两种胚胎结构的完全或部分缺失导致的:脐肠系膜(卵黄)管和脐尿管。临床特征取决于这些结构的部位和未闭合程度[30]。

完全未闭的脐肠系膜管极少见,导致回肠和脐带之间形成瘘管。婴儿出生后不久便出现异常,排泄物严重刺激邻近皮肤。脐部感染和回肠突然脱出可能使异常症状复杂化,后者表现为外科急症,有受累肠管绞窄和坏死的危险。

一条部分未闭的脐肠系膜管会引起鲜红色的脐息肉(周围部分残留)、脐窦(周围部分未闭)或卵黄囊肿(中间部分未闭)。最后一种通常无症状,而息肉和窦道多数在出生后不久排出浆液或黏液。这将脐带息肉与其最重要的鉴别诊断——化脓性肉芽肿区分开来。息肉和囊肿经常伴有严重的肠系膜内残留,如通过阻塞纤维带而附着在脐带上的梅克尔憩室。

完全未闭的脐尿管导致膀胱和脐带之间的瘘管。

出生后不久,出现异常的脐部漏尿,可能引起脐周皮肤刺激。脐带肿瘤可能与化脓性肉芽肿和泌尿生殖道感染混淆。

部分脐尿管未闭可导致脐尿管窦(周围部分未闭)或脐尿管囊肿(中间部分未闭)。除非病变范围广泛或继发感染,否则它们均表现为无症状的囊性肿胀。脐尿管腺癌在晚年罕有发生,预后不良。

发育异常的诊断可以通过影像学检查,尤其是超声和窦道造影检查,以及组织学检查发现异位胃肠道或膀胱移行上皮覆盖的息肉或窦道和囊肿来证实。

脐肠瘘和尿瘘是外科治疗的绝对适应证[31]。仅在排除潜在的肠道和尿路异常的情况下,才应进行简单的脐息肉切除术。通常病变必须与膀胱或肠的附着部分一起完全切除。一般不需要完全切除脐。

脐带畸形也可能构成复杂畸形综合征的一部分。多余的脐周皮肤沿脐带过度延伸是 Rieger 综合征的特征,它是一种常染色体显性遗传的形态发生异常性疾病。识别脐带残端畸形,可以及早诊断出由于前房角发育不良(眼前房角异常发育)而引起的相关性青光眼,并可预防失明。脐带和脐部凹陷周围的菱形分离出现在常染色体隐性遗传的 3MC 综合征(Malpuech-Michels-Mingarelli-Carnevale 综合征)。脐疝和脐带异常是常染色体显性 Robinow 综合征的体征。腹部发育缺陷,如胸骨裂或脐上腹部裂口,可能与颅后窝颅骨畸形、面部巨大血管瘤或复杂血管瘤、动脉畸形、心脏畸形和眼部畸形(PHACES 综合征)有关。

中缝囊肿和阴茎管

中缝囊肿及其更细长的变体,称为中缝管,位于生殖器沟的中线位置,从尿道口到肛门,但最常见于阴茎的远端(图 9.6)[32]。它们表现为边界清楚、可自由活动、孤立或多发的囊性病变。在极少数情况下,它们可能是色素沉着或表现为肛周息肉。组织学上内衬假复层柱状上皮或较少复层的鳞状上皮,类似男性尿道的上皮内衬,表明其从尿道或生殖器褶皱起源[33]。可能存在黏液腺。

多数中缝囊肿和中缝管无症状。在 30 岁前,因葡萄球菌或淋病奈瑟菌引起的继发感染、性交中的损伤或不适,或出于美容的原因,而需要就医。因为它没有与尿道相通,单纯切除一期闭合是有效的。

婴儿会阴(肛周)突出

定义 婴儿会阴突出(infantile perineal protrusion,IPP)是青春期前儿童会阴正中缝无害的、先天性软组织病变,多数为女婴发病[34]。

病因 已经提出了分为三种不同类型的分类方法。目前认为器质型是由于女性正中缝或会阴部的器质薄弱,或泌尿生殖膈突出端残留所致,它可能是家族性和/或先天性的。功能型与肠道功能不规则(腹泻、便秘)或暴露于其他刺激有关。第三种类型与生殖器肛门硬化性苔藓有关。

病理 表皮和真皮基本正常。炎性病变可能表现出棘层肥厚、基底角质形成细胞空泡样变性、表皮突增厚和/或伸长、真皮浅层水肿、毛细血管和淋巴管扩张以及中性粒细胞和嗜酸性粒细胞的轻度浸润。硬化性苔藓的组织学特征可能与此有关。

临床特征 异常表现为一个单发柔软的皮色,或红色丘疹,或结节,表面光滑或略带天鹅绒状,类似于基本正常的多余皮肤向外突起(图 9.7)。它通常位于肛门前的会阴中线,仅在肛门后或两者兼有。IPP 几乎只出现在女孩[35]。排便和便秘后的机械性擦拭刺激可能导致肿胀、发炎或开裂,并引起疼痛。自发性消退在功能型中很常见,而在器质型和硬化性苔藓相关类型中仅逐渐退化。

鉴别诊断 在鉴别诊断中可以考虑皮肤褶皱、痔疮、皮赘、中线畸形、尖锐湿疣、肛裂的前哨标记、炎性肠病肉芽肿性病变、血管瘤和直肠脱垂[35]。必须避免误认为是性虐待的征象。

治疗 孩子的肛门区域从前到后都要擦拭,以避免炎症。炎症病变对局部类固醇皮质激素的反应迅速,而硬化性苔藓相关类型的预后则取决于潜在皮肤病的病

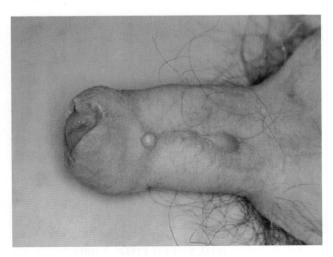

图 9.6 中缝囊肿

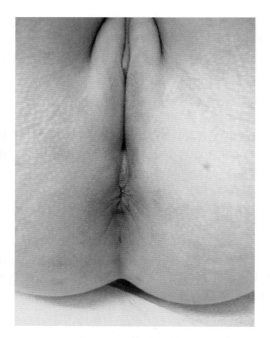

图 9.7 婴儿会阴前突

程。如果出现便秘,建议使用富含纤维的饮食并补充水分。由于大多数病变无症状且会自然消退,因此几乎无需手术切除。

跟骨前先天性纤维脂肪瘤性错构瘤

定义 跟骨前先天性纤维脂肪瘤性错构瘤(precalcaneal congenital fibrolipomatous hamartoma, PCFH)是一种发生在婴儿足底内侧的良性结节性畸形。既往曾用各种术语进行了描述,包括双侧足底先天性脂肪结节、儿童良性足底前内侧结节、双侧足跟先天性脂肪垫、新生儿足底丘疹、先天性足底压板样丘疹、婴儿足底肥厚性丘疹和先天性纤维脂肪瘤。

病因 确切病因尚不清楚。据推测,PCFH 是由脂肪和结缔组织的错构形成,继发于胎儿足底生理上丰富的皮下组织的不完全退化,或是由于足底筋膜和足底小梁纤维结缔组织系统的先天性缺陷,造成的脂肪组织突出[36]。罕见的家族发病倾向于遗传原因。

尽管 PCFH 不常见,但一项系统研究发现,新生儿发病率为 5.9%,婴儿为 39.4%[37]。大多数情况下,低报道率可能归因于其体积小和多数缺乏症状。

病理 组织学检查发现分叶的、成熟的脂肪组织伸入网状真皮,被纤维间隔包裹。血管可能突出。在病灶周围和小叶内已发现黏液沉积物。

临床特征 PCFH 通常呈 5～10mm 的质软、肉色、无痛结节,对称分布于足底的中后部,恰好在婴儿足跟前面(图 9.8)[38]。很少单侧发生并延伸到足跟区域。病变出现在出生时或出生后前几个月,随婴儿的生长成比例地增大,最常见于 1 岁左右。其在 2～3 岁时会消失,但也可以持续更长的时间。几乎不会引起功能性问题,如影响站立和行走。没有相关畸形的报道。

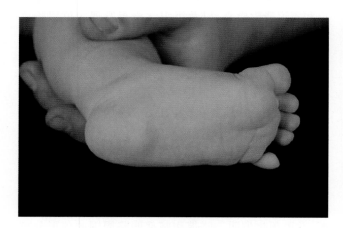

图 9.8 跟骨前先天性纤维脂肪瘤性错构瘤

鉴别诊断 与 PCFH 不同,压板样丘疹通常在成年期发展,呈多发且较小,并随着站立而加重。进一步的鉴别诊断包括幼年足底纤维瘤病、足底神经纤维脂肪性错构瘤、脂肪瘤、脂肪瘤痣、血管瘤、神经纤维瘤、先天性孤立性组织细胞瘤、淋巴畸形、反复扎足跟血皮肤钙化结节和局灶性真皮发育不良[36]。

治疗 几乎所有情况均无需治疗,并向患儿父母确认这是有快速自愈倾向的无害表现。手术切除应仅限于有持续性压痛或行走障碍的病例。

先天性平滑肌错构瘤

定义和病因 先天性平滑肌错构瘤(congenital smooth muscle hamartoma, CSMH)起源于立毛肌的平滑肌纤维。

病理 组织学检查显示网状真皮中大量成熟的界限清楚的平滑肌纤维束局灶性增生,可能延伸至皮下组织。肌纤维束杂乱地排列并交织。

临床特征 CSMH 通常在出生时或生后不久出现,估计活产儿患病率为(0.5～1)/(1 000～2 700)。

此先天性变异最常见的表现是单一肤色或色素沉

着的硬化性斑块,通常具有明显的毳毛。它发生在躯干,尤其是腰骶部或大腿伸侧表面,很少发生在手臂、面部或乳腺区域。另一个表现是无明显毛发的毛囊性丘疹。有时可累及大面积区域。摩擦皮损通常会产生短暂的毛竖起(假 Darier 征)[39]。有时,由于立毛肌的不自主收缩,可能会引起蠕动的感觉(肌纤维震颤)[40]。

多发性病变罕见。泛发型可能表现为毛囊凹陷和过多的皮肤褶皱,这是"米其林轮胎婴儿"表型的原因之一。其可能与精神运动和生长迟缓、癫痫、腹股沟疝、关节活动过度、骨骼、牙齿和其他异常有关[41]。

CSMH 的临床过程是良性的。在大多数病变中,硬结、色素沉着和多毛症随着年龄的增长而减少。尚未观察到恶性转化。

鉴别诊断 由于缺乏明确的诊断标准且临床表现非特异性,因此临床诊断困难。然而,组织学可分类。任何先天性多毛病变,尤其是腰骶部,都应怀疑 CSMH。鉴别诊断包括先天性黑色素细胞痣、Becker 痣、结缔组织痣、表皮痣、咖啡斑、平滑肌瘤和肥大细胞瘤。

治疗 无需治疗。

横纹肌瘤样间叶性错构瘤

定义 横纹肌瘤样间叶性错构瘤(rhabdomyomatous mesenchymal hamartoma,RMH),最初称为横纹肌错构瘤,是一种罕见的先天性真皮和软组织病变,由成熟的骨骼肌和其他间充质组织的无序分布组成。

病因 病因不明。已经提出中胚层来源的组织,特别是骨骼肌的胚胎迁移异常学说。RMH 主要影响源自第二鳃弓的浅层横纹肌区域。

病理 病变的中央部分为含有真皮和皮下组织的、杂乱排列的横纹肌纤维束,其中含有不同数量的脂肪、纤维组织、血管和神经。它被多种附属器所包围,如胎毛毛囊、皮脂腺和小汗腺。

临床特征 通常情况下,RMH 在出生时被注意到是在头或颈中线或附近的一种孤立的散发性病变,这些部位的横纹肌常较表浅。不常见的部位包括口腔、肛周或生殖器部位和手指。肉色的坚硬无压痛的病变可能表现为乳头状、息肉状或有蒂的丘疹或结节,或者较少见为无蒂斑块或皮下肿块。其大小和外观几乎不会随时间变化。很少会出现"皮赘"的自发伸缩运动。很少

有多发病变。

既往报道的 RMH 病例中约有 1/4 发现了相关的先天性异常。这些异常包括眼部异常、耳前窦、鼻额脑膜腔、皮样囊肿、甲状舌管窦、血管瘤、唇腭裂以及更复杂的畸形综合征,如羊膜带综合征和眼-脑(Delleman)综合征(胼胝体缺失、结肠瘤、眼眶囊肿、脑穿通性囊肿和面部皮赘)[42]。

鉴别诊断 RMH 病变临床或病理上可误诊为副耳、先天性中线颈裂、鼻胶质瘤、纤维瘤和其他罕见的婴儿错构瘤、胎儿横纹肌瘤、浅部脂肪痣、良性 Triton 瘤、皮赘、婴儿肌纤维瘤病和平滑肌错构瘤[43]。组织学检查可明确诊断。

治疗 简单切除就足够。由于从未观察到恶性转化,因此没有必要去除斑块型或其他非典型表现。由于可能存在相关异常,建议对患者进行系统评估。

颅骨发育不良的皮肤征象

定义 颅骨发育不良和脑神经管缺陷概括了由于正常中线融合失败而导致的中枢神经系统发育缺陷[44]。神经管缺陷可能是一个孤立的异常,但也可能是许多综合征和染色体畸变的一部分。

脑膨出是一种通过头皮缺损引起的先天性颅内结构疝的总称。脑膨出或脑膜脑膨出包含脑膜和脑组织,疝囊内容物通过骨缺损与脑脊液相联系。脑膜脑膨出是一种头皮疝,疝囊中只含有脑膜和脑脊液。对于中枢神经系统连接已被切断且潜在骨缺损已愈合的神经管缺陷,各种术语均在使用,包括皮肤神经异位、异位脑组织以及基底的、闭锁或残留的脑膨出/脑膜膨出。

病因 颅脊髓闭合不全是由遗传、环境和饮食因素引起的。与以前所认为的相反,神经管闭合是在几个(可能是 5 个)不同的部位开始的,这些部位代表了发育不良的临床"热点"。特定基因可能会控制个别封闭位点。红细胞叶酸水平降低与开放性神经管缺损风险增高有关。

临床特征 较大的脑膨出和脑膜膨出在出生时就有表现,通常到皮肤科医生处就诊。

较小或基底脑膨出和脑膜膨出可能被误认为是皮肤肿瘤,或者可能不明显,以至于一段时间内不被注意到。通常,轻微的颅骨闭合不全表现为一个软的、囊性的、可压缩的、大小可变的结节,在额叶、顶叶或枕叶头

皮的中线或其侧面 1~3cm 处呈蓝色半透明或发亮的表面。结节的底部通常呈椭圆形,边界光滑。畸形随着新生儿的躁动而增大。有时,在生后的前几个月,病变可能会变平,呈萎缩的羊皮纸样边缘分明的瘢痕。20%~37% 先天性非创伤性头皮结节可能与下面的中枢神经系统相连。

颅骨发育不全的其他皮肤损伤[3,45]包括毛细血管畸形和巨大血管瘤、皮肤凹陷、皮样囊肿和真皮窦道。后者是位于鼻中线[见鼻胶质瘤(鼻脑异位症)]或枕部头皮上 1~5mm 的管道,将皮样囊肿连接到皮肤表面。在发现感染并且脓液从孔口排出之前,它们可能不会被注意到。与中枢神经系统的连通意味着有脑膜炎的风险。

具有特殊意义的是局限性头发生长异常。所谓的毛发领圈征(图 9.9)的特征是一圈粗、长、深色的头发,环绕着秃发的结节或斑块[46]。它发现于脑膨出和脑膜膨出周围以及它们的基底对应物周围。一束头发可能也有同样的意义。被领圈毛发包围的病变最常位于顶部或顶叶区域。其中约 1/3 与潜在的颅骨缺损有关[47]。先天性头皮病变周围的毛发领圈征和毛细血管畸形并存是颅骨闭合不全的高度指示性皮肤标志物[48]。

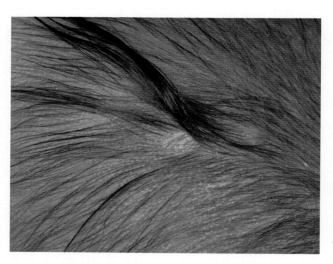

图 9.9 毛发领圈征,伴有基底脑膜膨出

本章后续部分将详细讨论基底脑膜膨出和鼻胶质瘤。

鉴别诊断 脑膨出可能被误认为是皮样和表皮样囊肿、血管瘤、脂肪母细胞瘤或脂肪瘤、腓肠神经痣、毛母质瘤、嗜酸性肉芽肿或头皮血肿。脑膨出的确切性质必须通过头颅成像,特别是 MRI 来确定。骨缺损的大小差异很大,从容易通过影像证实的大而明显的缺损,到仅在手术中可见的小缺损。母体血清中甲胎蛋白升高是神经管缺陷的已知标志物,但仅在开放亚型中发现。

治疗 整形修复神经和(必要时)骨结构的外科手术是所有脑膨出的治疗选择。

基底(闭锁性、孤立性)脑膜膨出

定义 基底脑膜膨出是一种发育异常,脑膜上皮成分在皮肤或皮下组织被发现,没有明显的潜在骨缺损。

病因 如前所述,基底脑膜膨出被认为是神经管缺陷的残余物,发育中的神经管异常附着于皮肤[49],显示出具有真实脑膜膨出的连续病谱。有一些家族性病例的报道。

病理 组织病理学诊断很困难,因为病变通常很细微,脑膜内皮细胞可能被误认为是血管成分或结缔组织。在真皮和皮下组织中,可变密度的胶原基质,含有散在的血管以及假血管间隙内的脑膜内皮细胞的聚集体。卵形至梭形的细胞有少量嗜酸性胞质,细胞边界不清,小卵圆形细胞核,染色质有细斑点。可能存在钙化。应用抗体进行免疫组织化学检查对于评估谱系和确认脑膜内皮衍生是必要的。

临床特征 在出生时或出生后最初几个月中观察到先天性畸形。临床表现变化很大,范围从凹陷、秃发斑、粉红色丘疹或软性囊性结节到直径达几厘米的外生肿物。但大多数病变较小,通常位于头皮后部或颅骨缝线上方。后躯干轴和前额是不太常见的部位。很少发现一个以上的病变。基底脑膜膨出可伴有毛发生长异常,如毛发领圈征(见图 9.9)、毛发丛生或(环状)脱发。在大多数情况下,不存在潜在的颅骨缺损。但是,在影像学研究或手术过程中有时可能会发现轻微的原始骨缺损,与硬脑膜相连的纤维束或其他与脑膜的残留连通的证据,并指向其发病机制。

鉴别诊断 临床上,可以考虑其他类型的颅骨闭合不全、先天性皮肤发育不良、先天性皮肤窦、皮样囊肿、上皮和皮脂腺痣、血管瘤和肿瘤、脂肪母细胞瘤和脂肪瘤、神经纤维瘤和脑膜瘤。组织学鉴别诊断主要包括经典脑膜瘤、继发性皮肤脑膜瘤、内皮肿瘤和巨细胞成纤维细胞瘤。

治疗 基底脑膜膨出通常通过局部完全切除而治愈。

为了排除与中枢神经系统的任何交通,需要进行仔细的术前评估,包括适当的放射学检查。

鼻胶质瘤(鼻脑异位症)

定义　鼻脑异位症是指鼻根处良性的异位,主要是神经胶质、脑组织,认为是胚胎发生过程中神经元的异常颅外隔离所致[50]。术语"鼻胶质瘤"严格意义上是不正确的,因为它意味着潜在的恶性肿瘤。

病因　在大多数情况下,一部分神经外胚层组织通过闭合颅缝被隔离,这相当于失去颅内附着的脑室。如 15% ~ 25% 的病例闭合不完全,其纤维胶质组织的残余柄仍然通过盲孔附着在神经外胚层块上。

病理　在组织学上,鼻胶质瘤由星形胶质细胞和神经胶质纤维的未包被的岛状结构组成,嵌在不同数量的纤维血管结缔组织基质中[51]。胶质细胞被胶质纤维酸性蛋白和 S100 蛋白的抗体染色呈阳性。多核巨细胞和双核星形胶质细胞通常呈可变的炎性浸润。有时会出现局灶性钙化。在某些情况下,在组织学背景下,其不能与脑膨出明确区分。

临床特征　鼻胶质瘤在男孩中比在女孩中略常见。没有家族性倾向,无恶变报道。

鼻外型占 60%,鼻内型占 30%,混合型占 10%。鼻外胶质瘤通常在出生时就被识别出来。临床表现为光滑、坚硬、无压痛、不可压缩、不易穿透的结节或肿块,通常位于鼻根处中线的一侧。少见的部位包括鼻的骨-软骨部分的交界处,以及额骨、鼻、筛骨和泪骨之间的连接处[50]。其上皮肤可能为红色、蓝色或毛细血管扩张状。与脑膨出不同的是,肿块不会随着紧张和哭泣,或当颈静脉受压时(Furstenberg 试验阴性)[52],而颤动或膨胀。双侧发生罕见。

鼻胶质瘤是一种从鼻孔或鼻腔或鼻咽内突出的息肉样肿块。可能导致鼻塞、呼吸和进食困难、鼻漏[53]。

尽管是良性的,但肿块可能会导致鼻骨严重畸形和移位。在与颅内穿通的病例中,可能会出现连续性脑膜炎或脑炎的脑脊液漏。

鉴别诊断　先天性中线鼻腔肿块在活产儿中发病率约为 1/40 000 ~ 1/20 000。鉴别诊断包括许多病变(框图9.1),其中最常见的是皮样囊肿、血管瘤、鼻胶质瘤和脑膨出[54]。

框图9.1　先天性鼻中线肿物的鉴别诊断

良性
- 表皮样囊肿
- 胶质瘤(异位神经胶质细胞)
- 脑膨出
- 脑膜膨出
- 皮样囊肿
- 幼年黄色肉芽肿
- 血管瘤
- 淋巴管瘤
- 脑膜瘤
- 神经纤维瘤
- 畸胎瘤

恶性
- 横纹肌肉瘤
- 嗅神经母细胞瘤
- 淋巴瘤
- 转移性肿瘤
- 畸胎瘤

感染
- 皮下脓肿
- 泪囊炎

面部外伤

资料来源:Adapted from Julapalli MR et al. 2006[54].

治疗　应避免活检和任何部分鼻腔介入操作。术前必须进行放射学评估,以区别于其他先天性鼻腔肿物[55]。超声和多普勒血流研究有助于排除血管瘤。CT 扫描有助于可视化观察骨缺损,而 MRI 更适合于排除颅内扩张。

可选择的治疗方法是尽早进行彻底的手术切除,以防止面部畸形、继发性视觉障碍、脑膜炎和其他并发症[52]。由于 15% ~ 25% 的病例中分离的神经胶质组织在颅内扩张,因此治疗方法通常涉及多学科,需要耳鼻咽喉科医生和神经外科医生的合作。如果神经胶质组织浸润到真皮中,切除覆盖在肿瘤上的皮肤可以避免复发。鼻内镜下切除鼻胶质瘤并即刻修复颅底缺损可能是一种可靠的方法。

先天性包涵体皮样囊肿

病因　先天性包涵体皮样囊肿是由于皮肤和附属器结构沿胚胎融合线被包埋所致。虽然通常是散发性的,但一些累及额鼻、球外和外角部位的家族性病例已被报道。包涵体皮样囊肿必须与表皮样囊肿和毛鞘囊肿以及更复杂的卵巢"皮样囊肿"区分开,后者代表了由表皮、外胚层和中胚层组织组成的良性囊性畸胎瘤。

病理　皮样囊肿位于皮下组织中,但也会形成深在性窦道,可能黏附在骨膜下并侵蚀或穿透颅骨。皮肤状("真皮")囊壁内衬角化复层鳞状上皮。相邻的真皮可能包含皮肤的所有结构,包括毛囊、平滑肌、皮脂腺和内分泌汗腺以及纤维脂肪组织。与临床表现相反,许多皮样囊肿在组织学上显示出炎症迹象,主要是由于角蛋白渗漏引起。

临床特征　多数外生性皮样囊肿在出生或早期就很明显。如果太小,可能会延迟到发炎和继发肿大时才表现出来。通常,它们表现为坚硬、圆形、缓慢生长、无症状的皮下结节,或位于头颈部大小不等、非搏动性、非穿透性和非压迫性的肿块[56]。

眼眶和眼眶周围区域,尤其是眉外侧(图9.10)是迄今为止最常见的部位。眉外侧皮样囊肿经常附着在下层骨上,但不表现出颅内浸润[57]。

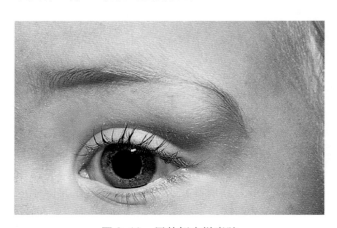

图9.10　眉外侧皮样囊肿

鼻部皮样囊肿表现为淡肉色结节,有时为珍珠状或红色结节或肿块,位于靠近眉间或鼻梁的中线部位[50]。在大约1/2的病例中,它们与一个可变长度的鼻窦道相联系,该鼻窦道连接着上颌窦囊肿和皮肤表面(鼻皮样窦囊肿,nasal dermoid sinus cyst)。鼻窦道口位于眉间和小柱基底部之间的鼻中线上的任何地方,表现为一个小点或小凹,最常见于鼻背的远端2/3处,并可能间歇性排出分泌物。从凹陷里出来的一簇毛发是一个特征性的标志。鼻窦道大多局限于浅表结构,但也可能很深入,穿透鼻中隔和颅底,甚至到达颅内结构(据报道发病率为6%~45%)[58]。在这些病例中,它最常通过盲孔或筛状板到达前额叶基底部,并在附着于硬膜外的大脑镰叶。临床上有明显窦口开放的患者被认为有较高的颅内扩张风险。

在前囟、颏下、胸骨上切迹和枕下区域也发现了皮

样囊肿。当其位于头皮时,可能会有局灶性脱发,周围有一领圈状浓密的头发。皮样囊肿可能会逐渐变平,并在多年内消退,留下瘢痕。

皮样囊肿的常见并发症包括复发性炎症,如继发于创伤和细菌感染,尤其是囊肿通过窦道连接到皮肤表面时。感染可能导致局部脓肿、眶周和面中部蜂窝织炎以及骨髓炎。反复炎症和囊肿扩张可能导致骨骼萎缩和骨骼变形。囊肿与颅内连接的情况下,可能会发展为脑脓肿、脑膜炎和脑膜脑炎。囊肿发生在颏下和颈前位置时,可能会损害吞咽、语言和呼吸功能。囊肿恶变极少发生。

鉴别诊断　鉴别诊断主要取决于皮样囊肿的位置。其他类型的囊肿,如表皮样囊肿、毛根鞘囊肿、腺囊肿和其他发育性囊肿,是最常见相似的囊肿。当位于颈部时,皮样囊肿可能会被误认为甲状腺肿瘤或淋巴结肿大。框图9.1提供了先天性鼻中线肿物的鉴别诊断。

治疗　为了防止炎症和出于美容原因,可全麻下进行完全切除。已经引入内镜检查方法,避免在美学上具有挑战性的部位出现明显的瘢痕。目前认为最佳干预时间是2岁左右的幼儿期。外科医生应注意,皮样囊肿通常固定在周围组织上。术前必须进行放射学检查以观察颅内和眶内扩张。CT最适合于检测骨改变,而MRI是评估囊肿和窦道的解剖结构以及潜在的颅内连接的首选方法。如果是后者,则需要开颅手术以进行充分切除。

隐性脊柱裂的皮肤征象

定义　脊柱裂一词涵盖了一系列发育异常,这些异常由背部中线的脊柱间充质骨或神经成分的不完全融合或畸形引起。开放性脊柱裂指暴露在环境中非神经支配的神经组织,与闭合性或隐性脊柱裂不同,后者由完整的皮肤所掩盖。后者根据在下背部是否存在皮下肿块进一步细分。伴有肿块的闭合性脊柱裂包括脂膜膨出、脂膜脑膜膨出、脑膜膨出和骨髓囊肿状突出。无肿块的闭合性脊柱闭合不全包括单纯的异常状态,如终丝、硬膜内脂肪瘤和真皮窦,以及复杂的异常状态,如脊髓纵裂(分裂脊髓)。

病因　神经外胚层与上皮外胚层的分离发生在胎儿宫内的第3~5周。缺乏生发层的分离、尾侧和头侧神经孔闭合失败会导致神经管缺损,通常累及覆盖脊髓的组织,如脑膜、椎弓和皮肤。大多数合并的缺损位于腰骶髂关节和枕下区的中线或中线附近,其中神经褶

皱融合最后发生。随后妊娠的复发风险增加,但低于 25%。

临床特征 明显的脊柱裂很容易识别,而隐性形式可能会被忽略,直到出现神经功能缺陷。各种先天性皮肤征象可能是诊断隐性脊柱裂的早期线索[59],约 3/4 的病例(不同系列中的 43%~95%)表现出这些皮肤征象。可疑系数高和低的病变可能会有所区别(框图 9.2,图 9.11)[60-61]。通常,2 个或多个先天性中线皮损的结合比孤立的异常更容易引起怀疑。

框图 9.2 脊柱裂的皮肤表现

凹陷性病变
- 先天性皮肤缺失*
- 窦道(有或无皮样囊肿)*
- 非典型凹坑*(见正文)
- 简单凹陷(见正文)

皮肤损伤
- 先天性瘢痕*
- 结缔组织痣
- 皮肤肥厚

色素异常病变
- 色素沉着
- 色素减退

毛发病变
- "兽尾"*
- "丝滑绒"*
- 其他形式的多毛症*

肿瘤
- 错构瘤,未定类的
- 先天性黑色素细胞痣
- 畸胎瘤
- 神经纤维瘤

息肉样病变
- 真(持续残留)尾*
- 假尾*
- 软纤维瘤*

皮下肿块
- 脂肪瘤*
- 皮样囊肿*
- 神经组织*(室管膜瘤、脂脑膜腔、脂粒脑膜腔、隐匿性脑膜腔)

血管病变
- 婴儿血管瘤
- 血管痣
- 毛细血管扩张*

*用星号标记的病变是高度可疑的。
资料来源:Adapted from Davis et al. 1994[59].

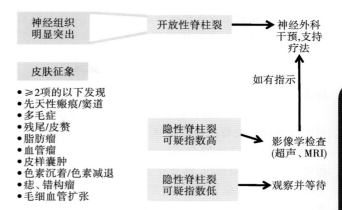

图 9.11 治疗脊柱裂儿童的方法

脂肪瘤性肿大、孤立的或有其他提示性病变,尤其是覆盖在血管痣上,是隐性脊椎裂最常见的中线皮肤标志。它们表现为腰骶部区域柔软无触痛的、大小不等边界不清的脂肪团。组织学上,它们无包膜,呈细小分叶状,很像成人成熟的脂肪。脂肪组织可能会通过椎骨缺损穿透进入椎管内,导致脊髓栓系(脂膜脑膜膨出)。臀沟的偏位是提示潜在肿块的重要特征。

背侧真皮窦道是很深的管道,可能将皮肤直接连接到椎管。窦口可能位于中线之外。表皮样囊肿内衬复层鳞状上皮,此外,皮样囊肿,与囊肿壁相关的皮肤附属物可沿窦道在任何深度形成。它们的皮肤开口通常位于枕下区和腰骶区的中线,伴有其他皮肤病变,如凹陷、多毛或血管痣。感染风险很大,包括脑膜炎和硬膜外、硬膜下或脊髓脓肿。囊肿和窦道的炎性肿大可能对神经结构产生压力。

皮肤凹陷是由于皮肤被固定在下面的纤维或骨结构上而引起的圆形凹陷。它们通常位于肛门后区域的中线。此常见病变约占 4% 的新生儿,很少与潜在的异常相关。"非典型"皮肤凹陷:深、大(≥5mm)、背高的(距肛门≥2.5cm)或合并其他病变的,有相当大的脊柱裂的风险。相反,"简单的"皮肤凹陷:直径达 5mm、距肛门 2.5cm 或更近且仅位于臀沟上方区域,则被认为是无害的。

出生时出现的异常腰骶部毛发生长通常与其他指示性脊柱裂的脊髓栓系有关,并经常与脊髓栓系和脊髓纵裂相关。"兽尾":一条粗大的菱形末端毛发;"丝滑绒":一条局限于中线离散区域的软胎毛,可以与其他形式的多毛症有所区别。毛发病变可隐藏真皮窦道的开口。

人类尾巴是一种罕见的手指状皮肤附属物,从腰骶尾骨部突出。目前认为它是一个持久的骶尾部遗迹。组织学上,它包含由成熟脂肪构成的核心以及肌肉和神经纤维束。相反,假尾是一个可能含有软骨的树桩状突起。

软纤维瘤是由表皮和纤维血管核心组成的小型无柄或带蒂的皮赘。在这里提到的所有发育异常中，在切除前必须进行适当的放射学成像，因为这些异常可能与潜在的发育不良状态有关，即使在没有其他皮肤标志物的情况下也是如此。

在血管病变中，血管瘤是最重要的皮肤表现，提示可能存在脊柱发育不良。瘤体可能很大，容易形成溃疡。所谓的 PELVIS 综合征指的是肛周血管瘤、外生殖器畸形、脂膜脑膜膨出、膀胱肾异常、肛门闭锁和皮赘。毛细血管扩张或血管痣，无论是在颈项或骶部，都具有次要意义。

与脊柱裂相关的其他病变包括先天性腰骶部皮肤缺失或瘢痕样缺损（"香烟灼伤痕迹"）、畸胎瘤、黑色素细胞痣和异常色素沉着。框图 9.2 列出了其他相关的皮肤缺陷。

鉴别诊断　多种其他肿瘤可能位于腰骶尾骨区域，如脂肪瘤样痣（图 9.12）、直肠重复畸形、脊索瘤、乳头状瘤和星形细胞瘤。与背侧真皮窦相反，藏毛窦代表了骶区浅筋膜的窦道。它们不与椎管相连，成年前很少出现。

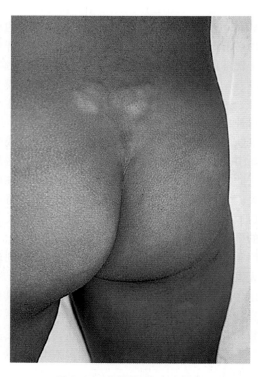

图 9.12　腰骶部脂肪瘤样痣

治疗　婴儿期或儿童期未被发现的脊柱裂通常会导致严重的骨科疾病（步态异常、马蹄内翻足、下肢不等长、脊柱侧弯）、神经系统疾病（尿便失禁、肌肉无力和萎缩、笨拙、轻瘫、腰背痛、腿部疼痛或感觉缺陷及由此导

致的营养变化、复发性脑膜炎）和泌尿系统并发症（尿路感染）[58,62]。后遗症发展隐匿，通常是永久性的。由于出生时通常存在后中线皮肤异常，因此细心的儿科医生和皮肤科医生有机会防止这些不可逆转的损害。早期的神经外科手术干预可以预防恶化，甚至改善症状。高分辨率的脊柱超声检查是一种简单的筛查方法，可以早期发现隐匿性异常病变，甚至在产前，但由于骨骼成熟和假阴性结果的发生率较高，其使用仅限于生后 4~6 个月。MRI 是检测隐性脊柱裂的最佳无创技术[59]。因此，在高度怀疑的情况下，即使超声检查不明显，也必须进行脊柱 MRI 检查。普通 X 线不够敏感。

先天性皮肤发育不全（先天性皮肤缺失）

定义　先天性皮肤发育不全（aplasia cuits congenita，ACC）是一组异质性疾病，表现为出生时皮肤缺失或存在先天性瘢痕。在大多数患者中这种情况是局部和孤立的，但是可能会影响多个或广泛的区域。

病因　在新生儿中，先天性皮肤缺失发病率约为1/10 000~3/10 000。它不是由单一原因引起的。外源性因素（如羊膜粘连、宫内创伤、病毒感染和致畸物）以及内源性因素（如血管畸形、相关的纸样胎儿和遗传因素）都可能是病因。ACC 的遗传原因是异质性的，在以前未知的调节皮肤形态发生的基因中发现了突变[63]。已经报道了许多家族性病例，其中大多数与常染色体显性遗传有关。ACC 最常见的分类方式：根据所涉及的部位，以及是否存在相关异常分为九类[64]（表 9.2）。

病理　愈合区域显示扁平的再上皮化表皮、真皮纤维化、无附属器、弹性纤维减少。

临床特征　大约 80% 的病变位于头皮上，大多数位于紧邻头顶部发旋的中线[4]（图 9.13）。约 75% 的头皮病变为单发，约 20% 成对发生，约 8% 为三处病变。通常表现为直径 1~3cm、圆形或椭圆形、边缘清晰、无毛。出生时，它们通常表现出萎缩性有光泽的膜状表面，有或没有毛发领圈征（膜性 ACC）。相反，较大的病灶往往有不规则的形状轮廓，并有深溃疡。愈合后会留下硬化的表面，有时是肥大的表面保留的皮肤附属器区域（非膜性 ACC）。在大约 20% 的病例中，病变扩展到骨骼、硬脑膜或脑膜，可能伴有侵蚀性矢状窦出血、窦内血栓形成和脑膜炎。即使累及颅骨，溃疡也会在数月内自愈。膜性 ACC 被认为是由于外胚层融合线不完全或错误闭合所致，而非膜性 ACC 则有不同的发病机制。

表 9.2　先天性皮肤再生障碍(ACC)的 Frieden 分类

分组	特征	受累部位	相关异常和综合征	遗传
1	头皮 ACC,无多发异常	头皮,尤其头顶	没有关联 与孤立异常相关,包括: • 唇腭裂 • 气管食管瘘 • 双子宫和宫颈 • 动脉导管未闭 • 心脏病 • 脐孔 • 多囊肾 • 智力低下 • 先天性毛细血管扩张性皮肤	散发或常染色体显性
2	头皮 ACC 伴肢体复位异常	头皮中线	Adams-Oliver 综合征	常染色体显性
3	头皮 ACC 伴表皮和器官样痣	头皮	线状表皮痣 线性皮脂腺痣 Schimmelpenning 综合征 SCALP 综合征	散发
4	ACC 重叠胚胎畸形	腹部,后中轴,头皮	脊髓脊膜膨出 颅骨狭窄 先天性中线脑穿通畸形 软脑膜血管瘤病 脊柱裂 脐膨出 腹裂	多样的,取决于潜在的疾病
5	ACC 伴砂纸样胎儿或胎盘梗死	多发的,对称的部位	单脐动脉、发育迟缓、痉挛性瘫痪、甲营养不良棒状手足、羊膜收缩带、胃肠道闭锁	散发
6	ACC 相关 EB	肢端,躯干罕见	皮肤和/或黏膜水疱、无或伴指甲畸形、跖骨内翻、先天性肾缺如、幽门或十二指肠闭锁、耳鼻畸形、输尿管狭窄、肾异常、关节畸形	常染色体隐性或显性,取决于 EB 的类型
7	ACC 局限于肢端无水疱	胫前区、手足背侧、腕伸侧	无	常染色体显性或者隐性
8	由特殊致畸剂引起的 ACC	任何部位	药物:甲巯咪唑、米索前列醇、可卡因、丙戊酸、苯二氮䓬类、肝素 宫内单纯疱疹病毒感染 宫内水痘-带状疱疹病毒感染	散发
9	ACC 伴畸形综合征	头皮、任何部位	13-三体综合征(Patau 综合征) 4p 综合征(Wolf-Hirschhorn 综合征) Xp 缺失综合征 眼神经皮肤综合征(Delleman-Oorthuys 综合征) Johanson-Blizzard 综合征 局灶性真皮发育不良 局灶性面部真皮发育不良 双颞侧 ACC 综合征(Setleis 综合征) 眼外胚层综合征 Rodrigues 综合征	多样的,取决于潜在异常

注:SCALP,sebaceous naevus syndrome,皮脂腺痣综合征;central nervous system malformations,中枢神经系统多发异常;aplasia cutis congenita,先天性头皮发育不全;limbal dermoid and pigmented naevus(giant congenital melanocytic naevus)with neurocutaneous melanosis,眶周皮样囊肿和色素痣(先天性巨大黑色素细胞痣)伴神经皮肤黑变病。

资料来源:Adapted from Frieden 1986[64].

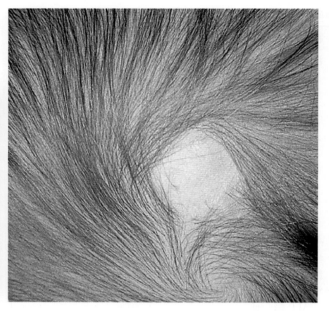

图 9.13　先天性皮肤发育不全伴萎缩性瘢痕愈合

累及躯干和四肢的病变通常较大,形状不规则,对称分布。这种少见的模式可能表明存在纸样胎儿,并且还与某些严重类型的大疱表皮松解症有关。愈合可能会导致皮肤挛缩,尤其是在关节附近。

广泛的 ACC 可能导致孕中期孕妇血清和羊水中 α-甲胎蛋白水平升高及羊水中乙酰胆碱酯酶水平升高。

大多数病例不伴有进一步的异常表现。但是少数情况下,先天性皮肤缺失与多种畸形有关,如横肢畸形(Adams-Oliver 综合征)、表皮和器官样痣、显性或隐性发育异常、纸样胎儿、大疱表皮松解症、特定的致畸物(甲基咪唑)、宫内感染、染色体异常、外胚层发育不良和其他畸形综合征[1](表 9.2)。

鉴别诊断　先天性皮肤缺失的病变必须与镊子或头皮电极造成的医源性损伤区分开。进一步的鉴别诊断包括先天性头皮脓肿、脑膨出和脑膜膨出。愈合部位可能被误诊为其他原因引起的瘢痕性脱发、皮脂腺痣、腓肠神经痣或头皮肿瘤(如果肥大)。

治疗　关于 ACC 的处理尚无统一的共识。大多数情况使用抗菌剂和适当的敷料保守治疗伤口即可。较深的病变需要对下层骨进行放射学评估。为了防止严重的并发症,如出血、局部感染和脑膜炎,建议早期采用植皮或局部皮瓣修复较大缺损。应用培养的自体真皮和上皮移植作为一种微创方法加速愈合。可能需要骨移植来封闭颅骨缺损。如果不需要紧急干预,则可以通过植发手术切除或隐藏难看的瘢痕。邻近生发头皮的组织扩张有助于闭合因去除瘢痕而导致的较大手术

缺损。

羊膜收缩带(羊膜破裂序列)

定义　羊膜收缩带包括一组非常多样的散发性先天性出生缺陷,其特征是纤维收缩带、肢体畸形和截肢、肢端并指畸形和多发性颅面部、内脏和体壁缺陷。认为它继发于羊膜破裂过程。

病因　这种情况被认为是由于羊膜囊的早期破裂引起的,从而导致羊膜囊的生长受到抑制,并在羊膜外表面和剥脱的绒毛膜之间形成了中胚层纤维束("外在理论")[65]。当穿过羊膜缺损时,胎儿可能被这些无弹性的纤维束缠住,导致环状收缩,甚至肢体或手指被截肢。由于裸露的绒毛膜吸收羊水增加,造成暂时性羊水过少,会导致胎儿受压和运动减少。如果是早期和急性发生,可能会引起出血和坏死,而在器官发生过程中受压可能导致内脏和神经管缺损,随后导致足部杵状指、脊柱侧弯和关节挛缩。其他尤其是颅面的缺陷,可能是由于血管破裂引起的,不管羊膜有或没有黏附在胚胎上。在胎龄 45 天之前的羊膜早期破裂会产生最严重的缺陷,甚至自然流产。孕妇腹部外伤、子宫畸形、饮食不足、致畸剂和怀孕前不久口服避孕药的使用均可导致羊膜破裂。

由于外在性理论不足以解释所有可能的表现形式,因此引入了"内在性理论",认为与正常发育有关的关键种系基因发生改变有关。更有可能的是,不同的表现方式来自不同的病因。例如某些以先天性皮肤蒂、唇腭裂为特征的复合缺陷,可能与突变小鼠"杂乱基因"的突变有关[66]。

羊膜带综合征大约在活产儿中发病率为 1/15 000～1/12 000。女性比男性为 3:2。据报道非洲裔美国人的患病率是白种人的 1.76 倍。家族性发病极少发生[67]。

临床特征　羊膜收缩带范围内的异常可分为三种类型:破坏、变形和畸形。它们是高度可变的,并假定取决于羊膜破裂的时间。早期破裂被认为会导致严重的颅面部畸形(脑膨出、脑膜膨出、无脑、唇腭裂、鼻畸形、小眼畸形)、内脏和体壁缺陷,并可能与实际不符。更常见的情况是,收缩带环绕远端肢体,其深度足以引起远端淋巴水肿、感觉神经和运动神经的压迫以及缺血,从而导致肢体或手指任何程度的缺损、萎缩和截肢。进一步的缺陷包括手畸形、畸形足(马蹄内翻足)、主要累及手指远端的非典型并指畸形(肢端并指畸形或有孔并指畸形)、羊膜带附着处无皮肤或脱发、手掌皱褶异常和皮纹改变。多肢体不同程度不对称受累是典型

表现。上肢比腿部更容易受累。脊柱侧弯是一个不太常见的特征。

鉴别诊断　由于连续妊娠几乎没有增加复发风险，因此必须将羊膜收缩带与遗传性先天性畸形相鉴别。其中可以考虑短指、Adams-Oliver 综合征、AEC（睑缘粘连、外胚层发育不良和唇腭裂）综合征、EEC（外胚层发育不良和唇腭裂）综合征、Van der Woude 和腘翼状胬肉综合征。包括沙利度胺、华法林、苯妥英钠、丙戊酸和可卡因在内的特定致畸剂，以及妊娠期的诊断或治疗措施可能会导致难以区分的肢体畸形[67]。

治疗　为了缓解收缩或压迫，可能迫切需要通过 Z 形成形术进行伤口闭合的整形手术。肢端并指可能需要植皮。目前产前诊断、影像学和胎儿镜手术技术的改进，可以对某些有截肢风险的病例进行宫内干预[68]。

先天性皮纹异常

先天性皮纹异常（指纹）可分为四类：嵴发育不全、嵴发育不良、嵴分离和末端嵴脱离。

嵴发育不全（完全没有皮嵴）是罕见的常染色体显性 Basan 综合征的一个基本特征，其进一步特征是面部先天性粟丘疹、肢端大疱和掌跖多汗症。*SMARCAD1* 基因皮肤特异性亚型的杂合子功能丧失突变导致表皮分化相关基因的过度表达，认为是常染色体显性皮嵴发育不良的分子基础[69]。在 Kindler 综合征中也观察到皮纹丢失。

嵴发育不良（真皮嵴发育不良）可作为一个孤立的常染色体显性缺陷或与染色体异常和先天肢体畸形相关。

在嵴的分离过程中，真皮嵴不再是连续的，而是被打断成短片段。这种模式可以偶尔发生，作为一个常染色体显性遗传疾病，或与其他疾病，如少汗型外胚叶发育不良、染色体异常和囊性纤维化相关。

末端嵴脱离型，其特征是嵴线从指尖消失而不是围绕指尖旋转，通常与其他异常现象无关。

皮嵴的点状中断是 Darier 病一个已知表现。歌舞伎面谱综合征，一种多发性先天畸形/智力低下综合征，也有异常的皮纹特征。

（田晶　王雪 译，杨舟　向欣　梁源　徐子刚 校）

参考文献

见章末二维码

第 10 章　新生儿红皮病的鉴别诊断

Hagen Ott，Peter H. Hoeger

摘要

　　新生儿红皮病在生后 28 天内发生,定义为大于体表面积 90% 的泛发性红斑。它可以是各种临床综合征的表现,从良性、一过性皮肤病到有潜在致命风险的系统疾病。患者的预后主要取决于快速诊断及早期治疗干预。本章主要介绍新生儿红皮病鉴别诊断的临床线索及进一步诊断步骤。为了临床实用,将本组疾病分为原发性皮肤病、感染性疾病、免疫缺陷病、药物不良反应和先天性代谢缺陷。

要点

- 新生儿红皮病的临床特点为大于体表面积 90% 以上的泛发性红斑。
- 潜在的疾病轻者可表现为良性的红斑性疾病,如特应性皮炎;重者可表现为致命性疾病,如严重的联合免疫缺陷。
- 无论何种病因,新生儿红皮病均可因皮肤屏障功能受损而引起并发症,如低体温、脱水或感染。
- 为了区分预后良好的非系统性轻症和重症新生儿红皮病,每位患者必须进行全面的诊断检查。
- 除了常规实验室检查,如全血细胞计数、血清总 IgE 和血气分析,通常还需要进一步行分子遗传学检查及其他分析。

引言

　　根据定义,新生儿红皮病发生于生后 28 天内,表现为超过体表面积 90% 的泛发性红斑,伴或不伴有鳞屑[1]。尽管目前本病尚无可靠的流行病学数据,但一项针对 19 000 名儿童皮肤病患者的单中心研究表明,6 年内新生儿红皮病发病率为 0.11%。因此,新生儿红皮病可被认为是一种罕见疾病[2]。

　　新生儿红皮病可以是多种临床综合征的表现,从良性、一过性皮肤病到有潜在致命风险的系统性疾病。本病预后较差,70% 新生儿红皮病患者在 3 年后依然存在严重的皮肤症状,且死亡率高达 25%。无论何种病因,经皮液体丢失增加导致高渗性脱水、能量消耗增加和低体温,红皮病本身对于新生儿来说都是一种威胁生命的疾病。

　　因此,为了避免延迟诊断,对潜在的疾病进行明确的识别,通常需要进一步的实验室检查、组织学、微生物学或分子遗传学分析[3-5](图 10.1)。历史术语"莱纳氏病"(同义词:莱纳脱屑性红皮病,Leiner-Moussous 综合征)最初指的是患有脱屑性红皮病、腹泻且无法存活的婴儿。这种情况可归因于一系列不同的疾病,因此该术语已被弃用。

　　本章中涉及的多种疾病在本书其他章节都有详细讨论。因此,本章重点放在临床线索和进一步诊断步骤上,以助于鉴别新生儿红皮病相关疾病。为临床实用,将本组疾病分为原发性皮肤病、感染性疾病、免疫缺陷病、药物不良反应和先天性代谢缺陷(框图 10.1)。

第二篇

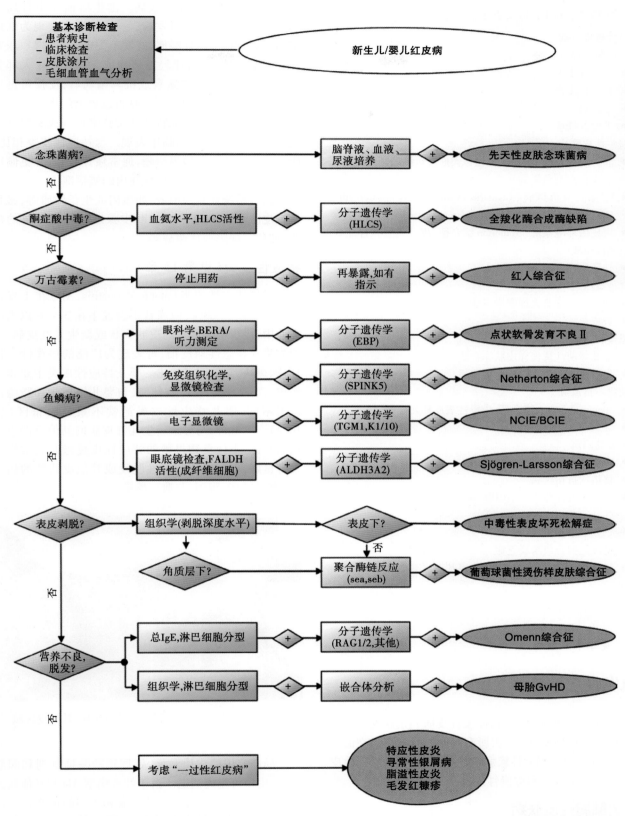

图 10.1 新生儿和婴儿早期红皮病管理中应遵循的诊断方法建议。EBP,依莫帕米结合蛋白;FALDH,脂肪醛脱氢酶;NCIE/BCIE,先天性非大疱性鱼鳞病样红皮病/先天性大疱性鱼鳞病样红皮病

框图 10.1　新生儿红皮病的鉴别诊断

原发性皮肤病

红斑鳞屑性皮肤病

- 脂溢性皮炎
- 特应性皮炎
- 银屑病
- 毛发红糠疹

遗传性皮肤病

- 非综合征型鱼鳞病（先天性非大疱性鱼鳞病样红皮病、表皮松解型鱼鳞病）
- 综合征型鱼鳞病（Chanarin-Dorfman 综合征、Conradi-Hünermann-Happle 综合征、Sjögren-Larsson 综合征）
- 表皮内环境紊乱（Netherton 综合征、皮肤剥脱综合征 B 型、SAM）
- 外胚层发育不良

其他皮肤病

- 弥漫性皮肤肥大细胞增多症
- 疥疮

感染和毒素

- 葡萄球菌性烫伤样皮肤综合征
- 先天性和新生儿皮肤念珠菌病

药物不良反应

- Stevens-Johnson 综合征，中毒性表皮坏死松解症
- 红人综合征

免疫缺陷病

- Omenn 综合征
- 移植物抗宿主病
- 其他原发性免疫缺陷（DiGeorge 综合征、Wiskott-Aldrich 综合征、IPEX）

先天性代谢缺陷

- 全羧化酶合成酶缺乏症
- 氨基酸代谢异常（枫糖尿病、甲基丙二酸血症）

参考文献 10.1

见章末二维码

原发性皮肤病

医院回顾性调查发现，原发性皮肤病是新生儿和婴儿红皮病最常见的病因，占所有病例的 80%。潜在的皮肤疾病包括红斑鳞屑性疾病、遗传性皮肤病以及其他皮肤病，特别是疥疮和弥漫性皮肤肥大细胞增多症[1-3]。

红斑鳞屑性皮肤病

脂溢性皮炎（见第 15 章和第 21 章）

婴儿脂溢性皮炎（seborrhoeic dermatitis，SD）是一种预后良好的一过性皮肤病。出生后前几个月高达 70% 新生儿和婴儿均可发病[4]。皮损通常表现为红斑基础上淡黄色油腻性鳞屑，好发于头皮（摇篮帽）、尿布区和其他间擦部位，伴轻度瘙痒或无瘙痒[5]。大部分患者外用弱效糖皮质激素或抗真菌药后，皮损可迅速消退，但有时新生儿和婴儿 SD 可发展为红皮病。

婴儿脂溢性皮炎无特征性实验室检查或组织学表现，本病诊断主要依据临床表现。与特应性皮炎相比，脂溢性皮炎的红斑边界清晰，通常瘙痒较轻，并更倾向于累及包括肛门生殖器区域在内的皱褶部位。

具有系统症状的患者，如腹泻或生长障碍等，必须进行皮肤活检和进一步诊断步骤以除外更严重的疾病，如免疫缺陷或代谢缺陷。

特应性皮炎（见第 15 章）

尽管特应性皮炎（atopic dermatitis，AD）在 1 岁内的发病率高达 28%，但通常不会发生在 3 个月以内的婴儿中，极少引起严重的皮肤症状或新生儿红皮病[6]。但如果存在急性期皮损，可表现为广泛的瘙痒性红色丘疹、斑块，常伴明显渗出。婴儿特应性皮炎主要累及头皮、面部、躯干和四肢伸侧，与婴儿银屑病和脂溢性皮炎不同，婴儿特应性皮炎通常不累及尿布区（图 10.2）[7]。此外，与导致新生儿红皮病的其他更严重的疾病相比，不伴食物过敏的特应性皮炎患儿通常生长发育良好，不会出现持续性脱发或其他皮肤外的病症（如淋巴结病、腹泻、非典型感染）。

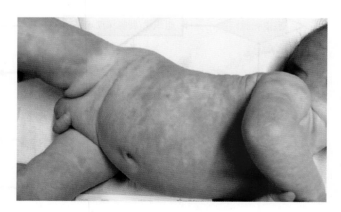

图 10.2　特应性皮炎男婴，无其他疾病，其红皮区域不累及尿布区

局部应用糖皮质激素、钙调磷酸酶抑制剂和润肤剂后，皮损可迅速消退。由于红皮病型 AD 和其他病因的新生儿红皮病在临床症状上有相当多的重叠，且 AD 的皮肤活检组织学表现不典型，因此其鉴别诊断具有挑战性。虽然血清总 IgE 水平升高提示早发型 AD，但也可能与其他更严重的疾病有关，如 Omenn 综合征、Wiskott-Aldrich 综合征或 Netherton 综合征，因此血清总

IgE 水平升高不具有特异性。相反,由于该年龄段 AD 本身的变异性很高,血清总 IgE 水平正常不能除外新生儿或婴儿 AD[8]。最近的前瞻性出生队列研究表明在患者和健康的儿童中均可检测到食物特异性 IgE 升高,食物特异性 IgE 不是诊断婴儿 AD 的可靠指标(正如此前假设)[9-11]。因此,对于非母乳喂养的新生儿红皮病患者,如果怀疑严重的 AD 并发牛奶过敏,应首先在一段有限的时间(如 2 周)内给予深度水解奶粉或氨基酸配方奶粉喂养。同样,母乳喂养的婴儿经过适当的饮食咨询后,可考虑让母亲回避潜在的食物过敏原。如果通过回避过敏原可获得明显的症状改善,婴儿应进行含可疑过敏原的口服食物激发试验(oral food challenge,OFD)。如果口服食物激发试验后患者症状复发,则很可能诊断为重度 AD 背景下的食物过敏。

银屑病(见第 30 章)

37.5% 的斑块型银屑病和 50% 的脓疱型银屑病患儿在生后第一年发病[12]。而新生儿或先天性银屑病罕见。银屑病引起的新生儿红皮病很可能演变成泛发性脓疱性银屑病(generalized pustular psoriasis,GPP)。红皮病型 GPP 需要彻底的诊断检查,以排除其他需鉴别的严重疾病,特别是单纯疱疹病毒(herpes simplex virus,HSV)感染、水痘-带状疱疹病毒(varicella zoster virus,VZV)感染、金黄色葡萄球菌(Staphylococcus aureus)或念珠菌(Candida)感染。此外,GPP 需要立即治疗,以避免潜在的严重并发症,如无菌性溶骨病变、多重细菌感染或败血症[13-14]。

婴儿银屑病最初通常表现为异常严重的尿布区皮疹,比脂溢性皮炎边界更清楚,颜色更鲜红(图 10.3),随后迅速发展为广泛的红斑鳞屑性皮损。但在新生儿和婴幼儿中,红皮病型银屑病表现也可类似于非大疱性鱼鳞病样红皮病、重度 AD 或 Netherton 综合征。因此,皮肤活检有助于正确诊断,组织病理学显示银屑病样反应模式如融合性角化不全、表皮突下延、常伴有中性粒细胞浸润和少量或不伴淋巴细胞浸润,而且 LEKTI 染色阴性[15]。一旦确诊为银屑病,目前证据证明系统性使用阿维 A 0.5～1mg/(kg·d),在婴幼儿和儿童 GPP 中均有良好的耐受性和疗效[16-18]。

毛发红糠疹(见第 32 章)

毛发红糠疹(pityriasis rubra pilaris,PRP)是一种罕见的丘疹鳞屑性皮肤病,病因不清,可发生于任何年龄。出生后 1 个月内发病的 PRP 罕见,几乎只发生在一些极其少见的先天性疾病患者中。这些患者可能受到家族性 PRP 的影响,家族性 PRP 约占所有 PRP 病例的 5%。最近研究发现家族性 PRP 发病是由

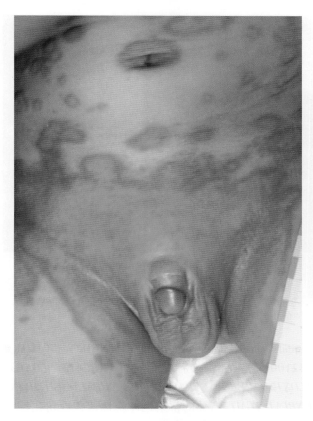

图 10.3　非先天性银屑病男婴,皮损广泛累及尿布区和腹部,表现为边界清楚的鲜红色浸润性斑块

CARD14 基因功能激活性突变所致,该基因编码半胱天冬氨酸蛋白酶募集结构域家族成员 14,一种已知的核因子 kappa B(NF-κB)信号通路的激活因子[19]。

临床上类似于幼年非经典型 PRP(Griffiths 分类 V 型),皮损包括为泛发毛囊角化性丘疹、红色斑块,可融合成红皮病。如同幼年经典型 PRP,新生儿 PRP 可表现为鲑鱼色红斑,伴未受累的皮肤岛(图 10.4),而掌跖角化通常散在分布或不出现。新生儿 PRP 的组织学特征仅见于个例报道,包括角化过度和角化不全交替出现,伴毛囊口角化过度及毛囊角栓[20-21]。

遗传性皮肤病

一些单基因遗传性皮肤病可在新生儿期出现红皮病,尤其是外胚层发育不良和遗传性角化性疾病。后者包括仅有皮肤症状的非综合征型鱼鳞病和具有潜在严重的代谢异常、神经系统、眼科或其他异常情况的综合征型鱼鳞病[22-23]。如果发现疑诊病例,必须进行皮肤活检,并且应与国家咨询中心合作,协调进一步的诊断检查(如分子遗传学、免疫组化)。

非综合征型鱼鳞病(见第 129 章)

先天性非大疱性鱼鳞病样红皮病(nonbullous con-

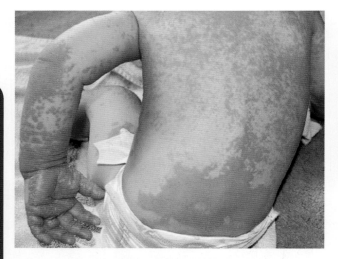

图 10.4 一名幼年非经典型毛发红糠疹男婴，表现为毛囊角化性红色丘疹、斑片，融合成红皮病。典型的鲑鱼红斑、周围未受累的皮肤岛和显著的掌跖角化

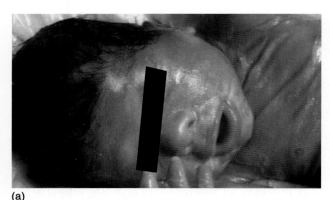

(a)

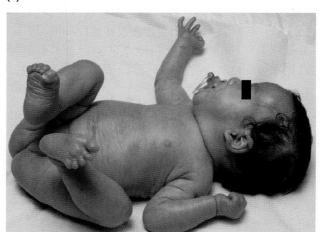

(b)

图 10.5 （a）一名先天性非大疱性红皮病女性新生儿，表现为火棉胶样儿。（b）与（a）为同一患儿，在火棉胶样外层皮肤脱落后表现为"自行改善"的鱼鳞病样红皮病，伴细小鳞屑和掌跖角化

genital ichthyosiform erythroderma，NCIE ）（ OMIM # 242100）是一种与多种基因突变（*ABCA12*、*ALOXE3*、*ALOX12B*、*CERS3*、*CYP4F22*、*LIPN*、*NIPAL4/ICHTHYIN*、*PNPLA1*、*TGM1*）有关的常染色体隐性遗传性角化性疾病[22]。高达 90% 的患儿出生后即出现典型的火棉胶样皮肤表现，在新生儿期逐渐剥脱，表现为红皮病和全身弥漫性细碎鳞屑（图 10.5）[24-25]。本病通常无系统症状，皮肤表现可进一步出现睑外翻或唇外翻、外耳道阻塞、瘢痕性脱发或皮肤束带狭窄引起的外周缺血[26]。首诊时需要与表现为火棉胶样儿的其他综合征进行鉴别，如 Sjögren-Larsson 综合征、Netherton 综合征、毛发硫营养不良、Chanarin-Dorfman 综合征或 2 型戈谢病[25]。

表皮松解型鱼鳞病（epidermolytic ichthyosis, EI）（OMIM#113800），又称先天性大疱性鱼鳞病样红皮病或表皮松解角化过度，是一种常染色体显性遗传性角蛋白鱼鳞病，由编码基底层角蛋白 1 和 10（*KRT1*、*KRT10*）基因突变引起[27]。本病临床表现变异很大，患者通常生后即出现严重水疱，有时伴有广泛的糜烂，并伴有多种严重的鱼鳞病样红皮病。数周后开始出现豪猪样角化过度。有趣的是，尽管掌跖角化过度也可见于 *KRT10* 基因突变引起的 EI 患者，但其主要为 *KRT1* 基因突变患者的特征性表现。首诊时鉴别诊断必须尽可能考虑到其他新生儿大疱性疾病，尤其是遗传性大疱性表皮松解症、浅表性表皮松解型鱼鳞病（既往称为西门子大疱性鱼鳞病）、葡萄球菌性烫伤样皮肤综合征和弥漫性皮肤肥大细胞增多症[28]。阳性家族史可能有助于诊断，但由于 50% 以上患者可以在 EDTA 血样或皮肤活检标本中检出自发突变，故阴性家族史不能

排除 EI。

综合征型鱼鳞病（见第 129 章）

Chanarin-Dorfman 综合征（Chanarin-Dorfman syndrome, CDS）（OMIM#275630），也称中性脂质贮积病伴鱼鳞病，是一种常染色体隐性遗传多器官疾病，由 *CGI85*（*ABDH5*）基因突变引起。基因突变引起内源性甘油三酯代谢异常，从而导致中性脂质在多种细胞内堆积，尤其是白细胞、心肌细胞、肝细胞、成纤维细胞和角质形成细胞。其皮肤表现类似于其他类型的先天性鱼鳞病样红皮病，仅偶尔表现为火棉胶样儿。新生儿和婴儿期系统症状包括肝脏受累、眼部症状和感音神经性聋。70% 患者可出现肝脂肪变性或肝硬化，40% 患者可出现眼部症状（如白内障、眼球震颤、近视），25% 患者可出现感音神经性聋。此外，CDS 患者常出现生长发育迟缓。脂质空泡可在多个器官沉积，可见于皮肤活检标本或外周血涂片帕彭海姆染色的粒细胞和单核细胞（乔丹征）[29-30]。

2 型点状软骨发育不良（type 2 chondrodysplasia

punctata，CDPX2）（OMIM#302960），也被称为 Conradi-Hünermann-Happle 综合征，是一种由依莫帕米结合蛋白（EBP）基因突变引起的 X 连锁显性遗传病。由于 8-7-固醇异构酶功能缺陷，血清中的病理性胆固醇代谢产物水平升高。CDPX2 对于男性胎儿来说几乎是致命的。相反，患病的女性新生儿产后即出现严重的鱼鳞病样红皮病，通常表现为沿 Blaschko 线分布的角化过度和鳞屑。皮肤外表现可能直到儿童后期才出现，如身材矮小、脊柱后凸、听力损失、楔形白内障、点状骨钙化和轻中度智力减退。此外，高达 80% 的女性患者可出现不对称性肢体缩短。虽然血清 8-脱氢胆固醇水平升高和皮肤活检发现颗粒层胞质空泡减少可提示 CDPX2，但确诊需要进行 EBP 基因的分子遗传学分析[31-32]。

　　Sjögren-Larsson 综合征（Sjögren-Larsson syndrome，SLS）（OMIM#270200）是一种由 ALDH3A2 基因突变引起的严重神经皮肤疾病，为常染色体隐性遗传。ALDH3A2 基因编码脂肪醛脱氢酶（FALDH），该酶对皮肤和皮肤外器官的脂质代谢至关重要。FALDH 活性降低可导致必需脂肪酸在多种细胞膜（角质形成细胞、少突胶质细胞、视网膜细胞）中病理性堆积，进而导致鱼鳞病、精神运动障碍、痉挛性双瘫的临床三联征。在新生儿和婴儿早期，SLS 表现为鱼鳞病样红皮病，完整的临床症状通常要到儿童早期才表现出来。可以通过评估培养的成纤维细胞中 FALDH 活性、尿中白三烯 B4（LTB4）特征性升高以及 ALDH3A2 基因的靶向测序来确诊。眼底镜检查可发现视网膜内病理性结晶沉积（"闪光点"），黄斑色素反射测定可发现黄斑中央凹色素减少[33-34]。

表皮内环境紊乱

　　Netherton 综合征（Netherton syndrome，NS）（OMIM#256500）是一种综合征型鱼鳞病，为常染色体隐性遗传，由表皮丝氨酸蛋白酶抑制剂 Kazal-5 型（SPINK5）基因功能非激活性突变引起，该基因编码淋巴上皮 Kazal-type 型相关抑制剂（LEKTI）。该基因突变可导致严重的表皮屏障功能缺陷和持续性炎症反应，进而引起严重的新生儿红皮病（图 10.6）。而其典型的多环形、匍行性红色斑块，伴有红斑边界和双边鳞屑（回旋形线状鱼鳞病）在儿童早期之前常未出现。由于潜在的免疫缺陷，新生儿和婴儿期常出现细菌性皮肤感染，与未成熟的自然杀伤细胞表型和减少的非开关记忆性 B 细胞或 CD27[+] 记忆性 B 细胞相关[35]。发干（头皮、眉毛、睫毛）显微镜检查发现内陷性脆发（"竹节发"）和少毛症有助于鉴别 NS 和其他原因引起的鱼鳞病样红皮病。皮肤活检显示表皮呈银屑病样增生，颗粒层消失，血管

周围混合性炎细胞浸润，免疫组化染色示 LEKTI 表达减少或消失。此外，总 IgE 和过敏原特异性 IgE 水平经常升高，而其他特应性疾病的特征，如支气管哮喘或过敏性鼻炎，直到婴儿晚期或儿童早期才出现。本病相关的系统症状具有显著的表型变异性，包括高渗性脱水、发育迟缓和慢性腹泻，这些系统症状导致 1 岁内死亡率高达 20%[35-36]。

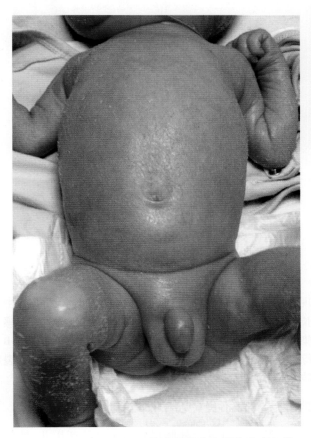

图 10.6　一个 Netherton 综合征婴儿表现为重度鱼鳞病样红皮病、少毛症及发育迟缓

　　皮肤剥脱综合征 B 型（peeling skin syndrome type B，PSS-B）（OMIM#270300），是一种非综合征型鱼鳞病，由 CDSN 基因功能丧失性突变引起，该基因可编码角膜锁链蛋白。PSS-B 患儿临床表现为与 NS 相似的鱼鳞病样红皮病、反复的葡萄球菌性皮肤感染、严重瘙痒、频繁食物过敏伴血清总 IgE 和食物特异性 IgE 水平升高。但 PSS-B 患儿无发干异常，这一点与 NS 不同，更重要的是，PSS-B 患儿皮肤脆弱性增加，皮肤活检可见角层下裂隙所致的自发性表皮剥脱[37-38]（图 10.7）。

　　严重皮炎-多重过敏-代谢消耗综合征（severe dermatitis，multiple allergies and metabolic wasting syndrome，SAM）（OMIM#615508）由 DSG1 基因纯合突变引起，该基因编码桥粒黏蛋白 1（DSG1）。这些突变导致桥粒功能障碍、细胞黏附受损及表皮分化异常。因此，患儿表

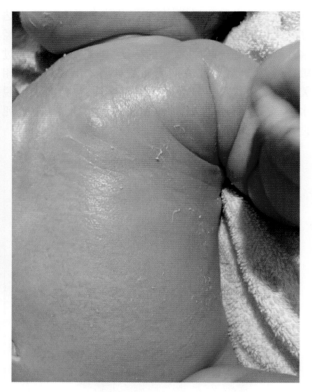

图 10.7　一例表现为重度红皮病和自发性浅表性表皮剥脱的皮肤剥脱综合征 B 型新生儿

现为早发鱼鳞病样红皮病、多种食物过敏和严重的生长发育不良。其他临床特征包括反复皮肤或肺部感染、毛发稀少和掌跖角化,有助于本病与 NS 和 PSS-B 综合征的鉴别。组织学表现为棘层松解所致角层下裂隙,通过 *DSG1* 基因测序可确诊本病[38]。

外胚层发育不良（见第 134 章）

红皮病也可见于外胚层发育不良的新生儿,外胚层发育不良是一组异质性遗传病,包括外胚层缺失或发育不良。尤其是睑缘粘连、外胚层发育不良和唇腭裂综合征（ankyloblepharon, ectodermal dysplasia and cleft lip/palate syndrome, AEC）（OMIM #106260）,这是一种罕见的常染色体显性遗传病,由 *TP63* 基因突变引起,可表现为泛发红斑。除了外胚层发育不良的临床症状（如掌跖角化、部分无汗、甲营养不良、斑状脱发和牙发育不全）以外,患者还可出现新生儿红皮病,伴广泛糜烂和弥漫性色素减退[39-40]。

其他皮肤病

弥漫性皮肤肥大细胞增多症（见第 92 章）

弥漫性皮肤肥大细胞增多症（diffuse cutaneous mastocytosis, DCM）是皮肤肥大细胞增多症（cutaneous mastocytosis, CM）中最罕见的亚型,约占 5%,通常在出生时或生后不久表现为一种特殊的新生儿红皮病。肥大细胞在皮肤弥漫浸润导致泛发的特征性黄红色斑片,并伴广泛大疱形成。肥大细胞释放介质引起的其他皮肤表现包括潮红、荨麻疹或皮肤肥厚。几乎所有患者均伴皮外症状,包括腹痛、腹泻、头痛,甚至过敏性休克。因此,如果怀疑系统性肥大细胞增多症,如出现肝脾大、淋巴结肿大、全血细胞计数异常和/或血清类胰蛋白酶水平高于 100ng/mL,有 DCM 的患儿需要跨学科治疗,包括行骨髓活检[41-43]。

疥疮（见第 59 章）

人疥螨（*Sarcoptes scabiei hominis*）感染致新生儿红皮病的报道很少。在这些病例中,体格检查显示鳞屑性红皮病,躯干、四肢、头皮、面部和掌跖多发性微脓疱和丘疹,伴有继发性湿疹和细菌重叠感染。外周全血细胞计数显示嗜酸性粒细胞计数升高。最近一项多中心研究发现,反复发作、皮肤结节、足底和头皮受累是婴幼儿疥疮感染的高度特征性表现。本病未发现肝脾大或淋巴结肿大等皮肤外表现[44-46]。

参考文献 10.2

见章末二维码

感染和毒素

葡萄球菌性烫伤样皮肤综合征（见第 37 章）

葡萄球菌性烫伤样皮肤综合征（staphylococcal scalded skin syndrome, SSSS）,又叫 Ritter 病、葡萄球菌性表皮坏死脱落综合征（Lyell 综合征）或新生儿急性天疱疮,本病是由噬菌体 II 组葡萄球菌产生表皮剥脱毒素 A 或 B（ETA、ETB）引起。ETA 和 ETB 为亲表皮丝氨酸蛋白酶,对桥粒黏蛋白（桥粒黏蛋白-1）的蛋白酶解作用导致角质层下裂隙,从而引起剥脱性皮炎。

由于新生儿及婴幼儿肾脏的毒素清除功能不成熟,且血清中和毒素的抗体水平低,因此对本病易感。浅表葡萄球菌感染（如化脓性结膜炎、脐炎）后,患者出现屈侧和面部红斑,最终可能发展成红皮病。其他症状包括皮肤极度脆弱易损、发热、婴儿一般情况迅速变差。在本病最初的红斑期,败血症样症状并不少见。随后不久,患者全身迅速出现松弛性、剥脱性大疱（图 10.8）。在 SSSS 的表皮剥脱期,通常出现 Nikolsky 征阳性,而黏膜一般不受累。

SSSS 在新生儿期的死亡率高达 2.5% ～ 11%[1],因此新生儿,尤其是早产儿在疑诊 SSSS 时应住院治疗。

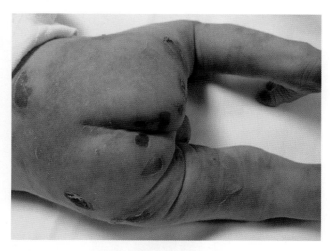

图 10.8　一名患有 SSSS 的男性新生儿全身出现松弛性、剥脱性大疱

如果表皮剥脱范围广泛，患儿的护理可参照烧伤或大疱性表皮松解症患者，选择非黏性聚氨酯敷料护理。此外，在采集微生物样本后需进行系统性抗生素治疗，最好用针对耐青霉素酶细菌的抗生素。为明确诊断，可将分离的金黄色葡萄球菌进行 *sea* 和 *seb* 基因检测。如不能除外其他大疱或表皮剥脱性疾病，如中毒性表皮坏死松解症、遗传性大疱表皮松解症或西门子大疱性鱼鳞病，需进行皮肤活检协助明确诊断。角层下棘层松解是 SSSS 的病理特点，并可区别于中毒性表皮坏死松解症的表皮下水疱[1-3]。

先天性皮肤念珠菌病（见第 7 章）

念珠菌性绒毛膜羊膜炎多见于曾行环扎术或放置宫内子宫托的孕妇，其生产的新生儿出生后即可伴有先天性皮肤念珠菌病（congenital cutaneous candidiasis, CCC）。本病患儿的胎盘和脐带出现白色斑疹，而患儿出现斑丘疹，也可为脓疱或大疱，可迅速进展为表皮剥脱性红皮病（胎盘白斑、婴儿红斑）。其特点是最初累及掌跖和脐部，常有甲沟炎报道。本病与新生儿念珠菌病不同点为新生儿念珠菌病通过产道感染，口腔和尿布区通常不受累。

新生儿 CCC 的进一步诊断和治疗策略取决于患儿的妊娠阶段。在足月婴儿中，这种疾病通常是良性的，病程具有自限性且无并发症。口服氟康唑 3~6mg/（kg·d）是安全的选择；如果病情较轻，可在仔细的临床监测下，单用局部外用药物治疗（如克霉唑、咪康唑）。而对于早产儿 CCC，尤其是在妊娠 27 周前出生和/或出生体重<1 000g 的早产儿，可能会发展成侵袭性念珠菌感染，死亡率高达 40%。因此，高危患儿应进行全面诊断检查，包括血、尿和脑脊液（cerebrospinal fluid, CSF）培养。根据检查结果选择应用脂质体两性霉素 B 或氟康

唑系统性抗真菌治疗。用药过程中需进行严密临床监测。此外，必须与其他新生儿一过性和感染性脓疱病进行鉴别（见第 6 章和第 11 章）。单核细胞增多性李斯特菌感染也可出现新生儿水疱、脓疱疹以及脐带和胎盘白斑，需注意排除[4-5]。

参考文献 10.3

见章末二维码

药物不良反应

Stevens-Johnson 综合征和中毒性表皮坏死松解症（见第 66 章和第 67 章）

Stevens-Johnson 综合征（Stevens-Johnson syndrome, SJS）和中毒性表皮坏死松解症是一组通常由药物引起的严重皮肤病变，由表皮角质形成细胞大量凋亡和其他致病因素相互作用引起，这些因素将在第 66 章和第 67 章中更深入讨论。以上两种疾病在生后 2 个月内发病罕见，目前仅有几例新生儿或婴儿早期 TEN 的报道。

患儿在出现皮损前，可表现出易激惹、纳奶差和低体温等非特异性前驱症状。和成人一样，患儿皮损表现为触痛明显的红斑，广泛融合并迅速进展为表皮剥脱性红皮病，伴多部位黏膜受累。皮损组织病理学可见典型的表皮下水疱和全层表皮坏死，无角质层下裂隙，这一特点可与 SSSS 鉴别。据报道，两例患者并发肺炎克雷伯菌系统感染，其他病例并发白念珠菌/假丝酵母菌、大肠埃希菌、凝固酶阴性链球菌感染。故大多数患者在出现皮肤水疱前已应用多种抗菌药物和其他药物，这妨碍了判定可疑过敏药物。不幸的是，尽管限制了可疑用药并进行重症监护支持，所有已报道的患者均死亡[1-4]。然而目前尚不清楚，新生儿 TEN 是否通常有致命性预后，并发败血症是否为新生儿 TEN 死亡的次要或主要因素。

红人综合征

快速静脉注射（<60min）万古霉素以及其他抗菌药物（如利福平、替考拉宁、头孢曲松、两性霉素 B 或环丙沙星），可导致 14% 患者出现非特异性组胺释放。治疗开始数秒钟至数分钟后，任何年龄段的患者都可能出现全身性潮红，伴或不伴过敏样症状和连续的一过性红皮病，使患者呈现"红人"外观。对万古霉素的研究发现，最严重的反应往往发生在较年轻的患者中，尤其是儿童。此外，万古霉素与组胺释放剂如阿片类镇痛药或放射性造影剂联合应用时，红人综合征的风险

可能会增加。

因为从用药到出现症状的间隔时间短,本病不难诊断。与其他速发反应一样,紧急治疗包括静脉注射抗组胺药,对有循环障碍的患者必要时可应用肾上腺素。为预防红人综合征,应当适当稀释万古霉素的浓度,并把给药速度降至 10mg/min。在没有可替代药物的情况下,如果迫切需要使用万古霉素,药物脱敏可能预防本病,但需要进行密切的临床监测[5-6]。

参考文献 10.4

见章末二维码

免疫缺陷病(见第 53 和 56 章)

Omenn 综合征

Omenn 综合征(Omenn syndrome, OS)(OMIM # 603554)是一组具遗传异质性的常染色体隐性遗传原发免疫缺陷病,以淋巴结及肝脾大、血清 IgE 水平及嗜酸性粒细胞计数升高为主要特征。本病主要由重组激活基因 1 和 2(RAG1/RAG2)、IL-7Rα 链或非同源性末端连接因子 Artemis 突变引起,干扰了 T 细胞和 B 细胞受体编码基因的体细胞多样化。从而导致自身反应性 T 细胞寡克隆增加和循环 B 细胞显著减少(T+B-SCID,SCID 泄漏)。

患本病的新生儿和婴儿最初表现为严重的瘙痒性湿疹样皮损,与特应性皮炎类似,可逐渐出现红皮病、皮肤肥厚、甲营养不良、脱发,但眉毛和睫毛通常不受累(图 10.9)。随着病情进展,大部分患者会出现淋巴结肿大、肝脾大、慢性腹泻和发育迟缓。另外,患者通常一般情况较差,常出现低体温、高渗性脱水和细菌感染,尤其是肺炎,甚至败血症。

90% 以上的患儿血清 IgE 水平明显升高,几乎所有患儿外周血嗜酸细胞计数明显升高。皮肤活检通常表现为表皮增生、海绵水肿、局灶性基底细胞空泡化和角化不全,真皮浅层炎症细胞浸润,以淋巴细胞为主,伴少量嗜酸性粒细胞。

由于反复严重感染,如不进行治疗,OS 可致命。如出现特征性三联征(红皮病、肝脾大和淋巴结肿大),并伴有典型的实验检查结果改变(如嗜酸性粒细胞计数显著增多、总 IgE 水平升高),则可给予环孢素进行免疫调节,抑制自身反应性 T 细胞克隆。目前已证实环孢素可迅速缓解症状,尤其可缓解瘙痒。尽管如此,只有骨髓或脐带血来源的造血干细胞移植才能达到治愈的目的,移植后存活率为 50%(单倍体相同的供者)~75%(HLA 相同捐赠者)[2-5]。

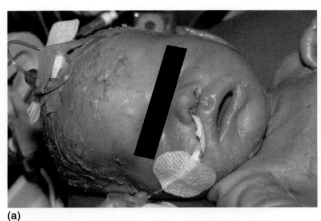

(a)

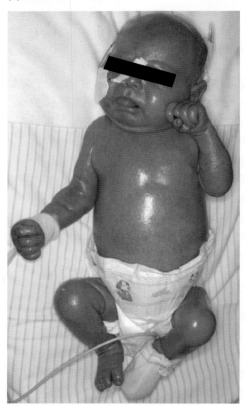

(b)

图 10.9 (a)Omenn 综合征女婴表现为鱼鳞病样红皮病、皮肤肥厚和脱发。(b)与(a)为同一患者,保温箱护理、静脉补液和局部泛醇软膏治疗 5 天后。资料来源:Ott et al. 2008[1]. Reproduced with permission of John Wiley & Sons.

移植物抗宿主病

除 Omenn 综合征外,还有其他几种严重的联合免疫缺陷(severe combined immunodeficiencies, SCID),为常染色体隐性遗传或 X 连锁遗传,罕见,发病率为 1/500 000~1/50 000。由于 T 细胞和 B 细胞免疫的各种不同缺陷,早在生后 4 周内即可出现典型症状,如严重腹泻、发育迟缓、皮肤黏膜念珠菌病或口腔生殖器溃疡。

此外,高达 50% 的 T-SCID 患者外周血中存在母源 T 淋巴细胞,因此近 60% 的患者出现移植物抗宿主病 (graft versus host disease,GVHD)。患儿可能会出现脱发和严重的新生儿红皮病,伴全身弥漫性鳞屑性红斑,常可累及掌跖[6-7]。

如果疑诊本病,应进行全面的免疫学检查,包括全血细胞计数、淋巴细胞表型和嵌合体分析。在对患儿外周血进行分析后,发现辅助 HLA 单倍型、大量母源淋巴细胞或男性新生儿 XX 基因型均高度提示 GVHD。有趣的是,研究发现患有 SCID 和母源移植物的新生儿与 SCID 患者骨髓移植后或其他疾病移植后的皮肤组织病理不同。后者通常为空泡性界面改变,而由母源移植物引起的 GVHD 以银屑病样表皮增生为特征,皮肤淋巴细胞浸润、角化不全和海绵水肿[8]。

鉴于本病预后很差,应立即进行造血干细胞移植,移植后 52%(HLA 不同,非亲源供者)~92%(HLA 相同,亲源供者)的患者可达到完全康复[6]。

其他原发性免疫缺陷

虽然母源移植物引起的 OS 和 GVHD 通常与新生儿红皮病相关,但其他原发性免疫缺陷仅偶尔在新生儿或婴儿早期出现泛发红斑。

如 DiGeorge 综合征(DiGeorge syndrome,DGS)(OMIM #188400),由染色体 22q11.2 半合子缺失引起,表现为圆锥状心脏缺损、甲状旁腺功能减退和胸腺发育不良引起的免疫功能缺陷。此外,婴幼儿患者经常出现湿疹样皮肤损害,类似特应性皮炎。但在 DGS 新生儿患者中很少出现泛发的湿疹样皮损[9-10]。

Wiskott-Aldrich 综合征(Wiskott-Aldrich syndrome,WAS,OMIM #301000),是一种 X 连锁免疫缺陷病,伴血小板减少、反复感染和继发性自身免疫性病,90% 患者可出现顽固性湿疹样皮炎。但本病出现新生儿红皮病的情况罕见[11-13]。除了炎症性皮损和反复的皮肤感染外,男性湿疹患儿出现皮肤瘀点、瘀斑时,应该高度怀疑本病[14-15]。

X 连锁多内分泌腺病肠病伴免疫失调综合征(immune dysregulation, polyendocrinopathy, enteropathy, X-linked syndrome, IPEX)(OMIM # 304790)是一种由 FOXP3 基因突变引起的罕见的疾病,该基因是 CD4[+]T 细胞分化和功能的主要转录调控因子。IPEX 患者免疫稳态紊乱,出现早发自身免疫性疾病(新生儿糖尿病和甲状腺功能减退)、反复感染、血细胞减少和小肠绒毛萎缩,导致肠病和严重发育不良。65% 的患者可出现皮肤症状,包括湿疹样皮损,可表现为严重广泛的鱼鳞病样皮炎。此外,大多数新生儿和婴儿 IPEX 患者血清总 IgE 水平和外周血嗜酸性粒细胞计数明显升高[16-18]。

参考文献 10.5

见章末二维码

先天性代谢缺陷(见第 152 章)

一些病例研究报道遗传性代谢性疾病在新生儿和婴儿期可出现皮肤症状。其中,只有全羧化酶合成酶缺乏症、甲基丙二酸血症和枫糖尿病常与新生儿红皮病相关。

全羧化酶合成酶缺乏症(holocarboxylase synthetase deficiency,HSD)(OMIM# 253270)是一种罕见的常染色体隐性遗传代谢性疾病,由于生物素依赖的修复酶结合生物素(维生素 B_7 或维生素 H)功能缺陷引起,如乙酰辅酶 A 羧化酶和丙酮酸羧化酶。主要临床表现包括严重的神经系统症状,如嗜睡、癫痫和潜在致命性酮症酸中毒,婴儿期可表现为湿疹样红皮病和脱发,口周受累明显。培养成纤维细胞分析羧化酶活性可以协助诊断,如果新生儿筛查计划中不包括 HSD,可能会错过快速诊断和有效治疗。另一方面,如果临床高度怀疑,且有特征性实验室检查(如严重酮症酸中毒、高血氨和低血糖)支持,必须给予新生儿重症监护,包括口服生物素 10mg/d 替代治疗[1-3]。

甲基丙二酸血症(methylmalonic acidaemias,MMA)(OMIM #251110,#243500 等)是一组异质性遗传病,由甲基丙二酸和维生素 B_{12} 代谢异常引起。非维生素 B_{12} 反应性亚型患者在出生时看似健康,但会迅速出现严重症状,如肌张力减低、呼吸窘迫和脑病,这些症状与代谢性酮症酸中毒、高血糖及高甘氨酸血症显著相关。皮肤症状最初与肠病性肢端皮炎的皮疹相似,表现为累及头面部的银屑病样皮炎和脱发。未经治疗的婴儿可能出现广泛红斑,最终发展为脱屑性红皮病[4-6]。

枫糖尿病(maple syrup urine disease,MSUD)(OMIM # 248600)是由支链 α-酮酸脱氢酶复合物(BCKD)损伤引起的一种器质性氨基酸病,在新生儿和婴儿期可表现出肢端皮炎样皮损。组织、血液和尿液中缬氨酸、亮氨酸和异亮氨酸浓度升高是本病的特点,可进一步导致严重的呼吸窘迫、肌张力减低和癫痫发作。目前唯一有效的治疗方法是限制饮食中支链氨基酸的摄入。有趣的是,目前广泛的红斑仅在接受治疗的新生儿中有报道,被归因于血浆中极低的异亮氨酸水平。因此,大多数新生儿红皮病患者在补充缺乏的氨基酸后得到缓解[7-8]。

参考文献 10.6

见章末二维码

新生儿红皮病诊断检查流程

目前为止,还没有关于新生儿或婴儿红皮病的前瞻性多中心研究,因此,没有基于循证证据的诊断方法。

即使新生儿红皮病鉴别诊断很复杂,在多数情况下,经过缜密的诊断检查流程也可直接得出临床诊断(见图10.1)。第一步是明确病史和体格检查,是否符合银屑病、特应性皮炎或脂溢性皮炎,如果是,则进行适当治疗。如果第一步答案是"否",或者治疗无效或效果欠佳,下一步应考虑其他诊断,如脓疱性念珠菌病以及皮损好发于口周的代谢性疾病。第三步是评估患儿是否病态或生长障碍。如果是,患儿很可能存在潜在的感染性、免疫性或代谢性疾病。

无论是何种潜在的系统性疾病,新生儿和婴儿早期红皮病患者由于表皮屏障受损,出现潜在并发症的风险更高,如体温过低、高钠血症、脱水或低蛋白血症。因此,在初次就诊时,这些患儿需要接受全面的儿科临床检查[1],包括神经系统评估、体重和核心体温测量。可初步进行血气分析、血清电解质检查和其他筛查,如全血细胞分类计数、血清总 IgE 水平。脱屑性或大疱性的新生儿红皮病患者应进行皮肤活检以确定表皮裂隙水平,并除外中毒性表皮坏死松解症。如果为角层下水疱,应进行血培养、聚合酶链反应(PCR)来检测表皮剥脱毒素 A 和 B。

如胎盘和脐带有白斑,需要进行真菌学检查,了解有无念珠菌感染。先天性皮肤念珠菌感染的极早产儿应完善检查(脑脊液/血液培养),了解有无侵袭性念珠菌感染。

如新生儿或婴儿红皮病患者出现血清 IgE 升高,则需进行淋巴细胞表型分析。B 淋巴细胞减少的患儿应进行基因突变分析,尤其是 *RAG-1/RAG-2* 基因位点突变分析;对于 T 细胞免疫缺陷患儿,应进行嵌合分析检测母源 T 淋巴细胞的植入情况。如果免疫检查结果正常,无毛发异常(如套叠性脆发),应行免疫组化检测表皮 LEKTI 表达情况,以排除 Netherton 综合征。

如血气分析显示酮症酸中毒伴发低血糖和高血氨,则必须被视为代谢病急症。应将患儿转诊至专业中心进行替代治疗或饮食咨询,并行进一步诊断检查(如培养成纤维细胞中的全羧化酶合成酶活性、尿液中的有机酸)。

鱼鳞病样红皮病与其他疾病的鉴别特别困难。需进行上文提到的分子遗传学检查、发干分析及眼科检查,包括眼底检查(闪亮的圆点,楔形白内障),必要时需评估培养的成纤维细胞中甾醇异构酶和脂肪醛脱氢酶活性。

(孙娟　田晶　译,杨舟　向欣　梁源　徐子刚　校)

参考文献 10.7

见章末二维码

第11章 新生儿水疱脓疱性、大疱性和糜烂性皮肤病

Caroline Mahon，Anna E. Martinez

摘要

　　新生儿的皮肤必须迅速适应宫外环境。新生儿期可出现一些良性生理性的水疱脓疱性和大疱性皮肤病变，这可能是新生儿皮肤逐渐适应低湿度环境、被共生微生物定植并逐渐发展为成熟环境屏障的生理现象。区分这些皮损如良性一过性皮肤生理现象、感染性皮肤病、炎症性皮肤病和遗传性皮肤病，对指导临床治疗至关重要。

要点

- 自限性生理性良性水疱脓疱性皮肤病在新生儿期很常见。
- 水疱和糜烂最常见的原因是感染，但应与遗传性皮肤病和自身免疫性皮肤病进行鉴别诊断。
- 大多数正常新生婴儿出现典型的良性一过性水疱脓疱性皮损，不需要干预。但如皮损进展，应进行基本的检查。

引言

　　新生儿的皮肤必须迅速适应宫外生活。新生儿期可能出现许多良性生理性的水疱脓疱和大疱性皮肤损害。这可能是新生儿皮肤逐渐适应低湿度环境、被共生微生物定植并逐渐发展为成熟环境屏障的生理现象。区分这些皮损至关重要，如良性和/或短暂的生理现象、感染性皮肤病、炎症性皮肤病和遗传性皮肤病。可避免对新生儿良性皮损进行不必要的检查和治疗，对可能为病理性皮损的婴儿进行适当检查并给予家长适当的咨询意见（表 11.1 和表 11.2）。进一步鉴别诊断请参阅第 73 章。

表 11.1　新生儿水疱脓疱性和大疱性皮疹的鉴别诊断

病理生理学	好发年龄	临床特征	好发部位	诊断方法和病理特点
良性、自限性和/或生理性水疱脓疱和大疱性皮肤病				
粟丘疹	出生即有	1~2mm 乳白色丘疹	脸颊、鼻梁、鼻翼和前额	临床诊断 组织病理学表现为含角蛋白的角囊肿
晶痱	出生或出生后数天至数周	簇集或成片的 1~2mm 非炎症性易破水疱	前额和躯干	临床诊断 组织病理学表现为角层内或角层下汗管阻塞
新生儿毒性红斑（ETN）	好发于出生后 1~2 天，最晚可发生于出生后 2 周	弥漫红斑基础上针头大小水疱、脓疱	躯干和四肢，通常肢端和黏膜不受累	临床诊断 脓疱涂片显微镜下可见大量嗜酸性粒细胞
红痱	出生后数天至数周	局限性红斑、丘疹和脓疱	前额、颈后、躯干和肢体近端	临床诊断 组织病理学表现同晶痱
良性（或一过性）新生儿脓疱黑变病	通常出生后 1 周，直到 6 周	散在浅表性易破脓疱，表皮剥脱后出现典型的项圈状细鳞屑与色素沉着斑	躯干、四肢、手足，不累及黏膜，肢端表面很少发生	临床诊断 脓疱涂片 Wright 染色可见大量中性粒细胞（与 ETN 不同）

续表

病理生理学	好发年龄	临床特征	好发部位	诊断方法和病理特点
良性头部脓疱病	好发于出生后 1~2 周,直到 6 周	易破的水疱、脓疱,伴红斑、细鳞屑	头面部为主,偶可累及颈部、上胸部	临床诊断
新生儿嗜酸性脓疱病/脓疱性毛囊炎	出生后或出生后数周至数月	复发性、严重瘙痒性脓疱	头皮和肢端	临床诊断 脓疱涂片 Giemsa 染色或 Wright 染色可见丰富的嗜酸性粒细胞
婴儿肢端脓疱病	好发于出生后 8 周内,偶尔出生即可发病	炎性脓疱	好发于掌跖,也可累及手足背	临床诊断 脓疱涂片可见中性粒细胞和嗜酸性粒细胞
婴儿痤疮	出生后数周至数月	粉刺和小囊肿样皮损,可能遗留瘢痕	面颊、下颌和前额	临床诊断
新生儿感染性脓疱、大疱性皮肤病				
葡萄球菌感染(大疱性脓疱疮和葡萄球菌性烫伤样皮肤综合征)	出生或出生后数天至数周	浅表性、松弛易破水疱,伴表皮剥脱和结痂。可能表现为剥脱性红皮病,伴有屈侧加重(葡萄球菌性烫伤样皮肤综合征)	可发生于任何部位。脐带残端是细菌感染/定植的常见部位	皮肤拭子细菌培养
链球菌感染	出生或出生后数天至数周	浅表性大疱和表皮剥脱,伴黄痂	可发生于任何部位	皮肤拭子细菌培养
先天性或新生儿念珠菌感染	出生或出生后数天至数周	脓疱或表皮剥脱性皮损 可能并发肺炎	广泛脓疱性皮损 先天性念珠菌感染可表现为表皮剥脱性红皮病 皮肤皱褶部位和尿布区易受累	皮肤拭子涂片及培养 胎盘和脐带显微镜检发现微脓肿的存在高度提示念珠菌性胎盘炎
单纯疱疹病毒感染(HSV-Ⅰ 和 HSV-Ⅱ)	出生或出生后数天至数周	表现为先天性红皮病和广泛皮肤剥脱,或在产后感染,表现为红斑基础上簇集分布水疱和糜烂坏死 婴儿可能出现不伴皮肤损害的播散性 HSV 感染	水疱、大疱、糜烂可发生于任何部位,可以局限或泛发,黏膜受累常见	病毒拭子 HSV-DNA-PCR 水疱基底部 Tzanck 涂片见气球状多核巨细胞和嗜酸性包涵体 水疱内容物或皮肤黏膜病变直接免疫荧光法(DFA)涂片 组织病理学表现为棘层松解,表皮内疱,可见单个角质细胞和病毒包涵体 临床诊断
新生儿水痘-带状疱疹病毒感染(VZV)	出生或出生后数天至 2 周(如果患儿母亲在产后或产前 1 周患原发性水痘感染)	红斑基础上多形性、易破溃出血性水疱、浅表糜烂	可发生于任何部位 新生儿 VZV 感染常伴播散性疾病,可危及生命	皮损或脑脊液病毒拭子 VZV-DNA-PCR 水疱基底部 Tzanck 涂片显示表皮中多核巨细胞,核质淡染 水疱内容物涂片 DFA 检测 组织病理学表现为表皮内疱,多核巨细胞和核包涵体

续表

病理生理学	好发年龄	临床特征	好发部位	诊断方法和病理特点
先天性单核细胞增多性李斯特菌感染	出生即有	出血性紫癜性皮损伴脓疱、坏死	皮损可泛发,伴脓毒症	皮肤拭子或血培养
先天性梅毒	出生即有	非特异性泛发性环状红斑或紫癜性病变 局限性脓疱、水疱和糜烂("天疱疮梅毒") 鼻炎、干骺端侵蚀性骨膜炎、肝脾大和淋巴结肿大	典型表现是掌跖脓疱和脱屑	皮肤刮片或活检 Giemsa 或银染色在暗视野显微镜中观察到梅毒螺旋体 血清学检测有不同灵敏度和特异度 血清 VDRL 是非特异性的,可能出现假阳性 胎盘组织学检查有助于诊断
疥疮	出生后数天至数周	荨麻疹样丘疹和斑块,水疱和脓疱 新生儿没有典型的抓痕 可能表现为结节,酷似色素性荨麻疹	通常累及婴儿的头皮、躯干、四肢、掌跖 必须对密切接触者进行检查	临床诊断 皮肤刮片显微镜下见疥螨和/或卵子 皮肤镜显示线性疥螨隧道 皮肤活检显示表皮内和角下脓疱,伴嗜酸性粒细胞浸润
柯萨奇肠道病毒感染	出生后 1 周~1 个月	肢端、口周和生殖器红斑的基础上丘疹及灰蓝色水疱 可能累及屈侧,尤其湿疹患儿	累及口腔黏膜、口周皮肤、掌跖和手足背 生殖器皮肤、臀部和腹股沟皱褶不易受累	临床诊断 病毒拭子肠道病毒 DNA 检测

自身免疫性新生儿水疱、脓疱、大疱性皮肤病

母婴传播的自身免疫性水疱病

病理生理学	好发年龄	临床特征	好发部位	诊断方法和病理特点
寻常型天疱疮(PV)和落叶型天疱疮(PF)	出生后即有或生后 2 周内	松弛大疱、糜烂,伴结痂 PV 和 PF 均可累及皮肤和黏膜	全身皮肤和黏膜均可受累 与成人不同,新生儿皮肤和黏膜均弥漫分布 Dsg3	组织病理学表现为表皮内疱 直接 IF:表皮内 IgG 和 C3 沉积 间接 IF:可行血清检测
大疱性类天疱疮(BP)	出生后数天或数周	炎性红斑基础上的荨麻疹样斑块和张力性水疱或出血性大疱	广泛的张力性水疱、大疱,黏膜不受累	组织病理学显示表皮下疱/裂隙,伴嗜酸性粒细胞浸润 直接免疫荧光:IgG 和/或 C3 沿基底膜带线性沉积 间接 IF:可行血清或疱液检测 皮肤盐裂实验显示 IgG 沉积在表皮侧(疱顶)
妊娠期类天疱疮(PG)	出生后第 1 周 3%~5% 的妊娠合并 PG 可累及胎儿	多环形或荨麻疹性红斑基础上的水疱和大疱	水疱可发生于任何部位 黏膜部位不受累	直接 IF:IgG 和 C3 沿基底膜带线性沉积 皮肤盐裂实验显示 IgG 沉积在表皮侧(疱顶)
线状 IgA 大疱性皮病	生后 1~10 天出现水疱	张力性水疱、大疱	广泛水疱 黏膜受累在新生儿常见,可出现致命性消化道并发症	皮肤活检显示表皮下疱,IgA 沿基底膜带线状沉积

第
二
篇

病理生理学	好发年龄	临床特征	好发部位	诊断方法和病理特点
新生儿副肿瘤性水疱大疱性皮肤病				
唐氏综合征骨髓增生异常性脓疱性皮肤病	出生后数周至第1个月	荨麻疹样红斑基础上的浅表性脓疱	面部皮损常见,但可能发生于任何部位	组织病理学表现为表皮内脓疱,内见未成熟髓样细胞
其他原因引起的新生儿水疱大疱性皮肤病				
朗格汉斯细胞组织细胞增生症(LCH)	出生或出生后数天	多发出血性丘疱疹 可与婴儿血管瘤病相似 孤立性先天性LCH肿瘤或溃疡可自行消退	皮损分布广泛,头皮、腹股沟皱褶部位和生殖器部位常见 可发生于任何部位	组织病理学表现为真皮内朗格汉斯细胞致密浸润 CD1a、S100和Langerin染色阳性
大疱性肥大细胞增多症	出生或出生后数周	广泛红棕色斑片、斑块基础上稀疏或广泛大疱	可发生于任何部位	组织病理学表现为真皮内肥大细胞致密浸润,透明层水疱裂隙 CD117阳性
大疱性新生儿红斑狼疮(NLE)	出生或出生后数天至数周	炎症基础上的大疱,愈后留粟丘疹	可发生于任何部位,曝光部位更易出现NLE皮损	组织病理学表现为表皮下疱,基底细胞空泡化 母亲抗Ro/SSA和/或抗La/SSB抗体阳性
高IgE综合征(HIES)	出生、出生后数天、数周或数月	67%患儿在生后2个月内出现广泛性无菌丘脓疱疹 皮肤黏膜念珠菌病和真菌性甲沟炎常见	最初累及头面部,向全身发展	组织病理学表现为嗜酸性粒细胞浸润,与EPF相似 血清IgE水平明显升高。三种已知的基因突变(TYK2、STAT3、DOCK8)
IL-1受体拮抗剂缺陷(DIRA)	出生或出生后数天至数月	红斑基础上的微脓疱疹,类似脓疱型银屑病 可伴发热、关节炎和/或骨髓炎	通常为泛发脓疱,可发生于任何部位	IL-1受体拮抗剂缺乏 皮肤活检显示角层下中性粒细胞浸润性脓疱 基因检测显示ILRN1基因突变
新生儿大疱性嗜中性皮病(Sweet综合征)	生后1~2个月	多发浸润性环形斑块,伴红斑基础上的水疱、大疱或脓疱	可局限或泛发	组织病理学表现为真皮内致密的中性粒细胞浸润 外周血中性粒细胞增多 通常伴免疫缺陷综合征、白血病或自身免疫性/炎症性疾病
遗传性新生儿水疱性皮肤病				
大疱性表皮松解症(EB)	出生或生后数天至数周	大疱、糜烂和/或溃疡 可表现为大面积先天性皮肤缺失(皮肤发育不良)	可发生于任何部位,但肢端和创伤部位最常见 先天性皮肤发育不良可发生于任何类型的EB	皮肤活检免疫荧光可协助诊断;基因检测可确诊;偶尔可能需要EM

续表

病理生理学	好发年龄	临床特征	好发部位	诊断方法和病理特点
先天性红细胞生成性卟啉病	出生后数天至数周	严重泛发的光敏 新生儿黄疸进行光疗可导致严重的水疱	皮肤脆性大，曝光部位水疱和浅表糜烂 可能伴严重的溶血性贫血 粉红色尿液以及黑光灯下尿液可见荧光为其特征性表现	组织病理学表现为表皮下疱，透明层内裂隙 红细胞尿卟啉原合酶活性显著降低和/或尿中尿卟啉 I 和粪卟啉 I 异构体明显升高 UROS 等位基因致病性突变，或偶尔为 GATA1 突变
色素失禁症	出生或出生后 6 周（最晚可 1 岁时出现皮损）	沿 Blaschko 线分布的红斑基础上的水疱、脓疱	可发生于任何部位，但面部常不受累 头皮瘢痕性脱发常见	组织病理学表现为表皮内疱，伴嗜酸性粒细胞浸润 分子遗传学检测：80%的病例 IKBKG 外显子 4～10 缺失
浅表性表皮松解型鱼鳞病（既往称西门子大疱型鱼鳞病）	出生或出生后数天内	轻微红斑基础上的大疱、糜烂 浅表的糜烂和脱屑，所谓的"蜕皮现象"	间断的水疱、脱屑可发生于任何部位 黏膜不受累	皮肤活检显示角化过度，角质形成细胞空泡化，棘层和颗粒层可见透明角质颗粒 分子遗传学检测 KRT2 基因突变
表皮松解型鱼鳞病（既往称为表皮松解型角化过度或先天性大疱性鱼鳞病样红皮病）	出生或出生后数天	先天性水肿性红斑，在出生时或出生后数日内出现易破的浅表性大疱 环状亚型 可能与葡萄球菌性烫伤样皮肤综合征和基底上型 EB 混淆	泛发红斑和水疱，导致浅表糜烂、剥脱 继发性细菌感染常见 黏膜不受累 出生即有掌跖角化（更常见于 KRT1 突变患儿）	临床诊断 皮肤拭子细菌培养 KRT1 和 KRT10 基因检测 皮肤活检显示不同程度的角化过度、棘层肥厚伴空泡化及颗粒层增厚

注：DFA，直接荧光抗体；IF，免疫荧光；PCR，聚合酶链反应（体外核酸扩增）；VDRL，性病研究实验室（血清学螺旋体抗体试验）。

表 11.2　新生儿糜烂溃疡性皮损鉴别诊断

病理生理学	好发年龄	临床特征	好发部位	诊断方法和病理特点
新生儿表皮剥脱的机械或医源性原因				
医源性头皮损伤	出生即有	由放置 pH 电极、吸引器或镊子导致头顶局部表皮剥脱 可能与头部皮肤发育不全混淆	头皮任意部位 通常为线状或新月形皮损	临床诊断
吸吮性水疱	出生即有	孤立的环形表皮剥脱，通常为单发	通常出现在拇指、示指或前臂内侧	临床诊断
感染所致新生儿表皮剥脱				
葡萄球菌性烫伤样皮肤综合征（SSSS）	出生或出生后数天至数周	红皮病伴广泛浅表性表皮剥脱	广泛剥脱 口周、生殖器部位和皱褶部位为著 脐带残端为常见感染部位	皮肤拭子细菌培养 皮肤活检显示角层下裂隙

第二篇

续表

病理生理学	好发年龄	临床特征	好发部位	诊断方法和病理特点
先天性或新生儿念珠菌病	出生或出生后数天至数周	红斑基础上泛发脓疱和生殖器部位糜烂	可能出现红皮病、全身性微脓疱、伴或不伴溃疡（先天性念珠菌病），或局限于尿布区、躯干和/或皮肤褶皱部位	临床诊断 皮肤拭子细菌培养
单纯疱疹病毒（HSV）感染（Ⅰ型和Ⅱ型）	出生或生后数天	红皮病伴糜烂、溃疡	可能出现局部溃疡或广泛的皮肤剥脱	Tzanck 涂片 皮肤涂片 DFA 检测 皮损或 CSF 病毒拭子 HSV-DNA-PCR 皮肤活检
新生儿水痘(VZV)综合征	出生即有（如果母亲在怀孕的前 20 周感染）	星状、界限清楚的溃疡（皮肤发育不全），常呈节段性或皮节区分布	可发生于任何部位可伴肢体发育不全、小头畸形、眼部异常（小眼症、脉络膜视网膜炎、角膜改变、白内障）和生长迟缓	临床诊断 皮损拭子检测 VZV-DNA-PCR 或 CSF 血清 IgM（25% 阳性率）
原发性水痘-带状疱疹病毒（VZV）感染	出生后即有、出生后数天至数周	糜烂或溃疡性丘疹和水疱	通常泛发	皮肤拭子检测 VZV-DNA-PCR
坏疽性臁疮局部溃疡	出生后数天至数周	坏死性丘疹和溃疡	可单发或多发，可发生于任何部位	皮肤拭子培养或血培养出现铜绿假单胞菌
先天性单核细胞增多性李斯特菌感染	出生后即有	出血性皮损，紫癜、脓疱和大疱	可发生于皮肤任何部位	皮肤拭子培养或血培养
原发性皮肤曲霉菌病	出生后数天至数周尤其是早产儿或伴有中心静脉通路者	红斑基础上的糜烂、溃疡和脓疱	可能主要通过皮肤浸渍区接种，或在皮肤包扎固定处、中心静脉或周围静脉导管装置处感染	皮肤活检 荧光染色新鲜组织中可见真菌菌丝 HE 染色显示曲霉菌菌丝 PAS 染色和银染色可提高灵敏度 对新鲜组织中曲霉菌 DNA 进行 PCR 检测

自身免疫所致新生儿表皮剥脱性皮肤病

母源性自身免疫性水疱病

| 寻常型天疱疮（PV），落叶型天疱疮(PF) | 出生或生后 2 周内 | 在 PV 和 PF 中，婴儿表现为局部或广泛的松弛性易破水疱和糜烂结痂 | 新生儿 PV 或 PF 可累及皮肤和黏膜 | 皮肤活检显示表皮棘层松解伴表皮内疱、裂隙
IF：表皮内 IgG 抗体 |

其他原因所致新生儿表皮剥脱性皮肤病

| 先天性糜烂性水疱性皮肤病伴网状瘢痕 | 出生即有 | 新生儿早期同时出现水疱、大疱、糜烂数周或数月内出现轻微的网状瘢痕 | 皮肤通常广泛受累，不累及黏膜，几乎所有病例均累及 75% 以上皮肤面积 | 临床诊断
皮肤活检结果取决于疾病时期 |

续表

病理生理学	好发年龄	临床特征	好发部位	诊断方法和病理特点
朗格汉斯细胞组织细胞增生症（LCH）	出生即有或出生后数天	多发出血性小糜烂或溃疡	典型好发于脂溢部位，但可发生于任何部位	皮肤活检示真皮内致密的朗格汉斯细胞浸润 CD1a、S100 和 Langrin 阳性
先天自愈性网状组织细胞增生症	出生即有	单发的糜烂或溃疡性丘疹、结节	可发生于任何部位	单发皮损通常可自愈，在 3~6 个月自行消退
大疱性或弥漫性皮肤肥大细胞增多症	出生即有或出生后数天至数周	散发或泛发糜烂、溃疡，伴水疱、大疱出生后早期可出现皮肤明显增厚	皮损可单发或多发，可发生于任何部位	皮肤活检示真皮内致密肥大细胞浸润，透明层裂隙 CD117 染色阳性
先天性皮肤发育不良	出生即有	通常为星状、边界清楚的皮肤缺损或瘢痕，病变可为线状或沿 Blaschko 线分布	局限或广泛溃疡或瘢痕可发生于任何部位，但头顶最常见	皮肤活检显示表真皮结构和皮肤附属器缺失
甲基丙二酸血症	出生或出生后数天	广泛红斑和浅表糜烂	口周皮疹明显加重	皮肤活检不能诊断本病全血细胞计数显示中性粒细胞减少和血小板减少血浆氨基酸谱分析具有特征性，可确诊

遗传相关性糜烂、溃疡性皮肤病

大疱表皮松解症（EB）	出生即有，生后数天或数周	大疱、糜烂和/或溃疡，尤其是肢端可能出现一个或多个肢体局部的皮肤发育不良	可表现为大面积表皮剥脱或皮肤缺失出生时可出现指甲改变	皮肤活检 IF 和 EM 可明确诊断建议行基因检测
表皮松解型鱼鳞病	出生即有	红皮病，有时伴易破大疱和浅层表皮剥脱，表皮剥脱通常为环状，类似 SSSS 和其他大疱性疾病	广泛性浅表剥脱和糜烂可伴明显的先天性掌跖角化	临床诊断皮肤活检显示不同程度的角化过度，棘层空泡化和表皮颗粒层增厚 KRT1 和 KRT10 基因突变分析
浅表性表皮松解型鱼鳞病	出生即有	偶发的大疱和轻微红斑，浅表糜烂和剥脱	可发生于任何部位，为反复的水疱和表皮剥脱无黏膜受累	皮肤活检 KRT2 基因突变分析
先天性色素失禁症（IP）	出生或出生后 6 周（可晚至 1 岁发病）	沿 Blaschko 线分布的糜烂、溃疡	可发生于身体任何部位，但面部通常不受累	临床诊断 IKBKG 基因突变分析
局灶性皮肤发育不全（Goltz 综合征）	出生即有	沿 Blaschko 线分布的皮纹缺失和/或皮肤发育不全，常伴有脂肪疝和毛细血管扩张常见四肢畸形、眼部畸形和颅面部畸形	可发生于身体任何部位常见头皮毛发稀疏和/或片状瘢痕性脱发	临床诊断 PORCN 基因突变分析

第二篇

续表

病理生理学	好发年龄	临床特征	好发部位	诊断方法和病理特点
限制性皮肤病	出生即有	紧张、有光泽的半透明皮肤，伴有局部糜烂、溃疡 关节挛缩、面部特征紧缩和小口畸形为典型表现	严重广泛的皮肤受限制 典型的关节伸侧糜烂	临床诊断 皮肤活检示颗粒层增厚，皮脂腺和小汗腺结构缺失 *ZMPSTE24* 或 *LMNA* 基因突变分析

注：CSF，脑脊液；DFA，直接荧光抗体；EM，电镜；IF，免疫荧光；PCR，聚合酶链反应（体外核酸扩增）。

新生儿良性和/或生理性水疱脓疱和大疱性皮肤病

粟丘疹（另见第 6 章）

粟丘疹表现为 1~2mm 大小坚实、珍珠白色丘疹，假脓疱外观。

流行病学和发病机制　一项前瞻性研究发现，在正常足月新生儿中原发性或先天性粟丘疹发生率为 7.5%~50%[1-4]。一项研究发现，在生后 48h 内，男婴出现粟丘疹的概率比女婴更高[4]。粟丘疹是表皮下含有角蛋白的囊肿，表现为角蛋白积聚在毛囊皮脂腺单位。

临床特征　粟丘疹通常出生即可发病，好发于面部，尤其是前额、下颌和鼻唇沟。黏膜受累常见，可发生于腭（Epstein 珍珠）或牙槽表面（Bohn 结节）。

鉴别诊断　粟丘疹的外观和分布通常是典型的，不会引起误诊。粟丘疹最像皮脂腺增生，皮脂腺增生也常见于新生儿，但与粟丘疹分布不同，皮脂腺增生几乎总是局限于鼻梁。Bohn 结节可能被误认为是乳牙。大量先天性面部粟丘疹是 Basan 综合征的显著皮肤表现，本病为一种罕见的常染色体显性遗传病，伴一过性肢端大疱、皮纹缺乏、掌跖少汗[5]。其他与持续性广泛性粟丘疹相关的罕见疾病包括口-面-指（趾）综合征、遗传性毛发育不良（Marie Unna 少毛症）（OMIM#146550）、Loeys-Dietz 综合征（OMIM#609192）[6]、水疱性毛囊性皮肤萎缩-基底细胞癌（Bazex-Dupré-Christol）综合征（OMIM#301845）和 Rombo 综合征（OMIM180730），特征是虫蚀状皮肤萎缩、粟丘疹、少毛症、毛发上皮瘤和基底细胞癌。

实验室检查和组织学表现　诊断基于临床表现。粟丘疹具有典型的组织学表现，特点为发生于毛囊漏斗部或汗管的球形囊肿，囊壁为复层鳞状上皮细胞，内含角质，没有相关炎症[7]。

治疗和预防　新生儿原发性粟丘疹在数周到数月内自发消退，无需治疗。

痱

痱是一种水疱脓疱性皮疹，由于汗管堵塞导致皮下汗液堆积所致。表现为 3 种形式：晶痱、红痱和深部痱。不同类型的痱在临床和组织病理学上表现是不同的，这取决于汗管堵塞的位置。

流行病学和发病机制　日本一项对 5 387 例婴儿进行产后检查的回顾性研究发现，4.5% 的新生儿诊断为晶痱，发病率在生后 1 周达到高峰[8]。汗管被表皮成分堵塞，导致小汗腺分泌的汗液聚集在表皮内，形成浅表水疱。

临床特征　晶痱是痱的最表浅类型。临床表现为直径 1~3mm 大小的浅表性、半透明性、非炎症性水疱，易破裂，内含水状液，好发于颈部皱褶、腋窝和背部。面部皮损并不少见（图 11.1）。好发于出生后最初几天，皮损可因环境湿度高、光照、衣物不透气和润肤剂而加重[9]。皮损可出现在黏附的医疗监护导线和胶带下方。先天性病变并不常见，但已有报道[10]。在某些情况下，产程中发热史被认为是诱发因素[11]。

红痱的特征是炎症基础上大量的非毛囊性小水疱。大多数情况下，皮肤屈侧和摩擦部位（如颈部褶皱）最易受累，但也可累及躯干。I 型假性醛固酮增多症是一种盐皮质激素抵抗性疾病，通过汗腺分泌导致盐丢失过多，可反复出现脓疱型的红痱表现[12]。

鉴别诊断　水疱性病变可能演变成脓疱性病变，类似于金黄色葡萄球菌、白念珠菌和单纯疱疹病毒（HSV）引起的感染性皮损。红痱可能被误诊为新生儿毒性红斑，但与新生儿毒性红斑不同，红痱更易累及皮肤屈侧，并易于复发。

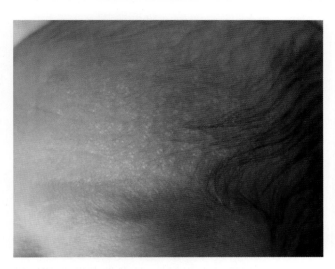

图 11.1　新生儿前额部的晶痱。资料来源：© Crown copyright［2000—2005］Auckland District Health Board. Image courtesy of Auckland District Health Board, Department of Newborn Services. New Zealand.

实验室检查和组织学表现　晶痱的特征是无菌性角层下小水疱，红痱的特征是表皮内小水疱，在脓痱中，小水疱和脓疱出现在表-真皮交界处。痱与感染性疾病的鉴别在于缺乏炎性细胞、细菌和病毒拭子阴性，以及在水疱内容物细胞学检查中可见巨大的角质形成细胞。

治疗和预防　通常只需采取降温措施。如果婴儿被紧紧地包裹，则应将包裹打开，并脱离温暖或过度潮湿的环境。如果需要在保温箱中进行护理，应降低湿度和温度，并让婴儿穿宽松的衣服。

新生儿毒性红斑（见第 6 章）

　　新生儿毒性红斑（Erythema toxicum neonatorum，ETN）的特征是红斑基础上的点状水疱和脓疱，红斑边界不清。

流行病学和发病机制　新生儿病房和产后病房的人群研究发现，ETN 的发病率为 8%～44%[3-4,11-13]。高加索婴儿的发病率较高[10,14]，但 ETN 在所有种族中均可发生，其发病率取决于新生儿皮肤检查的时间。一些研究报告本病好发于女婴[15-16]，但也有研究显示无性别差异[10-11]。大部分研究显示，ETN 的发病率随胎龄的增加而升高[6,11,17-19]，足月儿发病率比早产儿高。发病率与分娩方式的相关性尚不清楚：一些学者发现经阴道分娩婴儿 ETN 发生率较高[10-11,13]，而一些研究显示剖宫产婴儿发病率高[4,12,20]。

　　ETN 的病因尚不清楚。很多人推测 ETN 是一种皮肤超敏反应和新生儿皮肤对皮肤表面定植共生细菌和酵母菌的正常生理反应[21]。

临床特征　皮损最早出现在出生后 2 天，最晚出生后 10 天。先天性皮损罕见[22-23]。典型 ETN 表现为多发性边界不清的红斑，中央有直径 1～2mm 大小丘疹或脓疱，好发于躯干[10]，可累及除肢端外的其他任何部位。偶尔，婴儿可出现显著红斑和荨麻疹样丘疹或脓疱。本病的特点是无其他症状。皮损在 2～4 天内自然消退，且不会复发。

鉴别诊断　ETN 易与红痱和新生儿头部脓疱病混淆，或者三者也可同时发生。ETN 一般可通过临床表现与单纯疱疹、水痘-带状疱疹病毒或白念珠菌感染性疾病相鉴别。虽然在临床和组织学上，嗜酸性脓疱性毛囊炎与 ETN 非常相似，但嗜酸性脓疱性毛囊炎在形态学上主要表现为大脓疱而不是丘疹。

实验室检查和组织学表现　Giemsa 或 Wright 染色的脓疱涂片在显微镜下显示以嗜酸性粒细胞为主的渗出物。7%～15% 的患儿可出现外周血嗜酸性粒细胞增多[24]。皮肤活检示真皮水肿、血管周嗜酸性粒细胞浸润。在丘疹性皮损中可见以毛囊皮脂腺单位为中心的嗜酸性粒细胞浸润。

治疗和预防　告知家长本病无需特殊干预，可自行消退。

新生儿一过性脓疱黑变病（另见第 6 章）

　　新生儿一过性脓疱黑变病（transient neonatal pustular melanosis，TNPM），也称为良性脓疱性黑变病，是一种自限性脓疱性皮肤病，通常在生后 1 个月内发病。

流行病学和发病机制　TNPM 总体发病率约为 0.5%～1%，无性别差异[4]，在非裔加勒比的婴儿中更常见，发病率为 4.4%[25]。病因尚不清楚。多个病例报道婴儿一过性脓疱性黑变病后出现典型的 ETN 皮损，因此 TNPM 被推测是 ETN 的一种变异形式，为皮肤对共生微生物定植的生理反应[26]。

临床特征　病变通常出生即有，表现为乳白色至黄色易破的脓疱，基底无红斑。好发于前额、双颞区、脸颊、颈部和背部，掌跖很少受累（图 11.2）。轻微创伤即可让脓疱破裂，遗留豌豆大小色素沉着斑，伴细碎鳞屑。色素沉着可能持续数周至数月。一些患儿生后不久即出现环状色素沉着斑，周围伴细小鳞屑，推测其可能在

第二篇

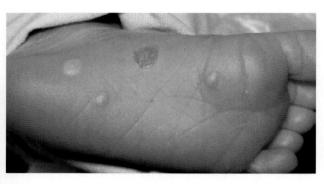

图 11.2　1 例新生儿一过性脓疱黑变病的足底皮损。资料来源：© Crown copyright［2000—2005］Auckland District Health Board. Image courtesy of Auckland District Health Board，Department of Newborn Services. New Zealand.

子宫内已出现脓疱性病变。

鉴别诊断　感染性疾病尤其是葡萄球菌和链球菌性脓皮病、念珠菌病、原发性水痘-带状疱疹病毒感染、单纯疱疹病毒感染以及梅毒都可能与 TNPM 相似。其他易与新生儿一过性脓疱性黑变病混淆的良性皮疹还包括新生儿嗜酸性脓疱病、新生儿良性头部脓疱病和 ETN。

实验室检查和组织学表现　Wright 或 Giemsa 染色的脓疱涂片在显微镜下可见中性粒细胞为主，偶尔有嗜酸性粒细胞。很少需要皮肤活检进行诊断。组织病理学表现为表皮内脓疱，角层下或角层内见中性粒细胞聚集，伴有散在嗜酸性粒细胞[22]，基底层和基底层上方色素颗粒增多，无色素失禁。

治疗和预防　TNPM 为新生儿自限性疾病，无需治疗。

新生儿和婴儿嗜酸性脓疱病

　　新生儿嗜酸性脓疱病（neonatal eosinophilic pustulosis，NEP）是一种可能与早产有关的罕见皮疹[27]。它可能是嗜酸性脓疱性毛囊炎（eosinophilic pustular folliculitis，EPF）的一种变异类型，EPF 是一种以嗜酸性粒细胞浸润为主的复发性瘙痒性脓疱性皮肤病。EPF 病因不明，由 Ofuji 等[28]于 1970 年首次在日本成年人中报道（也称 Ofuji 病），但此后有研究报道可在婴儿和儿童中发病[29]。婴儿 EPF 首次报道于 1981 年[30]，随后 1984 年报道了一个共 5 名儿童的病例系列[31]。婴儿 EPF 并不总有一致的毛囊炎的组织学证据。然而婴儿嗜酸性脓疱病（eosinophilic pustulosis of infancy，EPI）[32]和 NEP[33]的临床病史、皮损形态及分布相似，可能都属于 EPF 病谱，而非不同的疾病。此外，一些学者讨论了婴儿嗜酸性脓疱病和婴儿肢端脓疱病临床病理之间

的相似性[28,34]，并建议将婴儿肢端脓疱病也归于 EPF 病谱。

流行病学和发病机制　一些病例报告描述了新生儿非毛囊炎性嗜酸性脓疱病和嗜酸性毛囊炎，这些患儿均为妊娠 26～28 周出生的男孩，发病年龄为 7～13 周[24,35-36]。其中两个婴儿有念珠菌败血症病史。一项 15 例 EPI 病例系列报道同时对其他文献中的 46 个病例进行了回顾性研究，发现 EPI 在男孩中更为常见，男女比例为 4∶1，平均发病年龄为 6 月龄，95% 的儿童在 14 月龄内发病[37]。本病似乎无种族差异，但与其他国家相比，在日本 EPF 报道更普遍，更易被诊断[38]。

　　本病发病机制尚不清楚。高 IgE 综合征、EPI 和 NEP 的临床病理具有相似性，且有学者报道 HIV 感染[39]、血液恶性肿瘤[40]和免疫缺陷综合征[41]患者出现嗜酸性毛囊炎。这一现象提示未知因素触发的免疫失调或不成熟的免疫应答可能是这些婴儿出现强烈皮肤嗜酸性反应的原因。在儿童和成人中，EPF 都应作为潜在免疫抑制的皮肤标志。

临床特征　脓疱通常成簇分布，与成人 EPF 典型的环状皮损不同，且好发于头皮和双颞区（图 11.3）。65%的病例可累及其他部位，包括掌跖。瘙痒十分常见（84%），许多婴儿表现为不安和易激惹[34]。皮损表现为红斑、脓疱，数天后成熟并结痂，数周后自然愈合且不留瘢痕。本病易复发，复发间隔 1～12 周不等，多个同类型的脓疱发作持续数月至数年，随后所有病例都自然消退。80% 的婴儿在 3 岁时会自然消退[34]。患儿

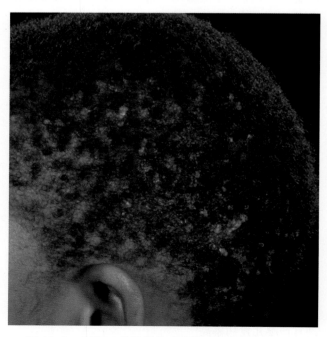

图 11.3　1 例 36 月龄婴儿嗜酸性脓疱病的头部皮损

通常一般情况良好，除了外周血嗜酸性粒细胞增多外，尚无系统受累的报道。

在新生儿中，NEP 的特征是主要或仅累及头皮的无菌性脓疱，而面部、躯干和四肢很少累及。尽管 EPI 的特点是缓解和复发交替出现，但只有一例新生儿病例出现复发。

鉴别诊断　应排除葡萄球菌和链球菌脓疱病、新生儿单纯疱疹和水痘-带状疱疹病毒感染。疥疮通常累及婴儿头颈部，表现为头皮红色的水疱脓疱疹。新生儿期可能发生高 IgE 综合征[42]，本病虽然很少见，但也应该考虑，因为这两种疾病的临床表现、实验室检查和组织病理学表现有非常多的重叠。其他可能与 NEP 或 EPI 相似的疾病包括朗格汉斯细胞组织细胞增生症、新生儿一过性脓疱性黑变病和新生儿头部脓疱病。

实验室检查和组织学表现　80% 的 EPI 患者和所有新生儿患者均有外周血白细胞和嗜酸性粒细胞增多[34]。脓疱内容物涂片 Wright 染色可见大量嗜酸性粒细胞。组织病理检查见真皮中上层毛囊间（32%）及毛囊周围（54%）炎症细胞浸润，主要为嗜酸性粒细胞，以及中性粒细胞和单核细胞[33]。

治疗和预防　虽然本病可自然消退，不需治疗，但瘙痒很困扰患者。EPI 治疗方法很多，包括外用糖皮质激素[43]以及口服抗组胺药[26]、氨苯砜[29]和红霉素[26]，但效果不一。在成人中，治疗首选吲哚美辛[44]，有效率为 80% ~ 90%，但对于婴幼儿来说用药副作用明显，尤其是对肾脏灌注的影响。已有儿童口服吲哚美辛治疗成功的案例报告[45]。外用他克莫司[46]和吲哚美辛[47]均被报道可成功治疗本病，这些可能是合适的一线治疗方案。

婴儿肢端脓疱病

流行病学和发病机制　婴儿肢端脓疱病（infantile acro-pustulosis，IA）最早由 Kahn 等[48]和 Jarrat 等[49]于 1979 年描述，该术语意在描述 15 个婴儿在出生后 2 个月内出现的反复发作的四肢肢端瘙痒性丘脓疱疹，对氨苯砜治疗反应迅速。部分病例出生即有皮损。最初看来，婴儿肢端脓疱病几乎只发生于非洲加勒比地区；然而，不久之后，许多国家报道了不同种族的婴儿肢端脓疱病[50]。部分报道本病好发于男婴[45-47,51]，但并非所有报道[52-53]都好发于男婴。

由于大多数情况下，IA 和疥疮难以通过临床表现区分[54-55]，因此，许多学者强调两者的相似之处。事实

上，一些学者认为 IA 并不是一个独立的临床疾病，已有证据证实来自发展中国家移民的儿童和婴儿 EPI 和疥疮发病率都很高[48,56]。有人推测大多数 IA 是疥疮感染的后遗症，为机体对疥螨及其碎屑的超敏反应，导致周期性复发性肢端脓疱。在疾病早期，患儿经常被诊断为疥疮并进行经验性治疗，或皮肤刮片检测疥虫或疥卵数月后才到儿科或皮肤科就诊，尽管这是适当的，但会导致诊断困难。同时，EPI 和 IA 在临床病理上有很多重叠，导致进一步诊断混淆，特别脓疱泛发的婴儿[26,28,31]。

临床特征　严重瘙痒的掌跖丘疹在 1 ~ 2 天内发展为 3 ~ 4mm 易破的浅表脓疱，随后剥脱，留下多个领圈样脱屑（图 11.4）。通常复发周期为 3 ~ 4 周，据报道复发发生在 3 岁以内[49]。手足背也经常受累。部分婴儿全身受累，包括头皮，强烈提示与 EPI 重叠[28,31]。本病普遍剧烈瘙痒，婴儿往往因瘙痒而极度不安。Mancini 等[52]报道的 21 例 IA 婴儿病例中，首次发病年龄为 1 ~ 30 个月（平均 9.7 个月）。14 名婴儿（70%）在就诊前按照疥疮治疗，只有 1 名婴儿通过皮肤刮片显微镜检查确诊疥疮。随访 2 ~ 24 个月，大多数患者（18 名）只外用糖皮质激素治疗，经治疗后症状明显改善。Dromy 等报道的 25 例病例系列，发现了类似的结果，但值得注意的是，该研究发现 2 例非常晚发的 IA 患者，分别在 8 岁和 9.5 岁时出现典型的临床特征[53]。

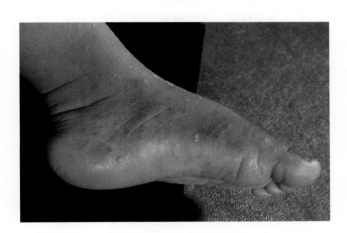

图 11.4　1 例 18 月龄婴儿肢端脓疱病患儿的足部皮损

鉴别诊断　IA 的主要鉴别诊断是疥疮。其他需要考虑的鉴别诊断包括汗疱性湿疹、一种与皮肤癣菌感染相关的皮炎。病毒性皮疹，如手足口病（柯萨奇病毒），复发性单纯疱疹病毒感染或脓疱疮也应考虑鉴别。对那些累及肢端以外部位，尤其累及头面部的患者，应考虑诊断为 EPI。如果出生即发病，应考虑新生儿一过性脓疱黑变病和先天性皮肤念珠菌病。

实验室检查和组织学表现   脓疱内容物直接涂片显示中性粒细胞或嗜酸性粒细胞浸润,通常为混合细胞浸润。很少对肢端部位进行活检,但据报道,组织病理学表现为表皮内疱,最常见的是中性粒细胞[57],或中性粒细胞和嗜酸性粒细胞混合[58],或以嗜酸性粒细胞为主的浸润[50]。肢端皮损活检显示表皮内坏死松解,无细胞浸润[59]。肢端皮疹可伴发外周嗜酸性粒细胞增多[50,56,60]。虽然 IA 组织病理学表现具有特征性,但如果皮损表现和临床过程典型,通常不需要皮肤活检来诊断。

治疗和预防   一线治疗为外用强效(Ⅰ级和Ⅱ级)糖皮质激素,如果在复发期间及早并积极使用,可有效防止病情恶化[49-50]。然而,一些学者报道了外用糖皮质激素的不良反应,并质疑其有效性,但许多没有说明所用糖皮质激素的效能[45,46,54]。如果脓疱复发,驱虫剂通常没有帮助,除非有一级亲属感染疥疮或有疥疮患者密切接触史、皮疹局限且皮肤镜检查和/或皮肤刮片镜检疥虫阳性,否则不推荐使用。氨苯砜每日 1~2mg/kg,可迅速改善和持续缓解瘙痒,且无复发[45,54,61],可适用于对外用药治疗无效的严重病例。最近一个病例报告提出急性期外用维生素 D₃ 衍生物,0.002 5% 马沙骨化醇软膏,每日 2 次,此后每周使用 3~4 天,病情可完全缓解[55]。

婴儿肢端脓疱病最终可自行缓解,随时间的推移,复发率会降低。应让家长确信这种令人痛苦的情况会随时间推移逐渐改善,即使没有治疗,最终也会缓解。

良性或新生儿头部脓疱病

良性头部脓疱病是一种非常常见的自限性脓疱病,好发于头面部。皮损表现为炎性丘疹、脓疱和假水疱。糠秕马拉色菌定植在引起这种炎性皮疹或使炎症持续的作用尚不清楚。本病与婴儿痤疮的临床和组织病理学表现不同,因此不建议使用"新生儿痤疮"这一名词。

流行病学和发病机制   新生儿头部脓疱病(neonatal cephalic pustulosis,NCP)是一种常见病,健康足月新生儿患病率为 10%~66%[62-63]。临床上经常可观察到与红痱和脂溢性皮炎重叠或与其伴发的情况。所有种族均可发生,没有性别差异。

Aractingi 等于 1991 年[64]首次描述本病,一名 4 周龄的婴儿患有头部脓疱疹,并从脓疱疹中分离出糠秕马拉色菌。Rapelanoro 等于 1996 年提出一套诊断标准,其中包括显微镜下从脓疱内容物分离糠秕马拉色

菌[65]。其他标准包括发病年龄、头颈部有无病变分布以及局部外用 2% 酮康唑治疗的有效率。然而,许多 NCP 病例脓疱内容物涂片或培养物在显微镜下无法检测到马拉色菌属(Malassezia spp),因此不确定 NCP 是否为该微生物定植或感染引起[59-60,66-67]。

马拉色菌是一种双相性亲脂共生酵母菌,可从 90% 的健康成人[68]、11%~50% 的出生 1 天的足月儿和 52%~80% 出生 1 周的足月儿[59,69]中分离出来。目前已发表了两项关于足月儿的研究成果,观察足月儿在出生后随时间推移,其马拉色菌定植率的变化,并记录随后新生儿头部脓疱病的发展,分析新生儿头部脓疱病与马拉色菌阳性的相关性。Bernier 等对 102 个新生儿进行研究,发现 56 例在出生后 3 周被诊断为新生儿头部脓疱病,其中 29 例马拉色菌培养阳性[62]。最近一项对 104 名新生儿进行的类似研究,发现 26 例新生儿头部脓疱病患者中,只有 6 例皮损中马拉色菌培养阳性[60]。因此,虽然马拉色菌定植与新生儿头部脓疱病的发生似乎密切相关,但这种因果关系尚未得到确切证明。

临床特征   婴儿通常表现为红斑基础上非毛囊性炎性丘疹、脓疱和假水疱,好发于前额、脸颊和颏部,偶可累及颈部和上胸部。典型的发病年龄为 2~3 周,最晚至 6~8 周发病。皮损通常无自觉症状,但父母常对外观十分担忧。大多数婴儿为自然病程,在 7~14 天内自行消退[60]。

鉴别诊断   皮损可与红痱和脂溢性皮炎相似或共存。良性头部脓疱病曾被称为"新生儿痤疮",因而这种常见的新生儿脓疱疹常与真正的婴儿寻常痤疮混淆。婴儿痤疮相对罕见,儿童通常在 6~9 个月时出现粉刺、丘脓疱疹,有时出现囊肿,通常局限于面颊,主要由雄激素驱动。

实验室检查和组织学表现   可使用氢氧化钾(KOH)或 KOH-氟化钙湿玻片镜检脓疱内容物或皮损部位皮肤刮片。Giemsa 染色或过碘酸希夫染色(PAS)、Grocott 染色和六胺银染色可用于鉴别酵母菌和皮肤癣菌)。马拉色菌培养需要特定培养基(Dixon 琼脂),其阳性生长通常与显微镜涂片阳性密切相关。但马拉色菌定植很常见,对马拉色菌属的鉴定既不能确定也不能排除 NCP 的诊断,因此除非有必要除外另一种感染性疾病,否则一般不推荐使用诊断性拭子或涂片检查。

治疗和预防   由于婴儿一般无自觉症状,且皮损为自限性,因此无需治疗。应告知父母,本病的皮损是一种

良性和短暂的现象,目前与非致病性共生微生物在新生儿皮肤定植有关,可自行消退且不留瘢痕。如果确实需要治疗,可外用咪唑类(如 2% 酮康唑或克霉唑)和 1% 氢化可的松乳膏治疗,每日 2 次,持续 3~5 天,通常会促进皮损快速消退。

头皮糜烂性脓疱性皮肤病

头皮糜烂性脓疱性皮肤病(erosive pustular dermatosis of the scalp,EPDS)是一种罕见的可导致瘢痕性脱发的疾病,主要见于老年患者,与皮肤慢性日光损伤有关。大多数情况下,皮损出现前有创伤或局部应用刺激性物质的病史[70]。

流行病学和发病机制　Pye 等于 1979 年报道了一组老年女性患者,表现为无菌脓疱、糜烂和瘢痕性脱发,外用糖皮质激素后皮损消退,首次将其描述为 EPDS[71]。此后,有诸多病例和成人患者的系列报道,还有少数病例报道与器械或难产相关的新生儿头皮创伤[72]。还有 1 例 Klippel-Feil 综合征患儿,3 个月时出现瘢痕性脱发伴慢性头皮溃疡,但无头部外伤史[73]。

临床特征　患儿出生时即有环状溃疡,或继发于胎头负压吸引的坏死性新月形头皮糜烂,或在长时间分娩后的头皮溃疡。在原发性损伤数天和数周后,会出现一个长期的慢性期,炎症、结痂、鳞屑和相关脱发持续数月。在 Siegel 等报道的病例系列中[72],炎症、结痂和复发性脓疱可持续 4 个月~2 年。

鉴别诊断　由于缺乏特异的组织学特征,EPDS 主要为临床诊断。应注意除外皮肤癣菌感染,因其与 EPDS 非常相似,尤其是新生儿期后发病的患儿。鉴别诊断包括先天性头皮发育不良。其他与先天性或早期和持续性新生儿头皮溃疡相关的疾病包括睑缘粘连-外胚层发育不良-唇腭裂(AEC)[74]和先天性缺指(趾)-外胚层发育不良-唇腭裂(EEC)。

实验室检查和组织学表现　皮肤活检无特异性。大多数病理特征与慢性炎症和/或瘢痕组织一致[68]。

治疗和预防　本病常发生细菌重叠感染,但抗生素治疗通常不能治愈溃疡[68]。在大多数情况下,一旦真菌和细菌感染被排除或被治疗,则外用强效糖皮质激素为主要的治疗方法。外用 0.1% 他克莫司、5% 氨苯砜凝胶、钙泊三醇、局部注射糖皮质激素和口服糖皮质激素,以及口服异维 A 酸在成人个例报道中均有效[75]。大多数情况下,一定程度的瘢痕性脱发是不可避免的

长期后遗症。

自身免疫因素所致新生儿水疱性和大疱性皮肤病

母体自身免疫性疱病引起的新生儿大疱(另见第 6 章)

在人类免疫球蛋白中,只有 IgG 及其亚类大量穿过胎盘进入胎儿体内。向胎儿转移 IgG 是一种重要的适应性机制,可使新生儿获得短暂的被动免疫。同时,患 IgG 介导自身免疫性疱病的母亲通过胎盘转移免疫球蛋白,可导致婴儿出生时或生后数天出现这些疾病的临床表现。寻常型天疱疮(pemphigus vulgaris,PV)、落叶型天疱疮(pemphigus foliaceus,PF)、大疱性天疱疮(bullous pemphigoid,BP)、妊娠期类天疱疮(pemphigoid gestationis,PG)以及获得性大疱性表皮松解症(epidermolysis bullosa acquisita,EBA)均在患病母亲生产的婴儿中曾被报道。如果母亲在妊娠期处于疾病活动期,几乎所有新生儿都会发病,但在母亲疾病得到很好控制的情况下,或母亲分娩前没有疾病表现,分娩后发展为自身免疫性疱病的情况下,新生儿偶尔也可发病[76]。

流行病学和发病机制　自身免疫介导的水疱型疾病在新生儿中极为罕见,但在对出生或出生后不久出现的泛发或局限性水疱、糜烂性病变鉴别诊断时应予以考虑。母体 IgG 经胎盘转移给胎儿可导致新生儿发病。有多例患 PV 和 BP 母亲分娩的新生儿中出现 PV 和 BP 的报道[77]。患 PG 的母亲分娩的新生儿中有 5%~10% 发生 PG[78]。母源性 EBA[79]和落叶型天疱疮(PF)[80]的报告罕见,发病率未知。总的来说,只有少数在产前诊断为自身免疫性疱病的母亲分娩出的婴儿会出现疾病表现[81]。

男女发病率相等。母源性 PV 和 BP 的发生率和严重程度似乎与妊娠期疾病活动性和血清抗体滴度有关,但也有许多报道指出,在控制良好或非活动期的母亲分娩的新生儿中出现了 PV 和 BP[82]。目前仅在 PV 病例中有报道死产和新生儿死亡,且均发生在母亲怀孕期间病情严重或控制不佳的婴儿中[83]。

临床特征　通常于出生或出生后数日出现水疱或局部皮肤糜烂,首次发病可晚至出生后 2 周[84](图 11.5)。如母亲有明确的自身免疫性水疱性疾病病史,通常可直接诊断。皮损通常表现为泛发性水疱,形态与成人相应的大疱性疾病相似。然而,值得注意的是,与成人相比,新生儿 PV 出现全身性水疱、糜烂及黏膜水疱,这是因为在新生儿非黏膜皮肤中,PV 的主要靶抗原桥粒

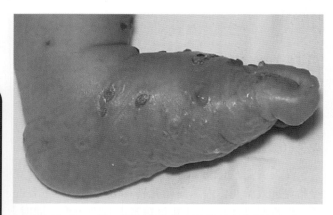

图 11.5　1 例 2 月龄婴儿大疱性类天疱疮累及足底

黏蛋白-3 分布更广泛[85]。

鉴别诊断　主要鉴别诊断包括细菌、病毒和真菌感染，其次是毒素介导的表皮剥脱（如葡萄球菌性烫伤样皮损）。天疱疮皮损可与脓疱病相似。

实验室检查和组织学表现　如果新生儿怀疑自身免疫性疱病，可通过间接免疫荧光检测脐带血样本，或进行皮损涂片和/或组织病理活检，以及皮损周围新鲜皮肤活检，使用直接免疫荧光检查来确诊。

治疗和预防　总体来说，预后一般良好。随着母体来源的 IgG 抗体从婴儿循环中逐渐清除，本病可自行消退，通常自然病程为 1~3 周[79]。新生儿 PG 通常比 PV、PF 和 BP 消退更快，PG 通常在出生后数天完全消退。通常只需外用中效糖皮质激素治疗，不推荐系统性使用糖皮质激素。

新生儿线状 IgA 大疱性皮病

流行病学及发病机制　线状 IgA 大疱性皮病（linear immunoglobulin IgA bullous dermatosis，LABD）在婴儿期极为罕见。迄今为止，有 7 例新生儿期出现 LABD 的报道[86]。所有患儿的母亲均无线状 IgA 大疱性皮病病史。IgA 自身抗体的主要靶抗原是线状 IgA 抗原-1（LAD-1），它是基底膜带抗原 BP180 的一个组成部分[87]。由于 LABD 患者中 HLA-DR3、HLA-B8 和 HLA-DQW2 亚型频率更高，可能存在遗传易感性[88]。

临床特征　临床特征为出生或出生数日后出现多发性、张力性水疱和大疱（内含大量液体）。水疱基底可伴或不伴红斑。皮损可呈簇状或靶状分布，线状 IgA 大疱性皮病的典型"串珠状"病变通常见于年龄较大的儿童。新生儿 LABD 可导致包括呼吸道在内的严重且广泛的黏膜受累，因此可危及患儿生命[89]。在已报道的新生儿病例中，发病年龄从出生后 1 天至 10 天不等。大多数患者有严重的呼吸和/或喂养问题，需要系统治疗。其中有一例严重眼部瘢痕导致失明的报道[90]。尽管文献中描述的病例通常都很严重，但本文作者的临床经验表明，对于水疱很轻的婴儿，本病有自限性，只需外用药治疗。但是，建议对所有患儿进行密切随访。与通常在数周内自然改善的母体来源新生儿自身免疫性水疱病相比，LABD 患儿通常病程较长，这表明 IgA 自身抗体并不来源于母亲[83]。

鉴别诊断　其他需要考虑的诊断包括葡萄球菌和链球菌性脓皮病、大疱性类天疱疮、新生儿红斑狼疮和大疱性多形红斑。

实验室检查和组织学表现　LABD 的病理特征是表皮下水疱，真皮内大量中性粒细胞和嗜酸性粒细胞浸润。免疫荧光显示 IgA 沿基底膜带呈线状沉积，具有诊断意义。

治疗　如出现呼吸道、眼部或食管受累，应积极系统使用糖皮质激素治疗。强烈建议及早进行眼科检查。氨苯砜通常被认为是长期治疗 LABD 的主要药物，是合适的一线治疗药物糖皮质激素替代药物。在治疗前应筛查是否存在葡萄糖-6-磷酸酶缺乏症。对于仅累及皮肤的局限性病变或水疱，外用弱-中效糖皮质激素是安全的。

与遗传相关的新生儿水疱性皮肤病

色素失禁症

流行病学和发病机制　色素失禁症（incontinentia pigmenti，IP）（OMIM#308300）是一种罕见的 X 连锁显性遗传性皮肤病，由 kappa B 激酶 γ（IKBKG）抑制剂（既往称 NEMO 或核因子 kappa B 基本调节剂）基因突变引起。IKBKG 突变导致一种重要的调节蛋白 NF-κB 在外胚层组织中异常表达，导致参与凋亡途径、炎症反应和免疫反应的基因转录调控紊乱[91]。

据估计，本病人群患病率为 0.7/100 000[92]。IP 几乎只见于女性，男性发病通常是致命的。在所有病例中，男性占 6%（主要是由于性染色体为非整倍体或体细胞嵌合体），性别不明的婴儿占 2%~3%[93]。即使在同一家系中，IKBKG 突变的表型表达也是高度可变的。这是由于 X 染色体失活偏倚及 IKBKG 基因高度多效性表达导致基因型-表型相关性较差[94]。许多 IP 病例是散发的,但 55% 的患者其母亲患病,且母亲常常不知道自己患病[95]。

临床特征　IP 可以被认为是一种独特的外胚层发育不良,具有特征性的新生儿表型。新生儿 IP 几乎总累及皮肤,这是明确的临床特征。线状分布的水疱脓疱性皮损是 4 个典型皮损阶段中的第一个表现,几乎总是出生即有,但偶尔也可初发于出生后 6 周。水疱脓疱性皮损沿 Blaschko 线分布,最常见于四肢、躯干和头皮(图 11.6),面部通常不受累[92]。

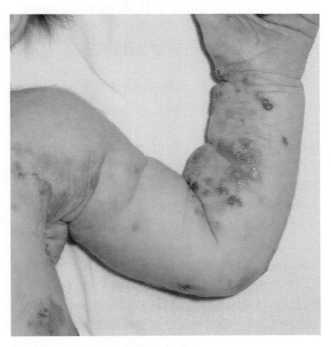

图 11.6　色素失禁症。2 周龄婴儿手臂上沿 Blaschko 线分布的水疱、脓疱和糜烂

　　IP 可能出现神经和/或眼部后遗症。神经系统并发症是最常见的死亡原因,约 30% 的病例可出现神经系统并发症。新生儿期最常见的表现是由脑缺血和/或结构性脑实质异常引起的癫痫发作[96]。90% 以上的神经系统异常在 2 岁时即可出现[97]。眼科疾病很常见,在 IP 患者中发生率为 36%~77%,并可能在早期迅速发展。如果不进行早期干预,几乎 60% 的眼部异常可能导致不可逆性的视力丧失[98]。

鉴别诊断　新生儿 IP 的水疱性皮损最常与单纯疱疹混淆,也可与先天性水痘混淆。其他鉴别诊断包括自身免疫性疱病。以水疱为主要表现的婴儿就诊时,如果只检查局部区域水疱,可能不易发现典型的 Blaschko 分布模式,适当脱衣检查有助于发现皮损分布特点。

实验室检查和组织学表现　外周血嗜酸性粒细胞增多

为新生儿期的典型表现。皮肤活检可能具有诊断意义,但通常不需要。典型的病理特征是表皮海绵水肿伴表皮内嗜酸性水疱、角化不良的角质形成细胞和色素性失禁。

治疗和预防　自然病程为数月到数年,初发为水疱,逐渐形成疣状角化过度,最终遗留线状、螺纹状或网状色素沉着斑。大多数成年患者的皮损非常不易察觉[99]。目前尚无具体干预措施可以改变自然病程。基本的皮肤护理可以防止重叠感染,温和的润肤剂可能有助于缓解结痂和角化过度。IP 新生儿的眼科评估是必要的,因为眼部病变可能在生后迅速发展并影响视力[100]。一些学者主张对所有诊断为 IP 的新生儿进行常规大脑成像检查[101],但缺乏共识。应为父母提供遗传咨询和之后怀孕的产前分子遗传检测。

局灶性皮肤发育不全(Goltz 综合征)

流行病学和发病机制　局灶性皮肤发育不全(focal dermal hypoplasia,FDH)(OMIM #305600)是一种罕见的 X 连锁显性遗传多系统疾病,与皮肤、骨骼、眼部和血管异常相关。FDH 是由 *PORCN* 基因(编码 PORCN 蛋白)突变引起的,该基因在 Wnt 信号通路中起重要作用,参与胎儿早期中胚层和外胚层发育[102]。

临床特征　出生即出现典型皮损,表现为躯干和四肢沿 Blaschko 线分布的萎缩性或瘢痕性条纹,伴毛细血管扩张(图 11.7)。这些条纹可能伴有水疱性病变、萎缩性线状皮肤凹陷区脂肪膨出(软黄色结节)、皮肤糜烂或显著的皮肤发育不全。色素减退和/或色素沉着可能同时存在,也可伴发其他外胚层、骨骼和眼睛异常。

鉴别诊断　其他以皮肤、眼部和远端肢体畸形为显著特征的 X 连锁显性综合征包括 X 连锁显性点状软骨发育不良 2 型(Conradi-Hünerman-Happle 综合征)和先天性偏侧发育不良伴鱼鳞病样红皮病和肢体缺陷(CHILD 综合征)。

实验室检查和组织学表现　FDH 可根据皮肤和骨骼系统的特征性表现进行临床诊断。目前已建立临床诊断标准[103]。在诊断不确定时,分子遗传学检测可有助于诊断。皮肤活检无特异性。

治疗和预防　目前尚无改变 FDH 自然病程的有效治疗。新生儿期可能需要对糜烂区域进行包扎。

第二篇

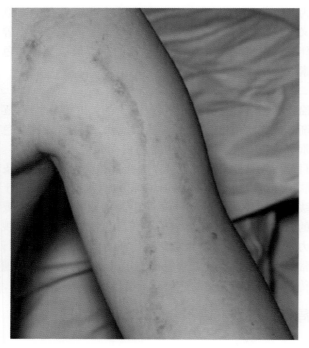

图 11.7　局灶性皮肤发育不全。沿 Blashcko 线分布的萎缩、瘢痕条纹，伴毛细血管扩张

限制性皮肤病

流行病学和发病机制　限制性皮肤病（restrictive dermopathy，RD）（OMIM#275210）是一种罕见的常染色体隐性遗传病，通常在新生儿期致死。RD 由编码锌金属肽酶的 *ZMPSTE24* 基因纯合突变引起，锌金属肽酶是一种蛋白酶，负责切割前蛋白 A 形成成熟的层粘连蛋白 A。在少数情况下，RD 由编码蛋白层粘连蛋白 A 和 C 的 *LMNA* 基因杂合突变引起。*LMNA* 基因突变和 *ZMPSTE24* 错义突变的患者似乎为轻型[104]。

临床特征　由于妊娠晚期胎儿皮肤限制，RD 可导致严重的胎儿运动障碍。妊娠 22 周后常有羊水过多、生长受限和胎动不良的病史。早期胎儿超声扫描通常无明显异常，直到孕中期或晚期皮肤的严重限制作用才明显[105]。婴儿通常早产，皮肤紧张、质硬、有光泽和半透明。面容特殊，其特点是鼻子看上去像被捏紧和嘴巴固定张开。本病常见表现包括泛发性关节炎、皮肤糜烂、溃疡（尤其是关节伸侧）、肺发育不全。患儿通常是死产或早产，或在新生儿早期死亡，主要死因是严重的肺功能不全。

鉴别诊断　RD 临床特征典型，通常不易误诊。然而，低出生体重新生儿出现广泛皮肤糜烂或溃疡时，需与先天性感染性疾病或致死性大疱性表皮松解症鉴别。

实验室检查和组织学表现　皮肤活检显示为颗粒层增生，细胞内含大透明角质颗粒，真皮弹性纤维缺乏，毛囊皮脂腺、汗腺单位缺如[106]。

治疗和预防　*ZMPSTE24* 隐性（通常为纯合突变）突变引起的 RD 表型严重，通常在胎儿或新生儿早期死亡[104-106]。治疗主要为支持治疗。应为父母提供遗传咨询和之后妊娠的产前分子遗传检测。

其他原因导致的新生儿水疱性皮肤病

大疱性和弥漫性皮肤肥大细胞增多症

流行病学和发病机制　局限性或弥漫性皮肤肥大细胞增多症很少在出生时即表现广泛水疱。经典的儿童皮肤肥大细胞增多症包括三种类型：肥大细胞瘤（单发或最多 3 个孤立的皮损）、斑丘疹性肥大细胞增多症（色素性荨麻疹）、多发性散在皮肤损害和弥漫性皮肤肥大细胞增多症（diffuse cutaneous mastocytosis，DCM）。肥大细胞增多症是由 *c-kit* 体细胞激活性突变导致肥大细胞克隆性增殖引起的[107]。

临床特征　所有类型的皮肤肥大细胞增多症在婴儿期均可出现水疱，但最罕见的亚型 DCM 可表现为新生儿红皮病和泛发性大疱[108]。已报告约 25 例。男女比例为 2.5:1。几乎所有患儿在出生时都会出现大疱[109]。5 名婴儿因系统受累在 6 月龄前而死亡。有病例报道本病发展为肥大细胞白血病[110]。初发皮肤表现的显著特点为红斑和皮肤划痕试验阳性。皮肤逐渐增厚（厚皮症）。与色素性荨麻疹和肥大细胞瘤相比，新生儿 DCM 常伴有全身症状，尤其是反复潮红、呼吸困难、呕吐和腹泻[94]。新生儿 DCM 可能会出现出血时间延长或紫癜性病变，可能是由于肝素释放所致。水疱通常在 3~4 年内改善。

鉴别诊断　大疱性肥大细胞增多症鉴别诊断包括感染、自身免疫所致的新生儿水疱性皮肤病及先天性大疱性表皮松解症。

实验室检查和组织学表现　皮肤活检显示透明层内裂隙，真皮内致密的肥大细胞浸润。皮损广泛和系统受累的患儿血清类胰蛋白酶升高，但不能作为预后的标志物[111]。皮损广泛或有系统症状的患儿应考虑行全身检查评估系统受累情况。

治疗和预防　基础治疗为抗组胺药（H_1 和 H_2 受体拮抗剂）和色甘酸钠。针对 *c-kit* 配体的酪氨酸激酶抑制剂是治疗有严重全身症状的婴儿的新疗法[112]。DCM 的患儿发生过敏反应样发作的风险增加[113]，应告知并教育父母如何处理这些问题。应给家长提供肾上腺素自动注射笔。免疫反应是常见的，据报道会引发全身症状和循环衰竭。患儿在儿童期间进行常规免疫接种需要专家监管[114]。

新生儿糜烂性皮肤病

先天性皮肤发育不全

先天性皮肤发育不全（aplasia cutis congenita，ACC）是指任何先天性皮肤缺失，可能孤立存在或伴发一系列综合征。在其他情况均健康的新生儿中，最常见的表现是单纯局限性先天性头皮皮肤缺损或头皮瘢痕（图 11.8）。诸多假说试图解释 ACC 的非综合征形式，包括中线中胚层组织不完全融合[115]、宫内局部缺血或血栓形成，以及局部受压坏死。最近，考虑到 ACC 与多系统和畸形综合征之间的紧密联系，调节皮肤形态发生的基因在其中的潜在作用越发受到重视[116]。第 9 章详细讨论了这一问题。

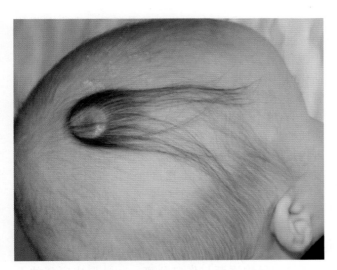

图 11.8　1 例 3 月龄先天性皮肤发育不全婴儿的头部皮损，表现为毛发项圈征

先天性水疱糜烂性皮肤病伴网状柔软瘢痕

流行病学和发病机制　先天性水疱糜烂性皮肤病伴网状柔软瘢痕（congenital erosive and vesicular dermatosis with reticulated supple scarring，CEVD）罕见。迄今为止仅报道了 29 例。CEVD 主要见于早产儿（79%）和母亲患有绒毛膜羊膜炎的新生儿[117]，其病因不明。

临床特征　新生儿期 CEVD 常易误诊。患儿出生即出现广泛水疱、多发糜烂和/或大面积溃疡。大部分体表皮肤均可受累，但肢端受累少见（7%），脱发（43%）和甲发育不良（46%）较常见。已报道的相关异常还包括癫痫发作、小头畸形、眼畸形、肝大和发育迟缓。1/3 的患儿出生后出现新发水疱性皮肤损伤，但糜烂和溃疡在出生后数月逐渐愈合，留下柔软的网状色素减退性瘢痕。皮损部位可由于瘢痕形成导致小汗腺缺失而出现少汗和热不耐受，无瘢痕区域出现代偿性多汗。长期来看，部分婴儿（18%）出现复发性单纯疱疹，这提示患儿可能有易感性。有新的证据表明宫内单纯疱疹病毒感染是 CEVD 的原因，这解释了产后单纯疱疹复发的高发病率。

鉴别诊断　主要鉴别诊断为先天性感染性疾病。皮损可能与播散性先天性单纯疱疹、水痘-带状疱疹病毒和白念珠菌感染相似。糜烂或溃疡性病变在出生时可能类似于先天性皮肤发育不良。新生儿一过性大疱性皮肤病可能会出现类似的广泛糜烂，但这些损伤浅表，愈合迅速，不留瘢痕。

实验室检查和组织学表现　皮肤活检结果无特异性，不同年龄的皮损组织病理学表现不同。早期组织病理学特征包括真皮水肿和以中性粒细胞为主的混合浸润，无血管炎或血栓的特征。直接免疫荧光显示 IgG、IgA、IgM、C3 和纤维蛋白非特异性沉积[118]。陈旧皮损活检显示典型的瘢痕改变，伴毛囊皮脂腺、汗腺结构减少或缺失[119]。

治疗和预防　目前尚无有效治疗方法可改善瘢痕形成和脱发的自然病程。一个病例报道描述了在新生儿期使用硅胶敷料和皮肤按摩成功预防皮肤挛缩[120]。

（孙娟　田晶　译，杨舟　向欣　梁源　徐子刚　校）

参考文献

见章末二维码

第 12 章　新生儿医源性损伤

Elia F. Maalouf, Wilson Lopez

摘要

　　医源性损伤(Iatrogenic injuries)对胎儿和婴儿有长期影响。与分娩之后不同,在妊娠早期,损伤愈合时不会形成瘢痕。各种因素在妊娠早期损伤的无瘢痕愈合中发挥着作用。胎儿损伤愈合涉及独特的生长因子和细胞因子谱、较弱的炎症反应、独特的细胞外基质特性以及弱化的生物化学应激。

　　尽管新生儿护理技术已经显著进步,但皮肤损伤仍有发生。虽然严重的损伤并不常见,但仍是新生儿护理方面持续面临的问题,特别是在越来越多的极早产儿可以存活的情况下。遵循标准的新生儿护理流程和仔细的监测可以预防大多数并发症。

要点

- 伤口愈合在胎儿期和出生后存在明显差异。
- 胎儿伤口愈合具有独特的生长因子谱,特征性抗炎细胞因子及富含特定胶原蛋白和透明质酸的独特细胞外基质,减弱了炎症反应,降低了生物化学应激。
- 产前和产后发生的不同类型医源性损伤。

引言

　　医源性皮肤疾病可以发生在分娩前、分娩期间或分娩后。它们最常见的是皮肤损伤,可能导致感染和瘢痕形成。

新生儿医源性疾病

产后皮肤瘢痕的形成

　　组织损伤引发出血、凝血、炎症、细胞增殖、血管生成,上皮形成和基质合成[1]。受伤后不久,血管迅速收缩,然后凝血抑制血液流失并产生生物活性物质,启动组织修复的早期和晚期炎症阶段。凝血还释放生物活性产物,将成纤维细胞和内皮细胞转化为修复模式。从而形成新的局部组织和毛细血管细胞。

　　愈合的下一阶段——炎症,开始于补体的激活和经典分子级联反应,从而导致中性粒细胞浸润伤口。这些细胞吞噬污染的细菌及其碎片,在接下来的几天内,它们大部分被单核细胞所取代。单核细胞进入伤口部位后分化为组织巨噬细胞,随后成为组织修复的重要调节者,在炎症期分泌大量的生长因子和细胞因子。细胞因子在伤口愈合中非常重要。IL-1β 和 TNF-α 已被证明可调节中性粒细胞的募集和功能[2]。

　　组织巨噬细胞接力由粒细胞开始的清创过程,也分泌物质促进肉芽组织形成从而启动伤口修复的下一阶段。如果伤口的条件允许,巨噬细胞会募集其他的炎症细胞。淋巴细胞的作用方式大致相同,但程度可能较轻。伤口成纤维细胞来源于伤口周围的细胞,它们在细胞增殖的过程中可改变其分化的表型并迁移。纤维组织形成期其迁移到伤口部位,增殖并分泌细胞外基质。

　　在血管生成期间,细胞生长并迁移。在肉芽组织形成过程中,血管内皮细胞的生长与纤维增生同时发生,刺激方式与成纤维细胞大致相同,即通过血小板和活化的巨噬细胞产物刺激。血管生成产生丰富的微血管系统,使肉芽组织呈深红色。肉芽组织是松散的基质,出现在开放性伤口中,由胶原蛋白、纤连蛋白和透明质酸组成,同时伴有巨噬细胞、成纤维细胞和毛细血管内皮细胞密集浸润。暴露于外部环境的伤口在损伤发生后几分钟内就开始上皮再生。伤口周围的上皮细胞可移动并进入伤口。在 1~2 天内,伤口边缘的上皮细胞开始增殖,新细胞沿着未破坏的基底膜或穿过纤维蛋白和纤连蛋白的临时基质迁移,该临时基质随后被基底膜代替。随着上皮细胞在其下方进行迁移,坏死组织和异物逐渐与伤口分离。一旦形成完整的上皮,上皮就会附着在新的基底膜上,从而形成防止进一步污染和水分流失的屏障。

　　上皮覆盖伤口时损伤修复并未完成,但不会再存在伤口裂开的风险。组织重塑主要去除松散的细胞外基质,如纤连蛋白和纤丝中缓慢沉积的 I 型胶原,完全重塑需要几个月的时间。在重塑过程中,组织变得更坚固、更柔韧。最终结果是瘢痕形成。瘢痕缺少正常组织的某些成分,因此其功能不如周围未受伤区域的组织。瘢痕修复的主要好处是可以快速恢复组织的完整性。

胎儿损伤修复

尽管有许多报道指出，为诊断或治疗目的而进行的产前手术会引起皮肤瘢痕[3-4]，但仍有一些观察发现胎儿皮肤伤口愈合不产生瘢痕[5-6]。最近的实验结果表明胎儿期和出生后的皮肤伤口愈合存在明显差异[7-9]。这些差异的本质尚未明确，但有两种可以解释：胎儿伤口环境的差异和胎儿细胞的差异，或者这两者的结合。

胎儿与出生后的伤口愈合方式不同，胎儿愈合具有独特的生长因子谱，特征性的抗炎细胞因子、富含特定胶原蛋白和透明质酸的独特细胞外基质减弱了炎症反应，降低了生物化学应激。

不同亚群的生长因子被认为在胎儿伤口愈合中起作用。由多种类型的细胞分泌的 TGF-β 及其同工型均可参与组织修复[10]。与 TGF-β1 相比，胎儿伤口中 TGF-β3 的表达比例更高。在增生性瘢痕的成年人中则观察到了完全相反的模式[11]。

胎儿伤口愈合的特征包括炎症反应减弱，中性粒细胞和巨噬细胞浸润减少，血小板聚集不良伴有血小板源性生长因子（platelet-derived growth factor，PDGF）以及 TGF-β 产生减少，以及促炎细胞因子如 IL-6 和 IL-8 的产生减少[12-13]。

与成年皮肤相比，胎儿皮肤中的成纤维细胞对 IL-6 和 IL-8 的反应更弱[14]。胎儿皮肤在妊娠早期表达高水平的 IL-10，可使巨噬细胞失活并减少促炎性细胞因子的产生[15]。

胎儿伤口还具有丰富的 Ⅲ 型胶原，其以细网状模式沉积。同时高分子量透明质酸水平升高，其对血小板聚集及其生长因子的释放具有抑制作用[13,16-18]。

生物化学作用力可能在伤口愈合中起作用。据推测，增加的剪切力会诱导局部纤维化生长因子的产生[19]。羊水为胎儿提供了独特的环境。胎儿的皮肤伤口持续浸泡在温暖的无菌羊水中，羊水中富含对胎儿发育至关重要的生长因子[20]。羊水也是透明质酸和纤连蛋白等细胞外基质成分的丰富来源[21-23]。羊水可以通过透明质酸和纤连蛋白与伤口直接接触来调节胎儿皮肤伤口的修复，还可以通过提供生长因子刺激胎儿伤口细胞以形成独特的伤口基质[24]。

胎儿皮肤伤口愈合的某些特性可能反映了胎儿皮肤的发育情况。在妊娠 4~24 周，人体皮肤的最外层称为周皮，它具有从皮肤表面突出的多个微绒毛的外观。周皮如同羊水透析膜，发挥吸收功能。发育过程中胎儿皮肤组织学变化对伤口愈合的影响仍有待确定。胎

儿处于无菌环境中，对损伤的炎症反应很小。这可能在胎儿独特的修复过程中起重要作用，因为炎症在成人组织伤口修复中具有重要作用。

胎儿以惊人的速度生长。它可能会受到身体上的伤害，但在生理上不会像成年人一样对伤害做出反应。

胎儿组织修复可能是一个非常类似于再生和生长的过程，而不是通过瘢痕愈合[25]。受伤后胚胎发生的炎症反应很弱。与成人伤口相比，胚胎伤口中的 TGF-β1 和 TGF-β2 水平要低得多[26]。胎儿和出生后皮肤伤口的遗传分析试图寻找具有差异表达和增殖功能的基因。有人认为，胎儿伤口修复过程中的皮肤再生可能由多种基因产物来协调，而这些基因的表达会随着时间而下降[27]。

孕期医源性损伤

羊膜腔穿刺术

羊水的抽吸术在产科是一种非常普遍的操作。Bevis[28]首次提倡常规使用羊水的抽吸术来治疗溶血性疾病。羊膜腔穿刺术是在超声引导下使用一个带有针管和一次性注射器的 21 号一次性脊柱针进行的。羊膜腔穿刺术的适应证见框图 12.1[29]。

框图 12.1　羊膜腔穿刺术适应证

孕 20 周前

- 染色体异常（产妇年龄、易位携带者、之前的孩子有染色体异常）
- X 连锁疾病的胎儿性别鉴定
- 神经管缺陷（甲胎蛋白或乙酰胆碱酯酶水平升高）
- 先天性代谢性疾病
- DNA 分析

孕 20 周后

- 胆红素水平估算
- 磷脂（判断胎儿肺成熟）
- 胎儿成熟度
- 羊膜或胎儿造影术

资料来源：Adapted from Rodeck & Pandya 2001[29].

早期羊膜腔穿刺术（怀孕 15 周前）与流产率升高及并发症增加有关[30]。超声引导下羊膜腔穿刺术可将对胎儿的直接损伤减至最低[31]。自从引入超声引导以来，羊膜腔穿刺术中的胎儿皮肤损伤已经大幅度减少。经胎盘的羊膜腔穿刺术可增加胎儿受伤的风险，因此穿刺应避开胎盘位置[32-36]。

一些研究表明，与没有进行羊膜腔穿刺术的对照组相比，羊膜腔穿刺术后出生的婴儿间接损伤的发生

率增加,如马蹄内翻足、先天性髋关节脱位或呼吸系统疾病等[31,37-38]。一个病例报道羊膜腔穿刺术后出现髋骨断裂[39]。散在的病例报道妊娠中期羊膜腔穿刺术会导致胎儿受伤,这些归因主要是基于相关性而不是直接证据。这些胎儿损伤包括失血、皮肤凹陷、眼部损伤以及颅内和肠道异常[40]。

受伤的可能性随着羊水穿刺的次数而增加[3]。据报道,在妊娠晚期羊膜腔穿刺术中,胎儿皮肤损伤的发生率可达 0.6% ~2%[3]。总的妊娠流产率约为 1.9%,95% 的置信区间为 1.4~2.5[41]。

绒毛膜绒毛取样

绒毛膜绒毛取样(chorionic villus sampling,CVS)是指在超声引导下使用套管或活检钳从绒毛膜基底取小绒毛进行活检。绒毛是 DNA 的良好来源,并且其遗传、染色体和生物化学方面(几乎总是)与胎儿完全相同。这项操作可以采用经宫颈或经腹途径进行(图12.1)。CVS 的主要优点是可以在妊娠早期对胎儿进行诊断,从而提供早期的保证、终止妊娠或治疗[29]。

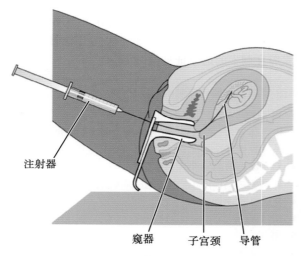

图 12.1 经宫颈绒毛取样术

与羊膜腔穿刺术一样,主要并发症是流产,发生率约为 2%[41]。据报道,在产前暴露于 CVS 的婴儿中,皮肤血管瘤的发生率增加。一项研究所报告的发病率为21%,是普通人群中发病率的 3 倍。与妊娠中期羊膜腔穿刺术相比,CVS 后皮肤血管瘤的发生率(定义为草莓胎记)明显升高。发病率的增加主要发生在接受经宫颈 CVS 操作的患者[42]。普通人群中血管瘤的发生机制尚不明确,因此很难对上述发现进行解释。

其他产前操作

其他可能在新生儿皮肤上留下瘢痕或针痕的操作包括:

- 胎儿皮肤活检:用于产前诊断严重的遗传性皮肤病。随着基于 DNA 的产前诊断的发展,现在很少需要这项技术。
- 胎儿肝脏活检:用于诊断其他检查不适用的罕见的先天性代谢缺陷,如尿素循环酶的缺陷。
- 胎儿肿瘤活检:用于确诊畸胎瘤或先天性肺腺瘤样畸形。
- 抽吸液体:如抽吸扩张膀胱中的胎儿尿液或抽吸胸腔积液,可在超声引导下进行。
- 治疗性操作:如宫内分流梗阻性尿路疾病、脑积水或胸腔积液,以及从肾囊肿、卵巢囊肿或腹水中吸取液体,所有这些都可以产前在超声引导下进行。

分娩期间医源性损伤

胎儿监测

在分娩期间,连续的胎心监测是用于监测胎儿缺氧的风险[43]。这可以通过使用放置在产妇腹壁上的超声换能器或通过使用贴在胎儿头皮的电极来实现(图12.2)。后一种方法可能会使头皮出现各种程度的出血,包括骨膜穿孔和骨膜下出血。无论何时使用胎心监测,从头皮血液样本中确定胎儿的酸碱状态是至关重要的。血液 pH 值下降表明存在情况紧急,可能有必要为母亲接生。使用图 12.3 所示的仪器在头皮上做一个小切口,获取头皮血样。这些损伤是新生儿严重感染的潜在部位,可能在分娩过程中发生感染。有报道,胎儿血液采样后由于胎儿凝血不全可导致头皮持续出血[44]。分娩期胎儿监测后出现头皮淋病奈瑟菌脓肿是另一种罕见的并发症[45]。

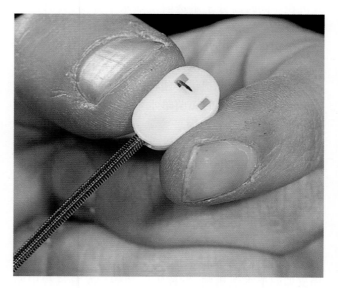

图 12.2 胎儿头皮心率监测电极(注意小勾可刺破皮肤)

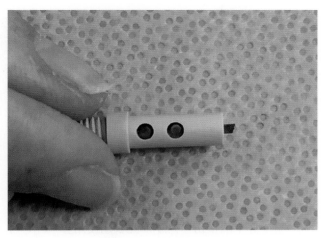

图 12.3　获得胎儿头皮血样进行 pH 值监测的手术刀（刀片宽 2mm）

正常或手术分娩时的损伤

在分娩过程中，可能会出现胎头水肿。这被定义为软组织水肿和瘀青。当累及臀部、阴囊尤其是面部时，看上去会非常糟糕。瘀青通常会在几天内自行消退，不需要特殊的治疗，但如果有广泛的瘀青，可早期使用治疗高胆红素血症的光疗。

头颅血肿（图 12.4）是一种骨膜下血肿，在头皮上产生一个受颅缝限制的肿块。因为骨膜下出血是一个缓慢的过程，通常要在出生后几个小时后才可见血肿。虽然其消退可能需要几个月的时间，但并不严重。血肿可能会在出生后第二周开始出现钙化，一些可形成骨性突起，持续数年。这种情况一般无需治疗，黄疸可能需要光疗。

很少情况下，出血会发生在腱膜下（腱膜下出血），

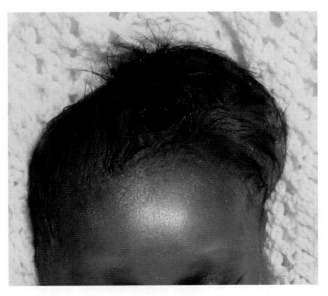

图 12.4　一名足月儿的左侧头顶部头颅血肿

出血不像头颅血肿样局限于单一颅骨，而是迅速蔓延到头部及眼睛。大量血液可能会因为血肿而丢失。

手法分娩后可能出现瘀青，经常发生在早产儿中。阴道臀位分娩也容易出现下肢及臀部的肌肉出血，这是由于头部在等待分娩的时候，胎儿相关部位的毛细血管缺氧损伤和液体压力的增加[46]。

产钳助产

除上述原因之外，产钳分娩也可导致面部或头皮软组织的红斑、擦伤、瘀斑和皮下脂肪坏死。它们的位置取决于产钳的使用范围。此外，为了减小产钳接触胎儿的面积，使用时可能出现产钳滑动，导致面部和头部的痕迹[47]。产钳分娩后皮肤瘀伤可能非常广泛，从而导致出现贫血或黄疸。

胎吸助产

当分娩过程缓慢时，有时会使用胎吸（吸杯）来代替产钳进行分娩。使用金属或柔软的（塑料或硅胶）胎吸吸在头皮上产生真空，然后通过拉动手柄吸出婴儿（图 12.5）。当空气从吸杯中抽出时，头皮被吸入吸杯内，由此在头皮上留下直径大于吸杯边缘的直径的印迹（图 12.6）。除产生黄疸外，在大多数情况下胎吸印是一种良性表现，几天后即可自愈，也不会留下瘢痕，但是少数情况下，也可能会产生割伤和感染。胎吸助产的新生儿发生头颅血肿的概率更高[48]。

头皮的擦伤也可由胎吸的吸杯放置位置错误而在皮肤上旋转或移动造成。吸杯突然脱落也可导致皮肤损伤。胎吸吸引术（胎吸助产）只适用于头位生产，并且在妊娠 34 周以前的早产儿禁用，因其并发症的发生率极高[49]。脱发是胎吸助产中一种罕见却很严重的并发症[50]。

剖宫产

剖宫产时发生的手术刀切割伤可能很深，需要缝

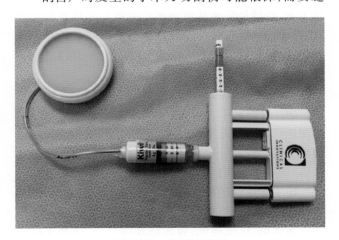

图 12.5　胎吸及手柄

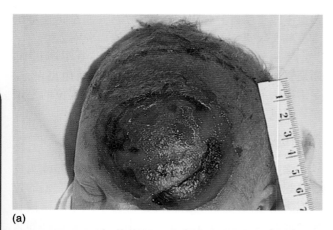

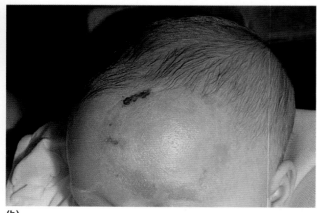

图 12.6 （a）胎吸助产后出现的严重皮肤损伤及胎吸印，胎吸通常吸在头顶部。（b）损伤后期的表现

合，有时会导致感染。

参考文献 12.1

见章末二维码

产后医源性疾病

新生儿重症监护设施的广泛使用使得许多婴儿存活下来，特别是那些从前会死亡的低出生体重的早产儿。不幸的是，有效的治疗可能带来严重的医源性疾病，从而导致或促成婴儿迅速死亡，或产生伴随这些婴儿一生的影响。

文献中有关医源性损害的大多数报道都集中在悲剧性的医疗事故上，这些医疗事故可以通过更谨慎地使用医疗设备来避免。不过，幸运的是，重大的医疗事故很少见。较轻但较常见的医源性损害（主要是皮肤损害）通常被误认为是某些早产儿生存的必然代价。

出生后皮肤医源性损伤的主要危险因素是：低出生体重、低胎龄、长期住在新生儿重症监护病房、使用表面活性剂、机械通气、置入脐动脉导管、循环支持中使用离子螯合剂、动脉导管未闭、支气管肺发育不良和

微生物培养阳性[1]。

与确保充分呼吸功能的相关损伤

早产儿的皮肤角化程度不如足月儿或成人，因此对压力或摩擦造成的损伤非常敏感。气管插管或面罩接触，可以导致鼻部或口周出现脱屑。虽然这种损伤不会危及生命，但它可能引起父母相当大的焦虑。新生儿重症监护病房的许多婴儿使用鼻腔持续气道正压通气（continuous positive airway pressure，CPAP），CPAP通过鼻导管或面罩输送氧气。这种呼吸支持模式与鼻小柱坏死的发生有关[2]。安装不当的 CPAP 装置可导致轻-重度鼻中隔损伤[3]。早产儿长期使用鼻 CPAP 可导致鼻前庭狭窄，并可能需要在以后进行手术矫正[4]。

发生气胸的新生儿可能需要立即插入经皮引流管。从锁骨中线第二三肋间插入引流管比从腋前线引流更有效。这是因为如果通过前胸壁插入，引流管尖端更有可能位于胸廓前 1/3 处（首选位置）[5]。永久性乳腺组织损伤是前胸引流最严重的并发症。在一项研究中，在新生儿期插入胸腔引流管的 9 名儿童中，有 4名（3 名女孩）在前胸壁上出现了严重的影响美观的瘢痕。在其他 5 名孩子中，前胸壁上引流管插入的部位有轻度瘢痕[6-8]。这些患者中没有一个出现乳头或乳晕损伤。最好在开始时使用外侧入路，尤其对女孩，如果气胸引流不理想，则选择前侧入路。闭合伤口的方法与插入胸腔引流的部位同样重要。荷包缝合不可避免地使皮肤起皱，长出难看的瘢痕。另一种方法是用封闭性敷料覆盖伤口，但由于伤口边缘不齐，伤口是通过肉芽组织来愈合，因此，仍可能留下瘢痕。闭合伤口的最佳方法是使用简单缝合或薄的黏合剂来固定伤口边缘[6]。

动脉插管相关的疾病

由于较大的血管更容易进入，所以在患病的新生儿中常进行脐部血管导管插入术。脐动脉导管插入术可能导致腹主动脉或髂动脉血栓形成。主动脉血栓形成不常见，但可能导致严重的皮肤并发症，例如四肢坏疽（图 12.7）。臀部皮肤坏死被认为是脐动脉导管插入术的并发症[9]，但在插入导管之前大量使用含酒精的消毒液备皮可能产生极为相似的皮损（图 12.8）。

外周动脉导管插管是一种新生儿重症监护室广泛使用的采血和血压监测技术。肱动脉是通向前臂的末端动脉，因此由插管引起的该动脉的损伤或血栓形成可导致肢体远端的缺血或坏疽。桡动脉取样或插管可导致手部坏疽，但更常见的是其导致的缺血，在移除导管后是可逆的。胫后动脉导管插入术可能导致轻度脚趾发绀，移除导管可缓解[10]。胫后动脉导管插入后引

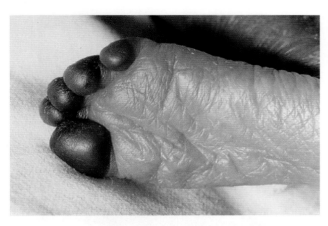

图 12.7 脐带导管置入后的足趾坏疽

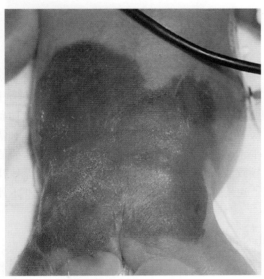

(a)

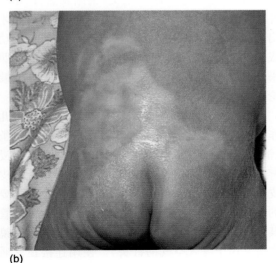

(b)

图 12.8 （a）使用酒精消毒液引起的早产儿皮肤坏死。（b）皮损的后期表现

起的足部不可逆性缺血，可导致坏疽和截肢[11]。

药物和营养相关并发症

暴露于环境毒素也是婴儿期需要关注的问题。所有婴儿，无论其出生时的胎龄如何，因其器官发育不成熟和相对高的体表面积与体重比，都极易受到化学物质毒性的影响。新生儿对皮肤毒物的易感性被认为与其未成熟的肝、肾和中枢神经系统以及高体表面积与体积比有关，此外还与其快速生长和高代谢率有关[12]。外用药物的经皮吸收不仅对早产儿特别危险，在整个婴儿期都是危险的。相应地，早产儿皮肤的相对高渗透性使其成为药物输送的潜在途径[13]。

由于苯胺染料吸收而引起的高铁血红蛋白血症已被充分证明[14]。新霉素的经皮吸收与耳聋有关[15]。据报道，<27 孕周的婴儿外用异丙醇可导致皮肤剥脱及形成水疱，血液中的乙醇可达到致死水平[16-19]。

婴儿血液中可检测到通过皮肤吸收的六氯苯和碘[20-21]。在新生儿中使用这些化合物需要非常谨慎，全身吸收会产生毒副作用[22-23]。碘化合物的全身吸收可能产生代谢性酸中毒、高钠血症和肾功能损害。据报道，脐带常规使用聚维酮碘会干扰新生儿甲状腺功能减退的筛查[24]。碘酒精溶液禁用于极低出生体重的婴儿。3% 六氯苯的全身吸收与新生儿大脑的海绵状变化有关[25-26]。应避免在新生儿中使用 3% 六氯苯。用作脐带杀菌剂的 Ster-Zac 粉仅含有 0.33% 的六氯苯。

妊娠 37 周或更晚出生的婴儿通常很少或没有药物吸收，皮肤水分流失少，这表明他们的皮肤是有效的屏障。相比之下，在妊娠 32 周或之前出生的婴儿在新生儿早期表现出明显的药物吸收和大量水分流失，这表明他们存在皮肤屏障缺陷。早产儿的药物吸收和水分流失均稳步下降，到大约 2 周龄时，最不成熟的婴儿的皮肤才会像成熟婴儿的皮肤一样起作用。屏障特性的变化可以用早产儿出生时的角质层发育不良以及出生后迅速成熟来解释[27-28]。

外渗性损伤

全胃肠外营养（total parenteral nutrition，TPN）由含有氨基酸、糖、电解质、矿物质和微量元素的溶液组成。脂肪乳剂是脂肪和脂肪酸的混合物，适合于静脉内给药，可被添加到 TPN 溶液中。TPN 用于无法经肠道喂养、经肠道喂养不充分及经肠道喂养会导致伤害以及需要长期肠外营养的新生儿。TPN 的首选给药途径是通过放置在心脏轮廓外的上腔或下腔的中央静脉导管进行。中央静脉导管置管不正确可能会导致上肢或下肢的大静脉严重血栓形成，从而导致患肢肿胀。TPN 也可以通过外周静脉导管给予。该途径也可用于其他

第二篇

液体的给药,例如用于改善血压和肾脏灌注的多巴胺,用于纠正代谢性酸中毒的碳酸氢钠,或用于维持血糖水平的超过 10% 浓度的葡萄糖溶液。但是,这些液体刺激性很强,常造成血管血栓形成。

如果发生外溢,可导致永久性瘢痕形成。含脂质的 TPN 溶液通过外周导管的外渗,最初会导致受累部位出现白色、边界清晰的区域(图 12.9~图 12.11)。然后,逐渐发展成化学灼伤的黑色区域。外渗性损伤的直接危险是灼伤可能扩展到皮肤全层并形成脓肿,这将导致败血症。

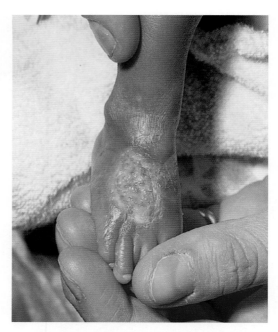

图 12.11　外渗性损伤的肉芽阶段表现

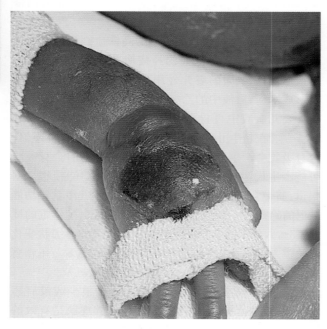

图 12.9　外渗性损伤的急性期皮损

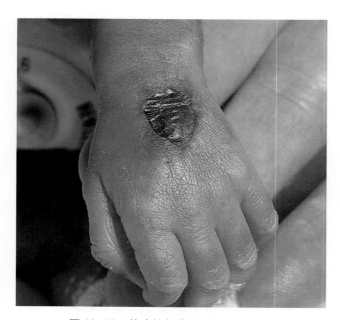

图 12.10　外渗性损伤的后期皮损表现

外渗性损伤引起的瘢痕通常大于针痕,最常见于手和手腕。当静脉插管插入下肢,特别是踝关节上方时,更容易发生外渗性损伤。大多数外渗性损伤留下轻微瘢痕,但有些可能导致永久性毁容性瘢痕和需要整形手术的肢体固定挛缩。插入头皮的静脉插管外渗可导致脱发[6]。含钙 TPN 溶液的外渗可导致皮下钙化。也有关于 TPN 外渗导致脊髓压迫和坏死的报道[29]。

管理

尽管应尽一切努力,使用透明胶带将外周置管固定在原位,从而使潜在的损伤部位清晰暴露,以尽早发现外渗性损伤,但不可避免有些损伤仍是在后期才显现出来。关于治疗外渗性损伤是否会产生长期的功能上或美观上受益,一直存在着争议。没有大型对照试验来比较治疗组和未治疗组的结果,很难得出最终结论。

已有一种处理此类损伤的技术[30],可由新生儿科工作人员在适当的培训后操作。在严格的无菌条件下,清洁变色区域和周围皮肤,并用 1% 利多卡因浸润麻醉。将 500~1 000U 的透明质酸酶注射到受损皮肤的皮下组织中。用手术刀刀片在组织平面上围绕要治疗的区域穿刺 4 个小孔。Verres 针的中央钝针套管通过其中一个孔穿刺入皮下(Verres 针是妇科腹腔镜检查中最常用于注入空气的针头)。使用连接在三通阀上的注射器注射生理盐水,生理盐水可从其他 3 个穿刺孔中自由地流出(图 12.12)。重复该过程,通过每个穿刺孔注射最多 500mL 的生理盐水。如果在操作过程中四肢出现水肿,可以通过轻轻按摩穿刺孔去除多余的液体。然后用 Jelonet 或类似的敷料对受损区域进行包扎,并保持 24～48h。在一个 96 例的病例系列报告中,患者如果可以尽早(24h 内)进行上述操作,似乎可以有效预防长期的组织损伤。在这项研究中,没有报道该操作相关并发症[31-32]。

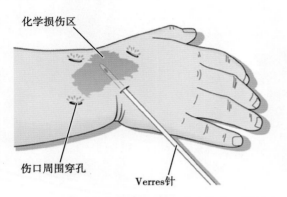

图 12.12 化学灼伤的生理盐水冲洗技术。资料来源:Adapted from Rutter 1987[13].

与重症监护有关的问题

从前,未成熟的婴儿在出生后的最初几天存活,但因继发于多部位皮肤破裂引起的败血症和/或危及生命的体液和电解质失衡死亡。更小或更不成熟的婴儿的生存率的提高和技术的进步,意味着更多的监测设备必须固定在婴儿脆弱的皮肤上。皮肤表面的探针广泛用于监测患病早产儿的心率、呼吸、体温和血气。这种监测设备虽然严格地讲并非侵入性设备,但需要用胶带固定在皮肤上,移除胶带时,胶带会剥离角质层的表层。

尽管这对于足月儿几乎没有影响,但对于胎龄<30 周的早产儿来说意义重大,后者的角质层薄且发育不良。早产儿经表皮水分丢失增加,更容易吸收外用的化学品,皮肤剥离的部位可能成为微生物进入的部位[33]。在极早产儿中使用电极贴片或其他胶带可出现萎缩性斑片,被称为"婴儿皮肤松弛症"[34]。

经皮监测

经皮电极可用于连续监测氧分压(PO_2)和二氧化碳分压(PCO_2)。这些技术是呼吸系统疾病急性发作期间歇性动脉采样的重要辅助方法。这项监测技术通常使用加热到 42～44℃的电极,固定在皮肤上,用以测量通过透气膜从动脉化毛细血管床弥散到皮肤表面的气体中的氧气与二氧化碳的张力。与加热电极接触的皮肤会发生早期灼伤的变化,当去除胶带环时,周围的皮肤会出现剥脱,由于电极位置通常每 4h 更换一

次,大面积的皮肤容易受到损伤。在一项随访研究中,发现儿童在前腹部和胸部有皮肤纹理正常的色素沉着改变,这是经皮监测导致的。大多数皮损在新生儿出院时好转[30]。

减少经皮氧电极对皮肤损害的一种方法是使用塑料喷涂敷料,例如 Op-Site[33]。

胶带损伤

撕除胶带可能导致皮肤损伤(图 12.13)。它具有高度特征性的表现,类似于愈合的皮肤移植供区。据报道,在妊娠 27 周或以下的婴儿身上尝试用异丙醇去除胶带后,可出现皮肤剥脱、水疱形成以及出血性皮肤坏死,以及致命性的血液乙醇浓度[17]。

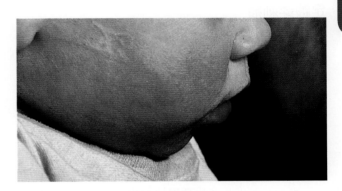

图 12.13 新生儿期使用胶带固定鼻胃管后遗留的瘢痕

为防止胶带引起的损伤,当需要直接将其粘贴在婴儿皮肤上时,应仔细评估每个胶带或胶黏剂使用的必要性。可通过使用果胶基质的敷料来保护皮肤,如造瘘口护理时用的胶布。将其直接粘贴到婴儿皮肤上所有需要使用胶带的位置。例如,在新生儿病房中气管导管被粘在皮肤上,保护敷料可粘在胶带下方。在不去除保护敷料的情况下,气管导管可根据需要进行频繁地更换,从而使皮肤保持完整。皮肤保护敷料还可用在固定脐带导管、胸腔引流管、鼻胃管或辐射加热器温度探头的胶带下面。果胶基质的皮肤敷料也可以直接敷在剥脱的皮肤上[35-36]。防止由胶带引起的皮肤损伤的另一种方法是使用刺梧桐树胶(karaya gum)电极片,该电极片已被证明对敏感皮肤很温和,并且非常易于去除或更换,还能有效监测心脏-呼吸状态。这些电极片每天应至少去除一次或更换一次,以评估下面的皮肤状态,并防止氯化银凝胶对皮肤造成损伤[37]。

必须要温和而仔细地去除胶带。应避免常规使用酒精和/或除胶剂,因其可产生刺激及被皮肤吸收。用温水浸透的纱布可有效地浸泡掉胶带。在紧急情况下,或胶带软化并融化到皮肤上时,可使用酒精或除胶剂。如果使用它们,则必须用水冲洗掉[9]。

第二篇

透照灼伤

透照已被用于新生儿,以帮助确定血管通路以及用于气胸的诊断。设备故障可导致热灼伤,从而产生水疱[38-39]。

针痕

在一项针对在新生儿重症监护病房治疗过的幼儿进行的随访研究中发现,针痕由白色针尖大小的病灶组成,单个病灶很难被发现,但如果它们聚集在一起,则会形成斑点样外观。它们主要是由静脉置管引起,少数也可由静脉穿刺、动脉置管、动脉穿刺和腰椎穿刺针引起[6]。

足跟穿刺痕

足跟穿刺痕可使脚后跟呈现轻微的颗粒状外观,最常见于从新生儿重症监护病房出院后数月出现。一些婴儿可能会出现小结节性皮损,可间歇性排出白色物质。这些白色物质被认为是植入性皮样囊肿,很少影响功能,通常在2.5岁时消失。少见情况下,在婴儿的脚后跟出现凹陷[36]。

光疗的并发症

光疗是新生儿黄疸常用的治疗方式之一。其原理是未结合的胆红素经皮光异构化成为毒性较小的极性异构体。光疗后可出现红色斑疹;它具有自限性。有报道称,黑人及少数民族婴儿的皮肤治疗后变暗是由于黑素生成增加。也有关于紫外线灼伤及对摄入药物,特别是呋塞米的光毒性反应的报道。

青铜婴儿综合征是光疗的罕见并发症。患有肝病的婴儿容易出现卟啉、铜和胆红素光异构体的积聚。这些复合物的光破坏会导致皮肤、血清和尿液出现深灰褐色的色素沉着[40]。

手术瘢痕

如开腹手术和 Broviac 导管置入之类的手术操作可能会留下可怕的瘢痕(图 12.14)。手术切口的部位可出现脱发。

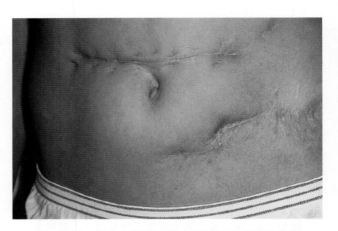

图 12.14　新生儿期坏死性小肠结肠炎术后的瘢痕

疫苗接种

目前,英国、爱尔兰和许多其他国家的医院都向所有新生儿提供卡介苗(BCG)疫苗。与年龄较大的儿童一样,不正确的注射方式可能会导致灾难性的后果,包括卡介苗病和损容性瘢痕。

（陈云刘 译,申春平　梁源　徐子刚 校）

参考文献 12.2

见章末二维码

第三篇　特应性皮炎和相关疾病

第13章　特应性皮炎的流行病学

Carsten Flohr, Jonathan I. Silverberg, Joy Wan, Sinéad M. Langan

摘要

　　特应性皮炎（atopic dermatitis，AD）因其高发病率及患病率，而成为一个重要的疾病。在本章中，我们回顾了流行病学研究中 AD 的定义，包括定义这种疾病的挑战及与目前各种定义之间的区别，以及他们对研究结果的影响。

我们将讨论现阶段对 AD 流行病学的认识，包括患病率、发病率及自然病程。在本章的最后几节中，我们评估了有关 AD 危险因素的证据以及我们目前对预防 AD 的了解。随着 AD 全球患病率的上升，预防疾病是流行病学的最终目标，并将成为一个宏伟目标。

要点

特应性皮炎的描述性流行病学

- 研究报道的 AD 患病率差异很大；调查显示部分发达国家中儿童 AD 的患病率较稳定为 10%~30%。发展中国家的患病率较低，但呈上升趋势。
- 大多数 AD 患者于出生后不久发病，也有部分患者在儿童后期或成年期开始发病。
- AD 的治疗花费高，会导致患者生活质量下降。
- 更多研究表明，许多患者在成年期有持续存在或反复发作的 AD。儿童期病情严重、早年发病、特应性疾病个人史及家族史都与 AD 预后不良有关。
- 由于城市化和社会经济提高引起的相关环境因素与 AD 病因相关。

特定危险因素

- 导致皮肤屏障受损和免疫失调的遗传易感因素与 AD 相关。
- 子宫内的环境影响，包括母亲的压力、孕期抗生素的使用和过敏原的接触，都会增加 AD 发生的风险。
- 已发现 AD 患儿肠道及皮肤菌群微生态存在变化，但仍需进一步研究来揭示其因果关系。
- 关于母乳喂养、特殊配方粉和辅食在 AD 易感性中的作用，研究数据各种各样。

- "卫生假说"认为 AD 可能是由较少暴露于某些病毒和细菌病原体导致的，但目前暂无证据表明特定感染会降低 AD 发生的风险。
- 暴露于刺激因素会加重 AD，增加皮肤致敏，尤其是在皮肤屏障受损的情况下。
- 过敏原的致敏与 AD 之间的关联强度在不同研究中差异很大，并且致敏原在 AD 中的病因学作用仍然不确定。
- 有证据表明特定的大气污染物（例如烟草烟雾）可能与 AD 相关。

AD 的预防

- 避免接触过敏原不能预防 AD。新的证据表明，早期接触易过敏食品可能会减少食物过敏。
- 产前服用益生菌可能与 AD 发病率降低有关，服用益生菌的时间及配方仍需进一步研究。
- 虽然益生元可能对配方奶喂养的婴儿有益，但支持应用益生元、合生元和 omega-3 长链多不饱和脂肪酸的证据仍有限。
- 最新研究证据表明，早期使用润肤剂可能对 AD 的一级预防有益。
- 英国一项对儿童使用软水剂的测试研究表明结果与常规护理相比无益。

为什么要研究特应性皮炎的流行病学？

　　皮肤病学教材中提到的流行病学通常仅限于简短描述皮肤疾病的发生率如何随年龄、性别和居住地区的变化而变化。尽管这类信息可能对量化疾病负担、提出疾病病因的假设很重要，但对于有皮肤病（如 AD）的患者而言，它几乎没有任何实际指导意义。现代临床流行病学远远超出了简单描述疾病负担的范畴。它包括了对 AD 病因或危险因素的研究，以及对评估预防和治疗措施的研究[1]。以前的研究多依赖于调查问卷和体格检查,最近的工作多通过遗传和免疫学方法更好地了解遗传和环境因素之间的相互作用。

AD 患病率不断上升[2-3],且需要长期治疗,其过程痛苦,花费高昂,治疗困难,因此近年来人们对 AD 流行病学研究的兴趣有所增加。此外,AD 往往是出生后最先出现的过敏性疾病,因此越来越多的出生队列对 AD 与食物过敏、枯草热、哮喘同时研究,以了解这些疾病之间的关系。本章概述了 AD 的基本流行病学,重点介绍当前知识的一些重要发展和差距。

参考文献 13.1

见章末二维码

AD 的定义——用于流行病学研究

- 在流行病学研究中定义 AD 较困难,因为命名和临床表现均存在异质性。
- 以问卷调查为基础的方法成本相对较低,可行且可扩展,适用于基于人群的研究。
- 在人群调查中定义 AD 的最佳方法尚缺乏共识。
- 自我报告、照顾者报告、医疗机构诊断 AD 或国际儿童哮喘和过敏研究(the International Study of Asthma and Allergies in Childhood, ISAAC)标准和其他方法,可能为 AD 的流行病学研究进行了充分有效的定义。
- 医生评估通常费用昂贵、劳动强度大,不适合人群的大规模研究,有可能会遗漏两次随访之间疾病复发的情况。
- 对于 AD 的流行病学研究,目前尚无足够"客观"的检测或生物标志物。

AD 在命名与临床表现上存在很大异质性,因此很难为流行病学研究准确定义 AD。AD 又称湿疹、特应性湿疹、儿童湿疹等。术语"湿疹"有许多不同的用途,包括作为 AD 最常用的同义词,作为形态学和/或组织学术语对多种病因进行描述,以及作为 AD 的诊断术语[1]。国际上 AD 缺乏标准化的命名,使其难以为流行病学研究制定一致有效的问卷。此外,AD 分布部位多变,典型部位通常为四肢屈侧,但也可能局限分布于四肢伸侧、头颈部或者泛发全身。AD 皮损形态多样,包括急性期出现渗出和水疱,亚急性期出现鳞屑,慢性期可出现苔藓化和瘙痒性结节,与银屑病皮损相比界限不清,程度不一,因此很难对 AD 的皮损进行特征的总结。由于很多成人患者皮损并未分布在四肢屈侧,较多累及头颈和手部,青春期和成人期发病的比例又很

大,使 AD 在成人中更难定义[2-3]。AD 的病程及发作时间也各不相同,可以表现为间歇性或慢性持续性病程,也可因季节变化、情绪因素及其他暴露因素而发病。目前,仍没有可以广泛用于 AD 诊断的生物标志物及客观诊断试验。

单纯依靠屈侧皮炎作为特征来定义 AD 是一种合理的方法。然而,这种方法会遗漏大量非屈侧皮炎的 AD 患者。Hanifin 和 Rajka 标准是 AD[4] 诊断的金标准,适用于临床试验,对于大规模群体研究过于繁琐,特异性较低[5-6]。国际上还有许多其他的诊断标准用于定义 AD[如日本皮肤病学会(Japanese Dermatological Association)、韩国皮肤病学会(Korean Dermatological Association)、美国皮肤病学会(American Academy of Dermatology)等]。然而,AD 的这些定义在流行病学研究中尚未得到很好的验证。1990 年,由 16 名医生组成的英国工作小组(UKWP)对 Hanifin 和 Rajka 标准进行了修改,制订了条目最少的,仅含有 6 条标准的诊断标准(见框图 13.1)[7]。可见的屈侧皮炎需要由一个训练有素的观察者来确定,并针对这种症状制订了一个培训和质量控制测试方案[8](图 13.1)。在不同地理环境(包括罗马尼亚[9]和中国[10])中的医院和社区人群,对 UKWP 诊断标准进行了 19 项验证研究,发现其灵敏度为 10% ~ 100%,特异度为 89% ~ 99%[11]。

根据研究设计和目的的不同,在流行病学研究中有几种定义 AD 的方法。在基于人群的研究中,问卷调查最常用,有时也会包含查体。在临床流行病学研究中,更常使用体格检查和临床标准。由于不同研究之间,定义的 AD 标准不同,很难在世界范围内进行 AD 的患病率和疾病相关性的比较。

框图 13.1　应用于流行病学研究中的特应性皮炎 UK 诊断标准

必要条件:

- 过去 12 个月存在皮肤瘙痒(或父母诉患儿搔抓或摩擦)

加上以下标准中的 3 项或更多:

- 屈侧皮肤褶皱处受累的病史(肘窝、腘窝、足踝前、颈部、眼周)
- 哮喘或过敏性鼻炎病史(或<4 岁儿童的一级亲属的特应性疾病病史)
- 过去 1 年全身皮肤干燥
- 2 岁以前发病(不适用于<4 岁儿童)
- 可见的屈侧湿疹样皮炎(4 岁以下儿童包括面颊/前额或四肢伸侧皮炎)

资料来源:Williams et al. 1994[7].

观察者记录"屈侧皮炎"特征流程

A.4岁及以上患者

你的任务是尽可能一致地记录"屈侧皮炎"这一皮肤特征的出现/未出现。

判断是否具有这种特征,需考虑以下两方面:

第1步皮炎的表现

皮炎的定义:具有皮肤表面变化的边界不清的红斑(红晕),"皮肤表面变化"可指少量鳞屑、水疱、渗出、结痂或苔藓样变。下列照片可以帮助你:

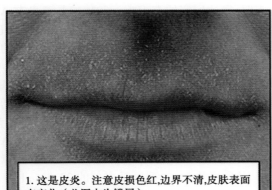

1. 这是皮炎。注意皮损色红,边界不清,皮肤表面有变化(此图中为鳞屑)

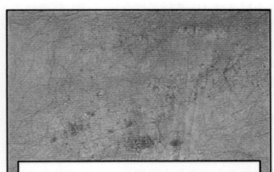

4. 这是白种人皮肤的苔藓样变。苔藓样变为搔抓导致的皮肤增厚。皮纹加重,皮肤变厚

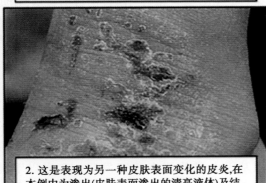

2. 这是表现为另一种皮肤表面变化的皮炎,在本例中为渗出(皮肤表面渗出的清亮液体)及结痂(痂皮)

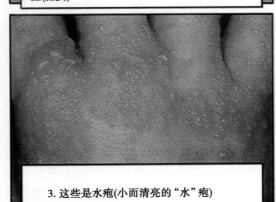

3. 这些是水疱(小而清亮的"水"疱)

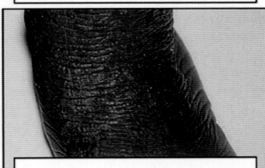

5. 这是黑种人皮肤的苔藓样变。注意加重的皮肤褶皱及炎症后色素沉着

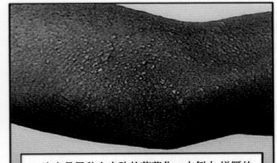

6. 这也是黑种人皮肤的苔藓化。本例中,增厚的皮肤含有小而扁平的毛囊性丘疹,又称"毛囊苔藓样变"

图 13.1 用照相方法确定可见屈侧皮炎的体征。资料来源:Adapted from Williams et al. 1995[8]. See also https://www.nottingham.ac.uk/~mzzfaq/dermatology/eczema.

第
三
篇

问卷调查的优点包括实施成本相对较低，基于人群的研究具有良好的可行性和扩展性。然而，关于在人口调查中定义 AD 的最佳方法缺乏共识。一些研究只依靠询问患者或其护理者是否患"湿疹"这单一问题来诊断（其有效性通常是未知的）。有些研究依靠医疗机构在过去一年中诊断 AD 或湿疹的病史来诊断。这种方法以前在皮肤病学实践中得到验证，发现具有良好的效度[12]。然而，这些方法需要利用医疗保健资源，在不同国家和地区之间差异很大，有可能会低估 AD 的患病率。ISAAC 和国家健康与营养检查调查学会，使用以下 3 个标准对 AD 进行了综合定义，即：瘙痒性皮疹至少存在 6 个月，过去 12 个月存在类似皮疹，以及屈侧皮炎。该标准类似于 Hanifin 和 Rajka AD 标准的三条主要特征或 UKWP 标准，已在多个国家中的儿童进行了验证，发现其特异度较高，灵敏度差异较大[13-17]。然而，因为该标准的灵敏度尚未在成人中进行充分测试，有一定的局限性[18-19]。

医生检查的优点在于相对客观，可以将 AD 与其他类似皮肤病相鉴别。然而，在 AD 的流行病学研究中使用医生检查这个方法有几个局限性。医生评估往往费用高昂，劳动力要求高，在大规模的人口研究中不可行。此外，AD 往往有一个发作缓解过程，在某些时候可表现为典型 AD，而在随访时疾病可能并非发作期。许多诊断标准可能并不适合人群研究，因为它们可能无法准确地在患者或护理人员填写的调查问卷中得到体现，使疾病的患病率降低，从而降低诊断标准对疾病的预测价值；同时，由于疑似病例的增加，产生很多错误分类[5]。此外，正式的 AD 诊断标准很少用于日常临床工作，即使在医生之间，AD 的定义也存在相当大的异质性，这取决于他们的医疗背景或执业国家[20]。对基于健康记录和保险索赔数据进行的回顾性研究也都具有局限性[21]。

在"特应性"皮炎的一些严格定义中[千禧年标准（Millennium criteria）[22]]，通常包括一些"客观"检查，例如血清总 IgE 或特异性 IgE 水平升高以及皮肤点刺试验阳性。然而，在基于人群的研究中，如需要满足这些因素，可能会排除高达 2/3 的具有该类疾病表型的个体[23-24]。在人群研究中，在发现更好的疾病标志物之前，应避免过度依赖实验室指标，因为这些指标可能是病情严重的住院患者出现的继发表现。在没有特异性客观诊断检测指标的情况下，流行病学研究中 AD 的诊断最好采用临床诊断标准（例如 UKWP）或类似的调查问卷，或医生诊断为 AD 或湿疹的调查评估表。必须使用可重复、便捷、易被研究人群接受且与我们的 AD 临床概念非常吻合的有效评估来定义 AD[5]。

参考文献 13.2

见章末二维码

特应性皮炎的描述性流行病学

患病率和发病率

由于评估 AD 的时间段和方法非常不同，很难将不同国家之间的 AD 患病率进行比较。对于大多数流行病学研究，研究者建议使用测量 1 年期间内的疾病患病率的方法，以反映 AD 发病的间歇性以及季节因素的影响。在世界各国，已经进行了许多基于社区和人群的患病率调查，各国报道的患病率大不相同[1-30]。调查表明，发达国家约有 10%~30% 的儿童患有 AD，其中一些研究也表明，近年来这些患病率的估计值处于稳定状态[2,4,12,31]。相比之下，发展中国家 AD 的患病率普遍较低，但呈上升趋势[8,32]。

迄今为止，ISSAC 已经发表了关于 AD 患病率及流行趋势的最全面数据[4,31,33]。ISAAC 研究包括 3 个阶段，纳入了来自 100 多个国家的近 200 万名儿童，通过问卷调查，使用修订后的"英国标准"来诊断 AD，发现不同国家的 AD 患病率差异很大，6~7 岁儿童的患病率，从印度的 0.9% 到厄瓜多尔的 22.5%；13~14 岁儿童的患病率，从中国的 0.2% 到哥伦比亚的 24.6%[31]。来自 ISAAC 第一和第三阶段的数据显示，发展中国家 13~14 岁青少年的 AD 患病率在 5~10 年内呈上升趋势，但许多发达地区的患病率没有显著变化，甚至有所下降[32]。相比之下，在发达国家和发展中国家中，6~7 岁儿童 AD 的患病率持续上升。

一项对 1990—2010 年的 69 项国际 AD 变化趋势的研究进行了系统回顾总结，发现在某些发达国家，AD 的终生患病率超过 20%，非洲、东亚、西欧和北欧部分地区的 AD 患病率也在上升[8]。美国两项基于人群的调查研究发现，18 岁以下儿童 AD 的平均患病率从 2003—2004 年的 10.2% 上升到 2007—2008 年的 12.98%[34-35]，不同州和地区之间患病率也有所不同（8.7%~18.1%）[34]。最后，关于成人 AD 的患病率数据很少。迄今为止，来自美国、日本、澳大利亚、俄罗斯和苏格兰的研究发现，成人 AD 的患病率为 2%~10%[36-42]。

严重程度

从公共卫生角度，AD 的严重程度要比 AD 的总患病率（可能包括许多轻度患者）更有意义，因为严重程度很可能决定哪些人使用或需要使用现有的卫生服务。很少有研究严格检查了社区中 AD 的严重程度分布情况。在英格兰诺丁汉进行的一项基于人群的研究发现，居住在英格兰诺丁汉附近的 1 760 名儿童中，AD 的严重程度（由皮肤科医生定义）分布为：轻度占 84%，中度占 14% 和重度占 2%[43]。在美国对 10 386 名 AD 患儿的调查中，轻度占 67%，中度占 26%，重度占 7%[35]。有研究也发现,AD 的严重程度分布会随地理位置差异而变化[44]。

发病率

在 WHO 2010 年全球疾病负担的调查中,就伤残调整寿命年和患病年数而言,AD 在常见皮肤疾病中排名第一[45-46]。AD 对儿童健康相关生活质量的影响与哮喘和糖尿病等其他慢性疾病的影响相当[47]。此外,生活质量的下降似乎与 AD 的严重程度直接相关[48]。一项基于美国人口的研究发现:25%～33% 的 AD 成人患者有疲劳、嗜睡和/或失眠,这些都是导致患者整体健康状况较差、请病假和频繁就诊的重要因素[49]。与长期抓挠、失眠和可见的皮肤病的耻辱感相关的心理疾病也会在相当程度上影响患者家庭[50-51]。最近的研究发现,儿童和成人 AD 患者,尤其是重度患者,患多动症、抑郁症、焦虑症和行为障碍的风险明显增加[52-53]。AD 患儿还会伴有许多共患病,整体健康状况较差[35]。在美国进行的两项人群的调查中,大约 1/5 的成人 AD 患者符合重度抑郁症的临床标准,或被医生诊断为抑郁症[54-57]。AD 与非过敏性共病的关系是一个日益增长的研究领域。早期研究表明,AD 可能与斑秃、白癜风、类风湿性关节炎、炎症性肠病和皮肤外感染的风险增加有关,但与 1 型糖尿病和某些癌症的风险降低有关[58-62]。

费用

AD 是一种花费高昂的疾病,其经济负担类似于其他慢性疾病,如肺气肿、哮喘和癫痫[63-64]。虽然关于疾病花费的研究相对较少,但英国、美国、德国、澳大利亚和荷兰的先前研究发现,各国的费用差异很大,可能是由于研究的人群的差异(基于医院的研究与基于社区的研究),而成本要素包括在内[64-65]。在一项研究中,AD 的年费用接近 38 亿美元。这些估算通常还不包括与 AD 相关的共患病的治疗费用或其他间接费用,这两者也可能花费很多[66-67]。因此,AD 的经济负担相对讲很重,可能比以前报道的负担要重得多。

年龄、性别及自然病程

大多数情况下,儿童 AD 始于婴儿期[17,68],也可在儿童后期甚至成年期开始发病[69-70]。在 Avon 亲子纵向研究(Avon Longitudinal Study of Parents and Children,ALSPAC)[69-70] 的子样本研究中,随机选择了 1 509 位儿童,从出生随访至 5 岁,其中 33% 在 18 个月前发病,18% 在 18 个月后发病[71]。成年发病的 AD 也逐渐被认识到[69,72]。新加坡和尼日利亚的两项研究发现,三级皮肤病诊疗机构的 AD 患者中有 13.6%～24.5% 在 21 岁以后发病[73-74]。

一项系统综述和荟萃分析表明:AD 特征具有异质性,因地区和年龄而异。AD 最常见的特征是:瘙痒、苔藓样变和干皮症。非洲该方面的研究显示,丘疹苔藓样变、掌纹征、鱼鳞病和眶周黑晕更常见[75]。

人们先前已注意到 AD 具有轻微的性别差异,即女性患病率略高。ISAAC 第三阶段评估了两个不同年龄组(6～7 岁和 13～14 岁)的 100 余万名儿童,发现女孩现患 AD 的发生率略高于男孩,尤其在大年龄组[31]。尽管 ISAAC 的研究者认为,将刺激性或过敏性皮炎错误地归类为 AD,可能能够解释他们观察到的性别差异;但另一项针对英国怀特岛出生队列中 1 456 名儿童的研究也发现,女孩在 10 岁以后的 AD 患病率要高于男孩[76]。然而,不同研究发现的性别差异情况并不一致[34]。

很少有纵向研究调查过 AD 的自然病程,在医院中研究的 AD 病例的预后(通常为重度 AD)与社区中大多数轻度 AD 病例的预后不应被假定是相同的。对定义明确的 AD 人群的研究表明,到 16 岁时,患者的症状缓解率约为 60%[77-78]。事实上,真正的缓解率可能更低,因为许多人可能在成年期的某个阶段复发(例如,由于手部发炎引起的湿疹)。两项使用儿科 AD 登记系统进行的研究显示,大多数患者报告了在儿童期的每个年龄段以及成年早期 AD 都有发作,提示:轻、中度的儿童 AD 患者直到成年期仍持续发作,也需要关注[79]。老年患者就医次数相对少,可能会产生 AD 随着年龄增长逐渐缓解的错误认识[80]。

有两项出生队列研究,调查了来自英国的 9 894 名儿童(ALSPAC 研究)和来自荷兰的 3 652 名儿童(PIA-MA 研究),结果明确了儿童 AD 的不同亚型。最常见的是早期发作-早期缓解型 AD,这一类型与男性这一性别因素相关。早期发作-持续型和早期发作-晚期缓解型与 AD 遗传风险评分以及个人和父母的特应性疾病病史密切相关。中期发作-缓解型是一个新定义的 AD 亚型,它与 FLG 基因突变无关,但与哮喘密切相关[81]。

严重的儿童期 AD、早期发病以及哮喘或枯草热的个人或家族史可能是 AD 预后较差的预示因素[77-78,82]。需要特别提到一项出生队列研究(多中心过敏研究),该研究针对德国 1 314 名儿童从出生随访到 7 岁,包括定期体检、父母访谈和特异性 IgE 水平检测,结果显示:在 2 岁前患有 AD 的 21.5% 儿童中,43.2% 在 3 岁时完全缓解,38.3% 出现间歇性发作,18.7% 每年出现 AD 症状。IgE 致敏(校正累积优势比为 2.76,95% 置信区间为 1.29～5.910)及早期疾病严重程度(校正累积优势比为 5.86,95% 置信区间为 3.04～11.29)与 AD 预后有关。有趣的是,未合并哮喘的早年发病 AD 患者,在入学时发生哮喘的风险并未增加(矫正累积优势比为 1.11,95% 置信区间为 0.56～2.20)[83]。丝聚蛋白是一种重要的表皮屏障蛋白(见第14章),研究发现丝聚蛋白基因突变可引起蛋白功能缺失,伴有该基因突变的 AD 患者发病更早且症状更顽固[79,84]。

种族及移民研究

一些研究已经将种族因素作为 AD 的致病因素进行研究,特别是来自同一国家不同种族的社区研究对得出结论很有帮助。例如,出生在英国的加勒比黑人儿童和出生在澳大利亚的中国儿童,要比当地同龄白种人患 AD 的风险增加[85-86]。由于这些研究记录的是 AD 的时点患病率,因此很难说这些患病率差异是由于疾病的慢性发作特点引起的,还是种族差异导致的。另一项针对居住在莱斯特(英国地名)的亚裔儿童的研究发现,不同种族之间 AD 的患病率没有差异,尽管亚裔儿童在当地皮肤科就诊的可能性是本地儿童的 3 倍,这可能反映了患儿父母不熟悉患儿病情[87]。相比之下,在一项基于美国人口的研究中,即使在控制了社会经济因素之后,仍发现黑人或非裔美国人更容易患 AD[34]。此外,AD 严重程度分布也可能因种族和民族不同而不同[44]。

移民研究有助于揭示环境因素在 AD 病因中的重要作用。对夏威夷的中国移民和移民至新西兰的托克劳儿童的研究发现,与原籍国家的类似基因群体相比,移民儿童的 AD 患病率大大增加[88]。另一项研究发现,无论采用何种方法诊断 AD,居住在伦敦的加勒比黑人儿童患上 AD 的可能性是居住在牙买加金斯敦的同类儿童的 3 倍左右。研究发现,在一些国家中,移民与本土出生的人相比,AD 患病率较低[3,89-92]。一项美国的研究发现,在国外出生的孩子,特别是父母也在国外出生的孩子,与美国本土出生的孩子相比,患 AD 的概率更低[93]。但是,这种保护作用随时间推移而下降,因为与在美国居住不到 2 年的外国出生的孩子相比,在美国长期居住 10 年或更长时间的外国出生的儿童患 AD 的风险更高。总之,这些移民研究支持以下观念:与城市化和"西方"生活方式相关的环境因素在 AD 的病因学中很重要。

社会阶层及家庭规模

据研究报道:AD 表现出与社会阶级梯度较强的相关性(即它在社会经济地位较高的群体中更常见)[94]。虽然这种趋势可能是由于处于社会经济优势群体的母亲报告湿疹的次数增多或医生记录增多所致,但在 20 世纪 70 年代英国一项针对儿童的全国出生队列研究中,在接受湿疹检查的儿童中也发现了相同的趋势[95]。在进一步的研究中,较高的家庭收入和父母教育水平仍然是 AD 发生的独立危险因

素[34,91,96]。亦有研究发现:大家庭中的孩子患 AD 的风险也有所降低,尤其是在有哥哥姐姐的家庭[34,97]。在枯草热、哮喘、皮肤试验反应以及过敏原特异性 IgE 水平方面也有类似的发现。这些观察结果导致了所谓的"卫生学假说"的形成,即在过去几十年中,减少接触某些微生物可能是导致过敏症患病率增加的原因(见卫生学假说)。

地理差异

尽管发达国家中多达 30% 的儿童患有 AD,但在许多发展中国家,AD 的患病率较低[33]。但是,发展中国家很少出现 AD 的观点现在受到了来自 ISAAC 的数据的挑战,该数据表明 AD 症状在拉丁美洲和非洲的城市中变得越来越常见[32]。此外,同一国家内的城市和农村地区之间往往存在差距。例如,在美国、中国、瑞典和埃塞俄比亚进行的研究表明:发病率在城乡之间存在明显差异[28,34,98-99]。最后,气候因素也可能是导致 AD 发病的地理差异。两项生态学研究发现,在日晒增加、温度升高和湿度较大的地区,AD 的患病率较低[100-101]。然而,与此相反,另一项研究发现,在有 AD 的患者中,较高的温度和过多的阳光照射与 AD 疾病控制较差有关[102]。

长期趋势

有证据表明,在过去 30 年中,AD 的患病率增加了 2~3 倍[32,103]。其中一些变化反映了父母和医生对疾病的认识增加的长期趋势。但是,随着时间的推移,对皮肤点刺试验、哮喘和枯草热这些不易诊断的症状的研究也观察到了类似的趋势。在比较性的横断面调查研究中发现 AD 的患病率上升[13,103],更令人信服的是,在日本和美国的基于人口的纵向研究中[30,104]以及作为 ISAAC 的一部分进行的两次大规模的全球性 AD 调查中也发现 AD 的患病率有所增加[32]。ISAAC 的调查显示,无论是发达国家还是发展中国家,AD 发病率在较年幼的儿童(6~7 岁)中仍呈上升趋势,而在以前 AD 发病率较高的一些国家,AD 发病率在较年长的儿童(13~14 岁)中似乎趋于平稳。在对 AD 的国际时间趋势进行的系统回顾中,1990—2010 年,非洲、东亚、西欧和北欧部分地区的 AD 患病率似乎有所增加[8]。AD 发病率升高的原因尚不清楚,遗传易感基础上的环境因素是最可能的解释原因(请参阅特殊危险因素)。此外,ISAAC 的调查结果表明,在一些国家中,AD 的发病率稳定,可能很快达到最高水平[32]。

参考文献 13.3

见章末二维码

特殊危险因素

遗传因素

强有力的证据表明遗传因素在 AD 易感性中很重要。除了家庭研究,双胞胎研究还显示:同卵双胞胎的 AD 发病一致性要高于异卵双胞胎[1]。一项针对基于人群的双胞胎研究的系统综述估计,AD 的遗传可能性约为 75%[2]。通过对 AD 家族的全基因组筛查,发现了 AD 与其他皮肤病(特别是银屑病)以及炎症性和自身免疫性疾病[3]有重叠的染色体区域。针对这些基因以及候选基因的研究表明,皮肤屏障受损的遗传易感性[例如,位于第 1q21 号染色体表皮分化复合体内的丝聚蛋白(FLG)基因的功能缺失性突变]对于 AD 的发病机制尤为重要[4-5]。此外,免疫失调的遗传易感性也有助于 AD 的发病。迄今为止,全基因组关联研究和荟萃分析已鉴定出总共 31 个 AD 易感基因位点,其中许多位点与先天免疫信号转导和 T 细胞功能有关[6]。然而,仅靠遗传学并不能解释过去几十年来 AD 患病率的上升。从遗传学角度也很难解释 AD 自发缓解的倾向。AD 的遗传和环境因素可能是协同作用而不是相互竞争,并且前面所述的社会阶层梯度、地理差异和移民研究都非常有力地指出了环境因素在 AD 表型的表达中起着至关重要的作用(遗传因素将在第 14 章中详细讨论)。

胎儿风险预测

应注意区分在子宫内或生命早期起作用的遗传因素和环境因素。由于绝大多数 AD 病例都在出生后的第一年出现,遗传性与母体之间的联系更为紧密[7]。因此可以合理地假设,在子宫内或婴儿早期发挥作用的环境因素可能对疾病表达更重要。在一项系统回顾中发现:产前母亲的压力与后代中 AD 及其他特应性疾病的风险较高有关[8]。胎儿免疫球蛋白最早可在妊娠 26 周时被检测到,并且在羊水中检测到了屋尘螨过敏原 Der p 1[9]。特应性体质母亲的羊水中 IgE 水平也高于非特应性体质的母亲[9]。羊水主要通过胎儿的肠道吸收[10],因为与胎儿的肺和皮肤相比,胎儿的肠道具有成熟的抗原呈递细胞,因此胎儿肠道是最可能的致敏部位[9]。此外,与 IgG 结合的变应原可在孕晚期进入胎盘[11]。人们认为,这种早期过敏反应代表了儿童免疫系统发展及其区分"敌友"能力的关键第一步。从进化角度看,蠕虫寄生虫可能是儿童生存的重要威胁,人类宿主对寄生虫的免疫反应原则上是过敏性反应,其特征是总 IgE 和特异性 IgE 升高、Th2 型细胞因子过表达和嗜酸性粒细胞增多。现研究已显示,在流行地区,胎儿在母体感染的子宫内暴露于蠕虫抗原,感染寄生虫的母亲所生婴儿的脐带血淋巴细胞能够产生寄生虫特异性免疫球蛋白。使这些婴幼儿在将来不仅可以识别寄生虫抗原,而且还对寄生虫抗原产生一定程度的免疫耐受[12]。特应性和过敏性疾病可以通过已知的某些蠕虫抗原与环境过敏原(如屋尘螨)之间的交叉反应得到保护作用[13]。该假说的支持证据来自乌干达 103 对母婴的出生队列研究,该研究显示,母亲孕晚期 3 个月感染蠕虫的儿童,到 15 月龄大时,累积 AD 风险降低了 74%(调整后的 OR 为 0.26,95% 置信区间为 0.08~0.83[13])。因此,寄生虫感染的减少可能是 AD 在过去几十年中在发达国家越来越常见的原因之一[13]。此外,胎儿免疫系统通常倾向于以 2 型 T 辅助细胞为主的环境,其特征是 IL-4、IL-13 和 IL-10 的过度表达,可能是为了抑制母体免疫系统对胎儿的潜在排斥反应[14]。在患过敏性疾病的儿童中,出生后仍会保留 2 型 T 辅助细胞的优势,因为特应性母亲所生的新生儿一直具有 γ 干扰素(IFN-γ)减少的特征[15]。关于除寄生虫以外的"环境因素",一项研究表明,儿童后期的猫的特异性 IgE 与胎儿期脐带血中猫的特异性 IgG 之间可能存在反比关系[16]。总体而言,这些观察结果表明,母亲的高致敏原暴露导致后代的低过敏风险,但是这些可能只是其中的一些因素。例如,目前对妊娠期间病毒和细菌感染的作用以及后代发生 AD 风险的作用知之甚少,迄今为止,很少有研究结果显示令人信服的关联性[17-18]。但是,子宫内抗生素暴露的增加与 AD 风险增加有关[19],并具有剂量相关性。并且在出生后 2 年内频繁使用抗生素对变应性疾病的临床表达也有类似的促进作用[20-21]。一项对出生后抗生素暴露的研究进行的荟萃分析估计,出生后第一年内使用抗生素的儿童患 AD 的总体可能性增加了 40%,并且观察到抗生素使用每增加一个疗程,AD 发生概率可能就会增加 7%[22]。

肠道菌群和皮肤微生态的作用

显然,肠道的共生菌群在新生儿免疫系统的"教育"中起着重要作用[23]。一些研究人员认为,在子宫内和生命早期使用抗生素可能对肠道菌群的组成产生直接影响。这进而阻止从出生时以 2 型 T 辅助细胞占优势的环境向富含 1 型 T 辅助细胞的环境为主的正常转移,从而诱发过敏性疾病[24]。产前因素,如妊娠期和分娩方式,以及其他环境暴露,如饮食和家庭规模的大小,也与 AD 患儿肠道菌群的改变有关[25]。间接证据也来自于对患和不患有 AD 的儿童肠道菌群的比较研究。后者的乳酸杆菌明显增多,但肠杆菌明显减少,这些变化先于 AD 的临床表现[26]。在随后发展为 AD 和过敏性疾病儿童的早期肠道菌群多样性也降低[27]。肠道菌群组成的改变不仅可以改变菌群对婴儿肠道黏膜免疫系统的刺激，而且增加了过敏原的暴露，进一步促进了过敏性疾病的发生。事实上，有一些证据表明，AD 中肠黏膜的通透性增加[28]。然而，所有这些结果都需要谨慎对待，还需要进一步的纵向研究，在对 AD 进行仔细的表型分析的同时，依次测量早期肠道菌群组成。

皮肤微生态通常由数百种不同的细菌组成，但大多数是丙酸杆菌、葡萄球菌和棒状杆菌，皮肤微生态也被认为是 AD 发病机制的潜在驱动因素（见第 3 章）。皮肤微生态与皮肤免疫系统之间存在连续的相互作用，皮肤共生细菌在宿主防御通路、调节 T 细胞功能和皮肤固有免疫因子的表达中发挥着重要作用[29]。AD 皮肤中微生物菌群组成与正常皮肤有显著差异，特别是金黄色葡萄球菌丰度增加[30]。已知葡萄球菌定植在皮肤的数量与湿疹严重程度及皮肤屏障功能（由经表皮水分丢失量）障碍有关[31-33]。在小鼠模型中也已证明，金黄色葡萄球菌的定植及皮肤功能障碍会导致湿疹性炎症[34]。最近报道，共生菌表皮葡萄球菌也与 AD 的发生有关，因为金黄色葡萄球菌及表皮葡萄球菌过量使其他皮肤微生物的多样性减少，这与 AD 发生有关[35]。然而，尽管这些研究结果表明皮肤微生态和 AD 之间存在联系，但皮肤微生态失调是直接导致 AD，还是仅仅反映了 AD 表皮屏障的受损和免疫失调仍然是未知的。

护理及婴儿喂养

母乳喂养在建立产后正常肠道菌群方面发挥重要作用，许多人也认为母乳喂养是预防 AD 发生的重要策略，特别是在高危家庭的儿童中。然而，一项荟萃分析得出结论，没有令人信服的证据证明纯母乳喂养至少 3 个月对 AD 有保护作用[36]。例如，在白俄罗斯进行的一项随机对照试验未能发现延长或完全母乳喂养对 AD 或其他过敏症的发展有任何有益的影响。即使只比较配方奶粉和纯母乳喂养的研究，其保护作用也是微不足道的[36]。

然而，来自德国一项大型介入性出生队列的一些证据表明，某些牛奶水解产物可以降低高危儿童的 AD 风险[37]，但在此之前发表的 Cochrane 综述列举了大量证据并得出结论：牛奶水解产物并没有这种效果[38]。也没有证据表明高风险儿童在进行大豆配方喂养或其母亲在妊娠期及哺乳期回避食物过敏原能改变 AD 的风险[39-40]。此外，不经过选择地对 AD 患儿进行规避鸡蛋和牛奶的饮食喂养似乎也没有任何益处[41]。然而，一项研究表明，如果 AD 婴儿的鸡蛋特异性 IgE 水平升高，则规避鸡蛋饮食可能会显著改善疾病严重程度[41]（详见第 19 章）。

两项研究表明，在出生后前几个月接触辅食的婴儿患 AD 的风险增加[42-43]，但其他三项研究发现了相反的效果[44-46]，即延迟摄入固体食物与 AD 发生有关。有人提出反向因果关系作为解释，但没有发现父母患过敏性疾病在喂养习惯中发挥作用的证据[46]。动物研究也有越来越多的证据表明，早期摄入潜在的过敏性食物可能会诱发耐受而不是过敏[47]。因此，已经进行了一些干预研究，试图解决这种部分矛盾的证据。在 LEAP（Learn Early About Peanut）试验中，超过 600 名患有严重 AD 和/或鸡蛋过敏的婴儿被随机分为在 5 岁之前食用或避免食用花生两组；17% 避免食用花生的儿童在 5 岁时发生花生过敏，而食用花生的儿童只有 3% 发生过敏[48]。在耐受性调查（Enquire About Tolerance，EAT）研究中，超过 1 300 名纯母乳喂养的婴儿在 3 个月大时被随机分为两组：早期引入六种过敏性食物（花生、熟鸡蛋、牛奶、芝麻、鳕鱼和小麦）或纯母乳喂养直到 6 个月大。在意向性分析中，引入一种或多种食物的过敏率没有差异，但在遵循研究方案分析中，早期引入食物组的过敏率显著降低（2.4% vs. 7.3%）[49]。虽然这些结果支持早期引入过敏性食物可能诱导耐受的观点，但该研究发现，纯母乳喂养的时间长短对 AD 发病风险没有影响[49]。

卫生学假说

AD 在规模较小和社会经济地位较高的家庭的儿童中更为常见，有人认为这可能是由于某些病毒和细菌病原体的暴露程度较低[50]。换言之，特定的微生物抗原对免疫系统是必要的刺激，以促进免疫系统的发育，但当这种必要的刺激缺失了，过敏性疾病就会发生[51]。而且，婴儿日托护理、接触内毒素、食用未经灭菌消毒的农场牛奶以及早年与狗一同生活都对 AD 的发生具有保护作用，这种保护作用通过非病理性微生物刺激婴儿的免疫系统来实现[52]。例如，一项系统综述和荟萃分析发现，出生后第一年内在农场接触过敏原具有显著的保护作用[53]。从免疫学角度来讲，这可以用缺乏对 T 细胞介导的抗炎细胞因子（如 IL-10 和转化生长因子-β）的刺激来解释[54-55]。然而，目前尚无明确的流行病学证据表明暴露于特定感染可降低 AD 的风险。事实上，前瞻性研究有充分证据表明，某些儿童期感染（如麻疹）与 AD 发病风险增加有关[52]。此外，即使没有儿童早期感染因素，兄弟姐妹数量增加所导致的 AD 风险降低似乎仍然存在，这表明产后早期甚至产前因素在过敏的发生发展中起着重要作用[56]。在这个背景下，有人认为肠道菌群的改变（例如由频繁使用抗生素引起）可能引起 AD 发生[26]。然而,绝大多数产前或生后使用益生菌预防和治疗 AD 的干预研究都未得出令人满意的结果[57-58],目前两者都不能推荐临床常规使用。我们还需进一步研究不同的益生菌菌株。

刺激物与清洗方式

与过敏性鼻炎不同,AD 中很少记录与临床相关的变应原,而刺激物在引发皮肤炎症方面的作用可能更显著[59]。环境湿度低、过度使用肥皂和其他主要家庭刺激物,以及可能的空气污染等都可能直接加剧了皮肤疾病,间接增加了敏感性,特别是对具有皮肤屏障功能障碍的遗传倾向的儿童[59]。在英国的出生队列研究中,15 月龄大时过度使用家用化学产品以及频繁洗澡与在 30~42 月龄大时 AD 的增加有关[60]。然而,AD 儿童的最佳沐浴频率仍无定论。在对文献的回顾中,赞成每天至少洗澡一次的研究超过了赞成每天少于一次洗澡的研究,但证据仍然有局限性[61]。还需要更多的前瞻性数据,以了解遗传因素与环境因素如何相互作用。

宠物

尽管宠物经常被认为是导致 AD 和其他过敏性疾病的原因,但一项针对横断面研究和队列研究的系统综述未能找到任何证据表明在出生前或出生时与毛茸茸的宠物接触会增加后续患 AD 的风险。事实上,另一项针对出生队列研究的系统综述和荟萃分析甚至显示,宠物(例如狗等)总体上对婴儿期或儿童期罹患 AD 具有保护作用[62]。

感染

AD 患者特有的干燥皮肤和细胞因子环境有利于病原体的定植,如单纯疱疹病毒[63]和金黄色葡萄球菌。金黄色葡萄球菌是一种与维持皮肤炎症相关的微生物,亦可引起机体产生过敏反应[30]。约有 5%~30% 的正常人皮肤表面有金黄色葡萄球菌定植,而与之相比,AD 患者定植的比例高达 90%[30]。人们发现除了定植增加外,AD 患者皮肤表面的金黄色葡萄球菌约半数会产生毒素。尽管如此,尚未证明减少金黄色葡萄球菌的定植可以有效治疗 AD[64]。然而,越来越多关于皮肤微生态的研究表明,皮肤微生态紊乱不仅是葡萄球菌的增加,也可能参与了 AD 的发病机制。AD 的发生与皮肤微生态菌群多样性的显著减少及表皮葡萄球菌丰度增加有关[35]。一些研究也表明糠秕孢子菌可能通过形成自身抗体导致 AD 加重[65-66]。

变应性致敏和"过敏进程"

关于变应性致敏(即对常见环境过敏原的皮肤点刺试验阳性或特异性 IgE 水平升高)是否是 AD 的一个基本特征,皮肤科文献中存在很多争论[65]。早期研究表明 AD 中血清总 IgE 水平非常高,体外研究表明,湿疹皮肤富含携带 IgE 的抗原呈递树突状细胞,这被认为有助于捕获环境过敏原[67]。实际上,吸入屋尘螨过敏原可引起易感患者的湿疹样皮损,在特应性斑贴试验中,患者皮肤接受气源性过敏原检测后,IgE 受体可作为介质诱发 AD[68]。对出生队列研究的系统回顾和荟萃分析还发现,在有食物过敏的儿童中,2 岁以内患婴儿湿疹的风险增加了 2.7 倍[69]。因此,许多人认为变应性致敏是儿童 AD 的一个组成部分和潜在原因。尽管儿童 AD 的潜在免疫机制已经了解得很详细,但致敏在儿童湿疹中的病因学作用仍然不确定[70]。实际上,系统综述表明,变应性致敏与 AD 之间的关联强度在研究之间的差异很大[65]。在医院环境中,高达 50% 的 AD 患者没有致敏,在社区环境中致敏个体的比例往往更低,医院和社区患者之间的疾病严重程度存在差异,可能是这一发现的部分原因[65]。变应性致敏和 AD 表型之间的关联强度在发展中国家和工业化国家之间也不同。作为 ISAAC 的一部分,从 22 个国家的 31 000 名 8~12 岁儿童收集的基于人群的数据显示,即使在儿科人群中采用相同的严格的诊断标准和体格检查,低收入国家与高收入国家相比,变应性致敏与屈侧湿疹之间的关联强度仍然更弱[71]。一种解释是,在高收入国家,致敏和 AD 之间的联系主要是由于共同的原因,而不是直接的因果关系[71]。此外,澳大利亚一项针对高危儿童的出生队列研究发现,18 月龄时的变应性致敏与 5 岁时是否患湿疹无关[72]。然而,在同一项研究中,18 月龄时的 AD 的皮肤症状是 5 岁时皮肤点刺试验阳性的重要预测因子(调整 OR 为 1.67,95% 置信区间为 1.20~2.33),提示致敏是 AD 的继发现象而不是首发因素。

"变应性致敏是 AD 继发现象"的观念在"过敏进程"的概念中被提及,过敏进程的特点是 AD 在生命早期发生,随后发展为哮喘和过敏性鼻炎的这样一个过程。据推测,经皮变应性致敏是通过 AD 有缺陷的皮肤屏障发生的,因此导致其他各种过敏性疾病的发展[73]。然而,只有 1/3 的 AD 患者发展为哮喘,2/3 的患者发展为过敏性鼻炎,即使这些患者中有些人的临床发展符合过敏进程,即使特应性皮炎、过敏性鼻炎和哮喘常常同时并发于同一患者身上,过敏进程是否代表一种因果关系仍然不能确定[73]。"过敏进程"的概念最初是基于横断面研究证据,但由于缺少前瞻性队列研究,因此一直受到质疑。迄今为止的纵向研究表明,AD 患者进展为哮喘和过敏性鼻炎具有显著的异质性[70,74-75]。例如,在一项基于两个英国人口出生队列的研究显示,只有不到 7% 的儿童在 11 岁时遵循典型的过敏进程而出现了过敏症状的进展[74]。有趣的是，在经历了典型的过敏进程的儿童中，有 71% 的人在进行点刺试验时出现了变应性致敏反应，相比之下，只患有 AD 而没有哮喘或变应性鼻炎的儿童，阳性率只有 14%[74]。一些研究表明，只有致敏的 AD 儿童患呼吸道过敏性疾病的风险增加[76]，但同样的观察结果也出现在仅有过敏（而不患 AD）的儿童中[65,72]。这些发现与以下观点相一致：皮肤屏障受损可能是导致表皮"渗漏"引起过敏的关键原发因素，即皮肤屏障受损使环境变应原与表皮中的抗原呈递细胞进行接触。与非特应性湿疹相比，*FLG* 基因突变与特应性湿疹的关联要强得多，而在既定 AD 背景下，只有携带皮肤屏障突变的基因与后来的哮喘显著相关[4]。

需要进行有明确诊断标准的大规模前瞻性研究，以证明具有变应性致敏的 AD 患者是否与没有皮肤点刺试验阳性或特异性 IgE 水平升高的患者有所不同。AD 的结局，如根据疾病的严重程度进行相应调整、病程、性别、皮肤屏障基因/表型，以及早期呼吸系统过敏性疾病对疾病预后和对治疗的反应的影响，将是研究的重点。此外，还需要进一步研究呼吸系统过敏性疾病是否及如何导致 AD 的发作和病程慢性化。

其他环境危险因素

小鼠实验结果表明，暴露于大气污染物可能会增强 IgE 免疫反应[77]，被动吸烟也与 IgE 反应性和气道过敏性疾病增加有关[77]。有人提出，诸如被动吸烟等会引起轻度气道炎症，从而增强敏感性，这很可能是近 30 年来哮喘增加的原因之一[77]。一项关于吸烟和 AD 暴露研究的荟萃分析发现，AD 与主动和被动吸烟均存在关联，但与母亲在怀孕期间的烟草暴露无关[78]。同样，一项对暴露于吸烟和过敏情况研究的荟萃分析发现，AD 与主动和被动吸烟都有关联[79]。尚不清楚室外的大气污染物对增加 AD 致敏性是否重要，最近已客观地进行了空气污染物测量的研究[80]。例如，一项针对 30 多万名中国台湾学生的基于人口的横断面调查，对交通相关的空气污染物（包括一氧化氮和一氧化碳）进行了客观测量，结果表明，空气污染可能会导致特应性皮炎发生的风险，尽管这种关联性具有统计学意义，OR 却非常低，仅略高于 1（OR 为 1.12，95% 置信区间为 1.04~1.22[81]）。同样，一项在西德的 3 000 名小学生中进行的队列研究（重复客观地进行污染物测量）表明，NO_2 暴露与 6 岁时经医生诊断的 AD 呈正相关（OR 为 1.18，95% 置信区间为 1.00~1.39[82]）。此外，法国对 6 个城市的

5 000 多名小学生进行的横断面研究显示，AD 与细颗粒物污染之间存在较强的正相关性（OR 为 2.51，95% 置信区间为 2.06~3.06[83]）。在一项针对出生队列研究的系统综述中，研究了与交通相关的空气污染和湿疹，其中 3 个队列中的两个发现暴露于 NO_2 和炭黑以及居住在主干道附近的湿疹发生率增加，另一个队列并未发现有此关联[84]。此前来自瑞典和东德的基于问卷调查的研究发现，住在交通拥挤的地方会增加 AD 患病风险[85-86]，但在西德、马耳他、俄罗斯和日本的类似研究并未证实这些发现[87-90]。研究还表明，在空气中存在细颗粒物污染的情况下，变应性致敏作用会增强[83]。可以想象，在存在某些室外污染物的情况下，变应性致敏作用增强是通过表皮引起的。未来的研究能否解释这些由皮肤屏障损伤/皮肤屏障基因引起的互相矛盾中的部分结果，值得关注。

一些室内污染物似乎也是 AD 的危险因素，包括某些类型的燃气加热器和散热器[91]，产前和产后暴露于烟草烟雾亦有报道[92-94]。一项研究发现母体和脐带血中尼古丁代谢物水平与 AD 风险呈正相关[94]。其他与 AD 风险相关的室内环境因素还有潮湿和霉菌[95-98]，但所有研究都是基于问卷调查，并没有测试对霉菌的过敏反应。因此，需要进行更精确的研究，以便使用标准化的疾病定义来检查特定环境污染物对人口的影响。另一个潜在的重要危险因素是水的硬度。在英国、日本和西班牙进行的三项基于人群的横断面研究表明，问卷调查诊断的 AD 和家用水硬度之间存在正相关[99]。但是一项软水剂治疗湿疹的随机对照试验（Softened Water Eczema Trial，SWET）发现使用软水剂对 AD 严重程度没有任何改善[100]。然而，SWET 的阴性结果并不能排除生活中的水硬度在生命早期引发湿疹样皮炎的可能性。一项对英格兰和威尔士的 1 300 名儿童进行的队列研究发现，生活水中的碳酸钙水平与 3 月龄时患湿疹的风险之间存在强烈的正相关性，在携带 *FLG* 基因突变的儿童中这种影响更强[101]。目前正在进行一项预防试验，以测试在婴儿出生前后使用软水剂是否能预防湿疹。

室内和室外环境与气候因素之间的潜在相互作用也需要研究[102]。其他值得进一步研究的风险因素是农药残留（例如母乳中分泌的有机磷化合物）[103-104]、饮用水中的微生物含量、孕产妇年龄偏高、口服避孕药以及饮食变化（如减少自由基清除剂的消耗，这可能对维持炎症介质的稳态很重要）[105-108]。

参考文献 13.4

见章末二维码

特应性皮炎的预防

考虑到子宫内早期起作用的因素对于确定随后的 AD 可能至关重要，因此，如果主要的危险因素能够被识别出来并且能够受到公共卫生的控制，那么早期环境的控制将为预防 AD 提供一个可行途径。具有特应性疾病家族史怀孕的母亲通常特别愿意接受相当复杂的干预措施。有些甚至制订了预防 AD 的全民指南[1]。不幸的是，尽管较早进行的、不太严谨的对照研究显示预防的前景较好，但七项随机干预研究未能显示避免尘螨可以降低发生 AD 的风险及其严重性[2-6]。变应性致敏可能是 AD 的继发现象，这一观点并非出乎意料。事实上，避免过敏原可能不是正确的方法，而针对怀孕期间饮食回避的 Cochrane 系统综述也支持了这一点。一项完整的干预性出生队列研究观察了早期摄入变应性食物蛋白是否可以降低 AD 和食物过敏风险（请参阅"护理及婴儿喂养"）[7]。迄今为止，已发表的研究结果表明，在意向性分析中，就食物过敏而言，早期接触过敏原没有明显的益处，但是每个方案分析中发现，食物过敏的患病率显著降低，人们也急切地期待饮食干预对湿疹的疗效。被广泛研究的其他饮食干预措施包括控制怀孕期间孕妇的饮食和早期婴儿的饮食。在这些干预措施中，最有希望的是使用益生菌，虽然使用的时间和配方需要进一步研究来确定，益生菌的使用似乎与湿疹的减少有关[8-9]。尽管有建议表明，益生元可能对配方奶喂养的婴儿有所帮助，但目前支持使用益生元、合生元和 omega-3 长链多不饱和脂肪酸的证据有限[10-11]。尽管部分研究表明水解配方奶粉对 AD 高风险婴儿有保护作用[14]，但目前尚无一致的证据[12-13]。另一个值得进一步研究的领域是对具有遗传易感性的婴儿皮肤屏障的破坏采取预防措施，例如加强润肤治疗，是否可以降低 AD 的发病风险。在英国和美国的高风险新生儿中进行的一项小型初步试验（n = 124）表明，早期使用润肤剂可能有益于预防湿疹的发作[12,15]。英国目前正在招募一项大型试验，计划对儿童进行为期 5 年的随访，以测试早期使用润肤剂预防湿疹的有效性。至于二级预防，英国一项针对中重度湿疹儿童使用软水剂的

试验显示，软水剂并未比常规护理更佳[16]（另请参见其他环境危险因素）。

这些研究不仅需要评估对疾病严重程度的短期影响，还需要评估此类干预措施是否可以改变 AD 的自然病程。对于这种慢性间歇性疾病，还需对疾病缓解期或时间病程进行长期分析研究。

参考文献 13.5

见章末二维码

总结

在过去的几年中，AD 流行病学领域取得了长足的进步。我们掌握的信息表明，环境因素似乎对疾病的表达至关重要，这对流行病学家而言是个好消息，因为它使疾病的预防有可能成为现实。此外，引起丝聚蛋白功能缺失的基因突变使人们重新认识到皮肤屏障功能障碍在 AD 发病中的作用。增强皮肤屏障功能在 AD 预防这一领域是令人振奋的新进展，具有改变 AD 流行病学的潜力，其长期影响非常值得关注。由于 AD 主要是早发疾病，因此建立出生队列研究并不是特别昂贵，并且目前的工作正在尝试将遗传学、免疫学和经典的流行病学工具结合起来，以进一步了解遗传易感的皮肤屏障缺陷和环境危险因素如何相互作用引发的 AD。我们需要更好地了解变应性致敏在 AD 发病过程中确切的作用，而且重要的是我们需要了解是否存在一种独特的 AD 临床表型，具有潜在的皮肤免疫缺陷，以及这种临床表现是否与原发的皮肤屏障功能引起的 AD 有所不同。理解这些关系为进行更多干预研究提供了新的机会，这些研究不仅应评估对疾病预防的影响，还应评估预防疾病和降低疾病加重频率的成本效益。

（焦磊 译，申春平　梁源　马琳 校）

013章 参考文献

第 14 章　特应性皮炎的遗传学和病因学

Elke Rodriguez，Stephan Weidinger

第三篇

摘要

　　特应性皮炎或湿疹是一种典型的多因素疾病，它基于个人遗传易感性，在环境和生活方式刺激的作用下诱发。特应性皮炎的遗传性，即在一个群体中观察到的遗传变异比例，大约是 70%~80%。在过去几年，解密遗传性风险因素可能性的研究大大增加。目前已成功鉴定出超过 30 个易感位点。编码表皮屏障关键蛋白的丝聚蛋白基因的无义突变，是 AD 发病最强的单一风险因素，但仅有约 20% 的患者携带此突变基因，而且这种变异既不是导致疾病的必要条件，也不是充分条件。其他大多数的基因位点含有与免疫调节有关的候选基因，特别是和先天性信号转导及 T 细胞化和活化的基因，但致病基因或基因产物以及潜在的分子机制仍有待确定和描述。总之，既定的易感位点估计解释了总体遗传性的 20% 左右。这种"遗传缺失"可以通过基因相互作用、尚未发现的罕见基因变异和表观遗传学改变来解释，但也可能与疾病的遗传因素被高估以及疾病的表型复杂性有关。

要点

- 特应性皮炎有很强的遗传因素。
- 通过基因连锁分析研究到全基因组测序研究等一系列研究方法，发现了特应性皮炎的遗传风险基因位点。
- 到目前为止，已经确定了超过 30 多个特应性皮炎的易感基因位点。这些区域里的大多数致病基因或基因产物仍有待确定。
- 两个显著的例外是 *FLG* 基因的功能缺失性突变，引起表皮结构蛋白缺少丝聚蛋白，导致以皮肤干燥为表现的鱼鳞病，以及编码 GARP 基因的罕见变异，降低了调节性 T 细胞表面的潜在 TGF-β 受体的表达。
- 已知的风险位点估计可以解释特应性皮炎遗传性总风险的 20%。

引言

定义（特应性）皮炎/湿疹的挑战

　　湿疹（包括特应性皮炎、特应性湿疹）是婴幼儿最常见的慢性皮肤病，患病率高达 30%。据估计，大约 60% 的儿童湿疹患者在青春期早期可自行缓解，但高达 50% 的患者可能在成年时复发，并且该疾病可以持续至成年或在成年时发病，使其成为所有年龄中最常见的皮肤病之一[1]。

　　湿疹、哮喘和鼻炎往往聚集发生在同一个人和家庭中[2]，并且通常伴有血清总 IgE 抗体水平升高和由 IgE 介导的对环境无害因素的异常反应[3]。因此有人提出，湿疹是"特应性疾病"综合征的一部分，在该综合征中，患者可能会以任何时间顺序或组合方式出现食物过敏、湿疹、哮喘和鼻炎[4]。"特应性"本身被定义为"个人或家族倾向于对低剂量过敏原（通常是蛋白质）敏感并产生 IgE 抗体"和"出现典型症状，如哮喘、鼻结膜炎或湿疹/皮炎"[5]。基于湿疹症状往往先发于哮喘的事实，并且由于湿疹是哮喘的一个已明确的危险因素，因此进一步假设易感儿童通常会经历一个从湿疹和食物过敏，到哮喘及后续的过敏性鼻炎的连续或重叠的过程（过敏进程）[6-9]。虽然变态反应致敏性是哮喘和湿疹之间一种可能且合理的机制联系，但值得注意的是，相当大比例的湿疹患者并非"特应性"的，即：这些患者血清总 IgE 浓度正常，无特异性 IgE 反应[3,10]。此外，流行病学研究表明，致敏可能仅为湿疹和哮喘这两种疾病一个共有的附带现象。流行病学研究还表明哮喘和湿疹之间的关联可能出现得更早，即：湿疹和喘息早期并发，发展为哮喘[10-12]。因此，IgE 升高在湿疹中的作用和时间意义尚不清楚，"过敏进程"的概念可能过度简化了复杂的疾病关联。其他已发现的机制，如表皮产生的胸腺基质淋巴细胞生成素（thymic stromal lymphopoietin，TSLP）介导的肺部炎症可能为湿疹和哮喘的早期关联提供了其他解释[13-14]。

　　湿疹具有广泛的临床表现，目前尚不清楚湿疹是一种具有不同临床表现的单一疾病，还是一组具有独特或重叠的病理生理学途径，并可发展为统一的临床表现的综合征。然而，为了促进流行病学、遗传学和临床研究，非常需要对不同类型的患者进行严格的定义。在没有金标准及充足的实验室检测指标来诊断湿疹的情况下，已有许多诊断标准被制定以确定其定义。目前,UK 的诊断标准已得到最广泛的验证,似乎适用于所有年龄段及多个种族[15]。然而,仍需建立理想的诊断标准[16]。

特应性疾病名称的专业术语容易令人困惑,如特应性湿疹、特应性皮炎、儿童湿疹、类特应性皮炎和屈侧皮炎等术语在文献中经常被当作同义词使用,反映了该病的复杂性以及对其病理生理学了解得不充分。曾有人建议将以前被称作"特应性湿疹"或"特应性皮炎"的疾病用"湿疹"定义,"特应性湿疹"一词仅用于那些有湿疹同时伴血清 IgE 升高的患者[5,17]。但是正如一个综述中指出的,这种划分可能无法充分反映这个疾病的自然进程[1],必须考虑到的是,到目前为止,大多数(即使不是全部)关于湿疹遗传学的研究是在提出这些建议之前进行的。同时,大多数现有的 DNA 提取物的收集都是在已有定义下进行的。

可以预期,通过遗传学研究可以克服或改善湿疹及其表型定义方面的困难,分子生物学水平的研究结果对于病因学的研究具有重大意义,能够根据潜在的遗传效应对特应性疾病进行分类,而不是像今天这样通过概念假设和临床症状来分类。在医学的其他领域,如神经退行性疾病中,已经开展了类似的研究,现在这类疾病的许多类型都能根据它们突变基因的类型(例如,脊髓小脑共济失调)来定义。

湿疹遗传基础的证据

长期以来,人们认识到特应性疾病在家庭中聚集性发生,并且认为这属于遗传性疾病[18-20]。双胞胎研究显示,同卵双生子的患病率明显高于异卵双生子(如湿疹:0.23~0.86 vs. 0.15~0.50)。分离分析表明,遗传因素占湿疹易感性的 70% 以上[21-24]。然而,与由单一基因变异引起的单基因遗传病不同的是,湿疹和特应性疾病可能具有复杂的多基因或寡基因遗传特征,人们认为这是由多个易感基因位点组成的复杂结果,这些基因位点累加或协同发挥作用,但如果单独考虑后可能只发挥很小的作用[25]。另外,基因与环境因素相互作用,使多基因风险背景成为疾病表现的基础[26]。因为存在大范围的一致率、同卵双胞胎之间的不完全一致性,以及相似民族的人在国家之间和国家内部不同环境下其特应性症状存在差异和变化,所以需要强调环境影响的重要性[27-28]。对复杂基因特征的进一步分析受到来自于拟表型、不完全外显性和遗传异质性的阻碍[26]。此外,一系列研究表明,特别是在湿疹等特应性疾病中,来自母亲的某些多态性遗传比来自父亲的遗传更有可能与孩子的过敏性疾病相关[29]。这种亲源效应得到流行病学研究的支持,研究表明怀

孕期间的环境暴露起着至关重要的作用[30],而且婴儿的疾病风险与母亲疾病的关系比与父亲疾病的关系更为密切[31-33]。基因组印记是一个重要的表观遗传机制,可以解释这种亲源效应。印记是一种现象,即疾病易感性等位基因只在特定的表观遗传环境中显示其作用,例如,亲源性变种诱导的甲基化导致后代体细胞中的单等位基因表达。差异表达可以在所有细胞中、特定组织或不同发育阶段发生[34]。

用于湿疹基因分析的方法

遗传关联研究和连锁分析在阐明复杂疾病的遗传背景中起着重要作用。人类的 DNA 序列平均有99.9% 是相同的。任何两个个体之间剩余的 0.1% 的DNA 序列差异主要是基于常见的单核苷酸多态性(single nucleotide polymorphisms,SNP),DNA 序列中的单个核苷酸被其他核苷酸所替换,并且每一种变异在一个种群中都有一定程度的存在(例如 >1%)。许多SNP 是无功能的,因此会导致中性的表型结果,但它已成为复杂疾病研究中人们最喜爱的遗传研究工具。然而,功能性 SNP 可能使个体易患疾病,或影响其严重程度、疾病进展以及机体对药物的反应。在分子水平上,这些 SNP 可以通过干扰蛋白质合成机制的两个水平来影响人类表型,即:非编码 SNP 可在转录水平破坏转录因子结合位点、剪接位点和其他调控元件,而编码 SNP可能会导致氨基酸改变,而改变翻译蛋白的功能或结构特性。

全基因组连锁分析的目的是通过识别遗传标记,如微卫星序列或 SNP、家庭内疾病的共分离,来识别与疾病相关的染色体区域。在这种无假设的筛选中鉴定出的易感性区域通常包含数百万个 DNA 碱基序列,并且可能包含数百个基因。因此,需要进行深入分析,以缩小目标区域并确定单个疾病基因。尽管这种传统方法在鉴定单基因疾病基因方面非常成功[35],但由于上位效应、不完全外显率、多基因或表型异质性等,它对复杂性状的风险基因检测能力有限。在这种情况下,很少能用连锁方法对造成疾病的变异进行识别。对于湿疹,过去的几项连锁研究已经确定了各种假定的疾病位点[36]。尽管如此,除了丝聚蛋白(FLG)基因(部分解释了在染色体 1q21 上观察到的连锁信号[37])以外,目前还不能将疾病基因分配到任何已确定的连锁区域。

有人认为,关联研究为检测复杂的疾病等位基因,特别是只有中等疾病风险的等位基因,提供了更有力的方法。这些研究从统计学上分析了遗传标志物(通

常为 SNP),与个体之间无血缘关系的疾病(病例对照和病例队列研究)及其在家系遗传模式(基于家庭的设计)的相关性[38]。如果遗传标记和疾病同时发生的频率比预期的偶然发生的频率要高,则假定基因型和表型之间存在关联。由于技术上的限制,遗传关联研究仅限于候选基因的研究,即:位于与先前筛选研究中,和/或与其功能和表达模式(位置和/或功能的候选基因)有关联的区域中的基因[39]。在发现 *FLG* 之前(参见 Filaggrin),关于湿疹的假设主要认为其存在免疫学缺陷,多年来人们一直在研究与抗原呈递、细胞/体液免疫应答以及细胞信号转导/细胞运动相关的候选基因,与之同时进行的是对与哮喘和/或特应性反应相关的基因的研究。截至 2009 年,候选基因关联研究报告了 100 多个与湿疹相关的风险基因[40],但是这些研究中的大多数缺乏严格的重复性,须谨慎解释其结果。结果不可重复的潜在原因包括:低效能(由于样本量小)、候选基因位点和基因标记的选择不当、对目标基因特征不恰当的评估及对照、研究设计差异大、统计模型不恰当、无法对多重比较进行校正、遗传和环境异质性、发表偏倚(投稿且被期刊接收的更多的是有阳性结果的论文),以及缺乏独立的可重复性[26,41]。

自 2000 年起,关联研究通过新开发的高通量 SNP 基因分型平台和从 HapMap 项目获得的知识而产生了革命性变化,它表明人类基因组被分成不同的单倍体块,每块的多样性有限[42]。关联研究旨在检测代理变异,这些变异与因果变异连锁不平衡(linkage disequilibrium,LD)。LD 是指等位基因的非独立遗传,例如 SNP 位于 2 个或多个位点,延伸距离相对较短,可能仅包含一个基因或几个基因[38]。由于这种基因组架构,有限的 SNP 可以捕获绝大多数常见变异并充分"标记"单倍型模式。

自 2005 年以来,已有商用 SNP 类型阵列可供使用,可以同时研究多达 400 万个 SNP。使用 LD 为基础的标记,甚至是在基因组[43]之间的间隔中选择,从而提供最大范围的所有常见变异[43]。这些无假设的

全基因组关联研究(GWAS)已成功用于鉴定与疾病相关的常见变异(定义为存在于 5% 以上人口中的变异)。遗传关联研究的另一个有用资源由 1 000 基因组项目提供,该项目在 2008—2015 年对来自 26 个不同人群的 2 500 多个个体的基因组进行了测序,从而提供了一个常见及低频变异的综合数据集。

近年来的技术进步使二代测序技术的成本大幅下降。基因关联研究分析的是分布在基因组中的有限数量的预先选择的单核苷酸变异,与此相反,DNA 测序可提供构成单个人类 DNA 序列的每一个碱基的信息。尽管全基因组测序仍然是相当昂贵的,但专门针对人类基因组编码 DNA 区域的全外显子组测序方法已经可以以合理的成本在大量样品中鉴定出未知的稀有功能性变异。这种方法已经非常成功地应用在受罕见单基因疾病影响的家庭中,毫无疑问,它将增加我们对常见复杂疾病(如湿疹)的遗传危险因素的了解。

由于遗传学的研究,湿疹的病因学概念在近年来经历了深刻的变化,从最初主要认为是免疫介导性疾病转变为皮肤屏障功能障碍的疾病,两者同样重要,后者可能更重要。

湿疹病因相关基因

关联研究,特别是那些使用全基因组或靶向高通量方法的研究,已经明确了 30 多个湿疹的易感性区域(表 14.1)[44-52]。这些基因位点共同解释了大约 20% 的遗传可能性。它们中的大多数都含有与免疫机制相关的候选基因,特别是对先天性免疫信号转导和 T 细胞活化和特异性(表 14.1,图 14.1),并且影响了一系列免疫介导疾病的易感性,而非对湿疹具有高度特异性[48,54-56]。此外,对于大多数这些位点,致病基因或基因产物,以及潜在的分子机制仍有待鉴定和描述。此处列出一些值得注意的情况。

表 14.1 特应性皮炎的易感位点和最可能的通过全基因组关联研究确定的候选基因

相关位点	候选基因	已知/预测功能
1q21.2	*CIART*	节律转录抑制因子
1q21.3	*FLG*	终末表皮分化;角蛋白中间丝的聚集
1q21.3	*IL6R*	IL-6 受体亚群;多种免疫细胞的分化,特别是 B 细胞
2p13.3	*CD207*	具有甘露糖结合特异性的 C 型凝集素;朗格汉斯细胞主要受体;抗原提取、处理和呈递
2p16.1	*PUS10*	结构 RNA 的转录后修饰;参与细胞凋亡

续表

相关位点	候选基因	已知/预测功能
2p25.1	LINC00299	长而未编码的 RNA；功能未知
2q12.1	IL1RL1	IL-33 受体亚群；T 辅助细胞功能
	IL18R1/IL18RAP	IL-18 受体亚群；通过 NF-κB 调节炎症反应
2q24.3	XIRP2	肌动蛋白细胞骨架和细胞-细胞连接组织；保护肌动蛋白丝免于解聚
3p21.1	RFT1	寡糖转运蛋白；蛋白质 N-糖基化
3p22.3	CCR4	C-C 趋化因子受体；白细胞转运
3q13.2	CCDC80	细胞黏附及基质组成
4q27	IL2/IL21	多种免疫细胞(T 细胞、B 细胞、巨噬细胞、自然杀伤细胞)的分化、增殖和活化
5p13.2	IL7R	IL-7 亚群及 TSLP 受体；淋巴母细胞增殖；释放 T 细胞吸引趋化因子；提高 Th2 细胞免疫反应
5q22.1	TSLP	释放 T 细胞吸引趋化因子；提高 Th2 细胞反应；AMP 在口腔及皮肤的活性
5q31.1	IL13/IL4	主要由活化的 Th2 细胞产生；B 细胞增殖；IgE 亚型转换
6p21.32	HLA-DRB	MHC Ⅱ 类抗原处理及呈递
6p21.33	MICB	压力诱导自身抗体；激活 NK 细胞、αβ T 细胞、γδ T 细胞溶解
7p22.2	CARD11	TCR 介导 T 细胞活化；活化 NF-κB 细胞
8q21.13	ZBTB10	调节转录
9p21.3	DMRTA1	调节转录
10p15.1	IL15RA/IL2RA	IL-15 及 IL-2 受体亚群；增殖和刺激不同的淋巴细胞
10q21.2	ZNF365	细胞质有丝分裂；维持基因组稳定
11p13-12	PRR5L	调控蛋白激酶 C 磷酸化；细胞骨架的存活与构成；细胞迁移
11p15.4	NLRP10	调节固有免疫系统；释放促炎细胞因子；抑制细胞凋亡；抗炎症活动
11q13.1	OVOL1	转录因子；毛发形成和精子形成
11q13.5	LRRC32	调节 Treg 功能和 TGF-β 活化
11q24.3	ETS1	转录因子；直接控制细胞因子和趋化因子的表达
14q13.2	PPP2R3C	调节细胞蛋白磷酸酶；活化诱导 B 细胞死亡
16p13.13	CLEC16A	C 型凝集素；调节细胞自噬和保持线粒体功能和结构的完整
17q21.2	STAT3	信号转换器和转录激活剂；介导细胞对白介素的反应
17q21.32-33	ZNF652	转录调节
19p13.2	ACTL9	细胞骨架功能
	ADAMTS10	金属蛋白酶；细胞外基质成分的组装
20q13.2	CYP24A1	维生素 D 代谢
20q13.33	TNFRSF6B	TNF 受体超家族；防止细胞凋亡

注：根据染色体分类；AMP：抗菌肽；IL：白细胞介素；MHC：主要组织相容性复合体；NF-κB：核因子"κ-轻链-增强"的活化 B 细胞；RNA：核糖核酸；TCR：T 细胞受体；TGF-β：转化生长因子 β；TNF：肿瘤坏死因子；TSLP，胸腺基质淋巴生成素。

第三篇

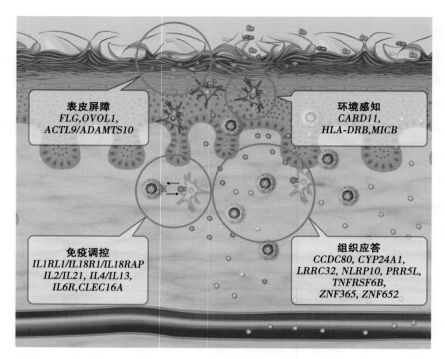

图 14.1　通过全基因组关联研究确定的候选基因的功能概述。资料来源：Adapted from Weidinger and Novak（2016）[53].

丝聚蛋白

　　1977 年首次从大鼠表皮中分离提取出丝聚蛋白（filament aggregating protein，FLG），该蛋白不可溶解，在体外与中间丝相互作用[57]。它代表一种结构蛋白，在人表皮最外层的角质化包膜的形成和维持中起关键作用，对于防止环境因子（如微生物或过敏原）渗透入生物体中至关重要，同时还可控制经皮水分丢失（transepidermal water loss，TEWL）[58-59]。

　　丝聚蛋白原在表皮颗粒层中表达为 400kDa 的大型无活性前体蛋白，在颗粒层中它代表了角蛋白透明质酸 F 颗粒的主要成分（图 14.2）。它由 10~12 个串联重复序列组成，每个重复序列编码一个功能活跃的 FLG 单体。角质形成细胞角质化后，丝聚蛋白原被去磷酸化并被蛋白水解切割成活性亚基。这些单体导致角蛋白中间丝的密集束缚，导致角质形成细胞在分化为角质细胞的过程中细胞骨架坍塌，最后导致角质层脱屑。同时，蛋白质的氨基末端被转运到细胞核中，并在细胞核中对终端分化起着另外的尚未知的作用。此外，FLG 的降解产物，游离的吸湿性氨基酸及其衍生物为皮肤内所谓的天然保湿因子（natural moisturizing factors，NMF）的主要成分[61]。NMF 在调节皮肤水合作用和皮肤 pH 值方面起着重要作用，后者与蛋白酶活性和抗菌肽的防御功能密切相关[62]。FLG 的分解产物对于皮肤屏障功能非常重要，其半衰期非常短，在完全被蛋白水解为 NMF 之前仅存在 6h。

　　FLG 蛋白被考虑参与角化性疾病［如寻常型鱼鳞病（ichthyosis vulgaris，IV）］的发病过程已经超过 25 年，人们发现在该疾病患者表皮中 FLG 蛋白表达明显减少[63-64]。然而，由于蛋白质编码基因具有重复的结构特性，对其进行深度分析在技术上很困难，整个 FLG 基因的序列最终于 2006 年发表，确定了两个功能缺失突变（p. R501X 和 c. 2282del4）是导致寻常型鱼鳞病[65]的原因。随后，同一组人发现这些变异和湿疹之间存在显著关联性[66]。

　　此后，在欧洲和亚洲人群中发现了 50 多种 FLG 基因的复发性和家族特异性变异[67]。在欧洲，高达 10% 的普通人群及高达 40% 的湿疹患者至少携带以下五种无效突变中的一种（p. R501X、c. 2282del4、p. S3247X、p. R2447X 和 c. 3702delG），约占 FLG 中所有已知突变的 95%[67]。有趣的是，从南欧到北欧，变异频率似乎在增加，这可能反映了种族差异。在英国和爱尔兰人中，FLG 基因功能无义变异似乎比欧洲大陆更为常见[65,68-72]。在欧洲人群中发现的 20 多个功能缺失突变中，大多数在亚洲人群中并没有发现[65,73-74]，反之亦然。同样，在非裔美国儿童中也没有发现 FLG 功能缺失变异。然而，在非洲裔美国儿童中，少见的 FLG 功能缺失变异已被确认，其与长期 AD 更相关[75]。每个种族似乎都有自己独特的与湿疹发病有关的无效突变。已报道的所有变异都是移码或无义变异，导致翻译提前终

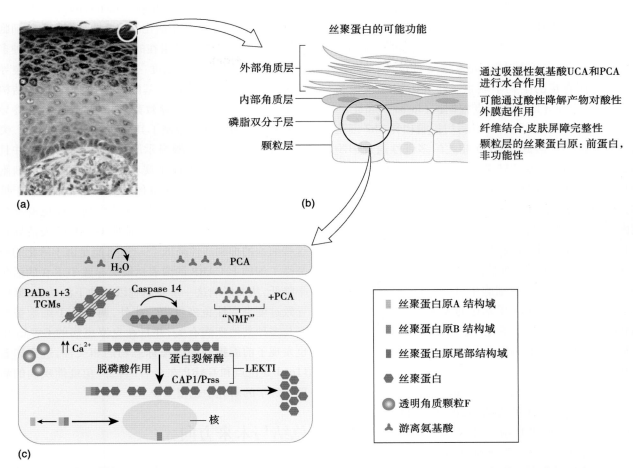

图 14.2　丝聚蛋白在皮肤屏障中的表达和可能的功能。(a)前体前蛋白丝聚蛋白原在角质透明蛋白颗粒中表达,紧密限制并解释了颗粒层的典型外观。角质层丝聚蛋白染色呈强阳性。(b)丝聚蛋白在表皮终末分化程序的影响下具有几种特定的功能,这些功能通过外部颗粒层(丝聚蛋白原裂解成丝聚蛋白)、内部角质层的脂质双分子层(纤维结合有助于皮肤屏障完整性)、外部角质层的脱屑过程(氨基酸降解产物的产生有助于角质层外层的水合作用,并可能有助于皮肤表面"酸性膜"的形成)。(c)丝聚蛋白稳态的分子调控研究进展:在钙浓度增加的条件下,丝聚蛋白前体被去磷酸化,然后被蛋白酶基质酶(被蛋白酶抑制剂 LETKI 抑制)和 CAP1/Prss 水解。蛋白水解后,丝聚蛋白尾部结构域位于细胞核,是终末分化过程的一部分。游离丝聚蛋白通过转谷氨酰胺酶(transglutaminases,TGMs)与角蛋白丝交叉连接,随后由肽精氨酸脱氨基酶(peptidylarginine deiminases,PADs)1 和 3 终止。由脱天蛋白酶(caspase)14 进行进一步的翻译后修饰,产生游离氨基酸吸湿性降解产物尿刊酸(urocanic acid,UCA)和吡咯烷酮羧酸(pyrrolidone carboxylic acid,PCA),统称为天然保湿因子(natural moisturizing factor,NMF),促进角质层的水合作用。资料来源:O'Regan et al. 2008[60]. Reproduced with permission of Elsevier.

止,切断丝聚蛋白原分子。最常见的两个变异为 p. R501X(精氨酸密码子 501 到终止密码子的无义突变)和 c. 2282del4(由于 4 个碱基对缺失而在 2282 处产生的移码变异),在基因的第一次重复中,阻止了任何来自这些等位基因的 FLG 合成。3'基因序列对于翻译后转化为有功能的 FLG 亚基很重要,位于该区域的变异甚至会阻止或减少角质层中游离 FLG 的产生[62,69]。

大量重复研究和荟萃分析显示,该基因作为湿疹最强危险因素之一的科学证据是令人信服的,其对于湿疹的总体优势比>3.0[76]。由于 FLG 基因的发现,目前将湿疹的易感基因分为 2 个主要功能组:编码促成表皮或上皮结构的基因和编码免疫调节蛋白的基因。

Th2 细胞因子簇

与湿疹和其他多种免疫相关疾病(如克罗恩病、哮喘和银屑病)关联性最一致的是在 5q31 号染色体上的 Th2 细胞因子簇[77-78],为编码 IL-3、IL-4、IL-5 和 IL-13 的基因位点。这些细胞因子主要由分化的 CD4+ Th2 细胞产生,参与由抗体介导的针对寄生虫、过敏原和细菌的免疫反应。Th2 细胞因子有较大的功能重叠,并参与 Th2 细胞发育和极化、B 细胞增殖和分化、IgE 抗体产生以及激活和趋化某些免疫细胞亚群(如肥大细胞和嗜酸性粒细胞)。在整个区域内已鉴定出不同潜在风险的 SNP,并且 IL4 和 IL13 基因内的功能破坏性变异与总 IgE 水平和特应性疾病（包括湿疹）有确凿的联系[79]。此外，各种 GWAS 鉴定了 *RAD50* 内的相关 SNP，*RAD50* 基因位于 *IL4/IL13* 和 *IL5* 之间的细胞因子簇内，编码一种广泛表达的 DNA 修复蛋白，因此与湿疹没有任何直接的生物学联系。在 *RAD50* 小鼠模型中，发现进化保守的基因位点控制区（locus control region，LCR），该基因被认为可以密切控制相邻 Th2 细胞因子的表达[80]。因此，*RAD50* 相关的多态性通过影响 Th2 细胞因子基因调控转录，而不是通过 *RAD50* 基因自身功能调节。*RAD50* 中 LCR 的调控是通过转录因子和其他调控分子的复杂募集而发生的，并且包括该区域内染色质三维结构的表观遗传重塑。染色体内环与 LCR 结合的转录因子机制与 Th2 细胞因子基因启动子区域直接相互作用，从而激活或抑制其表达[81-82]。在小鼠细胞系的 Th2 刺激细胞中，LCR 被证明可以快速去甲基化[83]，这将 DNA 甲基化的表观遗传机制与 Th2 细胞因子表达的激活联系在一起。小鼠中 LCR 的失活导致 Th2 细胞因子和 IgE 水平降低[84]，LCR 的变异影响其转录活性[85]。

总之，遗传因素和表观遗传因素似乎共同调节了这一重要免疫基因簇的表达，基因变异可能会干扰这两种机制，从而促进特应性相关疾病（如湿疹）中以 Th2 为主的免疫反应。考虑到与 Th2 细胞因子簇免疫介导相关疾病的数量，很可能该区域内的变异与广义的特应性状态的相关性要高于单独的特应性疾病。

由于该基因组区域内复杂的标记-标记相关性以及重叠的功能途径导致基因-基因之间的相互作用，进一步确定可能存在于这一重要风险位点的因果变异受到阻碍。

GARP（糖蛋白 A 重复优势蛋白）/*LRRC32*（富含亮氨酸的重复蛋白 32）

在第 11q13.5 号染色体上发现了另一个持续复制的湿疹风险基因位点，并观察到位于两个标注基因 11 号染色体开放阅读框 30（chromosome 11 open reading frame 30，*C11orf30*）和富含亮氨酸的重复序列 32（leucine rich repeat containing 32，*LRRC32*）区域之间的 SNP 具有最强的相关性。这两个基因在上皮免疫和调节性 T 细胞的分化和激活方面的已知功能，使之成为具有吸引力的候选基因，该基因无法将信号分配给其相邻基因，而且相关 SNP 标记的致病风险基因最近也已被确定[86]。通过二代定向测序对该区域进行基因精细定位，发现 *LRRC32* 编码区内有一些低频变异，这些变异与湿疹密切相关。*LRRC32* 基因编码糖蛋白 A 重复优势

蛋白（glycoprotein A repetitions predominant，GARP），GARP 是一种主要表达于活化的调节性 T 细胞上的细胞表面受体，它结合并激活潜在的 TGF-β，从而调节这种多功能细胞因子的生物利用度[87]。所有已知变异都会导致蛋白质一级结构内的氨基酸交换，而 GARP 的结构模型预测了由已知变异导致翻译后修饰缺陷，最终导致 GARP 折叠错误并限制了其向细胞外膜的运输。突变 GARP 的过表达实验显示膜结合蛋白的减少，并且从携带已知变异的个体中观察到 CD4+/CD25- T 细胞向调节性 T 细胞的转化率降低。调节性 T 细胞对于抑制效应 T 细胞和其他白细胞，以及控制炎症免疫反应和自身免疫非常重要[88]，实验证明 GARP 的失活导致这些细胞的抑制活性降低[89]。这可能是由于活化的调节性 T 细胞上 GARP 的膜表达缺失导致 TGF-β 的活化率降低，从而影响这一重要细胞因子的下游功能，最终导致过度炎症性免疫反应。此外，调节性 T 细胞被怀疑与多种其他疾病有关，并且在克罗恩病的 GWAS 中也发现了前面提到的湿疹标志物的相关性，这意味着 11q13.5 位点和 GARP 在今后（自身）免疫性疾病的病理生理学的研究中也很重要。

总结与未来方向

尽管我们在过去的 20 年中取得了很大进展，但我们对湿疹复杂的遗传易感性的理解仍然不完整。特别是缺乏后续研究来确定受影响的基因和下游的机制。到目前为止，我们只对 1q21.3、5q31 和 11q13.5 位点进行了功能上的探索。皮肤屏障在湿疹中的重要作用已通过 *FLG* 基因变异的鉴定和验证清楚地证明，*FLG* 基因变异是该病最强的已知遗传危险因素。在此研究的基础上，有学者目前进行了早期干预研究，通过日常应用皮肤润肤剂来改善皮肤屏障功能从而初步预防疾病。这些随机干预研究的结果表明，高风险新生儿的湿疹发生率降低了约 50%[90-91]，进一步证明了皮肤屏障功能完整的重要性。同样，基因研究结果提示基因变异在影响（自身）免疫调节的基因中起着重要作用，特别是先天性信号转导、T 细胞活化与特异性分化，这些都有助于开发修饰免疫途径的药物，其中一些已经处于后期研究阶段并在临床试验中得到了很好的结果[92-94]。

为了加深对湿疹遗传结构的理解，我们需要进行进一步的大规模和详细的全基因组研究、针对精细定位和功能的后续研究，以及整合来自不同分子水平的表型变量和信息的整体方法。此外，有必要重新审视基于家族成分、可遗传内表型和遗传标记进行的传统

表型定义。为了更好地定义病理生理机制并识别预测治疗反应的新治疗靶点和生物标志物，人们对开发 AD 的计算分析和预测模型的兴趣日益浓厚[95]。最终的前沿研究将会把遗传研究成果转化为分类的改进，以及更多靶向干预措施的开发。

（焦磊 译,申春平　梁源　马琳 校）

参考文献

见章末二维码

第 三 篇

第 15 章　特应性皮炎的临床特征及诊断标准

Sinéad M. Langan, Hywel C. Williams

第三篇

摘要

　　本章分为两部分:第一部分列出了特应性皮炎(atopic dermatitis,AD)常见和不常见的临床特征,旨在帮助那些不太熟悉特应性皮炎临床诊断的人。第二部分介绍可用于特应性皮炎研究的诊断标准。我们有意将这两部分分开,因为对个体进行临床诊断的疾病定义的要求与对研究参与者进行的群体定义的要求可能有所不同。诸如外侧眉毛稀疏的临床症状可能与 AD 相关,并且可能在诊断皮损不典型的 AD 患儿时作为提示,有助于诊断。然而,很难准确确定

义,特别是它对现有 AD 的主要典型特征(例如屈侧受累和皮肤干燥)的预测能力几乎没有帮助,我们很少将它运用于群体研究。同样,在评估一个国家 AD 整体患病率时所用的诊断标准可能不适合运用在个体诊断中,因为每组诊断标准在灵敏度(正确识别真实病例的比例)和特异度(正确识别非病例的比例)方面都有限制。因此,目前所有的诊断标准都可能将某些 AD 患者错误地分类为没有 AD,而某些未患 AD 的人则被诊断为 AD。这与研究目标相关,只要错误分类的程度是可了解可控的,那么这种错误分类在研究中是可以接受的。

要点

特应性皮炎的临床特征

- 尽管特应性皮炎可以累及身体的任何部位,但其更好发于皮肤皱褶部位,原因尚不清楚。
- AD 的分布变化,从婴儿期累及面部、头皮和四肢伸侧,到儿童期及其以后累及四肢屈侧。
- AD 的形态学表现差异很大,可以表现为急性的红色水疱样湿疹,也可以为慢性肥厚性的紫色/灰色苔藓样斑块。
- AD 可合并严重并发症,包括继发感染及剥脱性皮炎。
- 当婴儿出现严重的湿疹并伴有生长发育缓慢、反复感染或皮肤出现瘀斑时,应考虑其他鉴别诊断。

特应性皮炎的诊断标准

- AD 是一种难以定义的疾病,因其在形态和分布上随着年龄、皮肤类型以及皮损的急性期或慢性期的变化而变化。
- 虽然本书中使用了"特应性皮炎"一词,但在人群中进行检测时大多诊断特应性皮炎的病例并不具有特应性。因此,关于是否应将术语"特应性皮炎"保留用于具有 IgE 反应的病例目前尚存在争议。
- 尽管 AD 诊断的灵敏度和特异度看起来很高,但随着患病率的降低,诊断标准的阳性预测值会下降。

- 先前对新发 AD 病例的定义自相矛盾地包含了慢性的要素。
- 如今公认的 AD 在未来几年可能会变成 4~5 种不同的表型(亚型)。任何关于 AD 新亚型的建议都应该建立在强有力的证据基础上,这些证据会增加预测 AD 预后、与疾病的相关性或对治疗反应方面的能力。
- 虽然临床诊断适用于临床实践,但在比较临床研究中的人群时,AD 的标准化诊断至关重要。
- 良好的疾病定义应是有效、可靠、为人群所接受、与普遍的临床概念相一致并且能广泛应用的。
- Hanifin 和 Rajka 诊断标准中在临床特征的列表里提出诊断 AD 的主要和次要标准是一个重要的里程碑。
- 一项系统综述建议在未来的干预研究中使用最广泛已被测试的标准(英国工作组对 Hanifin 和 Rajka 标准的完善),尽管这一标准仍有改进的空间。
- 理想情况下,诊断标准在使用前应先对其进行有效性测试。如果翻译或跨文化解释成为问题,那么以标准化方式评估可见的屈侧皮炎是没问题的,因此可以作为比较性研究的一种选择。
- 在决定可以使用哪种诊断标准之前,考虑临床研究的类型至关重要。调查需要在灵敏度和特异度之间进行权衡,而临床试验则需要特定的标准。

特应性皮炎的临床特征

　　本章第一部分的证据主要基于 AD 领域的先驱者在教科书和学术文章中对 AD 的经典描述,并附有临床经验。可以在其他地方找到关于构成今天公认的 AD

概念的极好的历史说明[1]。年龄、种族、疾病活动程度、治疗干预措施和感染并发症等多种因素都会影响 AD 的分布和形态,从而导致疾病表现的变化。此处描述的 AD 分布和形态的临床特征在缺乏针对 AD 的特异性实验室检测的情况下有助于临床诊断。

分布

AD 的分布与发病年龄和疾病活动性有关。婴儿湿疹通常开始于 3 月龄或更早,通常首先累及面部和头皮(图 15.1),然后扩散至四肢和躯干,呈对称分布(图 15.2)[2]。躯干皮损通常弥漫分布,四肢皮损往往较分散、局限(图 15.3)。尿布区域通常不受累,虽然有人认为是因为局部较潮湿,但真正原因尚不清楚。

在儿童期,AD 的分布最常见于肢体弯屈的部位。皮肤炎症和慢性摩擦(苔藓样变)在弯屈部位更加突出,这是 AD 的典型特征(图 15.4)[3]。这里说的弯屈部位是指骨关节弯屈时内侧皮肤相贴的部位。其确切包括哪些部位在各文本中不同,但大多数人都认为是肘窝、腘窝、颈周及脚踝屈侧。不是所有的弯屈部位都同时累及,长时间的摩擦导致的苔藓样变通常发生在膝盖后方最突出的肌腱(半膜肌和半腱肌)表面,同样发生在肘窝的肱桡肌群表面(图 15.5)。

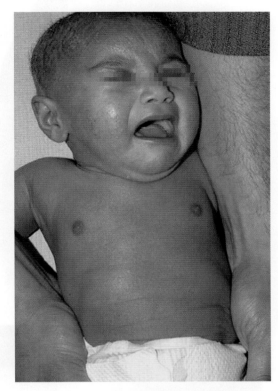

图 15.2　婴儿面部湿疹及躯干弥漫性红斑。资料来源:Courtesy of Dr Paula E. Beattie.

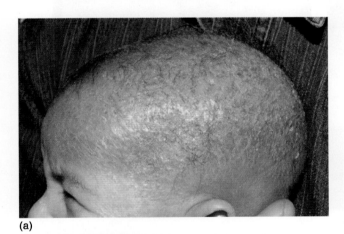

(a)

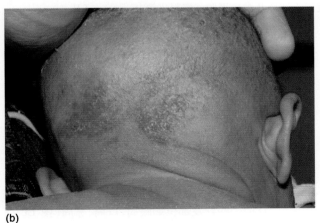

(b)

图 15.1　特应性皮炎婴儿头皮受累。资料来源:Courtesy of Dr Paula E. Beattie.

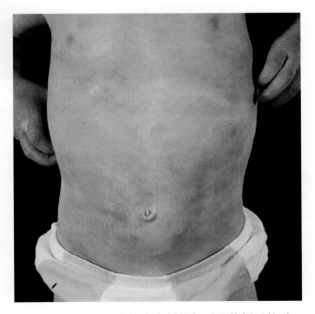

图 15.3　儿童特应性皮炎累及躯干及伸侧面的对称性湿疹。资料来源:Courtesy of Professor Hywel C. Williams.

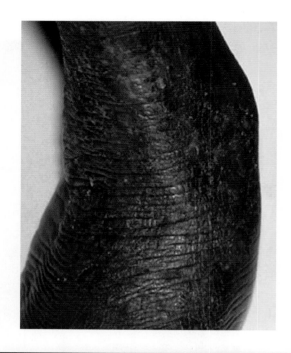

图 15.4 深色皮肤的特应性皮炎患者的小腿及足背肥厚的苔藓样变。资料来源：Courtesy of Professor Hywel C. Williams.

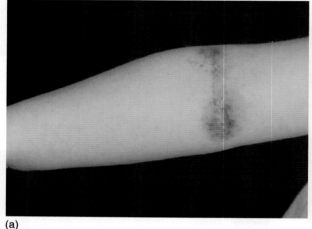

(a)

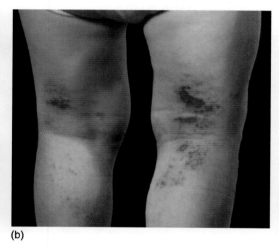

(b)

图 15.5 肢体屈侧亚急性特应性皮炎累及肘窝和腘窝，表现为红斑及表皮剥脱。资料来源：Courtesy of Professor Hywel C. Williams.

其他累及部位包括手腕和臀部下方的褶皱（臀下褶皱）。目前还不清楚身体最易弯屈的部位（即腹股沟和腋窝顶部）很少累及的原因。这些部位的湿疹样炎症更有可能是婴儿脂溢性皮炎或早发型银屑病的标志。关于皱褶部位受累，有两点值得注意：第一，特应性皮炎在身体的任何部位都可发生。事实上，当一个儿童表现为头皮瘙痒以及四肢伸侧出现散在炎症性斑块时，需考虑 AD 的诊断，此为发达国家儿童 AD 最常见的慢性炎症性瘙痒性皮肤表现。

从青春期开始，AD 往往会累及面部、手、背部、手腕和足背。手和手指经常受累，可能是由于长期暴露于刺激物中，导致覆盖手指关节的皮肤出现水肿和皲裂（图 15.6），并在掌指相邻部位出现鳞屑（围裙征）。成年人

可能只有持续的手或面部湿疹以及皮肤对外界刺激敏感，或者他们也可能患有持续的慢性 AD。

AD 经常涉及的特定部位如下：儿童期唇炎（图 15.7），可导致继发性"舌舔唇炎"或 perlèche 剥脱性唇炎（口角单个或多个裂隙），成人唇部深红色边缘。儿童常出现耳下、耳上和耳后裂隙（图 15.8），而青少年和成人经常累及眼睑和眶周皮肤，局部皮肤水肿及炎症后色素沉着导致眶下皱褶的出现，从而让受累患者看起来显得疲劳。AD 的一些好发部位如眼周、口周、鼻周（图 15.9）或耳下发生皮损的原因，除了皮肤与皮肤接触外，还包括空气中的过敏原和刺激物，或早年因唾液和食物引起的口周刺激性皮炎。乳头湿疹多开始于青春期前，但也可见于婴儿，并可能伴有乳头肿胀（图 15.10）。

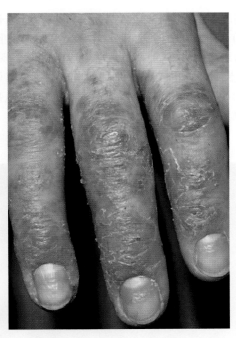

图 15.6　慢性手部湿疹表现为表皮缺失、指甲萎缩、皮肤裂隙及鳞屑。资料来源:© Diepgen TL,Yihune G et al. Dermatology Online Atlas(www. dermis. net). Reprinted with permission.

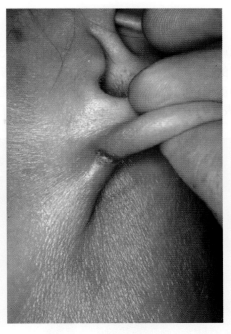

图 15.8　儿童期特应性皮炎的耳下裂隙。资料来源:© Diepgen TL, Yihune G et al. Dermatology Online Atlas(www. dermis. net). Reprinted with permission.

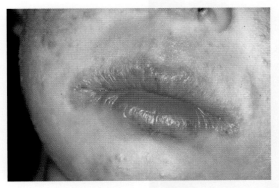

图 15.7　儿童特应性皮炎的急性唇炎,表现为口周红斑、肿胀及口角裂隙。资料来源:© Diepgen TL,Yihune G et al. Dermatology Online Atlas (www. dermis. net). Reprinted with permission.

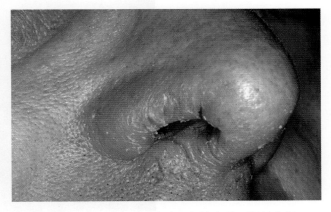

图 15.9　亚急性湿疹,皲裂及水肿表现。资料来源:© Diepgen TL,Yihune G et al. Dermatology Online Atlas (www. dermis. net). Reprinted with permission.

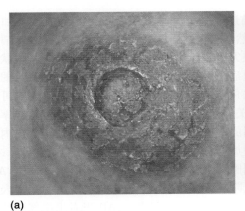

(a)

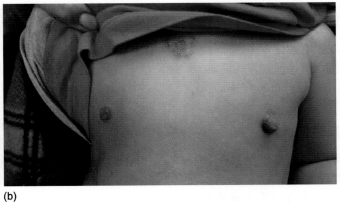

(b)

图 15.10　(a)急性乳头湿疹,红斑、糜烂、渗出及继发脓疱表现。(b)慢性乳头湿疹,苔藓化及水肿表现。资料来源:(a)© Diepgen TL,Yihune G et al. Dermatology Online Atlas (www. dermis. net). Reprinted with permission. (b)Courtesy of Dr Diana Purvis.

第 三 篇

形态

　　AD 的皮损在不同疾病阶段,形态差异很大。急性期皮损的特征是边界不清的红斑、丘疹、丘疱疹、糜烂、水肿和渗出(图 15.11a)。亚急性期的皮损表现为红斑鳞屑、表皮剥脱性斑块和丘疹(图 15.11b),而慢性期可见到肥厚的紫色/灰色的苔藓样斑块和纤维化丘疹(痒疹)(图 15.11c)。在婴儿期,AD 倾向于急性发作,表现为渗出性皮损,而儿童后期多以慢性期表现为主。在 AD 长期病程中,根据疾病活动的水平,个体可能同时或在不同时间出现 AD 的三个时期的皮损,这反映了湿疹的复发-缓解的性质。

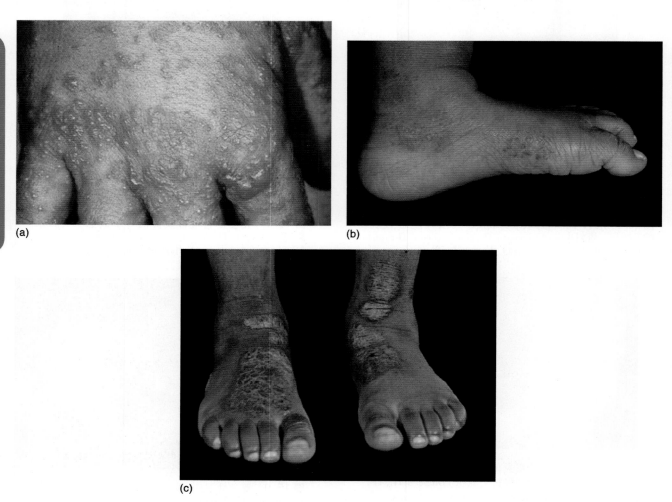

图 15.11　急性期(a)、亚急性期(b)及慢性期湿疹(c)。资料来源:Courtesy of Professor Hywel C. Williams.

相关体征

　　AD 经常伴随许多临床体征,当皮损分布和形态不典型时,这些体征也许能够成为诊断的线索,尽管它们可能不是 AD 的特异性体征。以下将简要讨论其中一部分体征。

眼周及眼部体征

　　眶下皱褶(Dennie-Morgan 征)常见于 AD,大多数研究报告发现其存在于 50%～60% 的 AD 患者中。然而,这种表现似乎与种族有关,无论有无 AD,都在深色人种中更常见,甚至在个体中也显示出显著的差异性[4](图 15.12)。眶周色素沉着,即"特应性黑眼圈",描述了眶周棕色至灰色的颜色改变[5]。如前所述,虽然尚未对其患病率进行广泛研究,但外侧眉毛变薄或缺失(Hertoghe 征)也可见于 AD,这本是甲状腺功能减退症中最初描述的征象(图 15.13)。特殊的眼部体征如角膜结膜炎、圆锥角膜和前囊下白内障可能与 AD 有关,尽管从文献中难以确定其人群发生频率。来自韩国的一项基于人群的调查显示,AD 患者白内障的概率增加了 50%[6],以色列的一项研究报告显示,尽管观察到圆锥角膜与其他特应性疾病的相关性,但 AD 的患病风险没有增加[7]。一项来自夏威夷的基于人群的眼部感染性疾病的研究表明:AD 患者患眼部单纯疱疹的风险增加了 5 倍,患眼带状疱疹的风险增加了 2 倍[8]。

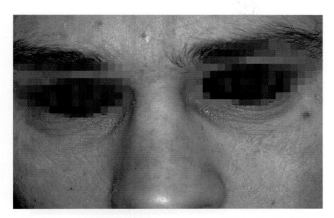

图 15.12　对称性眶周 Dennie-Morgan 褶皱。资料来源：© Diepgen TL, Yihune G et al. Dermatology Online Atlas (www. dermis. net). Reprinted with permission.

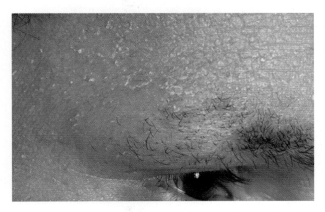

图 15.13　外侧眉毛稀疏(Hertoghe 征)伴有前额广泛鳞屑及苔藓化。资料来源：© Diepgen TL, Yihune G et al. Dermatology Online Atlas(www. dermis. net). Reprinted with permission.

皮肤其他的"次要"特征

在颈部区域有两个体征，即颈前褶皱和特应性"脏颈"(图 15.14)。"脏颈"是指颈前和侧颈部的波纹状色素沉着，临床上类似于斑状淀粉样变。面色苍白、皮肤白色划痕征(用钝器摩擦过的部位皮肤变白，而不是

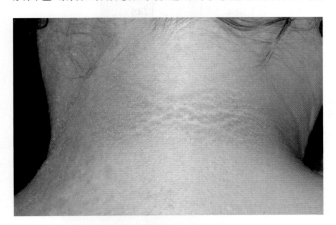

图 15.14　颈后部的网状色素沉着(特应性"脏颈")。资料来源：© Diepgen TL, Yihune G et al. Dermatology Online Atlas (www. dermis. net). Reprinted with permission.

出现部分或完全的红斑反应)在 AD 中常见，并被认为是异常的血管反应(图 15.15)。

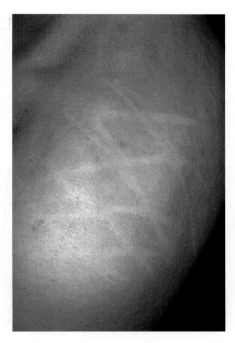

图 15.15　皮肤白色划痕征，用钝器摩擦过的部位皮肤变白，而不是出现部分或完全的红斑反应。资料来源：© Diepgen TL, Yihune G et al. Dermatology Online Atlas (www. dermis. net). Reprinted with permission.

皮肤干燥(干燥症)见于所有年龄段的 AD 患者，被认为是 AD 的标志(图 15.16)。特应性干燥症可以

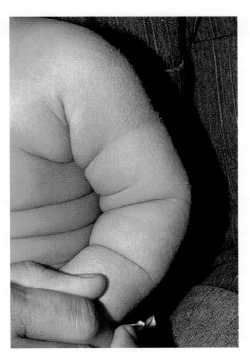

图 15.16　婴儿期特应性皮炎的干燥症。资料来源：Courtesy of Dr Paula E. Beattie.

是全身性的,最明显的部位是小腿。干燥症的特征是皮肤触之粗糙,有细小鳞屑但无炎症。皮肤干燥可能与寻常型鱼鳞病有关,这是一种常染色体显性遗传病,8% 的 AD 患者可合并本病[9-10]。然而研究表明,在没有寻常型鱼鳞病的情况下,皮肤干燥也与 AD 独立相关[11]。掌纹征在 AD 中经常出现(图 15.17)。最近研究表明,与"特应性"(IgE 水平不升高的 AD)相比,掌纹征更常见于 IgE 升高的 AD 中,且这种体征与丝聚蛋白缺失的基因突变和寻常型鱼鳞病密切相关[12-13]。

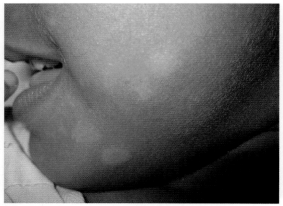
(a)

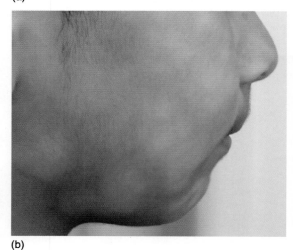
(b)

图 15.18 白色糠疹:面部边界不清的色素减退斑片,伴少许鳞屑。资料来源:(a)Courtesy of Professor Nanette Silverberg.(b)Courtesy of Dr Diana Purvis.

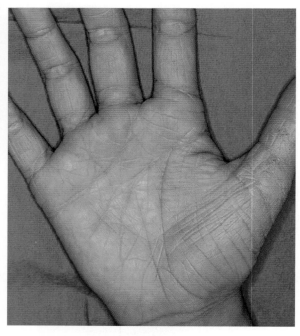

图 15.17 掌纹征:手掌纹路加重。资料来源:Courtesy of Professor Alan Irvine.

白色糠疹是一种常与 AD 相关的疾病,其特征是脸颊和上臂上有界限不清、附有细小鳞屑的色素减退斑(图 15.18)。这种临床症状在深色皮肤中更明显,可被误认为是体癣。

特应性皮炎在深色人种的皮肤表现

由于红斑在深色皮肤人种中不易观察到,使其诊断相对复杂。需要根据典型的病史,结合 AD 皮损的分布和形态特点,进行诊断。深色皮肤 AD 的其他典型特征是呈丘疹样外观的毛囊苔藓样变,以及炎症后色素沉着或减退(图 15.19)。

特应性皮炎临床特征的特殊亚型

儿童 AD 的特定亚型值得提及,因为它们的形态和分布在本章之前没有讨论过。

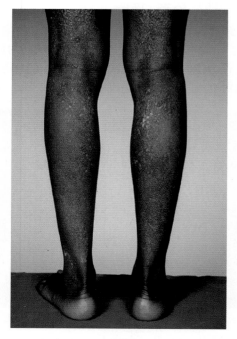

图 15.19 深色皮肤的炎症后色素沉着及色素减退。资料来源:Courtesy of Professor Hywel C. Williams.

钱币状或盘状特应性皮炎

这种类型的 AD 表现为边界清楚的圆形皮损（图 15.20），通常位于躯干和四肢远端伸侧，包括手背、小腿和前臂。单个病变通常为干燥和浸润性的斑块。据报道，这种 AD 类型在冬季会加重。它通常被全科医生误诊为癣，几乎总是与儿童的皱褶部位皮疹伴发或先后发生。钱币状 AD 通常需要使用强效外用糖皮质激素进行更强和更长时间的治疗。在成人中，钱币状湿疹可能与特应性无关。

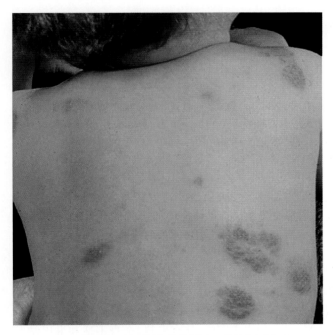

图 15.20　儿童躯干部的钱币状湿疹。资料来源：Courtesy of Professor Hywel C. Williams.

弥漫性"干燥型"AD

这种类型的 AD 在日本首次被描述，指的是弥漫性干燥型 AD，有时也称为斑片状糠疹样苔藓型湿疹，具有轻微"不适感"，临床上表现为融合的鳞屑状非角化性肤色丘疹或"鸡皮样斑"，主要分布在躯干部位[14]。随季节变化而变化，冬季加重。

湿疹亚型/表型

越来越多的证据支持湿疹存在独立的临床表型。这源于临床病程中的异质性、与特定感染的关联、疾病分布和对治疗的反应。AD 的表型分组通常基于疾病发展过程、特应性状况以及已发表的不同分组的相关合并症。例如 Leung 等描述了 8 个类别：婴儿期发作包括①短暂发作或②持续发作；青少年期发作包括③轻-中度；④持续而严重；⑤与高 IgE 水平和致敏相关；

⑥与 IgE 无关；⑦与金黄色葡萄球菌感染相关；⑧与播散性病毒感染有关[15]。Garmhausen 等基于疾病发展过程和与 IgE 的相关性报告了五种临床表型。大多数研究一致认为，持续的 AD 经常与早发性湿疹、鼻炎和儿童手部湿疹[16]有关。

最新的关于 AD 遗传基础的研究进展认为其可能会导致 AD 的其他亚型出现。新出现的亚型包括与丝聚蛋白基因无义突变相关的湿疹。这些突变似乎与伴有掌纹征及毛周角化的严重的早发性外源性（IgE 水平升高）湿疹有关[13,17]。然而，>50% 的湿疹患者不存在丝聚蛋白基因突变[18-22]。来自丹麦和瑞典基于人群的研究已报道了成人中丝聚蛋白基因突变与持续性手部皮炎之间的关联，丹麦的另一项研究进一步表明，丝聚蛋白基因与自诉的足部皮炎有附加的关联[22-23]。

伴有疱疹性湿疹的 AD 是另一种被提出的临床表型，据报道这一类型与特应性疾病和细菌感染的高风险相关[24]。

并发症

细菌感染

已经证实 90% 的湿疹皮损上都有金黄色葡萄球菌的定植，其丰度与疾病的严重程度相关[25]。AD 伴感染的临床特征是伴蜜黄色结痂的脓疱病、毛囊炎和

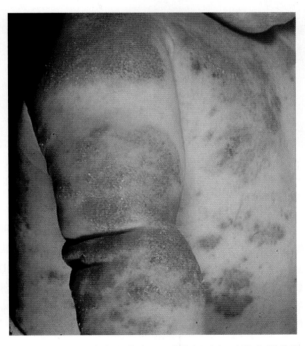

图 15.21　婴儿特应性皮炎，四肢伸侧及躯干部皮损感染的临床表现。资料来源：Courtesy of Professor Hywel C. Williams.

脓皮病,或 AD 加重并伴有红斑增多、渗出和疼痛(图 15.21)。感染通常是由金黄色葡萄球菌引起的,乙型溶血性链球菌也可从感染的 AD 皮损中分离出来。关于 AD 患者皮肤感染风险增加机制的研究越来越多。这方面研究的重点是有缺陷的皮肤屏障(遗传性和获得性)和葡萄球菌定植的作用,以及葡萄球菌超抗原与适应性和先天性免疫缺陷的协同作用,后者因上调皮肤抗菌肽及防御素的能力减弱而受到关注[26]。

病毒感染

单纯疱疹病毒(HSV)感染在 AD 患者中更常见,并可能导致疱疹性湿疹(也称为 Kaposi 水痘样疹)。这是一种严重但不常见的并发症,发生在 3% 的 AD 患者中。它的特征是播散性 HSV 感染,症状明显,包括多器官受累,但很少发生死亡。临床表现为成簇或广泛的脐凹状或糜烂的水疱、脓疱(图 15.22)。这种并发症通常是继发于 HSV-1 感染的,最近的研究表明,它可能与丝聚蛋白基因突变有关[27]。临床相似的皮疹(牛痘湿疹)可在接种天花疫苗后的易感个体中看到,因此,AD 或家庭中接触 AD 者是天花疫苗接种的禁忌。

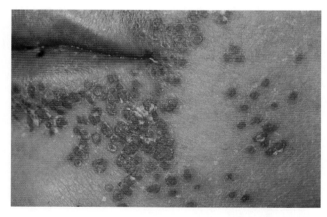

图 15.22 口周疱疹样湿疹,表现为群集的、穿凿性的糜烂性继发脓疱。资料来源:Courtesy of Professor Hywel C. Williams.

传染性软疣(molluscum contagiosum,MC)是一种常见的儿童皮肤痘病毒感染,表现为单个或成群的肤色丘疹,常见于 AD 患儿(图 15.23)。研究报道 AD 患者的传染性软疣发病率增加;最近的一项横断面研究显示,来自三级医院的传染性软疣患儿中有 24% 患有 AD[28]。

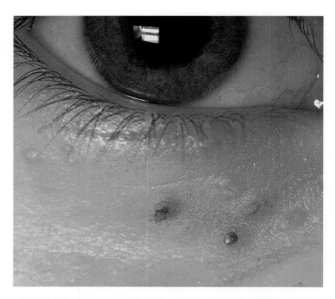

图 15.23 睑周传染性软疣,表现为脐窝状、表面结痂的丘疹。资料来源:© Diepgen TL, Yihune G et al. Dermatology Online Atlas (www. dermis. net). Reprinted with permission.

参与调节免疫反应的遗传变异与遗传和获得性皮肤屏障缺陷相结合可能会增加病毒感染的风险;葡萄球菌毒素也可能在 AD 病毒感染的传播中发挥作用[26]。

剥脱性皮炎

剥脱性皮炎是一种威胁生命的皮肤病,在 AD 中很少发生(<1% 的病例)。本病表现为大面积红斑以及 90% 以上的表皮剥脱,伴有发热、全身不适和淋巴结肿大。通常在细菌感染(例如金黄色葡萄球菌)或疱疹性湿疹后继发。

鉴别诊断

尽管 AD 是儿童瘙痒性皮疹最常见的原因之一,绝大多数患者可直接诊断,考虑需与其鉴别的其他诊断也很重要。表 15.1 列出了可以出现类似 AD 表现的其他疾病的鉴别诊断。当婴儿出现严重的湿疹伴有生长发育迟缓、反复感染或瘀斑时,需要考虑其他的鉴别诊断[29]。在这种情况下,排除免疫缺陷性疾病很重要。例如,Omenn 综合征、IPEX(免疫失调,多内分泌病变、肠病,X 连锁)综合征、Wiskott-Aldrich 综合征和 Job 综合征均可出现湿疹样皮损。在加勒比和非洲儿童中,AD 伴严重感染可能是人类嗜 T 淋巴细胞病毒-1(human T-lymphotropic virus-1,HTLV1)感染的表现[30-32]。

表 15.1　特应性皮炎的鉴别诊断

其他类型的皮炎

婴儿脂溢性皮炎	生后 4 个月内发病,皮疹发红发亮,边限相对清楚,尿布区域常见。下腹、颈部和腋窝也可受累,头皮可见结痂(摇篮帽)。不痒,患儿状态佳,但父母通常焦虑。预后好,数月内可消退
成人脂溢性皮炎	由于糠秕孢子菌在脂溢区过度生长/敏感引起的界限不清的红斑,好发部位为鼻周、眉毛周围、外耳道、头皮、前胸、腋窝和腹股沟皱褶
盘状(钱币状)湿疹	最初在四肢出现直径 1~5cm 的圆形"皲裂样"红斑,常伴有继发感染(图 15.20)。在儿童,最常与 AD 有关,经常与癣混淆。在成人,可能与葡萄球菌感染和皮肤过度干燥有关
刺激性接触性皮炎	肥皂和洗涤剂等刺激物对皮肤屏障的累积损伤。皮炎的临床表现可与 AD 相同,最常见暴露部位如手指部位的皮损,这可能有助于诊断。一些刺激性接触性皮炎在 AD 患者中很常见,如婴儿口周由于持续的唾液和食物刺激导致的口周皮炎,以及由于尿液刺激导致的尿布皮炎
变应性接触性皮炎	已致敏的个体对特定物质的过敏反应,如镍(珠宝)、橡胶(手套)或胶水(某些鞋)。线性分布及境界清晰可能提示诊断,需进行斑贴试验来确诊,可与 AD 共存
摩擦性苔藓样疹	发生于反复摩擦部位的有光泽的丘疹,如儿童的前臂外侧,很常见
高 IgE 综合征	AD 的特征伴生后几周内出现皮肤、鼻窦和肺的葡萄球菌感染,特殊面容和牙齿异常排列。实验室检查结果包括 IgE 升高和嗜酸性粒细胞增多
Wiskott-Aldrich 综合征	Wiskott-Aldrich 的皮疹与 AD 相同。它通常发生在生后 1 个月内的男婴中,并伴瘀点、紫癜和血性腹泻
其他免疫性疾病	一系列其他的免疫疾病可能有湿疹的特征,包括严重的联合免疫缺陷、OMENN 综合征和 IPEX 综合征
遗传性鱼鳞病	遗传性鱼鳞病可能与湿疹和皮肤干燥有关,包括寻常型鱼鳞病、Netherton 综合征、常染色体隐性先天性鱼鳞病和 X 连锁型鱼鳞病
其他炎症性及大疱性皮肤病	多种炎症性和大疱性皮肤病,包括银屑病、疱疹样皮炎、移植物抗宿主病、色素性荨麻疹等都可能表现出类似湿疹的特征,白色糠疹可能与湿疹有关

其他外源性皮肤病

疥疮	可在全身产生非特异性湿疹样改变。手掌、足趾、生殖器以及指间的隧道和脓疱有助于确诊
丝虫皮炎	在其慢性阶段,可产生广泛的皮肤苔藓样变,类似于慢性 AD 的表现
虫咬皮炎	可能经常出现继发性湿疹,并与 AD 混淆,特别是热带国家儿童四肢出现皮损时
营养不良	一系列营养不良性疾病可表现为湿疹样特征,包括锌、吡哆醇、生物素、烟酸、苯丙酮尿,脂质储存类疾病和囊性纤维化
体癣	皮损可类似湿疹,特别是在急性红肿期出现水疱时。皮损通常不对称

参考文献 15.1

见章末二维码

特应性皮炎的诊断标准

尽管疾病的定义听起来可能是一个无聊的话题,但它是所有比较性知识的一个基本方面,Kendell[1] 对此进行了完美的总结:

对于建筑师来说,设计抛物线形的天檐或巴洛克式的立面可能比计算他的建筑物所要靠的混凝土板的大小和形状更令人兴奋。但是,如果因果关系和治疗主张不是建立在牢固的基础之上的,那么它们就像建筑物没有地基一样无法存在。制定可靠的诊断标准可能就像用混凝土填满泥洞一样乏味,但是两者都是其他一切赖以生存的基础。

Kendell 1975[1]. Reproduced with permission of John Wiley & Sons

第三篇

本节中讨论的大部分证据都来自其中一位作者（HW），他们最终在英国完善了 Hanifin 和 Rajka 诊断标准[2-4]。因为 AD 的其他标准也已经提出，本章更加强调由 Brenninkmeijer 等进行的对 AD 诊断标准独立而彻底的系统综述[5]。

参考文献 15.2

见章末二维码

命名方式

严格地讲，"特应性皮炎"或其同义词"特应性湿疹"的概念只应用来指那些有湿疹表型的人，他们同时具有血清高水平和/或皮肤点刺试验阳性证明的过敏原特异性循环 IgE 抗体[1]。然而，来自国际儿童哮喘和过敏研究（the International Study of Asthma and Allergies in Childhood，ISAAC）第二阶段研究的证据（这是世界上最大的 AD 病例样本，且 AD 诊断根据体格检查确定）表明，在发达国家，大约 50% 的 AD 病例实际上不是过敏性的，在发展中国家，比例甚至更高[2]。这项研究得出结论，过敏性反应和屈侧部位湿疹之间的联系都比以前认为的要弱且多变，这种联系的强度与国民总收入呈正相关。一些研究人员认为存在两种类型的 AD：特应性（或外源性）和非特应性（内源性或特应性样）[3-4]，这种区分的部分原因是特应性在疾病更严重的人中更为常见，这些人通常构成了以医院为基础的被研究人群，研究者试图将他们的特点区分为特应性和非特应性。事实上，有些人甚至认为 IgE 升高可能是疾病严重程度的一种附带现象[5]。因此，那些主要研究重症患者的人坚信 AD 是特应性的也就不足为奇了，然而实际在人口调查中，非特异性湿疹的病例有时可以占大多数。同样值得指出的是，如果不进行皮肤点刺试验或评估循环中对常见和相关环境过敏原的 IgE 抗体，仍然无法清楚地区分非特异性和特应性皮炎。

为了解决关于"特应性"一词和 AD 的不同同义词的正确使用的混乱，世界变态反应组织（World Allergy Organization，WAO）命名委员会建议，"湿疹"一词应该用来表示我们通常所指的 AD 表型，前缀"特应性"只能用来定义一个真正特应性的子集，如图 15.24 所示[1]。湿疹一词在 WAO 体制里是专门针对 AD 表型的，并明确区别于其他皮炎，如脂溢性皮炎、乏脂性皮炎、淤积性皮炎、钱币状皮炎、光敏性皮炎（归类为"其他类型皮炎"）以及 2 种形式的接触性皮炎（如图 15.24 所示）。WAO 的命名很有道理，它避免了更多诊断标准的需要，如千禧年标准[6]，这些标准看起来非常类似于最初的 Hanifin 和 Rajka 标准[7]，并加上 IgE 反应性作为必要的标准。

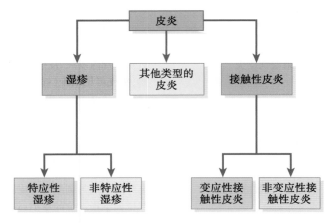

图 15.24 WAO 修订了特应性皮炎的分类，现已公认将"湿疹"一词取代了过渡性术语"特应性湿疹/特应性皮炎综合征（AEDS）"。特应性湿疹指特应性体质者所患湿疹。资料来源：Johansson et al. 2004[1]. Reproduced with permission of Elsevier.

AD 名称使用也有地理差异。"特应性皮炎"是美国临床医生最常用的术语，美国湿疹协会以及美国大量人群调查多使用"湿疹"一词[8]。AD 也是日本和其他远东国家及地区（如韩国和中国台湾）使用最广泛的术语，"特应性湿疹（atopic eczema，AE）"一词在欧洲更常见，仅在英国使用"湿疹"来表示 AD。Kantor 等人对 AD 命名法的综述发现，在 33 060 篇相关论文或书籍中，64.4% 使用术语"特应性皮炎"，46.9% 使用术语"湿疹"，许多同时使用了这两个术语[9]。这篇综述的作者（他们都生活在标准术语为 AD 的国家）强烈认为未来的研究应该使用 AD 一词。他们声称湿疹是一种非特异性的术语，表示几种形式的皮肤炎症，但当湿疹一词按照图 15.24 中的 WAO 分类被科学地使用时，这种说法就不成立了。值得指出的是，无论在患者或是公众中，还是在学术交流中，取名目的是增进沟通和理解。因此，当英国（举例）公众已普遍接受了"湿疹"这个名词时，如果坚持要求他们改用"特应性皮炎"这个名词，可能会导致更多的误解和可能的伤害，特别是在英国公众的认知里，"湿疹"是具有职业获得性手部湿疹的内涵。关于应该使用湿疹还是皮炎的争论已经浪费了大量的精力。关键是使用的名词最能达到清晰沟通的目的。作者在自己的出版物和诊所中使用术语"湿疹"，因为它是基于迄今为止最科学的理论基础，而在与美国或其他欧洲听众交谈时，他也可以很恰当地使用术语"特应性皮炎"或"特应性湿疹"，正如本章所述。并没有任何证据显示，作者意识到将这些术语作为同义词使用，可能会造成危害。将来，将皮炎进行更好地分类为各种亚型，可能会导致超出 WAO 分类的科学进步。试图迫使全世界采用"特应性皮炎"（可能既不是特应性皮炎也不是皮炎)这一术语可能是无益处的,还有可能阻碍国际上在改善 AD 患者预后而做出的协调和努力。

只是为了与本章的其余部分保持一致,我们将使用术语"特应性皮炎"(AD)来指代临床表型,但并不意味着这些人确实是特应性的(根据 WAO 提出的更科学的原理)。

参考文献 15.3

见章末二维码

不同研究类型中灵敏度与特异度标准的相对重要性

因为相信可能存在一个通用的"一刀切"定义,所以很容易陷入 AD 诊断标准的主题,在选择哪一组或哪一版本的标准之前考虑使用该标准的目的至关重要。当需要描述和比较人群时,通常需要在研究或临床审核的背景下确定疾病的定义。例如,在人口调查中,主要目的是估计 AD 的真实患病率,一些 AD 患者将总是被错误分类为没有 AD,反之亦然。无论使用何种标准,没有一套标准可以达到 100% 的灵敏度和特异度。因此,在进行患病率调查时,理想的标准代表了灵敏度(正确识别真正 AD 的比例)和特异度(正确识别非 AD 的比例)之间的权衡。为了研究的目的,在群体水平上可以容忍一些错误分类。在探索疾病可能病因的病例对照研究中,要求是不同的,因为这只需要确诊病例和一定比例的对照。在这里,标准的特异度至关重要:如果更准确地分类病例和对照,可以使用可能错过某些真实病例的低灵敏度标准。同样,对于临床试验或基因研究,所有病例都是"真实病例"也很重要。在这种情况下,可以采用两阶段的过程:病例可以首先由临床医生诊断(仅识别"真实病例"),然后进一步用广泛使用的标准筛查,以确定表型特征,以便与其他研究进行比较。随访 AD 病例以评估预后的队列研究的诊断标准也必须具有相对特异度,以免高估由于非病例污染引起的疾病清除率,但诊断标准仍应具有合理的灵敏度,以便能够代表大多数病例,而不仅是严重的疾病亚型。根据不同研究设计要求,图 15.25 描述了灵敏度和特异度之间的平衡。

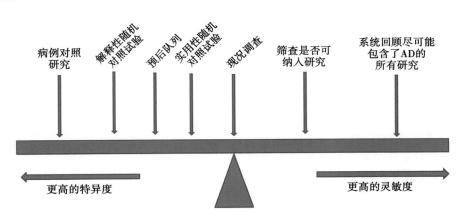

图 15.25　特应性皮炎诊断标准的灵敏度和特异度之间的权衡要求与不同的研究设计相关的示意图

疾病低患病率的影响

使用诊断标准评估疾病患病率的另一个需要考虑的重要因素是该疾病是相当常见还是罕见。表 15.2 显示了英国诊断标准的阳性预测值(检测为真正患者的阳性比例),根据潜在的疾病真实患病率(假设灵敏度为 80%,特异度为 97%)变化而变化。即使灵敏度和特异度的值听起来相当不错,当疾病的实际患病率仅为 1% 时,阳性预测值仍然很低,仅有 21%。然而,即使灵敏度和特异度参数保持不变,当人群真实患病率为 25% 时,这一比例就会高得多(90%)。关于疾病错误分类的影响,以及用于不同研究设计的诊断标准

版本的指南可在其他地方找到[1]。

疾病严重程度的衡量

在估计疾病患病率时,对疾病严重程度的衡量通常非常重要,以便确定疾病负担和可能使用的医疗资源。例如,Saeki 等人对北海道和大阪市的 2 137 名成年人进行了一项验证调查,发现 6.9% 确实患有 AD,其中有 76.7%、18.5%、3.4% 和 1.4% 的人分别为轻度、中度、重度和极重度 AD[2]。ISAAC 对全球超过 100 万儿童的患病率调查使用了现症湿疹联合每周不少于一晚睡眠障碍的评估方法作为衡量湿疹严重程度的一种替代方法[3]。

表15.2   特应性湿疹患病率对英国特应性皮炎诊断标准预测值的影响，假设灵敏度为80%，特异度为97%

AE 的真实 患病率	根据标准诊断 的 AE 患病率	阳性预测值	阴性预测值
25%	22.2%	90.1%	93.6%
20%	18.4%	87.0%	95.1%
15%	14.5%	82.8%	96.5%
12%	12.2%	78.7%	97.3%
10%	10.7%	74.8%	97.8%
9%	9.9%	72.7%	98.0%
8%	9.2%	69.6%	98.2%
7%	8.4%	66.7%	98.5%
6%	7.6%	63.2%	98.7%
5%	6.8%	58.8%	98.9%
4%	6.1%	52.5%	99.1%
3%	5.3%	45.3%	99.4%
2%	4.5%	35.6%	99.6%
1%	3.8%	21.1%	99.8%

诊断标准在临床中的应用

当诊断标准在临床环境中应用于患病个体时，会存在困境，因为这些标准并不是为诊断个体这一目的而制订的。重要的是，那些在临床中将这些标准用作诊断辅助工具的人应该认识到，这些标准指的是疾病的可能性大小，它们应该被用作指导疾病的诊断，而不是严格的规定。可以举一个例子，比如一个孩子，从3岁开始皮肤发痒，有屈侧皮肤受累史并有可见的屈侧皮炎，但没有皮肤干燥史或其他特应性疾病的病史，他虽然不符合英国的诊断标准或其他标准，但很可能真正患有 AD。然而，如果将诊断标准应用于 AD 患病率为 12% 的儿童人群中，那么一个不符合诊断标准的儿童未患 AD 的概率超过 97%。

定义新病例

短暂发作型病例的定义也是一个棘手的领域，因为 AD 的许多定义都包含慢性复发性病程这一组成部分[4]。对 102 项预防研究的系统回顾发现，在 27 项研究中未对短暂发作型病例进行定义，并且在 75 项研究中使用了 Hanifin 和 Rajka 标准（以慢性病程作为主要标准）[5]。随着更多的出生队列研究[6]和从出生开始的疾病预防随机对照试验[7]的出现，显然需要对短暂发作型 AD 病例进行统一定义，这一定义既不能将婴儿期所有短暂性刺激性发作性湿疹包括在内，又不能将短暂发作的真正的 AD 排除在外[8]。对该主题进行的

系统综述中已提出这样的定义[5]。

参考文献 15.4

见章末二维码

疾病定义的方法

二元与连续定义

Pickering 等人早在 1960 年就提出，原发性高血压具有渐进特征，从正常到疾病是逐渐缓慢变化的[1]，但许多临床医生和研究人员仍然难以将疾病视为连续的过程。然而，在人群环境中，即使是像头癣这样的疾病，一开始可能很符合有病或没病这样的二分类疾病的定义，但我们也能看到疾病的分级，从外观健康患者（其中许多人已携带致病真菌或患有呈亚临床感染状态）到仅有孤立脱发斑患者，再到整个头皮出现严重的炎症反应的重症患者。因此，也许最合适的问题不是"他是否得了这种疾病：是/否？"而是"他患这种疾病的严重程度如何？"从数量上衡量一个人群中的疾病总量听起来可能很有吸引力，因为它提供了该人群中所有个人的信息，但在解释方面也存在一些严重的困难。重要的是回到疾病定义的主要目的，这样能帮助我们沟通，提高我们的诊断能力。AD 的对数优势计分为 4.321，这对于一个研究人员在试图预测美发学徒可能因手部刺激性皮炎而丧失工作能力的程度时，可能有一定意义，但对希望描述人群疾病模式的临床医生没什么用[2]。评估 AD 程度的连续评分方法可能是非线性的，例如 2 倍的评分并不意味着 AD 严重 2 倍，就像 2 倍身高并不意味着体重也是 2 倍。此外，从回归模型推导出的用于单个疾病特征的权重高度依赖于被选择来推导标准的人群，10 项不同的研究可以产生 10 套不同的权重，从而导致关于哪个权重是"正确的"的国际争端。其他一些人则热衷于重新评估 AD 的定量方法[3]。

另一方面，二元或分类的疾病定义要求在疾病和非疾病之间有明确界限。确实，"诊断"一词源自希腊词 $\delta\iota\acute{\alpha}$（数字"二"）和 $\gamma\iota\gamma\nu\acute{\omega}\sigma\kappa\epsilon\iota\nu$（可感知），意味着二分法的结果。这样的二分式定义，在公共卫生环境中被更广泛地使用且容易理解，因此是促进国际交流的合理选择。它们的主要缺点为：在患者与健康人之间强加界限易导致某些人被错误分类。除非所讨论的疾病在正常和异常之间突然自然截止，否则强加任意分界线总是要在灵敏度和特异度之间进行权衡。总而言之，正如其他研究小组得出的结论，总结出一组症状和体征的临床方法似乎与 AD 研究在临床上最相关[4]。

渐进性分类

值得注意的是,有关疾病病因的新发现可能导致疾病分类的变化。AD 的病因尚未完全了解,由于迄今为止对客观检测的研究追求尚无结果,因此,目前基于症状和体征的临床综合征仍然是最合适的研究起点。该陈述并不意味着该临床综合征将来无法按照遗传学或病因学的术语重新定义,与渐进式疾病学的概念一致,例如"天疱疮"的划分,该疾病以前是指几种以水疱为特征的疾病,根据免疫学发现分为类天疱疮、天疱疮和线状 IgA 疾病。此类更改只要是明确的,并且可以为患者带来益处,就是合理的。以此类推,当今公认的 AD 临床综合征可能最终因遗传、免疫及病因学发现[5-6]而被证明是由 3~4 种不同疾病组成,例如与丝聚蛋白基因缺陷相关的弥漫性干燥型 AD、与金黄色葡萄球菌处理缺陷相关的钱币型、早发严重型以及湿疹/呼吸道疾病型。只要原来的旧标准评估了有用的东西或有助于激发对该综合征的病因学的进一步研究。就不意味着它在当时是"错误的"。

参考文献 15.5

见章末二维码

特应性皮炎的疾病定义的关键要求

效度

效度是指诊断测试或一组诊断标准测量他们能够准确测出所需测量事物的程度。在定义皮肤疾病病例时,有效性包括两个部分:

- 灵敏度,即定义应涵盖尽可能多的病例。
- 特异度,即定义应排除尽可能多的非病例。

灵敏度和特异度是以参考标准或金标准来衡量的。对于某些皮肤病来说,选择金标准是相对容易的,比如用组织病理学作为黑色素瘤的金标准。对于许多皮肤病(包括 AD)来说,没有这样的客观检测方法。在这种情况下,如果皮肤科医生能够就典型病例达成一致意见[1],则皮肤科医生的诊断可以作为临床金标准。

重复性

在记录诊断标准时,观察者之间和观察者内部的差异应保持在最低限度。二分类特征的一致性,例如是否存在眶周色素沉着,通常用称为 kappa 统计量的机会校正度量来表示,kappa 统计量通常从 0(符合偶然预期)到 1(完全一致),kappa 值 ≥0.6 表明实质性一致。从表 15.3 中英国皮肤科医生记录的 AD 征象数据可以看出,即使是经验丰富的医生也可能对一种皮肤病的经典特征表现出较差的一致性[1]。许多次要体征,如眶下皱褶,可以根据许多因素而不同,例如一天中的不同时间(图 15.26)或种族[2]。通过减少标准的数量,以及通过明确的指示和对现场工作人员的培训,可以提高可重复性。虽然良好的有效性通常意味着良好的可重复性,但反过来并非总是如此;例如,两个都慢 10min 的时钟可能彼此一致,但两者报时都不正确。

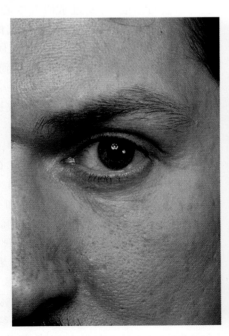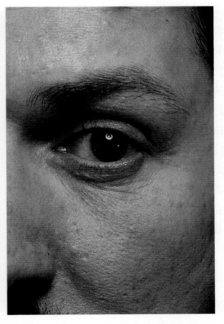

图 15.26　同一特应性皮炎患者相隔 12h 拍摄的图像。虽然眶下皱褶(瞳孔向前注视时,一条或多条明显超过中线的皱褶)这样的体征听起来很容易确定,但这两张照片显示了这类体征有多不可靠

表 15.3   英国资深皮肤科医生经过特别设计的可重复性研究得出的关于特应性皮炎的 18 种体征的观察者之间协议

一致性优(kappa 值>0.61)	躯干皮炎
一致性中等(kappa 值为 0.41~0.60)	屈侧皮炎、手/足皮炎、面部皮炎、色素减退斑、眶下褶皱、眶周皮炎、耳裂隙、掌纹征
一致性较差(kappa 值为 0.21~0.40)	毛囊隆起、耳周皮炎、唇炎
一致性差(kappa 值为 0.01~0.20)	毛周角化症、毛发细软、眶周色沉、干皮症、伸侧皮炎(可见的皮炎)

人群的可接受性

尽管医生在医院环境中对患者适当执行有创检测是可行的,在人群环境中尝试进行无创检查的应答率却很低,例如检查非暴露区域的皮肤或剪指甲。这些标准实施起来容易且快速。复杂且耗时的程序,如果作为大型研究的一部分进行,将导致观察者疲劳、错误和较低的应答率。

与流行的临床概念保持一致

标准应该证明一定程度的表面效度,即它们应该包含临床医生确定为疾病综合征的关键要素的特征。因此 Hanifin 和 Rajka 的开创性工作才能胜出于其他人[3]。他们根据临床经验提出了一系列 AD 临床综合征的主要特征和次要特征。虽然这一系列的特征过于烦琐,而且定义不精确,不适合作为研究工具使用,但是所列出的特征为随后的科学改进奠定了良好的基础,例如英国工作组的最低可信标准[4]。还值得指出的是,AD 的诊断标准也应该在一定程度上反映发病率。例如,也许可以制订一个标准来衡量非常轻微的湿疹性皮肤炎症,但是如果以这样的标准确诊的患者并不瘙痒或者并未被这些特征所困扰,那么这种疾病是否值得研究就需要怀疑了。这就是为什么英国的诊断标准把皮肤瘙痒作为一个必要标准的主要原因。

全面性

诊断标准需要适用于广泛的人群,例如儿童和成人,深色皮肤人种(红斑可能不太明显),以及对"痒"等术语可能有不同文化理解的不同种族(尤其当翻译有困难时)[5]。

参考文献 15.6

见章末二维码

AD 诊断标准的系统综述

最后一节强调了我们需要一个简单有效的诊断标准,以便广泛应用。几乎没有关于科学地制订和测试诊断标准的研究。许多研究小组基于直觉或共识提出了诊断标准,但许多诊断标准的效度仍未得到检验。同样值得注意的是,应把注意力集中在关于 AD 诊断标准的真正重要的问题上,如哪些是最佳判别标准,哪些标准可以舍弃,以便列出最少的可靠判别标准,但许多研究都将重点集中在较长的次要特征列表,以及它们是否适用于特定的研究人群[1-3]。虽然这些研究有助于显示次要特征在一些国家和种族群体中出现的差异性,但它们对于寻求国际化的、比较的可靠且有效的最精简的标准几乎没有帮助。

到 2007 年,全球至少提出了 10 套不同的 AD 诊断标准[4-13],因此 Brenninkmeijer 等对这些研究的有效性进行了系统综述[14]。经过对 3 个数据库的广泛搜索以及论文参考文献的检索,他们确定了 27 项验证研究,然后由两个独立的数据提取器使用《诊断准确性质量评估》工具对这些研究进行质量评估,该工具通过 14 个不同项目[15]来评估偏倚风险。作者还使用接受者操作曲线比较了不同标准的灵敏度、特异度参数以及最佳临界值。他们发现,一些已提出诊断标准,如日本皮肤病学会的标准,丹麦过敏研究中心标准和 Lillehammer 标准,根本没有经过任何形式的验证。最初的 Hanifin 和 Rajka 标准仅在两项医院研究中得到验证,Schultz-Larsen 标准在两项研究中得到验证,Diepgen 等人的研究及康-田诊断标准分别在一项研究中得到验证,英国对 Hanifin 和 Rajka 诊断的改进版在 19 项研究中得到验证。

总体而言,在医院患者的研究中,各种标准的灵敏度和特异度分别为 10%~95% 和 77.6%~100%,在人群研究中分别为 42.8%~100% 和 44.7%~96.6%。两项基于医院的研究评估了 Hanifin 和 Rajka 标准,结果显示灵敏度分别为 87.9% 和 96.0%,特异度分别为 77.6% 和 93.8%。8 项基于医院的研究验证了英国对 Hanifin 和 Rajka 标准的改进版,结果显示灵敏度为 10%~95.5%,特异度为 90.4%~98.3%。13 项基于人群的验证研究显示灵敏度为 42.8%~100%,特异度为 89.3%~99.1%。由于各研究在参与者、研究设计和研究实施方面存在很大差异,因此无法提供荟萃分析来进行评估。对英国诊断标准在中国、意大利和罗马尼亚的翻译版本进行的验证研究似乎显示出良好的结果[17-19]，但在翻译成科萨语后进行的社区验证研究中，有效性很差[16]，这表明除了翻译因素，文化因素在诊断标准的制订和验证中更重要。埃塞俄比亚的一项研究表明，ISAAC 中使用的调查问卷的阳性预测值为 48.8%，阴性预测值为 91.1%[20]。

验证研究的方法学质量差异很大，很难相互比较。常见的方法学问题包括：参考标准不恰当、从参考检验结果中确定指标检验结果的人员筛选缺乏盲目性、缺乏对中间或无法解释的结果的报告，以及未能提供参与者退出的细节。系统综述的作者也指出了一些问题，比如临床诊断的参考标准仅由一名临床医生提出，他们对 AD 的认识可能与其他人非常不同[21-22]。另一个问题是，在验证一年中的症状标准时（为了克服进行比较时的季节变化因素），这些标准往往只在一个时间点通过临床检查得到验证，这种程序总是低估在检查时未处于活动期的真实病例。作者得出结论，英国的诊断标准在医院和社区环境中得到了最广泛的验证，这套标准应该在未来的干预研究中推荐使用。他们指出，理想的诊断标准集仍有待建立，并且在验证研究的方法设计上还有很大的改进空间。

框图 15.1 总结了如何为 AD 诊断标准设计良好的验证研究的指南[22]，然而这些指南很少被遵循。Radalescu 等学者提出了关于如何进行患病率研究的指南[23]。对于那些有兴趣用英国工作组对 Hanifin 和 Rajka 标准改进版来获取更多信息的人，公共领域提供了一个互动网站，包括翻译、详细的现场说明、培训图像和质量控制测试[24]。

框图 15.1　一个好的诊断标准的验证研究应具备下列属性
1. 严格按照推荐标准的问题和检查流程来做
2. 确保翻译遵循了严格的格式
3. 在它们将要被使用的环境中测试这些标准
4. 确保那些作为评估者或作为临床标准制订的人对所测试的标准不知情
5. 通过观察者间重复性试验，确保作为临床标准制订的临床医生与其他临床医生具有可比性
资料来源：Williams 1999[22]. Reproduced with permission of the American Medical Association.

参考文献 15.7

见章末二维码

系统综述之后出现的其他研究

自 Brenninkmeijer 等人进行系统综述以来，出现了其他一些相关的验证研究[1]。第一项是对英国诊断标准在日本成年人中有效性的验证研究[2]，这是一项有用的研究，因为迄今为止几乎所有研究都涉及儿童。Saeki 等学者将英国标准的有效性与临床检查进行了比较[2]。这样的比较总是会低估标准的真实有效性，因为这将 1 年期间的患病率与时点患病率进行比较。换句话说，许多患者在去年对英国标准中呈"阳性"，在检查时可能没有活动性湿疹。尽管如此，研究发现英国标准在日本成年大学生中的灵敏度为 68.8%（88/128），特异度为 93.5%（1 863/1 992）。在一项较早的针对学龄儿童 AD 诊断标准的社区验证研究中，Saeki 等指出，如果将评估症状的时间限制在最后一周以使他们更像时点患病率，那么英国标准的有效性似乎可以改善，然后可以更切合实际地与某一时点的临床检查进行比较[3]。该研究发现，在 2001—2002 年以英国诊断标准作为 1 年患病率验证时，灵敏度和特异度分别为 71.8% 和 89.3%，阳性预测值为 44.7%。而在 2004—2005 年同一地域不同人群样本中以英国诊断标准作为时点患病率再次验证时，其灵敏度降至 58.9%，特异度增至 95.4%，这导致阳性预测值增至 59.9%[3]。

有人对中国台湾某教学医院的 1 131 名护理人员进行了进一步的成人验证研究，应答率很好，达到了 93%[4]。这项研究比较了过去 1 年英国标准和 ISAAC 标准的有效性，以及皮肤科医生根据 Hanifin 和 Rajka 标准对研究对象过去 1 年是否患有 AD 进行评判。他们发现英国标准的灵敏度和特异度分别为 42.2% 和 99.6%，对于 ISAAC 标准，他们计算出的灵敏度和特异度分别为 36.7% 和 92.9%。通过接受者-操作者曲线的进一步分析表明，舍弃"2 岁以下发病"的标准可以更好地提高英国标准的鉴别力（灵敏度和特异度分别为 82.2% 和 94.2%）。但应该指出，在英国诊断标准成人使用版在线手册的原始说明中明确指出"回忆 2 岁以下的湿疹在成人中可能是不准确的"，应替换为"湿疹是从小时候开始的吗?"，因为几乎没有成年人会知道他们 2 岁之前发生了什么[5]。另一项对西班牙 518 名儿童进行的研究发现，电话采访中采用英国标准诊断出的病例有 75.3% 与医生诊断相符[6]。

在 ISAAC 的第二阶段，研究者检查了来自 18 个国家的 30 358 名 8~12 岁的学龄儿童是否有屈侧湿疹，他们的父母完成了 ISAAC 湿疹症状问卷调查[7]。与预期相同，基于单次检查的屈侧湿疹得出的患病率低于基于问卷调查的 12 个月期间的患病率（平均中心患病率为 3.9% vs. 9.4%），但两者高度相关（$r = 0.77$，$P < 0.001$）。在个体水平上进行分析时，尽管在问卷调查中有"过去 12 个月持续性屈侧湿疹"这一症状的人中，有 33%~100% 未经过检查证实，但阳性回答的人数仍比体检中检测到的屈侧湿疹低了近 10%。作者得出结

论,使用 ISAAC 问卷得出的患病率足以比较人群之间的疾病患病率。同时作者认为,当个体水平的诊断精度很重要时,应首先验证问卷,或者应使用标准化的皮肤检查方案,例如英国工作组使用的方案(见图 13.1)[8]。

一项研究试图观察患有 AD 的儿童(即真正具有 IgE 抗体特应性反应)与那些看起来症状相似但没有 IgE 反应性证据的儿童(有些人称其为"特应性样")是否存在差异。作者发现,特应性样的儿童发病较晚,没有其他特应性疾病,Dennie-Morgan 征较少,手/足湿疹以及其他一些特征较少。但其中一些差异可能是由于特应性样的病例症状都较轻,这是一个重要的混杂因素,但在选择病例或进行分析时未将其考虑在内[9]。

Schram 等在 2011 年重新审视了 AD 的千禧年标准,其中变应原特异性 IgE 是强制性标准,另外还附加了三项标准,需要有两项为阳性[10]。他们取消了对变应原特异性 IgE 的要求,并以 210 名临床诊断为 AD 的临床患者为样本,推导出一套 AD 的临床预测因子。然后他们将这些标准应用于这些患者身上,并再次进行特异性 IgE 测试,以进一步将其细分为真正的特应性皮炎和具有 AD 表型但无特应性的患者(他们称之为特应性样皮炎)。他们发现,改进后的千禧年标准(无 IgE 要求)的灵敏度和特异度分别为 81.8% 和 98.8%,而英国改良的 Hanifin 和 Rajka 标准的对应值为 97.7% 和 72.9%,原始的 Hanifin 和 Rajka 标准的对应值为 100% 和 48.8%。AD 表型的相对值(灵敏度加特异度减去 100)在修订后的千禧年标准中为 0.7,在英国标准中为 0.72,在 Hanifin 和 Rajka 标准中为 0.51。该研究报告充分,但它是在标准的来源人群中进行测试,该程序可能会高估测试性能。因此还需进一步的独立研究。

Silverberg 等在 2015 年的一项美国研究中发现,在医院环境下,自我报告和照顾者报告的湿疹与医生诊断的 AD 相比结果良好,照顾者报告患儿近 1 年患湿疹的阳性预测值为 0.87,成年人自我报告近 1 年患湿疹的阳性预测值为 0.76[11]。这份报告写得很好,但是他们使用了"湿疹"这个词,这与他们所在的同一团体呼吁的不使用这个词的做法是不一致的[12]。

韩国特应性皮炎协会的特应性皮炎诊断标准组已经提出了另一套标准。这套标准由 11 个问题(2 个主要问题和 9 个次要问题)组成,其中许多问题与英国标准中使用的问题非常相似[13]。他们从一个训练样本(n=1 129)得出了他们的标准,并在另一个独立的儿童社区样本(n=1 191)上对其进行了测试,与皮肤科医生一年 2 次的检查相比,他们的灵敏度和特异度分别为 75.2% 和 96.1%。这些值比 ISAAC 中使用的简单问题的相应值(灵敏度为 68.8,特异度为 92.9%)要好,尽管尚不清楚是否具有统计学差异。本研究未将韩国标准与英国、千禧年标准或 Hanifin 和 Rajka 标准进行比较,仍需进一步的独立研究。

(焦磊 译,申春平 梁源 马琳 校)

参考文献 15.8

见章末二维码

第16章　特应性皮炎的严重程度评估和生活质量评估

Christian Apfelbacher, Cecilia A. C.（Sanna）Prinsen, Daniel Heinl, Hywel C. Williams

摘要

　　在缺乏可靠的生物标志物的情况下，问卷是评估特应性皮炎（atopic dermatitis，AD）疾病严重程度的工具。问卷由患者、其他重要人员或医生填写。在客观疾病的严重程度（临床体征）、主观疾病的严重程度（症状）和生活质量的评估中，存在着很大的特异性。HOME团队（Harmonising Outcome Measures for Eczema）方案已达成共识：湿疹面积和严重程度指数（Eczema Area and Severity Index，EASI）用于评估体征，以患者为中心的湿疹评估（Patient-Oriented Eczema Measure，POEM）用于评估症状。这两种测量方法是AD所有临床试验中首选的评价标准。目前还没有一种有效的方法整体地评估AD疾病的严重程度。儿童特应性皮炎影响量表（Childhood Atopic Dermatitis Impact Scale，CADIS）是一种单一的测量工具，对用于评估婴儿及其家庭生活质量非常有前景。在临床实践中测量疾病严重程度和生活质量方法的有效性和可行性尚不清楚，目前应从临床试验建议中寻求指导。

要点

- AD患者的客观疾病严重程度（临床体征）、主观疾病严重程度（症状）和生活质量的测量方式存在显著特异性。
- HOME团队就AD临床试验的核心指标，包括临床体征、症状、长期控制和生活质量已达成国际共识：
  - EASI量表是评价AD临床体征的首选方法，特应性皮炎积分指数（Scoring Atopic Dermatitis Index，SCORAD）也有令人满意的评估效果。
  - POEM量表用于评估AD症状，是AD试验的首选方法。
  - CADIS量表及皮炎家庭影响（Dermatitis Family Impact，DFI）问卷用于评估AD的生活质量。
- 在临床实践中没有疾病严重程度和生活质量评估的国际共识。

引言

　　在缺乏公认的、可靠的评估特应性皮炎（AD、特应性湿疹或湿疹）严重程度的生物标志物的情况下[1]，对AD疾病严重程度的一致和可复制的评估仍然需要使用问卷调查。这些问卷可以由医生、护士或亲属（访谈者管理的问卷）完成，也可以由患者自己（自行管理的问卷）完成[2]。患者自己管理的问卷也被称为患者报告的结果指标（patient-reported outcome measures，PROM）。医生对可见临床体征的评估来衡量疾病的严重程度通常被称为"客观的"，而患者对症状或生活质量的自我评估则被称为"主观的"。但是，应当认识到即使"客观的"一词意味着以数字形式精确地衡量，所有这些客观衡量都需要观察员作出主观判断，例如：将红斑的严重程度分为轻度、中度或重度，或估计红斑涉及体表面积的大小。因此，在所谓的客观的临床医生评估和主观的患者评估之间存在明显界限的概念是错误的。从理论上讲，最好是考虑谁在进行评估以及如何进行评估。

如何在特应性皮炎的临床试验中评估疾病的严重程度和生活质量？

　　一项系统综述研究了在1994—2001年进行的AD干预治疗试验中使用评价工具的情况[3]。研究发现，在纳入的93项研究中，有85项使用了临床症状的客观评估，其中只有23项使用了已发表的严重程度量表。总体上，56种不同的量表，共描述了31种不同的临床症状，但对于哪些特征应该进行评估还没有达成共识。红斑、苔藓化和鳞屑是最常见的评估症状。表16.1显示了AD疾病严重程度最常用的测量指标内容：EASI评分[6]，六区六征特应性皮炎（Six Area, Six Sign Atopic Dermatitis，SASSAD）评分法[7]。SCORAD评分[8]和简易评分系统（Simple Scoring System，SSS）[9]评分。

表 16.1 特应性皮炎(AD)疾病严重程度
常用评估方法的内容比较

	AD 疾病严重程度评估方法			
	EASI	SASSAD	SCORAD	SSS
临床特征				
红斑	×	×	×	×
水肿/硬结/丘疹	×		×	×
渗出/结痂		×	×	×
抓痕	×	×	×	×
苔藓样变	×	×	×	×
干燥		×	×	
鳞屑				×
裂隙/皲裂		×		
水疱				×
色素沉着/色素脱失				×
累及全身面积				
受累皮肤面积	×		×	
特定受累区域,如手臂		×		×
症状				
瘙痒			×	×
睡眠			×	×

注:EASI,湿疹面积和严重程度指数;SASSAD,六区六征特应性皮炎;SCORAD,特应性皮炎积分指数;SSS,简易评分系统。

资料来源:Deckert et al. 2015[2],Schmitt, Langan and Williams 2007[4],Schmitt et al. 2013[5]. Reproduced with permission of Elsevier.

它说明了在疾病严重程度评估中对"疾病严重程度"这一概念的解释方式的差异。值得注意的是,有些工具在其概念模型中包括症状,而有些则没有。在引用 Charman 等[3]的原始综述之后,又进行了四项系统综述[4-5,10-11],所有这些都证实了原始系统综述的发现,即疾病严重程度和生活质量的测量方法存在很大差异。

关于疾病主观症状的严重程度,另一项系统综述调查了 2000—2014 年间进行的 AD 的 RCT 试验是如何评估 AD 症状的,发现了显著的差异[12]。在调查的 378 个试验中,78% 的试验评估了 17 种不同的症状(最常见的是瘙痒和睡眠不足),只有 37% 的试验评估了单一症状。其余的使用综合评价工具,如 SCORAD。SCORAD 也是最常用的工具,但仅有 23% 的 RCT 单独报告了 C 部分症状评分。总体上,目前共鉴定了 30 种不同的评估方法。

在生活质量评估方法方面,也可观察到类似的显著性差异。2016 年的一项系统综述调查了 2000—2014 年的 AD 方面的 RCT 试验,是如何评估生活质量的[13]。

在 303 项纳入的研究中,只有 63 项使用了 22 种不同评估方法对生活质量进行了评估。这一发现也与早期对 1985—2010 年 AD 试验[10]中的 14 种不同的生活质量评估方法[10]的回顾性研究结果一致。

在临床体征、症状和生活质量的评估中发现的差异,意味着在系统回顾和荟萃分析中对疗效研究的比较,最好的情况下是受限的,在最坏的情况下是不可能的。因此,很难确定最有效的治疗方法[14],这反过来意味着临床研究的建议在临床实践很难实施,循证医疗在 AD 患者中难以实现。换句话说,目前关于 AD 的严重程度,评估什么指标和如何评估,尚未能确定和统一,最终导致患者信息和护理上的不足。

选择合适的评价工具

为了对选择 AD 疾病严重程度或生活质量的特定评价工具做出有循证医学依据的决策,比较现有评价工具的质量非常重要。AD 严重性评价工具产生的结果应该是可靠的,所使用的评价工具质量越高,产生的分数越可信。

一般来说,对评估工具的系统回顾,是用来选择最佳可用工具的重要手段。在这些综述中,对所有可用工具的内容和测量特性进行了严格的评价和比较。评估工具的系统综述主要关注两个不同的方面:①评估特性研究的方法学的质量;②工具的质量(即其评估特性)本身。

如何评估测量特性研究的方法学质量超出了本章的范围,我们参考了基于共识的健康测量工具选择标准(Consensus-based Standards for the Selection of Health Measurement Instruments, COSMIN)倡议制订的方法。在评价测量工具的质量时,可以区分 3 个维度:有效性、可靠性和反应性。有效性意味着工具测量了它想要测量的指标。例如,如果疾病的严重程度被认为应该由红斑、苔藓化和抓痕的严重程度来定义,那么所选的工具应该是测量这些指标的严重程度,而不是其他合并的体征。可靠性与测量的精度有关。如果两个不同的皮肤科医生以一种标准化的方式使用相同的 AD 严重程度评价工具得出不同的分数,那么评价者之间的可靠性就会很低。同样,如果一位皮肤科医生在两个不同的时间点对疾病严重程度相同的患者进行评价并产生不同的评分,则评分者内部的可靠性也会很低。最后,反应性被定义为评价工具评估检测对象随时间变化的能力。如果一个工具可以评估患者疾病的严重程度随时间的不同而变化,该工具应该有收集不同时间变化趋势的能力。

表 16.2 中总结了相关测量特性和测量特性层面的内容,本内容是根据 COSMIN[16]开发的基于共识的分类法而改编。

表 16.2　测量模块、测量特性和测量特性层面的分类和定义

模块	测量特性	测量特性层面	定义
可靠性			不受测量误差影响的程度
可靠性扩展定义			同一患者重复测量时评分在几种条件下相同的：例如，使用来源于相同 HR-PRO 的不同条目集合（内部一致性），不同时间（两次试验法）不同的人在相同的场合（评价者之间）评估或同一人（评估者或回答者）在不同的场合评估（评价者内部）
	内部一致性		条目之间的关联程度
	可靠性		总的变异在测量中所占的比例，因为不同患者之间"真实分值"是不同的
	测量错误		患者分数的系统和随机的错误不能归因于待测结构的真实变化
有效性			HR-PRO 工具测量目标结构的程度
	内容效度		HR-PRO 工具充分反映测量内容的程度
		表面效度	HR-PRO 工具看起来能充分反映测量内容的程度
	构造效度		在假设 HR-PRO 工具有效的情况下，其评分与假设一致的程度（例如关于内部关系、与其他工具的评分的关系或相关组间的差异）
		结构效度	HR-PRO 工具在分数上充分反映待测结构维度的程度
		假设检验	见构造效度
		跨文化效度	翻译或文化适应的 HR-PRO 工具的内容充分反映 HR-PRO 工具原始版本条目的内容的程度
	标准效度		HR-PRO 工具的分数充分反映"金标准"的程度
反应性			HR-PRO 工具检测待测结构随时间变化的能力
	反应性		见反应性
可解释性			个人可以赋予一个工具的定量分数或分数变化的定性意义（即临床或一般理解的含义）的程度

注："真实"这个词必须在经典测试理论的背景下被理解，该理论认为任何观察都有两个组成部分——真实的分数和与观察相关的错误。
HR-PRO（health-related patient-reported outcome）：健康-相关患者结果报告。
资料来源：Mokkink et al. 2010[16]. Reproduced with permission of Elsevier.

　　评估测量量表各方面的可行性也很重要。可行性是指在时间或经济能力等限制条件下，测量量表在其预期设定条件下使用时的简易程度[17]。COSMIN 团队与有效性试验的核心测量（Core Outcome Measures in Effectiveness Trials，COMET）一起进行了 Delphi 研究，最重要的成果是在可行性方面达成了一致性意见[16]，包括：患者能理解、易懂、易管理、评价量表的长度、完成需要的时间、对患者智力水平的要求、易标准化、临床医生易理解、量表的类型、量表的成本、完成所需的设备、管理类型、不同情况下的适用性、版权、患者的体能水平、监管机构批准使用的要求及便于分数计算。

　　可解释性指人们对定量分数或由特定仪器产生的分数变化赋予定性意义的程度[16]。对于常用的仪器，如温度计（以摄氏度或华氏温度为单位），一旦熟悉了这些数字的含义（体温达到 40℃ 会感觉很热），就很容易解释。对于含有多个条目的评分量表，它的解释就有挑战性，因为这种评分的含义并不直观（例如 EASI 评分从 60 到 52 的变化意味着什么？）。评分的可解释性方面包括：（总）评分的分布，地板效应和天花板效应，以及微小的重要变化所代表的信息（即患者自己认为很重要的变化，在评分里的变化最小[15,18]）。

　　EASI 评分的可行性研究[19]，可作为可行性和可解释性问题的一个示例。结果表明，训练有素的调查人员完成时间约为 6min，其易用性是可接受的。此外，建议使用分级的方法来指导评分的可解释性：0 分表示清除，0.1~1.0 分几乎清除，1.1~7.0 分表示轻度，7.1~21.0 分表示中度，21.1~50.0 分表示严重，50.1~72.0 分表示极其严重。

　　就像没有通过汽车驾驶测试是不可接受的一样，评估一个工具的测量特性（有效性、可靠性、对变化的反应性）仅靠简单的估计是不够的——它们还需要达到一定的标准。COSMIN 团队率先提出了健康状况评价工具测量特性的质量评价标准[20]。例如，当测量工具满足以下条件时，可以被认为具有足够的内容效度：所有项目均与待测量结构相关（疾病严重程度）、测量目标人群（AD 患者）、测量目的及问卷的可理解性（从医生和患者双方的角度）。让患者参与测量工具制定（例如通过焦点小组讨论）是必要的，但往往被忽视。

　　另一个例子是关于测量工具的内部一致性，至少有证据证明其具有单维度或正结构效度，Cronbach's alpha ≥ 0.70 且 ≤ 0.95[18]，则认为具有充分的内部一致性。

　　有关测量特性及其质量标准的详细信息超出了本

章的范畴。如果想了解更多信息,我们推荐参阅教科书(如 De Vet 等人撰写的[15])和关于测量特性质量标准方面的医学文献共识[20]。

临床试验中特应性皮炎(症状)主观严重程度评估的循证推荐

HOME 团队(Harmonising Outcome Measures for Ec-zema)计划的任务是开发一套核心结果集合和相应结果的评价工具,在未来所有湿疹试验中作为至少必须使用的测量标准[21]。基于 e-Delphi 和面对面协商投票,四个部分(疾病方面需要测量的内容)被一致同意作为核心内容:临床体征、症状、生活质量和皮疹的长期控制。一旦对结果的核心部分达成一致,下一步重要的工作是根据 HOME 的第三步[22](图 16.1),为不同的部分确定合适的评价工具。

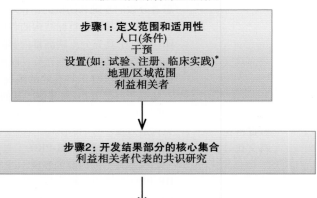

HOME核心结果集合的主路线图

*试验的范围一般是全球性的

图 16.1　HOME 路线图。资料来源:Schmitt et al. 2015[22]. Reproduced with permission of Elsevier.

客观评估 AD 疾病严重程度的工具主要创建于 1989—2009 年[4-5]。一项研究 AD 临床症状评估工具的系统综述,整合了测量特性的质量分级和方法学研究质量,并给出了建议[5]。该综述确定了 16 种测量工具。SCORAD[8] 具有足够的有效性、反应性和解释性。虽然观察者间的信度是足够的,但观察者内部的信度并不清楚。客观 SCORAD(即对临床体征进行评估的 SCORAD 部分)的内部信度是足够的。EASI 评分[6] 具有足够的观察者内信度、观察者间信度、内部一致性、有效性和反应性。但是,解释性和可行性尚不清楚。三项严重程度评分(Three Item Severity Score,TIS)[23] 和 SASSAD[7] 仅满足一些标准,特别是内容有效性评级仅为"中等"级别。本综述的其余 12 个量表要么没有得到验证(绝大部分),要么评价得不够充分。患者评估的 SCORAD 和 EASI 评分,患者导向的 SCORAD 评分[24] 和自我管理的 EASI 评分[25] 测量特性尚不明确。然而,SCORAD 和 EASI 的最初形式,被认为是评估临床症状的两种候选工具。

欧洲特应性皮炎特别工作组(European Task Force on Atoprc Dermatitis,ETFAD)开发了结合客观标准和主观症状的 SCORAD(特应性皮炎积分指数)[8]工具。在躯体好发部位,对六种临床体征(红斑、水肿/丘疹、渗出/结痂、表皮剥脱、苔藓化、干燥)的严重程度,按照 0 分(无)~3 分(严重)进行评分。

所得分数与受累面积及视觉模拟量表上的睡眠缺失和瘙痒的评估相结合,得到总分为 103 分的 SCORAD 评分。根据客观的 SCORAD(症状强度与程度),<15 分代表轻度,15~40 分代表中度,>40 分代表重度[26-28]。在培训之后,SCORAD 评分可以在 10min 内完成[29-30]。SCORAD 网站上有免费的培训教程。也有专门用于评估 AD 的软件,如 Scorad-Card® 2.0[31]。

EASI 评分是在 1998 年基于银屑病的面积和严重程度指数评分系统[6] 开发的。分别在 4 个部位评估 4 个临床症状(红斑、硬结/丘疹、表皮剥脱、苔藓样变)的严重程度(图 16.2 和图 16.3)。

湿疹面积和严重程度指数(EASI)病例报告形式(年龄<8岁)

受累面积:每个身体区域都有可能100%受累。根据下表评0~6分:

%受累	0	1%~9%	10%~29%	30%~49%	50%~69%	70%~89%	90%~100%
区域分值	0	1	2	3	4	5	6

症状严重程度:每一个体征严重程度按0~3分进行评分:

0	无
1	轻度
2	中度
3	重度

✔ 计算相关区域的严重程度的平均值

✔ 可以使用半分制,例如2.5分

评分表:

身体部位	红斑(0~3)	硬结/丘疹(0~3)	表皮剥脱(0~3)	苔藓样变(0~3)	面积得分(0~6)	权重	各部位得分
头/颈	(+	+	+	)	X	×0.2	
躯干	(+	+	+	)	X	×0.3	
上肢	(+	+	+	)	X	×0.2	
下肢	(+	+	+	)	X	×0.3	
EASI最终得分为4个区域得分之和							(0~72)

图 16.2　湿疹面积和严重程度指数(EASI)病例报告形式(年龄<8 岁)。资料来源:Reproduced with kind permission from the HOME group at the Centre of Evidence Based Dermatology at Nottingham,UK.

湿疹面积和严重程度指数(EASI)病例报告形式(年龄≥8岁)

受累面积：每个身体区域都有可能100%受累。根据下表评0~6分：

%受累	0	1%~9%	10%~29%	30%~49%	50%~69%	70%~89%	90%~100%
区域分值	0	1	2	3	4	5	6

症状严重程度：每一个体征严重程度按0~3分进行评分：

0	无
1	轻度
2	中度
3	重度

✓ 计算相关区域的严重程度的平均值

✓ 可以使用半分制,例如2.5分

评分表：

身体部位	红斑 (0~3)	硬结/丘疹 (0~3)	表皮剥脱 (0~3)	苔藓样变 (0~3)	面积得分 (0~6)	权重	各部位得分
头/颈	(+	+	+	)	X	×0.1	
躯干	(+	+	+	)	X	×0.3	
上肢	(+	+	+	)	X	×0.2	
下肢	(+	+	+	)	X	×0.4	
				EASI最终得分为4个区域得分之和			(0~72)

图16.3　湿疹面积和严重程度指数(EASI)病例报告形式(年龄≥8岁)。资料来源：Reproduced with kind permission from the HOME group at the Centre of Evidence Based Dermatology at Nottingham, UK.

此外,还评估了这些部位的体征严重程度。皮损症状严重程度乘以所占面积的大小再乘以一个恒定的加权值,得到身体各部位的总分。把这些分数加起来就得到 EASI 的总分,最高分是 72 分。如前所述,EASI 的可行性,包括解释性,已经进行了评估。EASI 是一种单维测量工具,它只评估临床体征而不包含症状。与 SCORAD 不同,它可以测量多个身体部位病变的强度,而不仅依赖于代表性的病变。用户指南、培训视频、EASI 计算器和用于智能手机的 EASI 计算器应用程序都可以通过 HOME 团队网站获得。

在第三届国际 HOME 会议上(2013 年)就首选的 AD 临床体征评价工具,在"应同时记录 AD 体征的严重程度和面积"方面达成了一致共识,其中 AD 体征包括苔藓化、水肿/丘疹、表皮剥脱和红斑[32]。只有客观的 SCORAD 和 EASI 包含了这 4 个必要的体征,同时,这两种工具被确定为上述系统性评审的候选工具。在最终的共识投票中,就 EASI 应该是 AD 临床试验中评估临床症状的核心结果测量工具达成一致共识[32-33]。与客观 SCORAD 相比,EASI 的优势在于：只包括 4 个基本体征;体征的评估不局限于一个代表

性部位,而是多个部位进行评估,且皮损面积有足够的权重(占总分的 50%,而客观 SCORAD 占总分的 24%)。

特应性皮炎严重程度的整体评价工具

尽管 EASI 等临床评分系统通过一系列相关临床症状的评估提供了全面评估疾病严重程度的方法,但患者及医生更容易接受使用简易、快速的疾病严重程度的整体评估方法。在这些量表中,疾病严重程度通常是按名义等级进行评估,例如从 0 到 5(清除、几乎清除、轻度、中度、严重、非常严重)[34]。但是这种整体的判断需要加以解释,与具有许多条目的严重性测量工具相比,可能不够精确。一项系统综述回顾了在 2000—2014 年期间进行的 AD 的随机对照试验(RCT)中使用研究者整体评估(Investigator Global Assessments, IGA)的情况[35],发现在调查的 317 项试验中,约有 1/3 使用 IGA 作为结果测量工具。整体严重性评估的概念有很大的差异。一些研究使用静态量表(不参考另一个时间点),一些使用动态量表(参考一个时间点,例如与基线相比改善了 50%)。量表类别分类一般

在 4~7 级之间,其中,最常用的是 6 级分类量表。最引人注目的发现是疾病严重程度的定义有巨大差异。在使用 IGA 量表的试验中,只有 24% 的试验说明了量表的使用方法。这些试验实施过程中,主要评估了红斑和丘疹/水肿,其中许多增加了水肿/渗出、结痂,只有一些考虑了表皮剥脱、结痂和苔藓样变。值得注意的是,IGA 量表中,只有三项包括了表皮剥脱,这是患者对疾病严重程度评估相关性最强的指标[36]。还有许多使用的量表,根本没有进行说明或引用。这些量表可能依赖于格式塔方法来评估整体的严重性,除了临床体征外,还要考虑疾病的不同方面,如症状和生活质量。鉴于 IGA 的广泛应用,迫切需要对其进行初步验证研究,以提高其标准化程度。在这类研究完成之前,无法就哪种整体测量工具是合适的提出建议。虽然疾病严重程度的整体测量工具不包括在 AD 的核心结果集合内[37-38],FDA 仍推荐使用[39],原因尚不清楚。

评估特应性皮炎严重程度的其他方法

寻找客观的血清标志物用于可靠地评估 AD 的严重程度的有关研究结果喜忧参半,目前仍不清楚。一项包括 108 篇文献的荟萃分析结果表明,血清胸腺活化调节趋化因子(thymus activation-regulated chemokine, TARC)在一系列研究设计中[40]显示与临床疾病严重程度的相关性最佳。同时,还发现了一系列其他需要更多研究的生物标志物,如血清皮肤 T 细胞趋化因子(cutaneous T-cell attracting chemokine, CTACK)。测量 AD 严重程度的其他方法,如佩戴加速感应器测量夜间搔抓,迄今为止还未证明非常有用,因为与其他测量疾病严重程度及生活质量的方法缺乏相关性,数据复杂且不完整,测量结果难以解释[41]。对于大多数研究来说,诸如红外线和视频监测夜间抓挠的方法并不实用。其他间接测量 AD 严重程度的指标,例如使用外用糖皮质激素或润肤剂作为挽救治疗[42],已经被记录在临床试验中,主要作为一种混杂因素而不是疾病严重程度的替代指标,因为患者使用或报告治疗方案受多种因素影响。

临床试验中评估特应性皮炎(症状)主观严重程度的循证推荐

与临床体征部分相同,系统综述也评估了现有的 AD 症状测量工具[43]。共有 18 种测量工具,其中 5 种有充足的证据,能成为 AD 症状严重程度评估的候选工具:以患者为中心的湿疹评估(Patient-Oriented Eczema Measure, POEM)[44-45]、儿科瘙痒严重程度量表(Paediatric Itch Severity Scale, ISS)[46]、以患者为中心的特应性皮炎评分(Patient-Oriented Scoring Atopic Dermatitis, PO-SCORAD)[24,47]、自我管理湿疹面积及严重程度指数评分(Self-Administered Eczema Area and Severity Index, SA-EASI)[25]及适应性 SA-EASI[48]。

这些和其他工具在第四次 HOME 会议上进行了讨论,认为皮肤刺激、皮肤红肿/发炎、干燥、睡眠不足和瘙痒都是 AD 症状的重要方面[49]。ISS 没有被进一步考虑,因为它仅评估了瘙痒。PO-SCORAD、SA-EASI 和 POEM 测量工具通过了投票决定,其中 POEM 被认为是 AD 症状核心结果的首选测量工具。现在推荐将其作为 AD 所有临床试验测量的一项指标[50]。PO-SCORAD 和 SA-EASI 主要是对临床体征而非对症状进行的自我评估,尚不推荐使用。

POEM(图 16.4)有 7 个项目,评估瘙痒频率、睡眠障碍、出血或渗液、裂隙、搔抓、干燥或粗糙。必须指出的是,症状中的红斑作为重要的症状,并不包含在 POEM 中。红斑在评估过程中被刻意排除,因为在深色皮肤中很难观察到红色。POEM 有免费的多种语言版本,患者或护理人员可以在 2min 内完成[43]。它的得分范围为 0~28 分。一项分级研究,将严重程度分级与评分范围联系起来[45]。0~2 分表示几乎清除,3~7 分表示轻度,8~16 分表示中度,17~24 分表示严重,25~28 分表示非常严重的疾病。POEM 的反应性已经在幼儿中进行了调查[51]。结果发现,在父母整体评估(Parent Global Assessment, PGA)中,与回忆的变化相关的最小临床重要差异约为 3。在结构和跨文化有效性方面仍存在一些差距,这些问题将在未来由 HOME 团队解决[50]。

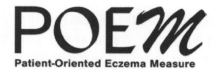

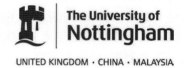

UNITED KINGDOM · CHINA · MALAYSIA

POEM由监护人完成(如：家长)

患者的详细情况：_____

_____

_____

日期：_____

请在下面关于您孩子湿疹的7个问题中圈出每一个答案。如果您的孩子年龄足以理解这些问题,请一起填写问卷。您觉得无法回答的问题，请留空白，不作答。

1. 在过去的一周里,您孩子的皮肤有多少天因为湿疹而痒?

没有   1~2天   3~4天   5~6天   每天

2. 在过去的一周里,您孩子有多少个晚上因为湿疹而睡眠受到影响?

没有   1~2天   3~4天   5~6天   每天

3. 在过去的一周里，您孩子的皮肤有多少天因为湿疹而流血?

没有   1~2天   3~4天   5~6天   每天

4.在过去的一周里，您孩子的皮肤有多少天因为湿疹有渗出或流出清亮液体?

没有   1~2天   3~4天   5~6天   每天

5.在过去的一周里，您孩子的皮肤有多少天因为湿疹而出现皲裂?

没有   1~2天   3~4天   5~6天   每天

6.在过去的一周里，您孩子的皮肤有多少天因为湿疹而出现脱皮?

没有   1~2天   3~4天   5~6天   每天

7.在过去的一周里，您孩子的皮肤有多少天因为湿疹感觉干燥或粗糙?

没有   1~2天   3~4天   5~6天   每天

总POEM分数(最高28分)：_____

©诺丁汉大学。

图 16.4 POEM。资料来源：The University of Nottingham,UK.

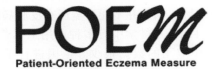

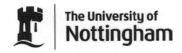

UNITED KINGDOM · CHINA · MALAYSIA

第三篇

POEM由监护人完成(如:家长)

如何评分?

7个问题的权重相同,评分均为0~4分:

- 没有　　=0分
- 1~2天　=1分
- 3~4天　=2分
- 5~6天　=3分
- 每天　　=4分

注释:

- 若有一个问题未回答则计为0分,得分为分值相加,总分为28分

- 若有2个或2个以上的问题未回答,则问卷无法评分

- 若选择了2个以上的答案,则记录最高分值的答案

POEM评分的意义?

为了帮助患者及临床医生了解POEM评分的意义,将评分进行了以下分级:

- 0~2分　　=无或几乎没有
- 3~7分　　=轻度湿疹
- 8~16分　=中度湿疹
- 17~24分=重度湿疹
- 25~28分=极严重湿疹

使用量表需要许可吗?

- 虽然POEM量表受版权保护,但在以下网址可以免费下载:www.nottingham.ac.uk/dermatology
- 若使用POME量表,要求通过以下邮箱进行注册:cebd@nottingham.ac.uk,并填写如何使用量表,在哪个国家使用量表

参考文献:
- Charman CR, Venn AJ, Williams HC. The Patient-Oriented Eczema Measure: Development and Initial Validation of a New Tool for Measuring Atopic Eczema Severity From the Patients' Perspective. Arch Dermatol. 2004;140:1513–1519
- Charman CR, Venn AJ, Ravenscroft JC, Williams HC. Translating Patient-Oriented Eczema Measure (POEM) scores into clinical practice by suggesting severity strata derived using anchor-based methods. Br J Dermatol. Dec 2013; 169(6): 1326-1332.

图 16.4(续)

儿童特应性皮炎的生活质量的评估

越来越多人认识到在研究、临床实践和医疗保健管理中使用患者报告结果(PRO)的重要性[52]。PRO是对患者健康状况各方面的测量,由患者直接评估,不需要其他任何人来解释患者的回答[53],如对疾病的理解、护理满意度、健康相关的生活质量(即生活质量,quality of life,QoL)。PRO最常用的评估方法是自我管理问卷,通常被称为PRO工具或患者报告的结果测量(PROM)。在医疗研究和临床实践中最常用的PRO之一是QoL[54]。

根据世界卫生组织的定义,生活质量至少涉及3个方面,反映了患者对于疾病和治疗对其生理、心理、社会功能以及健康状况影响的评估[55]。众所周知,AD等慢性皮肤病对儿童生活有负面影响[56-57],生活质量已成为临床试验、临床实践和健康管理的重要结果[58]。HOME团队确定将生活质量作为所有AD临床试验的核心测量结果[40],这一事实也反映了生活质量的重要性。美国科学教育湿疹协会(National Eczema Association for Science and Education)此前调查了429名AD患者或他们的父母以及303名医生,了解AD对生活质量的影响[59]。结果表明,儿童的生活质量受皮肤病的影响显著,尤其是中-重度AD患儿,其中日常活动、学习成绩、社交活动、休闲活动和睡眠均受到影响。作者认为在AD管理中,生活质量问题是需要考虑的关键因素。另一项研究报告了皮肤病对青少年生活质量的不同方面的影响。本研究结果显示,青少年的生活质量受其皮肤病的影响,这些问题是青少年特有的,如心理影响(91%的患者)、身体影响(81%)、社会影响(81%)等几个方面。这也强调了生活质量评估的必要性[60]。虽然生活质量评估起源于临床试验,在皮肤科临床实践中的使用时日较短,尚未完全建立起来。然而,各方已经采取了不同的努力来强调生活质量评估在临床实践中的重要性。欧洲皮肤性病学会(European Academy of Dermatology and Venereology,EADV)生活质量特别工作组专家意见指出生活质量评估在以下五类情况中有用[61]:了解疾病负担、临床服务管理、告知咨询、临床医患沟通以及告知临床决策。另一篇论文报道了生活质量评估在临床实践中很重要的原因,生活质量评估对哪类人群有意义,以及如何评估生活质量。作者指出,生活质量数据可用于临床实践5个不同的目的:①提高患者的自我意识和能力;②提高患者在医疗保健中的中心地位;③选择最佳治疗方案;④监测不同时间的治疗情况并确定治疗效果;⑤改善治疗结局[62]。

生活质量和疾病严重程度之间的关系并非对等关系。荷兰研究者进行了一项研究,该研究对66例平均年龄为31月龄的婴幼儿,进行了婴儿皮炎生活质量指数(Infants Dermatitis Quality of Life Index,IDQOL)、SCORAD以及TIS评估[63]。当研究人员和父母分别评估患儿疾病严重程度时,发现IDQOL与疾病严重程度之间存在弱和中-强度相关性。因此在研究中,应将生活质量评估视为疾病严重程度的补充内容。在日常医疗保健中,评估婴儿、儿童和青少年的生活质量,能够使皮肤科医生了解皮肤病对个人的影响,并突出生活质量中受影响最大的具体问题。EADV呈递了一份建议书,其内容全面概述了已在AD中开发、验证和使用的生活质量评价工具[64]。

可用于测量生活质量的工具类型

测量儿童生活质量的一个简单方法是询问患者或监护人"您的特应性皮炎如何影响您/您孩子的日常生活?"然而,一个单项的问题往往不那么可靠。为了更全面、系统地收集生活质量数据,可能需要可靠、有效的多条目生活质量评价工具。一般来说,生活质量评估工具可以分为通用和特定的生活质量评估工具,由患者或监护人完成。

通用的工具

通用的生活质量评价工具可用于所有疾病和普通人群的生活质量评估。从理论上讲,通用工具如EuroQoL(EQ)-5D[65]等可以比较任何专业疾病的数据,这对于卫生经济学家评估和比较不同疾病治疗的

成本效益特别有用。然而,通用评估工具可能不是针对皮肤病设计的,因此并不能涵盖所有皮肤病患者的重要内容。目前,儿科学中有多种通用工具[66],在皮肤科或AD中应用的数据很少。德国进行了一项研究,该研究使用修订版的儿童生活质量问卷(kindliche Lebensqualität,paediatric quality of life,KINDL)调查了6 518名11~17岁儿童/青少年的一般生活质量[67-68]。KINDL-R有24个条目,并在6个维度对生活质量进行评估:身体健康、情感健康、自我价值、家庭幸福、与朋友/同龄人的良好关系、学业相关的生活质量。该研究结果显示:在过去4周内,即使特应性共病和精神健康在内的情况得到良好控制,AD的显著影响仍然存在。

特定的工具

特定的工具包括皮肤科专用工具及疾病专用工具。皮肤科专用工具是专为各种皮肤病设计的。它们对于皮肤病来说是通用的,理论上,可以用来比较不同的皮肤病。疾病专用工具是针对一种特定的皮肤病研发的,但同时也仅限于此。疾病专用工具可能是临床研究中最有用的,因为这些工具对研究对象的健康状况更敏感。疾病专用工具也可以提供相关的详细信息,用于指导患者管理。

代理人报告工具

代理人报告工具(即由儿童以外的人完成的工具)在儿童不能自主完成工具或理解问题有困难时,经常被用来代替儿童的评分。家长、家庭成员或照顾者的意见可能不能充分反映疾病对患者生活质量的影响。对于代理人评估儿童生活质量的有效性方面没有明确的共识。据文献报道,儿童和父母之间的反应存在差异[69-70]。既往的一项系统综述明确了父母和儿童对儿童生活质量的评价之间的关系[71]。在纳入的研究中,有三项研究评估了父母认为疾病对孩子生活质量的影响是否大于孩子自身评定,但没有得出明确的结论[71]。父母的评分和孩子的评分之间的一致程度可能会因评估的生活质量的不同方面而有所不同;一般来说,对于可观察的内容,如生理功能或症状,比不可观察的内容,如情绪或社会功能,有更大的一致性[71]。

儿童生活质量指数(Children's Life Quality Index,CLQI)是一个通用代理报告的例子[72]。CLQI是为学龄儿童开发的。它包括12个问题,涉及儿童在过去3个月的健康。CLQI有英文版本。

一项使用CLQI的横断面研究表明,AD对生活质量的影响大于其他慢性疾病,如囊性纤维化、哮喘、糖尿病或癫痫等,尽管样本量很小[72]。本研究的结果还显示,

儿童和家长在 CLQI 和皮肤科专用的儿童皮肤病生活质量指数（CDLQI[73]，见下一节）上的得分相当一致。

特应性皮炎患儿生活质量评估工具

一项针对婴幼儿、儿童和青少年 AD 患者的生活质量测量工具的系统综述，报道了 17 项评估不同生活质量测量工具对 AD 患儿评估的结果[74]。本系统综述的目的是确定目前可用的评估婴儿、儿童及青少年 AD 患儿生活质量的单一最佳工具。纳入了皮肤病和疾病特异性（即 AD 特异性）生活质量工具的开发和验证研究，其中至少 50% 的患者是<16 岁的 AD 患者，或对 AD 患者进行亚组分析。综述作者评估了生活质量测量工具的测量属性，其中有 5 个测量工具满足标准：儿童特应性皮炎影响量表（Childhood Atopic Dermatitis Impact Scale，CADIS）[1,75]，儿童皮肤病生活质量指数（Children's Dermatology Life Quality Index，CDLQI）[73]，儿童特应性皮炎影响（Childhood Impact of Atopic Dermatitis，CIAD）[76]，DISABKIDS 特应性皮炎模块（DISABKIDS Atopic Dermatitis Module，DISABKIDS-ADM）[77] 和婴儿皮炎生活质量指数（Infants' Dermatitis Quality of Life Index，IDQoL）[56]。

测量儿童特应性皮炎的生活质量的皮肤病专用工具[78]

儿童皮肤病生活质量指数（CDLQI）

CDLQI 是为 4~16 岁的皮肤病儿童开发的。它是一种自我报告的工具，包括 10 个条目，覆盖 6 个领域。答案可以在 4 分的利克特量表上给出，并计算总分（范围：0~30），分数越高对生活质量的影响越大。儿童只需不到 2min 就可以完成，还有卡通版本[79]。回忆的周期为 1 周[73]。CDLQI 为非资助研究，免费使用。CDLQI 有超过 50 种语言版本和不同语言卡通版本的翻译版本。在涉及儿童的 AD 临床试验中，CDLQI 是使用最广泛的皮肤病专用工具[13]。

Olsen 等（2016）展示了不同儿童皮肤病的 CDLQI 数据荟萃分析结果，包括 AD 患儿[80]。这项综述，共纳入 67 项研究，含有患有 20 种皮肤病的 7 798 名儿童。作者得出结果：大多数儿童皮肤病对生活质量的平均影响"很小"。然而，CDLQI 得分的差异很大，这意味着皮肤病可能对相当数量的儿童生活质量产生重大影响。

疾病专用工具测量 AD 患儿生活质量

儿童特应性皮炎影响量表（CADIS）

CADIS 是为 0~6 岁的 AD 患儿（及其父母）开发的。它评估婴儿或儿童的生活质量和他们父母的生活质量。它是一个代理报告的工具，包含 45/41/33 个条目（即原始版本的 45 个条目，意大利长版本的 41 个条目，意大利短版本的 33 个条目），涵盖 5 个领域：儿童症状、儿童活动限制和行为、家庭和社会功能、父母睡眠、父母情绪。CADIS 的概念模型是基于已发表的文献、对父母以及临床专家的采访而制订的。值得注意的是，45 个条目中的 17 个条目中，"父母情感"领域是 CADIS 的重要组成部分。答案可以用 5 分制的利克特量表给出。领域分数是通过将一个领域中所有项目的分数相加来计算的。总分是把所有条目的分数加起来计算出来的。回忆期为 4 周[1,75]。该评估工具没有管理费用。CADIS 有美式英语、意大利语和日语版本[74]。

儿童特应性皮炎影响（CIAD）

CIAD 是为患有 AD 的儿童开发的。它是一个代理报告的工具，由 9/7 个条目组成（即在荷兰语、英式英语、法语和德语版本中为 9 项；在美式英文版本中为 7 项）。没有描述域的数量。选项为二分法的（真/假）。没有描述评分算法，回忆期的评估不适用，因为问题指的是"现在"。该评估工具尚未说明是否收取管理费用[76]。CIAD 有荷兰语、英式英语、美式英语、法语和德语版本[81]。

DISABKIDS 特应性皮炎模块（DISABKIDS-ADM）

DISABKIDS-ADM 是为患有 AD 的儿童和青少年开发的。它是一个自我或代理报告的工具，由 12 个条目组成，覆盖两个领域。答案可以在 5 分制的利克特量表给出（以及"不适用"）。对于每个领域，可以计算出平均标准分数（范围：0~100）。回忆期的评估不适用。目前还不清楚是否收取管理费用[77]。DISABKIDS-ADM 有巴西语、葡萄牙语和其他未进一步指定的语言版本[81]。

婴儿皮炎生活质量指数（IDQoL）

IDQoL 是为 4 岁以下的 AD 患儿开发的。它是一个代理报告的工具，由 10 个条目组成，涵盖 8 个领域。答案可以用 4 分制利克特量表给出，并计算总分（范围：0~30）。回忆期为 1 周[56,82]。在非资助的研究和常规临床实践中使用是不收费的。对于制药公司，每个患者收费 11.50 美元。IDQoL 有 20 多种语言的翻译版本。在涉及婴儿的 AD 临床试验中，IDQoL 是使用最广泛的疾病特异性工具[13]。

所附生活质量测量工具的质量

上述系统综述的结果表明，在所综述的工具中，只有美国版的 CADIS[75] 有可能被推荐用于测量儿童的生活质量,这取决于进一步验证研究的结果。CADIS 的内部一致性是足够的(Cronbach's alpha 值为 0.76 ~ 0.93)。它是一种可靠的工具,具有足够的构造效度。45 项条目的完成时间也被认为是可接受的。CADIS 的测量错误和构造效度尚未得到研究。未来的验证工作应侧重于内容效度、构造效度、跨文化效度、测量误差、反应性和可解释性[81]。

在进行额外的验证研究之前,不建议使用其他工具[81]。值得关注的是,现有的用于 AD 患儿、儿童和青少年的生活质量评估工具几乎都缺乏验证数据。主要原因是,大多数关于测量特性的研究方法学质量很差(76%)。用于评估工具(即其测量特性)的研究设计和/或统计方法被发现不充分,这意味着工具质量(即其测量特性)的结果不可信任。此外,关于所列工具的解释性的数据也缺乏[81]。

代理报告工具,包括 CADIS,可能对婴幼儿特别适用;然而它们不太适合较大的儿童和青少年。对于这些年龄组,建议使用自我报告工具。然而研究显示,自我报告工具(即 CDLQI 和 DISABKIDS-ADM)没有被推荐的潜力,因为它们缺乏有效验证数据的支持。此外,这些工具是供青少年使用的,并不适用于儿童。本研究作者还指出,影响青少年生活质量的因素与在儿童中观察到的因素有本质的不同[81]。

关于婴儿、儿童、青少年 AD 生活质量工具系统综述的总结

作者系统性回顾了婴幼儿、儿童和青少年 AD 患者的生活质量评价工具,并报告了这些评价工具的质量。他们的结论是,目前还没有一个针对 AD 儿童的自我报告的生活质量评价工具,在不需要进一步研究的情况下,可以放心地推荐用于 AD 临床试验。该综述的作者建议,暂时使用代理人报告的 CADIS 来评价 AD 婴幼儿及低年龄儿童的生活质量,这取决于未来验证研究的结果。他们建议未来的验证研究应该集中在 CADIS 上,并且应该为自我报告工具的有效性和可解释性建立一个证据基础[81]。

促进 AD 患者生活质量结果报告的标准化

Olsen 等的荟萃分析结果表明,CDLQI 是最常用的评价 AD 患儿生活质量的工具[80]。它似乎是可靠的、有效的,能反映皮肤疾病的变化[83]。虽然 CDLQI 是最常用的,但 Heinl 等的系统综述结果表明,目前尚不能推荐 CDLQI 作为一种选择工具,因为它在 AD 患儿中

缺乏验证数据。

HOME 目前正致力于在临床试验中选择最合适的工具来评价 AD 患儿的生活质量。未来需进一步对可能纳入核心成果的工具进行验证研究。通过在所有 AD 儿童临床试验中使用单一的最佳的生活质量量表,来提高生活质量结果测量的标准化。这样可以在系统综述和荟萃分析中进行比较和汇总结果,这将有助于改善 AD 儿童治疗中基于证据的医疗决策。在将调查问卷翻译成其他语言时,至少需要反复翻译两次,以避免误解。

评价特应性皮炎对家庭影响的工具

与儿童健康相关的生活质量领域正在迅速发生变化,可以大大增加我们在皮肤病对儿童及其家庭影响方面的认识。疾病对家庭成员/护理人员的影响是多方面的,包括社会活动、休闲时间、教育和工作,以及经济、情感和家庭成员间的关系,其中一些主要问题,如社会、经济和情感影响是相互关联的[84]。在皮肤学中,其他家族成员受某一成员皮肤病的影响被称为“更大的患者”[85]。皮炎家庭影响(Dermatitis Family Impact,DFI)问卷是第一个评估 AD 对家庭生活质量影响的评价工具[86],也是 AD 临床试验中最常用的量表[13]。这是一份包含 10 个条目的 AD 专用生活质量调查问卷,它是基于人种学焦点小组和揭示了 AD 影响领域的访谈而制订的。条目包括治疗对于主要照顾者的生活、人际关系、情绪困扰、购物、支出、休闲活动、疲劳、睡眠、家务和食物准备的影响。DFI 的总分在 0 ~ 30 分,分数越高,说明影响越大。一项系统回顾表明,该测量工具的构造效度、内部一致性、重测可靠性以及对 DFI 变化的灵敏性等方面有证据支持,但在结构效度和可解释性方面缺乏证据[87]。2007 年,家庭皮肤病学生活质量指数(Family Dermatology Life Quality Index,FDLQI)成为评价皮肤病对家庭影响的专用工具[88]。与 DFI 相比,其有效性的证据更为严谨[89]。一项小型研究证明 FDLQI 与 DFI 之间存在中等强度的相关性[90]。

还有其他工具可以用来评估 AD 对家庭的影响,如儿童特应性皮炎影响量表(CADIS)[75,78]。与 IDLQI、CDLQI 和 DFI 相比,它更强调情感影响,是唯一评估 AD 对父母和孩子多方面影响的工具。特应性皮炎患儿父母的生活质量指数(Parents' Index of Quality of Life in Atopic Dermatitis,PI-QoL)[91-92] 的发展从概念上是基于需求模式,也就是说该工具用于评估 AD 如何干扰需求的满足,而不是测量缺陷(症状)和残疾(功能)。因此它为现有工具提供了补充资料。PI-QoL 是单维的,有 28 个条目。它的一个优点是,已经在几个

国家(英国、荷兰、意大利、德国、法国、美国和西班牙)同时开发和验证。日本开发了 AD 儿童主要照顾者的生活质量(Quality of Life in Primary Caregivers of Children with AD,QPCAD)工具[93]。该测量工具制订的基本原理是因为 DFI 和 PI-QoL 这样的工具只包括消极的项目和缺乏积极的项目(如生活中的快乐);包含积极的项目可能有助于更准确地评估生活质量[94]。QP-CAD 有 19 个条目,评估健康相关的生活质量领域的"特应性皮炎的担忧""成就""家庭合作"和"疲惫"。另一份问卷已在德国开发和验证[95]。它有 26 个条目,用于评估 5 个与健康相关生活质量的领域:身心健康、对社会生活的影响、对医疗护理的满意度、对疾病的情绪应对和对疾病的接受度。目前还不清楚这些工具中哪一种最能反映 AD 对主要护理人员的影响。一篇系统综述正在比较研究这些工具的质量。

总结

　　通过临床体征、患者的症状报告和患者的生活质量报告来捕捉疾病的严重程度,这些都提供了 AD 不同方面的重要信息。HOME 计划已经达成共识,以上三方面及长期控制皮损是 AD 临床试验的核心结果集(the core outcome set,COS)的一部分,这意味着这些领域应该作为所有未来 AD 临床试验的最低程度评估。然而,疾病严重程度(包括临床症状和体征)和生活质量的实际评价方法仍然存在很大差异。对测量特性和一致性方法的系统综述适用于确定适当的评价工具。这些工具需满足基于高质量方法学验证研究的质量标准。为了在试验中测量临床症状,HOME 确定 EASI 是试验中测量临床体征的最好工具。SCORAD 也得到了广泛的验证和应用。在 AD 临床试验中评价症状时,HOME 认为 POEM 是最好的评价标准,尽管它的一些评价特性还有待研究。在生活质量方面,有各种各样的工具,系统综述表明,CADIS 是一个以代理人报告的方式评价儿童 AD 的生活质量的很有希望的工具。关于儿童 AD 对其家庭生活质量的影响,目前尚不清楚应使用何种工具来测量这一结果。其中 DFI 问卷是使用最广泛的。为了获得某些类型研究的最大数据量,可使用几个不同的与健康相关的生活质量量表。理想情况下,应同时收集代理人和儿童的数据,并且在未来,应该分别为婴儿、幼儿、学龄前儿童和青少年设计不同的量表。

　　由于 HOME 提出的建议侧重于临床试验,因此对研究人员特别有用。虽然推荐的评价工具也可以在临床实践中使用,但临床医生可能更喜欢更短和更简单的工具,因为可行性在日常临床护理中比在临床试验中更重要。在临床实践中对疾病严重程度和生活质量的评价缺乏明确的建议。就目前而言,我们建议临床医生在临床实践中尝试使用疾病严重程度、症状或生活质量的评价标准时,以 HOME 的建议作为指导。然而,当可行性方面对建议使用的工具构成障碍时,可使用其他测量工具。

(陈云刘　王忱 译,申春平　梁源　马琳 校)

参考文献

　　见章末二维码

016章 参考文献

第 17 章　特应性皮炎和相关疾病：特殊表现类型

Nawaf Almutairi

摘要

以下几种皮肤病被认为与特应性皮炎有关：白色糠疹、脂溢性皮炎、钱币状湿疹、汗疱疹以及痒疹。白色糠疹主要局限于面部，以覆有细小鳞屑的色素减退斑为主要特点，可作为特应性皮炎诊断的次要诊断标准。汗疱疹通常表现为深在的水疱或大疱，主要位于手指、脚趾、手掌和脚掌的边缘。汗疱疹后期可出现鳞屑和苔藓样变。钱币状湿疹的典型表现为瘙痒性盘状斑块，通常累及四肢伸侧。另一种类型的皮炎是脂溢性皮炎，好发于皮脂腺丰富的区域。皮损为红斑、油腻性鳞屑性斑片或以摇篮帽的形式出现。慢性单纯性苔藓和痒疹是剧烈瘙痒的皮疹，通常由于过度搔抓引起。糖皮质激素及外用钙调神经磷酸酶抑制剂是主要的治疗手段。

要点

- 高达 10% 的婴儿患有一种湿疹。
- AD 是儿童最常见的慢性皮肤疾病。
- AD 是儿童中最常见的湿疹类型。
- AD 是不可治愈的，但半数的儿童在 5~15 岁病情有所好转。
- 大约 1/4 的 AD 患儿可能有相关的食物过敏。
- 婴儿脂溢性皮炎通常会在几周到几个月内自行消失。
- 白色糠疹的发病率在有 AD 病史的人群中明显较高。
- 汗疱疹可能是 20% 的成人手部湿疹的原因，但在儿童中并不常见。
- 钱币状湿疹的特征是硬币形的病变，更常见于成年男性。
- 钱币状皮损是 AD 最常见的非典型形态变异类型。
- 儿童单纯性苔藓更容易发生于男孩。
- 结节性痒疹可能是一种原发性皮肤疾病，也可能是各种原因导致的瘙痒和抓挠引起的继发反应。

白色糠疹

定义　白色糠疹（pityriasis alba，PA）是一种慢性、良性、炎症性皮肤病导致的色素紊乱，特征是色素减退性斑片和覆有细小鳞屑的斑片[1-2]。该病好发于儿童的面部、躯干和四肢的伸侧。PA 与特应性体质密切相关[3]。它被认为是诊断特应性皮炎的一个次要标准[4]。在文献中，PA 被称为链球菌性糠疹、单纯糠疹、假性特应性白皮病、链球菌性红斑、糠状脓疱病、糠疹脓疱病、干燥性脓疱疮和斑样糠疹[5-6]。

流行病学　PA 在世界各地均有报道，普通人群中约 1% 患病。3~16 岁的儿童最常受累[7-8]。儿童 PA 的发病率为 1.9%~9.9%，更易发生于肤色较深人群[9-11]。发病率是否有性别差异尚不明确[9,12]。病变受季节影响，夏天显得更加明显，因为病变区域不会像周围皮肤一样被晒黑[1-2]。有 AD 病史的患者 PA 发生率明显高于普通人群[13]。

发病机制　PA 的确切病因尚不清楚，与许多因素有关。特应性体质通常被描述为 PA 的致病因素[14]，一些作者认为 PA 是一种愈合性 AD，炎症消退后导致的色素减退[15]。有一种假说认为，PA 和 AD 是特应性体质的不同临床表现形式，有特应性疾病病史的患者可能发展为 AD（炎症性较重）或 PA（炎症性较轻）[16]。

除寄生虫因素（蛔虫）外，微生物如糠秕孢子菌、链球菌、曲霉、葡萄球菌等也被认为是致病因素，但尚未被证实[17]。温度变化、空气相对湿度和海拔等其他因素也有影响。此外，由于病变多位于曝光部位，因此与过度暴露在阳光下有关[18-19]。

此外，一些个人卫生习惯与 PA 之间也存在正相关关系。长时间频繁洗澡，机械去角质和其他类似的治疗可能会导致病变的发展，这是由于防御素和皮肤保护因子水平的降低[1,20]。相比之下，Inanir 等人报道：父母收入较低的学龄儿童 PA 发病率增加，这与不良的居住条件和卫生条件有关（包括频繁的肠道寄生虫感染）[10]。

一些营养素缺乏被认为与该病有关。低水平的血清铜可能是 PA 的发病原因，因为铜对黑素细胞中的酪氨酸酶激活很重要，而酪氨酸酶对黑色素的产生至关重要[21]。正常定植于健康皮肤的糠秕马拉色菌产生的壬二酸、草酸及其他代谢产物，也可抑制酪氨酸酶[19]。

病理　PA受累皮肤病理表现为非特异性,包括海绵水肿、炎症细胞外渗、角化过度及真皮血管周围淋巴细胞浸润[3,20,22]。然而这些发现可能对PA的诊断没有帮助,我们知道最主要的改变发生在毛囊附属器。早期表现为毛囊堵塞、毛囊海绵水肿和皮脂腺萎缩[23];晚期表现为毛囊角栓消退、轻度棘层肥厚、轻度海绵水肿及皮脂腺萎缩。在某些情况下,腺体几乎完全缺失。浸润的炎症细胞主要为淋巴组织细胞[24]。

　　一些作者报道PA中黑素细胞的数量比相邻的正常皮肤要少,并认为这可能是导致PA色素减退的原因[22,25]。另一方面,一些作者指出黑素细胞的数量是正常的[26]或可变的[22]。嗜黑素细胞的情况很少被记录,最典型位于真皮乳头[22]。在皮损处使用电子显微镜检查发现一些黑素细胞发生退行性变,角质细胞中黑素小体的数量减少[27]。由于PA的色素减退与炎症后色素减退相似,一些学者认为PA是AD炎症消退后的表现。Carneiro等在对PA的真皮树突细胞的研究中提出了这一建议,如果是这样的话,只有极少量的与正常皮肤中数量相似的树突状细胞[16]。

临床特征　PA是一个长期、多阶段的疾病。皮损早期表现为淡红斑,覆以细薄鳞屑的薄斑块,边缘不清;通常有一个到几个皮损。PA病变通常持续数周[3]。在接下来的阶段,红斑消退,留下光滑的斑片。在这一阶段可以观察到明显的色素减退和边缘脱屑[1-2,5]。面部,尤其是脸颊,是儿童最常见的受累部位[1],尽管手臂伸侧、肩膀、颈部和大腿伸侧也可能受累[1-3]。PA的病变通常是无症状的,但也可能伴有瘙痒[2,28](图17.1、图17.2)。Zaynoun等报道了泛发性PA,此种类型病变广泛,常见于青壮年[25]。

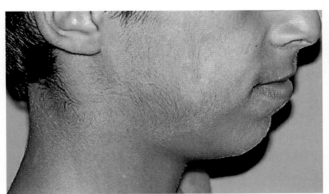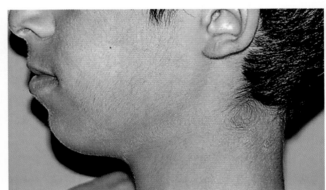

图17.1　9岁儿童白色糠疹,特征为面部环形色素减退斑和鳞屑

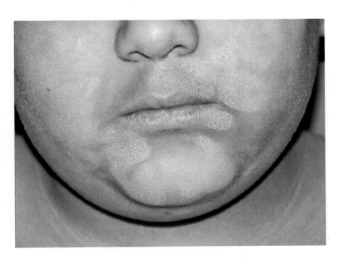

图17.2　幼儿面部严重的白色糠疹

既往认为PA的临床变异型包括泛发型及色素型[25]。泛发型较少见。它多影响青少年和年轻人,女性更多见,皮损为单一、对称性,比典型皮损面积更大。广泛型皮损并不限于面部,还累及颈部、躯干和肩膀[25,29]。色素型PA的皮损呈蓝色,绕以色素脱失晕。病变常为多发,位于前额和脸颊[23,30-32]。

病程及预后　如果不及时治疗,PA往往是一种相对慢性的疾病,复发频繁、病程多变。皮损通常持续数月至数年[5,8],夏季由于周围皮肤被晒黑,皮损更为明显,冬季则皮损干燥、有鳞屑及炎症。尽管这种疾病通常在成年前自行消退,但复色是一个缓慢的过程,可能需要数月至数年。虽然PA是慢性的,而且常常是美容的问题,但它与任何并发症或永久性毁容无关[2-3]。

鉴别诊断　PA是临床诊断,实验室检查(如氢氧化钾制剂)可用于区分PA与其他疾病。活检很少推荐。白癜风皮损较PA皮损界限更分明,完全没有鳞屑和色素[5]。由于完全色素脱失,黑光灯检查时白斑更加突显[8,33-34]。

花斑癣的皮损在氢氧化钾溶液中可见真菌的孢子和菌丝,黑光灯检查时呈现黄色荧光,以此可与PA鉴别。病史以及典型的鳞屑型斑片可鉴别银屑病与PA[33,35]。无色素痣表现为脱色斑,通常在出生时出现,3 岁时更为明显。无色素痣通常沿皮节分布,也可影响全身[8]。贫血痣是先天性非色素性疾病,可通过玻片压诊法与 PA 鉴别[24]。

鉴别诊断还应包括麻风病、硬皮病、炎症后色素减退[8,33]和蕈样肉芽肿[5,22]。

治疗　PA 有许多治疗方法。若存在炎症,可使用弱-强效的外用糖皮质激素[8]。有些作者建议局部使用0.1%他克莫司软膏(一种钙调神经磷酸酶抑制剂)是有效的。除了抗炎特性外,它可激活酪氨酸酶,促进黑色素的生物合成[36],是他克莫司用于 PA 色素减退性皮损处有效的原因[37]。

另一种钙调神经磷酸酶抑制剂即吡美莫司也有类似的效果。外用 1%吡美莫司乳膏可显著减少皮肤瘙痒、脱屑和色素减退区的扩大[2]。吡美莫司乳膏是首选的治疗方案,因为有少数使用他克莫司导致灼热感的报道。然而,这两种产品都是安全的,使用优于外用糖皮质激素,尤其是在面部持久损伤的情况下。虽然这些药物与皮肤感染的发生之间没有明确的关系,但在治疗期间(特别是使用他克莫司),有一些传染性软疣和疱疹的病例报道[38]。

骨化三醇对 PA 的治疗也带来了希望。其疗效与他克莫司软膏相当[28]。除了常规调节细胞增殖外,外用骨化三醇制剂还可恢复表皮的通透性[39],以及通过增加表皮厚度及抗菌肽的分泌恢复其抗菌屏障[40]。这些特征可以解释其在治疗 PA 病变中的作用。308nm 准分子激光治疗后,PA 也有明显改善[41]。

参考文献 17.1

见章末二维码

汗疱疹

定义　汗疱疹(pompholyx),又称出汗不良性湿疹,是一种慢性复发性皮炎。其特征是形成瘙痒性、小的、深在的、透明的、充满"西米样"液体的水疱或大疱,最常见于手指、脚趾、手掌和脚掌的边缘[1]。之后,皮肤可能会出现鳞屑、裂隙,有时还会出现苔藓样变[2-3]。它也被称为掌跖部位出汗不良性或水疱性湿疹。如果汗疱疹主要发生在手掌表面,则可以使用掌汗疱疹这个术语,如果它发生在脚掌和脚趾的两侧,则称为跖汗疱疹。一些作者认为汗疱疹和出汗不良性湿疹这两个术语已经过时,更倾向于使用"急性和复发性水疱性手部皮炎"这样的新术语[4]。

流行病学　汗疱疹发生在 5%～20%的手部湿疹患者中[5]。在瑞典为期一年的研究中,汗疱疹在初次咨询患者中的比例不到 1%[6],Magina 等人发现它是葡萄牙手皮炎患者中第三个常见类型(20.3%)[7]。出汗不良性湿疹可发生在 4～76 岁的人群中,平均年龄为 38 岁,发病的高峰年龄为 20～40 岁。中年以后,其发作频率有下降的趋势[8-9]。这在男性和女性个体中均常见。汗疱疹会受到季节变化、冷热温度的影响,通常在春季和夏季更严重(季节性或夏季汗疱疹)[1]。

发病机制　汗疱疹的确切原因尚未明确。其发病及加重与多种因素相关[9-10]。汗腺功能障碍的假说一直存在争议,因为没有证据表明水疱与汗腺导管有关[11]。因此,术语"出汗不良性湿疹"被认为是一个错误的名称。出汗不良性湿疹可能与特应性和家族性特应性有关。所有出汗不良的患者中,50% 有 AD。血清免疫球蛋白 E(IgE)水平经常升高,即使是没有个人及家庭特应性病史的患者也是如此。有时候,出汗不良性湿疹是特应性素质的首发表现[5]。

目前认为,遗传因素参与了汗疱疹发病。已发现同卵双胎可同时受累。在家族汗疱疹中,汗疱疹基因已被定位于 18q22.1-18q22.3 条带,为常染色体显性遗传[12]。丝聚合蛋白基因突变及丝聚合蛋白缺失导致角化不良、经皮水丢失增加及经皮抗原转移[13]。水通道蛋白(尤其是水甘油通道蛋白)在 AD 患者中表达,其可能通过增加经皮水分丢失参与了汗疱疹的加重和慢性改变[14]。

情绪压力[15]可能是导致出汗不良性湿疹的一个因素。许多患者发现汗疱疹在紧张时复发。环境因素(如季节变化、热冷的温度、湿度)可加重汗疱疹。由长波紫外线(UVA)引起的汗疱疹可能被认为是季节性(夏季)汗疱疹的变异类型[16]。Nalluri 和 Rhodes 在2016 年提出了光敏性汗疱疹这个词[17]。

有时,肢体远端感染真菌或念珠菌时可导致手掌汗疱疹,为一种自敏反应。当足癣感染得到治疗时,汗疱疹有时会消失,而在真菌感染复发时,汗疱疹复发,此现象支持自敏反应模式[18]。细菌和病毒感染,特别是 HIV,也可以引起汗疱疹。汗疱疹也被描述为 HIV感染症状的一种表现。一些患者对局部和全身的汗疱疹治疗没有反应,只有使用抗反转录病毒治疗,他们的病情才会好转[19]。

有报道使用静脉注射免疫球蛋白(intravenous immunoglobulin，IVIG）后出现汗疱疹样湿疹。汗疱疹现在确定为 IVIG 最重要的皮肤不良反应之一，在 62.5% 的患者中报告过，他们大多数是在第一次使用 IVIG 后发生病变[20-21]。

外源性因素（如镍、香脂及钴接触性皮炎，对摄入的金属敏感）可能诱发汗疱疹。这些抗原可能作为与表皮透明层的掌跖蛋白具有特定的亲和力的半抗原发挥作用。这些半抗原与组织受体位点的结合可能导致全身性过敏性皮炎和汗疱疹[22-23]。镍过敏与汗疱疹有关。有报道称在汗疱疹加重期间，尿中镍排泄增加。据报道，低镍饮食降低了汗疱疹发作的频率和严重程度。掌跖部位较高的排汗率可能导致局部的金属盐聚集，从而引起水疱反应。与镍相比，口服钴较少可导致汗疱疹。然而，两种过敏同时发生的情况更为常见[22]。

其他因素，包括阿司匹林的摄入、口服避孕药和吸烟已被认为是诱发或加重汗疱疹的可能原因[24]。

病理　在急性病变中，主要表现为海绵水肿和表皮内水疱。表皮浅层血管周围轻度淋巴组织细胞浸润，伴淋巴细胞移入海绵水肿区域。嗜酸性粒细胞也可能存在。致密、增厚的角质层保持完整，表皮厚度正常。随着病变进展到慢性，活动性炎症和海绵水肿开始减少，棘层肥厚和角化不全占主导地位，在角质层可发现血清[25]。慢性单纯性苔藓的特征可能是汗疱疹慢性病变的特点。因为真菌感染可能在组织学上模拟汗疱疹，所以应该定期对掌跖的水疱病灶进行过碘酸希夫染色（PAS）检查。表皮内的汗腺管（顶端汗管）即使在海绵水肿区域也不会发生改变，尽管汗疱疹的组织学研究表明汗腺导管经常被紧张的水疱推到一边或夹在水疱中间[26]。

临床特征　临床表现为手掌和手指侧面突然出现对称的水疱或大疱（充满透明液体）。足、足底和脚趾的侧面也可受累。在水疱出现之前，有时会出现灼烧痛或瘙痒。掌跖部可能被汗水浸湿而发红。水疱多为深在性，外观似木薯粉布丁，周围没有红斑（图 17.3 和图 17.4）。水疱通常持续 3~4 周。它们可能变大，形成大疱或互相融合（图 17.5）。水疱通常不会自行破裂，好转后遗留脱屑。多种因素可能与汗疱疹发作有关，如情绪紧张、天气炎热，而且 50% 的患者有特应性素质。病程较长者，指甲可能出现营养不良性改变（如不规则、横嵴、点状凹陷、增厚、变色）。尽管没有皮肤真菌感染的依据，趾间皮肤常出现浸渍及脱屑。继发感染可能导致脓疱或出血性液体、水疱及结痂。手部有时会出现疼痛性的红斑而不是特征性的瘙痒性的急性水疱。如病情进一步进展，可出现蜂窝织炎及淋巴管炎[1,27]。

根据每平方厘米水疱数（V）、红斑（E）、脱屑（S）、瘙痒（I）、受累的面积以及根据定义给出相应的得分（p），制订了汗疱性湿疹面积和严重程度指数（DASI）：DASI = (pV+pE+pS+pI)×pA，该指数是一种简单的评估病情的标准化方法，可用于评估疾病的严重程度和治疗效果[28]。

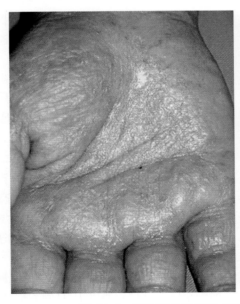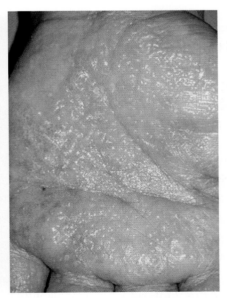

图 17.3　男孩手掌汗疱疹，手掌可见密集的紧张性透明水疱

第
三
篇

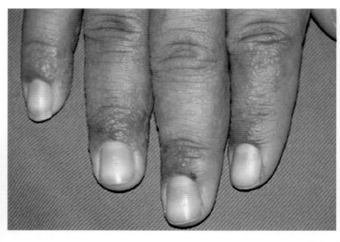
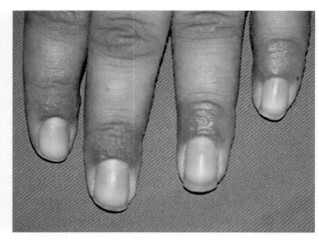

图 17.4 男孩手指远端汗疱疹

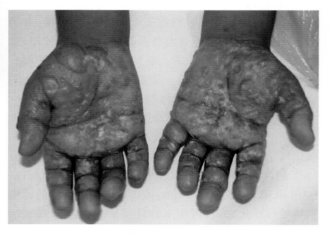

图 17.5 发生于特应性儿童的严重汗疱疹,表现为手掌致密的大疱

预后 汗疱疹发病突然,一般持续 2~3 周。水疱发作形式似"海浪"一样此消彼长[29]。发作的频率从每月一次到每年一次不等。每次发作通常持续数天至数周,即使不治疗也会自行消退。水疱或大疱的继发性细菌感染导致蜂窝织炎、淋巴管炎和败血症的概率很低。指甲可能会出现甲营养不良的改变,其特征是横嵴、增厚、变色和点状凹陷。未见与汗疱疹有关的死亡率报道,尽管一些病情严重的患者由于水疱泛发而影响手部的功能(例如小学生)。Hsu 等在他们的研究中确定,出汗不良是发生带状疱疹的一个危险因素。由于这两种情况之间存在很强的相关性,作者建议应该让汗疱疹患者知晓可能面临的风险[30]。

鉴别诊断 掌跖脓疱病(palmoplantar pustulosis,PPP)是一种慢性、炎症明显的皮肤病,表现为局限于掌跖部位的脓疱、红斑和鳞屑。PPP 和汗疱疹的临床和组织学特征相似[2]。因此这两种疾病的鉴别诊断相当困难。一些组织学特征可以区分 PPP 和汗疱疹。PPP 中的融合性角化不全、表皮银屑病样增生、表皮突成杵状或交织成网状、颗粒层消失、真皮乳头内毛细血管迂曲升高至表皮下面,以及红细胞外渗,均可作为鉴别诊断的有用"线索"[31]。

剥脱性角质松解症是发生于掌跖部位的,间断的充满气体的水疱及离心性鳞屑。其组织病理学特征为角质层内分离及角质层中部角质桥粒的降解,免疫荧光检测角质桥粒成分表达正常[32]。汗疱疹样型类天疱疮可能有水疱(水疱性类天疱疮),或在掌跖区可见伴红斑和肿胀的大疱[33]。组织病理学和免疫荧光检查有助于诊断。可通过刮取鳞屑行显微镜检及培养的方法寻找可能的微生物,以此来鉴别汗疱疹与水疱型真菌感染。婴儿肢端脓疱病主要发生年幼婴儿(1 岁以内),病变是脓疱而不是水疱。组织学上,以中性粒细胞和嗜酸性粒细胞为主[34]。

其他的鉴别诊断还应考虑掌跖脓疱型银屑病、线状 IgA 伴有汗疱疹(出血性)、疥疮、手足口病、疱疹样皮炎、复发性掌跖化脓性汗腺炎、丘疹-紫癜性手套和短袜综合征[35]。

治疗 汗疱疹的治疗包括识别和治疗可疑病因,如避免情绪压力、避免炎热天气以及治疗皮肤癣菌感染。镍或钴敏感患者可考虑进行低镍饮食或低钴饮食。镍螯合剂,如双硫仑(Antabuse),偶尔用于治疗经口腔验证试验呈阳性的镍敏感患者[22,36]。

在急性期,用 1:10 000 的高锰酸钾溶液或 10% 的醋酸铝溶液进行局部包压,直到大疱消失,一般需要几天时间。无菌注射器引流大疱的疱液可缓解不适。抗生素用于继发化脓性感染的汗疱疹患者。

外用糖皮质激素是主要的治疗手段。类固醇效能的选择取决于患者对治疗的反应。然而,效能较强的类固醇通常是控制疾病所必需的,因为掌跖区域的透皮吸收非常有限。病情严重者可使用系统类固醇制剂。外用钙调神经磷酸酶抑制剂,如他克莫司软膏或吡美莫司乳膏可能对汗疱疹的治疗有帮助[37]。外用钙调神经磷酸酶抑制剂的使用优于外用类固醇制剂,不会出现快速耐受、毛细血管扩张、皮肤变薄和萎缩[3]。对于严重的顽固性汗疱疹,硫唑嘌呤[38]、甲氨蝶呤[39]、霉酚酸酯[40]、环孢霉素[41]或依那西普[42]可能有效。矛盾的是,虽然有时汗疱疹发病与 UVA 及 UVA-1 有关,但在治疗中,UVA、UVA-1 单独或联合补骨脂素（口服或外用）（PUVA）对于治疗汗疱疹有效[43-44]。

A 型肉毒杆菌毒素注射对某些患者可能有帮助。A 型肉毒杆菌毒素皮内注射作为局部皮质类固醇的辅助剂,可减少瘙痒和水疱的形成[9]。脉冲直流导入自来水电离子可作为辅助治疗方法[45]。新型抗炎药物,如外用贝扎罗汀、白三烯抑制剂、磷酸二酯酶-4（PDE4）抑制剂、阿利维 A 酸、高剂量 UVA-1 光疗及白光光疗已被用于治疗汗疱疹[3]。

参考文献 17.2

见章末二维码

钱币状湿疹

定义　钱币状皮炎或湿疹(nummular dermatitis or ecze-ma)（钱币状意为圆形或"硬币形";同义词:盘状）是一种皮肤炎症性疾病,其特征是通常位于四肢伸侧的硬币状瘙痒性斑块。文献中使用的其他名称包括盘状湿疹和圆形湿疹。1857 年,Devergie 首次对它进行了描述[1]。从那时起,在所有年龄组和所有身体区域都有报道。

流行病学　钱币状湿疹并不少见,患病率为 0.1% ~ 9.1%。与女性相比,男性发病率稍高,且发病年龄更晚。儿童不常见[2],没有种族差异。

发病机制　钱币状湿疹的确切发病机制尚不清楚。它可能代表了一种反应模式,这种反应模式可以被各种各样的因素所诱发并持续存在[3]。钱币状湿疹常伴有干燥症。皮肤干燥导致表皮脂质屏障功能障碍,使环境变应原穿透皮肤,诱发皮炎[4]。皮肤屏障的损伤也可能导致对金属、肥皂和化学品诱发的变态反应性接触性皮炎的易感性增加,加重病情[5]。

一些研究强调了细菌变应原,特别是葡萄球菌变

应原,从感染灶（鼻子、牙齿、扁桃体、鼻窦、支气管）释放可引起变应性致敏并导致斑块[6]。在钱币状湿疹患者中发现抗链球菌溶血素和抗葡萄球菌溶血素的水平升高[7]。

钱币状湿疹与特应性的关系一直存在争议[8]。关于特应性在钱币状湿疹患者中的可能作用有不同的观点,但最近的研究表明,钱币状病变是儿童和成人 AD 最常见的非典型变异形态[9]。在儿童,AD 的变异类型可表现为播散性钱币状病变。钱币状湿疹与 IgE 水平升高可能有关,也可能不相关,这表明 IgE 在这两种情况下没有相同的作用[10]。

接触性皮炎,无论是刺激性的还是变应性的,都与钱币状湿疹有关。刺激性接触性皮炎可伴有钱币状皮损。据病例报道,在对乙二胺[11]和镍[12]发生超敏反应的病例中,可见钱币状皮损。

病理　钱币状湿疹中可见亚急性海绵状皮炎的组织病理学改变。轻-中度海绵水肿,常无水疱,伴不规则棘层肥厚,有部分炎性细胞浸润。真皮浅层可见血管周围炎症细胞浸润,主要是淋巴细胞,少量嗜酸性粒细胞,偶有中性粒细胞。慢性病变表现为表皮增生、角化过度和颗粒层增厚[13]。

临床特征　钱币状湿疹以硬币状或盘状的湿疹斑块为特征,由微小丘疹和丘疱疹快速聚合而成,1 ~ 3cm 大小,偶有变大。在急性期,皮损为红色,伴有渗出、结痂和高度易激惹性。随后进入少水疱和鳞屑阶段,皮损往往中间好转和周围扩展,形成环形病变。皮损表面通常表现为渗出、结痂,边缘平坦。皮损消退后遗留干燥性鳞屑及色素沉着斑,并逐渐缓解。然而,色素改变可能永不消退,尤其是皮损位于膝盖以下的。瘙痒通常很严重,因搔抓明显而伴有抓痕及苔藓样变[14]。好发部位包括手背、前臂的伸侧、小腿、大腿外侧面和躯干后部[15]（图 17.6）。面部和头皮通常不受累[16]。钱币状湿疹通常是缓解和加重交替的慢性过程。自体湿疹化（即病灶从最初的部位扩散）可以解释皮损多发的原因。有一种对治疗抵抗的特殊类型,被称为"Oid-Oid 病"（Sulzberger-Garbe 综合征）[17]。

预后　钱币状湿疹通常为慢性复发性过程,可能会持续数月,需要长期治疗。它经常随着季节而呈波峰波谷样变化,在冬季或寒冷干燥的气候中加重。阳光照射、湿度增加或保湿剂的使用可能会有改善[18]。

鉴别诊断　钱币状湿疹应与体癣鉴别。用氢氧化钾制备皮损刮片,用显微镜检查可排除体癣。在临床上区

第三篇

第三篇

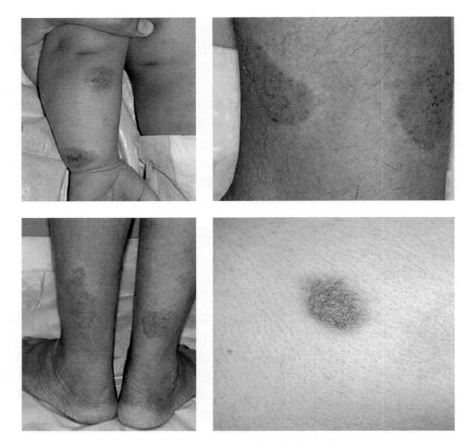

图 17.6 身体不同部位的钱币状湿疹

分钱币状湿疹和儿童银屑病是很困难的。通常钱币状湿疹中可见水疱性皮损、斑块的边缘更不清楚、瘙痒更为严重。可能需要进行皮肤组织学检查加以鉴别。

钱币状湿疹必须与 AD 的钱币状皮损鉴别。特应性病史、IgE 和放射性过敏原吸附试验(radio-allergosorbent test,RAST)和皮肤试验对诊断可能有帮助[19]。许多研究建议对难治性钱币状湿疹患者进行斑贴试验,以区分接触性皮炎和钱币状湿疹[20]。其他需要鉴别诊断的疾病包括:固定药疹、慢性单纯性苔藓、玫瑰糠疹、脂溢性皮炎、鲍恩病和蕈样肉芽肿。

治疗 治疗目的是通过修复表皮脂质屏障来补充水分,减少炎症和治疗相关感染。温水浴或冷水浴均可以帮助皮肤补充水分,从而减少瘙痒。在湿润皮肤上使用药物可以更有效地渗透,促进愈合。保湿剂应涂抹在湿润的皮肤,或在封包的环境下使用。

中-强效的外用糖皮质激素和免疫调节剂(他克莫司软膏和吡美莫司乳膏)[21]是减轻炎症的主要治疗选择。焦油制剂也已成功使用。在全身、严重暴发的情况下,可能需要系统应用糖皮质激素。光疗可能对全身性和持久性皮损有用[22]。最常使用的是宽谱或窄谱-UVB。免疫抑制药物如甲氨蝶呤对于严重的患者有

效[23]。口服抗组胺制剂或镇静剂可能有助于减轻瘙痒和改善睡眠。外用抗生素可以预防化脓性感染,但对出现继发感染的患者应口服抗生素。

参考文献 17.3

见章末二维码

婴儿脂溢性皮炎

定义 脂溢性皮炎(seborrhoeic dermatitis,SD)是一种慢性、复发性、炎症性丘疹鳞屑性皮肤疾病,通常发生在皮脂腺丰富的皮肤部位(面部、头皮、胸部等)。它在婴儿期早期的发生可能与激素依赖性皮脂分泌有关,皮脂分泌在儿童期减少,在青春期和成年期再次增加[1-2](见第 21 章)。

流行病学 人群中脂溢性皮炎的患病率为 3% ~ 5%。头皮屑(皮炎最轻的形式)更为常见,影响 15% ~ 20%的人群[3]。SD 有两个发病高峰,婴儿期(摇篮帽)和青春期后(头皮屑)[4]。一项对澳大利亚儿童的调查研究发现,SD 的患病率最高的年龄段是从出生至 3 月龄,

在 1 岁时迅速下降[5]。对于这种发病和消退现象，有人认为与经胎盘来源的激素水平变化可能有关（其水平在婴儿期升高，出生后第一年下降）[6-7]。

发病机制　SD 的病因还不完全清楚。它的存在与一些酵母菌的过度生长有关，如马拉色菌属（以前称为糠秕孢子菌属），这些酵母菌通常存在于皮脂腺皮肤中[8]。关于马拉色菌和 SD 在婴儿和成人中的作用进行了许多研究[9-10]。马拉色菌属最初被认为只有一种，即糠秕马拉色菌，现在已知有七种[11]。从不同的皮肤病病例和不同的解剖部位中发现了 6 种不同的马拉色菌[12]。它们是正常的常驻皮肤菌群[12-13]。在某些情况下，糠秕马拉色菌可能表现为机会性病原体，引起或加重一系列皮肤病，如银屑病、特应性皮炎、花斑癣或糠秕孢子菌性毛囊炎[14]。

一些证据表明了马拉色菌属酵母菌在 SD 中的致病作用[14-16]。在治疗脂溢性皮炎有效的多种化学物质中，如氮唑类、羟基吡啶类、烯丙胺类、硒和锌，唯一共同的作用机制是具有抗真菌的活性[17-18]。此外，研究发现，使用抗真菌药物治疗后在皮肤上定植的酵母数量会减少，而在复发时又增加。马拉色菌具有脂肪酶活性，可以水解人皮脂中的甘油三酯，释放油酸和花生四烯酸等不饱和脂肪酸[19-20]。这些代谢物引起表皮屏障功能破坏和诱发角化细胞产生前炎症细胞因子如 IL-1α、IL-6、IL-8 和 TNF-α，从而引发炎症反应。

此外，花生四烯酸是前列腺素的来源，而前列腺素是前炎症细胞因子的介质，可通过募集中性粒细胞和扩张血管诱发炎症[21-22]。另一方面，酵母的数量与 SD 的严重程度之间并没有简单的相关性，健康的皮肤可能载有与 SD 相似的病原体。此外，HIV 感染者中，有 SD 病变的比没有 SD 病变的患者，并没有携带更多的马拉色菌[23]。目前认为，机体易感性和宿主与马拉色菌的相互作用，似乎是 SD 发病的原因，而不仅仅是马拉色菌的存在。

SD 主要发生在皮脂腺活跃的皮肤区域，常与皮脂分泌过多有关。同时也与皮脂腺活性及皮脂分泌增多有较强的时间关联，出生后出现摇篮帽，青少年时发病率增高，30~60 岁发病率下降。然而，SD 患者的皮脂分泌也可能正常，皮脂分泌过多的人有时并未患 SD[25]。这些结果表明，尽管皮脂腺的活性与 SD 有很强的相关性，皮脂的分泌量本身似乎并不是 SD 的决定性危险因素。

脂质成分异常也可能在 SD 的发生中起作用。与健康人群相比，SD 患者的甘油三酯和角鲨烯含量明显降低。此外，在 SD 患者皮脂中发现游离脂肪酸和胆固醇含量升高[16]。马拉色菌脂肪酶降解甘油三酯

诱发炎症反应[26]。已发现皮肤常驻微生物菌群的一个主要组成部分，痤疮丙酸杆菌，在 SD 中大大减少[27]。因此，SD 可能与皮肤微生态菌群的不平衡有关。

SD 通常与免疫抑制有关，尤其是在 HIV/AIDS 患者中。因为在患有和未患 SD 的个体之间没有发现马拉色菌水平的明显差异，免疫或炎症反应很可能是诱发原因，酵母菌负荷并非主要因素[28]。血清总 IgA 和 IgG 抗体在 SD 患者中升高[29]。但未检测到马拉色菌抗体滴度的增加[29-30]，提示细胞免疫应答发生了改变，而非体液免疫应答[31]。淋巴细胞活性的具体作用仍然是有争议的[32]。

遗传因素在 SD 中的作用一直被低估，直到最近，当显性遗传和隐性遗传的 SD 被确定，表明遗传因素在发病机制中的作用[33]。据报道，有多种药物会引起 SD，包括氯丙嗪、西咪替丁、乙硫异烟胺、氟尿嘧啶、金、灰黄霉素、α 干扰素、锂、甲氧苄啶、甲基多巴、吩噻嗪和补骨脂[34]。

病理　SD 的发展可分为两个阶段。在急性期和亚急性期，SD 表现为海绵水肿伴浅表血管周围和毛囊周围淋巴细胞浸润。毛囊开口周围的角化不全（"肩角化不全"）也可见。毛囊口边缘可见中性粒细胞，但无 Munro 微脓肿形成。另一方面，显著的银屑病样增生和角化不全是慢性病变的特点。也可见浅表血管丛的小静脉扩张，类似于银屑病[24,35]。

临床特征　婴儿型脂溢性皮炎通常在出生后 1 周左右开始，可能持续数月。摇篮帽的特征是位于头顶和前囟区的非瘙痒的、厚的、油腻性鳞屑（白色、米白色或黄色）（图 17.7）。播散性脂溢性皮炎，通常不严重，可影响面中部、耳部和前额。

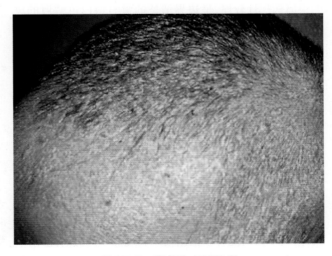

图 17.7　婴儿头皮摇篮帽

腋窝及腹股沟病变呈急性炎症,伴有渗出,边界清楚,周围可见卫星灶,有时比头部和躯干部位的皮损早发(图17.8)。瘙痒不是必需的特征,但它经常存在,主要在头皮受累时出现[36]。主要并发症为继发细菌感染,从而加重红肿、渗出及局部刺激[37]。可能发生念珠菌过度增殖导致的婴儿尿布皮炎。全身性脂溢性红皮病很少发生。全身性SD(即出现在躯体屈侧皱褶部位的SD)在健康儿童中并不常见,通常与免疫缺陷有关(图17.9)。

在接受高效抗反转录病毒治疗(highly active antiretroviral therapy,HAART)的患者中,SD也可能是免疫重建炎症综合征的皮肤信号[38]。因此,患有全身性SD的婴儿应该进行是否合并其他严重疾病的评估。

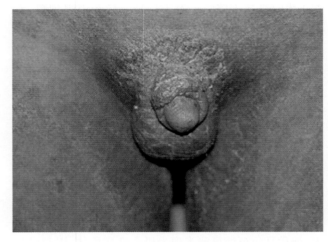

图17.8   婴儿脂溢性皮炎影响腹股沟区

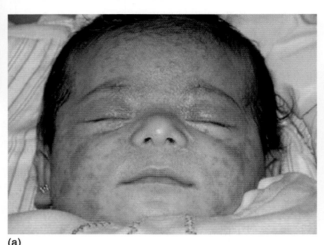

(a)

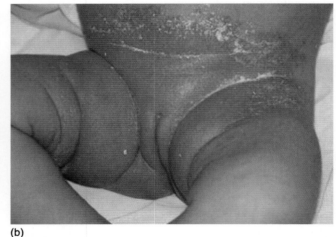

(b)

图17.9   婴儿严重脂溢性皮炎,影响面部(a)和尿布区域(b)

鉴别诊断   SD通常为临床诊断。主要需与银屑病鉴别。有一种常见类型的银屑病称为脂溢性银屑病。病变区域和皮损形态与典型的SD几乎相同。然而,典型的银屑病病灶较厚,呈边界清楚的覆有银白色鳞屑的斑块[39]。特应性皮炎通常在3个月后才会出现,而SD通常出现在更早的年龄,很少影响躯体伸侧区域。典型的头癣表现为鳞屑性斑片伴有脱发,这不是SD的特征[40]。可以通过真菌学检查和真菌培养来排除头癣。最后,系统性红斑狼疮的皮损常分布于明显曝光部位,如双侧颞部的急性皮疹,也可伴有皮肤外的其他异常,如关节炎、口腔溃疡、肾小球肾炎或心肌病[41]。SD不具有曝光部位分布模式,且不影响皮肤以外的其他系统。

其他不太常见的类似于SD的情况,且需要鉴别诊断的包括:玫瑰糠疹、尿布皮炎和朗格汉斯细胞组织细胞增生症的皮肤表现[42]。虽然有时可能需要实验室确认,但大多数情况可以根据临床表现加以区分。此外,一些药物(灰黄霉素、乙硫异烟胺、丁螺环酮、氟哌啶醇、氯

丙嗪、IL-2、α干扰素、甲基多巴、补骨脂素)和营养缺乏(吡哆醇、锌、烟酸和核黄素)可能导致SD样皮炎[43-44]。

预后   对大多数患者来说,治疗可以清除病灶。婴儿期SD通常在快满1岁内时改善。在青春期,SD的间歇性发作期可表现为灼烧感、鳞屑和瘙痒,与缓解期交替出现。在冬季和早春,疾病发作频繁,夏季发病普遍减少。继发性感染可使处于发作期的SD复杂化[24]。

治疗   摇篮帽的处理通常很简单。对于轻症患者,每天仅用非药物洗发水洗头,连洗一周,就可以软化和去除鳞屑。对于病情稍重的患者,可以将润肤露留在头皮上过夜,用婴儿梳子轻轻去除头皮上的痂皮,然后用非药物洗发水清洗[45]。

抗真菌乳霜,如酮康唑和抗真菌洗发香波,属于一线药物治疗[46],用于减少酵母定植和改善红斑。治疗有效,多用于疾病的长期治疗。其他有效的外用抗真菌药

物包括唑类(咪康唑、克霉唑)、硫化硒和环吡酮胺。茶树油可对马拉色菌有抗真菌作用,可用作洗发水[47]。

局部使用糖皮质激素可能会加速复发,可能会因为反弹效应而产生依赖性,除非是短期使用,否则不建议使用。短疗程的低强度局部糖皮质激素可以改善红斑和瘙痒。外用钙调神经磷酸酶抑制剂,如他克莫司软膏和吡美莫司乳膏已被建议作为一种激素治疗间期的治疗方法。继发性感染病灶者应给予抗生素治疗。

参考文献 17.4

见章末二维码

慢性单纯性苔藓

定义　慢性单纯性苔藓(lichen simplex chronicus,LSC),也称为局限性神经性皮炎或环状神经性皮炎,是一种皮肤疾病,其特征是由于过度抓挠而导致的皮肤增厚、苔藓化的斑块,通常伴有色素沉着[1]。它可以是新发的,也可能是由其他皮肤问题发展而来,如变态反应性接触性皮炎[2]。

流行病学　在人群中的确切发病率是未知的。在不同的研究中,可影响 0.5%～12% 的人群[3]。它多见于成年中后期,在 30～50 岁的人群中发病率最高,也发生在儿童中。儿童 LSC 发病者,男性发生的可能性更高,而成人患者中,女性发生的可能性略高。尽管继发性色素改变在肤色较深的个体中更为严重,但不同种族间的发生率并未见差异[1,4]。

发病机制　LSC 的病因尚不清楚。它通常是由长期搔抓和皮肤瘙痒引起的。过度的瘙痒可能是环境因素刺激了无髓感觉神经末梢,如热和汗液滞留、衣物摩擦或过度使用清洁用品。瘙痒可能是由皮肤疾病引起的,如特应性皮炎、变应性接触皮炎、瘀滞性皮炎、虫咬等,这些可能引起皮肤屏障功能障碍,使周围神经末梢受到刺激[4-6]。心理因素可能在 LSC 中发挥相应作用;心理应激可能同时影响对瘙痒的感知强度和持续时间[7]。

特应性皮炎导致发生 LSC 的可能性更高。对于是否将 LSC 视为特应性皮炎的一种局部形式仍存在争议[8-9]。研究表明,含有对苯二胺的染发剂引起的变态反应性接触性皮炎与 LSC 有关,停用这些染发剂后症状有所改善[2]。类似地,有一个病例报告,提到锂与LSC 有关[10]。瘢痕(如外伤性或带状疱疹后[11])、颈部瘢痕疙瘩痤疮、干燥[12]、静脉功能不全和乏脂性湿疹是 LSC 发生的常见原因。

病理　LSC 的组织病理学特征为角化过度、棘层肥厚、海绵水肿、片状角化不全和颗粒层增厚。表皮全层显著增厚,表皮突延长和假上皮瘤样增生。血管周围可见淋巴细胞浸润,偶尔可见巨噬细胞[5]。真皮乳头纤维化伴胶原束垂直呈条纹状是其特点。银染色,可发现浸润细胞中有 Schwann 细胞的增殖[13]。通过电子显微镜,经常可以看到附着在基底膜上的胶原纤维。

临床特征　LSC 的特征是存在一个或多个红色、鳞屑性、苔藓样斑块,由于习惯性的抓擦皮肤而产生不同程度的抓痕。长期慢性持续性皮损,还可见到色素沉着区。每个斑块可能有 3 个区域:一个较宽的边缘增厚区,伴有抓痕的瘙痒丘疹为主要表现的中间区域,以及有皮损肥厚和色素沉着变化的中心区域。常发生于女性的枕部、外阴和颈部,男性的会阴及阴囊。这在儿童中很少见。其他易受累区包括手腕、前臂和小腿的伸侧。瘙痒通常是间歇性的,由此产生的搔抓可暂时缓解。有趣的是,患者可能在讨论瘙痒或描述病灶时开始抓挠[5,14]。

预后　LSC 病程较长。如果不治疗,虽然有时会缓解,仍易复发,相互交替,持续很长时间。不幸的是,即使采用非常有效的治疗,复发的可能性也很大,尤其是当触发因素仍然存在的时候。LSC 可能会非常不舒服,导致强烈的搔抓。也可发生重叠感染、瘢痕和纤维化[4]。

鉴别诊断　临床特征通常足以诊断此病。首先重要的是确定 LSC 是原发还是继发于其他潜在疾病。特应性皮炎的苔藓化斑块可能很难与 LSC 区别[4]。但是,特应性皮炎的病史和典型分布可以区分这两种情况。苔藓化银屑病是另一种可能类似于 LSC 的疾病。典型的银屑病鳞屑和组织病理学改变(颗粒层减少、角质层嗜中性微脓肿和乳头上表皮变薄)在 LSC 中不常见[14]。

治疗　治疗的目的是减轻瘙痒和尽可能减少因为摩擦和抓挠导致的 LSC 损害。第一步是使用润肤剂处理破坏的屏障功能。

外用糖皮质激素是目前的治疗选择,可以减少炎症和瘙痒,同时软化角化过度皮损[15-17]。强效的外用糖皮质激素乳膏或软膏使用比较成功。封包,无论是否使用局部类固醇,都为搔抓提供了物理屏障。在外用糖皮质激素中添加薄荷脑或樟脑可用于缓解瘙痒[1]。皮损内注射激素可用于治疗成人难治性皮损。局部用他克莫司和吡美莫司对外用糖皮质激素无效或位于皮肤较薄部位的 LSC 是有效的[18-19]。

其他外用药物可减轻瘙痒,包括多塞平霜[20]和辣椒碱乳膏[21]。某些患者可根据个人需要考虑口服抗焦虑药物和镇静剂。对于感染的皮损,可以考虑外用或口服抗生素。

参考文献 17.5

　　见章末二维码

结节性痒疹

定义　结节性痒疹(prurigo nodularis,PN;慢性局限性结节性苔藓,Picker 结节)是一种慢性炎症性皮肤病,其特征是存在对称性分布的多发、明显瘙痒、角化过度、糜烂及结痂性结节和丘疹,通常周围有不规则的色素沉着环。PN 是瘙痒患者慢性抓挠的长期反应。病变常累及四肢伸侧、面部和躯干。它可以发生在任何年龄[1-2]。1880 年,Hardaway 是第一个将 PN 描述为"伴有强烈瘙痒的皮肤多发性肿瘤"的人,后来被 Brocq[3] 命名为"角质性苔藓"(lichen obtusus corneus)。1909 年,Hyde 在临床上定义了 PN,并将其与一般术语痒疹区分开来[4]。

流行病学　PN 可以发生在任何年龄,包括儿童,但它最常发生于中年和老年人[5-6]。男女均可受累,更易发生于女性[7]。PN 可与特应性反应同时发生,在这种情况下,它的发病年龄较早,可能伴有各种环境变应原的皮肤过敏[8]。PN 无种族差异[9]。

发病机制　PN 的病因尚不清楚。反复机械创伤是主要因素。反复的瘙痒和抓挠的恶性循环会导致皮肤的斑块变厚或结节状苔藓样变。在与大多数 PN 相关的疾病中,特应性体质是最相关的。与非特应性患者(中位年龄 48 岁)相比,相关的特应性体质可能导致 PN 发病年龄提前(中位年龄 19 岁)[9]。其他可能与 PN 相关的疾病包括梗阻性胆道疾病、肥大细胞增多症、糖尿病、药物反应、慢性肾衰竭、乙型和丙型肝炎感染以及一些肿瘤,如霍奇金淋巴瘤[10]。

心理社会障碍也与 PN 显著相关,可为原发因素或继发于 PN 中的严重瘙痒[11]。真皮神经纤维密度的改变和神经纤维与神经肽/神经营养因子[12]的相互作用也可能在 PN 的发病机制中起作用。T 淋巴细胞、嗜酸性粒细胞和肥大细胞引起的炎症参与了 PN 的发生发展和慢性化。瘙痒可能是由肥大细胞释放的产物,如组胺、胰蛋白酶和前列腺素引起的[13]。

病理　PN 的组织学特征包括厚而致密的表皮正角化过度,伴有棘层肥厚和角化不全或浅表上皮的坏死。表皮突不规则延长,乳头状真皮纤维化,胶原纤维垂直排列,成纤维细胞和毛细血管增多,真皮炎症细胞致密浸润,包括中性粒细胞、嗜酸性粒细胞、组织细胞和单核细胞[14]。真皮中值得注意的还有增厚的神经纤维和纤维化,以及胶原束增厚[15-16]。施万细胞呈空泡化和变性,没有可检测的线粒体。轴突细胞和施万细胞均表现为增殖过度[17]。PN 结节中表皮细胞内梅克尔细胞增多[18]。此外,肥大细胞数量增加,并表现为特征性的形态学改变,与正常皮肤的圆形或细长形相比,肥大细胞体积增大,呈树突状形状[19]。

临床特征　在临床上,PN 的特征是坚硬的、瘙痒性、直径 0.5~3cm、色素沉着或紫癜性结节,表面有角化过度或抓伤,数量从数个到数百个(图 17.10)。病灶呈对

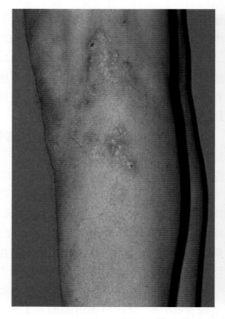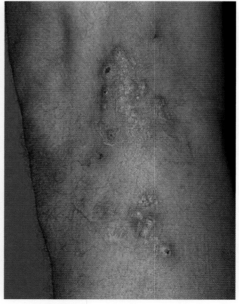

图 17.10　发生于青少年男性的结节性痒疹

称分布,好发于四肢伸侧、面部和躯干。手掌很少受累。炎症后色素沉着/色素减退伴或不伴瘢痕形成[19]。皮损之间的皮肤通常是正常的,但也可能是干燥的,尤其是伴有特应性反应性的病例[9]。患者背部可能有一块患者无法触及的蝴蝶状的正常区域(蝴蝶征)。

预后　PN 是一种慢性的皮肤病。严重的瘙痒可能会使患者感到沮丧,并可能导致心理问题[20]。

鉴别诊断　PN 主要与结节性皮肤病,特别是肥厚性扁平苔藓、结节性疥疮、慢性单纯性苔藓、多发性角化棘皮瘤、特应性皮炎、变态反应性接触性皮炎、神经官能性表皮剥脱、反应性穿孔性胶原病和结节性类天疱疮相鉴别。临床特征通常足以诊断,但有时确定诊断需要行组织病理学检查。皮肤镜已被证明有助于临床鉴别诊断[21]。

治疗　PN 治疗的目标是通过减少瘙痒、摩擦和抓挠来打破瘙痒-抓挠-瘙痒的循环。如果病因明确,则应首先加以控制。简单的一般性措施,如剪指甲可能是有益的。对于与 PN 相关的瘙痒-抓挠周期习惯的逆转治疗可能有效[22]。使用润肤剂也很重要,因为干燥症通常会加重瘙痒。外用、口服和局部皮损内注射糖皮质激素都被用于治疗 PN,以减少炎症和瘙痒感,使坚实的结节软化并变平[23]。绷带封闭治疗可使用或不用外用糖皮质激素。DuoDerm 或其他封闭疗法被建议用于治疗疾病,同时防止患者直接搔抓结节[24]。外用止痒制剂,如 1% 薄荷醇或苯酚的乳脂制剂可用于止痒。局部辣椒素在一些病例中也可能是一种有效的治疗方法。据报道,外用他克莫司、吡美莫司和维生素 D$_3$ 也对 PN 有效[25]。抗组胺药、抗焦虑药、阿片受体拮抗剂(纳呋拉啡)和加巴喷丁已被报道在某些情况下对 PN 有益[26-27]。

冷冻治疗是一种治疗 PN 有效的方法[28]。它通过破坏感觉神经和损伤神经再生,帮助减少瘙痒和改善皮损[29]。紫外线照射已被证明可减轻瘙痒,并有利于 PN 的治疗;可使用 UVB 或 UVA + 补骨脂素。联合 UVB 308nm 准分子光和浴式 PUVA 治疗 PN 可能是有效的[30]。UVA-1 也被报道对慢性单纯性苔藓和 PN 有效。脉冲染料激光治疗也可能有助于减少单个病灶的血管分布。

参考文献 17.6

见章末二维码

色素性痒疹

色素性痒疹(prurigo pigmentosa,PP)是一种罕见的

病因不明的皮肤疾病,1971 年由 Nagashima 等人首次描述。它在日本人群中最常见[1-2]。在躯干、背部、颈部和胸部出现复发性、瘙痒性的红斑、丘疹和丘疱疹,消退后留下网状的色素沉着。这种疾病在年轻女性中最常见,在青少年中也有报道[3-4]。

发病机制　PP 的确切病因和发病机制尚不清楚。由于它主要发生在日本,人们认为它有遗传背景。然而,没有家族性病例的报道,而且全球各个地区发现的 PP 病例数量正在增加。多种发病机制被认为导致了 PP 的发生,如摩擦、接触性过敏、光敏感、内分泌改变(如糖尿病)和代谢紊乱(如酮症)[5-6],但没有一个病因得到一致认可。由于病变主要局限于身体的覆盖区域,因此认为摩擦可诱发 PP。衣物摩擦作为一种机械刺激也可能为触发因素[7]。

病理　早期关于 PP 的组织学报道是非特异性和非诊断性的。然而,Boer 等人[8]提出 PP 的组织病理学改变可能是特异性的。早期病变表现为表皮海绵样水肿、气球样变性和角质细胞坏死,血管周围中性粒细胞浸润。淋巴细胞散布在真皮和表皮交界处。在成熟病变中,炎症细胞呈片状苔藓样浸润,真皮中有较多的淋巴细胞。在表皮中,气球样变性比海绵样水肿更明显,淋巴细胞在表皮下部增多。在好转皮损中,在真皮网状层上部和乳头层仅有稀疏的淋巴细胞浸润。在基底层可发现坏死的角质形成细胞。免疫荧光为阴性[9]。

临床特征　PP 皮损呈对称分布于躯干,其中多见于上背部、骶骨、腹部和胸部。乳房间和乳房下更为常见。前额、手臂或腹部很少受累。在发病初期,孤立的瘙痒性荨麻疹样丘疹对称性分布,演变为暂时的红色丘疹、丘疱疹,而后融合成斑块。好转皮损为结痂性、鳞屑性或色素沉着性斑片。通常还可观察到继发改变,如表皮剥脱、鳞屑和结痂。虽然单个皮损在 1 周内迅速消退,但仍留有网状色素沉着。该疾病的病程被频繁复发打断,随后持续数周到数年的缓解[3,10-11]。

鉴别诊断　在早期阶段鉴别诊断需要考虑的疾病包括:疱疹样皮炎、线状 IgA 皮病、色素性接触性皮炎和急性红斑狼疮的早期。在缓解阶段,PP 可能与融合性网状色素丘疹病、Gougerot 和 Carteaud 融合性网状乳头状瘤病混淆,但与这些病变相比,PP 的色素斑疹并没有角化。

第三篇

治疗 有几种药物可供选择。抗组胺药物和局部或全身糖皮质激素在 PP 治疗中通常无效。口服米诺环素（200mg）被认为是 PP 的一线治疗方法[12-13]。多西环素、氨苯砜、碘化钾和大环内酯类抗生素也被报道是有效的[14-16]。据报道，PP 对异维 A 酸有良好的反应。尽管这些药物在抗炎症成分方面相当有效，炎症后色素沉着的治疗仍然存在问题。

（陈云刘 译，申春平　梁源　马琳 校）

参考文献 17.7

见章末二维码

017章 参考文献

第18章 特应性皮炎：并发症

Kevin B. Yarbrough, Eric L. Simpson

摘要

特应性皮炎(atopic dermatitis, AD)的并发症包括皮肤以及皮肤以外的相关疾病。急性皮肤并发症包括患有 AD 的儿童出现特征性表现的细菌性和病毒性感染。皮肤以外的并发症不仅包括传统的特应性并发症如哮喘和花粉症，还包括眼部疾病、睡眠障碍以及心理健康方面的问题。临床医生和医学顾问认识到这些潜在的并发症，可以一同全面地诊治患者。

要点

- 在处理特应性皮炎(atopic dermatitis, AD)的患儿，特别是中重度患儿时，不仅仅是治疗皮肤炎症。
- 临床医生应该识别皮肤的金黄色葡萄球菌感染，同时警惕疱疹性湿疹的临床多样性。
- 诊治过程中应该和患儿家属讨论关于孩子的睡眠、情绪、社会功能和学校表现来识别心理健康障碍的迹象，如焦虑、抑郁和注意力缺陷多动障碍等。
- 认识到 AD 对患儿多方面的影响，可以帮助临床医生综合诊治，提高患儿整体的健康状况。

第三篇

细菌性感染

流行病学 特应性皮炎(atopic dermatitis, AD)病程中常伴随皮肤的金黄色葡萄球菌感染，尤其是重度患者，具有金黄色葡萄球菌较高的定植率。最初的研究数据是20世纪70年代由 Leyden 等人报道[1]，此后文献报道皮损处金黄色葡萄球菌的定植率波动在 28%~99%。在2016年，Totté 等人发表一篇文献综述以量化 AD 中金黄色葡萄球菌的定植比例，其中共纳入 95 篇观察性研究[2]。整体估计 AD 患者皮损处金黄色葡萄球菌的携带率为 70%，非皮损处 39%，鼻部为 62%。各研究的定植率存在明显的差异性，可能由于年龄不同以及疾病严重程度不同。金黄色葡萄球菌的定植倾向导致家庭成员间定植的比例更高[3]。关于 AD 患者耐甲氧西林的金黄色葡萄球菌(methicillin-resistant *Staph. aureus*, MRSA)的携带比例是否更高，尚存在争议，一些研究表明 AD 患者较一般人群 MRSA 定植比例更高[4-5]，然而在另外一些研究中未能证实[6]。

很少有文献明确指出 AD 真正的感染比例(相对于定植)，可能由于临床很难将感染从定植中区分开。日本的一项以人群为基础的研究发现，具有 AD 病史的儿童，脓疱病的患病率升高近 2 倍[7]。AD 患儿侵入性金黄色葡萄球菌感染的风险没有被量化，然而这类人群中心内膜炎、骨髓炎以及败血症的病例已有报道[8-10]。

发病机制 微生物学研究证实 AD 的发生和金黄色葡萄球菌大量增殖以及皮肤菌群多样性减少有关[11]。基础研究和转化研究证实了一些金黄色葡萄球菌定植和感染易感性的潜在机制。AD 患者皮肤 pH 值升高促进金黄色葡萄球菌增殖，同时海绵样水肿及表皮剥脱造成屏障功能破坏。AD 患者皮肤在炎症期可见纤连蛋白和金黄色葡萄球菌的纤维蛋白原结合位点表达水平升高[12]。AD 患者皮肤中抗菌肽(antimicrobial peptides, AMPs)生成能力受损，从而失去对金黄色葡萄球菌的抑制作用[13]。2 型 T 辅助(T-helper type 2, Th2)细胞介导的炎症在金黄色葡萄球菌易感性中发挥重要作用。Th2 细胞因子抑制角质形成细胞产生 AMP[14]，增加金黄色葡萄球菌 α 毒素对角质形成细胞的破坏作用[15]。伴有金黄色葡萄球菌定植的 AD 患者外周血标志物与 Th2 炎症偏移一致，如 IgE 和嗜酸性粒细胞水平升高[16]。*FLG* 基因突变对金黄色葡萄球菌定植/感染风险的作用尚不清楚，尽管一些研究发现其中的相关性[17]。Lopes 等研究发现 *FLG* 基因不同的功能丢失性突变对定植风险的效应不同[18]。

然而，一些宿主因素导致金黄色葡萄球菌机会性定植，一些金黄色葡萄球菌方面的因素可以加重 AD 的严重程度，一项研究表明鼻部定植发生在儿童 AD 发病之前[19]。从 AD 患者分离的金黄色葡萄球菌菌株比正常对照组产生更多外毒素(中毒性休克综合征毒素 1 和葡萄球菌肠毒素)并作为超级抗原，导致非特异性 T

细胞活化和 Th2 细胞因子生成[20]。高水平的 α 毒素导致角质形成细胞坏死，而低水平的 α 毒素促进炎症反应[21]。来自金黄色葡萄球菌的内源性和外源性丝氨酸蛋白酶活化后，可以通过降低皮肤的屏障功能和促进炎症反应[22-23]，进而增加金黄色葡萄球菌对皮肤的损伤作用。

临床表现　伴发金黄色葡萄球菌感染的 AD 患儿其典型临床表现包括脓疱、伴蜜黄色结痂的糜烂面（图 18.1）。临床上很难鉴别 AD 急性期的结痂渗出和金黄色葡萄球菌感染所致的结痂渗出，但是，疼痛、糜烂和脓疱更常发生于感染。AD 的严重程度和皮肤屏障功能异常与金黄色葡萄球菌的定植密切相关[24-25]。

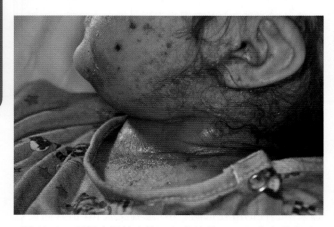

图 18.1　颈部糜烂性斑块。细菌培养显示金黄色葡萄球菌和 A 组链球菌

治疗和预防　AD 治疗中抗菌药物的应用需要有明确的感染症状。Bath Hextall 等人的一项系统综述显示，口服或外用抗菌药物改善非感染 AD 患者临床转归的证据尚不充分[26]，该系统综述包含了 26 个研究。口服或外用抗菌药物需要根据感染的严重程度，没有研究对使用不同抗生素的效果进行对比。由于长期、反复应用抗生素，患者有抗生素耐药的风险。双氯西林或一代头孢菌素是一线治疗中最常用的药物。伴有 MR-SA 感染的患者可能需要克林霉素或磺胺甲噁唑-甲氧苄啶的治疗。利用漂白剂稀释溶液浸浴可以减轻疾病的严重程度，最初人们认为这种疗效归因于可以减少金黄色葡萄球菌的定植[27]。Wong 等检测发现漂白剂浸浴可以降低金黄色葡萄球菌的定植密度[28]，但是最近一项研究发现，对采用标准化糖皮质激素局部治疗的患者，漂白剂浸浴对微生物多样性没有显著改善作用[29]。然而，漂白剂稀释溶液可以通过抑制 NF-κB 依赖的基因表达来减轻炎症[30]。漂白剂稀释溶液浸浴对 AD 患者中金黄色葡萄球菌定植和感染比例的影响

需要进一步研究。

参考文献 18.1

见章末二维码

病毒性感染

流行病学　AD 是否更容易合并常见皮肤病毒感染尚不清楚，如寻常疣或传染性软疣。目前相关的研究较少并且存在争议。然而，已经有充分的证据显示，AD 的患者更容易出现病毒感染的倾向，如软疣病毒、牛痘病毒或柯萨奇病毒。

AD 患者中有两种感染需要特别重视，即牛痘性湿疹（eczema vaccinatum，EV）和疱疹性湿疹（eczema herpeticum，EH），这两种病毒感染可导致急性、重症表现，甚至导致死亡。牛痘性湿疹极其少见，主要发生于征兵时接种牛痘疫苗，并在家庭中无意间暴露于患有 AD 的易感家庭成员。AD 患者或家庭成员要严格限制接种牛痘疫苗。疫苗引起这些感染的报道很少见，但是新的 EV 病例也不断出现[1-3]。

EH 比 EV 更常见，在 AD 患者中的发生率约为 3%[4]。患者具有更重的皮肤病变，同时其他病毒和细菌感染的风险更高[5]。

发病机制　AD 合并皮肤病毒感染的倾向可能归因于皮肤屏障功能异常和免疫功能缺陷。在欧洲和非洲人群中，*FLG* 基因突变被证明是疱疹性湿疹的危险因素[6]，但是，病毒感染易感性是否归因于屏障功能缺陷或屏障功能缺陷导致的免疫功能改变，尚不明确。观察到的免疫缺陷包括外周血 Th2 偏移、感染初始阶段调节性 T 细胞皮肤归巢增加以及外周血单一核细胞 γ 干扰素（interferon γ，IFN-γ）和 IFN-γ 受体表达水平降低[5,7-8]。Gao 等发现 IFN-γ 受体功能丢失的变异型是 EH 的一个诱发因素[9]，可以部分解释所观察到的一些免疫功能异常现象。

临床特征　EH 初始表现为口唇单纯疱疹感染，后蔓延到头部、颈部或身体其他任何地方。其最常见的特征性改变是水疱波及的范围超出原发感染部位，并且伴有发热和淋巴结肿大。皮损处常常见不到水疱，临床上可以根据多发的、直径 2～3mm 大小、形态单一的穿凿样糜烂面来诊断（图 18.2）。糜烂面相互融合，边界呈扇形，是另外一个形态学上的诊断线索。非典型的临床表现也常常出现，包括脓疱、出血性丘疹或结痂。疼痛、烦躁和发热是诊断 EH 的线索。疱疹性角膜炎可能是 EH 的并发症，病毒播散感染可导致死亡。

手和足部，与典型的柯萨奇病毒感染类似，但是，通常累及口周和躯干，引起 AD 皮损症状加重。

实验室检查　需要将疱液样本进行病毒 DNA PCR 检测或病毒培养。电子显微镜检查或免疫荧光检测可以作为确诊 HSV 的替代方法。血清学检测意义不大，由于很多儿童已经有 HSV-1 的暴露史，因此常常检测阳性。如果怀疑牛痘性湿疹，在美国需要和当地卫生部门和疾病控制中心联系，考虑给予免疫球蛋白治疗。

柯萨奇病毒诊断可通过疱液、口咽部或粪便样本的培养或 PCR 检测，但是诊断以临床表现为主。粪便或直肠拭子检测对于诊断的灵敏度更高（可能特异度较低），因为临床症状消失以后，病毒仍可能继续经胃肠道排出。

治疗　在 EH 的发病初期应当给予抗病毒治疗，根据病情决定口服或静脉用药。一项针对 EH 患儿的大型回顾性研究表明，年龄<1 岁、男性、伴发热以及系统症状都是导致患者住院的重要因素[11]。EV 的治疗包括免疫球蛋白、西多福韦或特考韦瑞（它是一种具有抗牛痘病毒活性的抗病毒药物）[12]。泛发疣或软疣的治疗方法参照不伴发 AD 患儿的治疗。局部外用糖皮质激素似乎不会加重皮肤的病毒感染，故可以使用。尽管没有确切的证据表明钙调磷酸酶抑制剂可以诱发感染或病情加重，但此类药物禁止用于伴有活动性感染患者的治疗。

参考文献 18.2

见章末二维码

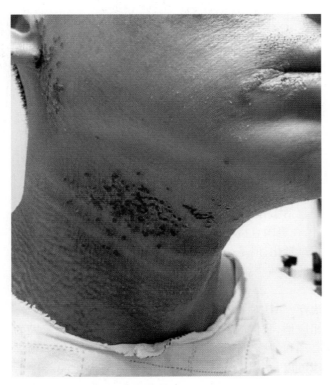

图 18.2　一例患有疱疹性湿疹的青少年呈现群集分布伴结痂的糜烂面

值得注意的是，AD 儿童可合并的其他病毒感染包括泛发性疣或软疣病毒感染（图 18.3）。最近发现一种柯萨奇病毒 A6 强毒株引起的皮疹可以模拟 EH，被命名为柯萨奇湿疹（eczema coxsackium）[10]。皮疹累及

睡眠障碍

睡眠障碍是 AD 患者及其家属面临的一个普遍问题。有超过 60% 的 AD 患儿出现睡眠障碍，在疾病发作期睡眠障碍的比例接近 80%[1]。AD 患者常有入睡困难或熟睡困难，从而导致唤起困难、日间困倦以及烦躁易怒[1-5]。夜间瘙痒和搔抓导致入睡困难、睡眠中频繁活动和觉醒时间延长。AD 病情缓解期也可出现睡眠异常[3]。有趣的是，尽管 AD 患儿的夜间觉醒时间延长普遍存在，但是总睡眠时间和整体睡眠结构与健康儿童相似[1,3,6-7]，可能是患儿调整入睡时间和起床时间的补偿机制[1]。由于照顾 AD 患儿，父母也同样遭受睡眠障碍或睡眠时间碎片化的困扰。整个家庭的睡眠障碍会对 AD 患儿及其父母的幸福感产生负面影响[8]。与非 AD 儿童类似，睡眠障碍也同样导致神经认知功能受损和行为能力方面的问题[5]。睡眠不足可能是导致 AD 相关注意缺陷多动障碍（attention deficit hyperactivi-

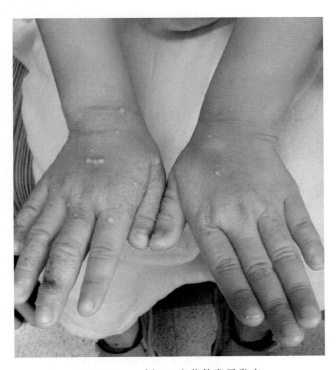

图 18.3　一例 AD 患儿伴发寻常疣

ty disorder,ADHD)和其他精神疾病的一个重要因素[9]（见精神健康疾病章节）。

治疗 很少有研究对改善 AD 患者睡眠状况的具体治疗方法进行评估。一项研究采用 10 分视觉模拟评分法，依据患儿父母所述，证明催眠疗法可以改善睡眠[10]。抗组胺药因其镇静作用长期以来被用于 AD 治疗，达到缩短入睡时间、减少夜间搔抓和觉醒的目标，然而大多为个例报道[11]。短期间断应用具有镇静作用的抗组胺药可以帮助缓解睡眠障碍，但是仍需要更多这方面的研究[12-13]。这些药物的镇静作用有助于睡眠，但是在给儿童用药时需注意遵循处方，因为有证据表明，具有镇静作用的抗组胺药影响儿童的学习成绩[14]。此外，一项纳入 48 例 AD 儿童的随机对照研究表明，补充褪黑素可以缩短入睡时间，改善疾病的严重程度。但是，患者自我报告的参数方面没有显著改善[15]。随着 AD 的治疗好转，睡眠情况也可以得到改善。有研究评估了采用局部和系统治疗 AD 期间的睡眠变化，结果表明一些睡眠指标得到改善[1,16-18]。

参考文献 18.3

见章末二维码

心理社会并发症

AD 给患者及其家属带来巨大的经济、社会、情绪及自身方面的负担。这些负担虽然不是立即显现的，但是在治疗 AD 患儿和与看护人员交流过程中，考虑这些因素是很重要的。儿童心理社会环境与其皮肤疾病之间的相互影响是复杂的和多方位的。个人压力和家庭紧张会增加 AD 的疾病严重程度[1]，而 AD 病情加重也导致压力增大。慢性 AD 导致儿童心理障碍发生率升高，引起行为能力困难和应对压力能力减退[2-3]。

AD 最常始于婴儿期或儿童期早期，此阶段与心理社会形成的关键时期相吻合。AD 患儿具有行为能力困难、依赖性增加、恐惧和依附性[4]。明显的皮肤疾病可以导致社会交往能力差、自尊心受挫，受同伴的嘲笑与被孤立。由于担心疾病的传染性，其他儿童和成人可能避免和 AD 患儿接触[5]。这会导致自我形象较差和自尊心较低。学龄期儿童的学习成绩可能会受到缺勤、睡眠缺乏和 ADHD 相关的注意力不集中的影响（见精神健康疾病章节）。

看护人员也同样有这种心理社会负担。和大多数慢性儿童疾病一样，AD 亦增加了家庭的压力。睡眠缺乏和父母焦虑会增加抑郁的发生。父母可能会对 AD 患儿有巨大的愧疚感。AD 患儿的母亲表示，由于孩子

的疾病，他们不能外出工作，因而感受到被社会所孤立[4]。在关于如何照顾 AD 患儿方面，陌生人和家庭成员给的建议可能是相互矛盾的。这对于父母或主要的看护人员也是很棘手的问题[5]。

由于旷工、频繁复诊以及处方或非处方治疗，AD 管理需要父母有一定的经济基础。在当代医疗体系中，父母的经济责任增加，这就成为非常现实的问题。经济成本可以分为直接成本和间接成本。直接成本是为 AD 患儿提供护理所需费用，包括医生诊疗费和药费。间接成本包括由于失业、辍学导致的生产力损失，还包括工作表现不佳和生活质量发生的改变。据估计，在美国直接成本为 10 亿～40 亿美元[6]。间接成本很难量化，但是一项研究表明失业至少占总体经济负担的 50%[7]。

治疗 AD 对儿童生活的许多影响超出了皮肤本身。相应地，我们的治疗也要致力于满足患者及其家人的心理和情感方面的需求。根据需要，社会心理干预措施可以是基础教育，也可以是更加结构化的心理治疗。教育项目已经在不同方面进行了研究，包括多学科团队、护理主导的团队、教育视频和针对家长/患者的指导教育[8]。最大规模的一项研究对 992 个家庭，根据不同年龄开展教育，每周一次，为期 6 周，结果表明，疾病的严重程度显著降低，同时生活质量明显改善[9]。心理治疗包括行为认知疗法、催眠治疗、个人和家庭治疗以及压力管理。这些干预措施可能会产生明显的效益，但是目前研究尚不足。Cochrane 评价和荟萃分析中重点强调开展这方面高质量研究的必要性[8,10]。

参考文献 18.4

见章末二维码

精神健康疾病

自从 20 世纪早期开始，人们就认识到 AD 与精神状态存在联系，从而命名为"神经性皮炎"[1]。AD 患儿心理障碍的发生比例高于同龄人，其严重程度和皮肤疾病的严重程度相关[2-4]。AD 患儿的父母在儿童管教方面承受更大的压力和困难[5]。一些基于人群的研究表明，患有 AD 的儿童，尤其是重度 AD 或伴有睡眠障碍的 AD 患儿经常被诊断为 ADHD[6]。需要对这类患儿进行更详细的研究，以确定是患真正的 ADHD，还是基于重度 AD 的特征而被错误归类于 ADHD。据报道，AD 患儿其他神经精神疾病发生率也有升高，包括焦虑、抑郁和自闭症[7-10]。这些研究本质上属于横断面研

究,还需要更高水平的证据证实这些关联以及因果联系。

发病机制　AD 和精神疾病之间的因果联系目前尚不清楚。瘙痒导致的慢性睡眠障碍可能是一个重要的因素。众所周知,睡眠模式紊乱对正常孩子的精神状态产生负面影响,影响其行为、情绪和在学校的表现[11-13]。睡眠模式紊乱是儿童抑郁、焦虑、ADHD 和自闭症的特征[14-15]。炎症介质也可能发挥作用。促炎细胞因子不仅影响皮肤,也会影响大脑发育[16]。在抑郁症、自闭症和 ADHD 患者中发现了促炎细胞因子[17-19]。

治疗　详细询问病史并和患儿家庭一起探究孩子的情绪、行为、社会生活、学校表现有助于确定相关的模式。推荐儿童心理医生或其他精神健康方面的专家对患儿进行治疗,可以使患儿及其家庭从中显著获益,并可改善皮肤状况。

参考文献 18.5

见章末二维码

眼部并发症

特应性眼部疾病包含类似但不同的一些疾病,包括季节性过敏性结膜炎、春季角膜结膜炎、特应性角膜结膜炎以及特应性睑结膜炎。特应性角膜结膜炎是一种以非感染性炎症为特征的慢性疾病,是 AD 最严重的、最具有潜在损害性的眼部并发症之一[1]。特应性角膜结膜炎最常见于成人,多发生在 20~50 岁,但是也有 7 岁儿童发病的病例报道[1]。然而春季角膜结膜炎更常见于儿童,通常发生在 5~15 岁[2-4]。春季角膜结膜炎更多见于男孩,以剧烈瘙痒、黏液分泌物、结膜充血和畏光为特点,并不是总累及双侧[2,5]。眼科检查显示在上睑结膜或在结膜的边缘有巨大的鹅卵石样乳头状突起。尽管春季角膜结膜炎预后良好,大多数患者

在青春期缓解,但大约有 6% 的患者由于角膜受损出现永久性视力下降[5]。特应性角膜结膜炎是双侧对称发生的,通常伴有眼睑水肿、红斑和脱屑(特应性睑结膜炎),比春季角膜结膜炎更易形成瘢痕。瘙痒、分泌物和结膜充血等症状与春季角膜结膜炎类似[2]。AD 患者也更易形成刺激性或变应性接触性皮炎和累及眼睑的睑缘炎[4]。

其他眼部并发症包括白内障、圆锥角膜和视网膜脱离,这些在 AD 患者中少见,但可导致严重的损害[3,6-7]。前囊和后囊白内障在 AD 中均被报道[4,6]。前囊白内障较少见但表现有特异性,很少出现在非 AD 的患者中[6]。AD 患者出现白内障的病因尚不清楚。它与 AD 的严重程度或糖皮质激素治疗似乎并不相关[4,6,8-10]。有些研究提示是由慢性炎症导致氧化应激作用于晶状体所致[6,8]。

圆锥角膜是角膜逐渐膨隆的一个非炎症性过程。它的特征是角膜中央变薄、突出[11-12]。通常发生于青春期,逐渐进展直至 30~40 岁[13]。有证据表明,圆锥角膜的发生与 AD 患者反复搓揉眼睑相关[12]。

视网膜脱离是一种罕见的眼部并发症,主要见于伴有面部受累的日本患者[14-16]。发病似乎与摩擦或拍打眼睛/眼睑造成的损伤有关,但是它也是白内障手术后的并发症[14,16-17]。

这些眼部并发症需要及时评估和治疗,通常需要眼科医生的协助。定期眼部检查以及询问眼部的相关症状,应该作为 AD 患者常规护理的一部分。

(苗朝阳　译,王珊　梁源　马琳　校)

参考文献 18.6

见章末二维码

第 19 章　特应性皮炎的治疗

Lea Solman，Mary Glover

摘要

　　特应性皮炎是一种慢性炎症性疾病,在一些发达国家儿童的发病率超过 20%。治疗的主要目的是控制症状,防止病情加重并将治疗风险降到最低。基础治疗包括应用保湿剂改善皮肤屏障功能、局部应用糖皮质激素和钙调磷酸酶抑制剂、避免疾病加重因素,以及多学科的患者教育。一些重度特应性皮炎患者对局部治疗抵抗,需要采用光疗和系统治疗。

要点

- 特应性皮炎的治疗是复杂的,其治疗选择取决于患儿的年龄、皮损面积、严重程度、发病部位以及疾病病程等,社会和环境因素也必须考虑在内。
- 在儿童特应性皮炎的治疗中,患者教育、外用保湿剂和糖皮质激素类药物发挥重要作用。
- 对于局部用药治疗失败的重度特应性皮炎患者,同时考虑到疾病加重因素,需要系统应用免疫调节药物。
- 在儿童特应性皮炎的治疗中,生物制剂的应用经验还很少,然而,这些药物在治疗中发挥越来越重要的作用。

引言

　　特应性皮炎(atopic dermatitis,AD)的治疗是复杂的,其治疗选择取决于患儿的年龄、皮损面积、皮损严重程度、发病部位以及疾病病程等(图 19.1),社会和环境因素也必须考虑在内。

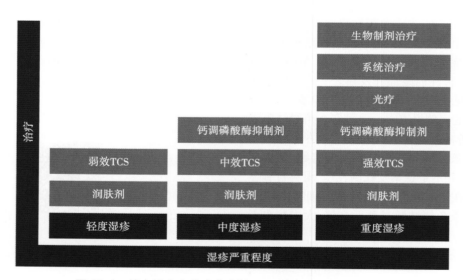

图 19.1　特应性皮炎的治疗选择;TCS,糖皮质激素外用制剂

　　尽管预防仍然是最理想的,但早期有效的治疗可减少疾病进展为慢性的可能性,降低了变应原致敏风险。

　　AD 患儿的家庭成员往往接受一些相互矛盾的建议,尤其是关于局部应用糖皮质激素药物的安全性和饮食的作用,导致不知所措、焦虑、采取一些无效的措施以及未能使用有效的治疗。有效且安全的治疗依赖于倾听和解决问题、充分解释具体治疗的基本原理、讨论治疗的风险和获益。

教育和常规建议

　　AD 的治疗是复杂、耗时和混乱的,并且常常受到患儿的抵抗。患儿家长常常接受一些相互矛盾的建议,因此,需要机会去了解什么时候、为什么采取某种特定的治疗方法和干预措施。

通过对 AD 患儿家庭成员至少一年的教育,可以降低疾病的严重程度,提高生活质量[1]。和患儿家庭成员一同讨论是很重要的,可以消除一些错误的观念、理清困惑、限制刺激因素的暴露、避免不恰当或有害的治疗,以及不必要的饮食限制。讲解可损害表皮屏障功能的因素非常重要,这些因素包括干燥的环境、接触肥皂和洗涤剂等。应当提醒父母,在患儿出现其他疾病或出牙期间,AD 病情可能会加重。家庭成员不应该在家中吸烟。

许多父母坚信食物过敏是导致 AD 加重的重要因素,因此尽管缺乏临床致敏的证据,甚至不能通过避食获益,仍让孩子避食。

泳池的水可以导致皮肤干燥,但是游泳不仅是一项重要的生活技能,而且是一项愉悦的家庭活动,因此不应当限制 AD 患儿游泳,而是应当鼓励患儿在游泳后淋浴并全身应用润肤剂。

应当建议系统应用免疫抑制剂的 AD 患儿避免接种活疫苗,但对于其他 AD 患儿,疫苗接种应照常进行。

基础治疗

洗浴

父母经常会收到一些关于洗浴益处的矛盾建议,可能是由于水质硬、洗涤剂和肥皂会加重 AD 的病情。但是,用滋润型沐浴乳洗澡会提高皮肤水合状态,大多数患儿会觉得很舒缓。洗浴时,必须温和地清洁皮肤,但是要彻底清除皮肤表面鳞屑、结痂和渗出物。洗浴时,可以使用非刺激的、添加或不添加防腐剂、滋润型的肥皂替代品。额外使用沐浴油可以为皮肤提供一层薄的脂质层。在浴缸中添加沐浴油的时候需要谨慎,因为浴缸会变得非常滑。洗浴时间需要保持在 7～10min。水温保持在孩子舒适的温度,避免水温过高。洗浴后,皮肤需要蘸干而不是擦拭,在皮肤微湿的时候涂抹润肤剂。

润肤剂

皮肤屏障功能障碍是 AD 发生的一个关键危险因素[2-3]。皮肤屏障功能障碍使得变应原进入皮肤,导致刺激反应和炎症。应用润肤剂可以恢复皮肤屏障的完整性。在一项随机对照研究(randomized controlled trial,RCT)中,纳入需要外用中、强效糖皮质激素制剂(topical corticosteroids,TCS)治疗的 AD 婴儿,结果提示,与不应用润肤剂的对照组相比,同时应用润肤剂可

以显著降低 TCS 的使用量[4]。最近的一项 RCT 研究表明单独、规律应用润肤剂可以降低中重度 AD 患儿症状的严重程度[5]。每天至少应用两次润肤剂,并应在洗澡或洗手后即刻应用。让患者尝试一系列润肤剂是有效的。为了降低毛囊炎发生的风险,外用润肤剂时要顺着毛发生长的方向。在温暖环境中,需要应用不油腻的润肤剂,足量(每周 250～500g)使用润肤剂是重要的。

糖皮质激素外用制剂

自 1952 年首次引入 TCS 以来,TCS 已经成为 AD 的主要治疗手段。TCS 主要是通过配体激活的糖皮质激素受体调控基因表达,以及基因表达的转录后调节发挥抗炎症作用[6]。

在 TCS 治疗中,需要考虑年龄、皮损部位、剂型、皮损严重程度及 AD 的类型等因素。TCS 具有多种效能和制剂。欧洲分类标准为 4 个强度:从弱效(第 1 组)到超强效(第 4 组)。美国分类标准包括 7 组:第 1 组为强度最强,第 7 组为强度最弱。

尽管软膏制剂使人感到油腻,尤其是在温暖环境中,可能导致依从性较差,但是对于干性皮肤,糖皮质激素的软膏制剂最有效,比霜剂的滋润和吸收效果更好。霜剂在应用过程中更易被人们所接受,但是含有防腐剂,会引起刺痛、刺激症状或接触性皮炎。凝胶和乳液是最不油腻的,方便应用于头皮部位。

研究证明 TCS 的吸收能力在不同个体间,以及相同个体的不同解剖部位间存在差异[7]。表皮薄的比表皮厚的解剖区域透皮吸收能力更强。其中,前臂对 TCS 的吸收相对较低(1%),头皮约为 4%,而阴囊吸收高达 35%[7]。眼睑和足底部位渗透能力不同,相差约 300 倍[7]。相对于正常皮肤,糖皮质激素在炎症和脱屑区域更易吸收,并且透过婴儿薄的角质层吸收更快[8]。水合作用可以促进糖皮质激素的渗透,例如洗澡或淋浴后即刻使用。为了限制不良反应的发生,在眼睑和生殖器部位的 AD 皮损应当采用弱效 TCS 治疗。为了限制系统吸收,治疗大面积皮损时,采用低、中等强度的药物,但是对于局限的非面部或非间擦部位的严重 AD 皮损,可以采用中、高强度的 TCS。

大多数关于 AD 中 TCS 应用的研究,提到使用次数为一天 2 次,但是有研究已经表明一天 1 次应用可能不会降低治疗效果,同时能够减少局部的副作用。每天 1 次使用 TCS 对于患者来说可能更加方便,并且采用这种用药方法还可以节约成本[9]。

在 AD 疾病发生的早期阶段,皮损部位足量应用适当强度的 TCS 可以更好地快速抑制炎症,恢复皮肤的屏障功能,同时最少地应用 TCS。TCS 需要足量、足强度应用数天,诱导疾病进入缓解期,这样就可以主要通

过润肤剂和避免疾病加重因素来维持和控制疾病。

为了消除父母对使用 TCS 的疑虑,医生需要提供明确的信息,对于他们的忧虑之处要充分聆听和解答。对于父母、看护人员以及患者的教育是 TCS 应用前至关重要的环节,尤其重点介绍不同 TCS 的强度、用量、疗程以及每种 TCS 适用于哪些部位。准确示范怎么做准备工作、药物需要覆盖哪些部位以及软膏或霜剂需要涂的厚度,这些都是非常有帮助的。尽管指尖单位已经被作为一个简单的指南被广泛应用,帮助患儿家长确定在特定区域内用药的剂量[10],但是这种方法可能引起局部药量不足,导致治疗不充分。

普通大众和一些家庭医生对于 TCS 不良反应的焦虑导致治疗不充分[11]。一项对 200 例皮肤科门诊 AD 患者的调查显示,72.5% 的患者担心 TCS 应用于自己或孩子的皮肤,24% 的患者承认由于担心而不依从治疗。

在临床实践过程中,很少会遇到 TCS 明显的不良反应。过度应用强效的 TCS 可能导致皮肤萎缩、毛细血管扩张、紫癜、萎缩纹、局部多毛以及痤疮样皮疹。皮肤萎缩最常发生于皮肤薄嫩部位的过度应用,例如在皱褶部位应用超强效糖皮质激素,尤其是在封包的条件下。如果需要外用强效或超强效糖皮质激素,治疗部位应当密切监测并定期检查有无皮肤萎缩的征象。由于儿童体表面积与体重的比值高于成人,系统性吸收的风险更大[12]。

湿包裹

湿包裹(wet wraps)对于重度 AD 是有效的,特别是儿童。这是一项应用广泛的技术,将浸透了 TCS 药膏(稀释过的)的绷带缠绕患者的躯干和四肢,每天更换 2 次,治疗 3~5 天。另一种方法是 TCS 直接外涂于炎症皮损部位,再用潮湿的绷带缠绕,然后外面用一层干绷带包裹。湿包裹作为一种封包疗法可以抑制瘙痒以及提高 TCS 在皮肤的存留。湿包裹可以在医院中开展,如果父母接受培训,也可以在专业护士的监督下,在家中进行。仅单用润肤剂进行湿包裹的疗效弱于用稀释的 TCS 进行湿包裹[13],但是可起到舒缓作用,同时有助于减轻夜间瘙痒症状。

丝绸治疗服

一项针对 1~15 岁 AD 儿童的为期 6 个月的随机对照试验研究表明:在常规护理外,实验组使用丝绸治疗服,其有效性评估结果表明没有显著的额外获益[14]。

外用钙调磷酸酶抑制剂

外用钙调磷酸酶抑制剂(topical calcineurin inhibitors,TCI)是大环内酰胺的衍生物,具有免疫调节和抗炎症作用。这类药物的抗炎效果来自抑制 T 细胞促炎细胞因子的产生,其止痒作用归因于抑制肥大细胞脱颗粒[15]。根据英国国家卫生与临床优化研究所(National Institute for Health and Care Excellence,NICE)指南,自 2001 年起,英国批准吡美莫司乳膏和他克莫司软膏用于 AD 的治疗。对于 TCS 控制欠佳或不能长期应用 TCS 的 AD 患儿,可用吡美莫司和 0.03% 他克莫司外用制剂作为二线治疗。它们作为糖皮质激素的替代药物,可以用于非免疫缺陷的患者,治疗涉及面部的轻中度 AD,包括眼睑、颈部以及皱褶部位。三项关于吡美莫司的研究表明,面颈部皮损比其他部位改善更明显[16-18]。TCI 可以作为主动间歇性治疗,每周 2~3 次,以防止皮损复发[19]。在疾病的初始阶段需要应用 TCS,诱导疾病缓解。

已证实,每天 1 次或 2 次应用 TCI 可以显著减轻炎症[20]。一项系统综述比较了 TCI 和 TCS,结果表明两者在 AD 的改善率和治疗成功率相似[21]。TCI 治疗的成本较高,不良事件较多,比如灼热感和瘙痒[21]。一项纳入 25 项随机对照研究的荟萃分析发现,0.1% 他克莫司作用效果相当于中效 TCS,如 0.1% 丁酸氢化可的松,然而 0.03% 他克莫司作用效果低于 0.1% 丁酸氢化可的松,但是比弱效 TCS 如 1% 醋酸氢化可的松的作用强[22]。

最常见的不良反应是在开始用药前几天,用药部位出现一过性的灼热感[23],持续 5min~1h。如果继续每天 2 次应用,7 天后,灼热感的强度和持续的时间会逐渐降低[24]。这种现象需要在用药之前向患者及其父母解释清楚,避免过早停药。在应用 TCS 治疗几天后再换成 TCI 可以降低烧灼感,建议两种药重叠治疗一周[25]。有研究报道,应用 TCI 治疗的患者中出现过泛发的病毒感染如疱疹性湿疹[26]和播散性传染性软疣[27],尽管有许多文献并没有复制出类似的结果[15],仍建议当出现皮肤感染时,不应使用 TCI。

尽管因果联系尚未证实,目前已有报道 TCI 治疗患者中有极少数出现恶性肿瘤(皮肤癌和淋巴瘤)的病例。在儿童群体应用 TCI 的长期研究并没有发现其增加恶性肿瘤的风险[28]。但是,应该告知父母和患者:依据来自长期口服钙调磷酸酶抑制剂的移植患者,以及暴露于 25~50 倍人体最大推荐剂量药物浓度的动物实验,理论上该类药物有增加皮肤恶性肿瘤风险的可能性[29]。

磷酸二酯酶 4 抑制剂

磷酸二酯酶 4(phosphodiesterase 4,PDE4)可以调控促炎细胞因子,在 AD 患者的炎症细胞中高表达。PDE4 靶向治疗可以减少 AD 中这些促炎细胞因子的产生。局部外用或口服 PDE4 抑制剂是安全的。2% 克立硼罗软膏是一种 PDE4 抑制剂的外用制剂,已经被美国食品药品监督管理局批准用于 2 岁以上 AD 患者的治疗。2% 克立硼罗软膏可以早期并持续改善疾病的严重程度、瘙痒和 AD 的其他症状,不良反应仅有灼热感和/或刺痛感。其他的 PDE4 抑制剂目前正处于临床试验阶段,具有良好的疗效和安全性[30-31]。

JAK 抑制剂

JAK(Janus kinases,JAK)参与多种炎症因子信号通路及 AD 的发病机制[32]。JAK 抑制剂治疗 AD 还处于早期阶段,但目前已有证据表明局部外用 JAK 抑制剂可以作为 AD 一种潜在的新治疗手段[33]。在 JAK 抑制剂正式、广泛应用于 AD 治疗之前,需要大规模的有效性和安全性研究[34]。

疾病治疗无效

当初始治疗失败时,不应当不假思索地应用更强效的 TCS,最常见的治疗失败原因为治疗不充分和持续存在的加重因素。临床医生应当询问就诊者润肤剂和 TCS 的用量。下一步需要对患者家人进行更好地教育,鼓励更积极地治疗,以及重新寻找加重的因素。

感染的治疗

皮肤感染在 AD 的患者中非常常见,这是由于皮肤屏障功能破坏以及天然免疫和适应性免疫应答异常所引起的。

金黄色葡萄球菌是 AD 患者皮肤常见的一种定植菌。它在疾病的发病机制中发挥重要作用,可以通过刺激释放产生瘙痒的细胞因子 IL-31 诱发皮损复发。金黄色葡萄球菌还可以通过产生细菌蛋白酶直接破坏皮肤屏障,细菌蛋白酶可以分解表皮蛋白,如丝聚蛋白等[35]。76% ~ 100% 的 AD 患者皮损处可分离出金黄色葡萄球菌,然而非 AD 人群只有 2% ~ 25%[36]。感染的临床表现包括渗出、蜜黄色结痂、AD 病情加重以及治疗效果欠佳。对于反复感染且治疗效果欠佳的患者应当行鼻腔及皮损部位的拭子检测。对于局部皮肤感染的患者,短期、局部外用抗生素是有益的。对于更加广泛的感染,建议口服抗生素。

尽管证据有限,但对反复感染的患者经过有杀菌作用的洗浴后,症状可得以改善[37-38]。

疱疹性湿疹是 AD 一种严重的合并症,并且发病率较高。患儿会感到不适、疼痛,伴有广泛的水疱、糜烂、结痂以及穿孔样溃疡。相对少见的并发症如脑膜炎、角膜结膜炎以及脑炎也可以发生。需要立即给予阿昔洛韦治疗,重症病例需要静脉用药。

柯萨奇湿疹是一种新的疾病类型,是由柯萨奇病毒 A6 引起。在 AD 的患儿中,皮损主要集中在既往或现有 AD 的皮损处,表现类似于疱疹性湿疹[39]。柯萨奇湿疹治疗以支持治疗为主,愈后不遗留永久性瘢痕。

接触性过敏

当患者依从性良好,并且没有感染的证据,但 AD 的治疗效果却欠佳时,需要怀疑有无接触性过敏的可能。最常见的过敏原是镍、钴、汞以及香料[40]。一项纳入 2 614 例儿童的回顾性研究表明,AD 儿童与非 AD 儿童斑贴试验的阳性率相似,但是 AD 儿童中重铬酸钾、菊科植物混合物以及分散蓝的斑贴试验阳性率更高[41]。对于只有手部和/或足部湿疹的患者常常需要进行斑贴试验。

光疗

窄波 UVB 是 AD 患儿首选的光疗手段。目前已知窄波 UVB 可以诱导 T 细胞凋亡、抗炎症以及免疫抑制细胞因子的产生[42],同时研究表明窄波 UVB 可以减少 AD 患儿皮肤金黄色葡萄球菌的定植水平,抑制超抗原的产生[43],但是其在 AD 治疗中的作用机制尚不完全清楚。

患有重度 AD 的年长儿和青少年通常对窄波 UVB 治疗具有良好的耐受性,但由于需要频繁就医以及耗费时间而影响上学。不良反应包括短暂性红斑、水疱、单纯疱疹复发和焦虑[44]。

窄波 UVB 治疗儿童 AD 的疗效数据很有限。一项研究共纳入 77 例银屑病或 AD 患者,年龄在 4 ~ 16 周岁,均进行窄波 UVB 治疗,结果表明:25 例 AD 患者中有 17 例经过平均 24 次治疗后仅残存微小病灶[44]。一项关于儿童重度 AD 的回顾性研究表明,经过 10 次以上窄波 UVB 治疗,50 例患者中有 30 例皮损完全缓解或明显改善[45]。一项队列研究纳入 3 ~ 16 岁 AD 患儿,发现光疗组平均特应性皮炎六区六征评分(six-area,six-sign atopic dermatitis,SASSAD)降低 61%,然而非光疗组该评分平均升高 6%[46]。

目前尚无研究对 AD 患儿光疗相关癌症风险进行评估。一项系统综述纳入四项研究,分析窄波 UVB 治疗成人和儿童银屑病患者中皮肤癌的发生风险,结果发现窄波 UVB 治疗不增加皮肤癌的发生风险[47]。

系统治疗

系统性免疫调节药物适用于局部治疗并且规避了加重因素后,仍然治疗失败的重度 AD 患者(表 19.1)。

表 19.1　AD 的系统治疗

系统用药	初始剂量	基线检测	监测指标	不良反应
甲氨蝶呤	每周 10~15mg/m²	FBC、U&E、LFT、VZV 检测 选择性 HIV、TB、肝炎及妊娠检测	治疗第一个月：每 1~2 周复查 FBC、U&E、LFT，然后前 3 个月每月复查，后每 3 个月复查	肝毒性、骨髓抑制、胃肠道功能紊乱、恶心、疲劳、头痛
环孢素	每天 2.5~5mg/kg	血压测定 FBC、U&E、LFT、VZV 检测 选择性 HIV、TB、肝炎检测	血压测定 治疗第 1~2 个月每 2 周复查 FBC、U&E，后每 4~6 周复查	肾毒性、高血压、恶心、感觉异常、多毛症、牙龈红肿、头痛、鼻炎、上呼吸道感染、腹痛、毛囊炎、高尿酸血症
硫唑嘌呤	取决于 TPMT 的活性 TPMT 活性正常：每天 2~3mg/kg TPMT 活性降低：每天 1~1.5mg/kg TPMT 缺乏：勿用硫唑嘌呤	TMPT 活性、FBC、U&E、LFT、VZV 检测 选择性 HIV、TB、肝炎及妊娠检测	第 1、3、7 周复查 FBC、LFT，后每 3 个月复查	皮肤病毒性感染、恶心、头痛、骨髓抑制、恶性肿瘤、肝毒性
霉酚酸酯	儿童：每天 40~50mg/kg 青少年：每天 30~40mg/kg	FBC、U&E、LFT、VZV 检测 选择性 HIV、TB、肝炎及妊娠检测	治疗第 1 个月：每 1~2 周复查 FBC、LFT；后每 3 个月复查	恶心、呕吐、腹泻、骨髓抑制、高血压、肾毒性

注：FBC，全血细胞计数；HIV，人类免疫缺陷病毒；LFT，肝功能检测；TB，结核病；TPMT，巯嘌呤甲基转移酶；U&E，尿素氮和电解质；VZV，水痘-带状疱疹病毒。

系统应用糖皮质激素

尽管系统应用糖皮质激素可以短期内缓解症状，但是在停药过程中可能发生严重的症状反跳。由于系统应用糖皮质激素存在明显的不良反应，包括体重增加、肾上腺轴抑制、生长减慢、高血压、糖耐量异常以及骨密度下降，因此不建议长期系统应用糖皮质激素[48]。当加用一种起效慢的系统药物时，可考虑短期系统应用糖皮质激素。

甲氨蝶呤

甲氨蝶呤通过与二氢叶酸还原酶竞争底物来抑制 DNA 合成。目前认为它也有抑制 T 细胞的功能。胃肠道功能紊乱、厌食、乏力、口腔炎以及脱发是最常见的不良反应。肝毒性和骨髓抑制是最严重的不良反应。一项纳入 40 例 8~14 岁的 AD 患者的随机对照研究表明，甲氨蝶呤和环孢素的治疗效果类似，两组患儿平均 SCORAD 均降低 45%[49]。甲氨蝶呤治疗组起效时间长，但是停药后疾病缓解期维持时间更久。在这项研究中提到的甲氨蝶呤不良反应包括贫血（30%）、乏力（30%）、肝功能异常（25%）、恶心和呕吐（20%）以及舌炎伴口腔溃疡（20%）。

所有患儿均未出现显著的肝毒性或其他需要停药或调整剂量的不良反应。另一项纳入 26 例儿童 AD 患者的多中心回顾性研究结果证实对于难治性儿童 AD，甲氨蝶呤治疗有效并且可耐受[50]。多个儿童银屑病的治疗研究也表明甲氨蝶呤是安全的、耐受性良好的治疗手段[51]。

基线血液检测应当包括全血细胞计数（full blood count，FBC）、尿素氮和电解质（urea and electrolytes，U&E）、肝功能检测（liver function tests，LFT）以及水痘-带状疱疹的免疫状态。在有些病例中，应当考虑完善结核分枝杆菌（tuberculosis，TB）、人类免疫缺陷病毒（human immunodeficiency virus，HIV）、乙肝和丙肝的血清学检测以及妊娠等检测。如果患儿不具有水痘免疫力，应当在治疗前注射疫苗。儿童患者的推荐剂量是每周 10~15mg/m²。分次服用可以减轻胃肠道不良反应[49]。甲氨蝶呤治疗过程中应当补充叶酸（1mg/d）。

对于监测指标的建议是不同的。常用的时间表包括第一个月需要每 1~2 周复查 FBC、U&E 和 LFT，之后 3 个月需要每月复查，如果药物剂量不变并且指标正常，以后可以每 3 个月复查一次。由于氨基末端Ⅲ型前胶原肽（amino terminal type Ⅲ procollagen peptide，P3NP）水平受线性生长速度的影响，因此不能用作评价儿童肝纤维化的指标。

在甲氨蝶呤应用前 2 周（最好 4 周）和停药后至少 3 个月内，禁止接种活疫苗。灭活疫苗可以接种，但是甲氨蝶呤可能降低免疫获得水平，对于缺乏水痘免疫的儿童应当在治疗前给予注射水痘疫苗。

硫唑嘌呤

硫唑嘌呤在体内可以转化为 6-巯基嘌呤，阻断嘌呤代谢和 DNA 合成。它可以选择性地抑制淋巴细胞，尤其是 T 淋巴细胞[52]。三项分别纳入 17、28 和 82 例患者的回顾性研究，以及一项纳入 12 例患者的前瞻性研究结果均表明，硫唑嘌呤是一种有效且耐受性良好的儿童 AD 中期治疗方案[52-55]。其中规模最大的研究显示，82 例 AD 患儿中 16 例（20%）患儿出现不良反应，最常见的是皮肤病毒感染（传染性软疣和病毒疣）占 12%，恶心、嗜睡、消化不良、哮喘加重、未经证实的肌病、头痛、复发性胸部感染这些不良反应均发生在单个病例[55]。总共有 5 例（6%）患者因不良反应而停止用药，包括复发性中性粒细胞减少（1 例）、持续性丙氨酸氨基转移酶水平升高（1 例）、头痛（1 例）、反复胸部感染（1 例）以及复发性口唇疱疹（1 例）[55]。

在硫唑嘌呤治疗炎症性肠病的患者中有报道恶性肿瘤发生，尽管硫唑嘌呤治疗 AD 儿童患者中没有出现恶性肿瘤的报道，也应当向患儿父母告知这些案例，并尽量限制该药疗程不超过 2 年。

需要告知患儿及父母，硫唑嘌呤起效比较慢，可能需要用药后 8~12 周才能改善临床症状。

硫唑嘌呤的剂量取决于硫嘌呤甲基转移酶（thiopurine methyl-transferase，TPMT）的活性。患者会因为 TPMT 活性降低和缺失（10% 和 0.3%）而出现严重的免疫抑制。如果 TPMT 活性在正常范围，起始剂量应当在每天 2~3mg/kg。如果 TPMT 活性降低，起始剂量不应超过每天 1~1.5mg/kg。如果患者 TPMT 活性缺失，不应当使用硫唑嘌呤。TPMT 水平较高的儿童对治疗的反应较差，且出现肝毒性的风险较高[56]。除了检测 TPMT，基线血液检测应当包括 FBC、U&E、LFT 和水痘免疫状态。在一些病例中，应当考虑完善 HIV、TB、乙肝、丙肝以及妊娠检测。在治疗后第 1、3、7 周需要监测 FBC 和 LFT，如果没有血液参数的异常，以后可以每 3 个月复查[55]。应当建议避光。

在硫唑嘌呤应用前 2 周（最好 4 周）和停药后至少 3 个月内，禁止接种活疫苗。对于缺乏水痘免疫的儿童应当在治疗前给予接种水痘疫苗。

环孢素

环孢素（环孢霉素）是一种有效的药物，可以快速

起效。然而，在停药后复发也比较快。

一项多中心研究纳入 27 例 AD 患儿，结果发现其中 22 例患儿经过 6 周治疗后，皮损明显改善或完全消退[57]。大多数患儿在停药后数周内复发，但是有 3 例患儿在停药后有 6 个月的缓解期。头痛和腹痛是最常见的不良反应。一项研究纳入年龄在 2~16 周岁的 40 例重度 AD 患儿，环孢素剂量为每天 5mg/kg，对比分析 3 个月治疗周期的多周期治疗和 12 个月连续治疗的疗效，结果发现两组患儿 1 年后疾病整体的改善情况无明显差异[58]。有限的证据表明长时间低剂量环孢素可能与停药后缓解期延长相关[59]。

环孢素的不良反应包括肾毒性、高血压、多毛症、震颤、感染、头痛、牙龈增生以及皮肤癌和淋巴瘤的风险增加。肾毒性和高血压是最需要关注的不良反应，但是一项研究中，随访 40 例患儿，长达一年时间，没有这些不良反应[58]。但是仍缺乏针对儿童群体的长期安全性研究。

儿童患者环孢素推荐剂量为每天 2.5~5mg/kg，分两次口服。治疗方案可以采用起始剂量每天 2.5mg/kg，以后逐渐加量；或者起始剂量每天 5mg/kg，以后逐渐减量。在治疗开始前，需完善 FBC、U&E、LFT、水痘血清学检测及血压检查。在一些病例中，应当考虑完善 HIV、TB、乙肝和丙肝病毒检测。在治疗开始的第 1~2 个月，需要每 2 周进行血压测量、FBC、尿素氮和肌酐的检测，以后可以每 4~6 周复查。如果肌酐升高且超过 30% 基线水平，应当停止环孢素治疗。

在环孢素应用前 2 周（最好 4 周）和停药后至少 3 个月内，禁止接种活疫苗，包括那些缺乏水痘免疫的儿童。

霉酚酸酯

霉酚酸酯（mycophenolate mofetil，MMF）可以通过抑制肌苷单磷酸脱氢酶的活性阻断嘌呤生物合成途径[48]。由于其他细胞具有嘌呤清除补偿机制，因此可以选择性地作用于 B 细胞和 T 细胞[48]。一项病例研究纳入了 14 例采用霉酚酸酯治疗的 AD 患儿，结果表明 MMF 具有良好的治疗效果，并且不良反应小[60]。一项病例研究纳入了 12 例重度 AD 患儿[53]，其中 8 例患儿既往采用硫唑嘌呤治疗失败，使用 MMF 后得到明显改善[48]。MMF 不良反应包括恶心、呕吐、腹泻、白细胞降低、高血压和肾毒性。

儿童推荐剂量为每天 600~1 200mg/m²，相当于幼儿每天 40~50mg/kg 和青少年每天 30~40mg/kg[48]。在治疗之前，需要完善 FBC、U&E、LFT、水痘血清学检测。治疗前可选检查包括妊娠检测、结核检测、HIV、乙肝和丙肝血清学检测。在治疗后第 1 个月，需要每 1~

2 周检测 FBC 和 LFT，以后需要每 3 个月复查一次。

在 MMF 应用前 2 周（最好 4 周）和停药后至少 3 个月内，禁止注射活疫苗。对于缺乏水痘免疫的儿童应当在治疗前给予注射水痘疫苗。

生物制剂在 AD 中的应用

生物制剂在儿童 AD 的治疗经验相对较少，但是它们发挥的作用越来越重要[61]。

度普利尤单抗

度普利尤单抗（dupilumab）已经被美国食品药品监督管理局批准，并在英国获得批准，成为第一个用于治疗成人中重度湿疹的生物制剂。度普利尤单抗是一种人源化的单克隆抗体，可以和 IL-4 受体的 α 亚基结合，抑制 IL-4 和 IL-13 的下游信号通路，其两者属于 Th2 淋巴细胞的细胞因子，在 AD 发病中发挥重要作用。近期发表了四项 RCT 研究，对度普利尤单抗治疗 207 例中重度 AD 成人患者进行评估[62]。

两项为期 4 周的度普利尤单抗单一治疗临床试验、一项为期 12 周的度普利尤单抗单一治疗临床试验以及一项为期 4 周的度普利尤单抗联合外用糖皮质激素的研究，均表明经过度普利尤单抗治疗后，中重度成人 AD 患者症状、体征明显改善，生物标志物水平显著降低[62]。

两项双盲、随机、Ⅲ期临床试验（SOLO1 和 SOLO2）纳入了局部治疗控制欠佳的中重度 AD 成人患者[63]。患者随机分配，治疗周期为 16 周，分别予度普利尤单抗皮下注射每周 1 次（300mg）或相同剂量度普利尤单抗与安慰剂每周交替注射，以及安慰剂每周 1 次注射。两项研究共纳入 1 379 例患者。在 SOLO1 研究中，38% 每 2 周注射度普利尤单抗的患者以及 37% 每周注射度普利尤单抗的患者达到了治疗预期效果（研究对象整体评估皮损消退或基本消退），而安慰剂组仅 10%。SOLO2 研究也得到类似的结果。儿童应用度普利尤单抗有效且耐受性良好[64]。目前正在进行度普利尤单抗在儿童中的应用研究[65]。

度普利尤单抗对于疾病严重程度的影响反映了 IL-4 和 IL-13 在 Th2 途径中重要的作用。尽管度普利尤单抗对瘙痒症状的缓解提示它们之间存在关联[66]，但是，既往认为瘙痒症状与这些介质无关。

利妥昔单抗

利妥昔单抗（rituximab）是一种针对 CD20 的嵌合单克隆抗体，可以消耗循环 B 细胞，干扰抗原呈递。一项纳入 6 例成人患者的研究表明，利妥昔单抗对于清除难治性 AD 皮损非常有效[67]。在另外两例患者中没有得到类似的结果[68]。目前没有关于利妥昔单抗用于儿童 AD 的文献报道。

奥马珠单抗

奥马珠单抗（omalizumab）是一种人源化的单克隆抗体，可以选择性地作用于循环 IgE，尽管尚不清楚 IgE 在 AD 发病中发挥多少作用[69]。一项随机、双盲、安慰剂对照研究纳入 8 例重度 AD 患儿，年龄在 4～22 岁，每 2～4 周给予一次奥马珠单抗治疗，共 24 周[70]，结果表明，与安慰剂组相比，治疗组血清 IgE 水平和几种 Th2 细胞因子水平显著降低[70]。但是 SCORAD 评分两组间并无差异，没有严重的不良事件报道。奥马珠单抗与安慰剂对照的 ADAPT 研究将会提供有价值的数据[71]。

乌司努单抗

乌司努单抗（ustekinumab）是一种人源化单克隆抗体，靶向作用于 IL-12 和 IL-23。尽管 AD 患儿中 IL-12 和 IL-23 水平升高，但是对两者在 AD 炎症过程中的作用仍知之甚少。有报道表明，对于青少年难治性 AD 患者，经过 4 个月乌司努单抗治疗后病情得到缓解[72]。另一个青少年的病例初始治疗症状改善，但是随着继续治疗，疗效逐渐降低[73]。

英夫利西单抗和依那西普

英夫利西单抗（infliximab）是一种嵌合单克隆的 TNF-α 拮抗剂。9 例成人重度 AD 患者在治疗初始阶段症状改善，但是在维持治疗阶段没能维持治疗效果[74]。目前还没有英夫利西单抗用于儿童 AD 治疗的数据报道。

依那西普（etanercept）是一种人源化蛋白二聚体、由 75kDa 的 TNF-α 受体（TNFR）和人免疫球蛋白 IgG1 Fc 片段重组而成[75]。有 2 例顽固性 AD 患儿采用依那西普治疗无效的报道[76]。

曲罗芦单抗和来瑞组单抗

曲罗芦单抗（tralokinumab）和来瑞组单抗（ebrikizumab）是人源化的 IgG4 单克隆抗体，靶向作用于 IL-13。由于 IL-13 在 AD 发病机制中的多种 Th2 病理性反应中发挥效应，曲罗芦单抗和来瑞组单抗有望用于 AD 的治疗[77]。

目前已有一项来瑞组单抗的 Ⅱ 期 RCT 研究，评估成人中重度 AD 的治疗效果，结果表明其与外用糖皮质激素联合治疗可以显著改善病情[78]。

奈莫利珠单抗

奈莫利珠单抗（nemolizumab）是 IL-31 的靶向药物，目前正在进行 Ⅱ 期临床试验。IL-31 是一种 Th2 细胞因子，也被称为"瘙痒细胞因子"，已被证明可损害表皮末端分化并抑制脂质合成，形成持续的 AD 的"瘙痒-抓痒"循环[35]。

托珠单抗

托珠单抗（tocilizumab）是 IL-6 受体的单克隆抗体。据报道，3 例成人 AD 患者经过 3 个月托珠单抗治疗后，患者湿疹面积和严重程度指数（Eczema Area and Severity Index，EASI）评分较基线改善率超过 50%。其中一例患者治疗期间出现了单纯结膜炎，另外一例出现足跟链球菌性滑囊炎[79]。

阿法赛特

阿法赛特（alefacept）是一种与 CD2 结合的融合蛋白。可以抑制 T 细胞活化，选择性地减少记忆 T 细胞。一项非对照的初步研究，纳入 10 例中重度 AD 成人患者，经过 12 周治疗，发现 AD 严重程度降低 78%[80]。在一项纳入 9 例成人患者的研究中，经过 18 周的治疗，有 2 例患者 EASI 评分降低了至少 50%，4 例患者 EASI 评分较基线时降低不足 50%，一例患者 EASI 评分增加[81]。有 2 例患者由于病情加重，在早期停止治疗。

美泊利单抗

美泊利单抗（mepolizumab）是一种抗 IL-5 的单克隆抗体，IL-5 是嗜酸性粒细胞生长、分化及迁移必不可少的细胞因子[82]。一项 RCT 研究纳入 18 例中重度成人 AD 患者[82]，结果表明与安慰剂相比，尽管美泊利单抗治疗组外周血中嗜酸性粒细胞计数明显降低，但是临床症状没有显著改善。

特应性皮炎的过敏反应

食物过敏

越来越多的证据表明，婴儿早期通过湿疹处皮肤暴露于环境中可增加食物致敏[83]，早期摄入可能有助于产生免疫耐受[84]。

欧洲变态反应与临床免疫学会（European Academy of Allergy and Clinical Immunology，EAACI）食物过敏预防工作组建议所有母亲孕期及哺乳期均正常饮食，不要忌口[85]。对于所有婴儿，建议在出生后至少 4~6 个月采取纯母乳喂养。如果母乳不足或不能母乳喂养，高危婴儿推荐低敏配方奶粉喂养。无论婴儿是否有特应性遗传体质，目前均没有证据表明 4 月龄后延迟引入辅食，或者 4 月龄断奶后避免接触或鼓励接触致敏食物能使婴儿从中获益。没有证据支持使用益生元或益生菌可以预防食物过敏[85]。

对于已经出现食物过敏症状的 AD 患儿，诊断和治疗应当遵循循证医学指南[85]。对 AD 患儿不经选择地避食牛奶，或仅摄取最基本的（或者少量饮食）似乎没有任何益处[86]。

气源性过敏原和污染物

许多儿童在暴露于气源性过敏原后 AD 症状会加重，其中花粉、尘螨以及动物皮屑是最常见的。回避这些致敏因素是个棘手的问题，而且获益程度不同。关于气源性致敏如何形成以及何时产生，目前的了解十分有限，一些证据表明早期暴露有助于预防[87]。

两项独立的出生队列研究表明，新生儿家庭内狗的暴露与 AD 发生风险降低有关，并且呈剂量依赖模式。然而相关的机制尚不清楚，这些发现也提出了一个问题，是否子宫内暴露可能影响 AD 的发生风险[88]。一项小规模的对照研究表明，主要针对尘螨和花粉的特异性免疫治疗，可以改善临床症状，但是相关的证据很有限[89]。

有限的证据表明交通导致的空气污染和 AD 相关，但需要更好的长期性研究[90]。

瘙痒的治疗

瘙痒是 AD 重要的组成部分，它也是最强烈和最痛苦的症状，在一定程度上，AD 可以被称为"瘙痒性皮疹"。由于搔抓损害皮肤，增加感染风险，因此导致 AD 加重。当患者更加瘙痒时，其搔抓也更加厉害，进而导致皮损加重、瘙痒加重[91]。夜间瘙痒和搔抓很常见，常常导致睡眠障碍。在年轻人中，AD 相关的瘙痒是导致慢性睡眠不足的最常见原因[92]。"瘙痒-搔抓"循环导致的压力和睡眠障碍严重影响儿童健康以及青春期发育的综合素质[93]。孩子搔抓也会对整个家庭产生不利影响。

唯一真正有效控制瘙痒的方法是充分治疗 AD，因为 AD 是导致瘙痒的原因。应用润肤剂及湿包裹可以临时缓解短期的瘙痒症状。尽管抗组胺药是特定条件下控制瘙痒的重要药物，但是由于口服抗组胺药对控制 AD 瘙痒疗效有限，因此在 AD 中不起主要作用。具有镇静作用的抗组胺药可能由于催眠效果发挥作用[94]。当合并有荨麻疹、食物过敏反应或过敏性鼻结膜炎时，非镇静作用的抗组胺药如西替利嗪或氯雷他定有时会有一定疗效。在有些病例中，通过专注于游戏、讲故事以及音乐等体力或脑力活动而分散其注意力，可能有助于缓解瘙痒。

通过避免一些加重因素，如过热和出汗，可以减轻瘙痒症状[95]。夜间需保持卧室温度低于20℃。床上用品和睡衣应当选择宽松和纯棉的，避免接触羊毛制品。

特应性皮炎的预防

增强皮肤屏障

两项RCT研究表明，每天使用润肤剂可以降低有特异性家族史的婴儿中AD的发生率，相对危险度分别降低50%[96]和26%[97]。目前正在进行一项增强屏障预防湿疹（Barrier Enhancement for Eczema Prevention，BEEP）的研究，该研究中，伴有AD家族史的新生儿每天使用润肤剂，持续12个月，以评估其是否可以预防湿疹的发生（www.isrctn.com/ISRCTN21528841）。

益生菌和营养干预

一项系统综述纳入21项研究，结果表明婴儿出生后和母亲孕期补充益生菌可以预防AD发生并降低AD严重程度[98]。一项荟萃分析纳入了16项随机试验，包含大约3 500例研究对象，结果表明，无论是AD高风险儿童，还是普通儿童，出生前和出生后给予益生菌均可降低其生后第一年发生AD的风险[99]。然而随后的RCT研究没有提供益生菌可以预防AD和降低AD严重程度的证据[100]。

近期一项纳入了37项RCT研究的系统综述结果表明[101]，水解配方粉喂养和标准牛奶配方粉喂养的两组婴儿，AD发生风险无明显差异，因此需要修改既往指南中的"对于不能母乳喂养的过敏性疾病高风险婴儿，推荐应用水解牛奶配方"的建议[102-103]。

特应性皮炎的心理影响

AD的治疗应当包括关注疾病对孩子的教育、社会生活、情感健康以及家庭的影响。

瘙痒和睡眠不足疾病是对AD患儿影响最重要的方面[104]。由于瘙痒导致睡眠障碍，从而导致患儿和父母易疲劳、情绪变化以及社会心理功能受损。通常使用具有镇静作用的抗组胺药治疗瘙痒，但是效果有限，并且可能导致孩子困倦、注意力不集中。

由于尴尬、不适感和疾病加重，导致患儿在玩耍和运动方面受限，尤其是在游泳方面[104]。尴尬、不友好的评论、嘲笑以及欺凌经常会导致患儿产生社会孤立感，并可能引发抑郁或旷课[105]。在年龄稍大的人群中，外貌变得越来越重要，而由于慢性炎症，皮肤看起来不够美观，会导致患者出现焦虑、抑郁。有研究表明，中重度AD患儿心理障碍的发生率是非AD儿童的2倍[106]。对许多难治性AD患儿，通过管理和调和不融洽的亲子关系后，AD病情得到迅速改善[107]。

行为认知疗法作为一种辅助治疗手段，可有效降低AD患者疾病严重程度、减少心理后遗症[108]。干预措施包括多学科人员的患者教育和一些放松方法，可以缓解AD的严重程度，提高患儿和家人的生活质量[109]。

总结

尽管对AD发病机制的认知已有进展，但是AD，尤其是重度AD仍是一种治疗起来非常棘手的疾病。

为了提高治疗效果，我们需要更好地理解许多问题，包括在AD疾病早期，是否恢复屏障功能和/或增加丝聚蛋白的表达可以阻止疾病进展和过敏进程，除丝聚蛋白以外的遗传因素的作用，以及是否可以将特定的遗传因素作为治疗靶点[110]。

目前治疗成功取决于：对疾病临床表现的详细评估，对患儿及其家庭成员的观念和需求的理解，详细地解释每种干预措施的原理、风险和获益，以及给予不断的支持。

（苗朝阳 译，王珊 梁源 马琳 校）

参考文献

见章末二维码

第四篇　其他类型皮炎

第 20 章　尿布皮炎

Arnold P. Oranje，Ernesto Bonifazi，Paul J. Honig，Albert C. Yan

摘要

尿布皮炎是一组影响尿布区域、具有共同表现的疾病。尿布皮炎包括一组疾病如刺激性皮炎、念珠菌性尿布皮炎、糜烂性尿布皮炎和变应性接触性皮炎。尿布区域受累可能为尿布区银屑病或川崎病的表现，极少数情况下为儿童受虐待的征象。

原发性刺激性尿布皮炎可能随着时间推移发展成继发念珠菌性尿布皮炎或糜烂性尿布皮炎。尿布区域变应原性接触性皮炎可能很难和刺激性尿布皮炎相鉴别，尽管变应性接触性皮炎常常表现为瘙痒而不是后者的疼痛，尿布中特定的组分可能为潜在的原因。尿布区银屑病是银屑病在婴儿期的特征性表现，在年长儿童常为川崎病的初发表现。本章节重点讲述尿布皮炎的临床特征、病因以及治疗。

要点

- 尿布皮炎仅发生于应用尿布的儿童或成人的尿布区域。
- 白念珠菌在继发感染中发挥中等作用。
- 原发性念珠菌病相对少见，除了在新生儿早期。
- 对于持续超过一周的尿布皮炎的治疗，需包括抗念珠菌及抗细菌的霜剂或软膏。
- 尿布区银屑病有时候是银屑病的最初表现。
- 婴儿患尿布皮炎或尿布区银屑病可能是川崎病的早期特征。
- 不明原因的重度尿布皮炎可能是儿童虐待的一部分。

引言

定义　原发性刺激性尿布皮炎（尿布疹，尿布皮炎）是一种发生于特定部位的皮炎，至少在疾病初期，皮损局限在尿布覆盖的区域。它仅仅在应用尿布时发生。也可见于成人，后者由于尿便失禁应用较大的尿布。

病因和临床特征　尿布皮炎的发生涉及多种因素（图20.1）[1]。目前认为刺激性尿布皮炎是有害物质引发的接触性皮炎，常发生在尿布区，长期接触粪便为主要因素，尿液为次要因素。大多数尿布皮炎为轻度的，估计仅有5%的病例为重度[2]。

历史　20世纪初，研究者认为尿液分解释放的氨是尿布皮炎最主要的刺激物[2-3]。1921年，Cooke声称产氨杆菌（*Bacterium ammoniagenes*）是尿布皮炎形成的原因，因而形成一个术语"氨皮炎"[4]。这个概念被人们接受了数十年。然而，后来的研究表明，在伴或不伴有皮疹的婴儿中，尿布上尿素分解细菌的发生率是相同

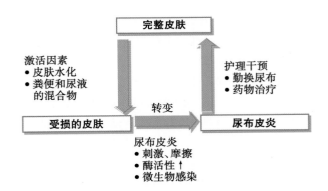

图 20.1　尿布皮炎的病因。资料来源：Berg and Buckingham，adapted from Oranje and de Waard-van der Spekk 1995 and Oranje 1995.

的。1977年，Leyden等通过成人和儿童的斑贴试验证实，氨不引起皮肤刺激症状[5]。他们发现即使当氨浓度远高于引起"含氨的尿布"时也没有出现刺激症状。在20世纪80—90年代的研究发现尿布皮炎的病因与既往的认识不同且更加复杂[6-7]。

粪便中活化的脂肪酶和蛋白酶首先引起皮肤损害。这些酶在碱性和含水条件下被活化。因此，预防尿布皮炎的关键途径是保护尿布区皮肤免受粪便和尿

液的刺激。

尽管念珠菌感染已被广泛认可（尤其是当尿布皮炎持续存在时）[8]，但白念珠菌在尿布皮炎中的作用仍存在争议。

参考文献 20.1

见章末二维码

病因

长期接触尿液、粪便、摩擦、潮湿、温度、化学刺激以及尿布本身是尿布皮炎的致病因素[1]。尿布皮炎仅发生在传统应用尿布的国家和地区。在 20 世纪 90 年代，西方国家尿布皮炎的发生率和严重程度较前显著降低。最重要的是，目前很少出现很严重的表现。尿布皮炎的特殊性表现如严重的红斑、大的脓疱和溃疡已十分少见。

尿布

所有致病假说都支持尿布在尿布皮炎发病过程中的作用。发达国家尿布皮炎的发生率及严重程度降低归功于尿布材质的改进。一次性尿布的引入，尤其是带有超强吸水凝胶的新型一次性尿布可以吸收相当于自身重量 50 倍的水分，这可能是显著改善尿布皮炎发生的重要原因。虽然术语称"尿布皮炎"，但尿布常常不是导致皮疹的原因。事实上，尽管已有尿布导致的变应性或刺激性接触性皮炎的报道，但是在儿童中，尿布仍是一种导致尿布皮炎的不常见原因[1]。

现代一次性尿布主要由内部过滤层、中间吸水层以及外部防水层组成。防水层可以防止汗液挥发，因此增加了局部环境的温度和湿度。这层在维持尿布抗渗性方面发挥重要作用。从这个角度来看，现代一次性尿布好于传统的棉质尿布。后者的特点是吸水性能明显降低，因此导致尿布区湿度较大。另外，棉质尿布常常和塑料防水裤一起穿。和传统棉质尿布相比，现代一次性尿布可缩短尿液和皮肤的接触时间。紧密围绕腰部和腿部的松紧带对于阻止胃肠道感染的播散是非常有效的，尤其在幼儿园中。变应性接触性皮炎偶有报道，这归因于以往的尿布产品使用的染料，以及很多尿布经常使用的芳香剂。大多数的现代产品使用新型植物来源的染料，则很少诱发接触性皮炎。

理想的尿布应当是能够吸纳水分并且不妨碍空气流通。因此，尽管现在的技术已经明显提高了尿布吸收排泄物的速度，并能在婴儿小便后通过颜色变化提醒看护人员，但是理想的尿布目前尚不存在。

粪便

长期接触粪便是对皮肤最具刺激性的因素。既往未患过尿布皮炎的婴儿，出现腹泻尤其是感染性腹泻[2,3]时，即会发生尿布皮炎。腹泻会导致粪便与皮肤的长期接触、皮肤的过度水合。腹泻痊愈后尿布皮炎也立即改善。许多因素是粪便具有刺激能力的原因，从灼伤皮肤的酸性粪便到碱性粪便[3]。Berg 等人[4]、Buckingham 和 Berg[5]认为包括蛋白酶和脂肪酶在内的粪便酶可能是粪便刺激性的原因。然而山本[6]没能证明尿布皮炎患儿的蛋白酶水平升高。Kuwayama 等人[7-8]表明粪便中的蛋白酶和脂肪酶在尿布皮炎的发病中发挥次要作用。研究发现粪便中酶活性和尿布皮炎的严重程度无显著相关性。另外，100℃下加热 5min 即可灭活脂肪酶和蛋白酶，但粪便的刺激能力没有显著降低。Kuwayama 等得出结论，其他的粪便相关因素是造成这种毒性活动的原因。毒性物质可能存在于水溶性物质的降解片段（分子量超过 5 000kDa）中。粪便与其他因素之间的相互作用是复杂的。然而，在正常、健康的肛周皮肤也可发生尿布皮炎，表明粪便作为单一因素可以诱发尿布皮炎[5,9]。

尿液

尿液可能通过皮肤水化作用参与尿布皮炎的发病[10-11]。尿液和氨作为单一因素不能诱发红斑。氨、细菌、粪便、摩擦以及其他因素相互作用可导致皮炎的形成[12]。然而，尿液可能包含一些未知因素，尤其是在 37℃（体温）条件下，长时间暴露于此可能会导致刺激反应[13]。

摩擦

尿布与皮肤之间的摩擦以及婴儿活动导致的皮肤之间接触摩擦可能是摩擦性皮炎的原因[13]。由于生殖器、臀部及腰部为生理性凸起部位，增强了摩擦在尿布皮炎发生中的致病作用。这种类型的尿布皮炎不发生于皱褶的深处。后者的变异型发生在女婴，也被称为 W 型尿布皮炎[13]。

水化作用

尿布阻止水分蒸发导致尿布区皮肤的过度水化[13]。尿布可以促进由发热和出汗（引起痱子）导致的水化作用。尿素也会促进皮肤的水化作用。过度的水化引起皮肤浸渍，导致表皮的屏障功能受损，为微生物的生长提供理想的环境[12]。过度水化更易导致皮肤摩擦性创伤[12-13]。

温度

尿布阻止汗液挥发、降低热量丢失,从而导致尿布区温度升高。尿布可能会加重温度升高产生的作用。温度升高可以引起毛细血管扩张,以及炎症反应加重。

化学刺激物

化学物质对皮肤具有直接毒性作用。这些化学刺激物包括除臭剂、防腐剂、霜剂以及油剂,尤其是在一天内频繁使用时。许多抗真菌药物的耐受性较差[14]。

微生物

目前认为白念珠菌是引起尿布皮炎最重要的致病菌。以前,产氨棒状杆菌分解尿素,释放游离氨,从而形成一个术语"氨皮炎"[14-15]。除了白念珠菌和产氨棒状杆菌,其他微生物也参与其中,例如变形杆菌、假单胞菌、大肠埃希菌、链球菌、葡萄球菌以及肠球菌[15]。通常情况下,金黄色葡萄球菌和白念珠菌可以同时被分离出来。此外,厌氧菌的作用也十分重要[5]。

在不同临床表型的尿布皮炎中,白念珠菌感染的发生率没有显著差异[14]。然而,尿布皮炎的严重程度和持续时间主要取决于有无白念珠菌的定植,而不是尿布炎的类型[16-18]。有三种婴儿疾病明确和白念珠菌相关:鹅口疮、慢性皮肤黏膜念珠菌病以及先天性念珠菌病[17]。鹅口疮与尿布皮炎的关联性尚未被明确证实[17-19]。Meneghini 和 Bonifazi[20] 的前瞻性研究纳入了112 例健康儿童,年龄在 5~15 月龄。他们研究了尿布区域的临床状况,并且结合了细菌和真菌培养的数据。真菌检查结果表明 101 例患者中有 19 例白念珠菌呈阳性,考虑到是对健康儿童开展的研究,因此认为这不是一个特别低的比例。相反,对健康人群的研究使之观察到了尿布皮炎的最初表现。这些调查连续重复了数周,从而证实白念珠菌可以在大多数红斑最重的区域分离出来,与皮损的部位以及类型无关。而在尿布皮炎出现之前很少能分离出白念珠菌。在这项研究中,鹅口疮与尿布皮炎分离出的白念珠菌无关。这些研究提示白念珠菌是皮肤受损后的继发性皮肤感染。大部分学者支持这

种假说[17-23]。然而,有学者支持白念珠菌是尿布皮炎发病机制中一个重要的因素[17,23]。在病原学作用中,白念珠菌的定植数量比单纯地有白念珠菌存在更重要。根据一些学者的观点,在密闭的条件下,每平方厘米 10 000个白念珠菌可以导致原发性皮肤感染。

变态反应

尿布皮炎这个术语常被误解为一种对尿布的接触性变态反应。这种误解使一些看护人优先选择棉质尿布,而不是一次性尿布,随之导致尿布皮炎加重。尿布区也可能发生变应性接触性皮炎,一些可能的致敏物质包括橡胶、洗涤剂、羊毛脂、防腐剂、芳香剂、新霉素以及含汞的化合物[22-23]。另外,正如皮肤斑贴试验所证实的一样,近期发现分散染料对于一些尿布皮炎的患儿具有潜在的接触致敏作用[23]。然而,变应性接触性皮炎并不常见,尤其是在出生后第一年[21]。一些学者认为,尿布皮炎的出现是对一些产品的接触性超敏反应,并与白念珠菌的存在有关。然而没有证据表明,在多重持续感染白念珠菌的患者中存在对白念珠菌的获得性超敏反应[21]。

参考文献 20.2

见章末二维码

临床诊断和鉴别诊断

尿布皮炎是多种皮肤病的一个描述性诊断,常发生在穿尿布婴儿的肛门和生殖器区。本病范围包括从常见的疾病,如由封包及摩擦直接导致的原发性刺激性皮炎,到罕见疾病如朗格汉斯细胞组织细胞增生症,后者和穿戴尿布无关。因此,尿布皮炎不应该看作一个特定的诊断名称,而是作为一种区域性的诊断,如手部皮炎,包括多种病因引起的各种皮肤病。

引起尿布皮炎的各种疾病的临床表现存在明显的重叠,特异性诊断可能很困难。尽管病史和相关的查体征象通常有用,但是鉴别诊断主要根据形态学和皮疹的部位(表 20.1,框图 20.1)。

表 20.1　尿布皮炎的常见类型

	形态	部位	病史	诊断性试验
原发刺激性	光滑的、融合性红斑或皱褶的羊皮纸样皮肤、鳞屑、丘疹	凸出部位(臀部、大腿、腹部、阴阜、大阴唇、阴囊)	皮疹可能反复;近期腹泻;尿布更换不频繁;曾使用塑料裤	无
念珠菌性	鲜红的、鳞屑性斑块,边界清楚,丘疹和脓疱形成卫星灶,丘疹鳞屑性损害(罕见)	皮肤皱褶部位	抗生素治疗;腹泻;除外鹅口疮	KOH

	形态	部位	病史	诊断性试验
特应性	和原发刺激相同,表皮剥脱、苔藓样变、结痂	凸出部位;其他部位的湿疹(如面颊、肘窝及腘窝等)	特应性家族史;瘙痒症;慢性病程	无
脂溢性	鲑鱼色的、鳞屑性斑块;境界清楚,油腻性、黄色鳞屑	皮肤皱褶部位,逐渐累及凸出部位;包括头皮、耳后、腋窝、颈部	无症状的;在婴儿早期出现;对治疗反应好	无
间擦疹	境界清楚性红斑,皮肤浸渍;少许鳞屑;没有卫星灶	皮肤皱褶部位	常见于超重的婴儿	无
大疱性脓疱疮	松弛性大疱;蜜黄色结痂	通常分布于凸出部位(大腿、臀部、下腹部);可能迅速播散至身体其他部位	新生儿中常见(脐部葡萄球菌定植)	革兰氏染色;细菌培养

注:KOH,氢氧化钾。

框图 20.1　尿布皮炎的鉴别诊断*

湿疹性的/丘疹鳞屑性的
- 原发性刺激性接触性皮炎
- 变应性接触性皮炎
- 念珠菌病
- 间擦疹
- 脂溢性皮炎
- 特应性皮炎
- 银屑病
- 川崎病
- 朗格汉斯细胞组织细胞增生症(Letterer-Siwe 病)
- 肛周链球菌病

结节性
- 婴儿臀部肉芽肿
- 面部以外的肉芽肿性腔口周围炎
- 转移性克罗恩病

水疱大疱性/糜烂性
- 肠病性肢端皮炎
- 生物素相关的多种羧化酶缺乏症
- 囊性纤维化
- 大疱性脓疱疮
- 痱
- 疥疮
- 其他水疱大疱性疾病(水痘、单纯疱疹、手足口病、儿童慢性大疱性疾病、大疱性肥大细胞增多症、色素失禁症、大疱性表皮松解症)
- 虐待儿童(烧伤)
- 泻药诱导的皮炎
- 人类免疫缺陷病毒

疣状
- 先天性梅毒(扁平湿疣)
- 肛周假疣性丘疹和结节

* 对于这些疾病的形态学分组存在明显的重叠。这个列表旨在提供常规指导。

接触性尿布皮炎

原发性刺激性接触性尿布皮炎

　　刺激性接触性皮炎是迄今为止尿布皮炎中最常见的一种疾病。事实上,这种"摩擦性"尿布疹可能是婴儿最常见的皮肤问题。它是由于尿布下持续潮湿、封闭以及摩擦等因素导致的,并且损害皮肤的完整性。伴随角质层浸渍、皮肤屏障功能受损,皮肤更易受继发刺激。这些继发因素包括尿氨、尿液 pH 值升高(由于细菌分解尿素)、粪便蛋白酶和脂肪酶、白念珠菌、细菌过度增殖以及频繁清洗,特别是应用清洁剂、肥皂[1-2]。多年来,尿氨一直被误认为是刺激性尿布皮炎主要的致病因素。目前认为它仅仅增加了皮肤受损部位的炎症反应[3]。在某些情况下,局部使用具有保护尿布区皮肤的医药产品时,也可能发生刺激性尿布皮炎。

　　临床上,刺激性接触性尿布皮炎以光滑、融合性红斑为特征,有时类似烧伤。皮损可能有红色丘疹、水肿及脱屑(图 20.2)。当皮疹开始消退时,可见到皱褶的羊皮纸样外观。然而,皮疹会反复发生。这种类型的尿布疹主要发生于最常接触尿布的部位,例如臀部、大腿内侧、阴阜、阴囊和大阴唇。常常不累及皱褶部位。此型尿布皮炎早期的表现是轻度的肛周红斑,尤其是在<4 月龄的婴儿中[4]。

　　刺激性接触性尿布皮炎存在两种少见形态的亚型。一种是所谓的"潮水样"标记皮炎,表现为呈带状的红色斑疹,局限在大腿或腹部尿布区域的边缘(图 20.3)。这种特征性皮疹可能由于尿布边缘的过度摩擦。由于反复的潮湿-干燥循环交替[5],再加上一次性尿布塑料边缘的摩擦,造成皮肤的完整性受损。另外一种严重类型的刺激性接触性皮炎被称为 Jacquet 皮

第四篇

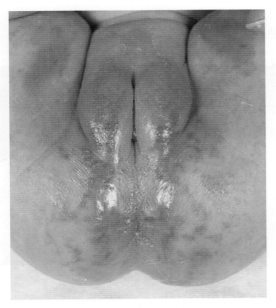

图 20.2 刺激性接触性尿布皮炎：红斑主要累及尿布区凸起部位

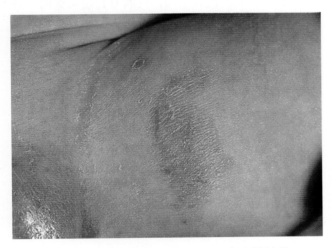

图 20.3 刺激性接触性尿布皮炎："潮水样"标记

炎或糜烂性尿布皮炎。表现为糜烂性丘疹性损害，具有穿凿样或火山口样外观（图 20.4）。这些溃疡也被称为"氨溃疡"。此类皮疹往往发生在年龄较大的穿戴尿布的儿童。在男性婴儿中，当溃疡累及龟头和尿道口，可能引起不适感或者排尿困难。

非典型病例（无尿布皮炎的既往史）的鉴别诊断包括单纯疱疹病毒感染，这可能与虐待史或母婴垂直传播相关。

变应性接触性尿布皮炎

真正的变应性接触性尿布皮炎可能使另外一种类型的尿布皮炎复杂化，或者出现新的类型。这种情况很少见，尤其是在 2 岁以下儿童。然而，如果患儿对治疗无任何反应，则应当考虑变应性接触性皮炎。如果

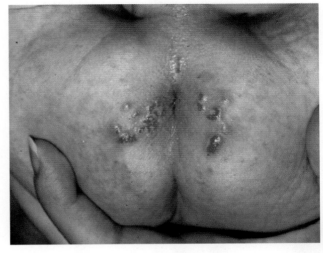

图 20.4 Jacquet 糜烂性尿布皮炎

一种潜在的过敏原导致尿布皮炎加重或播散，应当考虑到该病。某些医药产品如含有防腐剂、羊毛脂或新霉素，用到皮肤上可能会导致接触性过敏。接触一次性尿布或尿布覆盖物所含的化学物质（老式尿布染色用的分散染料）[6]或香料，可能会发生变应性致敏反应；接触布制尿布上的洗涤剂也可能导致刺激反应（图 20.5）[7]。

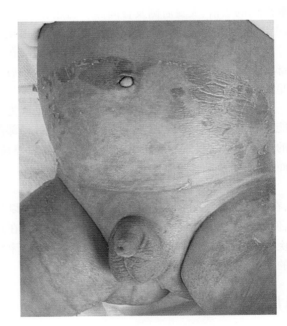

图 20.5 毒性尿布皮炎（由漂白溶液引起）。资料来源：Courtesy of Professor Arnold Oranje.

在形态学方面，变应性接触性皮炎开始表现为红斑、小水疱破裂，导致湿疹样皮疹。在皮疹出现的前几天，水疱可能不明显。变应性接触性尿布皮炎可使原发刺激性尿布疹更加复杂化，因两者具有相同的分布部位，例如封闭条件下皮肤凸起的部位。然而，变应性

第 四 篇

接触性尿布皮炎可能会有屈侧部位受累,尤其由外用制剂所致敏者则常集中分布在皮肤皱褶处。一次性尿布橡胶成分所致的接触性皮炎分布在大腿近端和腰部,其特征性模式被称为"枪套征"[8-9](图20.6)。

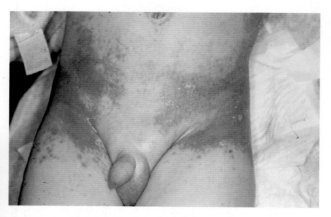

图 20.6 尿布中的橡胶成分所致变应性接触性皮炎:"枪套征"。资料来源:Courtesy of Dr. Neil Prose.

单纯性间擦疹

间擦疹是一种炎症过程,发生在皮肤间摩擦部位,如腹股沟的皱褶、大腿后侧及臀间隙。温热、潮湿和汗液滞留,再加上摩擦,导致皮肤浸渍、炎症,有时出现糜烂。间擦疹表现为界限清楚的潮湿性红斑,局限在皱褶部位。和念珠菌性尿布疹相比,间擦疹没有鳞屑及卫星灶。

间擦疹在本质上是由于摩擦和潮湿,因此认为它可能是刺激性接触性皮炎的一个亚型。尿布区局部湿热的环境更易使穿戴尿布的儿童形成单纯性间擦疹;然而,本病更常见于超重的婴儿。

在间擦疹的病例中,可能继发白念珠菌感染。此外,在临床表现上,间擦疹也可能与其他疾病难以区别,例如婴儿脂溢性皮炎或反向型尿布区银屑病,在这些疾病中,念珠菌的作用是存在争议的。这种临床症状的重叠使诊断变得更加困难。

婴儿臀部肉芽肿

婴儿臀部肉芽肿是一种罕见的结节性皮疹,可能发生于已有刺激性尿布皮炎的区域。其特征性表现为实性、无痛的、红棕色到紫色的结节,直径在 0.5~4cm(图20.7)。通常发生在臀部、大腿内侧,偶尔发生在下腹部。也有报道皮损发生在尿布区以外,如腋下和颈部的皱褶部位。这些血管瘤样肿块具有"不吉利的"外观,类似于 Kaposi 肉瘤或淋巴瘤。这些结节持续存

在数周到数月,但最终可以自行缓解。皮损消退后,可能遗留有萎缩性瘢痕。

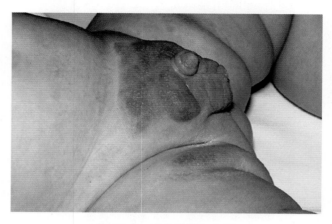

图 20.7 婴儿臀部肉芽肿

婴儿臀部肉芽肿的病因尚不清楚。然而,有几种可能的发病机制。由于这种疾病总是发生在已有尿布皮炎的区域,可能代表了局部皮肤对长期炎症的一种反应。然而,这种结节性皮损的发生与尿布疹的严重程度无关[10],即使当尿布疹消退之后也可能出现这种皮损。虽然白念珠菌也被认为是一个致病因素,但是从刺激性尿布皮炎中培养出念珠菌是常见的,而从婴儿臀部肉芽肿中培养出却是罕见的。最后,含氟的糖皮质激素外用制剂可能与形成这些结节有关,因为在大多数报道的病例中,发病前都在局部使用过这类糖皮质激素[11]。目前缺乏含氟糖皮质激素使用前即出现婴儿臀部肉芽肿的病例报道,这一点支持含氟糖皮质激素的致病作用。目前该疾病发病率降低可能和父母对糖皮质激素的恐惧有关。

参考文献 20.3

见章末二维码

感染性尿布皮炎

念珠菌性尿布皮炎

封闭的尿布提供了足够的温度和湿度,白念珠菌可以在皮肤表面增殖,侵入角质层。它可以通过替代途径活化补体,诱导炎症形成[1]。

在形态学上,念珠菌性尿布皮炎是最具特征性的尿布皮炎。它表现为界限清楚、鲜红色、鳞屑性斑块,具有卫星灶和脓疱(图20.8)。这些卫星灶的边缘可能有鳞屑。在一些严重的病例中,可能有分布广泛的皮肤糜烂。当累及外生殖器时,通常在整个阴囊或阴唇出现融合性红斑。这种表现不同于银屑病,累及外生殖器的银屑病,其皮损更加局限,边缘更加清楚。

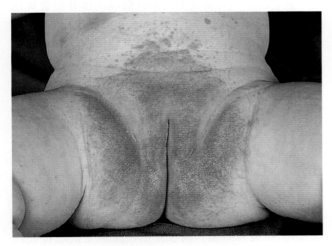

图 20.8 伴有卫星灶的念珠菌性尿布皮炎

诊断念珠菌性尿布皮炎主要根据典型的形态学特征。KOH 溶解鳞屑可以看到假菌丝，可以帮助确诊。然而，如果鳞屑取材来自红肿区域或慢性患者，其炎症反应已经引起念珠菌死亡，则鳞屑中念珠菌检查可能为阴性。KOH 检测取材最好来自皮疹边缘的鳞屑或新发的丘疹或脓疱。

念珠菌性尿布皮炎患儿近期常常有广谱抗生素的用药史。腹泻也让婴儿更易罹患念珠菌病。需要进行口腔检查除外伴随的鹅口疮。如果皮疹是慢性或复发时，可能是胃肠道或产妇念珠菌性阴道炎播散所引起。其他潜在的病原菌来源包括哺乳期的乳母患乳腺炎或受污染的奶嘴（安抚奶嘴）或者乳头。

在极少数情况下，重度念珠菌性尿布皮炎可以并发银屑病样皮疹反应（图 20.9）。在治疗开始不久，在躯干处很快形成银屑病样鳞屑性丘疹和斑块，通常不累及四肢。这种皮疹可能持续数日至数周。通常情况下，无法从这些斑块中培养出白念珠菌。但是，除了腹股沟区外，在颈部和腋下皮肤皱褶部位可以发现具有活性的念珠菌。这种变应性皮疹的形成原因尚不清楚，据推测可能是由于对某种抗原的刺激反应。尽管以前认为这种反应提示潜在的银屑病或特应性遗传素质，但是大多数受累的婴儿不会发展形成银屑病或特应性皮炎[2]。对于"尿布区银屑病"仍存在困惑的地方[3]。Balasubramanian 等[3] 近期将尿布区银屑病描述为伴有银屑病样皮疹的尿布皮炎，并且强调目前该疾病是罕见的。Haddock 等[4] 在川崎病的患者中描述了银屑病样皮疹，整体的临床表现及组织病理学表现与传统的银屑病一致。最后两例报道证实银屑病的临床表现包括一种非特异的反应，不能预测未来银屑病的发生。

罕见的先天性念珠菌性尿布皮炎可能是先天性皮

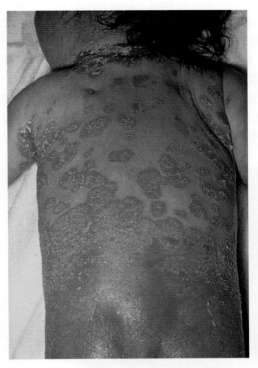

图 20.9 念珠菌性尿布皮炎中银屑病样皮疹反应

肤念珠菌病的临床表现之一。新生儿发生皮肤念珠菌病以肛门-生殖器区出现浸渍红斑为特征性表现，然而，受感染的婴儿可能也表现为丘脓疱疹、广泛的糜烂或烧伤样皮疹[5]。对于足月儿，先天性皮肤念珠菌病源于感染母亲的垂直传播，通常表现为良性的、自限性过程。这种情况对局部抗真菌治疗反应较好。但是早产儿，尤其是表现呼吸窘迫症状的早产儿，可能存在系统性念珠菌病的风险，这种情况下需采取系统抗真菌治疗。

肛周链球菌病和链球菌性间擦疹

肛周链球菌病是一种经常被忽略的疾病，它的临床症状十分轻微。它可能被误诊为刺激性尿布皮炎、肛周念珠菌病、银屑病或蛲虫感染。当大便出现血丝时，需要考虑炎症性肠病。肛周蜂窝织炎是由 A 组乙型溶血性链球菌感染引起。尽管命名如此，但它不是真正的蜂窝织炎，而只是一种浅表的皮肤感染。

此种疾病通常表现为肛周界限清楚的鲜红斑片。可能存在直肠周裂隙。其他的间擦部位如颈部、腋窝以及腹股沟皱褶处也可以受累。该病通常伴有瘙痒和疼痛。尤其是发生于排便时的疼痛，可导致便秘。通常情况下，家庭成员中存在反复链球菌性咽炎的病史。可以通过肛周皮肤拭子的细菌培养进行诊断。

链球菌性间擦疹是指婴儿皮肤皱褶部位的感染，包括腹股沟、腋窝、腘窝和颈部的皱褶部位（图 20.10）[6]。

第四篇

同时伴或不伴肛周疾病。这种感染特征性表现为间擦部位伴恶臭的浸渍性红斑。偶尔可出现金黄色葡萄球菌、假单胞菌或变形杆菌的混合感染。链球菌性间擦疹经常被误诊为念珠菌性间擦疹，因而常常对局部抗真菌治疗抵抗。链球菌性间擦疹采用口服青霉素衍生物治疗或适当覆盖混合感染的治疗是有效的。局部抗炎药物，如外用糖皮质激素，可有助于更迅速地缓解炎症，从而更快缓解症状。

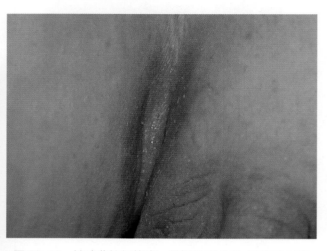

图 20.10 链球菌性间擦疹。皱褶处恶臭的、浸渍性红斑是典型表现

大疱性脓疱疮

尿布持续的温热、潮湿的环境是形成大疱性脓疱疮的易感因素，本病在尿布区相对常见。在新生儿中尤为常见，主要由于脐部金黄色葡萄球菌定植引起。

大疱性脓疱疮特征性表现为在外观正常的皮肤形成松弛性大疱。大疱容易破裂，遗留有红色、潮湿的糜烂面，伴有蜜黄色结痂（图 20.11）。通常出现多发皮损累及大腿、臀部及下腹部[7]。皮损可以迅速播散到其他地方。

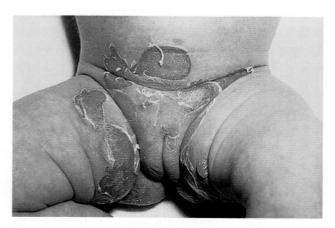

图 20.11 大疱性脓疱疮。资料来源：Courtesy of Professor Arnold Oranje.

这种感染通常由凝固酶阳性的噬菌体 II 型金黄色葡萄球菌感染引起。病原体可以产生表皮松解毒素，使表皮上层分离。通过革兰氏染色和细菌培养可以证实该诊断。

非大疱性（结痂的）脓疱疮是由尿布区域其他类型的葡萄球菌和链球菌感染引起的。非大疱性脓疱疮特征性表现为水疱和脓疱，迅速结痂，呈较厚的、蜜黄色结痂。

疥疮

当尿布皮炎出现瘙痒性丘疹、水疱以及脓疱的时候，需要和疥疮进行鉴别。通常这些原发皮损会伴随湿疹化、抓痕和结痂。线状穿掘性皮损是疥疮特征性改变。但是，由于穿掘性皮损很难见到，因此该症状临床价值不大。疥疮的好发部位为指缝、手腕、肘窝、腋窝、乳晕和脐周、下腹部、外生殖器以及臀部。在婴幼儿中，手掌、足底、头部、颈部以及面部也可受累。疥疮患儿很大比例可能会形成结节性皮损。这些持久的、红棕色的、浸润性结节最常发生于身体隐蔽的部位，例如腹股沟、臀部以及外生殖器。即使经过治疗，结节性皮损也常会持续数月，可能被误诊为肥大细胞增多症、组织细胞增生症或者皮肤淋巴瘤。

除了特征性的皮损分布，患儿的剧烈瘙痒病史，或家庭成员/看护人出现瘙痒症状也可以帮助疥疮的诊断。明确诊断需要在可疑皮损处刮除鳞屑行显微镜检查，可以发现疥虫、虫卵或排泄物。在许多疥虫感染的病例中鳞屑镜检疥虫为阴性，有时需要经验性治疗。

先天性梅毒

直到 20 世纪初，梅毒一直被认为是引起尿布皮炎的主要原因[8]。尽管我们现在对尿布皮炎病因的认识更加清楚，但由于近年来梅毒发生率有所增加，先天性梅毒仍然在鉴别诊断中。

早期先天性梅毒可能在出生时或出生后前 3 个月出现临床症状。在肛门-生殖器区域除了潮湿糜烂的改变，还可以见到湿润的、疣状皮损（扁平湿疣）。可能出现广泛的红斑性、丘疹鳞屑性皮疹，类似于二期梅毒疹。在手掌和足底可能出现红斑、水肿、水疱、皲裂和脱屑性皮损，在口腔和唇部可能形成苍白、略隆起的黏膜斑。其他临床表现包括贫血、发热、消瘦、肝脾大、鼻炎（鼻塞）、骨软骨炎或骨膜炎以及假性麻痹。潮湿皮损处，尤其是扁平湿疣处，进行暗视野检查可以发现螺旋体，梅毒血清学检测可以最终明确诊断。

人类免疫缺陷病毒

重度尿布皮炎可以是儿童人类免疫缺陷病毒（human immunodeficiency virus,HIV）感染的临床表现。在一项罗马尼亚 HIV 感染儿童的研究中,Leibovitz 等人[9]发现一些病例中尿布皮炎非常严重,23 例婴儿中有 8 例出现类似情况。已有报道,罕见的糜烂性尿布皮炎伴随深在性臀部裂隙、溃疡可作为 HIV 感染的一种特异表现[10]。另外,HIV 感染的婴儿在肛门生殖器出现溃疡性皮疹可能是由单纯疱疹病毒、巨细胞病毒[11]以及其他机会性病原体感染引起。因此,婴儿中出现特别严重或糜烂性尿布皮炎,需要考虑 HIV 感染。

参考文献 20.4

见章末二维码

原发和继发性炎症性疾病

婴儿脂溢性皮炎

婴儿脂溢性皮炎是一种炎症性皮肤病,通常会累及婴儿的尿布区。它的特征性表现为鲑鱼色鳞屑性斑块,累及腹股沟褶皱部位(图 20.12)。严重的病例中,皮损从尿布区的皱褶部位累及到皮肤凸起部位。皮损的境界通常是清楚的。婴儿脂溢性皮炎的鳞屑多呈油腻性,颜色为淡黄色。皮损可能存在裂隙、结痂以及渗出。婴儿脂溢性皮炎也可以累及尿布区皱褶部位,但不同于念珠菌病的是,前者没有卫星灶。

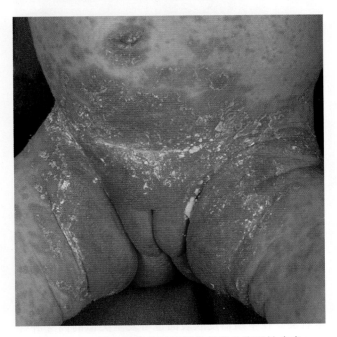

图 20.12　累及腹股沟皱褶部位的婴儿脂溢性皮炎

诊断这种类型尿布皮炎的重要线索是出现了肛门-生殖器区以外的其他特征性区域的皮疹。婴儿脂

溢性皮炎常常起始于头皮,表现为弥漫性红斑上覆厚的、黏着性、油腻的鳞屑。皮疹可能蔓延至前额或整个面部。其他典型的皮肤受累区域是以屈侧为主,包括腋窝、颈部、耳廓后皱褶部位以及脐部。

婴儿脂溢性皮炎通常是无自觉症状的,受累的儿童看似无不适,也没有明显瘙痒的症状。典型的婴儿脂溢性皮炎发生在婴儿早期阶段,通常在出生后前 3 个月,最常发生于出生后 3~6 周。通常预后较好,大多数病例在 3~6 月龄时可以自发缓解。

特应性皮炎

特应性皮炎通常不发生在尿布区域。这有些令人意外,因为特应性体质的人更容易发生刺激性反应,而且在皮肤经常接触水之后会变差。然而,当特应性皮炎发生在尿布区域,它的表现和原发性刺激性接触性皮炎类似,且皮疹更趋于慢性并且难以治疗。皮损处可能因继发金黄色葡萄球菌感染而出现渗出或结痂,也可能出现苔藓样变和抓痕。在大多数特应性尿布皮炎的患者中,在身体的其他部位存在更多典型的湿疹样皮疹,尤其是面颊、肘窝以及腘窝。瘙痒是本病的基本特征,患儿可能烦躁、不舒服,经常摩擦或搔抓皮损部位。但是,有一点需要记住,婴儿早期通常不出现瘙痒症状,直到 2 月龄以后才出现摩擦或搔抓动作。特应性皮炎通常伴有特应性家族史,这也可能有助于诊断。

银屑病

银屑病在婴儿期是罕见的。当它发生在出生后第一年时,可能出现在尿布区,这是由于更常见类型的尿布皮炎引起的同形反应。典型皮疹表现为界限清楚的、大小不等的红色斑块,累及臀部的凸出部位和腹股沟的皱褶部位(图 20.13)。不同于其他部位的银屑病斑块,该部位皮损很少或没有鳞屑,这可能是由于尿布持续封包的水合作用。诊断困难,只有经过长期随诊观察后才能明确诊断。Haddock 等在川崎病的患者中描述了银屑病样的皮疹[1]。与刺激性接触性尿布皮炎或脂溢性皮炎截然相反,尿布区的银屑病往往呈慢性,并且对于外用弱效糖皮质激素治疗抵抗。可能需要使用比 1% 丁酸氢化可的松作用稍强的糖皮质激素外用制剂,例如 0.05% 地奈德或者 0.05% 二丙酸阿氯米松。银屑病常常伴有家族史。通常情况下,当银屑病累及到腹股沟,其他皱褶部位如腋窝和颈部也可出现皮损。当然,身体其他部位形成具有银白色云母状鳞屑的更具特征性的银屑病皮损,以及指甲点状凹陷可以帮助诊断。

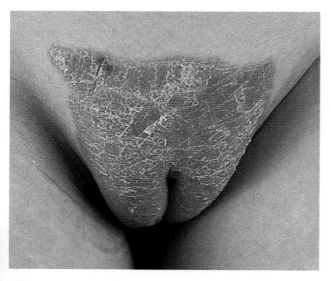

图 20.13 银屑病的尿布区皮损改变。注意境界清楚的斑块。资料来源：Courtesy of Professor Arnold Oranje.

混合性尿布皮炎

有时候，前面讲述的几种尿布皮炎类型同时发生，使诊断非常困难。刺激性接触性尿布皮炎通常继发白念珠菌感染，这可能会改变皮疹的表现。如果皮疹比较严重或持续 2~3 天，除了应用弱效的糖皮质激素、屏障修复霜以及频繁更换尿布外，还应当应用抗念珠菌的药物如制霉菌素、克霉唑、益康唑、酮康唑或者莫匹罗星。此外，由于主要累及屈侧，通常单纯性间擦疹或脂溢性皮炎的病例很难除外念珠菌病。

这些类型的尿布皮炎也有继发细菌感染的风险。这种情况在特应性皮炎病例中尤其重要。如果出现结痂和渗出，需要考虑金黄色葡萄球菌的感染。

银屑病可以在已经存在的尿布皮炎的基础上出现，如刺激性接触性皮炎或脂溢性皮炎，但是也有可能是一种银屑病样的反应模式。这是由于皮肤损伤导致的同形反应，也称为 Koebner 现象。因此，由于银屑病可能是继发性的，它的皮损分布更倾向于原发疾病的分布特点。当原发皮损经过特定的治疗很快缓解，剩余的继发性银屑病样皮损对治疗抵抗时，可以提示本病的诊断。

痱

痱（痱子）通常聚集分布在尿布区，由于尿布下的热环境导致。其他典型的受累部位包括面部、颈部以及腋窝。发热、高温环境、使用封闭性的软膏或塑料尿裤可以引起痱[2]。温度和湿度增加导致外泌汗腺的堵塞。外泌汗腺导管阻塞位置的不同，导致不同临床类型的痱。

在新生儿中晶痱更加常见，表现为清亮的、小的、浅表的水疱，不伴有红斑。这种类型的痱的外泌汗腺导管阻塞位置在角质层。在年龄较大的婴儿中，红痱（或脓痱）更易出现。这种类型的痱的外泌汗腺导管阻塞的位置在表皮深层。红痱的特征性表现为小的、大小一致、绕有红斑的丘疹和脓疱，而不是囊泡样。这种脓疱是无菌的，革兰氏染色可见多形核的白细胞，但没有细菌或酵母菌。在脓痱的病例中，除外葡萄球菌性的脓疱是很重要的。

"肛周假疣性丘疹和结节" 类疾病

"肛周假疣性丘疹和结节" 是一类罕见疾病，最早在接受泌尿吻合术的患者中描述[3]。这归因于漏尿引起的慢性刺激。近期很多文献报道儿童肛周也会出现类似皮疹，与粪便引起的慢性接触刺激有关。在报道的病例中，大便渗漏是由于先天性巨结肠患者的严重便秘和继发性大便失禁或者结肠再吻合术后所致[4]。这种疾病特征性表现为直径 2~8mm、红色、潮湿的、平顶的圆形丘疹或丘疹结节（图 20.14）。这种疾病的发病机制被认为和 Jacquet 皮炎类似，是对慢性刺激的局部反应。假疣性丘疹和结节可能被误诊为皮肤克罗恩病、婴儿臀部肉芽肿、尖锐湿疣或者朗格汉斯细胞组织细胞增生症。

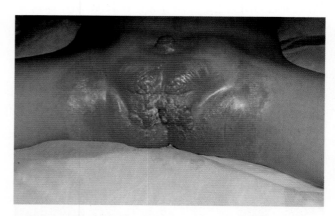

图 20.14 肛周假疣性丘疹和结节。资料来源：Courtesy of Dr Neil Prose.

伴面部以外生殖器表现的肉芽肿性腔口周围炎和转移性克罗恩病

口周皮炎特征性表现为口周及眼周非粉刺样、痤疮样丘疹。组织病理学方面，这些皮损类似成人玫瑰痤疮的肉芽肿性改变。部分病例与局部使用糖皮质激素有关。在生殖器皮肤表面也可发生类似的肉芽肿样皮疹[5]。出现这种皮损的患者应该进行炎症性肠病的筛查，因为口周、口腔以及生殖器区的肉芽肿性皮损可能与克罗恩病的转移区域的阴唇及生殖器肿胀有关（图 20.15）[6]。

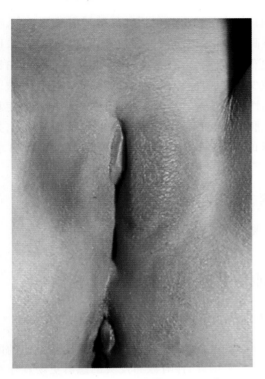

图 20.15 会阴区转移性克罗恩病

川崎病

外阴处红斑及脱屑性皮疹已经被视为川崎病的早期症状,但是也可能是银屑病样反应模式[1]。川崎病也被称为皮肤黏膜淋巴结综合征,是一种累及婴幼儿的急性多系统疾病,病因尚未明确。主要的临床症状包括:①发热超过 5 天;②非化脓性的颈部淋巴结肿大;③结膜感染;④口唇发红、干裂、杨梅舌,以及口咽部黏膜红斑;⑤手足水肿、红斑及脱屑;⑥多形性皮疹。尽管它是一种自限性疾病,但是可能会发生心血管异常,尤其是冠状动脉瘤。这会导致冠状动脉血栓形成、狭窄以及最终导致心肌梗死。早期静脉应用丙种球蛋白以及大剂量的阿司匹林可能预防这些潜在致命的心血管并发症的发生。因此,川崎病的早期诊断是至关重要的。

Friter 和 Luck[7] 通过研究 58 例川崎病发现,39 例(67%)患者表现一种独特的外阴皮疹,通常发生在症状开始的第一周。这种皮疹特征性表现为融合性的、偶伴疼痛的斑疹至斑块,可累及部分或整个外阴部位。红斑之后很快出现脱屑。事实上,作者发现这种类型的皮损比杨梅舌或口腔黏膜红斑出现的频率更高。他们总结得出,这种外阴皮疹可能被误诊为尿布皮炎,它是诊断川崎病非常有价值的早期临床表现,有助于更快速地进行诊断和治疗。

参考文献 20.5

见章末二维码

尿布区肿瘤性疾病

朗格汉斯细胞组织细胞增生症(以前称 Letterer-Siwe 病)

这种急性播散性、潜在致死性的朗格汉斯细胞组织细胞增生症(langerhans cell histiocytosis,LCH)在尿布区也有皮肤表现。尽管这是一种罕见疾病,但是在一些难治性的尿布皮炎中需要考虑本病。这种婴儿型的 LCH 通常发生在出生后第一年,但是 3 岁以下的儿童都可能发生。该疾病初始常常伴有腹股沟皮疹,类似于脂溢性皮炎。但是,婴儿 LCH 的腹股沟皮疹常常更糜烂(图 20.16),并且对局部治疗抵抗。随后婴儿出现耳后糜烂、头皮和躯干鳞屑性皮疹。这些皮疹包括淡黄色至红棕色浸润性丘疹,常常伴有紫癜。皮疹可能出现出血性结痂。也可以出现出血点和表皮萎缩。掌跖部位出现紫癜性结节与疾病预后不良有关。

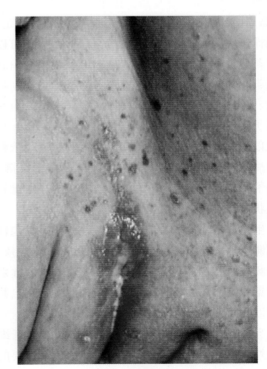

图 20.16 朗格汉斯细胞组织细胞增生症。注意出血性丘疹卫星灶和间擦性皮炎

该疾病系统性表现包括发热、贫血、腹泻、血小板减少症、肝脾大、淋巴结肿大和骨肿瘤。对于疑似病例,需要进行皮肤活检以确诊。

第四篇

尿布区代谢性疾病

肠病性肢端皮炎

肠病性肢端皮炎是另外一种少见的疾病,在一些不典型或尿布皮炎持续存在的病例中需要考虑该疾病。这种疾病是由于锌缺乏所引起的。这种疾病既包括遗传相关的类型又包括获得性短暂性类型。在常染色隐性遗传性肠病性肢端皮炎,胃肠道对锌的吸收能力存在先天缺陷[1],一些患者显示这种缺陷可能是由一种肠道锌/铁转运蛋白,即 SLC39A4(ZIP4)所导致[2],或者存在一种锌转运蛋白缺陷,即 SLC30A2(ZnT2)家族,均可影响锌在受累母亲母乳中的迁移[3]。患儿的典型临床表现出现在中断母乳喂养之后,母乳被认为具有保护性,因为它含有锌配体结合蛋白[4]。获得性短暂性类型是由于营养性锌缺乏所致。该类型累及严重吸收不良的婴儿,如长期接受肠外营养的早产儿[5],或者母乳中锌水平异常低的母乳喂养婴儿[4]。

肠病性肢端皮炎特征性表现为腔口部位和肢端出现水疱大疱性、湿疹样皮疹。在尿布区的皱褶部位、口周、鼻周、眼周以及肢体远端可见鳞屑性、境界清楚的、结痂性斑块。在慢性、未经治疗的病例中,皮损可以发展呈苔藓样和银屑病样外观。常常继发细菌和白念珠菌感染。其他的临床表现包括生长迟缓、畏光、腹泻、脱发、甲沟炎、甲营养不良、烦躁易怒或淡漠。当血浆锌离子水平低于 $50\mu g/mL$(正常值为 $70\sim110\mu g/mL$)时可以证实该诊断。碱性磷酸酶是一种锌离子依赖的金属酶,在肠病性肢端皮炎的慢性患者中也会降低。当给予补充锌治疗后,疾病可以迅速缓解。烦躁和淡漠症状通常在起始治疗的 24h 内消失。

生物素相关的多种羧化酶缺乏症是罕见的隐性遗传代谢紊乱性疾病,婴儿期可表现为腔口部位皮疹,类似于肠病性肢端皮炎。类似地,念珠菌引起的继发感染常见。生物素缺乏的其他表现包括脱发、癫痫、共济失调以及间歇性代谢性酸中毒。

当看到肠病性肢端皮炎样的皮损时,囊性纤维化是另外一种需要想到的疾病。囊性纤维化最主要的临床特征是慢性肺部疾病、胰腺外分泌功能不全伴吸收不良、生长迟缓以及肝脏疾病。在这种疾病中,分泌的黏液黏度增加,以及汗液中钠离子浓度异常升高。口周皮疹被认为是必需脂肪酸和锌缺乏的表现,后者是由于胃肠吸收不良引起。与肠病性肢端皮炎样表现相

关的其他代谢性疾病包括鸟氨酸转氨酶缺乏[6]、非酮症性高血糖[7]、甲基丙二酸血症[8]、枫糖尿症[9],以及其他有机酸尿症。在这些病例中,若通过低蛋白饮食以减少过多病理性有机酸,可能导致继发性锌缺乏和肠病性肢端皮炎样皮疹。但是,在一些枫糖尿症和肠病性肢端皮炎的患者中,锌离子的水平是正常的,并且皮疹的临床病程可能和血清中异亮氨酸的水平相关[9]。

参考文献 20.6

见章末二维码

其他重要的尿布区疾病

其他水疱大疱性疾病

水痘的斑丘疹、水疱皮损在已有皮肤炎症的区域更为鲜红。因此,伴有尿布皮炎的患者更易在尿布区发生水痘的皮损。

不常见的系统性水疱性疾病可能在穿戴尿布的儿童中的肛门-生殖器区出现皮损。这些疾病包括新生儿单纯疱疹(图 20.17)、手足口病、儿童慢性大疱性皮肤病、大疱型肥大细胞增多症、色素失禁症、表皮松解性角化过度以及大疱性表皮松解症。疾病的诊断是基于皮损的形态学、尿布区以外的皮疹分布以及其他诊断标准。

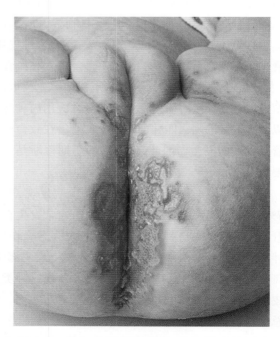

图 20.17　单纯疱疹病毒感染。资料来源:Courtesy of Professor Arnold Oranje.

虐待儿童

如果臀部皮肤出现红斑和"浸泡样"的水疱[1],尤其是足外侧皮肤受累时,必须考虑到可能是由监护人将孩子放到滚烫的热水中虐待造成的。这种烫伤的皮肤通常界限清楚,累及臀部的凸出部位,不累及肛周区域。应详尽询问病史,除外儿童偶然摄入烈性泻药的原因,这也会出现与儿童浸泡损伤类似的临床表现,并可能导致肛周糜烂性红斑[2-3]。

（苗朝阳　译,王珊　肖媛媛　梁源　校）

参考文献 20.7

见章末二维码

第21章　青春期脂溢性皮炎

Roselyn Kellen, Nanette Silverberg

摘要

　　脂溢性皮炎是一种常见的炎症性皮肤病,经常发生于0~3月龄的婴儿,也见于青春期的儿童。该疾病偶尔也发生于婴幼儿和学龄期儿童。病理生理机制尚未清楚,可能由于个体易感倾向、皮肤马拉色菌,以及对酵母菌的炎症反应等综合因素所引起。体格检查显示轻度的红色斑片,伴有黄白色、油腻性鳞屑,特征性地累及皮脂溢出部位,例如头皮、眉毛和鼻唇沟。本病预后良好,治疗方法包括抗真菌药物、抗炎药物以及角质松解剂。

要点

- 儿童脂溢性皮炎临床有两个发病高峰:婴儿期和青春期。
- 目前有充分的证据表明马拉色菌参与本病的发生。
- 也有个体倾向于炎症反应。
- 头皮、耳朵、眉毛以及鼻唇沟是最常受累的部位,并且表现为红色斑片伴有黄白色油腻性鳞屑。
- 治疗方面需要应用抗真菌、抗炎以及角质松解剂等药物。
- 预后良好,但是炎症性症状可能为慢性,需要持续或间断干预治疗。

引言和历史　脂溢性皮炎(seborrihoeic dermatitis, SD)(俗称:头皮屑或摇篮帽)是一种由马拉色酵母菌(Malassezia yeast)引起的慢性炎症性疾病,该微生物是一种共生的真核生物,存在于毛囊皮脂腺浅表部位的正常皮肤菌群中[1]。有关酵母菌和皮肤疾病的关系要追溯到19世纪,在花斑癣(花斑糠疹)的皮肤鳞屑中发现酵母细胞和菌丝[2],由此认为马拉色菌和头皮屑相关[3-4]。

在20世纪初,Sabouraud将糠秕马拉色菌(Malassezia furfur)和马拉色糠秕孢子菌(Pityrosporum malassezii)分离为不同的属,前者形成菌丝,后者不形成菌丝,并存在于SD患者的头皮屑和鳞屑中[5]。随后,马拉色糠秕孢子菌重新命名为卵圆形糠秕孢子菌(Pityrosporum ovale)[6],后被证实和圆形糠秕孢子菌(Pityrosporum orbiculare)相同[7]。对于SD普遍有效的治疗方案是抗真菌治疗,在1984年,卵圆形糠秕孢子菌被指出是SD的病原体[8-9]。马拉色菌属包括14个种,大多数为亲脂性的[1]。尽管存在地理差异[22],和SD最相关的种类仍为球形马拉色菌[10-17]和限制性马拉色菌[18-21]。

关注SD对生活质量的不利影响很重要。在婴儿期,SD可能累及全身,并伴有瘙痒,如果症状严重,可干扰睡眠和日常活动。儿童和青少年可因此遭受社会歧视,并有自卑感。反过来,所有的这些因素给他们的看护者造成很大压力。由于皮炎无法治愈,因此必须制订一个治疗计划,用以控制疾病并及时地处理突发事件。

流行病学　SD是一种比较常见的皮肤病,整体人群的发病率约为11.6%(男性比女性更易患病),美国发病率为3%~5%[23-24]。本病在儿童期有两个高峰期:出生后前3个月(被称为婴儿SD或摇篮帽)以及青春期皮脂腺功能逐渐活跃时期[1]。

婴儿期SD具有自限性,到1岁时可自愈[25],与之相比,青春期SD更倾向于慢性病程[26]。澳大利亚的一项研究,纳入1000例年龄≤5岁的儿童,结果发现,男孩和女孩SD的发病率分别为10.4%和9.5%[27]。在出生后前3个月的发病率最高,在1岁后发病率迅速降低[27]。在这些病例中,72%为极轻-轻度患者[27]。Berk和Scheinfeld报道多达70%的婴儿在出生后前3个月内患有SD[23]。

除了儿童期这两个发病高峰之外,学龄期儿童以及皮脂分泌降低的30~40岁成年人中也频繁出现SD[1,28-30]。在帕金森病、脑神经麻痹[31]和药物诱导的帕金森症[32],以及服用癸酸氟哌啶醇、锂、丁螺环酮和氯丙嗪等药物的患者中SD更加常见,由此可疑存在神经源性因素[33]。SD是人类免疫缺陷病毒(human immunodeficiency virus, HIV)感染患者最常见的皮肤病之一,发病率高达85%[31],常常为重度的,尤其是在CD4细胞计数降低的患者中[34]。SD也与抑郁、急性创伤性脊髓损伤[35-36]、家族性淀粉样多发性神经病[37]以及伴有唐氏综合征[38]和 Leiner 表型的儿童有关[39]。

发病机制　马拉色菌在 SD 发病中的作用尚存在争议；正如 Gupta 等回顾性分析发现，皮损处及非皮损处酵母菌数量的对比研究数据是矛盾的[36]。然而，抗真菌治疗的有效性有力地证明了酵母菌在发病环节中发挥的核心作用[40]。尽管正常皮肤菌群中已发现共生的酵母菌，那么为什么只有特定人群发生该疾病？可能有多种因素参与 SD：马拉色酵母菌的存在、皮脂分泌、炎症的作用以及个体易感性，这些机制都不是相互独立的[41]。

　　SD 的临床表现可能是对酵母菌的一种炎症反应[1]。正如 Gaitanis 等人回顾性分析发现，马拉色菌酵母细胞与角质形成细胞[42]、免疫细胞（包括树突状细胞、巨噬细胞、嗜酸性粒细胞和中性粒细胞）相互作用，影响细胞因子、趋化因子以及黏附分子的表达水平[1]。马拉色菌脂膜的存在与否与 IL-1α、IL-6、IL-8 和 IL-10 表达水平的高低有关[43]。与健康志愿者相比，SD 患者的皮肤活检结果发现 CD4、人类白细胞抗原（human leucocyte antigen，HLA）-DR、自然杀伤细胞（natural killer，NK）1、CD16 以及 CD54（ICAM-1）细胞标志分子水平表达更高[8]。C1q、IL-1α、IL-1β、TNF-α、IFN-γ、IL-2、IL-4、IL-6、IL-10 和 IL-12 的表达水平也有相同的结果[8]。此外，不同种类的马拉色菌可以刺激不同炎症因子的产生，这可以解释存在多种马拉色菌相关皮肤病的临床表现[1,42]。此外，特定的种类可能存在于特定的身体部位[44]。

　　尽管与夏季相比，秋季面部的皮脂分泌量较低，但是秋季和冬季经常会出现皮损，这表明日光可能是有益的[36,45]。有趣的是，马拉色菌产生的糠秕菊酯可以起到过滤紫外线的作用[46]。汗液中的营养素如氨基酸也可能发挥作用，一项研究表明添加甘氨酸可以刺激马拉色菌的生长[47]。毒力因子可能是磷脂酶的产物，后者是一种已知的白念珠菌的毒力因子[48]，破坏表皮脂质因而破坏表皮的屏障保护功能[1]。其他因素可能有情绪压力、睡眠不足以及营养缺乏[33]。DeAngelis 等发现真菌的代谢产物如皮脂中甘油三酯释放的游离脂肪酸可以诱发头皮脱屑的临床表现[41]。他们发现一种称为油酸的马拉色菌代谢产物，可以诱导和头皮屑类似的鳞屑产生，但是仅仅发生在已有头皮屑的患者中[41]。作者将这种现象归因于屏障渗透功能的缺陷，这是个体易感性在疾病形成中发挥的作用[41]。进一步的研究可以帮助我们了解为何特定的菌种具有致病性和毒性，毒力因子是什么，以及阐明皮肤中炎症形成的机制[1]。

临床特征　本病的命名实际上是用词不当，因为皮脂溢出或皮脂腺皮脂分泌增加不是脂溢性皮炎的特征[49]。相反地，更合适的名称是"皮脂腺区皮炎"[49]。由于大多数马拉色菌的生长依赖脂质[50]，它们更倾向于分布在皮脂溢出部位[1,36]。

　　典型的临床表现为对称的、境界不清的红色斑片，伴有白色至黄色油腻性鳞屑[23]，但是通常认为红斑和鳞屑的程度是不同的[36]。头皮屑是一种轻度 SD 的临床表现形式，其特征是干燥性鳞屑（图 21.1）局限分布于仅有轻微炎症反应或无炎症反应的头皮[1]。青少年患者可能伴有轻度瘙痒，儿童患者常伴有颈后淋巴结肿大，尽管其并不是 SD 的特异性表现，应该筛查头颈部活动性感染，例如头癣和/或上呼吸道感染[28]。

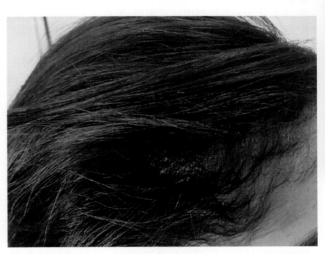

图 21.1　青春期女性头皮脂溢性皮炎，与雄激素性脱发和多囊卵巢相关

　　青少年最常受累的部位为头皮、外耳、眼睑、眉部、胡须区、鼻唇沟以及耳后皱褶部位，偶尔发生于项背和颈部，表现为斑片或斑块，比成人的皮损薄[26]。胸部的中上部以及背部偶有受累，很少累及腋窝、乳房下以及腹股沟的皱褶部位[26]。在深肤色的患者，尤其是非洲裔美国人，可能表现类似花瓣样的脂溢性皮炎，表现为色素减退，可以集中分布在面颊和前额区。这种表现可类似白色糠疹、白癜风以及蕈样肉芽肿，但是，通常分布于皮脂溢出区，具有典型的组织学改变（图 21.2）。

　　临床医生应当注意有几种疾病可以和 SD 同时发生。马拉色菌毛囊炎特征性地表现为背部、胸部和上臂红色丘疹，少数情况下可出现脓疱，可伴瘙痒或无自觉症状[51-52]。活检结果表现为毛囊中大量酵母菌生长，但是伴有淋巴细胞、组织细胞以及中性粒细胞的炎症浸润[51]。和 SD 类似，马拉色菌毛囊炎的治疗采用局部抗真菌治疗，对于重度或难治性病例，需要系统药

第四篇

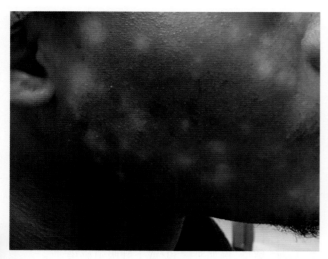

图21.2 非洲裔美国人伴有圆形色素减退性脂溢性皮炎,有时因为一些病例中呈花瓣样,被称为花瓣样脂溢性皮炎。所有病例的治疗类似,但是色素需要数月才能恢复

物治疗[51-52]。除了毛囊炎以外,患者可能伴有眼睑炎导致睑板腺阻塞和脓肿、外耳道炎以及伴发寻常痤疮[33]。还应当检查患者有无继发感染的指征,最常见的是金黄色葡萄球菌感染。

鉴别诊断   同时具有脂溢性皮炎和银屑病共同特征的患者被称为脂溢性银屑病,诊断困难[1]。重度 SD 也可以表现为较厚鳞屑的红色斑块[31]。因此,临床医生需要寻找皮肤以外的银屑病征象,例如指甲顶针状凹陷或者其他指甲损害,以及是否伴有关节病变。黄色油腻性鳞屑更倾向于 SD,而境界清楚、覆银白色鳞屑的红色斑块则更符合银屑病的表现。皮损的分布对于鉴别诊断也是有帮助的,银屑病好发于肢体伸侧。

特应性皮炎很难和 SD 辨别,尤其是发生在婴儿期,两种疾病常常共同发生,可能存在相关性[53-55]。文献报道婴儿脂溢性皮炎(infantile seborrhoeic dermatitis,ISD)在 4 个月后发展为特应性皮炎[55]。这种重叠现象在青少年和成人也可以发生。这两种疾病的鉴别以临床为主:一方面可以考虑患者的年龄、有无瘙痒症状、渗出和渗液、对局部药物的反应、家族史以及皮损的分布[55]。在特应性皮炎中,皮损瘙痒、弥漫,可累及面部、躯干和婴儿伸侧部位和儿童的屈侧部位[53]。另一方面,皮损累及腋窝和颈前更加提示 ISD[55]。慢性特应性皮炎可以导致皮肤苔藓样变伴皮肤色素改变[53]。特应性皮炎的患儿常常父母中或兄弟姐妹中有特应性疾病,包括哮喘和过敏性鼻炎[53,55]。他们可能存在高水平的 IgE 和嗜酸性粒细胞增多[53]。有趣的是,马拉色菌可能在特应性皮炎中发挥作用,尤其是颈部和头部皮损;与有特应性体质,但无头颈部炎症的患者相

比,前者更有可能具有马拉色菌特异性 IgE[56-57]。

Williams 等开展了一项横断面研究,纳入了 300 例儿童以明确头皮鳞屑最常见的原因[28]。总体而言,最常见的病因是脂溢性皮炎(54.5%)、特发性的(30.3%)以及特应性皮炎(24.2%)。<2 岁的儿童最常见的诊断是脂溢性皮炎和特应性皮炎。对于 2~10 岁的儿童,最常见的病因是特发性的、脂溢性皮炎和特应性皮炎/湿疹。尽管头癣在青春期发病率开始降低,但它也是一种需要鉴别诊断关注的疾病。KOH 溶解患者皮损的鳞屑可以看到菌丝(然而假菌丝提示白念珠菌)[23,58-59]。一个回顾性的图表总结了城市儿童头皮角化过度和/或脱发的原因[58],该研究明确记录了 164 例年龄在 0~17 岁的儿童,其中 75 例为非洲裔美国人、56 例为西班牙人/拉丁美洲人。头皮角化过度的儿童中 60% 为头癣。在患有头皮角化过度和脱发的儿童中,82.1% 患有头癣。有趣的是,另一项横断面研究发现,头皮鳞屑伴头颈部淋巴结肿大的儿童中仅有 10.5% 头癣,大多数为白种人[28]。3% 患者真菌培养为阳性,所有培养的真菌种类属于断发毛癣菌,并且所有的都来自非洲裔患者。

一个回顾性图表总结了有色人种患者的治疗效果,60.6% 的患者来自非洲裔美国人,28.2% 为西班牙人[59]。80 例(来自 84 例确诊的头癣病例)采用灰黄霉素混悬液和/或压碎的药片治疗的患者中,有 61 例患者治愈,19 例治疗失败,治疗失败的患者中有 15 例患者经氟康唑混悬液、特比萘芬滴剂或口服伊曲康唑治疗后痊愈。

面中部红斑可能被误诊为玫瑰痤疮、系统性红斑狼疮或盘状红斑狼疮[23]。鉴别诊断还包括药疹、接触性皮炎、红癣以及一些较少见的疾病如皮肌炎、皮肤淋巴瘤、朗格汉斯细胞组织细胞增生症和维生素 B 或锌缺乏症[23,33]。

色素减退性脂溢性皮炎可以模仿蕈样肉芽肿、白色糠疹以及白癜风。

SD 患儿可以表现为广泛的湿疹样皮疹,类似于 Wiskott-Aldrich 综合征的皮肤表现,但是缺乏紫癜、瘀点以及其他系统症状[23]。对于疾病初始即出现皮损迅速播散的成人患者,应当检测 HIV[23]。

组织病理学   SD 特征性改变在角质层,可见于整个头皮,即使在没有鳞屑的部位[60]。病理改变包括角化不全、角质细胞内存在脂质、细胞间桥粒数目减少以及细胞内过量的杂乱无序的脂质成分[60]。

除非怀疑有朗格汉斯细胞组织细胞增生症等疾病,否则很少进行活检,病理表现包括毛囊口附近鳞屑中有中性粒细胞浸润[33]。获得性免疫缺陷综合征

（AIDS）诱导的 SD 患者可出现角化不全、角质形成细胞坏死及真皮浆细胞浸润[33]。特殊染色可用于鉴别与角质形成细胞相关的酵母细胞[33]。菌丝是皮肤真菌病的一个标志,被称为"肉丸和意大利面"的短菌丝和孢子,SD 与花斑癣是一致的[33]。

治疗和预防　如框图 21.1 所示,对于青少年和成人脂溢性皮炎有许多治疗选择,从局部到系统用药,可以分为四类:抗真菌药（唑类、二硫化硒）、抗炎症药物（外用糖皮质激素、外用钙调磷酸酶抑制剂）、角质、松解剂（水杨酸、尿素、乳酸铵）以及其他药物（焦油、茶树油）[23,40]。表 21.1 列出了经 FDA 批准可以用于儿童的治疗方法[26]。尽管许多治疗可用于儿童,在这里仅对两类药物进行总结。

框图 21.1　用于治疗青春期或成人脂溢性皮炎的不同种类的药物

抗真菌药	抗炎症药物	角质松解剂	其他
唑类	糖皮质激素	水杨酸	茶树油
特比萘芬	他克莫司	煤焦油	天然蜂蜜
环吡酮胺	吡美莫司	尿素	激素疗法抑制雄激素
吡硫翁锌	非甾体类乳膏	乳酸铵	琉璃苣油
二硫化硒		更多频繁清洗	
磺胺醋酰			

资料来源:Adapted from Poindexter et al. 2009[26].

表 21.1　FDA 批准用于儿童脂溢性皮炎的治疗方法

治疗	品牌名称	使用频次	适用年龄
0.77% 环吡酮胺凝胶	Loprox®	2 次/d,治疗 4 周	≥16 岁
1% 环吡酮胺洗发水		2 次/周,治疗 4 周	≥16 岁
2% 酮康唑泡沫	Exina®	2 次/d,治疗 4 周	≥12 岁
2% 酮康唑凝胶	Xelogel®	1 次/d,治疗 2 周	≥12 岁
1% 或 2.5% 二硫化硒洗发水	Selsun	2 次/周,治疗 2 周	≥2 岁
10% 的磺胺醋酰乳液、乳膏、凝胶、洗液、泡沫	Carmol Scalp Treatment®,Klaron®,Ovace®	1 次/d,治疗 8~10 天	≥12 岁
10%/5% 的磺胺醋酰/硫黄洗液、乳膏或凝胶	Plexion®,Rosac®,Rosula®	1 次/d 或 2 次/d	≥12 岁

几种药物通过多种机制发挥作用,使青少年对这些药物的依从性好。酮康唑具有抗细菌、抗炎症、抑制皮脂以及抗增殖的作用[61]。焦油具有抗炎和角质剥脱作用,可以添加至洗发剂或外用制剂中[62]。硫黄具有抗真菌、抗细菌和角质松解作用,可以和磺胺醋酸钠或水杨酸联合使用[63]。

治疗 SD 最常用的药物是抗真菌药,包括外用和系统用药两种形式,包含两类:咪唑类（如酮康唑、益康唑、克霉唑、咪康唑）和三唑类（氟康唑）[40]。唑类药物可以抑制真菌 P450 酶的活性,因此阻断由羊毛甾醇形成麦角固醇,后者是细胞膜合成所必需的[40]。最终结果导致真菌生长受抑制,许多抗真菌药物也被证明具有抗炎特性[24,40]。酮康唑是研究最清楚、使用最频繁的药物之一。目前 2% 酮康唑凝胶批准用于 12 岁及以上脂溢性皮炎患儿[64]。一项双盲实验招募了 459 例>12 岁的中重度脂溢性皮炎患者,采用凝胶治疗,每天一次,治疗 14 天[64]。凝胶治疗组有效率为 25.3%,安慰剂组有效率为 13.9%[64]。总体来说,在实施的三项试验中,7% 的患者出现至少一项不良事件,其中最常见的是应用药物后的烧灼感（占 4%）[64]。

一项大型、双盲、安慰剂对照研究,对比分析了 575 例成人 SD 患者应用 2% 酮康唑洗发水和安慰剂治疗效果[65]。结果表明,与安慰剂相比,局部应用 2% 酮康唑洗发水能更有效地清洁头皮、去除头皮屑,并且耐受性良好。其中 312 例患者继续应用洗发水作为预防性药物使用 6 个月,与安慰剂组相比（47%）,治疗组的复发率更低（19%）[65]。儿童人群中的安全性数据更加有限,很多数据来自药物在其他儿童疾病中的应用。16 例非洲裔头癣患儿（年龄 3~6 岁）使用 2% 酮康唑洗发水治疗,没有患者或父母报告出现不良反应[66]。在一项回顾性分析中,评估头癣高风险儿童（年龄 1~21 岁）采用 2% 酮康唑洗发水作为预防用药治疗,没有发现重大的安全问题[67]。Wannanukul 等对比了 2% 酮康唑乳膏和 1% 氢化可的松乳膏对婴儿脂溢性皮炎的治疗效果[68]。两种治疗效果相当，而且应用酮康唑没有发现重大安全问题。值得注意的是，因为具有潜在的系统吸收，故不推荐含有角质松解剂（如吡硫翁锌、水杨酸）的洗发水应用于婴儿[69]。

其他已经用于成人的局部治疗包括氟曲唑凝胶[70]、克霉唑外用制剂、咪康唑外用制剂[71]、2% 舍他康唑乳膏[72]、联苯苄唑洗发水[73]、环吡酮胺洗发水[74]、吡硫翁锌（也具有角质软化作用）[33]以及二硫化硒。但是在儿童和婴儿中缺乏安全性数据来支持这些治疗。一项随机、双盲研究使用灰黄霉素分别联合 1% 二硫化硒洗剂和 1% 环吡酮胺洗剂治疗儿童（1～11 岁）头癣[75]，没有重大的安全问题发生，也没有因不良反应而停止治疗的病例。一项随机试验分别采用 1% 和 2.5% 二硫化硒洗剂治疗儿童（1～15 岁）头癣，没有重大安全问题的报道[76]。一项小规模二期临床研究纳入 21 例患者（年龄为 3 月龄～9 岁），结果发现 1% 环吡酮胺乳膏对于皮肤真菌病治疗有效，也具有很好的安全性：仅有一个不良反应报道认为与治疗相关，即刺激性皮炎[77]。1996 年，Zeharia 等人报道了采用联苯苄唑洗剂治疗 36 例头皮脂溢性皮炎的结果评估，患者年龄是 1 月龄～10 岁[73]。97% 的患者病情改善，70.6% 的患者完全缓解。尽管报道称 2 例患者应用洗剂时出现眼睛烧灼感，一例患者出现短暂性泛发性皮疹（几个小时后缓解），但没有重大的副作用报道。Van Esso 等发现 2% 舍他康唑乳膏治疗 16 例（年龄 2～16 岁）儿童皮肤真菌病耐受性良好，没有观察到局部和系统的不良反应[78]。

抗炎药物包括外用糖皮质激素和非甾体类乳膏。糖皮质激素有不同效能和不同剂型，例如软膏、乳膏、乳液、溶液、洗剂、凝胶以及泡沫[26,33]。尽管为超说明书使用，但外用钙调磷酸酶抑制剂——他克莫司[79]和吡美莫司已经用于成人 SD 的治疗，尤其是面部的 SD[33]，对于有色人种患者面中部花瓣样脂溢性皮炎的治疗尤其有效。副作用包括局部瘙痒和烧灼感[79-80]。超说明书使用前应当根据 FDA 发布对钙调磷酸酶抑制剂外用制剂的黑框警告进行权衡，该警告涉及增加恶性肿瘤的危险因素，因此年龄限制在 2 岁以上使用[81]。

在一项双盲、安慰剂对照的研究中，一种名为 Promiseb® 的非甾体抗炎乳膏用于 42 例乳痂患儿的治疗，显示具有良好的耐受性，治疗组未见任何不良反应[69]。

角质松解剂可以帮助去除鳞屑，提高其他局部药物的吸收，例如外用糖皮质激素[26]。水杨酸是最常用

的药物，可以作为洗剂或作为局部用药的成分之一[26]。联合应用角质软化剂和糖皮质激素治疗 SD 是非常有效的[36]。焦油的作用早在 19 世纪就被认识到[82]，它可以用于许多疾病的治疗，可以单独应用和/或其他外用药成分混合应用[31]。但是，当考虑到它的安全性时，尤其是可能和鳞状细胞癌相关[83]以及其产生对皮肤的刺激等副作用[23]，其使用受到限制。但是，这些药物通常用于重度病例以及具有较厚鳞屑的青少年或成人患者。

最后一类药物除外上述三种机制以外的其他药物。这些药物包括 MASO4D（Sebclair®）（一种非甾体类的草本乳膏，对于治疗轻中度面部 SD 有效[84]），天然蜂蜜[85]、5% 茶树油（白千层）去屑洗发水[86]、含有 24% γ-亚麻油酸的琉璃苣油[87]、葡萄糖酸锂软膏[88]以及局部使用甲硝唑，但疗效报道存在矛盾[89-90]。然而，这些疗法没有在儿童群体中得到广泛的研究。一项研究采用琉璃苣油治疗 48 例 ISD 患儿，该治疗是基于 ISD 和一种酶的功能受损有关，这种酶使亚油酸脱饱和形成琉璃苣油中的一种物质[87]；所有的儿童在经过每天 2 次、持续 10～12 天琉璃苣油外敷治疗后，均达到治愈；此后，坚持每周 2～3 次，预防性油敷治疗维持 6～7 个月，也均未出现复发；最重要的是，没有副作用发生。肉桂酸抑制卵圆形马拉色菌生长的体外数据是有限的[91]。有趣的是，尽管外用油（例如橄榄油）可能不会对身体造成损害，但 Siegfried 和 Glenn 指出，不建议儿童使用油治疗，因为饱和脂肪酸可能使马拉色菌过度生长，过多的非饱和脂肪酸可诱发炎症和脱屑[92]。

通常采用药用洗发水治疗头皮屑，如 1% 或 2% 酮康唑（≥12 岁）、环吡酮胺洗剂（≥16 岁）以及 2.5% 的二硫化硒洗剂（≥2 岁）[26,36]。有趣的是，临床症状改善和头皮酵母菌水平降低有关，但是，微生物的绝对数量和疾病的严重程度不相关[36,93]。根据一项研究报道，采用吡硫翁锌洗剂治疗可以纠正角质层的组织学异常[60]。

对于难治性重度青少年患者，少数情况下会用到异维 A 酸，其可以抑制皮脂腺分泌活性[31]。当然，最关键的是要注意这种药具有致畸性、皮肤黏膜相关副作用（脱发、干燥、唇炎、结膜炎、尿道炎）以及其他系统性副作用[31]。对于雄激素水平过高的女性，消除潜在的内分泌疾病可以降低脂溢性皮炎的严重程度。

预防策略包括充分的卫生措施（如增加清洗次数）和清洗高风险区、去除多余的油脂[31]。日光可能改善 SD，但是要警惕过多的日光暴露[31]。正如前面所讲述的，应用 2% 酮康唑洗发水可以减少疾病复发[65]。也

有证据表明每月 2 次应用 2% 咪康唑可以预防疾病复发[94]。

总结　脂溢性皮炎是一种良性的、自限性皮肤病,发生于头皮和皮脂溢出部位。婴儿和青少年是两个发病高峰。各种外用药物包括抗真菌药可被用来改善慢性病程的临床表现。

（苗朝阳　译,王珊　肖媛媛　梁源　校）

参考文献

见章末二维码

第四篇

第 22 章　刺激性接触性皮炎

David Luk

第四篇

摘要

刺激性接触性皮炎(irritant contact dermatitis,ICD)常见,但是在儿童人群中研究较少。它是一种非特异性、局限性炎症性皮肤病,是由于皮肤单次或反复接触刺激物引起。这些刺激物的接触是儿童发育阶段特有的,从新生儿到青少年均可发生。ICD 的临床表现变化很大,可分为急性、亚急性和慢性等。大多数 ICD 为累积性的 ICD,接触一种或多种化学刺激物会持续数周到数月,面部、手、足以及会阴部是最常受累部位。引起 ICD 的刺激物有很多,包括生物性物质、家庭用品、药物、护肤品、业余爱好或娱乐相关的设施、食物、物理刺激物甚至个人电子产品。遗传和环境因素可能共同参与 ICD 的发生。

ICD 主要是根据详细的病史、阴性或不相关的斑贴试验、刺激物的暴露史以及典型病程进行排除诊断。许多疾病需要和 ICD 进行鉴别,其中 ICD 与变应性接触性皮炎的临床鉴别较困难。停止和避免接触刺激物是 ICD 主要的治疗方法。短期外用糖皮质激素通常是有效的,但可能需要监测并发症。

要点

- 刺激性接触性皮炎(irritant contact dermatitis,ICD)常见于儿童。
- 当刺激物的刺激性足够强且暴露时间足够长,任何儿童都可能发生 ICD。
- 接触刺激物与儿童的年龄以及生长环境有关。
- 刺激物对皮肤造成直接损伤,导致非特异性的炎症反应。
- ICD 发生在暴露于刺激物的皮肤区域,斑贴试验阴性也能支持临床诊断。
- 避免接触刺激物和皮肤防护仍然是主要的治疗手段。

引言　接触性皮炎在儿童中是常见的,一种认识不足、负担沉重的儿科疾病,会导致严重的健康和经济负担[1]。它通常分为刺激性和变应性两种类型[2]。与变应性接触性皮炎(allergic contact dermatitis,ACD)和变应性接触性荨麻疹相比,刺激性接触性皮炎(ICD)更加常见,且潜在的严重后果更少[3-4]。

引起儿童 ICD 的情况不同于成人 ICD。成人 ICD 往往是职业性的或与家务劳动相关[5]。另一方面,据报道,从新生儿重症监护室的极早产儿到拥有各种爱好、行为习惯以及局部用药的青少年,都有 ICD 病例。一些接触性刺激物是特定于某个发育阶段的。例如,在婴儿期最常见的 ICD 是尿布疹,当儿童控制大小便后,这种皮损就变得不常见了[2]。其他导致儿童 ICD 的原因还包括流口水(见于婴幼儿、脑瘫患儿)、过度洗浴或泡沫浴[1,6]。但是,尽管成人 ICD 的研究较多,但是关于儿童 ICD 的大规模研究却很少。

定义　ICD 是一种非特异性、局部炎症性皮肤病,是由于皮肤单次或反复接触环境中化学、物理或生物性物质(刺激物)引起,这些物质对皮肤细胞产生直接毒性损伤[2,7-9]。没有特定的抗原介导的免疫应答[1],充分接触刺激物后形成非免疫性的应答反应。尽管某些因素如已经存在的皮炎(特应性皮炎)、环境因素或物理创伤可能促进疾病的发生,但是每个人暴露于相同的刺激物时,均有可能发生相同的反应[2]。

ICD 不同于 ACD,后者是一种炎症性皮肤病,是由于对半抗原形成特异性细胞介导(Ⅳ型)的超敏反应引起,致敏阶段及随后的激发阶段导致易感人群的皮肤损害[2]。它也不同于日光性皮炎,后者常见于光暴露部位。

流行病学
年龄

接触性皮炎在儿童非常常见。它占儿童皮炎类疾病的很大一部分[1],约 20%[6]。尽管确切的比例尚不清楚,但是 ICD 是接触性皮炎中最常见的类型,约占 80%[1,2,10]。ICD 的易感性与年龄呈反比[11-12],并且在年龄较小的儿童,皮肤刺激的阈值更低[7]。8 岁以下的儿童更易受到刺激,而超过 8 岁时,皮肤反应则变得正常[11]。ICD 可能在新生儿或婴儿期发生,由于该时期皮肤较薄,体表面积与体重的比值更高,物质经皮吸收更多[2],微循环能力更强,有助于炎症部位招募炎症细胞[7,11]。虽然 ICD 从出生就可能发生,但是 ACD 通常在2~3岁才开始出现(有时甚至早至6个月),这是因为患者逐渐接触致敏物,出生后前2年内细胞免疫介导的免疫系统尚不成熟[2]。

性别

关于ICD性别差异性研究尚无确定的结论[11,13]。目前关于ICD发病的性别差异数据是矛盾的[11,14]。

种族

关于成人皮肤刺激反应的种族差异性研究很少[15-16],研究显示亚洲人比白种人皮肤反应性更高[14]。

遗传因素

遗传因素在慢性ICD中发挥明确作用[7,17]。已证实特应性皮炎患者更易发生ICD[18],特应性疾病使成人ICD发生风险增加至少1倍[19]。研究发现,丝聚蛋白多态性功能缺失与慢性ICD易感性增加相关[17]。研究显示,存在刺激易感性的非特异性基因标志物,即正常个体中TNF-α的多态性[20]。

发病机制　由于ICD不能对刺激物的抗原产生特异性的免疫应答,因此以往认为ICD的发病机制是非免疫性的。众所周知,促炎细胞因子和固有免疫系统在其发病过程中发挥重要作用[21]。在ICD中,化学或物理刺激导致固有免疫应答的级联反应:①皮肤屏障受损;②对角质形成细胞的直接毒性反应;③细胞因子风暴的诱导作用;④临床炎症反应[7,12,22-23]。在这个过程中,角质形成细胞发挥重要作用,它们释放细胞因子破坏皮肤屏障,上调其主要组织相容性Ⅱ类抗原的表达以及上调细胞黏附分子的表达[24]。促炎细胞因子白介素-1α、白介素-1β和TNF-α表达上调[25]。趋化因子CCL21的表达也上调,它由真皮淋巴管内皮细胞所产生[26]。这些介质促使幼稚T淋巴细胞迁移,导致皮肤炎症反应[23]。有趣的是,在ACD中发现许多相同的细胞因子,在ICD中也可以检测到[12]。事实上,Smith等报道称ICD可能促进或增强ACD,因为这些介质中的一部分在ICD和ACD中都发挥作用[27-28]。

临床特征　ICD临床表现高度多变,取决于多种因素,包括刺激物的性质和固有特征,特定个体相关变量和环境相关变量[7]。已经发现ICD的10种临床类型,可分为急性、延迟性急性和缓慢发展型[21,29]。

ICD的临床类型

急性ICD

急性ICD是由于皮肤暴露于潜在刺激物或腐蚀性化学物质(如酸性或碱性溶液)而引起的[21],起始症状发生于暴露后的数分钟至数小时[7,18]。可能即刻出现烧灼感、瘙痒或刺痛[21]。通常发生在一个私人的环境,

例如不恰当地使用消毒液[5]。当出现红斑、水肿、水疱并快速进展为坏死和溃疡时,很难区分刺激性接触性皮炎和化学烧伤[30](表22.1)。

表22.1　ICD的临床严重程度

等级	严重程度	征象
1级	轻度	红斑
2级	中度	红斑、水肿、小水疱
3级	重度	水疱、大疱
4级	极重度	真表皮坏死、溃疡

延迟性急性ICD

延迟性急性ICD可能发生于急性暴露于化学物质如蒽林(地蒽酚)、苯扎氯铵以及氢氟酸等化学物质后的8~24h[31]。与外科暴露相关的接触性皮炎也以症状和体征延迟发生为特征[32]。另外,延迟性急性ICD的症状和体征与急性ICD相似[21]。

缓慢发展型ICD

大多数的ICD是缓慢发展型ICD,由于人体暴露于一种或更多化学刺激物[7,23,33],这些温和的刺激物多次对皮肤进行阈值以下的刺激,并持续作用数周至数月[21](有些定义为6周[34])后引发ICD[18]。在缓慢发展型ICD中,皮肤屏障来不及修复,导致出现相关的瘙痒、疼痛、干燥、红斑以及境界清楚的皮损[21]。慢性暴露易导致苔藓样皮损,而水疱样皮损却少见甚至不出现[6]。

除上述三种主要类型外,其他类型也有报道,包括刺激性反应、主观刺激症状、非红斑性(亚红斑)刺激反应、外伤性皮炎、创伤性刺激性皮炎、脓疱和痤疮样皮炎[21]。

患者特征

年龄

年龄是儿童ICD中一个重要的因素,不同类型ICD往往发生在儿童不同的生长发育阶段,源于儿童暴露于不同的刺激因素。在婴儿早期阶段最常见的ICD类型是尿布疹[2],在第20章中讲述了这一主题。在出生后的前几年中,常见口周皮炎和刺激性唇炎,这是由于接触安抚奶嘴、习惯性咬唇或在出牙期唾液分泌过多等因素所引起[2,35]。口腔分泌物(唾液或食物)的刺激因素经常出现在婴幼儿中[6]。唾液反复干湿循环刺激破坏了表皮屏障,引起口周裂隙(图22.1)[10,36]。幼儿吸吮拇指和手指的习惯常可引起手指ICD(图22.2)[37]。舌舔皮炎在年长儿童中更常见,他们经常舔嘴唇来缓解寒冷、干燥天气对唇部的刺激[6]。在户外活动的儿童可能会通过创伤、化学或毒性机制(空气或直接接触)发生植物性皮炎,日光暴露

会参与或加重疾病（接触性植物日光性皮炎）[2]。青少年发生 ICD 可能由于受到局部痤疮治疗药物、化妆品[23]、文身或染发剂等刺激[38]。在这个年龄段，反复接触业余爱好和日常活动中的设备刺激，可能会导致 ICD。

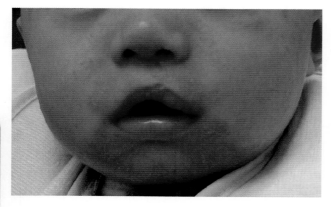

图 22.1　婴儿口周皮炎伴口周裂隙

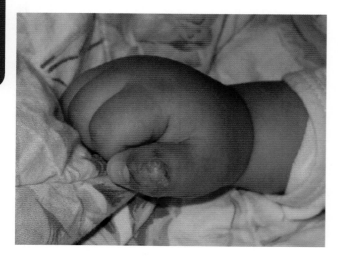

图 22.2　婴儿吸吮拇指引起的 ICD

部位

ICD 的皮损分布存在部位差异性。面部是 ICD 的常见部位，由于该部位表皮相对较薄，皮肤渗透性高[39]，年幼儿童颏部和鼻唇区域经表皮水分丢失有增加的趋势[40-41]。应用牙齿增白剂/氟化物可以导致口周 ICD 加重，在口唇联合处临床表现更重[36]。除了面部，间擦部位及大腿处也是 ICD 的好发部位[22]。儿童手部 ICD 可能与不恰当地使用清洁剂、刺激性肥皂、消毒溶液[1]、护发产品、爱好或活动中接触水（例如洗衣服、烹饪）甚至长时间穿戴防护手套[42]有关。已报道，鞋子制作中使用的化学物质可导致成人足部重度急性 ICD 和 ACD，以及儿童发生接触性荨麻疹[43]。据报道，赤脚的印度人由于持续暴露于水和洗涤剂，会发

生 ICD[44]。

会阴部 ICD 可以发生在任何年龄[6]。不良的卫生习惯，如小便后擦拭不充分、前后反复擦拭或者儿童在无成人看护下洗浴，这些可能导致外阴部 ICD[45]。应用有香味的乳膏或粉、女性卫生喷雾，可导致来自喷雾剂的刺激反应和其所含香料引起的变应性接触性皮炎。泡沫浴是引起儿童 ICD 的常见原因，可引起外阴部位接触性皮炎[6]。

并存的医疗状况

与其他疾病共存的儿童可能有其他引起 ICD 的原因[22]。舔嘴唇在生长发育迟缓的患者中经常出现。这类患者的舌头通常增大，唾液分泌过多。这种习惯包含用舌头舔拭口周区域，用唾液保持局部湿润，这样可能导致口周 ICD[37]。涉及洗手的强迫行为可能导致手部 ICD[46-47]。在重症监护室，危重症患儿由于低灌注导致皮肤屏障功能受损，更易发生 ICD[22]。

病史

儿童可以在他们生活、学习、玩耍所处的室内或室外环境中接触到刺激物[8]，例如他们碰到的植物[48]、卫生用品、衣物、鞋袜、珠宝、化妆品、近期旅行、新产品、药物、草本添加剂、爱好、课外活动以及环境可能会有助于判断。由于 ICD 可能发生于短期暴露或间歇性长期暴露[48]，因此，询问完整的病史是重要的。有时候，刺激物可能不明显，但是也可能存在多种刺激物同时作用[2]。另外，清楚阐述暴露于刺激物的细节（包括暴露时间、持续时间、浓度、化学成分、环境因素、采用的防护措施和接受的后续治疗）会非常有帮助。询问父母或兄弟姐妹的用品也很有用，因为患儿可能会直接或间接暴露于他们的用品[10,49]。此外，还必须考虑 ICD 反应所需要的时间，急性 ICD 发生可以从数分钟到数小时，而缓慢发展型 ICD 需要数周到数月[30]。

家族史、用药史或特应性病史包括特应性皮炎、既往接触性皮炎病史以及并存的一些医疗问题可能是有所帮助的[50]。ICD 患者通常不伴发热或其他系统症状[50]。

体格检查

ICD 急性期通常表现为红斑和水疱形成，慢性期表现为干燥、裂隙和苔藓样变[51]。也有报道可出现湿疹样皮损、红斑鳞屑性皮损[2]、瘙痒性丘疹以及红斑基础上出现脓疱和薄鳞屑等皮损[50]。更严重的病例可出现大疱或坏死，伴随剧烈疼痛，这可能提示一种严重的 ICD 反应（图 22.3）[29,48]。

皮疹局限在某个部位（如手部）或者具有离心性、形状清楚的边界时，要怀疑是否为接触性皮炎（图 22.4）[6]。和接触区域相对应的皮损分布可提供关于病因的诊断信息[6]。

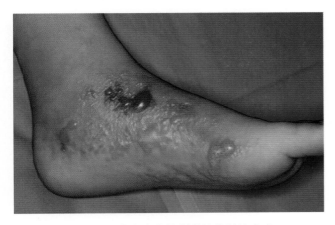

图 22.3 伴有水疱的刺激性接触性皮炎

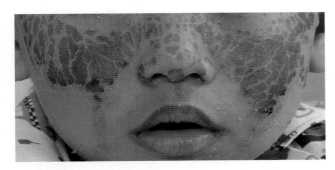

图 22.4 刺激性接触性皮炎边界清楚的皮损

尽管 ICD 的临床表现常常局限在直接接触的部位，但传播媒介可能会将刺激物从最初接触的部位转移到身体的其他部位。有报道称，皮革表带作为一种传播媒介，可使最初接触到的乳胶喷雾剂持续刺激皮肤，引发长达 3 个月的刺激反应[52]。传播媒介引起的继发皮疹可发生于任何部位，但是常常出现在敏感部位如腋窝、眼睛、臀部以及外生殖器[27]。对皮肤进行全面检查有助于识别 ICD 的湿疹化[19]以及伴随的皮肤病，如特应性皮炎、皮肤干燥以及 ICD 的其他鉴别诊断。

除了检查患者本人，对可疑刺激物的检测以及通过回顾相关的照片来了解环境也是有帮助的。

刺激物

当一种物质具有潜在刺激性时，它就可以作为刺激物[5]，事实上，每一种物质在过度暴露时，都可以作为一种刺激物，甚至包括纸和水[5-7,33]。物质的刺激能力受其浓度、pH 值[53-54]、分子量、电离状态以及渗透皮肤的脂溶性[7,22-23,55]等多种因素的影响。接触的性质例如持续时间[7,55]、接触的频率[5]、数量[7]及溶剂[7]可能影响 ICD 的程度。封包（通过手套和衣服）状态可能通过改变 pH 值、经表皮水分丢失、角质层的水合、皮肤

表面的温度以及皮肤的渗透能力增加皮肤炎症的迹象[12]。

环境温度和湿度是导致 ICD 发生的外部因素[12,23]。低温会增加经皮水分丢失和对刺激物的敏感性[56]，但是温热的环境也会造成损害[57]。环境湿度低可能增强皮肤敏感性[23]。由于机械性刺激促进化学刺激[5]，汗液和摩擦[58]的存在可能进一步加重 ICD。

据报道，可引起 ICD 的刺激物有很多，可以分为八类：①生物性物质；②家居用品；③医疗相关的产品；④皮肤护理产品；⑤爱好和娱乐相关的物品；⑥食物；⑦身体刺激因素；⑧其他物品。

生物性物质

体液　儿童自身的体液是一种重要的刺激物来源。唾液（婴幼儿、脑瘫患儿）、尿液、粪便，以及由孔道漏出的体液等都是儿童 ICD 常见的病因[1]。

植物　植物性皮炎可以分为 ICD、ACD、光变应性接触性皮炎以及光毒性反应（植物-日光性皮炎）[59]。ICD 占植物性皮肤病的大多数（图 22.5）[27]。潜在的刺激性植物在我们的环境中普遍存在：住所、花园、工作场所以及娱乐设施[27]。草酸钙、原白头翁素、异硫氰酸盐、菠萝蛋白酶、二萜酯类、生物碱类和萘醌等是一些已知的能引起 ICD 的植物成分[27]。临床表现从由植物毛机械性刺激引起的轻度慢性湿疹样皮炎，到植

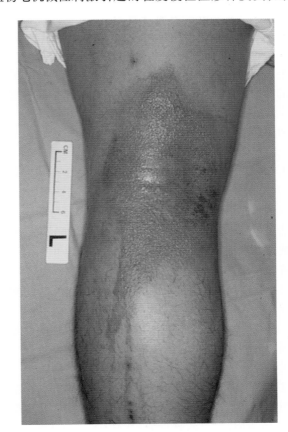

图 22.5 皮损的形态提供重要的临床线索

第四篇

物体液中强效生物碱引起的严重坏死性、急性毒性反应[27]。胡桃酮（绿色核桃外壳的活性成分）是一种强烈的刺激物，据报道，两个儿童在花园中接触绿色核桃外壳后，突然出现局部过度色素沉着以及皮损处烧灼感[60]。大戟科（大戟科家族）也是普遍存在且有毒性的，是全球范围内 ICD 的重要病因[41]。儿童在玩耍的过程中常常无意中触碰到这种植物[41]。大戟科汁液中的活性刺激成分是二萜酯类，这种成分也存在于植物的茎、花瓣、根和叶中，可以引起 ICD 和 ACD[41]。有人指出野生植物，而非温室栽培植物，会导致 ICD[61]。在北美洲，一品红经常放置在家庭中儿童可触及的地方，其鲜红色的树叶也是主要的暴露原因，特别是对那些年龄<2岁的孩子[62]。另一方面，也有报道，儿童在田野玩耍后会出现水疱[48]。

　　昆虫　隐翅虫皮炎（Paederus dermatitis）是急性 ICD 的一种自限性类型，是由于隐翅虫爬行过程中偶尔被打掉或被拍死在皮肤上，释放的毒素引起的[63-64]。身体暴露的部位出现瘙痒、刺痛或灼烧感，伴随线状红斑基础上出现水疱和脓疱[63]。在重度的病例中，隐翅虫毒素可引起皮肤坏死[65]以及全身症状[66]。世界范围内都有季节性暴发的报道，包括非洲、南美、澳大利亚、中东以及亚洲[63-64,66-69]，眶周皮炎以及线状皮损可能提示该诊断[63-64]。

　　来自毛毛虫的局部毒液刺激是另外一种昆虫相关的 ICD[1]。毛毛虫可以通过机械性、化学性或过敏性的方式引起反应[70]。带刺的毛黏附到皮肤和黏膜上，由于机械性刺激以及异物的存在导致临床症状[71]。毛毛虫释放的毒液带有茶碱，可以直接通过非 IgE 介导的介质释放，诱导一种毒性反应[71]。有报道接触毛毛虫后亦可发生 I 型超敏反应[71-72]。

家居用品

　　常见的家居用品例如肥皂和洗涤剂，可导致儿童 ICD。洗涤剂中包含高浓度的刺激性化合物如季铵化合物、苯酚和甲醛[53]。当洗涤剂残留在马桶座上，可引起在大腿后侧及臀部对称分布的 ICD[1]，马桶座皮炎仍然是世界各地儿童的常见疾病（图22.6）[53]。衣服上残留的洗涤剂或织物柔顺剂也可以引起 ICD。

医疗相关的产品

　　据报道，在医院和非医疗机构中，药物、防腐剂和医疗器械可以导致 ICD。

　　药物　在儿童阶段，痤疮外用药物的刺激性是众所周知的，归因于它们内在的作用机制[73]。过氧苯甲酰具有很强的刺激性，主要引起 ICD 而不是 ACD[73-74]。浓度<5%的配方引起的刺激较小，乳膏和洗剂比凝胶制剂耐受性更好。在局部外用视黄酸组中，0.05%~0.1%视黄酸（全反式视黄酸）和 0.05%~0.1%他扎罗汀刺激性最强，而 0.05%异维 A 酸的刺激性较低[73]。

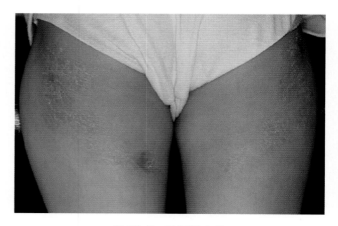

图 22.6　马桶座皮炎

阿达帕林是一种第三代视黄酸药物，浓度为 0.1%时刺激性更小[73]。推荐做好紫外线防护以减少局部应用视黄酸引起的刺激性[73]。另外，2%水杨酸常常引起脱屑和灼烧感[73]，壬二酸常常引起瘙痒、烧灼以及感觉障碍。尽管局部应用抗生素（四环素、红霉素、克林霉素）治疗痤疮的刺激性较小，但是长时间应用可导致抗生素耐药（图22.7）[73]。

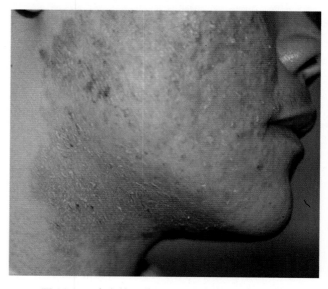

图 22.7　痤疮外用药引起的刺激性接触性皮炎

　　据报道，其他常见皮肤病的外用药物也可以导致 ICD。局部外用钙泊三醇[75]、地蒽酚[76]、焦油[77]治疗银屑病可以导致 ICD 和 ACD[75]。治疗疥疮的药物也具有刺激性，包括林旦、1% γ-六氯化苯[78]、苯甲酸苄酯和沉淀硫。全家应用相同的药物时，可能出现年幼儿童发生 ICD，而父母不受影响。

　　据报道，局部外用镇痛乳膏（利多卡因和丙胺卡因乳膏封包）可以引起 ICD 和 ACD[79-81]。在注意力缺陷伴多动障碍的儿童使用哌甲酯透皮系统治疗也常常引起 ICD[4]。

消毒剂　氯己定是广泛应用的广谱外用消毒剂，氯己定洗剂可用于降低耐甲氧西林金黄色葡萄球菌（methicillin-resistant Staphylococcus aureus，MRSA）的感染[82]。尽管氯己定引起的 ICD 罕见[22,83]，但是婴幼儿是最易过敏的年龄段[22]。疾病控制和预防中心推荐氯己定用于中心静脉导管放置前的皮肤消毒，但不适用于 2 个月以下的婴儿[84]。已有病例报道显示，早产儿、免疫抑制或者危重患者对氯己定更具有易感性，可导致重度 ICD[85-86]。尽管聚维酮碘毒性较低，但术后 8h 在患者皮肤应用时也可导致 ICD[87]。西曲溴铵也广泛用于消毒剂和杀菌剂中，但是不恰当的（未经稀释的）应用可引起 ICD[88]。

医疗器械　长期需要医疗支持的儿童会持续暴露在各种医疗器械中，例如医用黏合剂[89]、脉搏血氧测定仪器[90]、固定板[90]和固定模具[91]、矫正器[90]、硅凝胶板[92]、耳假体[93]、牙科材料[94]以及持续正压通气设备[90]，这些器械可能引起机械性或化学性 ICD。外科手术相关的 ICD[32]和术后造口缘的 ICD 可由敷料、胶带、消毒剂、药物、造口袋系统、缝合线、隔离膜、黏合剂和清洁剂引起[90,95-96]。

皮肤护理产品

皮肤护理产品也会常常引起 ICD[97]，下表列出了这些产品中潜在的刺激物（表 22.2 和表 22.3）。现代清洁剂主要由表面活性剂组成，后者可以降低水和油之间的表面张力。表面活性剂可以产生泡沫，清除皮肤表面的脂溶性杂质[98]。但是，由于可以削弱皮肤的屏障功能，增加经表皮水分丢失，表面活性剂也具有刺激性[98]。水性的乳剂或润肤剂含有十二烷基硫酸钠（清洁剂和表面活性剂），由于具有刺激性，不应当用于润肤剂或免洗皮肤产品[108]。有报道称，无论是由于稀释不足[109]、接触时间过长[101]，还是合理应用[102]，沐浴油均可以引起 ICD（图 22.8）。防晒霜中的活性成分可能成为过敏原或刺激物。由于具有皮肤滋润和软化作用，右旋泛醇广泛应用于外用医疗产品和化妆品[50]，但有报道儿童偶然地接触到父母的润肤剂可引起 ICD[50]。也有报道表明，绷带、染发剂、除臭剂以及止汗剂具有刺激性[32]。

表 22.2　常见表面活性剂的刺激性

相对刺激性	表面活性剂
高	苯扎氯铵
	溴化物
	十二烷基三甲基铵
	直链烷基苯硫酸盐
	月桂硫酸钠
	十二烷基硫酸钠
	烷基硫酸钠
	椰油酸钠或钾
	牛脂酸钠或钾
	棕榈酸钠
	硬脂酸钠或钾
	烯烃磺酸钠
	月桂酸三乙醇胺
中	乙氧基化钠
	月桂硫酸钠
	月桂硫酸铵
低	椰油酰羟乙磺酸钠
	烷基甘油醚磺酸钠
	椰油酰磺基琥珀酸钠
	硬脂酰磺基琥珀酸钠

资料来源：Kuller[98]. Reproduced with permission of Wolters Kluwer Health，Inc.

表 22.3　具有引发 ICD 潜在能力的皮肤护理产品

皮肤护理产品	刺激物
清洁剂和肥皂[98]	见于表 22.2[98-99]
洗发水[100]	十二烷基硫酸钠、苯扎氯铵
润肤剂	十二烷基硫酸钠
沐浴添加剂[101-102]	苯扎氯铵
防晒霜[103]	PABA、苯甲酮、苯并三唑衍生物
敷料[32,104]	橡胶制品、黏合剂（丙烯酸甲酯、环氧丙烯酸）
化妆品[50,100]	右旋泛醇
染发剂[105]	过氧化氢、过硫酸盐
除臭剂[106]	硫酸铝
止汗剂[107]	氯化铝

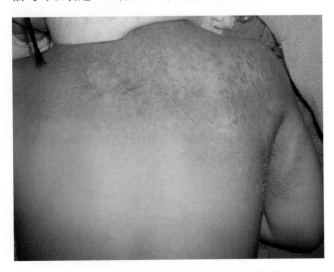

图 22.8　沐浴油引起的刺激性接触性皮炎

第四篇

爱好和娱乐活动

由于儿童经常参与各种娱乐和爱好活动,使用的设备可能导致 ICD。1980 年曾有报道混合有洗洁精的面部颜料导致儿童重度 ICD[110]。在体育运动中,有报道儿童接触足球护腿装备[57,111]、剑道练习装备[112]以及棒球投掷装备[113]后出现 ICD。在游泳时,偶然接触到水母也可以导致 ICD[114]。最近一项针对音乐家使用乐器相关的皮肤疾病调查中,发现有各种类型的 ICD 发生[115]。在儿童中,已报道萨克斯管引起的唇部 ICD 以及小提琴造成手颈部的 ICD 或 ACD[116-118]。

食品

食品中的刺激物常常导致手部累积性、慢性 ICD。红斑鳞屑性皮损可以局限在指尖,但也可能有其他分布:散在的、广泛的、上肢甚至面部[119]。在食品加工者和患有特应性皮炎的儿童中,ICD 更加常见[120]。非职业性暴露的儿童病例通常是散发病例,可能发生在家里或学校[120]。据报道,食品行业的学徒可出现职业性手部皮炎[121]。

我们吃的许多食物也可以引起一种或更多类型的皮炎[122]。例如,大蒜可以引起 ACD 和 ICD,同时也可以引起光变应性接触性皮炎[122]。2001—2004 年,北美接触性皮炎组数据的横断面研究中,ICD 通常是由一般的食品、烘焙产品、水果、坚果、蔬菜、肉类和家禽引起[119],然而,由香料、大蒜、洋葱、柑橘类水果、玉米、萝卜、芥末、土豆、菠萝和胡萝卜引起者也很常见[120,122]。菠萝含有菠萝蛋白酶,是一种蛋白水解酶,可以导致表皮分离以及毛细血管通透性增加[122-123]。辣椒类如辣椒和墨西哥胡椒中含有辣椒油树脂,除了导致皮肤 ICD 外,还可以刺激眼睛、鼻子和口腔的黏膜。

食品添加剂也是刺激物的来源,包括醋酸、抗坏血酸、醋酸钙、硫酸钙、乳酸、碳酸氢钾、碘化钾、溴酸钾以及酵母[122]。

物理刺激因素

除了化学刺激物,ICD 也可以由物理刺激因素导致,但是这方面研究相对不足[33]。物理刺激因素包括摩擦[12]、压力[12]、振动[12]、热[12]、汗液[12,57],这些因素可以通过机械性创伤或微创伤引起 ICD[27]。

由衣服标签导致的机械性 ICD 可能引起上背部"标签皮炎"[124]。尽管纺织品接触性皮炎更常见的是免疫介导的反应,但质地粗糙的衣服、毛料衣服以及玻璃纤维污染的衣服可以导致机械性 ICD[125]。玻璃纤维中含有直径 5.3μm 及以上的纤维,可以引起机械性刺激,据报道,学校内会发生由玻璃纤维强化塑料椅子引起的 ICD[126]。

化学性 ICD 和机械性 ICD 可重叠发生。例如,由水仙球茎引起的植物诱导性 ICD 中,处理球茎部造成

的微创伤可能增加皮肤的渗透性以及草酸钙结晶的化学刺激作用[27,127]。有证据表明,摩擦皮肤引起的物理性刺激可以增强十二烷基硫酸钠引起的化学刺激[128]。

随着个人电子产品的现代化使用,新的皮肤疾病类型已有报道。2004 年首次描述由于反复摩擦导致的"游戏机/手机拇指"[129],并且成为青少年中一种新的流行病。在手指与游戏机控制器间相互压力及反复摩擦刺激下,可发生物理性 ICD,表现为手指特定部位出现水疱[130]。化学性 ICD 可能由于暴露于键盘、鼠标以及鼠标垫[130]中特定的化学成分所引起,使用笔记本电脑和掌上电脑可发生镍相关 ACD[131-133]。随着反复、长期使用笔记本电脑,在儿童大腿处可能发生火激红斑[132,134-135]。这种情况在 2004 年首次报道,归因于长期暴露于 43~47℃ 的热刺激[131,136-137]。这是一种发生于青少年的新情况[138],所报道的最小发病年龄是 9 岁[135]。

其他刺激因素

引起 ICD 的刺激物列表很长,但是缺乏对地方性产品的相关研究,如传统疗法[139-141]和传统药物(图22.9)[48,142-144]。空气媒介导致的 ICD 主要发生在成人职业性暴露,很少有儿童病例报道。气源性刺激物包括磷酸盐、金属粉尘、清洁产品、动物皮屑、环氧树脂、异噻唑啉酮、氨气、无水硫酸钙和甲醛[145-146]。据报道,飞机制造厂的学徒装配工发生了纤维相关 ICD(碳纤维复合材料的机翼组件)[147],某重症监护室也报告了因空调过滤器的纤维所致的疾病暴发[148]。在气源性 ICD 中,皮肤损害常常局限于皮肤暴露的部位。

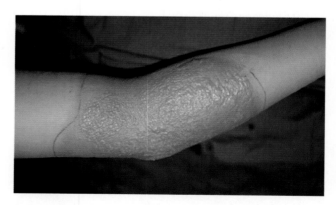

图 22.9 关节痛的传统疗法导致的刺激性接触性皮炎

诊断与鉴别诊断

诊断

ICD 是一个排除性诊断,根据详细的病史、阴性或不相关的斑贴试验结果、经证实存在刺激物暴露史、典型的病程(治愈与新发作的间隔时间短,发作取决于暴露的时间和浓度)以及单一形态而非多形性的临床表

现来诊断[149]。应当积极寻找所有潜在的刺激物[1]。需要进行仔细的体格检查以确定 ICD 的特征以及可能的鉴别诊断[51]。通常情况下，ICD 仅局限在皮肤接触部位（图 22.10）。这与 ACD 不同，ACD 皮损可以播散至身体远隔部位[19]。

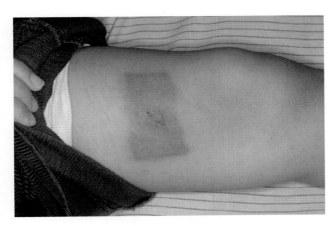

图 22.10　皮损局限在接触部位——胶带

鉴别诊断

接触性皮炎具有很多鉴别诊断，诊断主要依赖于单个病变的临床表现。ICD 应当与 ACD、日光性皮炎和接触性荨麻疹相鉴别[122]。鉴别诊断中还要考虑到干燥症[88]、感染（如癣[88]、带状疱疹、单纯疱疹[63]、脓疱病）、炎症性皮肤病（如腔口周围炎）、结构性皮肤损害（如局限性淋巴管瘤[150]）以及浸润性皮肤损害（如组织细胞增生症[6]）。也有报道与儿童虐待类似的接触性皮炎病例[151-152]：一位 12 岁女童出现接触性皮炎所致的皮损，因最初被怀疑为非意外性损伤或自残所致，而给家庭带来极大的困扰和担忧[153]。

由于治疗和预后不同，ACD 应当从 ICD 中区分出来。ICD 和 ACD 临床表现可能相似，单纯依靠临床特征很难进行区分。与 ICD 一样，ACD 可能表现为许多不同类型的皮疹，其中最常见的是在接触变应原的部位出现水肿性红斑样皮疹[27]。急性 ICD 倾向于在接触刺激物当天发病[27]。ACD 通常在暴露后 24~48h 加重，但是以前出现过对变应原致敏的患者可能更快地出现症状[27]。由于两者都会伴有极其严重的瘙痒[27]，因此瘙痒也不能作为主要鉴别特征。

事实上，许多化学物质能够对接触皮肤产生多种病理效应。例如，化妆品、食品以及肥料中的着色剂可能导致 ICD、ACD 以及光毒性反应[154]。过氧苯甲酰[74]、甲醛[1]、苯扎氯铵[155]、右旋泛醇[50,156]、彩绘文身[157]以及硫酸二甲酯[158]是已知的既可以引起 ICD，又可以引起 ACD 的化学物质。此外，接触性皮炎中可能同时存在变应性和刺激性成分[159]，对同一患者出现一种以上的状况也很常见[119]。事实上，ICD 是 ACD 发生的一个危险因素[5]，皮肤刺激使皮肤更易致敏，因此 ICD 临床症状的加重可能反映 ACD 的发生。两种类型的接触性皮炎在临床上如何进行鉴别，是令人苦恼的，而且并不是在所有情况下均能将两者鉴别开来[6]。1994—2004 年北美接触性皮炎组的横断面数据分析表明，1/3 手部 ACD 患者具有可识别的相关刺激物[159]。

植物日光性皮炎是由植物中的补骨脂素和紫外线相互作用导致的一种光毒性反应，可由于暴露于植物的果皮、果汁（最常见于青柠）、叶（无花果）或者茎（较少见）而引发疾病。如儿童在海滩上暴露于阳光下，并且之前接触过父母的饮料如柠檬汁、青柠汁、芹菜汁、茴香汁、防风草汁以及胡萝卜汁，可能会出现疾病[6]。据报道，一个 10 岁儿童由于接触巨型猪草引起重度植物日光性皮炎[160]。植物日光性皮炎在第 80 章更详细地讨论。

检查

ICD 缺乏确证性诊断试验[18]，血液学检测结果如全血细胞计数、常规的生化检查包括肝功能和肾功能、甲状腺功能、红细胞沉降率常无明显异常[50]。实验室检查有助于排除一些鉴别诊断。

临床上，当怀疑接触性皮炎或者患儿未能从推荐的皮肤病治疗（如特应性皮炎）中获益时，利用斑贴试验从 ACD 中区分出 ICD 非常重要[23]。另外，在以下危险区：面部、眼睑、外生殖器、手部以及足部发生皮疹时，更倾向于诊断接触性皮炎[2]。通常推荐儿童斑贴试剂的浓度与成人一样[2]，但<8 岁的儿童，建议降低变应原试剂的浓度[161]。一些斑贴试验可能在 48h 出现刺激反应，尤其是当使用比成人更高的浓度时，但是这些表现常常在 96h 观察时缓解，然而，变应性接触反应常常持续至更晚时间。斑贴试验以及重复开放测试的详细内容在第 23 章进行讨论。

通常认为组织病理学对于确诊没有帮助，但在怀疑有其他皮肤病的非典型表现时，可能需要完善组织病理学检查[23,50]。较新的技术，如共聚焦显微镜[162-163]以及高清晰度光学相干断层成像术[164]，可能有助于区分急性 ACD 和 ICD。

最终，去除可疑刺激物是一种诊断试验，如果症状缓解，也是一种治疗手段[1]。对于 ICD 急性发作的病例，为了识别和纠正病因，可能还需要包括现场评估在内的多学科检查。

治疗　停止和避免进一步接触刺激物是 ICD 主要的治疗方法。

急性期护理

在急性 ICD，清水或生理盐水冷敷不仅可以缓解症状，而且也对实验性 ICD 的康复发挥重要作用[165]。水有收敛的作用,可增加细胞内保湿能力[166]。生理盐水的渗透性可能允许液体从某些患者水肿的部位渗出[166]。最后,冷敷可以降低 ICD 相关的炎症水平和表面温度[21]。

少数情况下,如果急性 ICD 严重并伴有严重疼痛、大疱和坏死时,需要住院治疗。

减少接触刺激物

最好将接触的刺激物完全清除。预防衣服引起的"标签皮炎"需要将包括线在内的标签完全去除[124]。如果刺激物必须使用,用一种刺激性更小的物质代替可能是有帮助的。使用聚维酮碘敷料替代浸有氯己定的敷料,可使后者引起的 ICD 症状得到改善[22,55]。如果刺激因素无法去除,减少暴露可能是有帮助的[5]。一个 12 岁男孩由于萨克斯管引起的唇部 ICD,通过减少演奏的频率后症状改善[116]。详细地说明药物的用量、频率以及疗程,可以减少外用痤疮药物的刺激性。面部应用痤疮外用药时,每次用量限制在 0.6g,通常每日一次,在 8~12h 后将药物洗掉。应用较低浓度的药物可能是有帮助的。相反地,含有水杨酸、过氧化苯甲酰、硫黄、磺胺醋酰钠的清洁剂和面膜应当在数分钟后洗掉。需要规律经皮注射哌甲酯的儿童,更换注射部位可能改善 ICD 症状[4]。

当遇到不可避免的刺激物,如尿液、唾液以及伤口分泌物时,应用外源性屏障保护剂变得尤为重要[1]。隔离霜可以抑制和延缓刺激物的经皮渗透[167]。锌糊、凡士林和特殊的敷料是有帮助的,润肤剂可以提供额外的皮肤屏障保护作用[10,104]。用来减少接触刺激物的防护手套、衣服、敷料以及设备也很重要。但是,防护设备可能也会引起 ICD,因此穿戴这些设备也需要当心[5,168]。

皮肤护理增强修复

润肤剂

润肤剂中的保湿成分可以增加皮肤的水合作用,其中的脂质成分发挥乳化作用,可以加快皮肤屏障功能的修复[168],因此大量频繁使用润肤剂会有所帮助[23]。然而,润肤剂对于经表皮水分丢失和对刺激物敏感性取决于润肤剂的成分[169],皮肤护理必须选择一种合适的润肤剂[170]。应推荐既往使用过,且没出现过问题的润肤剂。

避免加重刺激性的因素

应尽量减少加重 ICD 的外部因素。应避免对皮肤的机械摩擦,洗衣服时尽量使用织物软化剂[168,171]。日常重复的清洗,应用海绵擦拭面部以及局部痤疮药物都会增加 ICD 发生的风险[73]。清洗皮肤应当使用温和的清洁剂,用温凉水而不是热水,洗浴和淋浴时间应

当限制在 5~10min[23]。皮肤上应避免应用胶带[104],油性产品(如凡士林或温和的精油)可以代替非医用的清洁剂或丙酮为基质的产品,用以溶解黏合剂的残渣。

特殊药物治疗

外用糖皮质激素[50,172]

通常采用外用糖皮质激素治疗 ICD[172],这源于激素具有抗炎作用以及抑制 T 细胞的活化和白细胞迁移的能力[51]。从理论上说,它们的抗增殖作用可能会阻碍角质层屏障的正常恢复[21],但是短期应用弱效或中效的外用糖皮质激素常常是有帮助的。可以短期(<2周)外用强效的卤化糖皮质激素如醋酸氟轻松或糠酸莫米松治疗接触性皮炎反应,但是面部、腋窝以及腹股沟区域除外。偶尔需要系统应用糖皮质激素治疗重度接触性皮炎,疗程 10~14 天,过早停药可能导致皮疹复发[6]。但是,关于糖皮质激素治疗 ICD 效果的研究结果很不一致[51],其作用仍需进一步研究[51]。

外用免疫调节药

钙调磷酸酶抑制剂可阻断 T 细胞信号转导通路,抑制炎症细胞因子产生[51]。外用他克莫司和吡美莫司均可有效地治疗 ACD[51,173]。1% 吡美莫司乳膏可以用于治疗成人眼周、头和颈部 ICD,有报道称,治疗 2~3 天后病情明显缓解,治疗 2 周后皮损痊愈[174]。有证据显示,局部应用他克莫司 7 天后可以改善皮肤对刺激的敏感性[175],但是,药物本身引起的刺痛感值得重视。需要进一步研究免疫调节剂在治疗儿童 ICD 的作用。

光疗

光疗主要用于难治性 ACD 和对局部、口服应用糖皮质激素治疗抵抗的慢性 ICD,或者在日常环境中不能避免诱发因素的一些患者。紫外线本身具有免疫抑制的特性[51],PUVA 和 UVB 治疗均可用于治疗成人慢性 ICD[176-177],但是,关于儿童光疗作用的研究不足。

监测并发症

据报道,ICD 具有短期并发症如多重感染[6,22],以及长期并发症如遗留色素减退[157]、瘢痕[23]和瘢痕疙瘩形成[114]。

预防复发

与 ACD 在治愈前会有一个短暂的加重过程(渐强现象)不同[23],ICD 的治愈过程可描述为一种衰减现象,这意味着一旦去除刺激物,症状立即开始缓解。如果可以终止接触刺激物,ICD 的预后是良好的。当去除刺激物后,完全治愈可能需要 4 周。

尽管经过合适的治疗[48],成人急性 ICD 患者的皮损可以在 1 周内消失,但是其屏障功能可能需要超过 4

个月才能恢复正常[23,178]。因此,在皮损愈合后仍需要保护措施,规律润肤是有用的[23]。由于 ICD 的症状可能在再次接触刺激物 1~2 周后才重新出现,因此继续避免接触刺激物是重要的。

对于与医疗操作和设备相关的 ICD,计划如何降低 ICD 发生风险是有帮助的[89]。为了鼓励和教育患者自我护理、预防 ICD 的复发,培训课程甚至改变行为习惯[168,179]可能是有效的。如果特应性体质的青少年或那些已经表现出接触性皮炎特征的人,正在考虑从事 ICD 高风险职业,则需要提供相关的职业咨询[19,149]。

总结 综上所述,ICD 在儿童中是常见的,其临床表现及治疗具有年龄特异性。ICD 的诊断需要综合完整的病史、详细的临床检查和阴性的斑贴试验结果。避免刺激和皮肤防护是主要的治疗方法,全面了解儿童 ICD 需要更多大规模的研究。

(苗朝阳 译,王珊 肖媛媛 梁源 校)

参考文献

见章末二维码

022章 参考文献

第四篇

第23章　变应性接触性皮炎

Sharon E. Jacob, Hannah Hill, Alina Goldenberg

摘要

过去 10 年,表现为湿疹样皮损的儿童中,变应性接触性皮炎(allergic contact dermatitis, ACD)的诊断逐渐增加。尽管迟发超敏反应的免疫通路已相对明确,但从临床表型上很难与慢性刺激性接触性皮炎(irritant contact dermatitis, ICD)和特应性皮炎(atopic dermatitis, AD)鉴别,它们甚至可以并发,此时则更难鉴别。此外,AD 患者的屏障受损增加了 ACD 的发生风险。

ACD 诊断的金标准是皮肤斑贴试验。明确相应的接触性过敏原是非常重要的,既可以避免再次接触,又可以正确地指导治疗。本章将结合相关文献,讨论 ACD 的流行病学、病理生理学和临床特征。

要点

- 在表现为湿疹样皮损的患儿中,变应性接触性皮炎逐渐成为常见问题。
- 尽管 FDA 未批准斑贴试验用于儿童,但有经验的临床医生可让患儿做详细的斑贴试验。然而,需要明确儿童使用的相应过敏原及其浓度。
- 儿童常见的过敏原与成人有交叉,包括金属(例如镍、钴)、抗生素(新霉素、杆菌肽)、香料和其他植物相关的成分、防腐剂、表面活性剂和乳化剂、羊毛脂、橡胶和皮革相关成分、糖皮质激素和染料。
- 有些患者全身接触过敏原可导致泛发性皮炎,例如镍和丙二醇。
- 一旦过敏原明确,在患者教育指导中告知患者避免再次接触过敏原是至关重要的。

流行病学　1931 年,Straus 发现新生儿存在对漆树过敏的风险,并证明未发育成熟的皮肤也可发生迟发性过敏反应[1]。1986 年,Weston 等对 314 名健康儿童进行斑贴试验,其中 20% 的孩子至少有一项阳性。作者认为美国皮肤病学会(American Academy of Dermatology, AAD)商品化的斑贴试验试剂盒对婴幼儿、儿童及青少年都是安全、有效的[2]。迄今为止,这是美国唯一一项基于儿童人群的大规模研究,超过 100 名儿童被纳入了本次研究。对照研究显示,在美国、加拿大和欧洲,过敏原引起的重大疾病和经济负担是相似的,研究者随机检测了这些地区儿童过敏的发生率[3]。例如,丹麦的一项针对 1 501 名 12~16 岁的欧登塞地区学龄儿童的横断面分析显示,15% 的儿童至少有一项斑贴试验呈阳性(positive patch test reaction, PPTR)(8% 为镍,2% 为香料),7% 的儿童曾患或现患 ACD[4]。在挪威亦有相似报道,对 424 名 7~12 岁的学龄儿童进行 20 项过敏原检测,发现 23% 患儿至少有一项 PPTR,镍过敏最为常见,其中 1/3 儿童镍过敏与接触性皮炎有关[5]。

最近一项关于斑贴试验(国际和国内)的综述显示,在至少一项斑贴试验阳性的儿童中,25.1%~95.6% 存在可疑 ACD(表 23.1)。对国内外的健康或患病的儿童进行保守估算,ACD 的患病率约 1.5%~5.4%。以此推测,7 200 万美国儿童中,每年将至少有 100 万儿童罹患 ACD[16]。

表 23.1　2010—2015 年斑贴试验回顾分析

作者/国家/日期	研究时间	病例数	受试人群和检测系列	结果
Milingou 等,希腊 2010[6]	1994—2007	255	<15 岁的儿童;修订版欧洲基础标准系列(德国,赫尔马,特洛拉布)以及增补系列	• 60% 显示 1+PPT • 最常见的过敏原:镍、硫柳汞、钴和重铬酸钾
Fortina 等,意大利 2010[7]	2002—2008	321	<3 岁儿童;30 项过敏原的儿童标准系列	• 62.3% 显示 1+PPT • 最常见的过敏原:镍、重铬酸钾、CAPB、钴、新霉素和 MCI/MI • 接触过敏的发生率在 AD 组和非 AD 组相似

续表

作者/国家/日期	研究时间	病例数	受试人群和检测系列	结果
Sarma 等, 印度 2010[8]	2005—2008	70	5~15 岁儿童; 印度标准检测	• 80% 显示 1+PPT • 最常见的过敏原: 防腐剂、重铬酸钾、香料、钴、PPD、新霉素
Jacob 等, 美国 2010[9]	2004—2006	45	6 月龄~18 岁的儿童; 患者自选系列	• 95.6% 显示 1+PPT • 76.7% 儿童有 AD 病史 • 有 AD 病史的患儿对 CAPB 和分散染料过敏
Toledo 等, 西班牙 2011[10]	2005—2008	111	15 岁或<15 岁的儿童; 西班牙基础系列	• 46.8% 显示 1+PPT • 常见过敏原: 硫酸镍、MCI/MI、香料、秘鲁香液
Kuljanac 等, 克罗地亚 2011[11]	1994—2009	412	<18 岁儿童; 克罗地亚生产的标准过敏原系列	• 26% 显示 1+PPT • 常见过敏原: 镍、硫柳汞、钴、香料、白汞、甲醛
Jacob 等, 美国 2011[12]	2008—2009	102	6~18 岁儿童; T. R. U. E. 试验®	• 76.2% 显示 PPT • 常见的过敏原: 镍、酚醛树脂、羊毛脂醇、香料和钴 • 说明 T. R. U. E. 试验®在儿童人群是安全有效的
Schena 等, 意大利 2012[13]	2004—2011	349	0~15 岁儿童; SIDAPA 标准过敏原检测	• 69.3% 出现 PPT • 年龄越小, 过敏率越高 • 最常见的过敏原: 镍、钴、MCI/MI、重铬酸盐、香料和新霉素 • 有 AD 患儿的皮炎范围较无 AD 患儿更广泛
Silny 等, 波兰 2013[14]	2008—2011	155	1~20 岁儿童(104 名 AD 患儿、15 名脂溢性皮炎患儿和 36 名健康儿童) 1~5 岁: 含有 12 个半抗原的儿童套餐(本科室制订) 6~20 岁: 欧洲标准系列	• 45.2% 的 AD 患儿出现 PPT • 13.9% 健康人群出现 PPT • 1~5 岁患儿 PPT 发生率最高 • 最常见的过敏原: 镍、钴和铬
Zug 等, 美国, 加拿大 2014[15]	2005—2012	883	18 岁儿童和更小年龄的疑诊 ACD 患儿; 选自 NACDG 的不同系列和/或补充系列	• 62.3% 显示 1+PPT • 最常见的过敏原: 镍、钴、新霉素、秘鲁香液和羊毛脂酒精 50% 凡士林

注: ACD, 变应性接触性皮炎; AD, 特应性皮炎; CAPB, 椰油酰胺丙基甜菜碱(cocamidopropyl betaine); MCI/MI, 甲基氯异戊唑啉酮/甲基异戊唑啉酮(methylchloroisothiazolinone/methylisothiazolinone); NACDG, 北美接触性皮炎组(North American Contact Dermatitis Group); PPD, 对苯二胺(para-phenylenediamine); PPT, 斑贴试验阳性(positive patch test); SIDAPA, 意大利皮肤病协会(Societá Italiana di Dermatologia Allergologica Professionale e Ambientale); T. R. U. E., 薄层快速检测(thin-layer rapid use epicutaneous)。

ACD 的流行将给公共医疗系统造成巨大经济负担, 同时需要负担由疾病直接或间接导致的治疗费用。估计每年有 25 万美国儿童患有镍接触性皮炎, 这意味着将有超过 25 万美国儿童患有 ACD。过去 20 年, 丹麦进行立法以限制与皮肤接触物品中镍的使用, 挽回了 20 亿美元的损失[17]。美国的人口(31 881 992)是丹麦的(5 627 235)56 倍, 如果也限制镍的使用, 每年将会节省 57 亿美元, 20 年后将累计达 1 130 亿美元[16]。

当涉及正确报道 ACD 的流行病学和识别相关危险因素时, 文献中可能存在错误的分类偏差, 当患者被错误地分为 ACD "受累组" 和 ACD "非受累组" 时, 便出现了这种偏差。特别是在 AD 相关的研究中，很多研究对象并没有排除 ACD 的诊断，导致实验结果无效，最终导致诊断偏倚。最后，值得注意的是，与银屑病合并症进行全球性评估不同，由环境暴露所致的接触性过敏和 ACD 的发生率、合并 AD 的发生率以及发生过敏的危险因素仍然需要进一步阐明。

发病机制　ACD 的发病有两个阶段：致敏/诱导阶段和效应阶段。在每个阶段，接触过敏原后致敏的免疫细胞与皮肤常驻细胞发生复杂的相互作用。在致敏阶段，脂溶性半抗原（低分子量化合物）必须穿透皮肤。尽管这个阶段不依赖皮肤屏障的损伤，但是如果皮肤屏障受损，则更容易发生。一旦半抗原穿透皮肤，它将结合内源性蛋白形成半抗原-蛋白质复合物。当树突细胞接触半抗原-蛋白质复合物，就会释放 IL-1β，从而导致邻近的肥大细胞、角质形成细胞和内皮细胞释放 TNF-α、IL-1 和 IL-18。嗜酸性粒细胞和 IL-5 同样参与诱导阶段的调节[18]。最终这些白介素和细胞因子促进树突状细胞迁移至引流淋巴结，在此发生抗原呈递。有些情况下，抗原呈递发生在半抗原-蛋白质复合物与天然 CD4 或 CD8 阳性 T 淋巴细胞之间，两者分别通过Ⅰ型或Ⅱ型主要组织相容性复合物（major histocompatibility complex，MHC）参与此过程。IL-12 和 IL-1β 是淋巴结内重要的趋化因子，在 T 细胞成熟和记忆 T 细胞的形成中发挥重要作用[19-20]。当记忆 T 细胞释放入血，则认为致敏阶段形成。

当皮肤再次接触相同的半抗原，则启动效应阶段。免疫学上，半抗原-蛋白质复合物再次通过抗原呈递细胞呈递至免疫系统。很多细胞具有抗原呈递功能，最重要的是朗格汉斯组织细胞，此外，还包括角质形成细胞、肥大细胞、上皮细胞和巨噬细胞[18]。目前数据显示 Th1 和 Th2 均参与疾病过程[18-19]。大量的化学介质，包括 IFN-γ，招募中性粒细胞至半抗原暴露部位，促进 T 细胞成熟（特别是在 IL-1 的作用下），从而导致继发炎症反应和接触性过敏的临床症状[19,21]。在大多数个体中，启动免疫反应需要个体再次暴露于过敏原，最终导致 ACD。需要注意的是，大多数规律接触已知致敏剂的人可能不会发生过敏反应。而有些强烈的致敏剂，包括对苯二胺（paraphenylenediamine，PPD）和甲醛是 70 多年来最常见的过敏原，它们也是成人和儿童接触性皮炎发生的重要原因。

完整的皮肤屏障发生任何改变都将影响表皮对经皮水分丢失、感染因素和其他化学物质的保护作用，将导致致病性半抗原与免疫细胞进一步发生反应。有些特殊人群发生 ACD 的风险更高，例如理发师、兽医和运动员[22]。患有特应性的皮肤病、其他慢性皮肤屏障

损伤或皮肤炎症的人群也容易发生 ACD。患 AD 的儿童比无 AD 的儿童更容易出现斑贴试验阳性[23-24]。此外，AD 的标准治疗中包括应用大量可能含有致敏化学物质成分的外用制剂。皮肤暴露在封闭或潮湿环境中的半抗原，也可能增加化学物质产生接触性过敏的风险[25-28]。例如，皮肤长期接触衣物或化妆品中的纺织染料会导致接触过敏。同样，刺激性接触性皮炎与 ACD 的发生也有密切的关系，因为刺激性皮炎将导致表皮的屏障功能受损。理发师容易发生 ACD，其中一个原因就是皮肤经常接触水和洗涤剂等刺激源。

过去，对于发育中儿童的免疫系统是否有能力产生 ACD 中所见的迟发性过敏反应尚存质疑。在生命早期，发育不成熟的真-表皮屏障中表皮较薄、脂质成分较少、天然保湿因子缺乏且 pH 值较高，实际上可能将增加半抗原穿透皮肤和接触免疫细胞的能力[29-31]。这充分说明，ACD 的预防、正确的识别和诊断以及治疗对人群（即使为低龄儿童人群），都是非常重要的。

遗传因素也促进了个体 ACD 的发生。伴有丝聚蛋白基因功能缺失突变与 AD 以及其他特应性皮肤病的发生有关，同样与 ACD 的发生亦有关[32-33]。德国的一项研究显示丝聚蛋白功能缺陷与镍接触过敏，特别是首饰接触过敏有关，这解释了为什么女性更常见[34]。两项小样本的病例对照研究发现手部湿疹与丝聚蛋白基因突变有关，首次阐明伴有手部湿疹的 AD 患者可能存在基因功能性突变，并再次说明手部慢性刺激性皮炎与丝聚蛋白基因突变有关[35-36]。有更多的证据表明，丝聚蛋白的缺陷与手部皮炎相关，尽管丝聚蛋白在掌部较厚皮肤比在屈侧等薄皮肤部位作用更弱。对某些化学物质广泛接触的患者只在屈侧发病，提示较薄的表皮和保护功能弱的皮肤更容易出现 ACD，但这可能误诊为 AD[28]。

慢性接触性皮炎的发生也与组织蛋白酶抑制素 LL-37 有关，它是一种位于皮肤角质包膜中的抗菌肽（antimicrobial peptides，AMP），作为皮肤天然免疫成分，在抗病毒、抗细菌和抗真菌中发挥作用。组织蛋白酶抑制素 LL-37 同样具有抗炎作用，通过抑制 Toll 样受体 4 发挥抑制树突状细胞功能。一项体内实验研究显示添加外源性组织蛋白抑制素可以抑制 ACD 的发生[37]。IL-16 基因、编码 N-乙酰化酶基因的多态性与 ACD 的发生有关。N-乙酰化酶与强效致敏剂 PPD 的代谢有关[38-39]。

尽管大多数化学介质通过皮肤致敏，同样也可以经过口服、吸入和静脉接触半抗原导致皮炎[18,40]。经口接触化学介质包括作为食品添加剂的化学品（如丙二醇和蜂胶）、天然和人造产品中的杀虫剂和香料也可以作为致敏原[41]。一旦经过胃肠道吸收，这些半

抗原可到达血液并启动更广泛的炎症反应[42]。有趣的是,某些半抗原,包括镍、铬酸盐,出现皮肤耐受与经口接触有关,特别是经口接触发生在皮肤之前。例如,丹麦学龄儿童通过皮肤黏膜接触牙套中的镍后,镍过敏的发生率下降93%[43]。另一项研究对比了具有相同穿耳比例的挪威和俄罗斯妇女,俄罗斯饮用水中镍的含量更高,而他们的镍过敏率更低[44]。同样的,新加坡人饮用菊花茶可使菊科植物所致ACD的发生率降低[40,45]。

临床特征

> 所有人都认识湿疹的形态,但是没有人知道什么是湿疹。
> ——Heinrich Adolf Gottron

ACD的临床表现多样,儿童ACD与成人表现类似,包括急性湿疹反应(局灶性、特发性或者系统性)、水肿和/或红斑、苔藓化、肉芽肿和水疱或大疱损害。临床表型与过敏原种类、接触面积、超敏反应的持续时间(慢性致敏容易导致苔藓化),还有个体的皮肤屏障功能有关系[22]。湿疹样ACD是最常见的类型,常发生于过敏原暴露的部位,并扩展至非接触部位。表23.2所示ACD按发病部位分类,引自Brod等[46]。

表 23.2　儿童不同部位皮炎及过敏原

眼睑	香波、清洁剂——椰油酰胺丙基甜菜碱;金属,例如镍,从手到脸均可接触——玩具、硬币、钥匙
面部	手机——镍和铬;来自父母——PPD和香料
口周	乐器——镍;香味润唇膏;口香糖——香料;奶嘴——橡胶
颈部	手机——镍;雾化器征——香料
耳	人造珠宝、无线耳机——镍
尿布区	婴儿湿巾——防腐剂;尿不湿——巯基苯并噻唑、PTBFR
大腿	马桶座圈——木材、塑料、清洁剂(刺激性);椅子——镍螺栓
四肢	护腿、夹板——脲醛树脂/PTBFR,硫脲
头皮	汽车座椅
躯干	婴儿服饰中的含镍纽扣;软垫训练胸罩PTBFR引起的乳房和乳头皮炎
足	鞋——PTBFR,儿童鞋用橡胶促进剂,例如,Crocs™,重铬酸钾(皮鞋和凉鞋)

注:PPD,对苯二胺;PTBFR,对-3-丁基苯酚-甲醛树脂。
资料来源:Brod et al. 2015[46]. Reproduced with permission of Elsevier.

"记忆反应"可能发生,这可导致曾经接触过敏原的部位再次发生皮炎,并且使得相应的过敏原难以确定,特别是在很久之前接触了过敏原[47-48]。ACD可出现系统性或特发性反应,表现为非过敏原直接接触部位的非特应性皮炎[47]。由于ACD表现多样,儿童斑贴试验的指征是出现2个月或以上不可控或恶化的慢性皮炎,或按照标准方案治疗仍未能改善者[47,49]。

发生在颈部、肘窝、腘窝和踝关节前部等褶皱部位的屈侧皮炎可能达不到AD的诊断标准[25,50]。由于这些部位受潮湿、闷热及摩擦等因素作用,常导致皮肤屏障受损,增加了经皮化学介质的吸收,从而更容易发生ACD[26,28]。其他可以破坏皮肤屏障的因素包括某些微生物、抗菌肽,这些物质优先定植在屈侧皮肤,而非其他部位[25]。值得注意的是,屈侧湿疹患儿在将皮肤表现与特应性联系起来之前,应当严格按照AD诊断标准进行全面检查;在诊断不明确的病例,需要进行斑贴试验。值得注意的是,近期一项研究回顾了1142例<18岁儿童的斑贴试验,结果发现AD儿童与无AD的儿童过敏原种类有差异,AD患儿对椰油酰胺丙基甜菜碱、羊毛醇和羊毛脂过敏率高,而对甲基异噻唑啉酮、钴和重铬酸钾过敏率低[51]。

儿童斑贴试验　一项多中心回顾性研究分析了北美儿童斑贴试验的结果,456例儿童斑贴试验平均检测年龄为5.3岁,每年大约86例患儿进行了检测[52]。该研究的局限性是大多数实验数据来自三级护理中心,存在数据来源偏倚,不能推广至整个儿科人群。2014年美国的洛马琳达大学儿童登记中心(Loma Linda University Pediatric Registry Initiative)实施了一项跨部门的电子人口调查,为全美儿童提供斑贴试验[53]。在第一年的登记中,超过250个实施者给来自50个州(包括华盛顿DC)的儿童进行斑贴试验。文章报道每年1700~4700个受累儿童进行了斑贴试验,由供应商确定测试范围(1~10,11~25,26~50,51~99,>100/年)。这一年来自美国34个州的1142个儿童获得分析,结果由84个实施者提供。其中65%的儿童存在至少一项斑贴试验结果呈阳性(positive patch test,PPT),48%的病例存在至少一项可疑斑贴试验结果呈阳性(relevant positive patch test,RPPT)。最常见的PPT过敏原为镍(22%)、香料混合物Ⅰ(11%)、钴(9.1%)、秘鲁香液(8.4%)、新霉素(7.2%)、丙二醇(6.8%)、椰油酰胺丙基甜菜碱(6.4%)、杆菌肽(6.2%)、甲醛(5.7%)以及金(5.7%)[54]。

与成年人类似,斑贴试验是确诊儿童接触过敏的金标准。国际接触性皮炎研究组织(International Contact Dermatitis Research Group,ICDRG)制订了成人斑贴试验检测标准流程、过敏原浓度和检测套餐。这个指南为全世界的数据对比提供了机会。美国食品药品监督管理局（FDA）批准了用于儿童的斑贴试验，即薄层快速皮肤检测实验（T.R.U.E.试验®）。同时，接触性皮炎专家建议，对临床指征较明确的儿童进行全面斑贴试验。专家达成共识，即12岁及以上的儿童斑贴试验检测与成人相同。这得到了全球儿科斑贴试验研究的支持，这些研究证明了这个年龄段的儿童使用成人浓度的斑贴试剂的安全性及有效性，同时并未增加假阳性率[52]。一些权威机构认为年龄应放宽至6~12

岁。而有些专家，如德国斑贴试验研究组和北美儿科标准制订的专家，倡导6~12岁儿童应当使用特定范围的过敏原，因为有些过敏原并没有检测指征（例如对苯二胺、环氧树脂和金）。儿童建议检测系列见表23.3，引自 Admani 和 Jacob[47]。有人建议，对于小年龄组（6~12岁），斑贴试验的过敏原应于24h后去除，于48h和72h内读取结果[55]。尽管已证明该年龄组在48h后去除过敏原也是有效和安全的[12,15]。德国接触性皮炎组推荐6岁以下儿童仅在临床高度怀疑过敏原暴露时进行斑贴试验[55]。

表23.3　儿童斑贴试验检测推荐

	过敏原	浓度		过敏原	浓度
1	杆菌肽	20% pet.	11	香料Ⅱ（新铃兰醛）	14% pet.（5% pet.）
2	布地奈德	0.1% pet.	12	羊毛醇	50% pet.
3	卡巴混合物	3% pet.	13	甲基氯异戊唑啉酮/甲基异戊唑啉酮（MCI/MI）[b]	（3:1）0.01% aq.
4	氯化钴	1% pet.			
5	椰油酰胺丙基甜菜碱	1% aq.	14	秘鲁香树（秘鲁香液）	25% pet.
6	松香（树脂）	20% pet.	15	硫酸新霉素	20% pet.
7	菊科类混合物/蒲公英提取物	6% pet./2.5% pet.	16	硫酸镍	2.5% pet.
			17	重铬酸钾	0.25% pet.
8	分散蓝 124/126[a]	1% pet./1% pet.	18	丙二醇	30% aq.
9	甲醛	1% aq.	19	季铵盐	2% pet.
10	香料Ⅰ	8% pet.	20	新戊酸替可的松	1% pet.

注：pet.，凡士林；aq.，水溶液。
[a]两种成分等量混合。
[b]MI 也可以单独检测。
　　其他过敏原也可以考虑检测（如有相似的接触史）：活性剂 L-10125（润肤剂、乳液）、黑胶混合物（轮胎、操场和儿童玩具）、17-丙酸氯倍他索（外用激素、慢性皮炎患者）、二烷基硫脲混合物（含橡胶的游泳衣、胸罩和鞋类）、疏基苯并噻唑（橡胶水泥、园艺软管、运动装备和玩具中的橡胶）、甲基异噻唑啉酮（防腐剂）、对苯二胺（染发剂、黑色文身）、对叔丁基酸甲醛树脂（含橡胶的胸罩、鞋类和运动装备）、山梨醇酐倍半油酸酯（乳化剂、润肤剂和乳液）、秋兰姆（含橡胶的鞋类、运动装备、胸罩和儿童玩具）。
　　资料来源：Adapted from Admani and Jacob[47]. Reproduced with permission of Springer Nature.

斑贴试验注意事项

　　很多不同类型的贴纸可应用于皮肤斑贴试验，从小的圆形铝纸（常用的 Finn® 贴纸）到塑料贴纸。铝贴纸不能用于可疑金属、疫苗成分过敏的患者。如有铝过敏，或检测水银成分时，Finn® 贴纸（Smart Practice，加拿大）中的聚丙烯贴纸可以代替铝贴纸。塑料贴纸包括苯二甲酸丙二酯、无添加聚乙烯贴纸和聚丙烯贴纸，还有带有涤纶涂层的圆盘贴纸（表23.4）。可装载的腔室允许定制想要检测的过敏原系列，当空间有限时，可以使用较小的腔室，这可能导致检测体积的变化，因此使用过敏原的数量受限。商业化的检测套餐［T.R.U.E.（薄层快速检测）试验®］可用于选择性检测的患者。
　　目前 T.R.U.E.试验® 包括35种过敏原/混合

物及一个阴性对照物，以干胶形式附着在一张涤纶胶纸上，并统一贴在背部。目前商用检测系列仅能检测有限的过敏原，这可能导致 ACD 的诊断遗漏，特别是在使用定制的综合测试时（尤其是儿童）。最近在美国医学期刊上[29]发表了一篇关于最新儿童斑贴试验结果的系统综述，指出了儿童人群常见的过敏原。这些常见过敏原的几类，如丙二醇和椰油酰胺丙基甜菜碱（CAPB），但这些并不在 T.R.U.E.试验® 之列，其他的过敏原如苯甲酸盐也并不在儿童的检测之列[56]。显而易见，PREA-1 研究显示 T.R.U.E.试验® 在6岁以上的儿童是安全有效的[12]。2011年，它的初始套餐含有28种过敏原。在2017年 FDA 批准了 T.R.U.E.试验® 用于6岁及以上的儿童[57]。

表 23.4　斑贴试验贴纸

贴纸类型		材质	内容	注意事项
铝	Finn®盒	铝	大小可调,规格(8mm、12mm 和 18mm),无预先固定的滤纸	Epitest Ltd, Oy, Tuusula, Finlandare
	含聚丙烯涂层 Finn®盒	铝		怀疑铝过敏或监测水银溶剂时使用聚丙烯涂层
塑料	allergEAZE®	聚对苯二甲酸乙二酯	40μL,预先固定的滤纸,兼有黏合性边缘	SmartPractice,加拿大
	allergEAZEclear®	聚对苯二甲酸乙二酯		
	IQ Ultra™	无添加聚乙烯	65μL,预先固定的滤纸	化学技术诊断公司,维尔林格,瑞典
	Van der Bend	聚丙烯	40μL,预先固定的滤纸	Van der Bend,布莱尔,荷兰
	Curatest®	含聚酯膜涂层圆框	预先固定滤纸	Lohmann and Raucher,伦格斯多夫,德国
	Curatest® F	含聚酯膜涂层圆框		
商用的选择性检测套餐	T.R.U.E. 试验®	单一聚酯膜	预先测量的吸水凝胶(晾干成膜)最大接触和穿透力的不透水衬垫	仅可检测 35 种过敏原/混合成分和一项阴性对照;接触性过敏性皮炎很有可能漏诊

儿童使用斑贴试验的局限性包括背部面积小、可检测过敏原种类少,特别是在非常小的儿童。有限的测试空间进一步强调了对潜在过敏原暴露的详细历史记录的必要性,利用这些信息来选择过敏原,并对患者的个人防护产品进行测试,可以提高检测的阳性率。其他重要患者信息包括湿疹病史、个人及家族过敏史、已知的过敏原、个人爱好、休闲和课余或工作活动、局部及系统药物以及接触化妆品及护肤品[58]。详细的病史还包括监护人和其他接触者的相关信息。此外,患儿的年龄亦可提示可疑过敏原。

在非常小(<6 岁)的儿童,建议使用较低剂量的过敏原进行检测,包括镍、甲醛和橡胶添加剂,如氨基甲酸酯类[49,59],这也限制了该商业性检测工具的使用。如果斑贴试验是非定制的,那么非特异的检测可能导致患儿接触到以前没有暴露的过敏原,如环氧树脂和对苯二胺。此外,使用已经制订的检测套餐也意味着可能接触到与临床无关且不在全国范围内斑贴试验中心进行常规检测的化学物质,如含汞的防腐剂(硫柳汞)和金。

和成人一样,斑贴试验期间应限制活动以防贴纸移位。可以用胶带更牢固地将斑贴试纸固定在儿童皮肤上。只要有可能,斑贴试纸应贴于上背部或手臂内侧正常的皮肤,注意 AD 患儿看似正常的皮肤也容易起敏感反应或刺激反应[60]。此外,90% AD 患者存在金黄色葡萄球菌的定植,由于斑贴试纸固有的密闭性,斑贴试验可能造成粘贴处皮肤细菌过度生长,从而继发感染[61]。这可造成斑贴试验结果难以辨认。因此,对于 AD 患儿,在进行斑贴试验之前应当明确检测处皮肤的基线情况。

建议伴有浅表细菌感染史的患者进行鼻腔部金黄色葡萄球菌的检测,必要时进行治疗,或者在斑贴试验之前进行为期 1 周的漂白浴,每天 3 次,每次 10min,停漂白浴 4 天之后进行斑贴试验。此外,这类患儿应推迟(5~7 天)判读试验结果,以便将刺激反应记录为假阳性[62]。检测区域 1 周内避免使用外用糖皮质激素。如果可能,斑贴试验前后 1 周内避免口服糖皮质激素。检测期间,外用糖皮质激素可以用于非检测部位的皮炎以控制疾病。在测试过程中,可以口服抗组胺药物用以控制瘙痒。少数情况下,可能有必要在斑贴试验期间维持系统使用最小剂量的免疫抑制剂[63-64]。

通常,斑贴试验的第一天贴上过敏原,然后保留24~48h。判读结果之前应保持检测区干燥,避免搔抓,防止过敏原位置发生改变。第一次判读结果(第 3 天),移除贴纸进行判读。在第 5~7 天,再次判读结果。第二次判读结果非常重要,因为已经可以鉴别刺激反应。一般情况下,真正的过敏反应从第一次至第二次将会逐渐加重,而刺激反应将减轻。某些反应需要第三次(7 天或之后)判读,因为存在较长的迟发过敏反应。应当制订之后的随访时间,以确定由这些过敏原引起的皮炎是否消失。

临床医生在随访时应明确试验结果与临床的相关性,如确定相关、可能性大、可能或不大可能。一旦确定斑贴试验结果阳性(PPT),该过敏原则应避免接触。只有避免接触该过敏原后,皮炎得到缓解,且再次接触后皮炎复发,才能确定其相关性。

如果高度怀疑过敏,而在斑贴试验中过敏原结果为阴性,或者阳性结果不可靠时,则应进一步进行检测以确定相应的过敏原,如重复开放应用实验(repeated open application tests,ROAT)。在 ROAT 中,过敏原贴于前臂屈侧,每天 2 次,共 10~14 天,出现皮炎则中止。出现皮炎则试验为阳性[58]。

重要的儿童过敏原　尽管已经证明儿童与成人接触过敏的概率相似,但过敏原种类有所不同[15]。例如,儿童很少由于职业性暴露而患 ACD(例如黏附剂、环氧树脂和丙烯酸酯),但儿童对护理产品和化妆品过敏率高[65]。表 23.2 列出儿童不同部位的常见过敏原。

镍

在美国,斑贴试验结果显示儿童最常见的皮肤过敏原为镍[15,66-67]。据估计,每年有 25 万美国儿童对镍过敏,而且还在增加[16,47,68]。无症状儿童中很少有镍过敏。1986 年,已首次证实儿童斑贴试验的安全性,并发现 314 例健康、无症状的儿童中有 7.6% 的儿童对镍过敏[2]。人体暴露于金属物质释放的镍元素从而发生过敏,例如穿耳洞是女孩对镍过敏较常见的原因[43,69]。由于穿耳洞可导致皮肤屏障破坏,因此穿耳洞与镍过敏高度相关。尽管没有研究通过比较早期或晚期穿耳洞来确定镍过敏的具体原因,但越早穿耳洞,镍直接接触暴露累计的时间越长。一项研究证明女性在 20 岁前穿耳洞比在 20 岁以后穿耳洞更容易对镍过敏[70]。这可能与年轻人更倾向于佩戴便宜金属珠宝有关[71]。有趣的是,一项研究发现戴牙套的青少年女孩,穿耳洞后镍过敏风险比不戴牙套者降低。据报道,在皮肤接触之前,黏膜接触镍金属可增加对镍金属的免疫耐受[43]。

镍价格便宜,被应用于很多行业中,所以很难避免镍过敏。比物品中镍的含量更重要的是其释放的速度。例如,虽然不锈钢是合金,常常含镍,但是接触不锈钢的人很少患有接触性皮炎,因为不锈钢释放镍的速度非常慢。一些含有镍的合金制品开始可能释放少量镍,但随着时间的推移,外层磨损,更多的镍可能被释放。这类合金包括镍钛合金,具有形状记忆功能,可用于眼镜框、文胸、医学器械和新兴商品[16,72]。镍通常会在典型部位引起皮炎,如接触珠宝的耳垂(最常见的是服装首饰)、接触含的纽扣或腰带扣的脐部,以及接触衣物上含镍的装饰腰部。特发性的过敏反应原因也包括镍,例如一例儿童患者使用电子平板电脑引起特发性过敏[73-74]。其他可暴露于儿童的含镍物质包

括眼镜框、拉链、衣扣、牙套、教室凳子、移动电话和玩具[13]。

已报道,镍可引起系统接触性皮炎或者由于系统暴露(吸入、食入或植入)曾经致敏原引起的皮炎[75]。一项荟萃分析总结了 17 项关于经口接触镍的研究,发现 1% 镍过敏的患者在饮食中接触大量镍时,会出现系统不良反应[76]。已知某些食物的镍含量较高,这包括全麦面粉、燕麦、大豆、扇贝、坚果和豆类[77]。含镍丰富的食物和皮炎之间存在量效关系[78]。对镍过敏的患者是否需要进行低镍饮食还存在争议,特别是实施起来比较困难,而且因为食物中的镍含量随着土壤和水中的镍含量变化而变化,甚至可能随季节变化而变化,因此从食物、水中避免和消除镍似乎是不可能的。尽管如此,高度镍过敏的患者进行实验性低镍饮食可能有效,因为有证据表明,低镍饮食时,临床症状有所改善[75]。使用基于食物中镍平均浓度(正如 FDA 报道的)的积分制,将大多数镍过敏患者的镍摄入量限制在每天 150μg 以下(即 15 分)[77],可以用来提高依从性。

为了应对丹麦镍过敏的上升趋势,在 1992 年,丹麦通过了一项法律,限制与皮肤长期接触产品中镍的使用剂量(每周≤0.5μg/cm²),从而使丹麦儿童镍过敏率从 1992 年的 24.8% 降到 1998 年的 9.2%[79-80]。欧盟在 1994 年通过了相似的立法,即欧盟镍监管。不仅欧盟国家镍过敏率下降;丹麦报道,自相关立法颁布以来的 20 年间,节省了 20 亿美元[17]。以此推测,美国人口更多,将节省更多的金钱[16]。然而,美国还没有类似的立法,但是逐渐增加的过敏率引起了国家机构(如美国皮肤病学会)的重视。

钴和金

钴可以导致很多儿童斑贴试验阳性,仅次于镍。但是与临床的关系很难确认。由于很多合金里均含有钴和镍,有解释认为,钴与镍存在共价过敏。

金作为另一种金属,除非有金接触史,一般不作为儿童常规检测。北美接触性皮炎组数据认为在 12 岁以下儿童,金与临床过敏关系不密切,因此将它从斑贴试验中剔除[52]。但目前 T.R.U.E. 试验®中仍含有金。

新霉素和其他外用抗生素(如杆菌肽)

新霉素是一种氨基糖苷类外用抗生素。在过去 30 年来,新霉素是美国成人最常见的接触性过敏原之一[81]。在伤口处连续使用新霉素超过一周,比偶尔使用的过敏概率明显增加[81-82]。很多复合抗生素制剂中含有杆菌肽,常与新霉素或硫酸多黏菌素 B 联合。由于应用广泛,复合制剂可以导致共价过敏,或同时对这些过敏原过敏,导致患者多重过敏[9]。需要注意的是超过 25 例严重过敏的病例是由外用杆菌肽引起,这说明 Ⅰ 型超敏反应和Ⅳ型超敏反应均可参与[83]。使用糖

皮质激素的特应性患者对新霉素的过敏率增加,因为这些患者中很多用新霉素控制感染[84]。

香料(包括 I 型和 II 型香料、肉桂醛、肉桂醇、蜂胶、菊科/蒲公英、树脂、秘鲁香脂)

很多过敏原存在于香料中,如秘鲁香脂、I 型和 II 型香料、苯甲酸盐、肉桂醛和肉桂醇、蜂胶(蜂蜡)、菊科/蒲公英和树脂。香料混合物包括香叶醇、肉桂醛、羟基香茅醛、肉桂醇、丁香酚、异丁香酚、α-戊基肉桂醛和橡树苔藓。尽管系统性皮炎病例与香料过敏有关,但香料过敏典型的好发部位为面部、颈部、腋窝,这些部位更容易接触到过敏原[85]。除了明显的来源,如香水,很多化妆品、防晒霜、清洁剂和其他卫生用品中也含有香料。在儿童,香料常引起"结合性"皮炎,或者面部湿疹,这是因为儿童经常脸对脸接触使用化妆品和香料的成人。香料一直是成人和儿童常见的过敏原之一。当香料用于遮盖另一种异味时,产品甚至被标记为"无香味(unscented)"。因此,建议香料过敏的患者使用不含香料(fragrance-free)的产品。香料也常用于标"低敏"的产品中,这些成分主要是为了防腐而不是用作香料[86-87]。香料过敏在临床上非常常见,成人中有超过 90% 的斑贴试验阳性,结果为"明确""可能性大"和"可能"[88]。

秘鲁香脂,从秘鲁香树中提取,是多种芳香化学物质的混合物,与苯甲酸盐、肉桂醛和酒精等香料有关。使用筛分托盘可以检测秘鲁香脂及其他香料。很多产品,如牙膏、漱口水、外用药物和伤口药膏均含有秘鲁香脂[89-90]。相关化学物质被用作软饮料和其他食品中的人工香料,包括香草、咖喱、丁香和肉桂等。由于存在经口接触相关化学品的可能性,因此进行饮食干预和避免接触相关产品,难治性患者可从中获益[91-92]。同时检测秘鲁香脂和香料合剂,估计可以检测到超过 80% 的香料过敏原[93-94]。

菊科植物,是一种植物家族,占世界开花植物的 10%,包括洋甘菊、蒲公英和豚草。已有报道由这类成分导致的局限性和泛发性 ACD,有时类似于光敏性皮炎。使用或接触茶、中草药添加剂和个人护理产品中的此类过敏原可致敏。倍半萜烯内酯是引起菊科类植物过敏的最常见成分[48,95]。众所周知,松香、秘鲁香脂和蜂胶都在对这种植物过敏的人中存在交叉过敏[92]。儿童可接触到松科植物的树脂,如治疗疣的制剂、肥皂、胶水、清漆、小提琴松香和体操运动员使用的握力粉。因蜂胶(蜂蜡)具有免疫刺激、抗氧化、促进伤口愈合,从而具有自身保健的特性,目前已被广泛使用并大量宣传[13]。山梨醇倍半油酸酯是一种乳化剂,存在于很多含香料的化妆品中,可用来检测香料过敏。

重铬酸盐

鞣制皮革产品,如鞋子、腰带,是重铬酸盐引起斑贴试验阳性的常见来源。实际上,重铬酸盐是儿童足部皮炎的常见致敏原[13,96-97]。一些研究证明,伴有 AD 的儿童对重铬酸盐的过敏率高于无 AD 的儿童,这也解释了特应性患儿的足部皮炎发病率更高,提示足部表皮皮肤屏障受损增加了半抗原的穿透[98]。致敏患儿的另一种对策就是使用植物原材料制成鞋具。维生素、油漆和防锈产品以及手表也是重铬酸盐的常见来源[99]。

羊毛脂和其他羊毛醇(包括无醛醇 L-101™)

羊毛脂是从羊毛中提取的皮脂醇物,由长链蜡脂组成。由于羊毛脂具有保湿和乳化作用,最常被用于化妆品、卫生用品(包括剃须膏、香皂和香波)和创可贴中。据报道,儿童羊毛脂过敏发生率逐渐增加[100-101]。然而,斑贴试验很难检测羊毛脂,可能是由于存在"羊毛脂矛盾体":对过敏原的致敏作用在完整的皮肤很难表现出来,而在受损的皮肤上更为显现。由于羊毛脂混合物的可变性,如果只测试一种羊毛脂制剂或单一浓度羊毛脂,则阳性率低[102]。无醛醇 L-101™(50%)已被推荐作为检测底物,现在也被美国接触性皮炎协会纳入核心过敏原系列,因为至少一项研究显示它比标准羊毛脂(30%)能更好检测羊毛醇过敏[103]。同样,由于很多产品含有羊毛脂,如果患者怀疑对羊毛脂成分的个人用品过敏,应当进行相关检测。

氨基甲酸化合物/氨基甲酸酯(和其他橡胶材料:秋兰姆化合物、硫脲类、巯基苯并噻唑和巯基化合物)

氨基甲酸酯、硫脲类、巯基苯并噻唑和巯基化合物均包含在标准斑贴试验系列中。这些化合物是橡胶促成剂,催化橡胶从液态变成固态。巯基化合物主要存在于大量的橡胶产品中,如鞋底。硫脲类和氨基甲酸酯是手套的重要成分。儿童接触手套和鞋底、裤子和袜子的松紧带、运动服、文胸、游泳服、安抚奶嘴和其他儿童玩具中橡胶成分,可导致接触性过敏[99]。尿布皮炎与巯基苯并噻唑过敏有关,这种成分也存在于弹性腰带上[104]。此外,人们接触巯基化合物的环境也可导致过敏。例如,鞋子和手套内温暖潮湿的环境可以增加橡胶成分的释放,从而导致过敏[105]。

椰油酰胺丙基甜菜碱和相关的过敏原(3-二甲基氨基丙胺、氨基胺)

甜菜碱作为表面活性剂、发泡剂和增稠剂,用于肥皂、洗发水、沐浴露和牙膏中。20 世纪 50 年代,它首先用于 Johnson & Johnson"不再流泪"的洗发水中,因含两性离子的化学结构(含正负电荷元素),较其他表面活性剂对眼睛刺激性小[106-107]。虽然人们意识到它可能引起 ACD(尤其是在儿童中),但是椰油酰胺丙基甜菜碱(cocamidopropyl betaine,CAPB)现已不在商业性斑贴试验的检测范围内。已报道,CAPB 生产过程中的副产物/杂质 3-二甲基氨基丙胺（3-dimethylaminopropyl-amine，DMAPA）、氨基胺（amidoamine，AA）斑贴试验呈阳性。一些研究者提出这些化学品可能是导致 CAPB 过敏的真正致敏剂[107]。

甲醛和甲醛释放剂（对叔丁基酚醛树脂、双咪唑烷基脲、咪唑烷基脲、季铵-15、溴硝丙二醇等）

自从 1939 年第 1 版检测系列问世以来，甲醛及其相关化学物质已列入标准检测系列中[108]。这些成分广泛存在，例如作为抗菌防腐成分用于个人卫生用品、化妆品中，以保持产品自身结构、防止针织物起皱等。FDA 指出约 20% 的个人卫生用品含有释放甲醛的防腐剂[109]。顽固性皮炎可由吸入香烟中的甲醛或食入可代谢成甲醛的食物（阿斯巴甜、烟熏肉和枫糖）引起，这提示避免使用某些食品可以避免甲醛过敏[110-111]。对叔丁基酚醛树脂（P-tert-butyl-phenol formaldehyde resin，PTBFR）是一种与甲醛相关的化合物，存在于粘贴剂中，在制造鞋、表带或护腿板等运动装置时使用。一项纳入 102 个患者的研究发现，相当多的儿童患者对运动鞋、其他运动设备相关的 PTBFR 斑贴试验阳性，这与汗液引起的潮湿环境和机械性刺激增加了过敏的机会有关[12,112]。

糖皮质激素

由糖皮质激素外用制剂导致的 ACD 并不罕见，但检测起来非常困难，因为活性激素成分和基质均可导致过敏。推荐将 21-三甲基乙酸氢化可的松和布地奈德纳入儿童过敏原常规检测。因为特应性疾病患儿或其他慢性炎症性皮肤病患儿经常需要外用这些药物作为治疗方案的一部分，因此，确定这类过敏原非常重要。由于他们的皮肤屏障受损，这些患者对药物成分的过敏风险增加。2011 年 Baeck 等根据潜在致敏潜能，对类固醇激素进行重新分类。第 1 组糖皮质激素为非甲基化的（包括传统 A 组、D2 组和布地奈德），致敏潜能最高；第 2 组为卤化 C16/17 顺-缩酮/二醇结构的糖皮质激素和传统 B 组糖皮质激素；第 3 组为传统 C、D1 组糖皮质激素，它们的致敏潜能最低[113]。

在糖皮质激素外用制剂的基质中，丙二醇的过敏率最高[114-115]。这些用于糖皮质激素斑贴试验的介质也会影响测试结果的敏感性，因为它可以穿透皮肤。在慢性皮炎患者没有获得期望的治疗效果时，应当进行糖皮质激素和激素单一成分两方面的斑贴试验，此外还包括患者目前所用的局部外用药。这些患者可以使用致敏潜能较小的第 3 组糖皮质激素。这组糖皮质激素包括双丙酸阿氯米松、戊酸倍他米松、糠酸莫米松、地塞米松和丙酸氯倍他索（按效能递增排列）。如果患者对某一外用糖皮质激素发生反应，那么在使用其他糖皮质激素时，需要进行斑贴试验，确定过敏的范围。

对苯二胺

对苯二胺（para-phenylenediamine，PPD）是一种常用的染发剂物质，也存在于印刷墨水和胶片中，常用于增强及加深散沫花染剂（黑色染料）的颜色。永久染发剂中 PPD 的许可浓度为 6%，但是黑散沫花染剂中其浓度高达 15.7%[116]。暂时染发剂或者黑散沫花染剂可引起 PPD 反应，并造成永久性瘢痕和色素减退，这是由严重的超敏反应引起的。PPD 是常见的五种强烈致敏剂之一，可造成儿童和青少年严重的甚至致死性反应[117-119]。因为在儿童可能发生严重的过敏反应，因此只有在有相关病史的情况下，才有必要进行斑贴试验。高达 25% 对 PPD 过敏的患儿对深色合成纤维衣物中的半永久染料过敏[120-121]。

硫柳汞

硫柳汞作为防腐剂常用于疫苗中，在常规接种疫苗时常常可引起过敏[122]。其他少见的来源有隐形眼镜溶液和眼科或耳科制剂，它们可以引起眶周皮炎[123]。尽管硫柳汞斑贴试验阳性反应很常见，但两者相关性很难确定，有时可能只能说明既往过敏。目前认为并不需要常规进行斑贴试验。一项研究显示其过敏率随年龄增长而下降[124]。在美国，除了灭活的流感疫苗、破伤风类疫苗、白喉和活化的百日咳疫苗外，硫柳汞已不建议用于儿童常规疫苗中，但在欧洲，硫柳汞仍可以使用于疫苗中[125]。

甲基氯异戊唑啉酮/甲基异戊唑啉酮（MCI/MI）

复合防腐剂甲基氯异戊唑啉酮/甲基异戊唑啉酮（methylchloroisothiazolinone/methylisothiazolinone，MCI/MI）（也称为 Kathon CG 和 Euxyl K100）在专门用于儿童的护理用品中很常见，包括湿纸巾、沐浴露、泡沫浴液和保湿剂。其还可导致吸入性（系统性）ACD，因接触新近油漆涂过的物品（家庭油漆中含有这类防腐剂）、身体喷雾[126]、空气清新剂[127]和清洁用品而导致[128-130]。在 2013 年，Aerts 等报道第一例 4 岁女童对婴儿纸巾中的 MI 特异性过敏，之后产生吸入性（部分系统性）接触性皮炎（吸入了屋内散发至空气中的油漆），与特应性皮炎非常相似[131]。

MCI/MI 过敏的报道越来越多[132]，这引起欧盟的极大关注，MCI/MI 已禁用于"旅行"产品[114-115]。在儿童中的过敏，引起了大家对这类成分在儿童护理产品中的关注[133]。大多数标准 MCI/MI 斑贴试验检测为 0.01% 的 MCI/MI 水溶性混合物（3∶1），但是估测这项检测会漏掉大约 40% 的过敏病例[134]。除混合物外，MI（0.2% 水溶液）可以单独进行检测。目前 T. R. U. E. 试验®系列中并不包括 MI，因此难以检测这种常见过敏原的致敏性。

丙二醇

在很多泛发性皮炎的病例中,丙二醇被认为是致病因素[7,66,135]。丙二醇作为食品添加剂被广泛应用,也可以作为香料、染料溶剂使用。食入丙二醇可导致丙二醇皮炎,这说明丙二醇可引起皮肤过敏,后者可通过饮食回避来避免发生[136]。儿童护理用品例如旅行保湿剂、除臭剂、化妆品是常见的丙二醇来源,指甲油、发胶、润滑剂和切割液中也含有丙二醇。丙二醇作为很好的溶剂、媒介、乳化剂和保湿剂应用其中。外用激素也是丙二醇过敏的来源之一[114-115]。过去,丙二醇过敏很难通过斑贴试验确定,因为它们也可以引起皮肤刺激性反应,很难与轻度过敏性皮炎鉴别[137]。

苯扎氯胺

在外用药物、清洁产品和个人护理用品中,苯扎氯胺是另一种常见防腐剂。它可以代替酒精用来消毒和抗感染,由此导致接触性过敏的风险增加[138]。由于其在家庭清洁纸巾中的使用,最近认为其为接触性过敏;而长期以来认为苯扎氯胺是皮肤刺激物,因此当进行接触性过敏原检测时,应排除其可能导致的刺激反应。

分散染料

分散染料用于涤纶混纺织品中,如儿童运动服饰和学校制服[139]。分散染料过敏也归因于尿布产品中的染料[140]。尽管蓝色是染料过敏原最常见的颜色,但引起过敏的织物或材料的颜色可能不是蓝色,因为多种颜色经常组合在一起形成混合色。尽管许多儿科过敏原筛查系列中包括分散染料,但是也可以将疑似过敏的服装直接放在皮肤上检测它的过敏反应[99]。

漆树(漆树属)

漆树种类繁多,引起皮疹的常见种类有毒常春藤(毒漆藤)和毒栎(毒橡木),它们的油树脂中均含有强效致敏原。油漆皮炎常在美国发生。急性皮炎可由直接接触植物引起,也可因间接暴露于焚烧这些植物引起。常见的皮疹表现为条带状分布的丘疹/水疱。与含有油树脂的其他植物,如杧果、腰果和日本漆树,存在交叉过敏反应。在有些情况下,植物光毒性反应也可出现类似皮疹。

一级预防——预防、避免接触、宣教、管理　一旦斑贴试验显示过敏,应当采取相应的回避措施。患者应当避免直接接触过敏原,并引导患者使用号称"皮肤安全"的替代产品,这些产品信息可从供应商注册的接触性过敏原管理数据库(Contact Allergen Management database,CAMP)和接触性过敏原替代数据库(Contact Allergen Replacement Database,CARD)获取。皮炎研究院提供免费的、开放的、线上的、以患者为中心的教育信息,包括"简单和免费"的指南,重点介绍不含儿童最常

见的 10 种过敏原的产品。重要的是,应进行充分的斑贴试验后患者教育,以使患者了解规避过敏的必要性,例如能在何处发现过敏原、最可能的暴露途径是什么、避免暴露于过敏原的替代活动、替代方案和替代产品。应鼓励患者将日常使用的个人物品带到医院,给斑贴试验教育协调员检测,以剔除接触性过敏原的产品来源。

为了确定产品是否释放大量的镍(可供患者及供应商使用),丁二酮肟/胺(dimethylglyoxime/ammonia,DMG-A)镍释放斑点试验可以帮助我们检测引起镍过敏的释放量。用含有 DMG 的白色棉签擦拭金属产品时,粉红色沉淀物表示镍释放浓度为 $0.44\mu g/cm^2$(浓度为 $0.05\mu g/cm^2$,即可导致过敏)[141-142]。颜色标尺可以帮助我们确定产品中镍的释放水平[143]。产品镀层所含的镍可能低于其内合金中所含镍的含量,长时间使用的产品会出现磨损,这时需要重新检测。

在有些泛发性皮炎病例中,严格回避治疗可能需要坚持 2~3 个月[49],患儿及家属需要足够的耐心。由于很多患儿无法进行斑贴试验,就此诞生了"虚拟斑贴试验"的概念,即利用全国斑贴试验数据集的趋势,对可能引起 ACD 的过敏原进行评估,以帮助患儿避免相应的过敏原,观察他们的症状是否消失[144]。一项系统综述对美国医学杂志发表的 5 项大规模研究进行回顾分析,这 5 项研究报道了 2000 年以后的儿童斑贴试验结果,综述指出儿童个人护理用品中出现已知常见过敏原的频率很高。使用不含这些过敏原的产品,提前做好回避策略(pre-emptive avoidance strategy,PEAS),很多患儿的皮炎可以得到改善。同样,患有慢性皮炎的儿童也建议使用类似的 PEAS,避免使用含有高频过敏原的儿童个人护理产品。作者提示,通过这种斑贴试验前回避的方法,可以改善近 1/3 的儿童 ACD[29]。

新兴理念　从 1895 年 Jadassohn 的一项关键发现开始,关于接触过敏和随后的一系列过敏表现的免疫学,引起了皮肤病专家和过敏专家的兴趣。ACD 和特应性皮肤疾病之间的相互作用仍然未得到很好的认识,文献中的证据矛盾使研究更为复杂。大约 20%~40% 的特应性婴儿伴有先天性丝聚蛋白基因突变,导致皮肤屏障功能异常,经表皮水分丢失增加,pH 值升高、固有的抗菌肽改变也与丝聚蛋白基因突变有关,这些都可能增加过敏原致敏的风险[145]。

并不是所有湿疹都与丝聚蛋白基因突变有关,也不是所有基因突变都导致 AD[146]。丝聚蛋白和其他表皮异常可导致过敏原穿透皮肤,引起免疫反应失衡,Th2 过度表达[147]。过敏患者中常见的 Th2 为主的免疫反应也可能与表皮蛋白质之间发生不同的相互作用,

第四篇

第
四
篇

目前机制尚未完全阐明。这种免疫失调可能会影响表皮屏障功能的完整性和天然免疫应答反应[148]。Th2过度反应（IL-4 和 IL-13 的高水平表达）在过敏性患者中很常见，伴随着抗菌肽减少（特别是组织蛋白酶抑制素 LL-37 和 HBD-3）和中性粒细胞募集的减少，可能会增加特应性患者金黄色葡萄球菌定植的发生率[148]。炎症反应和调节性天然免疫系统的下游的改变，以及天然免疫系统反应的降低，可以解释这类患者普遍存在的细菌繁殖[145,148]。

用生物制剂治疗 ACD 的可能性领域的研究，类似于我们对银屑病的研究，最近正在进行中，并揭示了在 ACD 发展中起作用的免疫机制。已知磷酸二酯酶抑制剂（特别是 PDE-4）可以抑制 TNF-α，它是 ACD 发生过程中重要的炎症细胞因子，其外用制剂已用于治疗 ACD[149-150]。它是除他克莫司和吡美莫司外，又一种非糖皮质激素类的外用药物。其他抗 TNF-α 药物，如依那西普和英夫利西单抗，被认为在接触性皮炎的治疗中具有潜在的作用，尽管这并没有像其在治疗银屑病等其他炎症性疾病中的作用那样得到很好的证明。此外，有证据显示外用钙调磷酸酶抑制剂可以修复 AD 常见的皮肤屏障缺陷，而庆大霉素等抗生素，可通过改变皮肤常驻菌群和天然免疫系统之间的相互作用，来改变丝聚蛋白链的产生[151]。

不同种族的 ACD 发病情况需要进一步研究。尽管拉美裔和非裔在美国拥有大量的人口，但关于他们在皮肤科文献中的代表性一直很低。儿童接触性皮炎登记处资料显示，非裔儿童皮炎较白人长 1.2 年，较西班牙人长 1.6 年[152]。此外，亚裔和非裔美国儿童做斑贴试验者多合并特应性皮炎（OR 为 1.92,95% 置信区间为 1.20~3.10;P=0.008;和 OR 为 4.09,95% 置信区间为 2.70~6.20;P<0.001）。由于美国有色人种的人口增加，因此，对于不同肤色人种疾病的表现，需要进一步认识。

了解内外因素共同作用可使患者面临 ACD 的风险，这需要更进一步的研究，特别是在儿童人群中本病发病率持续升高。美国 AD 和 ACD 的发病率均高于发展中国家。有趣的是，维生素 D 缺乏与过敏性疾病存在联系，维生素 D 可能在调节角质形成细胞中的抗菌肽中发挥重要作用[153-154]。其他环境因素也被认为在这方面起作用，这包括大量使用抗菌清洁产品，以达到清除皮肤细菌的目的，其中包括有保护作用的皮肤正常菌群，如表皮葡萄球菌。这些定植菌已被证实具有许多有效促进皮肤屏障的"共生"功能，如产生抗菌肽，保护皮肤天然免疫系统和通过增加皮肤紧密连接的表达，降低炎症后细胞因子，从而维持皮肤屏障功能[145,155-156]。表皮葡萄球菌在皮肤的定植可以影响金黄色葡萄球菌在表皮定植的建立，后者是一种微生物，可导致特应性基础上叠加感染，或者其他慢性炎性疾病[145]。研究者近来发现，与不伴镍过敏 AD 患者和健康人群相比，伴有镍过敏的 AD 患者中金黄色葡萄球菌感染增加。此外，金黄色葡萄球菌感染的 AD 患者在硫酸镍刺激下，体外 IL-2 的分泌增加。这提示在 AD 患者中，镍过敏和葡萄球菌感染有关[157]。

为了能更好地、不断地深入认识儿童 ACD，我们需要更多相关研究。患者、医生、企业和决策者需要进一步的合作，促进对那些已知的化学致敏剂的管理，从而达到预防过敏的目的，减少 ACD 带来的负担。

（徐教生 译,肖媛媛　尉莉　梁源 校）

参考文献

见章末二维码

023章 参考文献

第 24 章　嗜酸性粒细胞增多性疾病

Eirini E. Merika，Nerys Roberts

摘要

嗜酸性粒细胞是人体重要的炎症细胞。在人体自我保护、免疫调节和炎症中发挥重要作用。本章将讨论新生儿、婴儿及较大儿童外周血嗜酸性粒细胞增多相关的皮肤疾病(如嗜酸性蜂窝织炎、脂膜炎、筋膜炎、脓疱性毛囊炎和嗜酸性粒细胞增多综合征),重点突出临床特征、检查和治疗。儿童期嗜酸性粒细胞相关皮疹(如特应性皮炎、药疹和免疫性疱病)不在此讲述,详见其他章节。

要点

- 嗜酸性粒细胞在天然免疫和适应性免疫中行使多种功能,涉及免疫反应的启动、发展和缓解,以及组织修复。
- 婴儿嗜酸性脓疱性毛囊炎在出生后前几个月常见,至 3 岁缓解。所有的患者都出现头皮损害、组织中嗜酸性粒细胞浸润和反复发作。发病时,血嗜酸性粒细胞增多,但也可能正常。本病通常是良性自限性的。
- 嗜酸性粒细胞增多综合征(hypereosinophilic syndrome,HES)的诊断需要有外周血嗜酸性粒细胞增多,以及由于嗜酸性粒细胞聚集导致的组织损伤。持续嗜酸性粒细胞增多是其中一个特征。具有终末器官损害才能诊断该病。患者应当进一步检查明确有无造血系统肿瘤。对于特发性 HES 的诊断应当排除反应性增高的原因。HES 出现心脏并发症时死亡率高。糖皮质激素对缓解症状常常有效。
- 嗜酸性蜂窝织炎是个少见但非常重要的疾病。感染、药物反应、外伤、结缔组织病或者血液肿瘤均可导致疾病发生。它的特征是儿童突发性疼痛性损害,并快速进展。组织学上的火焰征是最常见的特点。如果需要治疗,抗炎比抗感染治疗更重要。
- 嗜酸性筋膜炎的特征是四肢部位嗜酸性粒细胞增多、肢端皮肤发硬、对称分布。它与结缔组织病、潜在恶性肿瘤、血液疾病及药物反应相关。70% 的患者外周血嗜酸性粒细胞升高。通常激素反应良好。
- 嗜酸性脂膜炎表现为皮下结节肿胀,常合并潜在疾病。它是小叶和间隔嗜酸性粒细胞增多的脂膜炎,无血管炎,通常对激素反应良好。

引言

一个多世纪以来,由于 HE 染色切片上可见特征性染色颗粒,嗜酸性粒细胞非常容易在组织中被识别出,近期逐渐认识到它在人体健康及相关疾病中的确切作用。

嗜酸性粒细胞在天然免疫和适应性免疫中行使多种功能。它从骨髓中分化而来,前体细胞通过 IL-3、粒系-巨核集落刺激因子和 IL-5 的刺激成熟,IL-5 是嗜酸性粒细胞在组织中聚集的最重要调节因子,参与调节嗜酸性粒细胞发育成熟的每个阶段。嗜酸性粒细胞的成熟依赖转录因子——GATA 结合蛋白 1、增强结合蛋白 α、盒结合蛋白和干扰素共同序列结合蛋白。近期发现,其表面免疫球蛋白样转录体 2 和 5 受体在嗜酸性粒细胞的发育和凋亡中发挥重要作用。

嗜酸性粒细胞参与免疫反应的启动、发展和缓解,包括组织修复。嗜酸性粒细胞可以通过表达补体受体、Fc 受体和包括多种 Toll 样受体在内的模式识别受体,捕获病原,促进天然免疫反应。

一旦活化,嗜酸性粒细胞通过对病原体的直接效应,通过调节淋巴细胞和树突状细胞参与免疫应答,以及通过组织损伤、修复和肥大细胞活化来参与炎症反应。

嗜酸性粒细胞释放可溶性介质如细胞因子、趋化因子、生长因子和活化脂质体。这些细胞因子可以诱导 Th1 和 Th2 型炎症以及纤维化(转化生长因子 β)。由嗜酸性粒细胞产生的 IL-4 不仅在调节免疫,而且在调节代谢、棕色脂肪的形成中发挥重要作用。此外,嗜酸性粒细胞产生细胞毒性蛋白:主要碱性蛋白、嗜酸性粒细胞过氧化物酶、嗜酸性粒细胞阳离子蛋白和嗜酸性粒细胞源性神经毒素。

嗜酸性粒细胞在血液中的运输时间非常短(大约 1 天),但是它们在组织中聚集可达数天。嗜酸性粒细胞穿透血管需要依赖趋化因子受体 3。胸腺基质淋巴生成素和 IL-33 是重要的招募因子。

在缺乏相应细胞因子作用时,嗜酸性粒细胞即进入凋亡。一旦嗜酸性粒细胞被激活即可增加炎症部位的血管的通透性,将白细胞(特别是辅助性 T 细胞,还有初级 B 细胞可产生免疫球蛋白 M)聚集到炎症部位,与树突状细胞(如活化、成熟及迁移至淋巴结)及 IgA 和 IgE 抗体相互作用,以及产生或存储炎症介质。这些炎症介质包括促炎症因子、促纤维化因子、血管生成因子和细胞毒性分子(有些有抑菌功能)。此外,神经毒素的释放可导致嗜酸性皮病产生剧烈瘙痒(有时是疼痛)。近来研究发现嗜酸性粒细胞可能在抗肿瘤免疫监视中发挥作用,也可能具有杀伤肿瘤作用[1-3]。此外,嗜酸性粒细胞也在天然免疫和组织重建中发挥关键作用[4],因为它可以存储和合成相应的免疫调节因子,一旦激活即可快速释放[5]。

在发达国家,临床上外周嗜酸性粒细胞增多通常是特应性疾病(湿疹、哮喘、花粉症)或其他过敏状态(如药疹)的信号。在亚洲或非洲,嗜酸性粒细胞增多可能提示存在寄生虫感染。国际往来可能使这些疾病发生地域变化。

先天性嗜酸性粒细胞增多症

在新生儿,外周血嗜酸性粒细胞计数通常 $<0.7\times10^9/L$,少数情况下可达 $(1\sim2)\times10^9/L$[6-7]。脐带血比成人外周血含有更多的嗜酸性粒细胞和前体细胞。

宫内输血和换血后出现先天性嗜酸性粒细胞增多很常见,一项研究显示 60% 的新生儿发生了这种情况[8]。因伴有皮疹、血小板减少和淋巴细胞减少,考虑这与超敏反应有关。近期报道一例发生于肛周、生殖器周围,沿 Blaschko 线分布的、先天性血管淋巴样增生伴嗜酸性粒细胞增多的病例[9]。

文献已报道家族性和遗传性嗜酸性粒细胞增多症。家族中多个成员发生嗜酸性粒细胞增多,提示常染色体显性遗传。然而,在最初的报道之后,再无其他家族性病例报道,因此很难确定这是一组独立的疾病[10-11]。此外,Ota 等报道 3 个兄妹具有家族性嗜酸性粒细胞增多症特点,但临床具有肺部疾病,其中 2 例伴有 Churg-Strauss 综合征[嗜酸性肉芽肿性多血管炎(eosinophilic granulomatosis with polyangiitis,EGPA)]表型,第三例伴有嗜酸性粒细胞增多相关性瘙痒。提示这些疾病可能与嗜酸性粒细胞增多综合征(hypereosinophilic syndrome,HES)存在重叠[12]。

在唐氏综合征中,嗜酸性粒细胞计数往往正常,但是骨髓中多叶核的嗜酸性粒细胞比例更高。最近研究显示唐氏综合征中克隆性嗜酸性粒细胞增多与 GATA-1 的 N 末端缩短突变有关(这种突变也与唐氏综合征中一过性白血病有关)[13]。

很多遗传综合征可能伴有嗜酸性粒细胞增多,例如 Netherton 综合征、色素失禁症、Dorfman-Chanarin 综合征、毛发硫营养不良、高 IgE 综合征、Omenn 综合征、IPEX 综合征[免疫失调(immune dysregulation)、多种内分泌疾病(polyendocrinopathy)、肠病(enteropathy)、X 连锁(X-linked)]以及皮肤剥脱综合征。曾报道一例儿童嗜酸性粒细胞增多综合征,伴有 8 号染色体短臂三倍体嵌合体。先天性朗格汉斯细胞组织细胞增生症、先天性 Wells 综合征、先天性 Ofuji 病和先天性弓形虫病同样也可伴有嗜酸性粒细胞增多。

新生儿嗜酸性粒细胞增多症

在新生儿中,新生儿毒性红斑、婴儿肢端脓疱病和一过性新生儿脓疱性黑变病均可出现组织中嗜酸性粒细胞增多。

外周血嗜酸性粒细胞增多可能是色素失禁症的一个特征。但是婴儿出现红皮病、外周血嗜酸性粒细胞显著增多需要警惕免疫缺陷性疾病,如 Omenn 综合征。

当新生儿出现嗜酸性粒细胞增多时还应考虑到败血症,因为这个年龄段的嗜酸性粒细胞增多可能是败血症的一个指标,因此当嗜酸性粒细胞超过 $700/mm^3$ 时,需要考虑到感染。

曾报道一例婴儿出现一过性嗜酸性粒细胞增高,而其母亲患有 HES。

婴儿嗜酸性粒细胞增多症

嗜酸性粒细胞增多在食物过敏、特应性皮炎中最常见,组织中嗜酸性粒细胞增多为其特点。组织细胞增多也是朗格汉斯细胞组织细胞增生症和婴儿环形红斑的特征。中-高度嗜酸性粒细胞增多也是嗜酸性脓疱性毛囊炎的一个特征。

婴儿期显著外周血嗜酸性粒细胞增多应当引起重视,它可以为特发性 HES,也可以是白血病。WT1 反转录聚合酶链反应(reverse transcription polymerase chain reaction,RT-PCR)是有效的鉴别诊断方法。因为 WT1 基因在所有急性白血病中表达均增高[14-15]。

幼儿嗜酸性粒细胞增多症

显著嗜酸性粒细胞增多可见于特异性 HES、木村病/血管淋巴样增生伴嗜酸性粒细胞增多和高 IgE 综合征(后两种疾病将在 113 章中详述)。

中等程度的嗜酸性粒细胞增多是 Wells 综合征、嗜酸性筋膜炎和 Ofuji 综合征的一个特征。少见的厚皮性嗜酸性皮炎的特点是外周血嗜酸性粒细胞增多,厚皮病上出现瘙痒性丘疹性损害[16-17]。某些感染如疥疮、球孢子菌病也需要考虑。

很多皮肤病表现为组织嗜酸性粒细胞增多,其他章节也有讨论。在大疱性类天疱疮、特应性皮炎/湿疹、药物反应和接触过敏中发现了低分子量的嗜酸性粒细胞趋化因子[18]。其他皮肤病包括荨麻疹(第 63 章)、蕈样肉芽肿(第 88 章)、移植物抗宿主病(第 157 章)、肥大细胞增多症(第 92 章)、血管炎如结节性多动脉炎和 EGPA(第 148 章)、系统性硬皮病(第 100 章)、疱疹样皮炎(第 75 章)、天疱疮(第 8 章)和朗格汉斯细胞组织细胞增生症(第 90 章)。

参考文献 24.1

见章末二维码

婴幼儿嗜酸性脓疱性毛囊炎(也称 Ofuji 病)

摘要和发展史　嗜酸性脓疱性毛囊炎不常见,1965 年由 Ise 和 Ofuji 首先在成人中报道[1]。1970 年 Ofuji 将本病命名为嗜酸性脓疱性毛囊炎[2]。本病儿童病例不足 70 例。

广义上,本病有三种亚型:①经典型;②免疫缺陷型,包括 HIV 和非 HIV 相关;③婴儿型。

经典成人型是一种罕见的病因不明的炎症性疾病,其特点为反复发生皮肤斑块,其上有簇集的无菌性毛囊炎样脓疱和丘疹,好发于面部、躯干及四肢,主要发生于日本人。"毛囊炎"的名称已受到质疑,因为有些病例发生于掌跖,而这些部位并没有毛囊结构。

已报道经典型的变异型,即"面部偶发性嗜酸性皮病",发生于面部皮脂溢出部位,但是缺乏经典型嗜酸性脓疱性毛囊炎(eosinophilic pustular folliculitis,EPF)的特征,如脓疱形成以及向周围扩散,对吲哚美辛治疗反应良好。

在 1984 年,Lucky 等人描述了婴儿变异型,具有其独特表现,不同于成人型和儿童型[3]。婴儿变异型是否与成人不同,或者为独立疾病,目前尚存争议[3-15]。建议使用"头皮嗜酸性脓疱病"来描述发生于婴儿头皮的皮损[16],因为没有真正的毛囊受累[17-18]。在成人中,已有研究证实 EPF 与 HIV 感染及血液肿瘤或其治疗存在相关性[19-22]。有一例报道与 HIV 相关的婴儿 EPF[23]。在儿童中,EPF 伴发疾病尚未发现。

流行病学和发病机制　经典型和婴儿型均易发生于男性(男女比为 4:1);然而 4~9 岁年龄的患者多为女童,这个年龄段是目前报道年龄最小的群体。80% 患儿常在 14 个月之前发病,3 岁前自然缓解。出生后即发病亦有报道[24]。在高加索人发病率高,而日本人罕见。尽管无家族集聚倾向,文献中有报道不同年龄的兄弟二人均在新生儿期发生 EPF[25]。

本病病因不明确。目前在经典成人型 EPF 中存在很多假设,但都没有证实。大多数理论认为与疾病引起的异常免疫相关,特别是特应性、糖尿病、感染(HIV、丙型肝炎和贾第鞭毛虫)、干细胞移植和药物(米诺环素、别嘌醇、抗惊厥药、噻哌溴铵和盐酸吲哚嗪)。一例伴有 Gorlin 综合征的 EPF 患者在下颌骨囊肿切除后 EPF 缓解,这可能是由于去除了异常免疫刺激[26]。

真皮毛囊周围和毛囊中出现嗜酸性粒细胞浸润,提示 Th2 型反应参与致病,这导致 IL-4 和 IL-13 介导的嗜酸性粒细胞趋化因子合成,诱导嗜酸性粒细胞聚集和迁移。嗜酸性粒细胞趋化因子-1,是一种高度特异性的趋化因子,参与嗜酸性粒细胞的招募、炎症反应和组织损伤。它的自分泌产物导致 EPF 的慢性病程[27-28]。

吲哚美辛是强效环氧化酶抑制剂,在本病的病因和治疗方面提供了有价值的方向和潜能(图 24.1)。它可以强效抑制 CRTH2(Th2 细胞表达的趋化受体同源分子,chemoattractant receptor-homologous molecule expressed on Th2 cells,CRTH2),CRTH2 是 PGD2(prostaglandin D2,前列腺素 D2)的受体。PGD2 通过 CTH2 受体,调节其生物活性,包括嗜酸性粒细胞趋化增强、维持和脱颗粒(图 24.1)。吲哚美辛可以降低 CRTH2 的敏感性,下调细胞表面 CRTH2 和 CCR3(表达在嗜酸性粒细胞上的趋化因子受体)表达,从而降低嗜酸性粒细胞对 PGD2 的反应。重要的是,Th2 细胞和嗜碱性粒细胞也表达 CRTH2[29],而有报道显示嗜碱性粒细胞浸润也存在于 EPF 皮损中[30]。口服吲哚美辛治疗可使嗜酸性粒细胞 CRTH2 的表达下降,皮损改善和外周血嗜酸性粒细胞减少,这也进一步证明了 PGD2-CRTH2 在发病机制中的作用。

嗜酸性脓疱周围的毛囊上皮、真皮小汗腺、角质层汗腺开口和角质形成细胞,以及末端汗管[32](此处缺乏毛囊)上出现 PGD2 诱导的酶,这提示局部 PGD2 合成和 CRTH2 表达细胞聚集参与 EPF 的发病[31]。

PGD2 也可刺激皮脂腺细胞产生嗜酸性粒细胞趋化因子-3(CCL26),导致了嗜酸性粒细胞在皮脂腺毛囊聚集[33]。上游 PGD2 信号和下游 CCR3 信号也可能参与嗜酸性粒细胞的聚集,吲哚美辛通过调节嗜酸性粒细胞中的 CRTH2 信号的敏感性来调节这些信号,也可以通过抑制局部 PGD2 合成来调节作用[31]。

对皮肤腐生菌或皮肤癣菌或针对表皮下层细胞间物质的自身抗体[34]、基底层细胞的胞质和外毛根鞘[35]的强烈反应,也可能参与发病。在成人 EPF 中,皮脂腺的自体免疫可能参与发病,特别是经典型和 HIV 相关型[19]。然而,这并不适合儿童病例。

第
四
篇

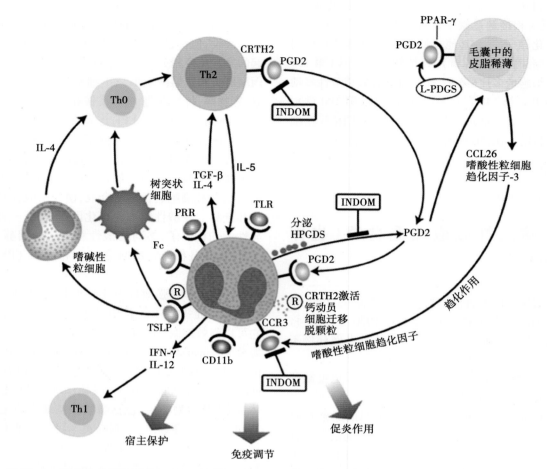

图 24.1　嗜酸性粒细胞功能。CCL,趋化因子（C-C 模序）配体；CRTH,化学趋化因子受体同源分子；HPGDS,造血细胞前列腺素 D2 合酶；IFN,干扰素；IL,白介素；INDOM,吲哚美辛；L-PDGS,脂蛋白型前列腺素 D2 合酶；PPAR,过氧化物酶体增生激活物；PRR,模式识别受体；TGF,转化生长因子；Th,T 辅助；TLR,Toll 样受体；TSLP,胸腺基质淋巴生成素

2013 年发表的 15 例儿童系列病例报道显示本病可能与特异体质有关[18]。Boone 等[36]描述了 3 例儿童病例,其中 2 例幼儿期发病,1 例婴儿期发病,均显示粉尘螨(*Dermatophagoides pteronyssinus*, DPT) 特异性 IgE升高,这提示在 EPF 的发病机制中存在超敏反应。这3 例患儿中 2 例无个人及家族特应性病史。

一氧化氮可能参与 EPF 的发病。一氧化氮是一个简单的无机分子,可以调节血管张力、血小板聚集、白细胞黏附;也参与神经传导、免疫调节和炎症反应。神经功能一氧化氮合酶(nNOS)由神经元表达,但也见于EPF 患者的真皮和毛囊的嗜酸性粒细胞中。在其他嗜酸性皮肤病,如 Kimura 病中有类似免疫组化的发现,因此,作者推测,由嗜酸性粒细胞衍生的一氧化氮在这类炎症性皮肤病的发病机制中发挥作用。有学者假设,nNOS 可以催化 ONOO-的形成,从而导致细胞和组织损伤。此外,已证明一氧化氮和它的异构体可以降低嗜酸性粒细胞移动,延长其生存时间,从而有助于细

胞的聚集[37]。

EPF 与新生儿毒性红斑具有相似的组织病理学特点。有学者认为 EPF 代表一种更持久的形式[16]。

临床特征　EPF(图 24.2)的特征性临床表现为反复发作的、成群密集分布的瘙痒性环状或多环状斑块,上覆融合性无菌性丘疹、脓疱。多见于面部脂溢区域、躯干及四肢。常常是皮损中央好转,周围扩展。只有 6% 的成人患者累及头皮[38]。幼儿和青少年很少发生经典型 EPF[5,36,38-48]。

婴儿嗜酸性脓疱性毛囊炎是这类病的变异型,主要侵犯头皮[3-15,25,49]。皮损与成人型类似,通常成群分布,表现为坚实的瘙痒性丘疹(偶为水疱),并进展为针尖至 3mm 大小的毛囊性脓疱,基底发红。皮损也可以表现为头皮孤立性斑块或散在脓疱[23]。与成人和儿童型不同,婴幼儿观察不到环状或匐行斑块。通常在 5 ~10 天后自然缓解,经历一个黄色结痂期,遗留 3 ~4mm

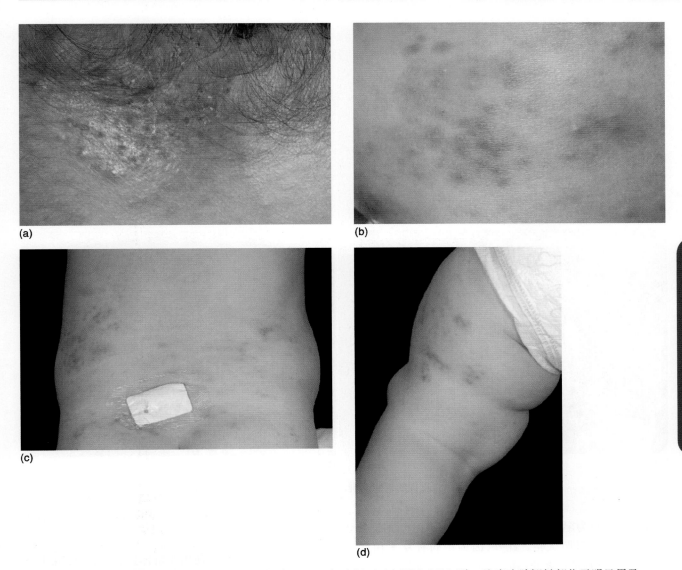

图 24.2　嗜酸性脓疱性毛囊炎。(a)头皮损害;(b)面部皮损;(c)躯干和(d)四肢。注意皮肤褶皱部位无明显累及

色素沉着斑,不留瘢痕。大约每 2~8 周出现一批新皮疹。除头皮外,大部分婴儿累及四肢、手足和躯干。面部[5,16,40]、腹股沟[6]和生殖器[5]部位也可受累。一例 7 岁儿童出现黏膜受累[43]。在婴儿变异型中,通常在出生后 6 个月内发病,其中 1/4 患儿在生后或生后不久发病[9,15]。绝大多数在 3 个月~5 年自发缓解。一般来说,发病越早,发展成慢性的可能性越小。4~9 岁的儿童 EPF 与其他年龄组的不同,很少累及头皮,脂溢区域受累较经典型少见。与婴儿型类似,这类患儿环状损害少见,而弥漫损害多见[38]。

坏死型嗜酸性毛囊炎的概念是指病变表现为溃疡性结节。Magro 和 Crowson[50]描述了 10 例患儿,其中一例为 11 岁女孩具有特应性病史,其溃疡结节的组织病理上显示伴有嗜酸性血管炎及毛囊和真皮坏死。

鉴别诊断　婴儿 EPF 的鉴别诊断包括婴儿期常见的脓疱疹,特别是由金黄色葡萄球菌引起的头皮脓皮病或感染性毛囊炎、皮肤癣菌感染、疥疮、新生儿毒性红斑、新生儿一过性脓疱黑变病、单纯疱疹感染、婴儿肢端脓疱病、朗格汉斯细胞组织细胞增生症、色素失禁症、嗜酸性粒细胞增多症和药疹。成人泛发性 EPF 通常由药物引起,最常见为别嘌呤醇,但是卡马西平和米诺环素也可引起。儿童病例未见报道。

当 EPF 发生于大龄儿童,鉴别诊断应当包括真菌、寄生虫和单纯疱疹感染、嗜酸性蜂窝织炎、虫咬、湿疹、脓疱疮、淋巴瘤和药疹。

实验室检查　所有病例均伴有轻-中度白细胞增多,50%~83% 的病例伴有嗜酸性粒细胞增多。这经常与病情恶化和无系统症状有关[18,51]。IgE 通常正常或轻度升高。

脓疱内容物 Wright 染色涂片可见大量嗜酸性粒细

胞,有助于诊断。确诊需要结合临床表现、血液检查异常和嗜酸性毛囊炎的组织学证据。

组织病理学　婴儿头皮组织病理显示真皮中上部毛囊周围和附属器周围中-重度炎症细胞浸润,主要为嗜酸性粒细胞,伴中性粒细胞和单核细胞(图24.3)。胰蛋白酶阳性糜蛋白酶亚型的肥大细胞适度增加[39]。病变可累及真皮深层[25,39-40]和皮下脂肪组织[5,16]。大多数病例可见胶原束间嗜酸性火焰征,后者源于嗜酸性粒细胞脱颗粒[5,52]。嗜酸性粒细胞、中性粒细胞和单

核细胞浸润毛囊皮脂腺单位,伴有海绵水肿,可形成脓肿,最终导致毛囊破坏,这在成人及大龄儿童中常常发生[49,53]。然而大多数(但不是全部)婴儿型病例仅表现为毛囊中嗜酸性粒细胞浸润为主的混合性炎症[21]。皮脂腺可以受累,毛囊漏斗部最常受累[40]。表皮内可见炎症细胞、海绵水肿,偶有角层下嗜酸性脓疱,角化不全和结痂[5,9]。头皮是婴儿首选活检部位,因为在这个年龄段,此部位最常受累,可获得特异性组织图像[16,40]。毛囊黏蛋白病、蕈样肉芽肿和其他皮肤T细胞淋巴瘤也需要从组织病理上进行鉴别。

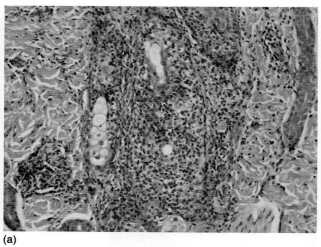

(a)

(b)

图24.3　图24.2患儿皮损的组织病理。资料来源:Courtesy of Dr Nick Francis.

治疗　EPF较为罕见,在儿童和成人的病例中,没有治疗相关的随机对照试验。此外,因为本病有复发和自限性特点,特别是在婴儿,其疗效评价较为困难。

抗组胺药可改善本病相关的瘙痒。与此同时,盐酸西替利嗪[6,54]和酮替芬还可以抑制嗜酸性粒细胞趋化。文献报道羟嗪具有剂量依赖性反应[24],但是在婴幼儿使用镇静类抗组胺药时需要注意QT间期延长的副作用。文献报道一例9个月女童成功使用H_2受体拮抗剂治疗[55]。

Nomura等系统分析了在婴儿EPF中使用的115种方案的治疗反应[56]。结果显示大多数病例(n = 50,有效率82%)外用激素药物治疗有效。小部分儿童对他克莫司的治疗缓解率非常高。激光和外用他卡西醇无效。联合治疗也用于婴儿,如抗组胺药与外用吲哚美辛,或者外用糖皮质激素,或者系统抗感染联合外用激素。

对一名外用激素治疗无反应的小婴儿,每天使用2mg/kg剂量的氨苯砜有效,却因血液系统副作用而停用。但是氨苯砜停用后,皮损复发[25]。有些文献报道氨苯砜清除皮损的总有效率为67%[56]。

口服抗生素(青霉素G、红霉素和头孢呋辛)的疗效不一[3,13,16,40]。

在成人,建议首先使用非甾体抗炎药,如吲哚美辛和萘普生[16,57]。外用和口服吲哚美辛(0.4mg/kg)已成功治疗难治性婴儿病例[58-59]。但是在英国,吲哚美辛未批准用于儿童,该药副作用大,如头痛、头晕及胃肠道反应,儿童可能出现更严重的肝脏损害。

目前HIV相关疾病的EPF患者对抗反转录治疗的效果良好,但是此类患者在免疫重建时,EPF可能复发。其他治疗方案包括外用和系统使用激素、异维A酸、二甲基亚砜、磺胺甲噁唑、羟基保泰松、米诺环素、多西环素、甲硝唑、伊曲康唑、赛庚啶、秋水仙碱、甘草酸苷、干扰素α2b、γ干扰素和环孢素。外用5%的苄氯菊酯、经皮外贴尼古丁、针对HIV相关亚型的光疗(PUVA和NB-UVB)等方法也有治疗成功的病例报道[40,60]。顽固性病例可能对放疗有效[61]。

对婴儿EPF的密切观察非常重要,罕见情况下有些病例合并高IgE综合征。少数儿童在平均18个月后发展为高IgE综合征[62-63],这些病例伴有系统症状。

参考文献 24.2

见章末二维码

嗜酸性粒细胞增多综合征

摘要 外周血中正常嗜酸性粒细胞计数为 (0.05 ~ 0.5) × 10^9/L。嗜酸性粒细胞增多可分为轻度增多 (≤1.5×10^9/L) 和显著增多 (>1.5×10^9/L)。

近年来,随着细胞遗传学、免疫学和分子生物学的发展,促使嗜酸性粒细胞增多症 (hypereosinophilia, HE) 新的分类[1-3]:

1. 家族性 (遗传性)。

2. 未定类 (不明原因的、持续的、无症状的嗜酸性粒细胞升高) (既往称特发性嗜酸性粒细胞增多症)。

3. 原发性 (克隆性/肿瘤性,嗜酸性粒细胞被认为是肿瘤)。

4. 继发性 (与细胞因子驱动的嗜酸性粒细胞增多症相关的反应性疾病,如:寄生虫或病毒感染、过敏性疾病、药物或化学物质因素诱导的嗜酸性粒细胞增多症、肾上腺皮质功能减退和肿瘤)。

嗜酸性粒细胞增多综合征 (hypereosinophilia syndrome, HES) 是外周血嗜酸性粒细胞增多和具有终末器官损伤,死亡率极高的多系统疾病。在确定原发性或继发性病因之前,HES 只是暂时性诊断。嗜酸性粒细胞绝对计数超过 1 500/mm^3 出现 2 次,每次间隔 1 个月。有些专家建议,嗜酸性粒细胞增多应持续时间不少于 6 个月,才能确诊。

与 HE 相类似,HES 分为以下几类:

1. 特发性 HES 是一种排除性诊断,由 HE 导致的终末器官损伤,但是没有潜在病因,包括反应性和肿瘤性疾病。

2. 原发性 (肿瘤性),如具有潜在干细胞,WHO 将 HE 划分为髓系或嗜酸性粒细胞肿瘤,并认为 HE 导致终末器官损伤。这种情况下,嗜酸性粒细胞为肿瘤性。

3. 继发性 (反应性),如存在非肿瘤性或副肿瘤性疾病导致非克隆性嗜酸性粒细胞增多。这组疾病中的嗜酸性粒细胞通常是由细胞因子 (最常见的为 IL-5) 驱动的,终末器官损伤归因于 HE。淋巴细胞变异型 (L-HES) 是一种反应性 HES,该淋巴细胞具有异常表型 ($CD3^-CD4^+$),有时候出现单克隆性 T 细胞。

因此,如果没有出现终末器官损伤,未发现潜在病因,建议诊断为"未定类嗜酸性粒细胞增多"。如果出现终末器官损伤,但病因不明,可以诊断为"特发性嗜酸性粒细胞增多综合征"。

最新的特发性 HES 诊断标准[4]:

1. 外周血嗜酸性粒细胞计数超过 1.5×10^9/L,至少 2 次,每次间隔时间超过 1 个月,伴或不伴组织中嗜酸性粒细胞增多。

2. 由组织嗜酸性粒细胞增多引起的器官损伤和/或功能障碍。终末器官受累的临床表现和体征包括皮肤组织、心脏 (40% ~ 70%)[5-7]和肺[8]中嗜酸性粒细胞浸润。肌肉[9]、胃肠道[10-13]、眼、鼻咽[14]、骨髓和中枢神经系统[15-18]也可受累。肾脏[19]和膀胱[20]受累罕见。

3. 排除已知的嗜酸性粒细胞原发性和继发性病因。

流行病学和发病机制 HES 在儿童期罕见 (平均发病年龄 37 岁),Alfaham 报道的 18 例儿童病例中,心脏受累的有 16 例;一旦未治疗,死亡率极高[21]。男女比为 1.47:1。

认识 HES 非常重要。因为心肌组织的嗜酸性粒细胞浸润可导致内膜血栓、纤维化,从而导致反应性心肌病、瓣膜病,增加血栓形成和动脉瘤风险[22-24]。

目前还不能确定 HES 中嗜酸性粒细胞或其前体细胞是否异常,也不能明确其产生的机制。

HES 中可能会出现 Splendore-Hoeppli 现象 (星形小体)。这个现象被认为是感染的病理反应,常在真菌 (包括孢子丝菌病、糠秕孢子菌毛囊炎、接合菌病、念珠菌病、曲霉病和芽生菌病)、细菌 (葡萄球菌病、诺卡菌病和放线菌病) 和寄生虫 (包括眼眶脓毒症、圆线虫病、血吸虫病和皮肤幼虫移行) 中出现。也可以发生在无活性物质周围 (在 HES 和过敏性结膜肉芽肿中)。

它的出现提示体内出现大量的嗜酸性物质,聚集形成放射状、星形或棍棒状结构 (在微生物或惰性物质周围)。Splendore-Hoeppli 物质是由抗原-抗体复合物、组织碎片、纤维素组成,可能是抗原抗体对真菌、寄生虫、细菌和无活性物质的局部免疫反应。该反应阻止吞噬和细胞内杀伤,从而导致感染迁延[25]。

临床特征 大约 10% 的病例为无症状的嗜酸性粒细胞升高。美国国立卫生研究院 (National Institutes of Health, NIH) 系列报道显示 14% 的病例出现血管性水肿或肌肉酸痛,另有 12% 的病例以皮疹或发热为主要症状[26]。乏力、多汗、咳嗽、气短和视网膜病变也是常见的临床表现。

最常见的皮肤表现为荨麻疹,还可出现红斑、瘙痒性斑丘疹和结节[27]、血管性水肿[28-29]或荨麻疹样斑块 (图 24.4)。少许患者出现压力性荨麻疹。可出现显著的皮肤划痕症,但是与本病的其他症状不相关。

HES 也可出现湿疹样改变和红皮病表现,但没有区别于其他类型湿疹的特征。然而,有报道出现嗜酸

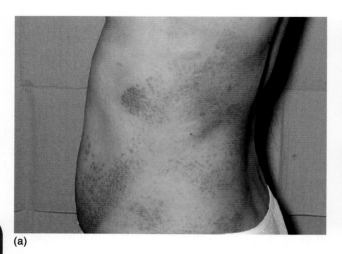

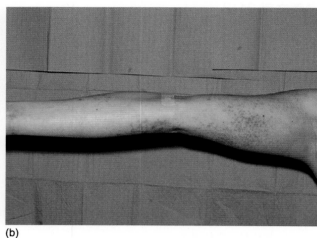

(a)

(b)

图24.4 特发性嗜酸性粒细胞增多综合征,躯干和上肢广泛的毛囊性丘疹,伴有炎症后色素沉着

性蜂窝织炎[20,30]、皮肤坏死型嗜酸性血管炎[31]、雷诺现象[31-32]、浅表血栓性静脉炎、皮肤小动脉血栓引起的皮肤溃疡[33],肢端坏疽[34-35]也可为HES的皮肤特点。近期的病例报告表明,不明原因的青少年颞动脉炎可能是HES的另一种表现。青少年颞动脉炎的特征是在年轻人的颞动脉区出现无症状的结节。组织病理特点为血管壁上出现中等量的嗜酸性粒细胞浸润,管壁增厚、血管腔收缩或者造成堵塞,不伴有巨细胞[32](图24.5)。

回顾法国人群中淋巴变异型HES,81%患者伴有皮肤表现,伴有相应的淋巴结病(62%)、风湿病(29%)、胃肠疾病(24%)、肺部疾病(19%)、神经症状(10%)、心血管疾病(5%)。年龄最小的患儿为5岁,其他3例患者为18岁或18岁以下。

鉴别诊断 寄生虫感染、肿瘤和超敏反应可以导致嗜酸性粒细胞增多,通常情况下疾病晚期可能更明显。克隆性和淋巴增殖性疾病的相关检查也是必要的,因为HES是一种排他性诊断。

当患儿嗜酸性粒细胞增多超过1 500/mm³,至少2次,每次间隔1个月,或者持续升高超过6个月,或者组织出现嗜酸性粒细胞,需要进行详细检查(图24.6)。

继发性(反应性)

这些患者具有潜在的炎症性、肿瘤性或者其他病因导致嗜酸性粒细胞升高。然而,潜在血液系统恶性肿瘤导致的克隆性嗜酸性粒细胞升高需要排除,包括组织病理学、细胞遗传学和分子检测。

反应性因素包括:

- 常见变应性过敏性疾病
- 寄生虫/蠕虫感染
- Epstein-Barr病毒(EBV)感染:近来,EBV认为是淋

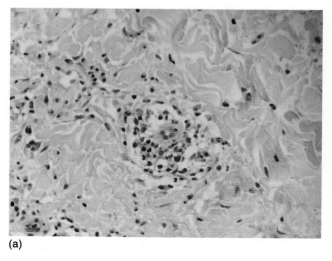

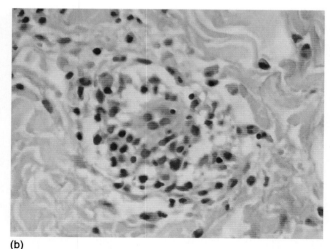

(a)

(b)

图24.5 HE染色下低倍和高倍图,非特异性慢性皮炎,伴有嗜酸性粒细胞浸润和色素失禁。资料来源:Merika et al[22]. Reproduced with permission of John Wiley & Sons.

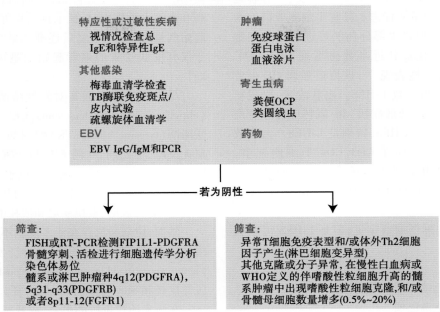

反应性病因的筛查

特应性或过敏性疾病	肿瘤
视情况检查总IgE和特异性IgE	免疫球蛋白蛋白电泳血液涂片
其他感染	寄生虫病
梅毒血清学检查TB酶联免疫斑点/皮内试验疏螺旋体血清学	粪便OCP类圆线虫
EBV	药物
EBV IgG/IgM和PCR	

若为阴性

筛查：
FISH或RT-PCR检测FIP1L1-PDGFRA
骨髓穿刺、活检进行细胞遗传学分析
染色体易位
髓系或淋巴肿瘤种4q12(PDGFRA)，
5q31-q33(PDGFRB)
或者8p11-12(FGFR1)

筛查：
异常T细胞免疫表型和/或体外Th2细胞因子产生(淋巴细胞变异型)
其他克隆或分子异常，在慢性白血病或WHO定义的伴嗜酸性粒细胞升高的髓系肿瘤中出现嗜酸性粒细胞克隆，和/或骨髓母细胞数量增多(0.5%~20%)

图 24.6 儿童嗜酸性粒细胞增多(超过 1 500/mm³ 至少 2 次，每次间隔 1 个月)的检测流程。EBV，EB 病毒；FISH，荧光原位杂交；Ig，免疫球蛋白；OCP，虫卵、包囊和寄生虫；PCR，聚合酶链反应；RT-PCR，反转录聚合酶链反应；TB，结核

巴细胞介导 HE 的原因(见第八篇)
- 药物导致的嗜酸性粒细胞升高(过敏性或毒性)
- 其他感染因素：梅毒、肺结核、球孢子菌病、伯氏疏螺旋体、过敏性支气管肺曲霉病、神经型疏螺旋体病[37]
- 慢性移植物抗宿主病
- 系统性惰性肥大细胞增多症
- 慢性炎症性疾病，如肠易激综合征
- 自身免疫病
- 肾上腺皮质功能减退——唾液皮质醇是一种有效的检测方法，但是主要线索是高钾血症、低钠血症、低血糖、高钙血症和白细胞增多(主要是嗜酸性粒细胞、淋巴细胞增多，有时伴有中性粒细胞减少症)。有些病例可以发生甲状腺功能减退和高泌乳素血症
- 肿瘤：霍奇金淋巴瘤、B 或 T 细胞淋巴瘤/白血病、实体瘤/恶性肿瘤、朗格汉斯细胞组织细胞增生症

在有些造血系统肿瘤，如霍奇金淋巴瘤、T 细胞淋巴瘤和 B 淋巴细胞白血病/淋巴瘤[伴有特定分子缺陷，如 t(5;14)(q31;q32)易位可导致嗜酸性粒细胞升高]，此时 HE 可能是反应性的。

在儿童患者中，早期确诊 HES 非常重要，因为部分可能进展为淋巴骨髓增生性疾病。一项研究已经确认免疫球蛋白重链重排是儿童 HES 的常见分子特征。这与 B 细胞克隆性增生和 B 细胞肿瘤的发生有关[38]。

原发性(克隆性)嗜酸性粒细胞增多症(HES-N)

造血系统肿瘤导致 HE 是很常见的，但并不一定与分子或细胞遗传学异常有关(例如克隆证据)。
- 髓系、淋巴和造血干细胞肿瘤
- 肿瘤伴 PDGFRA 重排(4q12 易位)
- 肿瘤伴 PDGFRB 重排(5q31-q33 易位)
- FGFR1(8p11-12 易位)
- 其他：JAK2 融合基因，FLT3 融合基因
  - 不伴染色体缺陷或基因缺陷
  - 伴有一个非特异性的染色体/基因缺陷
- 嗜酸性粒细胞白血病
- WHO 定义的伴有 HE 的髓系白血病：
  - BCR/ABL1⁺慢性髓系白血病
  - JAK2V617F⁺髓系增生性肿瘤
  - KITD816V 系统肥大细胞增多症
  - CBFB 融合基因相关的急性髓系白血病
  - 伴有 HE 的骨髓增生异常综合征
  - 其他 WHO 定义的伴有 HE 的髓系肿瘤

所有肿瘤相关的 HES 患者应当通过荧光原位杂交(fluorescence in situ hybridization，FISH)或反转录聚合酶链反应(reverse transcription polymerase chain reaction，RT-PCR)进行组织病理学、细胞遗传学和分子分析，通过骨髓穿刺和骨髓活检进行细胞遗传学、相应的易位和其他基因遗传缺陷的检测。

如果上述检测均为阴性，应进行淋巴细胞变异型

HES 的筛查。这包括异常 T 细胞免疫表型和/或体外 Th2 细胞因子表达。这会导致 IL-5 过度表达，后者是嗜酸性粒细胞活化的重要标志。异常 T 细胞亚群的增多通常是无症状的，但是少部分病例可进展为 T 细胞淋巴瘤。Lefevre 等观察到近半数患者在 CD3$^-$ CD4$^+$ L-HES 诊断前有特应性表现[36]，该报道强调 HE 患者伴有特应性表现应当注意 L-HES。皮肤改变、出现新发症状（胃肠道、风湿、肺部症状）和/或特应性患者出现显著 HE 时，应当注意 HES，特别是 L-HES。大多数患者外周血中持续性存在 CD3$^-$ CD4$^+$ T 细胞亚群。76% 的患者伴有 TCRγδ 基因重排[36]。其他两种常见的免疫表型为 CD3$^+$ CD4$^+$ CD7$^-$ TCRαβ$^+$ 和 CD3$^+$ CD4$^-$ CD8$^-$TCRαβ$^+$。

进展为 T 细胞淋巴瘤很罕见，但是 L-HES 可以进展为：

- 霍奇金淋巴瘤
- 皮肤 T 细胞淋巴瘤
- 血管免疫母细胞淋巴瘤
- 纵隔 T 细胞间变性淋巴瘤激酶（anaplastic lymphoma kinase，ALK）阴性的全身性间变性大细胞淋巴瘤，一例发生在 2.5 岁的 HES 男童[39]
- B 淋巴母细胞淋巴瘤。IL-3 的过度表达也是嗜酸性粒细胞重要的诱导因素。Bomken 等描述了一例伴有嗜酸性粒细胞增多症和 Loeffler 心内膜炎的患儿进展为 B 淋巴母细胞淋巴瘤，同时发现在皮肤淋巴细胞中存在 IL-3/IgH @ 基因融合[40]
  ○ 嗜酸性粒细胞升高的儿童，出现免疫球蛋白重链克隆重排可导致 B 细胞淋巴瘤。Rapanotti 等报道 5 例儿童在发病时出现 IGH 克隆性重排，其中 2 例分别在 6 个月和 12 个月时发展为 B 细胞非霍奇金淋巴瘤和 B 系来源的急性淋巴细胞白血病，另有 2 例经过随访发现恢复多克隆性 IGH，最后一例随访 19 个月无 B 细胞克隆性转化，但持续 HES 不缓解。一例患者为 PDGFRA/FIP1L1 融合[38]
- 癌胚抗原在一例无相关肿瘤的患者中发现，在糖皮质激素治疗后恢复正常

治疗　HES 的治疗主要目的是使外周血和组织中的嗜酸性粒细胞持续降低，以避免终末器官受到损害。治疗选择主要依据终末器官损伤的程度、阻止并发症、兼顾药物作用及副作用。

每 6 个月进行心脏方面的监测，建议行心电图和心脏超声检查。

当需要治疗时，糖皮质激素为一线治疗[41]，尽管皮肤症状对孟鲁司特和酮替芬反应良好。糖皮质激素治疗反应不一，当对泼尼松治疗起效快时，特别是外周血嗜酸性粒细胞迅速降低时，同时伴有 IgE 水平特别高和血管水肿病史时，提示预后良好。在成人，泼尼松起始剂量为 1mg/kg，之后逐渐减量至最小维持量。对于仅有皮肤受累的患者起始剂量可下调（如 0.5mg/kg）。

尽管 HES 患者通常对慢性嗜酸性粒细胞白血病（chronic eosinophilic leukaemia，CEL）治疗剂量的酪氨酸激酶（tyrosine kinase，TK）抑制剂——甲磺酸伊马替尼无反应，但是约 50 例 FIP1L1-PDGDR α 阴性的成人 HES 病例被成功治疗。成人病例也有使用其他 TK 抑制剂治疗，当包括伊马替尼在内的其他治疗无效时，达沙替尼、尼罗替尼、索拉菲尼和依托泊苷可供选择。

然而，伊马替尼存在诸多皮肤不良反应，包括荨麻疹样损害、发疹性红斑丘疹、急性泛发性发疹性脓疱病（acute generalized exanthematous pustulosis，AGEP）、剥脱性皮炎和 Stevens-Johnson 综合征。

在激素治疗抵抗的患者，或者减少激素剂量时（例如，每天泼尼松维持剂量超过 8mg），可使用羟基脲[42-45]、环孢素[36,46-47]、α 干扰素[42]和美泊利单抗[48]、氨苯砜、色苷酸钠、甲磺司特[49]、环磷酰胺、长春新碱[50-53]、左旋门冬酰胺酶[52]和 6-巯基嘌呤[51]。近年来研究显示，英夫利西单抗或者人源化 IL-5 和 CD52 单抗（阿伦单抗，瑞丽珠单抗）对激素依赖的 HES 有效[36,54-56]。

对于最新诊断的、涉及重要器官的急性致命性并发症的儿童 HES，激素可为一线选择用药，其次是长春新碱[57]。在成人严重病例或难治性病例，骨髓移植和干细胞移植已获得成功。

参考文献 24.3

见章末二维码

嗜酸性蜂窝织炎（Wells 综合征）

引言　该综合征由 Wells[1] 于 1971 年首次描述，其特征是临床呈阶段性，开始为急性嗜酸性粒细胞蜂窝织炎，之后表现为肉芽肿性皮炎，具有独特的组织病理特征。

流行病学和发病机制　本病较为罕见，文献中报道大约 100 例病例，儿童病例少于 50 例[2-9]。男女发病类似。文献报道 2 例先天性嗜酸性蜂窝织炎[10-11]，一例报告家族性嗜酸性蜂窝织炎合并身材短小和智力发育迟缓[12]。

目前认为存在多种触发因素,例如昆虫[6,8,13]和蜘蛛叮咬[13]、病毒感染(特别是腮腺炎、传染性软疣和水痘)[14]、细菌、真菌和寄生虫感染(盘尾丝虫)、风湿性关节炎、雷诺病、药物(尤其是抗生素、降胆固醇药和局部麻醉剂)和疫苗[15-16]。手术和冷冻[17]治疗也可导致超敏反应伴嗜酸性粒细胞介导的细胞毒性胶原损伤,继发组织细胞对损伤胶原的吞噬。近期研究发现,受累儿童特应性疾病的高患病率,是此类患儿容易发生嗜酸性粒细胞为主的炎症反应的易感因素[18]。在成人,可能与造血系统恶性肿瘤有关,已报道 3 例嗜酸性粒细胞蜂窝织炎与非血液系统恶性肿瘤有关:一例 42 岁患者伴有鳞状细胞癌、一例 79 岁女性伴有支气管鳞癌、一例 58 岁患者伴有肾细胞癌。已报道一例 17 岁女孩患有鼻咽癌[19-20]。文献报道 Wells 综合征伴有肥大细胞瘤的组织学表现[21]。

IL-5 和嗜酸性粒细胞阳离子蛋白(eosinophil cationic protein,ECP)参与发病。疱液中 IL-5 和 ECP 水平升高,外周血和骨髓中升高与疾病的活动有关[12,22]。此外,Plotz 等[23]报道一例嗜酸性蜂窝织炎患者的淋巴细胞(主要是 CD3$^+$CD4$^+$T 细胞)自发性过度分泌 IL-5。

临床特征　患者通常状况良好,但可能出现发热,偶尔出现乏力和关节痛。本病可以突然起病,特别是在严重病例,表现为一个或多个皮疹,伴瘙痒或产生烧灼感。损害发展迅速,数周内进展,常常在数月内反复发作。病变起初为红色斑块,偶尔为结节,类似荨麻疹和蜂窝织炎,通常伴有水疱,有些病例出现出血(图24.7)。皮损扩展迅速时,常表现为中央呈蓝色,此后颜色逐渐消退,边缘发红,有时外周皮损伴有疼痛。表面皮温通常不高。损害经过 4～8 周逐渐缓解,消退前常呈现淡绿色、坚实的斑块。通常情况下,不遗留瘢痕,但经常遗留炎症后色素沉着,仅在一例累及头皮的

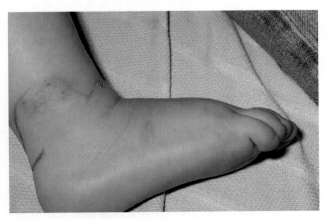

图 24.7　儿童 Wells 综合征。荨麻疹样斑块,与伴水疱的蜂窝织炎相似

11 岁男童中出现萎缩性脱发[3]。本病可以累及任何部位。黏膜受累伴舌体肿胀和喉部肿胀是 Wells 综合征的特征。文献报道皮损可沿 Blaschko 线分布。

轻症患者可出现大量环形红色斑块,边缘浸润不易消退,反复发作数年。一例患儿出现红色丘疹结节损害,伴有其他部位的轻度点状红斑,而另一例患儿足部鳞屑(真菌阴性)与类似环状肉芽肿的瘙痒性鳞屑性环状皮损有关,但病理显示为嗜酸性蜂窝织炎。

鉴别诊断　婴儿环形红斑罕见,由 Peterson 和 Jarratt 于 1981 年首次报道[24]。Kunz 等[25]证实主要为血管周围嗜酸性粒细胞浸润,而无外周血嗜酸性粒细胞升高。临床上,病变开始为非瘙痒性红斑丘疹,在数周进展为环形红斑,通常呈荨麻疹样改变。本病可呈消退过程,但数月内反复发作,可出现自发消退。文献报道本病对系统性使用糖皮质激素、抗疟药[26]、氨苯砜、烟酰胺、吲哚美辛和 UVB 治疗有反应[27]。

外周血嗜酸性粒细胞升高是嗜酸性蜂窝织炎的一个特征,但有时并不显著或持续增高,从而导致与 HES 混淆。此外,缺乏多系统受累、火焰征的出现(在 HES 皮损中,血管周围嗜酸性粒细胞和单核细胞浸润可以很显著,但不出现火焰征)有助鉴别。

需要通过血清学检查除外弓形虫感染。Heiner 和 Kevy[28]描述了一例患儿因犬弓形虫感染所致的瘙痒性丘疹红斑,活检显示真皮嗜酸性粒细胞和组织细胞浸润,以及片状纤维素样坏死。Rook 和 Staughton[29]报道了弓形虫感染的成人皮损具有类似的组织改变(血管周围和脂肪层内嗜酸性粒细胞和组织细胞浸润)。缓解期的皮损类似硬皮病。临床需与 EGPA 相鉴别,该病通常具有系统表现,预后较差,组织学表现为真正的血管炎。临床上,皮损更倾向于紫癜,伴有疼痛性皮下结节和皮肤梗死,很少出现荨麻疹或蜂窝织炎改变。然而,有文献报道 Wells 综合征可进展为 EGPA[20,30]。

实验室检查和组织学表现　水疱通常为表皮下疱,伴有嗜酸性粒细胞浸润。真皮水肿显著,伴有嗜酸性粒细胞和吞噬性组织细胞浸润,真皮中下层散在火焰征,该征象以胶原为中心,周围环绕嗜酸性粒细胞释放的嗜酸性碎片及栅栏状组织细胞,在有些皮损中,异物巨细胞可见(图 24.8)。胶原出现移位而非破坏。

真皮、吞噬细胞和火焰征中可见游离的细胞外嗜酸性颗粒。ECP[31]和主要碱性蛋白(major basic protein,MBP)在嗜酸性粒细胞和火焰征中含量丰富[32]。嗜酸性粒细胞和其他细胞可通过水肿的小静脉转移,但是未见结构性血管炎。

直接免疫荧光检查(immunofluorescence,IMF)显

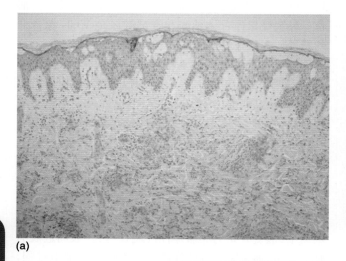

(a)

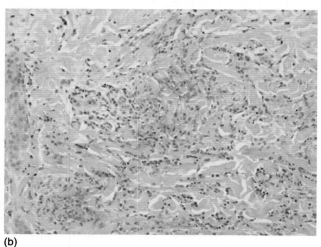

(b)

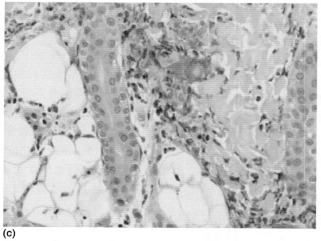

(c)

图 24.8　Wells 综合征的组织学表现

示,血管周围 C3、IgM 和 IgA 沉积。真皮纤维素也可呈阳性。电镜检查显示火焰征中嗜酸性粒细胞颗粒包裹的胶原纤维。

治疗　本病通常不需要治疗。西替利嗪[33]、低剂量糖皮质激素[2,7,34]、抗疟药[35]、氨苯砜[36]或环孢素对顽固病例有效。文献报道一例激素不能控制的儿童水疱型嗜酸性蜂窝织炎病例,使用氨苯砜治疗成功[37]。

参考文献 24.4

见章末二维码

嗜酸性筋膜炎

引言　嗜酸性筋膜炎(eosinophilic fasciitis,EF)也称 Schulman 综合征[1],是一种少见的结缔组织疾病,临床特征为对称性、进行性质硬斑块,发展为硬皮病样外观,主要累及肢端,组织学显示筋膜增厚,慢性炎症反应和丰富的嗜酸性粒细胞浸润。

流行病学和发病机制　尽管有学者认为嗜酸性筋膜炎是系统性硬皮病的早期改变或带状硬皮病的变异型,但是它似乎是一个独立疾病。病因尚不清楚,存在感染和免疫学假说。患者的皮损和筋膜中分离出伯氏疏螺旋体,但是与其感染率相比,本病发病率非常低,因此有人提出遗传倾向引起筋膜炎症反应。一例成人病例显示精氨酸支原体可能参与疾病发生。

嗜酸性筋膜炎可与结缔组织病伴发,特别是干燥综合征和桥本甲状腺炎,还包括原发性胆汁性肝硬化、白癜风、红斑狼疮、硬斑病、系统性硬皮病和硬化性苔藓。本病可伴发潜在肿瘤,特别是血液系统恶性肿瘤、多发性骨髓瘤、霍奇金病,罕见 T 细胞淋巴瘤[2]。在成人,原发性葡萄膜黑色素瘤伴有骨转移以及直肠癌、前列腺癌患者,也有报道副肿瘤性嗜酸性筋膜炎的病例。近期报道一例嗜酸性筋膜炎伴毒性甲状腺肿。一例日本嗜酸性筋膜炎患者 3 年后进展为多发性骨髓瘤。

另外,有些血液疾病也可伴发,如先天性无脾、再生障碍性贫血、溶血性贫血和血小板减少症。

有些病例在起病前发生外伤、虫咬、劳累或者接触三氯乙烯。

药物可以导致本病,包括降脂药、雷米普利、抗生素、非甾体抗炎药、抗肿瘤药物(包括治疗转移性黑素瘤的 PD-1 抑制剂-pembrolizumab)、苯妥英钠、卡比多巴、那他珠单抗(治疗多发性硬化的选择性黏附分子抑制剂)、疫苗和必需氨基酸,如 L-色氨酸(及它的代谢产物喹啉酸)。

文献报道嗜酸性筋膜炎可为血液透析、放疗、干细胞移植和异基因骨髓干细胞移植的并发症。

家族性病例也有发现[3-4],报道称 HLA-A2 参与发病。

发病率在种族间无明显差异。儿童病例中女童为主。大约 100 例的报告中,最小的患者仅为 1 岁[2,5-16]。

临床特征 本病最常见的表现为四肢远端皮肤肿胀伴疼痛,之后发展为对称性质硬斑块,可致运动受限,但很少累及手足。面部、腹部和手足偶尔受累[3]。可出现浅表水疱和出血。皮损可呈橘皮样外观和表面发红,静脉塌陷导致的"凹槽征"是有用的线索[16]。罕见以四肢对称性凹陷性水肿为首发表现。

其他特征包括发热、肌肉酸痛、体重增加。雷诺现象和甲皱襞毛细血管异常并不是常见的特征,尽管 Quintero-Del-Rio 等[17]认为雷诺现象和肝脾大可以发生于儿童嗜酸性筋膜炎。患者可出现肌肉酸痛和关节痛,但多发关节炎罕见。有些确诊病例伴有关节挛缩[10]。报道伴发再生障碍性贫血的病例也较偶然发生者多,可发生严重的慢性中性粒细胞减少症,且对粒细胞集落刺激因子治疗无反应。内脏器官受累并不常见,偶有报道嗜酸性筋膜炎合并心包炎、肺纤维化、肺弥散功能下降、原发性胆汁性肝硬化、食管运动功能下降、嗜酸性结肠炎和假性肠梗阻、肾炎[13]、肌炎或出血性脑卒中伴脑血管炎的病例。

鉴别诊断 疾病早期表现类似血管性水肿[3]。疾病成熟阶段的鉴别诊断包括深在性硬斑病、儿童致残性硬斑病、肌萎缩侧索硬化、硬皮病样移植物抗宿主病、肾源性系统性纤维化(肾源性纤维化性皮病)、硬化性黏液水肿、硬化性水肿、筋膜炎脂膜炎综合征、嗜酸性粒细胞增多性肌痛综合征和皮肤淀粉样变。

实验室检查和组织学表现 大部分病例(65%~80%)的外周血嗜酸性粒细胞高达 30%,但多数为短暂性,也

不是诊断所必需。血沉增快,伴有高丙种球蛋白血症。血清醛缩酶升高,但是磷酸肌酸正常。胞质型抗中性粒细胞胞质抗体(cytoplasmic antineutrophil cytoplasmic antibodies,c-ANCA)、抗核抗体和甲状腺抗体可以阳性。曾有报道一例青少年嗜酸性筋膜炎患者,伴发不明原因的高钙血症,经过治疗原发病后,其高钙血症亦恢复[18]。骨髓活检可发现浆细胞增多和嗜酸性粒细胞增多,偶尔发生再生障碍性贫血和血小板减少症。

活检需要足够深度,包括肌肉筋膜组织,才有利于诊断。磁共振检查和氟脱氧葡萄糖正电子发射断层扫描(fluorodeoxyglucose positron emission tomography)有助于疾病诊断和病情监测[19-20]。

组织学上,真皮硬化伴有炎症浸润和脂肪、深筋膜纤维化。病变处筋膜增厚、胶原肥大,合并淋巴细胞、浆细胞、组织细胞和嗜酸性粒细胞浸润。早期皮损内缺乏新生胶原沉积,依此可与硬皮病鉴别。

免疫荧光显示 IgG 和 C3 在深筋膜沉积。患者血清因子在体外可抑制髓系和红系前体细胞,以及嗜酸性粒细胞趋化活动[21]。组织金属蛋白酶 1 抑制剂(tissue inhibitor of metalloproteinase 1,TIMP-1)升高,患者的筋膜组织 TIMP-1 染色阳性。此外,患者血清 TIMP-1 的水平与血清 γ 球蛋白和 IgG 水平显著相关,这提示 TIMP-1 参与疾病发生,并且可以与 γ 球蛋白、IgG 一样,作为疾病活动的标志物[22]。前炎症因子和纤维蛋白原细胞因子反应,包括 IL-5、CD-40 配体、转化生长因子 β1 和 γ 干扰素可导致炎症细胞浸润,从而使细胞外基质蛋白的产生失调,而成纤维细胞合成胶原增加,最终导致受累组织进行性纤维化[23]。

治疗 暂无有效治疗方法。很多患者对系统激素治疗有效(泼尼松龙或甲泼尼龙冲击)[5,10,12,15]。有些病例可自发缓解,因此侵袭性治疗仅用于顽固性病例。个别患者对抗组胺治疗有效,包括西替利嗪、酮替芬、羟嗪[14]、西咪替丁。异维 A 酸、氯喹、羟氯喹、柳氮磺胺吡啶、氨苯砜、d-青霉胺、环磷酰胺、甲氨蝶呤[3,5]、环孢素、他克莫司、硫唑嘌呤、霉酚酸酯[24]、英夫利西单抗[3,6]和利妥昔单抗也有效。光疗(PUVA 和 UVA-1)和体外光化学治疗也是有效的。

在成人,Mendoza 等[25]基于前瞻性、非随机性实验研究认为早期使用 d-青霉胺联合糖皮质激素进行抗纤维化治疗可以获益。

遗留纤维化在儿童嗜酸性筋膜炎患者中很常见,特别是硬斑病样皮肤改变和累及躯干时[9,26]。

参考文献 24.5

见章末二维码

嗜酸性脂膜炎

引言 关于嗜酸性脂膜炎是独立疾病，还是潜在系统疾病的皮肤反应，目前还存在争议，第一个病例由 Burket[1] 报道，为一个无症状的皮下肿块，组织学显示嗜酸性粒细胞浸润，形成小叶性和间隔性脂膜炎，伴有火焰征。皮损在数天内自行缓解。之后的病例具有类似的表现，包括 Samlaska 等报道的一例 6 岁男童[2]，已排除引起该患者皮肤和筋膜嗜酸性粒细胞升高的其他原因。

流行病学和发病机制 确切的发病机制尚不清楚，但认为本病与特应性体质、过敏反应加剧或胃肠道感染有关。在艾滋病晚期的患者中亦有报道。具有潜在免疫缺陷的患者，在抗原刺激下可继发异常的免疫反应，导致 IL-4 和 IL-5 过度产生，诱导嗜酸性粒细胞活化。女性患者更常见（男女比例为 3∶1），好发于 30 多岁和 60 多岁的人。两例 6 岁患儿是目前年龄最小的病例：其中一例男童表现为头皮结节[2]，另一例女童表现为隐匿性左膝部后方组织肿胀[3]。

临床特征和鉴别诊断 嗜酸性脂膜炎通常表现为皮下结节，多见于腿部、上肢、躯干和面部。已报道的皮肤损害有荨麻疹性丘疹、紫色斑块甚至紫癜、脓疱和溃疡损害，但都具有皮下结节。

鉴别诊断包括 B 细胞和 T 细胞淋巴瘤、节肢动物叮咬、腭口线虫病（结节性游走性嗜酸性脂膜炎，为食源性寄生虫人兽共患病，通常由污染的鱼引起）、接合菌病（如蛙粪霉[4]）、链球菌感染及其他细菌感染、弓形虫病、肝吸虫病、白细胞碎裂性血管炎、结节性多动脉炎、结节性红斑、特发性和接触性皮炎，嗜酸性蜂窝织炎、血管淋巴样增生伴嗜酸性粒细胞增多、Ofuji 病、面部肉芽肿、EGPA、朗格汉斯细胞组织细胞增生症[5]、HES、药疹、注射肉芽肿[6] 和伴有母细胞的难治性贫血。

组织学表现 本病特点是皮下脂肪间隔和小叶内大量嗜酸性粒细胞浸润，偶伴有脂肪坏死和火焰征，但无血管炎改变。病变可深达筋膜。尽管嗜酸性粒细胞也可出现在红斑狼疮和深在性硬斑病中，但是 Peters 和 Su 报道的系列病例中仅有少数病例出现嗜酸性粒细胞（分别为 24% 和 25%）[7]。

治疗和预防 大多数患者对泼尼松龙和过饱和碘化钾治疗有效，有些病变可自行缓解。也有氨苯砜和环孢素成功治疗的报道。

（徐教生 译，肖媛媛 尉莉 梁源 校）

参考文献 24.6

见章末二维码

第25章 幼年跖部皮病

John C. Browning, Margaret Brown

摘要

幼年跖部皮病(juvenile plantar dermatosis, JPD)是一种发生于儿童和青少年的慢性皮肤病,特征表现为足部负重面上对称性有光泽的红斑、浅表脱屑和皲裂。确切的病因仍不清楚,潮湿、摩擦和从"湿到干"的转变可能参与疾病发生。鉴别诊断包括特应性皮炎、变应性接触性皮炎、足癣及银屑病。JPD 的诊断以临床表现为依据,如果怀疑接触过敏所致,可以通过斑贴试验帮助确定过敏原。极少需要进行组织活检,顶端汗管或小汗腺导管的特征性炎症具有诊断价值。治疗和预防的重点在于使用吸水棉袜和透气鞋或凉鞋来减轻局部湿度。外用隔离霜、润肤剂、止汗剂及糖皮质激素可能有效。

要点

- 幼年跖部皮病(juvenile plantar dermatosis, JPD)发生于儿童和青少年。
- JPD 临床特征为足负重面上对称性有光泽的红斑,特别是在大踇趾和前脚掌,而趾缝不受累。
- 潮湿、摩擦和从"湿到干"的转变可能在 JPD 发生过程中起到一定作用。
- JPD 根据临床表现进行诊断,鉴别诊断包括足癣、变应性接触性皮炎和银屑病。
- 如果怀疑过敏,可进行斑贴试验鉴定相关的过敏原。
- 极少需要皮肤活检,顶端汗管或小汗腺导管的炎症具有特征性。
- 治疗和预防旨在控制湿度,包括使用吸水棉袜、透气鞋袜、凉鞋,外用隔离霜、润肤剂、止汗剂或用于治疗急性发作的外用糖皮质激素。

第四篇

引言和历史 幼年跖部皮病(juvenile plantar dermatosis, JPD)是一种发生于儿童和青少年的皮肤病,特征为足部负重面上对称性分布的有光泽的红斑,伴有浅表脱屑和皲裂。

1976 年,Mackie 和 Husain 描述了一组学龄期儿童足底出现鳞屑、皲裂伴有瘙痒或烧灼感的皮损,首次将 JPD 定义为一个独立的疾病[1]。在此之前,Moller 曾在 1972 年描述为"特应性冬足"[2],而 Schultz 和 Zachairiae 在 1972 年描述为"复发性幼年湿疹"[3]。更早之前,JPD 可能被认为是湿疹、接触性皮炎或足癣。在医学文献中,JPD 有各种各样的名称,包括前脚湿疹、幼年型跖部皮炎、前脚皮炎、干燥跖侧皮炎、趾周皮炎、干湿综合征、运动鞋脚和汗袜皮炎[4]。

流行病学和发病机制 虽然 JPD 可能十分常见,但本病的患病率并不明确[5]。JPD 发生于 3~15 岁的儿童,多见于 4~8 岁的男孩[6]。在一项对南印度 200 例不同类型的小腿和足部湿疹患者的研究中,幼年跖部皮病是 15 岁以下小腿和足部湿疹中最常见的类型。在同一研究中,JPD 是学生最常见的小腿和足部湿疹类型,可能是由于他们经常穿鞋和袜子[7]。JPD

也可见于成人[8-9]。在一项对 64 例患者的研究中,华裔的 JPD 比马来裔和印度裔更常见[8]。似乎有些人有家族易感性,在双胞胎中亦有报道[10]。特应性的个人史或家族史在患儿中很常见,这可能与皮肤屏障受损有关。

不透气的鞋、潮湿和摩擦在 JPD 的发病过程中起着重要的作用[11]。有假说认为从"湿到干"的转变可能是该病发生的罪魁祸首[12-13]。不透气的鞋(尤其是橡胶底的鞋子)或合成纤维的袜子会导致出汗。很多患者合并足底多汗症。据推测,持久的潮湿会破坏表皮屏障,导致浸渍和皮下水分的过度蒸发,从而引起角质形成细胞的干燥、收缩和分离,临床表现为皲裂[5]。JPD 往往在夏天更为明显,可能与出汗导致病情恶化有关[14]。然而也有冬天加重的报道,这可能与更温暖的鞋和厚袜子有关。此外,还有一项研究发现 JPD 的发生无季节性[15-16]。

临床特征和鉴别诊断 JPD 临床特征为足部负重面上对称分布的有光泽的红斑,特别是在大踇趾和前脚掌(图 25.1 和图 25.2)[17],偶尔也可以延伸到足背,而足弓和趾缝不受累。有些孩子会出现脱皮、发红和皲裂[15]。该病不常伴有瘙痒,但与症状相关[4]。JPD 通常发生于学龄期儿童,常在几年内反复发作。JPD 有自限性,通常在 12~16 岁自愈[6,12]。

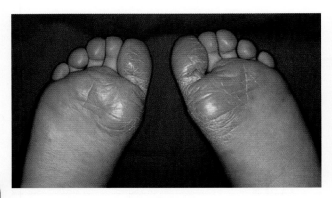

图 25.1　前足底皮肤红斑发亮伴表面剥脱

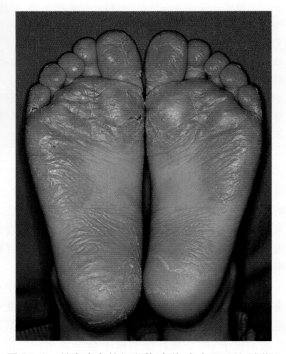

图 25.2　足底光亮的红斑伴皲裂,在大踇趾处更明显

JPD 的鉴别诊断包括足癣、特应性皮炎、变应性接触性皮炎(allergic contact dermatitis,ACD)和银屑病。足癣是该病的鉴别诊断之一,但足癣常伴有趾间受累。足底特应性皮炎因在儿童常见,常与 JPD 混淆。ACD 需与 JPD 鉴别,ACD 的瘙痒更为剧烈,可累及足背,慢性病程者表现为苔藓样变[18]。银屑病也可累及足部,但伴有较厚的银白色鳞屑,通常累及足底非负重区域。

有趣的是,根据研究报道,近年来在美国儿科皮肤病门诊中并不常见到 JPD,提示其发病率有所减少[15]。这可能是由于目前 JPD 更多由儿科医生和初级保健师诊治,而不是皮肤科医生。

实验室检查和组织学表现　JPD 是一种临床诊断。临床怀疑足癣时,可进行真菌学检查帮助排除。斑贴试验可帮助查找过敏原,尤其是对于顽固性病例[19]。早期研究未发现 ACD 与 JPD 显著相关,但 2012 年的一项研究表明,接触性过敏在儿童跖部皮肤病中普遍存在[1,19]。这一发现可以解释部分与 ACD 的临床相似的 JPD 病例,表明过敏可继发于 JPD 的表皮屏障受损。值得注意的是,一项关于足部 ACD 的研究发现橡胶成分是主要的过敏原,依次为铬酸盐皮革和黏合剂[20]。

极少需要组织活检,可辅助临床诊断[21]。JPD 的组织学特征为亚急性或慢性海绵水肿性皮炎,伴有表皮生发层的顶端汗管或小汗腺导管的炎症[16,22]。汗腺导管受累未在其他类型湿疹中描述,提示可能是 JPD 的诊断线索之一,但也不能以此排除该诊断[22]。

治疗和预防　建议穿棉袜、透气鞋和凉鞋,以减少出汗和摩擦,以免加重 JPD。建议在急性发作期和维持期使用凡士林润肤剂或二甲硅油防护霜[6]。如有瘙痒剧烈,可外用中-强效糖皮质激素,停药后常复发,糖皮质激素外用可能继发足癣[5]。据报道,0.1%他克莫司软膏联合润肤剂有效[15]。当局部多汗与症状明显相关时,可局部应用止汗剂(如氯化铝)。建议避免局部接触变应原。

(周亚彬 译,肖媛媛　尉莉　梁源 校)

参考文献

见章末二维码

第 26 章　口周皮炎

Marius Rademaker

摘要

口周或腔口周围炎是一种炎症性皮肤病,主要累及年龄较大的女孩和妇女。对于青春期前儿童,口周皮炎男女患病率无差异。临床以发生于口(通常唇红缘不受累)、鼻和眼周丘疹鳞屑性炎症性皮损为特征,不伴有潮红或粉刺。

该病的肉芽肿型被称为儿童肉芽肿性腔口周围炎。

其发病与多种因素有关,包括屏障功能受损、感染(蠕形螨、梭杆菌)、化妆品和局部外用糖皮质激素。

通常是自限性的,对避免使用局部制剂和/或系统性使用亚抗菌剂量的四环素类或大环内酯类抗生素反应良好。

要点

- 口周或腔口周围炎是一种炎症性皮肤病,主要累及年龄较大的女孩和妇女。
- 青春期前儿童,口周皮炎男女患病率无差异。
- 临床以发生于口(通常唇红缘不受累)、鼻和眼周丘疹鳞屑性炎症性皮损为特征,不伴有潮红或粉刺。
- 其发病与多种因素有关,包括屏障功能受损、感染(蠕形螨、梭杆菌)、化妆品和局部外用糖皮质激素。
- 通常是自限性的,对避免使用局部制剂和/或系统性使用亚抗菌剂量的四环素类或大环内酯类抗生素反应良好。
- 该病的肉芽肿型被称为儿童肉芽肿性腔口周围炎。

第四篇

历史　虽然"口周皮炎"一词在 1964 年首次使用[1],但在早几年前对 92 例 11 岁以上患者的研究中,此病被称为"光敏性皮脂溢疹"[2]。

在 1970 年报道了 5 例儿童口周皮炎[3]。几年后在 22 例 9 个月~12 岁的黑人儿童中报道了不寻常的丘疹和痤疮样面部皮疹[4]。一项为期 12 年的口周皮炎回顾性研究发现,在 173 例患者中有 15 例(8.6%)儿童患者[5]。在 14 例 9 个月~6 岁的儿童口周皮炎患者中,大多数(但不是所有人)都曾局部使用过含氟的糖皮质激素治疗先前存在的轻度面部皮肤病[6]。

Gianotti 等首次从临床和病理上描述了儿童口周皮炎的肉芽肿型[3]。随后的几个报告进一步描述了儿童肉芽肿性口周皮炎[4,7-9],包括一些曾被诊断为结节病的病例[7,10]。

流行病学和发病机制　儿童口周皮炎相对少见,没有明显的性别差异[11-12]。在一项对 222 名平均就诊年龄为 6.6 岁的儿童进行的大型研究中,45% 为男孩,62.2% 为高加索人,1/3 的儿童曾有特应性皮炎的病史[12]。相比之下,成人口周皮炎更为常见,主要累及年轻女性。口周皮炎的肉芽肿型主要发生在皮肤光照类型 4 型和 5 型的儿童身上[4,7,9,13]。

口周皮炎的病因尚不清楚,可能是对各种外源因素的特殊反应(框图 26.1)。传统上认为有意或无意局部使用糖皮质激素[5-7,11-12,14](包括吸入和/或鼻内使用糖皮质激素[15-17])与口周皮炎的发病有关。然而,超过 1/2 的患者没有既往局部使用糖皮质激素史,包括防晒霜、保湿剂、牙膏、防腐剂等在内的其他因素与口周皮炎发病有关[18-21]。有学者建议将口周皮炎分为糖皮质激素引起的玫瑰痤疮样皮炎(corticosteroid-induced rosacea-like dermatitis,CIRD)和与局部使用糖皮质激素无关的口周皮炎(特发性口周皮炎)[22]。

框图 26.1　儿童口周皮炎的诱发因素

化妆品
- 护肤软膏和面霜
- 防晒霜
- 含氟牙膏

微生物因素
- 梭杆菌属
- 念珠菌属
- 毛囊蠕形螨

物理因素
- 紫外线
- 热
- 风

药物
- 局部糖皮质激素(含氟和不含氟)
- 吸入/鼻内处方糖皮质喷雾剂/溶液

皮肤疾病
- 屏障功能受损/特应性皮炎

多种微生物也与口周皮炎有关[23],包括梭杆菌属[24-25]和念珠菌属。毛囊蠕形螨与口周皮炎的发生有关,但仍不确定起主要或次要作用[26]。有研究发现成人口周皮炎患者较对照组皮肤屏障功能受损,经表皮水分丢失明显增加[20,27]。部分儿童局部应用糖皮质激素可能改变表皮结构,增加经表皮水分丢失,引起血管不稳定[14]。局部糖皮质激素骤停经常会导致口周皮炎加重,出现剧烈红斑、刺痛、灼痛、瘙痒。

临床特征　"口周皮炎"这一术语并非一个准确的称谓,因为它常常同时存累及鼻周和眼周(图 26.1),有时甚至不累及口周[5-6,12-13,28]。腔口周围炎可能更为合适。在口周皮损中,唇红缘通常不受累(图 26.2)。在大多数情况下,皮损表现为在红斑、鳞屑的基础上小的红色丘疹。严重时,可出现明显的针尖大小的水疱及脓疱(图 26.3)。在极少情况下,其他部位(如眉间[12]、胸部[29]、肛周皮肤和外阴[28])亦可受累。伴有轻微的、程度不一的瘙痒感,老年患者可能会有烧灼性瘙痒[1-2]。

儿童肉芽肿性腔口周围炎的皮损通常是分散的、小的、坚实的、圆顶状的皮色丘疹,无明显红斑或鳞屑。它主要发生在皮肤类型为 4 型和 5 型、9 个月~13 岁的儿童。个别皮损的玻片压诊呈现为苹果酱的颜色。面部以外部位(如躯干、四肢和生殖器)受累可能会比较

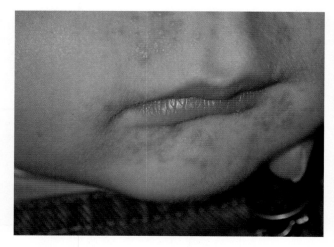

图 26.2　口周皮炎。资料来源:Courtesy of Associate Professor David Orchard,Royal Children's Hospital,Melbourne,Australia.

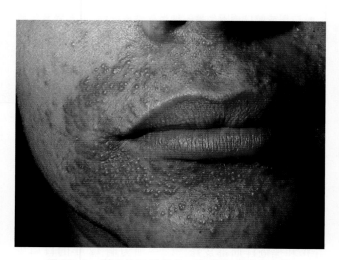

图 26.3　严重的口周皮炎。注意水疱脓疱皮损

广泛[30-31]。

鉴别诊断　口周皮炎的鉴别诊断包括接触性皮炎(刺激性和变应性)、舐唇、特应性和脂溢性皮炎、蠕形螨毛囊炎[26,32]和罕见的多种代谢紊乱如肠病性肢端皮炎和生物素缺乏症[33]。口周皮炎和玫瑰痤疮之间有重叠。

唇红缘受累可能帮助诊断变应性接触性皮炎的线索,如树脂(松香)所致[34]。

口周皮炎的单个皮损可能很难与玫瑰痤疮鉴别;然而,口周皮炎缺乏玫瑰痤疮相关的毛细血管扩张、潮红、眶周肿胀和睑缘炎。青春期前儿童发生的糖皮质激素所致的玫瑰痤疮与口周皮炎皮损难以鉴别[35]。

儿童肉芽肿性腔口周围炎的鉴别诊断包括肉芽肿性玫瑰痤疮(包括颜面播散性粟粒性狼疮)、痤疮、结节病、良性头部组织细胞增生症、鼻红粒病和蠕形螨毛囊炎[7,26,36-37]。蠕形螨毛囊炎,在临床上与该型有显著的

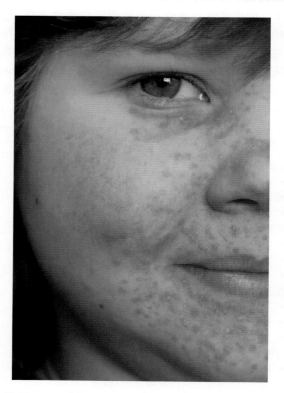

图 26.1　口周和眼周皮炎。资料来源:Courtesy of Dr Amanda Oakley,DermNet,New Zealand.

重叠性[26]。最常见于因恶性肿瘤和/或免疫缺陷接受化疗的患者[32]。

　　儿童肉芽肿性腔口周围炎和肉芽肿性玫瑰痤疮存在重叠。玫瑰痤疮的特征表现包括累及面颊、毛细血管扩张和面部潮红[38]。同时出现眼部症状或玫瑰痤疮体征（如眼睑炎），也可能提示玫瑰痤疮[39]，尽管在儿童中并不常见。

实验室检查和组织学表现　口周皮炎与肉芽肿性和非肉芽肿性玫瑰痤疮的组织病理学基本上没有区别[40-41]。组织学上可有轻度表皮棘层肥厚、局灶性海绵水肿、角化过度伴角化不全、以毛囊和真皮浅层为主的轻度血管和附属器周围淋巴和组织细胞浸润。局部毛囊破裂伴微脓肿形成可见于部分病例。炎性浸润可为混合性淋巴细胞和组织细胞浸润。非干酪性肉芽肿见于儿童肉芽肿性腔口周围炎（图 26.4）。儿童肉芽肿性腔口周围炎和结节病的鉴别可能很困难[3-4,7]。

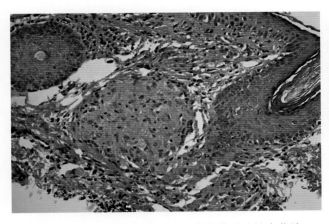

图 26.4　肉芽肿性口周皮炎患者的非干酪性肉芽肿

　　斑贴试验[42]、细菌学、念珠菌真菌学检查以及寻找蠕形螨（例如皮肤镜，显示含有蠕形螨尾部的毛囊开口[43]）可能有助于口周皮炎的鉴别诊断。

治疗和预防　疾病的严重程度、范围和病程决定了治疗效果（表 26.1）。严重的慢性病程的患者，治疗效果缓慢，数月内可能复发，而轻度患者通常在治疗几周内痊愈[11,44-49]。继发于鼻周红斑的儿童口周皮炎（图 26.5）临床常有间断复发、缓解的过程，特别是在继续使用保湿剂和/或防晒霜继续情况下。外用糖皮质激素诱发的口周皮炎在停止局部外用糖皮质激素后常有反弹（常伴有严重程度增加）。儿童肉芽肿性腔口周围炎可在几个月到数年内消退，但会遗留粟丘疹和针尖大小的瘢痕[31,37]。

表 26.1　儿童口周皮炎治疗的关键步骤

步骤 1	零治疗。停止使用任何可能的诱发因素（保湿剂、防晒霜、局部糖皮质激素、牙膏及其他化妆品）
步骤 2	避免亲脂性药物
步骤 3	如果口周皮炎临床表现为轻度，并且对步骤 1 或 2 无反应：甲硝唑凝胶，每日 2 次，持续 3~4 周
步骤 4	如果第 3 步控制不佳：局部钙调神经磷酸酶抑制剂，或局部应用弱效糖皮质激素（Ⅶ级，但前提是既往未使用过）
步骤 5	口服亚抗菌剂量抗生素（>8 岁：四环素类；<8 岁：大环内酯类），6~8 周
步骤 6	对于病程较长的患者，考虑低剂量异维 A 酸（5~10mg/d），3~6 个月（未经 FDA 批准）

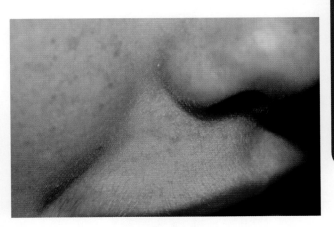

图 26.5　口周皮炎早期表现，鼻周鳞屑伴红斑小丘疹。资料来源：Courtesy of Dr Anthony Yung, Waikato Hospital, New Zealand.

不鼓励使用局部护肤品（零治疗），特别是亲脂性软膏。尽快停止任何局部皮质类固醇尤为重要，为了避免严重反弹需要缓慢（数周/数月）减停。

　　对于较轻的病例，每日 2 次使用甲硝唑凝胶可能有帮助[47,50-51]。只有在伴有明显湿疹化的情况下才考虑局部使用糖皮质激素（仅限Ⅶ级），但必须注意不要长期应用，以免加重病情[6,52]。

　　已有报道显示外用钙调神经磷酸酶抑制剂（他克莫司软膏和吡美莫司乳膏）可有效治疗糖皮质激素诱发的病变[53-55]，有助于减少因停用局部糖皮质激素而引起的反弹。

　　有报道显示其他外用治疗也有效[45,48]，如克林霉素、红霉素[56]、壬二酸[57]、伊维菌素、酮康唑、吡喹酮[58]、硫黄和磺胺醋酰[59]，多数研究报道仅针对成人。

　　根据 WHO 和美国的指南，口服亚抗菌剂量的四环素 6~12 周通常对顽固性病例有疗效[12,44-49]，但仅可用于 8 岁以上的儿童。然而在英国，四环素类药物禁用于 12 岁以下儿童。口服大环内酯类药物（如红霉素、阿奇霉素）也可能有效，特别是有四环素类药物禁忌证时[12]。当局部停用糖皮质激素时，口服抗生素可能起到预防或减轻疾病复发的作用。

临床经验显示非常低剂量的异维 A 酸（5~10mg/d，减量至每周 3 次维持持续 6 个月）对病情较长的病例效果好，但该药未被 FDA 批准，也没有正式进行临床试验[60]。

（周亚彬 译，肖媛媛 尉莉 徐子刚 校）

参考文献

见章末二维码

第五篇　银屑病

第 27 章　银屑病：流行病学

Matthias Augustin, Marc Alexander Radtke

摘要

寻常型银屑病可发生在任何年龄段,儿童患病率为 0.1%~1.5%,从出生到 18 岁近似线性增长。早期发病往往与阳性家族史及预后相关。银屑病发病的中位年龄为 7~10 岁。来自英国的数据表明,0~9 岁儿童的银屑病患病率为 0.55%,10~19 岁的患病率为 1.37%,这与来自荷兰、德国和美国的数据一致。4.5%~88% 的儿童银屑病患者有任一家族成员患银屑病。在欧洲和北美,银屑病可能占 16 岁以下儿童皮肤病的 4.1%。据报道,儿童点滴型银屑病的发病率为 6.4%~44%。虽然点滴型银屑病大多是自限性的,在发病后 3~4 个月消退,但长期预后不明。约有 1/3 的儿童点滴型银屑病发展为经典的斑块型银屑病。据报告,2%~39.3% 的儿童银屑病患者存在甲受累。越来越多的证据表明儿童银屑病和其他共病(包括高脂血症、肥胖、高血压、糖尿病和类风湿性关节炎)有相关性。代谢综合征的发生与患者年龄和病程无关。儿童和青少年银屑病患者终生患有共病的比例较高,提示需要仔细检查,并提供专业的信息和疾病护理。

要点

- 银屑病可发生在任何年龄段,患病率从儿童早期到青少年期近似线性增长。
- 大多数在儿童和青少年起病的银屑病持续终生。
- 疾病负担重,严重影响生活质量,有累积寿命减短的巨大风险。
- 临床表现差异大,儿童点滴型银屑病的比例高于成人。
- 甲受累很常见。
- 包括肥胖、心血管疾病、关节炎和糖尿病在内的共病在儿童银屑病的患病率明显增加。

儿童银屑病的流行病学

儿童银屑病在许多方面与成人起病的银屑病不同。由于该病的损容性相关的羞耻感会严重影响心理,进而影响日常生活的不同方面,所以让患者及其父母了解疾病的自然史很重要[1]。制订应对策略的困难可能会导致累积寿命减少,尤其是当疾病在儿童早期发病时。尽管银屑病在儿童很常见,过去 10 年有越来越多的观察性研究报道,但仍缺少儿童银屑病的流行病学数据。流行病学研究中关于亚型定义(如尿布银屑病)存在不一致性,银屑病的确诊依据(二次数据、医生检查、自我报告、诊断代码)存在显著差异,从而导致有关儿童银屑病发病年龄的报道存在不确定性。约 1/3 银屑病在儿童起病[1-3]。尽管人们普遍认为可能存在两个发病高峰,即青春期早期和成年期,但有关早期发病峰值的数据很少。30% 的银屑病患者在 15 岁以前出现首发症状,这突出了儿童年龄组的流行病学特征[4-6]。此外,有证据表明银屑病发病年龄早更常见于有家族史的患者,并提示预后较差[7]。与成人起病的银屑病相比,家族性发病在儿童起病者更常见[8-12]。4.5%~88% 的儿童银屑病患者有任一家族成员患银屑病。Burden-Teh 等[13]的一项文献回顾性研究显示,6.2%~54.7% 的儿童银屑病患者的一级亲属患银屑病。Farber 等[14]的研究显示与儿童期其他年龄组比较,青少年银屑病患者更可能有银屑病阳性家族史。基因-环境相互作用也许能解释不同纬度和国家之间的主要差异。

儿童银屑病患病率

基于人口的德国法定健康保险 130 万人的数据中,包括 33 981 名银屑病患者,提示 18 岁以下的儿童的总患病率为 0.71%[15-16]。患病率从 1 岁时的 0.2% 呈线性增加,18 岁时患病率为 1.2%(图 27.1)。德国

第
五
篇

的另一项 164 万人口的研究包括 293 181 名 18 岁以下儿童（图 27.1），约 1 313 名（0.45%）儿童诊断为银屑病。数据证实儿童患病率随着年龄的增长而线性增加，从 0～2 岁时的 0.13% 增加到 14～18 岁时为 0.67%[17]。相反，儿童特应性皮炎/湿疹在 0～2 岁的患病率为 17.1%，在 14～18 岁其患病率下降至 7.3%。这些数据与荷兰 De Jager 等[2] 的研究结果相似。后者

显示 0～10 岁儿童银屑病患病率为 0.37%，而 11～19 岁患病率为 1.09%。Gelfand 等[18] 报道在英国 0～9 岁儿童银屑病的患病率为 0.55%，10～19 岁患病率为 1.37%。来自埃及 2 194 名儿童的研究推测 18 岁及以下人群中银屑病的患病率为 0.05%[19]（表 27.1）。尽管相关研究很少，但儿童银屑病患病率存在地区差异，低者患病率几乎为 0，高者患病率达 2.15%[26-28]。

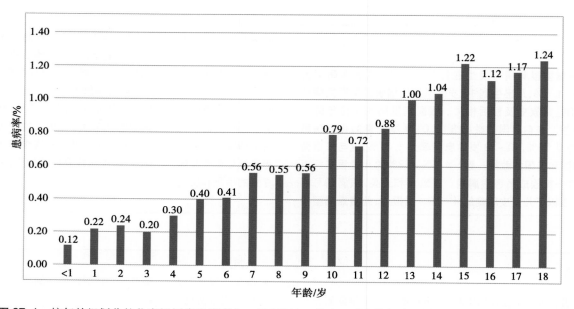

图 27.1　按年龄组划分的儿童银屑病患病率（n=306 020）。从 130 万人数据库中依据医生记录的 ICD-10 代码计算。研究对象为年龄<18 岁（n=2 549）的银屑病患者。患病率几乎随年龄增加呈线性增加

表 27.1　儿童银屑病患病率的研究总结

国家或地区	研究年份	样本量/n	估计患病率	女	男	年龄
中国台湾[3]	2004	4 067	0.00%			6～11
中国台湾[20]	2005	3 273	0.00%			6～11
埃及[19]	2008—2009	2 194	0.05%			<18
德国[15]	2005	306 020	0.71%	0.76%	0.66%	<18
德国[21]	2009	293 181	0.45%			<18
德国[22]	2008	16 500	1.37%			0～17
意大利[23]	2006	145 233	0.09%			0～14
意大利[23]	2012	145 233	0.20%			0～14
瑞典[24]	1975—1976	8 298	0.30%	0.50%	0.10%	12～17

资料来源：Adapted from WHO 2016[25]. Reproduced with permission of the World Health Organization.

无论是儿童还是成人，估计全球银屑病的患病率为 2.0%～3.5%[8]。根据研究人群不同，其患病率最高达 8.5%[9]。银屑病可能占欧洲和北美 16 岁以下儿童所患皮肤病的 4.1%[10]。综合所有可用数据，平均

发病年龄从 2.1 个月到 10.6 岁不等[13]。

在儿童（0～18 岁）中，银屑病发病年龄的中位数在 7～10 岁[18,29-31]。尽管关于发病年龄的研究根据调查人群的不同而有差异，据估计 10% 的银屑病患者

中发病在 10 岁以前，而 2% 发病在 2 岁前[32]。在一项 5 600 例患者的研究中，Farber 和 Carlsen 发现 35% 的银屑病在 20 岁前发病[11]，而 Raychaudhuri 和 Gross[1] 报告 46.35% 的银屑病在 20 岁前发病。此外，不同的研究显示 2%~12% 的成人银屑病患者在 10 岁前发病[10,33]。

儿童银屑病的发病率

关于儿童银屑病发病率的研究很少。Tollefson 等[34] 分析了 1970—1999 年间诊断为银屑病的 18 岁以下儿童的发病队列。儿童银屑病经年龄和性别校对后的年发病率为 40.8/10 万人。当仅纳入由皮肤科医生诊断的银屑病时，其发病率为 32.2/10 万人，随着时间的推移，发病率由 1970—1974 年的 29.6/10 万人增加到 1995—1997 年的 62.7/10 万人[35]。Seyhan 等[29] 发现在儿童和青少年皮肤病患者中银屑病的发病率为 3.8%。

有证据表明，过去几十年银屑病的发病率和患病率总体上有所上升。来自美国的健康和营养检查调查的数据显示，成人银屑病的患病率从 2004 年的 1.62% 上升到 2010 年的 3.10%，但由于方法上存在局限性，这项研究没有给出确切的结论[35-36]。1984 年中国银屑病的患病率估计为 0.17%，而 25 年后的另一项研究显示患病率为 0.59%[37-38]。西班牙银屑病的患病率在 1998 年为 1.43%，而 15 年后报道显示为 2.31%[39-40]。挪威的一项研究（Tromsø）分析从 1979—2008 年的患病率变化趋势，显示自报告的终生银屑病患病率从 4.8% 增加到 11.4%[41]。仅基于皮肤科医生为确诊依据，Tollefson 等发现儿童银屑病的年发病率由 1970—1974 年的 25.6/10 万人增加至 1995—1999 年的 49.4/10 万人[34]。综合来看，已发表的研究表明银屑病的发病率在过去几十年内逐渐增长。然而，由于方法上的限制，数据需要进一步确认。

性别分布

不同研究显示儿童银屑病性别分布结果并不一致，其中一些报道显示儿童银屑病主要累及女性[1,28,31]，其他研究显示男女患病率相似。Seyhan 等[29] 报告了 61 例儿童青少年皮肤病患者中男性占 37.7%，女性占 62.3%。Morris 等[6] 研究发现儿童银屑病性别分布没有差异，而 Fan 等人报告 46.9% 的患者为男性，53.1% 为女性[28]。在大规模研究中，Matusiewicz 等[21] 和 Augustin 等[15] 研究均显示男童儿童银屑病的患病率低于女童：其中 Matusiewicz 研究显示男女患病率分别为 0.35% 和 0.45%；Augustin 等研究显示男女患病率分别为 0.42% 和 0.48%，儿童银屑病中男童占 47.7%，女童占 52.3%。男女比例在 10 岁以下的儿童中差异最大，女童患银屑病更为多见。相反，在纳入所有关注性别和年龄（包括成人）的流行病学研究中，绝大多数研究表明男性占优势[42]。不考虑年龄的前提下，银屑病的终生患病率男女相似[43]。

不同临床表现的流行病学

儿童银屑病的临床表现非常多样，点滴状皮损、尿布区分布和面部受累在儿童中更为典型。儿童银屑病常由上呼吸道感染、扁桃体炎、皮肤外伤（Koebner 现象）和情绪压力诱发。儿童斑块型银屑病的发展通常继发于点滴型银屑病[37,44]。点滴型银屑病（直径<1cm 的丘疹，主要分布在躯干）是儿童银屑病的主要表现之一。通常发生在乙型溶血性链球菌感染后如扁桃体炎或咽炎，也可继发于病毒感染[45]。研究显示儿童点滴型银屑病占儿童银屑病的 6.4%~44%[46]。虽然点滴型银屑病大多是自限性的，在发病后 3~4 个月内消退，但长期预后不明。有证据表明 1/3 的儿童点滴型银屑病发展为经典的斑块型银屑病[44]。Horton 等[47] 报告显示点滴型银屑病是最常见的银屑病类型，占 18.9%。Fan 等[28] 报告点滴型银屑病的占比为 28.9%，而斑块型占 68.9%。Kumar 等[30] 发现经典斑块型银屑病是银屑病发作时最常见的类型（60.6%），其次为跖部银屑病（12.8%）。来自中国和印度的研究表明 28.9% 的青少年银屑病表现为点滴型银屑病[28]。Kwon 等[48] 对 358 例转诊至三级银屑病门诊的 18 岁以下的患者临床资料分析显示：最常见的类型是斑块型银屑病（67.3%），最常见受累部位是躯干（69.5%），其次是下肢（65.3%）。

对儿童银屑病临床表现的研究表明最常见的受累部位是头皮（17.9%~64.8%）、四肢（9.5%~90%）和躯干（7.8%~93.3%）[13]。儿童与成人相比面部受累更常见，占 3.5%~56.7%（表 27.2）[49]。

表27.2 发病的平均年龄和临床表现

国家	样本量/n	年龄/岁	发病平均年龄/岁	发病的临床表现
土耳其[29]	61	<18	女:9.2 男:6.8	头皮(60.7%)、面部(18.0%)、躯干(73.8%)、四肢(78.7%)、甲(21.3%) • 斑块型银屑病:54.1% • 点滴型银屑病:35.9% • 反向性银屑病:6.6% • 掌跖银屑病:1.6% • 脓疱型银屑病:13.1% • 红皮病型银屑病:3.3%
韩国[48]	358	≤18	儿童:7.1(0~12岁) 青少年:12.4 (13~18岁)	头皮(57.8%)、面部(46.3%)、躯干(69.5%)、手臂(47.5%)、腿部(65.3%) • 斑块型银屑病:52.0%(儿童);76.0%(青少年) • 点滴型银屑病:27.6%(儿童);13.5%(青少年) • 红皮病型银屑病:1.6%(儿童);0.9%(青少年)
马来西亚[50]	315	<16	7.7	头皮(64.8%)、面部(19.7%)、躯干(30.8%)、四肢伸侧(37.1%)、掌跖(5.1%)、甲(7.6%) • 斑块型银屑病:54.3% • 点滴型银屑病:1.6% • 反向性银屑病:1.6% • 脓疱型银屑病:1.3% • 掌跖脓疱病:1.0%
中国[28]	277	<16	10	头皮(46.5%)、面部(19.7%)、躯干(42.9%)、手臂(51.4%)、下肢(65.5%)、膝(23.9%)、掌跖(39.2%)、甲(4.4%) • 斑块型银屑病:68.6% • 点滴型银屑病:28.9% • 脓疱型银屑病:1.1% • 红皮病型银屑病:1.4%
印度[30]	419	<14	女:9.3 男:8.1	头皮(20.7%)、面部(4.7%)、躯干(7.8%)、手臂(10%)、腿部(25%)、手掌(3.1%)、甲(31%) • 斑块型银屑病:60.6% • 点滴型银屑病:9.7% • 反向性银屑病:0.4% • 脓疱型银屑病:0.4% • 掌跖银屑病:5.7%
科威特[31]	305	≤12	5.7	头皮(30%)、面部(3.6%)、躯干(10%)、下肢(22%)、上肢(9.5%),跖部(12%) • 斑块型银屑病:89.2% • 点滴型银屑病:10.5% • 掌跖脓疱病:0.3%

儿童甲银屑病的流行病学

报道显示有 2%~39.3% 的儿童银屑病患者有甲病变。De Jager 等[2]报告 5.3%~7.4% 的青少年银屑病患者有甲受累,而 Kumar 等[30]报告 31% 的病例有甲受累。在这些患者中所有类型的甲改变均可见到,凹陷是最常见的,其次是纵嵴和变色。在一项来自 Kuwait 的研究中发现 36% 的儿童银屑病患者可见甲受累,最常见为凹陷(87%)[51]。Mercy 等[52]发现男孩比女孩更容易出现银屑病甲损害,而头皮银屑病在女孩更常见。他们用 Koebner 现象来解释这一现象,但没有足够的数据来证实这一观察结果,尤其是在儿童。

儿童银屑病共病的流行病学

大规模研究表明,青少年银屑病患者的总体共病发生率明显高于正常人。Augustin 等研究发现 20 岁以下银屑病患者共病的患病率是未患银屑病者的 2 倍 (14.4% vs.7.2%)(表 27.3)。经校对年龄和性别后,银屑病患者患代谢性疾病的风险相对更高。青少年银屑病患者的高脂血症、肥胖、高血压、糖尿病、类风湿性关节炎和克罗恩病的发病率增加[15]。

在对德国 293 181 名儿童保险索赔数据的连续分析中,患病率数据来自德国法定健康保险公司 (Gmünder Ersatzkasse)数据库,符合 ICD-10 规范 L40 为银屑病,L20 为特应性湿疹。提取所有 2009 年投保时<18 岁的人群数据。此外,通过 ICD-10 诊断评估共病患病率(1 313 人诊断为银屑病和 30 354 人诊断为特应性湿疹)。高脂血症、肥胖、高血压和糖尿病在儿童银屑病的发生率高于未患银屑病者和特应性湿疹儿童(表 27.4)[17]。

表 27.3　0~20 岁银屑病患者(n=2 549)和非银屑病患者(n=331 758)共病的患病率

诊断	ICD-10 编码	非银屑病患者/%	银屑病患者/%	患病率相对比(95%置信区间)
克罗恩病	K50	0.14	0.51	3.69(2.15~6.35)
高脂血症	E78	0.99	2.12	2.15(1.65~2.80)
糖尿病	E11,E13,E14	0.43	0.86	2.01(1.32~3.04)
高血压病	I10-I13	0.83	1.65	1.89(1.47~2.67)
类风湿性关节炎	M05	4.90	8.40	5.21(1.40~19.44)
肥胖	E66	4.90	8.40	1.70(1.49~1.93)
缺血性心脏病	I20-I25	0.49	0.75	1.52(0.97~2.38)
溃疡性结肠炎	K51	0.10	0.12	1.13(0.38~3.33)
所有共病(至少 1 个)		7.20	14.40	2.00(1.82~2.20)

表 27.4　0~18 岁银屑病(n=1 313)、非银屑病(n=291 868)、特应性湿疹(n=30 354)、非特应性湿疹(n=262 827)患者共病的患病率

诊断	儿童病例数/n	儿童银屑病/n	儿童银屑病患儿的患病率/%	非银屑病患儿的患病率/%	特应性湿疹病例数/n	特应性湿疹患儿的患病率/%	非特应性湿疹患儿的患病率/%
高脂血症	1 883	15	1.14	0.64	216	0.71	0.55
肥胖	10 630	93	7.08	3.61	1 248	4.11	3.10
高血压	1 289	12	0.91	0.44	120	0.40	0.39
糖尿病	900	8	0.61	0.31	103	0.34	0.26
角膜炎	953	7	0.53	0.32	101	0.33	0.28
关节炎	17	2	0.15	0.01	2	0.01	0.005
克罗恩病	213	0	0	0.07	23	0.08	0.06
溃疡性结肠炎	151	2	0.15	0.05	21	0.07	0.04
缺血性心脏病	183	1	0.08	0.06	24	0.08	0.05
抑郁症	2 274	17	1.29	0.77	251	0.83	0.67
ADHD	20 950	106	8.07	7.14	2 462	8.11	6.10
白癜风	328	3	0.23	0.11	80	0.26	0.08
过敏性鼻炎	28 505	199	15.16	9.70	5 963	19.64	7.44
慢性支气管炎	6 153	29	2.21	2.10	1 178	3.88	1.64

续表

诊断	儿童病例数/n	儿童银屑病/n	儿童银屑病患儿的患病率/%	非银屑病患儿的患病率/%	特应性湿疹病例数/n	特应性湿疹患儿的患病率/%	非特应性湿疹患儿的患病率/%
支气管哮喘	27 484	160	12.19	9.36	5 780	19.04	7.16
接触性皮炎	5 097	48	3.66	1.73	1 096	3.61	1.32
疱疹感染	6 217	36	2.74	2.12	1 035	3.41	1.71
荨麻疹	5 941	30	2.28	2.03	1 096	3.61	1.60
甲病	2 756	38	2.89	0.93	391	1.29	0.78
斑秃	349	6	0.46	0.12	65	0.21	0.09
脓疱疮	4 338	44	3.35	1.47	1 084	3.57	1.07
病毒疣	21 449	159	12.11	7.29	2 963	9.76	6.10
虹膜睫状体炎	120	5	0.38	0.04	19	0.06	0.03
特应性湿疹	30 354	322	24.52	10.29	30 354	100	0

注:ADHD,注意缺陷多动障碍。

然而,尽管这些研究并没有证明两者之间存在因果关系,但能表明代谢综合征相关慢性炎症的疾病模式的发生可能与患者年龄和病程无关。类风湿性关节炎、溃疡性结肠炎和克罗恩病也被认为与银屑病存在相似的潜在炎症免疫机制[53-57]。尽管儿童银屑病患者合并糖尿病、高血压等疾病的风险更高,但至今还缺乏相关临床研究进一步证实银屑病与共病的因果关系。

Augustin 等[17]研究证实了之前描述的青少年银屑病和特应性湿疹特定共病模式[15,58]。与成人银屑病有关的共病亦存在于儿童银屑病,需要进一步筛查和多学科协作的研究。

银屑病患者精神疾病的风险比显著增加[59]。Kimball 等人比较了儿童银屑病和对照组患精神障碍发生率。约 7 404 名青少年银屑病患者按照年龄和性别匹配了 1∶5 无银屑病对照组(n = 37 020),研究表明银屑病是精神疾病(特别是焦虑和抑郁)的高危因素,青少年银屑病患者更常接受抗抑郁和抗焦虑药物治疗[59]。人们普遍认为银屑病和抑郁症存在相同的致病机制[60]。这些可能解释为恶性循环的高水平的促炎细胞因子,如白细胞介素 IL-6 和肿瘤坏死因子 TNF-α 共同参与银屑病和抑郁症发病。这些细胞因子调节边缘系统和基底核的 5-羟色胺、去甲肾上腺素和多巴胺的水平,导致抑郁发生。促炎细胞因子,如 IL-6 可促进幼稚 T 细胞成熟,产生辅助性 T(T-helper,Th)17 细胞,参与银屑病皮损形成。

总之,青少年银屑病是西方国家的常见疾病,与成人银屑病临床模式存在不同,与健康人相比共病的患病率显著增加。儿童和青少年一生患银屑病相关疾病及共病的比例高,需要患者、家庭成员和多学科协作医疗保健提供者共同仔细检查、专业护理和提供准确信息。

(周亚彬 译,肖媛媛 王召阳 徐子刚 校)

参考文献

见章末二维码

027章 参考文献

第28章　银屑病：病因学和发病机制

Jonathan Barker

摘要

在过去的 20 年里,结合基因学发现和免疫功能研究进展,我们对银屑病发病机制的认识取得了非常重大的进展。发病的关键是表皮屏障和固有免疫机制之间的相互作用,从而激活适应性 T 细胞免疫途径,进而导致皮肤稳态的改变和炎症的发生。已明确特异性信号(如 NF-κB)和 T 细胞分化途径(Th IL-17)的作用,进而促进了治疗的进展。脓疱型银屑病有不同的遗传背景。

要点

- 遗传学和免疫学研究发现表皮屏障和固有免疫机制之间的相互作用在寻常型银屑病的发病中发挥重要作用。
- 目前的证据有力地支持 Th17 T 细胞在银屑病发病机制中的关键作用。
- 遗传学研究揭示多个基因位点与银屑病相关。然而,完整的基因图谱仍有待建立。
- 银屑病的主要遗传决定因素是 6 号染色体上的主要组织相容性复合体。
- 有证据表明脓疱型银屑病的发病机制与斑块型银屑病不同。

引言

寻常型银屑病(psoriasis vulgaris, PV)是一种常见的、复杂的慢性炎症性疾病,与其他器官特异性免疫介导疾病如类风湿性关节炎和炎症性肠病类似,通常被称为免疫介导的炎症性疾病。疾病的发病机制是多因素的,在很大程度上与遗传机制和环境因素的相互作用有关[1]。包括泛发性脓疱型银屑病(generalized pustular psoriasis, GPP)在内的银屑病罕见类型可能有不同的发病机制,更接近孟德尔遗传模式。此外,这种类型银屑病发病年龄较小,体现了其在儿童皮肤科门诊的重要性。

遗传流行病学

大量证据表明银屑病具有重要的遗传背景(见参考文献[2-3])。Lomholt 在法罗群岛经典的银屑病流行病学研究中(1963 年),调查了 10 000 多名居民,发现银屑病的发病率在患者的一级和二级亲属中远高于未患病对照组的亲属。瑞典的研究显示银屑病一级亲属的银屑病患病率为 7.8% ,与之匹配的对照组的银屑病患病率为 3.14% ,总人群的银屑病患病率为 1.97% 。基于人口学数据显示,如果父母一方患银屑病,孩子患银屑病的风险为 14% ,如果双亲都患病,孩子银屑病的患病风险为 41% ,如果兄弟姐妹其中一人患银屑病,则该儿童银屑病的患病风险为 6% ,相比之下,如没有父母或兄弟姐妹患银屑病,则该儿童患银屑病的风险为 2%[4]。Henseler 和 Christophers[5] 发现了两个发病高峰。Ⅰ 型是遗传的,与 HLA 密切相关(尤其是 HLA-C:06:02),发病早,病情更重。Ⅱ 型为散发性,与 HLA 无关,发病晚,通常病情较轻。因此,因为银屑病与 HLA-C:06:02 相关,故当银屑病在儿童时期发病时,病情可能更重,更可能有家族史。有趣的是,银屑病的严重程度及发展可能受患病父母的性别影响。一些研究显示父系效应优势,苏格兰的研究进一步显示,如银屑病是从父亲遗传而来,则发病更早,与"遗传早现"一致[6]。

银屑病在多代人中出现的各种家族谱系的分析支持人群研究。也许支持银屑病遗传基础的最有力的数据来自对双胞胎中该病同患率的研究(见文献[2])。丹麦双胞胎登记处的体检显示,64% 的单卵(同卵)双胞胎同患银屑病,而异卵双胞胎为 15% ,相当于大约 91% 的遗传率。在美国的一项回顾性研究中发现了非常相似的数据(分别为 73% 和 20%),但在澳大利亚的一项研究中观察到较低的同患率:单卵双胞胎为 35% ,而异卵双胞胎为 12% 。有趣的是,当同卵双胞胎同患银屑病时,发病年龄、疾病分布和严重程度非常相似,这表明遗传因素在这些参数中起作用。然而,即使对大一点的双胞胎进行检查,同患率也达不到 100% ,这表明包括环境在内的其他因素在疾病发生中起着关键

第五篇

作用。严重程度、临床特征和遗传模式存在显著的疾病异质性。因此，在一些罕见的家族中，单个基因的改变可能足以导致疾病，而在更常见的情况下，疾病的发生可能需要多个基因的改变、基因与基因、基因与环境因素相互作用。

对其他类型银屑病的遗传流行病学知之甚少。点滴型银屑病常发生于童年，几乎总是与 HLA-C:06:02 相关[7]，后者被认为与 I 型斑块型银屑病紧密相关。GPP 虽然通常在中年出现，但在婴儿和儿童中都有报告。据报道，有亲缘关系的多名个体发病的家族，提示常染色体隐性遗传模式至少存在于某些家系中。

环境风险因素

现有证据表明基因和环境相互作用是致病的重要因素。许多环境因素与银屑病相关，例如与疾病发生和疾病加重有关。然而，目前缺乏有力的证据来证实这些因素的作用。它们包括：

- 创伤（Koebner 现象）
- 感染，特别是链球菌感染
- 药物，特别是锂、β 受体阻滞剂、抗疟药
- 阳光
- 心理因素

发病机制

银屑病皮损组织病理的主要特征是：

- 表皮增生过度，分化丧失
- 真皮血管扩张和增生
- 皮肤炎症

以往，银屑病被归类为角化异常，但是偶然的观察结合科学揭示了疾病发病中的免疫机制[3]。有大量证据表明 T 淋巴细胞在银屑病斑块的发展中发挥重要作用。这些证据包括：

- T 细胞早期进入增大的皮损中
- 与主要组织相容性复合体（major histocompatibility complex, MHC）尤其是 HLA-C:06:02 高度相关
- 抗 T 细胞治疗的消融作用
- 同基因骨髓移植后发生银屑病的可能证据
- 在严重联合免疫缺陷小鼠的非皮损部位注射自体 T 细胞，可诱导银屑病皮损的出现

固有免疫的作用是介导宿主对外界损害作出早期应答，最近研究表明银屑病患者存在固有免疫失衡。此外，在银屑病角质层有丰富的抗菌肽，如防御素和组织蛋白酶抑制素，它们能够激活固有免疫反应。这些又反过来导致抗原驱动的 T 细胞的增殖和激活。关键问题仍然是所涉及抗原的性质，到目前为止还没有解决。但抗原特异性反应的证据包括：①浸润性 T 细胞克隆性有限；②斑块中 T 细胞克隆持续数年；③与链球菌相关的银屑病患者扁桃体和皮肤中存在相同的 T 细胞克隆[8]。

曾经认为 Th1 型反应在疾病发病机制中发挥主要作用，但最近的研究强烈地表明 Th17 细胞可能是主要的致病亚群。证据包括：IL-23 的遗传相关性、银屑病组织中 IL-23 的增多以及 IL-23 诱导动物模型银屑病表型发生。IL-23 是 Th17 细胞生成中的关键细胞因子。在 Th17 通路中，IL-23 下游的其他细胞因子包括 IL-17 和 IL-22 也具有相似的功能效应[9]。

分子遗传学

在了解银屑病的遗传结构方面已经取得了非常重大的进展[10]，这在很大程度上得益于由人类基因组图谱计划和随后的大规模分子遗传学项目所取得的技术进步。关于 PV，全基因组关联研究（genome-wide association studies, GWAS）有了重要发现。脓疱型银屑病的研究从快速成本效益测序（下一代测序）方法中获益，如全外显子测序。

在 PV 中，研究清楚地表明易感位点位于 6p21.3 号染色体上。大多数证据表明所涉及的致病基因是 HLA-C:06:02，但在这个位点广泛的连锁不平衡很难做到绝对精确。HLA-C:06:02 阳性个体患银屑病的风险增加了 5 倍。HLA-C:06:02 的遗传作用大于所有其他已识别位点的作用的总和。英国三级医疗机构大约 50% 的严重银屑病患者 HLA-C:06:02 阳性（Jonathan Barker，个人交流）。HLA-C 参与了 CD8 和 NK T 细胞的抗原呈递，与疾病发病有关。

到目前为止，GWAS 已经鉴定出 46 个与 PV 相关的基因位点（图 28.1），解释了约 30% 的遗传因素在疾病发生中的作用[11]。目前"缺失"仍无法解释，但存在多基因解释。每一个确定的位点的遗传作用低，效应大小的优势比（odds ratios, OR）介于 1 和 2 之间。尽管如此，他们提供了对疾病生物学、疾病发病的免疫学模型和识别疾病特异性生物途径深入的了解。该方面研究结果已被用于临床中，并从中获益，例如确定新药的靶点，包括生物疗法。

染色体定位	每个位点的最佳候选基因	候选基因的推定功能	P 值	OR(95% CI)
5q15	ERAP1	抗原加工处理	2.56×10^{-11}	1.27
6p21	HLA-C	抗原提呈	4.06×10^{-214}	4.66
1p31	IL23R	IL-23信号通路	7.13×10^{-07}	1.49
5p33	IL12B	IL-23信号通路	4.93×10^{-11}	1.39
12q13	IL23A	IL-23信号通路	2.49×10^{-07}	1.49
6q21	TRAF3IP2	IL-17/NF-κB信号通路	5.29×10^{-20}	1.36
19p13	TYK2	IL-23/NF-κB信号通路	4.04×10^{-11}	1.34
2p16	REL	NF-κB信号通路	3.59×10^{-9}	1.23
5q33	TNIP1	NF-κB信号通路	3.92×10^{-05}	1.27
6q23	TNFAIP3	NF-κB信号通路	6.54×10^{-07}	1.22
14q13	NFKBIA	NF-κB信号通路	1.52×10^{-11}	1.19
1q21	LCE3D	皮肤屏障	3.32×10^{-10}	1.29
1p36	IL28RA	IFN信号通路	6.89×10^{-8}	1.22
2q24	IFIH1	IFN信号通路	1.06×10^{-13}	1.38
20q13	ZNF313	IFN信号通路	1.65×10^{-06}	1.20

图 28.1　全基因组关联研究中与寻常型银屑病关联性最强的基因位点。颜色编码一致的组功能重叠，表明这类基因研究与寻常型银屑病相关的特定生物学途径。OR，优势比或效应大小；IFN，干扰素；IL，白细胞介素；NF，核因子

银屑病的发病模型

结合免疫学和遗传学发现建立了银屑病发病模型（图 28.2），即对触发因素反应的多种细胞类型和多种细胞因子之间的动态相互作用，最终导致遗传易感个体的皮肤免疫稳态被破坏和生长模式的改变[9]。启动阶段涉及外部因素和表皮屏障之间的密切相互作用。诱发因素包括身体伤害（引起 Koebner 现象）、感染和药物，尽管在大多数情况下未发现诱发因素。这些诱发因素可能通过释放由角质形成细胞分泌的抗菌肽 LL37（cathelicidin）激活固有免疫。LL37 与应激或死亡的细胞释放的病原体来源的 DNA 或自身 DNA 结合并形成复合物，激活浆细胞样树突状细胞上的 Toll 样受体（toll-like receptor，TLR）9[12]。咪喹莫特被证明能在小鼠模型中诱导银屑病样皮肤炎症，提示 TLR-7 和 TLR-8 也可能参与银屑病的发病。TLR 活化促进 I 型干扰素、TNF-α、IL-6 和 IL-1β 释放，TNF-α 可激活局部髓样树突状细胞，从而诱导 T 细胞介导（适应性）炎症。

遗传数据表明 NF-κB 机制在这些过程发挥重要作用[10]。髓系树突状细胞迁移到淋巴结并释放细胞因子，包括激活异基因 T 细胞的 TNF-α、IL-23 和 IL-12。GWAS 研究表明内质网氨基肽酶（endoplasmic reticulum aminopeptidase，ERAP）-1 在抗原处理中起作用，而 HLA-C 在抗原呈递中起作用[13]。一旦 T 细胞激活则进入血液循环，通过与血管内皮细胞上的黏附分子（包括 P 选择素和 E 选择素）互作，向炎症性皮肤处迁移。功能免疫学和遗传学研究表明，银屑病发病机制中的 T 细胞主要通过 IL-17 途径分化。关于抑制 IL-23 和 IL-17 的治疗性单克隆抗体具有显著疗效的临床研究也进一步证实这一点。T 细胞分泌的效应分子包括 IL-17 和 IL-22，激活角质形成细胞，导致细胞因子和趋化因子的释放，这些细胞因子和趋化因子继续招募和激活炎症细胞，并诱导角质形成细胞和真皮血管的生长改变［TGF-β 和血管内皮生长因子（vascular endothelial growth factor，VEGF）分别与这些改变有关］。

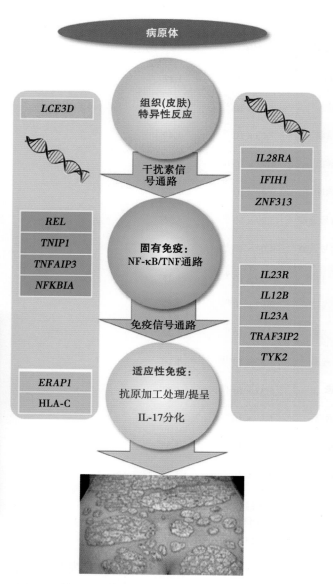

图 28.2 银屑病免疫发病模型示意图（详见正文）。组织特异性事件通过干扰素信号转导激活固有免疫途径。反过来,这会导致涉及特定分化途径的适应性 T 细胞途径的激活。左右参考列中的基因为图 28.1 中列出的候选基因,证实免疫途径和已识别遗传位点之间的重叠性。IL,白细胞介素;TNF,肿瘤坏死因子

脓疱型银屑病

虽然大部分人的研究都集中在最常见的疾病类型 PV 上,但最近功能基因组实验支持的基因研究让我们更深入地了解了脓疱型银屑病的发病机制。GPP 是银屑病儿童期发病的最重要的例子。实际上,在 von Zumbusch 对该病的最初描述中,1 例为儿童非常早的时期发病。两项研究发现 IL-1 超家族的受体拮抗剂 IL36RN 基因的突变与 GPP 相关,其中一个研究应用经典连锁分析技术[14],另一个研究应用下一代基因测序技术[15]。研究结果为 IL-36 受体相关的信号通路不受调节,会导致自身炎症综合征。此后,来自世界各地的许多研究都证实了这一发现。

（周亚彬 译,肖媛媛 王召阳 徐子刚 校）

参考文献

见章末二维码

第 29 章　银屑病：临床特征和共病

Derek H. Chu, Kelly M. Cordoro

摘要

儿童银屑病是一种常见的皮肤慢性炎症性疾病。银屑病的临床亚型主要基于受累部位和主要形态进行分类。主要的分类包括斑块型、点滴型、反向性、银屑病甲、脓疱型和红皮病型银屑病。除了关节炎外，儿童银屑病患者患其他共病的风险也会增加，如代谢和心血管疾病、精神疾病、社会耻辱感和生活质量下降。

要点

- 斑块型银屑病是儿童银屑病中最常见的一种，通常表现为面部和肛门生殖器受累、环状形态和显著瘙痒。
- 据报道，44%的儿童银屑病为点滴型，通常出现在链球菌所致咽炎或肛周感染后，一部分患者可继续发展为慢性斑块型银屑病。
- 银屑病性尿布皮炎常见于 2 岁以下儿童，可快速进展并泛发，称为泛发性银屑病尿布疹。
- 早发和严重泛发性脓疱型银屑病的部分患者携带白细胞介素 36 受体拮抗剂（interleukin 36 receptor antagonist,

IL36RN）和胱天蛋白酶招募家族成员 14（caspase recruitment domain protein 14,*CARD14*）的基因突变。
- 如关节炎和银屑病同时存在或关节炎合并一级亲属银屑病家族史、指甲凹陷或甲分离和/或指（趾）炎，可诊断青少年银屑病性关节炎。
- 新的数据表明儿童银屑病患者发生代谢和心血管共病的风险增加，包括肥胖、高脂血症、糖尿病和高血压。应进行与年龄相关的筛查，以便早期干预。
- 无论疾病的程度如何，银屑病均可严重影响患儿心理状况，导致社会耻辱感、生活质量下降、抑郁和焦虑。

第五篇

临床特征

银屑病是一种常见的累及皮肤、甲和关节的炎症性疾病。1/3 的病例在儿童期发病[1]。虽然银屑病的经典表现是界限清楚覆有银白色鳞屑的红色斑块，但在形态、分布和严重程度上有很大的年龄差异。与成年人相比，儿童往往更容易累及面部和肛门生殖器。单个损害可能更小更薄，常表现为环状。瘙痒是儿童的常见症状[2]。银屑病可能由创伤（Koebner 现象）、感染、压力和药物诱发或加重[3]。儿童银屑病可以是轻微的、局限的，或弥漫的、严重的和令人衰弱的。在大多数情况下，银屑病是一种复发缓解交替发生的慢性病。自然病程常不可预测，以恶化和自发缓解周期性发作为特点，使疾病管理具有挑战性。幸运的是，尽管有一部分严重、顽固的银屑病需要光疗和/或全身药物治疗，但许多儿童应用局部治疗可控制病情。

银屑病有多种临床亚型，其分型依据为主要形态和累及部位。主要亚型包括斑块型、点滴型、脓疱型和红皮病型。根据部位有特征的亚型包括反向性或屈侧银屑病、尿布（肛门生殖器）银屑病和银屑病甲（框图29.1）[4]。

框图 29.1　儿童银屑病的临床类型

斑块型
面
头皮
掌跖
环状
湿疹-银屑病重叠
线状
点滴型
毛囊/小丘疹
反向（间擦）性
尿布/生殖器
银屑病甲
脓疱型
红皮病型

资料来源：Cordoro[4]. Reproduced with permission of Elsevier.

斑块型银屑病

斑块型银屑病是儿童银屑病中最常见的一种，占银屑病的 34% ~ 84%[5-6]。典型皮损为界限清楚的红色丘疹及斑块，上覆银白色鳞屑（图 29.1），通常对称分布在四肢伸侧、头皮和面部。刮除鳞屑可见点状出血，称为 Auspitz 征。斑块型银屑病可根据部位进行分类，如面部、头皮和掌跖，也可根据形态分类包括环状、湿疹-银屑病重叠以及线状型。

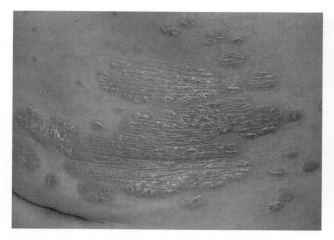

图29.1 斑块型银屑病——9岁男孩,表现为散在边缘锐利的覆有银白色鳞屑的红色丘疹和斑块

面部

与成年人相反,面部是儿童银屑病的常见受累部位[7]。面部银屑病可单独受累,或作为更泛发皮损的一部分。一项澳大利亚悉尼1 262名儿童银屑病的研究显示,38%的患者面部受累[8]。约4%的病例仅单独累及面部。面部受累是尿布银屑病皮疹播散(见反向性银屑病)的一个特征。虽然很难区分面部银屑病和湿疹,但不同于湿疹,面部的银屑病倾向于边界清楚,更像斑块,可以是环状的,瘙痒较少[8]。眶周受累是常见的(图29.2)。面部银屑病不仅伴有严重的症状,如瘙痒和不适,也可带来社会耻辱感。

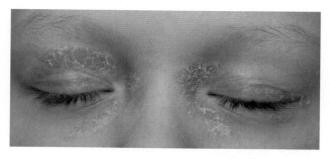

图29.2 面部银屑病——6岁银屑病男孩,眼睑和眶周皮肤受累

头皮

头皮是儿童斑块型银屑病最常见的受累部位(图29.3)。大约40%~60%的儿童及青少年银屑病的首发部位是头皮[9]。与面部银屑病相似,头皮银屑病也可单独发生很多年。头皮银屑病可表现为弥漫性鳞屑或离散性斑块,可累及头皮任何区域(包括耳部),以耳后和枕部头皮最常受累。鳞屑可变得很厚,缠绕头发,又称为石棉状糠疹[10]。如皮损严重且持续时,可导致

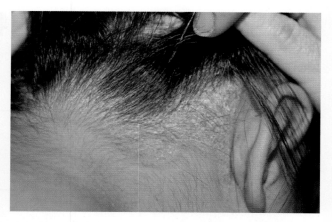

图29.3 头皮银屑病——4岁斑块型银屑病女孩,累及耳后和枕部头皮

局灶性非瘢痕脱发。如果治疗得当,脱发通常是可逆的[3]。头皮银屑病常伴有强烈瘙痒,容易引起不适。头皮银屑病与脂溢性皮炎和特应性皮炎难以区分,也可同时发生。应通过真菌培养除外头癣。

掌跖

是儿童银屑病不常见的临床类型,根据一个1 262例儿童银屑病的系列研究显示其仅占儿童银屑病的4%[8]。掌跖表现为红斑和裂隙,表面光亮,或表现为典型的覆有银白色较厚鳞屑的融合性斑块(图29.4)。

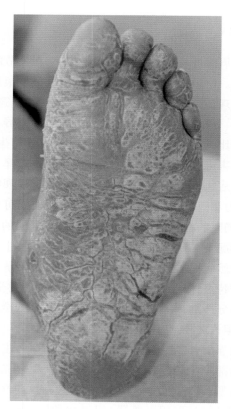

图29.4 足底银屑病——12岁男孩,足底严重角化过度的融合性斑块

两种表现通常在手掌和足底的内侧和外侧边缘都有一个清晰的分界。

环状

与成人银屑病相比,儿童更常表现为累及面部、躯干和四肢的环状和匐行性斑块(图 29.5)。环状斑块周围可伴有脓疱,这些儿童有发生泛发性脓疱型银屑病的风险。环状银屑病临床需要与体癣及钱币状湿疹鉴别。

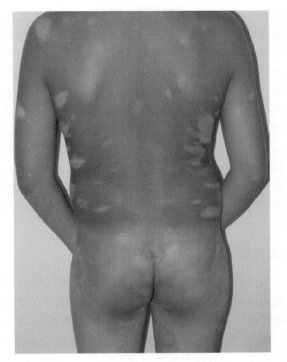

图 29.6 湿疹样银屑病——9 岁男孩,银屑病和湿疹特征重叠,包括弥漫性干燥、毛囊突出以及散在的鳞屑性淡红色斑块

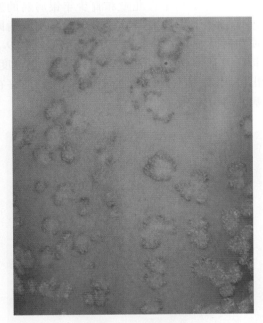

图 29.5 环状银屑病——11 岁男孩,背部可见大量环状斑块

湿疹-银屑病重叠

一小部分患者表现为湿疹和银屑病的重叠特征,被称为湿疹样银屑病或银屑病样湿疹,这些患者既有湿疹和银屑病皮损的混合,也有中间形态的个别皮损(图 29.6)。这些患儿通常有特应性遗传背景,或有特应性和银屑病家族史。

线状银屑病

这是儿童银屑病的一种罕见类型。Morris 等在一组患者中仅发现一例年龄>2 岁的儿童线状银屑病病例[8]。临床表现为银屑病样斑块沿着 Blaschko 线分布,可能需要进行组织病理学检查以区分此类型与炎性线状疣状表皮痣(inflammatory linear verrucous epidermal naevus,ILVEN)。

点滴型银屑病

点滴型银屑病是儿童和青少年银屑病第二大常见

类型,据报道其发生率占儿童银屑病的 6.4% ~ 44%[5]。患者表现为突然发生的主要分布于躯干、四肢近端和面部的直径<1cm"滴状"鳞屑性丘疹(图 29.7)。在发病前 1~2 周常有 A 组乙型溶血性链球菌性咽炎或肛周感染[11]。最近的数据表明,儿童点滴型银屑病的预后可能取决于是否有链球菌感染作为诱发因素。Ko 等发现,先前的链球菌性咽炎可预测银屑病

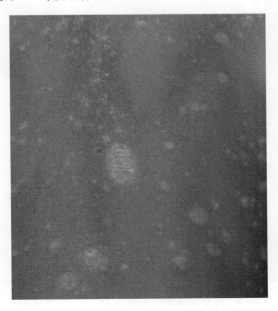

图 29.7 点滴型银屑病——12 岁男孩,躯干部可见大量"滴状"鳞屑性丘疹

第五篇

的点滴形态和最终的转归[12]，而 Mercy 等发现先前的链球菌性咽炎是可以预测点滴状表现，但与疾病的严重程度无关。在后一项研究中，早期的点滴型银屑病如无链球菌感染，则更容易发展为严重的银屑病[13]。因此，虽然点滴型银屑病可能在 3~4 个月后自然消退，但部分患者可继续发展成经典的斑块型银屑病，可能表现为重型。极少数点滴型银屑病患者可能出现 1~3mm 的毛囊性小丘疹，可单独或与典型的点滴状形态皮损同时存在。点滴型银屑病常与玫瑰糠疹混淆，玫瑰糠疹是一种病毒疹，沿着 Langer 线在躯干部形成"圣诞树"形。如有必要，皮肤活检将有助于鉴别这两种疾病。

反向性银屑病

与慢性斑块型银屑病不同，反向性或屈侧银屑病表现为边界清楚的明亮或发亮的红斑，常伴有浸渍和细小鳞屑[14]。常见的受累部位包括颈部、腹股沟和腋窝。此外，患者身上其他部位可能有更典型的斑块。尤其是婴儿会表现为尿布皮炎或肛门生殖器疾病。

尿布/肛门生殖器银屑病

银屑病性尿布皮炎或"尿布银屑病"，是一种 2 岁以下儿童常见的临床类型。事实上，在这个年龄组 45% 以上的银屑病患者都会出现尿布皮疹[8]。在其他类型银屑病的患者中，超过 20% 有银屑病性尿布皮疹病史[8]。这种类型的皮疹特点是在尿布区域出现边界清楚、光滑的红色斑块，通常有较少或完全没有鳞屑，累及褶皱处（图 29.8）。皮疹分布和形态有助于区分

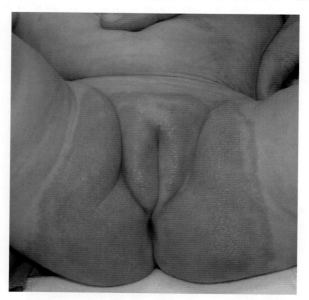

图 29.8   尿布银屑病——19 个月大女孩，外阴部位可见边界清楚有光泽的红色斑块，覆有细小鳞屑，早期疾病泛发并在腹部形成红色斑块

银屑病和其他尿布区皮疹包括刺激性和念珠菌性皮炎以及肠病性肢端皮炎。由于这些疾病可能重叠，因此最重要的区别特征是在其他地方发现更典型的银屑病皮损。部分尿布银屑病患者皮损可从局限性分布快速发展到泛发性，称为泛发性银屑病尿布疹。有报告表明，泛发性银屑病尿布疹的患者后续发展为经典银屑病的风险更高[15]。

银屑病甲

据报告，银屑病甲在儿童和青少年银屑病的发生率高达 40%[13]。甲病变可单独出现或与皮肤病同时发生或在其后出现[14]。以甲凹陷最常见（图 29.9）。其他特征包括甲分离、油滴状改变、甲下角化过度、裂片状出血、甲营养不良和甲粗糙脆裂。甲病的存在与银屑病共病相关（见共病）。

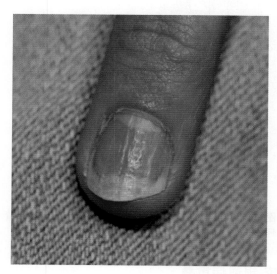

图 29.9   银屑病甲——11 岁女孩，指甲凹陷、油污状斑和远端甲分离

脓疱型银屑病

脓疱型银屑病是儿童银屑病的罕见类型，可以发生于所有年龄段的儿童[14]。儿童脓疱型银屑病可能是局部的或泛发的，病程通常复发和缓解交替发生。皮损表现为在红斑基础上散在及融合的无菌性表浅脓疱，可形成环状斑块（图 29.10）。另一种常见于儿童的变异型表现为在已有银屑病斑块的边缘上出现脓疱[16]。泛发性脓疱型银屑病（包括 von Zumbusch 型）有时伴有系统症状，如发热、不适、关节痛、炎症标志物升高（图 29.11）。脓疱型银屑病的局部型包括 Hallo-peau 连续性肢端皮炎和掌跖脓疱病，分别以指（趾）及甲、掌跖严重受累为特点。

部分泛发性脓疱型患者携带白细胞介素 36 受体

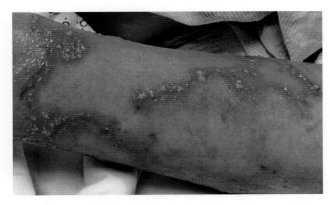

图 29.10　脓疱型银屑病——14 岁男孩,手臂上可见亮红色环状斑块,周围可见散在脓疱

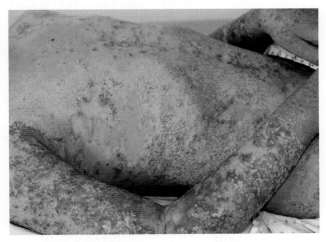

图 29.11　脓疱型银屑病——8 岁男孩, von Zumbusch 型泛发性脓疱型银屑病

拮抗剂(IL-36 receptor antagonist, *IL36RN*)基因的常染色体隐性突变。最近将其描述为单基因自身炎症综合征缩写为 DITRA(deficiency of interleukin-36 receptor antagonist,白细胞介素 36 受体拮抗剂缺乏)[17]。IL36RN 结构和功能异常导致炎性细胞因子的分泌失调、泛发性脓疱和炎症通路的无对抗性激活[18]。这种类型的泛发性脓疱型银屑病通常不伴有斑块型银屑病。最近,介导 NF-κB 信号通路的脱天蛋白酶募集结构域 14(caspase recruitment domain protein 14, *CARD14*)的功能获得性突变与疾病早发以及难治的严重泛发性脓疱型银屑病相关[19]。值得注意的是, *CARD14* 突变也存在于银屑病与毛发红糠疹重叠表现的患者中[20]。

　　IL-1 受体拮抗剂缺陷病(deficiency of IL-1 receptor antagonist, DIRA)是另一种罕见的、常染色体隐性遗传、新生儿发病、危及生命的自身炎症性疾病,可能与早期发病的脓疱型银屑病混淆。患者出生后不久即出现播散性脓疱,并伴有骨膜炎、无菌性多发性骨髓炎和炎症标志物升高[21]。应用 IL-1 拮抗剂可拯救患者生命。

红皮病型银屑病

　　这是一种极为罕见的儿童银屑病类型,可以是发生于正常儿童,也可以发生于之前有斑块型银屑病的儿童(图 29.12)。在婴儿或儿童红皮病鉴别诊断时应该考虑银屑病。本病的特征为弥漫性红斑,严重者超过 90% 的体表面积受累。红皮病型银屑病可伴发体温失调、高钠血症、脱水、低蛋白血症、感染和心力衰竭[22]。

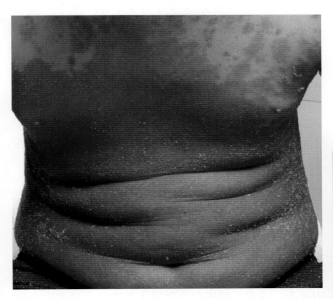

图 29.12　红皮病型银屑病——10 岁男孩,在斑块型银屑病基础上的红皮病

共病

　　足够的证据表明仔细评估和监测儿童银屑病患者潜在的皮肤以外共病非常重要。银屑病性关节炎是公认的最常见的。患者合并代谢综合征的风险也比较高,特别是肥胖、血脂异常、糖尿病和高血压。认识到银屑病对儿童生活质量的潜在有害影响也同样重要。患有银屑病的儿童可能伴有自尊心差、抑郁和焦虑。既往对儿童银屑病共病提供的专业咨询率和筛查率均很低[23]。为了尽早干预并可能缓解任何影响长期健康的疾病,积极筛查患者并找出这些潜在共病的危险因素非常重要。

银屑病性关节炎

　　由于历史上缺乏普遍接受的诊断标准,儿童银屑病性关节炎的确切患病率并不清楚。已报道的患病率从 5% 到 40% 变化不等[10]。近年来,国际风湿病学会联盟(International League of Associations for Rheumatology, ILAR)标准已成为青少年银屑病性关节炎的诊断标

第五篇

准。关节炎和银屑病同时存在或者关节炎合并一级亲属银屑病家族史、指甲凹陷或甲分离和/或指（趾）炎即可诊断[24]。

尽管可能高达 15% 的患者其首发表现为关节炎，但是皮肤病通常先于关节病发病[3]。发病高峰为 9~12 岁[14]。银屑病性关节炎具有异质性，以手足不对称性少关节炎最常见。与其他关节炎相比，指（趾）炎更提示银屑病的诊断。相对较轻类型通常与脊椎关节炎和 HLA-B27 阳性相关，多见于青少年男性，而更严重和顽固类型的发病在 2 岁时达到高峰，通常以抗核抗体（anti-nuclear antibody，ANA）阳性和女性易感为特征[25]。类风湿因子通常为阴性。一项研究表明，所有年龄段的红皮病、泛发性脓疱型、反向性银屑病和银屑病甲患者的关节受累风险显著增加[26]。值得注意的是，有报告显示高达 17% 的银屑病性关节炎患儿发生不对称性前葡萄膜炎，这强调了眼科评估在银屑病性关节炎中的重要性[27]。

代谢和心血管疾病

肥胖

与非银屑病儿童相比，儿童银屑病患者似乎超重和肥胖症的患病率更高[28]。在一项对 614 名 5~17 岁有 6 个月或以上银屑病病史的儿童进行大型多中心国际横断面研究中，与对照组相比，银屑病患儿肥胖［体重指数（body mass index，BMI）≥95% 百分位数］和超重（BMI≥85% 百分位数）的优势比（odds ratio，OR）分别为 4.29 和 2.65[29]。此外，根据临床医生整体评估及受累体表面积>10% 判定为严重银屑病的患者，其肥胖风险高于轻度银屑病患者（OR 为 4.92 vs. 3.6）。腰围作为中心性肥胖的代表性指标，在银屑病患者中也更高。腰围 >90% 百分位数在严重银屑病患者占比21.2%，在轻度银屑病为 14%，对照组为 9.3%[29]。一些学者认为肥胖可能使易感人群易患银屑病，这可能与过量脂肪组织介导的全身促炎症状态有关。事实上，一项研究表明 93% 的银屑病儿童在银屑病发作前至少 2 年超重和肥胖[30]。然而，目前还不清楚减肥是否有助于减轻银屑病的严重程度。

血脂异常

新的数据表明，血脂异常与成人和儿童银屑病都相关。在 Kaiser Permanente 南加州健康中心计划纳入的 710 949 名 2~19 岁患者的横断面研究中，包含了1 350 名银屑病患者，校正 BMI 后，银屑病儿童平均总胆固醇、低密度脂蛋白胆固醇、甘油三酯和谷丙转氨酶均明显高于非银屑病儿童[31]。与对照组相比，儿童银屑病患者的高密度脂蛋白水平较低[32]。此外，银屑病与载脂蛋白 B 浓度升高、大的高密度脂蛋白颗粒降解、胆固醇外排减少相关[33]。这些脂蛋白结构和功能异常显示出在疾病早期就有动脉粥样硬化发生的倾向。

糖尿病

文献支持银屑病是成人糖尿病独立的危险因素，需要进一步研究确定在儿童人群中是否也如此。在一项小样本研究中，有 20 名 9~17 岁儿童中重度银屑病和 20 名年龄及性别匹配对照组，银屑病患者的平均空腹血糖（91.1mg/dL）与对照组（82.9mg/dL）相比，具有统计学差异[34]。然而，没有受试者符合糖尿病患者的空腹血糖标准。在一项对德国健康保险机构登记的130 万 0~20 岁患者（其中 33 981 人诊断为银屑病）的大规模横断面调查中，银屑病患者患糖尿病的概率是非银屑病患者的 2.01 倍[35]。因此，应考虑对高危儿童进行常规糖尿病筛查（见筛查建议）。

高血压

高血压是代谢综合征的另一种表现，可能与儿童银屑病相关。据报告，儿童银屑病患者发生高血压的患病率是非银屑病患者的 1.89 倍[35]。还需要进一步的研究来确定银屑病是否是儿童和青少年高血压的独立危险因素。

非酒精性脂肪肝

有多个成人研究报道显示银屑病与非酒精性脂肪肝（nonalcoholic fatty liver disease，NAFLD）相关。到目前为止，还缺乏对儿童银屑病相关调查。考虑到肥胖、胰岛素抵抗与 NAFLD 的关系[36]，应该对这些共病的患儿进行肝脏疾病的筛查。

社会心理

无论疾病的程度如何，银屑病都会对儿童和青少年产生深远的社会心理影响。患者常因感到耻辱和尴尬、瘙痒、睡眠障碍、影响日常生活及治疗相关问题而导致生活质量下降[37]。这也增加了他们患精神疾病的风险。在一项回顾性研究中，Kimball 等发现银屑病是<18 岁人群发生精神合并症的独立危险因素，尤其是在诊断后发生抑郁和焦虑的风险要高出 25% ~30%[38]。Kim 等人的一项单独的回顾性队列研究揭示了诊断银屑病时的年龄越小，似乎与抑郁、社会歧视和更高的终生皮肤病生活质量指数（Lifetime Dermatology Life Quality，LTDLQI）更相关[39]。值得注意的是，我们在日常临床实践中使用的治疗方法可以积极改变青少年银屑病对患者生活质量的影响[37]。

筛查建议

对儿童银屑病的常规监测和筛查潜在的共病将有助于早发现问题，进而预防可能后遗症。儿童银屑病共病的相关数据表明美国儿科学会推荐的与年龄相关的筛查方法是足够的，除非出现的迹象或症状表明需要进一步评估。具体建议见表 29.1[40-42]。

表 29.1 儿童银屑病共病筛查建议

银屑病共病	筛查建议
关节炎	定期病史和体检评估：①关节疼痛/肿胀；②休息后关节僵硬；③指(趾)炎；④跛行
超重/肥胖[a]	2 岁开始的每年测定 BMI
血脂异常	9~11 岁和 17~21 岁开始的常规血脂检查 如果患者有其他个人或家庭心血管危险因素，则进行额外/重复检查
糖尿病	超重且≥10 岁：如果患者有胰岛素抵抗的危险因素，每 2 年测定空腹血糖 肥胖且≥10 岁：每 2 年测定空腹血糖
高血压	3 岁开始每年测定血压
非酒精性脂肪肝	超重且≥10 岁：如果患者有胰岛素抵抗的危险因素，每 2 年测定 AST/ALT 肥胖且≥10 岁：每 2 年测定 AST/ALT
情绪障碍/药物滥用	每年筛查情绪障碍和药物滥用

资料来源：见参考文献[40-42]。
[a] 超重，BMI≥85% 且<95% 百分位数；肥胖，BMI≥95% 百分位数。
ALT，谷丙转氨酶；AST，谷草转氨酶；BMI，体重指数。

（周亚彬 译，肖媛媛　王召阳　徐子刚 校）

参考文献

见章末二维码

第 30 章　银屑病：分型、评分和诊断

Nirav Patel,Megha Tollefson

摘要

儿童银屑病可根据形态分为多种类型。斑块型最常见,其次是点滴型银屑病。一旦诊断成立,银屑病面积和严重程度指数(Psoriasis Area and Severity Index,PASI)和临床医生整体评估(Physician Global Assessment,PGA)可用于评估疾病的严重程度。PGA 在儿童的应用已经得到验证且最容易使用。儿童银屑病诊断主要依据为临床表现,但根据临床情况,皮肤活检、实验室检查和放射学检查可能是有帮助的。

要点

- 儿童银屑病可分为多种亚型,斑块型银屑病最常见。
- 与成人相比,点滴型银屑病和反向性银屑病在儿童中更常见。
- 银屑病面积和严重程度指数(Psoriasis Area and Severity Index,PASI)和临床医生整体评估(Physician Global Assessment,PGA)是儿童银屑病最常用的评分系统,PGA 在儿童的应用已得到验证。
- 银屑病几乎都是依据临床诊断,但是组织学和实验室检查可辅助确诊并帮助评估全身情况。

分型

儿童银屑病可有多种形态。与成人一样,以斑块型最常见[1-4]。头皮和四肢是最常见的受累部位,鳞屑较成人细碎[3]。

头皮银屑病在儿童多见,且女孩更常见[1-3]。可独立发生,也可以与斑块型银屑病同时发生。头皮银屑病可能伴有明显临床症状,治疗上具有挑战性,但其与银屑病严重程度无关[1]。

点滴型银屑病是儿童银屑病第二常见类型,与成人相比更常见于儿童[1-3]。点滴型银屑病的发生通常与之前化脓性链球菌感染引起的咽炎或肛周皮炎密切相关[2,5-7];链球菌感染也可定植于腹股沟褶皱部位。点滴型银屑病可自行缓解,或者在清除感染后自行缓解,但部分儿童可发展为斑块型银屑病。与无点滴型银屑病病史的斑块型银屑病比较,由点滴型银屑病发展而来的斑块型银屑病临床表现更重[2-3,8]。

反向性或屈侧银屑病在儿童比成人更常见。尿布银屑病是该类型的变异型,常发生于 2 岁以下儿童。这些患者可有银屑病家族史[3,9-11]。因这个区域常有尿液、粪便和摩擦等,治疗上相对困难,但往往在经过如厕训练后得到改善。

虽然银屑病甲在成人比儿童多见,但银屑病甲在儿童也十分常见[4,12],是否伴有甲损害与银屑病的严重程度无关。单纯甲受累是罕见的,而点状凹陷是甲银屑病最常见的表现,其次是由于甲下角化过度导致的隆嵴和变色。指甲比趾甲更容易受累[4]。甲受累在男孩中更为常见,这表明 Koebner 现象是相关病因,在那些发病较晚的儿童中也更常见。在儿童中并没有观察到银屑病甲与银屑病性关节炎的关联[2,13]。

脓疱型银屑病是一种罕见的银屑病类型,在儿童中更不常见[1,3-4]。在儿童发生时常表现为环状。脓疱型银屑病可能与链球菌感染有关,病程可能比成人表现得更为良性[14-16]。红皮病型银屑病同样罕见,表现为全身红斑伴或不伴银屑病的特征[2,4]。掌跖银屑病是一种肢端银屑病,偶见于儿童,更多见于成年人[3,12]。

银屑病性关节炎是一种罕见的银屑病共病,尤其是在儿童银屑病,该种类型存在 2 岁和青春期两个发病高峰[17]。关节炎与皮肤的严重程度无关[2]。线状银屑病和先天性银屑病在儿童也罕见[18-19]。

评分

一些评分系统或临床工具可用于评估银屑病患者的疾病负担。银屑病面积和严重程度指数(Psoriasis Area and Severity Index,PASI;框图 30.1)和临床医生整体评估(Physician Global Assessment,PGA)两种方法较为成熟,是最常用的评分方法[20]。PASI 比 PGA 更详细且更成熟,是临床试验中最常用的评估方法。然而,PASI 虽然用于临床研究,但在儿童中的应用未被证实[21-22]。

框图 30.1　银屑病面积与严重程度指数

（a）将身体分为 4 个区域:头部、上肢、躯干至腹股沟、下肢至臀部上缘

（b）对 4 个区域中的每个区域的红斑、浸润和鳞屑进行平均评分(0=无;1~4=严重程度逐级增加)[a]

（c）计算每个区域红斑、浸润和鳞屑的总分

（d）为每个区域的银屑病受累面积生成一个百分比,并将其转换为 0~6 分制(0=0%;1=<10%;2=10%~<30%;3=30%~<50%;4=50%~<70%;5=70%~<90%;6=90%~100%)

（e）将上述(c)项得分乘以上述(d)项得分,分别乘以 0.1(头部)、0.2(上肢)、0.3(躯干)和 0.4(下肢)

（f）这些分数相加得到 PASI 评分

[a]红斑、浸润和鳞屑评分为 0~4 分(无、轻微、轻度、中度、重度)。
资料来源:Feldman 2005[24]. Reproduced with permission from BMJ Publishing Group Ltd.

因此,PASI 仅主要用于较大的儿童和青少年。该方法对轻中度和 BSA 极低的个体缺乏敏感性,也可能低估深色皮肤类型的红斑。PASI 也未考虑甲、肢端、生殖器或面部的受累[20,23-24]。PASI 评分与儿童生活质量(quality of life,QoL)评分呈中度相关[22-23]。

PGA 有多种评价方法,但最常用的是斑块厚度、鳞屑和红斑程度进行五分制评分。PGA 本质上更简单,与 PASI 相比更容易使用,可能更适合除临床试验之外的银屑病随访。PGA 已被证实可用于

儿童[23,25]。由于评分中缺乏 BSA,如果存在的斑块特征相同,即使 BSA 有所改善,患者的 PGA 仍继续保持评分不变[23]。与 PASI 相似,PGA 仅与儿童 QoL 呈中度相关[21-22]。

诊断

大多数银屑病基于临床诊断。典型的儿童银屑病在外观上与成人银屑病非常相似,表现为边界清楚、伴有银白色鳞屑的红色斑块。银屑病有多种类型,其鉴别诊断依赖于受累部位和皮损形态(表 30.1)。如果对诊断存在疑问,可以进行活检,但不一定具有诊断意义。经典的组织学表现为棘层肥厚、颗粒层减少、角化不全、真皮乳头血管扩张、Murno 微脓肿(角质层内中性粒细胞聚集)和 Kogoj 海绵状脓疱(表皮内中性粒细胞脓疡)。如果考虑到诱发因素或合并症,可进行相关实验室和影像学检查(框图 30.2)。如怀疑有链球菌感染或诊断为点滴型银屑病,建议完善抗链球菌溶血素滴度及喉咙、腹股沟褶皱或肛周细菌培养[7]。泛发性脓疱型银屑病患者应评估是否伴有白细胞增多症伴中性粒细胞增多、肝肾损害、电解质平衡紊乱和低钙。如果怀疑银屑病性关节炎,建议对受累关节进行影像学检查并除外关节受累的其他原因(例如感染、自身免疫性疾病)[26]。

表 30.1　皮肤银屑病类型

类型	年龄	临床发现	鉴别诊断
慢性斑块型 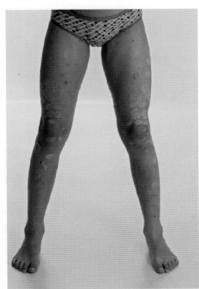	任意	界限清楚的红色斑块,银白色鳞屑 Auspitz 征 伸侧皮肤,躯干,脐周 可能呈毛囊性或环状	钱币状湿疹 特应性皮炎 变应性接触性皮炎 体癣 毛发红糠疹

续表

类型	年龄	临床发现	鉴别诊断
头皮 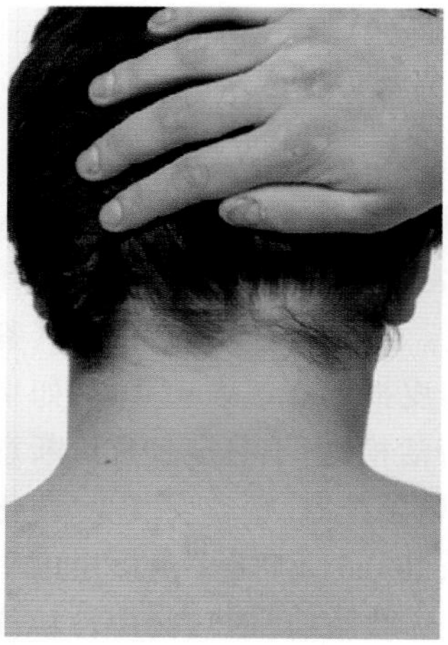	任意	界限清楚的红色鳞屑性斑块 石棉状糠疹 常累及前额	脂溢性皮炎 头癣 特应性皮炎
点滴型 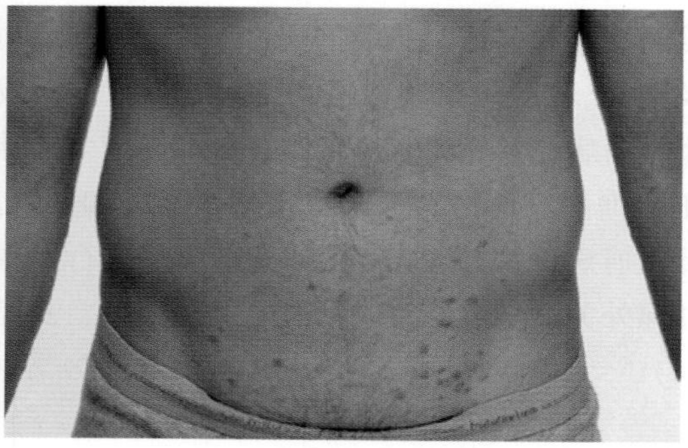	儿童、青少年、年轻成人	小的"滴状"<1cm 红色鳞屑性丘疹 躯干、四肢、面部、头皮	玫瑰糠疹 体癣 毛发红糠疹 钱币状湿疹
反向性 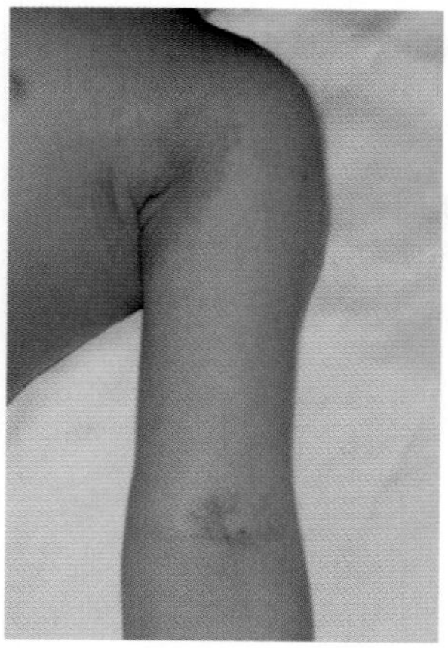	小年龄儿童	红色斑块伴细小鳞屑，可浸渍 屈侧和面部	间擦疹 脂溢性皮炎 红癣 接触性皮炎

第五篇

续表

类型	年龄	临床发现	鉴别诊断
尿布 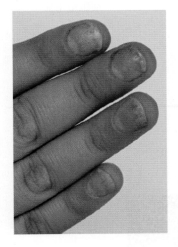	0~2 岁	尿布区域边界清楚的鲜红色斑块 细小鳞屑,可浸渍 涉及腹股沟皱褶	刺激性接触性皮炎 变应性接触性皮炎 间擦疹 念珠菌性尿布皮炎 肠病性肢端皮炎
甲	任意,以年长儿童和成人更常见	点状凹陷、甲分离、油滴样改变、甲下角化过度、甲粗糙脆裂 可伴有或无银屑病皮肤表现	甲真菌病 毛发红糠疹 扁平苔藓
脓疱型 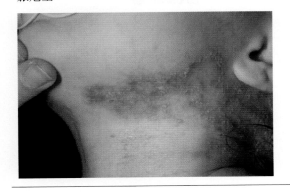	年长儿童和成人	红斑皮肤上的浅表无菌脓疱 可呈环形 可局限于掌跖	念珠菌感染 汗疱性湿疹 葡萄球菌性烫伤样皮肤综合征 水疱性指(趾)炎 癣感染

第五篇

续表

类型	年龄	临床发现	鉴别诊断
红皮病型 	任意	泛发性红斑,鳞屑少罕见	葡萄球菌性烫伤样皮肤综合征 毛发红糠疹 皮肤 T 细胞淋巴瘤 特应性皮炎
先天性	出生时	任意上述表现都可	特应性皮炎 脂溢性皮炎 细菌感染 念珠菌感染 皮肤癣菌感染 朗格汉斯细胞组织细胞增生症 毒性红斑 新生儿一过性脓疱性黑变病 免疫缺陷综合征 鱼鳞病

资料来源:Adapted from Tollefson 2014[11].

框图 30.2　银屑病相关检查

生长发育指标
- 所有患者的身高、体重、体重指数、血压

实验室检查
- 点滴型——用拭子在适当的位置取材做 A 组链球菌培养、ASL
- 泛发性脓疱型——血常规、CRP、LFTs
- 银屑病性关节炎——ESR、CRP、RF、ANA
- 如考虑代谢综合征——空腹血糖、血脂、血压测量

影像学检查
- 怀疑银屑病关节炎者完善受累关节的超声和/或 X 线

组织学
- 如诊断不确定或表现不典型时考虑皮肤活检

ANA,抗核抗体;ASL,抗链球菌溶血素;CRP,C 反应蛋白;ESR,红细胞沉降率;LFTs,肝功能;RF,类风湿因子。
资料来源:Adapted from Tollefson 2014[11].

参考文献

见章末二维码

（周亚彬 译,肖媛媛　王召阳　徐子刚 校）

第31章 银屑病：管理

Marieke M. B. Seyger

摘要

　　儿童银屑病的治疗具有挑战性,因为很多治疗方法不被批准用于儿童,大多数治疗方法的有效性和安全性的证据有限。此外,仍缺乏国际循证相关指南。即使是轻度银屑病也可能造成严重的疾病负担,因此给予充分且有效的治疗是非常必要的。在儿童治疗的长期安全性是至关重要的,也是皮肤科医生在治疗儿童和青少年银屑病时最关心的问题之一。

　　本章介绍了所有可用于儿童银屑病治疗的有效性和安全性,包括一些临床建议。在现有证据的基础上提出了治疗流程,可为临床医生提供常规指导。

要点

- 局部糖皮质激素和/或维生素 D 类似物或复方制剂是局部治疗的标准治疗药物。
- 如果条件允许,在考虑系统治疗之前,应该在日托机构使用地蒽酚治疗。
- 对于儿童,特别是年幼和皮肤白皙的儿童,应谨慎使用窄谱 UVB(Narrow-band UVB,NB-UVB)。
- 甲氨蝶呤是儿童和青少年中重度斑块型银屑病的传统系统用药。
- 生物制剂有希望成为传统治疗方案的替代选择。

引言

　　近 1/3 的银屑病在成年前起病[1-2]。儿童银屑病的治疗具有挑战性,因为很多治疗方法未被批准用于儿童,而且大多数治疗方法的有效性和安全性的证据有限[3]。此外,仍缺乏国际循证相关指南[4]。

　　治疗儿童银屑病的另一个挑战是依从性,尤其在青少年使用外用药物时,更是一个问题。因此,对患者和家庭成员进行有关慢性病程和治疗机制的教育是重要的,在选择治疗方案时,考虑患者偏好也是很重要的[5]。第一次随访时间的安排是增加患者依从性的实用方法[6]。

　　儿童银屑病对患者的生活质量、自尊心和社会心理发展有负面影响,该病的治疗对生活质量有正面影响[7]。即使是轻度的银屑病也可能造成严重的疾病负担,因此充分且有效的治疗是非常重要的。治疗的选择受许多因素的影响,如年龄、严重程度、银屑病的部位和类型、既往治疗、生活质量、治疗方案的实用性、成本、可获得性、益处和风险。然而,在儿童这个特殊时期,治疗方案的长期安全性是所有皮肤科医生治疗儿童银屑病时最关心的问题之一[8]。

局部治疗

　　大多数儿童银屑病可应用局部治疗控制病情。糖皮质激素、维生素 D 类似物、钙调神经磷酸酶抑制剂和地蒽酚用于治疗轻中度儿童银屑病。外用糖皮质激素通常是首选治疗[9],尽管部分更喜欢将维生素 D 类似物作为首选治疗[10]。为了提高疗效和减少潜在的副作用,建议间歇使用,推荐联合治疗(例如每周 4 天外用糖皮质激素联合每周 3 天外用维生素 D 类似物)。润肤剂作为一种辅助手段,可以用于减轻鳞屑、干燥和瘙痒。煤焦油制剂是治疗银屑病最古老的方法之一,但由于缺乏有效性的证据以及令人不适的副作用(气味、衣服染色)和一些医生对多环芳烃化合物毒性的担忧,现在越来越少被使用[10]。接下来对最常用于儿童银屑病的局部治疗进行综述,这些治疗多数不被批准用于儿童和青少年。

治疗前准备

　　为了使药物活性成分能够作用于有炎症的皮肤,首先需对严重的鳞屑进行处理。润肤剂可以用于减少皮肤的鳞屑、减轻干燥,也用于缓解瘙痒。因此,建议每天使用润肤剂(软膏)。此外,角质松解剂(水杨酸、乳酸、尿素)有助于祛除厚层鳞屑。由于存在经皮水杨酸中毒的风险,故婴儿和 2 岁以下的儿童应避免使用水杨酸,也有人限制其在 6 岁以下的儿童使用[6]。

局部糖皮质激素

　　局部糖皮质激素是儿童银屑病最常用的治疗,常

第五篇

作为儿童活动性斑块型银屑病的一线治疗[9]。然而，局部糖皮质激素的有效性和安全性的证据有限。在一些小的研究中，局部糖皮质激素被证明是有效的，副作用相对较轻[4,11]。潜在的副作用包括皮肤局部毛细血管扩张、萎缩、膨胀纹，如果广泛使用可抑制下丘脑-垂体-肾上腺轴。因此，需谨慎应用，应采用间歇和轮换治疗[2,6]。屈侧部位应避免使用强效糖皮质激素，而超强效糖皮质激素软膏只能短期使用，仅适用于掌跖。然而，大多数病例应用现代激素分级中Ⅲ级局部糖皮质激素（如莫米松）有效，可作为大多数儿童银屑病的初始治疗选择。

维生素 D 类似物和与糖皮质激素联合治疗

卡泊三醇（美国称钙泊三醇）和骨化三醇是维生素 D₃ 类似物，用于儿童斑块型银屑病有效且耐受性良好[4]。最常见的副作用是局部皮肤刺激和瘙痒，尤其是用于面部和屈侧部位时。如果用于反向性银屑病，骨化三醇比卡泊三醇刺激性小[2]。为了防止不太可能发生的高钙血症，药物的使用面积应限制在体表面积的 30% 以内，使用剂量不超过每周 $45g/m^2$[12-13]。如果受累面积较大，必须各区域交替使用卡泊三醇。维生素 D 类似物可作为单一疗法用于以薄的斑片及斑块为表现非常轻的病例。然而，在大多数患者中，有必要联合局部糖皮质激素以获得最大疗效。"周末疗法"是其中一种常使用的方案，即在周末局部应用糖皮质激素，其他时间应用维生素 D 类似物[14]。

目前已上市一种含有卡泊三醇和二丙酸倍他米松的复方制剂。最近有四项研究对卡泊三醇/二丙酸倍他米松软膏和凝胶治疗儿童和青少年银屑病的疗效和安全性进行评估[15-18]。以上研究均发现两种化合物的复方制剂有效，且副作用轻微。两个日常临床实践研究进行了 48 周随访，发现有 5% 的患者出现皮肤膨胀纹。然而，由于这些患者正值青少年（青春期发育）和/或肥胖，尚无法证实膨胀纹是糖皮质激素所致[15-16]。两个为期 8 周的Ⅱ期前瞻性开放标签的多中心单臂研究均未观察到严重不良时间发生，包括临床相关的钙代谢变化[17-18]。每日使用该药物的时间应限制在 4 周内，之后调整为周末应用复合制剂，周一至周五应用维生素 D 类似物。

钙调神经磷酸酶抑制剂

他克莫司（0.03% 和 0.1% 软膏）和 1% 吡美莫司乳膏仅被批准用于儿童特应性皮炎。少量研究表明钙调神经磷酸酶抑制剂（特别是 0.1% 他克莫司）对治疗儿童反向和面部银屑病有良好的疗效。除瘙痒外，未报告其他不良反应。一般来说，由于可能增加紫外线（UV）相关皮肤肿瘤的风险，建议避免将钙调磷酸酶抑制剂与光疗联合应用或在极端阳光照射下使用[4,19]。

地蒽酚（蒽林，西格诺林）

地蒽酚治疗银屑病有很长的历史（超过 100 年），是最古老和最安全的局部抗银屑病治疗的药物之一[14,20]。只有少数研究描述了地蒽酚治疗儿童银屑病的有效性和安全性[21-23]。这些研究表明地蒽酚非常有效，在大多数患者中取得了良好或极好的效果。在一项前瞻观察研究中，短期外用地蒽酚乳膏后 PASI 评分改善了 69.3%[21]。短期应用浓度增加的地蒽酚（0.01% ~ 4%），使用时间为 15 ~ 45min（直到刺激产生），可维持有效性，同时也减少了刺激和染色的风险[2]。每日应用，中位使用时间为 2 个月。为了得到适当的指导，避免不必要的永久性染色，最好在日托场所进行。日托中心（一周一次）可以与远程医疗咨询（一周一次）相结合可帮助维持疗效或安全性[21]。皮肤刺激和暂时性染色是最常见的副作用。由于儿童银屑病治疗的长期安全性很重要，所以在治疗选择时不应忽视这种有价值的替代性局部治疗。如有可能，应在考虑系统治疗之前应用[22]。

光疗

考虑到潜在的长期副作用，光疗应尽可能避免青春期前儿童进行紫外线治疗。在青少年中，UVB 是首选的光疗形式，窄谱 UVB（NB-UVB，311 ~ 313nm）比宽谱 UVB 更有效，且不易发生红斑[24]。补骨脂素和 UVA（PUVA）联合治疗禁用于儿童，因此本章不做讨论[10,20]。由于尚未评估 NB-UVB 的潜在长期致癌性，应在儿童谨慎使用，尤其是在年龄较小和皮肤白皙的儿童[4,10,20]。当青少年中重度银屑病局部治疗失败时可选择光疗，尤其是当患者不能接受系统治疗时[25]。

近几年来，已有证据表明 NB-UVB 在治疗斑块和点滴型儿童银屑病方面具有潜在的益处[25]。在一些研究中，1/2 的患者经治疗后 PASI 评分改善了 90% 以上，约 10% 的患者无改善。大多数研究都是在青少年中进行的，而且大多数为 Fitzpatrick 皮肤分型Ⅲ或Ⅳ型[25-26]。光疗的短期副作用包括红斑、干燥、瘙痒、水疱、疱疹病毒的光活化和焦虑。长期的副作用包括过早的光老化和致癌[25]。

系统治疗

系统治疗可分为传统治疗和新的"生物"疗法。众所周知，儿童银屑病传统系统治疗包括甲氨蝶呤、环孢素、视黄酸和富马酸酯。到目前为止，生物制剂中依那西普、阿达木单抗和乌司奴单抗已被欧洲药品管理局（European Medicines Agency，EMA）批准用于儿童和青少年银屑病。系统治疗仅应用于局部治疗无效的中重度银屑病的儿童，如果可以还应包括地蒽酚。用于界定成人中重度银屑病的"十分原则"[27]也适用于儿童银屑病，可作为使用系统治疗的指征（框图 31.1）[10]。这种改良的儿童"十分原则"为 PASI ≥ 10 和/或体表受累面积（body surface area，BSA）≥ 10 和/或 CDLQI ≥ 10。因为儿童银屑病会严重影响生活质量，建议在日常临床实践中使用 CDLQI[28]。这一常用的皮肤科特有的生活质量问卷适用于 4~16 岁的儿童。它是一个简单的、自我完成的包含 10 个问题的调查问卷[29]，一方面可以帮助我们更深地了解儿童银屑病对患者的生活质量的影响，另一方面，对于银屑病较轻但严重影响生活质量的儿童，CDLQI 可帮助提供开始系统治疗的机会。CDLQI 以及适用于年龄较小儿童的卡通版 CDLQI 有多种语言版本，可从卡迪夫大学网站下载。另见于第 16 章和第 30 章。

框图 31.1　儿童银屑病的系统治疗指征

儿童"十分原则"
- PASI ≥ 10

和/或
- BSA ≥ 10

和/或
- CDLQI ≥ 10

BSA，体表受累面积；CDLQI，儿童皮肤病生活质量指数；PASI，银屑病面积和严重程度指数。

甲氨蝶呤

甲氨蝶呤（methotrexate，MTX）已用于治疗（成人）银屑病数十年，在治疗幼年特发性关节炎方面也有长期的安全使用记录[30]。与环孢素、富马酸酯和视黄酸相比，MTX 具有清除或改善银屑病关节炎的优势。尽管 MTX 可能是治疗儿童银屑病最广泛的常规系统用药，但在这一特定患者群体中，其安全性和有效性的证据有限。直到最近，所有证据都来源于回顾性病例系列[3]。有两项研究提供了 MTX 在儿童斑块型银屑病中应用的前瞻性数据。一项单组前瞻性观察性临床实践研究显示，MTX 最大剂量为 0.14~0.63mg/kg，每周

一次用药，33.3% 的患者在治疗 24 周时 PASI 评分改善 ≥ 75%（PASI75）[31]。与另一项前瞻多中心随机双盲试验显示的疗效相似，该研究比较了甲氨蝶呤与两种剂量的阿达木单抗的安全性和有效性[32]。在这项试验中，32.4% 的患者经 MTX 治疗（剂量为 0.1~0.4mg/kg，最大剂量为 25mg/周）16 周后达到 PASI75。MTX 通常每周给药一次，剂量为 10~15mg/m² BSA[20]；也可以根据体重调整剂量为每周 0.2~0.4mg/kg（见框图 31.2）。在达到病情控制后约 3 个月，建议逐渐减量至最小有效剂量，以尽量减少可能的副作用[19]。儿童和青少年最常见的副作用有恶心、呕吐、肝酶短暂升高和疲劳。骨髓抑制、肺毒性、感染和肝毒性（包括肝纤维化）在儿童中罕见报道。建议定期进行实验室检查[2]。补充叶酸有助于预防副作用，而不会显著改变疗效[33-34]。不同的叶酸给药方案（每日 1~5mg 至每周 5~10mg，MTX 给药后的 24h 后给药）是否影响副作用的发生尚无定论。每周 6 天给予 1mg 叶酸（除去服用 MTX 日）相比每周 1 次 5mg 叶酸似乎更能帮助减少胃肠道副作用[35]。呕吐和恶心可以通过改变给药途径（从口服到皮下或肌内注射）和/或添加止吐药来缓解[36]。

框图 31.2　甲氨蝶呤（methotrexate，MTX）治疗推荐

- 剂量：每周一次 10~15mg/m² 或每周 0.2~0.4mg/kg
- 叶酸：每周 6 天给予 1mg 叶酸（除去服用 MTX 日）或每周于 MTX 给药后 24h 给予 5mg 叶酸
- 监测
  - 治疗前：血常规、肝酶、血清、肌酐、A/B/C 型肝炎（水痘）
  - 随访（1 周、3 周、5 周、8 周、12 周和每 3 个月）：血常规、肝酶
- 建议逐渐减少：皮损清除后以每 6~8 周减少 2.5mg 的速度递减

视黄酸类

在对儿童银屑病系统治疗的系统性循证综述中，发现视黄酸类药物主要对脓疱型和红皮病型银屑病有效[3]。最近对 18 例脓疱型银屑病患儿的回顾性研究也证实了这一点[37]。然而，法国的一项大型回顾性研究也显示 78 例斑块型银屑病患儿对阿维 A 的反应良好（>75% 的病灶得到清除）或部分有效（50%~75% 的皮损得到清除）[38]。阿维 A 的剂量以 0.5~1mg/（kg·d）为宜，但视黄酸的剂量应尽可能低以减少副作用，特别是皮肤黏膜干燥。相反，剂量减少可能导致疗效不佳[8]从而停止治疗。阿维 A 常见的短期副作用是唇炎、瘙痒、脱发和皮肤脆性增加[4]。其他报道的副作用包括眼睑结膜炎、白内障、肌痛和关节痛。血液监测对

于发现肝转氨酶和甘油三酯升高是必需的。长期使用高剂量的视黄酸[>1mg/(kg·d)]与弥漫性特发性骨肥厚症、骨骺过早闭合及韧带钙化有关。然而，放射学上骨骼异常与长期、低剂量应用阿维A相关的证据是相互矛盾的，如果采用间隔疗法，骨骼异常很少见[8]。视黄酸是已知的强致畸剂，3年才可清除。建议视黄酸用于婴幼儿和男性青少年脓疱型或红皮病型银屑病的短期治疗[4]。

环孢素

　　儿童和青少年银屑病系统治疗的另一个选择是环孢素。过去几年来，关于环孢素治疗儿童银屑病的疗效和安全性有了新的证据。大多数证据来自最近发表的三项回顾性研究，这些研究证实了环孢素的有效和安全性[38-40]。只有一项研究使用PASI作为严重程度的衡量标准，在16周时39.5%的患者达到PASI75，而39.5%的患者无应答[39]。环孢素的剂量为2~5mg/(kg·d)，分两次口服，病情改善后逐渐减量。剂量逐渐减少后偶尔会出现反弹或复发[19]。

　　常见副作用是血清肌酐水平升高、高血压、多毛、头痛、牙龈增生和胃肠道紊乱[19,39]。用药期间需要密切监测血压和肾功能。在一项儿童银屑病的回顾性研究中，在所有系统治疗中，环孢素是发生需要终止治疗的严重副作用率最高的药物[38]。在儿童中需特别注意肾毒性、免疫抑制和发生恶性肿瘤的潜在风险[8]。

　　在大多数情况下，环孢素被认为是控制不稳定疾病的理想药物，因为它起效迅速[19]。该药似乎对红皮病型、脓疱型和掌跖银屑病尤其有效[38,41]。对于经仔细筛选的合适的儿童患者仍建议应用环孢素，并尽可能使用最低的剂量和最短的治疗周期[6,42]。

富马酸酯

　　富马酸酯(fumaric acid esters，FAE)在欧洲许多国家用于治疗成人银屑病。富马酸二甲酯适用于治疗中重度需要全身治疗的成人斑块型银屑病。关于儿童和青少年FAE疗效和安全性的数据很少，仅有一些病例报告、回顾性病例系列和一个小的前瞻性病例系列的报道[3,43-44]。在一项德国大型回顾性多中心研究中，127名患者(其中75.6%为斑块型银屑病)中，59名患者在基线检查时使用PASI评分，其数值从基线检查时的17.3(平均值)在用药3个月后降至9.0，用药6个月后降至7.7。在这项研究中FAE是超过80%的患者中首次应用的系统治疗[44]。在一个14例的前瞻性研究中，基线PASI评分为10.5(平均

值)，第12周PASI评分为8.6，第24周降至4.9。这些患者患有顽固性斑块型银屑病，大多数患者在开始FAE前接受了其他的系统治疗[43]。一般来说，FAE在儿童应用的剂量基于成人患者采用的标准递增剂量方案，按每周增加日剂量，每次增加1片。第4周开始每周增加日剂量，每次增加1片，最大每日剂量为6片(720mg/d)[45]。

　　FAE最常见副作用有胃肠道症状、潮红、淋巴细胞减少、嗜酸性粒细胞增多和肝酶升高[43,45]。越来越多的人担心FAE诱导的淋巴细胞减少和进行性多灶性白质脑病(progressive multifocal leukoencephalopathy，PML)的发生，在成人中有报道[46-47]。因此，密切监测实验室异常情况并遵循最新欧洲S3-指南中关于FAE诱导白细胞减少和/或淋巴细胞减少的建议是非常重要的[48]。

生物制剂

　　生物制剂依那西普、阿达木单抗和乌司奴单抗已被EMA批准用于儿童银屑病的治疗(表31.1)。相比之下，美国食品药品监督管理局(Food and Drug Administration，FDA)只批准依那西普和乌司奴单抗用于儿童和青少年。生物制剂有希望成为传统治疗的一种替代方案。最近发表了几项随机对照试验显示其有效性高、短期安全性好。此外，与传统的系统治疗相比，生物制剂使用更方便，给药次数及实验室检查相对更少。然而，生物制剂花费相对较高，更为重要的是长期安全数据相对缺乏[3]，临床应用需进行平衡。矛盾性TNF-抑制剂相关银屑病作为这些治疗的并发症在儿童和成人中均有报道，在某些情况下可能需要其他替代治疗方案[49-50]。

　　应用TNF-α抑制剂治疗儿童和青少年关节炎、炎症性肠病或结节病可能增加其患淋巴瘤和其他恶性肿瘤的风险[42,51-52]。然而，由于仍未完全明确潜在疾病和其他免疫抑制剂的同时使用，进而导致生物制剂对恶性肿瘤风险的影响，因此尚未建立明确的因果关系[53-54]。迄今为止，还没有任何关于使用生物制剂治疗的儿童银屑病患者出现恶性肿瘤的报告。未来，随着生物制剂在儿童银屑病长期应用的安全性证据增多，生物制剂在治疗这一人群中的作用可能会扩大。在此之前，更多的长期安全性数据是必不可少的，有必要进行一项有关儿童银屑病系统治疗的安全性和有效性的前瞻性国际登记研究。如果正在考虑用生物制剂治疗儿童严重银屑病，与儿童及其照料者以和谐的方式讨论这种治疗的益处和风险是很重要的。

表 31.1 EMA 批准用于儿童银屑病的生物制剂[55,58-59]

	适应证	年龄	剂量	给药间隔
依那西普	重度慢性斑块型银屑病,对其他系统药物或光疗不敏感或不耐受者	≥6 岁	0.8mg/kg（最大剂量 50mg）	每周 1 次
阿达木单抗	重度慢性斑块型银屑病,对局部治疗和光疗不适合或效果不佳者	≥4 岁	0.8mg/kg（最大剂量 40mg）	前两周每周 1 次,之后每隔 1 周 1 次（0 周、1 周、3 周、5 周等）
乌司奴单抗	中重度斑块型银屑病,不能很好控制或不耐受其他系统疗法或光疗者	≥12 岁	<60kg:0.75mg/kg ≥60kg~≤100kg:45mg >100kg:90mg	第 0 周、第 4 周,然后每 12 周 1 次

注:生物制剂的监测:
- 治疗前:血常规、肝酶、血清肌酐、C 反应蛋白、甲肝/乙肝/丙肝、水痘、PPD 和/或 IGRA、胸部 X 线和最新的疫苗接种。如有风险或是生育年龄需进行 HIV 和妊娠测试。
- 随访(第 4 周,第 12 周,每 3~6 个月 1 次):血常规、肝酶。每年 PPD 或 IGRA。
IGRA,γ 干扰素释放试验;PPD,纯化蛋白衍生物。

依那西普

依那西普在 2009 年被 EMA 批准用于治疗 6 岁及以上的对其他系统药物或光疗无效或不耐受的儿童重度慢性斑块型银屑病[55]。美国 FDA 于 2016 年批准该药物用于 4 岁及以上儿童。该药皮下注射的剂量为 0.8mg/kg,最大剂量为 50mg,每周一次;或每次 0.4mg/kg,每周两次[56]。

关于依那西普治疗儿童银屑病的有效性和安全性的大多数证据基于一项三期双盲随机对照试验,包括 211 名年龄在 4~16 岁的患者,将每周 0.8mg/kg 的依那西普与安慰剂进行比较。在第 12 周,接受依那西普治疗的患者中,57% 的患者达到 PASI75,安慰剂组为 11%。在接受依那西普治疗的患者中,27% 的患者达到 PASI90,而安慰剂组为 7%[56]。在一项为期 5 年的开放标签扩展研究中,患者可在长达 264 周中维持疗效[57]。最常见的副作用包括感染(如上呼吸道感染)、鼻咽炎和头痛。无死亡、恶性肿瘤或机会性感染的报告,在 5 年的随访中没有观察到新的安全问题[57]。

阿达木单抗

在欧盟,皮下注射阿达木单抗用于治疗 4 岁及以上儿童和青少年重度慢性斑块型银屑病,且不适合应用局部治疗和光疗,或效果不佳者。在儿童和青少年中,推荐剂量为每次 0.8mg/kg(最大剂量为 40mg),前两周每周一次,之后每隔一周一次[58]。

除少数病例报告外,最近有文献报告有关阿达木单抗治疗儿童银屑病的疗效和安全性的证据。在一项为期 16 周的随机双盲多周期研究中,重度斑块型银屑病的儿童和青少年被随机按照 1:1:1 分为 3 组,在第 0 周接受阿达木单抗(每次 0.8mg/kg,最大 40mg 或每次 0.4mg/kg,最大 20mg),然后从第 1 周开始每隔一周,或每周应用甲氨蝶呤(0.1~0.4mg/kg,最大 25mg/周)[32]。总的来说,将 114 名 5~18 岁的患者进行随机分组(阿达木单抗 0.8mg/kg 组,n=38;阿达木单抗 0.4mg/kg 组,n=39;甲氨蝶呤组,n=37)。在第 16 周,接受阿达木单抗 0.8mg/kg 与甲氨蝶呤治疗的患者相比,达到 PASI75 的患者的比例更高(57.9% vs.32.4%)。43.6% 接受阿达木单抗 0.4mg/kg 治疗的患者可达到 PASI75。在第 16 周时,阿达木单抗 0.8mg/kg 组达到 PASI90 的比例明显高于甲氨蝶呤组(28.9% vs.21.6%),阿达木单抗 0.8mg/kg 组达到 PASI100 的比例明显高于甲氨蝶呤组(18.4% vs.2.7%)。最常报告的不良事件是感染,阿达木单抗和甲氨蝶呤的发生率相似(51.9% vs.54.1%)[32]。

乌司奴单抗

乌司奴单抗被 EMA 和美国 FDA 批准用于治疗 12 岁以上儿童中重度斑块型银屑病,且不能应用于其他系统治疗或光疗效果不佳或不能耐受者[59]。体重<60kg 者的推荐剂量为 0.75mg/kg,体重 60~100kg 者为 45mg,>100kg 者为 90mg。乌司奴单抗应在第 0 周和第 4 周给药,然后每间隔 12 周给药 1 次。

在一项针对中重度斑块型银屑病的青少年(12~17 岁)三期多中心双盲安慰剂对照研究中,患者(n=110)被随机分为乌司奴单抗标准剂量[SD 为 0.75mg/kg(<60kg)、45mg(60~100kg)、90mg(>100kg)]或半标准剂量[HSD 为 0.375mg/kg(<60kg),22.5mg(60~100kg)、45mg(>100kg)]或安慰剂组,乌司奴单抗组于第 0 周和第 4 周,每间隔 12 周 1 次至第 40 周给药。安慰剂组在第 0 周和第 4 周应用安慰剂,在第 12 周转为乌司奴单抗 SD 或 HSD[60]。使用乌司奴单抗的患者在第 12 周达到 PASI75(HSD,78.4%;SD,80.6%;安慰剂,10.8%)或 PASI90(HSD,54.1%;SD,61.1%;安慰剂,5.4%)的比例明显更高。到第 40 周,110 名患者都接受了不止一次乌司奴单抗注射;其中 81.8% 的患者在第 60 周报告了不良事件。感染是最常见的不良事件,其中鼻咽炎(34.5%)、上呼吸道感染(12.7%)和咽炎(8.2%)最常见[60]。

总结

流程图如图 31.1 所示。这种治疗流程可以作为医生的一般指导。可以根据银屑病的严重程度、病变的顽固性、禁忌证、心理负担、副作用或治疗的可及性等来考虑下一步的治疗和/或不继续该治疗。

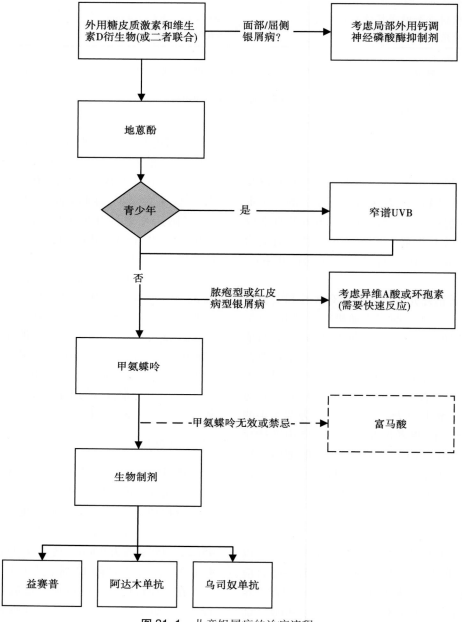

图 31.1 儿童银屑病的治疗流程

儿童和青少年银屑病的最初治疗是局部使用糖皮质激素和/或维生素 D 类似物。也可以每天使用一次含有卡泊三醇和二丙酸倍他米松的复方制剂,最多使用 4 周,然后交替在周末使用复方制剂,在工作日使用维生素 D 类似物。在非常年幼的儿童和屈侧部位,应避免使用强效皮质类固醇。对反向和面部银屑病,局部钙调神经磷酸酶抑制剂可能是一个不错的选择。

如果条件允许,在日托机构应用地蒽酚应该是治疗儿童银屑病的下一步治疗方案。随着远程医疗会诊可能性的增多，这种治疗方式可以用于更大的儿童群体。由于担心潜在的长期副作用，紫外线治疗应避免在青春期前儿童应用。NB-UVB 是青少年首选的光疗形式。

甲氨蝶呤是儿童和青少年中重度斑块型银屑病的常规系统用药。如果 MTX 无效或禁忌，富马酸酯可以作为常规系统用药的替代药物。在患有脓疱型或红皮病型银屑病的婴儿和男青少年中，可以考虑短期使用视黄酸治疗。由于起效快，环孢素被认为是短期控制不稳定的红皮病型、脓疱型和掌跖银屑病的理想药物。

生物制剂，如依那西普、阿达木单抗和乌司奴单抗是一种有希望替代传统系统治疗的治疗选择。由于在儿童银屑病中的剂量和适应证不同，这为患者量身定制治疗提供了可能性。

（周亚彬 译，肖媛媛　王召阳　徐子刚 校）

参考文献

见章末二维码

第六篇　其他丘疹鳞屑性疾病

第 32 章　毛发红糠疹

Liat Samuelov, Eli Sprecher

摘要

　　毛发红糠疹(pityriasis rubra pilaris,PRP)是一种罕见的病因不明的炎症性丘疹鳞屑性疾病。PRP 在男性和女性中的患病率相同,所有种族和性别均可发病。大多数病例是散发性的,但是少数常染色体显性遗传由 *CARD14* 突变所致。根据发病年龄、临床特征和预后可将 PRP 分为六种类型。典型 RPR 的特征为角化性毛囊性丘疹、覆细小的粉末状鳞屑的鲑鱼色斑块、周围可见正常皮肤岛、黄色掌跖角化。病理学特征为棋盘样交替存在的角化过度和角化不全、颗粒层肥厚、乳头层上方增厚、宽厚的表皮突及毛囊角化,有时可能需要重复活检确诊。大多数病例是自限性的,但慢性复发和顽固性疾病很少发生。较轻的病例最好采用局部治疗,而系统治疗则用于更严重和更广泛的疾病。

要点

- 尽管大多数毛发红糠疹(pityriasis rubra pilaris,PRP)病例是散发性的,但达 6.5% 的病例为常染色体显性遗传。
- 家族性 PRP 是由 *CARD14* 基因功能获得性突变引起的,它编码了一种已知的 NF-κB 的信号激活因子,即胱天蛋白酶募集结构域家族成员 14。尽管大多数散发性 PRP 的病例不携带 *CARD14* 种系突变,但有证据表明他们存在 NF-κB 信号通路的增强。
- 目前已发现 6 种 PRP 亚型,其中 3 种发生在儿童和青少年。
- 幼年局限型(Ⅳ型)PRP 是成年前最常见类型,表现为界限清楚的红色鳞屑性斑块伴毛囊角化性丘疹,主要累及膝部和肘部。典型幼年型(Ⅲ型)PRP 的特征是毛囊角化性丘疹融合成鲑鱼色斑块、周围可见正常皮肤岛和掌跖角化。非典型幼年型(Ⅴ型)发生在出生时或婴儿期,表现为角化过度的毛囊性丘疹、鱼鳞病样特征及掌跖硬皮病样改变。家族性 PRP 大多数病例都属于Ⅴ型。
- 典型但非特征的组织学表现为角化过度和角化不全交替出现、颗粒层肥厚、乳头层上方增厚、宽厚的表皮突及毛囊角化。
- 经典型和局限幼年型通常在 3 年内缓解。与此相反,非典型幼年型的特点是病程长,往往是终生性的。

引言　毛发红糠疹(pityriasis rubra pilaris,PRP)是一种罕见的慢性炎症性丘疹鳞屑性疾病。根据临床特征、发病年龄和预后可将 PRP 分为 6 个亚型。Ⅰ型和Ⅱ型通常见于成人,占病例的 1/2 以上。Ⅲ~Ⅴ型是儿童中最常见的类型,而Ⅵ型指感染人类免疫缺陷病毒(human immunodeficiency virus,HIV)的患者。PRP 的特征是弥漫的黄色掌跖角化症(palmoplantar keratoderma,PPK)、小的红色角化过度的毛囊性丘疹,可融合成红色鳞状性斑块(剥脱性红皮病),周围可见正常皮肤岛。各型的表现和病程具有很大的变异性。虽然自发缓解是常见的,但因为部分治疗抵抗和频繁的复发,使得治疗上具有挑战性。

历史　PRP 在 1856 年由 Devergie 首次描述并命名为毛发糠疹[1-2]。后来,手掌银屑病、头皮糠疹和红色糠疹等相关的毛囊性皮损被认为是同一疾病的一部分,这一系列的表现在 1889 年被 Besnier 称为 PRP[1]。家族性 PRP 的发现最早由 De Beurmann 和 Bith 在 1910 年描述[3]。

流行病学　PRP 在世界范围内发生,所有种族和性别均可发病[4]。患病率可能因种族而异。在美国和英国,大约每 5 000 名皮肤病患者中就有 1 人患有 PRP[5-6],而在印度,据报告患病率为 1/50 000[7]。这种疾病的特征是有 3 个发病高峰:儿童早期(0~10 岁),儿童晚期(11~19 岁)和成年期(40~60 岁)[3,6,8-16]。虽然在成人中,男性和女性患病率相同,在儿童中一些研究表明男性患病率较女性高[17]。在所有 PRP 患者中,高达 6.5% 的人报告有阳性家族史[3,18-19],发病时间为出生时或出生后最初几年[18-23]。

发病机制　PRP 的发病机制仍不清楚,PRP 与特定疾病或实验室检查结果之间没有一致的联系。虽然大多数病例没有任何明显的前驱事件,但基于与实验室异常或前驱事件的关联,已经提出了许多理论[1,3,9,17,19,24-27]。

鉴于 PRP 与蟾皮病临床和组织学的相似性,PRP 被认为与维生素 A 代谢缺陷可能有关[5]。此外,维生素 A 特异性载体蛋白[维生素 A 结合蛋白(retinol-binding protein,RBP)]的合成缺陷被认为是 PRP 的生化标志物[28-29]。然而,PRP 患者的血清维生素 A 和 RBP 水平通常是正常的,而高剂量维生素 A 的治疗成功率也不一致[30-37]。

基于临床观察,前驱细菌或病毒感染(例如上呼吸道感染、腹泻、急性葡萄球菌感染或链球菌感染)在幼年 PRP 多见[8-9,17,38-40],因此,提出感染参与疾病发生。这种相关性被认为是由于免疫系统失调,对抗原性的诱因发生异常反应[5,8]。在各种病毒感染和疫苗接种后均有发生 PRP 的报道,包括 EB 病毒(Epstein-Barr virus,EBV)、巨细胞病毒(cytomegalovirus,CMV)、水痘、风疹、单纯疱疹病毒[8,41-46]和麻疹-腮腺炎-风疹(measles-mumps-rubella,MMR)、白喉-百日咳-破伤风(diphtheria-pertussis-tetanus,DPT)和口服脊髓灰质炎病毒疫苗[47-48]。此外,目前已经证实 PRP 与 HIV 感染之间存在一定的关联[49-52],毛囊感染 HIV 后继发毛囊性炎症被认为是一个触发事件[51]。也有川崎病和 PRP 同时发生的报道[53]。

药物也是可能的病因。据报道,在暴露于一些药物,包括拉贝洛尔、辛伐他汀、雷米普利、伊马替尼、多激酶抑制剂(泊那替尼和索拉非尼)和抗病毒药物(特拉普列韦和索福布韦)后可出现类似 PRP 的皮疹[54-60]。PRP 样的皮疹在治疗后 1~12 周出现。伊马替尼通过降低白细胞特异性蛋白酪氨酸激酶的磷酸化来干扰调节性 T 细胞和 T 细胞受体信号通路。由于 PRP 中存在抑制性 T 细胞活性增强和辅助 T 细胞功能受损[61],伊马替尼的药理活性可能与疾病的发病直接相关[56]。同样,索拉非尼干扰 RAF/MEK/ERK 信号转导,这可能进而导致了角质形成细胞增殖和分化改变[59]。

一份报告描述了暴露于大理石(一种沉积碳酸盐石和一种矿物,两者均由碳酸钙镁组成)后出现的 PRP。PRP 也被认为是对微生物或化学试剂的迟发型超敏反应[62-65]。环境因素也可能在疾病的发病机制中起作用。事实上,在某些 PRP 病例中,尤其是在 I 型病例中,光加重可能是一个诱发因素[1,66-67],光敏性和紫外线(ultraviolet,UV)A 和 UVB 导致病情恶化亦有报道[68-70]。

达 6.5% 的 PRP 病例(主要为 V 型 PRP)存在常染色体显性遗传和部分外显的阳性家族史[18-21,23,71-73]。但也有常染色体隐性遗传的报道[22]。此外,在单卵双胞胎中也有 PRP 的发生[24]。家族性 PRP 最近被证明是由 CARD14 中功能获得性突变所致,后者编码了胱天蛋白酶募集结构域家族成员 14,一种已知的核因子 kappa B(nuclear factor kappa B,NF-κB)的信号激活因子[74-76]。家族性 PRP 患者的表皮中 CARD14 表达上调,同时有证据表明 NF-κB 信号活性增强、NF-κB 靶基因转录增加和异常免疫激活[20]。NF-κB 在分化过程中促进角质形成细胞的生存活性[77-78],NF-κB 的组成性激活的小鼠发生泛发性皮肤疾病,组织学表现为表皮异常分化、T 细胞浸润和微脓疡形成。CARD14 种系突变很少在散发性 PRP 病例中报道[79-81]。然而,在散发性 PRP 患者的表皮中,即使没有致病性 CARD14 突变,也存在 NF-κB 信号通路激活[81],这表明 NF-κB 的激活是临床表型的关键,与潜在原因无关。家族性银屑病也存在 CARD14 的突变的报道,除了形态学(临床和组织病理学)差异外,银屑病和 PRP 可能具有共同的病理生理学特征[20,24,82-83]。

临床特征　PRP 通常诊断较困难,易与其他丘疹鳞屑性疾病(特别是银屑病)相混淆。诊断需基于临床特征和组织病理表现。

PRP 最初由 Griffiths 于 1980 年根据发病年龄、临床病程、形态学表现和预后分为五类[6](表 32.1)。第六类为 HIV 相关的 PRP,由 Mirales 等于 1995 年命名,代表 HIV 感染者发生的 PRP,与典型成人型相比这类患者临床表现不典型且预后不同[50]。尽管 Griffiths 分类法存在局限性,包括临床表现与预后之间缺乏明确的相关性[40,84-85]以及存在替代系统,如 Piamphongsant 和 Akaraphant 提出的分类系统[86],但它仍然被广泛使用[86-87]。

I 型 PRP:典型成人型

55% 的 PRP 病例属于典型成人 I 型。这种类型的 PRP 预后最好,虽然在某些情况下可严重致残,但超过 80% 的患者在 3 年内得到缓解[6,88]。

在青少年病例中,病变通常始发于下半身,而在成年人中,PRP 通常始发于上半身(主要是头皮和面部),并在数周或数月内逐渐向身体下部的尾端方向发展[6,88]。原发性病变是小的红色毛囊性角化性丘疹,周围可见红晕,可融合呈红色至鲑鱼色的鳞屑性斑块,周围可见正常皮肤岛(正常皮岛,以前称为"nappes claires"),这是本病的特征[2,5]。鳞屑可以是细小粉状的(头皮和脸),也可以是粗糙的,尤其是在身体的下部。皮疹通常对称双侧分布,常进展成剥脱性红皮病,其发生率因不同类型而异[5,17,34,86]。PPK 通常在数周内出现,典型的特征是显著的橙红色蜡质外观,伴有疼痛性裂隙。

表 32.1　成人和儿童毛发红糠疹 Griffith 分型

分型	%	发病年龄	临床特征	预后
Ⅰ型　典型成人型	55	成人	毛囊性角化性丘疹,沿骶尾部播散形成橙红色融合性斑块,上覆细碎鳞屑;正常皮岛;弥漫橙红色蜡状 PPK	80%的患者在 3 年内得到缓解
Ⅱ型　非典型成人型	5	成人	鱼鳞病样鳞屑,头皮毛发稀疏,红斑改变,粗糙 PPK	慢性
Ⅲ型　典型幼年型	10	5~10 岁	与典型成人型相同	16%的患者在 3 年内得到缓解;可在 1 年内达到 CR,但可能长期存在
Ⅳ型　幼年局限型	25	3~10 岁	界限清楚的肥厚性红色斑块,伴有毛囊性角化性丘疹累及膝部和肘部;PPK	32%的患者在 3 年内得到缓解。可能病程延长
Ⅴ型　非典型幼年型	5	0~4 岁	毛囊性角化性丘疹;鱼鳞病样特征;手掌、足底硬皮病样改变	持续存在
Ⅵ型　HIV 相关型	罕见	V	红色毛囊性丘疹;毛囊角栓形成针状;与聚合性痤疮、化脓性汗腺炎和小棘苔藓样皮疹相关	差

注:CR,完全应答;HIV,人类免疫缺陷病毒;PPK,掌跖角化症;V,可变。

皮肤受累可能伴有瘙痒,特别是在皮损广泛分布的情况下,可能伴有卡波西水痘样疹[89-90]。

口腔黏膜受累主要发生在颊黏膜、牙龈和舌,可表现为有白色条纹的白色斑块、结节和红斑,可能伴有疼痛和刺激,类似于扁平苔藓[91-93]。甲表现包括甲板增厚粗糙、棕黄色变色、裂片状出血、萎缩、纵嵴和甲下角化过度[6,93-94]。据报道睑外翻与红皮病有关,还可发生其他眼部并发症,如周围溃疡性角膜炎和角膜穿孔[95-98]。反应性淋巴结肿大并不少见。

Ⅱ型 PRP:非典型成人型

非典型成人Ⅱ型约占 PRP 患者的 5%。其特征是鱼鳞病样鳞屑、头皮毛发稀疏、湿疹样表现、粗糙性掌跖角化伴片状鳞屑。鱼鳞病样鳞屑与寻常鱼鳞病表现相似,尤其是在下肢。这一类型的特点是临床病程长,可长达 20 年或更久[6]。

Ⅲ型 PRP:典型幼年型

大约 10% 的 PRP 患者为典型幼年型,被认为是PRP Ⅰ 型的幼年对应型。病程及病变形态分布与Ⅰ型相似,但发病年龄一般在 5~10 岁。此外,据报告一些病例出现Ⅲ型 PRP 之前曾有发热性疾病和外伤[3,9,38,41]。皮疹始发于头部、躯干上部或颈部,呈橙红色斑疹,上覆有细小的糠秕状鳞屑(尤其是头皮和面部)。在数周或数月内逐渐出现新发斑疹,形成毛囊周围红色丘疹和中央角栓。病灶融合,从头到脚播散,最终导致剥脱性红皮病,并伴长达 1cm 的正常皮岛。虽然一个病例系列报告显示 17% 的病例出现红皮病,但其他研究没有观察到这一点[17,87]。儿童病例的特征是

头部受累,40% 的病例头部受累。可向颈部和躯干上部延伸呈披肩状,边缘锋利,在典型的橙红色色斑上覆有大的黏着性鳞屑[87]。这些特征与突出的典型的橙黄色色调的 PPK 有关;当在足底受累时,被称为"角皮凉鞋"。儿童角皮症的特征是边界清楚的水肿(经常致残),向手掌和足底的背侧延伸,跟腱常受累[87]。发疹广泛通常伴有瘙痒和灼热感。大约 10% 的 PRP 患儿存在 Koebner 现象[87,99]。

甲受累在幼年型 PRP 中相对常见(图 32.1),可在13%~33% 的病例中出现。甲可表现为增厚、变黄和变形。此外,甲下角化过度、纵嵴,"半和半"甲伴末端充血和裂片状出血也可见到[17,87,100]。虽然头发和牙齿通常不受影响,但黏膜受累可表现为颊黏膜弥漫性白膜[101]。

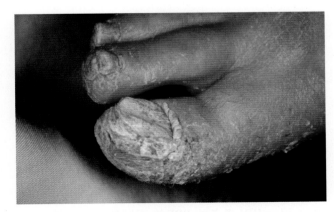

图 32.1　幼年型 PRP 的指甲营养不良。资料来源:Courtesy of Prof. Peter Itin.

睑外翻在严重病例中可比较明显,一个病例系列报道显示高达13%的幼年型PRP伴有睑外翻[17]。

皮疹暴发达到高峰后通常在数月到1年后开始自发消退。虽然皮损在1年内可完全消退,但Griffiths最初估计16%的Ⅲ型患者在3年内自行清除,而其他系列报告显示病程相对较长超过3年[3,6,40]。皮损的部分愈合可能导致转化为Ⅳ型[3],Ⅲ型和Ⅳ型混合类型的病例也有报道[102]。此外还有一例典型幼年型PRP在长潜伏期后演变为典型成人型的报道[103]。

Ⅳ型PRP:幼年局限型

幼年局限型是最常见的幼年变异型,也是第二常见类型,约占所有病例的25%,但一些儿童PRP病例系列研究显示Ⅲ型PRP是儿童最常见的类型,这可能

反映了地理或种族差异[17,62]。Ⅳ型发生在青春期前儿童和年轻人,其特征是界限清楚的红色鳞屑性斑块,伴有毛囊加重和角栓,主要累及膝部和肘部,偶尔累及胫前。身体其他部分(如躯干和头皮)可出现一过性红斑和成群的毛囊性丘疹及角化过度(图32.2)。掌跖受累具有特征性,但也可能不受累[104]。伸侧病变的皮肤镜检查有助于区分寻常型银屑病,表现为多个白色毛囊角栓伴外周黄色角化环,周围有红斑和一些线性血管[105]。该病的临床过程以缓解和恶化为特征,即使是在轻度和局限性的情况下,3年缓解率为32%,明显低于经典成人型的81%[3,6]。Gelmetti等人提出将其分为6个月内消退的急性型、1年后消失的中间型、持续1年以上的慢性型并可演变为红皮病(Ⅰ型或Ⅲ型)[87]。

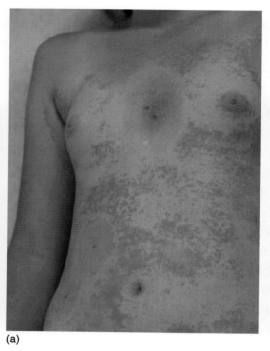

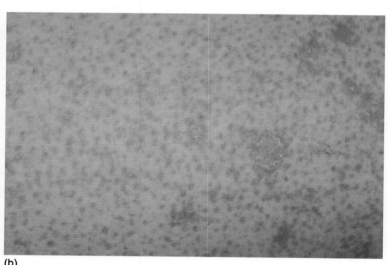

图32.2　(a)一名小年龄儿童PRP表现为躯干上有局限性的斑块。(b)以明显的毛囊加重为特征。资料来源:Courtesy of Prof. Peter Itin.

Ⅴ型PRP:非典型幼年型

非典型幼年型发生在5%的PRP患者中,是幼年型中最罕见的类型。它在出生或婴儿期发病,表现为角化过度性毛囊性丘疹、广泛的红斑和鳞屑以及掌跖[尤其是指(趾)间]硬皮病样改变[18,23,106-107]。家族性PRP的大多数病例都属于Ⅴ型,但Ⅴ型可以和其他类型在同一家族内共同存在[18],Ⅲ型和Ⅳ型也有家族性发病的报道[88,108]。Ⅴ型通常会持续终生。

Ⅵ型PRP:HIV相关型

这种PRP亚型是Mirales等在1995年新加入分型中的,因为HIV患者的PRP有不同的临床特征,并且预后比Ⅰ型患者差[50]。这种类型可能是HIV感染的

症状,尽管它通常出现在已知的HIV患者身上。特征表现为红色毛囊性丘疹和明显的毛囊角栓形成针刺状,对称分布在身体伸侧,主要累及面部和躯干[49-50]。基于该种类型与聚合性痤疮、化脓性汗腺炎和小棘苔藓样皮疹的相关性提出了HIV相关毛囊综合征概念[109]。与Ⅰ型相比,甲受累和PPK的发生率差异较大。众所周知,PRPⅥ型治疗效果较差。抗反转录病毒治疗可使病情完全缓解,但复发频繁[110]。

相关疾病　PRP可能与其他良性皮肤疾病一起出现,包括发疹性脂溢性角化(主要发生在PRP的红皮基础上)、皮脂腺疾病、化脓性汗腺炎和疱疹样皮炎[1,111-114]。

PRP 与几种非皮肤性疾病有关，主要是恶性肿瘤和自身免疫性疾病。有一些关于 PRP 与多种恶性肿瘤相关的报道包括肾癌、肝癌、鳞状细胞癌、腺癌、支气管肺癌、喉癌、梅克尔细胞癌和侵袭性皮肤恶性肿瘤（如卡波西肉瘤、恶性黑色素瘤、多发性基底细胞癌）[91,115-121]。在某些情况下，由于相关肿瘤治愈后 PRP 亦消退，故认为其是一种副肿瘤表现[91,116,122-123]。

PRP 与自身免疫性疾病有关，包括重症肌无力、乳糜泻、红斑狼疮、皮肌炎、系统性硬化、自身免疫性甲状腺炎和甲状腺功能减退、血清阴性关节炎和类风湿性关节炎[124-136]。也有个案报告 PRP 合并蛋白丢失性肠病和膜性肾病[137-138]。此外，PRP 和相关关节炎在视黄酸和 TNF-α 阻断治疗后都有改善[127,139]，尽管并非所有病例都有改善[126]。

皮肌炎可表现为 PRP 样皮疹，称为 Wong 型皮肌炎。具有 PRP 临床和组织病理学特征的皮损可能与肌炎同时、之前或之后发生[125,132,140-142]。据推测，立毛肌炎患者由于漏斗部角化异常和随后的毛囊角栓形成可发生毛发周期改变[143-144]。

PRP 还与自身免疫性甲状腺功能减退有关，甲状腺激素补充治疗可使 PRP 迅速完全缓解。有人认为这些患者 PRP 的发生与甲状腺激素缺乏，进而抑制胡萝卜素向维生素 A 的转化有关，这可能在 PRP 发病机制中起作用[131,133,145]。

PRP 可与免疫球蛋白 A 缺乏症及常见的低丙种球蛋白血症共同发生。此外，已在 PRP 中发现抑制性 T 细胞活性增强和辅助性 T 细胞功能受损，这提示其潜在的免疫机制[61,146-147]。

虽然不能排除巧合，但一些严重唐氏综合征患者合并 PRP，其中一例与白癜风有关[25-27]。

实验室检查和组织学表现　PRP 的组织病理学表现具有特征性，但不具特异性，强调临床与病理结合考虑的必要性。由于病理学上的细微差别，早期 PRP 病变和红皮病病例很难在组织学上区分开[148]。然而，在鉴别诊断中，病理检查对于排除其他疾病（主要为银屑病）是很重要的。

如图 32.3 所示，PRP 病理表现为表皮棘层肥厚伴交替棋盘样分布的角化过度和角化不全，局灶性或融合性的颗粒层肥厚，乳头层上方可见增厚，表皮突增宽。特征性表现为毛囊扩张伴角栓和"肩部角化不全"（角栓两侧角化不全）[149-150]。在真皮乳头下可见稀疏的浅表血管和毛囊周围淋巴组织细胞浸润，伴有少数的血管扩张。浸润细胞无中性粒细胞，可见嗜酸性粒细胞和浆细胞，这可能支持抗原刺激物触发的迟发型超敏反应理论[62-64]。在 PRP 中无 Munro 微脓肿、颗粒

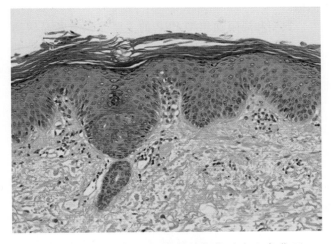

图 32.3　皮肤活检显示交替的角化过度和角化不全、表皮增生和单核细胞浸润（HE 染色，×400）。资料来源：Courtesy of Prof. Peter Itin

层变薄及表皮突延长，以上在银屑病中常见。尽管幼年局限型 PRP 比典型 PRP 表现出更多的银屑病特征，但它缺乏 Munro 微脓肿[150]。

其他不常见的组织学改变有报道发现。伴或不伴角化不良的棘层松解在一些病例和病例系列中被报道[62-64,90,151]。Magro 和 Crowson 在 32 例 PRP 患者皮肤活检中发现有 25 例存在棘层松解，而最近的一个病例系列研究发现 22% 的 I 型患者皮肤活检中伴有棘层松解[63,151]。此外，在 PRP 中也有类天疱疮样棘层松解的报告[55,152]。Hashimoto 和 Fedoronko 认为 PRP 中的棘层松解是由角栓的顶端导管汗液中尿素和蛋白水解酶诱导的[153]，这一理论没有得到其他人的证实[154]。在孤立的 PRP 病例中也有类似光泽苔藓的苔藓样浸润，而非稀疏的浅表血管周围浸润的报道[63-64,153,155]。因此，当存在嗜酸性粒细胞、局灶性棘层松解和苔藓样浸润时，不应排除 PRP 的诊断。

免疫印迹分析显示 PRP 患者表皮角蛋白表达异常，包括 KRT6/KRT16 表达异常，KRT14 表达异常，一种在表皮中不表达的 45kDa 酸性角蛋白的表达，同时伴有异常表皮分化[23]。此外，PRP 患者的表皮显示出一种高动力状态，更替时间在正常人和银屑病患者之间[32,149,156-158]以及表皮过表达 p53[159]。

电镜检查显示张力丝和桥粒数量减少、细胞间隙扩大、角化不全伴脂质样空泡、大量角质小体、基底层裂开、颗粒层张力丝数量减少、角化不全伴不规则角化、空泡和脂滴[33,149]。

鉴别诊断　尽管 PRP 没有特定的诊断特征，但在典型的临床和组织病理学特征存在的情况下，诊断具有高度确定性。有时仍需要进行纵向临床观察和重复

活检。

典型和局限幼年型 PRP 的主要鉴别诊断是银屑病。皮损向尾部进展的临床过程、正常皮岛和典型的橙黄色融合性角化、组织病理学表现缺乏 Munro 微脓肿,对光疗、局部糖皮质激素治疗的反应较差,病程相对较短,以上都更支持诊断 PRP[5]。银屑病和 PRP 的主要区别如表 32.2 所示。

表 32.2　毛发红糠疹(pityriasis rubra pilaris,PRP)和银屑病的鉴别

特征	PRP	银屑病
临床		
头皮鳞屑	弥漫、纤细、粉末状	边界清楚的红色斑块,稍厚银白色的黏着性鳞屑
皮肤角化	弥漫、橙红色、质地光滑	大部分为局灶性、界限清楚的红斑斑块,伴有厚的黏着性鳞屑
毛囊加重	常见	不常见
正常皮岛	常见	不常见
关节炎	无	可能有
甲病变	无凹陷或油斑	有
组织病理学		
颗粒层	颗粒层增厚	颗粒层变薄
表皮突	短宽	延长
乳头层上方	增厚	变薄
毛囊角栓	常见	不常见
Munro 微脓肿	极少见	常见
血管扩张	轻度增多	明显增多
真皮浸润	淋巴细胞和单核细胞,可有嗜酸性粒细胞	主要为 PMN
棘层松解	可有	不常见
电镜		
颗粒层张力丝	减少	减少
透明角质颗粒	正常到增加	减少
治疗		
对 UVB 的反应	不一	好
病程		
预后	大部分自限性	慢性加重

注:PMN,分叶核中性粒细胞;UVB,中波紫外线。

其他鉴别诊断包括皮肤 T 细胞淋巴瘤,脂溢性皮炎(特别是早期累及头皮的 I 型和 III 型 PRP)、过敏反应、亚急性皮肤型红斑狼疮和 Wong 型皮肌炎。局限幼年型 PRP 可能与落叶型天疱疮、Grover 病或表皮痣混淆[63,104]。PRP 可能与特应性皮炎和 Netherton 综合征混淆,尤其是在儿童[19,23,71,160]。此外,儿童 PRP 可能伴随感染,鉴别诊断还包括猩红热、葡萄球菌性烫伤样皮肤综合征和川崎病。

局限型 PRP 可能与其他以毛囊角栓为主要特征的皮肤病相鉴别,包括毛囊角化病、毛囊性蕈样肉芽肿、盘状红斑狼疮、Darier 病、扁平苔藓、小棘苔藓、蟾皮病和阴囊苔藓[3]。特别是非典型幼年型 PRP 应与常染色体隐性遗传性先天性鱼鳞病(autosomal recessive congenital ichthyosis,ARCI)、寻常型鱼鳞病和可变型红斑角化病(erythrokeratoderma variabilis,EKV)鉴别。毛囊性角化丘疹伴角栓和橙红色皮损可以将 PRP 和非大疱性鱼鳞病样红皮病区分开,并且明显的红斑更倾向于 PRP 而不是寻常型鱼鳞病。EKV 可能与阳性家族史和对称分布的迁移性橙红色斑块有关,这些斑块具有细小的鳞屑,并伴有更持久的角化过渡性斑块和 PPK。

第 10 章和第 127 章描述了 PRP 背景下红皮病和角化病的鉴别诊断。

治疗　在 PRP 中没有一种治疗方法是普遍有效的。自发性缓解并不罕见,这一事实使非对照临床试验的解释复杂化,而鉴于该病的罕见性,对照试验是不可行的。此外,考虑到总体上是有自愈的过程,通常不需要积极的系统治疗。图 32.4 总结了幼年型 PRP 的管理。

局部治疗

局部治疗主要用于幼年 PRP 较轻的患者,包括润肤剂、局部糖皮质激素、维生素 D 类似物、角质松解剂(例如含有尿素、水杨酸、乳酸或果酸的制剂)和他扎罗汀,单独或联合治疗,疗效不一。

润肤剂对治疗总是有益的,包括等量的白色软石蜡和液状石蜡单独或与 20% 丙二醇和 10% 尿素联合治疗角化。

PRP 一般对糖皮质激素治疗不敏感,但其在剥脱性红皮病中有帮助,局部糖皮质激素可使幼年型 PRP 皮损完全消退[16-17]。

已证明卡泊三醇对 PRP 有效,并导致组织学上炎性浸润消失[161]。然而,维生素 D 类似物的系统吸收是治疗儿童 PRP 的一个限制因素。

由于灼伤、刺痛和全身吸收,角质松解剂在儿童的应用也受到限制。

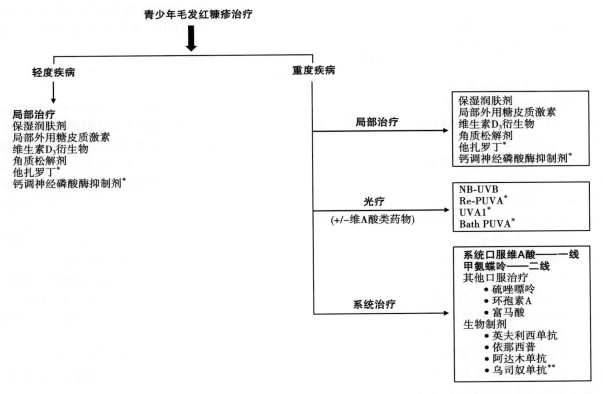

青少年毛发红糠疹治疗

轻度疾病

局部治疗
保湿润肤剂
局部外用糖皮质激素
维生素D₃衍生物
角质松解剂
他扎罗丁*
钙调神经磷酸酶抑制剂*

重度疾病

局部治疗
保湿润肤剂
局部外用糖皮质激素
维生素D₃衍生物
角质松解剂
他扎罗丁*
钙调神经磷酸酶抑制剂*

光疗
(+/－维A酸类药物)
NB-UVB
Re-PUVA*
UVA1*
Bath PUVA*

系统治疗
系统口服维A酸——一线
甲氨蝶呤——二线
其他口服治疗
· 硫唑嘌呤
· 环孢素A
· 富马酸
生物制剂
· 英夫利西单抗
· 依那西普
· 阿达木单抗
· 乌司奴单抗**

图 32.4　幼年型毛发红糠疹的管理。* 在个别病例中报告；** CARD14 激活突变患者的一线治疗。NB-UVB，窄谱UVB；Re-PUVA，口服视黄酸联合光化学疗法

尽管仅有个别病例报告，一名幼年局限型 PRP 的儿童局部应用他扎罗汀取得了持续缓解[160]，1% 吡美莫司在 PRP 头皮和面部受累时应用有效[162]，而局部应用辣椒素对局部糖皮质激素和抗组胺药无效的严重瘙痒患者有效[163]。

临床医生需注意，咪喹莫特作为一种 Toll 样受体激动剂和免疫反应调节剂用于光化性角化病和病毒性疣[164]，局部应用该药治疗后，少数病例可出现泛发性 PRP。

光疗

尽管紫外线照射会加重 PRP[68-70]，但光疗可能是一种有效的治疗方法。已有报道显示单独使用窄谱UVB（narrow-band UVB，NB-UVB）或联合视黄酸可成功治疗 PRP[102,165-166]。口服视黄酸联合光化学疗法（Re-PUVA）[163]或 UVA1[167]也可能是一种有效的选择，1 例UVB 引起的 PRP 使用 PUVA 取得了良好的效果[168]。一些学者报告了 Goekerman 疗法可以缓解病情[17]，但没有得到其他研究证实[34]。

系统治疗

严重和广泛的疾病应考虑系统治疗。系统口服视黄酸似乎是最有效的治疗方法，而其他治疗方法包括甲氨蝶呤（methotrexate，MTX）、硫唑嘌呤、环孢素和富马酸也被报道有不同程度的疗效[17]。系统性糖皮质激素对PRP无效，停药可导致疾病发作[17,169]。

视黄酸

异维 A 酸（13-顺式视黄酸）每日口服剂量为 0.75～2mg/kg，而阿维 A 的每日单次口服剂量为 0.5～1mg/kg[17,34,170-172]。视黄酸治疗至少需要 4～6 个月的治疗周期才足够，需仔细监测血脂、肝功能测试，必要时进行骨骼方面的检查。据报告，一名患有 PRP 的儿童在口服视黄酸治疗 13 年后出现了椎管外骨肥厚[173]。最近的个别病例报道、一个成人小规模的病例系列报道和一个幼年局限型 PRP 的病例报告显示，阿利维 A 酸（9-顺式视黄酸）效果良好[107,174-177]。系统应用视黄酸可缩短病程，安全性和耐受性良好[170,178]，但鉴于大多数儿童病例是自限的，因此建议短期治疗。临床疗效通常在治疗 14～16 周内出现[34]。

甲氨蝶呤

难治性病例可考虑口服 10～15mg/周的 MTX，但效果不一，成年人比儿童受益更大[6,17,34,173]。系统性视黄酸和 MTX 联合治疗虽然增加了肝毒性的风险，但已有在单一治疗无效的情况下应用两者联合治疗成功的报道[5,11,179]。小剂量 MTX 可能对 PRP 引起的下眼睑瘢痕性外翻有效[97]。

其他口服治疗

对视黄酸和甲氨蝶呤无效的难治性成人和幼年病例可能对短期低剂量环孢素（环孢素 A）治疗有反应[180-182]，硫唑嘌呤治疗 PRP 在临床上疗效不一[173,183]。对一例各种治疗方式无效的 V 型 PRP 患儿，应用增加剂量的富马酸治疗，其疗效显著。其机制可能和富马酸对角质形成细胞的免疫调节作用，可抑制其增殖与活化有关[184]。

生物制剂　最近，有越来越多的报告显示生物制剂在 PRP 中的有效性和安全性，鉴于 PRP 与银屑病的相似性，其中许多病例已经进行了尝试治疗[8,24,185,186]。TNF-α 阻滞剂是首个尝试应用于治疗 PRP 的生物制剂。这些药物以 NF-κB 信号通路为靶点，对这些药物的反应部分取决于编码 NF-κB 通路不同成分的基因多态性，这解释了它们治疗家族性 PRP 伴 CARD14 突变的情况的正向作用[19,187]。英夫利西单抗已被证明对患有红皮病或难治性 PRP 的成人有效，可作为单一治疗或联合辅助性系统治疗[188-196]。然而，有两个病例报道显示效果不佳[197-198]。少数报告发现英夫利西单抗能显著改善持续的 Ⅲ 型 PRP 患者皮损和指甲病变[199-200]。依那西普单独或与其他疗法联合应用治疗成人 PRP 效果良好[139,197,201-203]。也有成功治疗两例青少年和家族性 PRP 的报道[19,204]。第三种肿瘤坏死因子阻滞剂阿达木单抗用于治疗成人 PRP 也取得了类似的有前景的结果[205-211]。一名对依那西普无效的 17 岁男孩应用阿达木单抗治疗取得成功[212]。此外，乌司奴单抗已被证明对顽固性 PRP 病例有效[72,76,213-217]。由于乌司奴单抗直接作用于 IL-12 和 IL-23 的 p40 亚单位，前两者可激活 CARD14 所致的 NF-κB 通路，因此它可能被认为是 CARD14 激活突变患者的一线治疗选择[20,60,72]。

其他治疗

体外光分离置换疗法（extracorporeal photophoresis，ECP）成功治疗 3 例对多种方法无效的成人患者（1 例为 Ⅱ 型 PRP，2 例为红皮型 PRP），其中 2 例与阿维 A 或环孢素联合治疗[218-219]。1 例顽固性 Ⅱ 型 PRP 患者每 3 周静脉注射免疫球蛋白（intravenous immunoglobulin，IVIG），剂量为 2g/kg（3 天以上），病情得到显著的改善[220]。

HIV 相关 PRP 患者可从单独联合应用不同的抗反转录病毒治疗或与其他治疗联合中获益[110,221]。

值得注意的是，有报道显示数例 PRP 应用视黄酸或甲氨蝶呤治疗后出现匐行性回状红斑。目前没有证据表明这些患者患恶性肿瘤的风险增加，恶性肿瘤评估应以年龄和临床为基础[222-226]。

PRP 导致的瘢痕性睑外翻应考虑手术治疗[98]。

（周亚彬 译，肖媛媛　王召阳　徐子刚 校）

参考文献

见章末二维码

第33章 扁平苔藓

Vibhu Miratta，Sarita Sanke

摘要

扁平苔藓(lichen planus, LP)是一种由T细胞介导的丘疹鳞屑性自身免疫性疾病，可累及皮肤、黏膜、毛囊和甲。任何年龄均可发病。儿童期发病可表现为散发或者家族性。经典型LP表现为淡红色、紫红色、扁平的、多角形、瘙痒性丘疹，皮损表面可见白色网状纹，即Wickham纹。根据皮损形态和位置，可将几种临床亚型进行识别。组织病理典型表现为基底细胞空泡变，表-真皮交界处带状淋巴细胞浸润。经典型、肥厚性、环状和线状LP是儿童期常见的亚型。本病病因复杂，常认为是由感染、药物或者疫苗等引起的、T细胞介导的基底膜损伤。本病可持续1~2年，其中肥厚性、黏膜性、甲受累性或毛囊性LP可能持续时间更长。甲或毛囊受累可导致无甲或瘢痕性秃发。治疗是多元化的，包括局部外用糖皮质激素、钙调神经磷酸酶抑制剂；系统治疗包括非甾体抗炎药、系统用糖皮质激素、氨苯砜、甲氨蝶呤、环孢素、硫唑嘌呤和光疗。本章将就儿童期LP的临床表现、发病机制、病程和治疗选择进行概述。

要点

- LP是一组丘疹鳞屑性疾病，特征性表现为瘙痒性、有光泽的、紫色、扁平、多角形丘疹或斑块。皮损通常具有同形反应。
- 本病通常可累及皮肤、黏膜、毛囊和甲。
- 本病是一种由遗传和环境因素相互作用所致的多因素疾病。本病可散发或家族性发病。
- 发病率约0.5%~2%，男女比例接近2:1。儿童LP相对少见。
- 本病皮损形态多样，包括环状、线状、光化性、肥厚性、萎缩性、反向性、大疱性、类天疱疮样LP及毛发性LP。
- 本病诊断依靠临床和病理学特点。基底细胞空泡变和表-真皮交界处带状淋巴细胞浸润是组织病理学的典型表现。
- 治疗的选择取决于患者年龄和疾病严重程度。治疗的目的在于去除诱发因素，可选择局部外用或口服糖皮质激素、局部外用钙调神经磷酸酶抑制剂、口服氨苯砜、光疗和口服免疫抑制剂。

引言 LP是一种病因不清的丘疹鳞屑性疾病，可累及皮肤、黏膜、毛囊和甲。临床表现为瘙痒性、有光泽的、紫色、平顶、多角形丘疹或斑块。基底细胞空泡变和表-真皮交界处带状淋巴细胞浸润是本病的典型组织病理学特征。

历史 LP一词来源于希腊词汇"leichen"意思是苔藓样，而"planus"代表顶部扁平的丘疹。"leichen"一词最早用来描述一种在岩石和乔木上发现的共生植物。Hebra首次使用"leichen ruber"命名本病[1]。1869年，Erasmus Wilson创造了"Lichen planus"这个词。1895年，Wickham用"Wickham纹"来描述皮损上的点和条纹[2]。Darier将条纹样改变归因于颗粒层增厚[3]。

"苔藓样"一词是指形态学类似LP的皮损(例如聚集分布、有光泽的平顶丘疹)，并且描述了一组以基底细胞空泡变和表-真皮交界处致密淋巴细胞浸润的组织病理模式。但与LP相比，"苔藓样"病变皮损表面没有典型的Wickham纹。

病因和发病机制 LP是一种由遗传与环境因素相互作用所致的多因素疾病(框图33.1)。多为散发性病例，偶尔在家族中和单卵双胞胎中发病，提示本病与遗传相关[4]。家族性病例占全部儿童期病例的1%~2%，且具有发病年龄早、皮损更加广泛、病程长和黏膜受累多见的特点[5-6]。若干HLA分型可能与LP相关，其中包括HLA-3、HLA-5和HLA-7[7-9]。据报道，在阿拉伯裔中，与HLA-DR1和HLA-DR10存在关联，而在墨西哥裔中与HLA-DRB＊0101相关[10-11]。

基于LP与重症肌无力、斑秃、白癜风和溃疡性结肠炎等疾病同时发生，1977年Black首次提出LP的自身免疫机制[12]。目前的证据表明LP是一种T细胞介导的疾病。已证实很多诱发因素，如病毒、药物、辐射和接触一些金属物质(如汞合金、铜、金、钯和铍)等变应原，导致角质形成细胞表面抗原改变，启动T细胞活化。LP活动期皮损显示主要组织相容性复合物(histocompatibility complex class, MHC)-I类分子抗原、CD8⁺T细胞、活化的巨噬细胞和朗格汉斯细胞表达增加。

框图 33.1　LP 发病的诱发因素

易感因素

遗传相关：*HLA-B27、HLA-3、HLA-5、HLA-DR6、HLA-DRB1*

基因多态性

自身免疫

感染因素

病毒

　　乙型肝炎病毒

　　丙型肝炎病毒

　　人类疱疹病毒-7 型

　　人乳头状瘤病毒

细菌

　　葡萄球菌

　　链球菌

疫苗

乙肝疫苗

麻疹-风疹-腮腺炎疫苗

百白破疫苗

脊髓灰质炎疫苗

流感疫苗

环境因素

外伤

辐射暴露

药物（详见框图 33.4）

血管紧张素转换酶抑制剂

抗炎药

抗生素

降糖药

抗真菌药物

抗癫痫药物

抗疟药

抗结核药

利尿剂

降脂药

金属

复方制剂

其他

精神压力

移植物抗宿主病

牙齿修复材料

金，汞

LP 皮损中的 CD8$^+$T 细胞显示出对皮损和正常角质形成细胞的细胞毒性作用[13]。细胞毒性 T 细胞还可导致角质形成细胞的凋亡[14]。

　　一些报道描述了在接种乙型肝炎疫苗、麻疹-风疹-腮腺炎疫苗和感染丙型肝炎后发生 LP[15-18]。重组乙型肝炎病毒（HBV）疫苗与儿童 LP 或 LP 样皮疹是否

存在关联性，在 3 年内进行皮损活检确诊的 LP 患者中进行了详细研究，结果有 5 例<16 岁的患儿的相关数据支持这种关联[19]。乙型肝炎病毒抗原与角质形成细胞表面抗原发生交叉反应，可能诱发了自身免疫反应。Kanwar 和 De 报道接种乙肝疫苗与 LP 发病之间平均时间间隔约为 3 年[20]。Nanda 等人报道 LP 还与上呼吸道感染或病毒疹相关[21]。然而，其他的研究并没有发现任何可诱发儿童 LP 的因素[20,22-23]。

　　LP 与肝病（慢性活动性肝炎、乙型肝炎病毒和丙型肝炎病毒感染）的关系仍存在争议（框图 33.2）[24]。自身免疫机制支持 LP 与慢性活动性肝炎（chronic active hepatitis，CAH）之间存在关联[25]。尼日利亚的一项研究表明，与对照组相比，LP 患者丙型肝炎病毒的感染率更高，提示两者之间似乎存在着某种关系[26]。近期一项病例对照研究的荟萃分析和系统评价，对口腔 LP 患者血清中抗丙型肝炎病毒抗体进行检测，用以明确丙型肝炎病毒与口腔 LP 之间的关系，结果提示血清中抗丙型肝炎病毒抗体的阳性率在病例组与对照组之间存在统计学差异，这表明丙型肝炎病毒感染与口腔 LP 的发生存在关联[27]。

框图 33.2　与 LP 相关的各种疾病

感染

乙肝

丙肝

慢性活动性肝炎

EB 病毒感染

幽门螺杆菌

自身免疫

胸腺瘤

天疱疮

红斑狼疮

斑秃

甲状腺功能减退

溃疡性结肠炎

克罗恩病

重症肌无力

白癜风

银屑病

自身免疫性多腺体病

疱疹样皮炎

硬皮病

其他

特应性皮炎

血脂异常

精神压力

萎缩性硬化性苔藓

焦虑/抑郁

流行病学 LP 的发病率约 0.5% ~ 2%,男女比例接近 1:2[28-29]。本病多见于成人,其中儿童患者占全部病例的比例不足 2% ~ 3%[29]。LP 在西半球相对少见,在亚洲国家包括中东和印度多发[20,22,30]。印度裔儿童 LP 发病率较高。一项英国人口普查数据的特别研究结果显示,虽然大多数儿童是白人,但 80.8% LP 患者为印度裔[31]。

本病平均发病年龄为 7.1 ~ 8.4 岁[20-22]。LP 在婴儿中很少见:所报道的病例中,最小年龄是 3 个月大的婴儿[32]。本病无性别分布差异,但在一些研究报道中,男孩发病比女孩多,约为 2:1,这可能与报告偏倚相关[23]。LP 多散发,然而,据报道,在所有儿童病例中有 1% ~ 2% 为家族性发病[5,20-21]。

儿童和成人患者的自然病程不同。在成人患者中,病变可持续数月甚至数年,疾病可急性发作或加重。约 65% ~ 90% 的患者在一年以后病情减弱[33]。一项研究显示,与黏膜 LP 患者相比,皮肤受累患者的病程可能更短。有一小部分患者可复发,尤其是全身性皮肤受累的患者[34]。

临床表现 LP 由散在或融合的、有光泽的、红色至紫红色的、多边形的、平顶的、瘙痒性的丘疹组成,皮损表面可见白色的 Wickham 纹。皮损多分布于手腕、前臂、背部和腿部的屈侧。这是 LP 最常见的典型表现,约占 LP 病例的 42% ~ 76%(图 33.1)[20-23]。大约 6% ~ 28% 儿童 LP 患者皮损呈线性分布模式[20,22,25]。皮肤以外的部位,如黏膜(口腔和生殖器)、头皮和指甲也可受累。皮肤镜下可见红色背景上小的点状血管与白色条纹(反射所致)呈"蕨叶"状。丘疹可融合形成各种形态的斑块,如环状、肥厚性、线状和萎缩性。线状和沿 Blaschko 线分布的 LP 可在个别患者中观察到。环状皮损是由丘疹融合呈环形所致,皮损中央消退,边缘隆起布满苔藓样丘疹。生殖器和躯干是常见的受累部位。环状 LP 类似环状肉芽肿和体癣。肥厚性 LP 累及胫骨或足踝部,皮损表现为瘙痒性、隆起的、肥厚性斑块和结节,愈后留有炎症性色素沉着[23]。光化性 LP 见于面部和四肢[23]。萎缩性 LP 特征性表现为浅表萎缩性灰白色斑片或斑块。甲和头皮 LP、大疱性 LP 和黏膜 LP 在儿童中不常见。口腔 LP 表现为网状花边样紫色的斑块,可伴有糜烂、溃疡性皮肤损害,进食辛辣刺激食物可能会引起不适感。

临床分型(框图 33.3)

甲扁平苔藓(nail lichen planus,NLP)

约 19% 的患者有甲受累[20,35]。在儿童患者中甲受累较黏膜受累更常见[4]。经常被漏诊或误诊为甲真菌病,部分原因可能与不愿对儿童患者进行甲活检有关。甲扁平苔藓可独立存在,不合并皮肤受累。甲床、甲基质均可受累。可仅有一个甲受累(约占 12% NLP 病例),或者所有的指(趾)甲均受累(约占 10% NLP 病例)。孤立性趾甲 LP 罕见(约占 6% NLP 病例)[36-37]。NLP 的特征性表现包括纵行条纹、隆起、指甲变薄和翼状胬肉形成(图 33.2a)。也可以看到非特异性特征,如凹陷、变黄、营养不良、甲分离和甲脱落(图 33.2b)[38]。最近的一个病例报道指出 2 例儿童甲脱落合并全身弥漫性 LP[39]。

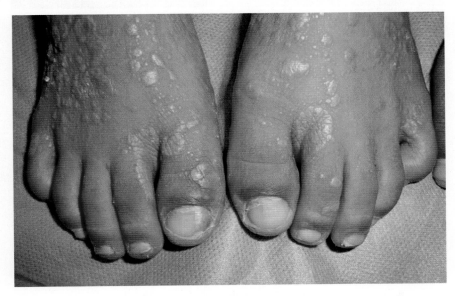

图 33.1 图示 LP 的经典型 Wickham 纹

框图 33.3   LP 临床分型

根据形态学分类
经典的丘疹鳞屑型 LP
肥厚性 LP
萎缩性 LP
发疹性 LP
线状或带状 LP
环状 LP
光线性 LP
毛囊性 LP
大疱性 LP
类天疱疮样 LP
粟丘疹型/微小丘疹型 LP
色素性 LP
根据受累部位分型
口腔 LP
　网状
　斑块
　糜烂性
　萎缩性
　水疱性

泛发性 LP
　发疹性
　环状
　萎缩性
　肥厚性
　外阴-阴道-牙龈综合征
头皮 LP
　毛发 LP
甲 LP
　甲板变薄
　翼状胬肉
　纵嵴
　甲分离
　纵行黑甲
　甲萎缩
掌/跖
　弥漫性角化
　黄/红鳞屑性斑块
　点状角化

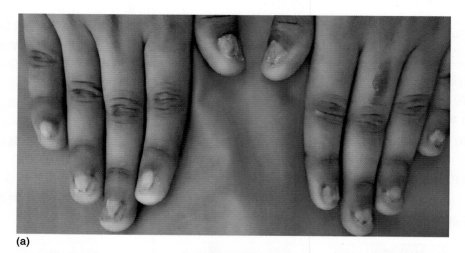

(a)

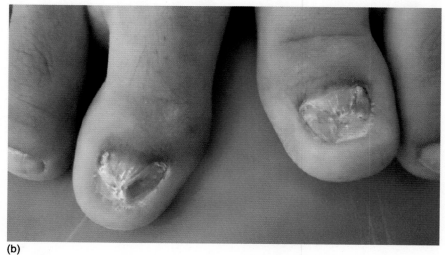

(b)

图 33.2   （a）LP 甲表现——甲板变薄。（b）LP 甲表现——甲萎缩

Peluso 和 Tosti 等将儿童 NLP 分为 3 型：典型甲改变的 LP、20-甲营养不良型和特发性萎缩型甲改变型[37]。甲营养不良在儿童比成人更常见，可累及 20 个甲，表现为甲板失去光泽、粗糙和易碎。特发性的甲营养不良在儿童常见，且大部分病例可自行恢复。甲营养不良还可见于银屑病、斑秃和特应性皮炎。甲活检在儿童是有争议的。对表现典型的甲变薄、纵嵴和裂隙的患儿，可以避免进行甲活检。对必须取活检的，Kanwar、De 和 Goettmann 等建议在一次活检中多次应用 3mm 大小的环钻进行检查，以增加发现典型组织病理学图像的可能性[36,40]。Nakamura 等发现在 NLP 患者中皮肤镜的异常与诊断有相关性[41]。因为随着年龄的增长，许多儿童时期的甲营养不良都会自然好转，故通常避免对甲营养不良的患儿行甲活检[42]。

糖皮质激素是治疗的基石。口服泼尼松或泼尼松龙 0.5mg/kg 或肌内注射曲安奈德 0.5～1mg/（kg·月），疗程 5～7 个月。65% 患者对这种 5～7 个月的系统糖皮质激素治疗有反应[21]。氨苯砜可能是一种有效的替代糖皮质激素的选择[43]。局部治疗通常无明显疗效。局部治疗选择包括皮损内注射曲安奈德或局部外用糖皮质激素。Prevost 和 English 报告了一例局部外用氯倍他索凝胶和他扎罗汀凝胶治疗有效的病例[44]。Pinter 等人描述一例对局部外用视黄酸类药物有良好临床疗效的 NLP 病例[45]。本病治疗后约 55% 的病例复发，且复发常发生在治疗结束后的第一年。

毛囊性扁平苔藓

毛囊性 LP 或者毛发 LP（lichen planopilaris，LPP）在儿童罕见。Chieregato 等人报道了 30 例 LPP 患者，仅有 2 例患者 <18 岁，且均有孤立性头皮顶部受累[46]。一项回顾性分析回顾了 37 年来的 LPP 病例中，只有 4 例患者年龄在 13～16 岁[47]。头皮受累可以是局灶性的或弥漫性的。LPP 可有症状或包括受累区头皮感觉障碍和瘙痒。伴有毛囊周围鳞屑的毛囊性丘疹和伴随脱发的紫色斑块是本病的早期表现。毛囊口消失和表皮萎缩是本病的晚期表现（图 33.3）。活动期毛发牵拉试验阳性。瘢痕性秃发的斑片可能继续进展，并且导致 Brocq 假性斑秃样损害或者所谓的"雪地里的白色脚印"样外观[48]。目前认为，银屑病患者使用依那西普和抗肿瘤坏死因子生物制剂治疗，是一个引起毛发 LP 的潜在诱因。据报道，一名 8 岁女孩因关节炎接受阿达木单抗治疗后，出现了自相矛盾的 LPP[49]。这种情况在应用 TNF-α 拮抗剂后也有报道[50]。毛发镜提示多处不规则瘢痕性脱发区域出现毛囊周围红斑伴灰白色鳞屑、树枝状血

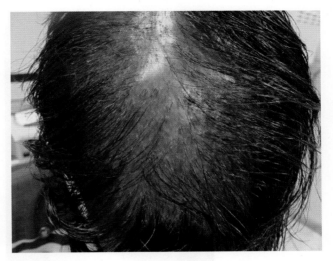

图 33.3 头皮 LP 表现为瘢痕性秃发和头皮色素沉着

管、毛囊口消失或者毛囊口堵塞。本病对美观的影响是巨大的，而且可以影响患儿的生活质量。

口腔扁平苔藓

口腔 LP 在儿童期尤其罕见（<2%～3% 患者）[51]。大部分报道病例来自印度，一部分来自英国、意大利、莫斯科、非洲、美国和科威特。口腔黏膜、舌、唇、硬腭和牙龈均可受累。最常见的皮损表现是颊黏膜网状丘疹，呈白色花边状（图 33.4a）[52]。儿童口腔糜烂性 LP 极为罕见（图 33.4b）。偶尔会有溃疡和白色斑块形成口腔 LP，但罕见[53]。口腔黏膜褐色色素沉着可以是口腔 LP 的唯一表现[54]。目前认为在溃疡性和萎缩性口腔 LP 中，鳞状细胞癌发生的风险增加，因此早期诊断是很重要的。定期的口腔体检、良好的口腔卫生和避免辛辣食物对本病有帮助。局部外用、皮损内给药或者系统应用糖皮质激素是主要的治疗方法，应根据患儿的年龄、病情、皮损部位和严重程度选择[51,54]。一项近期的综述和系统评价表明局部外用他克莫司可作为局部外用氯倍他索的替代治疗，而且可作为口腔 LP 的一线治疗[55]。但是在儿童没有对照试验研究。另外有报道环孢素、羟氯喹、左旋咪唑、灰黄霉素、视黄酸、氯喹、氨苯砜和补骨脂素/UVA 可治疗本病。

眼扁平苔藓

在儿童中，有一些孤立性眼 LP 的报道。一份病例报道一个 8 岁女孩，患有严重的纤维性干眼症、持续性结膜充血伴双侧进行性结膜睑球粘连。口服和外用环孢素联合甲氨蝶呤、口服小剂量糖皮质激素可持续性缓解病情[56]。

光化性扁平苔藓（actinic lichen planus，ALP）

光化性扁平苔藓（actinic lichen planus，ALP），又

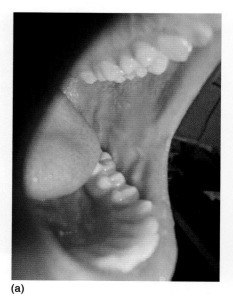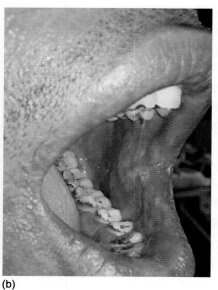

(a)　　　　　　　　　　　　(b)

图 33.4　（a）为口腔 LP 的网纹。（b）糜烂型口腔 LP，在儿童中比较少见，此处为一成年患者口腔黏膜改变

称亚热带 LP、热带 LP、苔藓样黑素皮炎，是一种光敏型 LP，好发于中东裔和印度裔的年轻人和儿童。据报道，印度的发病率为 2%～11.5%[22-23]。西班牙曾报道 4 例儿童病例[57]。本病皮肤表现为烧灼感而非瘙痒，往往出现夏季加重的病史和光敏现象。本型有斑块型、环状、色素沉着三种临床亚型。环状皮损表现为褐色至紫色的环状斑块，中央色素沉着，边缘绕以色素减退性苍白圈，在手背、上肢、颈部、口唇和面部尤其明显。在一些病例，黄褐斑样色素沉着可以是唯一的皮肤表现。紫外线诱导角质形成细胞自身抗原的改变可招募细胞毒性 T 细胞。表皮萎缩是光化性 LP 典型的病理表现。本病需与盘状红斑狼疮、多形性日光疹、黄褐斑、苔藓样药疹鉴别。避光、局部外用糖皮质激素或钙调神经磷酸酶抑制剂是基础治疗，抗疟药主要用于多发、反复的患者。有 6 例关于儿童 ALP 的报道，其中 5 例为男孩，1 例为女孩，诊断时的平均年龄为 11 岁；其中 5 例病例在夏季发病。面部和上肢是最常见的受累部位，环状皮损最常见，其次是色素性黄褐斑样皮损。3 例出现唇炎。在治疗中断后，1 例患儿复发[58]。Ramírez 等报道了一例 ALP 患儿，为 9 岁哥伦比亚女孩，该患儿对羟基氯喹和光保护有极好的反应[59]。

肥厚性扁平苔藓

　　肥厚性 LP 在儿童中较为常见。Sharma 和 Maheshwari 的报道提示本病的发病率为 26%，而其他报道则提示较低的发病率（8%～10%）[21-23]。肥厚性 LP 表现为剧烈的瘙痒性、角化性、深棕色至灰蓝色、质硬的斑块和结节，主要分布于胫骨和足背表面，也可见经典的 LP 表现

（图 33.5）。病变常不易消退且易复发。可用中效糖皮质激素进行封包治疗，但需要间歇性使用和患者定期复查，以警惕表皮萎缩的发生。对于希望治疗反应快一些的青少年和成年患者，皮损内应用糖皮质激素是一种治疗选择。近期报道，鳞状细胞癌、皮角和表皮包涵体囊肿与肥厚性 LP 相关[60-62]。

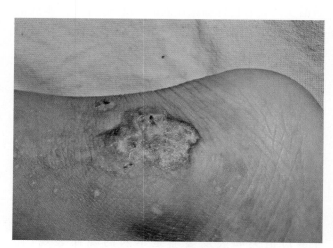

图 33.5　肥厚性扁平苔藓

萎缩性扁平苔藓

　　临床上，萎缩性 LP 表现为伴有表皮萎缩的灰白色斑片。该型可能是 LP 消退期或者继发于局部外用糖皮质激素所致。临床上，此型与硬斑病相似。

急性发疹性扁平苔藓

　　发疹性 LP 在儿童中不常见。来自印度的一项研究报告称，16.5% 的患者为发疹性 LP[43]。Pedraz 等报告了一例发疹性 LP 的患儿[63]。本病起病急，皮疹可

在数日到数周内出现,分布广泛。该型 LP 由大量微小的、肤色到紫色的红斑、瘙痒性丘疹组成,累及躯干、面部、四肢、手掌、足底和口腔黏膜表面。病变可持续数月后痊愈,最后遗留色素沉着。一名 7 岁全身泛发的 LP 男孩,表现为多发白色至灰白色丘疹和斑块,经局部糖皮质激素治疗后,4 周内痊愈[64]。本型需与苔藓样药疹鉴别,两者表现非常相似。

线状扁平苔藓

线状 LP 在儿童中很常见,约占儿童 LP 病例的 6.9% ~ 9.2%[22,43]。Kabbash 等人描述了 3 名青少年病例,皮疹呈发疹型,沿着 Blaschko 线分布,累及背部、腹部和四肢。临床上,该型皮损的形态和分布类似于表皮痣[65]。线状 LP 可有同形现象出现,皮损表现为沿皮肤创伤线呈线性分布。另一方面,真正的线状 LP 通常更广泛,并沿着 Blaschko 线分布(图 33.6)。该型组织病理学与经典型 LP 相似。这种类型分布在腹部呈 S 形曲线,在后背部中线呈 V 形,在下肢和四肢呈线形,在头皮和面部呈蛇形。线状 LP 被认为是由于皮肤镶嵌现象所致。据报道,一个 4 岁的女孩患者,线状 LP 与经典型 LP 共患[66]。

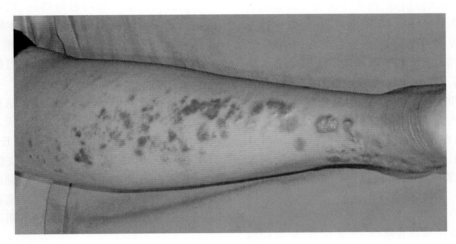

图 33.6　线状(带状)LP

该型需要与其他沿 Blaschko 线分布的疾病相鉴别。线状苔藓、炎性线状疣状表皮痣(inflammatory linear verrucous epidermal naevus,ILVEN)、线状银屑病和线状毛囊角化病等与本病在临床上相似,容易被混淆。

大疱性扁平苔藓与类天疱疮样扁平苔藓

大疱性 LP 是一种罕见的 LP 类型,常在原有 LP 皮损的基础上出现水疱或者大疱性损害时作出诊断。水疱的形成继发于免疫介导的基底膜带损伤。这种损伤导致一些长期存在的皮损发生基底层细胞液化变性,引起表皮下水疱的形成。本型直接或者间接免疫荧光均为阴性[67]。

类天疱疮样 LP 是一种罕见的免疫性疱病。1892 年,Kaposi 首次用"苔藓合并类天疱疮"这一术语来描述一例典型的 LP 患者并发弥漫性水疱损害[68]。本型在儿童极为罕见。紧张性水疱可发生在先前没有受累的皮肤,尤其是四肢,也可以与经典性瘙痒性 LP 皮损同时或者随后出现。曾报道一位 8 岁印度女孩在四肢、臀部原有瘢痕基础上发生类天疱疮样 LP[69]。大约 50% 的病例出现掌跖受累。这种类型的 LP 可能会持续 1~2 年。对儿童类天疱疮样 LP 病例的回顾表明,发病年龄 12 岁左右,男女比例为 3∶1。LP 与类天疱疮样 LP 之间的平均时间差为 7.9 周[70]。大疱性 LP 在临床上会有典型的 LP 的临床表现,而组织病理显示表皮下大疱、苔藓样浸润,免疫荧光阴性。相反,类天疱疮样 LP 显示表皮下大疱,疱内可见纤维蛋白、嗜酸性粒细胞和中性粒细胞,无苔藓样浸润,大疱周围皮肤的直接免疫荧光显示 IgG 和 C3 沿着基底膜带呈线性沉积[71]。在这些病例中证实 IgG 抗体为针对 180kDa 大疱性类天疱疮抗原(BPAg2,ⅩⅦ型胶原)和 230kDa 类天疱疮抗原(BPAg1)中的一种或两种的自身抗体[72-73]。类天疱疮样 LP 可由病毒感染(如水痘和乙型肝炎感染)、紫外线照射和指甲花染料文身引起[74-77]。雷米普利、桂利嗪、辛伐他汀、卡托普利、补骨脂素联合 UVA 疗法和抗结核药物等也可导致类天疱疮样 LP[78]。表位扩散(epitope spreading)指在炎症过程引起组织损伤,从而释放或者暴露之前的隔离抗原(sequestered antigen),导致继发针对新释放抗原的自身免疫性应答[79]。包括口服氨苯砜、口服糖皮质激素和甲氨蝶呤在内的系统用药可用于治疗类天疱疮样 LP[80]。

大疱性类天疱疮类似于类天疱疮样 LP。然而,大疱性类天疱疮发生在老年组,很少发生在儿童中,而类天疱疮样 LP 患者更典型的是中年人发病,亦有一些儿童中的类天疱疮样 LP 的报道。在类天疱疮样 LP 患者中,IgG 和 C3 位于大疱的底部,而大疱性类天疱疮则与之相反,位于大疱的顶部[79]。在类天疱疮样 LP 中只发现抗 180kDa 抗原的抗体,而在大疱性类天疱疮中观察到抗 180kDa 和 230kDa 抗原的抗体。免疫电子显微术显示,在类天疱疮样 LP 患者的透明层中存在和大疱性类天疱疮一样的抗体沉积[80]。据报道,类天疱疮样 LP 与淋巴瘤、神经母细胞瘤、网状肉瘤、嗜色垂体腺瘤、颅咽管瘤和副肿瘤性天疱疮的类天疱疮样 LP 变异型等良、恶性肿瘤有关[81]。

色素性扁平苔藓

Bhutani 等首次描述了色素性 LP[82]。本病在不同的种族均被发现,如阿拉伯裔、西班牙裔和亚裔印度背景的民族。本病多见于 30~40 岁人群,在儿童中也不常见。本病初始表现为深棕色、蓝灰色斑片,好发于光暴露部位,包括面部、颈部和皱褶部位[83]。皮损常无瘙痒感,偶有烧灼感。本病罕见报道成线性或者节段性分布[84]。本病皮肤镜下为混合模式:蓝色、灰色或者褐色点状结构和褐色无结构区域。目前本病无满意的治疗办法,治疗目的在于识别外部诱发因素,如染料、化学物质、油和药物。他克莫司可用来治疗相关的色素沉积[85]。口服氨苯砜和秋水仙碱可用来治疗泛发性的色素性 LP。

反向性扁平苔藓

本病最初被描述为具有瘙痒、色素沉着、轻度鳞屑的丘疹,多见于身体屈侧和间擦部位(腋窝、腘窝、乳房下皱褶、腹股沟部皱褶、臀间裂隙)。黏膜、头皮、掌跖、甲或者表皮通常无异常。本病可见色素沉着,与色素性 LP 可能有重叠[86]。有 LP 继发红皮病的报道[87]。

苔藓样反应

扁平苔藓-红斑狼疮(lichen planus-lupus erythematosus,lupus planus)**重叠**　一些患者在临床上表现为肢端出现肥厚性丘疹和斑块,类似于 LP 和盘状红斑狼疮(discoid lupus erythematosus,DLE)。然而组织病理和直接免疫荧光(direct immunofluorescence,DIF)可协助诊断 LP 和 DLE。本病皮损呈慢性,很难控制[88]。

苔藓样药疹　如口服降糖药、抗疟药、甲基多巴、抗血管紧张素转换酶抑制剂、β 受体阻滞剂和抗惊厥药在内的许多药物通常与此有关(框图 33.4)。组织病理学显示角化不全、基底细胞空泡化和真皮内嗜酸性粒细胞增多。

苔藓样或者扁平苔藓样移植物抗宿主病　在造血干细胞或外周血干细胞移植后 100 天左右,在手、足和躯干伸侧的可能会出现泛发性紫色丘疹和斑块,其临床和组织学表现与 LP 无法区分。皮损愈合后局部可出现色素沉着。本病可观察到甲和黏膜的受累。也有描述为大疱型或毛囊变异型的移植物抗宿主病[89]。当出现皮肤硬化改变时表示疾病后期。

鉴别诊断　根据临床表现,框图 33.5 列举了各种鉴别诊断及注意事项。

框图 33.4　引起苔藓样药疹的相关药物

抗炎药	灰黄霉素	**抗疟药**
阿司匹林	酮康唑	氯喹
布洛芬	**抗癫痫药**	羟氯喹
吲哚美辛	卡马西平	奎纳克林
来氟米特	奥卡西平	**利尿药**
萘普生	苯妥英钠	氯噻嗪
舒林酸	丙戊酸钠	呋塞米
柳氮磺胺吡啶	**降脂药**	螺内酯
抗生素	吉非罗齐	**其他**
对氨基水杨酸	普伐他汀	别嘌呤
磺胺甲噁唑	辛伐他汀	指甲花染剂
四环素或其衍生物	**降糖药**	异视黄酸
抗分枝杆菌	氯磺丙脲	左旋咪唑
氨苯砜	格列吡嗪	锂剂
乙胺丁醇	胰岛素	对苯二胺
异烟肼	甲苯磺丁脲	盘尼西林
利福平	妥拉磺脲	**金属**
链霉素	**血管紧张素转换酶抑制剂**	金
抗真菌药	依那普利	汞
两性霉素 B	卡托普利	镍

框图 33.5 LP 的鉴别诊断

经典的丘疹鳞屑性 LP	**萎缩性 LP**	自身免疫性疱病
色素性扁平疣	红斑狼疮	白塞病
苔藓样移植物抗宿主病	萎缩性硬化性苔藓	先天性厚甲症
光泽苔藓	**毛囊性 LP**	先天性角化不良
二期梅毒	瘰疬性苔藓	白色海绵状斑痣
红斑狼疮	毛发苔藓	香料过敏
儿童丘疹肢端皮炎	毛发红糠疹	**外阴 LP**
玫瑰糠疹	小棘苔藓	硬化萎缩性苔藓
泛发性 LP	**口腔 LP**	外阴水疱性疾病
光泽苔藓	念珠菌病	外阴湿疹
苔藓样药物反应	鹅口疮	外阴上皮内肿瘤
点滴型银屑病	红斑狼疮	瘢痕性类天疱疮
慢性苔藓样糠疹	病毒感染（单纯疱疹、柯萨奇病毒、HIV）	**甲 LP**
Nekam 病	**环状 LP**	银屑病
光化性 LP	环状肉芽肿	斑秃
多形性日光疹	玫瑰糠疹	甲真菌病
固定性药疹	银屑病	特发性气管炎
盘状红斑狼疮	体癣	**头皮 LP**
线状 LP	慢性单纯性苔藓	盘状红斑狼疮
线状苔藓	盘状或钱币形湿疹	Brocq 假性斑秃
炎性线性疣状表皮痣	**肥厚性 LP**	硬皮病
线状银屑病	结节性痒疹	二期梅毒
线状毛囊角化病	苔藓样淀粉样变	**掌跖 LP**
色素性 LP	疣状皮肤结核	银屑病
斑片性淀粉样变	慢性单纯性硬化萎缩性苔藓	湿疹
持久性色素异常性红斑	苔藓样银屑病	局灶性掌跖角化
Riehl 黑变病	白斑病	二期梅毒
Addison 病	移形性口腔炎	

诊断 LP 的诊断依靠临床和组织病理学特点。皮肤镜为非侵入性检查可以协助诊断，尤其对儿童甲和头皮 LP。皮肤镜下 LP 的特点包括蓝灰点、粉刺、粟粒样囊肿和血管结构（红线）。毛发镜下可见毛囊周围鳞屑（黑星）、毛囊口缩小和白点征（红星）。毛囊结构周围的蓝灰色点（黄色箭头）被视为"靶向"特征。经皮肤镜检查发现毛囊口周围鳞屑、白点和毛囊口缩小与毛发 LP 有关。

对于不典型的病例，可取直径 4mm 的环钻活体组织进行病理检查，取有代表性的、活动期的皮损最为理想。组织病理可见角化过度、棘层不规则增厚，颗粒层楔形增生和锯齿状或者网状脊。基底细胞液化变性表现为表皮基底层空泡变，导致基底细胞丧失正常形态。这可能导致单个基底细胞之间以及表皮真皮之间的连接破坏。表皮下部和真皮乳头可见胶样小体或坏死的角质形成细胞，表现为均质、嗜酸性、PAS 阳性和抗淀粉酶的小体。表-真皮交界处可见致密的带状淋巴细胞浸润伴色素失禁、真皮大量噬色素细胞。人工分离表皮和真皮可见小的裂隙，即最大约瑟夫空间。在大疱性 LP 患者中，该裂隙通常更大。毛发 LP 的组织病理表现为致密的正角化过度、毛囊漏斗扩张伴角化过度、颗粒层轻度增生、毛囊上皮萎缩伴毛囊周围纤维化、新胶原形成。毛囊上部表-真皮交界处有大量的淋巴细胞和组织细胞密集浸润，基底层明显的空泡变性和角质形成细胞坏死，可见浆细胞和嗜酸性粒细胞不同程度的浸润，可见毛囊周围纤维化。苔藓样药疹表现为角化不全、嗜酸性粒细胞或中性粒细胞在真皮浅层和深层浸润。对 LP 的 DIF 研究通常显示纤维蛋白沉积在表-真皮交界处和 IgM（在细胞样小体上），粗纤维蛋白沉积在表-真皮交界处是诊断 LP 的唯一最佳指标。染色显示也伴有 IgG、IgA、C3 和纤维蛋白的沉积。在毛发 LP 中，DIF 显示 IgM 和/或 IgA、IgG 和少见的 C3 在漏斗和峡部的沉积。皮损处间接免疫荧光可显示一种特定的荧光模式，与 LP-特异性抗原相对应分布在棘层和颗粒层。它可以作为诊断 LP 有用的辅助手段，尤其是在非典型病例中[90]。

第六篇

治疗　识别任何可能的诱发因素如药物或者其他暴露因素(如染料和化学物质)是很重要的,因为将其去除可减轻症状。治疗方式的选择取决于患者的年龄以及LP的严重程度和类型(表33.1)。局部糖皮质激素(最好是弱中效)同时联合第二代口服抗组胺药(左西替利嗪/非索非那定/地氯雷他定),组成儿童治疗的主要药物。而局部外用他克莫司或吡美莫司也可用于皮肤和口腔LP。这些药物对缓解期的维持治疗和炎症后的色素沉着也特别有用。对于能耐受注射治疗的年长患儿,皮内或甲基质内注射糖皮质激素可以更有效地治疗肥厚性LP和甲LP。口腔LP使用糖皮质激素可能需要联合黏附载体(如Orabase™或等效物),以保证覆盖口腔糜烂面的长期活性,并有助于保持口腔卫生。如果LP受累的体表面积>10%,或有多个部位累

及,需考虑系统的治疗方法:虽然短期口服皮质类固醇可获得更快速的初始缓解,但仍需考虑糖皮质激素联合窄谱紫外线疗法(NB-UVB)或其他系统治疗,如口服氨苯砜或口服阿维A或异维A酸等形式。泛发性LP、发疹性LP、类天疱疮样LP、LP伴瘢痕性脱发、甲LP伴甲破坏也需要系统应用糖皮质激素来辅助治疗。糖皮质激素有不同的治疗方案。一些学者主张在一周内连续两天应用0.2mg/kg倍他米松注射冲击治疗,而另一些学者则建议每日注射0.5mg/kg的糖皮质激素,在4~6周内逐渐减量,以阻止新病变的形成。柳氮磺吡啶、环孢素、甲氨蝶呤和硫唑嘌呤也被用作糖皮质激素的辅助药物来控制疾病的活动期。甲硝唑、苯妥英钠、沙利度胺和霉酚酸酯可用于对常规药物无反应的严重病例。

表33.1　LP的治疗

分型	局部用药	口服用药	其他
皮肤LP	强效-中效糖皮质激素 0.05%他扎罗汀凝胶	系统应用糖皮质激素 灰黄霉素 氢氯喹 硫唑嘌呤 霉酚酸酯 阿维A 氨苯砜 沙利度胺 环孢素 柳氮磺胺吡啶 左旋咪唑	NB-UVB BB-UVB PUVA光疗 皮损内注射曲安奈德
甲LP	0.05%他扎罗汀凝胶 中效局部外用糖皮质激素	小剂量冲击口服糖皮质激素(倍他米松) 阿维A	甲母质内注射曲安奈德
口腔LP	芦荟胶 Orabase™旗下曲安奈德 黏性利多卡因 盐酸苯海拉明 环孢素冲洗	氨苯砜 阿维A	—
头皮LP	局部外用中效糖皮质激素	氢氯喹 口服小剂量冲击甲泼尼龙 噻唑烷二酮类(吡格列酮) 环孢素 四环素或者它的衍生物 阿维A 霉酚酸酯	PUVA

(刘元香 译,尉莉　肖媛媛　马琳 校)

参考文献

见章末二维码

第 34 章　光泽苔藓

Jasem M. Alshaiji

摘要

　　光泽苔藓(lichen nitidus,LN)是一种获得性炎症性皮肤病,主要累及学龄期儿童和青壮年。本病没有明显的种族和性别差异。典型表现为多发的、簇集分布的、带有光泽的、皮肤色的、圆顶状或者平顶状、针尖大小丘疹。皮损可累及所有部位的皮肤,以四肢、躯干和外阴多见。本病通常无症状,偶有轻度的瘙痒。皮损常局限分布,极少数有泛发的报道。大多数病例为散发,但也有遗传性或者获得性相关的疾病报道。LN 的发病机制仍不清楚。实验室检查未见异常。本病的诊断大多基于临床表现,但是必要时有特征性的组织病理学表现有助于确诊。本病通常为自限性疾病,皮损一般会在数月或者 1 年左右消退,但部分皮损可持续存在,呈泛发或者毁形性改变,这种情况下可选择局部或者系统用药进行治疗,偶尔可选择 UVA 或者 UVB 光疗。

要点

- LN 是一种慢性良性炎症性的皮肤病。
- LN 主要累及学龄期儿童和青壮年。
- 本病发病机制尚不清楚。
- 本病没有性别和种族差异。
- 本病皮损表现为多发、皮肤色、圆顶或者平顶丘疹,多见于躯干、上肢和外阴。
- 本病通常无症状,但可有瘙痒感。
- 本病常局限性分布,但亦可泛发。
- 其他临床变异型包括融合性、水疱性、出血性、穿通性、棘状毛囊性、线状和光化性。
- 黏膜、掌跖和甲受累报道少见。
- 没有实验室异常数据报道。
- 本病依据临床作出诊断,组织病理可以协助确诊。
- 本病是自限性疾病,通常数月至 1 年可消退,但有少数持续存在的病例报道。

引言　光泽苔藓(lichen nitidus,LN)是一种良性慢性炎症性皮肤病,主要累及学龄期儿童和青壮年。本病无性别和种族差异。很少有家族性病例报道。尽管怀疑有免疫学基础,但其发病机制仍不清楚。皮损局限于四肢、躯干和生殖器,表现为多发、直径 1~2mm、肤色、有光泽,或略带粉红色,或色素减退的圆顶或平顶丘疹。实验室检查无异常。诊断主要基于临床特征,但可以通过特征性的组织学发现来证实。LN 通常是在数月至 1 年内自行消退,尽管有些病例可以持续更长时间。

历史　Felix Pinkus 于 1907 年首次描述了本病[1]。

流行病学　本病主要累及学龄期儿童和青壮年。男孩发病中位年龄为 7 岁,女孩则为 13 岁[2]。没有性别或种族差异。婴儿期 LN 极为罕见,但已有报道[3-4]。

发病机制　LN 的发病机制尚不清楚。有报道称 LN 和扁平苔藓(lichen planus,LP)同时发生在同一患者身上,这表明 LN 可能与 LP 具有相似病因,其可能是 LP 的一种微丘疹变异型[4]。一项研究观察到近 1/3 的 LP 患者出现 LN 样病变;然而,LN 的组织病理学和免疫组化模式具有特征性诊断,与 LP 明显不同。LN 免疫组化染色显示 CD4+、CD8+ 淋巴细胞、巨噬细胞和朗格汉斯细胞的浸润。对 LP 的类似研究显示表达 HECA-452(一种皮肤归巢受体)的 CD4+ 细胞占优势,这支持 LN 和 LP 是不同疾病的观念[4]。

　　一种病因学理论认为 LN 是一种对感染的免疫反应或者对一些无活性的微生物抗原(细菌/病毒)的特发性反应,可能激活细胞介导的免疫反应,引发淋巴细胞聚集并形成炎性丘疹[5]。

临床特征　本病临床表现为多发性、1~2mm、散在分布、带有光泽的、皮肤色或略带粉红色或色素减退性、圆顶或平顶、针头大小的丘疹(图 34.1~图 34.3)。他们通常成群排列,主要见于上肢、胸部、腹部和生殖器(特别是龟头、阴茎和包皮),但皮损可以出现在任何部位。通常无症状,或可轻度瘙痒和毁形。本病通常是局部的,偶见泛发性病例[3,6-9]。也有一些合并其他疾病的泛发性 LN 的报道(框图 34.1)。

第六篇

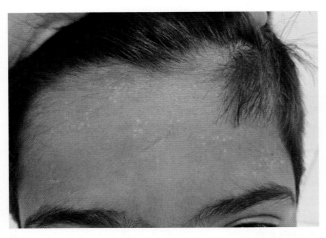

图 34.1　前额部位 LN-光化性变异型。资料来源：Courtesy of Shehab Al-Dhafiri, MD.

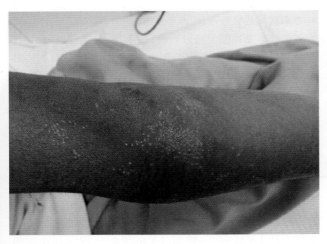

图 34.2　上肢伸侧 LN。资料来源：Courtesy of Shehab Al-Dhafiri, MD.

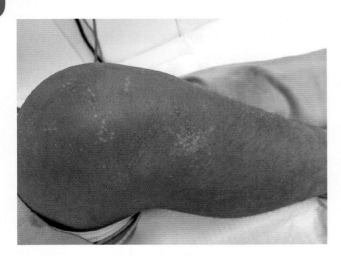

图 34.3　下肢伸侧 LN 伴同形反应。资料来源：Courtesy of Shehab Al-Dhafiri, MD.

框图 34.1　LN 相关的疾病[4,10-17]

克罗恩病
唐氏综合征
HIV 感染
幼年慢性关节炎
幼年粒单核细胞白血病
多发内分泌腺瘤
神经纤维瘤病，1 型
Niemann-Pick 病
产后甲状腺炎
Russell-Silver 综合征

　　LN 的其他临床变异包括融合性、水疱性、出血性[18]、穿通性[19-20]、棘状毛囊性[7,21]、线状/Blaschko 线状[22-24]和光化性[4-5]。

　　光化性 LN(actinic lichen nitidus, ALN)是一种独特的、发生于曝光部位、有季节特点的 LN，主要见于 Fitzpatrick 皮肤分型为Ⅳ~Ⅵ型的儿童和青少年[4,25-27]。最近报道了一例高加索裔青年男性发生光化性 LN，其 Fitzpatrick 皮肤类型为Ⅲ型[28]。Bedi 于 1978 年首次报道这种疾病，并命名为夏季光化性苔藓样疹(summertime actinic lichenoid eruption, SALE)[29]。Isaacson 等人认为本病是光化性扁平苔藓(actinic lichen planus, ALP)病谱的一部分[30]。但是，Kanwar、Kaur 和 Hussain 提出了光化性 LN 这个术语[31-33]。

　　ALN 的临床表现和组织病理特点与光化性 LP 不同。ALN 与多形性日光疹(polymorphous light eruption, PMLE)的微小丘疹型有相似之处。因此有作者认为 PMLE 和 ALN 是同一个疾病的不同亚型[4]。

　　与 LP 一样，LN 也可见同形反应，这是 LN 的一个标志[5,34]。

　　黏膜、掌跖和甲受累报道少见[5,18,35-40]。

　　当 LN 出现在口腔时，表现为口腔颊黏膜或舌头上微小的灰白色扁平丘疹[40-42]。发生在掌跖部位的 LN 可能和经典 LN 临床表现不同：可以见到角化过度性裂隙，点状丘疹/斑块，中央可见角栓，或更罕见的紫癜样皮损和类似汗疱疹样皮损。常发生在年长者，平均发病年龄为 45 岁(年龄范围：37~52 岁)，伴有足底病变[18,35-38]。发生在其他部位的经典型 LN 通常伴发掌跖病变，也有报道与掌跖病变相关的甲营养不良[36]。甲受累报道少见，可先于皮肤损害出现。与甲 LP 不同，甲 LN 在儿童更常见，病变较轻，不出现甲翼状胬肉和无甲[39]。在无甲床肿瘤或外伤史的情况下，甲改变包括增厚、纵嵴、凹陷、远端分离、波纹、甲粗糙脆裂和正中小管状营养不良[39-40]。诊断线索包括在受累手指上出现小的丘疹和由于甲基质受累所致的甲皱襞肿胀伴色素沉着[39]。

　　有很少报道提示，LN 可与各种其他皮肤疾病相关

（框图34.2）。

LN合并出现传染性软疣（molluscum contagiosum, MC）或尖锐湿疣的报道很少，可能是巧合[45]。

框图34.2 报道与LN相关的皮肤病[5,21,43-44]

扁平苔藓
结节性红斑
节段性白癜风
小棘苔藓
线状苔藓
寻常型银屑病
特应性皮炎
文身

鉴别诊断 临床上有很多皮肤病表现与经典型和变异型LN相似（框图34.3）。

框图34.3 LN鉴别诊断

经典型[35,45-49]
毛周角化病
扁平苔藓
毛囊湿疹
接触性皮炎（对银胶菊属或者镍过敏）
传染性软疣
扁平疣
毛发红糠疹
蟾皮病
慢性单纯性苔藓
毛囊角化病（Darier病）
二期梅毒
Id反应
瘰疬性苔藓
结节性痒疹
银屑病
环状肉芽肿（granuloma annulare，GA）
朗格汉斯细胞组织细胞增生症（Langerhans cell histiocytosis，LCH）
丘疹性黏液病
穿通性LN[19]
原发性穿通性疾病（如Kyrle病、反应性穿通性胶原病、穿通性弹性纤维变性、穿通性毛囊炎）
继发性穿通性疾病（如GA或皮肤钙沉着）
光化性LN[26,27]
光化性扁平苔藓
光化性毛囊炎
毛囊性湿疹
结节病
黏蛋白病（黏液水肿性苔藓）
掌跖LN[35-36,38]
砷角化
Darier病
痣样基底细胞癌
汗孔角化病外分泌腺开口病变和真皮导管痣
慢性湿疹和汗疱疹
皮肤角化病
手掌扁平苔藓
窝状角质松解症

实验室检查和病理学表现 本病无实验室检查异常的报道。诊断主要基于临床表现，但是典型的组织病理特点有助于确诊（图34.4和图34.5）。

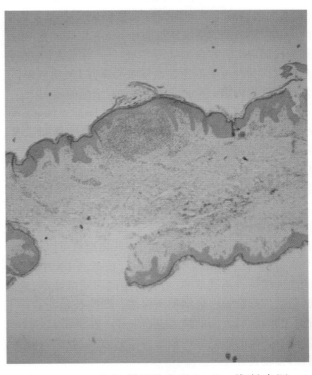

图34.4 LN组织病理学表现（×4）。资料来源：Courtesy of Mohammad Al-Enezi，MD.

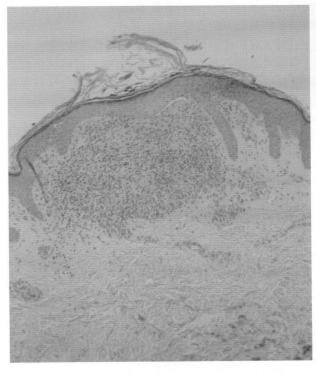

图34.5 LN组织病理学表现（×10）。资料来源：Courtesy of Mohammad Al-Enezi，MD.

第六篇

组织病理学表现真皮层内有明显的局限性炎症浸润，通常跨越大约4~5个真皮乳头。边缘以表皮突的延伸为标志，呈现出所谓的"抱球样"外观。浸润细胞由淋巴细胞、上皮样细胞组成。上方表皮变薄、角化不全、基底细胞液化变性和胶样小体形成[50]。真皮乳头内S-100[+] CD1a[+]朗格汉斯细胞和CD68[+]巨噬细胞/组织细胞浸润是LN的典型病理特征[51]。除此之外，在伴毛囊周肉芽肿改变的泛发性棘状毛囊性LN病例中，还发现了真皮内ⅩⅢa因子[+]和肌束蛋白[+]细胞的浸润[7]。

激光扫描共聚焦显微镜（confocal laser scanning microscopy，CLSM）的体内成像是一种有用的诊断工具，可在进行皮肤活检前使用。CLSM表现为圆形、扩大的、境界清楚的真皮乳头，其内充满大量高度屈光性细胞，可能与噬黑素细胞和单核细胞一致。位于扩张的真皮乳头顶部的基底细胞层折射率较差，可能是由于黑素细胞的耗竭所致[52]。对于掌跖LN患者，如果在其他区域没有典型的LN病变，皮肤镜检查可以作为一个有价值的工具来辅助诊断[53]。在足底LN中，平行的线性鳞屑被椭圆形的、境界清楚的凹陷所截断，这些凹陷被环形的银白色鳞屑所包围。凹陷长轴与鳞屑平行。凹陷区域表面的鳞屑少而细碎。在掌跖LN中，也发现了类似的凹陷结构和鳞屑排列方式，但凹陷较平，且形态较长[53]。

治疗 考虑到本病通常无症状并且有自限性，常无需治疗。但是，对于一些持久性和泛发性病例，以及有美容需求的患儿可能需要治疗干预。

对于有症状的局限性病例，局部外用中-强效的糖皮质激素或者钙调神经磷酸酶抑制剂和口服抗组胺药可能是有效的。有报道一名20岁男性外用1%吡美莫司乳膏，每日2次，持续2个月，成功治疗阴茎处LN[54]。由于存在瘢痕形成的可能性，故应避免对阴茎部位的LN进行激光烧灼[55]。

对于光化性LN，使用防晒霜和避光防护有助于预防新发皮损的出现。一名23岁女性面部光化性LN患者，口服羟氯喹200mg/次，每日2次，疗程4周，之后维持200mg/次，每日1次，经过6个月后治愈[27]。

对于泛发性LN，外用局部糖皮质激素和钙调神经磷酸酶抑制剂可能有帮助[47,56]。有报道，外用1%吡美莫司，一天2次，疗程8周，成功治疗一名8岁泛发性LN患儿[47]。已报道治疗有效的系统用药有：视黄酸类药物（阿维A、异维A酸）、阿司咪唑、二硝基氯苯/二苯基环丙烯酮免疫治疗、系统应用糖皮质激素、环孢素、伊曲康唑、异烟肼和低分子肝素[4,15,47,57]。据报道，紫外线光疗中窄谱UVB和PUVA有一定疗效[4,15,47,58]。但是这些治疗对成人患者是合理的，但不完全适用于儿童。

预后 LN是一种慢性自限性疾病，皮损通常在数月至1年内自发消退。

（刘元香 译，尉莉 肖媛媛 马琳 校）

参考文献

见章末二维码

034章 参考文献

第 35 章　线状苔藓

Franck Boralevi，Alain Taïeb

摘要

线状苔藓（lichen striatus，LS）是一种沿着 Blaschko 线分布的暂时性线状皮损，可持续数月到数年，最终自发性消退。儿童较成人更多见，女性发病较男性多。皮损表现为红斑或者有时候表现为肤色平顶丘疹，沿 Blaschko 线分布，呈典型的苔藓样外观。多种皮损可同批出现。也可出现色素减退或者少见的色素沉着。通常不需要治疗。组织病理表现为海绵水肿和苔藓样浸润的混合模式，伴有血管和附属器周围淋巴细胞浸润。线状苔藓和 Blaschko 皮炎在临床和病理方面属于同一种谱系疾病。

要点

- 线状苔藓是一种暂时性沿 Blaschko 线分布的线状皮损。
- 线状苔藓最常发生在儿童，平均发病年龄 3.5 岁。
- 通常情况下，本病表现为单发的线状皮损，数月后可自愈。
- 光镜下表现为一种混合的海绵水肿-苔藓样浸润的混合模式。
- 本病是一种良性的自限性疾病，通常不需要治疗。
- 同其他线状损害疾病类似，目前认为是一个多基因皮肤病的重叠节段型损害。
- 为了避免与其他苔藓样疾病混淆，"Blaschko 皮炎"这一名字一直被沿用。

引言　线状苔藓是一种暂时性但可持续一段时间的线状损害，儿童较成人多见[1]。常表现为沿 Blaschko 线分布的单一线状皮损（图 35.1），病程有自限性，可持续数周至 2~3 年不等。炎症后色素减退或者色素沉着可持续更长时间。很少有复发者。一些疾病，如特应性皮炎或白癜风可能与本病相关。有家族性病例相关报道。光镜下显示海绵水肿-苔藓样浸润的混合模式，经常伴有淋巴细胞沿皮脂腺、汗腺周围浸润[2]。这种沿 Blaschko 线分布模式的疾病，其发病机制仍然不清楚，可能由于合子后基因突变事件或者表观遗传的镶嵌，并与触发事件相关，如可能的病毒感染。

历史　线状苔藓是由 Senear 和 Caro 描述并命名[3]。他们在 20 世纪中期发表的文章中对本病进行了综述，并且编辑了曾用来描述本病的大量术语：*éruption lichénoïde*[4]，*naevus linearis*[5]，*trophonévrose lichénoïde en bande linéaire*[6]，*neurodermite zoniforme*[7]，*linear cutaneous eruption*[8]，*systematisierter Lichenifikation*[9]，*dermatosis linearis lichenoides*[10]，*lichen striatus*[11-12]，*lineare neurodermatitis*[13]，*dermatosis linearis pruriens*[14] and *lineären Ekzem*[15]。作者自己对这些原始资料的回顾表明，所描述的一些患者实际上可能是患有炎性线状疣状表皮痣（inflammatory linear verrucous epidermal naevus，ILVEN）、

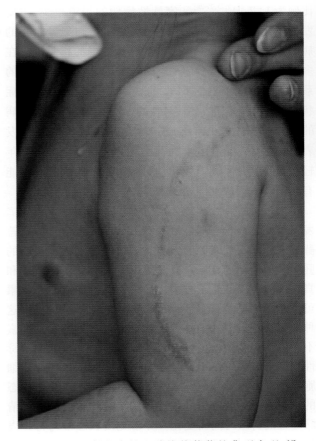

图 35.1　一例儿童的上肢线状苔藓的典型表现：沿 Blaschko 线分布的红斑、线状和小的丘疹

第六篇

线状苔藓样变或线状汗孔角化病[12,14]。

后来，在20世纪60年代，Gianotti和Frugis通过对9个病例的研究，指出病毒性疾病可能会诱发线状苔藓[16]。Jackson在他的综述中，强调了本病沿Blaschko线分布的特点[17-18]，Grosshans[19-20]再次提到了这一点，并建议用Blaschko皮炎（法语为blaschkite）命名本病更为准确。最近，为了强调这种疾病的分布及其与潜在发育异常的关系，Taïeb等建议将本病以"Blaschko线状获得性炎性皮疹（Blaschkolinear acquired inflammatory skin eruption，BLAISE）"命名[1]。自20世纪90年代以来，首字母缩略词BLAISE并没有被广泛使用，但提倡使用该缩略词，因为它强调了病谱的概念，该病谱包括LS和Blaschko皮炎[21]。

流行病学　本病主要见于1~10岁的儿童，平均发病年龄3.5岁（表35.1）[1,22-25]。已有出生后数月内婴儿发病的报道[25-26]，但线状苔藓可发生在任何种族，且从新生儿到成年人的任何年龄阶段均可发生[20,26]。本病儿童较成人更常见，最常见的是年幼儿童（2~3岁）而不是年长儿童，但在过去的文献中，由于报告偏倚可能导致年长的儿童占优势[3]。LS在女性中更为常见，性别比例为1∶2.1[3,25,27-28]。家族性病例的报道很少，主要发生在兄弟姐妹之间，同时发生在儿童和父母之间的病例报道罕见[30-34]。本病与特应性皮炎的相关性已在多篇论文中被广泛提及，尤其是在意大利或西班牙的系列论文中，48%~61%的病例显示有特应性症状[24-25]。在一个系列中，84%的LS患者有特应性疾病的阳性病史[27]。已有一些LS合并银屑病的病例发表[35]，最近又报道了本病与白癜风的关系，在一个年轻女孩身上几乎同时发生白癜风和LS，提示两者可能有共同的诱因或共同的背景[36]。

发病机制　线状苔藓是一种沿Blaschko线分布的以苔藓样浸润和海绵水肿为组织病理特征的疾病。目前的胚胎学理论认为，Blaschko线与来自前体细胞的表皮和真皮细胞克隆的生长方向一致[37-38]。这种节段性受累可能是由早期的合子后事件（杂合性缺失）所引起，这种杂合性缺失涉及的基因可能导致对常见的触发因素不适当的免疫反应[39]。病理结果表明CD8[+]T细胞毒性细胞最终通过细胞介导的免疫反应清除这些突变细胞。在许多晚发病例中表明，迄今为止处于静止状态的细胞克隆的免疫耐受被破坏。疾病的病程可能随清除过程的持续时间而变化。异常免疫状态常与特异表型相关，可能与LS的发生有关。

类似地，其他的免疫或者自身免疫性疾病也遵循

Blaschko线分布的模式[40-41]。认为是多基因皮肤病叠加的节段表现，包括线状银屑病、固定药疹、特应性皮炎、红斑狼疮、白癜风、寻常性天疱疮、慢性移植物抗宿主病、环状肉芽肿、扁平苔藓、光泽苔藓和毛发扁平苔藓[39]。1例LS患者，其皮疹发生前外周血嗜酸性粒细胞增多，认为可能是免疫反应的早期阶段[1]。

什么因素可能刺激导致对这种获得性疾病的异常皮肤克隆失去免疫耐受？也许是急性事件导致这种异常克隆表达一种新的膜抗原，正如在自身免疫性疾病中假设的那样。在个别病例中发现了几种诱发LS的因素，如皮肤外伤或者晒伤[42-43]、局部疣治疗[25]、接触性皮炎或者传染性疾病（流感样发热、扁桃体炎、水痘[44]），或者接种卡介苗或黄热病疫苗[2,45-47]。最近报道一个病例发生在大黄蜂蜇伤后[48]。

同时发生在（甚至是非亲属）兄弟姐妹中的LS，以及几篇论文中提到的季节性影响，提供了一些与内在易感性相关的感染诱发的间接证据[29-31]。皮损中IL-1β的含量增加支持由感染性病原体引起的原位炎症小体驱动的过程。根据组织学发现，LS炎症反应的主要靶点是基底层和基底层上的角质形成细胞。沿Blaschko线的发生也有利于角质形成细胞作为靶细胞[1]。通过体细胞突变机制不太可能发生家族性LS，因为这些突变是偶然发生的。表观遗传嵌合体被认为是沿Blaschko线分布的一系列皮肤病的原因之一[38]。这些皮肤病可能是由转座因子在胚胎发育早期阶段部分表达和部分沉默的可视化作用引起的。表观遗传而不是基因组机制更符合线状苔藓的家族观察。

临床特征　线状苔藓并不罕见，但经常未被诊断[1,25,27]。尽管LS可能出现在婴儿早期，但它是一种后天的而不是先天性疾病。2/3的病例皮损分布在四肢，而且，与上肢相比（图35.1），皮损更多发生在下肢（图35.2），约20%的病例发生在躯干（图35.3），剩余的5%~10%病例发生在面部（图35.4）（表35.1）[49]。本病可有中度的瘙痒但是不常见，约有10%的病例报道。特应性皮炎的临床特征和轻微症状可能与本病相关，银屑病或白癜风更罕见一些（图35.5）。本病平均病程6~12个月（4周~10年不等，中位数约8个月）。儿童中约5%的病例可能在4年内复发，成人更为多见[1,25]。

本病最典型的特征是线状排列的炎性皮损，大小从几厘米到整个肢体或躯干的1/2。皮损由粉红色、红色、皮肤色的平顶丘疹组成，伴有苔藓样外观（图35.6），有时为湿疹样的水疱状皮损[40]。本病无Wickham纹。有穿通变异型的报道[50]。

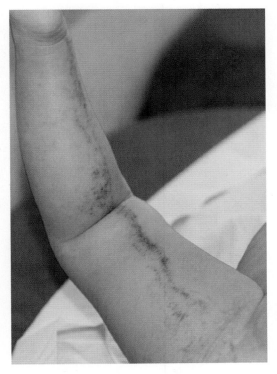

图 35.2　发生在下肢屈侧的线状苔藓,表现为两条线状红斑

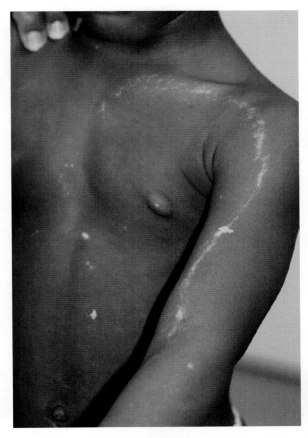

图 35.5　一个年轻女孩同时发生的线状苔藓和白癜风

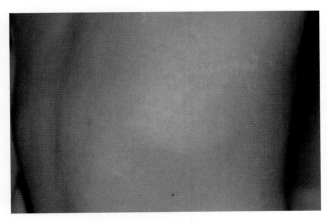

图 35.3　线状苔藓累及躯干

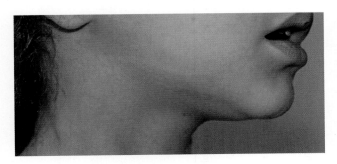

图 35.4　面部线状苔藓

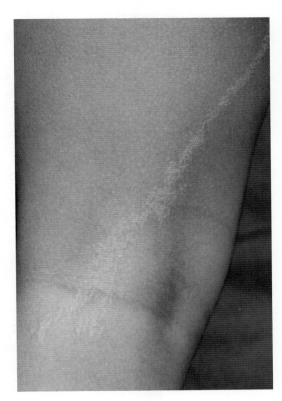

图 35.6　线状苔藓-皮肤色平顶状丘疹伴罕见的线状水疱样皮损

第
六
篇

第
六
篇

表 35.1 文献综述线状苔藓的临床特点，包括年龄、性别比、皮损位置、平均病程

	n	男：女	平均年龄（范围）	季节性	位置	特应性	平均病程	复发
Sittart et al., 1989[22]	53	1：2.3	2.5 岁（1~40 个月）	春季和夏季	四肢 92%	20%	—	—
Taïeb et al., 1991[1]	18	1：1	3 岁（0.5~14 岁）	—	四肢 66% 躯干 33%	33%（6/18）	9.5 个月（4 周~4 年）	5%（1/18）
Kennedy and Rogers, 1996[23]	61	1：2	2.9 岁（0.8~9 岁）	春季和夏季	四肢 77% 躯干 11%	—	（4 个月~4 年）	—
Zhang and McNutt, 2001[28]	37	1：1.6	17.5 岁（1.3~49 岁）	—	四肢 76%	—	—	—
Hofer, 2003[29]	18	1：2	44 岁（只有成人）	—	躯干 77% 四肢 55%	—	8.7 个月	28%
Taniguchi et al., 2004[27]	89	1：3	—（1 个月~14 岁）	春季	四肢 85% 躯干 10%	20%	—	—
Patrizi et al., 2004[25]	115	1：2.1	4.4 岁（1 个月~13 岁）	冬季	四肢 62% 躯干 25% 头 15%	61%（70/115）	6 个月	4.3%（5/115）
Paramiquel et al., 2006[24]	24	1：1	3.4 岁	春季和夏季	四肢 73%	48%	8.5 个月（1 个月~2 岁）	—

这种线状皮损常在 2~3 周出现,通常数月内消失,约 50% 的病例出现暂时性或者长期的色素减退(图 35.7)[1]。也可见到色素沉着[51]。皮损可形成单一线状或者发生在分组分割线。条纹可能不连续。半侧躯体受累而出现多条线状皮损的情况少见,躯体双侧(图 35.8)受累亦少见[52]。面部受累比既往认知的更常见一些[25],但是如果皮损沿着 Blaschko 线在有限的区域内分布,因很少做组织病理,所以诊断相对困难。面部受累的 LS 患者中,其平均发病年龄和性别比与肢体受累的 LS 患者相似,有相似的自然病程[49]。甲受累比较常见(图 35.9),包括线状受累、部分或者全甲萎缩,伴随甲纵嵴、凹陷、脆甲、凹点和游离缘甲分离。线状皮损可能在甲皱襞附近共存。指甲受累可出现在典型皮肤病变之前,或可独立存在,并可在皮肤病变恢复后持续存在[53-56]。毛囊受累可出现短暂的局灶性脱发。

预后 线状苔藓是一种良性疾病。数周至数月内可自限。皮损恢复后遗留色素减退对深肤色人种造成影响美观的问题。

鉴别诊断 线状苔藓是一种独特的皮肤病,具有特征性线性皮损和获得性起病的病史。框图 35.1 列出了主要的鉴别诊断。组织病理可协助本病与其他疾病进行鉴别。

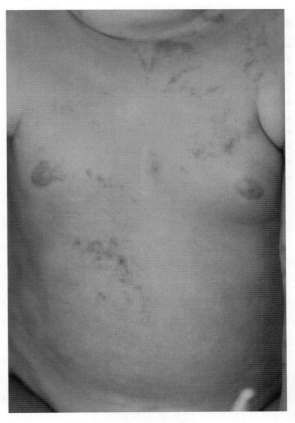

图 35.8 发生在婴儿的线状苔藓,沿 Blaschko 线分布,累及躯干多处的皮损。这种临床形式的 LS(或者 Blaschko 皮炎)的特点是病程较短,可完全愈合

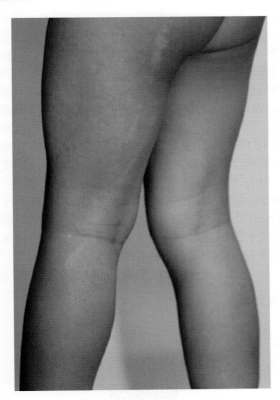

图 35.7 线状苔藓后遗症表现为色素减退性皮损

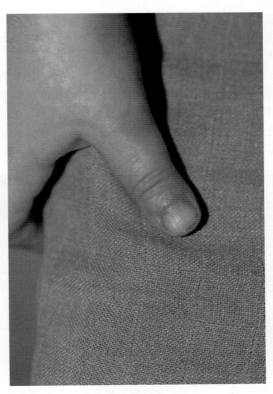

图 35.9 皮肤色的线状丘疹累及手背及右手拇指,甲部分受累

第六篇

框图 35.1　线状苔藓：鉴别诊断

- 线状扁平苔藓
- 线状光泽苔藓
- 线状银屑病
- 炎性线状疣状表皮痣（ILVEN）
- 线状特应性皮炎
- 线状汗孔角化症
- 线状毛囊角化病
- 线状红斑狼疮
- 伊藤色素减少 *
- 线状白癜风 *
- 皮肤幼虫移行症

* Blaschko 皮炎不认为是一种特殊的疾病，属于 LS 病谱的一部分

LS 的病变不同于扁平苔藓，后者有瘙痒性，且通常呈单一形态，角化性丘疹也可呈线性分布[57-58]。与之相反，瘙痒在 LS 中是罕见的。扁平苔藓常表现为色素沉着，而线状苔藓常表现为色素减退[59]。已有线状扁平苔藓的临床变异型（包括水疱型扁平苔藓和线状毛发扁平苔藓）的报道[60-61]。

线状光泽苔藓的皮损以微小的丘疹为特点[62]。然而有报道，线状苔藓和光泽苔藓在组织病理学特点上有重叠情况[41]。线状银屑病[63]和炎性线状疣状表皮痣（ILVEN）以更大的、线状乳头状鳞屑条纹和银屑病样组织病理模式为特点，这在 LS 中不可见（图 35.10）。

据报道，一个青年女性患有线状特应性皮炎[64]，皮疹表现为在疾病复发期出现的、线状排列的全身圆形损害。Muñoz Garza 等报告了两例额头和鼻部线性硬皮病，临床和组织学上最初诊断为 LS，并提出 LS 可能先于或模拟线性硬皮病的假设[65]。

线性孔角化病是一种慢性疾病，很容易看到，在原发圆形或椭圆形的皮损边缘，围绕以特征性的角化不良，特别是在皮肤镜下更容易发现。线性 Darier 病也有慢性病程和典型的组织病理学特征。线性红斑狼疮是罕见的，且没有在儿童中描述。

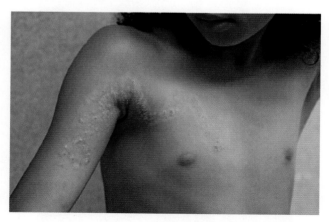

图 35.10　一个青年女性躯干和右上肢的局部线状银屑病，角化性丘疹周围绕以色素减退晕

在对 LS 色素减退期患者查体时，必须考虑伊藤色素减少症和线性白癜风的可能[61]。然而，既往炎症阶段的病史可提示正确的诊断。在发病初期，皮肤幼虫移行症可能与 LS 混淆。

成人线状皮炎被描述为 Blaschko 皮炎，在临床和组织学上以湿疹为特征的改变。成人 Blaschko 皮炎有复发的倾向。LS 可能属于 Blaschkitis 病谱[62]。

组织学表现　线状苔藓缺乏特异性病理表现，但是典型的表现为海绵状水肿和苔藓样界面皮炎，并有血管周围和附属器周围淋巴细胞浸润[66]。最大的 LS 病理研究包括 41 例儿童病例[67]。作者的结论是，大约 50% 的病例，可依靠组织学检查作出 LS 的诊断。Reed 等早期的一项研究纳入 23 例病例，结果发现组织病理学检查不足以区分 LS 与光泽苔藓、扁平苔藓[68]。更准确地说，诊断应基于以下特征：①局灶性带状浸润；②可变的炎细胞外渗；③真皮乳头组织细胞浸润。轻微的棘层肥厚和灶状角化不全，连同卫星细胞坏死。其他值得关注的特征包括淋巴细胞沿血管周围、毛囊和汗腺导管周围浸润排列，这是 LS 特有的表现[1-2,28,66]。偶尔，可出现真皮深层致密的淋巴细胞浸润[28,69]和表皮内疱形成，疱内充满朗格汉斯细胞和 CD8+ T 淋巴细胞。表皮内 CD8+ 淋巴细胞有时候比较分散，但是通常围绕在坏死的角质形成细胞周围，因此支持了角质形成细胞的细胞毒性过程假说[1]。真皮上部和表皮的小淋巴细胞大多为 CD7 阳性[2]。根据 Gianotti 等人的理论[2]，发病年龄并不影响非特异性与诊断性组织学改变的比率。在 50% 的病例中，发现了非特异性的结果。

治疗　本病通常不需要治疗。详细解释这种良性疾病的自限性是非常重要的，大多数病例可完全恢复，且没有皮肤后遗症。目前，已证明他克莫司软膏能加快本病的恢复，建议用于面部皮肤和有色皮肤，以减少色素减退的形成。外用他克莫司也被认为是早期治疗多发性和弥漫性 LS 的有效药物[70]，但其对多发性 Blaschko 皮炎的有效性难以证实，因为多发性 Blaschko 皮炎恢复速度很快。吡美莫司也用于成人复发性和瘙痒性 LS 病例[71]。因界面改变与红斑狼疮类似，Lee 等提出羟氯喹用于面部 LS，结果显示效果良好[72]。此外，最近发表的病例系列研究中，纳入 12 例患者，结果发现 308nm 准分子激光是治疗 LS 后期色素减退的有效方法，且安全性良好[73]。

（刘元香 译，尉莉　肖媛媛　徐子刚 校）

参考文献

见章末二维码

035章 参考文献

第 36 章　玫瑰糠疹

Antonio A. T. Chuh，Vijay Zawar

摘要

玫瑰糠疹是一种自限性疾病，可能与病毒感染相关，尤其是人类疱疹病毒(human herpesviruses，HHV)7 型和 6 型的原发感染或者再激活。

卡他症状在本病的前驱期较常见。约 20%~30% 的儿童患者可见母斑。2~3 周后皮损可泛发全身。表现为躯干和四肢近端比较小的斑疹，表面可见圈状脱屑。皮损常沿

皮纹分布。在母斑或全身性皮损出现后 2~12 周左右，皮疹自发消退。

大部分患儿临床表现不典型。可采用有效的诊断标准，尤其对于症状比较轻微的。分类系统可用于亚型的分析，便于结合实验室和临床特点，作出治疗选择。

玫瑰糠疹通常对儿童和青少年没有明显影响。对症治疗即可。目前正在研究积极抗病毒治疗的益处。

要点

- 玫瑰糠疹可能由病毒感染引起。
- 目前认为人类疱疹病毒 7 型和 6 型的原发感染或者再激活是引起大多数儿童或者青少年(但不是所有)患病

的常见病因。
- 诊断标准和两个版本的分类系统是有用的。这些工具对临床和研究都很有用。
- 大部分患儿不需要积极干预。大量临床试验正在进行。

定义和背景　玫瑰糠疹是一种主要影响儿童和青年人的亚急性自限性疾病。本病的典型临床表现为发病初期出现母斑，随后可见沿着皮纹长轴分布的、小的、散在的、圆形/椭圆形皮肤损害，表面可见领圈样脱屑。皮损常累及躯干和四肢近端。皮损出现后 6~12 周常可自行消退。本病倾向于与病毒感染有关，尤其是 HHV-7 型。

历史　法国皮肤科医生 Camille-Melchior Gibert(1797—1866)在 1860 年首次准确描述了玫瑰糠疹[1]，尽管英国医生 Robert Willan(1757—1812)和 Erasmus Wilson(1809—1884)分别描述了类似的皮疹，并将其称为环形红斑和环状匍行性苔藓[2]。Gibert 描述了 5 种变异型糠疹：单纯糠疹、玫瑰糠疹、深红糠疹、花斑糠疹和黑色糠疹，认为玫瑰糠疹是单纯糠疹与深红糠疹的一种过渡阶段[3]。然而，他只描述了斑片型玫瑰糠疹的变异型，不是常见的环形变异型，后者由一位法国皮肤科医生 Pierre-Antoine-Ernest Bazin(1807—1878)于 1862 年首次描述[3]。

另外一位法国皮肤科医生 Jean Baptiste Emile Vidal(1825—1893)于 1882 年描述了一种类似的情况，将其命名为 circiné et marginé 糠疹[3]。一些皮肤科医生认为这是玫瑰糠疹的一种特殊型，与玫瑰糠疹相比，皮损少而

大，常局限在腋窝或者腹股沟处[4]，当然也有人认为连圈状糠疹和环状有边糠疹与玫瑰糠疹是同义词[2]。1887 年 Louis-Anne-Jean Brocq 提出了母斑的概念[5]。1899 年，Alfred Blaschko 描述了皮损外周领圈样的脱屑[5]。1884 年，Colcott Fox 报道了 5 例儿童玫瑰糠疹[2]。

流行病学　玫瑰糠疹很常见，在皮肤科就诊患者中，发病率波动在(0.39~4.8)/100[6-7]。汇总 18 项研究的数据后，在皮肤病患者中的总发病率为 0.64/100[6-23]。

儿童玫瑰糠疹的发生率与青年人相似[24-25]。本病可发生在婴儿[26]。有报道最小的病例是 3 月龄大[27]。大多数患者的年龄在 10~35 岁[28]。据报道，儿科患者的发病率为每 100 名儿科皮肤病患者(14 岁以下)1.02 例[11]。据报道，青少年和年轻人(10~29 岁)的患病率为 0.6%[15]。

病因　玫瑰糠疹的病因尚不明确，因其明显的程序性临床过程：前驱症状、母斑、继发皮损、自发性完全消退，故认为感染可能是其致病因素。

关于病毒感染致病性的有利的临床证据是，大多数患者在他们一生中没有第二次发作，而且，对于小部分复发的患者，几乎所有人都没有母斑的临床表现[29]。这些都高度提示初次感染后的免疫记忆。

对感染病因学最强有力的流行病学证据是，检测

第六篇

到玫瑰糠疹患者中显著的时间[30-31]和空间-时间[16]聚集性。

据报道,多种病毒(巨细胞病毒[32-33]、EB病毒、流感病毒、副流感病毒[33-34]、腺病毒[33]、呼吸道合胞病毒[33]、微小病毒B19[35]、小RNA病毒[36-39])和细菌(长滩军团菌、麦氏军团菌、嗜肺军团菌[40-41]、肺炎支原体[33,41-43]、肺炎衣原体[41])都与玫瑰糠疹有关。但是,这些微生物与玫瑰糠疹的致病关系尚不明确。

HHV-7和HHV-6原发感染及很小程度上的内源性再激活可能是玫瑰糠疹的病因。在两篇报道中,通过巢式聚合酶链反应,在所有玫瑰糠疹患者的皮肤、血浆和外周血单核细胞中检测到HHV-7DNA[44-46]。在患者的皮损活检中,已通过电子显微镜检测到类似HHV样颗粒[47]。在患者的皮损活检中检测到HHV-7的pp85抗原表达[48]。玫瑰糠疹患者血浆中HHV-7病毒中和抗体滴度和HHV-7病毒高载量之间也有显著的负相关[48]。在缺乏病毒血清转化(被公认为原发性疱疹病毒感染的金标准)的情况下,这些血清学研究结果表明HHV-7的内源性再激活。

在成年人,关于这些病毒感染与玫瑰糠疹的相关性,更多的证据来自对持续性玫瑰糠疹患者HHV-7和HHV-6病毒高载量的检测[49],以及患玫瑰糠疹的流产妇女内源性HHV-7和HHV-6再激活的相关性[50]。

其他研究报告了在玫瑰糠疹患者皮损活检、血浆和外周血单核细胞中检测到的HHV-7和HHV-6 DNA存在相矛盾的结果[51-64],这些研究的阴性结果尚未得到解释。

这些研究大多在成年患者中进行。在之前对3名玫瑰糠疹患儿的研究中,没有发现HHV-7和HHV-6的原发性感染或内源性再激活的病毒学证据[65],而最近的一项研究发现,大多数玫瑰糠疹患儿的血清学检查结果均显示HHV-7(61%)和HHV-6(84%)感染。对于那些检测到抗HHV-7(9%)和HHV-6(16%)IgM抗体的患儿,大多数都有这些病毒的毒血症[66]。此外,这些患有毒血症的儿童[66],其病毒载量高于成人玫瑰糠疹患者[48]。

目前认为自身免疫在本病的发病机制中起作用[67]。据报道,在成人中,T淋巴细胞毒性抗体[68]、抗核抗体[69]、类风湿因子[23]、抗Ro自身抗体(SSA)[69]、甲状腺球蛋白自身抗体[69]、甲状腺过氧化物酶抗体[69]和核糖体P蛋白[69]在患者中更为普遍。与玫瑰糠疹相关的自身免疫性疾病包括未分化结缔组织疾病、自身免疫性甲状腺炎和慢性自身免疫性荨麻疹[69]。自身免疫在儿童玫瑰糠疹免疫发病机制中的作用尚不清楚。

特应性皮炎和哮喘与玫瑰糠疹的相关性研究结果尚有争议[17,24,70]。特应性和遗传易感性的相关性在发病中的作用是未知的。

病理　玫瑰糠疹的组织病理学改变是非特异性的。包括局灶性海绵水肿、血管周围淋巴细胞浸润、血管扩张和片状角化不全(图36.1)[28]。这些病理表现在母斑和泛发性皮损中是相似的。据报道,表皮内角化不良细胞是具有特征性的,这些细胞聚集有张力丝、大量空泡和胞质内桥粒[71]。这些细胞学上的变化类似于病毒感染,如单纯疱疹和水痘-带状疱疹,因此更证实了病毒是本病的罪魁祸首[72]。儿童的皮损组织病理学变化与成人类似。

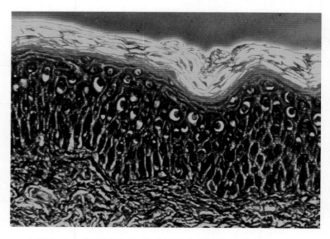

图36.1　玫瑰糠疹患者皮损组织病理学表现:局灶性海绵水肿伴血管周围淋巴细胞浸润(PAS染色,×400)

母斑是玫瑰糠疹的原发皮损,表现为较大的红色斑块,具有特征性的领圈样鳞屑。常常被误诊为皮肤癣菌感染。

成人患者中有血沉加快、T淋巴细胞减少、B淋巴细胞增加的报道[24]。类似的变化也发生在儿童患者[65]。据报道,自身抗体与成人玫瑰糠疹有关[68-69]。这些发现未在儿童患者中报道[65]。炎症介质在玫瑰糠疹中的作用尚在研究中[73]。

临床特征　儿童玫瑰糠疹的临床表现与成人非常相似[66,74]。在所有的患者中,不到1/2的患者有母斑。然而,自母斑到继发皮损出现的时间间隔(大约4天)在儿童可能要短于成人(大约2周)[66]。儿童患者中母斑的确切发病率尚不清楚。母斑是一种孤立的圆形到椭圆形的皮损,最常累及躯干和上臂。呈环状,边缘凸起,表面黏附细小鳞屑(图36.2)[28]。

继发性皮损发生在母斑出现后1~3周。继发性皮损的形态与母斑相似,但通常较小。领圈样鳞屑是皮损的特征性表现。鳞屑呈环状或椭圆形,细碎鳞屑常黏附在皮损外周。在儿童,鳞屑也可黏附在皮损中心,呈斜线状的苔藓样表现[75]。

典型玫瑰糠疹的患儿,只累及躯干和四肢近端。

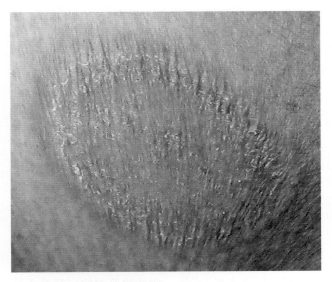

图 36.2　玫瑰糠疹患儿母斑表现:较大的红色斑块,上覆特征性圈状鳞屑,常被误诊为皮肤癣菌感染

这种分布模式通常被称为 T 恤衫-短裤或泳衣模式[18]。在儿童中,通常不累及掌跖。皮损方向通常沿皮纹分布(图 36.3)[76]。儿童(35%)比成人(9%)更容易累

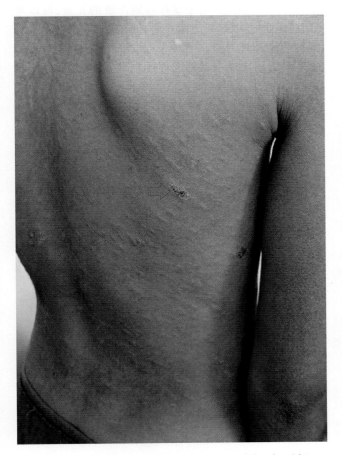

图 36.3　青春期男孩的玫瑰糠疹躯干皮损:躯干部椭圆形斑块,表面鳞屑。红色箭头所指处为母斑,皮损方向沿着皮纹分布

及口腔和咽部(风险比为 2.19;95% 置信区间为 1.30~3.69;由本章作者计算)[66]。

　　48% 的玫瑰糠疹患儿有全身症状,而 69% 的成年人有全身症状(风险比为 0.70;95% 置信区间为0.55~0.89)[66]。大多数儿童没有强烈瘙痒感[74]。皮疹对患儿的生活质量影响明显小于特应性皮炎[75]。玫瑰糠疹患儿皮损总持续时间(平均 16 天)明显短于成人(平均 45 天)[66]。在儿童和青少年中很少见到并发症。即使出现并发症,也更有可能与药物治疗有关,而不是疾病本身引发[15]。大多数玫瑰糠疹患儿一生不复发。

非典型表现　本病的非典型表现包括皮损形态不典型(水疱性、紫癜性、出血性和荨麻疹性)、皮损大小不典型(巨大型玫瑰糠疹皮损大,丘疹型玫瑰糠疹皮损小)、皮损分布不典型(四肢远端)、皮损数量不典型、皮损位置不典型(口腔)和皮损严重程度不典型。非典型皮损在成人相对多见[77],但在儿童不常见[75]。丘疹型玫瑰糠疹是最常见的儿童不典型皮损。

诊断标准及分类　在儿童,经验证的诊断标准可用于具有特征性边缘皮损的诊断(框图 36.1)[78-79],采用这些标准可协助诊断,并确保在招募儿童患者进行非介入研究时具备较高的同质性[80]。两种现代分类系统(框图 36.2)也适用于儿童玫瑰糠疹患者[81-82]。

框图 36.1　玫瑰糠疹诊断标准[78-79]

这些诊断标准适用于婴儿和儿童玫瑰糠疹患者

若有下列情况,患者可被诊断为玫瑰糠疹:
- 至少符合一种标准或临床诊治时,表现出全部的必要临床诊断特征和至少一个可选临床特征,以及
- 所有与皮损相关的场合或临床表现,没有除外其他任何的临床表现

必备的临床特征:
- 散在的圆形或椭圆形皮损
- 大部分皮损伴有鳞屑,以及
- 至少两处皮损可见周边领圈样鳞屑,中央缺如

可选择的临床特征:
- 皮损分布在躯干和四肢近端,不足 10% 的皮损分布在上臂和大腿中部及远端
- 大部分皮损沿着皮纹分布,以及
- 从患者的病史或者临床观察来看,其他皮损出现前,至少提前 2 天出现母斑(不一定是最大的)

排除性临床特征:
- 2 个或多个病灶中心有多个水疱
- 手掌或足底皮肤表面有两个或多个皮损,以及
- 二期梅毒的临床或血清学证据

第
六
篇

框图 36.2　玫瑰糠疹的分类。该分类适用于婴儿和儿童期玫瑰糠疹

第一：前驱症状和母斑

前驱症状：有前驱症状（鼻炎、发热、全身肌肉痛、疲劳、萎靡、关节痛、胃肠道症状），患者病史短暂/不明显、无或不可靠

母斑：缺如、不清楚、单发、多发、巨大型、仅有母斑（母斑是唯一皮损）

第二：皮损的数量和分布

数量：皮损少（不超过 5 处，少发皮损）、皮损多、亚红皮病、玫瑰糠疹引起的红皮病

分布：相对单侧、完全单侧、局灶性、区域性、黏膜（主要是口腔和生殖器）、肢端、反向性玫瑰糠疹（主要累及皱褶区域）、肩部和臀部（四肢和腰部玫瑰糠疹）、局限在腋下和腹股沟少而大的皮损（圆形糠疹和边缘糠疹）、光化性（光暴露部位）、非暴露部位

第三：大小、形态学和皮损方向

大小：Darier 巨大型玫瑰糠疹与小型玫瑰糠疹相比

形态学：丘疹、丘疹鳞屑、水疱疹、水疱、苔藓样、荨麻疹样、多形红斑样、点状/紫色/出血性、毛囊性

方向：典型（沿着皮纹分布）、非典型（不沿皮纹）、散在的、Blaschko 线分布（沿着 Blaschko 线）、节段型（沿着皮节）

第四：症状和临床病程

症状：严重的瘙痒（刺激型玫瑰糠疹）、轻度瘙痒、中度瘙痒、无瘙痒、无症状

临床病程：病程太短（<2 周），太长（超过 6 个月）

复发性玫瑰糠疹

第五：季节性形态变化

夏季呈银屑病样皮损/冬季结痂或者出血性皮损

药物引起的玫瑰糠疹样皮疹　许多成人和儿童患者都有玫瑰糠疹样皮损的报道。这些患者的临床表现通常不符合玫瑰糠疹的诊断标准。这些皮疹不应与符合诊断标准的典型或非典型玫瑰糠疹的皮损混淆[83]。不应招募这些患者参加实验室或临床研究和临床试验。应该按照药疹来随访。

鉴别诊断　依据临床表现即可诊断典型的儿童玫瑰糠疹。儿童和青少年常见的鉴别诊断包括点滴型银屑病、扁平苔藓、钱币状皮炎、副银屑病、花斑癣、体癣、病毒疹

和药疹[28]。少见的鉴别诊断包括青少年二期梅毒、早期的多形红斑、点滴型色素减退和苔藓样糠疹[84]。

儿童丘疹性玫瑰糠疹需与病毒疹鉴别，后者包括婴儿玫瑰疹、风疹。本病变异型的鉴别诊断包括汗疱疹、大疱性多形红斑、水痘、疱疹样皮炎、线状 IgA 病和寻常型天疱疮[77]。

治疗　玫瑰糠疹在儿童和青少年是一种自限性疾病，与成年患者不同，这种疾病对儿童的生活质量基本没有影响[74]。本病治疗的目的在于缓解瘙痒，而不是改变疾病的进程。

已证明口服不同剂量的阿昔洛韦对成人玫瑰糠疹有效[72,85-91]。使用大环内酯治疗成人患者的研究结果各不相同[92-96]。无论何种情况下，大环内酯的疗效可能都低于阿昔洛韦[87,89,97]。紫外线照射的疗效尚不确定[98-99]，后者不应成为儿童糠疹的常规治疗方法。

对于有轻微瘙痒或无瘙痒的患儿及仅有有限皮损的患儿，一般不需要治疗。对于有中度瘙痒者，可考虑局部外用炉甘石洗剂和/或局部外用润肤剂。对于有严重瘙痒影响生活质量的患儿，可口服镇静类抗组胺药，单次夜间给药。对于瘙痒特别严重的儿童，可以考虑短期使用弱中效外用糖皮质激素治疗。

一项 Cochrane 系统评价发现口服红霉素可能对成人患者有效，但是，将红霉素或其他大环内酯类药物推荐给成人患者之前，尚需要进一步的临床研究[100]。根据目前的认识，这些治疗方式不能常规推荐给玫瑰糠疹患儿。

（刘元香　译，尉莉　肖媛媛　徐子刚　校）

参考文献

见章末二维码

036章 参考文献

第七篇　细菌感染性皮肤病

第 37 章　脓皮病和细菌毒素介导的综合征

James R. Treat，Christian R. Millett，Warren R. Heymann，Steven M. Manders

摘要

　　儿童皮肤的细菌感染很常见，有可能会导致严重的后遗症，该类疾病的识别非常重要。金黄色葡萄球菌（*Staphylococcus aureus*，SA）和 A 组链球菌（*Group A Streptococcus*，GAS）是最常见的感染原因。这些细菌引起的皮肤感染常伴有脓疱和结痂，临床可以识别。SA 和 GAS 最常引起局部皮肤感染，也会导致严重的全身性疾病，例如蜂窝织炎、葡萄球菌性烫伤样皮肤综合征和坏死性筋膜炎。由于耐甲氧西林 SA 的增加，进行细菌培养明确药物敏感性，已变得越来越重要。

要点

- 浅表细菌皮肤感染常表现为脓疱、大疱或结痂，拭子培养可以明确抗生素敏感性。

- 金黄色葡萄球菌和 A 组链球菌可释放毒素，导致广泛的红斑，在中毒性休克的情况下，会导致严重的系统后遗症。

- 葡萄球菌性烫伤样皮肤综合征区别于 Stevens-Johnson 综合征之处在于缺乏黏膜受累。

病理生理学

链球菌

　　A 组链球菌（*Group A Streptococcus*，GAS）是一种儿童中常见的传染源，具有大量导致多种疾病的毒力因子。该菌为革兰氏阳性菌，在革兰氏染色中呈链状排列。在血琼脂上，链球菌溶血素 S 会表现出特征性的 β 溶血现象。GAS 具有许多赋予毒性的细胞表面和细胞外因子，其中细胞表面 M 蛋白是主要的抗原决定簇。它有助于黏附，最重要的是使细菌能够逃避吞噬作用。GAS 分类基于 M 蛋白的基因分型。当前描述了大约 180 个 emm 序列类型和 800 个 emm 亚型，新的类型和亚型仍在不断被识别[1]。

　　侵袭性 GAS 疾病的定义是从正常无菌的身体部位分离出 GAS，包括如链球菌中毒性休克综合征和坏死性筋膜炎[2]。感染程度取决于细菌产生链球菌外毒素的能力，链球菌外毒素是特别有效的毒力因子，可有超抗原的作用。与传统抗原不同，超抗原具有刺激免疫细胞的能力，无需经过抗原呈递细胞（antigen-presenting cells，APC）进行抗原加工和呈递[3]。常规抗原在 APC 中进行处理，然后抗原的蛋白质片段在主要组织相容性 II 型复合物（major histocompatibility type II complex，MHC II）凹槽中的细胞表面表达。然后，抗原-MHC II 复合物以非特异性的、受抗原限制的方式与 T 细胞受体相互作用，然后活化带有对应于抗原受体的 T 细胞片段，从而产生细胞因子及特异性免疫活化。

　　常规抗原需要识别 T 细胞受体的所有 5 个元件（Va，Ja，Vb，Db，Jb），而超抗原的识别序列几乎仅取决于 Vb。因为仅存在有限数量的 Vb 基因，所以给定的超抗原-T 细胞相互作用可能导致整个 T 细胞群 5% ~ 30% 的活化，激活大约 0.01% ~ 0.1% 的人体 T 细胞。超抗原对 T 细胞的大规模激活产生大量细胞因子，特别是 TNF-α、IL-1 和 IL-6。这些细胞因子，尤其是 TNF-α 和 IL-1，已被证明可介导发热、红斑、呕吐、低血压、组织损伤和休克等临床效应。某些超抗原介导的疾病可引起特定 Vb 亚群的大规模消耗，这可能是最初激活的 T 细胞凋亡引起的[4]。

　　宿主对 GAS 的抗菌和抗毒性免疫是皮肤和全身感染发病机制中的重要方面。抗菌免疫力与 GAS 的类型特异性 M 成分有关。例如，感染 4 型链球菌后，会针对 M 型 4 型微生物产生特异性中和抗体，但不针对异源类型产生抗体。抗毒性免疫是在暴露于红细胞毒素如链球菌热原性外毒素（streptococcal pyrogenic exotoxins，SPEs）后产生。最常见的是，这些毒素会产生猩红热的皮疹和临床表现，很少会引起中毒性休克综合征（toxic shock syndrome,TSS)。对特定 M 型菌株具有抗菌免疫力的儿童不会患病。相反,在缺乏 M 型特异性免疫的情况下,如果感染的儿童对特定的红细胞毒素缺乏免疫力,则会发展为猩红热。此外,未能产生足够的毒素体液免疫会导致复发性毒素介导的疾病。

诊断性血清学检测中使用了对多种链球菌外生产物的免疫反应,最值得注意的是对链球菌溶血素 O 的反应。抗链球菌溶血素 O(antistreptolysin O,ASO)的滴度通常会在近期链球菌感染康复后的患者中升高。在某些情况下,此检测有助于确认或支持诊断。此外,在 1~3 周后出现了两个重要的 GAS 感染晚期后遗症:肾小球肾炎和风湿热。发病机制仍然未知,最可能机制是机体对链球菌抗原的异常免疫反应或超敏反应。

葡萄球菌

葡萄球菌(Staphylococci)是革兰氏染色阳性球菌。金黄色葡萄球菌通常是皮肤上的暂时致病菌,可以无症状地定植于鼻黏膜。但在某些情况下,金黄色葡萄球菌可通过表达多种毒力因子(包括磷壁酸和表面蛋白)来引起皮肤或侵袭性感染。这些毒力因子促进细菌黏附于受损组织并减弱中性粒细胞的功能和免疫反应。金黄色葡萄球菌还分泌外毒素和酶,这些毒素和酶可导致多种皮肤和全身感染,包括四种溶血素(a-毒素、b-毒素、d-毒素和 g-毒素)。表皮剥脱毒素(exfoliative toxins,ETs),包括 ETA、ETB 和 ETD,会破坏桥粒蛋白 1,它是一种在上表皮中表达的桥粒钙黏蛋白,进而导致葡萄球菌性烫伤样皮肤综合征(staphylococcal scalded skin syndrome,SSSS)和大疱性脓疱疮[5]的发生。TSST-1(toxic shock syndrome toxin-1)以及金黄色葡萄球菌产生的其他毒素还可引起中毒性休克综合征,这是一种危及生命的急性疾病。

表皮葡萄球菌是皮肤上的常见微生物。尽管它不能导致化脓性感染,但它是新生儿败血症和中央导管感染的重要原因,尤其是在免疫抑制宿主中。

耐甲氧西林金黄色葡萄球菌

1942 年,第一个耐青霉素的金黄色葡萄球菌被发现,1961 年发现金黄色葡萄球菌由于获得了 mecA 基因而产生了对甲氧西林的耐药性。耐甲氧西林金黄色葡萄球菌(meticillin-resistant Staphylococcus aureus,MRSA)是通过在两种葡萄球菌之间水平转移 mecA 基因而在体内起源的。在过去的 45 年中,各种医院相关的 MRSA(hospital-associated MRSA,HA-MRSA)克隆已在全球传播。此外,社区相关的 MRSA(community-associated MRSA,CA-MRSA)克隆变得更加流行[6]。皮肤和软组织感染,特别是由于 MRSA 引起的感染已经增加,导致更多的住院治疗[7]。

甲氧西林耐药是通过获得 mecA 基因发生的。mecA 基因编码青霉素结合蛋白 2a。青霉素结合蛋白是一种转肽酶,它可以在 β-内酰胺存在的情况下恢复 MRSA 的细胞壁生物合成。mecA 基因由 mec 基因簇的葡萄球菌盒式染色体(SCCmec)携带。CA-MRSA 和 HA-MRSA 的基因簇和抗生素耐药性不同。CA-MRSA 通常具有Ⅳ型 SCCmec,并且通常对大多数非 β-内酰胺类抗生素敏感。相反,HA-MRSA 通常携带Ⅰ型、Ⅱ型或Ⅲ型 SCCmec,并且对氨基糖苷类、克林霉素和大环内酯类药物具有耐药性。HA-MRSA 感染可在社区内发生,因此,如果不做细菌培养,就不能可靠地预测金黄色葡萄球菌的药物敏感性。

一种命名为 USA300 的 CA-MRSA 克隆菌株不符合以上常规的耐药性。USA300 携带的基因编码对大环内酯类、林可酰胺类、链霉素 B、四环素、多西环素和莫匹罗星均具有耐药性[8]。USA300 菌株在全美的暴发中占主导地位,表明它具有导致异常致病性的毒力或传播因子。该菌株完整基因组的最新测序鉴定出一种移动遗传元件,称为精氨酸分解代谢移动元件(arginine catabolic mobile element,ACME)。据推测,该基因簇的产物增强了 USA300 菌株在人皮肤和吞噬细胞内、在低 pH 条件下存活的能力[9]。

MRSA 产生的其他毒素也有助于皮肤和软组织发生感染。杀白细胞毒素(panton-Valentine,PVL)是 CA-MRSA 的细胞毒素,参与脓肿、蜂窝织炎和疖肿的发生。PVL 通过促进钙通道开放和形成穿孔溶解白细胞,并增加 IL-8 分泌,从而导致炎症反应和组织坏死。几乎在所有 CA-MRSA 分离株中都发现了编码 PVL 的基因[8]。

HA-MRSA 的危险因素包括在 MRSA 培养日期之前的一年内有住院、手术、透析或在护理机构中长期居住史,培养时是否存在留置装置,或者 MRSA 既往感染或定植史。CA-MRSA 被定义为缺乏上述确定的 HA-MRSA 危险因素的患者,同时在社区中发生的 MRSA 感染。通常无法确定 MRSA 最初是在何处获得的[9]。金黄色葡萄球菌定植可持续多年,导致来源的错误分类。实际上,某些"社区发病"的感染实际上可能是由医院获得的菌株引起,从而导致 CA-MRSA 和 HA-MRSA 之间的区别变得模糊。尽管如此,Ⅳ型 SCCmec 和 PVL 还是用于鉴定真正的 CA-MRSA 菌株的有用的分子标记。

CA-MRSA 引起的感染主要影响儿童和年轻人。CA-MRSA 感染的传播与感染患者、定植者或受污染的环境直接接触有关。生活环境拥挤和共享个人物品似乎是重要因素。传播常通过直接接触的活动发生,尽管最初在足球运动员、摔跤手和军事人员中得到证实，但现在已经认识到，任何涉及直接接触皮肤的活动都可以导致其传播[10]。鼻部定植也已被确定为感染的危险因素[9]。

脓性分泌物培养可以明确诊断，并进行药敏试验以指导治疗。感染了 MRSA 的患者可以恢复为对甲氧西林敏感的金黄色葡萄球菌，因此，每次感染都应重新培养[11]。鼻孔和肛周区域的后续培养也可以确定携带者的状态。有许多方法已经用于去除定植，但没有一种方法被证明是普遍成功的。一项对根除 MRSA 的大型荟萃分析表明，鼻腔局部应用莫匹罗星 1 周可以清除鼻腔携带，但这未必表示喉部及肛门区域定植的清除。莫匹罗星与葡萄糖酸氯己定的联合使用在鼻和肛门区域可能更有效地清除 MRSA[12-13]。

参考文献 37.1

见章末二维码

流行病学

链球菌

在过去的 20 年中，严重的链球菌感染再次出现。表面蛋白、宿主因素和毒素产物都促进了这些细菌更新毒力。坏死性筋膜炎和链球菌 TSS 等侵袭性 GAS 感染的重现与携带 M-1 和 M-3 表面蛋白的 GAS 重新流行密切相关。普通人群中，宿主因素似乎是链球菌作为主要病原体重新出现的部分原因。年龄小或免疫功能低下的人感染这些细菌的风险很高。但是，在严重疾病的患者中有很大一部分是健康的。推测这是由于先前没有暴露于这些更强毒力的细菌菌株所致，因为缺乏保护性抗体似乎使人更容易感染。细菌毒素产物已被证明是严重的链球菌和葡萄球菌疾病的发病率增加的非常重要的因素，例如在美国，链球菌热原性外毒素-A（streptococcal pyrogenic exotoxin-A，SPEA）等毒素与严重侵袭性 GAS 感染的流行率增加相关[1]。

在全球范围内，每年估计有 170 万新发病例，且每年严重的 GAS 疾病导致 50 万人死亡。此外，每年有超过 1 亿例皮肤感染严重程度较轻的病例。自 20 世纪 80 年代以来，严重的 GAS 疾病的发病率和严重性一直在增加。在大多数工业化国家，侵入性 GAS 疾病的发病率在每 10 万人中为 2.5～3 人，死亡率为 10%～20%。严重的 GAS 疾病负担主要发生在发展中国家和贫困人口中。据估计，每年全球发生超过 66 万例侵袭性疾病，导致 16 万多人死亡，大部分发生在发展中国家。这些感染的高峰发生在婴儿和老年人中[2]。

葡萄球菌

MRSA 感染的发病率和患病率也在增加。在过去的 20 年中，许多医疗机构的报告表明，在机构接受治疗的 CA-MRSA 感染的数量不断增加，社区相关的 MRSA 占所有 MRSA 感染的比例不断增加，而所有社区获得的金黄色葡萄球菌感染中，耐甲氧西林的占比也越来越高。迄今为止，已报道的 CA-MRSA 感染已严重影响了儿童、年轻人和社会经济地位较低的人群[3]。鼻部定植可能是金黄色葡萄球菌再感染的重要来源。变形杆菌（Proteobacteria）和棒状杆菌属（Corynebacterium spp.）定植似乎可以防止金黄色葡萄球菌定植[4]。由于喉部、会阴和鼻孔均可被定植，因此清除金黄色葡萄球菌的定植具有挑战性。一项研究显示，喉部是最常见的定植部位，其次是会阴部和鼻孔[5]。除人类以外，宠物也可有金黄色葡萄球菌定植，并可成为再次感染的来源，狗的口腔被发现是最常见的定植部位[6]。

在 1998—2004 年，非重症监护病房的金黄色葡萄球菌菌株中的 44.9% 对甲氧西林耐药。此外，在重症监护病房中感染金黄色葡萄球菌的患者中，对甲氧西林的耐药率在 2003 年是 59.5%，比 1998—2002 年的耐药率增加了 11%。甲氧西林的耐药性也已经蔓延到门诊，1998—2004 年，金黄色葡萄球菌对甲氧西林的耐药率达到了 25%[7]。对外用治疗药物的耐药性也有所增加。耐药模式存在地域差异，一项儿科研究表明金黄色葡萄球菌对莫匹罗星和瑞他莫林的耐药率分别为 9.8% 和 9.5%[8]。

参考文献 37.2

见章末二维码

局部皮肤葡萄球菌和链球菌感染：脓皮病

脓疱疮

脓皮病是指皮肤和软组织的局部化脓性感染。脓疱疮（impetigo）是浅表脓皮病的一种常见类型，其特征为局限于表皮的炎症和感染。非大疱性脓疱病（传染性脓疱疮）是脓皮病最常见的形式，通常归因于 GAS，而大疱性脓疱疮通常归因于金黄色葡萄球菌[1]。非大疱性脓疱疮代表宿主对感染的反应，而葡萄球菌剥脱毒素会导致大疱性脓疱疮。

脓疱疮可以发生在任何年龄段，最常见于 2～5 岁的儿童。脓疱疮是儿童中最常见的细菌性皮肤感染，在接受透析的患者中更常见。诊断通常依据临床，并通过革兰氏染色和培养进行确认。感染通常可以治愈而不留瘢痕，即使不进行治疗也可以在数周内消退[2]。

脓疱疮通常通过直接接触传播。在许多情况下，会先发生皮肤外伤，例如被昆虫叮咬或轻微刮擦。鼻孔、腋窝或会阴部的细菌定植可作为感染的储存库。脓疱疮在炎热气候和拥挤的生活条件中更为常见，并可能与卫生状况差有关。某些皮肤疾病，特别是特应性皮炎，与较高的金黄色葡萄球菌定植率有关，会导致频繁的细菌感染。脓疱疮的暴发也可发生在新生儿护理病房。

非大疱性脓疱疮开始为红斑或丘疹，可发展为脓疱和糜烂，浆液性和脓性分泌物形成特征性的蜜黄色痂皮。任何挤到表面并干燥的血清都可能呈现蜜黄色。因此，接触性皮炎如接触漆酚（毒藤或橡木）的浆液渗出常常被误认为是脓疱疮。脓疱疮的单个病变可扩大至1~2cm，由于自身接种的扩散，其附近常出现卫星病灶。这些病变的合并可能会导致结痂区域更大。面部尤其是口周和鼻孔周围以及会阴部是最常见的部位。近来，肠道病毒株（coxsackie A6，柯萨奇 A6）被发现可产生相似表现，其导致的广泛播散的上覆痂皮的小疱可类似脓疱疮。当它与先前存在的特应性皮炎重叠时，可能会特别泛发[3]。尽管本病通常是局限性的，但可能会出现泛发，特别是并存特应性皮炎或免疫抑制的情况下。脓疱疮可引起瘙痒和轻度不适，但很少有全身症状。

大疱性脓疱疮主要由产生毒素的噬菌体 II 组金黄色葡萄球菌引起。它是 SSSS 的局部形式，由两种表皮剥脱毒素之一引起角质层下表皮松解。这些毒素局限于感染区域，可以从水疱疱液中培养出金黄色葡萄球菌（不同于一般 SSSS 中表皮剥脱和糜烂）。浅表水疱迅速扩大，形成边缘锐利的松弛大疱。破裂的大疱被黄色痂皮取代，痂皮外围剥落（由桥粒蛋白 1 裂解引起），这些表现对临床诊断非常有帮助。大疱性脓疱疮最常见于婴儿，倾向出现于湿润的摩擦部位，例如会阴、腋窝和颈褶。它比非大疱性脓疱病的传染性要小，而且病例通常是散发的。

脓疱疮预后良好。感染是自限性的，但可以传播并持续存在于皮肤上，对其他人具有传染性。急性链球菌性肾小球肾炎是非大疱性脓疱病罕见但严重的并发症，抗生素治疗似乎对该风险没有任何影响。其他罕见但潜在的并发症包括败血症、骨髓炎、关节炎、心内膜炎、肺炎、蜂窝织炎、淋巴结炎、点滴型银屑病、过敏性紫癜、结节性红斑、TSS 和 SSSS[2]。

治疗脓疱疮宜快速地控制感染，预防更严重的并发症并限制感染向其他人的传播。病变局限的患者可以使用局部消毒剂、莫匹罗星、杆菌肽和瑞他莫林治

疗。口服抗生素治疗建议用于皮损更泛发的病例。考虑到葡萄球菌脓疱疮的相对流行率较高，非 β-内酰胺酶青霉素（如阿莫西林和青霉素 VK）不是口服治疗的良好选择，除非该脓疱疮经培养证明完全是由 GAS 引起的。对于大多数脓疱疮病例，最合适的口服抗生素包括耐青霉素酶的青霉素、头孢菌素或克林霉素。葡萄球菌耐药性正在增加，因此应根据培养和药敏结果决定治疗方法，特别是在免疫抑制或顽固的广泛播散的患者中。

臁疮被认为是脓疱疮的溃疡形式，可能是未能有效治疗的结果。感染扩展到真皮，产生浅溃疡，愈合并形成瘢痕。它主要是由 GAS 引起的，GAS 可以导致水疱、脓疱和糜烂，故它可以模仿单纯疱疹病毒感染，尤其是在特应性皮炎患者中。臁疮的治疗通常需要系统性抗生素，例如，耐 β-内酰胺酶的青霉素或头孢菌素，以覆盖可能合并的金黄色葡萄球菌感染。由于本病在具有潜在免疫缺陷或广泛性特应性皮炎的患者，以及生活在卫生条件差的患者中更常见，故推荐系统治疗。GAS 臁疮也可能是风湿性心脏病的一个未被广泛认识的病因[4]。

毛囊炎

细菌性毛囊炎（bacterial folliculitis）是脓皮病的一种特殊形式，在解剖上感染局限于毛囊和毛囊周围结构。到目前为止，儿童毛囊炎最常见的病原菌是金黄色葡萄球菌。浅表葡萄球菌性毛囊炎常见，也被称为博克哈特脓疱病。易引起皮肤表面细菌数量增加的情况，例如阻塞、过度水化和浸渍，可能导致毛囊炎的发展。与脓疱病类似，毛囊炎在炎热气候和生活条件拥挤且卫生条件差的环境中更为常见。

毛囊炎的临床损害始于毛囊孔中的小脓疱，通常伴有毛囊周围红晕。脓疱可能破裂，然后在毛囊开口处形成痂皮。丘脓疱疹通常是局限的，病变通常位于躯干、臀部和四肢。瘙痒是毛囊炎最常见的症状，尽管通常看不到明显的抓痕，但儿童可能抓破脓疱，仅留下丘疹和结痂。本病很少有系统症状。

毛囊炎的组织病理学发现毛囊内有嗜中性脓疱，毛囊周围存在淋巴细胞和组织细胞浸润。毛囊炎可以是急性或慢性的，有复发的趋势。浅表性毛囊炎的预后极好，具有自限性。更深层的毛囊炎可导致皮肤瘢痕形成和脱发。由毛囊炎导致的蜂窝织炎或淋巴结炎不常见。罕见的由产毒素葡萄球菌菌株引起的毛囊炎，可产生 TSS。

在正常宿主中，毛囊炎可能会自发消退，不需要全身治疗。保持良好的卫生条件是预防此类感染的最佳方法。对于浅表和局限的毛囊炎，局部消毒剂（如氯己

定)、外用红霉素或克林霉素制剂通常是有效的。莫匹罗星软膏也有效,但莫匹罗星耐药率与在轻度皮肤感染中的使用率呈正相关,这对其消除鼻 MRSA 携带的重要作用具有负面影响。广泛或深部炎症性毛囊炎通常需要口服抗葡萄球菌抗生素。

疖

深部毛囊炎伴广泛的毛周炎症和脓肿形成,会产生疖(furuncle)。孤立的疖是常见的,术语"疖肿"是指具有多个复发性疖的病症。疖肿是与毛囊有关的炎性结节,其延伸到真皮和皮下组织。它们通常会累及潮湿、多毛和容易摩擦的区域,如面部、腋窝、颈部和臀部。这些病变坚实且触痛明显,并可能自发排出脓性物质。很少出现发热和其他症状。最常见的病原微生物是金黄色葡萄球菌。

当皮下感染扩展到涉及多个疖时称为痈。这种多分隔的融合可能会很疼痛,并且经常出现系统症状,包括发热和不适。已有严重并发症的报道,如细菌性心内膜炎。如果怀疑有任何类型的系统受累,评估应包括血液培养、革兰氏染色和脓液培养[5]。

较小的疖可以用湿毛巾热敷治疗。较大的疖和痈通常需要切开引流。此外,MRSA 发生率的增加决定了除了切开引流外,在这些感染中还需要系统使用覆盖 MRSA 的经验性治疗。抗生素的选择包括克林霉素、多西环素(9 岁以上的儿童)和甲氧苄啶-磺胺甲噁唑(trimethoprim-sulfamethoxazole, TMP-SMX)。复发性疖的患者需要根除来自鼻孔、腋窝和会阴部的金黄色葡萄球菌的定植。除莫匹罗星软膏或克林霉素外,还可使用氯己定等抗菌清洁剂,以降低未来感染的风险。

蜂窝织炎和丹毒

蜂窝织炎(cellulitis)是真皮和皮下脂肪的感染,通常表现为温热、触痛、边界不清的红斑,有时可能会出现大疱甚至坏死,全身症状包括不适、发热和寒战。在成年人中,蜂窝织炎通常是由金黄色葡萄球菌或化脓性链球菌(*Strep. pyogenes*)引起的,常位于下肢。在儿科患者中,蜂窝组织炎最常由金黄色葡萄球菌引起,常累及面部和颈部,也可能累及其他部位。厌氧菌和革兰氏阴性菌引起的多发性蜂窝织炎易继发于糖尿病、静脉功能不全或受压的慢性溃疡患者。

微小的外伤、注射药物、身体装饰部位或叮咬是细菌感染的入口。足癣是一种常见的真菌感染,易诱发细菌性蜂窝织炎。在免疫抑制的患者中,细菌可以从其他部位血行传播至皮肤发生本病。淋巴结炎、亚急性细菌性心内膜炎和肾小球肾炎是潜在的但不常见的

蜂窝织炎并发症。在大多数情况下,依靠临床表现足以进行准确的诊断。可进行血液培养以及疱液或溃疡培养,但可能并不总能获得病原体。影像学检查通常不是必需的,有助于区分蜂窝织炎与更严重的感染,如坏死性筋膜炎[6]。如果怀疑有坏死性筋膜炎,则必须进行紧急外科会诊。

免疫力强的患者治疗包括口服针对金黄色葡萄球菌和化脓性链球菌的抗生素,可选择的有头孢氨苄、克林霉素和双氯西林(可治疗金黄色葡萄球菌)。在病情较重的患者中,最初就应静脉使用抗生素,例如头孢唑林、克林霉素、奥沙西林或万古霉素[5]。在免疫功能低下的人群和糖尿病患者中应考虑存在革兰氏阴性细菌和机会性病原菌感染。当怀疑有多菌性蜂窝织炎时,应给予广谱抗生素治疗[6]。

丹毒(erysipelas)是蜂窝织炎的一种浅表形式,其特征是边界清晰、轮廓分明的显著红斑,主要是由 GAS 引起的。婴儿、幼儿和老年人是最常受累人群。频繁的发热、寒战、恶心和呕吐可能与菌血症相关。尽管丹毒最常见于小腿,但其可在任何部位发生。发生在面部的丹毒特别危险,有形成败血性鼻窦血栓的风险。复发性丹毒多发于淋巴水肿的四肢。淋巴管破裂使患者发生丹毒的风险更高;最近有丹毒并发微囊性淋巴畸形的报道[7]。

建议对丹毒进行迅速、积极的治疗,通常首选静脉注射抗生素作为初始治疗。一旦稳定下来,患者就可以接受口服治疗。青霉素仍然是丹毒治疗的首选,也有其他抗生素可供选择,包括耐 β-内酰胺酶的青霉素和头孢菌素。

葡萄状菌病

葡萄状菌病(botryomycosis)是皮肤和皮下组织的慢性化脓性肉芽肿性细菌感染。尽管病原菌通常是金黄色葡萄球菌,但它具有与放线菌病或足菌肿相似的临床和组织学特征。细菌被包裹起来,不仅可以保护它们免受全身性抗生素的侵害,还可以防止细菌增殖到完全的病理状态。感染的细菌通常保持在足够低的水平,以至于脓肿不会发展,但会出现窦道、瘘管和溃疡的慢性肉芽肿反应。渗出液中可能会出现黄色小颗粒,并且病原菌被包埋在这些颗粒中。最常见的是四肢受累,罕见头部和颈部受累[8]。

"botryomycosis"一词来自希腊语 botrys,意为葡萄串,具有特征性的类似于葡萄状的颗粒。mycosis 则是源于该病最先被认为是真菌感染。葡萄状菌病主要是由金黄色葡萄球菌引起的,其次为铜绿假单胞菌(*Pseudomonas aeruginosa*)。多数在住院合并其他疾病的患者中发生。相关的诱因主要是皮肤创伤、既往手

术、糖尿病、肝病、系统使用糖皮质激素、酒精中毒和囊性纤维化。

当怀疑有葡萄状菌病时，应使用革兰氏染色法查找细菌团块。应该进行两种培养：一种用于真菌，一种用于细菌。应做活检以进行组织病理学检查，并确定颗粒的形状和染色特性，以区别于放线菌病和足菌肿[9]。葡萄状菌病的组织病理学表现为化脓性嗜酸性颗粒，颗粒的中心是嗜碱性的，外围是嗜酸性的，大小通常为 1~3mm，并可通过碘酸希夫反应（periodic acid-Schiff reaction，PAS）、革兰氏染色和 Giemsa 染色呈现。可存在由中性粒细胞、淋巴细胞、嗜酸性粒细胞、浆细胞、成纤维细胞和组织细胞组成的慢性炎症反应[8]。

葡萄状菌病的经典治疗包括系统使用抗生素和外科治疗相组合。抗生素治疗周期需要延长，通常持续数周，并根据分离出的病原菌调整抗生素。手术切除和引流可加快恢复。

芽生菌病样脓皮病

芽生菌病样脓皮病（blastomycosis-like pyoderma）是一种罕见的慢性脓皮病，表现为疣状斑块，伴有多发性窦道，愈合后有网状瘢痕[10]。典型皮损很难在临床上与芽生菌病区分。金黄色葡萄球菌是最常见的病因，但也有乙型溶血性链球菌、假单胞菌属（Pseudomonas spp.）、变形杆菌（Proteus mirabilis）和大肠埃希菌（E. coli）感染的报道[11]。在免疫力改变的情况下，芽生菌病样脓皮病可能代表过度的组织反应。也有营养不良、酒精中毒、淋巴瘤、慢性粒细胞白血病和人类免疫缺陷病毒（human immunodeficiency virus，HIV）感染导致全身免疫抑制的患者的报道[10]。最初的病变通常始于外伤部位，表现为多发脓疱及边缘隆起的疣状斑块。组织学表现为假上皮样增生和多发脓肿[11]。培养和活检有助于区分芽生菌病样脓皮病和芽生菌病。

芽生菌病样脓皮病的治疗方法包括局部和全身使用抗生素、病灶内注射皮质类固醇、外科手术切除和局部消融措施，例如电沉积和刮除术或二氧化碳激光。还有一些病例报道阿维 A 治疗有效[10]。

坏死性筋膜炎

坏死性筋膜炎（necrotizing fasciitis，NF）是一种侵袭性的软组织感染，涉及皮下组织和筋膜，呈暴发性发作且进展迅速。成人中 NF 通常由多种病原菌引起，但在儿童中最常见是单独由 GAS 引起的。由于本病死亡率很高，因此早期诊断、积极的外科手术及支持治疗对于生存至关重要。对任何疑似 NF 的患者都需要立即住院、外科会诊和重症监护支持[12]。

NF 患病的诱发条件包括创伤、既往手术、糖尿病、免疫抑制、肾衰竭、动脉硬化、牙源性感染和恶性肿瘤。在婴儿中，危险因素包括脐炎、乳腺炎、胎儿头皮监护仪使用和坏死性小肠结肠炎[13]。

尽管 NF 通常累及四肢，但在儿童常可累及躯干。局部疼痛性红斑和水肿经过数小时至数天迅速进展，并伴有发绀、水疱和坏死。未经治疗，NF 可能会进展为坏疽和组织脱落。全身症状和体征包括高热、焦虑、精神状态改变、呼吸急促、心动过速和低钙血症[14]。水疱形成、瘀斑、捻发音、麻木和坏死预示着疾病的进展。严重的疼痛与皮肤表现不成比例、迅速扩散的水肿、大疱形成、精神状态改变、明显的白细胞增多或肌酸激酶水平升高均提示 NF 比蜂窝织炎更为严重。在皮肤坏死之前可出现表面皮肤麻木[12]。

对于疑似 NF 的患者，对患肢进行 MRI 扫描有助于诊断，如果高度怀疑，则不应延迟手术咨询。MRI 通常显示广泛的软组织水肿和筋膜下气体形成。冷冻组织切片显示筋膜和皮下组织中有大量分叶核的白细胞浸润。通常需要尽早进行筋膜切开术和清创术，以及对引流物进行革兰氏染色和培养。抗生素的选择应包括各种潜在的致病微生物，除非可以分离出明确的细菌。NF 的死亡率为 35% ~ 40%；但是，及时干预可使死亡率降低到 12%[14]。

水疱性远端指炎

水疱性远端指炎（blistering distal dactylitis，BDD）是一种表现为红斑基部上的脓疱和大疱的感染，通常是远端手指上的单个大疱。这有助于区别带状疱疹，后者通常是多部位蜂窝状水疱。BDD 通常发生在近端指骨、手掌或足底，并可能以多个独立的大疱出现。大疱通常为椭圆形，直径为 1~3cm，剥落时会形成糜烂。疱液培养可以明确诊断。本病最常见于婴儿和儿童，成人病例主要见于免疫抑制的患者和糖尿病患者。

GAS 是最常报道的 BDD 病因，偶有病例与金黄色葡萄球菌有关，特别是存在多个大疱或糜烂的情况。BDD 发病率极低。怀疑本病时应进行大疱切开、引流和培养以及一个疗程的抗 β-内酰胺酶抗生素的治疗[15]。

链球菌性肛周皮炎

链球菌性肛周皮炎（perianal streptococcal dermatitis，PSD）是一种主要影响年幼儿童的感染，最常见是由 GAS 引起的。它以男性为主，发病年龄多为 6 个月~10 岁。PSD 的症状和体征包括直肠疼痛、肛门瘙痒、排便疼痛、直肠出血和便失禁。急性感染时皮肤表现为斑片或斑块状、边界清晰的湿润性红斑，肛门周围分布均匀,距肛门边缘 2~4cm,还可以观察到卫星脓疱。肛周细菌培养可以确诊。葡萄球菌性肛周皮炎也可以发生,但远不如链球菌性肛周皮炎常见。链球菌性肛周皮炎是潜在的点滴型银屑病的发病原因,目前还尚未得到充分认识。

青霉素 V 的口服治疗被认为是一线治疗。替代药物包括头孢氨苄、红霉素或其他大环内酯类。建议疗程为 14~21 天。其他局部用杀菌剂(如氯己定)可以加速细菌清除[16]。

链球菌间擦皮炎

链球菌间擦皮炎(streptococcal intertrigo)是潮湿环境中皮肤表面摩擦引起的。幼儿由于其丰富的皮肤皱褶故特别易感。继发感染最常见是由白念珠菌引起的,但也必须考虑 GAS。间擦部位出现边界清晰的严重红斑是念珠菌和 GAS 感染的共同特征。某些临床特征可以帮助区分这两种情况。主要皮损周围出现卫星灶倾向于念珠菌(*Candida albicans*)感染,而疼痛、皮损颜色鲜红和存在难闻气味提示 GAS 感染。GAS 可以同时出现在多个皮肤褶皱中,包括颈部、腋窝、腹股沟和腘窝。GAS 间擦皮炎患者也可能出现烦躁或低热。细菌培养可以确定诊断。

减少潮湿和摩擦对单纯间擦皮炎有效,如保持褶皱处皮肤干燥、外涂隔离霜或锌糊。念珠菌性间擦皮炎局部可以用抗酵母菌药物治疗,如酮康唑或制霉菌素。对于 GAS 间擦皮炎,在大多数情况下,经过 10 天的青霉素疗程可以成功清除感染。本病可能会复发,需要再次治疗[17]。

参考文献 37.3

见章末二维码

毒素介导的葡萄球菌和链球菌疾病

儿童通常表现为发疹样皮疹。尽管病毒疹占大多数,但葡萄球菌和链球菌毒素介导的疾病仍是需要辨认的重要疾病。对这些综合征的早期识别和治疗可以显著降低发病率和潜在死亡率。在本节中,将讨论葡萄球菌性烫伤样皮肤综合征、葡萄球菌 TSS、链球菌 TSS、链球菌猩红热和毒素介导的复发性红斑。

在所有这些情况中,已显示毒素的来源部位和剂量直接影响临床反应。此外,宿主因素,如局部 pH、葡萄糖水平、氧合水平、年龄以及是否存在抗体等将直接影响毒素介导疾病的临床表现。毒素介导的疾病中经常存在某些症状,这些症状包括草莓舌、肢端脱屑性红斑和会阴部频繁发作的红斑疹,这些症状已在 TSS、猩红热和复发性会阴红斑中描述。毒素介导的疾病之间频繁的临床重叠不仅归因于同一细菌菌株产生的毒素之间的高度序列同源性,还归因于许多链球菌和葡萄球菌毒素在分子水平上的相似性。尽管如此,最终,特定毒素介导的疾病的表型表达不仅取决于毒素本身,还取决于宿主因素[1]。

葡萄球菌性烫伤样皮肤综合征

葡萄球菌性烫伤样皮肤综合征(Staphylococcal scalded skin syndrome,SSSS)是某些葡萄球菌菌株感染后引起的可能威胁生命的毒素介导的疾病。该综合征的特征是伴有触痛的鲜红色斑疹,尤其是腔口周围、颈部、腋窝和腹股沟,侧压后会发生表皮剥脱(尼科利斯基征阳性)。在更严重的情况下,可能会出现发热、心动过速和低血压。

SSSS 主要发生在婴儿期和儿童早期,多数病例发生在 5 岁之前。该年龄分布可能是由于肾脏不成熟导致毒素清除率降低或缺乏针对该毒素的保护性抗体所致。成人 SSSS 的报道很少,成人发病的诱发因素包括肾衰竭、恶性肿瘤、免疫抑制、慢性酒精滥用或 HIV 感染。

大多数引起 SSSS 的金黄色葡萄球菌产毒菌株属于Ⅱ组噬菌体 71 型和 55 型。SSSS 来自一种剥脱性(也称为表皮松解)毒素的作用。如前所述,当产生毒素并在局部发挥其作用时,会产生大疱性脓疱疮。在 SSSS 的一般形式中,毒素从受感染的部位扩散,且在不存在特异性抗毒素抗体的情况下,通过血行播散以产生其广泛的影响。在儿童中,感染的部位通常为鼻咽或结膜。因此,如果找不到主要的感染源,则应进行鼻孔和直肠培养以明确抗生素敏感性。对 ET 的适当抗体反应可以将临床疾病的表达限制为大疱性脓疱疮。体液免疫反应不足可能使患者容易发展为 SSSS。

儿童 SSSS 主要与单独 ETA 的产生有关,但成人中不同毒素的发生频率尚不清楚[1]。两种 ET 均通过破坏表皮颗粒细胞层而产生水疱和剥落。ET 被证明是谷氨酸特异性的丝氨酸蛋白酶,可以特异性结合和切割桥粒黏蛋白 1。桥粒黏蛋白是在桥粒中发现的钙黏蛋白型细胞间黏附分子,在维持上皮完整性中起着关键作用。桥粒黏蛋白在自身免疫性疱病天疱疮中也受到影响。桥粒黏蛋白 1 靶向结合落叶型天疱疮中的 IgG 自身抗体,显示浅表表皮水疱与 SSSS 具有相同的组织学发现[2]。

SSSS 的临床特征包括发热、易激惹、皮肤触痛和猩红热样红斑,褶皱部位为著。在 24~48h 内会形成松弛的水疱和糜烂。这些水疱是由毒素引起的,因此是无菌的,具有特征性的尼科利斯基征。由于桥粒黏蛋白 3

在黏膜中是代偿性的，而不是 ET 的靶向，因此不会发生黏膜病变，但常见唇部结痂和皲裂。黏膜不受累是与 Stevens-Johnson 综合征（Stevens-Johnson syndrome，SJS）的主要区别。SJS 通常由药物引起，是婴儿期的少见疾病。与 SSSS 相比，SJS 会产生全层表皮坏死，并且在组织学上表现出表皮下分离，而不是 SSSS 的表皮内分裂的特征。

败血症在儿童中很少见，但在免疫功能低下的成人中很常见。

SSSS 的治疗应清除感染部位的葡萄球菌，通常静脉注射抗青霉素酶的青霉素，几天后可以换成口服抗生素治疗。除抗生素外，局部支持性皮肤护理以及适当调整因屏障功能受损所致的液体和电解质失衡，可以确保疾病快速恢复。儿童的死亡率较低（3%），但成人则超过 50%，尤其是在免疫功能低下的情况下[1]。最近的研究表明，SSSS 通常是由甲氧西林敏感的金黄色葡萄球菌引起的，比例比根据当地抗生素敏感性所预期的要高。此外，发现对克林霉素的耐药率更高，因此若开始使用克林霉素以减少毒素的产生，之后则应使用耐青霉素酶的青霉素或头孢菌素提供双重覆盖，直到确定药敏结果为止[3-4]。

至关重要的是，要认识到新生儿护理中可能出现流行性 SSSS 的潜在风险。识别定植或感染产毒素的金黄色葡萄球菌的医护人员，是管理的组成部分。应采取控制措施，包括严格执行氯己定洗手，对受感染工作人员进行口服抗生素治疗，以及鼻部使用莫匹罗星软膏以清除 SA 的持续携带。

葡萄球菌中毒性休克综合征

中毒性休克综合征（toxic shock syndrome，TSS）被定义以高热、弥漫性红斑疹、低血压、3 个或 3 个以上器官系统受累及发病后 1~2 周皮肤脱屑为特征的急性、潜在致命的疾病。TSS 通常分为两类：经期 TSS 最初与卫生棉条的使用有关；非经期 TSS 可发生在各种临床环境中，并有复发的趋势[5]。目前，非经期 TSS 的发生率超过经期 TSS 的发生率。非经期 TSS 的大多数病例发生在术后，也与流感、鼻窦炎、气管炎、静脉使用药物、HIV 感染、蜂窝织炎、烧伤创面、过敏性接触性皮炎、妇科感染和产后时期有关。在以上两类情况下，在缺乏保护性抗体的人群中，当感染产毒金黄色葡萄球菌后可以引起全身性炎症反应，发生 TSS。

TSST-1 是 TSS 致病性的重要毒素之一，几乎所有经期和非经期 TSS 病例的菌株都可以产生。但是，非经期的 TSS 病例也可由产生葡萄球菌肠毒素 B 而不是产生 TSST-1 的金黄色葡萄球菌引起。TSST-1 和葡萄球菌肠毒素 B 作为超抗原，可以导致 T 细胞的大规模活化以及大量细胞因子的产生。

临床上，经期和非经期 TSS 都有相似的特征。发热、皮疹、脱屑、低血压和多器官受累是这两种病症的特点。TSS 的暴发被定义为"弥漫性斑疹性红皮病"；但经常会出现猩红热样发疹，以屈侧受累为主。常见手掌和足底的红斑和水肿、结膜充血以及草莓舌。和许多细菌毒素介导的疾病一样，手掌和足底的脱皮通常在疾病发作后 1~2 周出现。重要的是，在由术后感染引起的非月经 TSS 中，感染部位可能没有典型的局部感染征象，如红斑、压痛和化脓，从而使临床诊断具有挑战性。多器官受累可包括胃肠道、肌肉、肾、肝、血液或中枢神经系统[1]。

严重结膜充血是 TSS 中非常常见的特征，但它也发生在川崎病、多形红斑、落基山斑疹热以及腺病毒和肠病毒感染中。这些疾病以及链球菌中毒性休克综合征（streptococcal toxic shock syndrome，STSS）和早期 SSSS 均需要与 TSS 鉴别。在儿童中，区分川崎病和 TSS 可能非常困难，尤其是在疾病早期。川崎病的特点是血小板增多和淋巴结病（最有用的鉴别点），但这些特征可能不全存在。

及时干预是成功治疗 TSS 中多器官受累的关键。清除受感染的组织，引流受感染的部位并及时使用耐青霉素酶的抗葡萄球菌抗生素，对于消除产生毒素的病原体至关重要。在严重的血管内容量减少的情况下，可能需要替代性扩容。需要心血管支持，包括正性肌力和抗心律不齐的措施。小儿患者可能比成年患者更需要呼吸支持以缓解呼吸窘迫。代谢性酸中毒、低镁血症、低钙血症和低磷血症可能伴随肾脏疾病，需要积极监测和管理。

链球菌中毒性休克综合征

在 20 世纪 80 年代后期，人们认识到一种外观类似于 TSS 的疾病，是由侵入性链球菌引起的。链球菌毒性休克综合征（streptococcal toxic shock syndrome，STSS）与葡萄球菌 TSS 具有许多共同的临床特征，包括多器官受累、中毒症状、结膜充血和严重低血压。在大多数情况下可以分离出产毒的 A 组链球菌，其中 SPE-A 的产生与侵袭性最密切相关。然而，A 组链球菌以及非 A 组链球菌产生的 SPE-B、SPE-C、链球菌超抗原和促有丝分裂因子已发现可导致 STSS。与经典 TSS 相似，推测 STSS 的临床体征是由于毒素/超抗原大量释放的细胞因子所介导产生的。此外，已证明引起 STSS 的链球菌菌株所产生的链球菌溶血素 O 与 SPE-A 可发生协同作用[1]。

STSS 的大多数病例都发生在 20~50 岁的年轻健康人群中。多数与侵袭性链球菌毒株（即 M 型 1 和 3）

的感染有关,引起广泛的软组织感染并导致菌血症(与 STSS 相比,葡萄球菌 TSS 通常与隐匿性或轻度局灶性感染相关)。SPE-A 感染是否导致 STSS 或经典猩红热尚不确定。宿主对感染株的 M 型和毒素型的免疫状态显然很重要。对于猩红热和 STSS,似乎都缺乏对链球菌 M 型和毒素的免疫力。

在临床上,STSS 与 TSS 具有许多共同特征。由葡萄球菌或链球菌引起的 TSS 可存在发热、低血压、肌痛、肝功能异常、腹泻、呕吐、肾功能不全和血液学异常。同样由两种细菌引起的疾病也常出现弥漫性斑疹性红皮病,并常伴有黏膜受累,如结膜充血、手掌和足底后期脱屑。但 STSS 和 TSS 之间存在某些重要差异。皮肤通常是 STSS 的入口,80% 的患者为软组织感染。STSS 的最初表现通常是四肢局部疼痛,这种疼痛会在 48~72h 迅速发展,表现出 STSS 的局部和全身症状。皮肤症状包括局部水肿和红斑、大疱性出血性蜂窝织炎、坏死性筋膜炎或肌炎和坏疽。这种性质的软组织受累在葡萄球菌 TSS 中很罕见。在没有皮肤受累时,STSS 可能不常见。在这些情况下,与葡萄球菌 TSS 的区分变得更加困难。超过 50% 的 STSS 患者血培养呈阳性,而 TSS 患者不超过 15% 为阳性。此外,STSS 的死亡率可高出 5 倍以上。

STSS 的治疗与 TSS 相似。支持疗法、升压药和抗生素是治疗的基础。链球菌对青霉素的临床耐药性越来越多被报道,并且在某些情况下难以区分 STSS 和 TSS,这表明要使用的抗菌药物需能覆盖葡萄球菌和耐青霉素的链球菌。应根据临床表现和培养结果,建议使用克林霉素、红霉素、头孢菌素或其他药物[1]。必要时需要进行外科引流、清创术、筋膜切开术或截肢术。

链球菌猩红热

猩红热是由产生致热外毒素的 A 组溶血性链球菌感染引起的。猩红热的流行发生在 20 世纪上半叶,那时可造成主要的公共卫生威胁。如今其发病率、死亡率和后遗症的严重程度已大大降低,这不仅是因为抗生素的发展,还因为导致大多数猩红热的链球菌发生了变化。过去引起猩红热的细菌主要产生毒性更强的 SPE-A 毒素,而目前从猩红热患者中分离出的大多数化脓性链球菌都产生 SPE-B 和 SPE-C。

猩红热仍然是以儿童为主的易患疾病,大多数发生在 1~10 岁。SPEs 通过增强对链球菌产物的迟发型超敏反应引起猩红热的皮肤表现,从而必须事先暴露才可以引起疾病。这解释了婴儿期猩红热病例的罕见性:大多数婴儿以前没有接触过这些链球菌毒素,因此没有产生抗毒素抗体。临床表现包括突然发热、咽痛、头痛和寒战,皮肤黏膜可见躯干、四肢细小的红色“砂纸”样斑丘疹,周围有苍白圈。Pastia 线表现为线形峰状条纹,特别是在褶皱部位,如肘窝、腋窝和腹股沟区域。通常存在咽扁桃体部位的红斑和水肿、上颚点状红斑和草莓舌。在恢复期手足可出现大片状脱皮。罕见的并发症包括肺炎、心包炎、脑膜炎、肝炎、肾小球肾炎和风湿热。据报道猩红热的复发率高达 18%。

猩红热的诊断主要依靠临床,可以通过支持性血清学检查和从咽部分离出 A 组链球菌来进一步证实。一线治疗是青霉素,头孢菌素、红霉素和其他大环内酯类药物是替代药物[1]。

复发性毒素介导会阴红斑

复发性毒素介导会阴红斑(recurrent toxin-mediated perineal erythema,RPE)是由葡萄球菌和链球菌产生的毒素作用引起的。由于这些细菌产生的毒素之间在分子水平上的同源性,因此存在大量的临床重叠。此外,单一细菌毒素可作为超级抗原而导致广泛的临床疾病。在 RPE 病例中对这些毒素的检测发现了链球菌致热外毒素 A 和 B 以及 TSST-1[6]。

RPE 的特征是细菌性咽炎后 24~48h 内,会阴部出现明显的弥漫性红色斑疹。通常还会出现口腔黏膜变化,如草莓舌、红斑、水肿和手足恢复期脱皮。无发热或低血压全身症状,但可能会出现腹泻。本病复发频繁,可多达 40 次。急性发作期间的咽部培养可检测出产毒素的金黄色葡萄球菌或化脓性链球菌。

很明显 RPE 是毒素介导的皮肤疾病不断进展导致的临床病谱的一部分,不符合既往描述的临床病症。已有描述与先前的细菌性咽炎相关的复发性红皮病、无复发的毒素介导的红斑以及轻度低血压、发热和典型的黏膜皮肤症状的患者,这些患者缺乏满足完整的 TSS 标准。除了大量的临床重叠之外,其共同特征是具有从正常无菌部位可以重复分离产生毒素的细菌。考虑到临床差异,将这类疾病称为“毒素介导的红斑”更为合适,尽管大多数情况是复发的,并且具有会阴受累倾向[1]。

(杨舟 译,张斌　刘盈　徐子刚 校)

参考文献 37.4

见章末二维码

第 38 章　革兰氏阴性菌感染的皮肤表现

Saul N. Faust，Diane Gbesemete，Robert S. Heyderman

摘要

　　在导致皮损的众多病因当中，革兰氏阴性菌感染罕见但可能危及生命，通常需要紧急识别和治疗。本章讨论最常见的革兰氏阴性菌感染的病理生理学、临床特征和治疗。脑膜炎奈瑟菌（ Neisseria meningitidis ）是人类常见的鼻咽共生菌。在少数个体中，它会导致侵入性、威胁生命的疾病。通常在出现时就具有可识别的皮肤特征，并可导致严重的疾病状态。

　　铜绿假单胞菌（ Pseudomonas aeruginosa ）可引起局部原发性皮肤损害和具有皮肤表现的全身感染。假单胞菌皮肤感染在免疫功能低下的个体中更常见，但并非唯一。

要点

- 脑膜炎球菌病（ meningococcal disease ）
- 脑膜炎奈瑟菌是一种小包囊的革兰氏阴性双球菌，是脑膜炎球菌疾病的病原体。
- 常见无症状的鼻咽携带，青春期是携带高峰。
- 主要通过无症状密切接触所散发的呼吸道飞沫传播。
- 脑膜炎奈瑟菌通常会在获得后不久，在少数定植的个体中引起侵袭性疾病。
- 导致感染的大部分脑膜炎奈瑟菌的血清群是 A、B 或 C 群。
- 对 A、C、W-135、Y 和 B 血清群有疫苗。
- 脑膜炎球菌病仍然是世界范围内主要影响健康的问题，可以散发、暴发或流行。
- 尽管脑膜炎球菌病可以在任何年龄发生，但 5 岁以下的儿童最易受累，青少年可出现第二次发病小高峰。
- 脑膜炎球菌病的死亡率约为 5%～10%，幸存者中有多达 25% 存在长期后遗症。
- 典型皮疹是瘀点，在感染的早期皮疹可能会变白并且类似病毒感染。

- 早期诊断、早期使用抗生素和良好的支持治疗对于脑膜炎球菌病的管理至关重要。

假单胞菌皮肤病（ pseudomonal skin disease ）
- 铜绿假单胞菌是革兰氏阴性需氧杆菌，广泛分布于环境中，特别是湿性环境。
- 它是一种常见的机会性病原体，可导致免疫功能低下的宿主大量发病和死亡；也可能在免疫系统正常且身体健康的个体中引起疾病。
- 它对许多一线抗生素具有先天耐药性，并经常对广谱或二线抗生素产生耐药性。
- 假单胞菌感染的皮肤表现可以是局部原发感染或继发于假单胞菌败血症的表现。
- 具有免疫能力的人在正常皮肤防御能力受到破坏时，会发生原发性局部假性单胞菌皮肤感染。
- 假单胞菌败血症与免疫功能低下密切相关，死亡率很高。
- 坏疽性臁疮是与假单胞菌脓毒症相关的特征性皮肤病变。

脑膜炎球菌病

引言　脑膜炎奈瑟菌（ Neisseria meningitidis ）是儿童期严重感染的最常见原因之一[1-3]。在日内瓦流行性脑膜炎暴发后，Vieusseux[4] 于 1806 年首次对其进行了描述，脑膜炎球菌病仍是发病率和死亡率的重要原因[2,5]。脑膜炎双球菌血症的特征是在多达 20% 的病例中出现广泛的紫癜性皮疹，并发展为血管萎缩和死亡。在对脑膜炎球菌病的快速发作和暴发性进展的描述中，Herrick[6] 指出"没有其他感染能如此迅速地致死"。100 年后，人们的警惕意识增强、高活性抗生素

的可获得性以及重症监护管理的进步仍未能减轻人们对脑膜炎球菌感染的恐惧。

病因　病原体脑膜炎奈瑟菌是一种小的革兰氏阴性双球菌，外包多糖被膜、细胞外膜和肽聚糖层。细胞壁富含脂多糖（ lipopolysaccharide，LPS ），与外膜蛋白一起以囊泡或小泡的形式释放。这些小泡被认为通过结合抗体而促进免疫逃避，否则抗体会结合至整个生物体并介导内毒素性休克。脑膜炎奈瑟菌是一种专属人类共生菌，在少数携带该菌的人中引发疾病[7-8]。

　　脑膜炎奈瑟菌的不同菌株可以通过其血清群来区分，这些血清群基于荚膜多糖抗原的 13 种公认变异体

第七篇

(A、B、C、D、E、H、I、K、L、W135、X、Y、Z)[8-9]。在世界范围内,大多数感染是由 A、B 或 C 血清群引起的,尽管 Y、W135 和 X 变得越来越流行[8,10-12]。根据外膜蛋白和 LPS 表达,脑膜炎奈瑟菌可进一步进行血清分型、血清亚型分型和免疫分型。细菌基因组可以使用多位点序列分型法(multilocus sequence typing,MLST)进行分型[13],这些工具通常在分析疾病的流行时联合使用[14]。

脑膜炎奈瑟菌携带者

脑膜炎奈瑟菌的传播主要是通过近距离接触无症状患者产生的呼吸飞沫传播。这可能会导致短暂携带、延长鼻咽定植或侵袭性疾病[8]。最近一项有关欧洲国家鼻咽携带情况的荟萃分析表明,病原的携带率从婴儿的 4.5% 到青春期的急剧增加,在 19 岁时达到 23.7% 的峰值,然后在整个成年期逐渐下降[15]。鼻咽携带导致抗体的产生[7]。

侵入

在少数情况下,脑膜炎奈瑟菌会穿透黏膜层,到达血液并引起侵袭性疾病。这通常发生在获得病原后的前两周[8],在长时间携带后很少见。许多高毒力菌株是大多数侵袭性疾病的原因,被膜的存在是特别重要的毒力因子[14]。其他可能影响入侵的细菌特性包括菌毛、外膜蛋白和免疫球蛋白(immunoglobulin,Ig)A1 蛋白酶[16-19]。

免受侵袭性疾病的最重要宿主保护因素是血清杀菌活性的存在[20-21]。与侵袭性疾病发展有关的宿主因素包括社会经济状况较差、人群拥挤、分泌物状况、吸烟、呼吸道感染、抑制性菌群在鼻咽部定植,以及黏膜和全身免疫[22-29]。人类免疫缺陷病毒(human immuno-deficiency virus,HIV)感染并不增加侵袭性脑膜炎球菌病的风险[30-31]。

流行病学 尽管发病率存在很大的地理差异,但脑膜炎球菌病仍是世界范围内影响健康的主要问题。它在大多数国家是散发的,但在发展中国家和工业化国家都可发生小规模暴发和流行[3,5,14]。

在特定地理位置发现,发病率和主要菌株随时间发生显著变化,在某些地区发生周期性流行病。这种动态流行病学的部分原因被认为,是与能够进行荚膜转换和其他非荚膜抗原性改变的生物体的抗原变异性有关[14]。

撒哈拉以南非洲的"脑膜炎带"发病率最高,每 5 ~ 10 年发生一次大流行[32-35],在高峰时影响多达 1% 的人口[14]。发病率有季节性变化,在旱季结束时急剧上升,并随着降雨的开始而下降[3,32]。主要是血清群 A,也可以看到血清群 C、Y 和 W135 存在,最近还有血清群 X 的报道。目前,北美地区的发病率非常低,主要以血清群 B 和 C 为主,也观察到 Y 和 W135。欧洲国家和大洋洲以血清群 B 为主,尤其是在针对血清群 C 进行常规疫苗接种之后[14]。在温带气候下,每年的第一季度出现季节性高峰[3]。

尽管脑膜炎球菌病可以在任何年龄发生,但以 5 岁以下儿童易感,在 1 岁以下儿童中发病率最高。在许多国家,15 ~ 19 岁的青少年中也发现了第二次发病的小高峰[3,36]。

在 20 世纪初,当可用的唯一治疗方法是粗制马血清时,脑膜炎球菌败血症患者的死亡率通常超过 90%[5,37]。随着 20 世纪 30—40 年代末期引入磺酰胺和青霉素,世界各国的死亡率都大大降低[5]。直到 20 世纪 90 年代中期,与脑膜炎球菌感染有关的死亡率总体保持不变,约为 10%,在严重休克的患者中,死亡率上升至 40% ~ 70%[5,37]。最近,在工业化国家,疾病的早期识别和积极的重症监护变得很普遍,即使是遭受休克的儿童,其死亡率也已降至 5% ~ 10%[2,38]。在脑膜炎球菌病发作后幸存的患者中,多达 1/4 可能患有严重的进行性后遗症[39]。

病理生理学 在 1947—1976 年,通过一系列尸检和皮肤活检对暴发性脑膜炎球菌败血症的皮肤表现进行了研究[40-46]。尽管所描述的表现可能代表的是许多致病机制的最终共同通路,但仍观察到了广泛的组织学变化。其范围从纤维蛋白血小板血栓、内皮肿胀和坏死、粒细胞浸润到血管闭塞、红细胞外渗和广泛的全层坏死。近年来,我们对脑膜炎球菌败血症的潜在机制有了进一步了解。显而易见的是,脑膜炎球菌入侵后的许多疾病过程,并不是由于脑膜炎球菌本身的直接毒性,而是由于内毒素释放进入循环系统所致。这触发了炎性细胞的激活以及多种细胞因子和其他介质的合成[47-52]。这种强烈的炎症反应通常与血小板消耗、凝血功能障碍和血管内血栓形成有关,这些都是疾病进展和预后不良的重要标志[53]。然而,脑膜炎球菌败血症引起的凝血功能障碍和对微血管的影响比原先认为的要复杂得多(图 38.1)[54]。人们认识到,血管壁不仅是惰性导管[55],而且还具有广泛的重要稳态功能,因此,人们已经认识到,血管内皮功能障碍是与严重的败血症相关的止血和炎性疾病发展进程的关键[54,56-58]。

凝血激活、自然调节途径功能异常或失调后会发生止血失衡(图 38.2)[52-54]。内皮前列环素的产生和抗凝血糖胺聚糖的表达可能受到损害[59-60]。脑膜炎球菌病患者单核细胞组织因子活性增加[61],组织因子途径抑制剂减少[62],抗凝血酶、蛋白 C 和蛋白 S 缺乏,以及纤溶途径显著破坏[50,57,63-68]。我们已经证明,脑膜炎球菌败血症中 C 蛋白的内皮活化受阻,是由内皮细胞表面血栓调节蛋白和内皮 C 受体的下调引起的(图 38.3 和图 38.4)[57]。

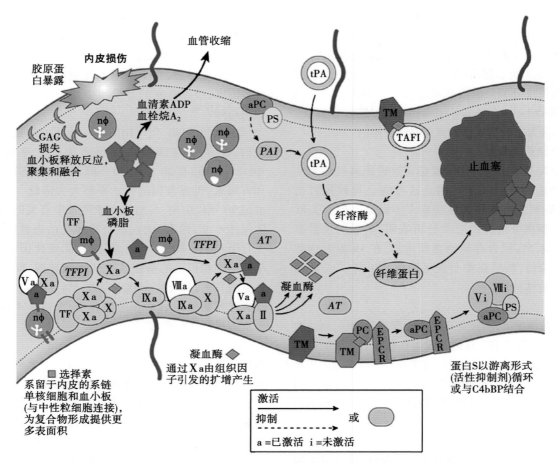

图 38.1 细菌性败血症的弥散性血管内凝血的分子发病机制。ADP,5′-二磷酸腺苷;aPC,活化蛋白 C;AT,抗凝血酶;EPCR,内皮蛋白 C 受体;GAG,糖胺聚糖;PAI,纤溶酶原受体抑制剂;PC,蛋白 C;PS,蛋白 S;TAFI,凝血酶激活的纤溶抑制剂;TF,组织因子;TFPI,组织因子途径抑制剂;TM,血栓调节素;tPA,组织纤溶酶原激活剂。

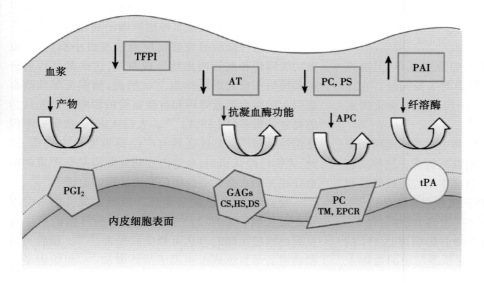

图 38.2 凝血和纤溶途径依赖于内皮蛋白和蛋白复合物的功能。脑膜炎球菌病的机能调节机制失调涉及内皮(蛋白 C 途径)和血浆[组织因子途径抑制剂(tissue factor pathway inhibitor,TFPI),抗凝血酶,纤溶酶原受体抑制剂(plasminogen receptor inhibitor,PAI)]因子。AT,antithrombin:抗凝血酶;CS,chondroitin sulphate:硫酸软骨素;DS,dermatan sulphate:硫酸皮肤素;EPCR,endothelial protein C receptor:内皮蛋白 C 受体;GAG,glycosaminoglycans:糖胺聚糖;HS,heparan sulphate:硫酸乙酰肝素;PC,protein C:蛋白 C;PGI₂,prostacyclin:前列环素;PS,protein S:蛋白 S;TM,thrombomodulin:血栓调节素;tPA,tissue plasminogen activator:组织纤溶酶原激活剂

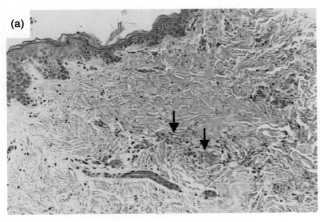

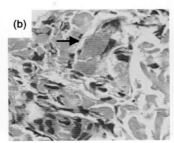

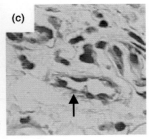

图 38.3　脑膜炎球菌败血症患者的皮肤活检标本。紫癜性病变的活检标本显示包含血栓形成的血管的区域：(a)中的右箭头和(b)中的箭头和血管周围浸润(a)中的左箭头[HE 染色，×100(a)和×400(b)]。(c)显示无血栓形成的血管周围的炎症细胞(箭头)(HE 染色，×400)。细胞浸润包括中性粒细胞(中性粒细胞弹性蛋白酶染色鉴定)以及单核细胞和巨噬细胞(通过 CD68 染色鉴定)

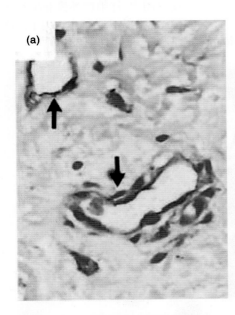

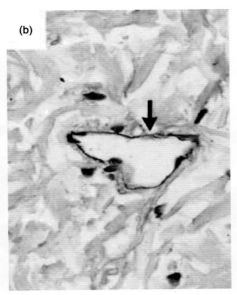

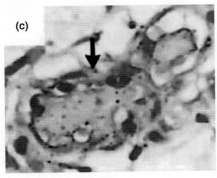

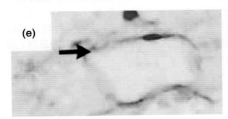

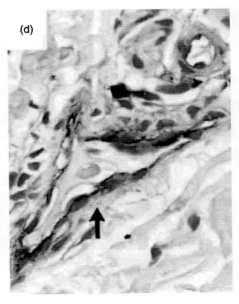

图 38.4　初次感染(a)和感染3 个月后(b)的急性脑膜炎球菌败血症患者皮肤活检标本的血栓调节蛋白免疫染色(免疫过氧化物酶染色，×200)。对于第二位患者(c,d)显示了相同的顺序。(e)第二位患者另一份初始标本。(a)和(e)中箭头显示血栓调节蛋白染色减少的无血栓形成的血管，(c)中箭头显示血栓调节蛋白染色减少的血栓形成的血管。在 2 个月后的 2 个患者中，均观察到血栓调节蛋白表达部分恢复[箭头(b)和(d)]以及一些残留的炎症浸润

第
七
篇

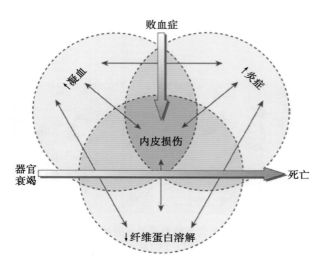

图 38.5　炎症、凝血和纤溶途径在许多层面上相互联系，导致器官衰竭甚至死亡

凝血和纤维蛋白溶解途径的这种失调，包括固有免疫、细胞介导和体液免疫过程在内的炎症途径激活同时发生，涉及补体级联、激肽释放酶-缓激肽系统、单核细胞、中性粒细胞和细胞因子（图 38.5）[52,54,69-73]。这些途径在许多层面上相互关联[52]，共同导致毛细血管渗漏、血管张力缺陷、灌注不足、心肌功能障碍和局灶性血栓形成，这些都是造成与暴发性脑膜炎球菌败血症相关组织损伤的原因[52]。

脑膜炎球菌脂多糖的释放，一段时间以来一直被认为是暴发性疾病中炎症和止血过程的重要触发因素[8,49]。然而细菌直接侵入皮肤的重要性仍然不确定。在紫癜性皮损的真皮血管中可以检测到大量脑膜炎球菌[40,43,46,74]，不仅可能直接有毒性，而且还是血管壁炎症和止血反应的核心[73,75-77]。最近在移植到免疫缺陷小鼠的人皮肤的实验模型中证明了内皮定植。这种黏附是由 4 型菌毛介导的，并导致了血栓形成、血管闭塞、红细胞外渗和组织坏死的病理特征[78-80]。我们已经在表达关键毒力因子的许多不同细胞环境中鉴定出脑膜炎球菌（图 38.6）[74]。

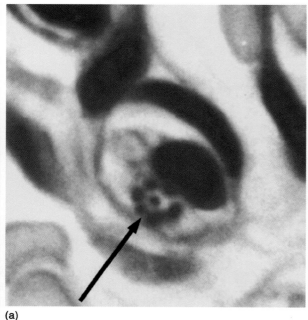

(a)

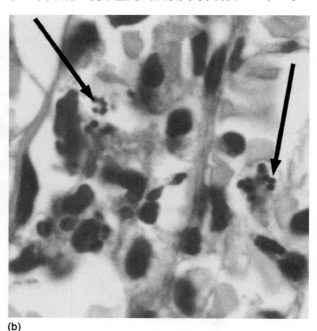

(b)

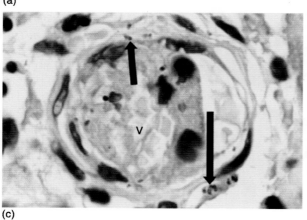

(c)

图 38.6　脑膜炎球菌败血症患者的皮肤活检标本。(a,b)革兰氏染色切片显示与白细胞相关(a)和血管内(b)的脑膜炎球菌。使用 Adobe Photoshop 和 Illustrator 软件处理图形。箭头表示革兰氏染色脑膜炎球菌。(c)脑膜炎球菌病患者皮肤活检样本中脑膜炎奈瑟球菌的免疫组织化学染色，显示间质和血管中存在 PorA 染色细菌。V，血管。箭头指示脑膜炎球菌(棕色)的免疫过氧化物酶阳性染色，具有特异性小鼠单克隆抗脑膜炎球菌抗体(细胞核在苏木精中复染)

尽管已知许多单基因缺陷会影响对感染的免疫和凝血反应[81]，但遗传易感性和细菌毒力因子的结合可能决定着个体对侵袭性疾病的易感性。在脑膜炎球菌疾病中，现已发现许多此类单核苷酸多态性。携带甘露糖结合凝集素的遗传变异个体可能占侵入性疾病病例的近1/3[82]，固有抗炎细胞因子谱有助于致死[83]。特定的Fc-γ受体多态性对于预防暴发性脑膜炎球菌感染可能是关键要素[84]。尽管Ⅴ因子的Leiden突变赋予血栓性疾病特定的遗传易感性[85]，具有这种突变的患者可能面临截肢和皮肤移植等血栓并发症的风险较高[86]，但尚未显示出它与脑膜炎双球菌血症的死亡率增加有关。脑膜炎双球菌败血症的死亡与PAI-1对TNF-α反应的增加有关[87]，这被证明是由于PAI-1基因多态性引起的[67-68]。

临床特征　脑膜炎球菌性脑膜炎（meningococcal meningitis）是该病的最常见形式，与儿童期其他形式的细菌性脑膜炎难以鉴别，其通常对抗生素反应迅速，且长期患病率极低[88]。脑膜炎球菌败血症休克更具破坏性，通常表现为发热、呕吐、头痛、腹痛和肌肉酸痛等非特异性症状。脑膜炎球菌败血症的皮疹在早期可能非常轻微（图38.7），如果要尽早诊断并有效治疗这种威胁生命的疾病，必须将其识别。

在脑膜炎球菌感染的早期，皮疹可能类似于病毒疹，如风疹（见图38.7）。这种红色斑丘疹是非紫癜、非瘙痒性的，通常为一过性[40,89]。如果对身体所有部位进行认真检查，可在80%~90%的患者中发现脑膜炎球菌败血症的紫癜性病变[90]。皮疹通常在疾病发作后的12~36h内发生，表现为特征性瘀点，但在感染过程中可能会先变白。在脑膜炎球菌败血症的经典表现中，瘀点是不规则的、小的并且通常具有凸起的中心（图38.8）。病变通常发生在四肢和躯干，也可出现在头部、手掌、足底及黏膜，或者衣物摩擦或承受压力的区域。

脑膜炎球菌败血症的皮疹进展已显示与凝血障碍的严重程度和预后有关[45,53,91-94]。随着疾病的暴发，病灶合并形成大片瘀斑并出现出血和大疱（图38.8）。这些广泛的皮肤受累区域可能会发展为指/趾或整个四肢的坏疽（图38.9）。在这种严重的暴发性紫癜中，坏疽区域是青铜灰色或蓝黑色的，且境界清晰[41]。动脉搏动通常完好无损，但毛细血管灌注非常差。血栓形成、广泛的皮肤受累、静脉充血和组织水肿可能发展为肢体腔室综合征（图38.9）。严重的组织破坏可能

与肌肉梗死和横纹肌溶解有关。

与脑膜炎球菌败血症相关的休克发展可能是隐性的，最初表现为外周灌注不良、意识混乱和呼吸频率增加。在严重的低血容量状态下，儿童和年轻人仍可能会通过血管收缩来维持血压，故低血压是一个晚期征兆[2]。在缺氧、酸中毒和低血容量导致多器官功能衰竭之前，应及早识别脑膜炎球菌性休克，这一点很重要

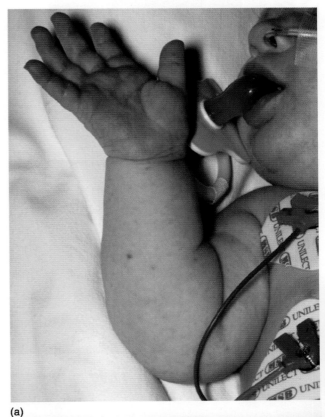

(a)

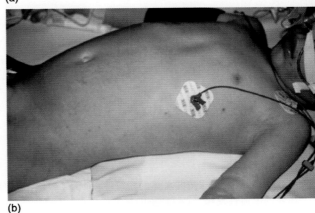

(b)

图38.7　脑膜炎球菌败血症的早期阶段。（a）小婴儿前臂上可见细小斑丘疹和一个早期紫癜性皮损。（b）败血症性休克的幼儿的躯干上有细小斑丘疹和一些早期紫癜性皮损

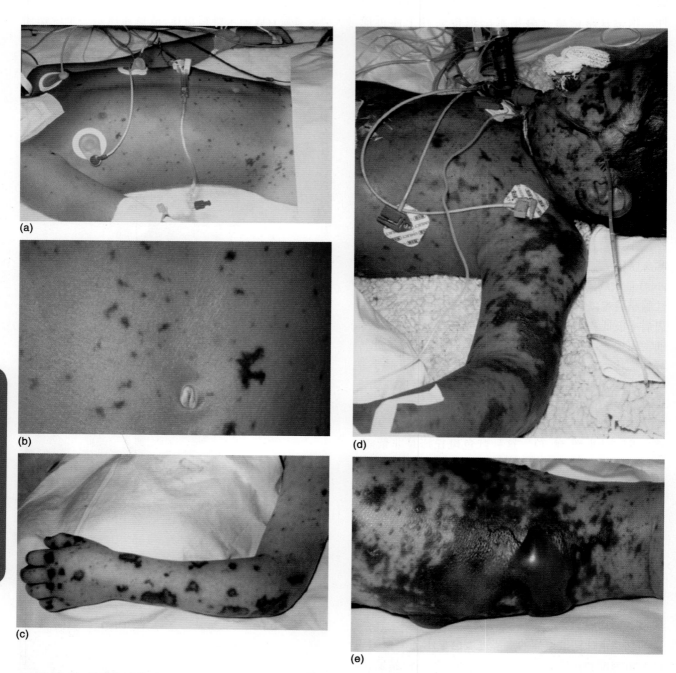

图 38.8 脑膜炎球菌败血症的紫癜性皮损。(a)躯干和四肢紫癜性皮损。(b)腹部紫癜性皮损的特写。(c)具有中央坏死的出血性皮疹。(d)严重的暴发性紫癜。(e)大的瘀斑区域形成大疱

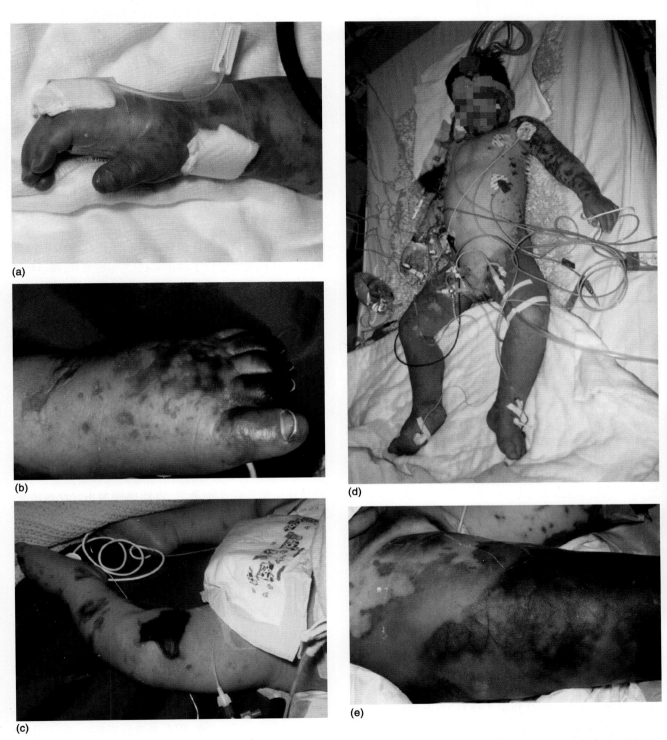

图 38.9 脑膜炎球菌败血症中广泛的皮肤受累。(a)脑膜炎球菌败血症早期的严重肢端灌注不足。(b)发病后 2 周，肢端灌注不足已发展为有边界的坏疽。(c)与皮肤血管血栓形成有关的近侧瘀斑上方的坏疽。(d)在患病的最初 24h 内患有败血性休克的儿童，表现为暴发性紫癜，严重的双侧下肢缺血和双侧腔室综合征。(e)广泛的坏疽，伴浅表和深层血管明显的静脉血栓形成

第
七
篇

（图 38.10）。图 38.11 示一种早期识别和处理脑膜炎球菌感染的流程。

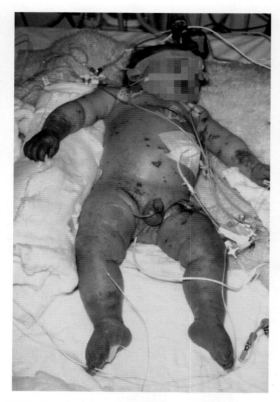

图 38.10 与毛细血管渗漏综合征和多器官功能衰竭相关的严重脑膜炎球菌败血症。这个孩子患有广泛的紫癜性皮疹、外周灌注不良、明显的组织水肿，需要机械通气、正性肌力支持和腹膜透析

鉴别诊断 带有流感嗜血杆菌（*Haemophilus influenzae*）、肺炎链球菌（*Streptococcus pneumoniae*）、假单胞菌属（*Pseudomonas spp.*）的细菌血症，以及绝大多数的病毒和真菌感染都很少伴有休克和紫癜性皮疹（图 38.12）。其他先天性和免疫性原因导致的暴发性紫癜，可表现为特征性皮疹，但这些患者极少有心血管损害（请参阅第 146 章）。

实验室诊断 脑膜炎球菌对冷或干燥非常敏感，必须在收集后立即接种和培养。在大约 80% ~ 90% 的病例中，脑脊液（cerebrospinal fluid, CSF）的检查和培养为脑膜炎球菌性脑膜炎的诊断提供确诊依据[95]。然而，即使伴有特征性皮疹或 CSF 显微镜检查和培养阳性，在未经治疗的患者中血液培养只有 1/3 ~ 1/2 是阳性的[95]。现在，当临床诊断为脑膜炎球菌败血症时，腰椎穿刺是禁忌的；而当特征性皮疹提示脑膜炎球菌性脑膜炎时，通常会延迟进行腰椎穿刺，因为它经常与临床恶化和死亡有关[2,96]。鼻咽拭子可能提供脑膜炎球菌

感染的证据。脑膜炎球菌疾病的典型紫癜性皮肤病灶的活检和抽吸物提供了丰富的病原来源，并已被提倡用于快速诊断，但是由于现在有可用的现代分子技术，通常不认为这是常规操作[95,97-101]。

现在可以对血液、脑脊液和尿液中脑膜炎奈瑟菌的 A、B、C、Y 和 W135 组抗原进行一系列快速检测，尽管灵敏度很差，但仍可以进行诊断[102-103]。对血液（或如有 CSF）进行高度敏感的聚合酶链反应（polymerase chain reaction, PCR）可以在另外 60% 未获得阳性培养物的病例中进行诊断[104-107]。事实证明，新的 WB-Taqman PCR 对 EDTA 处理的全血样品的灵敏度为 87%，与以前的 PCR 技术相比，病例确诊率从 72% 提高到 94%[107]。

急性脑膜炎球菌败血症的管理 脑膜炎球菌疾病的治疗已在其他地方进行了详细综述[2,90]，并在图 38.11 中进行了详细说明。这部分内容将强调许多管理要点。

识别和初步治疗

至关重要的是，在没有其他诊断的情况下，任何发热、伴有瘀点皮疹的患儿都应考虑患有脑膜炎球菌败血症，并且应在不等待进一步确认的情况下开始治疗。尽管大多数儿童在初诊时可能不会表现出重症，但他们可能会突然恶化，因此应在最初 48h 内需仔细观察，最好在儿童重症监护病房进行观察。

抗生素的选择

青霉素仍然是脑膜炎球菌败血症的治疗选择。但是，由于其他感染也可能偶尔引起休克和瘀点皮疹，因此应使用第三代头孢菌素，直到确诊为止。在西班牙和南非[108-110]，脑膜炎奈瑟菌对青霉素耐药的菌株已成为一个问题，但幸运的是，在英国、欧洲其他地区和北美[111-118]仅发现了少数不敏感的菌株。

支持治疗

出现脑膜炎球菌性休克的儿童需要立即复苏，恢复循环血量和充分的氧合[2]。在那些伴有脑膜炎的患者中，可能会出现脑水肿和颅内压升高。选择性通气、控制 PCO_2 以及改善心排血量，从而改善脑灌注是治疗此类患者的重要方面。

皮肤病变的处理

尽管大多数脑膜炎性紫癜性皮损在脑膜炎双球菌败血症控制后可以治愈，但在暴发性疾病中，除了及时进行抗生素治疗，重要的是还要防止广泛的皮肤损害、肢体缺失和相关的多器官功能衰竭。

尽管没有来自随机对照试验的证据，新鲜的冷冻血浆（fresh frozen plasma, FFP）输注可用于纠正低纤维蛋白原性贫血和特定的凝血因子缺乏症，并降低出血的风险[54,119]。冷冻沉淀品可用于多次输注 FFP 仍持

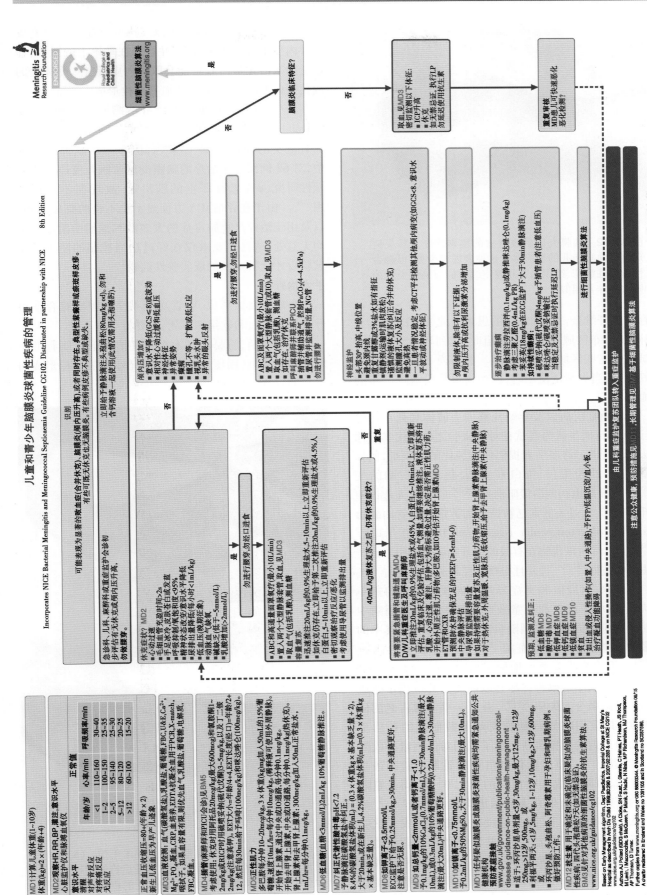

图 38.11　儿童脑膜炎球菌疾病的早期处理。资料来源：经脑膜炎研究基金会©（www.meningitis.org）许可转载

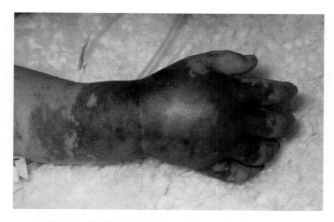

图 38.12　脑膜炎球菌败血症的鉴别诊断。肺炎链球菌败血症患儿的手。尽管这种表现很少见，但融合性紫癜性病变、组织水肿和腔室综合征与脑膜炎球菌败血症非常相似

续存在低纤维蛋白原性血症的患者。此外，在"手套和长袜"的分布区域可能出现坏疽时，前列环素已被用于尝试逆转这些区域的血管收缩。然而尚无临床试验支持其使用，当大剂量使用时，该药物可能引起进一步的低血压[54,59]。

面对重症疾病以及年幼儿童失去肢体和死亡的可能，许多临床医生认为尝试在对照试验之外使用实验性疗法是合理的。许多学者提倡使用纯化的抑制剂，例如抗凝血酶、纤连蛋白、蛋白 C 或 α_1-抗胰蛋白酶的变体[63,120-126]及凝血初期阶段阻滞剂[127-129]。也有人建议使用纤溶剂[130]。过去肝素已被推广为弥散性血管内凝血（disseminated intravascular coagulation，DIC）的合理疗法[43,131-132]，然而该药物在有限的公开临床试验中未能产生明显的益处[44,133-134]，并且与难以控制的出血有关。

近年来，对凝血和炎症异常的病理生理学的进一步认识，促成了成人和儿童败血症和脑膜炎球菌病中辅助药物应用的许多大型随机对照试验。对于其中的大多数药物，包括抗凝血酶[135]、抗内毒素单克隆抗体[136]和重组杀菌通透性增加蛋白[137]，尚未显示出对生存率或发病率的改善。尽管以前类固醇应用于败血症的试验结果令人失望[138-139]，并且一项非常古老的研究表明，其应用将导致脑膜炎球菌败血症的预后更差[140]，但最近的数据重新引起了人们对低剂量类固醇治疗的兴趣[141]。重组活化蛋白 C 的Ⅲ期试验的最初结果显示，可降低成人败血症的死亡率[142]，而儿童败血症的Ⅲ期试验结果并未显示出类似的益处[143]。此药已从全球市场撤出，因为它没有在随后的成人试验中显示出任何生存获益[144]。基于使用未活化蛋白 C 浓缩物的小药理学系列研究，一些人主张使用这种形式的药物[126,145-146]。但是，目前尚无法预测哪些已接受蛋白 C 浓缩物治疗的患者能够激活该药物[57,145]。即

使在血浆中检测到活化蛋白 C 时，也有证据表明真皮血管内皮中存在活化缺陷，并且存在理论上的风险，即过量的未活化蛋白 C 可能会取代内皮蛋白 C 受体处的活化蛋白 C，从而加剧皮肤血管血栓形成[57,147]。

最后，尽管使用重组组织纤溶酶原激活剂（tissue plasminogen activator，tPA）治疗严重的脑膜炎双球菌病具有坚实的理论基础[65,67-68,87]，但在一项欧洲的研究中，对 62 例经 tPA 治疗的脑膜炎球菌病儿童进行了回顾性研究，8% 患有严重的脑出血，故现在不建议使用[148]。由于在评估 tPA 方面显示出不良的临床经验，以及用于治疗严重脓毒症的大多数其他辅助治疗方法均无益处，这强烈要求仅在经过适当控制的随机临床试验后才能引入新的或实验性药物。

手术治疗

小血管血栓形成、血管功能不全和腔室综合征可导致外周缺血和软组织坏死，主要发生在下肢[149]。

在急性期，筋膜切开术在某些情况下可能有助于缓解周围缺血（因压力升高，而不是小血管血栓形成而引起的）（图 38.13）[149-151]。

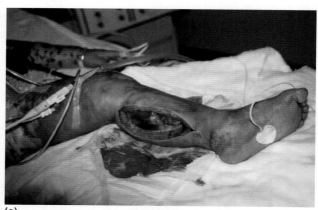

(a)

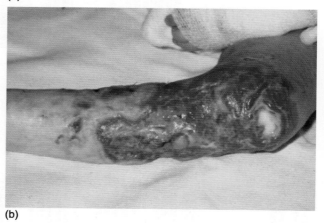

(b)

图 38.13　脑膜炎球菌败血症的手术干预。（a）患有暴发性紫癜的儿童发生腔室综合征后行筋膜切开术。（b）脑膜炎球菌败血症后出现广泛的皮肤坏死，需要多次移植

正如在第 146 章中更全面讨论的那样，在疾病的急性期一般不建议手术切除坏死的皮肤、肢体或指（趾），但一旦确定了组织损伤的限度，则应进行手术干预[149,151]。在恢复期，多达 72% 的患者可能需要手术修复受损的皮肤和四肢[152]，包括皮肤移植、局部清创术、微血管皮瓣和截肢术等[152-154]。还可能需要多次移植和瘢痕修复（见图 38.13）[153-156]。已建议使用负压伤口疗法来减少从初次感染到皮肤移植的时间，并减少更换包扎的侵袭性和频率[149]。

营养支持和避免院内伤口感染对这类患者的治疗至关重要[153]。已经提出了一种新的显微外科手术技术可使患者受益，但这仍有待在更大的研究中进行测试或由其他中心的报道进行证实[157]。

后期的手术并发症可能会出现在最初感染的数年后。可能需要在骨科随访以早期识别，从而对这些晚期后遗症进行最佳管理，例如，由于骨长短不一而引起的骨性生长板停滞以及关节畸形[151,158]。

皮肤疾病的结果

来自荷兰的一项大型研究显示，在脑膜炎球菌败血症幸存的儿童中，长期皮肤瘢痕形成的发生率为 48%，骨科后遗症的发生率为 14%。尽管这些后遗症的严重程度各不相同，但瘢痕更为严重的儿童或患有骨科后遗症的儿童被证明患有更严重的疾病[159]。从患病后的 3~5 年的日常生活功能和生活质量的角度，研究了一组截肢的英国儿童。重要的是，截肢程度不能预测功能结局，据报道大多数儿童具有有效的代偿策略且总体生活质量良好[160]。然而，有学者报告称，严重的脑膜炎球菌败血症在 2 年后对健康和与健康相关的生活质量产生了相当大的持久影响[161]。

过敏性并发症

出现急性脑膜炎球菌病后约 5 天，约 1.7% ~ 4.7% 的患者可能会出现血管炎性皮疹，并可能伴有关节炎或巩膜炎[162-163]。通常，皮疹可以是单个病变，也可以出现在躯干、下肢、三角肌区域和手背。通常伴有持续发热，病灶表现为皮肤变黑、边缘起疱，并略微肿胀、温热伴压痛。这些病变发展成无菌的大疱，其中含有红细胞和白细胞，可发生溃疡但通常很快愈合。少数患者出现温热结节，类似于 Osler 结节。从组织学上看，皮肤病变表现为水肿，由扩张的小血管组成，具有多形性和单核细胞浸润。这些变化可能会导致血栓形成、坏死和出血，通常不会看到或培养出病原。表皮的变化范围从角化过渡到基底层大量单个核细胞浸润以及表皮萎缩。脑膜炎球菌抗原、抗脑膜炎球菌抗体和补体（C3）已在这些患者的皮肤和滑膜中得到证实。Greenwood 等[164]提示这些皮肤病变是由于 Arthus 样免疫复合物沉积所致。长期使用抗生素治疗不会使发生

这种过敏现象的患者受益，系统使用皮质类固醇尚未在对照试验中进行评估。

慢性脑膜炎

除脑膜炎和暴发性败血症外，偶尔还会出现慢性脑膜炎球菌血症、肺炎、关节炎或眼炎等脑膜炎球菌感染病例[165-166]。自广泛使用抗生素以来，慢性脑膜炎双球菌血症已较为罕见，在青少年和成年人中相对更为高发[165]。未经治疗该疾病通常是自限性的，但仍有一部分由脑膜炎或心内膜炎导致的死亡。尚未确认潜在的免疫疾病、其他慢性疾病或特定的细菌毒力因子在该综合征的发病机制中的作用[165,167]。然而，一些人认为慢性感染可能是由毒性较小的脑膜炎球菌引起的，产生较温和的宿主免疫反应[168]。

慢性脑膜炎是一种隐匿性疾病，通常表现为持续至少 1 周的低热、轻度关节痛或较少见的关节炎[165]。皮疹反复发作，可能是斑丘疹、结节或瘀点。全身毒性很小，没有明显的凝血功能障碍，脑膜刺激征的存在表明该疾病已暴发[165-166]。组织学显示血管周淋巴细胞、巨噬细胞和一些中性粒细胞浸润，尚未报道血管壁破坏。在皮肤病变中很少检测到脑膜炎球菌。诊断慢性脑膜炎双球菌血症需要多次血培养，一般患病 2~8 周后才可能呈阳性。慢性脑膜炎可对系统性抗生素快速反应，因此常需要与血管性疾病，尤其是过敏性紫癜，以及急性风湿热和感染性心内膜炎进行鉴别诊断[165-166]。

预防

药物预防

目前，建议与分泌物密切接触的家庭成员和医院工作人员和先证病例（除非已接受头孢曲松治疗）应接受单剂量环丙沙星[169]药物预防[90,170-172]。在英国，不建议对日间托儿所进行常规预防。重要的是要认识到，清除脑膜炎球菌并不总是成功的，并且初次清除后可能会发生鼻咽的再定植。在禁忌使用环丙沙星的情况下，可以使用利福平。药物预防后应尽可能接种疫苗。

疫苗

二价（A 和 C）和四价（A、C、W135、Y）多糖疫苗已被证明在控制小范围暴发和更广泛的脑膜炎球菌流行方面安全有效[173]。但是，对这些多糖的免疫反应不能为所有年龄段的人提供完全的保护，并且不能诱导免疫记忆（免疫持续最多 3 年）。继乙型流感嗜血杆菌（*H. influenzae*）疫苗取得显著成功[174-175]之后，在英国和其他欧洲国家[176-180]成功引入了针对 C 组脑膜炎球菌的联合疫苗。四价联合 ACW135Y 疫苗已在美国和欧洲获得许可使用[181]。

由于 B 组疫苗的免疫原性差且具有潜在的交叉反应性，因此 B 组疫苗的开发更加复杂[12,39]。最近已经开发了两种疫苗。4CMenB（Bexsero，GSK）是一种从婴儿期就可以使用的四组分疫苗，是英国国家免疫计划的一部分。Trumenba（Pfizer）是一种蛋白质疫苗，现已在美国和欧洲获得许可，可用于青少年和成人[20]。

假单胞菌皮肤病

引言　铜绿假单胞菌（*pseudomonas aeruginosa*）是一种常见的机会病原体，在免疫功能低下的宿主中，特别是在患有潜在肿瘤性疾病的宿主中，其发病率和死亡率均很高。由于它对许多一线抗生素具有固有耐药性，并且经常对广谱或二线抗生素产生耐药性，因此引起了特别的关注。在免疫功能低下的个体中，假单胞菌脓毒症的预后特别差。

报道的机会性假单胞菌感染的发生率正在增加。这是由于更加激进的免疫调节治疗所导致的免疫抑制程度的提高，以及影响免疫系统的疾病存活率不断增加[182]。本病在医院已经出现局部暴发。由于生活方式的改变（如使用热水浴池和隐形眼镜），健康宿主的感染也有所增加。由于高水平的固有和获得的耐药性，增加了对该病原治疗的广谱抗生素使用的选择。最近的一项调查显示，在 1999—2012 年，美国住院儿童中的铜绿假单胞菌分离株的耐药性和耐药率显著提高，其中多重耐药率（3 种以上）从 15.4% 增加到 26%，在这段时间内碳青霉烯酶耐药率从 9.4% 增加到 20%[183]。

尽管铜绿假单胞菌最常被鉴定为免疫功能低下的宿主中的潜在病原体，但它也可能在先前身体健康且免疫系统正常的个体中引起疾病。

铜绿假单胞菌可引起许多系统感染，最常见的感染部位是下呼吸道，其他部位包括血液、局部皮肤和软组织、耳朵和眼睛。假单胞菌感染的皮肤表现可以是局部原发感染，也可以是假单胞菌败血症的继发表现。皮肤的表现差异很大，从典型的坏疽性坏死性皮损（图 38.14）到可能模仿真菌或其他细菌感染的更隐匿或局部的感染，导致诊断和治疗的延迟。

病因　铜绿假单胞菌是假单胞菌科中的主要人类病原体。它是一种严格需氧的革兰氏阴性杆菌，带有极鞭毛可运动。对生长所需的营养和环境要求不苛刻，可以很容易地在常规和选择性培养基上进行培养，并且可以耐受各种温度。它甚至在蒸馏水中也能生存，因此经常在与水有关的环境中发现[184]。

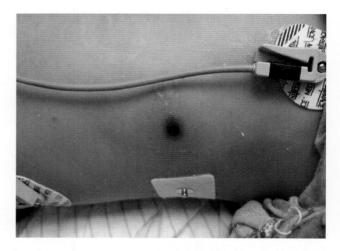

图 38.14　坏疽性红斑。资料来源：美国得克萨斯州圣安东尼奥市贝勒医学院和儿童医院 Dr John C. Browning.

铜绿假单胞菌的菌落是不规则的，在黑光灯下发出荧光，并具有特征性的金属蓝绿色外观和类似葡萄的气味。假单胞菌种产生多种色素，绿脓素是产生荧光的绿黄色素，其他种类的假单胞菌也会产生荧光。绿脓素仅由铜绿假单胞菌产生，并导致菌落的特征性蓝绿色[182,184]。其他色素包括红脓素、黑脓素和三甲胺，其中最后一种具有特征气味[182]。生化上，菌落产生阳性氧化酶反应，无法发酵碳水化合物[184]。

携带　铜绿假单胞菌通常不与健康个体共生，尽管它可以在小部分人群的胃肠道微生物组中发现，特别是在住院患者中[185]。它广泛分布在环境中，尤其是在水性环境中，在人类中经常定植在宿主防御能力受损（如烧伤）部位、呼吸机通气个体、囊性纤维化或支气管扩张症患者的呼吸道中。

流行病学　铜绿假单胞菌的生存和生长能力是其作为机会性病原体和医院内感染的常见原因的重要因素。人们发现它是医院供水系统中的污染物，可以很容易地转移到医护人员的手上[184]，从而很容易在脆弱的住院人群中传播。它是引起多种医院感染的重要原因，包括血液感染（血培养中生长的第三种最常见的革兰氏阴性病原体）[186]、医院获得性肺炎、呼吸机相关性肺炎和手术部位感染[187]。它是烧伤和伤口感染中的常见病原体，也是从烧伤感染伤口中分离出的最常见的革兰氏阴性病原体[188]。

病理生理学　铜绿假单胞菌是一种机会病原体，很少穿透完整皮肤或黏膜表面。因此，它很少在免疫正常宿主中引起疾病。一旦进入，它的多种毒力因子可以令其黏附到宿主组织,逃脱宿主先天和后天免疫防御,变得更具有侵入性并致病。这些毒力因子和宿主防御系统之间的相互作用导致定植、局部感染或全身感染(表 38.1)。感知生物化学上有利的环境(趋化性)并向其移动(运动性)的能力有助于其在宿主组织的定植。病原体还需要能够黏附在宿主表面上。铜绿假单胞菌进行这些过程的主要毒力因子是菌毛和鞭毛。菌毛和鞭毛是从细胞表面突出的复杂细菌细胞表面结构[188]。

表 38.1　铜绿假单胞菌-毒力因子[182,184-185,188,191-193]

毒力因子	位置	作用
菌毛	细胞表面	趋化性 运动 黏附 生物膜的产生
鞭毛	细胞表面	趋化性 运动 黏附
海藻酸盐	细胞表面	黏附 生物膜形成 定植 避免宿主免疫反应
脂多糖	细胞表面	避免宿主免疫反应 全身性炎症反应
3 型分泌系统	细胞表面	形成蛋白桥,用于将毒素注入宿主细胞
3 型分泌系统毒素	注入宿主细胞	宿主细胞的破坏和入侵
分泌的酶和毒素	细胞外	避免宿主免疫反应入侵
色素	细胞外	铁清除

铜绿假单胞菌具备的一个关键机制是在体内能以生物膜的形式生长,而不是作为单个自由漂浮的"浮游"细菌。细菌生物膜与特定的细菌表型和代谢有关,与表面聚集和特定基质产物有关。生物膜对抗生素更具耐受性,可以逃避宿主的免疫反应。皮肤和伤口的慢性感染是由于细菌生物膜引起的[189-190]。

完整的皮肤和黏膜是抵御潜在病原体的第一道防线,通常足以预防感染。铜绿假单胞菌不是干燥健康皮肤的常见病原菌,尽管在少数健康个体的皮肤潮湿区域可能会发现它。干燥、表皮持续更新脱落和存在抗菌脂质可防止角质层定植。这些局部宿主防御策略可能会因以下原因而受到阻碍:皮肤区域暴露于持续潮湿的环境中;经常浸入水中或被敷料堵塞等而积聚了汗水。正常的皮肤在预防潜在病原体的定植方面具有作用,并且对正常菌群的任何改变(如使用防腐剂或抗生素)都可以使原本只能短暂存在的生物(包括铜绿假单胞菌)定植。这通常会导致局部浅表感染。皮肤屏障连续性的任何破坏都可能使生物体在暴露的表面定植并侵入更深的结构。这可能发生在皮炎、擦伤、溃疡、外伤、烧伤或内科治疗或外科手术之后。铜绿假单胞菌的普遍性及其在营养不良的环境中生长的能力意味着它是伤口感染的常见病原体,尤其是在烧伤、灌注不良或坏死组织中。与定植健康皮肤相比,烧伤的皮肤定植只需要微量的铜绿假单胞菌接种量[194]。

抗生素耐药性

铜绿假单胞菌对多种抗生素具有固有的耐药性,并且能够快速获得对其他抗生素的耐药性。2013 年疾病控制中心(Centers for Disease Control,CDC)将多重耐药的铜绿假单胞菌归为严重威胁,大约 13% 与医院相关的严重假单胞菌感染对多种抗生素(包括氨基糖苷类、头孢菌素、氟喹诺酮类和碳青霉烯类)具有耐药性[195]。生物膜表型特别增加了抗生素的耐药性,使慢性假单胞菌感染难以用常规抗生素治疗[196]。

临床特征　铜绿假单胞菌与几种定义明确的皮肤表现有关,从简单的局部皮肤感染到威胁生命的全身感染的皮肤表现。

原发性皮肤感染

原发性局部假单胞菌皮肤感染可发生在具有正常免疫力的人中,这些人的正常皮肤防御能力受到破坏。这可能是由于长时间暴露在受污染的水中或皮肤持续潮湿,从而使病原体得以生存和生长。任何导致皮肤完整性的局部破坏都可能导致进一步的侵袭和疾病。其他病原体也可能引起类似的局部皮肤感染,这可能导致诊断不确定性和初步经验治疗不覆盖假单胞菌的风险。

铜绿假单胞菌感染的显著特征包括存在绿色渗出物,该渗出物在黑光灯下发出荧光,并具有典型的葡萄味[182]。局部感染通常具有良好的预后。

足趾缝间感染

足趾缝间感染(toe web infections)可能是由于反复玩耍或职业性浸泡、不够干燥、长时间穿不透气的鞋类、高湿度或多汗症引起的[182]。真菌感染是最常见的病因,但铜绿假单胞菌也可能是病因,通常在潜在的慢性酵母感染处形成细菌过度感染。这会引起局部红斑、糜烂或浸渍,伴有脓疱、局部角质增生及不适或疼痛[184]。

绿甲综合征

甲周围软组织的假单胞菌感染可导致慢性甲沟炎

和/或甲癣。绿脓素的积聚会导致指甲皱褶变色，称为绿甲综合征或绿甲病（green nail syndrome），这有助于区分假单胞菌感染与常见的真菌病原体。尽管通常是绿色，但它可以是蓝灰色或接近黑色，并且不能通过洗涤去除。甲或甲床的任何潜在异常，如外伤或银屑病改变，都可能导致假单胞菌感染[182,184]。

这些状况的处理包括在可能的情况下避免或消除诱发因素，有时可能需要局部抗生素治疗或拔甲[182]。

外耳炎

铜绿假单胞菌定植在少数健康个体的外耳道中，但在宿主防御系统因先前存在的炎症、外伤（如穿耳洞）或持续潮湿而受损时则更常见。感染导致压痛、运动疼痛、肿胀和脓性分泌物[182,184]。治疗包括清除外耳道残渣和局部使用抗生素[182]。坏死性或恶性外耳炎是潜在的威胁生命的外耳侵袭性感染，表现为严重的耳周压痛、脓性分泌物和局部淋巴结肿大。细菌侵入附近的血管和软组织可导致局部坏死，并可进展为乳突炎、脑神经病变、骨髓炎和败血症[182,184]。在患有基础糖尿病的老年患者中通常可以看到这种现象，在具有基础免疫缺陷的儿童中也有报道[197]。需要静脉使用抗生素和对感染组织进行手术清创[182]。

毛囊炎

与铜绿假单胞菌污染的水直接接触会导致特征性的毛囊炎，表现为不规则的较大的丘疹或脓疱，并伴有红斑、瘙痒或疼痛[182,184]。这些损伤在浸入后 8~48h 出现[198]，并分布在与水表面接触的皮肤区域或特定的磨损区域，这些区域可以接种病原体，如在泳池地板上擦伤的足底表面（热足综合征）[184]。热水池和游泳池是常见的感染来源，因此称为"热水池毛囊炎"。铜绿假单胞菌是这种水的常见污染物，并且由于可以承受高温和氯化作用而难以根除[182]。毛囊炎通常发生在原本健康的宿主中，通常会在 7~10 天内自行消退，因此通常不建议使用抗生素治疗[182,184,198]。可能存在一些与感染相关的全身症状，如发热和不适，但在健康宿主中通常不会发生全身扩散[182]。改变宿主的防御能力（如创伤、潜在的皮肤病或长期使用四环素）可能会增加感染的风险。免疫功能低下的宿主有发展为坏疽性坏死的危险，可以考虑使用全身性抗生素治疗[184]。气单胞菌（Aeromonas）等其他生物很少涉及"热水池毛囊炎"[199-200]。以下段落讨论了其他形式的革兰氏阴性毛囊炎。

脐炎

新生儿期脐带残端的感染可能是由多种病原引起的，包括假单胞菌，这通常与不良的脐带护理和医疗资源有限的环境有关。它最初可在脐带周围出现红斑和压痛，并有脓性分泌物，可能发展为周围皮肤的脓疱，进而引起周围软组织坏死。细菌直接进入血液会导致全身感染和败血症。就诊时应尽早使用适当的静脉抗生素，如果软组织坏死，则需要进行外科清创术[182,201]。

全身感染的皮肤表现

假单胞菌败血症与免疫功能低下密切相关，死亡率很高[182,184]。也有报道称它发生在具有免疫正常功能的儿童[202]和婴儿[203]中。皮肤表现发生在 1.3%~13% 的病例中[182]，且有多种症状，其中有些是典型假单胞菌感染，有些可能被误认为其他细菌感染，可能会延误治疗。

假单胞菌败血症可引起弥漫性损害，表现为多种皮损，包括斑疹、丘疹、水疱、瘀点或瘀斑。皮下结节很少发生，表现为深部充满液体的结节，通常是柔软的，并可能自发破裂，释放出的液体可培养出病原体[182]。皮肤和软组织感染，如蜂窝织炎、坏疽性蜂窝织炎和坏死性筋膜炎，可能是铜绿假单胞菌感染引起的原发性病变或继发于菌血症[182]。

坏疽性臁疮

坏疽性臁疮（ecthyma gangrenosum）（图 38.14）是与假单胞菌败血症相关的皮肤病灶，尽管不是其特异表现。其可见于约 28% 的假单胞菌败血症患者[191,204]。它最初表现为红斑或紫癜样斑疹，在 12~24h 内迅速发展，形成蓝黑色出血性大疱或脓疱，破裂后表现为具有坏死中心的溃疡，被黑痂覆盖，周围有红斑边缘[182,191,202,205]。

这些病变可见于皮肤的任何部位，但尤其与潮湿区域有关，如腹股沟、腋窝和肛周区域[182]。它们几乎都是由血源性扩散引起的，但偶尔会在没有菌血症的情况下发生，大概是继发于局部接种。

有病例报告既往健康的儿童表现为假单胞菌败血症和坏疽性臁疮[202,206]，或孤立的坏疽性坏死病灶[207]，而这通常与明显的免疫缺陷有关，故显然应该对健康的儿童进行潜在免疫缺陷的检查。

坏疽性臁疮的组织学特征为真皮中血管的改变，其中细菌侵入外膜和中间层，但不侵入内膜或内腔，无炎症变化或中性粒细胞浸润。铜绿假单胞菌可以从病灶处培养，通常也可以从血液中培养[182]。

坏疽性臁疮除与铜绿假单胞菌具有特征性的相关外，还与其他病原有关，如其他假单胞属[205]以及其他革兰氏阴性菌如大肠埃希菌（Escherichia coli）、气单胞菌（Aeromonas hydrophilia）、创伤弧菌（Vibrio vulnificus）、肺炎克雷伯菌（Klebsiella pneumoniae）、弗氏柠檬酸杆菌（Citrobacteri freundii）、摩氏摩根菌（Morganella morganii）和嗜麦芽窄食单胞菌（Stenotrophomonas mal-

tophilia)[182]，偶尔还有革兰氏阳性菌，非结核分枝杆菌和真菌[205]。

治疗　治疗取决于感染的严重程度和细菌的抗生素敏感性。由于假单胞和其他革兰氏阴性菌的抗生素耐药性高发，因此必须尽可能培养出细菌，以使用正确的抗生素。

烧伤伤口感染

部分和全层烧伤会破坏皮肤的机械屏障，并降低局部和全身免疫反应。坏死组织的存在为病原体的生存和增殖提供了理想的环境，血供的损害导致系统性免疫介质和抗菌药物的输送不足。这些因素导致细菌定植和烧伤创面感染的风险增高，并具有较高的相关死亡率和发病率。烧伤创面将在几天内被定植，首先是来自患者自身共生菌群的革兰氏阳性菌，然后是革兰氏阴性菌和真菌[208]。铜绿假单胞菌是烧伤创面感染的主要致病菌之一，尽管其他革兰氏阴性菌也可能是造成这种情况的原因[208-209]。烧伤创面的急性期处理包括清洁伤口以减少继发性细菌感染的风险，尽早进行充分的清创术和严格的感染控制措施，以及定期进行积极的临床监测、伤口表面检查、表面拭子或活检培养物检测。最近的荟萃分析发现预防性局部使用抗生素敷料可增加烧伤创面感染。尽管许多地方和区域烧伤管理的临床指南建议使用抗生素预防感染，但全身抗生素的预防作用仍不清楚[210]。区分感染和定植可能具有挑战性，因为局部和全身性炎症反应可能是由于最初的烧伤创面引起的，在两种情况下表面微生物培养均可能为阳性。结痂快速分离、周围活性组织发生变化、烧伤深度进展以及败血症的全身征兆提示存在感染。当怀疑感染时，应尽快开始适当的清创术和抗生素治疗，因为感染可以迅速侵入周围及更深的组织，并发展为败血症和多器官衰竭[208]。

革兰氏阴性菌软组织感染

坏死性皮肤和软组织感染

坏死性感染可能涉及浅表皮肤层，导致坏疽性蜂窝织炎，或更深层导致坏死性筋膜炎[211]。这些侵袭性感染可能开始隐匿，但随后迅速发展，导致坏死和受累皮肤层破坏，并产生严重的全身性作用，包括多器官衰竭和高达 40% 的死亡率[211-213]。大多数病例发生在具有明显潜在免疫功能低下的患者中[184,214]。水痘感染可能是儿童发病的诱因[215]，特别是联合使用非甾体抗炎药时[216]。

由革兰氏阳性菌引起的简单的皮肤和软组织感染很常见，并且常常在门诊即可诊治。复杂的或坏死性的皮肤和软组织感染很少见，可能是由多种生物引起的，包括许多革兰氏阴性菌在内，需要迅速而积极的医疗和手术管理。最初的临床表现可能相似，表现为局部皮肤水肿、红斑和疼痛，必须高度怀疑本病，尤其是在那些具有潜在的免疫功能低下等危险因素的患者中，因为大部分此类感染在早期被诊断为简单的蜂窝织炎[217]。

临床特征

提示复杂感染的早期临床特征包括疼痛和心动过速，与最初出现的严重程度不成比例，并伴有炎症标志物和生化异常升高以及全身性受累的其他迹象，如发热和心血管疾病。但是，缺乏全身症状时并不能排除坏死性感染[211,217]。进行性感染的局部特征包括受累区域周围的水肿、皮下气肿、水疱或大疱性变化、瘀斑和可见的坏死组织。起病的速度因病原体而异，但通常很快[211]。

诊断

坏死性感染的诊断是基于对严重感染或败血症的临床怀疑，有或没有前面提到的特异性临床特征和/或存在危险因素（如免疫功能低下）。Wong 等[218]已经开发了一种评分系统（坏死性筋膜炎实验室风险指标或 LRINEC 评分），用于基于实验室结果的坏死性筋膜炎的早期诊断。影像学研究可显示受累组织层增厚，液体聚集和可见的游离气体增加[211]。最近的一项研究表明，CT 在检测这些改变方面优于普通 X 线检查[219]。阳性的微生物样本将有助于确认诊断并指导抗菌药物治疗，最近的综述显示，只有 76.5% 的伤口和 35.2% 的血液培养物呈阳性[217]。大多数单微生物感染中都发现有革兰氏阳性菌，但大多情况是感染可能涉及多种生物和许多革兰氏阴性菌，如大肠埃希菌、不动杆菌属、铜绿假单胞菌和克雷伯菌感染[211,217,220]。

外科清创术时可见坏死组织的宏观特征，呈灰色且不收缩、阻力很小易于解剖且无出血。在组织学检查中血管血栓形成很明显[211]。

治疗

坏死性软组织感染的预后取决于疾病的早期识别和及时有效的治疗。良好的支持治疗以及足够的液体复苏至关重要。应根据当地抗菌药物指南，立即使用覆盖革兰氏阳性菌、革兰氏阴性菌和厌氧菌的广谱抗生素进行经验性抗菌治疗。

应尽快对受累组织进行外科清创术，清创术应彻底，需去除较多正常健康组织边缘。清创超过 12h 会

第七篇

显著增加死亡率、败血症性休克或急性肾脏疾病等并发症发生率以及所需手术清创次数[212]。试验性治疗，如静脉输注免疫球蛋白和高压氧尚未被证明可以降低死亡率或发病率[211]。

革兰氏阴性菌毛囊炎

毛囊炎是指毛囊部位炎症，导致丘疹或脓疱，最常见是由革兰氏阳性病原体金黄色葡萄球菌引起的[221]。由革兰氏阴性菌感染引起的毛囊炎是寻常性痤疮长期抗生素治疗的公认并发症[222-223]。

革兰氏阴性菌毛囊炎（Gram-negative folliculitis）可分为 1 型或 2 型[223]。1 型毛囊炎更常见，表现为小的浅表丘疹或脓疱，通常仅在面部，并远离鼻孔。有时会分离出如大肠埃希菌、克雷伯菌、肠杆菌（*Enterobacter*）、黏质沙雷菌（*Serratia marcescens*）和铜绿假单胞菌等微生物。2 型毛囊炎表现为更大、更深的囊性或结节性病变，最常见的细菌是奇异变形杆菌（*Proteus mirabilis*）。这种情况被认为是由于长期使用系统性抗生素（如四环素），破坏了鼻黏膜和面部皮肤的正常菌群所致。在潮湿的鼻黏膜环境中，敏感的革兰氏阳性生物被更具抵抗力和潜在致病性的革兰氏阴性生物所替代。在皮脂或汗液产生增加的个体中，局部环境更加潮湿，从而使这些生物得以存活和繁殖并导致炎症[222-223]。有证据表明，宿主免疫力受损与易感性有关，在感染个体中免疫指标发生了许多变化[224]。

在使用特定抗生素后痤疮加重或经系统性四环素治疗 3~6 个月后仍无改善的痤疮患者，应考虑革兰氏阴性菌毛囊炎。治疗方法包括使用异维 A 酸，减少皮脂的产生，使局部环境不利于病原体的生存[225]。异维 A 酸可以局部或口服使用，但由于存在潜在副作用，应在专家指导下使用[226]。

（杨舟 译，张斌 刘盈 徐子刚 校）

参考文献

见章末二维码

038章 参考文献

第39章　窝状角质松解症、红癣和类丹毒

Zhe Xu,Yuanyuan Xiao,Ying Liu,Lin Ma

摘要

窝状角质松解症(pitted keratolysis,PK)是一种累及角质层的浅表细菌感染,最常见的感染原因是棒状杆菌属(*Corynebacterium spp.*)、坐皮肤球菌(*Kytococcus sedentarius*)、刚果嗜皮菌(*Dermatophilus congolensis*)、角化放线菌(*Actinomyces keratolytica*)和链霉菌(*Streptomyces spp.*)。PK 不仅见于热带地区的赤脚人群,也可见于全球各地区。疾病的特征是圆形、浅层侵蚀和凹陷。压力较大、摩擦较多和多汗区域更常见。一线治疗是局部外用抗生素,如红霉素和克林霉素。同时,消除多汗症和长时间与水接触等诱发因素也有帮助。

红癣(erythrasma)是由微小棒状杆菌(*Corynebacterium minutissimum*)引起的皮肤表面细菌感染。其特征是累及腹股沟、腋窝、臀下沟或乳房下区域以及趾间的无自觉症状、边界清楚、红褐色伴少量鳞屑的斑片。红癣经常与皮肤癣菌感染(即体癣)相混淆,有时可能并存。但是,可以通过黑光灯下的"珊瑚红色"荧光来区别于癣菌感染。红癣可以用局部抗生素治疗,包括红霉素或克林霉素。顽固性病例可以用口服抗生素如四环素或大环内酯类药物治疗。

类丹毒是猪红斑丹毒丝菌(*Erysipelothrix rhusiopathiae*)引起的急性皮肤感染,主要发生在皮肤创伤之后。其临床特征是皮肤局部红肿、边界清晰且凸起,通常位于一只手的手背和/或手指。也可能存在水疱、大疱和糜烂性病变。除皮肤感染外,猪红斑丹毒丝菌还可以引起心内膜炎。根据患者的病史和临床特征可以明确诊断。

要点

窝状角质松解症:
- 窝状角质松解症是一种浅表细菌感染,累及足底表皮。
- 窝状角质松解症临床诊断要点为火山口样凹陷,主要累及足底受压区域,伴有臭味。
- 症状包括多汗症、浸渍和恶臭。
- 病变中可分离出多种微生物。
- 治疗简单有效。红霉素和克林霉素等外用抗生素是安全有效的,系统治疗可使用红霉素,已证明疗效显著。
- 减少多汗症在疾病管理中也起着重要作用。

红癣:
- 红癣是由微小棒状杆菌引起的皮肤表面细菌感染。
- 它的特征是累及潮湿、间擦部位的无自觉症状、边界清楚、红褐色伴少量鳞屑的斑片。

- 在黑光灯下观察时,可以通过特征性的"珊瑚红色"荧光区别于癣菌感染。
- 红癣可以用局部抗生素治疗。口服抗生素治疗也很有效。

类丹毒:
- 类丹毒是一种职业性急性皮肤感染,由猪红斑丹毒丝菌引起。
- 它主要发生在处理动物和动物产品,尤其是鱼类、贝类、肉和家禽的人群中。
- 临床表现为皮肤局部红肿,边界清晰且凸起,通常位于一只手的手背和/或手指。
- 根据患者的病史(居住情况、先前与受感染动物或动物产品的外伤性接触史)和临床特征(典型的皮肤病变,无严重的全身症状以及用青霉素或头孢菌素治疗后快速缓解)来诊断类丹毒。

窝状角质松解症

引言和历史　窝状角质松解症(pitted keratolysis,PK),最初命名为沟状跖部角质松解症(又称沟状角质松解症、环形角质松解症),是足底角质层常见的浅表细菌感染的描述性诊断[1]。常发生于热带地区赤脚人群。Castellani[2] 于 1920 年在斯里兰卡首次报道了这种情况,并称其为"沟状跖部角化症"。尽管最初被认为是仅在热带气候中才出现的疾病,但在温带地区也可见到。Zaias 等于 1965 年命名了"窝状角质松解症"一词[3]并被普遍接受。

流行病学和发病机制　PK 在全球范围内,包括温带和热带环境中均可见到[4]。发病率从韩国工业工人中的 1.5% 到南印度稻田工人的 42.5%[5-6]。PK 在体育活动多的个体中很常见,因为病原体在温暖、潮湿的鞋子中容易繁殖。足部多汗症会使角质层变软,从而有利

于棒状杆菌的侵袭。PK 由革兰氏阳性菌感染引起，特征是足底浅表糜烂和直径为 1~3mm 的火山口样凹陷。病原体是革兰氏阳性菌，例如棒状杆菌属（*Corynebacterium spp.*）、坐皮肤球菌（*Kytococcus sedentarius*）、刚果嗜皮菌（*Dermatophilus congolensis*）和链霉菌属（*Streptomyces spp.*）[7-9]。这些微生物产生的蛋白酶能够消化角蛋白并溶解角质层，从而产生特征性的凹陷[10]。诱发因素包括多汗症、足部长时间不透气浸渍、皮肤 pH 值升高、气候潮湿、足部卫生状况差、肥胖和免疫缺陷。

临床特征 PK 见于大多数年龄段，男女均可发病。体格检查多为趾腹和足底多个圆形、散在和融合的浅表糜烂（图 39.1）。除圆形凹陷外，一些患者还表现为足底外侧的角质层缺损。病变主要影响足的承重面，例如足趾、足掌和足跟。肤色、表浅的小凹陷，其直径为 1~3mm。此外，非承重区域也可能受累，如足背和足趾背侧[11]。手掌受累少见，多发生于热带地区。手掌病变可能表现为鳞屑性领圈样皮损[9,12]。除细菌感染外，汗液潴留和水浸渍也是 PK 发生的重要辅助因素。虽然多数情况下是无症状的，但患者也可能出现多汗、脚臭、浸渍以及走路时可能伴有瘙痒或灼热。儿童中可能出现红色至紫红色疼痛性斑块[9,13]。患者疼痛的确切原因尚不清楚。在一篇病例数为 53 例 PK 患者的综述中，多汗症见于 51 位患者（96.2%），臭味见于 47 位患者（88.7%）[14]。臭味为硫醇、硫化物和硫酯的混合物所致[14]。也有报道发现受累皮肤出现黄褐色改变[15]。

病理和微生物学 组织学检查提示局限于角质层上层的多处浅表糜烂。这些浅的、坑状的缺损有陡峭的壁

和平坦的基底，该基底由薄层角质层组成。病原微生物可穿透湿润的角质层，一般在皮损刮片或组织切片上，使用氢氧化钾很难查到病原菌，使用革兰氏染色更容易看到病原菌[15]。PK 是一种获得性皮肤浅表细菌感染，已从这些病变中分离出多种生物，包括链霉菌、棒状杆菌、刚果嗜皮菌、栖息微球菌和坐皮肤球菌等[16-19]。坐皮肤球菌中的某种蛋白酶可降解角质层形成 PK[20]。

诊断 本病根据临床表现即可诊断[21]。PK 的特征是足底角化过度区域出现典型的凹陷和臭味。在热带地区的赤脚人群或必须穿不透气鞋的人（例如士兵、水手和运动员）中，这种情况更为常见。PK 常伴有足底多汗症。跖骨承重部分最易受累。病变的组织学检查提示多处浅表的局限于角质层上层的糜烂。可以在合适的培养基上培养病原微生物进行鉴定。

鉴别诊断 主要的鉴别诊断包括足癣、疣、点状掌跖角化病 1 型和基底细胞痣综合征[22]。氢氧化钾染色和黑光灯检查对鉴别足癣或其他细菌感染很有价值，但有时两者可能同时存在[23]。皮肤镜检查通常可发现多量的具有明显疣状的凹陷。点状掌跖角化病 1 型（punctate palmoplantar keratoderma type 1, PPKP1, OMIM #148600）是一种罕见的常染色体显性遗传的掌跖角化病[24]。PPKP1 临床特征是累及手掌和足底皮肤的多发性点状角化过度性丘疹。病变通常在青春期早期开始出现，也可能年龄更大时出现。与基底细胞痣综合征（一种常染色体显性综合征，可导致手掌和足底凹陷、多发性基底细胞癌、颌骨囊肿和骨骼异常）相关的凹陷，可通过该综合征的特定临床特征加以区分[25]。

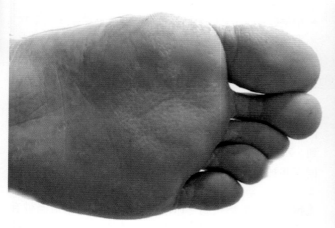

(a)

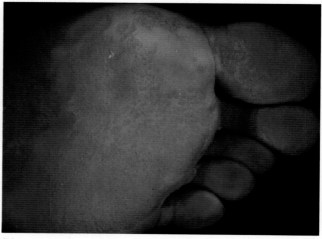

(b)

图 39.1 （a）窝状角质松解症，表现为多个陨石坑状浅坑和浸渍区。（b）黑光灯进行光检查时，足底区域有蓝色荧光。
资料来源：Courtesy of Dr Hongwei Wang from Huadong Hospital affiliated to Fudan University.

治疗和预防 PK 疗法简单有效。治疗通常包括卫生措施和抗生素结合。既往多种药物(20% 氯化铝、甲醛软膏、各种局部抗生素和咪唑类药物)被证明有效。多项研究采用了综合方法来治疗本病,包括减少诱发因素(如多汗症)和控制细菌感染[26]。局部抗生素如夫西地酸钠、克林霉素和红霉素是一线治疗药物。咪唑抗真菌剂也是有效的,因为它们同时具有抗细菌活性。当常规治疗失败时,莫匹罗星软膏可有效[27],但应用应限于耐甲氧西林金黄色葡萄球菌(MRSA)治疗。红霉素的系统治疗可能是有效的,但一般不需要[28]。应考虑通过局部氢氧化铝减少出汗,并且针对明显的多汗症,Tamura 等曾在 2 名难治性 PK 患者中使用了肉毒杆菌毒素[8]。可以对足底区域进行多位点皮下注射低剂量肉毒杆菌毒素以减少出汗;但是,只有在传统疗法无效的情况下,才应考虑使用这种疗法。

参考文献 39.1

见章末二维码

红癣

引言和历史 红癣是由微小棒状杆菌(*C. minutissimum*)引起的皮肤表面细菌感染。在黑光灯下观察,皮肤病变显示出特征性的"珊瑚红色"荧光。1960 年以前,红癣的病因被认为是真菌。Lagana[1]首先从红斑病变中分离出类白喉棒状菌。1961 年,Sarkany 等[2]证实微小棒状杆菌是红癣的病因。

流行病学和发病机制 微小棒状杆菌是红癣的病因,它是一种短的革兰氏阳性杆菌,带有亚终端颗粒,通常定植在鼻子、咽、球结膜、耳道和皮肤表面。角质层内微小棒状杆菌的增殖,可以发生在细胞外和细胞内。脱屑到底是在感染之前发生并成为感染的诱发危险因素,还是角质层大量微小棒状杆菌定植的结果,仍是一个还在争论的问题。易感因素包括温暖潮湿的气候、卫生条件差、多汗症、肥胖、糖尿病、高龄和宿主免疫状态受损。这种感染在热带地区比在温带气候中更为普遍。本病在经典的间擦区域之外发生时,病原菌表现为椭圆形的变异形式,最常见于 2 型糖尿病患者,也可能继发于足癣[3]。

临床特征 红癣可以发生在所有年龄段,男女均可受累。成年比儿童更普遍[4],大约 15% 的病例发生在 5~14 岁的儿童中。在收容所及寄宿学校的儿童,以及聚集生活的人群中,该病的发生率明显增高[5]。红癣最常发生于湿润、封闭的间擦区域,这些环境有利于微小棒状杆菌的生长。红癣的常见部位是腋窝、腹股沟、趾间、臀间和股内侧以及乳房下区域。有时可发生在黏膜如阴唇[6]。盘状红癣是一种更泛发的形式,在非间擦区域和间擦区域均可发生,在热带地区更为常见[7]。尽管大多数患者无症状,也可伴有轻度瘙痒。在伴有瘙痒的患者中,搔抓可能会导致继发性抓痕和苔藓样变。

特征性表现为在生殖器、股内侧、腋窝和乳房下部位的界限清晰、不规则红棕色鳞屑性斑片(图 39.2)。在趾间,红癣经常表现为无症状的慢性有鳞屑或裂隙的浸渍、水疱[8]。盘状红癣的病变可能是表面光滑、伴有萎缩、形似斑块状副银屑病或硬化萎缩性苔藓的皮损[9]。轻度亚临床病例并不少见,可通过黑光灯检查中的典型荧光来诊断(图 39.3)。

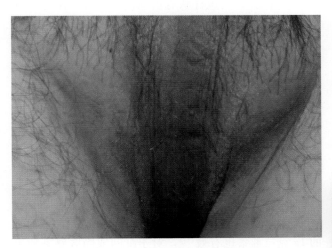

图 39.2 红癣。青春期男孩双侧大腿内侧区域的边界清晰的褐色鳞屑性斑块。资料来源:Courtesy of Dr Hongwei Wang from Huadong Hospital affiliated to Fudan University.

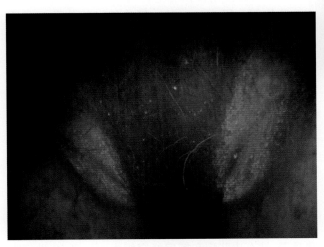

图 39.3 黑光灯检查,斑块区域的"珊瑚红色"荧光。资料来源:Courtesy of Dr Hongwei Wang from Huadong Hospital affiliated to Fudan University.

鉴别诊断 当红癣在生殖器和股内侧区域发生时,必须与股癣、间擦疹和脂溢性皮炎区分;当在趾间区域发生时,必须与足癣或其他细菌感染区分开。红癣的主要鉴别症状是缺乏瘙痒。氢氧化钾染色和黑光灯检查对于鉴别诊断很有价值。然而,红癣和皮肤癣菌感染可能同时存在[10]。花斑癣表现可能与红癣相似,但不局限于间擦部位。同样,红癣和花斑癣可能并存并难以诊断[4],盘状类型可能与硬化萎缩性苔藓、斑块型副银屑病混淆[7]。还应与外阴黏膜皮疹相鉴别[6]。

组织学表现 在黑光灯下呈现明亮的"珊瑚红色"荧光(细菌产生卟啉的结果)是作出诊断的最佳方法。轻刮病变会产生鳞屑,可以用亚甲蓝或革兰氏染色剂染色。油镜下可见球形、短杆状有菌丝的病原体。培养出现珊瑚红色荧光的棒状杆菌,临床上通常不进行培养。皮肤活检很少进行,当皮损的形态和分布不典型时,如盘状红癣,可以进行活检。组织学检查在角质层中可见少量棒状杆菌,革兰氏阳性染色伴有菌丝。电镜检查可见角质层中"类白喉棒状杆菌"表现[2]。

治疗和预防 使用各种局部制剂以及局部和全身性抗生素的治疗均对红癣有效。亚临床形式可能多年无症状或经历周期性加重。即使成功治疗,也可能复发。多种方案可用于治疗红癣,包括口服和局部治疗[11]。最有效的治疗方法是红霉素(250mg,每天4次,共14天),治愈率(临床和细菌学)均高达100%[12]。单剂量的1g克拉霉素也有效[13]。对于趾间或隐匿感染的患者,建议额外采取局部治疗,例如克林霉素在口服治疗期间,每天应用一次外用药物,并在临床表现恢复正常后持续2周[12]。

最初可以使用抗菌肥皂,并且一旦感染清除就可以预防使用。用10%~20%氯化铝,2%盐酸克林霉素、红霉素、咪康唑乳膏或复方苯甲酸软膏进行局部治疗均已证实有效。据报道光动力疗法也可用于治疗成人红癣[14]。

参考文献 39.2

见章末二维码

类丹毒

引言 类丹毒,过去被称为罗森巴赫病、贝克-罗森巴赫病、假性丹毒、匐行性红斑、游走性红斑、慢性丹毒、猪丹毒、钻石皮肤病和蟹肉蜂窝织炎[1-5],自19世纪末以来就已被逐渐认识。最初由Tilbury Fox对其进行描述,他于1873年将这种疾病命名为匐行性红斑。1876年,Robert Koch首先从接种了感染血液的小鼠中分离

出一种丹毒杆菌(Erysipelothrix)菌株,并将其命名为鼠败血症丹毒杆菌(E. muriseptica)。1884年,Anton Rosenbach在一名局部皮肤病变的患者中发现了一种与Koch类似的微生物,并将其命名为类丹毒。1909年,从类丹毒的皮肤病灶中分离到了猪丹毒杆菌(E. rhusiopathiae)[6]。

流行病学和发病机制 类丹毒最常见于渔民和肉类加工者,但可能发生在与相应传染源接触的任何人中。过去本病的发生率约为0.3%[7],但由于动物处理行业技术的进步,目前仅有偶发病例。本病在儿童群体中并不常见。

猪丹毒杆菌(E. rhusiopathiae)是杆状、革兰氏阳性、兼性需氧、不运动、非孢子形成的细菌。它在全世界多地的土壤及被感染动物和食品污染的水中被发现。它可以在土壤中存活数周。在猪粪中这种细菌的生存期为1~5个月。猪丹毒杆菌可产生神经氨酸苷酶和透明质酸酶,后者有助于其在感染组织中的传播能力。

类丹毒通过动物传播,尤其是猪(高达健康猪的1/2)、鱼、蟹和贝类。在数十种哺乳动物和其他动物中也发现了猪丹毒杆菌(曾用名E. insidiosa),例如绵羊、兔子、鸡、火鸡、鸭、鸽子、牛、豚鼠、猫、狗[8]和鹦鹉[9]。

细菌通过细微的缝隙穿透皮肤。潜伏期为2~7天。目前猪丹毒杆菌菌株被分为1~26血清型,其中2、7和16血清型是最常见的人类丹毒病因[10]。

临床特征 本病在人类有三种形式。第一个是局部皮肤形式("真正的"类丹毒)。它最初从手背或手指开始,表现为境界清晰、边界隆起的炎性斑块(图39.4)。病变也可发生在其他地方,手掌、前臂、手臂、面部和腿部[11-13]均有报道。颜色通常是鲜红色到紫色,病变可呈"钻石"形。可有水疱、大疱和糜烂性病变[14],倾向于离心性进展。手指的肿胀通常很严重,因此通常称为"鲸鱼手指"和"海豹手指"。病变可能有轻微瘙痒或疼痛。可伴有发热、关节痛、淋巴结炎和淋巴管炎[15]。本病具有自限性,可自行缓解。

弥漫性皮肤型或泛发型比皮肤型少见。它的临床特征是多个中央消退的皮疹。全身症状的存在是特征性的,包括发热、淋巴结炎、关节痛和肌痛。这种疾病形式也是自限性的,但临床病程更长,复发更常见。

类丹毒最严重的表现是系统型或"脓毒症"型。皮肤病变由红色丘疹组成,部分表现出坏死和溃疡。系统型临床表现包括化脓性关节炎、骨坏死、脑梗死或脓肿、肺积液、脑炎、脑膜炎、肾衰竭、腹膜炎和急性或亚急性细菌性心内膜炎[16],表现为心内膜炎的患者发病率和死亡率(38%)大大增加。

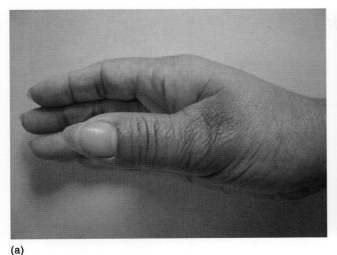
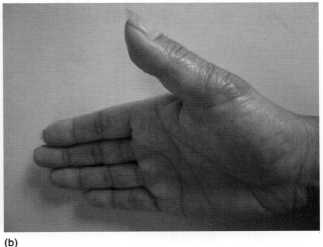

(a) (b)

图 39.4 类丹毒，特征性皮损，女性右手上有明显的水肿性红斑。资料来源：Courtesy of Dr Hongwei Wang from Huadong Hospital affiliated to Fudan University.

实验室检查 血清学检查可发现白细胞增多、丙种球蛋白略升高、炎症标志物（红细胞沉降率、C 反应蛋白和 α_1-酸性糖蛋白）增加。还可通过琼脂凝胶沉淀试验检测出猪丹毒杆菌抗体[10]。组织病理学表现是非特异性的，可以出现不同程度的海绵水肿和表皮内疱；在真皮中可见中性粒细胞、淋巴细胞、嗜酸性粒细胞和浆细胞的浸润。组织切片的革兰氏染色通常不能找到病原体，可能是因为该病原体位于网状真皮中，如果进行浅层皮肤活检可能会遗漏。另一种可能性是细菌失去了细胞壁，恢复为"L"形。

分离猪丹毒杆菌通常很困难。猪丹毒杆菌通常在富含血液的培养基中，以及在含有 5% ～ 10% CO_2 的环境中生长缓慢。已有报道应用聚合酶链反应（polymerase chain reaction，PCR）诊断人类丹毒。迄今为止，尽管只有少数几例人的类丹毒感染被用此方法检测过，但它的特异度和灵敏度似乎很高[17]。

诊断 类丹毒的诊断基于：①患者的职业；②先前曾与受感染的动物或其产品发生外伤后接触；③典型的皮肤病变（边界清晰、隆起的水肿性红斑，或在红斑基础上的水疱-大疱性糜烂性病变，通常局限于一只手和/或手指的背侧）；④缺乏严重的全身症状；⑤实验室检查无明显异常；⑥用青霉素或头孢菌素治疗后可迅速缓解。

鉴别诊断 临床鉴别诊断包括丹毒、蜂窝织炎和急性刺激性/过敏性接触性皮炎。丹毒在临床上的特征是急性出现的红斑和水肿性病变，通常位于面部或腿部，通常伴有疼痛、发热和全身不适。蜂窝织炎更常见于面部和躯干，皮肤弥漫性疼痛性肿胀，并伴有严重的全身症状，例如高热、寒战和全身不适。革兰氏染色细菌培养可以帮助鉴定病原体并确定临床诊断。刺激性和过敏性接触性皮炎通常表现为红斑、水疱和瘙痒性病变，累及双手。病程通常是慢性和复发性的。此外，临床医生应在鉴别诊断中考虑非典型皮肤利什曼病，因其组织病理学和培养可能是阴性的，而病灶涂片显示细胞内和细胞外区域有许多鞭毛体，可以鉴别出这种疾病[18]。

治疗和预防 猪丹毒杆菌对许多常见的抗生素敏感，包括青霉素、头孢菌素（头孢噻肟、头孢曲松）、四环素（金霉素、土霉素）、喹诺酮类（环丙沙星、培氟沙星）、克林霉素、红霉素、林可霉素、亚胺培南和哌拉西林。该菌对万古霉素、氯霉素、达托霉素、庆大霉素、奈替米星、多黏菌素 B、链霉素、替考拉宁和甲氧苄啶-磺胺甲噁唑有抗药性[19]。

虽然该病的皮肤型在许多情况下是自限性的，但是所有患者均应接受抗生素治疗，以预防系统疾病和心内膜炎的发生。青霉素和头孢菌素是一线治疗药物。疗程通常为 7 天，治疗后 2～3 天即可观察到临床症状的改善。皮损切开引流是禁忌的，因为这会延长类丹毒的病程[20]。本病预防应注意避免猪肉、鱼和其他水产品直接与皮肤接触。肉类加工和水产养殖过程中卫生状况的改善也有助于降低类丹毒的患病率。

（赵牧童 译，王林娜 张斌 刘盈 校）

参考文献 39.3

见章末二维码

第七篇

第40章 莱姆疏螺旋体病

Susan O'Connell

摘要

莱姆疏螺旋体病(lyme borreliosis)是由硬蜱传播的多种伯氏疏螺旋体(*Borrelia burgdorferi*)基因型引起的。常见的硬蜱叮咬部位包括躯体褶皱和头皮部位。游走性红斑(从蜱虫附着部位向外扩散的皮疹)是最常见的表现,前瞻性研究数据显示,可发生于80%~90%的患者。肌痛和关节痛也可能发生。伯氏疏螺旋体淋巴细胞瘤是一种罕见的早期表现,通常发生于耳垂、乳头或阴囊。萎缩性慢性肢端皮炎是一种罕见的晚期表现,主要发生于老年人。疏螺旋体可以累及其他组织。最常见的儿童神经系统表现是面部和/或其他脑神经麻痹和病毒样脑膜炎。疼痛性神经根病在成年人中很常见。脑脊髓炎是一种罕见的严重表现。莱姆关节炎影响大关节,尤其是膝盖,引起大量积液。心肌炎很少见,通常表现为心脏传导阻滞。抗生素对所有感染阶段均有效,但如果在治疗之前发生了严重损害,则临床可能不能完全恢复。

要点

- 游走性红斑是莱姆病的最常见临床表现。
- 游走性红斑皮疹的表现不同,与感染基因型和感染持续时间有关。
- 应寻找硬蜱暴露史,而不是特定的蜱虫叮咬史,因为蜱虫形体微小容易被忽视,特别是附着在皮褶、背部或头皮上。
- 对伯氏疏螺旋体感染的抗体反应需要数周才能形成。诊断游走性红斑不需进行常规的抗体检测,抗体检测应用于感染晚期的确认。
- 疾病早期接受治疗的患者远期预后非常好。对于大多数患者,推荐口服抗生素(通常是阿莫西林或多西环素)作为一线药物。在某些晚期疾病患者中,恢复可能缓慢或不完全。

定义和病因 莱姆疏螺旋体病(lyme borreliosis,LB)(莱姆病)是由伯氏疏螺旋体引起的多系统螺旋体感染,通过蓖麻硬蜱(*Ixodes ricinus*)种群的硬蜱传播。

历史 莱姆关节炎(lyme arthritis)一词最初在20世纪70年代中期使用,那时在Connecticut农村的Old Lyme地区及周边社区发生了一系列青少年关节炎病例。两名母亲开始关注当地诊断的"幼年类风湿性关节炎"的发病率过高,并提示当地公共卫生部门,促使耶鲁大学的临床医生和科学家进行了研究[1]。他们发现关节出现前很多患者曾被蜱虫叮咬,并随之出现缓慢发展的红色皮疹,因此怀疑是由蜱虫传播所致。同时,还发现该疾病可能影响其他器官和系统,包括神经系统和心脏。术语莱姆病被用来代表这一系列临床表现。病原体是一种以前未知的螺旋体,后来被称为伯氏疏螺旋体,最初是从肩突硬蜱(*Ixodes scapularis*)(鹿蜱)中分离出来的,后来也从感染患者的皮肤活检、血液和脑脊液(cerebrospinal fluid,CSF)中分离出来[2]。

蜱虫叮咬后出现类似的皮疹,已在多年前被欧洲国家认识并命名为游走性红斑或慢性游走性红斑。临床医生已经注意到蜱虫叮咬与神经系统表现(如面神经麻痹、脑膜炎和神经根神经炎)相关。许多医生怀疑是感染所致,部分经验性使用青霉素治疗,效果很好[3]。

从19世纪末开始,德国、瑞典和奥地利的临床医生就描述了另一种皮肤病,萎缩性慢性肢端皮炎,也发现它对经验性的青霉素治疗有反应。在20世纪80年代初期,瑞典研究人员利用美国开发的培养基确定了伯氏疏螺旋体是引起萎缩性慢性肢端皮炎、游走性红斑和在欧洲见到的第三种皮肤表现,即疏螺旋体淋巴细胞瘤样病变的病因。该病现在在欧洲通常被称为莱姆疏螺旋体病[2-3]。

流行病学和生态因素 莱姆病是北半球温带地区最常见的节肢动物传播传染病[2,4]。它的发病率在很大程度上取决于影响传播媒介蜱虫和伯氏疏螺旋体储存宿主的小型哺乳动物和鸟类的生态和气候因素,并取决于导致蜱虫叮咬的人类行为因素。在北美,LB发病率最高的地区是从缅因州到弗吉尼亚州的东北和大西洋中部沿海州,威斯康星州和明尼苏达州中西部地区的北部以及北加州的一些沿海地区。根据从商业实验室和医疗保险索赔获得的数据,2015年报告了约37 000

例病例,但实际发病率可能超过 300 000 例[5]。加拿大报告的发病率较低,但正在增加,2012 年有 315 例,环境研究表明发病地理范围正在扩大[6]。在欧洲,感染主要发生在北纬 62°~42° 的林地和森林地区(斯堪的纳维亚南部至地中海北部国家),从西向东的发病率不断增加。欧洲没有标准化的病例报告系统,但是对大量数据来源的综述表明,每年有超过 200 000 例欧洲病例[4,7]。在几个高流行地区的前瞻性研究表明,大约 90% 可能表现为游走性红斑[8-9]。在这两个大陆的流行区域内,发病率有相当大的差异,部分地区是重点流行地区。

蓖麻硬蜱族群的硬蜱是莱姆病的唯一载体。在北美洲,感染是由太平洋沿岸地区的黑脚或鹿肩突硬蜱(I. scapularis)(曾用名丹明尼硬蜱 I. dammini)和太平洋硬蜱(I. pacificus)传播的[2,5]。欧洲的主要媒介是蓖麻硬蜱(通常称为鹿、绵羊或蓖麻子硬蜱)[2,10]。在俄罗斯和波罗的海共和国,蓖麻硬蜱与另一种传播媒介森林硬蜱(I. persulcatus)(泰加林硬蜱)同时存在。森林硬蜱在整个亚洲温带范围内,包括远东的日本在内广泛分布。

硬蜱对干燥非常敏感,因此需要较高的环境相对湿度[10]。最有利于硬蜱生存的环境是森林地区和灌木丛,其中掉落的树叶和下层灌木防止了干燥。这些地方还栖息了动物和鸟类,它们是硬蜱的自然觅食宿主[2,10]。硬蜱的生命周期有 3 个阶段(幼虫、若虫和成虫),通常生存 2~3 年(图 40.1)。每个阶段他们吸一次血,持续 3~7 天。幼虫和若虫的常见中间宿主是中小型哺乳动物,例如老鼠、田鼠、松鼠和野兔以及地面摄食的鸟类,包括黑鸟、知更鸟和野鸡。这些生物是伯氏疏螺旋体的储存宿主。蜱虫在吸食血液中含有螺旋体的动物血液过程中会被感染,继而可以在其后的生命周期间将感染传播给宿主,从而保存延续了自然环境中的螺旋体[2]。春季和初夏是蜱虫进食的高峰期,秋季可能会再次出现高峰。如图 40.3 所示,某些地区在冬季温暖的时候可能出现低水平的蜱虫进食活动,从而导致在高峰期以外偶尔出现游走性红斑的情况。这个孩子在 12 月下旬出现头皮上的蜱虫叮咬。

鹿与蜱虫存在密切关联。它们是成年雌性蜱虫的首选中间宿主。成年雌蜱在觅食后交配,落入灌木丛中,并在死前产下 1 000~2 000 个卵。鹿在蜱繁殖阶段

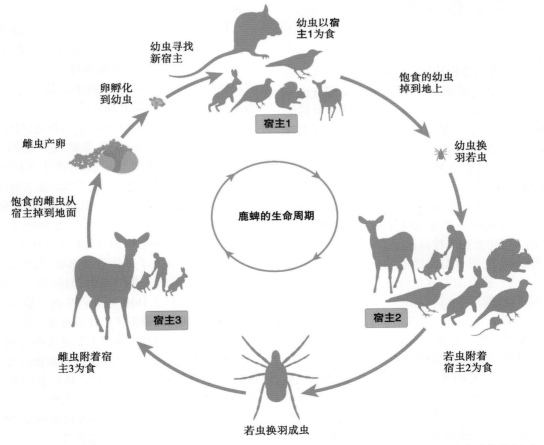

图 40.1　蓖麻硬蜱的生命周期(源自 Jeremy Gray 教授和 Bernard Kaye 先生之作)。图中动物的相对大小近似于其作为林地栖息地宿主,对各蜱虫生命周期阶段的重要程度

的觅食,在蜱的种群维持和扩展中起着重要的作用,但它们并不是伯氏疏螺旋体的最佳宿主。在欧洲和北美一些地区,鹿的数量和地理范围的增加与蜱虫种群和莱姆病的发病率的显著增加有关。

人类是偶然宿主。蜱虫幼虫极少传播伯氏疏螺旋体,因为螺旋体很少通过卵子传播到幼虫。蜱虫若虫非常小(大约等于罂粟子的大小),并且即使在吸食体积增大后也不容易被注意到,因此很可能将感染传播给人。它们的主要摄食期是在春末和夏初,那时人类的户外娱乐活动也是最多的。较大的成年蜱虫更有可能在完成觅食之前被发现并去除(图 40.2)。

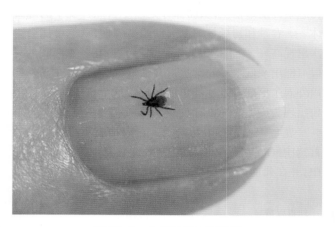

图 40.2　小指甲板上的硬蜱

大多数硬蜱不携带螺旋体。蓖麻硬蜱在吸血后的前 18h 内不太可能传播感染,而肩突硬蜱在附着皮肤后的前 36h 内不太可能传播感染,但随着进食时间的延长,传播风险上升。尽早清除附着的蜱虫可大大降低人类感染的风险[7,11]。有证据表明,森林硬蜱传播螺旋体可能发生在进食的早期阶段。

莱姆病的大部分病例在夏季的 5~9 月,但其他全身症状性和晚期表现的患者往往在其他时间被诊断。许多研究发现发病年龄存在双峰分布,在 5~19 岁和 40 岁以上的人群中发病率较高。

在某些研究中,男性与女性的发病率似乎相等或男性略多[2,5,8,9]。感染的主要危险因素是硬蜱栖息地的居住或娱乐活动。

致病生物和发病机制　已经鉴定出至少 20 种伯氏疏螺旋体的基因型,大多数不致病。直到最近,在北美发现的唯一致病性基因型是狭义伯氏疏螺旋体(*B. burgdorferi sensu stricto*)。在少数 LB 患者中发现了梅氏疏螺旋体(*B. mayonii*)基因型,本型有较高的风险患螺旋体血症[12]。在欧洲发现了范围更多的致病基因,主要是伽氏疏螺旋体(*B. garinii*)和阿弗西尼疏螺旋体(*B. afzelii*),而狭义伯氏疏螺旋体存在于部分地

区[7]。所有致病性菌株均可能引起游走性红斑的早期皮肤损害。有证据表明某些基因型变异与临床表现及螺旋体致病性相关[7,13]。狭义伯氏疏螺旋体与关节炎和神经系统并发症相关,伽氏疏螺旋体及巴伐利亚疏螺旋体(*B. bavariensis*)与神经系统螺旋体病相关,阿弗西尼疏螺旋体与萎缩性慢性肢端皮炎(acrodermatitis chronica atrophicans,ACA)相关。少数游走性红斑是由斯皮尔曼尼疏螺旋体(*B. spielmanii*)引起的,而瓦莱西亚纳疏螺旋体(*B. valaisiana*)和卢西塔尼疏螺旋体(*B. lusitaniae*)则极少致病。基因型的差异也对疫苗开发有影响。

欧洲硬蜱基因型的地理分布不同,影响疾病在不同地区的发病率及后期的临床表现。例如,ACA 在斯堪的纳维亚半岛和中欧多发,这些地区阿弗西尼疏螺旋体更常见。这种病在英国很少见,阿弗西尼疏螺旋体也不太常见。在英国,最常见的病原体是伽氏疏螺旋体,急性神经系统螺旋体病是主要并发症。在英国,很大一部分被感染的硬蜱都携带瓦莱西亚纳疏螺旋体,而这种螺旋体基本上是非致病性的。与欧洲其他地区相比,这可能与英国具有重症临床表现疾病的发生率较低有关,而在欧洲其他地区,蜱虫携带更多的致病性螺旋体基因型。

伯氏疏螺旋体是专性生物,生物合成能力有限,依靠宿主吸收营养[2]。它不具有与许多细菌病原体相关的毒力因子,如毒素、脂多糖和酶[2]。伯氏疏螺旋体具有很强的运动力,可以在组织中播散并与宿主细胞表面紧密结合,从而影响其功能[2,14]。

疏螺旋体必须适应不同的生活环境:环境温度下硬蜱的中肠和哺乳动物或禽类储藏宿主的温度约为 35~39℃。它们的基因表达不同,产生不同的蛋白质。一些有助于逃避宿主固有免疫系统的最初防御,其他有助于在一段时间内逃避随后出现的适应性免疫反应。如疏螺旋体在硬蜱内表达一种称为 OspA 的外膜蛋白(outer surface protein,Osp),OspC 主要在哺乳动物感染的早期表达。而为了维持持续感染,需要表达另一种蛋白质 VlsE,该蛋白质可以随着时间而产生各种变化。VlsE 的合成大约在 OspC 停止产生时开始,并帮助该生物在一段时间内逃避宿主的体液免疫反应[2,14]。

莱姆病的许多临床表现主要是人类对感染的病理性免疫反应导致的。部分疏螺旋体脂蛋白可以激活多种细胞,包括巨噬细胞、B 细胞、树突状细胞和内皮细胞,从而触发炎症反应,导致疾病发生[2,7,13,15]。也有一些体外证据表明,针对伯氏疏螺旋体感染产生的抗体也可能与人神经或其他抗原结合[14]。

蜱虫叮咬

硬蜱通过带有倒钩的口器附着在宿主上,它们的

唾液含有麻醉、抗炎和抗凝作用,使它们能够附着并完成进食,避免宿主察觉它们的存在[16]。疏螺旋体可以将有免疫抑制作用的硬蜱唾液蛋白结合到其表面,从而帮助他们感染皮肤[2,7]。叮咬通常不会造成明显的疼痛或瘙痒,但有些被咬过多次的人(如林业工作者)可能对唾液产生过敏反应并出现瘙痒的皮肤反应。这可以在早期提供一些保护,在出现严重的螺旋体传染风险之前引起人们的注意,以防止伯氏疏螺旋体的感染。

临床特征　在高流行地区的前瞻性研究显示,伯氏疏螺旋体感染可以是无症状的,也可以有轻微症状[8-9,17,18]。通常将临床症状明显的疾病分为 3 个阶段:早期局限型、早期播散型和晚期莱姆疏螺旋体病。在未经治疗的患者中,该过程应视为持续的病理改变,而非具有明显差异的阶段或过程。疾病进展到晚期并非不可避免。最常受累的组织和器官是皮肤、神经系统和关节。在美国,疾病的定义主要应用于流行病学,在欧洲则应用于临床[19-20]。

皮肤表现

游走性红斑

　　游走性红斑(erythema migrans,EM)是莱姆病最典型的表现(图 40.3 和图 40.4),约 90% 的有症状感染者出现该表现[8,9,21-22]。它通常为环形的红斑,在蜱虫叮咬 2 天后,于叮咬部位(通常容易忽略)缓慢扩散[7]。之所以出现这种滞后,是因为与化脓性细菌相比,螺旋体的复制相对较慢。蜱虫叮咬几小时内出现的局部发红很可能是由即刻的炎症反应或超敏反应引起的,通

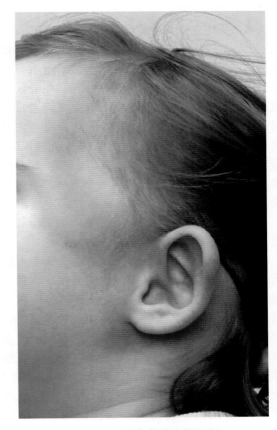

图 40.3　儿童的游走性红斑

常在几天内消失。常见的蜱虫附着并能进行完整的吸血活动,从而导致螺旋体传播的部位包括皮肤皱褶(如腹股沟、腋窝、膝盖后侧、腰部区域、乳房下方)、背部和头皮。与成人相比,儿童的头和颈部(尤其是头皮)周

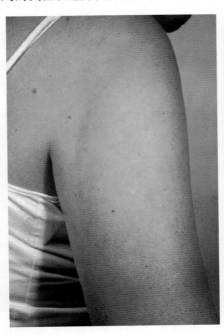

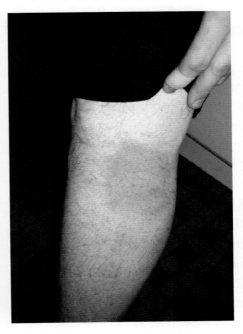

图 40.4　成人的游走性红斑。资料来源:Courtesy of the late Dr John White.

第
七
篇

围的蜱虫叮咬更常见。

大多数 EM 皮疹在被咬后 5~14 天(范围为 3~30 天)内出现。它们通常是圆形或椭圆形,也有些可以是三角形或线状,这取决于皮肤张力。硬蜱附着部位可能出现中央虫咬点。边缘可能颜色更深,使外观形成环状改变,但边缘不会明显隆起[7,21]。皮损通常没有明显瘙痒或疼痛[21]。极痒或疼痛的病变应考虑其他疾病,包括严重的虫咬反应或化脓性感染。多数 EM 皮疹在早期是颜色均匀的,但是一段时间后,部分皮疹中央消退,形成所谓的"牛眼"或类似靶样外观。当皮肤变热时,如运动或沐浴后,则容易看到皮损出现苍白。如果不加以治疗,EM 皮疹最终将在数周至数月内消退,而开始治疗后皮损通常在几天内消失。

EM 外观可能与感染的基因型有关。北美由狭义伯氏疏螺旋体引起的感染,与欧洲阿弗西尼疏螺旋体引起的感染相比,皮疹发展更快,且更不易出现中央消退,也更容易伴随系统性症状比如全身不适、肌痛、关节痛、头痛、发热和局部淋巴结肿大[23]。一些皮损中央有水疱,不易与蜂窝织炎、节肢动物叮咬或疱疹病毒感染区分[24]。一些由伽氏疏螺旋体引起的 EM 病变发展缓慢,几乎没有全身不适,并且可以累及较大面积,中央消退率很高[23]。伽氏疏螺旋体引起的感染似乎比阿弗西尼疏螺旋体引起的感染更具毒性,皮疹均一且发展得更快,出现全身症状和体征的可能性更高[25]。

有时可能会出现多发性游走性红斑,主要发生在狭义伯氏疏螺旋体引起的感染中。被感染的患者出现多个较小的皮损,这是由于螺旋体从最初的病灶进入血液发生扩散所致。通常有明显的全身症状,还可能具有莱姆病的其他皮肤外表现,包括面神经麻痹、脑膜炎、心脏病和关节炎[26]。

EM 的鉴别诊断包括蜱虫或其他节肢动物叮咬后的虫咬反应、荨麻疹、蜂窝织炎、环状肉芽肿、癣、单纯疱疹或带状疱疹、固定药疹或接触性皮炎[7,23,27]。游走性红斑的组织学特征是真皮浅层血管周围片状浸润,主要是淋巴细胞、浆细胞、肥大细胞和少量嗜酸性粒细胞。免疫组织化学染色可以见到螺旋体,但银染容易造成假象[28-29]。

伯氏疏螺旋体淋巴细胞瘤样病变

疏螺旋体淋巴细胞瘤样病变(也称为良性皮肤淋巴组织增生)是欧洲莱姆病不常见的早期表现,主要与欧洲阿弗西尼疏螺旋体感染有关(图 40.5)。本病在美国少见。本病可能在蜱虫叮咬后数周至数月发生,并且儿童中的发生率要比成人高[7,20]。它表现为蓝红色肿瘤样的皮肤浸润,最常见于耳垂、耳轮、乳头或阴囊[7,30-32]。如果不加以治疗,可以持续数月,但通常在抗生素治疗后

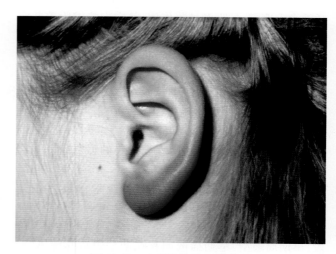

图 40.5　疏螺旋体淋巴细胞瘤

数周内消失。组织学检查显示密集的淋巴细胞和组织细胞浸润,常伴生发中心[33]。伯氏疏螺旋体淋巴细胞瘤样病变病灶有时被误诊为 B 细胞淋巴瘤。

慢性萎缩性肢端皮炎

慢性萎缩性肢端皮炎(acrodermatitis chronica atrophicans,ACA)是慢性感染的罕见表现(图 40.6),几乎仅见于欧洲感染病例中。它主要发生于老年人,女性更为常见,只有极少的儿童出现 ACA 样病变的报道[7,22,34]。几乎所有病例都是由阿弗西尼疏螺旋体感染引起的。ACA 通常发生在四肢伸侧,最常见于小腿,受累皮肤为青紫红色,肿胀如揉面感,质硬。未经治疗的皮损可能持续数年,逐渐出现色素沉着和萎缩,形成类似卷烟纸的外观,体毛、结缔组织和脂肪组织消失[7,35]。可能伴有周围神经病变、麻木、感觉异常和痛觉异常[7]。严重情况下会出现继发于神经功能障碍的关节损伤。鉴别诊断取决于病情持续的时间,包括血管供血不足、手足发绀、青斑样血管病、淋巴水肿或冻疮。抗感染治疗有效,但临床恢复情况取决于组织本

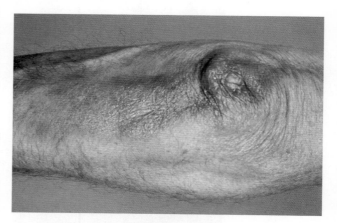

图 40.6　慢性萎缩性肢端皮炎。资料来源:Courtesy of the late Dr John White.

身的损伤程度。病理表现取决于病变的持续时间,早期炎症表现为血管周围淋巴细胞和浆细胞浸润,真皮水肿和毛细血管扩张。表皮萎缩和皮肤附属器消失是晚期 ACA 的特征性表现[29,35]。

其他皮肤表现

一些病例报告和小样本研究发现,其他几种皮肤病(包括硬斑病和硬化萎缩性苔藓)也与伯氏疏螺旋体感染有关,这些研究主要来自欧洲疾病高发地区。其他欧洲和北美的研究表明螺旋体与这些疾病无关。这些早期报告应谨慎解读,因为用于支持病例诊断的实验室检查为容易出现假阳性的镀银染色或 IgM 抗体检测,这些方法已知有显著的假阳性反应风险。阳性血清学,特别是在高患病率地区(背景人群中血清阳性率可能高达10%~20%),如果不典型病例没有获得直接检测到病原体的证据支持,则不应视其为病因。最近的研究和综述表明,伯氏疏螺旋体很少与这些疾病相关[29,36-38]。

神经系统表现

神经莱姆病是欧洲和北美来源的莱姆病的常见并发症,主要出现在感染后数周至数月内。约有 10%~20% 未治疗的患者出现神经莱姆病,通常同时或近期曾有 EM。它可以影响周围和中枢神经系统。儿童的最常见的表现是面神经麻痹,而不伴随脑膜炎的临床体征,某些患者的脑脊液检查显示单核细胞增多[39-40]。据推测,在幼儿的头颈部区域发生的蜱虫叮咬导致儿童出现面神经麻痹的可能性相对成人较高[41]。儿童的其他神经系统表现包括有或没有面部或其他脑神经麻痹(包括第六神经麻痹)的"病毒样"脑膜炎[39-40]。曾有罕见病例报道,未经治疗的神经莱姆病患儿表现为颅内压升高和非常高的脑脊液蛋白水平,引起威胁视力的并发症[40,42]。其他不常见的并发症包括脑膜脑炎和脑病。

盖-柏-巴综合征(Garin-Bujadoux-Bannwarth, GBB)是成人中最常见的神经系统并发症。特征包括面神经麻痹、脑膜炎和神经根神经炎,通常表现为类似于带状疱疹或机械性神经根病的神经根痛。本病最初是由法国医生及德国神经学家分别于 1922 年及 1941 年描述[43-44]。在一些欧洲患者中,神经根病的表现更为温和,主要出现在老年人群中,这些患者的疼痛在感染后数月内逐渐出现。这可能是由于螺旋体从最初的皮肤接种部位由周围神经逐渐延伸到神经根,而经典的 GBB 综合征由于血源性传播而播散更快,范围更广[14]。一些患者可以回顾性追溯到起病前的 EM。这两种情况,神经根疼痛都可能非常严重,患者可能需要鸦片制剂,但是通常在开始抗生素治疗后的短时间内镇痛需求会大大降低。神经根痛在儿童中很少见。

脑膜脑炎在儿童和成人中都是罕见的并发症。脑脊髓炎很少见,主要见于成年人。它似乎对脑白质的影响更大,其临床表现可能与多发性硬化症或者(如果急性病程)与急性播散型脑脊髓炎相混淆。几乎所有患者都有炎症性脑脊液的改变和鞘内伯氏疏螺旋体抗体,表明了脑脊液检查的诊断价值[20,45]。欧洲专家估计,在未经治疗的感染病例中,只有不到 1/1 000 的患者发生本病[46]。

肌肉骨骼表现

肌痛和关节痛是早期播散型莱姆病的常见特征。弗兰克关节炎伴滑膜炎的症状最初引起了人们对康涅狄格州螺旋体感染的注意。与其他疾病后期的表现相同,近年来本病症已不常见,这可能是因为在流行地区对莱姆病认识程度的提高,从而对疾病进行早期识别和治疗。

关节炎与狭义伯氏疏螺旋体引起的感染密切相关,而在欧洲也有其他基因型引起本病的偶发病例[47]。患者最初表现为游走性关节痛,后来发展为不对称的单关节炎或寡关节炎。最常见于膝关节,其他大关节受累率较低,手足小关节很少受累。滑膜积液可引起明显的关节肿胀,与疼痛程度不成比例。患者没有提示急性败血症的表现,血清炎症标志物通常仅轻度升高[20,48-49]。血清抗伯氏疏螺旋体 IgG 抗体往往强阳性,滑膜液的实验室检查通常显示分叶核细胞浸润,未接受抗生素治疗的患者螺旋体 DNA 阳性。抗生素治疗通常可有效去除关节的感染,但炎症可能无法在治疗结束即刻完全消退,需要数周或数月才能完全缓解。

少数患者甚至在再次治疗后仍患有持续性关节炎,而缺乏活动性感染的证据。这被称为"抗生素难治性"关节炎,具有自身免疫相关因素。抗生素难治性关节炎的患者比抗生素反应性关节炎的患者更有可能结合伯氏疏螺旋体外膜蛋白 A163-175 的 HLA-DR 分子,在某些患者中与在抗生素应用前曾使用过关节内类固醇激素注射有关[50]。一项针对 21 名未接受任何抗生素治疗患者的纵向研究表明,关节炎患病的中位时间为 43 个月(4~76 个月)[48]。对接受抗生素治疗的患者研究表明,抗生素反应性关节炎的患者患病中位时间为 4 个月(1~51 个月),而抗生素难治性患者的总中位患病时间为 16 个月(4~73 个月),表明即使在抗生素难治性关节炎中,抗生素治疗也可以减少炎症的持续时间[50]。非甾体抗炎药也有帮助。

妊娠期莱姆病

早期报道中记录了 3 例伯氏疏螺旋体母婴传播的病例,胎儿死产或在分娩后的 48h 内死亡。这些病例

第七篇

中母亲在怀孕期间没有接受或未充分治疗 EM。此后一些大型研究表明,与非流行地区相比,莱姆病流行地区的妊娠不良结局并没有增加,先天性畸形也没有增加。对已发表数据的综述得出结论,在人类怀孕期间的任何时间,产妇因为感染伯氏疏螺旋体而导致的不良胎儿结局都是罕见的[51]。

除禁忌使用多西环素外,孕妇的莱姆病治疗建议与未怀孕的成年人相同[7,52-53]。

诊断　EM 的诊断主要基于临床,通过对近期接触过蜱虫的患者特征性皮肤病变可以诊断。特定的蜱虫叮咬史不是必需的标准,因为多数蜱虫叮咬并不能引起人们的注意。莱姆病的晚期表现均无特异性,应获得实验室支持性证据,以确诊为播散型或晚期感染[20,52]。

直接检测方法

直接检测方法包括伯氏疏螺旋体培养和 DNA 检测。由于培养需要复杂的培养基,并且可能需要 3~6 周的时间,因此无法常规用于诊断。在为研究中提供致病性分离株非常有价值。在未经治疗的 EM 或 ACA 患者的皮肤活检中,培养阳性的成功率约为 70%,但如果不进行大量取样(30~40mL)的血液培养,则从 CSF 或血液中培养的阳性成功率要低得多(<10%)。滑液培养很少能成功[7,54]。

用于提供 DNA 检测的扩增方法(通常为 PCR)在及时提供结果方面更有价值,并且可以使用多种目标 DNA 序列[2,7,55]。阳性结果应通过探针杂交或对扩增物测序来证实,也可进行基因型鉴定[7]。EM 患者皮肤活检的灵敏度约为 70%,ACA 患者的灵敏度超过 90%。据美国报道,在急性神经莱姆病的患者中,CSF 样本的 PCR 阳性率约为 70%,在欧洲的患者中为 30%,这可能反映了不同基因型的致病性差异以及采样前的患病时间。未经治疗的莱姆关节炎患者的滑膜组织或积液样本 DNA 检测阳性率约为 70%~90%,有时也用于评估难治性关节炎患者是否需要额外的抗生素治疗[50]。像任何 DNA 检测一样,必须小心避免实验室污染,因为 PCR 方法非常灵敏,并且容易受到无关靶 DNA 导致假阳性结果的影响[56]。

间接诊断方法

抗体检测是主要的诊断莱姆病的实验室检测方法[2,7,55,57-59]。与许多其他细菌或病毒感染相比,对伯氏疏螺旋体感染的抗体反应产生较慢,这与该病原体的复制周期较长有关,早期治疗可消除抗体反应。EM 患者的抗体阳性率为 30%~80%,阳性率取决于治疗前感染的时间,也在一定程度上取决于感染的基因型[54]。狭义伯氏疏螺旋体感染似乎比其他基因型的抗体反应更迅速。约 70%~90% 的早期播散型感染患者在有临床表现时血清阳性,其余通常在几周内发生血清转化。莱姆病晚期的患者大多血清阳性,阳性率超过 99%。绝大多数晚期感染的患者,包括 ACA、莱姆关节炎和晚期神经莱姆病,都具有很强的血清阳性反应,并具有多种抗螺旋体抗体[7,20,54-55]。

当前大多数筛选试验均基于酶联免疫吸附测定(enzyme-linked immunosorbent assay, ELISA)方法。这些实验的特异度较低,尤其是早期基于全细胞超声处理抗原的检测,这与狭义伯氏疏螺旋的复杂抗原结构有关。一些抗原同时存在于其他螺旋体和其他鞭毛生物。在梅毒、钩端螺旋体病和肠细菌感染的患者血清检测中可能发生假阳性反应,这可能是由于常见鞭毛蛋白抗原引起反应产生了抗体。非特异性反应,特别是在 IgM 检测,见于其他急性感染以及某些自身免疫性疾病等情况。

基于重组或合成肽抗原的新型 ELISA 易于标准化且性能更好,但仍存在一些特异性问题。因此,北美和欧洲目前建议采用两个阶段测试流程,以最大限度地降低假阳性结果的风险[2,7,20,54,57]。在第一阶段的测试中,使用敏感的 ELISA 方法筛选血清样品。然后对阳性或不确切结果使用第二种方法,通常是免疫印迹法(western blot)进行测试,该方法可以评估样品对多种伯氏疏螺旋体抗原的反应。这种方法可以最大限度地降低假阳性结果的风险。坚持两个阶段测试很重要,因为某些筛查 ELISA 的特异度低于 95%,在伯氏疏螺旋体感染的先验概率较低的情况下进行测试时,阳性结果的预测值可能非常低,从而导致误诊[7,20,55]。而先验概率低是更普遍的情况。大量研究表明,误诊是所谓的莱姆病治疗无反应的主要原因,误诊通常是假阳性试验或应用特异度不高的临床诊断标准引起的[56,60-63]。

评估血清学结果时要考虑的一个重要因素是,生活在高流行地区人群的背景血清阳性率很高,这是既往感染的抗体残留导致的,而既往感染可能表现为无症状。因此,仔细评估阳性抗体结果是否与当前的临床表现相关也很重要[2,7,55]。

抗体测试在 CSF 评估中也很有用。大多数急性神经莱姆病的患者出现症状时在脑脊液中都有可检测到伯氏疏螺旋体抗体,且鞘内抗体合成也可以进行评估。这在评估可疑的晚期神经莱姆病特别有用。脑脊液的检查还可以提供其他有价值的证据,包括淋巴细胞增多和脑脊液蛋白水平升高[20,45-46]。

不推荐的诊断方法

市场上有许多标准化程度低且未经验证的方法,主要来自"莱姆病专业"的商业实验室。它们包括体液中的抗原检测、尿液 PCR、淋巴细胞转化检验(lymphocyte transformation tests,LTT)、CD57 淋巴细胞定量和免疫印迹,这些检测采用单阶段检测或非标准化的标准进行解读,导致了许多北美和欧洲的误诊[7,55,57,61,64]。

莱姆病的治疗　许多美国和欧洲的专业协会和专家团体已经发表了基于循证医学的指南和共识文件,用于治疗成人和儿童的莱姆病[7,52-53,58-59,65-67]。这些文献将被定期回顾综述。不同指南在药物选择、剂量和持续时间方面鲜有差异。最常用的口服抗生素为多西环素、阿莫西林和头孢呋辛酯。通常仅在有多西环素和阿莫西林禁忌证时才推荐使用头孢呋辛酯。大环内酯类药物仅在其他口服药物禁忌时使用,因为治疗失败的风险高,尤其是红霉素,在最近的推荐中已被阿奇霉素所取代。头孢曲松是非口服给药的首选药物,因为它可以每日给药一次,方便门诊使用。

对 EM、BL、关节炎和 ACA 建议口服药物治疗。建议对没有其他神经系统表现的面神经麻痹进行口服治疗,对其他神经系统表现进行肠外给药抗生素治疗。然而,挪威一项高质量研究显示,接受多西环素治疗的成年患者与接受头孢曲松治疗的患者相比,疗效相当,因此口服多西环素治疗神经莱姆病的趋势逐渐增多。这个结果也印证了瑞典早期的研究结果,并为支持使用多西环素治疗神经莱姆病提供了证据[58,68-70]。

有关建议请参见表 40.1 和表 40.2。

预后　几项研究显示规范治疗的 EM 患者预后良好[71-76]。在康涅狄格州进行的一项大型前瞻性研究显示,对 EM 和其他表现的儿童规范治疗后,远期预后良好[75]。欧洲研究发现了相似的结果[71,76]。

表 40.1　常见治疗莱姆疏螺旋体病的抗生素及剂量推荐

药物	给药方式	成人剂量	儿童剂量	备注
多西环素	口服	100mg/12h(或 200mg/d)	4mg/(kg·d)(最大单次剂量 100mg)	年龄<9 岁禁用(英国为 12 岁)
阿莫西林	口服	500mg~1g/8h	50mg/(kg·d),分 3 次给药(最大单次剂量 500mg)	
头孢呋辛酯	口服	500mg/12h	30mg/(kg·d),分 2 次给药(最大单次剂量 500mg)	
头孢曲松	肠外给药	2g/d	50~100mg/(kg·d),一次给药	
头孢噻肟	肠外给药	2g/8h	150~200mg/(kg·d),分 3 次给药	
苄星青霉素	肠外给药	18~24mU/d 分 6 次给药	200 000~400 000U/(kg·d),分 6 次给药(最大剂量 18~24mU/d)	
阿奇霉素	口服	500mg/d	5mg/(kg·d)(最大剂量 500mg/d)	EM 疗程为 5~10 天。不建议用于播散型或晚期感染。需要密切随访

表 40.2　莱姆疏螺旋体病的用药适应证、给药方式与疗程

适应证	给药方式	疗程
游走性红斑	口服	14 天(范围 10~21 天)
螺旋体性淋巴细胞瘤	口服	14 天(范围 10~21 天)
无合并症的面神经麻痹	口服或肠外给药	14 天(范围 14~21 天)
早/晚期神经螺旋体病	肠外给药(或口服,见前文及参考文献)	14 天(范围 10~28 天)
慢性萎缩性肢端皮炎	口服	21 天(范围 14~28 天)
关节炎	口服	28 天
需要再次治疗的关节炎	口服	28 天

资料来源:参考文献[7,50,52-53,58-59,65-67]提供详细信息及其他有合并症的病理治疗建议。

大多数接受规范治疗的急性神经莱姆病患者具有很好的远期预后,但与病毒性脑膜炎或脑膜脑炎类似,本病完全康复可能需要数周或数月。面神经麻痹患者可能会遗留轻度面瘫[77]。一些患者,主要是高龄人群,神经根病治疗后可能会出现持续性的感觉异常[78]。

患有晚期症状(如 ACA 或晚期神经莱姆病)的患者临床恢复程度部分取决于治疗前所造成损害的严重程度[7,78]。抗生素可以根除感染,但是如果组织损伤严重,则可能无法完全恢复。然而一项回顾性研究发现大多数未经治疗的神经莱姆病患者的预后提示功能良好[79]。

治疗莱姆病后的持续症状

少数患者在接受正规的抗感染治疗后,出现非特异性症状,如疲劳、肌肉骨骼疼痛或认知障碍。这种情况被称为"治疗后莱姆综合征(post-treatment Lyme syndrome, PTLS)"[2,7]。与其他感染后出现的疲劳综合征相似,并与就诊时疾病严重程度和治疗起始时间有关[80-81]。据估计发生在 5% ~ 10% 的播散型感染患者中,儿童比成年人少见。6 项随机对照试验结果均未显示莱姆病后症状的患者有持续螺旋体感染的证据,延长抗生素治疗时长也未显示持久益处,而且可能引起其他风险[81-83]。

"慢性莱姆病"

该术语用于描述各种包括莱姆综合征治疗后的患者和晚期莱姆病在治疗后临床恢复不完全的患者。大多数被诊断为"慢性莱姆病"的患者,包括过去曾感染过伯氏疏螺旋体的患者,其当前临床表现是由于另一种不相关的疾病引起,以及从未感染过伯氏疏螺旋体,由于使用了错误的诊断标准或假阳性结果而被误诊,通常假阳性来自非标准实验室检测。转诊中心的研究表明,有这种诊断的许多患者符合慢性疲劳综合征或纤维肌痛症等疾病的诊断标准,还存在一些其他需要特殊治疗的严重疾病[61-63,81]。

预防　该病目前还没有疫苗。

教育、认识和个人保护措施

应对公众进行教育以提高对硬蜱及其传播疾病的认识。随着户外休闲活动(如郊游、露营和骑山地自行车)的日益普及,这一点尤其重要,因为城市居民可能对所暴露的自然环境中的潜在危险知之甚少。主要预防措施是避免蜱虫叮咬和及早去除附着的蜱虫,因为在被叮咬的最初几个小时不太可能从受感染的蜱虫中感染疏螺旋体[7,52,84]。在有蜱虫流行的地区,采取简单的措施包括穿带扣的浅色长袖衬衫和长裤,使用 DEET 为主的驱虫剂,白天频繁检查裸露的区域是否有蜱虫,每天晚上彻底检查身体,包括间擦区域(腋下、腹股沟、腘窝、乳房下方、腰带区等)。检查幼儿的头颈部区域(包括头皮)很重要。扑灭司林浸渍的衣服对于长时间暴露于蜱虫的人(如林业工人)很有用。扑灭司林可以直接杀死与皮肤接触的蜱虫,但不适合直接涂在皮肤上。

去除蜱虫

应使用细镊子去除附着的蜱虫,尽可能靠近皮肤捏住口器,并轻柔平稳地向上拉[85]。去除后可以使用消毒剂,以减少化脓性感染的风险。遗留口器部分不会增加发生伯氏疏螺旋体传播的风险,但偶尔会引起异物反应。应监测蜱虫附着部位是否出现皮疹,但是另外一点也很重要:需警惕在另一个被蜱虫叮咬而未被发现的部位,依然可能会发生感染。

化学预防

不常规建议蜱虫叮咬后的抗生素预防措施,但在某些情况下可以考虑使用。美国高流行区进行的一项关于莱姆病的研究显示,在肩突硬蜱叮咬 3 天内使用单剂量多西环素 200mg 进行治疗,结果显示有效率为 87% ,但有 30% 的受试者有明显的副作用。值得注意的是,在这个高风险地区,安慰剂接受者的总体感染率仅为 3. 5%[86-87]。亚组分析表明,被饱食几天的蜱虫若虫叮咬的人最容易感染,可以看出及早清除蜱虫的意义。该试验的结果可能不适用于蜱虫螺旋体感染率较低的其他地区,也不适用于欧洲,因为有证据表明,蓖麻硬蜱传播螺旋体可能出现于蜱虫吸血的更早期,尽管在其附着的前 18h 内感染率较低[7]。一些指南和共识性文件对化学药物预防的适用范围和局限性进行了详细讨论[7,52-53,66]。

相关感染　蜱虫也可以传播其他感染,包括巴贝西虫病(寄生于红细胞的原虫感染)和边虫病(影响中性粒细胞的立克次氏体感染)[52]。宫本疏螺旋体(B. miyamotoi)是一种与回归热螺旋体(B. recurrentis)密切相关的物种,回归热螺旋体(而非伯氏疏螺旋体)最近被认为是引起反复高热的原因,而宫本疏螺旋体被认为是引起发热、肌痛、关节痛的一种病因,在严重的情况下它也是脑膜脑炎的病因[88]。在欧洲某些地区,蜱传播的黄病毒引起蜱传脑炎(tickborne encephalitis, TBE),可在某些患者(尤其是老年人)中引起严重疾病,死亡率约为 1%[89]。目前已有 TBE 疫苗。在北美,波瓦桑病毒可以引起脑膜脑炎。与莱姆病合并感

染可在任何这些感染中发生，并可能改变单独的疾病表现，如果不考虑合并感染的可能性，则可能导致临床诊断困难。

南方蜱虫相关皮疹

南方蜱虫相关皮疹（Southern tick-associated rash illness，STARI）也称为 Masters 病，与美洲花蜱（*Amblyomma americanum*）叮咬有关。它表现为类似于 EM 的皮疹，比 EM 皮疹更小、更圆、中央消退程度更高。与莱姆病的患者相比，感染患者似乎不太可能出现明显的全身症状[90]。本病尚未确定病因，主要在密苏里州被发现，但蜱虫活动范围遍及美国东南部，并且其范围近年来似乎有所扩大，最远到缅因州北部[91]。

（赵牧童 译，王林娜　张斌　刘盈 校）

参考文献

见章末二维码

040章 参考文献

第41章　巴尔通体属菌感染

Sonia Kamath，Minnelly Luu

摘要

巴尔通体属菌感染包括猫抓病(cat scratch disease,CSD)、杆菌性血管瘤病、战壕热和巴尔通体病(或腐肉病)。在免疫功能正常的个体中,汉赛巴尔通体感染可导致CSD,其特征是在猫抓伤或咬伤后,远端受累淋巴结出现自限性、局限性淋巴结病,组织学表现为肉芽肿。在免疫功能低下的个体中,汉赛巴尔通体和五日热巴尔通体感染可导致杆菌性血管瘤病,组织学上表现为大量血管内皮细胞形成的小叶状丘疹和结节,对红霉素治疗反应良好。杆菌状巴尔通体感染引起巴尔通体病,在秘鲁、哥伦比亚和厄瓜多尔的某些地区,通过沙蝇在人与人之间传播。巴尔通体病可表现为急性和慢性症状。急性期Oroya热阶段可能导致严重的危及生命的贫血,需要氯霉素治疗。慢性期秘鲁疣阶段发病率较低,对利福平反应良好。

要点

- 巴尔通体感染主要由三种细菌引起:汉赛巴尔通体(Bartonella henselae)、五日热巴尔通体(Bartonella quintana)以及杆菌状巴尔通体(Bartonella bacilliformis)。

- 杆菌性血管瘤病由汉赛巴尔通体和五日热巴尔通体感染所致,表现为血管性丘疹或结节,主要发生在免疫功能低下的患者中,红霉素治疗通常效果良好。

- 猫抓病是一种常见的自限性淋巴结病,发生在免疫功能正常的儿童中,由汉赛巴尔通体感染引起,其特点是损伤后出现局部淋巴结病。巴尔通体病由杆菌状巴尔通体感染引起,局限分布于南美部分地区,可分为急性期(Oroya热,Oroya fever)和发疹期(秘鲁疣,verruga peruana),分别对氯霉素和利福平治疗反应良好。

引言

巴尔通体属菌包括30多种不同种类的兼性胞内革兰氏阴性杆菌。通常以蝇、体虱、跳蚤和蜱虫等昆虫作为媒介进行传播,猫、啮齿动物和人等多种哺乳动物均可成为巴尔通体菌的宿主。巴尔通体属中已报道有超过15种细菌可引起人类感染;但仅有3种细菌可导致大多数人类疾病,分别是:汉赛巴尔通体、五日热巴尔通体以及杆菌状巴尔通体[1]。巴尔通体感染的临床表现在很大程度上取决于宿主的免疫状态。由汉赛巴尔通体引起的猫抓病通常病情较轻且呈自限性,发生在免疫能力正常的个体中;由五日热巴尔通体和杆菌状巴尔通体引起的杆菌性血管瘤病则较为严重,更常发生在免疫功能低下的个体中[2]。而由杆菌状巴尔通体引起的巴尔通体病在地理上只局限于秘鲁、哥伦比亚和厄瓜多尔的某些地区[3]。

杆菌性血管瘤病

历史　与其他巴尔通体感染相比,杆菌性血管瘤病的描述相对较新;对该病的研究使人们对巴尔通体感染的认识取得了长足的进展。1983年,Stoler等在1例获得性免疫缺陷综合征合并皮下结节的病例中首次报道了杆菌性血管瘤病。活检组织表现为毛细血管管腔小叶样增生,组织培养未发现致病微生物,Warthin-Starry染色显示细小杆菌样物质弥漫性浸润[4]。此后,Cockerell等报道了5例HIV感染者的类似案例,并将这种情况描述为"上皮样血管瘤病"[5]。不久之后,学者发现这些AIDS患者的皮损组织学表现与Stoler等描述的相似,并且对猫抓病杆菌的血清抗体呈阳性反应,从而确定了"杆菌性血管瘤病"这一疾病及其诊断标准[6]。

学者们在之后的研究中曾试图寻找杆菌性血管瘤病的病原体,但是培养十分困难。1990年,对受感染组织样本进行的聚合酶链反应(PCR)研究发现一种与昆塔纳罗氏杆菌(Rochalimaea Quintana,引起战壕热的病原体)密切相关的新型微生物[7]。此后不久,亨氏罗氏杆菌(Rochalimaea henselae),被确认为HIV感染的患者持续发热并伴有菌血症、肝紫癜病和杆菌性血管瘤病的原因[8-10]。随后,Koehler等从杆菌性血管瘤病皮损中成功分离出亨氏罗氏杆菌和昆塔纳罗氏杆菌,并在含有单层内皮细胞的固体琼脂上成功地培养出这两种微生物[11]。

第七篇

学者最初将杆菌性血管瘤病的病原菌归为罗卡利马属（*Rochalimaea*），该属以前被归入立克次体目中的立克次体科。当时，杆菌状巴尔通体是唯一被描述的巴尔通体种，并被归入立克次体目巴尔通体科。Brenner 等开创性发现了四种罗氏菌与巴尔通体的关系更为密切。因此，上述微生物被重新归入巴尔通体属[更名为五日热巴尔通体、汉赛巴尔通体、伊丽莎白巴尔通体（*B. elizabethae*）以及文森尼巴尔通体（*B. vinsonii*）]，并将巴尔通体科从立克次体目中删除[12]。目前，巴尔通体感染导致的杆菌性血管瘤病、猫抓病、战壕热和巴尔通体病，已被广泛认知[13]。

流行病学与发病机制　杆菌性血管瘤病主要发生在免疫功能低下的患者中，如 HIV 感染/AIDS 患者或接受免疫抑制治疗的患者；在免疫功能正常的患者中罕见[14]。儿童出现杆菌性血管瘤病的情况更为罕见。虽然在儿童中，很少报道 HIV 相关的杆菌性血管瘤病，但对于 HIV 感染的儿童，在某些情况下，应考虑到该病的可能性[15-17]。有少量关于器官移植后儿童和因白血病接受化疗后儿童感染杆菌性血管瘤病的案例[18-19]。免疫功能正常的儿童中罕见此病的报道[20]。既往有妊娠期发生杆菌性血管瘤病的报道，近期一篇病例报告中提到，患有慢性汉赛巴尔通体菌血症的母亲可在宫内或剖宫产时将汉赛巴尔通体传染给孩子[21-23]。此外，在 4℃ 储存 35 天后的红细胞单位内仍有存活的汉赛巴尔通体，这增加了输血感染的可能性[24]。

五日热巴尔通体和汉赛巴尔通体都能引起杆菌性血管瘤病。五日热巴尔通体也是战壕热的病原体，战壕热最初在第一次世界大战期间在军队中流行，最近有报道称该病在城市中的流浪者群体中及儿童中再次出现[25-26]。人类是五日热巴尔通体的主要宿主，通常以体虱（*Pediculus humanus humanus*）为媒介，头虱（*Pediculus humanus capitis*）也可能是传播媒介[27-29]。

相比之下，猫是汉赛巴尔通体的主要宿主。一项病例对照研究发现，猫咬伤或抓伤等暴露性损伤与杆菌性血管瘤病密切相关[30-31]。被感染者饲养幼年猫的可能性较成年猫更大[31]。进一步研究表明，在受感染患者的宠物猫以及约 40% 随机筛查的猫中，都有汉赛巴尔通体菌血症存在[32]。受感染猫身上的跳蚤也携带这种细菌[32]。但是，许多杆菌性血管瘤病患者并没有猫接触史，这表明患者可能是从跳蚤和蜱虫等节肢动物[14,27]或其他来源感染病原体的。

杆菌性血管瘤病的发病机制包括免疫逃避、细菌复制、红细胞和内皮细胞寄生以及诱导血管生成等多方面。巴尔通体可以通过以下几个特点成功逃避宿主

免疫系统：汉赛巴尔通体的脂多糖（LPS）是亚炎症性物质，与沙门氏菌的 LPS 相比，其 Toll 样受体（toll-like receptor，TLR）4 的活化作用降低了 1 000 倍以上[27]。五日热巴尔通体的 LPS 还可能对 TLR4 有拮抗作用，导致由 TLR4 产生的单核细胞中的细胞因子下调[33]。此外，汉赛巴尔通体可以在侵入内皮细胞和巨噬细胞后避免被溶酶体融合和酸化，从而躲避正常的内吞通路，拥有细胞内生存优势[33-34]。

五日热巴尔通体和汉赛巴尔通体均寄生于红细胞内，引起慢性红细胞内菌血症[27]。在内皮细胞内，现已证明，它们能诱导产生促血管生成介质，如血管内皮生长因子（vascular endothelial growth factor，VEGF）和 IL-8[27]。上述细菌还能在细胞外基质中局部复制，并利用 BepA 效应蛋白阻止内皮细胞凋亡[33,35-36]。此外，五日热巴尔通体和汉赛巴尔通体可以定植于远离主要感染部位的病灶，尤其是肝、脾等高度血管化的组织，这在免疫功能低下的小鼠模型中已得到证实[27,37]。五日热巴尔通体和汉赛巴尔通体在免疫低下宿主中常引起血管生成，在免疫功能正常宿主中多导致猫抓病和战壕热，这些形成机制目前尚不清楚。

临床特征　杆菌性血管瘤病患者可能同时出现皮肤和皮肤外表现，皮肤表现最为常见[38]。最常见的皮损为红色或紫罗兰色圆顶状丘疹，可以演变成更大、易破溃且外伤后大量出血的结节或肿块。这些病变常伴有溃疡及浆液性渗出物[13]。偶见皮下深在肿块，表现为质软的肤色或暗色结节，亦可表现为蜂窝织炎。这些病变可推动或基底固定，病变下方骨骼受累较常见[13]。此外，还有文献报道了斑块样皮损和化脓性溃疡[14]。皮肤杆菌性血管瘤病通常为多发皮损，但大多数儿童病例中仅存在单发皮损，表现为带有结痂的紫红色丘疹或结节[15,17,19-20,39-41]。皮损通常位于躯干和四肢，亦有口腔局部性杆菌性血管瘤病的罕见报道[42-43]。患者可合并全身性症状，如发热、寒战、身体不适和食欲缺乏等[13]。

除皮肤外，杆菌性血管瘤病还可累及多个内脏器官，导致相关并发症，甚至可能危及生命。累及不同器官时，可出现不同的全身症状和其他系统症状。肝脏受累时，表现为充满血液的囊腔，也称为杆菌性紫癜样肝病。脾脏受累时表现为脾脏脓肿，可能需要手术切除[44]。患者通常有胃肠道症状，如食欲减退、恶心、呕吐、腹泻、腹胀和体重减轻，临床检查显示发热和肝脾大[39]。患者常有血细胞减少以及 γ-谷氨酰转移酶（GGT）、碱性磷酸酶和谷草转氨酶（AST）等血清肝酶水平升高[14,38]。紫癜样肝或脾大可并发器官破裂，导致腹腔积血[44]。

第七篇

杆菌性血管瘤病亦可累及心脏、肺、肌肉和软组织、胃肠道、骨髓、骨骼和大脑等许多器官[39]。淋巴结病变可能是20%患者的唯一临床表现[38]。Rostad等报道了2例儿童器官移植受者出现单侧淋巴结肿大的案例，经活检证实为杆菌性血管瘤病[18]。喉和支气管内病变可导致气道阻塞和呼吸道受损[14,45]。骨骼受累患者可无症状或为局灶性骨痛，影像学检查可见溶骨性破坏[46]。一些患者可能出现菌血症而不是局部感染，通常有不适、疲劳、食欲缺乏和体重减轻等症状[9-10]。

一旦确诊杆菌性血管瘤病，需要及时治疗，避免潜在的并发症，降低病死率，通常采用敏感抗生素即可治疗[14]。在开始治疗时，一些患者可能会突然出现发热，并伴有类似于吉-赫氏反应的全身毒性反应。治疗前服用解热镇痛药可减轻症状，这些症状会随着抗生素的持续使用而改善[11,18]。

鉴别诊断　杆菌性血管瘤病皮损的鉴别诊断可分为感染性和非感染性疾病。非感染性疾病包括化脓性肉芽肿、樱桃状血管瘤、皮肤纤维瘤和婴儿血管瘤。孤立性杆菌性血管瘤病在临床上很难与化脓性肉芽肿相鉴别，需要活检才能诊断[39]。卡波西肉瘤（kaposi sarcoma，KS）是最需要与杆菌性血管瘤病相鉴别的疾病，两者都常出现在免疫功能低下的患者中。临床上，皮肤杆菌性血管瘤病多表现为鲜红色的圆形丘疹、结节或肿块，斑块型病变罕见；而在KS中，患者经常出现斑疹、斑片和斑块。病理上，与KS相比，杆菌性血管瘤病边界更清晰，血管腔隙比KS的狭缝状更圆，内皮细胞较KS中的梭形内皮细胞更饱满[14]。

杆菌性血管瘤病需与其他感染性疾病相鉴别，巴尔通体病的发疹期与杆菌性血管瘤病非常相似，但只发生在南美洲部分地区。其他应注意鉴别的疾病包括非结核分枝杆菌感染、结核病、球孢子菌病、隐球菌病、组织胞浆菌病和孢子丝菌病[39]。

实验室检查和组织学表现　皮肤杆菌性血管瘤病的诊断常基于临床表现但最终依靠组织学诊断。皮肤组织学检查可见小血管呈小叶状增生，内有大而饱满的内皮细胞凸入血管腔（图41.1）[6,18]。镜下可见紫色颗粒团，其周围有中性粒细胞浸润和白细胞碎片[39]。对这些颗粒状菌团进行Warthin-Starry染色，可见大量小杆菌（图41.2）[18]。电子显微镜显示多形性杆菌具有革兰氏染色阴性的三层细胞壁[4,6]。杆菌性紫癜样肝病的组织学检查可见毛细血管扩张或多个充血囊腔，伴有坏死病灶和黏液样间质，有类似的颗粒团和炎症混合物[14,44,47]。

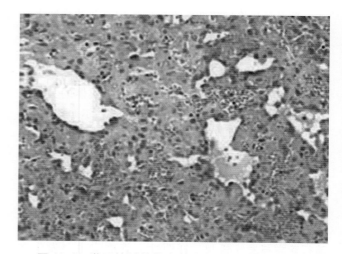

图41.1　淋巴结活检苏木精-伊红染色显示弥漫性小血管增生（原始放大倍数，×200）。资料来源：Reproduced from Rostad et al.，2012[18]. Reproduced with permission of John Wiley & Sons Ltd.

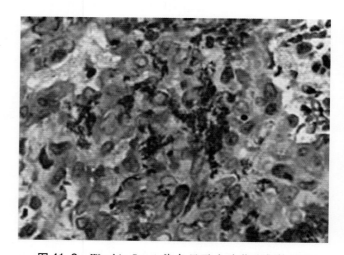

图41.2　Warthin-Starry染色显示小球菌聚集体（原始放大倍数，×400）。资料来源：Reproduced from Rostad et al.，2012[18]. Reproduced with permission of John Wiley & Sons Ltd.

使用含有乙二胺四乙酸（ethylenediaminetetraacetic acid，EDTA）的试管，可以从抗凝血液中，将五日热巴尔通体和汉赛巴尔通体分离出来，也可以通过固体琼脂利用单层内皮细胞培养，将巴尔通体从皮肤组织中分离出来[8,11]。此外，通过PCR可以从组织或血液中扩增巴尔通体DNA，此方法比培养更加敏感[48]。间接荧光分析（indirect fluorescence assay，IFA）和酶免疫吸附试验（enzyme immunosorbent assay，ELISA）也可用于五日热巴尔通体和汉赛巴尔通体的血清学诊断，但是由于巴尔通体、柯克斯氏菌和衣原体之间存在交叉反应，可能导致检查的灵敏度低及假阳性。此外，在免疫抑制的患者中血清学检查不可靠[48]。因此，PCR被认为是一种更快、更灵敏、更特异的检测手段[33]。

治疗　治疗杆菌性血管瘤病和细菌性紫癜样肝病的首选药物是红霉素[49]。儿童患者可选用琥珀酸乙酯红霉素40mg/（kg·d），分4次服用（每天最大剂量2g）。根据患者年龄的不同，还可以使用多西环素100mg，每天2次[50]。一项针对HIV感染者的观察性研究发现，接受红霉素与多西环素治疗的患者，其治愈率或复发率没有统计学差异[51]。杆菌性血管瘤病的推荐疗程为3个月以上，杆菌性紫癜样肝病的推荐疗程为4个月[50]。治疗应该以临床反应为指导，需要超出临床病灶清除的范围，以降低复发的可能性。严重或难治性病例可以联合使用多西环素和利福平。密切监测患者停止治疗后是否复发，复发患者需要更长的时间甚至无限期的抗生素治疗[1]。

猫抓病

历史　1889年，Parinaud描述了包括发热、结膜肉芽肿和耳前淋巴结病变等一系列症状的综合征，称为眼淋巴结综合征[52]。1950年首次报道了猫抓病，患者有猫接触史，随后出现了自愈的局限性淋巴结炎[53]。该病的流行病学特征呈传染病性；然而，由于病原体分离困难，最初的研究认为病原体是猫抓阿菲波菌[54-55]。

　　与此同时，研究人员注意到引起猫抓病和杆菌性血管瘤病的病原体之间存在相似之处，进而推测它们可能是相同的。有研究显示，41例疑似猫抓病患者中，有36例（88%）血清中发现高滴度汉赛巴尔通体抗体，表明汉赛巴尔通体与猫抓病有关[30]。此外，高滴度的血清汉赛巴尔通体抗体与猫抓阿菲波菌无交叉反应，只有24%的猫抓病患者有猫抓阿菲波菌抗体，提示猫抓阿菲波菌可能不是猫抓病的主要病原体[30]。也有其他报道证实了猫抓病患者血清中汉赛巴尔通体抗体为阳性，并发现猫抓病患者饲养的猫中有81%存在汉赛巴尔通体抗体[56]。随后，研究者从猫抓病患者的淋巴结中分离出汉赛巴尔通体[57]。

流行病学与发病机制　目前普遍认为汉赛巴尔通体是引起猫抓病的主要病原体[14]。也有克氏芽孢杆菌引起猫抓病的报告[58-59]。通常，猫抓病发生在免疫功能正常的任何年龄段患者中，但80%的患者年龄在21岁以下[60]，是儿童和青少年慢性良性淋巴结病的最常见原因。超过90%的患者有猫接触史，60%的患者有猫抓伤史[13-14]。与健康的养猫者相比，患者拥有一只以上幼猫（12个月大或更小），被小猫抓伤，以及至少有一只幼猫有跳蚤[56]。异物致皮肤损伤后发生猫抓病的病例少见，跳蚤和蜱类也可能是传播媒介[1]。家庭暴发病例通常发生在养猫或幼猫的家庭[61]。如前所述，已发现汉赛巴尔通体可在储存的红细胞单位中存活，这表明猫抓病可通过输血进行传播[24]。

　　猫抓病的临床表现可能是由淋巴结的免疫反应引起的。在疾病的急性期中PCR检测通常呈阳性，但是由于患者淋巴结中的汉赛巴尔通体数量很少，故从猫抓病患者的淋巴结中培养细菌十分困难的[48]。历史上，Th1免疫反应与猫抓病有关，巴尔通体皮肤试验能够证明这一点，其原理为迟发型超敏反应[33]。进一步研究表明γ干扰素（interferon-γ，IFN-γ）和IL-12等Th1型细胞因子在患者中数值增加[62]。

临床特征　猫抓病的潜伏期从数日到一个月不等[13]，原发皮损通常位于损伤部位，表现为丘疹、脓疱或结节，通常<1cm[13]。随着时间的推移，病变可发展为溃疡。约半数患者损伤位于双手或手臂[13]，其他发病部位包括眼睛、黏膜和头皮[63]。原发性病变可持续数日到数月，通常不需要治疗即可痊愈。

　　损伤数周后（5~50天）邻近部位的局部淋巴结病变是具有特征性的（图41.3）[63]。大多数淋巴结病变发生在头部、颈部或上肢。虽然大多数患者有局部淋巴结肿大，但约30%的患者累及多个部位，严重者伴有全身性淋巴结病变[60]。淋巴结病变最初可有压痛，高达20%的患者会发展为化脓性淋巴结病，可能需要引流或切除[64-65]。淋巴结病变通常在2~4个月内自然消退[13]。

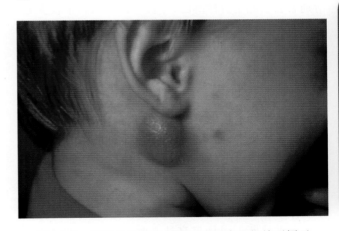

图41.3　接种性婴儿右侧脸颊猫抓病及相关下颌下淋巴结病变损害。资料来源：*Courtesy of Dr. Andrew Margileth.*

　　至少30%的患者合并发热、不适等相关症状和体征[63]。除原发损伤部位外，5%的患者可出现其他皮肤表现，如一过性麻疹样皮疹、结节性红斑、多形性红斑、白细胞碎裂性血管炎和血小板减少性紫癜[66]。尽管猫抓病患者通常不是全身性疾病，但高达14%的患者可能出现全身性症状或严重疾病[50]，不常见的症状包括疲乏、头痛、肝脾大、恶心、呕吐、肌肉痛和关节痛[63]。

　　猫抓病患者可有心、肺、脑、眼、肝、脾、肾、骨和甲状腺等其他器官受累。汉赛巴尔通体心内膜炎已有报道,特别是在心脏瓣膜已有损伤的患者中[67]。肺部受累表现为胸腔积液、肺炎,偶见肺结节[68]。神经系统改变相对罕见,大约在猫抓伤发病后 2 周出现。脑病是最常见的神经系统表现,可能表现为头痛、癫痫、昏迷、一过性好斗行为、共济失调、表达性失语、一过性偏瘫或听力障碍[69-70]。其他神经系统表现包括神经性视网膜炎、周围神经炎、吉兰-巴雷综合征和慢性炎症性脱髓鞘多神经根病(chronic inflammatory demyelinating polyradiculopathy,CIDP)[69,71-73]。帕里诺眼淋巴结综合征是一种非典型猫抓病,表现为损伤部位的结膜肉芽肿以及耳前淋巴结病变[63]。

　　猫抓病患者可出现肝脾坏死性肉芽肿,也有肾脏微脓肿的报道[47,74]。其他非典型症状包括溶骨性病变和化脓性关节炎[63,75]。最近的一份病例报告了一名儿童患有猫抓病相关的自身免疫性甲状腺炎[76]。

鉴别诊断　猫抓病的鉴别诊断包括可引起淋巴结肿大的各种疾病,如感染、恶性肿瘤等。疼痛性淋巴结病提示可能有其他病原体感染,如金黄色葡萄球菌、A 组乙型溶血性链球菌、厌氧菌、非结核分枝杆菌、结核分枝杆菌、土拉热弗朗西丝菌及布鲁氏菌等。也要考虑组织胞浆菌病、孢子丝菌病、弓形虫病和奴卡氏菌感染等真菌感染。病毒感染,如巨细胞病毒、HIV 和 EB 病毒等通常会引起全身性淋巴结病,这在猫抓病中较少见。需要与猫抓病鉴别的非感染性疾病包括结节病、先天性和获得性囊肿、川崎病和组织细胞性坏死性淋巴结炎(菊池病)。症状缓解较慢的患者需要排除恶性肿瘤[66]。

实验室检查和组织学表现　猫抓病的诊断主要依照临床特征。病史中,如果符合以下 4 个标准中的 3 个,就可以作出诊断:存在猫抓伤或早期皮肤、眼或黏膜损害处有猫接触史;猫抓病皮肤试验阳性;除外其他淋巴结病的病因;特征性活检样本[77]。猫抓病患者中汉赛巴尔通体培养和 PCR 检测的灵敏度较低(13% 和 30%),而血清学诊断的灵敏度高达 90%[48]。近期研究集中在更具特异度的血清学诊断方法上,如一种使用汉赛巴尔通体肌肽可溶性蛋白 IgG 的 ELISA 检测,其特异度达到 98%[78]。尽管如此,研究者仍建议将血清学检查作为临床表现的辅助诊断方法。

　　原发性皮肤损伤部位的组织学表现包括真皮坏死,周围有多层栅栏状的组织细胞和上皮样细胞,外周淋巴细胞带状浸润。在淋巴结中,由于疾病处于不同阶段,这些发现可能是非特异性的。最初表现为淋巴组织增生;随后,可能会形成与皮肤形态相似的星状肉芽肿;最后,形成微脓肿并可相互贯通。Warthin-Starry 染色显示皮肤和淋巴结病变坏死区内有多形性杆菌[13]。

治疗　猫抓病通常有自限性,预后良好。患者通常不需要抗生素治疗,症状会在 2~4 个月内消失[66]。对于免疫能力良好的轻症患者,建议排除其他病因后进行支持治疗。化脓性淋巴结可采用针吸或必要时切除。淋巴结肿大的儿童可考虑阿奇霉素治疗,首日剂量为 10mg/kg,随后 4 天为 5mg/(kg·d)[50]。一项前瞻性、随机、双盲、安慰剂对照试验显示,在治疗第一个月,与安慰剂相比,使用阿奇霉素可以更快地缩小淋巴结[79]。使用甲氧苄啶-磺胺甲嘧唑、利福平、环丙沙星或庆大霉素的治疗也有效[77];然而,最近的一项荟萃分析结合了两项研究结果,发现在治愈时间或治愈率方面,没有显著性差异,研究中的所有患者都被治愈了[51]。

　　对于重症猫抓病,如视神经视网膜炎和脑病,推荐多西环素和利福平联合用药 4~6 周[1]。疑似巴尔通体心内膜炎但培养阴性者应采用庆大霉素静脉注射 2 周,同时头孢曲松静脉注射 6 周,联合或不联合多西环素 6 周;培养结果阳性者需要静脉注射相同疗程的多西环素和庆大霉素[50]。

巴尔通体病

历史　巴尔通体病在前哥伦比亚时代的秘鲁就有相关记载,16 世纪西班牙征服者首次书面描述典型的秘鲁疣的病变[80]。之前所有文献都只提到了皮肤表现。1870 年,在从利马到奥罗亚建造铁路的工人中暴发了严重的贫血和发热[81],这种疾病后来被称为奥罗亚热,但病因一直不明。1885 年,一位名叫 Daniel Carrion 的秘鲁医学生给自己接种了从秘鲁疣皮损中提取的物质,随后出现奥罗亚热症状后死亡,奥罗亚热现在被认为是巴尔通体病的急性期。Carrion 的实验表明,奥罗亚热和秘鲁疣是由同一种病原体引起疾病的两个不同阶段,后世将其命名为卡里翁病(Carrion disease)[82]。1905 年,Alberto Barton 在红细胞内发现杆菌状巴尔通体,最终确定了病原体[82]。

流行病学和发病机制　杆菌状巴尔通体是一种小的、活动的、多形性的球杆菌[83]。与汉赛巴尔通体、五日热巴尔通体不同,杆菌状巴尔通体具有鞭毛,后者可能在宿主定植中起作用,但其重要性还未被完全阐明[27]。杆菌状巴尔通体更易定植于身体较冷的区域,例如皮肤的血管床[27]。

　　人类是杆菌状巴尔通体的主要宿主,人与人之间是通过白蛉沙蝇进行传播的[1]。巴尔通体病局限于秘鲁、哥伦比亚和厄瓜多尔地区。在巴尔通体病暴发时期,儿童受影响最大,死亡率最高[80]。妊娠期间出现巴尔通体病急性期感染时,母亲和胎儿的死亡率都较高,并且有母婴垂直传播的病例报道[80,84]。此外,有报道巴尔通体病引起一名再生障碍性贫血患者的死亡,该患者在接受多次输血后出现休克并死亡[85]。

与汉赛巴尔通体、五日热巴尔通体相比,杆菌状巴尔通体感染的红细胞内阶段较短,但危害严重,可导致血细胞比容下降,继而威胁生命。菌体变形因子或变形蛋白通过引起细胞膜内陷来帮助杆菌状巴尔通体侵入红细胞。此外,杆菌状巴尔通体还表达溶血素和一种侵袭相关基因,这有助于入侵红细胞[27]。目前已经发现杆菌状巴尔通体可通过改变 T 细胞数量和功能引起短暂的细胞免疫抑制,使机体出现沙门氏菌病、弓形虫病、结核病、陈旧性结核再活化和肺炎球菌肺炎等感染[80]。巴尔通体病发疹期的发病机制尚不十分清楚,但目前认为秘鲁疣期具备血管母细胞增生、细胞间连接丧失、朗格汉斯细胞活化和内皮细胞第Ⅷ因子阳性因子等特征[80]。最近,从两名秘鲁疣患者的血液中分离到一个新的巴尔通体种,即安卡申斯巴尔通体(*B. ancashensis*)[86]。

临床特征　巴尔通体病有两个临床阶段:急性期(Oroya 热)和发疹期(秘鲁疣)。急性期是由于杆菌状巴尔通体侵入血液所致,临床表现为发热、肝脾大、面色苍白、黄疸、淋巴结肿大和心脏收缩期杂音。实验室检查提示严重溶血性贫血、白细胞增多、血小板减少和肝脏受累。近 70% 的急性期巴尔通体病患者有一种以上并发症[82],包括脑膜炎、癫痫、感染、关节痛、新生儿高胆红素血症、充血性心力衰竭、心肌炎、心包炎和多器官功能障碍[80]。儿童最常见的并发症是呼吸道感染,亦可见体重减轻和严重营养不良[80]。急性期巴尔通体病在 10% 的患者中可能是致命的[82]。

秘鲁疣通常在 Oroya 热康复后 2~8 周出现,但许多患者没有前驱症状。秘鲁疣皮损表现为三种形态(图 41.4~图 41.6)。第一种为粟粒性病变,表现为多发性、小的、瘙痒性红斑丘疹,常位于下肢,也可累及黏膜。第二种为较大的结节,数量较少。最后一种为毛囊病变,通常是孤立的、深在的红斑样皮损,极易出血[82]。秘鲁疣期最常见的相关体征和症状包括皮损出血、发热、不适、关节痛、面色苍白和淋巴结肿大[80]。

鉴别诊断　急性 Oroya 热应与其他全身性嗜血性细菌感染相鉴别。秘鲁疣应与杆菌性血管瘤病、卡波西肉瘤、化脓性肉芽肿和获得性血管瘤相鉴别[82]。

实验室检查和组织学表现　实验室检查包括血培养、IFA、超声免疫印迹、PCR、ELISA、薄层血涂片和蛋白质印迹法。薄层血涂片是最快、最便宜的方法;然而近期

有系统综述指出,薄层血涂片特异度较高,但灵敏度较低[87]。IFA 具有良好的灵敏度和特异度;然而,在流行地区高达 45% 的人群可能有抗体而无临床症状,这表明 IFA 可能更适合检测既往感染[87]。

秘鲁疣在组织学上表现为毛细血管和内皮细胞增生,与化脓性肉芽肿相似(图 41.7)[88]。可见中性粒细胞、组织细胞、浆细胞、淋巴细胞和肥大细胞等炎症细胞浸润(图 41.8),即便使用了特殊的染色剂,在组织学上通常检测不到微生物。免疫组化染色显示Ⅷ因子相关抗原呈强阳性[88]。有报道称杆菌状巴尔通体可被中性粒细胞、组织细胞和内皮细胞等吞噬,但电镜下仍可见间质中存在细胞外菌体[89]。

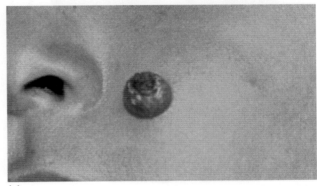

(a)

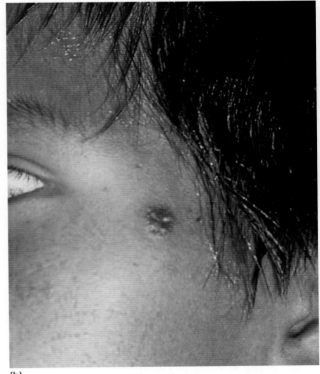

(b)

图 41.4　(a,b)秘鲁儿童面部的单发秘鲁疣病变。资料来源:Courtesy of Dr. Hector Caceres-Rios, Instituto de Salud del Niño, Lima, Peru.

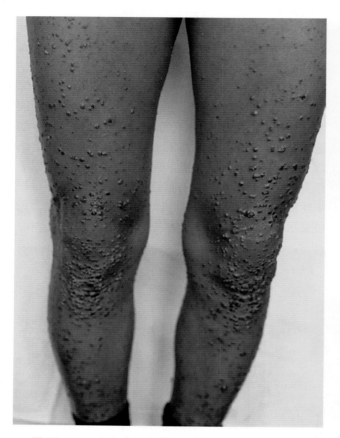

图41.5　一名来自秘鲁的15岁男孩腿部出现多处由于秘鲁疣导致的血管性丘疹。资料来源：Courtesy of Dr. Hector Caceres-Rios，Instituto de Salud del Niño，Lima，Peru.

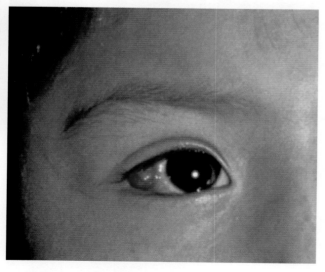

图41.6　一名秘鲁女童由于秘鲁疣导致的结膜充血。资料来源：Courtesy of Dr. Hector Caceres-Rios，Instituto de Salud del Niño，Lima，Peru.

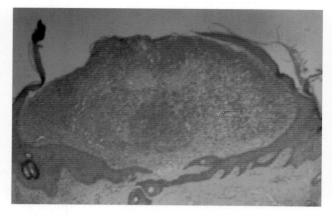

图41.7　秘鲁疣皮损的组织病理学表现为化脓性肉芽肿样病理表现。资料来源：Courtesy of Dr. Hector Caceres-Rios，Instituto de Salud del Niño，Lima，Peru.

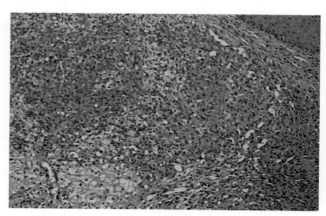

图41.8　秘鲁疣的组织病理学表现为毛细血管增生和混合细胞浸润。资料来源：Courtesy of Dr. Hector Caceres-Rios，Instituto de Salud del Niño，Lima，Peru.

治疗及预防　Oroya热可选用氯霉素[75mg/（kg·d），分4次使用，疗程14天]与一种β-内酰胺类抗菌药联合使用。7~12岁儿童可使用环丙沙星每日2次，每次250mg，疗程10天。秘鲁疣推荐使用利福平10mg/（kg·d），疗程14天[50]。一项观察性研究发现利福平和链霉素的治疗效果差异无统计学意义；然而，链霉素需要肌内注射，在儿童中使用困难[50-51]。严重贫血患者需输血和其他支持措施。该病的预防主要是通过杀虫剂控制白蛉。

（朱腾　谷盈　译，李丽　刘盈　肖媛媛　校）

参考文献

见章末二维码

041章 参考文献

第42章 皮肤分枝杆菌属感染

G. Sethuraman, Tanvi Dev, V. Ramesh

摘要

对儿童分枝杆菌皮肤感染的认识极为重要,因为它们可以导致严重疾病。分枝杆菌皮肤感染包括结核、麻风和各种非结核分枝杆菌感染。其中,由于营养不良、贫困、生活条件差及人类免疫缺陷病毒(human immunodeficiency virus,HIV) 感染等多个因素,结核病和麻风病给儿童造成了沉重的疾病负担,这种情况在发展中国家尤为突出。皮肤结核主要由结核分枝杆菌引起,根据宿主免疫反应的不同,可有不同的临床表现。儿童患者通常被成年患者传染而致病,病情通常非常严重且病程较长。与成人相比,儿童更常出现多灶性和播散性病变。全身性感染在儿童中也很多见。目前已在儿童中发现了多种不常见的皮肤结核类型。在一些非洲国家、多米尼加共和国、东地中海和西太平洋地区,特别是密克罗尼西亚,儿童麻风病仍然很普遍(每年报告超过 100 例)。交界性结核样麻风和未定类麻风是儿童常见的两种形式,病变通常为浅黄色斑疹。非结核分枝杆菌感染与环境细菌有关。这些细菌感染率正在增加,特别在热带气候环境中。它们会引起如颈部淋巴结肿大、损伤后皮肤和软组织感染、全身性疾病。

要点

- 皮肤结核和麻风是儿童两种重要的分枝杆菌感染。
- 皮肤结核在东南亚国家广泛流行,尤其是在相对不发达地区或国家。
- 瘰疬性皮肤结核是最常见的皮肤结核,其次是寻常狼疮。近年来,结核性疾病,特别是瘰疬性苔藓的发病率有所增加。
- 与成人相比,儿童皮肤结核的发病率和致残率均较高。多灶性受累在儿童中很常见。有几种不常见的类型在儿童中很常见,如瘰疬性皮肤结核进展为瘰疬性树胶肿,这是一种局部播散且合并多种形式结核的病灶,多发于儿童。耐药性也是一个近年出现的新问题。
- 与成人相比,儿童全身播散性结核病灶更为常见。
- 儿童麻风多表现为浅黄色斑疹,交界型结核样麻风多见。
- 非结核分枝杆菌可引起一系列临床症状,包括面颈部淋巴结病、损伤相关皮肤感染和软组织感染。Buruli 溃疡主要发生在非洲。

引言

分枝杆菌是形态细长的需氧菌,革兰氏染色呈弱阳性。它们有由分枝菌酸组成的蜡状细胞壁,这使它们耐酸,即使用酸和酒精的混合物处理也能保留染色。抗酸染色证明了这种耐酸性。广义上讲,分枝杆菌属分为结核分枝杆菌复合体(mycobacterium tuberculosis complex,MTC)、麻风分枝杆菌和非典型或非结核分枝杆菌(nontuberculous mycobacteria,NTM)(表 42.1)。MTC 由两种重要的结核杆菌组成,即结核分枝杆菌和牛分枝杆菌[1]。除人型和牛型外,MTC 还包括非洲分枝杆菌和微小分枝杆菌。

在 MTC 中,结核分枝杆菌是造成人类大多数结核病的病因。牛分枝杆菌可能对动物,特别是奶牛有致病性。因此,食用未经巴氏灭菌的牛奶可导致口咽和肠道结核的发生。非洲分枝杆菌感染在热带非洲很常见[1-2]。

麻风分枝杆菌会引起麻风,这是一种皮肤和周围神经的慢性肉芽肿性感染[3]。另一方面,NTM 包括各种各样在自然界中无处不在的物种。这些分枝杆菌的感染可出现诸多临床表现,包括淋巴病变、肺部、皮肤和软组织感染,甚至播散性疾病,特别是在免疫抑制的个体中较为常见[1]。

在本章中,将讨论这三大类分枝杆菌引起的皮肤感染。

第七篇

表 42.1　分枝杆菌的分类

微生物	疾病
结核分枝杆菌复合体	
结核分枝杆菌（*M. tuberculosis*）	结核
牛分枝杆菌（*M. bovis*）	结核
麻风分枝杆菌（*Mycobacterium leprae*）	麻风
非结核分枝杆菌	
快速生长种类	
化脓分枝杆菌（*M. abscessus*）	局部结节，脓肿，引流窦道，注射部位
偶发分枝杆菌（*M. fortuitum*）	脓肿、手术伤口感染
龟分枝杆菌（*M. chelonae*）	
缓慢生长种类	
海分枝杆菌（*M. marinum*）	游泳池肉芽肿
溃疡分枝杆菌（*M. ulcerans*）	Buruli 溃疡
鸟分枝杆菌（*M. avium complex*）	面颈部淋巴结病、在 HIV 感染的病例中播散性感染
嗜血分枝杆菌（*M. haemophilum*）	面颈部淋巴结病、皮肤和软组织感染
瘰疬分枝杆菌（*M. scrofulaceum*）	面颈部淋巴结病
关西分枝杆菌（*M. kansasii*）	皮肤和软组织感染
斯赛格分枝杆菌（*M. szulgai*）	皮肤和软组织感染

皮肤结核

　　皮肤结核是肺外结核的一种少见形式。它最常由结核分枝杆菌引起，极少情况下由牛分枝杆菌引起[4]。儿童皮肤结核的临床表现多种多样。大多数儿童皮肤结核的病例报告来自发展中国家，特别是南亚区域合作联盟（南盟）国家和非洲国家。儿童皮肤结核相当严重，发病率和致残率都很高。

流行病学　皮肤结核约占欧洲皮肤病的 0.5%[4]，在埃塞俄比亚占 1.3%[5]，在摩洛哥占 2%[6]，在印度占 0.1% ~ 0.5%[7-10]，在中国香港占 0.066% ~ 0.04%[11]。埃塞俄比亚儿童皮肤结核占所有皮肤结核病例的 24%[5]。摩洛哥 60% 的皮肤结核病例年龄在 30 岁以下[6]。巴基斯坦 45% 的皮肤结核患者是 10 岁以下的儿童，另有 37% 的患者年龄在 10 ~ 20 岁[12]。1980 年前日本的所有年龄段人群都可以观察到皮肤结核发

病，然而在 1981—2002 年间 0 ~ 19 岁年龄范围内却没有病例报道[13]。印度儿童皮肤结核占所有皮肤结核病例的 18.7% ~ 54%[8,14-16]。

　　儿童皮肤结核两种最常见的形式是瘰疬性皮肤结核和寻常狼疮。近年来，结核病，特别是瘰疬性苔藓结核，已经成为第二大最常见的皮肤结核，尤其多见于发展中国家[8,16]。

分类　皮肤结核可能是由于外源性接种（结核性下疳、疣状皮肤结核和罕见的寻常狼疮）或内源性传播所致，后者可由邻近感染（瘰疬性皮肤结核、皮肤腔口部位结核）、血源性播散（急性粟粒性肺结核、结核性树胶样肿、寻常狼疮）或淋巴扩散而来。根据细菌载量的不同，可分为多菌型和少菌型。儿童皮肤结核的简单分类可分为真性结核和结核疹。根据以前对结核分枝杆菌的敏感性，真性结核病可进一步细分为原发和继发两种形式（表 42.2）[7,17]。

表 42.2　儿童皮肤结核的分类

原发性结核	
结核性下疳	
粟粒性结核病	
继发性结核	多菌型
瘰疬性皮肤结核	
结核性树胶状样肿	
口腔结核	
寻常狼疮	少菌型
疣状皮肤结核	
结核疹	
微丘疹——瘰疬性苔藓	
丘疹——丘疹坏死性结核	
结节性——结节性结核疹（硬红斑）	

寻常狼疮

　　寻常狼疮（lupus vulgaris，LV）是最常见的皮肤结核[15]。然而，在许多儿科皮肤结核的研究报道中，它是第二常见类型[7-10,12,15-16]。LV 是结核分枝杆菌全身血源性播散的结果，累及头部和颈部。在像印度这样的热带国家，LV 也可以由于臀部、膝盖和手足的外源性接种而发病[7,17]。

　　LV 的典型表现为进展缓慢、不规则的浸润性斑块，伴有特征性的中央萎缩性瘢痕和进展性边缘（图 42.1 ~ 图 42.3）。病变的隆起性红斑边缘可见数个柔软的、半透明的红斑丘疹和/或融合的斑块，玻片压诊法检查可见黄褐色的果酱样结节。这些结节代表微小肉芽肿。这种特殊的亚型也称为扁平性 LV，主要影响头部和颈部[15]。

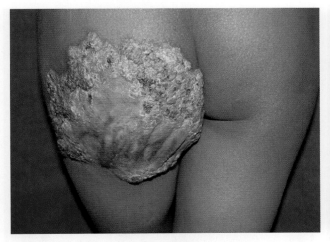

图 42.1　寻常狼疮：伴有瘢痕疙瘩形成的较大红斑和浸润性斑块

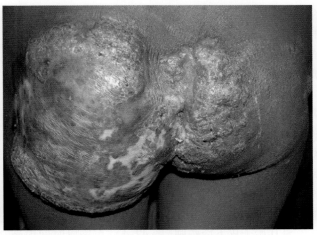

图 42.2　寻常狼疮：累及双侧臀部的大片红斑和角化过度斑块，导致肛门狭窄

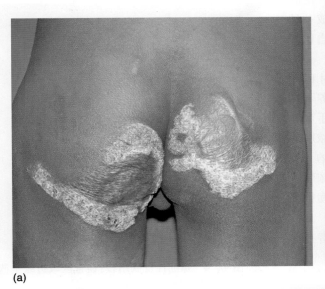

(a)

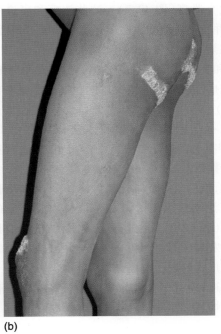

(b)

图 42.3　(a, b) 寻常狼疮：累及双侧臀部和左膝的多灶性病变

　　通过外源性途径感染发生在四肢和臀部的 LV 可能表现为长期存在的较大病变，并伴有过度角化。角化型或银屑病样 LV 的表皮过度增生可能是由于在炎热潮湿的热带气候中伴随的慢性化脓性感染导致的免疫反应引起的[15]。

　　LV 的自然病程特征为慢性和惰性的生物学行为。LV 的皮损可以进展至巨大，甚至影响整个解剖区域。在这个过程中慢性继发感染很常见，可导致结痂和溃疡。这类损伤愈合后形成肥厚性瘢痕、瘢痕疙瘩或萎缩性瘢痕（见图 42.2）。LV 有时可能导致不可逆的挛缩，如鼻或耳软骨畸形、四肢屈曲挛缩等。极罕见情况

下长期存在的 LV 可进展为鳞状细胞癌[8,15-16]。

　　生殖器受累并不常见，既往有儿童外阴和阴囊受累的描述。生殖器受累通常伴随瘢痕、残毁和溃疡[15]。

　　现已描述数个相对少见的 LV 变种。作者描述了累及双膝的对称性 LV 病变，可能是由于外源性分枝杆菌接种所致，也由于在瘰疬性皮肤结核窦道附近自身接种而出现的对称性 LV[18-19]。其他变异包括孢子丝菌样病变、累及臀裂的接吻样 LV 和多灶性皮损[7,17,20]。在少数情况下，LV 也可发生在接种卡介苗（Calmette-Guérin，BCG）后[21]。

LV 的组织病理学通常表现为银屑病样表皮增生和真皮浅层由上皮样细胞组成的弥漫性肉芽肿样反应。通常检测不到抗酸杆菌（acid-fast bacilli，AFB）[7,17]。

瘰疬性皮肤结核

瘰疬性皮肤结核（scrofuloderma，SFD）是儿童中最常见的皮肤结核类型。这是由于结核感染从一个潜在的病灶连续扩散传播所致。淋巴结是最常见的伴发病灶，其次是骨和关节、睾丸以及泪腺。在淋巴结中，颈部和腹股沟群最常受累。其他淋巴结，如锁骨上、腋窝、枕骨、胸骨旁、下颌下和滑车上群也可能受到影响[7,17]。

SFD 始于皮下冷脓肿（图 42.4），在一段时间内破裂形成溃疡或窦道（图 42.5）。这些溃疡通常较浅，边缘呈蓝色，边缘受损（图 42.6）。受影响的区域可能有一个或数个溃疡（图 42.7）。这些溃疡和窦道可能自发愈合，并留下典型的皱褶样瘢痕，这也是 SFD 治愈的标志。在某些情况下，相邻几组淋巴结可出现广泛肿大、溃疡和窦道，而后形成手指状延伸，最终形成一种被称为瘰疬性树胶肿的情况。这些报道主要来自印度（图 42.8）[15]。

既往有学者描述了累及双侧踝关节的对称性 SFD，并伴有潜在的骨结核[19]。据报道，一名营养不良的儿童患播散性 SFD，病变累及左腿和左足、右手和腹股沟区域，该患儿同时伴有多个关节、肺部和冷脓肿的全身性广泛结核感染[22]。以节段性模式出现的 SFD 并不常见（图 42.9）。也有研究发现，结核性冷脓肿或 SFD 可伴发 LV（图 42.10）、皮肤疣状结核和瘰疬性苔藓等其他形式的皮肤结核[7,17]。

据报道，约 46% 的儿童皮肤结核病例存在潜在的全身性病灶，包括淋巴结、肺、肠和骨骼等[8,23]。

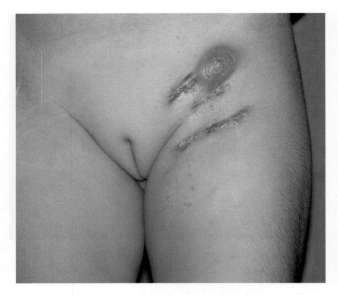

图 42.5　瘰疬性皮肤结核：腹股沟结核性冷脓肿伴多个窦道

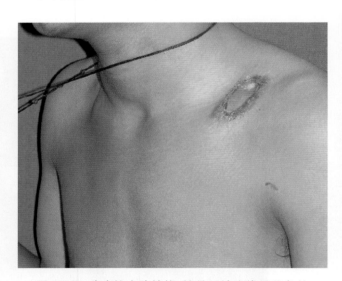

图 42.6　瘰疬性皮肤结核：锁骨区域边缘呈蓝色的大型浅表溃疡

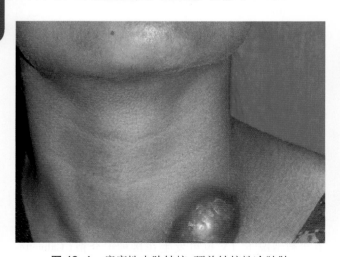

图 42.4　瘰疬性皮肤结核：颈前结核性冷脓肿

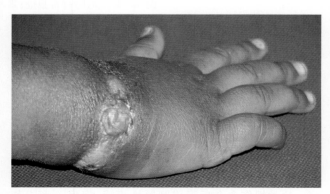

图 42.7　瘰疬性皮肤结核：腕部多发性溃疡，覆盖在结核性骨髓性病灶之上

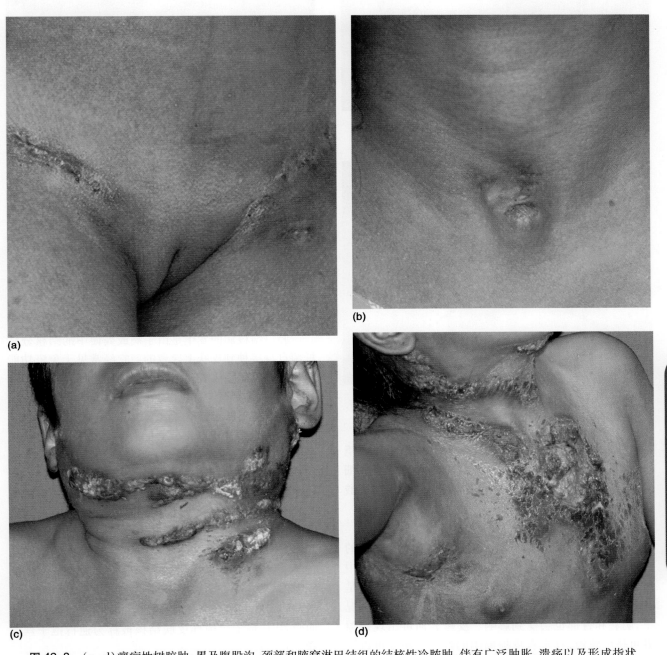

(a)

(b)

(c)

(d)

第
七
篇

图 42.8　（a～d）瘰疬性树胶肿：累及腹股沟、颈部和腋窝淋巴结组的结核性冷脓肿，伴有广泛肿胀、溃疡以及形成指状延伸的窦道

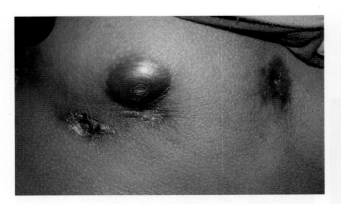

图 42.9   瘰疬性树胶肿在右胸壁（T_4）呈节段性分布

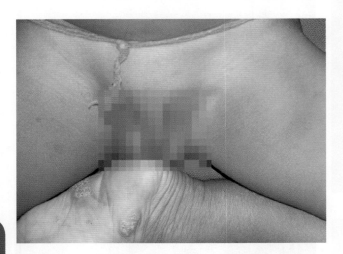

图 42.10   躯体单侧结核,表现为累及腹股沟的冷脓肿和足底多灶性寻常型狼疮

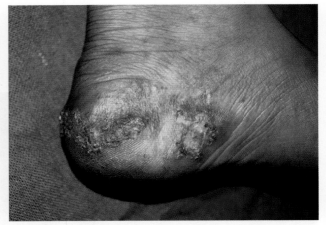

图 42.11   足底皮肤疣状结核,呈疣状斑块

所致,常见于营养不良和免疫功能低下的儿童。由于结核性树胶状样肿在临床、组织学和细菌学上与 SFD 相似,因此被认为是 SFD 的一种较为严重的变种。典型的结核性树胶状样肿的临床特点表现为多个非压痛的皮下结节,这些结节可能分解形成深在的溃疡和窦道（图 42.12 和图 42.13）[7,15,17]。

腔口结核

腔口结核病的发生是由于痰或粪便中的结核分枝杆菌自身接种到皮肤上导致的。它经常见于免疫功能低下的儿童。临床表现为口周和肛周疼痛且难治的坏死性溃疡。通常伴有潜在的肺结核病和肠结核[7,17]。

孢子丝菌样皮肤结核

孢子丝菌样皮肤结核是一种罕见的皮肤结核,在所有皮肤结核病例报道中占 3%。它类似于孢子丝菌病和孢子丝菌状 NTM 的皮下线性淋巴管形式。孢子丝菌样皮肤结核主要通过淋巴扩散发生,这可以解释病变在同一肢体的线性排列。在所有已发表的报告中,孢子丝菌样皮损多见于儿童,有时见于年轻人。儿童高效的淋巴引流以及他们在活动时容易受伤的特点,可能是这种罕见的淋巴管型皮肤结核的原因[20,24-25]。

当下肢的近端部分因腹股沟淋巴结逆行淋巴扩散而受累时,孢子丝菌样皮肤结核被称为逆行孢子丝菌样皮肤结核[20]。

结核疹

目前认为结核疹是免疫力较强的个体对结核分枝杆菌的迟发性超敏反应。患有结核的儿童通常有一个潜在的结核病灶。主要诊断标准包括：①皮损涂片或培养中无微生物;②结核菌素试验强阳性;③合并或既往有结核病史;④抗结核治疗可缓解临床症状。虽然涂片或培养都无法鉴定出结核分枝杆菌,但 PCR 技术

皮肤活检应该从溃疡或窦道的边缘获取标本。镜下可见混合细胞肉芽肿,由上皮样细胞和急性炎症细胞混合而成。病变区域经常可见坏死,这可能在抗酸染色时显示出 AFB[17]。

疣状皮肤结核

疣状皮肤结核,又称疣状结核,占儿童皮肤结核的 12%～15%。该疾病通常是由于在先前致敏的个体中接种外源性结核分枝杆菌所致。临床上,它的特点是在肢端出现疣或疣状斑块（图 42.11）。极少数情况下,阴囊和臀部也会受到影响。皮疹表面可出现裂隙并可挤出脓液,且常有皮损周围的红斑。病变可以是单侧或双侧的。患者往往有皮肤外伤史。皮肤疣状结核多为单发,但在儿童中也可出现双侧、多灶性或节段性模式。通常很难将其与肥厚型 LV 区分开来。与 LV 相比,疣状皮肤结核的疣状突起样皮损更多,而皮肤受损情况更轻[7,15,17]。

结核性树胶状样肿

结核性树胶状样肿,也被称为结核性转移性脓肿,是由于机体在抵抗力降低期间原发病灶的血源性播散

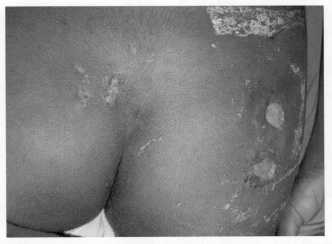

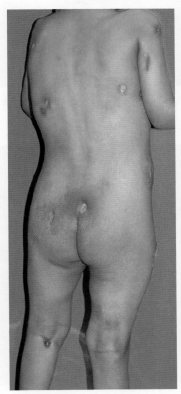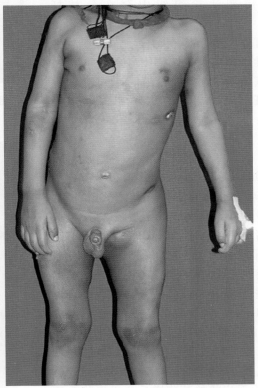

图 42.12　结核性树胶状样肿表现为多处穿凿性溃疡,边缘凹陷,边缘呈蓝色

第
七
篇

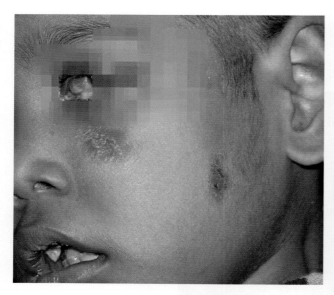

图 42.13 结核性树胶样肿眼部受累

已证明在结核病变活检组织中存在分枝杆菌 DNA[7,17]。

结核疹大致可分为真性结核和兼性结核。瘰疬性苔藓和丘疹坏死性结核疹是真性结核,其中结核分枝杆菌在疾病的发病机制中起重要作用。兼性结核(硬红斑和结节性红斑)有多种病因,结核分枝杆菌是其中之一[7,17]。

瘰疬性苔藓

瘰疬性苔藓(lichen scrofulosorum,LS)以苔藓样小丘疹为特征,多发生在儿童和青少年肺结核患者中。Hebra 最初于 1868 年对该疾病进行了报道。此后,世界各地的多位学者分别报告了数起 LS 病例。大多数 LS 病例是由肺部或肺外结核分枝杆菌感染引起的[26-27]。卡介苗接种之后也可发生。罕见的非结核性杆菌,如斯塞格分枝杆菌和鸟分枝杆菌-细胞内复合体也能引起 LS[28]。LS 是一种罕见的结核,但根据发展中国家的报告,LS 的患病率正在上升。两项来自印度的不同研究中,LS 是儿科皮肤结核第二常见的类型,其发生率分别占儿童皮肤结核的 23.5% 和 33%[8,16]。

LS 临床表现为无症状的苔藓样丘疹或皮肤毛囊性丘疹以及毛囊周围丘疹,直径 0.5~3mm(图 42.14和图 42.15)。它们多见于腹部、胸部、背部和四肢近端。偶尔可见于生殖器、手掌和足底等部位。LS 的皮损可持续几个月,可自行愈合,不留瘢痕。有文献报道了一些不常见的 LS 类型,如微脓疱、结节性溃疡和环形盘状斑块[26-27,29-31]。也有文献描述可表现为广泛分布的银屑病样斑块,并认为该表现可能是播散性系统性结核的标志(图 42.16)[32]。

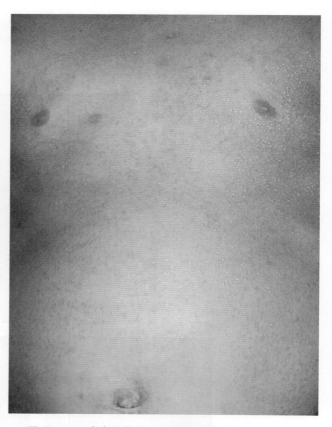

图 42.14 瘰疬性苔藓表现为躯干苔藓样毛囊丘疹

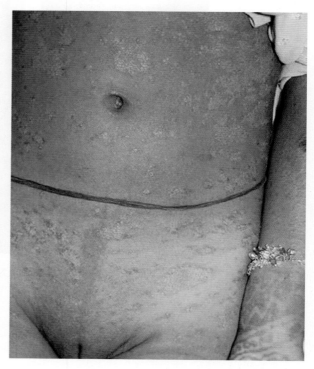

图 42.15 瘰疬性苔藓表现为大面积的苔藓状鳞屑性斑块

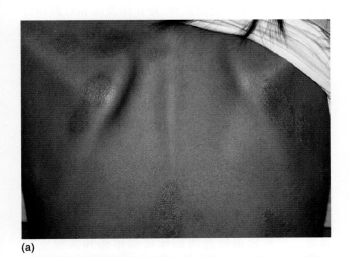

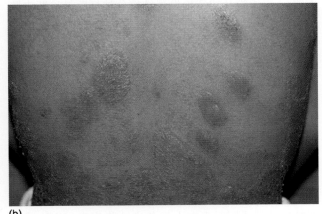

图 42.16 （a,b）瘰疬性苔藓表现为伴有脓疱的银屑病样斑块

在一项针对 39 例 LS 的大型前瞻性研究中,年龄在 15 岁以下的患者占 82%,男性 22 人（56.4%）,女性 17 人（43.6%）。躯干是最常受累部位。28 例（72%）有潜在的结核病灶,其中淋巴结结核（颌下和颈部）13 例（33%）,肺结核 11 例（28%）,结核性脑病 3 例,脊柱结核伴椎旁冷脓肿 1 例。6 名患者（15%）还伴有皮肤结核。所有患者的结核菌素试验均呈强阳性[27]。

组织学上,LS 可见真皮浅层和附属器周围的非干酪性上皮样细胞肉芽肿。

丘疹坏死性结核疹

丘疹坏死性结核疹（papulonecrotic tuberculid, PNT）是一种罕见的结核病种。大多数 PNT 病例都来自南非。在一项最大的研究中,共纳入长达 17 年的 91 例 PNT 患者,其中 26% 的病例年龄在 10 岁以下,21% 为 11~20 岁[33]。然而,Jordaan 团队首次于同一地区详细描述了 8 例 PNT 患儿的临床病理特点[34]。

PNT 可累及儿童及年轻人。典型病变对称分布在四肢伸侧、耳和关节的伸侧面。临床上,皮损呈丘疹坏死性和/或结痂性溃疡,直径为 1~5mm,可在数周内愈合并伴有萎缩性或痘疮样瘢痕（图 42.17）。成批新的皮损可在数月或数年的时间内陆续产生[34]。生殖器受累并不少见,伴有深在的穿凿性溃疡,愈合后常导致损毁性外观（图 42.18）。Ramdial 等介绍了一例表现为成人特征 PNT 的儿童病例,患儿皮损累及面部、外阴、会阴和躯干[35]。PNT 伴随播散性 LV 的病例也有报道[36]。

绝大多数 PNT 患儿合并肺结核或泡性结膜炎。

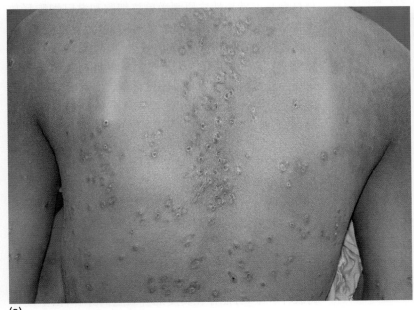

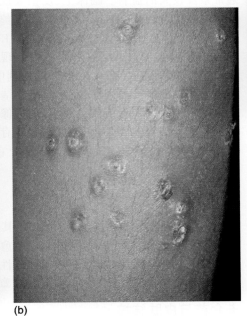

图 42.17 （a,b）丘疹坏死性结核疹表现为躯干和四肢上的丘疹坏死性溃疡和痘疮样瘢痕

第
七
篇

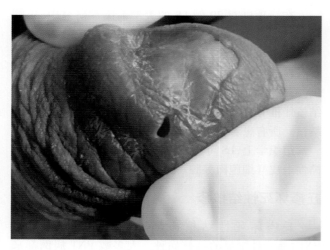

图 42.18　丘疹坏死性皮结核累及阴茎龟头,伴有愈合的窦道和穿孔的瘢痕

组织学上,PNT 早期病变表现为白细胞碎裂性血管炎伴楔形真皮梗死。较陈旧的病变可表现为无干酪性坏死的肉芽肿,并伴有淋巴组织细胞性血管炎。免疫学上 PNT 被认为是一种 Arthus 反应,随后为结核分枝杆菌血管内释放所引起的迟发性超敏反应。在免疫反应过程中,抗体和补体调节细菌栓子,随后补体和多形核白细胞活化使蛋白水解酶释放,导致血管坏死。随之而来的单核细胞反应破坏了细菌。有时结核分枝杆菌可能存活,并最终导致 LV 的发生[33]。

Bazin 硬红斑

Bazin 硬红斑(erythema induratum of Bazin,EIB)在儿童中很少见。其发病机制似乎与 PNT 相似,但 EIB 通常累及较大的血管。临床上,皮损表现为小腿屈侧深在性红蓝色结节,破溃形成溃疡,并最终在愈合后呈萎缩样瘢痕[37]。已有文献报道 PNT 和 EIB 同时出现在同一患儿身上[38]。组织学上,EIB 表现为伴有血管炎的小叶性脂膜炎。在大约 50% 的病例中,通过 PCR可以分离出分枝杆菌 DNA[37]。结节性结核是一种累及真皮深层和浅表脂肪的变异型,而不像 EIB 易累及更深层次。结节状结核中的炎症性血管存在于真表皮交界处的浅表脂肪中,而在 EIB 中,它们的位置更深[37]。

结节性红斑

结节性红斑是一种非特异性结节,其特征表现为小腿的痛性皮下结节,症状持续约 2 周,愈合后遗留色素沉着。组织学显示不伴血管炎的间隔性脂膜炎。结节性红斑的病因有很多[7,17](详见第 102 章)。

卡介苗与皮肤结核

卡介苗是一种源自牛分枝杆菌的减毒活疫苗。新生儿在出生后不久予以接种,并在除美国和欧洲部分地区之外的所有结核病流行国家推荐使用[21]。通常情况下,使用卡介苗是安全的,但也有已知的接种后局部反应发生。很少有持续的溃疡、感染、脓肿和瘢痕疙瘩等形成。少数病例可出现斑丘疹和结节性红斑。少数儿童还可能会发展成 LV、SFD 和结核疹[7,17]。

研究表明,卡介苗可以预防大约 50% 的肺结核和50% ~ 80% 的重症和播散性结核,包括结核性脑膜炎。关于皮肤结核的研究表明,在接种卡介苗和未接种卡介苗的儿童中,皮肤结核的临床病谱及转归没有差别[7]。

诊断　诊断依据经典的临床皮损形态和实验室检查[39]。组织涂片或活检发现结核分枝杆菌是诊断皮肤结核的金标准。一般情况下,所有皮肤结核患儿都应检查肺部、淋巴结、骨关节、神经系统及其他相关器官是否有结核病灶。

筛查试验

结核皮肤试验(tuberculosis skin test,TST,既往称为 Mantoux 试验)是一种检测是否存在结核感染的很好的筛查试验。测试包括在前臂掌侧皮内注射 0.1mL(5TU)纯化蛋白衍生物,48h 后进行结果判读。若出现直径 10mm 或以上的硬结则提示感染或发病。感染结核的患者中可见强阳性反应或大疱性反应。在播散性粟粒样结核或同时患有人类免疫缺陷病毒(HIV)感染的病例中,该检测结果可能为阴性。在接种卡介苗的儿童中可能会观察到假阳性结果。γ 干扰素释放试验(interferon-γ release assays,IGRA)的原理是基于结核分枝杆菌高度特异性抗原刺激单核细胞和淋巴细胞释放干扰素。与 TST 相比,灵敏度相同,但特异度更高,因此可以避免因接种卡介苗或接触 NTM 而出现假阳性结果。TST 和 IGRA 的联合检测可以提高从结核感染进展为结核病的高危儿童的检出率[40]。对于 5 岁以上的儿童,IGRA 适用于所有 TST 具有指征的情况。然而,目前还未能充分确定 IGRA 在较年幼儿童中的灵敏度。因此,在 2 岁以下的儿童中,结核感染的诊断不应仅仅依赖于 IGRA 的结果[40]。

组织病理学

皮肤结核的特征性组织学特点为由上皮样细胞、巨细胞和淋巴细胞组成的结核样肉芽肿。总的临床病理符合率为 64% ~ 85%。一般说来,弥漫性真皮上皮样细胞肉芽肿伴表皮增生提示为 LV 或皮肤疣状结核。这些都是少菌型,经常观察不到 AFB。SFD 和结核性树胶样肿中,可能存在真皮混合细胞肉芽肿,由上皮样细胞和组织细胞混合中性粒细胞和嗜酸性粒细胞组成。病变组织中常见坏死,并可检出 AFB[7,17]。

细菌培养

培养阳性率从 5% 到 55% 不等[17]。Vashisht 等在 SFD 和 LV 患者中分别有 36.8% 和 13.6% 的病例鉴定出对应的微生物[16]。采用多种培养基和 Kirchner 液体培养基保存组织活检时微生物的产量较高。在一项使用放射性 BACTEC™460TB 培养系统与 Lowenstein-Jensen(LJ)培养基对 35 例皮肤结核患者进行结核分枝杆菌培养的对比研究中,共鉴定出 26 株结核分枝杆菌。其中,4 株(11.4%)在 LJ 培养基上生长,17 株(48.5%)在 BACTEC™ 培养系统上生长,5 株在两种培养基上都有生长。结果表明,BACTEC™ 培养系统的灵敏度明显高于 LJ 培养基(62.8% vs.25.7%,P<0.002)。两种培养基中分离菌株的联合灵敏度为 74.3%[41]。

细针吸取细胞学检查(fine needle aspiration cytology,FNAC)是一种简单、快速的诊断方法。穿刺的风干涂片可进行 Giemsa 和抗酸染色。LV 的细胞形态学特征包括粘连的上皮样细胞肉芽肿和慢性炎症细胞,而 SFD 则以干酪样坏死为主,伴或不伴肉芽肿和急性炎症细胞[42]。FNAC 更容易与 AFB 鉴别,特别是在 SFD 和淋巴结结核中。埃塞俄比亚对 143 例 SFD 患者(包括儿童)的研究中,所有病例都通过抗酸染色检出了 AFB[5]。在另一项关于 19 例 SFD 患者的研究中,79% 的病例在抽吸物中发现了 AFB,而在活检标本中只有

16%[42]。因此,FNAC 可作为皮肤结核,特别是与淋巴结结核相关的 SFD 的替代诊断试验。

PCR

PCR 扩增可能是检测分枝杆菌 DNA 的有效工具,尤其有助于鉴别结核与其他肉芽肿性疾病,如结节病、真菌性肉芽肿和 NTM。然而,目前报道中关于它在皮肤结核诊断中的有效性意见不一。不同的研究人员用 PCR 证实了几种常见的皮肤结核类型。研究者发现,基于 IS6110 的传统 PCT/巢式 PCR 可用于皮肤结核的诊断,效果优于基于 16S rRNA 基因的 PCR[43-44]。然而,一部分学者并不认为 PCR 可以作为临床和组织学诊断的补充作用[45]。PCR 的灵敏度和特异度需要更好的验证,以便在常规临床环境下推荐它用于皮肤结核的诊断。

治疗　皮肤结核的标准抗结核治疗(antitubercular therapy,ATT)包括最初 2 个月用 4 种药物[乙胺丁醇(E)、异烟肼(INH,H)、利福平(R)和吡嗪酰胺(Z)]强化治疗,然后用 2 种药物(HR)(2EHRZ/4HR)维持 4 个月。为了预防异烟肼相关的神经病变,应服用吡哆醇(10~25mg/d)。患有潜在的骨质或其他器官结核或存在 HIV 感染的儿童需要更长时间的 ATT 治疗[7,17]。给药计划、副作用和监测评价见表 42.3。

表 42.3　抗结核治疗方案(ATT)

药物	剂量	副作用	监测
一线用药			
异烟肼(H)	10(7~15)mg/(kg·d),极量 300mg/d	肝毒性 周围神经病变 共济失调 痤疮	肝功能检测
利福平(R)	15(10~20)mg/(kg·d),极量 600mg/d	肝毒性 橙色体液 瘙痒 药物相互作用(P450)	肝功能检测
吡嗪酰胺(Z)	35(30~40)mg/(kg·d),极量 2 000mg	高尿酸血症 肝毒性 关节痛 皮疹、光敏、瘙痒	肾功能检测
乙胺丁醇(E)	20(15~25)mg/(kg·d),极量 2 000mg	球后神经炎 皮疹	眼底检查(不用于幼儿)
二线用药			
阿米卡星	15mg/(kg·d),单次肌内注射或静脉给药	耳毒性 肾毒性	肾功能和听力检测
卡那霉素	15mg/(kg·d),单次或分两次肌内注射给药		

第七篇

续表

药物	剂量	副作用	监测
链霉素	20~40mg/(kg·d)，肌内注射给药极量 1 000mg/d		
环丙沙星	15~30mg/(kg·d)，分两次口服	消化道（恶心、呕吐、腹部不适、腹泻）	中枢神经系统检查以及心电图监测
左氧氟沙星	10mg/(kg·d)	中枢神经系统（头痛、头晕、很少出现幻觉、神志不清和癫痫发作）	血糖水平
氧氟沙星	10mg/(kg·d)，分两次给药		
加替沙星	10mg/(kg·d)，单次口服	皮疹/光敏QT 间期延长	
非结核分枝杆菌的用药			
克拉霉素	15mg/(kg·d)，每 12h 口服一次	消化系统不耐受	不需要检查
复方新诺明[甲氧苄氨嘧啶（TMP）-磺胺甲噁唑（SMZ）]	TMP 5~8mg/kg SMZ 25~50mg/(kg·d)，每 12h 口服一次	血液系统副作用，胃肠道不耐受，超敏反应，血管炎，肾损害，罕见中枢神经系统障碍	血常规、肝肾功能检测
多西环素	5mg/(kg·d)，每 12h 口服一次（8 岁以下儿童禁用）极量200mg/(kg·d)	消化系统耐受，光敏，肝肾毒性，牙齿脱色皮肤色素沉着	肝肾功能检测
米诺环素	4mg/(kg·d)，每 12h 口服一次（8 岁以下儿童禁用）极量200mg/(kg·d)	米诺环素引起的皮肤色素沉着	

耐药性

多重耐药（multidrug resistance，MDR）是儿童皮肤结核治疗的一个日益严峻的问题。多重耐药菌株是指在药敏试验中对利福平和异烟肼耐药的菌株，对其他药物有或没有耐药性。当患儿对一线 ATT 反应差或无反应并出现临床病情恶化，且无法明确治疗失败的原因时，应怀疑出现了 MDR。MDR 的易感因素包括疾病的高负荷、结核病流行以及合并 HIV 感染。MDR 在LV、SFD 和皮肤疣状结核等所有常见形式的皮肤结核中都有报道[46-48]。Aggarwal 等在印度南部金奈进行的一项药敏试验研究显示，26 株分枝杆菌分离株中有 12株（46.2%）对一种或多种 ATT 具有耐药性。来自 LV的 15 个分离菌株中，鉴定出 6 个耐药性菌株；来自 SFD的 9 个分离菌株中，鉴定出包括 4 个 MDR 在内的 5 个耐药性菌株[41]。所有疑似 MDR 的皮肤结核病例都应进行培养和药敏试验，这些患者应接受为期 18 个月的二线 ATT 治疗（表 42.3）。

儿童麻风

麻风是由麻风分枝杆菌引起的一种慢性传染病。麻风分枝杆菌是一种典型胞内菌，革兰氏染色为阳性，与施万细胞和单核吞噬细胞系统的细胞有亲和力，呈块状或球状。麻风主要影响皮肤和周围神经，导致身体残疾。临床上，麻风可表现为病谱性改变，两端为结核样和麻风样，同时也存在介于两者之间的形式[2-3]。

流行病学　麻风已成为一个重大的公共卫生问题，但随着 1985 年开始使用多种药物治疗后，麻风的患病率急剧下降 45%。在世界卫生组织强有力的控制措施和世界范围内的国家级规划下，到 2000 年，在全球范围内实现了消除麻风（定义为将麻风患病率降低到<1/10 000）的目标。到 2005 年，大多数国家还实现了在全国范围内消除麻风的目标[49]。

2014 年第一季度末，全球麻风患病率为 0.32/10 000，其中患病率最高的东南亚地区（South East Asia Region，SEAR）为 0.62/10 000。全球（2013 年）新检出率为 3.81/100 000。SEAR 是新增病例最多的地区，占全世界的 72%。2013 年，14 个麻风病流行主要的国家，包括东南亚和非洲地区的国家各 6 个，美洲和西太平洋地区的国家各 1 个，累计报告的新增病例共计超过 1 000 例。印度报告的新麻风病例最多（126 913例），其次是巴西（31 044 例）和印度尼西亚（16 856例）。仅印度一国就占全球麻风病负担的 58.85%[49]。

在不同世界卫生组织地区报告的新发麻风病例≥100 例国家中，儿童患者所占百分比如下：非洲地区——科摩罗 29%，尼日尔 0.9%；美洲——多米尼加共和国 9.4%，阿根廷和墨西哥 0.6%；东地中海地区——也门 12.3%，苏丹 2.1%；东南亚——印度尼西亚 11.9%，尼泊尔 4.1%；西太平洋区域——密克罗尼西亚 39.5%，中国 1.5%[49]。

总体而言,一些流行病学研究表明,儿童麻风约占总病例数的 5%~10%[50]。表 42.4 汇总了不同热带国家报告的儿童麻风病例比例[50-57]。

据报道有 0.66%~47% 的麻风病例有家庭接触史[58]。这是一个令人担忧的问题,因为它意味着疾病的持续传播。

表 42.4　不同热带国家报告的儿童麻风病例比例

地区	报告的时间段	年龄组/岁	儿童麻风所占比例/%
印度			
● 印度南部[51-52]	1990—1995	<14	33~34
● 德里[53]	1992—2003	<15	7.71
● 德里[54]	2000—2009	<14	9.6
● 昌迪加尔[55]	2001—2011	<18	4.8
巴西(阿拉卡茹)[56]	2001—2012	<15	8.3
哥伦比亚[57]	1994—2000	<15	7
埃塞俄比亚南部[50]	1999—2011	<15	7.4

儿童麻风的临床谱分析　在印度,色素减退斑是最常见的皮肤病变。也可见斑块,但结节状病变不常见。根据 Ridley-Joving 分类定义的所有五种类型,即结核样型麻风(tuberculoid leprosy,TT)、界限偏结核样型麻风(borderline tuberculoid leprosy,BT)、中间界限类麻风(mid-borderline leprosy,BB)、界限偏瘤型麻风(border-line lepromatous leprosy,BL)和瘤型麻风(lepromatous leprosy,LL),都可以发生在儿童中(框图 42.1 和图 42.19~图 42.25)。然而,印度的各项研究中报告的最常见的麻风种类是 BT[51-55,58-59]。在 59 例麻风病例中,BT 占 67.8%,LL 占 12%,BL 占 10%;单发皮损 23 例(39%),2~5 个皮损 12 例(20%),>5 个皮损或弥漫性浸润 22 例(37%);神经增粗 48 例(81.4%),其中 44% 为单支神经受累,56% 为多支神经干受累;24 名(40%)儿童出现残疾[55]。在另一组来自印度南部的 138 例病例中,BT 占 66%,其次是未定类麻风(indeterminate leprosy,IL)占 19.4%,TT 占 10%[59]。在巴西,少菌型麻风(182,68.4%)比多菌型麻风(84,31.6%)更常见;TT(95,35.7%)和 IL(92,34.6%)是最常见的两种类型;共有 24 名儿童出现畸形[56]。在埃塞俄比亚南部,多菌型麻风是最常见的类型,在 95% 的儿童和 84% 的青少年中可见;6 名儿童(27.3%)和 18 名青少年(28.6%)伴有畸形[50]。

框图 42.1　麻风的分型

结核样型麻风(TT)
- TT 影响皮肤和周围神经。然而,TT 很少会导致周围神经损伤或残疾。
- 皮损干燥、麻木、色素减退,且边缘清晰,附属器损伤。红斑可见于较白的皮肤类型。
- 皮损通常为单个或数量较少。

界限偏结核样型麻风(BT)
- 病变与 TT 相似,但边缘界限不明显,可能伴有伪足或卫星病变。病变还可能显示可触摸到供养神经。
- 病变的数量可能多达 10 或 20 个。
- 色素减退、干燥和麻木往往不明显。
- 与 TT 相比,由于反应更频繁,神经损伤更严重、更广泛。
- 未经治疗的 BT 可能会出现持续反应或畸形,最终可能痊愈或向 LL 谱发展。

中间界限类麻风(BB)
- 这是病谱中不稳定的部分,通常表现为反应状态,或者升级或降级。
- 具有同质异形性特征,内侧凸起且由内而外下滑(倒置的碟形样外观)。有时皮损以地图样外观的形式出现。
- 病变往往是对称发生的。
- 神经损伤是多种多样的。

界限偏瘤型麻风(BL)
- 早期病变是多发的、边界不清的有光泽斑点,这些斑点很明显,而且倾向于显示对称性。受累的皮肤在临床和细菌学上都是正常的。
- 随着病情的发展,斑点可能会出现浸润或丘疹结节,特别是在面部和耳朵。
- 周围神经受累是不对称的,神经压痛和损伤没有 BT 明显。
- 可能由 BT 降级的 BL 病例可能表现为神经损害或合并 BT 病变。

瘤型麻风(LL)
- 随着疾病的进展,许多对称分布的小斑块和有光泽的斑块变得越来越浸润,导致蜡状外观。
- 容易浸润的部位包括面部,特别是额头、颧骨、下巴和耳垂,以及身体较凉爽的背部区域。
- 浸润可能会导致皮肤皱纹消失,极端情况下可能会产生"狮样"面容。
- 免疫能力较强的地带或身体较温暖的区域,如腋窝、腹股沟、背部中线、会阴和头皮首先免受感染。
- 在疾病进展的后期阶段,出现周围神经对称性增大伴手套袜套样感觉损伤。
- 神经损伤的迹象,如肌肉萎缩和/或畸形,提示疾病谱降级。
- 当出现高细菌载量和菌血症时,提示全身受累。

未定类麻风(IL)
- 在面部、臀部或四肢伸侧出现一个或几个轻度色素减退、界限不清的斑疹。
- 在大多数情况下,IL 皮损会自动愈合,不留任何后遗症。
- 少数病例可能进展为结核性或瘤型麻风。

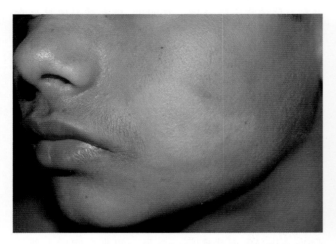

图 42.19 面部出现界限偏结核样型麻风。资料来源：Courtesy of Neena Khanna.

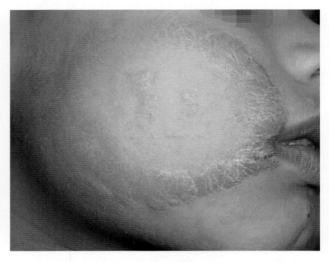

图 42.21 面部呈界限偏结核样型麻风反应，表现为环状红斑和水肿斑，伴有鳞屑。资料来源：Courtesy of Saurabh Singh.

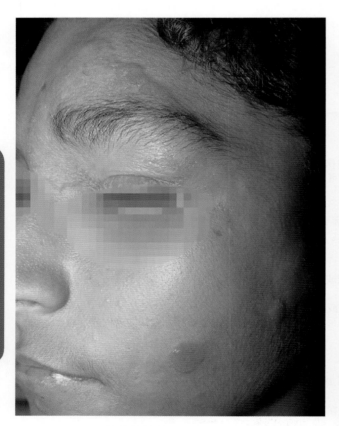

图 42.20 界限偏结核样型麻风伴反应。资料来源：Courtesy of Neena Khanna.

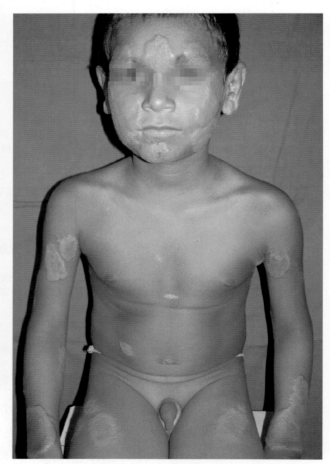

图 42.22 界限偏结核样型麻风降级反应，表现为红斑和水肿斑，并伴有四肢多个"倒置碟形"的中间界限类麻风皮损

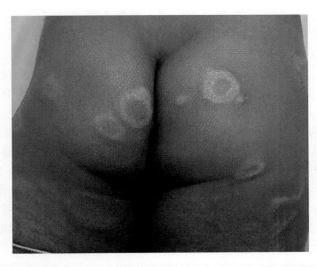

图 42.23　中间界限类麻风表现为多个环形斑块,臀部皮损呈倒置碟形。资料来源:Courtesy of Saurabh Singh.

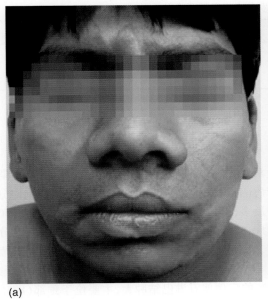

(a)

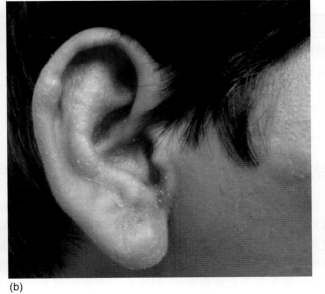

(b)

图 42.24　(a,b)界限偏瘤型麻风,反应为面部和耳部有多发性、水肿性和浸润性红斑。资料来源:Courtesy of Saurabh Singh.

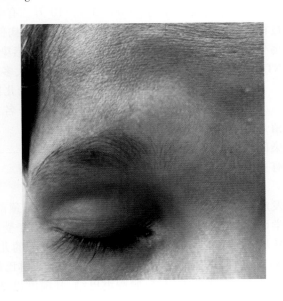

图 42.25　未定类麻风,表现为前额边缘模糊的色素减退的斑点。资料来源:Courtesy of Saurabh Singh.

第
七
篇

麻风的临床病理符合率为 76%。皮肤切刮涂片阳性率为 5%~25%。据报道,麻风反应阳性率为 1%~30%(第 1 类反应,1.2%~28%;第 2 类反应,0.2%~5.8%)。然而,在一些研究中没有报道反应。1%~7% 的病例会复发[58,60]。

诊断 麻风病的诊断以经典的临床形态学为基础,以皮肤切刮涂片和组织病理学为依据。血清学试验(抗酚糖脂 Ⅰ,anti-phenolic glycolipid Ⅰ,PGL-Ⅰ)通常用于筛查亚临床感染[61]。

治疗 表 42.5 列出了 WHO 对儿童(10~14 岁)多种药物治疗的建议。10 岁以下儿童的合适剂量如下:利福

平,每月 10mg/kg;氯法齐明,每天 1mg/kg,每月 6mg/kg;氨苯砜,每天 2mg/kg。

卡介苗接种与麻风 1939 年,Fernandez 首次描述了卡介苗在麻风中的作用,他观察到在注射卡介苗后,麻风菌素阴性的健康儿童中出现麻风菌素转化。随后的几项研究表明,BCG 的保护有效率各不相同(20%~90%)。在对卡介苗预防麻风作用效果的荟萃分析中,有 13 项研究(54.2%)显示有效性 > 50%,5 项(20.9%)的研究显示卡介苗对麻风的保护作用>75%。由于家庭接触在儿童传播中起着重要作用,像接种卡介苗这样简单而廉价的措施可能在一定程度上有助于阻止疾病的传播[62]。

表 42.5 世界卫生组织对于 10~14 岁儿童麻风的联合药物治疗

	利福平[a]	氨苯砜[b]	氯法齐明[c]	疗程
少菌型麻风	450mg/月	50mg/d	—	6 个月
多菌型麻风	450mg/月	50mg/d	150mg/月+50mg 隔天 1 次	12 个月

注:对于年龄较小的儿童,剂量计算如下:
[a]10~20mg/kg 每月 1 次;
[b]1~2mg/(kg·d);
[c]1mg/(kg·d)以及 4~6mg/kg 每月 1 次。

非结核分枝杆菌感染

　　非结核分枝杆菌(nontuberculous mycobacterial,NTM)是一组除结核分枝杆菌复合体和麻风分枝杆菌外包含其他所有分枝杆菌种的 AFB。与另外两组对人类致病的分枝杆菌不同,NTM 主要存在于土壤和水中。这些微生物大多是非致病性的,但也有一些会引起人类感染。根据他们的细菌培养特征,可大致分为快速种植菌和缓慢种植菌(表 42.1)。与 NTM 感染相关的主要临床症状包括:淋巴结炎、肺部疾病、播散性疾病和皮肤软组织感染。在各种皮肤感染中,由海分枝杆菌引起的水族馆肉芽肿或游泳池肉芽肿和由溃疡分枝杆菌引起的布鲁里溃疡是两种特有的 NTM 疾病[1-2,63-64]。

流行病学 在过去 20 年,由于非手术整容、异物植入以及广泛使用免疫抑制治疗和 HIV 感染,NTM 感染的发病率有所增加。目前大多数已发表的与 NTM 有关的数据都是来自发达国家地区的成人患病数据[1]。儿童 NTM 流行病学数据较少。儿童 NTM 感染的总发病率为(0.3~1.9)/10 000[65]。在发达国家,流行病学研究主要集中在面颈部淋巴结炎,这是儿童感染 NTM 后最常见的临床症状[1]。Blyth 等在对 102 名患有 NTM 感染的澳大利亚儿童的研究中报告指出,淋巴结病是

最常见的(占 66.6%),其次是皮肤和软组织感染以及肺病(各占 13.7%)。在 NTM 感染中,以细胞内分枝杆菌最多(48.5%)。66.6% 的皮肤软组织感染,50% 的肺病,65% 的菌血症均是由脓肿分枝杆菌、螯合分枝杆菌、偶发分枝杆菌和百日分枝杆菌等快速生长菌引起的[65]。在另一项 61 名来自荷兰儿童的前瞻性研究中,92% 的病例伴有淋巴结肿大,主要位于颈部(87%);在 27 名培养结果为阳性的儿童中,67% 的病例分离出鸟型分枝杆菌[66]。在瑞典每年 5 岁以下儿童中 NTM 感染的发病率为(0.06~5.7)/10 万。有学者在 1969—1990 年,对 390 例经细菌培养确诊的病例进行了研究,最常见的疾病是淋巴结和软组织感染,其中 317 例(81.28%)为细胞内分枝杆菌感染,大多数病例累及面颈部淋巴结群;其中 4 例(1.02%)患儿出现由海分枝杆菌引起的皮肤肉芽肿感染,另有一名儿童患有细胞内分枝杆菌感染[67]。

非结核分枝杆菌感染的临床病谱分析
面颈部淋巴结病

　　在免疫功能正常的儿童中,面颈部淋巴结病是 NTM 感染最常见的表现。本病是由于受污染的水或土壤经口感染。它通常影响 5 岁以下的儿童,患儿可出现单侧的淋巴结病变。常见的受累淋巴结有颈内静脉二腹肌淋巴结、腮腺淋巴结、耳前淋巴结、下颌下淋巴

结和颈后三角淋巴结。很少会影响到腹股沟和腋窝淋巴结群。在约 50% 的病例中，淋巴结可自行消退或通过以下阶段进展：第一阶段，无痛性硬性淋巴结病变；第二阶段，液化引起的有波动感的淋巴结病变；第三阶段，患处皮肤变薄并呈紫罗兰色；第四阶段，肿胀破裂导致瘘管或窦道形成[1,66-67]。

大多数病例由细胞内鸟分枝杆菌引起，也有一些病例由嗜血分枝杆菌引起，尤其是在年长儿中，嗜血分枝杆菌还可影响多组淋巴结[1]。在印度的 NTM 颈淋巴结病病例中，有 60% 是由鞭毛分枝杆菌感染引起的[68]。

在免疫功能低下的病例中，淋巴结病变通常伴有播散性分枝杆菌病[1]。

当怀疑 NTM 淋巴结炎时，建议进行完整的诊断性手术切除，同时也可达到治愈的效果。细菌培养的灵敏度不高（41%~80%），而淋巴结样本的 PCR 检测灵敏度高达 72%。嗜血分枝杆菌的培养基需要补充铁源[1]。

皮肤软组织感染

引起皮肤和软组织局部感染的各种 NTM 包括偶发分枝杆菌、脓肿分枝杆菌、龟分枝杆菌、溃疡分枝杆菌和海分枝杆菌。其中，由溃疡分枝杆菌引起的 Buruli 溃疡和由海分枝杆菌引起的水族馆或游泳池肉芽肿是两种特有的疾病。其他的几种快速生长菌种可表现出多种非特异性的临床症状[64]。

Buruli 溃疡

Buruli 溃疡是由溃疡分枝杆菌引起的最具破坏性的感染之一，是世界上仅次于结核病和麻风病的第三大最常见的分枝杆菌感染。它主要见于非洲西部和中部的沼泽农村地区[69]。据估计，每年有超过 7 000 人患 Buruli 溃疡，西非贝宁发病率最高[70]。总体而言，非洲、澳大利亚、东南亚、中国、西太平洋和中南美洲等至少 32 个不同国家有过相关的病例报道[63]。Buruli 溃疡的危险因素包括居住在水流缓慢的水体附近、伤口护理不善以及没有穿防护服[63]。这些生物可以直接从环境传播到受伤的皮肤，也可以通过昆虫为媒介间接传播[1]。

在非洲，大多数病例（75%）发生在 15 岁及以下的儿童，疾病常侵犯下肢[69]。Buruli 溃疡最开始表现为溃疡前结节、斑块或水肿性浸润，随后发展为边缘受损的深部坏死性溃疡（图 42.26）。典型的溃疡是无痛的。病变可能扩散到整个肢体，随着疾病进展出现后遗症和骨髓炎，与溃疡相邻的骨骼出现坏死并失去活性。局部或转移性骨髓炎在既往报道中的发生率达 10%[69-73]。在一项近期的研究中，共纳入 1 227 例经实验室确诊为 Buruli 溃疡的病例，其中 57% 的患者年龄

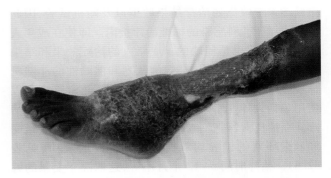

图 42.26　Buruli 溃疡：一种大的深部溃疡，边缘受损，累及小腿下部，并伴有踝部水肿浸润。资料来源：Courtesy of Bessie D.

在 15 岁以下；96% 的患者为单一病灶，36% 的患者病灶直径>15cm。临床疾病谱包括：805 例溃疡（66%），668 例斑块（54%），307 例水肿（25%），42 例结节（3%），82 例骨髓炎（7%）。在有随访记录的 1 043 例患者中，有 229 例（22%）出现了永久性后遗症；这与多发性病变和骨髓炎密切相关[69]。

Buruli 溃疡的诊断通常依赖于 PCR、培养和组织学鉴定[74]。在澳大利亚 180 例患者中，皮损拭子和活检的 PCR 阳性率分别为 99% 和 95%，而细菌培养率很低（分别为 19% 和 47%）[63]。WHO 推荐的标准治疗方案为：链霉素 15mg/（kg·d）肌内注射，利福平 10mg/（kg·d）口服，疗程 8 周[69]。同时应有辅助治疗的支持，包括伤口护理、外科干预、患者的一般护理等。

海分枝杆菌感染

由海分枝杆菌感染引起的游泳池肉芽肿或水族馆肉芽肿在儿童中罕见。在处理热带鱼水族箱时擦伤皮肤而感染。临床表现为感染部位的无痛丘疹或结节。这类病变可能进展为溃疡或脓肿。20% 的病例可见孢子丝菌样病变。在免疫功能低下的病例中可发展为播散性病变。通常通过 PCR 和组织学进行诊断[75]。海分枝杆菌通常对利福平、多西环素、米诺环素、氟喹诺酮类、克拉霉素和复方新诺明等抗菌药物敏感（见表 42.3）。

NTM 引起的其他皮肤感染

由快速生长的偶发分枝杆菌、脓肿分枝杆菌和龟分枝杆菌等引发的感染，可在穿刺伤或开放性创伤或骨折处表现为局部脓肿或引流窦道。它们还可引起院内感染，包括静脉或腹腔导管感染、注射后脓肿、抽脂或其他外科手术后感染。有时，在通过意外伤害或穿刺伤口直接感染这些微生物后，患者可以表现为骨、关节、法氏囊和腱鞘的慢性肉芽肿性感染[65-66]。

疾病的诊断通常依赖活检、培养和 PCR。由于儿

童缺乏系统收集的治疗结果数据以及随机试验,因此没有可用于儿科感染的标准治疗指南。即使在成年人中,这些数据也是稀缺的。成年人的治疗效果和结果已经通过一些病例报告、病例队列和前瞻性的非随机试验进行了报道[76-79]。根据这些报道,儿童感染可以使用包括大环内酯类药物在内的多种化疗药物联合治疗。克拉霉素、利福平、磺胺嘧啶、氯法齐明、氟喹诺酮和米诺环素的试验均取得了不同程度的成功(见表42.3)。治疗时间 6~12 个月不等,这取决于受累的解剖部位、严重程度和菌株潜在的毒性[63]。

(朱腾　谷盈 译,李丽　刘盈　肖媛媛 校)

参考文献

见章末二维码

042章 参考文献

第43章 立克次体病

Arun C. Inamadar，Aparna Palit

摘要

立克次体在世界各地均有分布。它们是斑疹伤寒和立克次体斑点热的病原体。这些生物在低等脊椎动物和吸血节肢动物中具有复杂的生命周期。人类均是意外感染立克次体的，不会发生人与人之间的传播。该病原体呈"亲血管性"，选择性损伤血管内皮细胞，称为"立克次体血管炎"。典型的表现是高热、头痛、肌痛和瘀点状皮疹。多器官受累是致残和致死的主要原因。特异性的诊断试验为通过免疫荧光法或酶联免疫荧光法（ELISA）检测到血清中抗体滴度的上升。在治疗上，无论患者年龄的长幼，均可用多西环素。因为缺乏特殊的临床特征和特异性的诊断试验，立克次体病在第一周内很难诊断。由于该病在此期间对抗生素最敏感，因此对高度怀疑立克次体感染的患者经验性使用多西环素治疗，对于降低病死率至关重要。

要点

- 立克次体病是一种全球分布的人兽共患病。
- 原型疾病是"斑点热组"中的落基山斑点热（立氏立克次体）和地中海斑点热（康氏立克次体），以及"斑疹伤寒组"中的流行性斑疹伤寒（普氏立克次体）和地方性斑疹伤寒（斑疹伤寒立克次体）。
- 这些生物以血管内皮细胞为侵犯靶点，引起炎症、凋亡和毛细血管渗漏，统称为"立克次体血管炎"。
- 立克次体感染可出现非特异性体征和症状，如发热、头痛、肌痛和瘀点状皮疹。
- 常伴有肺炎、脑膜脑炎、急性肾衰竭和"弥散性血管内凝血"样特征的多系统受累。
- 在疾病的早期阶段没有灵敏度和特异度的诊断方法。
- 在疾病早期（<7 天），仅有少数实验室检查可协助诊断立克次体病，包括外周血涂片显示白细胞总数正常或减少，血小板减少，低钠血症，低白蛋白血症和肝酶升高。
- 即使在流行地区，诊断立克次体热时也需要持高度怀疑态度。
- 多西环素是立克次体疾病的首选治疗药物，在儿童中也是如此。
- 如怀疑立克次体感染，可在所有疑似立克次体热病例出现时开始使用多西环素进行经验性治疗。
- 在无并发症的病例中，患者应该在服用多西环素后48h内退热；否则，医生应该重新考虑最初的诊断。
- 个人防护和环境治理是重要的预防措施。

引言 立克次体具有异质性，可引起轻微到危及生命的各种发热性疾病。由虱媒传播的普氏立克次体引起的流行性斑疹伤寒具有重要的历史意义。公元 5 世纪希腊雅典记录了第一次斑疹伤寒疫情[1]。这次疫情还影响了拿破仑前往俄国的胜利行军，疾病也在他的部队中传播[1]。在第一次世界大战期间，它成为重大灾难，当时有超过 3 000 万人感染，近 300 万人丧生[1-3]。1919 年，弗拉基米尔·列宁（Vladimir Lenin）在俄国革命期间曾说过这样一句精辟的名言："不是社会主义打败虱子，就是虱子打败社会主义"[1]。许多历史学家认为，20 世纪战争的命运是由当时持续流行的虱媒斑疹伤寒决定的[1]。

近年来立克次体病发病率的上升是对人类健康的重大威胁，也是医学界的一个难题。由于缺乏明确的临床特征，诊断这些感染具有一定的挑战性。此外，在疾病第一周没有实验室检查来确诊疾病。尽管可以使用低成本的特异性治疗，但在许多流行地区，立克次体疾病仍然是对健康的一大威胁。

流行病学 立克次体病在世界各地均有发生，并且有地方性传染，其中偶有散发病例和地区性暴发。在适当的环境条件下，感染会再次出现并由此引发地区流行。到不同地方进行商务或休闲旅行可能会将疾病传播到新的地域。以 10 年为单位频率，对落基山斑点热进行被动监测提示，年发病率呈逐渐上升趋势（从 2000 年的每年每百万人 1.7 例，增加到 2012 年的每年每百万人 14.3 例）[4]。

病原体

立克次体属（*Rickettsia*）归类于立克次体科（*Rickettsiaceae*），包括一组性质介于细菌和病毒之间特殊的微生物。它们是需氧的、严格专一性的细胞内有机体,具有球菌的形态[5]。它们具有不同的革兰氏染色特性,但大多数是革兰氏染色阴性,在吉姆萨染色呈现紫色[5]。立克次体不能在无细胞培养基中生长,对生长要求也很苛刻。这些生物的实验室培养是在发育中的鸡胚的卵黄囊中进行的,或是在如小鼠成纤维细胞、Hep-2、HeLa、Detroit 6 等连续的细胞系中进行的[5]。从患者样本中分离立克次体的效果比在豚鼠和小鼠等动物模型中分离的效果更好[5]。

现已确认的物种有 20 多个;在目前的分类系统中,这些物种被分成 4 个组[6]。东方体(Orientia)是同属立克次体科的另一个属,恙虫病东方体(Orientia tsutsugamushi)是恙虫病的病原体[5,7]。在斑点热组中记录了新出现的物种,如帕克氏立克次体(R. parkeri,2002)和斯洛瓦卡立克次体(R. slovaca)。

表 43.1 列出了立克次体的种类、传播媒介、宿主和携带者,以及由它们引起的疾病及其地理分布。这些生物可适应新的生态系统,通过新的节肢动物宿主完成生命周期,并维持它们的毒力[8]。普氏立克次体能够在恢复期作为一种亚临床感染持续存在于人类单核吞噬细胞系统中,并可能在以后表现为复发性斑疹伤寒(Brill-Zinsser 病)[9]。

表 43.1 各种立克次体的种类、相关媒介、宿主和携带者,以及由它们引起的疾病及其地理分布[3,7]

种类	疾病	媒介	宿主/脊椎动物携带者	分布
A. 祖先类群(蜱传):加拿大立克次体(R. canadensis)				
B. 斑疹伤寒组				
普氏立克次体(R. prowazekii)	流行性斑疹伤寒复发性斑疹伤寒(Brill-Zinsser 病)	人类体虱;少数情况下为头虱	人,飞鼠	美洲中部、北部及南部,非洲中部,亚洲
斑疹伤寒立克次体(R. typhi)	小鼠斑疹伤寒(地方性斑疹伤寒)	鼠蚤,(印鼠客蚤 Xenopsylla cheopis)部分蜱虫(可能)	鼠	全球范围内的热带及亚热带地区
C. 点状热组				
立氏立克次体(R. rickettsii)	落基山斑点热	蜱虫(变异革蜱,Dermacentor variabilis)	狗,兔,鸟类	美洲北部,中部及南部
康氏立克次体(R. conorii)	地中海斑点热(南欧斑疹热),印度蜱斑疹伤寒	蜱虫	啮齿类,狗	欧洲南部,亚洲南部及西部,印度,非洲
日本立克次体(R. japonica)	日本斑点热	蜱虫	? 啮齿类	日本
斯洛伐克立克次体(R. slovaca)	蜱媒淋巴结病(TIBOLA),革蜱媒坏死,红斑和淋巴结病(DEBONEL)	蜱虫	兔类动物,啮齿类	欧洲南部及东部,亚洲
斑点热组中的其他生物(蜱媒):埃斯科利马尼立克次体(R. aeschlimannii),非洲立克次体(R. africae),黑龙江立克次体(R. heilongjiangensis),赫尔维提卡立克次体(R. helvetica),霍泥立克次体(R. honei),马来西亚立克次体(R. massiliae),蒙大拿立克次体(R. montanensis),帕克立克次体(R. parkeri),孔雀立克次体(R. peacockii),扇头蜱立克次体(R. rhipicephali),西伯利亚立克次体(R. sibirica)				
D. 过渡组				
阿卡丽立克次体(R. akari)	立克次体痘	革螨	家鼠,野生啮齿类	苏联,南非,韩国,土耳其,巴尔干国家,北美及南美
猫属立克次体(R. felis)	猫蚤立克次体病	猫蚤	家猫,啮齿类,负鼠	欧洲,北美及南美,亚洲
澳大利亚立克次体(R. australis)	昆士兰蜱斑疹伤寒	蜱虫	丛林啮齿类	塔斯马尼亚,澳大利亚
其他微生物				
东方体(Orientia)恙虫病东方体(tsutsugamushi)	恙虫病(恙螨媒斑疹伤寒)	恙螨(通过螨类幼虫/恙螨传播)	啮齿类,鸟类	从俄罗斯和中国海域到印度尼西亚,从澳大利亚北部到阿富汗的亚太地区

宿主

人类立克次体病被认为是人兽共患病。立克次体的自然宿主是低等哺乳动物、一些脊椎动物和节肢动物。吸血的体外寄生虫,如蜱虫、跳蚤、螨虫和虱子,既是宿主也是传播媒介[5]。它们从被感染的或携带立克次体的脊椎动物宿主那里吸血后被感染。这些寄生虫在 1 周内(当病原体在消化道内繁殖时)就会感染立克次体病,直到它们最终死于感染[5]。野鼠和家鼠是最常见的哺乳动物宿主[5]。人类实际上并没有参与立克次体的自然生命周期。人类是由节肢动物咬伤而偶然患病的[3,5]。

媒介、脊椎动物宿主、人类活动与疾病传播之间存在着密切的关系。旅行和户外活动,如狩猎、钓鱼、露营、徒步旅行和遛狗等增加了感染的风险[7]。流行性斑疹伤寒可在游牧民族、难民殖民地、军营等特定人群中流行,因为在这些群体中体虱感染的风险较高[7]。地方性斑疹伤寒的媒介鼠蚤(*Xenopsylla cheopis*)在很长一段时间内处于感染阶段,只有在没有自然宿主的情况下才会叮咬人类[10]。

环境

立克次体无处不在,不受地理环境的影响。丛林斑疹伤寒的媒介是恙螨,多生活在灌木丛和草甸地区[5,7]。这些螨类生活在被命名为"螨岛"的土壤区域,这些土壤的微生态有利于螨类生长[5]。当人类意外进入这些地区时,可能会被恙虫叮咬而感染。这对于战争期间士兵的行军路线很重要[5,7]。

这种疾病在春季和夏季很常见,因为蜱虫和跳蚤在这两个季节最活跃[7]。4～9 月是落基山斑疹热的常见月份,>90% 的病例发生在这个时期[9-10]。地方性斑疹伤寒在美国全年都有发生,高峰期在 4～6 月[9]。有家养的猫/狗或住所周围靠近森林会增加感染的风险[9]。立克次体痘病的宿主是家鼠,在城市地区盛行[5,7,9]。

传播

节肢动物通过吸取被感染的小型哺乳动物宿主的血液而感染。在节肢动物宿主中,立克次体可以通过经卵巢和经镫骨传播来维持其生命周期[5,7]。穴居螨(恙螨)的幼虫(而非成体)通过反复无症状叮咬感染人类。

蜱传播的疾病是通过蜱唾液传播给人类宿主。跳蚤和虱子在宿主身上摄食的同时进行排泄(跳蚤摄食反射)[11]。通过刮擦将感染性粪便颗粒摩擦到皮肤和黏膜的微创伤区域,促进生物体通过人体皮肤进入体内[11]。斑疹伤寒的罕见传播方式是吸入虱子或蜱的干燥粪便(气溶胶)或结膜接种[5,7]。近期被鼠尿污染的食物也可能是感染源[5,7]。输血和器官移植是罕见的传播方式[8]。

除了蜱虫叮咬,落基山斑点热还可以通过碾碎或未完全移除的蜱虫进行更深的接触传播[10]。不会发生人与人之间的传播。体虱对温度敏感,它们会离开发热的人类宿主去寻找体温正常的宿主。在虱子肆虐的地区,流行性斑疹伤寒的暴发是通过体外寄生虫在人与人之间的传播而导致的[5]。

发病机制　在哺乳动物中,立克次体对中小型血管的血管内皮有趋向性[3]。在极少数情况下,立克次体可感染平滑肌细胞并在细胞质中繁殖[12]。皮肤的焦痂是宿主-病原体第一次相互作用的部位,其中单核巨噬细胞是第一组被感染的防御细胞[3],由此发生了一系列反应最终导致了临床表现。

黏附和进入宿主细胞

立克次体具有遗传编码的表面细胞抗原(surface cell antigens,Sca),其编码自身转运体样蛋白,并参与宿主细胞的黏附和/或侵袭[3]。目前已被充分认知的抗原包括 Sca0(OmpA)、Sca1、Sca2 和 Sca5(OmpB)。斑点热组(spotted fever group,SFG)生物有 OmpA 和 OmpB 两个 Sca;而斑疹伤寒组(typhus fever group,TG)生物只有一个 OmpB[3]。这些 Sca 在生物体-宿主相互作用中扮演着不同的角色,这可能会因物种而不同。在孔氏立克次体中,Sca1 作为一种黏附物质而不参与侵袭,而 Sca2 介导与目标宿主细胞膜的相互作用[3,9]。在帕氏立克次体中,Sca2 充当"肌动蛋白运动的甲酸样介质",并与宿主蛋白相互作用以促进生物体的存活[3,9]。Sca4(所有立克次体物种)与宿主细胞纽带蛋白共同定位在黏附部位,并通过两个纽带蛋白结合位点结合并激活纽带蛋白[3]。

宿主细胞的作用

宿主细胞受体和立克次体外膜配体之间的多重相互作用以实现内吞过程[3]。宿主细胞核 DNA 依赖的蛋白激酶 Ku70(也位于质膜和细胞质中)作为 OmpB 的受体,帮助康氏立克次体进入细胞内[3]。在感染立克次体的宿主中,病原体进入细胞的部位,通过招募泛素连接酶 c-cbl 实现 Ku70 的泛素化。宿主细胞表面的整合素($\alpha_2\beta_1$)是 OmpA 的受体[3]。宿主细胞内的肌动蛋白聚合是立克次体内化的另一个机制。有证据表明,由网格蛋白和 claveolin-2 介导的内吞作用可能在这一过程中发挥作用[3]。

立克次体分解膜蛋白溶血素 C 和磷脂酶 D 可使吞噬体膜破裂,从而进入宿主细胞质[3,9]。磷脂酶 A2 样活性也可促进伤寒立克次体进入宿主细胞[3,13]。在体内,这些生物优先侵入中小型血管的内皮细胞,造成血管损伤[3]。

细胞内运动和细胞间扩散

立克次体在宿主细胞内运动和细胞间扩散这一过

程因物种而异。斑点热组病原体拥有一条"极性肌动蛋白尾巴",帮助它们在细胞内和细胞间运动,从而促进传播,这是发病机制中的一个关键因素[3,9]。伤寒立克次体拥有较短的极性肌动蛋白尾巴,致使其运动能力有限且不稳定。RickA,一种 Wiskott-Aldrich 综合征蛋白(Wiskott-Aldrich syndrome protein,WASP),通过激活肌动蛋白核以及招募 Arp2/3 复合体来调节病原体肌动蛋白的运动能力[3,9]。普氏立克次体通过二次分裂进行细胞内复制,受感染的细胞与负载的生物体一起膨胀,导致细胞坏死溶解[3]。细胞内立克次体分泌各种膜相关的转运蛋白和效应蛋白来调节宿主细胞的功能。

宿主免疫应答

立克次体的选择性趋血管性使哺乳动物宿主容易出现血管壁炎症、血管完整性丧失和血管通透性增加等。立克次体感染的这种聚集效应称为立克次体血管炎[3,9]。同时,宿主免疫系统产生抗炎反应,以抑制立克次体血管炎造成的损害。

为了应对立克次体感染,内皮细胞从相对静止的状态激活到具有促炎和促凝特性(通常构成抗炎和抗凝屏障)的"激活表型"[9]。体外研究发现了一系列局部变化:血小板表面黏附性改变、IL-1α、细胞间和血管细胞黏附分子、E-选择素等组织因子表达增加,纤溶酶原激活物抑制物-1 合成增加,内皮细胞的 Weibel-Palade 小体释放血管性血友病因子[9]。感染普氏立克次体可诱导 PGE_2 和 PGI_2 的分泌[9]。血管内皮细胞损伤最终导致依赖于家族转录因子的核因子 NF-κB 的基因表达。这导致 NF-κB 表达的活化,并使生物体内包含 NF-κB 生物结合位点的启动子区域表达上调。NF-κB 具有抗凋亡活性,它通过阻止 caspase-8 和 caspase-9 的活化来维持宿主细胞线粒体的完整性,并防止感染诱导的内皮细胞凋亡[9]。α 干扰素和 β 干扰素的分泌在体外研究中显示对普氏杆菌生长的抑制作用[9]。对内皮细胞、巨噬细胞和肝细胞内脏器的杀伤作用依赖于 γ 干扰素、白细胞介素-1β、RANTES 和 TNF-α 的浓度[9]。

立克次体感染的血管内皮细胞可产生活性氧(reactive oxygen species,ROS)、超氧阴离子自由基(O_2^-)和过氧化氢(H_2O_2),使宿主细胞处于氧化应激状态[9]。宿主细胞感染后 5~6 天会出现以粗面内质网为主的细胞内膜扩张,进而导致细胞失去渗透调节控制并发生细胞溶解[9]。由于 PGE_2 和 PGI_2 增加了血管的通透性,从而导致立克次体感染时的炎性水肿[9]。

立克次体引起的广泛血管损伤和毛细血管渗漏几乎累及所有器官系统,包括肺、肾、肝、脾、脑膜、脑和睾丸等,从而导致各种并发症。外周循环中的病原体数量有限,故在血涂片中往往无法找到。活化的内皮细胞的促凝血特性导致血小板黏附、白细胞趋化和凝血因子的消耗,导致类似弥散性血管内凝血的临床表现[13]。图 43.1 说明了立克次体病发病机制中的各个阶段。

临床特征 根据症状,立克次体病分为 SFG 和 TG。SFG 主要包括落基山斑点热(Rocky Mountain spotted fever,RMSF)、地中海斑点热(Mediterranean spotted fever,MSF)和立克次体痘。在 TG 中,流行性和地方性斑疹伤寒是临床上常见的重要疾病;复发性斑疹伤寒(Brill-Zinsser 病)是本组具有重要流行病学意义的疾病;恙虫病是一种与之密切相关的疾病,由东方体感染引起。

了解有关的户外活动、最近前往流行地区的旅行、家庭中的宠物、患病 15 天内的蜱螨暴露史以及其他受影响的家庭成员的详细病史是非常重要的[12]。这些症状的出现都有助于作出早期经验性诊断,但缺乏这些症状并不能排除立克次体感染。螨虫和蜱虫叮咬通常是无痛的,因此感染部位(焦痂)可能不被察觉。若虫阶段的蜱虫叮咬会导致多个小红斑丘疹,类似于蚊子叮咬,而不是焦痂[12]。临床医生必须在充分剥离后,再检查焦痂或附着的蜱虫或螨虫[13]。还应该检查衣物是否有蜱虫或体虱[13]。

所有立克次体疾病的潜伏期是在被媒介叮咬后 5~15 天不等[6]。任何年龄段的人都可能被感染。高热是所有形式立克次体病的常见临床表现,有些可出现皮疹。如果不及早治疗,随之而来的可能是多系统受累以及致死的病程。

皮损特征

高热和寒战是斑点热病的主要特征。在一些斑点热病中,例如非洲蜱虫咬伤热或 MSF 等,可能会有一个或多个焦痂出现[14]。发热 3~5 天后会出现淡淡的红斑,这些呈玫瑰红色的、离散的、可消退的斑点始于手腕和足踝,后逐渐扩散到近端肢体、躯干和面部(向心性扩散)(图 43.2)。掌跖是典型受累部位(图 43.3)[10,12]。在肤色较深的患者中,皮疹最初可能很难察觉。在 RMSF 中,皮疹有时可能是暂时的或局部的,或者完全不出现皮疹(20%)[12-13,15-16]。皮疹逐渐变成瘀斑(图 43.4),也可能变成斑丘疹。随着疾病的进展,可见到汇合的紫癜性病变,表明病情严重[12]。可能出现类似于暴发性紫癜的瘀血和坏疽区域,特别是在末梢血管的部位:鼻尖、耳廓、阴囊和肢端(图 43.5)[13]。少数情况下可能出现类似"周围对称性坏疽"的手指坏疽(图 43.6)[13]。眼眶周围水肿(图 43.7)和手足肿胀(图 43.8)通常伴随皮肤损伤[10]。

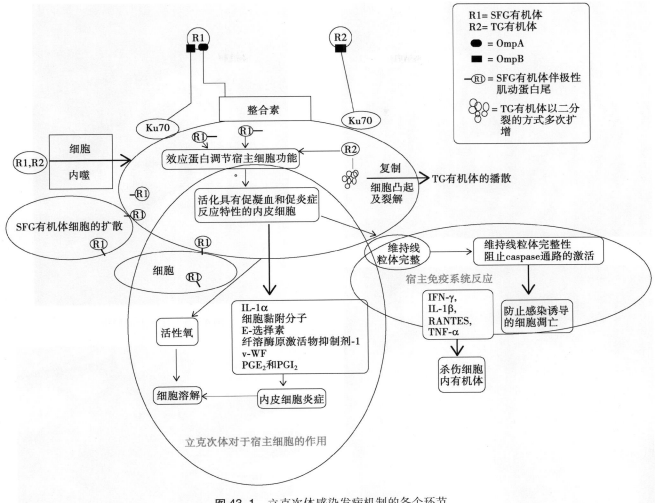

图 43.1 立克次体感染发病机制的各个环节

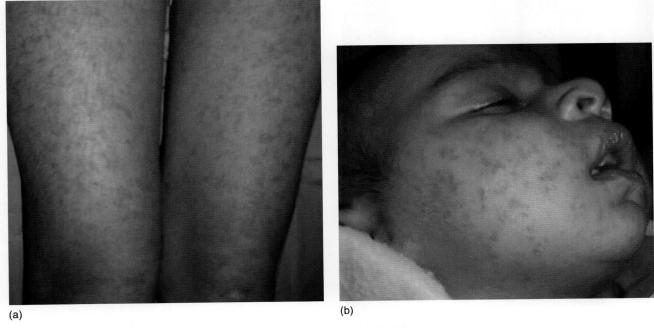

图 43.2 (a,b)立克次体斑点热初期的轻度红斑

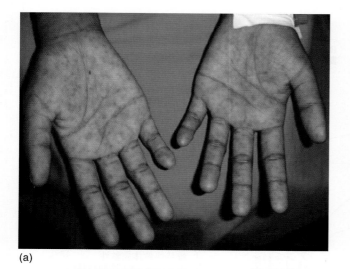

(a)

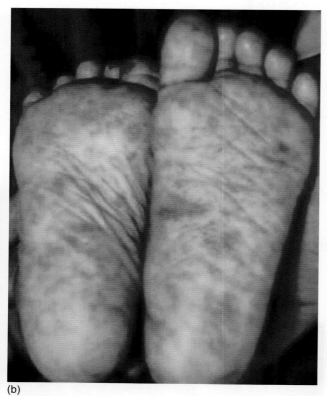

(b)

图 43.3 （a，b）掌跖皮损

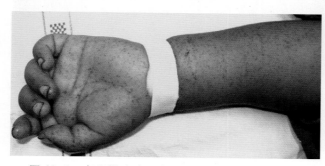

图 43.4 瘀斑样皮疹。资料来源：Image courtesy of Dr Atul Kulkarni，Paediatrician.

第七篇

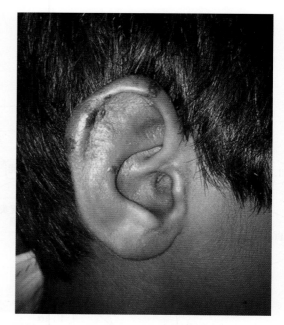

图 43.5 耳廓上的瘀斑

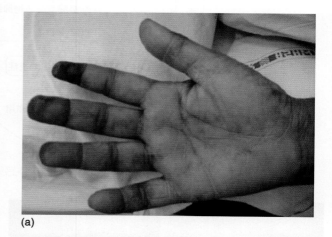

(a)

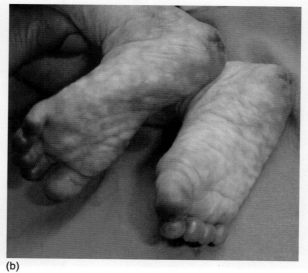

(b)

图 43.6 （a）指尖坏疽和手掌上的瘀斑区域。（b）足跖瘀斑区域伴有足部周围对称性坏疽

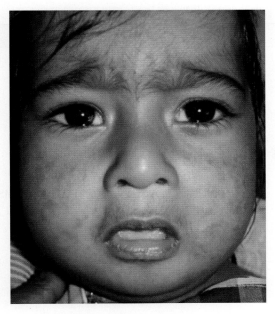

图 43.7 眼眶周围水肿,面部出现轻微皮疹

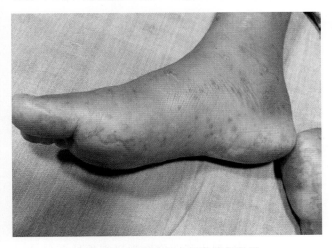

图 43.8 足跖瘀血皮损伴足部肿胀

斑疹伤寒患者也会出现发热性疾病。流行性斑疹伤寒和地方性斑疹伤寒的皮疹形态相似,但后者的皮疹较轻。与 SFG 不同的是,斑疹伤寒的皮损从躯干起病,然后以离心分布的形式扩散(图 43.9),病变一般不会累及面部和掌跖[10]。

立克次体痘的特征是痘状皮疹。在发热之前,螨类附着的部位会形成结焦痂。这种疾病的特征是仅限于掌跖的广泛的丘疹性水疱性皮疹[5,10]。皮损愈合时有黑色结痂,愈合后无瘢痕形成。这是立克次体疾病中损害最轻的一种。

恙虫病的潜伏期为 1~3 周[10]。这些患者缺乏全身性皮疹。然而,恙虫咬伤部位的焦痂(环形黑色)出现时可能会被注意到,并且是诊断的标志[10,17]。在颈部、腋窝、胸部、腹部和腹股沟等身体部位常可找到焦

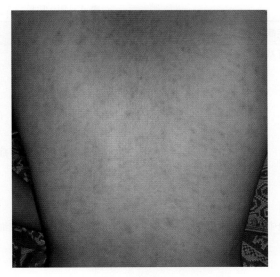

图 43.9 1 例斑疹伤寒患者躯干出现斑丘疹

痂。焦痂是一种无痛性溃疡,中央深色,有粘连性痂壳,周围绕以红斑或鳞屑,并伴有局部淋巴结肿大。焦痂通常是单发的,但也可能存在多发病变[10]。

全身性特征

患者可有突发性高热,在清晨偶尔可缓解[13]。发热时可能伴有寒战、头痛、肌痛、干咳、呼吸困难、恶心呕吐、小腿疼痛和压痛。头痛表现为典型的前额痛[13],该症状持续时间长,疼痛程度可能较严重。肌痛通常累及腰部、大腿和小腿的肌肉,导致腰背和下肢疼痛[13]。MSF 热罕见的并发症包括噬血细胞性综合征和急性胰腺炎[18-19]。

在恙虫病中,头痛和结膜充血是常见的首发症状。大多数患者可出现肝脾大和全身性淋巴结肿大[13]。多器官受累可能在 1 周后显现。肺炎是最常见的全身性表现。其他并发症包括肝炎、肾衰竭、心肌炎和脑膜脑炎。这种疾病的严重神经系统症状包括畏光、视力模糊、嗜睡、定向障碍、谵妄和昏迷,而"斑疹伤寒"中疹的英文"typhus"来源于古希腊语 tuphos,就意为恍惚的、不清楚的[13]。感染性休克或急性呼吸窘迫综合征(acute respiratory distress syndrome, ARDS)可能使病程复杂化[10]。

立克次体疾病患者的短期和长期(超过 1 年)并发症见表 43.2[12-13,20]。

儿童疾病

儿童可能会罹患任何类型的立克次体病。早期认为 RMSF 在儿童中更常见,在后来的研究中没有得到证实[12]。然而,在最近的一份关于亚利桑那州部落地区暴发的 RMSF 的报告中,近 50% 的病例≤10 岁,这是由于儿童接触被蜱虫感染的狗造成的[21]。在美国,RMSF 在 5~9 岁儿童中的病死率很高[22]。

第七篇

表 43.2　常见立克次体疾病的长期并发症[12-13,20]

疾病	早期并发症	晚期并发症
落基山斑疹热（RMSF）	• 间质性肺炎 • 肺水肿 • 急性呼吸窘迫综合征 • 腹痛 • 脑膜脑炎 • 弥散性血管内凝血样症状与外周坏疽 • 肝衰竭 • 心肌炎	• 部分截瘫 • 面神经麻痹 • 需要截肢的手指/肢体坏疽 • 耳聋及失明 • 尿便失禁 • 运动障碍 • 言语困难 据报道，这些并发症发生在长期住院的 RMSF 患者身上，其中一些并发症发生在 1 年以上
地中海斑疹热（MSF）	• 噬血细胞性淋巴组织细胞增多症 • 急性胰腺炎	
恙虫病	• 便秘 • 脑膜脑炎 • 畏光和视力模糊 • 急性肾衰竭	

　　儿童立克次体感染的临床特征与成人相似。儿童立克次体热病例报道较少[23-25]。报告病例中最小的患儿仅 16 月龄。这个年龄段立克次体病的特征，表现为持续一周以上的高热和明显累及掌跖的皮疹。与成人相比，儿童可能更早出现皮疹[12]。头痛在年龄较小的儿童中并不常见，但如果出现头痛，症状通常不能用止痛药来控制[13]。小腿疼痛和压痛在儿童中很常见[13]。面部水肿、眼眶周围水肿和四肢水肿是常见的特征，也可能出现全身性水肿伴腹水和胸腔积液。患儿的各种全身特征是结膜充血（图 43.10）、感觉改变、癫痫发作、肝脾大、腹痛、关节痛和肺炎，上述症状在病程中随时可能出现。腹痛可能严重到足以让临床医生考虑到急腹症，很像急性阑尾炎[12]。

诊断　立克次体病在疾病初期很容易被漏诊，因其临床表现非特异，类似病毒疹。即使在流行地区，大约 60%~75% 的 RMSF 患者在首诊时会被诊断为其他疾病[12]。有蜱虫叮咬史的可能不到 1/2[13]。由于体外寄生虫叮咬通常是无痛的，患者可能很难察觉到焦痂。患者就诊时如果没有发热或皮疹，临床医生不应排除立克次体病，因为患者可能处于疾病的发展阶段；此外，这些患者可能不出现发热和皮疹[15,21]。复杂的病例可能会出现休克相关的低体温症[21]。

　　框图 43.1[17]列出了印度医学研究委员会（Indian Council of Medical Research，ICMR）2015 年制定的立克次体疾病诊断"病例定义"。

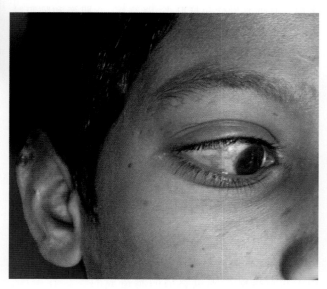

图 43.10　青少年立克次体发热伴结膜充血 1 例

框图 43.1　ICMR2015 年制定的立克次体疾病诊断病例定义[17]

• 疑似/临床病例：原因不明的急性发热持续时间 ≥5 天，伴或不伴焦痂。在有焦痂的情况下，即使发热持续时间 <5 天，也可以怀疑是恙虫病。可能伴有皮疹、头痛、肌痛和其他全身症状。

• 可能病例：Weil-Felix 试验阳性（三种抗原的滴度均为 ≥1:80）和 ELISA 阳性（光密度 >0.5）的可疑/临床病例。

• 确诊病例：从焦痂样本或全血 PCR 中检测到立克次体 DNA；或通过间接免疫荧光法/间接免疫过氧化物酶法检测急性期和恢复期血清中的抗体效价上升。

实验室检查

疾病的早期阶段可检测到白细胞增多、血小板减少和血清转氨酶水平升高。在 RMSF 中,白细胞总数可能是正常的或略低于正常,外周血涂片中有未成熟的条带细胞[12-13]。60% 的患者存在血小板减少症[13]。红细胞沉降率通常升高。

毛细血管渗漏综合征引起的低钠血症和低蛋白血症可能是急性期的特征[12-13]。肝脏转氨酶经常升高。出现呼吸道症状时,应做胸部 X 线检查,可能显示双侧肺间质浸润或肺叶实变。在脑膜炎存在的情况下,脑脊液分析显示多形核细胞或淋巴细胞增多($<100/\mu L$)[12]。

免疫荧光试验(IFA) IFA 被认为是诊断立克次体感染的"金标准"[12,17]。检测的灵敏度取决于病程长短;通常在发病 7~10 天后转为阳性。IFA 检测的灵敏度在发病 14 天后提高到 94%~100%,高于任何其他立克次体感染的血清学试验[12]。理想的做法是每隔 2~3 周检测一次配对血清(急性期和恢复期),显示 IgM 和 IgG 滴度升高 4 倍以上。仅有个别研究中心开展这项检查,在患病的第一周内为阴性。在 RMSF 中,3~4 个月后 IgM 抗体开始下降,IgG 抗体在 7~8 个月后开始下降[12]。在流行地区,检测抗立克次体 IgM 和 IgG 抗体的价值可能不是很高,已发现抗康氏立克次体 IgM 与军团菌和贝纳柯克斯体等细菌抗原发生交叉反应,导致假阳性[26]。

ELISA 对抗体的检测 ELISA 更常用于立克次体感染的诊断。血清 IgM 捕获试验可确认近期发生的感染,但需要确定每个流行区的显著基线滴度[12]。

间接免疫过氧化物酶检测 该实验室检查是诊断立克次体热的另一项金标准,效果等同于 IFA 试验。然而,它的可及性是有限的,主要用于研究目的[17]。

PCR PCR 检测立克次体抗原可用于早期快速诊断。检查时应该使用皮肤或器官活检样本,血液样本往往并不合适。然而,这一设施同样只在特定实验室可用。多西环素治疗会降低 PCR 的灵敏度[12]。

Weil-Felix 试验 这是一种异嗜性抗体检测。这项检测的基础是立克次体和变形杆菌物种之间存在共同的抗原(普通立克次体:OX19,OX2;奇异立克次体:OXK),并在一例立克次体热的"疑似病例"中证明了这些生物的凝集素。这种试验缺乏良好的灵敏度和特异度,因为高浓度的凝集素也可见于非立克次体感染中[17]。然而,Weil-Felix 试验阳性与 IFA 升高的 IgM 抗体之间有很好的相关性[13]。这对于资源贫乏的国家可能是一种有用的诊断立克次体疾病(斑点热或斑疹伤寒)的选择[17]。在患者发热 5~7 天后,试验可呈现反应性。滴度 1:80 提示立克次体感染的可能;然而,在每个流行地区都应该进行试验结果的标准化[17]。

配对血清可以检测出 4 倍的滴度升高,或者单个高滴度($>1:320$)可以被认为是诊断标准[13]。

皮肤活检

组织病理学 应在紫癜性皮疹处进行皮肤活检。在 RMSF 患者中,苏木精-伊红染色的标本显示真皮血管周围有致密的单核细胞浸润[27]。

免疫组化染色 这是在皮肤/受累器官活检样本上进行的。RMSF 患者皮肤活检标本免疫组化染色灵敏度为 70%,特异度为 100%。皮肤中的立克次体抗原可能是局灶性的,因此限制了检测的一致性。

Rathi 等开发了 Rathi、Goodman、Aghai(RGA)评分系统,该系统利用临床、实验室和流行病学参数来诊断 SFG 疾病[26]。RGA 评分系统总分 35 分。据报道,在评分 14 分时诊断斑点热的灵敏度为 96.1%,特异度为 98.8%[28]。

鉴别诊断 儿童立克次体热最常见的鉴别诊断包括儿童时期的各种经典病毒疹(麻疹、风疹、感染性红斑、婴儿玫瑰疹)和药疹。通常在这些疾病中,发热和皮疹的出现、进展和消退时间顺序是独特的。这些疾病躯体症状较轻,全身受累的风险较低。此外,在这些情况下,皮疹大多是以斑丘疹为特征,而不是紫癜。其他导致儿童一过性发疹性疾病的病毒有柯萨奇病毒、埃可病毒和 EB 病毒。表 43.3 列出了立克次体疾病的各种鉴别诊断和鉴别要点。

危险因素与预后 立克次体病通常是良性传染病,但有约 10% 的患者可能会出现严重的并发症[23]。疾病的临床严重程度取决于病原体的毒力以及宿主因素,如年龄较大、黑人种族、男性、慢性酒精中毒和存在基础疾病等[12,29]。美国关于 RMSF 病死率的国家监测数据(1999—2007 年)显示,美洲原住民比其他种族有着较差的预后[22,30]。蜱传播的疾病在男性中更为常见,可能是因为男性在蜱虫出没地区的职业或娱乐暴露较高[4,29]。儿童在户外玩耍时感染风险也会更高。

流行性斑疹伤寒被认为是人类最严重的传染病之一,死亡率从 10% 到 60% 不等[9]。死亡率与患者年龄直接相关,年轻人死亡率较低(10%),而 50 岁以上患者死亡率较高(60%~70%)[29]。地方性斑疹伤寒的并发症很少见,死亡率为 1%[29]。

RMSF 是发达国家最严重的 SFG,未经治疗的病例在第二周可能有高达 20%~30% 的死亡率[9]。延误诊断或延迟使用适当抗生素错过治疗最佳时期可导致 4% 的死亡率[31]。葡萄糖-6-磷酸脱氢酶缺乏症(glucose-6-phosphate dehydrogenase deficiency,G6PD)与 RMSF 的严重程度成正比,严重时患者在发热后 5 天内死亡[29]。

第七篇

表 43.3　小儿立克次体发热的鉴别诊断[10,13]

疾病	类似立克次体病的临床特征/实验室检查	不支持立克次体病的临床特征/实验室检查
感染		
猩红热	发热、皮疹、呕吐、淋巴结肿大,常有心肌炎和脑膜炎	皮疹特征:泛发性、细小、点状红斑;描述为"晒伤样鸡皮疙瘩";皮褶上有横向条纹,"Pastia 纹";消退期为脱屑;面红,口周苍白;白草莓舌
葡萄球菌中毒性休克综合征	发热、皮疹、呕吐、肌痛、手足明显水肿、血小板减少	最初,第 1 天出现淡淡的皮疹,伴有弥漫性红斑,3 天后消失。第 2 周出现进一步的斑丘疹和紫癜性皮疹。10~21 天时出现特征性的掌跖脱屑。黏膜和结膜红斑
登革热	高热伴斑丘性皮疹、肌痛、血小板减少症	皮疹特征——"红色海洋中的正常皮肤孤岛";关节疼痛;出血症状和休克
脑膜炎球菌血症	儿童发热伴瘀斑状皮疹脑膜炎	疾病快速发展脑脊液分析:糖极低,中性粒细胞增多;革兰氏染色:革兰氏阴性双球菌;血培养:脑膜炎奈瑟菌生长
继发性梅毒	掌跖皮损	患者无发热掌跖皮损为色素沉着的斑疹或角化过度的鳞屑性丘疹梅毒血清学试验呈阳性
科罗拉多蜱热	高双相热,严重神经系统损害,白细胞减少,血小板减少	无皮疹
伤寒	高热和玫瑰疹	发热第 2 周出现皮疹
非感染性疾病		
川崎病	高热、斑丘疹、淋巴结肿大	唇炎,非渗出性结膜炎,草莓舌,甲周、会阴脱屑
多形红斑	发热,掌跖受累	靶形损害掌跖皮损有瘙痒和触痛与服用药物的时间相关性
Stevens-Johnson 综合征	发热,掌跖受累	典型/非典型靶形损害嘴唇和黏膜受累
药物性斑丘疹	发热、斑丘疹	与服用药物的时间相关性皮疹不含出血性成分
过敏性紫癜	自脚踝开始的紫癜性皮损可伴有发热,肾脏受累,急腹症皮损的组织病理学:真皮血管周围炎	可触及的紫癜,通常累及下肢;关节痛/关节炎皮肤活检标本免疫荧光显示真皮血管壁有 IgA 沉积
血栓性血小板减少性紫癜	瘀斑样皮损、血小板减少症	

一般说来,MSF 被认为是人类一种温和的疾病,具有良性病程。然而,目前康诺里立克次体的地理分布很广,临床病程似乎越来越严重。这可能与某些人群中病原体的毒力和宿主风险因素的变化有关,例如酗酒和伴有急性肾衰竭和高胆红素血症的患者[32]。

恙虫病通常呈自限性过程[29]。然而,由于生物体的毒力、不利的宿主因素和起始治疗时间等因素的不同,该疾病的死亡率从 1%~35% 不等[29]。

治疗　大约 50% 伴有全身症状的立克次体感染患者需要住院和多学科治疗。

目前,多西环素是任何年龄的立克次体热患者的首选药物。它是一种抑制立克次体的药物[12]。最初,儿科医生不愿意在立克次体病的患儿中经验性使用这种药物[24]。然而,在儿童中单次使用多西环素不超过 5~7 天(如在治疗立克次体感染时)不会导致牙齿变色[33]。美国儿科学会传染病委员会推荐将多西环素作为治疗儿童"疑似"或"确诊"立克次体感染的救命药物[34]。对于高度怀疑立克次体病的孕妇也推荐使用多西环素[12]。因为在疾病的初始阶段病原体正在繁殖,抗生素在这一时期是最有效的,故治疗必须及早开始。在"可疑"病例中,应该在早期经验性地使用多西环素[21]。如果疾病有复杂的特征,应该在转诊到三级中心之前开始使用多西环素[17]。这些措施可防止与疾病相关的损伤并降低死亡率[17]。综合以上因素,早期使用多西环素是实现患者生存目标的明智选择。

第七篇

对于体重<45kg 的患儿,用药剂量为多西环素 4.5mg/kg,分两次口服[17]。在一个没有器官功能障碍的无并发症的病例中,儿童可在服药后 24～48h 内退热,这也可作为立克次体感染的间接证据[13]。如果患儿对用药无明显反应,临床医生或许应该重新作出诊断[12]。45kg 以上儿童用药剂量同成人,即每次 100mg,每日两次口服。门诊/住院病例的最佳口服治疗时间尚未确定。对于无并发症的病例,建议在退热后 3 天内停药,用药总疗程最少 5～7 天[12]。有并发症的病例可能需要较长的疗程。住院的危重患儿可静脉注射多西环素,将计算出的剂量加入 100mL 生理盐水中,缓慢输注 30min;然后改为口服,总疗程为 7～15 天。

其他可以使用的药物有氟喹诺酮类、氯霉素和阿奇霉素[17,23]。氟喹诺酮类药物的剂量为每日 20～30mg/kg[23]。氯霉素的剂量为每日 50～100mg/kg(最大剂量为 3g/d),每 6h 一次。氯霉素的使用现在受到限制,因为它有威胁生命的不良反应,增加了这些患者的死亡风险。儿童使用阿奇霉素的剂量为 10mg/kg,每日 1 次,连用 5 天[17]。阿奇霉素是多西环素出现耐药后的首选药物[35]。

磺胺类药物不应用于立克次体热的"疑似"病例,因为这些药物可能会直接促进病原体的生长。若再加上特定治疗的延迟,可能会增加疾病损伤以及死亡率[13,17]。

预防

个人防护

在探访立克次体疾病流行地区或蜱感染特有的地区时,采取个人防护措施非常重要。

避免涉足蜱类栖息地　建议选择空旷的小径行走,避免在未清理的杂草或草丛中穿行,特别是在蜱虫活动的高峰期。应尽量阻止孩子们在有植被的院子玩耍,建议选择在开阔干净的地方玩耍。

防护服　长衣服搭配袜子和不裸露足部的鞋子可以防止蜱螨黏附。最好穿浅色的衣服以便更好地看清爬行的体外寄生虫。

清除蜱虫　在流行地区,应每天定期检查全身是否有隐藏的附着性蜱虫。频繁的检查和清除是有益的,因为在将病原体传染到人体之前,蜱虫可能会保持数小时(2～20h)的静止。必须用细镊子轻轻牵引,取出附着的蜱虫,保证其口部完好无损。如果口器部分在皮肤中脱落,应该一并去除。为了防止过度污染和结膜感染的风险,不建议使用手指抓取或碾碎蜱虫。咬伤的伤口应该消毒。

驱虫剂的使用　N,N-二乙基-间甲苯胺(DEET)可用于裸露的皮肤和衣服,美国儿科学会推荐对儿童使用 20%～30%的浓度[36]。DEET 和苯甲酸苄酯都有杀虫作用[37]。马拉硫磷对鼠蚤有效[37]。可以将苯甲酸苄氯菊酯制剂的喷雾均匀地涂抹在外层衣服上,并在穿着之前晾干,以杀灭体外寄生虫。

宠物的防护

必须定期使用杀螨剂治疗宠物狗,定期检查宠物身体上是否有蜱虫的存在,以最大限度地减少人类接触的风险。

自然宿主的清除

必须定期清除人类栖息地周围的植被,以减少环境中体外寄生虫的数量[10]。农场和家庭应定期使用灭鼠剂和捕鼠器[10]。

预防性使用抗生素的作用

在被蜱虫意外叮咬但没有疾病症状的患者中,不推荐预防性使用抗生素[12]。这是因为,在流行地区,只有 1%～3%的蜱虫作为媒介被感染,并且只有不到 1%的人确认患有疾病[12,38]。因此,仅仅被蜱虫叮咬而感染的概率很低。此外,已有研究表明,预防性使用抗生素仅可以延缓接触感染的患者 RMSF 症状的出现,但不能阻止其发病[12,39]。

疫苗的作用

目前还没有立克次体的特异性疫苗。

病例的上报

医生在诊断和治疗立克次体病的同时应当上报当地卫生部门。这对于预防立克次体感染在非疫区的暴发至关重要。

未来的研究方向　立克次体的一些固有特性使它们适合用于生物恐怖主义武器等非法用途[2-3]。一些国家拥有经过实地测试的武器化的立克次体[2]。生物体复杂且依赖节肢动物的生命周期是这类尝试的障碍[2]。然而,鉴于流行性斑疹伤寒和斑点热等疾病具有易传播性、相关的致命性和大规模毁灭人类的可能性,疾病流行的国家时刻警惕上述可能出现的结果。

目前还没有针对立克次体的疫苗,这依然是一个有待探索的领域。应定期检查耐药立克次体菌株产生的可能性。目前对立克次体疾病发病机制方面的进展为开发新的治疗方法铺平了道路[3,9]。这些知识可以用来开发基于致病机制的补充疗法,以降低与疾病相关的致死性[9]。血管内皮细胞产生的活性氧自由基可以通过使用抗氧化剂来对抗,以减轻宿主细胞的氧化应激。通过阻断 caspase 通路的激活来防止血管内皮细胞凋亡可能是另一种有效的干预措施[9]。

（朱腾　译,李丽　刘盈　肖媛媛　校）

参考文献

见章末二维码

043章 参考文献

第七篇

第 44 章 地方性密螺旋体病：雅司病、品他病和地方性梅毒

Herman Jan H. Engelkens

摘要

在人类中发生的密螺旋体感染包括性病梅毒和地方性密螺旋体病(雅司病、品他病和地方性梅毒)。地方性密螺旋体病都是慢性复发性热带病，有着相似的自然史。幼儿感染这些非性病密螺旋体病的风险最高。几乎所有的新病例都是在 15 岁以下的儿童中发现的。得益于联合国儿童基金会(United Nations Children's Emergency Fund, UNICEF)和 WHO 在 20 世纪 50 年代和 60 年代对大规模治疗运动的支持，地方性密螺旋体病的发病率已大大降低。然而，这些疾病并没有被根除。潜伏病例仍然盛行，数百万人继续面临从复发性疾病患者身上感染地方性密螺旋体病的风险。

2012 年，WHO 发起了一项到 2020 年根除雅司病的新提案。

要点

- 地方性密螺旋体病包括雅司病、品他病和地方性梅毒。
- 主要患病人群为 15 岁以下的儿童。
- 疾病的晚期后遗症可能导致严重残疾。
- WHO 在 2012 年提出一项根除雅司病的提案。

定义和病因 在人类中发生的密螺旋体感染包括性病梅毒和地方性密螺旋体病(雅司病、品他病和地方性梅毒)。表 44.1 列出了地方性密螺旋体病的病原菌。这些生物隶属于螺旋体目密螺旋体科密螺旋体属。目前还没有实现在动物模型中人工培育品他密螺旋体(T. carateum)；这被认为是一个单独的物种[1-2]。目前，不同密螺旋体病的病因尚不能从血清学或形态学上加以区分[1-5]。地方性密螺旋体病都是慢性复发性热带病，有着相似的自然病史[6-10]。幼儿感染这些非性病密螺旋体病的风险最高。几乎所有的新病例都是在 15 岁以下的儿童中发现的。

表 44.1 地方性密螺旋体病的病原体

雅司病	梅毒螺旋体雅司螺旋体亚种(T. pertenue)
品他病	品他密螺旋体(T. carateum)
地方性梅毒	地方性梅毒螺旋体(T. endemicum)

历史 据推测，密螺旋体病起源于大约 22 000 年前的欧亚-非洲大陆[11-12]。品他病(Pinta，又称 Carate、mal del Pinto、Azul)被认为是第一种发生在人类中的密螺旋体病。雅司病(Yaws，又称 framboesia tropica、pian、parangi、paru、buba)可能在公元前 10 000 年左右出现在亚非大陆上，可能起源于一种突变型的品他病。这种变异的生物更适应热带环境。地方性梅毒(endemic syphilis，又称 bejel、firjal、loath)被认为起源于公元前 8 000 年前，可能是(祖先)密螺旋体突变的结果，或者是对新的流行病学因素的适应[11-14]。性传播形式的密螺旋体病，即性病梅毒，出现在此后 1 000 年，当时成年人之间的身体接触主要限于性接触[11,14]。

根据 Hackett[11] 的分类，存在四种不同的密螺旋体疾病，但不同的密螺旋体拥有共同的生物祖先，有可能是动物病原体。然而，也有人提出，当今公认的四种临床疾病实际上是由梅毒螺旋体(一元论，unitary theory)引起的单一疾病。不断变化的环境条件是造成密螺旋体病不同流行病学模式的原因[13]。

1905 年，Castellani[15] 在锡兰的雅司病患者的溃疡中发现了螺旋体的存在。这些微生物与 Schaudinn 和 Hoffmann 观察到的微生物相似，他们在当年早些时候描述了性病梅毒的病原体。由于雅司病的皮损经常与覆盆子相似，所以这种病被称为"framboesia tropica"，皮损被称为"frambesiomas"。品他病的病原体最初被认为是一种真菌。1938 年，品他病密螺旋体(T. carateum)被确认为致病微生物。

联合国儿童基金会(United Nations Children's Emergency Fund, UNICEF)支持针对地方性密螺旋体病的大规模治疗活动，在 20 世纪 50 年代和 60 年代执行得非常成功[6-10]。通过在这些活动中使用青霉素治疗，地方性密螺旋体病的发病率大大降低[16-20]。然而，这些疾病并没有被根除。潜伏性病例仍然非常普遍，数

百万人仍面临从复发疾病患者身上感染地方性密螺旋体病的风险[16-20]。近年来，从流行地区报告的密螺旋体感染发病率呈上升趋势[6-10,19-20]。2012 年，WHO 再次发起了一项新倡议——莫尔日战略（Morges strategy），以期在 2020 年前根除雅司病[21]。

分布

雅司病

　　雅司病流行于高湿度和强降雨的温暖热带地区的农村。主要的携带者遍布整个非洲[6,19-23]。在西非和中非等热带国家，观察到数量惊人的雅司病患者死灰复燃。在加纳、贝宁、多哥和中非共和国，雅司病的流行与竞选前时代相似[24]。据报道，尼日利亚、象牙海岸和马里的血清反应也有所增加。在东南亚和太平洋岛屿地区（例如印度尼西亚、东帝汶、巴布亚新几内亚、所罗门群岛和瓦努阿图），传染源依然存在。只有美洲的少数国家存在零星病例的报告。在一些流行地区，雅司病目前的严重程度尚不完全清楚，据推测，在许多受影响地区可能有相当多的漏报[25-29]。1995 年 WHO 发布估测数字，至少有 250 万例地方性密螺旋体病的病例，其中大部分是雅司病[26]。

品他病

　　品他病目前仍然流行于热带的中美洲和南美洲的偏远农村地区[8,30]。不幸的是，很难获得这种疾病流行的准确数字[6,21,31-33]。在这些地区进行血清学调查对于估计目前密螺旋体携带者的数量是至关重要的。

地方性梅毒

　　地方性梅毒仍然存在，特别是在原始、拥挤和卫生条件较差的孤立封闭社区中[6,19,34-40]。在东半球的干旱气候、沙特阿拉伯和非洲萨赫勒国家的游牧民和半牧民中，该疾病的传染性较强[34-43]。

病因　个人直接皮肤接触是雅司病的主要传播途径。皮肤的破损为密螺旋体提供了入侵的渠道。疾病的传播多出现在人口密度过高的区域，在这些地方，开放性皮损常见，并且在没有穿防护服的地区，该病也容易传播。在潮湿的热带气候中，该疾病的传染性最强。品他的传播方式尚无定论，很可能是通过直接接触皮肤或黏膜发生的。这种疾病可在儿童中传播[7]。地方性梅毒最有可能的传播方式为通过皮肤-皮肤或口-口途径直接或间接传播[8]。理论上，密螺旋体疾病有可能通过污染物和昆虫间接传播，但尚无直接证据证明这一模式[7-8]。

　　血清学证据表明，西非狒狒（Papio Cynocephalus）是雅司病的宿主[44-45]。然而，该宿主对人类患病的意义尚不明确。通常，性传播在地方性密螺旋体病中没有致病作用。

病理

雅司病

　　雅司病的组织病理学表现多种多样。在早期，雅司病以乳头状瘤样表皮增生为主要特征。此外，局灶性海绵水肿以及中性粒细胞迁移至表皮可引起表皮内微脓肿。真皮血管周围有致密炎症细胞浸润[46-47]。与性病梅毒相比，血管通常只受轻微影响，几乎无内皮细胞增殖[47]。可以观察到类似于在扁平湿疣中看到的表皮变化。角化过度病变通常表现为非特异性（棘皮病、角化过度和角化不全），仅有轻度浸润[48-49]。通过银染或免疫荧光染色技术（图 44.1 和图 44.2），可以显示密螺旋体[48,50-51]。雅司病的特征是雅司螺旋体所具备的亲表皮性[48-51]。

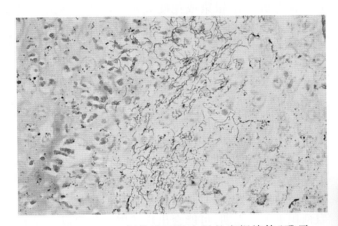

图 44.1　Steiner 银染法可见大量的密螺旋体（雅司螺旋体）

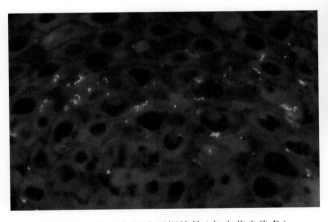

图 44.2　表皮中的雅司螺旋体（免疫荧光染色）

品他病

　　品他病的组织病理学变化与雅司病大致相似[49-50,52]，不同之处在于前者不会发生溃疡[49]。在早期病变中只有轻微的棘层增厚，可见一些淋巴细胞迁移到表皮。基底细胞色素脱失，液化变性。在早期病变中，真皮上部可见噬黑素细胞[50]。中度真皮炎症浸

第七篇

润主要由浆细胞和淋巴细胞组成。可见组织细胞和中性粒细胞,偶尔可见内皮细胞轻微肿胀[49-50]。疾病晚期可出现不规则棘层增厚或表皮萎缩。由于皮损的颜色不同,色素的变化也不同。真皮中可能存在淋巴细胞浸润和大量的噬黑素细胞。有时可以通过银染或免疫荧光染色技术在表皮中观察到密螺旋体。异色型晚期皮损可能含有梅毒螺旋体并显示炎性浸润,而无色性晚期皮损缺乏这两个特征[50]。

地方性梅毒

地方性梅毒的组织病理学表现与性病梅毒非常相似。疾病早期以真皮血管周围炎症为主,主要是浆细胞和淋巴细胞浸润,可能会出现轻微的血管改变。在地方性梅毒早期,可见由上皮样细胞和多核巨细胞组成的肉芽肿[50]。银染或免疫荧光染色技术有助于早期观察密螺旋体。在疾病晚期,病变组织内几乎见不到密螺旋体。

临床特征

雅司病

历史上,已经使用了数个系统对雅司病的临床阶段进行分类[6]。最常用的系统定义了4个阶段(一期、二期、三期和潜伏期),与性病梅毒的分期系统相似。一期,感染部位出现皮损。二期的皮损是密螺旋体广泛播散的结果,形态与最初的皮损相似,但数量更多,且面积更大。三期,可能会出现残毁。各阶段之间的表现经常出现重叠。更实用的分类系统定义了具有传染性皮肤损害的早期阶段,以及皮损传染性较低的晚期阶段[44]。在这一分类系统中,早期雅司病包括一期和二期,晚期雅司病相当于三期。

在9~90天的潜伏期后出现皮损,皮损早期通常是瘙痒性的,平均病程为3周[6]。雅司病最初的典型表现是由一个或多个无痛性丘疹组成,这些丘疹之后会结痂并溃烂(图44.3)。下肢是一个好发部位。早期丘疹可演变为溃疡性和乳头状瘤性病变,内含大量密螺旋体。

播散性病变可能与原发灶同时出现,或在原发病灶消失之后出现。有时可出现不适、发热和全身淋巴结肿大。这些早期(继发性)皮损通常与最初的皮损相似(图44.4)。可出现斑疹、丘疹和结节,掌跖通常表现为角化过度(蟹状雅司)。疾病早期可能出现骨和关节的表现,特别是骨炎和骨膜炎[53]。雅司病早期的皮损通常自发消失,有时会留下轻微的色素改变。然而,严重的继发感染可能危及生命,遗留瘢痕也很常见。在温暖和多雨的季节,皮损比一年中干燥的时期更多样及常见。在旱季,患者可能会出现不典型斑疹。

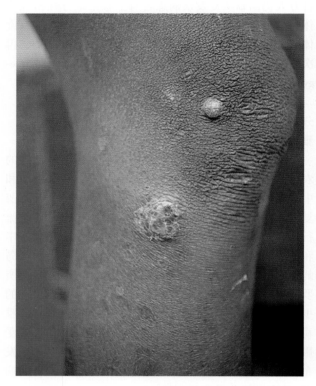

图44.3　早期(一期)雅司病:腿部感染性皮损

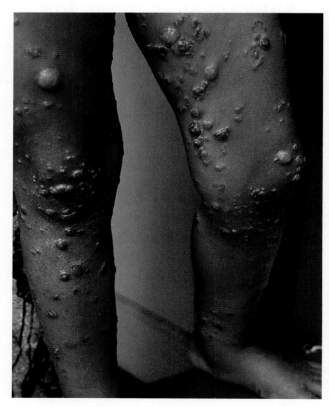

图44.4　早期(继发性)雅司病的多发性溃疡性乳头状皮损。暗视野检查发现存在大量密螺旋体

在早期皮肤症状消退后,会出现一段时间长短不一的潜伏期。通过血清学试验可以检测到潜伏感染的存在。潜伏期可能会因一次或多次皮损复发而中断。在大多数患者中,潜伏期是终生的。然而,据估计有 10% 的患者在 5~10 年或更长时间后进展为毁灭性的晚期阶段,随后进展为不可逆的骨、软骨、软组织和皮肤损伤。晚期雅司病的表现包括坏疽(破坏性溃疡性鼻咽炎)、牙龈炎、关节旁结节、挛缩和军刀样胫骨(图 44.5 和图 44.6)。贡杜(Gondou)是一种罕见的鼻部和邻近骨骼的外生性骨疣,也可以在疾病的早期出现。早期和晚期雅司病均可观察到角化过度病变[6]。

通常认为雅司病不累及神经或心血管。然而,1986 年的一项综述表明,雅司病患者可能出现与梅毒感染相似的心血管和神经系统疾病[22,54-55]。一项研究描述了晚期雅司病患者的眼部和神经异常[55],发现患者存在脑脊液异常、视神经萎缩、瞳孔异常和血管周围鞘。由于雅司病和其他密螺旋体病之间可能存在混淆,而且没有血清学测试来区分这些疾病,因此需要进一步的研究[54]。

品他病

品他病的早期阶段包括初始病变以及更广泛的继

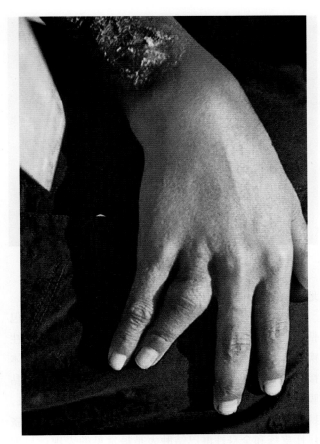

图 44.6　树胶肿样骨膜炎。单指炎是雅司病晚期骨损害的特征,可能会导致手指畸形。资料来源:Perine et al. 1984[6]. Reproduced with permission of WHO.

发性病变;晚期包括三期以及晚期潜伏期。各阶段之间可能会有相当大的重叠。经过数周到数个月的潜伏期后,在最初暴露的皮肤上出现皮损,通常是丘疹或鳞屑性红斑。这种原发性病变可能会变为色素沉着、角化过度和鳞屑,并可能伴有局部淋巴结肿大。品他病的原发皮损会自发消失。

数月甚至数年后,患者皮肤上可能会出现更广泛且通常更小的病变,其形态与最初的皮损相似。这些所谓的“品他疹(pintids)”可能会持续数年,或者消退后复发,可能导致皮肤色素的显著变化[6]。

在晚期(三期)皮肤病中,损毁性的色素改变、色素脱失、皮肤萎缩和角化过度是常见的。不同病变的色素改变可能不同,有时会导致皮肤出现终生斑点(图 44.7)。皮肤损伤可能会变红、变白、变蓝、变紫或变棕。一般不出现严重躯体损伤。据推测,皮肤是唯一受这种慢性密螺旋体疾病影响的器官[6]。目前认为品他病是地方性密螺旋体病中最良性的,预后最好的疾病,尚无心脏病或神经症状的报道[6-7,55]。目前还没有已知的先天性发病形式[7]。

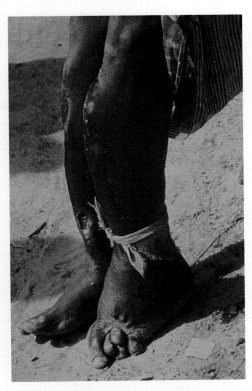

图 44.5　军刀样胫骨。这种不可逆转的临床表现是由未经治疗的慢性骨膜炎引起的。资料来源:Perine et al. 1984[6]. Reproduced with permission of WHO.

第七篇

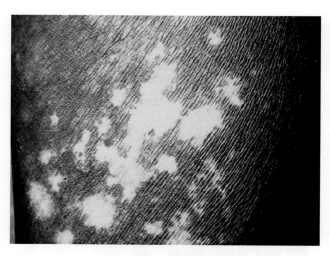

图 44.7   品他病皮损的色素改变

地方性梅毒

地方性梅毒可分为早期和晚期两个阶段。早期包括原发性和继发性症状,晚期包括三期和晚期潜伏性疾病。与其他密螺旋体病不同的是,也许由于病原体接种量较小,原发皮损可能无法识别。在早期,口咽黏膜经常受累。通常,地方性梅毒在二期才会表现出来,特征与继发性性病梅毒相似。黏膜斑块、口角炎、非瘙痒性皮疹和全身性淋巴结肿大是最常见的表现。与雅司病和性病梅毒类似,扁平湿疣也常见于地方性梅毒。在早期,可以观察到类似于雅司病的疼痛性骨膜炎。早期病变消退后,疾病进入潜伏期。在这一阶段,密螺旋体感染只能通过血清学阳性试验来检测。一些患者在年轻时即可发展为疾病晚期[36,42]。在这个阶段,皮肤、骨骼和软骨的受累可能会导致严重的破坏,特别是鼻和腭部,也可能仅有喉部受影响[43]。在鼻咽受累的患者中,牙龈部位可能出现破坏性的慢性溃疡,类似于毁形性鼻咽炎。神经系统和心脏受累极为罕见,甚至可能不受累[42-43,56-57]。

鉴别诊断   地方性密螺旋体病的诊断必须基于临床、地理、流行病学和实验室结果。就目前情况来说,尚无法通过血清学、形态学或生化检查区分不同密螺旋体疾病的病原体。除疾病早期外的血清学试验阳性结果,皮损渗出物暗视野检查中有梅毒螺旋体的存在,以及组织病理学特征均可得出地方性密螺旋体病的诊断。在性病梅毒和/或地方性梅毒同时流行的地理区域,对于尤其是处在潜伏期和晚期的患者,诊断可能很困难(表 44.2)。热带地区的其他几种疾病可能类似雅司病、品他病和地方性梅毒的临床表现(表 44.3~表 44.5)。

表 44.2   密螺旋体病的一些特点

	性病梅毒	雅司病	地方性梅毒	品他病
感染途径	性伴侣	学校,家庭	学校,家庭	社交
年龄	成年人	2~15 岁	2~15 岁	10~30 岁
气候类型	任意	潮湿/温暖	干燥/温暖	干燥/温暖
早期生殖器皮损	常见	罕见	罕见	罕见
神经系统并发症	少见	无?	无?	?
心血管系统并发症	少见	无?	无?	?
先天性疾病	偶尔	无?	无?	?

表 44.3   雅司病的鉴别诊断

皮肤病变	性病梅毒
	地方性梅毒
	品他病
	麻风
	脓疱疮
	深脓疱疮
	沙蚤病
	热带溃疡
	着色真菌病
	皮肤利什曼病
	结节病,银屑病
	维生素缺乏症
	疥疮
	传染性软疣或跖疣等病毒感染
骨骼病变	性病梅毒
	地方性梅毒
	结核
	细菌性骨髓炎
	镰状细胞贫血
鼻咽部病变	皮肤黏膜利什曼病
	鼻孢子菌病
	鼻硬结病
	结核
	麻风
	南美芽生菌病

表 44.4   品他病皮肤病变的鉴别诊断

性病梅毒,雅司病以及地方性梅毒

伴随色素改变的皮肤病(白癜风、花斑癣、白色糠疹、持久性色素异常红斑、Riehl 黑变病、黄褐斑、盘状红斑狼疮)

湿疹、银屑病、体癣、慢性扁平苔藓、麻风

表 44.5　地方性梅毒的鉴别诊断

皮肤病变	性病梅毒
	雅司病和品他病
	银屑病
	湿疹
	玫瑰糠疹
	扁平苔藓
	麻风，霉菌病
	单纯性疱疹
	尖锐湿疣
	口角炎和口疮
	表现为全身性皮疹的多种疾病
晚期症状	恶性肿瘤（癌症、蕈样肉芽肿、白血病、鲍恩病）
	寻常狼疮
	弓形虫病
	溴皮病和碘皮病
	浸润型酒渣鼻和狼疮
	红斑性面部肉芽肿
鼻咽部病变	雅司病
	性病梅毒
	利什曼病
	组织胞浆菌病
	鼻硬结病
	鼻孢子菌病

实验室检查　对于地方性密螺旋体病，可使用类似于性病梅毒血清学诊断中的密螺旋体和非密螺旋体检测。密螺旋体检测包括：梅毒螺旋体血凝集试验（*T. pallidum* haemagglutination assay，TPHA）、荧光密螺旋体抗体吸附试验（fluorescent treponemal antibody-absorbed test，FTA-abs）以及大多数酶联免疫吸附试验。非密螺旋体测试包括快速血浆反应素（rapid plasma regain，RPR）试验和性病研究实验室（Venereal Disease Research Laboratory，VDRL）试验。在偏远地区，只有非密螺旋体测试是可实现的。在参考实验室，密螺旋体试验可用于确认反应性非密螺旋体试验。在此领域，最实用的采集和运输血液进行血清学检测的方法是滤纸片法[58]。在地方性密螺旋体病和性传播梅毒中，感染和反应性之间的时间关系，以及治疗后血清抗体呈持久性阳性，这两点是相同的。

近年来，使用大肠埃希菌衍生的重组梅毒螺旋体蛋白的 DNA 技术有了长足进步，这也使可用于性传播梅毒和地方性密螺旋体病的检测得到了发展[59-61]。然而，共有的抗原会导致所有密螺旋体疾病出现共有的交叉反应抗体，从而几乎不可能根据血清学测试区分这些疾病。

早期皮损渗出液暗视野检查发现密螺旋体，有助于该疾病的诊断；然而，在密螺旋体病之间尚无可鉴别的形态学标准。

治疗　首选的药物是长效青霉素。治疗方案为：对所有 10 岁以下的患者和接触者单次肌内注射 60 万 U 苄星青霉素，对超过 10 岁的患者和接触者单次肌内注射 120 万 U 苄星青霉素。没有其他药物是单剂量使用有效的。家庭成员、患者接触者和潜伏感染患者应接受与活动性疾病患者相同的剂量[62]。对于对青霉素过敏的患者，替代疗法是四环素和红霉素[63]。新一代四环素和红霉素类似物尚未开展治疗地方性密螺旋体病的大规模试验。

定量测定非梅毒螺旋体试验滴度是衡量治疗反应的主要参数。尽管接受了治疗，密螺旋体检测仍可能呈现终生阳性。对青霉素具有抗药性的梅毒螺旋体菌株尚未报道[63-64]。

地方性密螺旋体病仍流行于世界各地区，特别是在卫生条件不佳、医疗设施不足的偏远地区[8,19,65]。在大规模防疫运动开展之后，公众对地方性密螺旋体病的关注减少了，已有记载地方性密螺旋体病处于死灰复燃[19,65-66]。数百万人仍面临感染这些疾病的风险。由于全球旅行和移民的频率不断增加，非性病密螺旋体病可以很容易地传播到非流行地区，给当地医疗卫生系统带来诊断困境。当出现来自流行地区的人，其密螺旋体检测结果呈阳性时，一定要充分警惕存在某一种非性传播梅毒螺旋体感染[67]。

现如今，雅司病和地方性梅毒可能会以较温和的"减毒"形式或非典型形式传播，皮损也不那么明显[38,68-73]。在低患病率地区，可见单发的、小的、平坦的、干燥的隐匿性皮损，病程短。有人认为，由于每个地区的感染频率不同，地方性密螺旋体病的严重程度千差万别。这种现象可能是由于抗生素的广泛使用，社会条件的改善，致病生物体的突变或适应及宿主的免疫应答改变引起的。品他病的适应形式尚未报道。

耐人寻味的是，地方性梅毒很少发生先天性感染、神经以及心血管的受累（与性病梅毒相反）[55-56]。一种理论认为，从初次感染到怀孕之间的较长时间跨度可以防止被感染妇女的后代发生先天性感染。然而，其他消息来源表明，确实曾发生过先天性感染。由于新生儿梅毒试验呈阳性可能是由于免疫球蛋白 G（IgG）经胎盘传播所致，而且目前尚无鉴别雅司病和性病梅毒的血清学试验，这一问题尚需进一步研究。

获得性免疫缺陷综合征（acquired immune deficiency syndrome，AIDS）在世界范围内的流行给人类免疫缺

第七篇

陷病毒(HIV)感染患者的性病梅毒诊断和治疗带来新问题。迄今为止,尚未发表同时感染 HIV 和患地方性密螺旋体病的报告。地方性螺旋体病发生在"高速公路尽头",也就是尚未感染艾滋病毒的地区[74-76]。

在体外持续培养雅司螺旋体(T. pertenue)是不可能的。在实验研究中,最常使用仓鼠和兔子进行密螺旋体的繁殖[77]。Turner 和 Hollander[3]描述了仓鼠中雅司螺旋体(T. pertenue)的反应类型,与梅毒螺旋体(T. pallidum)相比,该类型略有不同。先前的遗传证据表明梅毒螺旋体(T. pallidum)和雅司螺旋体(T. pertenue)是无法区分的[78]。然而,Noordhoek 表明,雅司螺旋体(T. pertenue)和梅毒螺旋体(T. pallidum)在同源抗原中至少有一个核苷酸不同[79]。希望进一步的研究将促进特异性试验的发展,以便从形态学或血清学上区分密螺旋体。在野外环境中进行可靠的血清学筛查至关重要。

在复发期间,潜伏性密螺旋体病患者会周期性地出现感染性病变。所有暴露的接触者都有感染疾病的风险,早期发现和治疗至关重要。同时,迫切需要通过血清流行病学评估,进行持续监测。根据过去的经验,积极治疗、持续的健康教育以及改善社会和医疗条件都有助于阻止梅毒的传播,有望根除密螺旋体病[80-86]。

WHO 于 2012 年启动了一项新的倡议(Morges 战略),旨在 2020 年根除雅司病,此前发表的一项随机对照试验显示,在 Mitja 等对巴布亚新几内亚雅司病的大规模治疗研究中,单剂量阿奇霉素与肌内注射苄星青霉素一样有效[21,87-88]。

预后　青霉素治疗后,雅司病和地方性梅毒的早期感染性病变通常在 2 周内痊愈。早期,品他病的皮损愈合较慢。对地方性梅毒患者的早期识别和治疗可以防止患者出现晚期症状。如果不进行治疗,晚期后遗症可能会导致严重的残疾。

（朱腾　译,李丽　刘盈　肖媛媛　校）

参考文献

见章末二维码

第 45 章 热带溃疡

Vibhu Mendiratta, Soumya Agarwal

摘要

热带溃疡(tropical ulcer, TU)是由梭状芽孢杆菌(Bacillus Fusiformis)和密螺旋体(Treponema spp.)引起的协同细菌感染。非洲、东南亚和南美洲 TU 的发病率较高。目前的趋势表明,由于环境和个人卫生意识的提高、健康教育和有效抗生素的治疗,发病率正在下降。病因包括皮肤轻微的表面创伤、暴露在浑浊的水中、恶劣的卫生条件和营养不良。临床上,TU 始于创伤部位的水疱/脓疱(多发于小腿),继而发生溃疡并伴有周围水肿、脓性分泌物和疼痛。未经治疗,溃疡表现为坏死性脱落,并侵入更深的皮下组织、筋膜和骨。为了排除慢性期的恶性肿瘤,组织病理学检查是必要的。并发症包括败血症、骨髓炎、挛缩和鳞状细胞癌。治疗包括用肥皂和水/过氧化氢局部清洁、非黏附性抗菌敷料、青霉素/大环内酯类抗生素、甲硝唑以及必要时进行植皮。

要点

- 热带溃疡是一种疼痛的急性感染性溃疡,由梭形杆菌、螺旋体和/或厌氧菌协同感染引起。
- 由于社会经济条件和卫生习惯的改善,TU 的发病率目前正在下降。在非洲和东南亚的某些地区,这种疾病的患病率仍很高。
- 易感因素包括皮肤轻微的表面创伤、暴露在浑浊的水中、卫生条件差和营养不良。
- 这种疾病在儿童期没有性别倾向,但成年男性更容易受到影响。最常见的发病年龄是 5~20 岁。
- 最常见的受累部位是小腿。TU 开始时是一个很小的水疱/脓疱,很快就会扩散,形成一个柔软的圆形、有恶臭的溃疡,触碰后很容易出血。
- 诊断主要基于临床表现。通过暗视野检查和病原菌培养可确诊。慢性病例需要进行组织病理学检查,以排除恶性肿瘤。
- TU 应与其他感染性(布鲁里溃疡、雅司病、利什曼病、麻风、深部真菌感染)和非感染性因素(创伤性、镰状细胞贫血、动脉粥样硬化、血管炎、药物)导致的小腿溃疡相鉴别。
- TU 可并发继发性细菌感染、骨髓炎、恶变、畸形和因瘢痕形成的淋巴水肿。
- 治疗以全身应用抗生素为主,包括青霉素、链霉素和甲硝唑。辅助治疗包括使用抗菌敷料、充分休息、改善营养,用肥皂、水和/或过氧化氢进行局部清洁。

引言
定义

热带皮肤溃疡,也被称为 Naga 疮、热带尺骨溃疡、亚丁溃疡、丛林腐烂、马拉巴溃疡和热带崩蚀性溃疡,是一种小腿、足部疼痛可致残的疾病,主要影响青少年和年轻人。TU 是一种急性、疼痛、迅速扩散的皮肤和皮下组织溃疡,累及下肢,伴有坏死、萎缩性水肿和恶臭分泌物。溃疡的特点是中央凹陷,边缘明显隆起[1-5]。

历史

Vinson 是第一个提到热带溃疡的人,1857 年他描述了船上的奴隶发生热带溃疡。后来,Spencer Lister 在南部非洲 Transvaal 地区的一次流行病中,研究了引起矿工感染的热带溃疡特征。该作者论证了矿工感染的溃疡脓液中单独或与螺旋菌(Spirillum)联合存在文森特杆菌,并推测局部的一些小伤口感染是溃疡的原因[1]。在印度的 38 名患者中,从 TU 获得了类似的混合分离株,包括梭形杆菌、螺旋体和葡萄球菌[2]。

过去,TU 被不同的名称指代,例如 Fox[3] 的 Naga 疮、Panja[4] 的"热带溃疡"和 MacAdam[5] 的热带噬菌性溃疡。Burnie 和 MacAdam 都怀疑本病是由感染引起的,并且通过将感染个体的脓液接种到健康志愿者中产生 TU 来证明这一理论[6]。在第一次世界大战和第二次世界大战期间,认为 TU 在流行病学上很重要,当返回的欧洲军队受到感染时,通过治疗医生报告这些病例,从而转移了医学对这个问题的关注[7]。20 世纪 30—50 年代,南非和印度记录的早期报道将 TU 描述为小腿上的急性、疼痛性、炎症性溃疡,发病率高[4]。早期的报道可能缺乏循证医学证据,但是最初一直认为 TU 是热带地区的独特临床疾病。病因是多因素的,仍不完全清楚。TU 仅在营养不良且生活条件恶劣的人群中发生,整个文献中的历史建议都支持这种观

第七篇

点[8-9]。1936 年，Clements 将它们描述为"热带医学的诊断垃圾堆之一"，并认为这是"一种具有自身症状和组织病理学特征的明确疾病"[8]。1963 年，Loewenthal 将热带噬菌性溃疡(意思是"吞噬")定义为"热带地区特有的，但不限于热带地区，皮肤和皮下组织急性特异性的局灶性坏死"。急性期后，慢性非特异性溃疡可能会持续[9]。后来，Tumwine 等给出了 TU 的更详细的临床定义[10]。

流行病学　TU 的分布遍及全球，几乎在所有热带和亚热带地区都有病例。在尼日利亚、乌干达、刚果民主共和国、西非、南部非洲的班图族、斯里兰卡、印度尼西亚、爪哇、巴布亚新几内亚、太平洋岛屿，马达加斯加以及中南美洲和中美洲的发病率更高。尽管已经在阿萨姆邦、南圻、马来亚、非洲某些地区、所罗门群岛和美拉尼西亚暴发了近乎流行的疫情，但这种疾病主要以散发性和地方性的形式发生[11]。印度是最早报告 TU 的地区之一，然而，在过去 10 年中，这一数字一直在稳步下降。

　　5~70 岁所有年龄段的人都可患 TU，但是，大多数 TU 病例都在 5~20 岁。该病在儿童期没有性别差异，但在大多数国家中，更常见于成年男性。对 1963—1973 年海地一家医院 230 例 TU 病例的回顾发现，男性和女性均可有溃疡(男性多于女性)，中位年龄为 21 岁，中位病程为 2 年，愈合时间为 2 天~18 年[12]。Robinson 等描述了 170 个患者，存在 241 个小腿溃疡，这些患者主要是 5~14 岁的男童。另一方面，在巴布亚新几内亚，女性感染更为普遍。在大多数情况下，溃疡持续时间少于 6 个月[13]。库克岛和津巴布韦的其他回顾性数据也记录了 10~19 岁男性溃疡的发病率[10,14]。埃塞俄比亚的一项流行病学调查证实了 TU 在 6~15 岁男性的年龄和性别分布[15]。TU 的患病率呈下降趋势，但某些地理区域仍存在大量病例。

发病机制　TU 是一种协同细菌感染，继发于至少两种病原体对皮肤的侵袭，其中一种是梭杆菌属(*Fusobacterium spp.*)，通常是溃疡梭杆菌(*F. ulcerans*)，其他包括螺旋体及一些厌氧菌[16-17]。在慢性 TU 中，还可以发现不同的细菌，包括许多需氧菌例如金黄色葡萄球菌(*Staphylococcus aureus*)。溃疡菌(*F. ulcerans*)的宿主尚不完全清楚，但已从流行区的泥浆和积水中分离出来[13]。

　　Panja[4] 证实肉芽组织中梭状芽孢杆菌可引起 TU 的溃疡。在随后的研究中，Panja 在 11 名志愿者身上注射了从溃疡拭子中获得的梭形杆菌的纯化培养物后，产生了 TU，进一步支持了他的理论，即感染该菌确

实是溃疡的原因[4]。20 世纪 80 年代进行的 4 个国家调查结果表明，梭形杆菌在热带溃疡的形成中起了积极作用[18]。进一步的实验室研究发现，这些生物产生酸性丁酸酯作为代谢物，在体外对细胞具有细胞毒性，这可能有助于"快速组织破坏和溃疡形成"[19]。TU 活检的电子显微镜显示真皮深处有梭形杆菌，这支持了 Panja 的发现[4,20]，并观察到大量胶原蛋白被破坏，特别是在细菌菌群附近。水肿和大量多形核白细胞支持由梭菌属细菌释放的毒素引起的坏死[20]。

　　较差的卫生条件、暴露在浑浊的水中和营养不良似乎是细菌感染的易感因素，也促进了溃疡的扩散。潮湿的热带气候有利于传染病的传播。当易感宿主因抓伤/昆虫叮咬或荆棘/高草擦伤而遭受浅表皮肤创伤时，将细菌接种到皮肤中，导致皮肤急性、疼痛性溃疡(框图 45.1)。TU 在农村地区更常见，衣着防护不当的农民耕地时承受着皮肤轻微损伤的高风险。在耕作过程中，泥泞的水，泥土或牛粪的施用，烟草或许多其他当地的土产品造成的轻微擦伤会增加其他细菌的继发感染，从而导致慢性炎症和溃疡无法愈合。

框图 45.1　热带溃疡:诱发因素
炎热潮湿的气候
创伤
缺少鞋类
营养不良
微量营养素(如锌)缺乏
过度拥挤
社会经济条件差
卫生条件差

临床特征　TU 的临床表现在所有地区都相似。开始时为一个微小的水疱，在几天内变成脓疱。水疱脓疱破裂形成圆形或椭圆形的溃疡，通常位于膝盖以下的腿部或足踝。早期溃疡前的丘疹迅速破裂形成 TU 是本病的特征之一[13]。

　　溃疡一触即出血。它具有圆形的水肿边缘，高于周围皮肤。溃疡基底是肉芽肿，并可见伴有臭味的灰色腐烂物(图 45.1)。在慢性期，边缘开始卷曲，病灶周围伴随明显的色素沉着。通常没有局部淋巴结炎。

　　大多数 TU 只限于皮肤。如果忽视，可能会在数周到数月的时间内迅速侵入更深的组织，例如皮下组织、筋膜、肌腱、肌肉和骨骼。未经治疗的溃疡可能会长到 15cm。溃疡的持续时间可以从 6 个月到 15 年不等。

并发症

　　并发症如框图 45.2 所示，继发性细菌感染、败血症和坏疽是急性并发症。在溃疡出现的 20 年内，很少

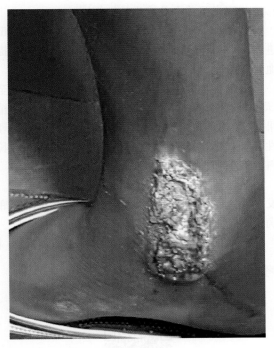

图 45.1　巨大慢性热带溃疡,外踝上方边缘水肿,浆液性分泌物和不健康的基底

见恶变,但可能发生在约 2%～9% 的慢性 TU 中。已有报道在溃疡处出现鳞状细胞癌伴淋巴结扩散的病例。它也可能出现在溃疡瘢痕愈合的部位。溃疡愈合后,可能出现膝关节屈曲畸形和马蹄内翻足。胫骨和腓骨可能变薄和萎缩。瘢痕可引起淋巴水肿。

框图 45.2　热带溃疡:并发症

急性期剧烈的疼痛
瘢痕和挛缩致残畸形
下肢截肢
溃疡部位的鳞状细胞癌
肝炎
若未治疗出现败血症

诊断　TU 的诊断基于临床病史和检查。如果小腿下 1/3 处出现的圆形至椭圆形的痛性溃疡,伴有脓血,并覆有灰色污垢,临床上则应怀疑 TU。30% 以上的 TU 中发现了梭状芽孢杆菌(Bacillus fusiformis)和温氏疏螺旋体(Borrelia vincentii)。梭状芽孢杆菌是一种雪茄形状的革兰氏阴性的微生物,在含有血清琼脂或血清肉汤的厌氧培养基上生长。温氏疏螺旋体(B. vincentii)是一种脆弱的有机体,长 5～10μm,有 3～8 个不规则的螺旋。它是可动的,革兰氏染色阴性,并可银染。通过暗视野检查可以很好地分辨出,并可在由血清琼脂或肉汤组成的厌氧培养基上培养。在 TU 的慢性期也可以分离出许多其他革兰氏阴性和阳性的细菌。溃疡的

组织病理学检查显示慢性炎性浸润,伴有坏死和纤维化,没有血管炎的特征。假性上皮瘤样增生在晚期很明显,与鳞状细胞癌相似。肢体的影像学检查(放射/超声)将显示软组织增厚和骨膜反应,随后会产生增厚的硬化层,称为象牙骨瘤。

鉴别诊断　TU 需要与许多其他导致腿部溃疡的热带感染相鉴别。由溃疡分枝杆菌(Mycobacterium ulcerans)引起的布鲁里溃疡在儿童中很常见,但他们健康状态很好,没有疼痛。雅司病和皮肤利什曼病也应该鉴别。

卡斯特拉尼的"热带样"溃疡是由棒状杆菌引起的,与 TU 非常相似。

镰状细胞性贫血患者小腿内侧靠近足踝的 Veldt 溃疡、Barcoo 腐烂和腿部溃疡也应与 TU 鉴别(框图 45.3)。

框图 45.3　热带溃疡的鉴别诊断

急性腿部溃疡
创伤性溃疡
脓疱疮
深脓疱疮
蜂窝织炎
药物诱导的(羟基脲、麦角胺、碘化钾)溃疡
放射诱导的溃疡
慢性腿部溃疡
Buruli 溃疡
Veldt 疼痛
皮肤利什曼病
结核
麻风
坏疽性脓皮病
深部真菌感染
雅司病
血管炎
鳞状细胞癌
镰状细胞贫血
静脉/动脉溃疡

治疗　目前有关治疗 TU 的文献较少。一般措施如休息、抬高患肢、制订适当的饮食等是重要疗法。简单的防护措施,如穿着完全遮盖身体的衣服和遮住脚的靴子,都有助于预防。在耕作或意外中出现的轻微擦伤/割伤必须用洁净的水清洗(饮用时最好煮沸 15min),然后涂上甲紫,这将有助于消除感染。治疗任何其他潜在的慢性病也是必要的。

TU 患者最好入院治疗。在等待药敏结果期间,应给予青霉素和链霉素每日 1g,疗程约 7～10 天[21]。长

第七篇

链青霉素可以一周给 1 次或 2 次,以减少注射。口服不同剂量的四环素或红霉素可以用于儿童(如果是四环素则在恒牙发育后)或不能入院的患者。甲硝唑也具有相似的疗效,可作为单一治疗,以每 8h 1 次,每次 250mg,持续 10 天。TU 对治疗反应很快,疼痛迅速缓解并出现健康的肉芽组织[22]。也可以使用甲硝唑和阿莫西林-克拉维酸联合治疗[23]。

据报道,也有其他方式对治疗 TU 是有效的:

- 抗生素:在早期阶段,采用青霉素或甲硝唑联合外用抗生素或防腐剂,如硫酸弗拉霉素、新霉素、多黏菌素 B、杆菌肽、呋喃西林、聚维酮碘等。
- 改善营养和维生素。
- 非黏附性敷料。
- 大的感染性溃疡可能需要在麻醉下清创。
- 皮肤移植对晚期病例可能有帮助,以确保病变不会进展到慢性期。
- 在极端情况下,截肢是必要的。

在溃疡的晚期,在感染得到有效治疗后,植皮是二期愈合的一种很好的选择。这个程序很简单,农村地区的卫生工作者可以很容易地实施[24]。

在专业中心,对伴有潜在骨髓炎的慢性病例中,需广泛切除已感染的骨骼和肌腱。裂开皮片或全厚椎弓根移植片用来覆盖由此产生的缺损[25]。

Watkinson 等[26]对口服锌补充剂作为 TU 的辅助治疗进行了一项双盲试验,结果表明,尽管补锌显著提高了血浆锌浓度,但它们对溃疡愈合没有影响。

所有患者至少需要 4 次就诊,住院患者需要至少 15 天的治疗,如果病变早期移植,则需要 10 天。植皮效果好,但脱落率高。迫切需要统一的方法来处理溃疡性皮肤损伤,同时及时使用移植措施,以减少对长期敷料的需求和慢性溃疡的风险。

预防轻微擦伤是预防 TU 的关键,建议穿长裤。如果发生轻微创伤,应进行急救,包括用肥皂和水彻底清洗病变,然后进行封闭包扎。

(朱腾 译,李丽　刘盈　肖媛媛 校)

参考文献

见章末二维码

045章 参考文献

第八篇 真菌感染性皮肤病

第46章 浅部真菌感染

Peter Mayser, Yvonne Gräser

摘要

浅部真菌病是皮肤最常见的感染之一,分子方法可快速诊断。儿童时期头癣,特别是由亲人性皮肤癣菌引起的头癣越来越受到重视,需要口服药物治疗。断发毛癣菌、紫色毛癣菌以及奥杜盎小孢子菌感染的病例需要对所有家庭成员和密切接触者进行筛查,并对无症状携带者进行治疗。甲真菌病虽然在儿童中不常见,但随着年龄的增长而增加。危险因素包括进行体育活动和受感染的父母。顽固性念珠菌病可能是免疫缺陷的征兆。花斑癣在热带地区的儿童中并不少见。此外,马拉色菌属酵母菌似乎主要发生在特应性湿疹/皮炎综合征患者的头颈部及面部,这和以上部位存在大量皮脂腺相关,但这是否也适用于儿童尚待确定。

要点

- 浅部真菌感染是儿童最常见的皮肤感染之一。
- 分子学方法可快速诊断。
- 头癣,特别是由亲人性皮肤癣菌引起的头癣在儿童中越来越受到重视,为了消灭病原菌,应尽可能迅速而安全地达到临床和真菌学治愈并减少向其他人传播,口服药物治疗至关重要。

引言

浅部真菌感染在温带和热带气候中很常见,虽然大多数可发生在所有年龄段,但有些在儿童中很少见。在这些浅表感染中,真菌仅侵及皮肤、头发、甲及黏膜。在皮肤中,真菌仅存在于角质层,特殊情况下可存在于表皮中。部分真菌感染具有特征性的临床表现,但部分仍需要进一步实验室检查才能将其与其他皮肤病鉴别。表46.1列出主要的感染及其病原菌。近年来,皮肤癣菌的分类有了新的进展,本章中应用的名称是基于目前的分类。表46.2显示了这组真菌中的新旧物种概念。

表 46.1 主要的浅部真菌感染以及病原菌

感染	病原菌	感染	病原菌
皮肤癣菌病	小孢子菌属	黑癣	威尼克何德霉
	毛癣菌属	白色毛结节菌病	毛孢子菌属
	表皮癣菌属	黑色毛结节菌病	何德毛结节菌
	短小菌属	柱节孢菌感染	新暗色柱节孢菌
花斑癣	马拉色菌属		透明柱节孢菌

表46.2 皮肤癣菌的新旧命名

新物种概念	同义分类群
与哺乳动物相关的皮肤癣菌	
本海姆毛癣菌	须癣毛癣菌颗粒变种,本海姆节皮菌
T. bullosum	一致
同心性毛癣菌	一致
马毛癣菌	马毛癣菌的所有变种
刺猬毛癣菌	须癣毛癣菌刺猬变种
T. eriotrephon	一致
趾间毛癣菌	须癣毛癣菌趾间变种,*goetzii*变种,结节变种,克拉顿毛癣菌
须癣毛癣菌	须癣毛癣菌须癣变种、颗粒变种、疣状毛癣菌自萎变种,万博节皮菌
昆克毛癣菌	须癣毛癣菌昆克变种,朗日龙毛癣菌,*T. sarkisovii*
红色毛癣菌	西弗垂钓毛癣菌,康内毛癣菌,鲁比切克毛癣菌
许兰毛癣菌	一致
猴毛癣菌	猴节皮菌
苏丹毛癣菌	北非毛癣菌,麦格尼毛癣菌
断发毛癣菌	断发毛癣菌的所有变种
疣状毛癣菌	所有的其他疣状毛癣菌的变种
紫色毛癣菌	所有紫色毛癣菌变种以及雅温德毛癣菌
絮状表皮癣菌	一致
奥杜盎小孢子菌	朗日龙小孢子菌,李韦利小孢子菌
犬小孢子菌	歪斜小孢子菌,马小孢子菌,太田节皮菌
铁锈色小孢子菌	一致
主要的亲土性皮肤癣菌	
石膏样短小菌	*M. appendiculatum*,石膏样小孢子菌,石膏样节皮菌
弧形短小菌	石膏样小孢子菌,弧形小孢子菌,弧形节皮菌
亲土短小菌	缝纵合毛癣菌,波兰特小孢子菌,*M. ripariae*,粉小孢子菌,粉节皮菌

皮肤癣菌病

定义 皮肤癣菌病是由一组特定的真菌——皮肤癣菌感染所致,该组真菌能够侵入和定植在皮肤的角质层、头发及甲等角化组织。感染的严重程度取决于皮肤癣菌种类和宿主的免疫反应。临床表现根据感染部位和致病微生物而异。

历史 1837年首次认识到真菌可导致感染,Remak[1]在黄癣(一种头皮的慢性感染)中发现了菌丝和孢子。1839年Schoenlein[2]将这种菌丝描述为霉菌,并在1845年由Remak[3]分离并将其归入黄癣菌属,命名为许兰黄癣菌(现在命名为许兰毛癣菌)。1841年,Gruby[4]发表了有关黄癣的真菌特性的文章,发现头癣存在不同的毛发受累类型,并将引起发外感染的真菌命名为奥杜盎小孢子菌。1910年,Sabouraud[5]出版了他的经典著作"*Les Teignes*",该书代表了其在皮肤癣菌病的分类学、形态学、诊断和治疗方面工作的积累。根据皮肤癣菌感染的临床表现以及真菌形态学特征,将其分为4个属,即黄癣菌属、表皮癣菌属、小孢子菌属和毛癣菌属。在随后几年里,基于真菌形态学微小差异或者皮损类型不同,描述了许多新的种和属。

截至1934年已经发现了40个属300余种,Emmons[6]于1934年根据孢子形态将皮肤癣菌划分为3个属,即小孢子菌属、毛癣菌属和表皮癣菌属,包含19个种。分类学的进一步发展发现了一些皮肤癣菌的有性期[7],使皮肤癣菌进行正确系统分类。皮肤癣菌被归入真子囊菌纲、爪甲团囊菌目、裸囊菌科。最近,分子生物学方法被引入用于重新评估这三个属的分类[8-9],根据皮肤癣菌中新的多相物种概念,目前发现的皮肤癣菌种的数量约为40种。并不是所有的皮肤癣菌均会引起皮肤感染,因为大多数仅从土壤或其他含有角蛋白的基质中分离出来。近20年来,分子生物学方法的应用使真菌分类学发生了革命性改变,系统发育学已成为目前真菌系统分类的主流。几种基因标记的广泛应用表明,裸囊菌科的主要拓扑结构似乎是稳定的,但与形态学并不完全符合[8-9]。因此,在2017年de Hoog等[9]仅将多数毛癣菌属、小孢子菌属和表皮癣菌属定义为真菌派生簇中的亲人和亲动物性物种,而高度多样性的亲土性物种则位于真菌系统发育树的中部和底部,被重新归类在短小菌属、*Lophophyton*和节皮菌属中。

1958年,Gentles[10]报告了口服灰黄霉素成功治疗豚鼠实验性皮肤癣菌病,这是皮肤癣菌研究中一个著名的事件。随后的临床试验证明了灰黄霉素对人类皮肤癣菌感染的有效性,多年来,它仍然是唯一可用的系统治疗方法。

病因、流行病学和发病机制 人类感染中最常报道的皮肤癣菌种类为小孢子菌属的3种以及短小菌属的

3 种、毛癣菌属的 17 种、表皮癣菌属的 1 种。皮肤癣菌并非正常皮肤菌群的一部分,但与人类宿主有着长期的联系。根据它们的自然栖息环境可以分为三类:

- 亲人性:仅感染人类。
- 亲动物性:常规宿主为动物,但也可以感染人类。
- 亲土性:在土壤中被发现,机会性引起人类和动物感染(框图 46.1)。

框图 46.1 皮肤癣菌的生态学		
亲人性	**亲动物性**	**亲土性**
絮状表皮癣菌	犬小孢子菌	亲土短小菌
奥杜盎小孢子菌		石膏样短小菌
铁锈色小孢子菌	马毛癣菌	弧形短小菌
同心性毛癣菌	刺猬毛癣菌	
趾间毛癣菌(石膏样毛癣菌)		
红色毛癣菌	须癣毛癣菌	
苏丹毛癣菌	本海姆毛癣菌	
许兰毛癣菌	猴毛癣菌	
断发毛癣菌	疣状毛癣菌	
紫色毛癣菌	昆克毛癣菌	
	T. eriotrephon	
	T. bullosum	

流行病学 由于不同种类的真菌毒力以及对治疗的反应不同,导致由此引起的感染流行率的变化是很重要的。最常见的 2 种亲人性物种为红色毛癣菌和趾间毛癣菌。自第二次世界大战后红色毛癣菌从远东传入欧洲和其他国家,现已成为大多数国家皮肤和指/趾甲感染的最常见病原菌。相比之下,同心性毛癣菌所致的叠瓦癣仅在南太平洋、东南亚边缘地区、拉丁美洲的部分地区和墨西哥流行,在其他地方很少见(表 46.3 和表 46.4)。

表 46.3 世界性皮肤癣菌

	真菌	感染部位
亲人性	絮状表皮癣菌	足部、腹股沟、甲
	趾间毛癣菌	足部、腹股沟、甲
	红色毛癣菌	足部、甲、腹股沟、躯干
	断发毛癣菌	头皮、躯干
亲动物性	犬小孢子菌	头皮、躯干
	本海姆毛癣菌	头皮、躯干
	须癣毛癣菌	头皮、躯干
	疣状毛癣菌	头皮、胡须、躯干
亲土性	亲土短小菌	头皮、躯干
	石膏样短小菌	头皮、躯干
	弧形短小菌	头皮、躯干

表 46.4 受地域分布限制的真菌

真菌	感染部位	分布
奥杜盎小孢子菌	头皮	非洲
铁锈色小孢子菌	头皮	远东、非洲
同心性毛癣菌	躯干	西太平洋、东南亚、美国南部
刺猬毛癣菌	躯干	欧洲、新西兰、亚洲、非洲
昆克毛癣菌	躯干	非洲、亚洲、欧洲
苏丹毛癣菌	头皮	非洲、亚洲
许兰毛癣菌	头皮	亚洲、非洲
紫色毛癣菌	头皮、头皮、甲	非洲、亚洲

众所周知,世界范围内,头癣的病原学会定期发生变化,例如亲人性铁锈色小孢子菌所引起的头癣。在日本,20 世纪 70 年代之前,铁锈色小孢子菌是头癣的主要致病菌,但现在亲动物性犬小孢子菌在头癣的分离率更高。在韩国、中国部分地区和非洲西北部,铁锈色小孢子菌仍然是感染的常见病因。第二次世界大战后,发现移民到东欧的韩裔头癣患儿可分离出铁锈色小孢子菌,但这一菌种似乎没有播散到当地的居民[11]。同样,亲人性皮肤癣菌苏丹毛癣菌,在地域上最初被认为仅限于西非,但现在在英国以及欧洲其他地区的非洲移民中也有发现,而当地人却很少感染这两种病原菌。种族差异是否在地域限制物种的流行病学中起作用尚不清楚。许兰毛癣菌曾被认为是一种世界性的亲人性皮肤癣菌,主要在欧洲广泛传播,但现在主要发生在非洲和近东的部分地区。

20 世纪 60 年代之前,奥杜盎小孢子菌是欧洲、美国和非洲部分地区黑光灯阳性头癣的主要病原菌(超过 50%)。随后,其在欧洲和美洲感染数量明显下降。在美国,一项 1979—1981 年的调查中[12],奥杜盎小孢子菌仅占分离到的皮肤癣菌总数的 0.3%。有人认为,这种下降反映了灰黄霉素在治疗由这种真菌所致感染方面的成功。然而,奥杜盎小孢子菌仍在非洲部分地区流行,皮肤感染和头皮感染很常见。

尽管紫色毛癣菌以及断发毛癣菌被认为是世界性的,但其在一些地区比其他地区更为常见。紫色毛癣菌一直是印度次大陆头皮感染的主要原因,在北非和东非也很普遍,10% ~ 30% 的儿童受到感染[13],而且由于移民的原因,欧洲的发病率也在升高[14]。

在过去 40 年里,断发毛癣菌已经成为美国头癣最常见的致病菌,尤其发生于生活在城市地区的非裔美国儿童中。芝加哥的一项报告[15]发现,在 1976—1980 年,断发毛癣菌占所有头癣病原菌的 96%。Foster 等在 1999—2002 年的一项大型调查中证实了这一点,断发毛癣菌在美国头癣致病菌的比例几乎达到了 100%[16]。

第八篇

断发毛癣菌感染在墨西哥、波多黎各和其他拉丁美洲国家流行,有人认为它是由这些地区的移民传播到美国的。这种真菌现在也在澳大利亚部分地区的原住民中流行[17]。在过去的 30 年,欧洲头癣的病原学也发生了重大变化。20 世纪 80 年代,头癣的主要致病菌是亲动物性的,以犬小孢子菌为主。20 世纪 90 年代初,在欧洲西北部的一些城市地区,特别是有加勒比海或非洲血统的大型社区,亲人性皮肤癣菌感染引起的头癣数量有所增加。这一增长趋势一直持续,欧洲医学真菌学会[18]的一项调查证实,在一些欧洲主要城市,头癣感染的致病菌从以亲动物性真菌为主明显向亲人性真菌转变。发生感染的儿童主要是非洲血统,但他们并非新的移民。实际上,绝大多数都在欧洲出生,主要涉及几个亲人性真菌。在英国和阿姆斯特丹以断发毛癣菌为主。在英国布里斯托尔的一项长达 25 年的调查中,断发毛癣菌和紫色毛癣菌在皮肤癣菌中的占比增长了 10 倍,在 2003 年,两者占头癣分离的皮肤癣菌的 86%。相反,犬小孢子菌占比下降了 90%[19]。然而,在巴黎及其周边地区,苏丹毛癣菌和奥杜益小孢子菌占主导地位[18];后者在瑞士的发病率也有所增加[20]。

由亲动物性真菌引起的人类感染仅限于宿主动物存在的地区。犬小孢子菌的宿主是猫和狗,一直以来是世界范围内人类感染的致病菌之一。在欧洲许多地区的主要城市,甚至在一些国家的农村地区,亲人性真菌感染发生率急剧上升,成为头癣的主要致病菌。报告犬小孢子菌感染率最高的国家主要在地中海,但也分布在奥地利、匈牙利、德国和波兰等接壤国家[21]。其他广泛分布的亲动物性真菌包括本海姆毛癣菌(豚鼠、兔子和其他啮齿动物)[22]和须癣毛癣菌(包括猫在内的大量动物宿主)、疣状毛癣菌(主要是牛)和马毛癣菌(主要是马)。

相比之下,昆克毛癣菌感染的分布地域似乎与许兰毛癣菌相同[8]。因此,这种真菌感染在欧洲和世界其他地区非常罕见。同样,在印度猴子身上发现的猴毛癣菌仅在这些国家发生人类感染(表 46.5)。

表 46.5　亲动物性皮肤癣菌的动物宿主

真菌	主要动物宿主
犬小孢子菌	猫、狗、马
马小孢子菌	马
刺猬毛癣菌	刺猬
须癣毛癣菌	啮齿动物、猫、羊
昆克毛癣菌	骆驼、啮齿动物
本海姆毛癣菌	豚鼠、兔
猴毛癣菌	猴
疣状毛癣菌	牛
T. bullosum	驴

浅部真菌感染的传播以及感染源　感染常是通过间接接触受感染的人或者动物脱落的皮肤鳞屑和毛发传播的,其中具有感染性的孢子(关节孢子)可以在宿主上存活数月。头皮感染也可以通过使用受污染的梳子和发刷所致。衣物、毛巾和床单也是可能的传染源。可以很容易地从淋浴间、更衣室和宿舍的地板中分离出真菌。已有报道,在学校中暴发头癣时,与受感染者在同一教室里的许多儿童的头皮上可携带致病真菌。人们认为这种头皮携带是来自受感染儿童脱落的孢子所污染的,这种携带一般是一过性的,一旦头癣患儿离开学校,病原菌的携带率就会下降然后消失。然而,这些研究也表明,头癣患儿存在真菌孢子的播散。一些无症状携带者以后可能发展为临床感染。头癣患儿的父母也有可能是无症状真菌感染携带者[23-24]。White 等[25]对断发毛癣菌头癣病例的 209 个家庭接触研究发现,44.5% 的人头皮有无症状真菌携带。因此,和头癣患者接触的家庭成员需要进行筛查,从而清除潜在真菌感染。

持续接触可能的感染源也会影响疾病的发病率。研究显示,在封闭性社区,足癣病例数随着与可能传染源的接触时间增加而增加。例如,在一所寄宿学校进行的研究发现,男童趾缝真菌感染的发生率随着其上学年数而增加[26],新入学男童的感染率为 5%,1 年后这一比例升高至 19%,2 年后上升到 36%,如在学校上学的时间持续 4 年或者更长时间,54% 的男童会发生感染。

发病机制　皮肤癣菌通过分泌酶和物理性机制相结合的方式,穿透角化组织进而攻击宿主组织。它们能产生酶(如角蛋白酶),体外实验发现侵入的皮肤癣菌菌丝是扁平的、具有分枝的,从而适应其在角质形成细胞之间移动[27]。

感染是通过关节孢子传播的,孢子是由附着在皮肤上的真菌菌丝分裂而成的,孢子萌发并侵入角质层。感染前常有轻微的创伤或擦伤。其他可能在感染形成中起作用的因素包括皮肤表面因素,如 pH 值和二氧化碳张力;已证明后者的升高可促进真菌的生长。菌丝黏附在光滑的皮肤后离心性生长而形成"类似癣"的皮损。感染部位和致病真菌共同决定疾病的模式。Kligman[28]研究了实验诱导和自然获得性头皮感染的发病机制。在头皮最初感染后,菌丝向下生长进入毛干和毛囊壁之间。大约自毛囊中部侵入至毛发。发内菌丝向着毛球生长并止于角质形成区的上限,即 Adamson 边缘。毛发内的菌丝随着毛发的生长向上移动,但新形成的角质化毛干一旦形成即被真菌以每天约 0.3mm 的速度侵入。当入侵的真菌是发外型真菌时(例如奥杜盎小孢子菌），发内菌丝从毛发表面冒出，并分裂为成团的孢子。受感染的头发向上生长，通常在头皮表面上方几毫米处折断。在发内型真菌感染中（例如断发毛癣菌），发内菌丝分裂形成孢子，孢子变圆并充满毛小皮。受累的毛发由于毛干损伤的程度较大在贴近头皮表面处折断（黑点癣）。黄癣是由许兰毛癣菌所致的一种慢性发内型真菌感染，菌丝沿着毛干不规则向下生长且并不分裂为成团的孢子。发干不会折断，受感染的毛发长度随着毛发的生长而至毛囊外。菌丝的退化导致毛发中形成拉长的气泡。

只有当旧的角蛋白脱落时，真菌尽可能迅速地侵入新形成的角蛋白中，皮肤、头发和指甲的感染才能持续。真菌特异的因素可能包括对宿主的适应、酶的释放、毒素的产生和/或免疫调节剂的释放。一般来说，真菌对宿主的适应性越好，炎症反应越温和。由于皮肤癣菌几乎只局限于角化组织，这可能需要特殊的代谢活动。皮肤癣菌分泌的酸性蛋白酶谱与曲霉菌相似，但可通过 S8（枯草杆菌蛋白酶）、M35（氖溶素）和 M36（溶菌素）家族的多个内蛋白酶成员进行区分[29-30]。令人惊讶的是，在蛋白质培养基中体外角蛋白消化过程中分泌的大多数蛋白酶，在体内感染发生的时候并未被检测到。来自皮肤癣菌的本海姆毛癣菌感染豚鼠的转录组分析和红色毛癣菌感染的甲癣患者的受累甲床提取蛋白的蛋白组学分析表明，感染过程中主要蛋白酶 Sub1、Sub2、Sub7，尤其 Sub6，在体外未被检测到[31-32]。另外还发现了分泌蛋白酶，包括密切相关的 Sub7 和二肽基肽酶 DppV。这些来自体内实验的结果特别有意义，因为红色毛癣菌的 Sub6 和 DppV 先前被鉴定和描述为皮肤癣菌主要的变应原，分别称为 Tri r2 和 Tri r4[33]。Tri r2 诱导的迟发型超敏反应（delayed-type hypersensitivity，DTH）被认为与皮肤癣菌感染的高度炎症性病变有关。除了内源性微生态的保护作用外，在炎症过程中发挥作用的宿主相关因素包括侵入的部位、非特异性防御机制以及适应性和固有免疫反应[27]。更详细地说，这些因素包括细胞增殖、表皮角质形成细胞产生的非细胞性抗微生物物质、补体相关的机制和特异性免疫应答，特异性免疫应答主要包括免疫活性细胞激活和随后的朗格汉斯细胞数目增加、T 细胞介导的延迟免疫反应和抗体的产生。浅表皮肤癣菌病的固有免疫包括角质形成细胞、中性粒细胞和巨噬细胞的作用。角质形成细胞可能诱导感染的急性和早期反应，通过最初与皮肤癣菌相互作用而释放不同的细胞因子谱。其中包括 IL-8，一种可以杀死皮肤癣菌的中性粒细胞的有效化学趋化剂，以及促炎性 TNF-α。在炎症反应之后，可以观察到表皮屏障受损，表皮增殖增强，并且可以观察到角质形成细胞来源

的抗菌肽表达增加[34]。皮脂中存在的某些不饱和脂肪酸在体外可抑制某些皮肤癣菌的生长，青春期后皮脂腺的分泌被认为是预防成人头癣的重要因素。由于青春期皮脂分泌增多，儿童头癣可自发缓解。细胞介导的免疫反应在防御皮肤癣菌感染方面起着重要作用[35]，亲动物性和亲土性皮肤癣菌可诱导细胞介导的迟发型超敏反应，促进感染的恢复，并可避免再次感染。临床上这可能表现为典型的从癣的中央开始特征性愈合。这种反应的特点是关键性细胞因子 IL-12 和 IFN-γ 水平升高，从而触发辅助性 T 细胞 1（Th1）激活巨噬细胞作为效应细胞发挥作用。相比之下，亲人性的浅表真菌（如红色毛癣菌、趾间毛癣菌以及断发毛癣菌）往往炎症较轻并更趋于慢性和持续性感染。这些感染与特异性迟发型超敏反应差、特异性 IgE 和 IgG₄ 升高、IgE 介导的即刻超敏反应（immediate hypersensitivity，IH）以及单核细胞产生 Th2 细胞因子相关[27,36]。皮肤癣菌的感染通常与外在条件有关，如免疫抑制、糖尿病、高龄、环境因素（如潮湿、不透气的鞋）、接触污染的物体和表面，以及受感染的个人或动物的直接传播等。然而，众所周知，即使有相同的风险因素，人们也不会同样容易受到感染，一些证据表明皮肤癣菌病有家族或遗传易感性[37]。特殊形式的疾病（例如波利尼西亚人的叠瓦癣）在小而孤立的社区中聚集发病，皮肤真菌感染在某些家庭中高发，这些表明了遗传易感性。研究发现部分患者存在特异分子的缺陷，包括 Dectin-1 受体、胱天蛋白酶募集域蛋白 9、转录因子信号转导和转录激活因子、主要组织相容性复合体 Ⅱ 类基因和 DEFB4（防御素 β4 基因）[37]，以上分子在天然免疫和获得性免疫中起重要作用。

病理　大多数皮肤癣菌感染局限于角质层、甲和毛发。一般来说，与皮肤癣菌感染相关的角质层有 3 个不同的变化：中性粒细胞的存在、致密的角化过度和"三明治征"。"三明治征"指的是菌丝"夹在"处于上层的正常的网篮状角质层和处于下层的近期形成的角质层之间，后者异常分化为致密的角化过度和角化不全[38]。

非炎症性鳞屑性皮损表现为角化过度伴有少许的真皮浸润。在炎性较重的病变早期，角质层和毛囊周围存在致密的中性粒细胞聚集。当有毛囊受累时，真菌成分被真皮中吞噬细胞或巨细胞包围。

临床特征　皮肤癣菌感染的临床特征取决于感染部位、病原菌和宿主的免疫状态。表皮炎症程度取决于机体对真菌抗原的免疫反应，而真菌抗原可从角质层扩散。鳞屑的多少由炎症后表皮更新的速度决定。

皮肤癣菌感染通常用表示地点的拉丁文名称后加

上拉丁文单词"癣"来描述,例如,头皮癣是"头癣"。

头癣

头癣是一种主要累及儿童的疾病,成人发病率很低,但成人也可以感染断发毛癣菌,例如,发生于患有获得性免疫缺陷综合征(acquired immune deficiency syndrome,AIDS)的成人。临床表现在一定程度上取决于感染的真菌种类,常有脱发,伴有不同程度的鳞屑和红斑。亲动物性真菌感染所引起的炎症反应通常更重,从而进展为肿胀和脓疱的炎症性改变,称为脓癣,亲动物性和亲人性真菌均可引起脓癣。尽管在温带气候的国家很少报道由红色毛癣菌引起的头癣,但除了絮状表皮癣菌和同心性毛癣菌外,所有的皮肤癣菌均能侵入毛发。头皮感染可根据真菌侵入毛干后形成孢子的方式进行分类。

在发外型真菌感染中,孢子主要存在于毛干之外,表现为排列成团状的小孢子(2~3μm),或者较大的孢子(3~5μm或5~10μm),后者通常以直链的形式分布在毛发表面。发外型感染的小孢子由小孢子菌所致,发外型感染的较大孢子是由须癣毛癣菌、本海姆毛癣菌以及疣状毛癣菌引起。在发内型感染中,孢子(4~8μm)存在于毛干内,这种类型的感染是由毛癣菌属所致,例如断发毛癣菌(表46.6)。黄癣是一种由许兰毛癣菌引起的慢性头癣,临床表现以发内型感染为特点,发干内可见菌丝和气泡,孢子很少。另一个有助于鉴别头皮真菌感染的方法是借助于最大波长为365nm的紫外线灯(黑光灯),小孢子菌感染时,受感染的毛发在黑光灯下呈亮绿色荧光。但是,无荧光并不能排除小孢子菌感染。黄癣的受累毛发在黑光灯下呈暗绿色的荧光,但其他毛癣菌引起的头癣无荧光。

表 46.6　毛发感染类型

	种	孢子分布	孢子大小/μm
小孢子菌属	奥杜盎小孢子菌	发外型[a]	
短小菌属	犬小孢子菌	发外型[a]	
	石膏样短小菌	发外型[a]	2~3
	铁锈色小孢子菌		
毛癣菌属	昆克毛癣菌	发外型	3~5
	疣状毛癣菌	发外型	5~10
	苏丹毛癣菌	发内型	
	断发毛癣菌	发内型	4~8
	紫色毛癣菌	发内型	
	许兰毛癣菌	发内型[a]	

注:[a] 受累毛发在黑光灯下有荧光。

小孢子发外感染

当致病真菌是亲人性真菌感染(例如奥杜盎小孢子菌、铁锈色小孢子菌)时,临床表现为头皮处缓慢进展的圆形斑片伴有部分毛发脱落,可见轻度红斑和鳞屑(图46.1)。亲动物性或亲土性真菌感染(例如犬小孢子菌、石膏样短小菌)时,临床表现为炎症更重,鳞屑更多(图46.2)。

大孢子发外感染

由亲动物性真菌感染所致,包括须癣毛癣菌、本海姆毛癣菌、昆克毛癣菌以及疣状毛癣菌,临床表现通常比犬小孢子菌引起的炎症更重。单发的皮疹表现为肿胀性斑块和脓疱(脓癣),含有松动的毛发(图46.3)。

发内型真菌感染

此类型的特征性表现为伴有轻度红斑以及鳞屑的圆形脱发斑。受感染的头发在头皮表面折断,在深色头发的患者表现为"黑点"征(图46.4)。部分患者可表现为泛发性红斑和鳞屑,类似脂溢性皮炎表现,导致进展性脱发。

有时,脓癣可进展为瘢痕和永久性脱发,在紫色毛癣菌感染中更为常见,亦可发生于断发毛癣菌感染(图46.5)。

黄癣是一种主要由许兰毛癣菌引起的慢性头部疾病,临床表现为由菌丝和孢子在毛囊开口处聚集形成、带有痂屑的碟状皮损(又称黄癣痂)(图46.6)。与其他形式的头癣不同,黄癣通常可造成较大瘢痕和脱发,症状可能会持续到成年。家族性聚集发病常见,几代人均可患病。

男孩比女孩更容易发生头癣,可能因为较短的头发更容易感染真菌孢子。然而,在美国的一项真菌感染调查中发现,断发毛癣菌所致的头癣在女孩(59%)较男孩(41%)更多见[15]。

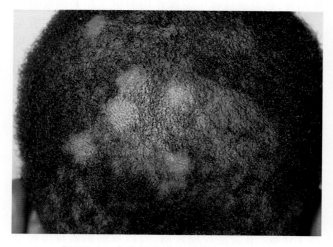

图 46.1　由奥杜盎小孢子菌引起的头癣

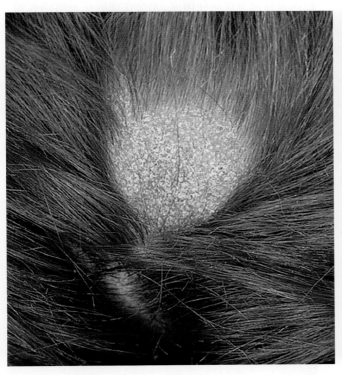
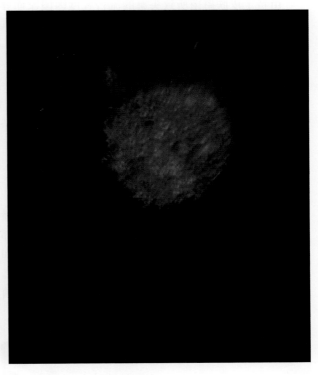

图 46.2　由犬小孢子菌引起的头癣以及黑光灯下的荧光表现

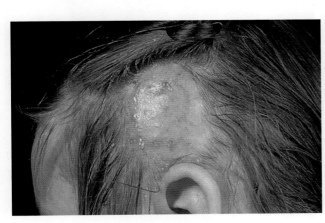

图 46.3　由须癣毛癣菌引起的头癣

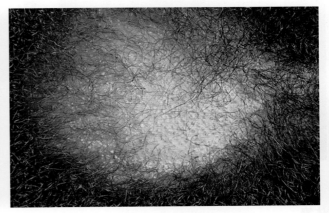

图 46.4　由紫色毛癣菌引起的头癣

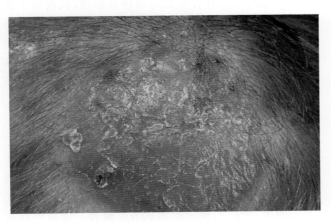

图 46.5　由断发毛癣菌引起的脓癣

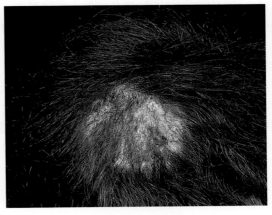

图 46.6　头皮黄癣

第
八
篇

由特定皮肤癣菌所致头癣的流行程度因国家而异（框图 46.2）。然而，如果孩子的父母和祖父母是从其他国家移民至现居住国家，无论在现居住地时间长短，该患儿仍容易感染原籍国流行的真菌。

框图 46.2	引起头癣的主要皮肤癣菌的地理性分布				
欧洲	**北美和南美**	**澳大利亚**	**非洲**	**中东**	**亚洲**
犬小孢子菌	断发毛癣菌	犬小孢子菌	紫色毛癣菌	犬小孢子菌	紫色毛癣菌
断发毛癣菌	犬小孢子菌	断发毛癣菌	苏丹毛癣菌	许兰毛癣菌	铁锈色小孢子菌
			断发毛癣菌		
			奥杜盎小孢子菌		

面癣

真菌感染不常发生于面部，常从其他部位感染播散而来，尤其常自头皮播散而来。皮损表现与其他部位的真菌感染表现相似（图 46.7）。面癣在新生儿和婴儿亦有报道，可能是由亲人性或亲动物性真菌引起。据报道，在美国，面部是由断发毛癣菌所致的皮肤癣菌感染最常发生的部位[15]。

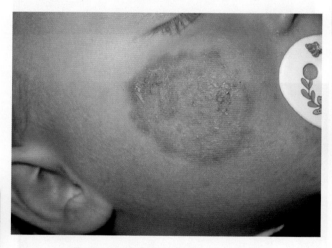

图 46.7 由须癣毛癣菌所致的面癣

体癣

该术语用于躯干和四肢的感染，其特征表现为真菌自感染的初始部位离心性播散而形成环状损害。炎症程度取决于真菌是亲动物性还是亲人性。亲动物性如犬小孢子菌感染可形成红斑鳞屑性环状皮损，边缘常隆起并可见脓疱；受累区域的毛发可能被感染（图 46.8）。相比之下，亲人性真菌如红色毛癣菌或者断发毛癣菌常引起局部鳞屑性皮损，尽管仍可见清晰的边缘，但红斑并不明显。体癣可见于所有年龄段的儿童，在新生儿中亦有报道。引起体癣的真菌包括犬小孢子菌[39]、须癣毛癣菌[40]和断发毛癣菌[15]。传染源一般是婴儿的家庭成员或者受感染的宠物。

难辨认癣

难辨认癣是由于局部应用强效糖皮质激素而造成

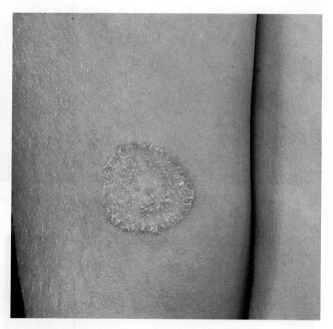

图 46.8 由犬小孢子菌所致的体癣

典型临床表现发生改变的一种真菌感染。皮损的活动性边缘可能消失，瘙痒可能减轻或消失，可无鳞屑，皮损常泛发，常见脓疱和丘疹[41]。

叠瓦癣

这是由同心性毛癣菌引起的慢性体癣。这种真菌及其引起的疾病具有明显的地理分布性，仅发生于在西太平洋地区（例如巴布亚新几内亚）、东南亚和亚马逊地区。叠瓦癣通常在婴儿期起病，可发生在各个年龄段。躯干和四肢最常受累，皮损由广泛而持续存在的同心圆形鳞屑性损害组成，具有明显的特征性（图 46.9）。

股癣

这种感染很少发生于青春期前，常见于青年男性。自腹股沟向下延伸至股内侧，对称性分布，临床以红斑、鳞屑性损害为特点，边缘隆起，偶可见脓疱，伴有剧烈瘙痒。感染可能播散至肛周和臀部。病原菌包括红色毛癣菌、趾间毛癣菌或絮状表皮癣菌。运动员或者居住在封闭社区（例如寄宿学校）的人群因公用洗浴设

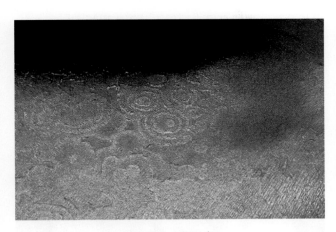

图 46.9　叠瓦癣

施而发生股癣暴发流行,病原菌几乎均为絮状表皮癣菌。在这种情况下,很容易从毛巾、床上用品或衣物中分离出病原菌。

尿布区的环状皮损也可能是由皮肤癣菌引起,需与尿布皮炎鉴别[42]。

足癣

足癣是温带地区人群中最常见的皮肤癣菌感染。病原菌均为亲人性真菌,在过去的 30 年里,红色毛癣菌已经取代趾间毛癣菌和絮状表皮癣菌,成为大多数国家足癣的最常见病原菌。

感染通常始于趾缝,第四、五趾之间最常见,表现为脱屑、浸渍和裂隙(图 46.10),在急性期通常伴有瘙痒。感染可波及足趾和跖部,临床表现依据病原菌而有所不同。趾间毛癣菌引起的足癣常形成透明水疱,最终破裂、干涸并形成不规则鳞屑状边缘。红色毛癣菌感染以跖部细小、干燥的鳞屑为特征性表现。以上感染倾向于形成慢性泛发的皮损,累及足跟、足两侧以及足背。

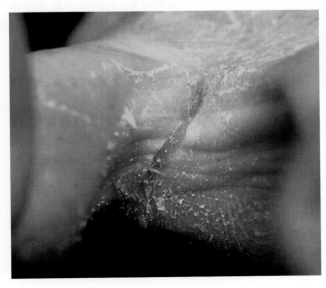

图 46.10　趾间毛癣菌所致足癣

尽管有 4 岁以下儿童足癣病例的报道[43],但青春期前儿童足癣的发病率很低(图 46.11)。英国对学龄期儿童的调查研究显示,足癣在 7~10 岁男孩的发病率为 2.2% ,11~14 岁男孩的发病率为 6.6%[44]。丹麦 15 岁儿童的足癣发病率为 3.7%[45]。意大利对 3~13 岁儿童足癣的 20 年调查研究中共发现 80 例足癣病例,同期成人足癣调查研究发现 2 500 例病例,儿童病例仅占总病例数的 3.1%[46]。法国一项关于儿童皮肤癣菌病为期 5 年的研究发现,2 岁以下婴幼儿中只有 2 例足癣病例,而在 2~10 岁的儿童中有 19 例[47]。在韩国,一项为期 3 年的研究检查了 102 名患有足部皮炎的儿童,根据直接镜检阳性检出 21 例儿童足癣[48],其中 7 名儿童年龄在 4 岁以下,8 名儿童年龄在 5~9 岁。足癣在儿童和成人发病率不同的原因尚不清楚,例如,经常接触游泳池等危险因素在两个年龄段都是相同的。足癣儿童的父母经常携带有慢性皮肤癣菌感染。与成人一样,足癣在男童中的发病率高于女童。儿童足癣的临床表现与成人相似,尽管水疱损害可能在儿童更为常见,但也可发生大疱性病变[49]。

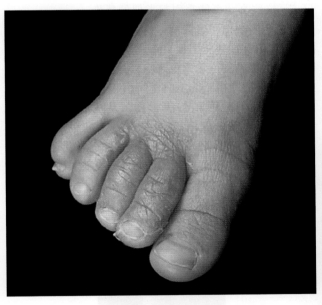

图 46.11　红色毛癣菌所致儿童足癣

手癣

手癣在儿童中罕见,通常发生在原发性足部感染之后,红色毛癣菌是最常见致病菌。临床以手掌和手指弥漫性角化过度和脱屑为特征,通常只累及一只手,原因尚不清楚。当病灶边缘较明显时,皮损可能会扩散至手背。

甲癣

甲真菌病在儿童中并不常见,发病率随着年龄增长而增加。英国对 494 名 5~10 岁学龄期儿童的调查

第八篇

研究仅发现 1 例甲癣,总体患病率为 0.2%[50]。美国一项对 12 岁以下儿童进行的为期 3 年的调查发现有 26 例甲真菌病患儿[51],其中 6 例同时患有足癣。法国一项调查发现 2 岁以下患甲真菌病 4 例,2~10 岁儿童患甲真菌病 41 例[47]。波兰北部的一项研究显示儿童和青少年甲真菌病 99 例,占全部真菌学确诊的浅部真菌病(500 例)的 19.8%。3 岁以下儿童以指甲真菌病多见(52 例),47 例表现为红色毛癣菌所致趾甲真菌病。发病率随着年龄增长而稳步增加[52]。

与成人不同,大多数儿童甲真菌病邻近的皮肤没有感染迹象,但甲癣患儿的父母经常存在皮肤感染,是最有可能的传染源[52-53]。由引起头癣的亲人性真菌感染所致指甲真菌病需检查头皮是否发生感染。

甲真菌病有五种类型。

远端侧位甲下型甲真菌病 这是真菌性甲营养不良最常见的类型,真菌自甲的远端和侧面侵入,然后向近端扩散到甲表面。随着感染的发生,甲板变得易碎并增厚。在发达国家,红色毛癣菌是最常见的病原菌。在断发毛癣菌、紫色毛癣菌或者许兰毛癣菌流行的地区[54],这些真菌可能会引起类似的感染。

白色浅表型甲真菌病 这是一种不常见的甲损伤类型,真菌直接侵犯甲板表面,极少穿透甲。感染后的甲会产生容易刮掉的白色斑点。这种类型的感染主要见于趾甲,通常由趾间毛癣菌所引起。

近端甲下型甲真菌病 真菌从皮肤侵入近端甲床,在甲下形成白点,病变可能进一步向甲远端延伸,累及甲的全层(图 46.12)。这种类型更常见于酵母菌感染,很少由皮肤癣菌引起,尤其与艾滋病患者更为相关[55]。

甲内型甲真菌病 由能引起头皮发内感染的皮肤癣菌所致,以苏丹毛癣菌最常见。甲板表现为凹坑和

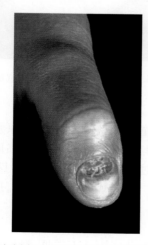

图 46.12 由须癣毛癣菌所致近端甲下型甲真菌病,有吸吮拇指习惯

甲板分离。真菌自甲表面侵入并深入甲板[56-57]。

全甲毁损型甲真菌病 整个甲板被破坏,遗留增厚和异常的甲床。可能由甲真菌病的三种类型中的任何一型所致。虽然大多数儿童的甲真菌感染由亲人性真菌引起(图 46.13),但偶可由亲动物性真菌引起,例如犬小孢子菌[58]和马毛癣菌[59]。

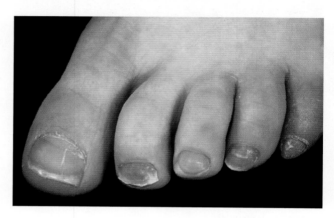

图 46.13 由红色毛癣菌所致甲癣

真菌疹

"id"反应是指针对微生物抗原的循环抗体或激活的 T 淋巴细胞产生的次级免疫反应[60]。浅部真菌感染是"真菌疹"最常见的原因。由皮肤癣菌所致的真菌疹主要包括两种类型癣菌疹:①泛发的苔藓样皮损,表现为胸部、躯干和背部的成群或分散的毛囊性丘疹,主要发生在儿童的头癣病程中("毛癣菌性苔藓");②与足癣相关的手(手掌和/或手指)的多汗症和水疱性湿疹(主要由趾间毛癣菌引起)。其他类型包括结节性红斑、泛发性红斑和脓疱形成。癣菌疹的诊断标准如下:

1. 首先在其他部位证实有皮肤癣菌感染的病灶。

2. 在真菌疹部位无真菌存在,局部培养显示为无菌性,真菌镜检以及组织病理检查均为阴性。

3. 一旦原发真菌感染清除,癣菌疹的症状会在急性病程后自行消退。

4. 患者对皮肤癣菌抗原致敏,对毛癣菌属提取物(癣菌素)呈皮试阳性。

在有效的抗真菌治疗,尤其是系统治疗开始后,癣菌疹可能会加重,此时不应与药疹混淆[60]。局部应用糖皮质激素可以缓解症状,如果严重,可给予口服糖皮质激素。

诊断 浅部真菌感染的诊断流程一直不断更新。目前,对受感染皮肤、毛发或甲标本进行真菌镜检,然后通过真菌培养进行菌种鉴定,仍被广泛应用。然而,分子学在病原菌的诊断方面发挥着越来越大的作用,聚合酶链反应(polymerase chain reaction,PCR)技术和基

质辅助激光解吸/电离飞行时间（matrix-assisted laser desorption/ionization time-of-flight, MALDI-TOF）分析[61-62] 分别能够直接从临床标本或从培养基中检测到皮肤癣菌和非皮肤癣菌[61-62]。建立正确的诊断非常重要，原因如下：

1. 仅凭临床诊断往往具有误导性，引起相似临床表现的致病菌往往对同一种治疗反应不同。例如，红色毛癣菌和新暗色柱节孢菌可引起相同的皮肤和甲表现，但前者对灰黄霉素敏感，而后者对灰黄霉素耐药。

2. 无病原学证据时给予口服抗真菌药物会受到质疑。

3. 毛癣菌属和小孢子菌属及亲人性和亲动物性真菌的治疗选择可能是不同的。

4. 对亲动物性皮肤癣菌的鉴定可以找到动物传染源并需要对其进行治疗。

5. 针对病因进行早期治疗。

6. 出于流行病学方面原因。

临床样本采集

最好使用钝手术刀采集皮肤样本。受累的毛发（最少 10 根）可以用平头镊子拔除，受累的发根可以用手术刀刮除。甲（3mg 或 20 小块剪取物）通常增厚，需要用指甲刀剪掉增厚的部分；用手术刀清除甲下碎屑。当头皮受累临床主要表现为鳞屑时（主要发生在亲人性真菌感染时），可以应用洗发刷或牙刷[63]进行采样。

显微镜检查

将样品放在显微镜载玻片上，加一滴 20%～30% 的氢氧化钾或氢氧化钠（potassium or sodium hydroxide, KOH/NaOH）或四乙基氢氧化铵（tetra-ethylammonium-hydroxide, TEAH）。在湿室中于室温下孵化 20～30min（甲为 1～2h），可加速组织的软化。将二甲基亚砜（dimethyl sulphoxide, DMSO）加入 KOH 中（DMSO 40mL，蒸馏水 60mL，KOH 30g），无需加热即可快速检测。未染色的标本一般可用于显示角蛋白中的真菌，但在二甲亚砜中加入氯唑黑 E 可以将菌丝与常见的人工制品如棉纤维、弹力纤维或"马赛克真菌"鉴别出来。"马赛克真菌"是由胆固醇和其他物质沉积在表皮细胞周围而形成的假象。还可以将钙荧光白（10～40mg Blankophor®，95mL NaOH 0.5mol/L，5mL DMSO）添加到等量的 KOH 中，该染料在紫外光激发下发出绿色荧光。该染色剂对真菌具有选择性，有助于检测样本中存在的微量真菌成分。必须用荧光显微镜检查制剂。

皮肤鳞屑镜检显示分枝菌丝，通常分成关节孢子链（图 46.14）。毛发感染时，孢子的大小和排列将有助于识别皮肤真菌的种类（图 46.15～图 46.18）（见表 46.6），但无法准确鉴定具体的种。需要注意的是，皮肤、毛发和甲的真菌镜检阳性率常高于真菌培养。

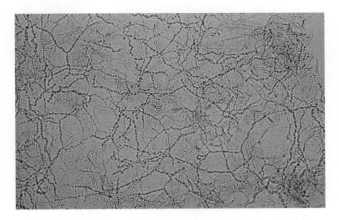

图 46.14 皮损上皮肤癣菌的菌丝和孢子（30% KOH）

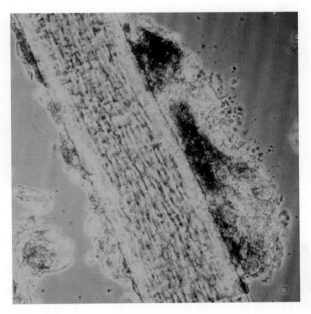

图 46.15 犬小孢子菌所致的小孢子发外型感染（30% KOH）

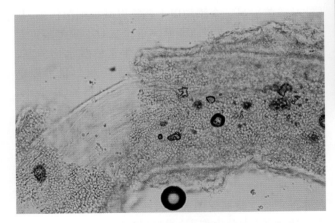

图 46.16 疣状毛癣菌所致的大孢子发外型感染

第八篇

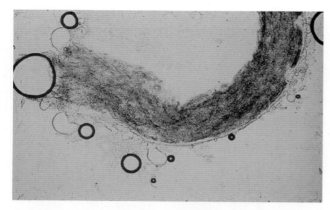

图 46.17　断发毛癣菌所致的发内型感染（30% KOH）

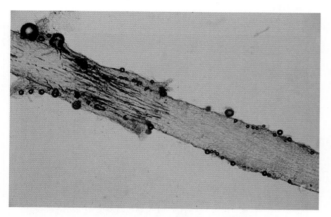

图 46.18　许兰毛癣菌所致黄癣的毛发镜检可见菌丝和气泡

真菌培养

皮肤癣菌培养的培养基比较完善，但耗时较长（2~6周）。沙氏葡萄糖琼脂（sabouraud dextrose agar，SDA）是最常用的培养基（蛋白胨 1%，葡萄糖 2%~4%，琼脂 1.5%，pH 5.6）。建议将临床样本接种在 2 个琼脂平板上，一个不加庆大霉素或者 0.005% 氯霉素（针对霉菌），另一个添加以上药物以减少细菌污染，并通过添加 0.05% 放线菌酮而使培养基对皮肤癣菌更有选择性。市面上可以买到包含抗生素的脱水培养基，这些抗生素可以装在琼脂粉中（真菌琼脂），也可以单独装在不同的小瓶中。皮肤癣菌鉴定培养基（dermato-phyte test medium，DTM）或 Taplin 琼脂不是真正的替代品，因为培养基（红色）的碱化也可以由亲土性皮肤癣菌（例如土生节皮菌）或霉菌引起。

皮肤癣菌菌落的宏观和微观形态用于物种鉴定，包括菌落的质地、表面颜色以及在培养皿背面看到的色素的产生。皮肤癣菌 3 个属在培养中产生特征性的多细胞孢子（大分生孢子）类型（图 46.19）：

1. 小孢子菌和短小菌属　纺锤形大分生孢子。
2. 毛癣菌属　圆柱形大分生孢子。

3. 表皮癣菌属　梨形大分生孢子。

单细胞孢子（小分生孢子）的形状和排列以及其他结构，如厚壁孢子、螺旋状孢子等的存在有助于鉴定皮肤癣菌的其他特征[64]。

分子诊断

de Hoog 等对皮肤癣菌新菌种概念进行了综述[9]。本章所用的分类名称均以皮肤癣菌的新命名为基础。表 46.2 显示了这组真菌新旧物种命名，建议至少在应用分子鉴定方法时严格使用新命名。例如，完全依赖传统诊断方法的常规实验室手段无法进一步区分须癣毛癣菌复合体的具体种，即须癣毛癣菌、本海姆毛癣菌、趾间毛癣菌、刺猬毛癣菌及昆克毛癣菌。此外，依据表型特征进行判定可能会产生错误的判断。鉴于须癣毛癣菌复合体由几种分子靶标不同的菌种组成，故仅使用须癣毛癣菌这个名称来表示所有的菌种是非常混乱的。随之而来的问题出现：指的是哪一种须癣毛癣菌？相反，已经定义为同义的菌种（例如鲁比切克毛癣菌、麦格尼毛癣菌以及红色毛癣菌复合体的其他菌种）不能被任何分子靶标可靠地区分，包括具有高分辨能力的标志物，如微卫星[65]。任何进行皮肤癣菌鉴定或解读结果的人应该牢记以上这些情况。在过去，越来越多的 PCR 诊断策略问世，开发的试剂盒可应用于常规诊断，能直接从临床标本中检测皮肤癣菌。一般来说，合适的分子技术的选择取决于分析灵敏度、特异度和相应的内部对照（阳性对照、阴性对照、提取对照和扩增对照），有效的 DNA 提取方法也有重要影响[66]。目前用于检测红色毛癣菌、趾间毛癣菌、絮状表皮癣菌（甲真菌病和足癣的主要病原菌）、犬小孢子菌、奥杜盎小孢子菌和石膏样短小菌的商业化试剂盒可以达到种的水平上鉴定。皮肤癣菌病的其他病原菌仅在属的水平上鉴定（例如毛癣菌属）。此外，在鉴定新物种和非致病性亲土性皮肤癣菌时，应包含皮肤癣菌，并将其鉴定为一个组（裸囊菌科）的检测手段[67]。

传统方法与分子诊断方法的比较

许多研究比较了真菌镜检、真菌培养和分子方法（普通和实时 PCR）的灵敏度和特异度。结果一致显示，即使在种的水平上，分子方法也比真菌镜检及培养在灵敏度上高 21%[68-69]。

分子方法的另一个优势是可以在非常短的时间内诊断病原菌并开始适当治疗（24~48h，真菌培养需要2~6周）。任何真菌学检测系统（真菌培养和分子方法）的结果都需要在可靠的临床背景下进行讨论。在培养基适宜的情况下，可在培养基中检出无任何临床症状的腐生真菌。只有当特定的引物/探针被开发出来，分子方法才能成功地检测到这类微生物。因此，约5% 的甲真菌病病例由罕见的皮肤癣菌物种、酵母菌以

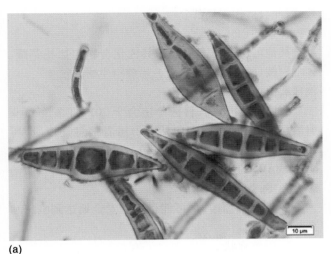

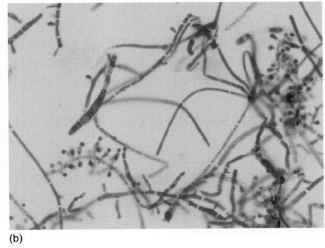

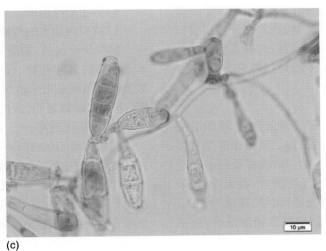

图 46.19　（a）小孢子菌大分生孢子；（b）毛癣菌大分生孢子；（c）表皮癣菌大分生孢子

及霉菌引起,可以采用适当的方法(如微阵列技术)进行鉴定。

综上所述,PCR 技术填补目前的传统方法,在不久的将来能够取代真菌镜检以及培养。

皮肤癣菌鉴定新方法

可以应用 MALDI-TOF 分析鉴定培养基中生长的皮肤癣菌种类[61-62]。直接从临床标本中鉴定皮肤癣菌是不可能的。MALDI-TOF 方法鉴定的先决条件是该平台已经由足够数量的所有相关皮肤癣菌种进行过验证。然而,进一步区分系统发育密切相关物种仍有困难,如断发毛癣菌和马毛癣菌、须癣毛癣菌和趾间毛癣菌、犬小孢子菌和铁锈色小孢子菌。

鉴别诊断

头癣

许多疾病都会出现头皮鳞屑而不脱发的情况。脂溢性皮炎、银屑病或石棉状糠疹均需与头癣鉴别。石棉状糠疹的鳞屑表现为毛发周围厚层鳞屑,不易脱落。

斑秃表现为脱发斑,通常没有鳞屑,并且有大量破碎的锥形毛发("感叹号"发)。皮肤镜检查有助于区分头癣("逗号"发)和斑秃("感叹号"发)[70]。

体癣

体癣可被误诊为其他环状损害,如湿疹、环状红斑、银屑病和环状肉芽肿。皮肤癣菌感染通常有一个明显的边缘,边缘处鳞屑更为明显,伴有瘙痒。

股癣

股癣应与反向性银屑病、脂溢性皮炎、红癣以及念珠菌性间擦疹相鉴别。

足癣

念珠菌感染、红癣、革兰氏阴性菌和葡萄球菌感染可引起趾间鳞屑,需与足癣鉴别。

手癣

手癣应与湿疹和银屑病相鉴别。

甲癣

甲癣的鉴别诊断包括银屑病、湿疹以及甲念珠菌感染。甲银屑病通常累及对侧手足的同一指/趾甲,表现为凹陷和甲剥离,通常在其他部位可见银屑病皮损。

治疗 尽管一些皮肤癣菌病有自限性,但大多数类型都需要治疗。局部治疗用于不累及头发或甲的局部病变。系统治疗用于慢性和广泛性感染以及头发或甲的感染。

用于治疗皮肤癣菌感染的主要抗真菌药物包括以下几种:

灰黄霉素

灰黄霉素是一种从多种青霉菌中提取的抗真菌抗生素,可通过与微管蛋白结合影响细胞核分裂,以及抑制核酸合成而达到抗真菌作用。通过选择性地集中在角质层并充分抑制真菌的生长,从而阻止真菌侵入新形成的角蛋白。灰黄霉素是治疗皮肤癣菌病的第一个口服药物,临床仅对皮肤癣菌有效,故其临床应用仅限于由这些真菌引起的感染。鉴于较新的抗真菌药物具有更好的抗真菌活性,除了用于治疗一部分头癣外,灰黄霉素现在很少应用。

唑类

唑类是一种通过抑制真菌细胞色素 P450 酶的麦角固醇生物合成而发挥作用的药物。麦角固醇是真菌细胞膜的重要成分。咪唑类包括一大类主要用于局部治疗的化学合成药物,如克霉唑、咪康唑、益康唑、联苯苄唑、异康唑、奥昔康唑、硫康唑、特康唑、噻康唑、芬替康唑和酮康唑。它们具有广谱的抗真菌谱活性,包括皮肤癣菌和酵母菌,如念珠菌和马拉色菌,其中有些可抑制革兰氏阳性菌。

三唑类抗真菌药中的伊曲康唑和氟康唑可用于口服治疗浅表真菌感染,具有与咪唑类药物相似的抗真菌谱。目前许多国家未批准应用于儿童。

丙烯胺类

丙烯胺类可通过抑制角鲨烯环氧化酶,进而阻断细胞膜中麦角固醇的形成,在体外具有广谱的抗真菌作用。萘替芬对皮肤真菌和酵母菌有抗真菌作用,用于浅部真菌感染的局部治疗,同时该药还具有抗炎作用。特比萘芬有局部外用和口服两种制剂,特比萘芬外用制剂对酵母菌和皮肤癣菌都有效,但口服制剂仅对皮肤癣菌有效。特比萘芬主要对皮肤癣菌有杀菌作用。仅一些国家批准特比萘芬口服制剂应用于儿童。特比萘芬有乳膏、溶液、250mg 片剂和颗粒制剂,现在一些国家有针对儿童的 125mg 片剂。

吗啉类

这些化合物在真菌细胞特有的两个不同的酶阶段(还原酶和异构酶阶段)强效抑制麦角固醇的生物合成。阿莫罗芬是一种苯丙吗啉衍生物,在体外具有抗真菌作用,对皮肤癣菌具有杀菌作用。系统给药时无效,因此只适用于局部。

其他

其他可用于局部治疗的其他化合物包括托萘酯、环吡酮胺、碘氯苯炔醚和十一烯酸衍生物。

浅部真菌病的针对性治疗

头癣 英国皮肤科医师协会于 2014 年发布了头癣治疗指南[71],指南中包括一份患者信息宣传册[可在英国皮肤科医师协会(British Association of Dermatologists,BAD)的网站上查阅]。为达到有效治疗,口服治疗是必要的:

1. 清除病原菌,尽可能迅速而安全地达到临床和真菌学治愈。

2. 缓解症状。

3. 防止瘢痕形成。

4. 减少向他人的传播。

辅助治疗包括:如应该常规联合使用抗真菌洗发水或局部抗真菌药物。目前,灰黄霉素是世界上大多数地区唯一批准用于治疗头癣的口服抗真菌药物。然而,不断有证据表明,新的抗真菌药物有更好的疗效、更安全、效价比更高。

灰黄霉素[10~15mg/(kg·d)]应至少服用 6 周。在某些情况下,尤其是断发毛癣菌感染时,可能需要更长的疗程,有时甚至需要更高剂量[20mg/(kg·d)]的灰黄霉素治疗[24]。犬小孢子菌感染也可能需要更长的疗程[71]。一项应用灰黄霉素治疗头癣的荟萃分析显示,灰黄霉素治疗 4~6 周的平均有效率为 73.4%±7%。应用较高剂量的灰黄霉素[>18mg/(kg·d)]似乎能达到更高的有效率。依据感染真菌种类分析,毛癣菌属以及小孢子菌属的平均有效率分别为 67.6%±9% 和 88.1%±5%[72]。灰黄霉素应在饭后服用,一些国家有灰黄霉素口服混悬剂。

已报道的灰黄霉素不良反应包括嗜睡、头痛和恶心;偶尔也观察到光敏反应和荨麻疹样反应。口服灰黄霉素时,每周使用 2 次 2.5% 的硫化硒洗发水可以减少头皮培养阳性率[73]。酮康唑洗发水与灰黄霉素联合使用也有帮助。

Gupta 等对特比萘芬、伊曲康唑和氟康唑在头癣治疗方面进行了综述,总结了许多开放研究和临床试验数据,发现以上药物看起来与灰黄霉素有同等的疗效,治疗疗程更短[74]。

目前没有相关重大不良反应的报道,由于角化组织中的药物活性水平在治疗停止后仍持续数周,有报道称伊曲康唑和氟康唑的冲击和间歇治疗有效。

特比萘芬可有效治疗由毛癣菌属所致的头癣,推荐剂量:

- 体重<20kg,62.5mg。
- 体重 20~40kg,125mg。
- 体重>40kg,250mg。

　　对于断发毛癣菌,一般每天给药一次,持续 4 周。一些研究表明 2 周的疗程可能会有效。应用特比萘芬于新生儿和婴儿的经验有限[75-76]。特比萘芬在 2~17 岁儿童中耐受性好,副作用少,已报道有胃肠不适和皮疹。有证据表明特比萘芬对小孢子菌属引起的感染疗效较差,可能需要更长的疗程和更高的剂量[77-81]。在儿科新剂型盐酸特比萘芬口服颗粒剂与灰黄霉素口服混悬液的对比研究中发现,特比萘芬的临床治愈率高于灰黄霉素,但差异无统计学意义。亚组分析显示特比萘芬治疗断发毛癣菌疗效明显优于灰黄霉素,对于犬小孢子菌则相反[82]。

　　许多国家没有批准伊曲康唑用于治疗头癣,但该药已经在开放研究和临床试验中广泛使用。它有胶囊和混悬剂两种剂型。由于含有环糊精,可能导致腹泻,不应与饭同服。对于连续给药方案,伊曲康唑剂量为 3~5mg/(kg·d),每日 1 次,疗程 4~6 周。大多数研究显示其疗效好。一项研究纳入 50 例来自 6 个国家,由犬小孢子菌或断发毛癣菌感染所致的头癣患儿,应用伊曲康唑治疗,多数病例每日服用 100mg 伊曲康唑,治疗约 5 周[83],共有 38 例患者(76%)在研究结束时痊愈。另一项研究[84]比较每日 100mg 伊曲康唑和每日 500mg 灰黄霉素治疗头癣的疗效。每组 17 例,病原菌以犬小孢子菌为主。疗程 6 周,治疗结束后随访 8 周,每组中 80% 的患者治愈。然而,在另一项研究中,25 例断发毛癣菌所致头癣患者口服伊曲康唑(每日 100mg,每日 1 次),联合硫化硒洗发水洗头,只有 10 例治愈(40%)[85]。一项研究纳入 163 例由犬小孢子菌所致的头癣患儿,既往应用特比萘芬无效,调整为伊曲康唑胶囊或混悬剂 5mg/(kg·d)连续给药,经过平均(39±12)天的治疗后,所有患儿均达到临床和真菌学治愈[86]。研究证实伊曲康唑治疗犬小孢子菌所致的婴儿头癣安全且有效[87]。

　　据报道,伊曲康唑冲击治疗头癣有效。在一项纳入 10 例儿童头癣的小型研究中[88],受试者每天服用伊曲康唑 5mg/(kg·d)持续 1 周,然后在下次冲击给药前停药 2 周。1 次、2 次和 3 次冲击治疗分别有 1 例、6 例和 3 例患者达到临床治愈。随后一项更大规模研究显示 37 例患者中有 30 名(81%)达到了真菌学和临床治愈[89]。

　　关于氟康唑治疗头癣的资料很少。一项研究纳入 48 例毛癣菌所致头癣,给予氟康唑 6mg/(kg·d)连续治疗 2 周,随后 2 周停止治疗。在治疗开始后 4 周进行临床检查,对于有持续临床症状的患者再给予 1 周的

治疗。随访 12 周,42 例患者中有 37 例(88%)获得了临床和真菌学治愈[90]。随后的一项更大规模的研究纳入 61 例由毛癣菌和小孢子菌所致的儿童头癣患者,给予氟康唑每次 8mg/kg,每周给药 1 次。随访时,60 例患儿达到临床和真菌学治愈,其中 47 例共治疗 8 周,10 例共治疗 12 周,3 例共治疗 16 周。3 例患儿出现轻微的可逆性胃肠道不适,1 名患者肝功能异常,这些都是无临床症状并可逆的[91]。在另一项研究中,将两种不同剂量的氟康唑[一组给予 6mg/(kg·d),每日 1 次,口服 3 周,3 周后停药观察 3 周;另一组给予氟康唑 6mg/(kg·d),每日 1 次,口服 6 周]与标准剂量灰黄霉素[11mg/(kg·d)微粒制剂]治疗头癣(86% 由断发毛癣菌引起,11% 由犬小孢子菌引起)进行疗效比较。在治疗结束时,两种治疗方案真菌学及临床治愈率均较低。氟康唑治疗 3 周和 6 周的真菌学治愈率分别为 44.5% 和 49.6%。灰黄霉素组真菌学治愈率为 52.2%[92]。

　　一项研究比较了灰黄霉素、特比萘芬、伊曲康唑和氟康唑治疗毛癣菌所致头癣上的疗效[93],共纳入 200 例患者,随机分为 4 组。灰黄霉素组给予 20mg/(kg·d),疗程 6 周;其余抗真菌药物组疗程 2 周,于第 4 周评估病情,如有临床指征再用 1 周。特比萘芬组剂量如下:>40kg,250mg/d;20~40kg,125mg/d;<20kg,62.5mg/d。伊曲康唑组剂量为 5mg/(kg·d),氟康唑组剂量为 6mg/(kg·d)。随访 12 周,灰黄霉素组有效率 92%,特比萘芬组有效率 94%,伊曲康唑组有效率 86%,氟康唑组有效率 84%。总体而言,灰黄霉素治疗 6 周与新型抗真菌药物治疗 2~3 周的疗效相似。

　　其他治疗措施包括[25,71]:

　　1. 接受恰当治疗的患儿应被允许上学或者去幼儿园。

　　2. 由亲人性真菌所致的感染,尤其是断发毛癣菌、紫色毛癣菌以及奥杜盎小孢子菌,需要对所有家庭成员以及密切接触者进行筛查,对筛查阳性病例需进一步治疗。

　　3. 对于孢子载量高的无症状携带者(无临床感染症状、真菌培养或 PCR 阳性)一般可采用系统治疗。如果孢子载量低,仅采用局部治疗可能有效控制携带者,但同时需要密切随访,反复进行病原菌检查,确保治疗有效。在一次暴发中,控制真菌感染的其他措施包括:使用抗真菌洗发水、短期内隔离已确诊的病例、清除共用物品以及加强对污染物的消毒[94]。

　　关于头癣的推荐治疗建议,请参见表 46.7 和框图 46.3。

　　体癣　除非有广泛的感染,通常外用咪唑类(如克霉唑)或环吡酮胺、阿莫罗芬及特比萘芬治疗体癣效果

好。这些药物剂型以霜或者乳为主,大多数每日 1~2 次,应用 2~4 周后有效,特比萘芬乳膏每日一次,应用 7 天有效[95]。

股癣　局部治疗同体癣。

足癣　上述提及的治疗体癣的局部外用药物在足癣的治疗中通常有效。需持续每天两次应用抗真菌药物于趾/指间皮肤至少 2 周,有时需要更长时间。然而,一项研究对比应用 1 周 1% 特比萘芬乳膏与应用 4 周 1% 克霉唑乳膏的疗效,发现前者更有效[96]。进一步研究表明,单次应用 1% 特比萘芬成膜制剂与应用 1 周 1% 特比萘芬乳膏的疗效相当[97]。

如果怀疑真菌和细菌混合感染,建议最好应用具有一定抗菌活性的咪唑类药物,如克霉唑、咪康唑或益康唑。如果是干燥鳞屑型足癣,建议至少应用 4 周的局部抗真菌治疗才能达到临床缓解,且复发率高。在许多国家,灰黄霉素是唯一被批准用于儿童的系统抗真菌药物,但现已证明口服伊曲康唑和特比萘芬对此类感染有效[98]。最近已批准口服特比萘芬颗粒用于治疗 4 岁及 4 岁以上儿童头癣,剂量如下:<25kg,每日 1 次,单次 125mg,口服;25~35kg,每日 1 次,单次 187.5mg,口服;>35kg,每日 1 次,单次 250mg,口服。

表 46.7　根据文献[71]推荐的头癣系统治疗:根据病原学选择药物

断发毛癣菌	特比萘芬
紫色毛癣菌,苏丹毛癣菌	特比萘芬
犬小孢子菌	灰黄霉素或者伊曲康唑
奥杜盎小孢子菌	灰黄霉素或者伊曲康唑

资料来源:Fuller et al. 2014[71]. Reproduced with permission of John Wiley & Sons.

框图 46.3　根据文献[71]推荐的头癣系统治疗:抗真菌药物的剂量(特比萘芬、伊曲康唑、氟康唑在很多国家未批准用于儿童)

灰黄霉素
>50kg 1g/d(单次或分次口服),6~8 周
<50kg 15~20mg/(kg·d)(单次或分次口服),6~8 周
在某些病例中,可能需要高达 25mg/(kg·d)的剂量
特比萘芬
<20kg,62.5mg/d,2~4 周
20~40kg,125mg/d,2~4 周
>40kg,250mg/d,2~4 周
伊曲康唑
50~100mg/d,4 周,或 5mg/(kg·d),2~4 周
- 甲真菌病:应考虑应用抗真菌甲搽剂,特别是有口服治疗禁忌证
- 体癣:首选局部治疗(咪唑类药物,如克霉唑;环吡酮胺、阿莫罗芬或特比萘芬),除非有广泛感染

资料来源:Adapted from Fuller et al. 2014[71].

甲癣　在儿童罕见,口服特比萘芬治疗反应良好。但缺乏临床试验,且该药在许多国家并未批准用于儿童。同样,伊曲康唑和氟康唑治疗儿童甲癣的研究也有限。虽然儿童的指/趾甲生长较快,口服治疗的成功率应该更高,但临床效果有时令人失望。Gupta 等[99]对新型抗真菌药物治疗儿童甲真菌病进行了综述,1~17 岁儿童甲癣单独应用系统抗真菌治疗,完全治愈率为 70.8%(n=151),联合系统治疗和局部抗真菌治疗(1 例婴儿及 19 例 8 岁以上儿童)的完全治愈率为 80.0%(n=20)。特比萘芬、伊曲康唑、灰黄霉素和氟康唑在儿童应用的有效性和安全性与先前报道的成人相似。当存在系统治疗禁忌证时,可以考虑应用抗真菌甲搽剂。每日 1 次外用环吡酮胺甲搽剂,持续 6 个月,真菌学治愈率约为 30%~85.6%[100]。

另外,每周涂抹 1 次或 2 次 5% 阿莫罗芬甲搽剂,持续应用 6 个月,约 40%~55% 的不累及甲母质的轻度甲真菌病可治愈。成人相关研究表明,联合应用阿莫罗芬与特比萘芬或伊曲康唑可以获得更好的疗效[101]。

参考文献 46.1

见章末二维码

念珠菌病

浅表念珠菌病是由念珠菌引起的黏膜、皮肤或甲的感染。这些念珠菌是口腔和胃肠道的正常共生菌,较少出现在皮肤上。这种疾病在世界范围内分布,感染可以是急性的,也可以是慢性的,临床表现多样。

历史　在公元前 4 世纪,Hippocrates 首次描述了虚弱患者的口腔口疮(鹅口疮)。Rosen Von Rosenstein 及 Underwood 分别于 1771 年和 1784 年在儿科教科书中认为鹅口疮是新生儿和婴儿的一种疾病。1835 年,Veron[1] 猜测新生儿是通过阴道分娩时感染了这种疾病。1839 年,Langenbeck 首次发现这种微生物,他在一位斑疹伤寒患者的鹅口疮的刮片中观察到一种真菌,尽管他误以为酵母菌是斑疹伤寒的病因[2]。几年后,Bennett(1844 年)[3] 最终证实了鹅口疮的真菌病原学。Zopf(1890 年)[4] 将该真菌命名为 *Monilia albicans*,念珠菌病的早期名称 moniliasis 就起源于此。然而,在 1923 年,Berkhout[5] 从腐烂的果实或叶片中分离出的念珠菌在形态和生理上与鹅口疮不同,并命名为念珠菌属,并于 1954 年被第八届植物学大会接受并保留名称。

病因及其发病机制　白念珠菌是大多数临床念珠菌病的主要病原菌。它很少能从土壤、植物或水等自然中分离出来。与人类疾病相关的其他念珠菌,主要有热带念珠菌、近平滑念珠菌、光滑念珠菌、季也蒙念珠菌、克柔念珠菌、卢氏念珠菌、星形念珠菌和都柏林念珠菌。除了光滑念珠菌和白念珠菌为共生酵母菌,都柏林念珠菌主要发生于艾滋病患者外,其他念珠菌通常都可从自然界中分离出来。最近有研究报道,在龋病活动期的儿童中频繁分离到都柏林念珠菌[6]。念珠菌属也可从医院中分离出来,如病房的地板、洗脸盆、床上用品和其他物体表面[7]。然而,念珠菌在干燥物体表面的存活能力差,因此不太可能通过干燥媒介传播[8]。白念珠菌是目前研究最普遍及最深入的念珠菌属,作为和人类共生及致病病原菌,白念珠菌依赖于其遗传、生化和形态学变化的灵活性,这有助于其适应广泛的宿主环境。此外,生物膜的形成提供了额外的保护,使其免受不利环境条件的影响。念珠菌细胞在许多宿主中可与人类微生态共存。由此产生的真菌-细菌相互作用对白念珠菌成功作为共生菌有重要影响,也可影响疾病的发展和预后[9]。人们对健康个体以及患者的口腔、直肠、阴道和皮肤酵母菌微生态进行了许多研究,发现引起人类疾病的念珠菌属主要为内源性。念珠菌在以上部位的检出率很大程度上取决于所使用的抽样方法。针对口腔携带念珠菌,印记培养或漱口水样本较拭子标本阳性率更高。根据已发表的数据,使用口腔拭子方法检测显示,健康人口腔中白念珠菌的携带率 2% ~ 41% ,而住院患者的口腔携带率为 6% ~70%。口腔念珠菌携带率也因年龄而异。新生儿酵母菌平均携带为 17.3% ,1 周~18 个月婴儿的平均携带率为 46.3% ,18 个月以上儿童平均携带率为 15.1%。对新生儿重症监护病房早产儿的研究发现,在 2 157 名婴儿中,胃肠道白念珠菌的定植率为 23%[10],在 54 名新生儿中,胃肠道的定植率为 79.6%[11]。成人的平均携带率为 25.1%[7]。

正常女性阴道内白念珠菌的携带率极少超过 20%。怀孕妇女阴道的酵母菌携带率较未怀孕妇女中更高,怀孕第 3 个月携带率最高。口服避孕药对念珠菌定植的影响取决于雌激素剂量[7]。

从共生状态到致病状态的变化与许多潜在的宿主条件有关,念珠菌感染的易感因素包括:

- 年龄
- 怀孕
- 局部阻塞和浸渍
- 抗生素治疗
- 内分泌疾病
- 免疫缺陷

- 免疫抑制治疗
- 铁锌缺乏

新生儿,尤其是早产儿,易发生念珠菌感染,这可能是由于黏膜免疫的不成熟[12]。尿布的密闭性是婴儿发生念珠菌病的原因之一[13],吮吸拇指可能导致甲皱襞浸渍,继而发生念珠菌感染。

抗生素的应用影响了正常菌群的平衡,进而利于念珠菌的生长。内分泌疾病如糖尿病、库欣综合征、甲状旁腺功能减退症、甲状腺功能减退症和自身免疫性多内分泌疾病综合征(例如 APECED)容易发生念珠菌病感染。免疫缺陷,尤其是 T 淋巴细胞功能缺陷,易发生浅表念珠菌病,慢性皮肤黏膜念珠菌病常与细胞介导的免疫缺陷有关[12]。在中性粒细胞减少的患者中,念珠菌感染的发生反映了机体无法清除已经穿透皮肤或黏膜的念珠菌。

病理　念珠菌的成功定植和感染始于共生生物对黏膜细胞或角质形成细胞的黏附,黏附必须在酵母菌发芽之前发生,以产生能够穿透宿主组织的芽管和菌丝。

文献中有许多关于白念珠菌菌丝阶段致病性的报道,而不是酵母阶段。菌丝相为致病相或寄生相,酵母相为腐生相。目前已知从椭圆形芽殖酵母到平行侧菌丝的转变与宿主细胞的黏附和穿透以及温度、pH 值和其他环境因素有关。侵入组织以及诱导炎症反应的能力是该物种的特征,与特定的生长形式无关。酵母是该物种在身体表面正常生长的形式。一旦发生定植并侵入组织,菌丝成分的比例就会随着病变时间的延长而增加。在浅表皮肤念珠菌病中,酵母和菌丝局限于角质层。念珠菌侵入早期的主要病理改变是中性粒细胞浸润上皮,并伴有角化过度和角化不全,真皮上部有淋巴细胞和浆细胞浸润。

临床特点

口腔念珠菌病

临床可分为几种临床类型[14]:①急性假膜性念珠菌病;②急性红斑性萎缩性念珠菌病;③慢性红斑性念珠菌病;④慢性增生性念珠菌病(念珠菌白斑)。

急性假膜性念珠菌病(鹅口疮)　临床表现为口腔黏膜和舌侧缘白色斑块,逐渐融合(图 46.20)。病变可能会扩散至喉部,导致严重的吞咽困难。

这种类型的口腔念珠菌病在婴儿中很常见,发病率在 4% ~8% ,也是免疫功能低下患者的感染类型,例如 AIDS。99 例围产期获得性人类免疫缺陷病毒(human immunodeficiency virus, HIV)感染的儿童中,口腔念珠菌感染的累计患病率为 72%[15]。HIV 阳性的儿童和成人所感染的念珠菌属的种类相同,多项研究均

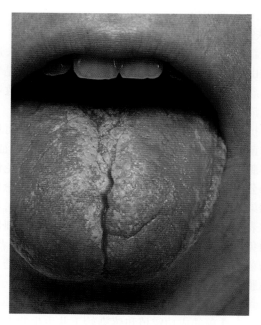

图 46.20 口腔念珠菌病，累及舌表面

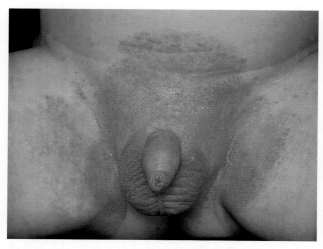

图 46.21 尿布区念珠菌病

已分离出都柏林念珠菌[16-17]。分离自 HIV 感染儿童的白念珠菌对唑类抗真菌药物有耐药性[18-19]。

急性红斑性萎缩性念珠菌病 本病以大小不一的红斑以及萎缩为主要临床特点，舌是最常见的受累部位，但口腔黏膜的任何部分均可受累。该型较为罕见，通常与应用广谱抗生素有关[20]，但也可能发生在 HIV 阳性的患者中。

慢性红斑性念珠菌病 该型是最常见的口腔念珠菌病类型，通常与口腔假体有关，如正畸中应用的假体。临床表现为与假牙接触的腭部发生持续的红斑和水肿。常伴有角化性唇炎，但这种情况亦可以发生在口腔念珠菌病的其他类型中。

慢性增生性念珠菌病（念珠菌白斑） 临床表现为从小的半透明白色斑块到大的致密不透明斑块，不易从口腔或舌头刮除。主要见于成年人，与吸烟有关。然而，增生性的结节亦常见于慢性黏膜皮肤念珠菌病（chronic mucocutaneous candidosis，CMC）的患儿，尤其是舌头（见慢性黏膜皮肤念珠菌病）。

尿布皮炎

尿布皮炎约占儿童皮肤科门诊疾病的 20%。常见的原因包括过敏性接触性皮炎、刺激性接触性皮炎、感染及银屑病[21]。念珠菌引起的婴儿臀部和肛周皮损与穿尿布有关，表现为红斑、鳞屑和特征性卫星状分布的脓疱（图 46.21）。

有研究报道了婴儿皮肤念珠菌病与粪便携带念珠菌之间的关系[13,21-22]。念珠菌在尿布皮炎中的作用尚不清楚，一些研究者倾向认为念珠菌是刺激性皮炎的主要侵入者[23]，而另一些人发现白念珠菌是尿布皮炎

常见的继发感染之一[24]。（另见第 20 章）

甲沟炎

本病是由念珠菌引起的甲皱襞和甲的急性或慢性感染。临床表现为甲皱襞肿胀、红斑和疼痛，伴有脓液流出。感染始于甲的近端，随后可能会侵入甲板。受累的甲板呈棕色或绿色，常形成纵嵴。甲易碎，可从甲床上脱落。

甲沟炎感染可发生于有较长吮指习惯的婴儿，吮吸导致角质层碎裂及念珠菌侵入。手指近侧和外侧甲襞变红、肿胀[25]。有报道一名 5 天大的新生儿发生甲念珠菌感染[26]，另据报道，一名 5 周大的早产儿发生白念珠菌败血症[27]。在这 2 个病例中，患儿母亲在分娩前均有阴道念珠菌病。

先天性皮肤念珠菌病

这是一种罕见的念珠菌感染类型，发生于新生儿，是由于其母亲在分娩前发生宫内念珠菌感染。临床表现为在红斑的基底上有多个丘疹。累及面部、颈部、躯干和四肢。目前认为这种类型的念珠菌病是由于酵母菌从阴道上行并穿透羊膜之后发生的[28]。Odds[7] 在 54 例病例中发现，40% 的妊娠与子宫内异物有关，可能是避孕器或宫颈缝线。可能在出生时即出现胎膜炎症，表现为脐带和胎盘上含有酵母菌的局灶性黄色皮损[29]。患有先天性皮肤念珠菌病的足月儿，一般为良性病程，对局部治疗反应良好，有些甚至可以自发痊愈。然而，发生于早产儿和低出生体重儿却是一种严重的感染，常常伴有系统受累[30]。先天性胱天蛋白酶募集域蛋白 9（caspase recruitment domain-containing protein 9，CARD9）免疫缺陷是侵袭性念珠菌病的易感因素[12,31]。

慢性黏膜皮肤念珠菌病

慢性黏膜皮肤念珠菌病（chronic mucocutaneous candidiasis，CMC）是以皮肤、甲、口腔和生殖器黏膜反

复或持续发生念珠菌感染为特征的疾病,主要是白念珠菌。近年来,目前已证明人类 IL-17 免疫的先天缺陷是伴有 CMC 的原发性免疫缺陷的基础。白念珠菌感受器或 IL-17 下游信号通路的各种缺陷均可能导致念珠菌感染的易感性。CMC 在 T 细胞免疫缺陷的患者中很常见,也可以是综合征性 CMC 其他免疫缺陷的表现之一,或者单独发生[12,31-32]。

口腔损害　口腔病变通常为假膜性的,但也可能发展成慢性增生性病变,表现为白色黏附性斑块,累及任何黏膜表面,包括舌的侧缘,可出现角化性唇炎。90% 以上的 CMC 患者发生口腔损害[7]。

皮肤损害　皮肤损害表现为红斑,可进展为角化过度和结痂的斑块(念珠菌肉芽肿)(图 46.22)。肉芽肿性病变主要发生在头皮和面部,但也可以发生在身体其他部位。

甲　指甲常受累,趾甲很少累及(图 46.23)。指甲受累表现为严重的营养不良改变,包括甲板增厚、变形和断裂。

其他感染　CMC 患者可发生其他慢性皮肤感染,包括疣和皮肤癣菌病[33]。

预后　念珠菌病的预后很大程度上取决于易感因素或相关疾病的类型和严重程度。新生儿口腔念珠菌病和先天性皮肤念珠菌病可能痊愈,但其他类型治疗有困难,不会自行缓解,如 CMC。

诊断　所有疑诊念珠菌病必须进行真菌镜检和培养。黏膜表面的真菌涂片可以作为未染色的湿样本进行生理盐水或 KOH 处理。热固定样本可以用革兰氏染色(图 46.24)或高碘酸希夫(periodic acid-Schiff,PAS)染色。皮肤和甲标本应放在滴有 30% KOH 的盖玻片上,温和加热可以加速组织的软化,显微镜检查样本中是否存在大小为 $2\sim4\mu m$ 的圆形或椭圆形发芽酵母细胞,酵母菌的收缩点也可出现长菌丝(图 46.25)。

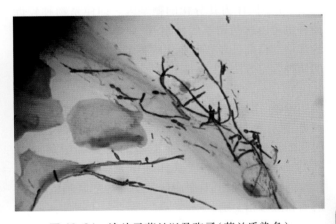

图 46.24　涂片示菌丝以及孢子(革兰氏染色)

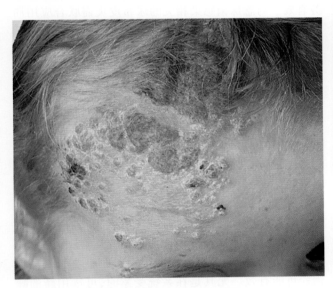

图 46.22　念珠菌性肉芽肿

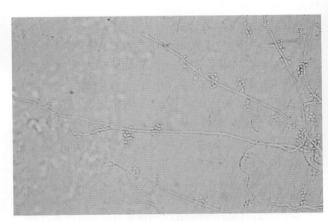

图 46.25　皮肤标本中可见菌丝以及孢子(30% KOH)

需要将标本接种到 SDA 上,可加入氯霉素以减少细菌污染,但不应加入放线菌酮,因为许多酵母种对该种抗生素敏感。在 37℃ 培养 2~5 天,如 7 天后无生长,可认为培养阴性并丢弃培养皿。对于典型的发芽酵母

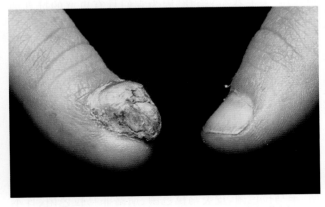

图 46.23　慢性黏膜皮肤念珠菌病累及大拇指甲

第八篇

细胞,需用显微镜检查菌落。可用商品化的选择性显色培养基进行酵母菌分离和鉴定,在这种分离培养基上,白念珠菌呈现粉红色至紫色,其他酵母菌呈绿松石色。在另一种培养基上,白念珠菌呈绿色,热带念珠菌呈蓝色,克柔念珠菌呈粉色,其他酵母菌呈白色到粉红色。

念珠菌的鉴定试验包含对分离株发酵糖类、同化各种碳水化合物和硝酸盐能力的测定。现市场上可买到商业化鉴定的试剂盒。

分子学诊断

临床样本中念珠菌属的鉴定方法与皮肤癣菌的鉴定方法(实时或常规 PCR 结合测序或与物种特异性探针杂交)相同。此外,荧光原位杂交和基于核酸序列扩增提取的酵母细胞 RNA 结合物种特异性探针已应用于检测主要来自血液或血培养的念珠菌酵母细胞(见参考文献[34])。目前已经建立了念珠菌 rDNA 的 26S 和 ITS 1/2 区作为其分化的靶基因。即使是物种较近的种也可由这些靶基因区别开,如都柏林念珠菌和白念珠菌。目前已经有商业化的鉴定系统感染念珠菌属的菌种鉴定方法(主要是血液标本)。

鉴别诊断 口腔念珠菌病应与扁平苔藓、白斑、疱疹性口炎、阿弗他口腔炎和多形红斑等鉴别。由白念珠菌引起的尿布皮炎需与其他类型的皮炎和银屑病鉴别[21]。葡萄球菌和革兰氏阴性甲皱襞感染与念珠菌甲沟炎临床表现相似,甲念珠菌病应与皮肤癣菌病、银屑病和湿疹相鉴别。

先天性皮肤念珠菌病需与新生儿细菌感染(葡萄球菌感染)、新生儿一过性脓疱病和先天性梅毒鉴别。

治疗 大多数治疗皮肤癣菌病的抗真菌药物对多数浅表型念珠菌病有效。然而,多烯类是来源于链霉菌属的大环内酯类复合物,通过选择性地与真菌细胞膜结合而起作用,局部外用治疗对口腔和阴道念珠菌病有效。多烯类药物主要包括两性霉素 B、制霉菌素和纳他霉素,以上药物的耐药很罕见,局部应用时未见与静脉注射相关的药物毒性,参见框图 46.4。

框图 46.4 念珠菌病一般治疗建议
- 应用合适剂型的外用治疗(多烯类包括制霉菌素,两性霉素 B;唑类,阿莫罗芬)通常有效。
- 灰黄霉素无效。
- 口腔念珠菌病:制霉菌素或两性霉素 B 口服溶液。
- 皮肤念珠菌病:上述抗真菌治疗的乳膏或糊剂制剂。
- 慢性黏膜皮肤念珠菌病:根据药敏结果口服唑类抗真菌药。

口腔念珠菌病

婴儿口腔念珠菌病通常对局部治疗反应迅速。每间隔 4~6h 应用制霉菌素口服混悬液(10 万 U/mL)或两性霉素口服混悬液(100mg/mL)一次。对于年龄较大的儿童,两性霉素和制霉菌素口服混悬液的剂量可以增加到 1mL/次,每间隔 6h 一次,持续应用 2~3 周。也可以选择应用制霉菌素和两性霉素 B 含片。以上化合物有苦味,咪康唑口服凝胶有时耐受性较好。2 岁以下儿童每间隔 12h 口服 2.5mL,2~6 岁儿童每间隔 12h 口服 5mL,6 岁以上儿童每间隔 6h 口服 5mL。凝胶应尽可能长时间保留在口腔中,在所有症状消失后应继续治疗至少 48h。

免疫抑制儿童发生口腔念珠菌病可能需要系统治疗,如伊曲康唑溶液或氟康唑,或新的唑类药物,如:泊沙康唑和伏立康唑,推荐预防给药,例如在患有急性淋巴细胞白血病的儿童[35]。

皮肤念珠菌病

大多数感染对局部外用制霉菌素、唑类或阿莫罗芬有效。与念珠菌感染相关的尿布皮炎需联合应用局部抗真菌药和弱效糖皮质激素制剂(1% 氢化可的松乳膏)进行治疗[36]。外用制霉菌素或唑类治疗先天性皮肤念珠菌病有效,早产而或低出生体重的婴儿通常需要系统治疗。

甲沟炎

在甲皱襞局部应用唑类霜剂或溶液制剂可能有效,控制易感因素,如吮吸手指,可能会自发痊愈[37]。据报道,婴儿发生的甲感染在无需治疗的情况下可自行恢复。

慢性黏膜皮肤念珠菌病

短期的抗真菌治疗对口腔和皮肤损害有效,但需要较长的疗程才能清除甲感染。治疗后,皮损改善通常是短暂的,复发是常见的。应用伊曲康唑和氟康唑治疗可能有效。尤其是在系统受累时,可选用新的唑类(伏立康唑、泊沙康唑)或者棘白菌素(卡泊芬净、阿尼芬净、米卡芬净)治疗,因为它们具有更宽的抗真菌谱以及更高的敏感性[35]。

参考文献 46.2

见章末二维码

马拉色菌相关疾病

目前马拉色氏菌属包括 17 种亲脂性酵母菌(厚皮马拉色菌、糠秕马拉色菌、大和马拉色菌、合轴马拉色菌、羊马拉色菌、皮炎马拉色菌、斯洛菲马拉色菌、日本马拉色菌、娜娜马拉色菌、马马拉色菌、钝形马拉色菌、限制马拉色菌、球形马拉色菌、兔马拉色菌、巴西马拉色菌、鹦鹉马拉色菌、M. arunalokei）。以上均属于人类和动物皮肤的常驻菌群，也与常见的皮肤病有关，但其发病机制仍未完全阐明（综述见参考文献[1-2]）。

花斑糠疹

定义　花斑糠疹是一种发生于角质层的慢性、症状轻且通常无症状的感染。马拉色菌属是人类皮肤正常菌群的一部分，花斑糠疹是由马拉色菌属中脂质依赖性酵母增殖所致。临床表现为在皮脂丰富区域出现红斑鳞屑性斑疹，尤其是躯干、上肢及颈部。面部以及腹股沟有时也可受累。后期可能会伴有持久性色素减退，即花斑糠疹的白斑（pityriasis versicolor alba，PVa）。该病分布于世界各地，在热带地区更为普遍，皮损较为广泛。任何年龄均可发病，最常见于年轻人，儿童发病相对较少。

由于病原菌并非皮肤癣菌，称之为"花斑癣"是不准确的，不应继续使用该名词。

历史　Eichstedt[3]于1846年首次记录本病，并在1847年由Sluyter[4]首次描述。两位作者称这种感染为"花斑糠疹"，但未命名引起该病的病原菌。1853年，Robin[5]认为该真菌与奥杜盎小孢子菌相似，将该真菌命名为糠秕小孢子菌，称该病为"花斑癣"。Malassez[6]在1874年描述了头皮皮损及头皮鳞屑中的酵母样细胞，并称它们为"孢子"。1889年，Baillon[7]将这些生物命名为一个新的属，即马拉色菌属。

这些脂质依赖性酵母对营养要求严格，分离困难，早期培养相关报道可能令人怀疑。1904年，Sabouraud[9]将头皮鳞屑和脂溢性皮炎中发现的酵母称为糠秕马拉色菌，将其归类为新的属，即糠秕孢子菌属；随后1913年，Castellani和Chalmers[8]从人的皮肤上培养出一种酵母，将其命名为卵圆形糠秕孢子菌。1904年，Kraus[10]使用有羊毛脂的培养基将其在体外成功分离，但直到1939年Benham才首次描述马拉色菌的亲脂性[11]。Panja使用Petroff的卵培养基分离出椭圆形糠秕孢子菌并受到广泛认可[12]。1951年，Gordon[13]分离出了一种圆形的、双轮廓的亲脂性酵母样真菌，并将其命名为圆形糠秕孢子菌，表明它可能是花斑糠疹的致病性真菌。随后Keddie等的研究[14-15]证实了从感染处鳞屑中培养出的圆形糠秕孢子菌和从皮肤鳞屑中发现的糠秕马拉色菌在细胞的形态学和抗原学方面的关系。

很多年来，人们一直存在争议，有些人认为椭圆形糠秕孢子菌和圆形糠秕孢子菌是两种不同的种，另一些人认为他们是同一物种的不同表现形式。1984年，

Yarrow和Ahearn[16]将这两种亲脂性生物归为一个物种，解决了一直以来的争议。由于Baillon命名的马拉色菌先于Sabouraud命名的糠秕孢子菌，因此该生物被命名为糠秕马拉色菌，适用于其酵母和菌丝的生长阶段。随后，Simmons和Gueho描述了常驻于人类正常皮肤的第二种脂质依赖性物种，即合轴马拉色菌[17]。应用形态学、生理学和分子技术进行的详细研究使得情况更为复杂，研究表明，糠秕马拉色菌实际包括多种不同的物种：球形马拉色菌、斯洛菲马拉色菌、限制马拉色菌及钝形马拉色菌均归属此类[18]。通过常规方法和分子方法，目前已区别出17种亲脂性酵母菌（厚皮马拉色菌、糠秕马拉色菌、大和马拉色菌、合轴马拉色菌、羊马拉色菌、皮肤马拉色菌、斯洛菲马拉色菌、日本马拉色菌、娜娜马拉色菌、马马拉色菌、钝形马拉色菌、限制马拉色菌、球形马拉色菌、兔马拉色菌、巴西马拉色菌、鹦鹉马拉色菌、M. arunalokei（请参阅参考文献[1-2]）。

病因及发病机制　对马拉色菌属新种的认识，使先前对该菌种的许多研究难以解释，甚至无法解释，因为，所用的酵母菌株未在培养中保存下来，和新分类的种无法关联。酵母菌是皮肤正常菌群的一部分。早期研究发现，97%的正常人头皮可能携带酵母菌，92%可能在躯干携带[19-20]。椭圆形酵母菌在头皮上较为常见（"椭圆形马拉色菌"），而球形酵母菌在躯干上较常见（"圆形马拉色菌"）。

关于新认识的物种分布相关研究表明，成人正常皮肤上最常见的菌种是球形马拉色菌及限制马拉色菌[21-23]。然而，这些研究存在缺陷，因为以上研究大多数使用拭子进行采样，这种方法不太可能产生准确的定量数据。检测的部位以及使用的媒介亦有不同。以上可以解释关于儿童马拉色酵母菌定植研究结果的不同。基于分子技术的研究表明，限制马拉色菌在>16~18岁的男性以及23~29岁的女性中占主导。不论性别，球形马拉色菌和限制马拉色菌合计占马拉色菌属的70%以上[24]。

Faergemann和Fredriksson研究了新生儿、6月龄、1岁、5岁、10岁及15岁儿童背部马拉色菌定植情况[25]。1岁以内未检出糠秕马拉色菌。然而，后来的一些研究表明马拉色菌在新生儿和婴儿携带并不罕见。一项泰国的研究发现，在150名1~5天大的婴儿正常皮肤中，马拉色菌的检出率为47%[26]；在美国重症监护病房住院的婴儿中，有37%的婴儿皮肤上携带马拉色菌[27]。一项针对新生儿病区245名新生儿和42名婴儿研究表明，在入院的婴儿中有41名携带马拉色菌定植。新生儿在出生后均未发现马拉色菌定植，但在研究期间有78名（31.8%）出现马拉色菌定植。在婴儿和新生

第八篇

儿中,耳部均是最常见的定植部位[28]。

对于年龄较大的儿童,一项针对 7~17 岁的学龄期健康儿童头部马拉色菌定植调查研究显示,青春期前儿童酵母菌定植率常低于年龄较大或青春期儿童[29],这项对近 600 名儿童的研究还发现,高加索儿童比黑人儿童更容易携带酵母菌。一项针对健康儿童前额皮肤马拉色菌的研究发现,138 名儿童中有 119 名(87%)的培养结果为阳性。2~23 个月以及 9 岁以上的儿童产生菌落数量最多[30]。Faergemann 和 Fredrikson 对 5岁、10 岁及 15 岁儿童进行比较研究发现[25],马拉色菌定植率在 15 岁儿童最高(93%)。

很多因素影响花斑糠疹的临床表现[31-32]。众所周知,该病在温暖和潮湿的气候中,发病率更高,出汗可能是促进马拉色菌增殖的一个因素,从而导致感染的体征和症状。系统应用糖皮质激素与花斑糠疹的发病率高有关[19]。花斑糠疹的发病也与库欣综合征[33]和移植有关的免疫抑制有关,但与艾滋病无关。该病在一级家庭成员中更常见,故遗传因素在某种程度上可能起一定作用[34]。然而,花斑糠疹的发病机制尚不清楚。球形马拉色菌常从病灶中检出,被认为是花斑糠疹的病因,但却无法解释其临床表现,尤其是无法解释其荧光和皮肤颜色改变。研究表明糠秕马拉色菌以色氨酸为唯一氮源的情况下会产生大量的吲哚色素和荧光染料,这可能解释花斑糠疹的几种临床特征[2]。最近发现,一种与马拉色菌属种系很近的真菌——植物病原菌玉米黑粉霉引起色氨酸产生色素增加的生物合成途径依赖于单一酶 Tam 1 的活性[35]。它是一种色氨酸氨基转移酶,可将色氨酸转化为吲哚丙酮酸(indolepyruvate,IP)。此外,研究发现吲哚色素可以在没有任何其他酶的作用下由吲哚丙酮酸和色氨酸自发产生。因此,由色氨酸产生的多种色素的合成是由一个单一的生物合成步骤催化,即 Tam 1 的活化。这表明利用自发产生的代谢副产物可能是花斑糠疹病理生理学中重要的一步。局部外用转氨酶抑制剂环丝氨酸使得花斑糠疹的临床过程迅速改善也验证了这一点[36]。

尽管目前认为球形马拉色菌是花斑糠疹的主要病原菌,但它无法在体外产生色素。假设,球形马拉色菌可能具有在体内产生色素的遗传潜能,体外诱导的前提仍待确定。基于球形马拉色菌基因组的研究可能有助于阐明这种差异[37]。10 岁以下儿童花斑糠疹相对罕见,可能表明青春期皮肤脂质的生理变化可增强真菌的致病性[19]。花斑糠疹最常见于年轻人,无性别分布差异。尽管在儿童并不常见,但它确实可发生在儿童中[38-40]。波兰一项对 305 例儿童的研究显示,33 名(10.8%)患有花斑糠疹,年龄 1 岁以下至 10 岁不等,8~10 岁儿童最多,<1 岁患者 2 例[38]。突尼斯的一项

研究[33]回顾性分析了一项为期 5 年的研究结果。在 1 379 例花斑糠疹中,164 例(11.8%)发生于 5 月龄~14 岁儿童。面部常受累,这与成年人面部罕见受累相反[40-42]。Terragni 等[40]对 57 例儿童花斑糠疹的研究发现,18 例(31.6%)仅累及面部。同样,突尼斯的一项对于 164 例花斑糠疹的研究显示 78 例(47.5%)有面部受累。花斑糠疹在热带地区的儿童发病并不罕见。在炎热的雨季疾病会突然复发,甚至婴儿也可发生[43]。亦有新生儿发病的报道[44]。

病理　酵母和菌丝仅限于角质层的最外层,菌丝侵入角质细胞之间和内部,可能存在轻度角化过度,但几乎没有炎症迹象("看似正常的皮肤")。

临床表现　典型表现为无症状的伴有鳞屑的色素减退或色素增加性斑疹,在成人主要发生在躯干上部和上肢。斑疹常融合形成大小不等、形状各异的斑片。皮损的颜色各不相同,在皮肤白的人中,皮损表现为淡黄褐色或棕色,偶尔呈红色(图 46.26),皮肤晒黑后,与周围晒黑的皮肤相比,皮损显得更苍白或呈色素减退。在深色皮肤的人中,皮疹通常呈色素减退性(图 46.27),但也可呈色素增加。这些色素改变被认为是由于酵母菌酶活性产生的二羧酸(如壬二酸)抑制黑色素的形成所致。然而,鉴于花斑糠疹仅在空气湿度高和多汗等特殊条件下才会发生,而且马拉色菌酵母菌属于皮肤的正常菌群,因此,定期产生的二羧酸不能作为皮肤发现马拉色菌时,却不发生花斑糠疹的唯一解释[45-46]。

其他累及的部位包括面部、颈部、腹部和股部。热带地区可发生更广泛的损害,累及身体表面多处部位。患者偶尔有轻微的刺激,但通常出于美容原因而就诊。大多数病例的皮损在黑光灯下显示金黄色荧光,黑光灯可能帮助显示肉眼看不到的病变。这种荧光可以用色氨酸衍生的化合物糠内酯来解释[2]。

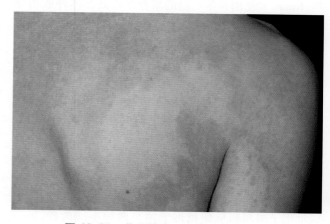

图 46.26　花斑糠疹。色素增加性皮损

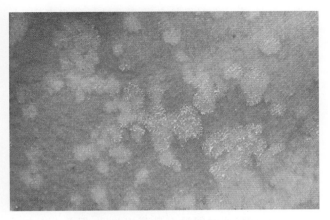

图46.27 花斑糠疹。色素减退性皮损

诊断 通过显微镜检查由30% KOH浸泡的鳞屑可以很容易诊断出花斑糠疹。酵母和菌丝通过钙荧光白技术可发出强烈的荧光("意大利面和肉丸",图46.28)。诊断花斑糠疹需看到有菌丝存在。在大多数情况下,与菌丝结合的酵母是圆形的,萌发于狭窄的基底部,具有典型的球形马拉色菌形态,目前广泛认为这种酵母是与花斑糠疹主要相关的菌种[21-23]。然而,在热带地区有时以椭圆形酵母与菌丝一起出现更常见,这表明不止一种马拉色菌与这种疾病有关[47]。由于马拉色菌是正常皮肤微生态的一部分,故真菌培养对于诊断没有帮助。如果需要真菌培养,马拉色菌酵母可以在富含脂质的培养基上生长,如Dixon脂或Leeming培养基[1-2]。孵化温度为32~35℃,持续2周。色素减退性皮损可能与白癜风相混淆,但白癜风没有鳞屑,皮损呈白色,通常对称分布。与白癜风不同,花斑糠疹暴露在紫外光下不会晒伤,这可能是由于紫外线过滤器糠秕毒素的作用[48]。

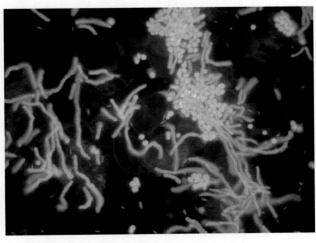

图46.28 皮肤可见厚壁酵母以及短的有角菌丝("意大利面和肉丸";钙荧光白染色)

该病可累及躯干,但其他部位包括腕部、踝部、膝部和手亦可受累。其他色素性疾病,如黄褐斑,应与之鉴别,黄褐斑表现为面部无鳞屑的色素沉着斑,不累及躯干或四肢。玫瑰糠疹和花斑糠疹一样,容易发生于躯干,但在出现母斑后会有急性迅速进展。脂溢性皮炎、红癣(常局限于间擦部位)和品他病也需与之鉴别。

分子诊断学

通过对26S的D1/D2区和rDNA的ITS 1/2区的序列分析可区分17种目前已经发现的马拉色菌属菌种。针对这些基因已经开发了几种常规的和实时荧光定量PCR技术用于鉴定马拉色菌,甚至可进行定量分析[1-2]。然而,在常规诊断中有必要将与动物相关物种厚皮马拉色菌(传染源)与其余物种区分开。

治疗 局部或系统抗真菌治疗会在2周或更短的时间内治愈,对于泛发和频繁发作病例需引起重视[49]。可应用2.5%的硫化硒混悬液作为洗发剂涂抹在皮肤,第二天早上洗掉,这可以有效地治疗本病。应用1~2次即可。大多数情况下外用的咪唑类药物(如克霉唑、咪康唑、益康唑)1~2周以及酮康唑洗发剂(应用2~3次)亦有效。

需注意的是,由于马拉色菌是皮肤正常菌群的一部分,疾病复发非常频繁。任何皮肤颜色改变都可能需要几个月才能恢复正常,不需要进一步治疗,应告知患者这是正常的现象并让其放心。

其他马拉色菌(糠秕孢子菌)感染

马拉色菌(糠秕孢子菌)毛囊炎

这种情况主要见于青少年或青年男性。皮损表现为丘疹或脓疱,通常广泛散布在肩背部[50-51](图46.29)。受累的毛囊中存在大量萌芽的圆形马拉色菌酵母,周围伴有炎细胞浸润,提示球形马拉色菌在许多

图46.29 糠秕孢子菌毛囊炎

情况下可能仍是主要的致病菌[21]。一些研究者提出毛囊闭塞可能是毛囊炎发生的前提,之后发生马拉色菌过度增殖[52]。该病与单一马拉色菌菌种无关[53]。该病必须与痤疮区分开来,因为它对同样的治疗无反应。口服酮康唑或应用酮康唑洗剂是最有效的治疗方法。

马拉色菌(糠秕孢子菌)在脂溢性皮炎中

在成人脂溢性皮炎的鳞屑及头皮屑中存在大量马拉色菌酵母菌。脂溢性皮炎临床表现为脂溢性部位的黄红色皮损,覆有油腻的鳞屑,伴有轻度瘙痒。婴儿脂溢性皮炎与这些酵母菌的关系尚不清楚。1985年Devred等[54]首次报道在婴儿脂溢性皮炎中发现椭圆形酵母菌。Ruiz-Maldonado等[55]在73%的婴儿脂溢性皮炎以及53%的健康婴儿中发现椭圆形糠秕孢子菌,而Broberg和Faergemann[56]发现脂溢性皮炎患儿的椭圆形糠秕孢子菌的培养阳性率(90%)明显高于健康儿童(20%)。

自从人们认识了马拉色菌新菌种,日本的一项研究比较分析了52名婴儿脂溢性皮炎和47名1月龄健康婴儿,脂溢性皮炎组面颊皮肤样本的酵母菌直接计数更高。另一侧面颊的真菌培养也显示脂溢性皮炎组糠秕马拉色菌以及球形马拉色菌阳性率更高[57]。然而,尽管婴幼儿脂溢性皮炎患儿皮肤的马拉色菌定植率似乎高于健康儿童。但这些酵母菌作为致病菌在疾病发病中的重要性仍不清楚。受感染的患儿应用2%酮康唑乳膏治疗效果良好[55,58],但是该病在不治疗的情况下仍预后良好。为明确马拉色菌在婴儿脂溢性皮炎中的作用,研究必须设定安慰剂。

新生儿头部脓疱病

Aractingi等[59]首次报道马拉色菌与新生儿面部非毛囊性脓疱病有关。随后的几个研究进一步证实酵母菌的存在与疾病直接相关[60-62],一些研究报道了抗真菌治疗的有效性。然而,以上研究中只有部分脓疱涂片可见马拉色菌,真菌培养阳性结果未显示脓疱与酵母菌的完全相关性[63-64]。考虑目前已有令人信服的证据表明,新生儿在出生后的最初几周可能发生马拉色菌快速定植,但仍需要更多的证据来证实这些酵母菌在这种情况下的重要性。

特应性皮炎

研究已证实马拉色菌是特应性皮炎(atopic derma-titis,AD)的变应原,已有马拉色菌的13种变应原被克隆、鉴定并生产为马拉色菌属的重组蛋白[65]。部分重组变应原与人类自身抗原具有同源性,显示出高度的序列一致性[66]。在对马拉色菌蛋白致敏的患者中,人类蛋白能够诱导出皮肤点刺和特应性斑贴试验阳性结果,这表明IgE介导的自身反应在部分特应性皮炎患者的发病中发挥了作用。对成人与儿童特应性皮炎的马拉色菌比较分析发现,特应性皮炎患儿定植的马拉色菌以限制马拉色菌为主,成人以限制马拉色菌及球形马拉色菌为主。与儿童相比,成人血清中,针对球形马拉色菌和限制马拉色菌的抗马拉色菌特异性IgE反应表现出更高的敏感性[67]。Lange等研究了141名特应性皮炎患儿对三种马拉色菌混合物(合轴马拉色菌、球形马拉色菌和限制马拉色菌)的敏感性,结果显示与年龄、病程或发病时间没有显著相关性,但总IgE水平越高,对马拉色菌的敏感性风险越高[68]。马拉色菌酵母菌看似主要与头颈部和面部特应性湿疹/皮炎综合征(atopic eczema/dermatitis syndrome,AEDS)(头部及颈部皮炎)有关,这与该部位具有大量皮脂腺相关。马拉色菌特异性IgE抗体、皮肤点刺试验和特应性斑贴试验证明了这一点,特别是临床应用局部或系统抗真菌药物治疗头颈部皮炎的疗效更高,支持了这一点[65]。这些结果是否同样适用于儿童特应性皮炎尚待研究。

马拉色菌菌血症和侵袭性感染

马拉色菌所致的侵袭性感染在极低出生体重儿以及免疫缺陷儿童和成人中罕见[69-70]。临床范围从无症状感染到危及生命的败血症和播散性感染,血管内置管和给予补充脂质的肠外营养是主要的危险因素。文献中报道的绝大多数侵袭性感染与糠秕马拉色菌和厚皮马拉色菌有关。大多数患者有严重的基础疾病影响宿主反应、留置血管通路、接受过含有脂肪乳剂的肠外营养。

虽然侵袭性感染可能是散发的,但在过去的10年中已有新生儿糠秕马拉色菌和厚皮马拉色菌医院感染暴发的报道。如分子分型方法研究所示,婴儿通过与父母或医护人员皮肤接触而被定植,后者可能会进一步通过手将马拉色菌从受感染或定植的婴儿传播给其他人[71-72]。临床可通过直接显微镜检查、培养和分子方法在血液和其他样本中检测到马拉色菌。由于马拉色菌生长依赖脂质,无法在大多数常规使用的培养基上生长,使得其检测较为困难[69]。对于某些标本可能需要使用补充脂质的培养基,特别是当显微镜下观察到酵母,而常规培养结果阴性时。

普遍认为马拉色菌相关性真菌血症和败血症的治疗除了静脉抗真菌治疗外,还需迅速拔除所有留置导管,但是否暂时停止含有脂质的肠外营养尚不清楚。

参考文献46.3

见章末二维码

较少见的浅表真菌感染

毛结节菌病

这是一种仅限于毛干的感染,其特征是由真菌成分组成的结节状病变。该病有两种形式:白色毛结节菌病和黑色毛结节菌病。

白色毛结节菌病

近期人们发现一种类似酵母的真菌即白吉利毛孢子菌是该病的致病真菌。这种真菌存在于土壤、湖水和植物中,有时也是人类皮肤和口腔正常菌群的一部分。然而,遗传分析表明这个分类群实际上代表了 6 种不同物种的混合体[1-2]。与生殖器或头皮毛发感染相关的有黏液毛孢子菌、皮瘤毛孢子菌、阿萨希毛孢子菌及卵圆形毛孢子菌。

这种疾病发生在温带和热带地区。白色毛结节菌病可发生在所有年龄段的男性和女性,但生殖器毛发的感染在青年男性中更为常见[3]。然而,赤道非洲的一项对 449 名女性的调查研究发现,18% 白色毛结节菌病累及腹股沟区毛发,在最年轻的 15~20 岁年龄组,221 名患者中有 32 名(14.5%)患有白色毛结节菌病[4]。

临床特征　临床以沿着发干出现不规则、柔软的白色结节为特征。头皮毛发、胡须和腋毛均可受累,但主要见于生殖器毛发,毛发周围皮肤不受影响。

鉴别诊断　阴部毛发毛干上产生的结节需与虱病或腋毛癣相鉴别。白色毛结节菌病的结节在显微镜下可见碎裂成长方形的菌丝或圆形的关节孢子,以及发芽的酵母(图 46.30)。感染的毛发在含有氯霉素但不含放线菌酮的 SDA 培养基上培养,2~3 天内可形成淡黄色

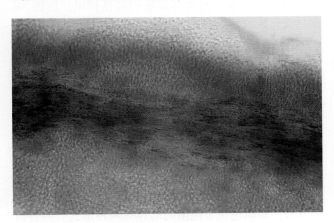

图 46.30　白色毛结节菌病头发镜检显示结节由关节孢子组成(30% KOH)

或乳白色菌落。

黑色毛结节菌病

由丝状真菌何德毛结节菌引起。发生于潮湿的热带地区,人类以及灵长类动物均可发病。该真菌的自然栖息地尚不清楚,最常见于青年人[5]。

临床特征　黑色毛结节菌病仅累及头皮毛发。感染以无症状的梭形黑色结节为特征,牢固附着在毛干上,未穿透毛干的皮质。结节大小不一,通常肉眼可见,触摸起来较粗糙,有颗粒感。

诊断　应用 30% KOH 在显微镜下即可确诊。感染的毛发表面坚固附着黑色坚硬的砂砾状结节,由规则排列的厚壁细胞和菌丝组成,菌丝由水泥样物质粘连在一起(图 46.31)。真菌培养显示为深褐色至黑色的天鹅绒菌落。毛发结节需与结毛症或结节性脆发症鉴别。

治疗　对于以上两种类型的毛结节菌病,最简单的治疗方法是剪掉或剃掉所有受累的头发。感染可能会复发,故建议外用咪唑类乳膏。有一例病例报道口服特比萘芬可以成功治疗黑色毛结节菌病[6]。

掌黑癣

本病发生于掌跖,临床以界限清楚的棕色到黑色斑疹为特征。主要见于热带地区,也可发生在欧洲和美国。常发生于 20 岁以下人群。女性发生率是男性的 3 倍。该病病因不明,有报道 1 例 20 月龄的女孩发病[7]。该病的易感因素包括多汗、处于沿海地区或高盐环境,这些地方的病原菌可是从自然栖息地获得[8]。

该病是从土壤和腐烂的植物中发现的,嗜盐、黑色的酵母状真菌即威尼克何德霉(由 Horta 首先发现,并由 Nishimura 和 Miyaji 命名)所引起。

临床特征　通常表现为无症状的深色斑片(图 46.32),发生于单侧手掌或跖部。皮损常孤立存在,边缘不规则,界限清晰。无红斑,很少出现细小的鳞屑。

鉴别诊断　主要的鉴别诊断是肢端黑色素瘤或痣。应用 30% 的 KOH 真菌镜检可见透明的、淡黄色或浅棕色的分隔分枝菌丝即可确诊(图 46.33)。威尼克何德霉在标准培养基上 5~8 天内生长成菌落。菌落最初呈黑色,奶油样外观,后变成丝状菌落。

治疗　每日应用咪唑类药物,应用 2~3 周以避免复发。

第八篇

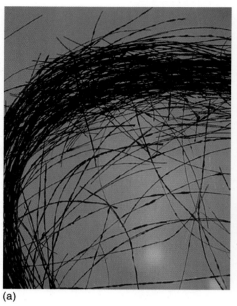
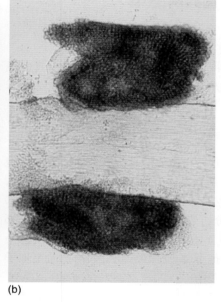

(a)   (b)

图 46.31   (a)黑色毛结节菌病的黑色结节。(b)应用 30% KOH 真菌镜检显示结节由规律排列的厚壁细胞及菌丝组成

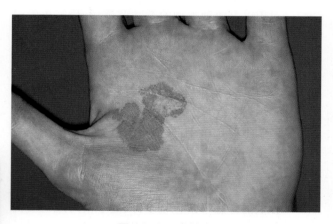

图 46.32   掌黑癣

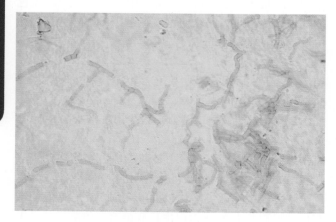

图 46.33   感染处皮肤鳞屑真菌镜检显示褐色分隔不规则分枝菌丝(30% KOH)

柱节孢菌感染

在人类中仅分离出新暗色柱节孢菌和透明柱节孢菌,两者可引起手足感染,亦可累及甲。前者是发现于热带和亚热带地区的植物病原菌,后者是同种真菌的无色形式,毒力较低[9-10],临床需与红色癣菌引起的干燥型感染鉴别。

在流行地区调查发现,新暗色柱节孢菌是成人足部感染的常见原因,但其在儿童仅有少数病例。尼日利亚对 64 例足癣真菌培养阳性的水泥工人研究发现,23% 由新暗色柱节孢菌引起,8% 由透明柱节孢菌引起。对工人家属调查发现两名儿童趾缝分离出透明柱节孢菌,其父亲亦存在感染[11]。斯里兰卡一家诊所的儿童皮肤科报道了一例儿童透明柱节孢菌感染[12]。在流行地区以外报道的大多数病例都是移民。然而,未到过流行区的病例亦有少数报道[13-14]。

临床特征   临床表现为掌跖处鳞屑及趾缝间裂隙(图46.34)。常见甲营养不良,指甲可出现甲剥离,无甲增厚,可能出现甲皱襞肿胀[15]。暗色柱节孢菌以及透明柱节孢感染的症状相似,皮损可能无症状。

形态学诊断   应用 30% KOH 在显微镜下检查发现菌丝与皮肤癣菌的菌丝相似,但宽度沿长度的范围变化更大,细胞质从菌丝细胞壁回缩可出现双轮廓形态(图46.35)。新暗色柱节孢菌的培养有两种形式。一种可能生长迅速,在 26℃ 下 3~4 天后产生高的棉花状气生菌丝,最初呈白色,随着时间的延长颜色逐渐变暗呈灰色或黑色。另一种菌落可能生长较慢,质地柔软,不产生气生菌丝。以上两种容易根据其产生的棕色单细胞或双细胞关节孢子链鉴定。透明柱节孢菌也生长迅速,产生相当高的气生菌丝,呈白色或浅黄褐色奶油状。显微镜下可见透明的关节孢子链,培养必须应用不含放线菌酮的 SDA 培养基,因为该菌对其敏感[16]。因柱节孢菌对大多数抗真菌药物不敏感,故其引起的感染必须与皮肤癣菌病鉴别开。

治疗　这些非皮肤癣菌真菌对灰黄霉素无效。尽管柱节孢菌在体外对咪康唑、克霉唑、伏立康唑和两性霉素 B 表现出很高的敏感性,但目前还没有足够的证据表明这些药物临床应用是否有效[17]。临床该病极难治疗,没有统一且有效推荐治疗。

(王召阳 译,周亚彬　李丽　肖媛媛 校)

参考文献 46.4

　　见章末二维码

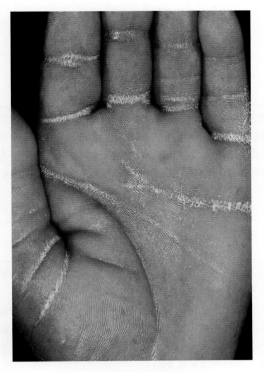

图 46.34　手掌柱节孢感染

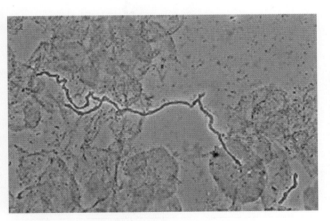

图 46.35　皮肤中的透明柱节孢菌(30% KOH,相差显微镜)

第八篇

第47章 深部真菌感染

María Teresa García-Romero

摘要

深部真菌感染在儿童中并不常见,分为皮下组织真菌病和系统性真菌病。皮下组织真菌病主要发生于热带,致病菌通常来源于环境。系统性真菌病分为两类,一类发生在某些特殊的流行区域,另一类则主要发生于免疫缺陷患者,又称为机会性感染。深部真菌感染应及时诊断,以降低患病率及致死率。随着全球化的发生,以往局限于某些地区的真菌感染出现在其他地区,由于肿瘤和自身免疫性疾病相关的感染或治疗,获得性免疫缺陷变得越来越普遍,每位医生均应熟知儿童深部真菌感染的表现。

要点

- 孢子丝菌病是一种皮下组织真菌病,好发于热带及儿童,常表现为面部孤立的疣状斑块或四肢沿淋巴管播散的结节。
- 足菌肿可由不同种类的真菌(真菌性足菌肿)和放线菌(放线菌足菌肿)引起,前者好发于非洲和亚洲,后者好发于拉丁美洲,两者治疗完全不同。
- 由于存在儿童化疗相关的更严重的免疫抑制,毛霉菌引起的机会性感染逐渐增加。毛霉菌感染的治疗是静脉内注射两性霉素B及外科清创术,而非伏立康唑,因此需与曲霉菌感染鉴别。

引言

真菌感染在人类中很常见,包括常见的浅部感染,以及较少见、却更严重甚至可能致命的深部感染和系统感染[1-2]。深部真菌感染不常见,分为皮下组织真菌病和系统性真菌病。

皮下组织真菌病主要发生在热带,通常局限于皮肤及皮下组织,但也可向深处组织播散,甚至可达骨骼。致病菌通常来源于环境中的物质,如土壤、植物等。本病很少引起全身感染。

系统性真菌病通常分为两类,一类是发生在特殊的流行区域(地方性或呼吸道真菌病),无论免疫状态如何,任何人均可发病;另一类则只感染免疫缺陷患者,称为机会性感染[1-3]。地方性或呼吸道真菌病是由真菌颗粒接种所致,通常通过呼吸道接种,偶尔也可通过直接接种,真菌从接种部位播散至血液,并逐渐累及淋巴结,最终到达皮肤及其他器官。机会性真菌病可发生在任何气候条件下,因为其决定因素是免疫反应的潜在缺陷,易于感染。其病原体致病性较低,但若不及早治疗,会产生播散性或致命性感染[1-3]。致病真菌作为腐生菌以游离孢子和菌丝形式存在于环境中,通过职业暴露或休闲娱乐活动接种,导致人与人之间的异常传播。感染的严重程度取决于机体暴露的程度及患者的免疫状态[3-4]。

全球化使得国际旅游变得更加容易和便捷,因此某些地理区域特有的真菌感染,可在返程的游客身上发现[2]。

本章涵盖了一系列深部真菌感染的范围和两种易误诊为真菌病并与它们具有临床相似性的非真菌性疾病:诺卡菌病和放线菌病。

皮下组织真菌病

孢子丝菌病

引言 孢子丝菌病是一种亚急性或慢性感染,由温带地区植物和有机物中常见的双相真菌申克氏孢子丝菌复合体引起。本病是拉丁美洲最常见的皮下组织真菌病,多累及皮肤和皮下组织,免疫抑制患者可发生播散型感染。

流行病学和发病机制 本病好发于儿童和青年人[5],尤其在某些地区,例如在秘鲁,60%患者的年龄低于14岁,其发病率为1‰[6]。本病男女发病均等。目前已报道过多次疾病暴发,致病菌可从动物体内分离并传播,尤其是啮齿动物和猫[5-11]。

传统认为孢子丝菌病是一种职业病,尤其是男性,在园丁、花匠、劳动者和农民均有很高的发病率,真菌可透过皮肤而感染;然而大部分患者却没有外伤史[7]。

临床特征和鉴别诊断　本病包括 4 种类型：皮肤淋巴管型、固定皮肤型、多灶型或播散型以及皮肤外型（累及肺和关节），其中皮肤外型较少见，通常由于吸入真菌而感染。总的来说，皮肤淋巴管型是最常见的类型（70%～75%）[12]，临床表现为一个孤立的质硬丘疹，常在接种后 1～4 周出现。逐渐转变为结节，伴或不伴溃疡，进而沿淋巴管走向进展为多个结节，可发生溃疡或化脓（图 47.1）。累及区域淋巴结，可形成溃疡。四肢和面部最常受累。在儿童患者中，面部皮损最常见（高达 90%），固定皮肤型是最常见的临床类型（占 30%）[7]，常表现为斑块、结节，及疣状或溃疡性皮损[13-14]。

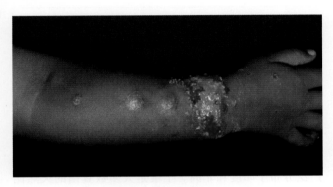

图 47.1　儿童孢子丝菌病淋巴管型扩散

其他较少见的表现包括泪囊炎[15]、耳垂浸润和畸形[16]、鼻损害[17]、眼睑损害[18]及溶骨性病变[19]。

鉴别诊断包括利什曼病、皮肤结核和其他非典型分枝杆菌感染、皮肤诺卡菌病、土拉杆菌病、着色芽生菌病及足菌肿。

实验室检查和组织学表现　直接镜检不适用于本病，因为常规检测通常观察不到真菌结构，但是高碘酸雪夫（periodic acid-Schiff，PAS）染色或荧光技术可用于检测。最终诊断需在沙氏葡萄糖琼脂培养基（Sabouraud dextrose agar，SDA）上培养出真菌。在培养基中，起初是乳白色菌落，继而转变成棕黑色和膜状呈放射状生长；镜下可见特征性类似于雏菊的合轴分生孢子。组织学特点包括表皮增生和化脓性肉芽肿样改变，可见雪茄形孢子和星状体，这些均为真菌组分，被抗原抗体反应蛋白形成的嗜酸性物质包围[5,13]。在疾病暴发流行时，可采用其他检测方法，如酶联免疫吸附试验（enzyme-linked immunosorbent assay，ELISA），后者在儿童患者中具有极好的准确性[20]。

治疗和预防　治疗方法包括局部温热疗法、碘化钾饱和溶液（saturated solution of potassium iodide，SSKI）、唑类（酮康唑、伊曲康唑和氟康唑）及其他抗真菌药，如特比萘芬和两性霉素 B（用于系统性疾病）。由于 SSKI 有效且成本低，因此成为很多发展中国家的一线药物；儿童剂量为每日 1.5～3g，持续口服，直到皮损被清除，然后再维持 2～4 周[5,21-23]。伊曲康唑是首选的唑类药物：儿童剂量为 5mg/kg，每天一次，持续 3～6 个月[13]。特比萘芬也是有效的。其他治疗方法包括复方新诺明和灰黄霉素。孢子丝菌病的治愈率较高[5,7,14]。

着色芽生菌病

引言　着色芽生菌病是一种重要的皮下组织真菌病，可发生于全球，但好发于热带地区。本病不致命，但易趋于慢性，并且由于具有潜在的严重并发症（例如淋巴管损伤、瘢痕和肿瘤形成）而使治疗困难。腐生于土壤、腐烂的蔬菜及树木中的暗色真菌通过外伤植入皮肤中，包括着色霉（Fonsecaea）、枝孢霉（Cladophialophora）及瓶霉（Phialophora）。

流行病学和发病机制　着色芽生菌病是由着色属、枝孢属及瓶霉属所致，包括土壤和植物中所有的腐生菌，例如裴氏着色霉（Fonsecaea pedrosoi）、紧密着色霉（F. compacta）、F. nubica、F. monophora、疣状瓶霉（Phialophora verrucosa）、卡氏枝孢瓶霉（Cladophialophora carrionii）和甄氏外瓶霉（Exophiala jeanselmei）。本病发生于全球，尤其是拉丁美洲、加勒比地区、非洲和亚洲的热带及亚热带。裴氏着色霉在降雨丰富的热带森林最常见，如亚马逊及拉丁美洲其他地方。卡氏枝孢瓶霉在干旱和沙漠地区最常见，如澳大利亚和非洲南部。本病好发于青年男性，尤其在农村地区。目前已报道一些病例和受累的儿童患者（其中 86% 为男性），平均年龄为 11 岁[24]。本病病程较长（10 年或更久），因此很多成年患者在儿童期即已患病。据报道，超过 1/2 的着色芽生菌病患儿，其近亲也受累，表明本病具有遗传易感性[24]。卡氏枝孢瓶霉是儿童最常见的致病菌[24-25]。

临床特征和鉴别诊断　着色芽生菌病开始表现为红斑、疣状丘疹和斑块，多年后逐渐进展为溃疡或菜花样损害。有报道，婴儿期可表现为坏死性斑块。儿童好发于上肢（而成人好发于下肢）[24]，其次是后背和下肢[24]。随着皮损增大或消退，皮损中央变成瘢痕样和萎缩，并可能严重毁容（图 47.2）[25-28]。在无并发症的情况下，皮损可伴有轻微瘙痒或无自觉症状，并发症包括溃疡、继发感染和淋巴水肿。极少情况下，慢性皮损可恶变成鳞癌。除在伴有免疫抑制的情况下，本病一般局限于皮肤，很少侵及肌肉和骨骼[27]。

第八篇

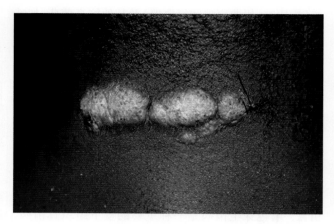

图47.2　着色芽生菌病典型的疣状瘢痕样斑块。资料来源：Courtesy of Prof. Roberto Arenas MD，Mexico City.

本病应与疣状皮肤结核、孢子丝菌病、银屑病和鳞癌鉴别，慢性溃疡性损害可发展成鳞癌[26]。

实验室检查和组织学表现　微生物学确诊是鉴别着色芽生菌病和其他疾病的关键。用10% KOH 直接镜检皮损处鳞屑，可见特异性硬化或真菌状细胞（枸杞子样或铜币样），表现为小的、椭圆形、暗色厚壁细胞，可见分隔或二分裂。可在 SDA 中进行真菌培养，显微镜下表现与菌种相关；然而，由于暗色真菌生长缓慢，培养结果可能不确定。PCR 可用于鉴定着色霉属真菌及卡氏枝孢瓶霉。组织病理学特点为显著的上皮瘤样增生、肉芽肿性浸润，可见多核巨细胞及硬壳小体[14,24-27]。

治疗和预防　尽管儿童患者治愈率较高（86%），但由于本病治愈率不同且较顽固，治疗仍较困难[24]。治疗方法取决于致病菌种、皮损大小及范围，包括长疗程（6个月）的抗真菌药联合物理治疗如温热疗法、手术、电干燥术或液氮冷冻治疗[26-27]。口服伊曲康唑和特比萘芬后再手术对于局部损害效果较好[26]；其他选择包括口服 5-氟胞嘧啶，5-氟尿嘧啶（5-fluorouracil，5FU）[24]，SSKI，皮损内注射两性霉素 B、噻苯达唑[14]，维生素 D[26]，南美某些地区也有使用阿霍烯治疗的报道[24,26]。研究发现应用小型取暖器进行局部温热治疗6个月亦有效，这是因为温度超过40~42℃可杀灭致病真菌[26]。疗效也取决于致病真菌的种属，抗真菌药物治疗卡氏枝孢瓶霉及疣状瓶霉比裴氏着色霉效果好[25-26]。

足菌肿

足菌肿是由放线菌（放线菌足菌肿）和真菌（真菌性足菌肿）引起的特殊的慢性肉芽肿性皮下组织感染。鉴别这两类疾病对于治疗和预后很有必要。本病累及皮肤，也可侵及筋膜、肌腱、肌肉和骨骼，导致较高的发病率和严重的致残率。足菌肿是最常见的皮下组织真菌病之一，见于全世界各地，主要分布于热带及亚热带（所谓的足菌肿高发区），给全球健康造成巨大的负担[29-30]。放线菌性足菌肿好发于墨西哥、美国中部及南部，真菌性足菌肿则好发于非洲和印度[31-32]。

真菌性足菌肿

引言　真菌性足菌肿和孢子丝菌病是全球最常见的皮下组织真菌病。本病在儿童不常见，激素在其发展过程中可能起着一定的作用，这可以解释这一现象，因为它是一种进展非常缓慢的疾病，可能直到成年才被注意到[31]。

流行病学和发病机制　与真菌性足菌肿相关的真菌至少有30种，根据其分泌物中颗粒的类型（如黑色或灰白色颗粒）进行分类。全球超过90%的足菌肿是由足菌肿马杜拉菌（*Madurella mycetomatis*）、灰色马杜拉菌（*M. grisea*）、波氏假阿利什霉（*Pseudoallescheria boydii*）和塞内加尔小球腔菌（*Leptosphaeria senegalensis*）引起的。其分布取决于地理位置：枝顶孢属（*Acremonium spp.*）和灰色马杜拉菌常见于南美洲，足菌肿马杜拉菌广泛分布于印度和非洲。土壤是大多数真菌的天然储藏池，真菌通过皮肤外伤部位侵入体内而致病。本病进展很慢，多数患者多年后才寻求医疗救助[31]。本病多发于男性，通常为青年人。世界上某些地方如苏丹报道了大量儿童患者[31,33]，发病率为3%~4.5%[34]。最大的系列研究表明，多数儿童患者为男性（73.5%），年龄为10~14岁，且多为学生（79.6%）。本病平均病程为2年[34]。

临床特征和鉴别诊断　足菌肿表现为肿瘤样损害，逐渐发展成结节、脓肿及窦道，排出黏液脓性分泌物，其中含有表现为颗粒形式的真菌菌落。通过肉眼或显微镜下观察这些颗粒的形态和颜色，有利于辨别[31]。本病最常见于足部，其次为手部、下肢和背部[34]；亦有报道可累及口腔黏膜、面部和头皮处[33,35-37]。足菌肿可进展为骨髓炎，严重者需要截肢[38]。

鉴别诊断包括异物肉芽肿、孢子丝菌病、着色芽生菌病、利什曼病和皮肤疣状结核。在儿童，还应除外软组织肿瘤[33]。

实验室检查和组织学表现　通过直接镜检、组织病理学和真菌培养来诊断。显微镜下直接观察颗粒有助于确定致病菌。将分泌物和颗粒在 SDA 中培养可显示致病菌的菌落，若培养失败，PCR 亦可有助于辨认。组织学上可见假上皮瘤样增生，伴有大量的肉芽组织和肉芽肿性炎症,脓肿中央可见颗粒。病变范围可借助影像学、超声或螺旋电子计算机断层扫描（computed tomography,CT）进行评估[14,31-32]。

治疗和预防 真菌性足菌肿对药物治疗反应较差,因此联合药物和手术治疗是本病的标准治疗,可在较短时间内取得较好的疗效。术前给予药物治疗以减小皮损大小,术后继续药物治疗确保病灶完全被清除[32]。唑类药物如酮康唑、伊曲康唑以及新药,如泊沙康唑、伏立康唑是有效的,应给予 12~24 个月[14],这在贫穷地区显得比较昂贵。一些研究表明口服特比萘芬 24~48 个月亦有效[31,36]。在手术切除前联合应用伊曲康唑和特比萘芬共 6~12 周,术后继续口服直至皮损清除,这种方案既有效,也利于患者的依从性[31-32,34]。鉴于较高的耐药性,如果条件允许需进行常规药敏试验[32]。

放线菌性足菌肿

引言 放线菌性足菌肿是由需氧分枝放线菌引起的慢性皮下组织感染。它是热带地区特有的疾病,在亚洲、非洲、墨西哥、中美洲及南美洲发病率最高。

流行病学和发病机制 全球有 60% 的足菌肿由放线菌所致,但在墨西哥、中美洲及南美洲有 90% 的足菌肿为放线菌性足菌肿。最常见的致病菌为巴西诺卡菌（*Nocardia brasiliensis*）、星形诺卡菌（*N. asteroides*）、马杜拉放线菌（*Actinomadura madurae*）、白乐杰马杜拉放线菌（*A. pelletieri*）及索马里链霉菌（*Streptomyces somaliensis*）[39]。

放线菌性足菌肿在儿童中不常见（占所有病例的 4.5%~9.8%）[40-41],在文献中,仅有少许病例研究报道。激素在疾病易感性中的作用可能解释了足菌肿在儿童较少见的原因。在儿童系列研究中,中位年龄为 11.2 岁,中位病程为 1 年,男性易感（80%）,常有农场工作的病史[40]。

临床特征和鉴别诊断 放线菌性足菌肿与真菌性足菌肿临床表现类似,但炎症更重。结节、瘢痕组织、脓肿、瘘管和含颗粒物的脓性渗出物使受累部位变硬、体积增大、呈畸形改变（图 47.3）。在所有年龄的患者中,最常见的受累部位为下肢,其次是背部和胸部[40]。儿童患者临床表现轻微,甚至在病程长的病例亦是如此,常伴有一个或两个窦道,伴或不伴肿胀,很少累及骨骼（微足菌肿）[40,42-43]。

鉴别诊断包括真菌性足菌肿、孢子丝菌病、结核病、骨髓炎、葡萄球菌病、皮肤暗丝孢霉病、骨骼及软

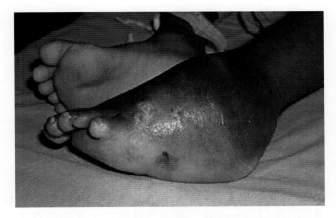

图 47.3 儿童放线菌性足菌肿一例。可见明显的炎症和体积增大,伴有肿胀及瘘管形成

组织肿瘤[39]。

实验室检查和组织学表现 利用 10% KOH 或生理盐水直接镜检可观察颗粒物的大小和形态,从而帮助辨认致病菌种。利用沙氏葡萄糖琼脂培养基或血琼脂培养基做培养可分离出放线菌。菌落生长缓慢,其特点取决于致病菌种。组织病理学方面,可见化脓性肉芽肿性炎症,其间可见特异性的颗粒物（图 47.4）[4]。

影像学检查有助于检测骨骼及周围邻近组织的病变范围[39]。

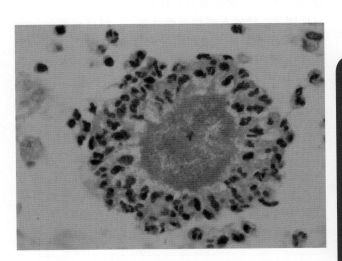

图 47.4 放线菌性足菌肿的组织病理学表现为巴西诺卡菌的颗粒特征,周围可见混合性炎细胞浸润

治疗和预防 由于手术切除可能会导致疾病播散,所以本病只能通过药物治疗。目前有几种可行的方案:最有效的包括复方新诺明单独[39]或联合其他抗菌药,如氨苯砜单药或联合利福平,根据临床疗效[40]疗程持续 6 个月~2 年不等[42]。其他治疗方式还包括阿莫西林/克拉维酸[40],或联合美罗培南或亚胺培南,伴或不

伴阿米卡星,共 3 周,间隔 6 个月后再重复一次,亦可取得很好的疗效[32,44]。

系统性真菌病

球孢子菌病

引言　球孢子菌病又称为圣华金山谷热(San Joaquin Valley fever),是一种地方性真菌病,由两种不同的菌种引起,即粗球孢子菌(*Coccidioides immitis*)和波萨达斯球孢子菌(*C. posadasii*),均为沙漠地区土壤中的腐生菌。本病最常见的表现为肺部症状;原发性皮肤感染发生在外伤或偶然接种后,播散型见于免疫功能低下者[14]。

流行病学和发病机制　球孢子菌病主要发生在西半球,主要在美国南部和墨西哥北部地区。同时也在美洲中部和南部的一些地区流行,如危地马拉、委内瑞拉、哥伦比亚和阿根廷。

　　本病致病菌为球孢子菌,包括粗球孢子菌和波萨达斯球孢子菌,它是一种双相真菌,其特征为以分生孢子形式的腐生或感染相,和体内含有内孢子的寄生相。通常存在于半干旱地区的土壤和植物中,通过呼吸道侵入人体,但多数感染者无症状[45-46]。在流行地区,任何性别及年龄的人群均可被感染[47],但存在两个发病高峰:小于 5 岁的儿童和超过 45 岁的成人[48]。有一个种族倾向于严重感染,菲律宾和非洲裔美国人感染率很高(10~175 倍),但其原因尚未完全明确[49]。根据儿童球孢子菌病大样本系列研究结果显示,60% 为男性,确诊时年龄 6 个月~17 岁,中位年龄为 5 岁[50-51]。在过去 10 年本病的发病率有所升高,高达 15/10万[52],随之,住院率也有所增加[53],使得健康相关的成本问题成为公共卫生的一大挑战[48-49,54-56]。此外,随着血液恶性肿瘤患者强化治疗越来越普遍,流行地区播散型球孢子菌病逐渐增多,所以需要注意诊断、有效的治疗和适当调整化疗方案以减少免疫抑制的发生[57]。

临床特征和鉴别诊断　儿童最常见的临床表现为肺炎和纵隔炎[50-51]。在感染者中有 60%~75% 无明显症状,其余患者在接种后 1~3 周出现非特异性上呼吸道感染[45]。只有 1%~5% 患者发展成慢性肺部感染和/或其他器官的播散性感染,尤其在免疫系统改变的情况下(但不完全如此)[46]。有症状的患者常表现为发热、寒战、乏力、食欲缺乏、咳痰,偶尔伴有胸痛,这些症状于 8 周后均可消失。近 5% 病例会发展成为慢性感染,并伴有肺部浸润、胸膜渗出、空洞样损害及组织胞

浆菌瘤(真菌球)。当疾病发生播散时可累及淋巴结、皮肤、骨骼、关节、心脏、肝脏、脾脏、肾脏及中枢神经系统,偶可累及视网膜[49,58]。根据受累部位不同而出现不同的症状。皮肤症状包括脓肿、瘘管、疣状损害、溃疡及瘢痕疙瘩[14]。中枢神经受累可出现头痛、意识模糊、脑积水及多种神经系统症状[14]。10%~50% 的肺外感染儿童可发生肌肉骨骼感染[59],表现为疼痛性的骨性包块,通常无肺部感染,最常见于足部和膝盖[45-46,60]。有报道称眼内感染类似肿瘤[61-62],腹部和盆腔肿块类似阑尾炎和肿瘤[63]。

　　鉴别诊断包括肺癌、病毒感染、支原体感染、结核、寄生虫脓肿[64]、北美芽生菌病、组织胞浆菌病、曲霉病、孢子丝菌病及隐球菌病。肌肉骨骼感染需与骨髓炎及肉瘤鉴别,腹腔内感染需与肿瘤、脓肿及阑尾炎鉴别。

实验室检查和组织学表现　本病确诊需鉴定出寄生相或腐生相的真菌。腐生相是大小为 $10~100\mu m$、具有双层折光壁的球囊,可通过 KOH 直接镜检或对渗出物、脓液或脑脊液进行 PAS 染色后观察看到。特殊染色如 PAS、Gridley 及 Gomori 染色可使真菌更易被检测,尤其当球囊较少时。任何标本(如痰液或组织)进行真菌培养均需要沙氏葡萄糖琼脂培养基。由于实验室人员可能会存在意外感染情况,因此实验应在 Ⅲ 级安全防护中进行。粗球孢子菌可在 7~14 天内长出有绒毛的白色菌落,但其质地和颜色可发生改变[14,49]。

　　组织病理学特点包括肉芽肿伴多形核细胞浸润、浆细胞、巨噬细胞、巨细胞、坏死区域及直径为 $10~100\mu m$ 不等的具有双层折射外壁的球囊[65]。

　　抗原如球孢子菌素(来自菌丝相)和球囊素(来自球囊相)能用来评估之前对该病的暴露程度及其对治疗的反应。球孢子菌素更易获得和常用。血清学试验可检测感染初期的抗体,最可靠的方法是免疫扩散试验,用于检测血清和脑脊液。补体固定血清学试验可用来检测粗球孢子菌抗原对应的 IgG 抗体的水平[14,49]。

　　影像学检查如胸部 X 线、CT、磁共振成像(magnetic resonance imaging, MRI)可辅助诊断真菌感染的范围。

治疗和预防　对于肺部疾病,通常不需要抗真菌治疗,但对于播散性疾病,则通常需要延长抗真菌药物的疗程。一线治疗是三唑类抗真菌药:伏立康唑和伊曲康唑,这些对包括脑膜炎在内的多种球孢子菌病均有效[66]。临床证据表明,在治疗骨关节感染时,伊曲康唑的治愈率和复发率等于或优于氟康唑[67-68]。播散性或难治性疾病的患者,尤其存在免疫抑制时,应接受两性

霉素 B[69]或泊沙康唑治疗,后者对于慢性难治性脑膜炎有效[70]。联合应用伏立康唑和卡泊芬净对儿童难治性球孢子菌病有显著的疗效[71]。对于肌肉骨骼疾病和时常有的胸部疾病,应采用药物和手术联合治疗[46,59,72]。疗程取决于疾病部位及严重程度。原发性肺部疾病宜治疗 3~6 个月,确诊后应至少随访 1 年。相反,慢性肺部疾病需要终身治疗以保护肺脏功能,避免其损伤[49]。

目前针对球孢子菌的疫苗正在研发中,成本-效益分析显示其对公共卫生健康大有裨益[53]。

组织胞浆菌病

引言　组织胞浆菌病(又称为美洲组织胞浆菌病、Darling 病或俄亥俄山谷热)是一种由双相真菌荚膜组织胞浆菌荚膜变种(*Histoplasma capsulatum var. capsulatum*)所致的常见感染。本病在一些地区流行,首先累及肺部,可在血液播散或直接接种后出现皮肤症状。另一种人类组织胞浆菌病由荚膜组织胞浆菌杜波变种(*Histoplasma capsulatum var. duboisii*)引起,又称为非洲组织胞浆菌,这是因为该病仅在非洲流行。本章我们只提及美洲组织胞浆菌病。

流行病学和发病机制　组织胞浆菌病是引起人类感染最常见的地方性真菌病[73]。荚膜组织胞浆菌是一种腐生于土壤中的双相真菌,广泛分布于全球。本病的流行区域为美国的密西西比河和俄亥俄河山谷、美洲中部和南部的热带乡下地区、美国西部的一些地区、欧洲南部、非洲和东南亚[73-77]。美国人群组织胞浆菌素皮肤实验阳性率为 80%[14]。真菌孢子可见于被鸡、鸽子、蝙蝠羽毛或粪便(鸟粪石)污染的土壤中。与感染相关的活动包括:采矿、园林改造、清洁阁楼、桥梁或仓库表面的杂物、拆除建筑物,以及一些兴趣爱好如洞穴探险[73,75-76,78]。

组织胞浆菌病可影响所有的种族和年龄人群,其中婴儿和儿童常出现急性肺炎或播散性组织胞浆菌病[77-79]。组织胞浆菌病通常通过吸入获得,但也有少许通过排泄物、直接接种、实体器官移植、性接触和木材燃烧而被传染的病例[77,80-81]。

荚膜组织胞浆菌是一种细胞内致病菌,在潜伏状态下可在组织中存活数年。因此,若细胞介导的免疫功能减弱,该生物体会重新激活而致病[73,81]。人类免疫缺陷病毒(human immunodeficiency virus,HIV)所致的获得性免疫缺陷综合征(acquired immune deficiency syndrome,AIDS)患者感染率高于免疫功能正常的宿主,更容易发生危及生命的播散性感染,而组织胞浆菌病被认为是 AIDS 的标志之一[79,82]。接受过实体器官

移植或造血细胞移植的儿童患者,其后 12 个月内发生组织胞浆菌病累计患病率为 0.102%,且感染的风险可持续至移植后数年[83]。原发性或药物所致的免疫缺陷儿童罹患本病严重类型的风险也较高[84-85]。

临床特征和鉴别诊断　组织胞浆菌病是一种可损害多种组织的系统性感染。然而,大多数情况下肺部和单核吞噬细胞系统最常受累。疾病可在高剂量暴露后的数周内发生,或在低剂量接种后数月到数年发生,甚至由于免疫抑制使陈旧性感染重新激活而发生。高达 95% 的感染者为无症状感染,通过肺部 X 线(肺门钙化)或皮肤组织胞浆菌素实验阳性而发现,5% 的患者可进展成系统性感染,尤其是免疫抑制患者[75,85]。组织胞浆菌病临床表现主要分为 4 种:①急性肺部型;②慢性肺部型;③播散型;④外伤性原发皮肤型。儿童组织胞浆菌病最常见的类型是严重的急性肺部组织胞浆菌病、纵隔淋巴腺炎和进行性播散型组织胞浆菌病[77-78]。

急性肺部组织胞浆菌病通常发生于高剂量暴露后,是最常见的始发症状,表现为流感样发热性疾病,伴有咳嗽、不适、胸痛、低热、上呼吸道症状及肺部浸润,持续数周或数月。有近 5% 患者伴有风湿性和/或皮肤表现,如结节性红斑、多形红斑、关节炎及关节痛。

慢性肺部组织胞浆菌病在临床及影像学上均与结核病相似,也可表现为结节性红斑及多形红斑。

播散型组织胞浆菌病较少见,好发于低龄儿童及老年人,也可发生于免疫功能低下患者。随着 AIDS 的流行,本病变得更常见。暴发性组织胞浆菌病可见于儿童期,尤其在 1 岁以内。这一类型的组织胞浆菌病表现为高热、贫血、肝脾大、淋巴结肿大、腹泻及体重降低。黏膜和皮肤损害可由于真菌的血液播散而出现,表现为丘疹、结节、软疣样损害、硬化性肉芽肿或增殖性斑块;最终常转变成多个溃疡(图 47.5)。

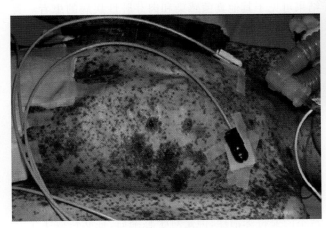

图 47.5　免疫功能低下青少年患有播散型组织胞浆菌病

儿童其他较少见的感染形式为脑炎[86]、脑膜炎[87]、肉芽肿性胸膜炎[88]及心内膜炎[89]。

原发性皮肤组织胞浆菌病极为罕见，可见于实验室工作者。免疫功能低下患者也可通过皮肤偶然接种真菌而感染。在免疫功能正常的宿主中，原发性皮肤组织胞浆菌病表现为硬下疳样损害及局部淋巴结病，在不治疗的情况下数月内亦能消退。偶有广泛性原发性皮肤组织胞浆菌病的病例报告，但是很罕见。

急性肺部组织胞浆菌病需与急性肺部芽生菌病及非典型社区获得性肺炎鉴别。慢性肺部组织胞浆菌病需与结核病、非结核分枝杆菌感染、其他地方性真菌感染及结节病鉴别。

实验室检查和组织学表现 可从多种标本如唾液、脑脊液、血液、骨髓、脓液及活检标本中分离出真菌。这些标本涂片通过瑞氏染色或吉姆萨染色后直接镜检，可观察到细胞内大小为 $3\sim4\mu m$ 的酵母菌。将血液、痰液或皮肤组织置于沙氏葡萄糖琼脂或血琼脂培养基中培养 4~6 周，可生长出光滑、棉花样白色或褐色菌落。需要对菌落进行显微镜下检查，镜下可见丰富的瘤型大分生孢子及小分生孢子[14]。石蜡包埋的组织行 PCR 检测也有助于真菌鉴定。

皮肤活检标本采用六甲基四胺银或 PAS 染色，可见肉芽肿性反应，伴有上皮样巨细胞、巨噬细胞及组织细胞，伴或不伴干酪样坏死。在巨噬细胞内及聚集在细胞外团块中，可见小的（$1\sim3\mu m$）、圆形芽孢包裹的酵母菌[65]。

血清学试验（补体固定及免疫扩散）在诊断急性肺部性、慢性空洞肺性及慢性进行性播散性组织胞浆菌病中起着重要作用。然而对于免疫抑制的患者，血清学实验用处不大。上述两种检测均有 80% 左右的灵敏度。假阴性结果可见于急性感染后第一个月，假阳性结果可见于其他真菌感染和肉芽肿性疾病的患者。荚膜组织胞浆菌素皮肤试验表明宿主对真菌产生了免疫反应，但在流行地区应用价值不大[77,90]。

对荚膜组织胞浆菌细胞壁的多聚糖抗原检测是播散性感染患者的灵敏度诊断方法，尿液可以提高其灵敏度，因此作为首选。抗原检测也有助于监测疗效及复发[73,90]。对粪便黏液中的酵母菌细胞进行检测，是一种儿童播散性组织胞浆菌病快速、经济有效的诊断方法[91]。

治疗和预防 儿童轻-中度急性肺部组织胞浆菌病通常不需要特殊治疗，但是对于感染后，症状持续 1 个月的患者，建议服用伊曲康唑 6~12 周。对于中度或重度肺部感染，每天 1mg/kg 的两性霉素 B 去氧胆酸，或每

天 5~10mg/kg 分两次口服的伊曲康唑，治疗效果良好。对于进展性播散性感染，建议使用每天 1mg/kg 的两性霉素 B 去氧胆酸，共 4~6 周；或两性霉素 B 去氧胆酸，相同剂量，共 2~4 周，之后使用每天 5~10mg/kg 分两次的伊曲康唑，直到疗程满 3 个月。病情严重、免疫抑制或原发性免疫缺陷患者需要更久的治疗。免疫抑制患者以及接受了充分治疗后仍复发的患者，可能需要每天 5mg/kg 的伊曲康唑终身治疗[74]。伏立康唑和泊沙康唑是二线药物，因为目前还缺乏这两种药物的临床试验[92]。

大多数组织胞浆菌病可自发缓解，预后良好，极少发生肺钙化，但是播散性组织胞浆菌病预后较差，其致死率高达 95%，尤其是在婴幼儿或免疫功能低下患者中。

芽生菌病

引言 芽生菌病又称为 Gilchrist 病或北美芽生菌病，是由一种双相真菌——皮炎芽生菌引起的慢性肉芽肿性疾病，可累及肺、皮肤及皮下组织。

流行病学和发病机制 芽生菌病最常见于美国中东部和中西部、加拿大各省，偶可见于美洲中部和南部以及亚洲和非洲的偏远地区。在流行地区，每年发病率高达 101.3/10 万[93-94]。真菌以非致病形式生长在土壤和腐烂的木材中，其分生孢子可在组织中转变为致病性的酵母菌。从事破坏小溪或河流沿岸土壤或木材的职业，或进行相关休闲活动，均可让人类暴露于分生孢子中。分生孢子被肺内的巨噬细胞和中性粒细胞吸入和吞噬，一部分转变为酵母菌而逃逸免疫反应，具有致病性，播散引起系统性感染[93,95]。目前已鉴定出两种芽生菌：第 1 组（吉尔克斯芽生菌，*B. gilchristii*）及第 2 组（皮炎芽生菌，*B. dermatitidis*）。感染第 2 组芽生菌的患者大多数表现为孤立的肺部感染及全身症状，一项儿童队列研究也有类似的发现[95-96]。

芽生菌病好发于农村地区的成年男性，狗也可感染芽生菌，已经出现与狗相关的暴发流行。本病似乎在一些种族中发病率较高，如非洲裔美国人、加拿大土著人及亚洲苗族人[93-94,97]。任何年龄均易感，但是儿童较少受累，目前已报道的病例中只有 3%~11% 的患者年龄在 20 岁以下[93,95]，最小的存活患者为 4 月龄[98]。

人与人之间的传播较少见，主要见于播散至前列腺的芽生菌病男性患者的女性性伴侣、遗体解剖员及围产期新生儿的相关感染[98]。与其他真菌感染常见于免疫低下患者相反，皮炎芽生菌病是一种真正的病原体，常累及免疫正常的机体[65,95]。

临床特征和鉴别诊断　芽生菌病的临床病谱从无症状的亚临床感染到播散性甚至暴发性感染。

经过 2~6 周潜伏期,有 50% 的病例为无症状感染,但芽生菌感染可累及肺部。急性肺部感染与累及单侧或双侧的社区获得性细菌性肺炎类似,通常可自发消退。慢性肺芽生菌病是一种惰性疾病,进展隐匿,伴有发热、体重减轻、夜间盗汗以及胸部 X 线可见空洞或团块样表现。不易与结核病、其他真菌感染及癌症区分。仅有少数播散性病例,皮肤和皮下组织是最常见的肺外受累部位,其次是骨骼、关节、泌尿生殖系统以及中枢神经系统[93]。

60% 的肺外芽生菌病患者可出现皮肤病变,可单发或多发,累及身体任何部位[99-100]。皮损往往表现为结节或斑块,之后增大形成溃疡,或成为疣状损害、结痂,偶尔发展成脓肿,并与表面皮肤形成瘘管。结节性红斑可能与肺芽生菌病有关[93]。

原发性皮肤芽生菌病(也称为接种性芽生菌病)是一种由于实验室事故或动物叮咬所致的罕见感染。接种后 1~2 周可出现质硬红斑,伴有硬下疳及疼痛性淋巴结病,但通常可自发消退[93]。

在儿童,本病表现为急性肺炎,但是肺外播散亦常见(38%),常累及骨骼、皮肤及中枢神经系统,发病率与死亡率较高[93,95,101-103]。

芽生菌病诊断较困难且常被延误,这就突出了皮肤科医生识别本病皮肤损害的重要性,在流行地区,如果出现对治疗无反应的肺炎,高度提示本病可能[95,97,101]。

皮肤芽生菌病的鉴别诊断较广泛,包括瘰疬性皮肤结核、寻常狼疮、鳞癌、角化棘皮瘤、三期梅毒、麻风、细菌性脓皮病、坏疽性脓皮病、利什曼病及其他真菌感染。

实验室检查和组织学表现　应用氢氧化钾直接检查皮损表面脓液或痰液,常发现特征性的双层厚壁、圆形酵母菌,其芽基较宽。真菌培养需要经过 1~4 周孵育,在 37℃ 下可见生长缓慢、棕色皱褶的酵母菌落,在 25℃ 室温下可见菌丝体,在 SDA 中产生白色绒毛状菌落。

应用六甲基四胺银或 PAS 对组织切片进行染色,组织病理学检查显示非干酪样化脓性肉芽肿反应及含有特征性酵母菌的巨噬细胞。其中酵母菌表现为细胞内外,圆形至椭圆形、直径 8~15μm、具有折光性的厚壁孢子[65]。采用酶免疫测定法(enzyme immunoassay,EIA)检测尿液、血清、支气管肺泡灌洗液及脑脊液中的多聚糖细胞壁抗原提供了芽生菌病的快速诊断,具有高度的灵敏度,但由于存在交叉反应而使特异度较低。血清学试验的灵敏度和特异度均较低,但是有望采用

EIA 检测真菌的 BAD-1 抗原。实时定量 PCR 具有非常高的灵敏度及特异度,可用于快速诊断[93,104]。

治疗和预防　由于芽生菌病进展及感染复发的可能性很大,故目前指南强调,所有患者均应接受抗真菌治疗。伊曲康唑是轻-中度芽生菌病的一线治疗,最少需要 6~12 个月。其他方法包括氟康唑、伏立康唑或泊沙康唑,均有少数治疗成功的报道。对于中-重度芽生菌病,应首先选用两性霉素 B,症状可在 1~2 周内改善,之后继续应用伊曲康唑或伏立康唑 12 个月。对于急性呼吸窘迫综合征(acute respiratory distress syndrome,ARDS),应添加甲泼尼龙或体外膜肺氧合治疗。中枢神经系统受累及免疫抑制患者出现感染时,应按照重度芽生菌病治疗[105]。总的来说,本病死亡率为 4%~6%,但若发生 ARDS,死亡率则高达 89%[93]。

副球孢子菌病(南美或巴西芽生菌病)

引言　副球孢子菌病是拉丁美洲最常见的系统性真菌感染,由双相真菌——巴西副球孢子菌(Paracoccidioides brasiliensis)复合体引起。本病也称为南美芽生菌病或 Lutz-Splendore-de Almeida 病。

流行病学和发病机制　副球孢子菌病在墨西哥和南美洲流行,多好发于巴西[据报道发病率为每年(1~10)/10 万,使本病成为一个重要的公共卫生健康问题]、哥伦比亚及委内瑞拉。尽管本病男女均可发病,但更好发于男性,比例为 15:1[106-107]。近 1 000 万人被感染,其中只有 2% 发展成本病。虽然一项大系列研究显示高达 18.5% 的患者为儿童,其中 9.7%<4 岁,但它在成人中更为常见[106,108]。

本病通过吸入真菌孢子而传播,皮肤和口咽黏膜可在外伤后接触污染物而接种。尚无人与人之间传播的证据。潜伏期从数周到数年不等。T 细胞功能低下与本病严重程度相关,激素、遗传及营养因素都在感染和临床疾病的发展中起作用[108-109]。

临床特征和鉴别诊断　目前副球孢子菌病主要存在两种类型:急性青少年型和慢性成人型。

25% 的病例为急性青少年型,主要发生于儿童和青少年[106]。本型表现为播散性感染,迅速累及单核吞噬细胞系统,出现 Th2 细胞介导的免疫反应。皮肤损害少见,唯一的皮肤黏膜表现为牙龈水肿伴退化及牙齿脱落,或表现为类似于结节病的浸润性紫红色斑块[110]。其死亡率高达 5%~11%[14,108,111-112]。

多数成年患者为慢性型,以 Th1 细胞介导的免疫反应为特点,这是原发性肺部感染的结果,可表现为惰

性和自限性(75%),或进展缓慢。本型最初表现为黏膜结节、增殖或溃疡(称为桑葚样口腔炎),之后可进展成组织破坏与溃疡、呼吸道阻塞[108,113]。

急性青少年型副球孢子菌病主要与淋巴增殖性疾病或结节病鉴别[110-111];对于伴有口腔损害的典型慢性成人型副球孢子菌病,需与鳞癌、利什曼病、结核病、梅毒、结节病及 Wegener 肉芽肿鉴别。

实验室检查和组织学表现 本病诊断主要依靠临床。真菌直接镜检显示舵样外观的酵母菌样细胞(图 47.6)。组织病理学检查显示假上皮瘤样增生伴上皮内微脓肿及肉芽肿性反应。巴西副球孢子菌(*P. brasiliensis*)的孢子为圆形、直径 6~20μm,其外缘多芽,呈航海舵样。常见于多核巨细胞内,也可见于微脓肿内[65,108]。

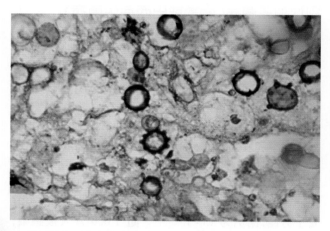

图 47.6　渗出物直接镜检可见巴西副球孢子菌球形孢子,伴有呈航海舵样外观的多发芽蕾。资料来源: Courtesy of Prof. Alejandro Bonifaz, Mexico City.

巴西副球孢子菌(*P. brasiliensis*)在含有抗生素的培养基中生长非常缓慢。采用免疫扩散法或补体固定法行血清学检测,以及副球孢子菌素皮内试验主要用于流行病学研究或疗效监测[114]。双重免疫扩散法的灵敏度高于80%,特异度高于90%,故成为诊断副球孢子菌病的主要方法。用乳胶免疫分析法测定真菌的gp43抗原,具有诊断准确性高、成本低及检测时间短的特点[115]。应用免疫组织化学和核糖体 DNA 做 PCR 扩增,可成功进行巴西副球孢子菌的分子学鉴定。

治疗和预防 一线治疗是伊曲康唑,其次是氟康唑、酮康唑(较不推荐),直到临床缓解,此后半量继续治疗1年。亦可应用磺胺类药物衍生物,如复方新诺明每12小时1次,直到临床缓解,此后继续半量维持1年。试验显示伏立康唑效果优于伊曲康唑。两性霉素 B 是治疗严重或难治性病例的首选药物[14,107-108,116]。目前正在努力研制一种使用多肽、纯化的抗原、减毒的酵母菌细胞和/或单克隆抗体的疫苗[117]。

机会性真菌病

念珠菌病

引言 念珠菌(*Candida*)是引起免疫功能低下儿童播散性感染最常见的病原菌,尤其是 CARD9 缺陷所致的原发性免疫缺陷患者[118]。白念珠菌(*C. albicans*)是最常见的分离株,但克柔念珠菌(*C. kruzei*)及光滑念珠菌(*C. glabrata*)的耐药菌株正逐渐增加。

流行病学和发病机制 所有念珠菌均可广泛分布于自然界中,但最常见的白念珠菌是哺乳动物及鸟类胃肠道中的腐生菌,热带念珠菌(*C. tropicalis*)见于口咽,光滑念珠菌见于阴道。当细胞内免疫异常和/或正常菌群发生改变时,它们即成为致病菌。随着多种抗生素应用的增加和侵入性操作如肠外营养及中心静脉置管的增加,侵袭性念珠菌病的发病率稳步上升。任何免疫缺陷(如原发性免疫缺陷、血液恶性肿瘤、实体器官或干细胞移植、AIDS 及药物)都与念珠菌病播散性感染有关[119]。在遵循严格的中心静脉置管方案后,人群发病率已显著降低,但在美国 1 岁以上的儿童中,发病率在 5 年内从每年 2.0/10 万人增长至每年 2.4/10 万人[120]。全球范围内已从白念珠菌向非白念珠菌转变,如近平滑念珠菌(*C. parapsilosis*)和热带念珠菌,同时伴有死亡率及耐药性的增加。一项大型研究显示,儿童播散性念珠菌病的中位年龄为 3.5 岁,最常见的潜在疾病是肿瘤、胃肠道及心脏疾病。最常累及的器官包括肺、肝脏、肾脏、大脑、脾脏、眼及心脏[121]。目前已明确的独立危险因素包括中心静脉置管时念珠菌病血培养持续阳性、免疫抑制及在重症监护室病房治疗[122]。

临床特征和鉴别诊断 在细胞介导的免疫功能发生改变的患者中,系统性念珠菌血症最常见,若治疗不及时,死亡率很高。其次是慢性播散性念珠菌病(7%),之后是皮肤黏膜念珠菌病(尤其是 HIV 感染患者)。系统性或播散性念珠菌病患者常表现为持续性不明原因发热、不同程度多器官功能衰竭,可进展为严重败血症或休克,并伴有皮肤损害[123]。皮损常表现为红色丘疹、脓疱或结节,常同时发生,也可见结痂或糜烂(图 47.7)[121,124-125]。慢性播散性念珠菌病患者表现为持续发热、对广谱抗生素无反应、腹胀及肝脾大。由于影像学检查不能有明确提示,故诊断常被延误[126]。

第八篇

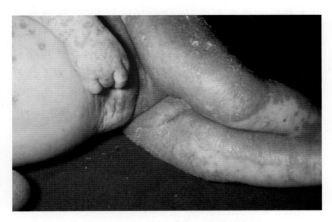

图 47.7　营养不良儿童慢性播散性念珠菌病

其他临床表现包括脑膜炎、心内膜炎、眼内炎、坏疽性脓疱疮样损害及新生儿肾脏念珠菌病[124,127-128]。

鉴别诊断包括细菌性感染和机会性真菌感染如曲霉病、镰刀菌病或隐球菌病。

实验室检查和组织学表现　采用 KOH 或碘化物直接镜检渗出物或分泌物，可见丰富的酵母菌，直径 2 ~ 4μm，伴有假菌丝或真菌丝。室温下在沙氏葡萄糖琼脂培养基中培养，真菌生长迅速，可见光滑的白色乳状菌落，逐渐变得粗糙，或形成膜。显微镜下观察菌落，可见带有菌丝的球形或椭圆形芽生酵母菌（只有光滑念珠菌不生成菌丝）。生物化学检测方法（如 CHROMagar™ 念珠菌等）是基于不同物种的特定酶，可识别多种常见的种属及其他酵母菌，如红酵母（*Rhodotorula*）、隐球菌（*Cyrptococcus*）、毛孢子菌（*Trichosporum*）及地霉（*Geotrichum*）。

组织病理学特点包括假上皮瘤样增生、化脓性肉芽肿及芽生孢子，其中芽生孢子宜用 PAS、Gomori-Grocott 或六甲基四胺银染色观察。

目前有多种可行的分子学诊断技术，如特定的 DNA 探针、电泳法、酶限制分析法、PCR 和原位杂交法。PCR 是目前可行的最敏感的检测方法，广泛用于播散性或系统性念珠菌病的诊断[4]。

治疗和预防　两性霉素 B 仍然是危重症患儿的首选药物，每天静脉注射 0.6 ~ 1mg/kg[123]。棘白菌素类，如卡泊芬净或米卡芬净也有良好的疗效；儿童剂量分别为每天 25 ~ 50mg/m² 及每天 3 ~ 10mg/kg。在最初的强化治疗后，随后继续应用氟康唑每天 6 ~ 12mg/kg，持续数周[4,127]。在进行血培养及药物敏感性鉴定后，应迅速开始治疗。伏立康唑用于侵袭性念珠菌病的治疗，该病对其他唑类药物耐药，其有效率达 56%[129]。有报道称，在原发性免疫缺陷患者中，γ 干扰素免疫疗法

有辅助治疗作用[130]。导管和血管内装置应进行培养和更换[124]。即使采用了合适的治疗，死亡率仍高达 40% ~ 50%。

应用减毒活菌、蛋白质、细胞壁提取物及多聚糖蛋白制作的疫苗正在研制中[131]。

隐球菌病

引言　隐球菌病（又称为欧洲芽生菌病或 Busse-Buschke 病）是一种由有荚膜的酵母菌新生隐球菌（*Cryptococcus neoformans*）引起的侵袭性真菌感染。可由吸入、血行播散而致感染，表现为一系列皮肤及皮肤外症状。

新生隐球菌新生变种（*Cryptococcus neoformans var. neoformans*）与免疫细胞抑制有关，已成为免疫功能低下患者日益流行的病原体。与免疫抑制宿主相比，新生隐球菌格特变种（*Cryptococcus neoformans var. gattii*）更易感染免疫功能正常的机体[132]。本病死亡率较高，尤其当诊断被延误时[133-134]。非新生隐球菌［罗伦特隐球菌（*C.laurentii*），浅白隐球菌（*C. albidus*）］极少与人类感染相关[135-136]。

流行病学和发病机制　新生隐球菌是一种有荚膜的、圆形或椭圆形的酵母菌，直径 3 ~ 10μm。尽管隐球菌属包含有 30 多种，但与隐球菌病有关的致病菌仅有新生隐球菌新生变种、格特变种及格鲁比变种（*Cryptococcus neoformans var. grubii*）。环境中新生隐球菌主要储存于鸽粪中。格特隐球菌主要见于桉树及其他树木，如杉树、橡树。由于其在环境中的位置不同，新生隐球菌感染可见于世界各地，然而格特隐球菌和格鲁比隐球菌的分布更局限于热带及亚热带地区。隐球菌病在婴儿中不常见，儿童发病率约为 1/10 万，感染 HIV 的儿童发病率约 47/10 万，较成人低。儿童人群存在两个感染高峰，即 1 岁以下年龄组及 5 ~ 10 岁年龄组。AIDS 及隐球菌病儿童患者通常有严重的免疫抑制，伴 CD4 细胞数量减少[137]。在免疫功能正常儿童中，隐球菌感染较少见，尽管在 2 岁时儿童出现真菌蛋白血清反应阳性的比例较高[132,134,138-141]。虽然已有报道可由垂直或围产期传播所致的新生儿隐球菌病，但罕见[142]。

临床特征和鉴别诊断　本病主要通过吸入真菌而感染，偶尔会在外伤后真菌直接接种组织而致病。一旦真菌进入人体，即可产生潜伏感染或急性感染。多数情况下，真菌可在无症状个体的肺门淋巴结或肺内病灶中潜伏多年，当局部细胞免疫受到抑制时，真菌可在这些部位生长并播散至其他区域。

具有皮肤或皮肤黏膜表现的播散性隐球菌病见于

10%～15%的病例,仅次于原发性肺部隐球菌病,尤其好发于免疫功能不全患者。本病是 AIDS 患者最常见的机会性感染之一。其他易导致隐球菌病播散的情况包括急性白血病、实体器官移植、糖尿病、结缔组织病、慢性肺部疾病及接受糖皮质激素或免疫抑制性单克隆抗体治疗[143-146]。

隐球菌病易累及中枢神经系统(central nervous system, CNS),引起脑膜炎、脑膜脑炎及颅内脓肿。CNS 和呼吸道是新生隐球菌及格特隐球菌感染最常见的器官,其他还包括前列腺、眼、骨骼、泌尿道、胆道及血液[147]。

皮肤隐球菌病是第三常见的临床表现,可为直接接种所致的原发性皮肤感染,或播散性隐球菌病的继发皮损。原发性隐球菌病表现为外伤后的结节或脓肿[148],继发性隐球菌病主要表现为面部及头皮丘疹,类似于痤疮或传染性软疣。极少情况下,隐球菌病表现为深部脓肿或增殖性溃疡、结节、水疱、脓疱、鼻窦炎、蜂窝织炎,甚至脂膜炎[134,149]。

鉴别诊断包括传染性软疣、痤疮、坏疽性脓皮病及其他机会性感染,主要为系统性念珠菌病。

实验室检查和组织学表现　采用印度墨汁染色直接镜检观察是否存在有荚膜的酵母菌,是一种快速而经济的诊断方法。这项简单的技术在 AIDS 相关性脑膜炎中的灵敏度高达 80%,在免疫功能正常的宿主中为 50%[132,139]。

接种于 SDA 培养基中,在 24～48h 内可产生光滑、黏液样的白色菌落。

组织病理学检查可见真皮及真皮下肉芽肿性炎细胞浸润,透明黏液内可见圆形、PAS 染色阳性的出芽状酵母菌细胞,伴有荚膜,大小约 2～20μm[65]。使用六甲基四胺银、阿尔辛蓝(Alcian blue)或黏液洋红染色可有助于识别酵母菌细胞[4]。

乳胶凝集试验可检测人体大多数体液和组织中的隐球菌多糖荚膜抗原,该试验的灵敏度为 93%～100%,特异度为 93%～98%。脑脊液或血清中行乳胶凝集试验是一种快速、特异、无创的方法,如果滴度高则可以诊断脑膜炎性或播散性隐球菌病。可通过迟发型变态反应的隐球菌皮肤试验阳性或血清学试验识别潜伏无症状者。由于血清隐球菌抗体灵敏度及特异度均较低,故不能用于诊断和治疗隐球菌病。疾病治疗期间抗体可出现阳性,当疾病局限于皮肤内时,抗体可为阴性[134,139]。

治疗和预防　未经治疗的隐球菌病死亡率可达 90%。新生隐球菌病及格特隐球菌病的治疗取决于机体免疫状态及器官受累程度,治疗包括抗真菌药、脑脊液引流,偶可通过手术切除[134]。

氟康唑、伊曲康唑及两性霉素 B 联合 5-氟胞嘧啶(flucytosine, 5FC)治疗隐球菌病均有效[150]。为了改善预后,必须尽早开始治疗。另一种方法为联合两性霉素 B 及 5FC 共 2 周,之后继续用氟康唑治疗至少 10 周[4]。艾沙康唑亦可取得较好的疗效[151-152]。

AIDS 患者的隐球菌感染不能根治,除非采用抗病毒治疗改善免疫状态。氟康唑预防疗法可有效防止 CD4 细胞数量较少(<100/μL)的 AIDS 患者感染隐球菌,同时也可有效预防隐球菌病复发[139]。

正在研制疫苗和/或免疫治疗,可诱导保护并提高宿主对新生隐球菌的免疫反应[139]。

接合菌病

引言　接合菌病与接合菌纲(Zygomycetes)及毛霉目(Mucorales)的菌种有关(由于毛霉属的菌种极少引起接合菌病,故术语"毛霉病"不应使用)。大部分引起此类感染的菌种是生活在土壤、植物或动物中的腐生菌,在特殊情况下(机会性感染)偶可感染人体。接合菌病或藻菌病也包括另一类型的真菌病,即由虫霉目(Entomophthoraceae)菌种引起的虫霉病[4]。这类真菌较少见,多数在热带地区流行,不会引起机会性感染,因此将不在本章中讨论。

流行病学和发病机制　由毛霉目所致的机会性感染常由毛霉属(Mucor)、根霉属(Rhizopus)、犁头霉属(Absidia)、根毛霉属(Rhizomucor)、瓶霉属(Saksenaea)、被孢霉属(Mortierella)、小克银汉霉属(Cunninghamella)及共头霉属(Syncephalastrum)引起。这些真菌在自然界中普遍存在,可见于植被、面包及土壤中。这些真菌通常感染糖尿病所致代谢性酸中毒[153]、大面积烧伤和/或营养不良患者,但在过去 10 年,由于血液恶性肿瘤引起中性粒细胞减少的患者常规使用伏立康唑对曲霉病进行预防性治疗,从而导致由毛霉目所致机会感染的日益增加[154]。本病亦常见于应用糖皮质激素或免疫抑制剂治疗、器官移植及 AIDS 患者[155],甚至可见于免疫功能正常的患者[156-158]。男女及各年龄层人群均可发病[159]。与曲霉病一起,本病是继念珠菌病后,免疫抑制患者第二或第三常见的真菌感染[156,160]。吸入孢子是最常见的感染途径,但在糖尿病所致代谢性酸中毒及烧伤后,亦可通过密封的绷带或外伤后而感染;在医院和大型机构内也存在感染暴发的情况[161-162]。最常见的真菌为少根根霉(Rhizopus arrhizus)、米根霉(R. oryzae)、小孢根霉(R. microsporus)、伞枝犁头霉(Absidia corymbifera)、分枝犁头霉(A. ramosa)

及微小毛霉(*Mucor pusillus*)[159,163-164]。

临床特征和鉴别诊断 由毛霉目引起的机会性接合菌病是一种严重的暴发性感染,导致易感人群迅速死亡。本病可累及多个不同的器官:鼻脑型、肺型、胃肠型、皮肤型和播散型。其中,鼻脑型最常见,感染开始于鼻腔黏膜,之后播散至眼眶及颅内。腭坏死性溃疡及面部蜂窝织炎均为重要的体征。真菌易侵入血管,引起血栓、出血、坏死及梗死[159,163,165]。

原发性皮肤型通常由于外伤、自然灾害或意外事故后接种或接触污染物所致。感染迅速进展,以破坏组织及侵入血管为特点。皮损通常为疼痛性红斑或紫癜性结节或斑块,迅速坏死,并侵及周围组织(图47.8)[166]。血行播散并不少见,其死亡率虽然低于其他形式的毛霉病,但仍较高,甚至在开始治疗后亦高达32%[155-167]。

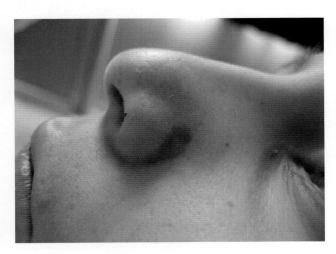

图47.8 急性白血病合并接合菌病儿童紫癜性斑块,快速进展为坏死性溃疡

较少见的临床表现,如健康青年的急性肾动脉血栓形成[168]、搏动性结节[169]、肾脏肿块[170]及纵隔肿块均有报道[171]。

鉴别诊断包括坏疽性脓皮病、败血症、细菌性蜂窝织炎、坏死性筋膜炎及脑膜炎。

实验室检查和组织学表现 本病通过皮肤或组织活检组织学诊断。典型表现为化脓性肉芽肿性炎症、坏死、血管侵袭及不同程度的栓塞,可见大量宽大、带状、无分隔、呈90°分枝的菌丝(图47.9)。为了鉴定致病菌种及其易感模式,应对组织进行直接镜检及培养。将感染的组织在沙氏葡萄糖琼脂培养基中进行培养,可在1~5天内生长出菌落。仅靠培养是很难诊断的,因为这些真菌可以是广泛存在的污染物[172]。

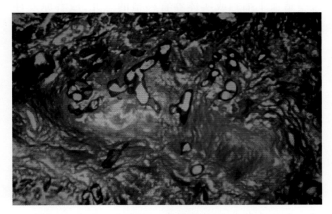

图47.9 皮肤活检标本用六甲基四胺银染色,显示毛霉菌的典型特点:宽大、带状、无分隔、呈90°分枝的菌丝

治疗和预防 本病一经诊断应立即开始治疗。理想情况下应联合外科清创术和抗真菌治疗,包括静脉内注射两性霉素B或泊沙康唑[153,159]。试验表明艾沙康唑疗效与两性霉素B相当[173]。棘白菌素类及其他三唑类如雷夫康唑和伏立康唑被认为对毛霉目无效[174];但也有联合卡泊芬净及泊沙康唑或两性霉素B治疗成功的报道,表明它们具有协同抗毛霉菌的效应[175]。成功治疗后亦可出现复发[176]。必须同时纠正免疫异常并严密监测患者。

由毛霉目感染的接合菌病是一种严重、威胁生命的疾病,可导致绝大多数播散型患者死亡。早期诊断是治疗成功的基石,可使生存率提高约40%~80%[177]。

曲霉病

引言 曲霉(*Aspergillus spp.*)是普遍存在的真菌,极易引起免疫功能低下患者,尤其伴有白血病和淋巴瘤患者出现机会性感染。它是仅次于念珠菌病之后的第二常见的机会性真菌感染。在免疫功能正常人群中,曲霉可引起过敏反应,如鼻窦炎和哮喘[178-179]。

流行病学和发病机制 曲霉属真菌广泛分布于世界各地,见于污染物、大气及有机物中。烟曲霉(*Aspergillus fumigatus*)是组织培养中分离的最常见的种类(50%~60%),其次是黄曲霉(*A. flavus*)、黑曲霉(*A. niger*)和土曲霉(*A. terreus*)(各占10%~15%);其他罕见的菌株分离率不到2%。吸入曲霉孢子是最常见的感染途径。原发性皮肤曲霉病较罕见,可源自直接物理接种或留置导管表面的封闭敷料。较常见的皮肤感染方式为肺部病灶通过血行播散所致。

对于伴有吞噬细胞功能缺陷的免疫功能低下儿童,尤其接受骨髓移植抗肿瘤化疗的急性白血病患儿,接受造血干细胞或实体器官移植的患儿，或者原发性免疫缺陷如慢性肉芽肿病的患者，曲霉病已成为重要的发病及致死因素[178-184]。大量研究显示高达75%的儿童侵袭性曲霉病出现上述情况，死亡率从1%上升至21%[184]。其次，获得性或诱导性T细胞依赖性防御机制缺陷，以及合并症，如巨细胞病毒性疾病也可增加患者死亡率，但似乎并不重要[184]。囊性纤维化患者发生过敏性支气管肺曲霉病及曲霉性支气管炎的概率增加[185]。

临床特征和鉴别诊断　侵袭性曲霉病主要累及呼吸道。真菌性鼻窦炎可表现为面部肿胀、鼻出血、眼球突出、脑神经异常及骨侵蚀。发热、咳嗽及呼吸困难为肺曲霉病常见的非特异性症状。曲霉菌感染一旦控制不良，则可侵犯局部组织，同时可通过血行播散至任何器官。

皮肤曲霉病可为原发，或继发于远隔部位（高达11%的患者具有皮肤表现）的血行播散，或由邻近组织（如鼻中隔脓肿）蔓延所致。皮损通常位于导管、氧饱和度监测仪、静脉输液或胶带、敷料覆盖的部位周围。临床上，皮损表现为红色斑块或结节，逐渐进展为坏死性痂或紫癜性大疱。皮肤播散性继发性曲霉病与脑膜炎球菌血症类似，表现为全身散在紫癜性结节及丘疹[121,186-189]。

曲霉病其他较少见的临床表现包括喉炎[190]、眶周炎[180]、异物吸入后支气管炎[191]、骨髓炎[192]及耳真菌病[193]。

曲霉病需与引起结节和溃疡的其他疾病相鉴别，如细菌性败血症、系统性念珠菌病、诺卡菌病、镰刀菌病、接合菌病及血管炎。

实验室检查和组织学表现　临床疑诊是至关重要的，诊断金标准为组织学检查及组织真菌培养。皮肤活检行组织学检查及Gomori六甲基四胺银染色，显示化脓性肉芽肿性浸润及皮肤深动脉内可见呈锐角分枝的分隔菌丝。然而其灵敏度不高。即使组织培养为阴性，采用单克隆抗体EB-A1对甲醛固定、石蜡包埋的组织切片进行免疫过氧化物染色，亦可检测出曲霉菌属真菌。曲霉菌在SDA中生长迅速，但由于污染的存在，故不能用于诊断疾病。因此诊断必须依赖于无创性的间接方法，如真菌抗原检测及真菌核酸序列扩增。PCR检测的灵敏度及特异度均为84%，但是，当至少存在两个阳性样本时，灵敏度及特异度有所提高[194]。在β-1,3-葡聚糖检测出现前，过去一直采用半乳甘露聚糖ELISA进行曲霉菌抗原检测。循环中的半乳甘露聚糖抗原可能在免疫抑制患者侵袭性曲霉病的较早期就可

在血液中达到检测水平，可通过酶免疫测定法在血清中检测到[184]。特异性DNA可通过PCR试剂检测[178-179,182,189,195]。由于数据有限，以上这些检测方法在儿童中的灵敏度和特异度还具有争议，但半乳甘露聚糖检测的灵敏度及特异度尚可接受[181,184]。

其他检测方法还包括肺部CT检测（儿童应慎重选择）和支气管肺泡灌洗。

治疗和预防　若曲霉病不及时治疗，其死亡率较高，故应在风险分析及有效的诊断性检测的基础上开始治疗。系统性抗真菌治疗的金标准为伏立康唑每天8~14mg/kg，分两次使用，作为侵袭性曲霉病的首选治疗，或两性霉素B每天1~1.5mg/kg，持续至少6~12周以预防复发[182]。对于2岁以下儿童，只能选择两性霉素B脂质体，每天3mg/kg。对于2岁以上患者，二线治疗包括两性霉素B脂质复合物、两性霉素B胆固醇硫酸钠复合物及卡泊芬净[184]。联合两种抗真菌药物，如伏立康唑及两性霉素B脂质体可取得较好的疗效，同时提高生存率[196]。然而，伏立康唑可显著增加皮肤鳞癌的风险，而风险随着疗程逐渐增加，因此应给予这些患者特殊关注及正确指导[197]。白血病及干细胞移植后，应用泊沙康唑或伊曲康唑预防性治疗可显著提高生存率，并降低患者发生侵袭性曲霉病的风险[182,184,195]。为了取得良好的预后，应对局灶性曲霉病如鼻窦炎、皮肤疾病及骨髓炎进行早期清创治疗。无论是否接受治疗，由土曲霉引起的侵袭性曲霉病的预后较非土曲霉差[198]。

诺卡菌病

引言　诺卡菌病是一种由需氧放线菌，尤其是星形诺卡菌（Nocardia asteroides）、巴西诺卡菌（N. brasiliensis）及豚鼠耳炎诺卡菌（N. otitidis-caviarum）引起的疾病。原发性皮肤诺卡菌病在儿童及成人均罕见，通常与机体潜在的免疫状态有关，也可发生在健康人群[199]。

流行病学和发病机制　诺卡菌病可发生于世界各地，主要累及成年男性，由吸入或皮肤接种而感染。既往通常有外伤史，其与出现皮损的间隔时间长短不定。本病可发生于健康人群及免疫缺陷患者。目前所分离出的最常见的菌种为星形诺卡菌和巴西诺卡菌[4,199-200]。

临床特征和鉴别诊断　临床上主要表现为急慢性肺炎，占70%。25%患者可播散至中枢神经系统，引起脑脓肿或脑膜症状。皮肤损害为结节、斑块，伴有脓肿及瘘管。原发性皮肤诺卡菌病是一种特殊情况，常发生于外伤后，表现为呈淋巴管样（孢子丝菌病样）形式分布的脓疱或

结节,伴发热、局部明显疼痛及炎症[4,199-200]。

实验室检查和组织学表现　本病诊断需对病灶处的渗出物或痰液进行革兰氏和 Ziehl-Neelsen 染色后直接镜检,可见嗜酸性的丝状分枝结构。将病灶组织在 SDA 培养基中进行培养,可见白色脑回状菌落。组织学方面,可见假上皮瘤样增生及化脓性肉芽肿性炎症。通过革兰氏和 Ziehl-Neelsen 染色可识别诺卡菌属菌种的丝状结构[4,199-200]。

　　本病的鉴别诊断包括肺结核病、芽生菌病、球孢子菌病及组织胞浆菌病;皮肤损害需与放线菌病、足菌肿及葡萄球菌病相鉴别。

治疗和预防　治疗应选择复方新诺明,剂量为每天 10mg/kg,共 3 个月。其他可使用的抗生素包括米诺环素、阿米卡星、头孢氨苄、红霉素及亚胺培南[4,199-200]。

放线菌病

引言　放线菌病是一种由寄生在口腔黏膜、龋齿、扁桃体隐窝及阴道内的丝状厌氧性放线菌,引起的慢性、内源性、化脓性感染。

流行病学和发病机制　放线菌病普遍存在,其发病率因良好的口腔卫生习惯而降低。男女均可发病,女性略占优势,各年龄层均可受累。诱因包括牙科手术、龋齿、宫内节育器及不良的口腔卫生。最常见的致病菌为以色列放线菌(*Actinomyces israelii*)(占 80%);其次是内氏放线菌(*A. naeslundii*)、黏性放线菌(*A. viscosus*)、龋齿放线菌(*A. odontolyticus*)、丙酸蛛网菌(*Arachnia propinica*)及艾氏双歧杆菌(*Bifidobacterium eriksonii*)[4,14,201]。

临床特征和鉴别诊断　感染可累及骨骼和软组织。根据部位不同,可分为不同的类型:面颈型、肺型、腹型及骨盆型。

　　面颈型放线菌病最常见,儿童较罕见,但已有个别病例报告。这通常与外伤或牙齿疾病有关。在儿童,牙齿损害可作为感染的入口,缓慢波及邻近组织。其特点为体积增大、组织畸形、窦道形成伴脓性分泌物,其中含有寄生形态的"硫黄样颗粒"(图 47.10)。

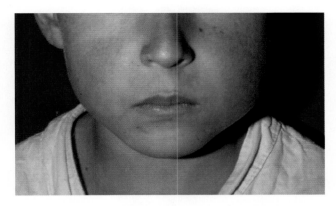

图 47.10　面颈型放线菌病的特点:右下颌区域肿胀

　　肺型表现为发热、咳嗽及咳痰。腹型及骨盆型常被误诊为阑尾炎,在慢性病例中,受累的皮肤可出现脓肿及脓性引流窦道[4,14,201]。

　　本病应与结核病、足菌肿、淋巴瘤及牙源性窦道鉴别。

实验室检查和组织学表现　本病可通过直接检查渗出物来确诊,渗出物可见硫黄样颗粒,后者为黄白色微菌丝形成的多叶状团块。与所有慢性化脓性肉芽肿性疾病一样,本病组织活检应进行革兰氏染色及 PAS 或 Gomori-Grocott 染色。由于放线菌颗粒不耐酸,因此可通过 Ziehl-Neelsen 染色与诺卡菌属菌种相鉴别。真菌培养可确认菌种,但需在厌氧性培养基中培养[4,14]。

治疗和预防　治疗放线菌病应首选青霉素,疗程 4～6 周,其次为克林霉素,为预防复发需持续使用数周。其他还包括复方新诺明、米诺环素、阿莫西林-克拉维酸或头孢菌素[4,14,201]。

（王利娟　译,周亚彬　刘盈　肖媛媛　校）

参考文献

　　见章末二维码

第九篇　病毒感染性皮肤病和机会性感染

第48章　传染性软疣

Joachim J. Bugert，Ali Alikhan，Tor Shwayder

摘要

　　传染性软疣(molluscum contagiosum, MC)是人类最常见的痘病毒感染性疾病。患病率/发病率研究显示本病在全科诊疗中常见,在英国本病发病率为 1 295/(10 万人·年)。在不同的地区及种族中,传染性软疣病毒(molluscum con-tagiosum virus, MCV)血清阳性率为 6%~77%,表明多数感染为亚临床感染或未报道。MC 通常为自限性,少数皮损无需任何治疗即可自发性消退。在免疫抑制及特应性皮炎患者中可见泛发性病例。MC 可持续数年,特定情况下需考虑进行治疗。

要点

- 传染性软疣是一种由传染性软疣病毒感染引起的自限性痘病毒感染。
- MCV 诱导的抗体反应不能预防再感染。
- 酶联免疫吸附测定(enzyme-linked immunosorbent assay, ELISA)及人群研究显示 MCV 血清阳性率为 6%~77%。
- MCV 可通过产生免疫逃逸分子(包括信号通路及细胞凋亡抑制剂)而免受免疫效应分子的攻击,因此 MC 可持续长达 3 年。
- 一旦 MC 皮损被识别,即可被强烈的免疫反应清除。
- MCV 进入基底层角质形成细胞,可致表皮细胞增生。
- MCV 通过脐凹性损害的中心分泌到皮肤表面,可通过接触感染传播。
- 通过临床检查、挤出丘疹内容物及组织病理学可作出诊断。
- 包括激光/冷冻、局部细胞毒素及刮除术在内的有创性治疗未经过充分评估,故未被纳入在 2013Cochrane 报告中。
- 咪喹莫特无效。

病因　传染性软疣是一种良性自限性的皮肤感染,由痘病毒家族成员之一传染性软疣病毒引起。MCV-1/80-U60315 是软疣痘病毒属的成员之一,具有线性双链 DNA,约 190 000 对碱基[1]。人类是该病毒的唯一宿主,在组织培养及鸡胚中无法生长。与人乳头状瘤病毒或疱疹病毒不同,该病毒不会整合到宿主基因组中或发展为潜伏感染。通过对不同来源的基因组 DNA 进行限制性内切酶分析,发现了四种密切相关的病毒亚型:MCV-1~MCV-4。病毒亚型、形态及分布部位之间无明显相关性[2-3]。然而不同的病毒亚型对应的地理位置明显不同。MCV-1 及其变异体占美国病例的 98%,而在英国主要为 MCV-1 及 MCV-2,MCV-3 极少能检测到[3-4]。土耳其一项研究显示 MCV-1 占 100%[5];在日本,MCV-1 及 MCV-3 最常见,而 MCV-2 及 MCV-4 只见于 2% 病例中[6]。MCV-2 主要见于性传播的 MC 中[7]。与免疫功能正常人群比,HIV 感染患者的亚型分布也可能有差异[8]。

流行病学　MC 是一种常见的感染,广泛分布于全世界,不同的地理位置病毒亚型亦不同[3-4,6]。其确切患病率尚不清楚,但据报道英国和美国在 1960—1980 年性传播的 MC 患病人数有所增加[9]。以往报道本病发病率为 2%~10%[10-11],英国一项大型研究报道显示 14 岁以下人群发病率为 1 265/(10 万人·年)[12]。值得注意的是,在美国,大部分(71%)MC 的医疗服务由皮肤科医生提供[13]。

　　MC 可出现地方性暴发,已报道参加游泳的儿童[14-15]及有一次集体农场中 34 名儿童出现过此类情况[16]。发病率升高反映接触病毒的概率增加,从皮肤到皮肤表面的性传播说明密切接触会促进感染的传播。MC 极少见于 1 岁以前,可能与其他儿童接触较少有关[14],但也可能与婴儿来自母体的免疫或潜伏期延长有关。尽管如此,先天性传播已有报道,表现为四肢及头皮的损害[7]。

　　年龄(年幼的学龄期儿童)、近距离居住、皮肤接触、共用污染物、居住在热带及使用游泳池均与MC较高的发病率有关,而与儿童性别、季节及卫生状况无关[10]。病毒通过在泳池内(如踢脚板)或泳池外(如浴巾)接触污染物而传播,这可以解释MC与泳池暴露之间整体的相关性[10]。

在2015年,Olsen等利用非常少的流行病学资料进行了一项前瞻性社区队列研究,指出MC为50种全球最普遍的疾病之一。作者发现0~14岁儿童中因MC至初级医疗咨询的概率为9.5‰。在MC儿童患者中,1/10患者的生活质量受到显著影响[17]。

在2014年同一作者的另一项系统性文献综述中,发现大部分MC的流行病学数据质量较差。然而,通过荟萃分析显示,0~14岁儿童年发病率为12‰~14‰,0~16岁儿童的患病率为5.1%~11.5%。1~4岁儿童发病率最高。游泳及湿疹与MC发生相关,但其因果关系尚不清楚[18]。

近期基于酶联免疫吸附试验的研究表明,日本人群整体的血清阳性率为6%,而德国为14.8%[20],但在免疫抑制患者中血清阳性率可高达77%[21-22]。

与疾病状态的关系

临床表明MC常发生在特应性皮炎患者中[23-24]。一项大规模流行病学研究表明,高达24.2%的MC患者同时合并有特应性皮炎[25-26]。

与免疫功能低下或合并有多发性硬化的患者相比,MCV血清转化在皮肤病及自身免疫性疾病中更常见[20]。

一项包含有696名MC患者(中位年龄为5.5岁)的回顾性医学图表总结研究显示,有259名患者(37.2%)有特应性皮炎病史。特应性皮炎患者的MC皮损数量较多,同时其患软疣皮炎的可能性也增加(分别为50.6%和31.8%[27])。

不能将伴发的特应性皮炎与可能发生在软疣周围的新发皮炎相混淆[28]。局部应用糖皮质激素是否会加重感染[29]或减少皮损数量[27]尚不清楚。MC损害出现炎症反应,可能提示免疫反应可清除病毒。

其他免疫抑制剂,如他克莫司[30-31]、吡美莫司[32]及甲氨蝶呤[33]亦可使感染扩散。广泛而持久的MC亦可见于免疫抑制患者,包括同种异体器官移植受者及HIV感染患者[34-36]。对于后者,面部受累较常见(图48.1)[37]。在罗马尼亚一家孤儿院中的获得性免疫缺陷综合征(acquired immune deficiency syndrome,AIDS)儿童中,74%的儿童头部或面部患有MC[38]。这些现象均支持细胞免疫在清除或控制感染传播方面的重要性。

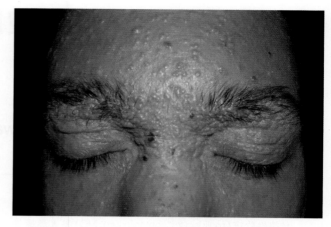

图48.1　一名合并轻度免疫缺陷的17岁男性白种人,发生广泛的传染性软疣及扁平疣

病理　病毒进入基底层角质细胞内,引起表皮细胞更新加快,而扩展至基底层上部。随着在棘层位置的增高及病毒DNA合成的增加,细胞内有丝分裂率减少。在毛囊上皮内增殖的细胞形成分叶状的上皮团块,压迫真皮乳头。

然而,本病不会破坏基底层。病毒物质聚集在细胞质中表现为大的透明小体(软疣小体),最终破坏细胞,尤其在每个小叶中央。在每一个成熟的皮损中,可见脐凹样,内含大量软疣小体(图48.2)。

虽然慢性MC可出现肉芽肿性浸润,但邻近真皮中很少有炎细胞浸润,可能由于丘疹内容物进入真皮浅层所致[39]。电子扫描显微镜显示软疣具有很多不同的形态,但均含有密集分布的小突起,其超微结构类似[40]。

在一项观察摘要中显示,MCV的生命周期(图48.3)始于病毒颗粒黏附于角质形成细胞之时,之后可能出现大胞饮现象[41]。体外观察到病毒核心物质释放后引起早期mRNA转录[42],部分早期的基因产物被分泌至细胞外,从而抑制固有免疫反应,并可能产生全身性效应(mc159和160、NF-κB、干扰素[1])。此时感染尚未被免疫系统发现,病变可进展到免疫系统不被干扰的状态[43]。然而,在任何阶段,病毒物质透过基底膜或出现轻度病毒血症[44],可以解释聚合酶链反应(polymerase chain reaction,PCR)能够在血清中检测到病毒,同时也可以解释血清学反应(mc084[20]),进而被细胞免疫效应分子控制并清除[43]。若细胞免疫控制缺失,则会导致广泛的MC[45]。由于病毒干扰了细胞周期(mc007[46]),病毒脱壳及DNA复制成为细胞分裂的下一步。目前尚未完全阐明这一步,且未在任何体外细胞培养系统中发现,可能需要一种仅在受感染的表皮内产生的细胞因子的参与[47]。体内可以高效地进行病毒DNA复制、结构基因产物翻译及组装,并隔离于

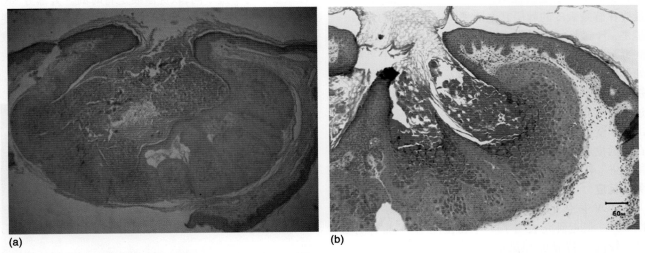

图48.2 (a,b)苏木青-伊红染色的成熟软疣切片。毛囊上皮内的增殖细胞形成分叶状的上皮团块。聚集在细胞质中的病毒物质形成大的透明小体(软疣小体)

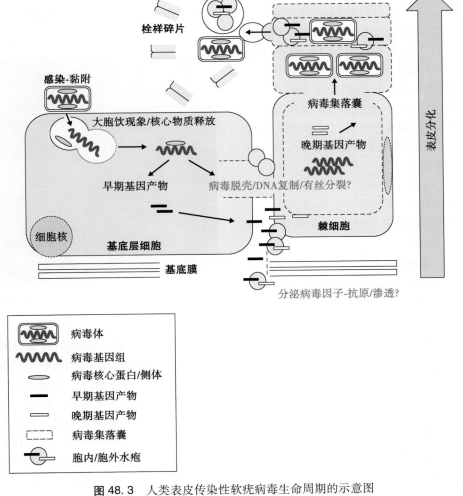

图48.3 人类表皮传染性软疣病毒生命周期的示意图

"病毒集落囊"中,通过电子显微镜观察,后者具有感染细胞胞质中的细胞膜性结构[48]。细胞器被推向一边,最终在感染表皮的棘层完全消失。病毒扩散的最后一步是一个破坏性的过程,其特点为细胞解体,同时伴有病毒颗粒、膜泡及其他细胞碎片在 MC 皮损中央脐凹处形成典型的栓样碎片(图48.2)。通过压力可将栓挤出,导致病毒释放、自身接种及通过接触传播。这一过程与皮脂腺全浆分泌类似,可能与毛囊有关,因此提出最早受感染的细胞为毛囊干细胞的假说[21]。之后在邻近皮肤出现 MCV 再黏附及再感染,可导致 MC 皮损的进一步出现。

免疫反应

　　MCV 抗体的出现与临床感染存在良好的相关性[49-50]。最近研究表明 ELISA 在检测 MCV 抗体方面具有较高的特异度和灵敏度[20,51]。然而与病毒疣一样,MCV 感染诱发的抗炎性毒性因子诱导的抑制性的细胞免疫(Th1),在控制疾病方面较体液免疫(Th2)更为重要[45,52]。

　　MCV 可通过编码抑制免疫系统的蛋白,逃避免疫系统的识别和破坏,这些蛋白包括趋化因子抑制剂(mc148[53])、IFN-β 抑制剂(mc160[54])、FLICE/凋亡抑制剂(mc066/mc159[55-56])及 CD150/SLAM 的同源物(参与病毒免疫的信号通路,mc002、mc161 及 mc162[57])。丘疹期 MC 消退的病理表现为表皮下方致密的单核细胞浸润[58],提示细胞介导的免疫反应参与该过程。有证据表明,体液免疫通过泛素-蛋白酶体系直接对抗 MCV[19-20],之后发生细胞凋亡[59],最终被强烈的免疫反应清除[43]。

临床特征　据报道,MCV 的潜伏期为 2 周~6 个月[60]。

　　在一项包含 289 名德国成人和儿童、年龄在 0~40岁的队列研究中,血清阳性率也反映出这一现象:1 岁以下儿童的血清阳性率较低(4.5%),2~10 岁达到顶峰(25%),之后再次下降(11~40 岁:12.5%)[20]。

　　1~4 岁儿童的全科医生诊疗率为 13.1‰(男性)和 13.0‰(女性),5~9 岁儿童为 13.0‰(男性)和13.9‰(女性),0~14 岁总体为 9.5‰[25]。

　　在一项包含 306 名 MC 儿童的前瞻性社区队列研究中,皮损消退的平均时间为 13.3 个月[17]。269 例患者中有 80 例(30%)在 18 个月内未消退,36 例(13%)在 24 个月内未消退,同时在 250 例患者中有 102 例(41%)传播给家中其他儿童。

　　单个皮损的形态为圆顶状、皮色或珍珠色的丘疹,中央可见脐凹(图48.4)。皮损大小为 1~10mm,偶可见较大的损害(主要见于 HIV 感染者)。通常在感染后数周内增长,最终可自发性消退。炎症、化脓及结痂

是自发性消退的征兆(图48.5),遗留一个较小的萎缩性瘢痕。与水痘不同,软疣瘢痕是暂时的。大部分 MC 可在 6~9 个月内缓解,但偶可持续数年。一项关于斐济儿童的研究表明,损害均不超过 2 个月。有极少数病例可出现广泛播散或毁容性外观,主要见于免疫缺陷患者(见图48.1)[61]。

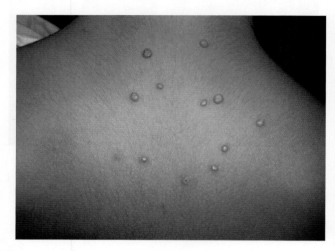

图48.4　6 岁男性白种人上背部的典型软疣

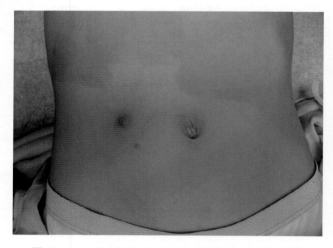

图48.5　5 岁女性白种人出现炎性软疣,预示损害将缓解

　　皮损好发于衣物摩擦部位(如颈部、腋窝及躯干附近);一项大型流行病学研究,躯干是最常受累的部位,约半数患者的损害超过一个解剖部位(图48.6)[26]。在热带地区,四肢最常受累。MC 亦可发生于外阴及肛周部位,但这并不表明儿童存在性传播(图48.7)。更少见的部位包括头皮和面部,但在 HIV 感染者中常见。位于足底及黏膜表面的皮损表现不典型[62-64]。大约有 10% 的患者可在损害周围发生湿疹,在感染缓解后湿疹亦可消失[65]。

　　MC 眼部表现包括眼睑真皮损害、结膜损害、滤泡

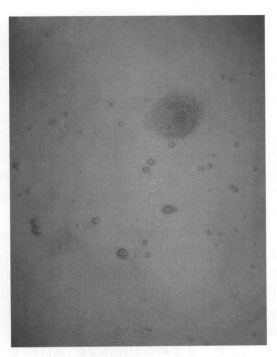

图 48.6　3 岁男性白种人表现为胸部多发软疣

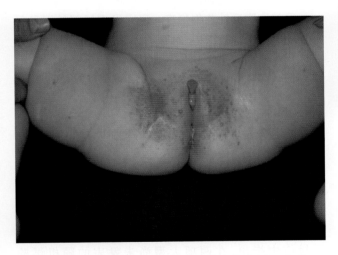

图 48.7　一例 20 个月大小的白种人女童同时出现软疣、人乳头状瘤病毒及湿疹

诊断　本病诊断较简单,但发生于成人的较大、孤立性损害偶可被误诊为基底细胞癌。利用镊子侧向挤压皮损,可挤出具有特征性的白色干酪样物质。发生于免疫抑制患者的皮肤隐球菌病与 MCV 感染相似。鉴别诊断还包括单纯疱疹病毒(水疱型除外)、人乳头状瘤病毒、良性色素痣、纤维性丘疹、附属器肿瘤、疣、幼年黄色肉芽肿、化脓性肉芽肿、杆菌性血管瘤、组织胞浆菌病、皮脂腺痣、黑头粉刺、疖肿、汗管瘤、马尔尼菲篮

状菌(*Penicillium marneffei*)感染、基底细胞癌、角化棘皮瘤及水痘-带状疱疹[61,69]。

　　若诊断不够明确,可使用其他方法。最简单的方法是滴加 KOH;简易光学显微镜显示丘疹中央对称性假包膜。从切片基底向中央观察,可见假性包膜随着角质形成细胞的大小逐渐增大(图 48.8)。除了 KOH 镜检,皮肤活检、拭子标本行实时定量检测(利用焦磷酸测序鉴别 MCV-1 及 MCV-2)[70]、皮肤镜[71]和反射式共聚焦显微镜(reflectance confocal microscopy,RCM)[72]均有助于诊断 MC[69]。皮肤镜下可见中央多叶形、黄白色无定形结构,边缘围绕冠状血管[73]。RCM 下可见境界清楚的圆形损害,中央可见圆形囊性区域,内部充满明亮的可折射物质[72]。

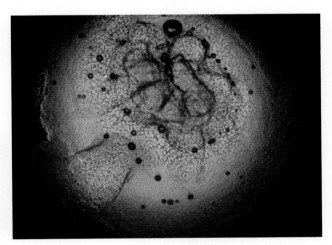

图 48.8　软疣损害滴加 KOH 后镜检。低倍镜下可见增大的角质形成细胞位于假性包膜内,形成中央脐凹

治疗　对于轻微感染,应选择对儿童痛苦最小的方法,即等待皮损自发消退,但存在皮损泛发、不适、细菌双重感染、急性炎症、慢性肉芽肿性反应及瘢痕形成的风险[28]。自发缓解的皮损继发感染时需局部应用抗菌药。此外,如果不治疗,损害可持续数月至数年。

　　MC 的积极治疗方式包括有创治疗、封包、细胞毒性、免疫调节及抗病毒制剂。与水痘瘢痕不同,软疣瘢痕通常较少,可完全消退。目前文献尚未报道过软疣所致的瘢痕疙瘩。

有创治疗

　　冷冻治疗和刮除术　冷冻治疗是一种非常有效的治疗,可使皮损形成冰球,而不影响周围皮肤[60,74-75]。在治疗前 1h 外用 EMLA 霜(丙胺卡因及利多卡因的混合物)可能有助于治疗,但不应作为强制性手段。由于苯酚有形成瘢痕及潜在的毒性/致癌性,故不推荐使用。

第九篇

亦可刮除单个或数个皮损,治疗前可再次外用 EMLA 霜进行局部麻醉[76-77]。为避免高铁血红蛋白症发生的风险,每次使用前应考虑 EMLA 霜的推荐使用上限(见第 173 章)。

一项针对四种治疗方法的大型研究表明,刮除术最有效,副作用最小,患者及其父母满意度最高[19]。本研究中刮除术是在全身麻醉下进行的。刮除术 1 次治愈率为 80%,2 次为 96%。值得注意的是,在同一研究中,治疗 2 次后,局部外用斑蝥素的治愈率达 80%,局部外用角质剥脱剂的治愈率高达 100%。这些治疗不需要麻醉。另外一项刮除术的研究显示在皮损第 4 周及第 8 周时治疗,失败的风险较高;风险因素包括治疗开始时皮损的数量、受累解剖部位的数目及是否伴随特应性皮炎[78]。此外,施行本治疗时可能需要进行局部麻醉,偶尔需要全身麻醉。

最近报道一项改良性刮除术,即先用 30 号细针挑开皮损表面,然后再用福克斯刮匙轻轻地刮除病毒核心[79]。与传统刮除术相比,本方法创伤较小、效果也较好。

斑蝥素   斑蝥素是一种由甲虫类产生的发泡剂,在美国已广泛用于治疗 MC[80-82]。一项包含 300 名儿童的系列研究表明本药非常有效且易接受,即利用钝的木质末端涂药器认真涂抹每一个皮损,2~6h 以后清洗掉,或者一旦不适即刻洗掉。另一项包含 54 名患者的研究表明皮损改善率为 96%,父母满意度达 78%[83]。为成功清除皮损,可能需要多次应用。根据我们的经验(TS),2~6 次就诊通常能达到治愈的效果,甚至对于更广泛的病例也依然适用,同时,斑蝥素能够安全地用于面部及肛周外阴部位,而无副作用出现。认真地使用木质涂药器涂抹斑蝥素,之后立即使用风扇将其吹干。邻近的皮肤应被隔开,直到药物完全干燥。若皮肤较薄或在间擦部位,应减少接触时间(2h)。若儿童比较平静,斑蝥素亦可用于眼睑,患儿可以闭着眼睛,直到药物完全变干。避开紧靠眼缘的区域,无论如何应避免将斑蝥素滴入眼内。建议之后使用婴儿洗发水清洗用药区域,以避免普通肥皂引起的刺眼症状。

斑蝥素在一些国家(如英国)不适用,同时可能有副作用,包括水疱形成、疼痛、瘙痒、暂时性色素减退及继发性感染[83]。

角质松解剂   角质松解剂可分解桥粒和半桥粒,亦可用于治疗 MC。然而一项大型研究对 16.7% 的水杨酸霜及 16.7% 的乳酸霜联合应用进行了检测发现虽然两次访视后治愈率达 100%,但由于药物刺激性较大,患者与父母满意率却只有 32.1%[28]。0.1% 阿达帕林凝胶[84]及 12% 水杨酸凝胶[85]亦可作为有效的治疗选择。需要注意避免水杨酸经皮吸收产生系统性毒

性反应,应谨慎使用(见第 5 章)。

电外科手术   建议使用一次性内径为 23 号或更大口径的皮下注射针作为有效的探头进行电外科手术治疗[86]。在使用本方法时必须要考虑到疼痛和可能出现的瘢痕。

局部 KOH   应用浓度为 5%~20% 的 KOH 水溶液是治疗 MC 的另一种方法,这是由于 KOH 可有效溶解角蛋白[87]。一项包含 27 名印度儿童的研究中,每天睡前外用一次 KOH 水溶液,平均 17 天以后,皮损均可被完全清除[87]。一项双盲对照研究显示 10% KOH 亦可使 70% 的患儿皮损完全消退[88]。

激光治疗   尽管缺乏随机对照试验,闪光灯泵脉冲染料激光可用于治疗 MC[89-91]。对于大多数病例,只需要 1 次或 2 次治疗即可达到完全缓解。另外,面部、躯干及四肢均可用本方法治疗,并且副作用最少(如局部疼痛、瘙痒、暂时性色素减退或色素沉着)。对于低年龄儿童,建议治疗前使用 EMLA 霜封包。

管道胶带   通常用于治疗寻常疣,在治疗 MC 方面亦有效[92]。具有无创、无痛、方便及实惠的特点。完整的治疗需要数周到数月。

局部细胞毒性药物治疗   研究发现局部外用鬼臼毒素具有良好的疗效,浓度为 0.5% 的霜剂可取得 92% 的缓解率[93]。表皮的刺激作用可破坏软疣周围的脂质膜,从而诱发免疫反应。已报道本药经皮吸收后可出现系统性毒性作用[94],故本药禁用于儿童。

免疫调节治疗

免疫调节剂   咪喹莫特是咪唑喹啉家族的成员之一,可刺激 Th1 淋巴细胞释放促炎症细胞因子,如 IFN-β、IFN-α、TNF-α、IL-1、IL-3、IL-6、IL-8 及 IL-10[28],同时也是 Toll 样受体(toll-like receptor,TLR)7 的激动剂[95]。不推荐本药用于软疣感染。在 2014 年 Kenneth Katz 给柳叶刀传染病杂志(*Lancet Infectious Diseases*)的一封信中指出,在两项大型尚未发表的随机试验[IMQ14194 和 1495-(2006)]中检测了咪喹莫特的疗效,发现本药对 2~12 岁的 702 名患者均无效,其中 470 名患者接受了 5% 浓度的咪喹莫特霜治疗[96]。此外,在 2015 年 Yaldo 等报道称未在 MC 皮损中检测出 TLR7 及 TLR8 的表达,因此 TLR7 激动剂可能是无效的[97]。

念珠菌抗原免疫治疗   本方法将灭活的酵母菌蛋白注射入软疣皮损中,以期激活该区域的免疫系统,诱发同时针对酵母菌蛋白及 MCV 的免疫反应[98]。一项关于治疗超过 1 年的患者的回顾性总结中发现,完全缓解占 56%,部分缓解占 28%[98]。

抗病毒药物   一氧化氮(nitric oxide,NO)可有效对抗 DNA 和 RNA 病毒。研究发现,将含有 5% 亚硝酸钠及 5% 水杨酸的 NO 霜封包治疗,比单独使用 5% 水

杨酸更有效（治愈率分别为75%和21%）[99]。虽然目前市场上未出售本药，但其具有前途且成本低廉。

西多福韦是一种单磷酸脱氧胞苷的核苷酸类似物，对DNA病毒具有广泛的抗病毒活性。通过抑制MCV的DNA聚合酶活性来发挥作用[100]。在静脉应用治疗巨细胞病毒感染时，亦可同时清除合并的MCV感染[101]。局部外用西多福韦也可有效治疗MC[102-104]，但目前考虑到其成本较高，还没有商业研制西多福韦外用制剂的计划。

其他抗反转录病毒药，如齐多夫定、拉米夫定及奈韦拉平，也能成功清除AIDS患者合并的MC[105]。目前还无机制解释这一效应。

其他治疗

包括10%的澳大利亚柠檬香桃（*Backhousia citriodora*）精油水溶液（v/v）[106]、0.000 1%~0.1%外用双酚类溶液[107]以及20%5-氨基乙酰丙酸的光动力疗法[108]。

2006年版Cochrane对MC治疗的系统综述（于2010年进行了更新[109]）指出，用于治疗MC的多种疗法缺乏清晰的循证医学证据。对包含有495名参与者的11项研究进行了评估，其中9项描述了局部治疗的疗效，1项研究分别对系统性及顺势干预治疗进行了描述。均不存在可信度高的有效治疗方式，同时MC的多种常见治疗方式，如物理治疗，均不符合纳入Cochrane系统综述的标准。

总结 MC是一种常见的、广泛分布于世界各地的痘病毒感染性疾病，通常可自发消退。一般而言，有关MC治疗方法的报道，有时在医学文献中，但往往在新闻媒体及互联网上，它们通常缺乏安慰剂对照。多个小型对照研究证实了不同治疗方法的有效性，但只有一种治疗（即5%咪喹莫特霜）进行了两个大型随机对照研究，研究表明该治疗无效。有创治疗和系统性DNA聚合酶抗病毒药物在机制上是有效的。顽固性病例的治疗选择需考虑治疗方法潜在的副作用、致瘢痕性及成本效益[110]。由于感染常在数月内自行消退，所以必须由患者及其监护人自行决定是否进行干预。

（王利娟 译，李丽 刘盈 肖媛媛 校）

参考文献

见章末二维码

048章 参考文献

第49章　人乳头状瘤病毒感染

Yun Tong，Stephen K. Tyring，Zsuzsanna Z. Szalai

摘要

　　人乳头状瘤病毒(human papillomaviruses,HPV)是一组病毒,致病范围从皮肤疣到癌症。HPV 感染是最常见的性传播疾病。虽然大多数感染是无症状的,并且可以被免疫系统清除,但是持续性皮肤症状,包括生殖器疣,常为疾病迁延的迹象。高致癌性 HPV 株的持续感染可导致外生殖器癌和/或口咽癌。

要点

- 已鉴定出 170 多种 HPV 亚型。
- 当病毒通过皮肤屏障穿过基底层或在自然状态下存在于鳞状细胞柱连接处(例如子宫颈),就会发生 HPV 感染。
- 大多数 HPV 感染是一过性的,没有临床症状。
- HPV 感染是最常见的性传播疾病。
- HPV 感染通常分为皮肤型、黏膜型和疣状表皮发育不良型(epidermodysplasia verruciformis,EV)。
- 临床表现因病毒类型、解剖部位和宿主对感染的反应而异。
- HPV 分为高危型和低危型。
- 病毒 DNA 整合入宿主基因组会导致更高风险的病变/肿瘤。
- 多达 2/3 的非癌性皮肤 HPV 表现可在 2 年内自然消退。
- 因为没有一种治疗方法是普遍有效的,故可以多种治疗方法联合应用。
- 9 价疫苗可免疫约 90% 的生殖器疣(6 型和 11 型)和约 90% 的宫颈癌(16 型、18 型、31 型、33 型、45 型、52 型和 58 型)的 HPV 亚型感染。

引言　人乳头状瘤病毒(human papillomaviruses,HPV)是一组普遍存在的病毒,它们感染皮肤基底层角质形成细胞,在美国被认为是最常见的性传播疾病(sexually transmitted disease,STD)。HPV 属于乳头状瘤病毒科(Papillomaviridae,PV)家族,大约有 170 种乳头状瘤病毒被确定可感染人类,其中大多数有医学意义。大多数 HPV 亚型感染是无症状的,且患者通常没有意识到被感染[1]。人乳头状瘤病毒是一种环状无包膜的双链 DNA 病毒。HPV 外包有衣壳,是一个直径约为 55nm 的二十面体病毒体(图 49.1)。

　　疣是人乳头状瘤病毒感染的常见临床表现,古希腊人和罗马人将其视为传染病。自 20 世纪初开始,疣一直被视为病毒感染。在 20 世纪初证明病毒是从疣的无细胞滤液中传播之后,乳头状瘤病毒在许多脊椎动物中被证实存在。分子克隆技术的发展极大促进了乳头状瘤病毒的生物学和生化特性的研究。测序可以识别开放阅读框(open reading frames,ORF)作为假定的病毒基因,研究人员确定了这些基因的功能。对 HPV 亚型与宫颈癌密切相关,这一事实的逐步认识导致了 HPV 作为病毒致瘤新模型的建立[2-4]。

分类　国际病毒分类委员会将乳头状瘤病毒科乳头状

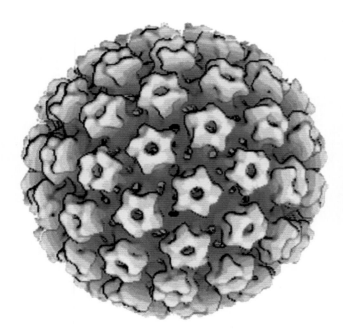

图 49.1　人乳头状瘤病毒的结构

瘤病毒为一个独立的种属。HPV 具有高度的物种特异性;有几百种类型的乳头状瘤病毒。已对 170 多种 HPV 类型进行了测序。按照同源性作出以下分类:属、种、型、亚型和变种。HPV 有 12 个属,由希腊字母表的前 12 个字母命名,其中 5 个属(α,β,γ,μ,ν)包含 HPV

型[2,5-6]。历史上,HPV 分为皮肤型、黏膜型和疣状表皮发育不良(epidermodysplasia verruciformis,EV)型。根据其对恶性肿瘤的易感性,HPV 类型分为高危型和低危型。感染肛门外生殖器区域和口腔的 α 属 HPV 分为高危型和低危型。β、γ、μ 和 ν 属的疣状乳头状瘤类型被认为是低风险的,因为感染一般不会发展为癌症[7]。

基因组由大约 8 000 个碱基对组成,在功能上分为3 个区域:早期区域、晚期区域和非编码的长区域。早期区域包含 6 个常见的 ORF 及编码病毒转录、细胞转化和 DNA 复制的基因。晚期区域编码结构蛋白,主要为衣壳蛋白 L1 和次要衣壳蛋白 L2[8-9]。HPV 分型是基于高度保守的 L1 ORF 核苷酸序列超过 10% 的差异性来决定的[10]。调节区或长控制区位于早期和晚期区域之间,包含转录增强基因并控制病毒复制和基因表达。

流行病学和发病机制　大多数 HPV 感染是一过性的,没有临床症状。少数 HPV 感染可导致疣或恶性肿瘤。99.7% 宫颈癌病例是由 HPV 感染导致的,是女性癌症死亡的第四大常见原因[1]。皮肤感染基本上无处不在。约 40% 的儿童疣在 2 年内消退。HPV 的潜伏期从数周到一年以上不等。病毒性疣偶尔会在健康人中持续多年。老年人可能对感染有一定的免疫力,因为这类人群中的病例较少[3]。

人乳头状瘤病毒的清除包括保护性皮肤屏障、天然免疫与获得性免疫之间的相互作用。早期接触疣病毒可能会获得一段时间的免疫力,尤其是患有一些无症状疣的幼儿,这些疣可能在几个月内自行消退。

当人乳头状瘤病毒通过破坏的皮肤屏障,或在自然存在鳞状柱状上皮交界处的解剖位置(如子宫颈),进入基底层及其角质形成细胞层时,就会发生感染。病毒衣壳内吞进入宿主细胞后,HPV 基因组进入宿主细胞的细胞核内,利用宿主细胞机制维持自身低拷贝(~200 份/细胞)的正常生活。但是在高度恶性的宫颈病变和肿瘤中,病毒 DNA 被整合到宿主基因组中。当感染细胞离开基底层时,病毒 E6 和 E7 蛋白促进细胞周期的延续。

HPV 诱导免疫调节,导致局部免疫反应受损[11-12]。婴儿的免疫防御、HLA 类型、HPV 抗体的存在以及宿主基因组的差异可能会保护幼儿。

疣状表皮发育不良(epidermodysplasia verruciformis,EV)是一种罕见的常染色体隐性遗传病,始于婴儿早期或儿童时期,与对 HPV 异常免疫反应有关[13]。继发性免疫缺陷状态,如获得性免疫缺陷综合征、恶性肿瘤或器官移植受体免疫抑制治疗后,也会频繁和持续出现 HPV 感染[14]。疣可能会消失或对所有治疗均无效。治愈率可能受到 HPV 类型(如镶嵌疣)、皮损范围和病程及抑制宿主细胞介导的免疫反应的影响[3]。

WHIM 综合征

WHIM 综合征表现为疣、低丙种球蛋白血症、复发性细菌感染和骨髓粒细胞缺乏症。严重的慢性中性粒细胞减少症伴骨髓成熟、髓腔增生[15]。WHIM 综合征与 CXCR4 基因杂合截断突变有关。CXCR4 受体与CXCL12 结合,CXCL12 是一种调节心脏再生和造血等的化学因子[4]。

传播方式

亚临床和潜在形式

在健康人群中,持续的亚临床感染可以通过在黏膜表面使用 3% 醋酸得到证实,就像阴道镜检查宫颈或生殖道的过程一样。高危 HPV-DNA 在婴儿出生后的前 3 年,在口腔和生殖器黏膜中可以检测到,偶尔也可以在免疫功能正常和免疫抑制的个体中检测到[12]。潜伏的乳头状瘤病毒代表临床和组织学正常的皮肤及黏膜中存在 HPV-DNA。HPV 感染可能由其他家庭成员水平传播。记住这一点很重要,以减少对性虐待的不实指控。通过详细和适当的病史记录、体格检查以及与社会临床背景的相关性,从而确定可能发生的性虐待[16]。

HPV 通常可以在常见的皮肤病中检测到,因此推测它可能在寻常型银屑病、硬化萎缩性苔藓和皮脂腺痣等疾病的发展中发挥作用[17]。HPV 可能在 EV 皮肤过度增殖中起作用。抗 HPV-5 抗体已在表皮修复过程(二度烧伤、自身免疫性皮肤病、大疱性皮肤病、寻常型银屑病)中发现。高增殖型 HPV 引发广泛表皮病变的机制目前尚不清楚[18]。

自体接种

病毒传播的一种重要方式是自体接种(图 49.2)。HPV 感染的主要部位是四肢和面部。手部疣通过接触传播到其他部位皮肤,包括嘴唇、鼻子和面部[19]。当黏膜或皮肤的基底上皮细胞暴露于病毒时就会发生感染。创伤也会促进病毒的传播[20]。

异体接种和医源性传播

家庭成员间 HPV-DNA 的传播对 HPV 感染起着重要作用,并可能在婴儿哺乳期通过唾液传播。母亲的疣体伴随持续的口腔和生殖器 HPV 携带[12]。细胞介导免疫功能缺陷导致持续感染。

病毒疣通过直接接触传播或间接接触被污染的表面传播[21]。病毒的医源性传播可能通过使用未充分消毒的器械间接发生[20,22]。乳头状瘤病毒可长期保持传染性。皮肤浸渍有助于病毒的传播。曾患过病毒疣的人再感染的风险增加[23]。已报道的生殖器 HPV 感染

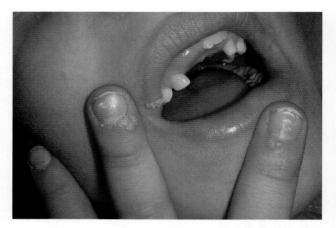

图49.2　从甲周病变到口腔的疣体自体接种

第
九
篇

的最常见危险因素与性行为、伴侣的性生活史和年龄有关[24-26]。

垂直传输

正常皮肤的 HPV 感染在婴儿早期获得。HPV 从母亲传播到新生儿可能发生在子宫内或分娩时，由此产生的喉部乳头状瘤或肛门生殖器疣可能在数月或数年后才出现临床症状。尚未显示 HPV 会引起病毒血症[19,27]。

性传播

儿童 HPV 感染的患病率在文献中差异很大。大多数受到性虐待的孩子不会携带病毒。青少年和成人从性接触 HPV 到发展成外生殖器疣(external genital warts,EGWs)最短时间约为 3 个月，但在儿童中尚未知[28-30]。

非生殖器疣的自体接种或异体接种可能是儿童EGWs 的来源之一。已经认识到与系统发育相关的黏膜 HPV-2、HPV-27 和 HPV-57 可在皮肤、口腔和生殖器病变中检测到[12]。HPV-27 合并 HPV-3 是儿童生殖器皮损中常见的非生殖器 HPV。儿童 HPV 亚型在黏膜或皮肤部位的特异性均不像成人那样高[19]。

临床特征

皮肤 HPV 感染

病毒疣的临床表现因病毒的类型、所涉及的解剖部位以及宿主对感染的反应而不同[14]。

临床表现可通过形态学(寻常疣、扁平疣、丝状疣、花斑癣样疣、环状疣、表皮囊肿型疣、点状疣、色素性疣、角化棘皮瘤、亚临床或潜伏感染)或按部位[寻常疣、跖疣、甲周疣呼吸道乳头状瘤病、口腔乳头状瘤病(赫克病)、尖锐湿疣、疣状癌]确定。疣也可以根据宿主的免疫反应进行分类[4]。

寻常疣主要发生在儿童，占所有皮肤疣的 70%(图49.3)。跖疣和扁平疣发生在年龄稍大的人群中。当疣发生在足底或甲周，尤其是发炎时，会感到疼痛。如

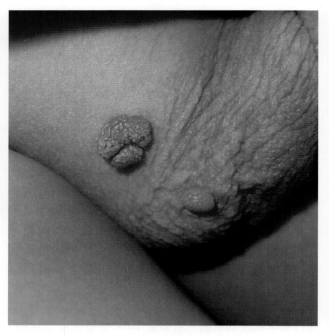

图49.3　婴儿阴囊皮肤的寻常疣

果它们位于可见区域，在社交上可能不被接受[31]。寻常疣的临床表现多样，可以表现为角化过度丘疹，表面粗糙，不规则，几乎可见于身体任何部位。HPV 2 型和4 型最常见，其次是 1 型、3 型、7 型、10 型、26 型、27 型、29 型和 57 型。寻常疣为外生性，大小不一，从微小的肉色丘疹到直径 1~2cm 的角化过度的裂隙性团块。去除角化过度的组织后，经常可以看到血栓形成的毛细血管[14]。

丝状/指状疣细长，基底狭窄，顶端尖锐，通常可见于面部和颈部、嘴唇、眼睑或鼻孔周围。这些寻常疣的变异体是良性的，易于治疗[4]。

扁平疣在儿童和年轻人更常见，一般通过自体接种传播。表现为光滑、肤色或轻度色素沉着的黄褐色丘疹，伴角化过度，通常大小为 2~4mm。这些病变常见于曝光部位，例如面颈部和手背。Koebner 现象(或更恰当地说，假 koebner 现象)常常发生(图49.4)。与HPV-10 和 HPV-28 相关的扁平疣角化更明显，类似于早期的寻常疣。

当扁平疣弥漫扩散时，可能有轻微的色素沉着或色素减退，看起来类似花斑癣。这种表现并不常见，通常局限于 EV、人类免疫缺陷病毒(human immunodeficiency virus,HIV)感染或其他免疫缺陷的患者。在 EV 中，疣扩散快速，可能发展为鲍恩样丘疹病或鲍恩病(原位鳞状细胞癌)[3]。这些病变出现炎症可能预示着消退。扁平疣 HPV 类型包括 3 型、10 型、28 型、41 型和 49 型，其次是 5 型、8 型、12 型、14 型、15 型、17 型、25 型和 30 型。

跖疣，"myrmecia"这个名词源自希腊语，意思是"蚁丘"。皮损表现为小丘疹，进展为表面粗糙角化的

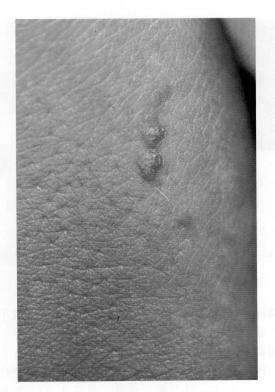

图49.4　皮肤上的扁平疣（由于搔抓呈线状分布）

深部损害。受压角蛋白边界清楚，包裹着较软的物质。跖疣通常会由于压力而长入皮肤深层（胼胝样疣通常涉及HPV-1、HPV-4、HPV-7、HPV-10）。跖疣需要治疗以减轻疼痛和感染的传播[14]。潜伏期为1~20个月。它们长得很深，而且比寻常疣更疼。治疗反应通常有效。最常见的掌跖深部疣类型是HPV-1型，其次是HPV-2、HPV-3、HPV-4、HPV-27、HPV-29、HPV-57和HPV-63型。

镶嵌疣是由较小的跖疣组成的斑块。它们融合在一起，通常出现在手掌和足底。镶嵌疣病程持久，治疗困难。镶嵌疣体类型为：HPV-1、HPV-4、HPV-7和HPV-10型（图49.5）。

点状疣（HPV-60、HPV-63、HPV-65）罕见，由局限

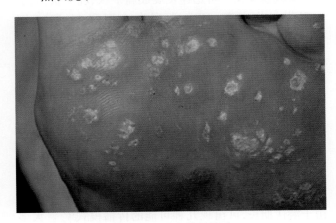

图49.5　足底的镶嵌疣

性、内生性、角化过度丘疹组成，通常位于手掌。偶尔疣可表现出高度的色素沉着（HPV-60），类似于原发性黑素细胞过程。

甲周和甲下疣（良性HPV-1、HPV-4、HPV-7、HPV-10；癌前HPV-16、HPV-34）表现疼痛，由于甲本身构成物理性阻碍，治疗通常很困难。当治疗这个部位的疣时，甲母质可能受到损伤（图49.6）。

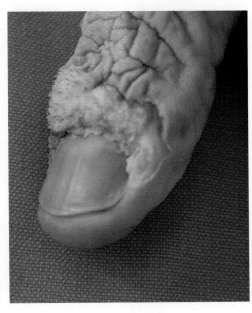

图49.6　甲周疣

囊性疣表现为足底负重面的一个结节（足底表皮样囊肿）。结节通常是光滑的，但可能会变得角化过度。如果病变被切开，可能会出现干酪样物质。囊性疣HPV分为60型、63型和65型[32]。

环形疣使用破坏性疗法后可出现。它们发生在以前治疗过的疣的周围（图49.7）。

屠夫疣的HPV类型有1型、4型、7型和10型。这在经常接触生肉的人身上可以看到。其形态与寻常疣相似，增殖性菜花状皮损发生率较高。

角化棘皮瘤与HPV-37、HPV-77相关，并可能发展为鳞状细胞癌。

鲍恩样丘疹病是一种原位鳞状细胞癌，其特征是生殖器部位逐渐增大的斑块。它可以发生在免疫功能正常和免疫抑制的儿童。已知的HPV包括1型、16型、18型、33型和34型；在疣状癌中，HPV包括1~4型、6型、11型、16型和18型[22]。

疣状表皮发育不良（epidermodysplasia verruciformis，EV）是一种罕见的疾病。疣通常在儿童时期发展，广泛传播，不易消退，在某些情况下可能发展成鳞状细胞癌。有两种主要的病变类型。有些病变表现为扁平疣，与在一般人群中诱发扁平疣的HPV类型相同

第九篇

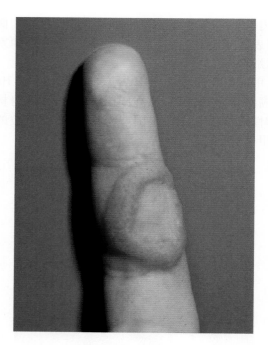

图 49.7 环形疣

（HPV-3 和 HPV-10）。其他表现为扁平的、有鳞屑的、红棕色的斑点，与 EV 特异性 HPV 类型相关，最常见的是 HPV-5 和 HPV-8[17]。通常的治疗无效。在大多数情况下，它们发生在光暴露部位。EV 是一种遗传性疾病，约半数患者遗传形式为常染色体隐性遗传或 X 连锁隐性遗传。p53 突变也很常见。EV 患者的正常皮肤出现非皮肤相关的 HPV-DNA，这与非黑色素瘤皮肤癌显著相关，可能对皮肤癌风险具有预测价值。HPV 在 EV 皮肤癌发病中起一定作用[13,17]。

上呼吸道 HPV 感染

局灶性上皮增生（Heck 病） 是一种口腔 HPV 感染[3]。病变为黏膜色、平顶或圆顶状、粉白色丘疹。它们通常 1～5mm，有些病变合并成斑块，在许多种族中可见，但在美洲原住民和因纽特儿童中最常见。婴儿期持续的口腔 HPV 携带与母亲的高危 HPV 携带有关[12]。冷冻或二氧化碳激光治疗有效。自发消退与标准的疣解决方案所需时间相似。对于迁延不愈的病例应积极治疗（图 49.8）。

儿童复发性呼吸道乳头状瘤病（recurrent respiratory papillomatosis，RRP） 发生率为（0.3～3.9）/100 000，是儿童喉部的常见良性肿瘤。RRP 是一种危及生命的良性肿瘤，因为它具有体积增大和数量增多的倾向，可导致气道完全阻塞[31]。这种疾病表现为声音嘶哑、喘鸣、咳嗽和呼吸困难，并且早期经常被误认为哮喘或喉部血管瘤。与呼吸道乳头状瘤相关的 HPV 类型有 6 型、11 型、16 型和 18 型。HPV-11 是最常见的 RRP 的原因[4]。RRP 可通过喉镜和组织活检确诊。治疗包括手

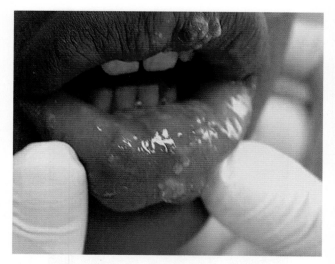

图 49.8 唇黏膜部分的口腔乳头状瘤（Heck 病）

术切除、各种激光、使用抗病毒药物如西多福韦或干扰素等辅助治疗[3]。

生殖器 HPV 感染

HPV 感染是生殖道最常见的性传播病毒。患病率取决于年龄：15～25 岁的女性患病率最高，约占所有感染的 25%～40%[16]。宫颈上皮内瘤变（cervical intraepithelial neoplasia，CIN）、外阴上皮内瘤变（vulvar intraepithelial neoplasia，VIN）和阴道上皮内瘤变（vaginal intraepithelial neoplasia，VaIN）的前躯病变大多由 HPV 感染引起。全世界 HPV 阳性女性中最常见的 5 种 HPV 类型分别为 16 型、18 型、31 型、58 型和 52 型，约占所有 HPV 感染的 50%[3]。高危型和低危型 HPV 感染经常同时出现。在所有婴儿出生后的前 26 个月，10% 口腔和 1.5% 生殖器黏膜标本中可检测到高危 HPV 类型的持续携带[12]。在新生儿中也发现了 HPV[27]。婴儿感染的原因包括围产期传播、胎盘、羊水或脐带血的产前传播或产道被动感染。儿童持续携带 HPV 的时间从 2 天到 3 年不等[33]。

外阴疣病变 可迅速发展成扁平状、乳头状，偶尔出现菜花状病变（HPV 类型为 6 型和 11 型）（图 49.9）。EGWs 儿童病例中，在宫颈阴道或肛门内的样本中发现了共存的 HPV-16，但其在儿童中的致癌潜力尚不清楚。生长缓慢的类似菜花状的肿块，称为巨大尖锐湿疣，是疣状癌的一种局部变异。这种情况极为罕见，发生在成年期[4,30]。

儿童外生殖器疣（尖锐湿疣） 罕见，远少于成年人。儿童中 EGWs 的发现引起了对性虐待的关注，但通常很难确定。大多数生殖器 HPV 感染是无症状和一过性的[12]。儿童的平均发病年龄为 2.8～5.6 岁。由于潜伏期长，可出现几种可能的传播模式[31]。大多数尖锐湿疣是自限性的，可自发消退或局部治疗后清

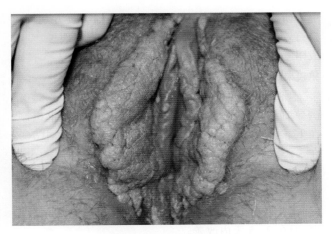

图 49.9 外阴尖锐湿疣

除,有些皮损可能会持续数年。

儿童可表现为小的肤色丘疹,由监护人发现。有些疣可引起瘙痒、灼烧和出血。目前仍难以确定儿童外生殖器疣 HPV 的感染来源[16]。在所有的生殖器疣病例中,约 90% 是由 HPV 6 型或 11 型引起,其中以 6 型为主,占 39%~90%。儿童的生殖器部位皮肤可能更容易受到非生殖器 HPV 感染[19]。根据引起外生殖器肿瘤的潜力,生殖器 HPV 分为高危型和低危型。

男孩的尖锐湿疣 也可能发生在阴茎上,最常见的部位为龟头、阴茎干和包皮,为阴茎疣。HPV-16 的患病率最高,但也可能存在多种 HPV 类型[28](图 49.10)。

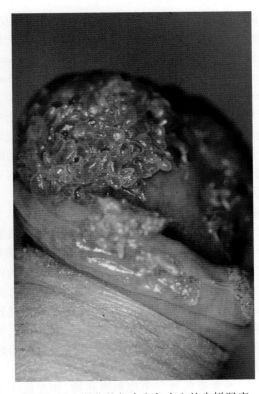

图 49.10 婴儿的龟头和包皮上的尖锐湿疣

组织学表现 人乳头状瘤病毒感染皮肤和黏膜可导致表皮角化过度、鳞状细胞增生、角化不全和棘层肥厚。典型的组织学特征包括角质形成细胞空泡化、由病毒颗粒和异常角蛋白组成的包涵体[14]。在足底深部疣的病例中,细胞增大,不规则,呈空泡状,嗜酸性胞质包涵体,呈镰刀状或环状,分布于整个棘层,表面较致密。

肛门生殖器疣有明显的棘突和乳头状瘤,很少有角化过度,但有部分角化不全[34]。寻常疣有一个内生的乳头状结构,表皮增生,颗粒层突出。病毒 DNA 可以在基底细胞中检测到,在这些细胞中可以观察到核周晕的早期细胞病变效应。这些变化在表皮的表层变得更为明显。一些受感染的细胞可能有特征性的细胞质空泡("气球样细胞"或挖空细胞)[14]。

鉴别诊断 假性疣状结节和良恶性肿瘤需与疣鉴别。疣病毒与肿瘤发展的相关性可能意味着疣状癌和疣可以并存。

HPV 基因分型

寻常疣 HPV 的检测方法是基于聚合酶链反应(polymerase chain reaction,PCR),然后进行测序或杂交[6]。阴性并不意味着 HPV 以前不存在,因为 HPV 感染可能是暂时的,病毒可以被健康的免疫系统清除到无法检测到的水平[19]。多重 PCR 允许同时检测和分型 HPV-DNA[24]。

治疗和预防 HPV 的许多非癌性皮肤表现可能是自限性的,可以自发消退。多达 2/3 的疣可在 2 年内不经治疗而清除[35]。病毒性疣有多种治疗方法[36-37]。没有一种明确的单一疗法能治愈所有的疣[35]。治疗选择取决于不同的考虑因素。患者往往有不同的皮肤类型、HPV 数量、大小、病变部位和持续时间、免疫状态、其他共存的皮肤或内脏疾病、不同的痛阈和不同的偏好[38]。父母有不同的态度和计划。

破坏性疗法

破坏性药物对感染的角质形成细胞造成非选择性损害。破坏性方式往往需要多次治疗且复发率高。大多数破坏性疗法可能会造成瘢痕。

角质松解剂 在破坏性方法中,水杨酸具有最佳的临床试验数据支持其使用。水杨酸局部治疗安全有效;它产生局部刺激作用。一些安慰剂对照试验表明,使用 6 周后治愈率为 50%~75%[4]。由于可能存在全身毒性,儿童应避免使用高浓度的制剂[38]。

斑蝥素源自水疱甲虫斑蝥,对足底和甲周疣的治愈率达到 80%[39]。它可导致蛋白酶激活,降解桥粒附着物,导致棘层松解,并可能形成疼痛的水疱。从 1992

年起,美国不再销售斑蝥素。在加拿大,斑蝥素可以在柜台上买到,也可以由药剂师配制。与水杨酸不同,斑蝥素只能外用,口服可以导致死亡[35,39]。在面部或生殖器等皮肤较薄的部位使用可能产生更明显的水疱,因此这些部位需慎用。

冷冻 通常,如果单纯的局部治疗失败,冷冻是常规二线治疗。由于其廉价且易于操作,通常是面部或生殖器疣的一线治疗。冷冻的副作用少见,但治疗时有疼痛,并可能引起出血性水疱。在制冷剂之中,液氮是最冷最有效的。必须注意避免冷冻过深,以免破坏深部结构(肌腱、指间关节和周围神经)并引起瘢痕。冷冻不能杀死感染的 HPV,但是它会从被治疗的疣体受损细胞中释放出来,从而促进对病毒的免疫反应[38,40]。

闭塞疗法(粘连疗法) 对于寻常疣,使用强力胶带封闭治疗 2 个月有效。与水杨酸等其他治疗手段联合使用可以提高疗效。在副作用相对有限的情况下,成功率可能很高[38]。

刮除术和外科治疗 外科治疗疣后,由于原始疣附近残留的疣组织或复发潜伏病毒,故存在复发的风险。电灼和电解可以用来破坏小的丝状疣,尤其适用于面部,但是此疗法有使病毒颗粒雾化的危险。局部麻醉乳膏预处理可有效缓解疼痛[20,41]。

激光治疗 在治疗疣的文献中,二氧化碳和脉冲染料激光(pulsed-dye lasers,PDL)是最具代表性的激光治疗方法,其治愈率与多疗程破坏性治疗相似。常规激光治疗费用高,而且有疼痛感。它的价值可以通过减少所需的治疗次数来体现。与二氧化碳激光相比,PDL 通过对疣体微血管系统造成直接热损伤而更具有选择性[35]。PDL 治疗的成功依赖于疣体毛细血管环内足够的能量吸收,它会产生更多的紫癜,但组织损伤更少。

抗增殖剂和抗有丝分裂剂

在成人顽固性疣的治疗和特定的儿童患者中,可以系统性使用视黄酸。视黄酸破坏表皮的生长和分化。鬼臼素是一种细胞毒性物质,具有强刺激性和致畸作用。由于其细胞毒性作用,不推荐常规使用。儿童病灶内注射博来霉素目前还未得到许可。5-氟尿嘧啶是一种干扰 DNA 和 RNA 合成的化疗药物,需要进一步研究才能常规建议儿童使用。

杀病毒治疗

西多福韦是一种无环核苷磷酸酯,它作为 DNA 聚合酶的末端底物而停止复制。西多福韦已成功应用于 HIV 病毒阳性患者生殖器疣的局部治疗[42]。在儿童 RRP 中超说明书应用显示黏膜乳头状瘤部分或完全消退[39]。静脉注射西多福韦在儿科使用之前需要进行

更多研究。有报道外用 1%~3% 西多福韦复方制剂也是有效的,但由于全身吸收风险而导致皮肤腐蚀、变薄或阻塞的区域应谨慎使用。

免疫刺激和调节

吲哚丁酯 批准应用于光化性角化病,具有直接诱导细胞死亡和刺激肿瘤细胞炎症反应的双重机制。在 17 例患者(21~70 岁)中,16 例完全清除,其中 76% 在 3~35 天内快速清除[43]。在 16 名完全清除的患者中,有 13 名只接受了一次治疗;其余 3 名患者在第二次或第三次应用后清除。随访 240 天未见复发。局部皮肤刺激与应用于光化性角化病相似,24~48h 后出现,但在 2~5 天内改善。

咪喹莫特 咪喹莫特是 1997 年 FDA 批准治疗外生疣肛周疣的局部免疫反应霜剂,用于皮损处可诱导产生 α 干扰素,TNF-α 和 IL-1、IL-6 和 IL-8。咪喹莫特用于成人肛门生殖器疣之后,在儿童肛门生殖器疣治疗方面也已经取得了一些成功经验[44-45]。咪喹莫特非常适合儿童其他解剖部位的疣,并具有在家使用的优点[35]。

多酚 E(茶多酚) 从绿茶中分离出的植物多酚儿茶素软膏已在美国和欧洲被批准用于治疗生殖器疣。多酚 E 尚未被广泛研究用于皮肤疣。多酚 E 是一种抗氧化剂,刺激促炎细胞因子释放,导致端粒酶抑制和凋亡[39]。一种 15% 的软膏制剂显示高达 65% 的清除率,复发率较低,为 5.9%~12%[39,46]。

病灶内治疗 利用的是对疣的迟发型超敏反应。有趣的是,它有可能去除远离治疗皮损的疣[46]。治疗药物包括念珠菌抗原、麻疹-腮腺炎-风疹(measles-mumps-rubella,MMR)疫苗、毛癣菌素和卡介苗(bacille Calmette-Guérin,BCG)疫苗。

干扰素 在疣体中,T 淋巴细胞 CD4/CD8 比率倒置,这在干扰素治疗后得到改善。局部使用干扰素治疗比全身使用更有效[47]。有患者在长达 8 周的时间里,每周接受两次注射治疗,疣清除率为 62%,而安慰剂组为 21%。

接触敏化剂 引发Ⅳ型超敏反应。药剂包括二苯丙烯(diphencyprone,DPCP)、四次方酸和二硝基氯苯(dinitrochlorobenzene,DNCB)[39]。DNCB 已被证明具有致突变作用,应避免使用。一项对儿科受试者的回顾性研究表明,DPCP 可能是治疗甲周疣的首选方法(85% 的患者清除),但需要更多的研究[48]。虽然这些治疗可能是有效的,但支持它们使用的数据有限,而且除了在某些情况下,它们与更简单和更安全的治疗方法相比没有任何明显的优势[49]。

系统性免疫刺激 免疫刺激药物,如左旋咪唑和肌苷普萘哌啶,以及 H₂ 受体拮抗剂西咪替丁,都有免

疫调节作用,但在治疗皮肤疣方面是令人失望的。虽然西咪替丁在儿科患者中似乎有改善的趋势,但随机对照试验与安慰剂相比,特别是在成人中,并没有显著统计学差异。仅在缺锌的情况下,口服硫酸锌有效,这可能与高剂量的口服硫酸锌会引起胃肠道不良反应有关[14,34,37,50]。

疫苗 多价HPV疫苗是以预防感染为重点的成分疫苗,组成疫苗的病毒样颗粒由二价(Cervarix)的HPV-16和HPV-18和四价(Gardasil)的HPV-6、HPV-11、HPV-16和HPV-18的L1表面蛋白产生。这两种HPV疫苗都可预防高危性HPV-16和HPV-18感染,这两型感染占宫颈癌病例总数的70%以上。Gardasil还覆盖了HPV-6和HPV-11,这是90%肛门生殖器疣的病原体。在疫苗推出仅仅6年后,疫苗覆盖的4种HPV类型的患病率在14~19岁的女孩中下降了64%。也许同样需要注意的是,目前还没有任何亚型替换发生的迹象[51]。

2014年,FDA批准了一种预防9种HPV类型的新一代疫苗(Gardasil-9),以取代最初的Gardasil。Gardasil-9通过包括另外5种高危HPV类型(31型、33型、45型、52型和58型)扩大额外20%的覆盖范围[52]。高危HPV型也与阴茎、外阴、阴道、肛门以及头颈部HPV阳性的癌症密切相关。

临床试验表明,HPV疫苗对9~26岁的女性和男性具有高度的免疫原性、安全性和良好的耐受性。疫苗接种后至少10年内,它们的效力仍然很高。目前,在11~12岁时进行常规免疫接种的理由是,应在儿童发生性行为之前接种疫苗。该疫苗目前在美国以3剂方案接种,但包括英国在内的许多国家已经改用2剂方案,这证明2剂方案效果并不差[53-54]。由于HPV疫苗接种率不确定,不能预防由所有高危HPV类型引起的感染,因此,对于已接种HPV疫苗的女性,应继续遵循宫颈癌筛查建议,包括宫颈脱落细胞检测[25,31,55-56]。

虽然HPV疫苗的目的是预防原发性感染,但有报道称对疫苗和非疫苗型HPV疣都有治疗效果[57]。这可能增加对非疫苗株同源抗原表位交叉保护的支持。

光动力疗法

光动力疗法利用光敏剂(如5-氨基乙酰丙酸)所吸收波长的光,作用于靶组织。因为疼痛和可能的副作用,它在儿童的使用受到限制[34]。

联合疗法

很少有文献证据支持联合治疗,需要更多关于可能的相关安全性和有效性的研究。一些建议用于儿科患者联合治疗的例子包括冷冻疗法+水杨酸、局部视黄酸+异丙肌苷和西咪替丁+左旋咪唑,但没有证据表明它们是有效的[37]。

儿童治疗疣时要考虑的因素

避免疼痛和减少组织损伤很重要,使用软绷带避免接触受污染的表面。如果可能的话,一种无创、可重复和无痛的治疗方式是治疗顽固性儿童疣的最佳选择。

儿童疣的治疗计划

寻常疣的治疗 虽然有治疗原则可供参考,但疣治疗的反应有很大差别,因此可能需要个性化的方法。对于儿童来说,最理想的治疗方法是有效、无痛的。在发现治疗疣的方法之前,患者和其父母应该对HPV病毒的病因学和具体治疗预期进行患者教育,以避免患者和医疗服务提供者感到沮丧。在确定有效治疗方法之前,一些反复试验是不可避免的。

外生殖器疣 通常是一个临床诊断,应与解剖学自然表现相鉴别。孩子和家庭成员的详细病史、皮肤疣的彻底检查,以及考虑家庭成员的转诊检查都是必要的。应检查儿童是否有身体受损伤迹象。大多数遭受性侵的儿童在检查时没有生殖器或会阴损伤。需要进行体格检查以排除其他性传播疾病。涉嫌性虐待的案件应向有关当局报告。EGWs患儿应接受治疗并随访有无复发迹象。无论青少年的社会人口学特征或风险行为如何,一项全面的、有证据支持的HPV教育方案都是有效的。书面的小册子和网络材料是有用的。学校卫生教育工作者的教育必须包括HPV疫苗的安全性和有效性、接种疫苗的建议、安全性行为的重要性以及疫苗接种后持续的宫颈脱落细胞检查[19,58-59]。

(翁丽 译,刘盈 李丽 尉莉 校)

参考文献

见章末二维码

049章 参考文献

第 50 章　单纯疱疹病毒感染

Manuraj Singh，Helen M. Goodyear，Judith Breuer

摘要

　　单纯疱疹病毒(herpes simplex virus，HSV) 属于 α 疱疹病毒分类，该组病毒还包括水痘-带状疱疹病毒(varicella zoster virus，VZV)。HSV 对上皮组织有趋向性，与 VZV 相似，在原发性感染后潜伏在感觉神经节内。存在两种不同的抗原类型，即 HSV-1 和 HSV-2。唇疱疹和生殖器疱疹通常分别由 HSV-1 和 HSV-2 引起，但越来越多的生殖器疱疹也由 HSV-1 引起。HSV-1 和 HSV-2 均可引起原发性感染，

随后可能发生复发性疾病。体外模型和啮齿动物模型的研究提高了对 HSV 感染的发病机制和潜伏期的认识。人们越来越了解决定潜伏期的各种病毒和宿主因素。阿昔洛韦一般不用于治疗无并发症的轻微儿童 HSV 感染。然而，这种治疗疗效确定，可以挽救新生儿单纯疱疹和湿疹或者免疫缺陷患者中发生播散性感染者的生命。目前尚无针对 HSV-1 或 HSV-2 的治疗性或预防性疫苗，开发有效疫苗的研究仍在进行中。

要点

- 单纯疱疹病毒(HSV) 是一种 α 疱疹病毒，与水痘-带状疱疹病毒相似。已知两种不同的抗原类型如 HSV-1 和 HSV-2。HSV 与 VZV 一样，在初次感染后可在感觉神经节内潜伏。
- HSV-1 感染通常导致"唇疱疹"，而 HSV-2 通常是导致"生殖器疱疹"的病因。儿童原发性口腔感染通常无症状。健康儿童偶尔出现中-重度原发性牙龈炎。复发性口腔单纯疱疹并不少见，可能与多形红斑有关。生殖器疱疹在儿童中不常见，它可能是由于意外接种所致，但必须考虑性虐待的可能。

- HSV 感染的组织学特征与 VZV 相似。它们的特征在于不同程度的表皮水疱和坏死。典型的细胞病变特征包括细胞核增大、染色质边缘化、嗜酸性包涵体和多核细胞。
- HSV 感染通常可通过使用特异性 HSV-1 或 HSV-2 抗体进行聚合酶链反应(polymerase chain reaction，PCR) 或免疫组化明确诊断。
- 一般不需要对健康儿童单纯疱疹进行抗病毒治疗。然而，患有湿疹，或在免疫抑制的情况下发生播散性疾病的严重感染患者，应采用阿昔洛韦等系统抗病毒治疗。

引言　单纯疱疹病毒(HSV) 属于 α 疱疹病毒亚家族，还包括水痘-带状疱疹病毒，具有嗜神经特性[1]。HSV 有两种抗原类型：1 型和 2 型。病毒颗粒由一个双链 DNA 为核心、周围由一个直径为 100nm 的二十面体衣壳(包含 162 个帽状体) 围绕、外层由含糖蛋白的脂质双层和被膜(无定形物质填充衣壳和被膜之间的空间) 组成[1-3]。糖蛋白在感染中起着重要作用，同时也能被宿主识别抗原。HSV-1 和 HSV-2 的 DNA 分子的分子量约为 $100×10^6$ Da，整个病毒的直径约为 150 ~ 1 200nm[4]。HSV-1 和 HSV-2 中超过 50% 的 DNA 序列是同源的[3]。

　　人类感染 HSV 的历史可以追溯到古希腊时代[5]，疱疹一词来源于希腊语，意思是"爬行"[6]。在 19 世纪中期，"疱疹"一词仅限于有水疱病变的皮肤疾病，而在 20 世纪早期，"单纯疱疹"一词被引入，包括"面部疱疹"和"生殖器疱疹"。HSV-1 和 HSV-2 可能影响任何

皮肤部位[3]，病变的特征是红斑基础上成群的水疱。

流行病学和发病机制　人类是 HSV 唯一的天然宿主，在外部环境中病毒不能长时间存活[7]。脂质糖蛋白包膜是 HSV 感染的必要条件，在湿度低的环境中迅速变干[8]。原发性感染是指非免疫儿童接触到受污染的唾液或来自咽、生殖器或眼睛的分泌物时获得，通常通过密切的个人接触传播。病毒必须接触黏膜表面或破损的皮肤。感染原是有明显的临床病变者和无症状者，无论是否存在临床疱疹病史，都可能发生感染。无症状感染者病毒的传播量会减少 100 ~ 1 000 倍[9]。在 18% ~ 20% 的儿童中发现病毒脱落现象[10-11]。大多复发性感染是由于病毒的再激活，但也可能发生外源性再感染[12]。

　　出生后前 5 年及生育期是 HSV 感染率最高的时期。大多数儿童无症状或有与 HSV 暴露相关的轻微疾

第九篇

病。由于母体抗体的被动转移，HSV 感染在 6 个月以下不常见[13-14]。儿童获得 HSV 抗体取决于社会经济条件。20%~50% 的儿童在 5 岁时出现 HSV 抗体，而在人口密集的欠发达地区，高达 90% 的儿童在 10 岁时出现 HSV 抗体[10,14]。绝大多数的唇疱疹由 HSV-1 引起，而生殖器疱疹绝大多数由 HSV-2 引起。最近的流行病学研究表明，更多的生殖器疱疹病例（高达 50%）可由 HSV-1 所致[15-16]。

发病机制 在原发性感染中，HSV-1 和 HSV-2 都在病毒接种处复制。病毒与作为病毒受体的硫酸乙酰肝素蛋白聚糖（heparan sulphate proteoglycan, HSP）分子结合[17]。这种结合依赖于病毒糖蛋白 C 和 D 与 HSV-1 的 HSP 部分相互作用；HSV-2 主要相互作用蛋白是糖蛋白 B[18]。除 HSP 外，另外两种细胞表面受体，疱疹病毒进入介体（herpesvirus entry mediator, HVEM）和连接蛋白-1，已被证明与糖蛋白 D 相互作用并促进 HSV-1 的进入[19]。病毒复制发生在细胞核内，分为 3 个主要阶段，即极早期、早期和晚期病毒基因合成。HSV 病毒颗粒的外膜部分含有 VP16/UL48[20]、ICP0[21] 和 ICP4[22] 等多种蛋白质，它们是病毒基因转录的关键促进因子。病毒包膜与宿主细胞膜融合后，被膜蛋白被输送到细胞质中。当被膜蛋白进入细胞核后，第一轮 HSV 转录发生。原发性感染后，HSV 与 VZV 相似，通过神经元逆行从皮肤部位转移到感觉神经的背根神经节。然后在这些背根神经节内潜伏。随后的再激活与病毒沿着相关的感觉神经传播，重新感染上皮组织包括神经末梢的附件结构有关。

免疫学 细胞介导的免疫在从原发性和复发性 HSV 感染恢复中起着主要作用[23]。非特异性和 HSV 特异性细胞免疫功能似乎都很重要。自然杀伤细胞、巨噬细胞、CD4 和 CD8 T 淋巴细胞以及各种细胞因子（α 干扰素、β 干扰素和 γ 干扰素，白细胞介素 IL-2 和 IL-18 以及白细胞迁移抑制因子）被认为是预防 HSV 感染的重要因素。这解释了在细胞介导免疫抑制的患者，如移植受者和人类免疫缺陷病毒（HIV）感染者中黏膜或皮肤 HSV 感染的表现更严重、更广泛。HSV 在急性感染期对免疫机制有明显的抑制作用，可增强抑制性 T 细胞活性，减少细胞因子的产生，降低主要和次要组织相容性抗原的表达，抑制细胞毒性效应细胞的功能。在 HSV 感染复发时，细胞介导的 HSV 抗原免疫反应可低[24-26]、可高[26-27]。

体液免疫在限制复发的程度方面很重要，但抗体在原发性感染中的作用还不清楚。抗体通过补体和自然杀伤细胞以及抗体依赖性细胞介导的细胞毒作用，协助破坏感染病毒的细胞。当个体暴露于任一类型的 HSV 时，抗体具有保护作用，而先前暴露于 HSV-1（通常是口腔感染）的患者生殖器感染 HSV-2 的程度较轻。与原发性单纯疱疹病毒感染相比，复发性单纯疱疹病毒感染具有更强和更广的病毒多肽抗体反应谱[28]。这些 HSV 抗体的重要性体现在，血清抗体阳性的母亲其新生儿 HSV 感染减少，严重程度降低。因此，原发性生殖器疱疹病毒感染的母亲分娩时，血清抗体阴性是新生儿单纯疱疹的高危因素[29-30]。尽管抗体滴度高，但仍会发生复发性 HSV 感染[31-33]。尽管在生殖器疱疹初次感染后 6~12 个月出现完整的抗体补体[34-35]，但发现应用阿昔洛韦治疗时可延缓某些 HSV 糖蛋白的抗体发展。要充分认识到，完善的免疫状态并不能阻止复发性病变的发展。然而，缺乏体液和细胞介导的免疫与更严重和非典型的复发性疾病表现有关。尤其是缺乏体液免疫，增加传播和脑炎风险，应考虑对此类患者进行预防性阿昔洛韦治疗。

在反复感染中[9,14]，由巨噬细胞和 T 淋巴细胞组成的炎症浸润主要在真皮中，至少在病毒首次到达皮肤后 2 天出现。CD4 淋巴细胞在感染早期占优势，2 天后 CD8 淋巴细胞增加。晚期坏死病变可有中性粒细胞和巨噬细胞浸润。主要组织相容性复合物（major histo-compatibility complex, MHC）Ⅱ类 DR 抗原的表达随后见于基底细胞、角质形成细胞、朗格汉斯细胞、内皮细胞和大多数浸润性单核细胞。一些单核细胞产生抗病毒细胞因子——γ 干扰素。在上皮分化的发展和维持中起着关键作用的 p63 基因，在 HSV-1 和 HSV-2 感染时增加，并在其过度产生时诱导细胞凋亡[36]。

HSV 已经发展出几种逃避天然抗病毒免疫系统的机制。HSV 病毒蛋白 ICP0 抑制细胞膜上 Toll 样受体 2（toll-like receptor 2, TLR2）对 HSV 的识别。这导致 NF-κB 和干扰素调节因子向细胞核的转运减少，抗病毒分子如干扰素和细胞因子的分泌减少。HSV 也会干扰细胞活性，在不同的细胞类型中有不同的作用。例如，在上皮细胞中的凋亡可以被几种病毒蛋白所阻断，如 ICP0、UL41（病毒宿主关闭蛋白）和 gD。相反，HSV 诱导树突状细胞和 NK 细胞凋亡。HSV 病毒蛋白 ICP0 和 ICP27 也被证明可以减少抗病毒 1 型干扰素的诱导和分泌。免疫逃避的另一个机制是阻断糖蛋白 C 介导的补体 C5 成分的功能。HSV 还被证明通过降低 NK 和自然杀伤 T（iNKT）细胞的激活来干扰天然免疫细胞[37-38]。

HSV-1 和 HSV-2 的再激活通常是反复发生的，并且常发生在年轻人群中，但 VZV 的再激活很少复发，在老年人中更为普遍[39]。HSV-1 DNA 以非整合形式存在于人三叉神经节内[40]。大部分情况下 DNA 转录子是沉默的,以基因组合子或基因组单位长度的圆形上位体形式存在。在潜伏感染的神经节中,检测到最多的 HSV-1 基因转录子是那些与 ICP0/RL2 反义的基因[41]。最丰富的潜伏相关转录物(latency associated transcripts,LAT)是两个稳定的内含子(1.5 和 2.0kb),从不稳定的 8.3kb LAT 剪接而来[42-46]。

尽管 LAT 对于建立潜伏期可有可无,但它们确实具有抗凋亡特性,并且通过 HSV-1 裂解基因启动子的表观遗传修饰使潜伏期更容易出现。它们也作为一种主要的微小 RNA(miRNA)前体,在 HSV-1 感染细胞中编码至少 4 个 miRNA[47-50]。miRNA 是与互补 RNA 序列结合的小 RNA,引起互补 RNA 破坏和最终抑制蛋白质翻译。在 HSV-1 感染细胞中鉴定出 16 个 miRNA,有 7 个存在于潜在感染的小鼠或人类神经节中[51-53]。其中三种 miRNA 分别降低了 ICP4、ICP34.5 和 ICP0/RL2 等关键病毒蛋白的表达,这些蛋白分别参与基因转录、神经毒力和逃避天然抗病毒途径[54-55]。已有研究进一步支持 LAT 编码的 miRNA 在维持潜伏期中有重要作用,随着病毒的重新激活,HSV-1 miRNA 水平稳态下降[56-58]。

值得注意的是,包括病毒和宿主编码的转录子在内的其他 miRNA 也参与维持潜伏期。病毒 miRNA 也可能干扰宿主因子以促使形成潜伏期,已经证明以神经元特异性方式表达的宿主 miRNA 可以降低溶血酶病毒基因 ICP0 的表达[59-60]。

潜伏期再激活的确切机制尚未明确,但 Wilcox 实验室已经证明,去除神经生长因子(nerve growth factor,NGF)可导致 HSV-1 再激活[61-63]。进一步研究表明,NGF 介导的潜伏期机制涉及 PI3K-Akt-mTORC-1[磷酸肌醇 3-激酶蛋白激酶 B-哺乳动物雷帕霉素(mTOR)复合物 1]途径。去除 NGF 可抑制 mTORC-1 并诱导 HSV-1 重新激活[64]。

免疫机制在维持潜伏期方面也起着关键作用;它们涉及 CD8+T 细胞、NK 细胞和这些细胞产生的 γ 干扰素[65]。现在也有证据表明,HSV-1 的再激活涉及表观遗传调控的三个步骤,分为激活、潜伏期结束和最终释放感染性病毒[66]。激活阶段描述了不完整的广义转录,导致病毒基因在整个基因组中激活。这个阶段与 HSV 病毒蛋白 VP16/UL48 无关,后者是溶血性感染的关键激活因子。在潜伏期结束期间,DNA 的进一步复制和通过重新激活产生感染性病毒的过程依赖于 VP16/UL48[67-68]。

临床特征　HSV 感染可能是亚临床或无症状的,特别是口唇感染。大约 90% 的 HSV-1 感染和 75% 的 HSV-2 感染最初没有症状[69]。HSV-1 和 HSV-2 的传播都是通过暴露于受污染的分泌物,如黏膜表面的唾液或受创伤的皮肤而发生的。原发性 HSV-1 感染通常发生在儿童身上,症状较轻。原发性感染后,与其他 α 疱疹病毒 VZV 相似,HSV 以逆行方式沿感觉神经运动,在感觉神经节内保持潜伏状态。三叉神经节主要与唇疱疹有关,骶神经节主要与生殖器疱疹有关。两种病毒的重新激活在最初感染或感染性病毒颗粒无症状脱落部位会导致相似的疼痛性皮损。无症状脱落常见于 HSV-2 感染[70]。

原发性疱疹性齿龈炎或唇疱疹

这是儿童原发性 HSV 感染最常见的临床表现,通常由 HSV-1 引起[2,71-74](图 50.1)。原发性感染是指在血清阴性的非免疫个体中发生的第一次感染。正常健康儿童的症状严重程度差别很大。初期儿童往往有不适和发热,随后发展成红斑基础上的簇集小水疱。病变可存在于软腭、牙龈、嘴唇、颊黏膜、舌、舌底部和咽部。口周病变可能会发生并延伸到远离口腔的部位。水疱形成浅溃疡,有黄色渗出和基底红斑,病变可融合,可能出现多发溃疡。伴随症状包括颈部淋巴结肿大和口臭。幼儿可能出现过多的流涎。嘴唇和牙龈可能红肿,触摸时容易出血。损害有可能疼痛或瘙痒,导致孩子易怒,拒绝进食水。扁桃体炎或后咽炎伴咽部、扁桃体和口腔黏膜渗出性溃疡性可能是本病的特征表现,尤其见于年龄较大的儿童。发热可持续 2~7 天,然后消退。口腔病变可能持续 2~3 周。

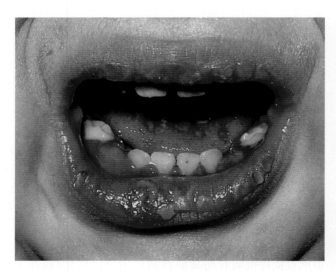

图 50.1　HSV 原发性牙龈炎伴唇舌多发性病变,牙龈红肿

并发症包括疱疹性瘭疽,可扩散到面部或眼部,并通过抓挠转移到包括生殖器在内的身体其他部位。当病变广泛存在时,临床诊断通常没有疑问。轻度 HSV 口腔感染和咽炎的鉴别诊断包括口疮性口炎、肠道病毒引起的疱疹性咽炎、传染性单核细胞增多症、链球菌

感染、白喉、多形红斑和 Stevens-Johnson 综合征。

复发性疱疹性齿龈炎或唇疱疹

20% ~ 40% 在某个阶段会出现复发性口唇 HSV 病变[2,71]。病变通常发生在嘴唇而不是口腔内,俗称"唇疱疹"。最常受累部位是嘴唇的皮肤黏膜交界处。HSV-1 病变比 HSV-2 病变更易复发[73]。与最初感染相比,复发性 HSV 病变通常较轻,更局限,愈合更快。前驱症状包括刺激、刺痛、疼痛、麻木和烧灼感,通常发生在病变出现前 6h 内。大约 60% 的患者出现前驱症状。最初出现红斑,随后出现成群丘疹和水疱。水疱在 2 ~ 3 天内破裂,留下一个结痂的溃疡,通常在 6 ~ 10 天内愈合。发热等系统症状少见,但据记载,随着 HSV 病变的复发,儿童会出现情绪变化。脑神经麻痹、丛集性头痛和精神病发作与 HSV 感染复发有关[75-76]。80% 的病例只有一个受累区域,只有不到 5% 的患者会累及 2 个或更多区域。

1/4 的复发患者每年会有至少 2 次的发作。与病毒再激活有关的最常见因素包括紫外线、局部创伤、发热、风、典型的肺炎球菌性胸部感染等并发感染、HIV感染、局部牙科或外科手术、压力、怀孕和月经期。

疱疹性瘭疽和手部病变

手指的疱疹病毒感染最常见的表现是疱疹性瘭疽、疱疹性甲沟炎或瘭疽[77-79](图 50.2 和图 50.3)。手部的任何部位都可能发生病变,"手部疱疹"是一个恰当的命名。

疱疹性瘭疽多见于患有原发性 HSV 齿龈炎的幼童,由于吮吸手指/拇指自身接种,可累及多个手指[80-81]。年龄较大的儿童可能会因咬甲发生自体接种[82],在青少年中,瘭疽可能与原发性生殖道感染有关[83-84]。手指 HSV 感染不常见于接触 HSV 患者(通常是反复唇 HSV 感染的成年近亲)、亲吻受累手指[11]或

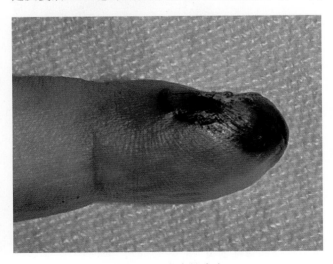

图 50.2 疱疹性瘭疽

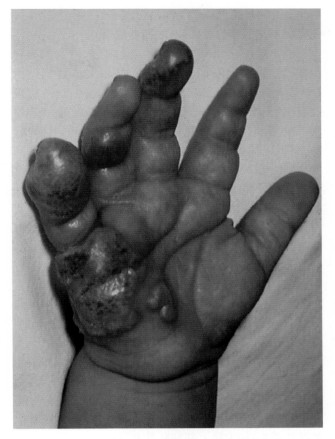

图 50.3 手部 HSV 感染,水疱融合形成大疱

脚趾[84]或物理创伤后[13]。大多数病变由 HSV-1 引起。

手指是最常受累的部位,占病变的 67%。单纯疱疹病毒感染通常累及指腹间隙和手指外侧,外侧或近端甲襞很少受到感染。拇指、手掌和手腕受到影响的频率依次降低。

外源性接种所致的原发感染儿童病情最为严重,经常发热并有全身症状。表现为感染区周围突然出现疼痛、发红和肿胀。感染部位最初为红斑和肿胀,随后出现水疱、脓疱形成和皮损破裂。在手掌等角化过度的部位,水疱可能融合,在脓疱形成后,慢慢干涸而不破裂[9]。疱液通常是透明、乳白色或血清样的,而不是脓性的。引流淋巴结,包括滑车上淋巴结和腋窝淋巴结,常有肿大和压痛。淋巴管炎可能明显。18 ~ 20 天可以自然消退。复发通常不太严重,发生在大约 20%的病例中,病程比首次感染短,持续 7 ~ 10 天。疼痛、压痛、瘙痒或灼烧的前驱症状,通常持续数小时至 3 天不等。诱因与复发性唇疱疹相同。区分手部 HSV 感染和细菌感染很重要,以避免不必要的手术[10,85]。

手部 HSV 感染的并发症很少见,包括局部感觉减退、继发性眼部受累和生殖器疾病。最常见的并发症是继发性细菌感染。疱疹性瘭疽也常见于为儿童工作的成年人,如托儿所工作人员和医护人员,尤其是儿科

第九篇

医生和牙科医生[86]。

生殖器单纯疱疹病毒感染（生殖器疱疹）

大多数患有 HSV 生殖器感染的儿童[2,87-91]均为青少年，发生在开始性行为后[11]。过去大多数感染由 HSV-2 而非 HSV-1 引起的。尽管存在地理差异，但现在有流行病学证据表明，HSV-1 生殖器疾病显著增加[89]。苏格兰一项研究发现，在大约 10 年的时间里，由 HSV-1 引起的生殖器疱疹病例从 33% 上升到 56%[92]。较年幼的儿童生殖器 HSV 感染来源于疱疹性指病或牙龈炎的自身接种[90]、护理人员（通常是反复感染疱疹性指病的父母外源性接种）[93]、非性密切身体接触和儿童性虐待[94-96]。需要仔细判断幼童获得疱疹性生殖器疾病的途径，性虐待必须考虑在内[94-95]。新生儿生殖器疱疹病毒感染通常在分娩期间由产道传播而来[97]。

原发性 HSV 生殖器感染可能无症状，但如果以前没有 HSV 暴露史（HSV 血清阴性），症状可能很严重。如果存在异源 HSV 抗体，则可能出现较轻的症状。女性症状往往比男性更广泛，因为皮肤面积更大，黏膜受累更大。女性可以有多个解剖部位（大阴唇、小阴唇、阴道和宫颈）感染。男性病变往往位于阴茎，包括远端尿道和/或阴囊。HSV 感染也更常见于肛周、肛肠和生殖器外部位，如大腿上部和耻骨上区。

潜伏期通常 2~7 天。最初出现一个或多个小的瘙痒性红斑丘疹，然后迅速发展为水疱。3~5 天后，水疱进展成疼痛性浅表结痂性溃疡。新发皮损出现的时间可长达 10 天。伴随症状包括疼痛、瘙痒、发热、排尿困难、阴道和/或尿道分泌物、不适、头痛、肌痛、感觉异常、疱疹性瘭疽、溃疡性/渗出性咽炎（10%～15%的病例）和不常见的自限性无菌性脑膜炎。男性尿道炎和排尿困难与尿道分泌物不相符，提示 HSV 感染。这种症状往往持续 2~3 周。并发症包括继发性细菌感染、尿潴留和纤维粘连，导致男性包茎和女性阴唇部粘连。当青少年出现溃疡性病变时，3%～10% 的病例中梅毒与单纯疱疹病毒共存，HIV 感染的风险显著增加[89]。HSV 的溃疡通常比孤立的梅毒性溃疡小[89]。

大约 50%～65% 的患者患有复发性生殖器疱疹感染，但频率逐渐降低[98]。HSV-2 生殖器感染比 HSV-1 引起的复发更频繁[38,99]。生殖器感染复发疗程比首次疗程短，强度低，通常没有全身表现。复发性 HSV 生殖器感染的长期并发症包括身体不适、心理障碍[100]、HSV 向新生儿传播和由于 HIV 进入溃疡所致的 HIV 感染风险增加[11]。

其他皮肤单纯疱疹病毒感染

HSV 感染可发生在身体的任何部位，特别是皮肤表面破损的部位。图 50.4 显示了幼童眼睛下方的

HSV 感染，图 50.5 显示了 8 岁男孩耳廓的原发性 HSV 感染。疾病传染可能发生在体育运动中，如橄榄球（争球痘疹）[101]和摔跤（角斗士疱疹）[102]。因为强烈的竞争欲望，年轻运动员通常不报告他们有 HSV 感染，皮损暴露在皮肤上使同伴容易感染疱疹病毒。

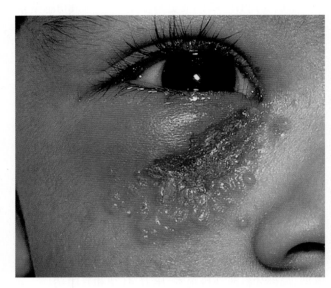

图 50.4 眼睛下方 HSV 感染，表现为红斑、水疱和结痂

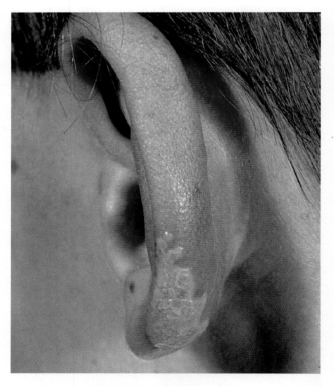

图 50.5 耳廓的 HSV 感染

单纯疱疹病毒性脑炎

单纯疱疹病毒性脑炎[103-105]在儿童往往表现出非

特异性症状和体征。对于有发热、局灶性癫痫、局灶性神经症状和意识水平逐渐下降的儿童，应该怀疑本病。皮损通常不明显。静脉注射阿昔洛韦，特别是在发病早期开始治疗，可显著降低单纯疱疹病毒性脑炎的发病率和死亡率。越来越多的证据表明，感染的易感性是由各种先天免疫防御途径异常决定的。有证据表明，Toll 样受体 3（toll-like receptor 3，TLR3）基因异常和产生干扰素的患者可能易患单纯疱疹病毒性脑炎[106-107]。

疱疹性角膜炎

作为儿童原发性 HSV 感染或口腔病变的延伸，这种情况很罕见[108-109]。可能由于接种了手指的 HSV 所致。可能出现发红、流泪、眼睛有沙粒感、瘙痒和眼睑肿胀。少见症状包括疼痛、畏光、眼睑水疱、溃疡和视力模糊。复发并不少见，不及时治疗可能出现虹膜睫状体炎、角膜葡萄膜炎和角膜瘢痕等并发症。在急性感染中，典型的树突状角膜溃疡在紫外线下可见荧光素染色。

播散性 HSV 感染

其他健康儿童中播散性 HSV 感染已被报道，但罕见[110]。易感疾病包括：慢性营养不良，伴随麻疹、百日咳或流感嗜血杆菌[111]等其他感染，如儿童或新生儿免疫功能减退和易感染皮肤 HSV 的皮肤病[112]。易感皮肤病包括特应性皮炎（疱疹性湿疹）、Darier病[113]、Hailey-Hailey 病、Grover 病、寻常性鱼鳞病[114]、烧伤[115-117]、先天性鱼鳞病样红皮病[118]、色素失禁症[119]、寻常型天疱疮和落叶型天疱疮[120,121]及其他大疱性皮肤病[122]。播散性感染可累及肝、肺、肾上腺、胰腺、小肠或大肠、肾脏、骨髓和中枢神经系统，通常伴随广泛的皮肤病变[103,123-124]。播散性病变通常有显著的死亡率。

免疫功能低下儿童的感染

与体液免疫受损的儿童不同，原发性免疫缺陷主要影响细胞免疫[2,125]，特别容易感染 HSV。同样，潜在恶性肿瘤的儿童接受细胞毒性药物化疗和患有白血病或获得性免疫缺陷综合征（艾滋病）的儿童对 HSV 的易感性增加。单纯疱疹病毒感染通常由病毒重新激活引起。这是一个疾病谱，从局部的、短暂的、自限的、正常愈合的病变到持续的、有破坏性的、复发性病变。病变通常发生在典型的 HSV 感染部位（口腔黏膜、生殖器区、皮肤部位）。HSV 引起呼吸道疾病（气管支气管炎、肺炎）或食管炎罕见，已经有报道此类疾病通常由于口腔病变和 HSV 结肠炎的播散而来[126]。此外，免疫功能低下的患者病情加重，再激活的次数增多，非典型表现包括：广泛的溃疡，病程延长，以及更大的潜在传播风险，甚至可能致命[127]。

疱疹性湿疹

疱疹性湿疹，也称为卡波西水痘样疹，是特应性皮炎常见并发症（见第 15 章）。它通常由原发性单纯疱疹病毒感染引起，导致面部、胸部泛发性病变，偶尔出现更广泛的病变。泛发性病变应被重视，因为偶有死亡病例的报告。该病通常有全身症状，如发热和脱水。重要的是，要认识到最常见的临床表现是在特应性皮炎基础上单一形态的脐窝状凹陷性水疱，继而出现浅表溃疡/糜烂。在典型的疱疹性湿疹病例中缺乏特征性的疱疹性水疱是漏诊常见原因[128]。疱疹性湿疹可能反复发作，这是预防性抗病毒治疗的一个指征，尤其是服用免疫抑制药物的患者。复发性病变往往较轻，范围较小，病程较短。

特发性面神经麻痹（贝尔麻痹）

贝尔麻痹的定义为特发性面神经麻痹。然而，尽管仍存争议，有研究显示，在某些周围性面神经麻痹的病例中，从脑脊液中分离出 HSV-1 或 VZV[129-130]。鉴于上述关联，一些医生主张对贝尔麻痹进行抗病毒治疗。当 VZV 激活影响面神经时，引起 Ramsay-Hunt 综合征。

新生儿 HSV 感染

参见第 7 章。

多形红斑

参见第 66 章。

鉴别诊断　另请参阅 VZV 鉴别诊断（第 51 章）。

HSV-1 和 HSV-2 感染的鉴别诊断取决于发病部位和临床表现的严重程度。口腔溃疡鉴别诊断包括口腔溃疡、白塞综合征、柯萨奇病毒引起的疱疹性咽炎、寻常型天疱疮和多形红斑。疱疹性瘭疽的主要鉴别诊断是手部细菌感染，如大疱性脓疱疮和急性甲沟炎。当皮损出现在皮肤其他部位时，应考虑带状疱疹，皮损的皮肤分布往往为带状疱疹的诊断指明方向。新生儿播散性 HSV 感染和免疫功能低下者 HSV 感染可能与原发性水痘或播散性 VZV 感染相似，皮肤样本的 PCR 分析有助于鉴别[131]。此外，大疱性类天疱疮、寻常型天疱疮等全身性免疫大疱性疾病有时也可作为播散性疾病的鉴别诊断。

HSV 引起的生殖器溃疡鉴别诊断包括其他性传播感染如梅毒、软下疳、性病淋巴肉芽肿和腹股沟肉芽肿（杜诺凡病）。需要鉴别的非感染性疾病包括白塞综合征、创伤（包括人为）和固定性药疹。如果进行了抗病毒治疗后溃疡仍持续存在，应适时活检排除恶性肿瘤。此外，EB 病毒（Epstein-Barr virus，EBV）偶尔引起急性疼痛性生殖器溃疡，在年轻女性中常见（Lipschutz 溃疡）[132]。

实验室检查和组织学表现　正如在皮肤 VZV 感染的相应章节中所讨论的，HSV 和 VZV 感染的组织学特征非常相似[133]。HSV-1 和 HSV-2 与 VZV 的鉴别取决于临床特征和最终 PCR 结果。最早的组织学特征为表皮细胞核内病变，可能先于临床表现 2~3 天。其中包括细胞核增大、染色质周边凝结、磨玻璃均匀化和细胞核变性。随后出现细胞质空泡化，典型多核和局灶性嗜酸性核和/或细胞质内含物。周围有人工裂隙的核内包涵体，称为 Cowdry A 型包涵体。这些变化始于表皮的基底层和基底上层，并向上扩散。活检时，表皮内通常有一个由气球状和网状变性引起的水疱。表皮气球样变性是病毒感染特有的现象，是角质形成细胞内水肿所致。网状变性不是病毒感染所特有的，是由于极端气球样变性导致角质形成细胞破裂。表皮内水疱通常含有液体、细胞碎片和病毒感染的棘层松解细胞和多核巨细胞。后期阶段，当水疱膨胀并影响表皮全层厚度时，水疱可能出现在表皮下。

　　HSV 感染同 VZV 一样，通常表现为附属器细胞病变。毛囊和皮脂腺可表现出典型的细胞病变，并伴有上皮坏死。外分泌腺通常不受影响。确实，疱疹偶尔出现类似毛囊炎的毛囊损害[134]。值得注意的是，如果上覆表皮有非常显著的坏死和继发改变，HSV 典型细胞病变通常出现在下方毛囊的漏斗部（图 50.6）。真皮下层通常有密度不等的混合炎性细胞浸润，包括不同比例的淋巴细胞、中性粒细胞和嗜酸性粒细胞。浸润通常出现在神经周围，极少数情况下可能表现为明显的神经元坏死。与 VZV 一样，从组织学角度认识

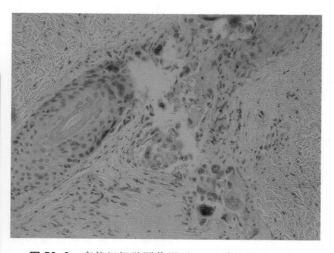

图 50.6　高倍组织学图像展示 HSV 感染影响毛囊。表现出毛囊被破坏，坏死和单纯疱疹感染的特征性细胞病变。注意在水痘-带状疱疹病毒感染中可以观察到相同的组织学表现。被感染细胞核的病变包括核染色质变性、增大和周围凝结形成磨玻璃样外观。也可见到特征性的多核巨细胞（苏木精-伊红染色，原始放大倍数×200）

"隐匿疱疹"很重要[135]。当病理科医生看到苔藓样和/或血管病变，而没有典型的细胞病变的疱疹感染时，通常会在同一样本上进一步连续切片揭示诊断变化，从而作出可靠的诊断。

　　疱疹感染有时伴有皮肤淋巴组织的致密浸润，尤其组织切片中典型细胞病变不明显时，可能误诊为淋巴瘤或假性淋巴瘤。此外，这些密集的淋巴浸润中含有相当比例的 CD30+ 细胞，导致诊断与 CD30+ 淋巴增生性疾病（如淋巴瘤样丘疹病）相混淆[136-137]。组织学评估的另一个重点是，除非邻近的上皮组织表现出典型的细胞病变，否则晚期溃疡性病变的特征不能诊断 CD30+ 淋巴增生性疾病。然而，仔细分析溃疡渗出物可见含有病毒包涵体"幽灵轮廓"的坏死和凋亡上皮细胞。在这种情况下，免疫组织化学有助于确认诊断。

　　目前，HSV-1 或 HSV-2 感染的诊断可通过 PCR 或免疫组织化学方法确认。PCR 检测病毒 DNA 是诊断 HSV-1 和 HSV-2 感染的金标准。病毒在多种细胞系中培养生长主要限于研究目的。PCR 能够快速、可靠地鉴别 HSV-1、HSV-2 和 VZV。目前有针对 HSV-1 和 HSV-2 的特异性商业抗体，尽管它们可靠并容易获得，但操作通常比 PCR 技术需要更长的时间。通常在石蜡包埋切片上用免疫过氧化物酶技术进行。此外，在大多数细胞病理实验室中，市售的 VZV 抗体不太容易获得，因此，在常规诊疗中，通常需要 PCR 技术来确认 VZV 感染的诊断。聚合酶链反应在危及生命的情况下提供快速诊断很有帮助，例如当临床特征表现为不典型和/或类似播散性水痘或带状疱疹时，从 HSV 脑炎脑脊液和免疫功能低下患者的播散性 HSV 感染的皮损中可获得快速诊断[138]。

治疗与预防

基本原则

　　轻度单纯 HSV 感染无需治疗。

　　支持疗法　支持治疗包括有效镇痛、局部消毒和抗生素治疗继发性细菌感染。当出现多处口腔病变时，应鼓励使用口服液。严重 HSV 牙龈炎患者应监测脱水情况，如果出现应静脉输液治疗。

　　特异性抗病毒治疗　特异性抗病毒治疗取决于感染的严重程度和部位[139-143]。在原发性 HSV 中，只有在感染严重或患者在病程早期出现牙龈炎时，才需要治疗。急性患者晚期不太可能从治疗中获益。对于播散性感染，包括新生儿单纯疱疹、免疫功能低下的儿童、疼痛的疱疹性瘭疽和大多数生殖器感染，均需要治疗。已证明高剂量静脉注射阿昔洛韦可将新生儿播散性 HSV 感染死亡率从 85% 降低到 29%。此外，新生儿感染 HSV 脑炎的死亡率也从 50% 降至 4%[144-145]。局部

第
九
篇

抗病毒用于治疗疱疹性眼部感染。

核苷类似物自 20 世纪 70 年代至今，仍是治疗 HSV-1、HSV-2 和 VZV 感染的主要药物。系统性阿昔洛韦（无环鸟苷）是治疗原发性 HSV 感染的首选药物，并获准用于儿童。可提供口服糖浆配方。它具有低毒性和高选择性。阿昔洛韦是一种合成的嘌呤（鸟苷）核苷类似物，由病毒胸苷激酶转化为单磷酸阿昔洛韦，然后由细胞酶转化为二磷酸和三磷酸形式。三磷酸阿昔洛韦是 HSV 和 VZV DNA 聚合酶的选择性抑制剂，抑制病毒 DNA 复制，在其并入病毒 DNA 后导致链终止[146]。它只在 HSV 活跃复制时起作用，应尽快开始治疗。阿昔洛韦治疗不影响愈合、原发感染潜伏期的建立或随后的复发频率。由于正常、未感染细胞的胸苷激酶不能有效利用阿昔洛韦作为底物，对未感染的宿主细胞毒性很低。阿昔洛韦治疗通常为 5 天，可根据患者反应和免疫能力进行调整。单纯疱疹病毒性脑炎疗程至少 10 天，2 周或更长时间的疗程可以防止复发[147]。

阿昔洛韦主要通过肾脏排泄，其代谢产物 9-羧甲氧基甲基鸟嘌呤占尿液排泄量的 10% ~ 15%。保持足够的水合作用很重要，在肾衰竭时，剂量应根据损伤程度进行调整[148]。阿昔洛韦只能部分从肠道吸收。2 岁以下儿童的常用口服剂量为每次 100mg，每日 5 次；2 岁以上儿童为每次 200mg，每日 5 次。在危及生命和新生儿感染等严重感染的情况下，阿昔洛韦应按年龄适当的剂量，每 8h 静脉滴注 1h 以上。推荐剂量如下：3 月龄以下的儿童，10mg/kg，每 8h 1 次；3 月龄 ~ 12 岁，250mg/m²，每 8h 1 次；12 岁以上儿童，5mg/kg，每 8h 1 次。阿昔洛韦治疗单纯疱疹病毒性脑炎、免疫功能缺陷儿童和疱疹性湿疹时剂量应加倍。在新生儿 HSV 感染后及免疫功能低下的患儿中出现反复感染 HSV 的儿童均需预防。

阿昔洛韦的副作用很少[149-150]。尿素和肌酐的短暂升高与快速静脉注射有关。注射部位可能发生炎症和静脉炎。

阿昔洛韦口服吸收不良促进了新的无环鸟苷类似物产生，即伐昔洛韦和泛昔洛韦，比阿昔洛韦有更好的口服生物利用度[151]。泛昔洛韦和伐昔洛韦广泛用于成人，包括骨髓移植后的预防和降低生殖器疱疹病毒传播给异性伴侣的风险[152-153]。它们目前尚未被批准用于儿童，但使用频率越来越高，特别是在 12 岁以上的儿童中。伐昔洛韦是阿昔洛韦的 1-戊酯，用于治疗唇疱疹和生殖器疱疹，包括抑制性治疗。《新英格兰医学杂志》的一篇论文显示，它有效减少了生殖器疱疹的传播[154]。一项针对成年人的小型研究表明，口服伐昔洛韦可使 HSV 脑炎患者脑脊液中阿昔洛韦达到有效

水平。因此，在资源有限的情况下，这种口服治疗可能是静脉注射阿昔洛韦的有效替代方法[155]。此外，口服伐昔洛韦已用于治疗一名对阿昔洛韦产生严重局部皮肤反应的儿童脑炎患者[156]。

泛昔洛韦是喷昔洛韦的前体药物（喷昔洛韦只有外用形式），在 HSV 感染细胞中的含量比阿昔洛韦高 100 倍。有报道称，在阿昔洛韦所致的肾损伤患者中使用泛昔洛韦有益[157]。然而，一项基于社区的大型回顾性研究表明，阿昔洛韦、伐昔洛韦和泛昔洛韦之间急性肾损伤的发生率没有显著差异[158]。伐昔洛韦和泛昔洛韦均具有每日两次给药方案的优点，推荐用于治疗青少年生殖器疱疹病毒感染[159]。按体重给药方案适用于年龄较小的儿童[160]。由于这些新药作用方式与阿昔洛韦相似，在感染细胞中通过 HSV 胸腺嘧啶激酶磷酸化，可见与阿昔洛韦相似的耐药模式。其他核苷类似物包括阿糖胞苷、碘尿苷、曲氟尿苷、溴夫定和西多福韦[161]。

简要介绍一下与阿昔洛韦作用机制相似的胸腺嘧啶核苷类似物溴夫定。可用于口服和外用制剂。溴夫定在病毒胸苷激酶磷酸化后也抑制病毒 DNA 聚合酶。有趣的是，溴夫定对 HSV-1 有选择性抑制作用，而对 HSV-2 没有选择性抑制作用。它也对其他疱疹病毒有效，包括 EBV 和 VZV，但不包括巨细胞病毒（cytomegalovirus，CMV）。与阿昔洛韦[162]相比，溴夫定在体外具有较强的抗 VZV 活性，并且在欧洲被许可用于治疗带状疱疹和单纯疱疹性角膜炎。

免疫功能正常的患者不易出现对阿昔洛韦耐药。发生率很低，约为 0.3% ~ 0.7%。免疫缺陷患者的耐药率较高，根据免疫抑制的潜在原因和程度，耐药率为 2.5% ~ 25%[163]。在免疫缺陷儿童、新生儿疱疹早期[164]以及接受阿昔洛韦多疗程或长期预防治疗的儿童中都有报道[165-166]。大多数对阿昔洛韦和其他抗核苷药物耐药的 HSV 株有病毒胸苷激酶突变，由 HSV 中的 UL23 基因编码[167]。更罕见的是，它们还可能改变病毒胸苷激酶或 DNA 聚合酶的底物特异性[139,152]。耐药菌株的出现导致了其他抗病毒方法的产生，这些方法重点是通过其他方式抑制病毒 DNA 聚合酶。膦甲酸钠和西多福韦是临床上最常用的两种抗药性药物。它们不需要由病毒胸腺嘧啶激酶激活，均通过抑制病毒 DNA 聚合酶的催化亚单位起作用。

膦甲酸衍生物膦甲酸钠可逆性结合到其焦磷酸盐结合位点，选择性抑制 HSV-DNA 聚合酶，并被批准用于治疗免疫受损和新生儿中对阿昔洛韦耐药的 HSV 毒株[140,168]。口服吸收不良，每 8 ~ 12h 静脉注射 1 次[86-88,140-142]。膦甲酸钠具有显著的毒性，肾损害是最常见的严重毒性作用，常常需要停止治疗，对膦甲酸钠

第九篇

也可能产生耐药性。胸腺嘧啶激酶突变体被认为神经毒性小,对潜伏期形成无影响。在疱疹发作终止后,下一次复发通常由对阿昔洛韦敏感的原始潜伏病毒引起[148]。对膦甲酸钠和阿昔洛韦的交叉耐药性表明DNA聚合酶改变,或者为单独的HSV耐药人群的组合。

西多福韦是一种以病毒DNA聚合酶为靶点的核苷类似物,通过独立于病毒参与的细胞激酶磷酸化而成为活性形式,并在阿昔洛韦和膦甲酸钠耐药时使用[143,169]。西多福韦对多种双链DNA病毒具有活性,包括人类疱疹病毒、多瘤病毒、痘病毒和腺病毒[170]。西多福韦和膦甲酸钠一样,也伴有显著的肾毒性,因此这两种治疗方法仅适用于已证实的耐药突变的病变或阿昔洛韦或其衍生物一线治疗失败的患者。西多福韦仅有外用和静脉制剂。

布林西多福韦(CMX001)是一种潜力很大的非常有用的口服药物,可广泛用于治疗双链DNA病毒,如疱疹病毒。它是西多福韦的衍生物,通过细胞磷脂酶在细胞内转化为西多福韦[171]。由于其主要在细胞内产生活性,故一些西多福韦的副作用如骨髓抑制和肾毒性显著降低[172]。布林西多福韦对双链DNA病毒的广谱活性与西多福韦相同。有趣的是,与西多福韦相比,布林西多福韦对HSV-1和HSV-2的活性至少提高100倍,对VZV的活性至少提高10倍[173]。与西多福韦和膦甲酸钠一样,布林西多福韦已被证明对耐药的CMV和HSV感染非常有用[174]。布林西多福韦治疗最常见的副作用是腹泻。联合阿昔洛韦治疗单纯疱疹病毒感染时,它也显示出协同效应[175]。

两种相对较新的药物——阿门那韦和普利特利韦,属于所谓的螺旋酶-原酶抑制剂,迄今已在Ⅱ期临床试验中显示出较好的前景[176]。病毒解旋酶-初级酶复合物是病毒复制过程中合成引物和解链DNA的关键。当没有真核生物等效物时,这个复合物相当于一个有吸引力的目标,它是病毒复制必不可少的。此外,螺旋酶-蛋白酶抑制剂的作用独立于病毒胸苷激酶,因此可以保护已受感染和未受感染的细胞。目前对HSV感染的抗病毒研究主要集中在具有不同作用方式的合成药物和天然化合物何种口服利用度更好,例如抗菌肽(包括由各种上皮组织分泌的导管肽、乳铁蛋白和植物提取物)[161]。

其他可用于治疗口面部HSV感染的药物包括曲氟尿苷和二十二碳烯醇[177]。曲氟尿苷是核苷类似物,也可用于局部治疗疱疹性角膜炎。二十二碳烯醇偶尔外用治疗复发性唇疱疹。其可能的作用机制是防止病毒进入细胞[178]。

外用制剂可用于单纯疱疹感染,但通常比全身用药效果差。它们可以治疗较轻的感染或作为系统治疗

的辅助用药。但禁用于眼部损害。外用制剂包括5%阿昔洛韦软膏、10%甘二醇乳膏、1%喷昔洛韦乳膏[179]、15%碘苷溶液和1%西多福韦凝胶。不过,在可能的情况下,一般应建议口服药物治疗,以防止出现耐药性。

青蒿琥酯是青蒿素的一种半合成衍生物,它来源于青蒿属植物。这类化合物具有抗恶性疟疾、癌细胞和血吸虫病的活性。此外,它们还具有更广泛的生物活性,可抑制多种病毒,包括疱疹家族成员,如CMV、EBV和HSV[180]。青蒿琥酯每天100mg,持续30天已成功用于治疗免疫抑制患者的严重多重耐药HSV-2感染[181]。确切的抗病毒机制尚不清楚,但靶点可能是宿主而非病毒。在小鼠模型上的一项研究也显示了伐昔洛韦联合青蒿琥酯治疗单纯疱疹病毒性脑炎的协同作用[182]。

HIV患者并发的生殖器疱疹,皮损范围更广泛、病程更长。这些病变也经常表现出对阿昔洛韦治疗耐药,并且可明显增厚,导致假性肿瘤样外观。一项对6名患者的研究表明,免疫调节剂咪喹莫特和沙利度胺使5名患者完全缓解[183]。还有一些进一步的病例报告证实沙利度胺治疗顽固性肛门生殖器HSV-2感染的有效性[184]。

手术　虽然手术通常是禁忌证,但有时需要用电刀切除覆盖在疱疹性瘭疽上的部分指甲,以减轻疼痛[85]。抽吸紧张的水疱也可以减轻疼痛。

复发

许多复发是轻微的,不需要治疗。外用阿昔洛韦乳膏,每日5次,在前驱阶段早期应用对于复发是有效的。仅限外用,不建议用于黏膜或眼睛。喷昔洛韦乳膏也被批准用于>12岁的患者,并且在体外显示比阿昔洛韦更深入表皮细胞,但需要每2h使用一次,持续4天[185-186]。成人局部外用碘苷也被用来减少疼痛和复发的持续时间[187],二十二碳烯醇可抑制人类宿主细胞与HSV病毒包膜的融合,防止病毒复制[188]。更严重的复发,尤其是免疫缺陷儿童、有潜在皮肤病或生殖器疱疹的儿童,可能需要全身阿昔洛韦治疗。

阿昔洛韦系统治疗可有效预防复发性HSV感染,后者指每月至少发作一次。通常起始剂量为每天800mg(400mg,每天2次或200mg,每天4次),减少到200mg,每天2~3次,2岁以下的儿童剂量减半。治疗应该每6~12个月中断一次,以观察复发的自然频率是否降低。预防性应用阿昔洛韦及其衍生物,如伐昔洛韦,推荐用于复发性疱疹性湿疹和复发性病变,尤其是免疫缺陷患者和面部烧伤患者[189]。简单提及常由口面部HSV-1感染诱发的多形红斑。反复发作的多形红斑是阿昔洛韦持续预防性治疗的指征。一项研究表

明,这种疗法在彻底抑制发作和某些情况下诱导缓解方面是有效的。此外,阿昔洛韦治疗一些被认为是特发性多形红斑可能有效,反映了亚临床 HSV 感染的可能[190]。

预防

　　与 VZV 的情况相反,目前临床实践中尚无 HSV-1 或 HSV-2 的常规疫苗。理想的疫苗可以预防原发性感染和感觉神经节的定植[191-192]。大多数疫苗的目的是减少复发的频率[192]。用灭活的 HSV-DNA 进行疫苗接种对有生殖器 HSV 感染风险的患者具有保护作用[193],并且发现全 HSV 疫苗可以降低复发率和复发时间[194]。使用表达 gD 水平升高的重组和缺陷 HSV-1

株的策略证实在小鼠中预防眼部疾病是有效的[195]。一种将病毒抗原 ICP4 和 gD2 与佐剂结合的疫苗报告了对小鼠 HSV-2 脱落病毒产生有效反应的 T 细胞[196]。

（翁丽　译,刘盈　李丽　尉莉　校）

参考文献

　　见章末二维码

050章 参考文献

第九篇

第51章 水痘-带状疱疹病毒感染

Manuraj Singh，Judith Breuer

摘要

水痘-带状疱疹病毒(varicella zoster virus，VZV)有嗜上皮组织特性,原发性感染后可持续存在于神经元组织。原发性 VZV 感染引起水痘,是一种常见的儿童感染,表现为面部和躯干的水疱样皮疹。原发性感染后,病毒可感染感觉神经末梢,在背根或脑神经节潜伏。病毒的重新激活会引起疼痛性单侧皮疹,称为带状疱疹。上皮细胞复制是 VZV 感染后自然病史的核心。再激活后,VZV 最初感染毛囊中神经丰富的峡部。随后,皮肤的进一步扩散依赖于分化的角质形成细胞内的复制。通过对严重联合免疫缺陷(severe combined immunodeficiency，SCID)小鼠模型的体外模型和异种移植研究,对 VZV 感染的发病机制和潜伏期的认识有所提高。然而,导致延迟和重新激活的确切机制目前仍未明确。对 VZV 感染的治疗,如阿昔洛韦,并不适用于儿童单纯感染,但可以挽救免疫抑制严重的患者生命。有效减毒活疫苗的研制成功降低了 VZV 的发生率和并发症。然而,目前英国不建议该疫苗在儿童免疫计划中广泛使用。

要点

- 水痘-带状疱疹病毒(VZV)是一种α疱疹病毒,类似于单纯疱疹病毒。VZV 引起原发性水痘,并在潜伏期重新激活后,引起带状疱疹。
- 原发性水痘是儿童常见的皮疹。带状疱疹在儿童中不太常见,但可能随着潜在的免疫缺陷如人类免疫缺陷病毒(HIV)而增加。
- VZV 感染的组织学特征与 HSV 非常相似。它们的特征是不同程度的表皮水疱和坏死。典型的细胞病变特征是细胞核增大、染色质周围凝结、嗜酸性包涵体和多核。
- VZV 感染的确诊通常是通过聚合酶链反应(PCR)或使用特异性 VZV 抗体的免疫组化方法实现。
- 健康儿童无并发症的原发性水痘一般不需要治疗。然而,有慢性皮肤病病史的患者,如中重度湿疹,应接受全身治疗。快速静脉注射阿昔洛韦可显著降低免疫缺陷患者中播散性 VZV 感染的死亡率。

简介/历史 水痘-带状疱疹病毒(VZV)有嗜上皮组织特性,原发性感染后可持续存在于神经元组织。原发性 VZV 感染可引起水痘,这种感染表现为面部、躯干和近端肢体上的水疱样皮疹。原发性感染后,病毒感染感觉神经末梢,在背根或脑神经神经节潜伏。病毒的重新激活会引起疼痛性单侧皮疹,称为带状疱疹。上皮细胞复制是 VZV 感染后自然病史的核心[1]。

VZV 是一种α疱疹病毒,包括单纯疱疹病毒(HSV)1 和 2、伪狂犬病病毒和马立克病病毒。只有 VZV 和 HSV 可以感染人类。有几项研究表明,主要的 VZV 基因型在地理上的分布与全球冷暖气候区一致[2-4]。目前尚不清楚这种分布是否真的由气候或其他因素(如移民模式)驱动。最新的基因型分类将病毒分为 6 个不同的分支。虽然 1 类和 3 类在欧洲和北美占主导地位,2 类在日本占主导地位,但这一命名法没有严格的地理意义。最近的研究也显示了 VZV 基因组的组内和组间重组[5-9]。

流行病学 原发性水痘是温带地区一种有显著季节性特征的疾病,而带状疱疹往往在一年中偶发。在温带气候中,水痘在冬季和春季最为常见[10],但在法国和英国,水痘高峰较晚,在 6 个月出现[11]。水痘在周期性流行之后,数年发病率较低[12]。水痘具有高度传染性,家庭的二次发病率在 60%~80%[13]。在温带气候下,水痘主要发生在儿童中,大约 90% 的病例发生在 10~14 岁(平均 6.7~10.6 岁)[14]。其中大约 90 例/1 000 例的发病高峰率经常发生在 1~4 岁年龄组[15]。尽管在 14 岁以后发病率降低,但成人的病死率从每 10 万例<5 例上升到 15 例以上[16]。这些数据来源于疫苗接种前的时代,随着时间的推移,广泛接种水痘疫苗预计将使发病率降低至少 57%,相关并发症减少 76%[17]。与健康儿童相比,婴儿、孕妇和免疫抑制患者的病死率更高。在热带气候(如印度和西印度群岛)中,水痘的流行病学有显著不同,在成年人群中发病比例更高。造成这种差异的原因仍然不清楚;早期研究表明,这些热带国家的农村生活条件降低了传播率[18-19],但最近的

第九篇

数据显示,这种病毒在热带气候中传染性较低[9]。

带状疱疹的总发病率为(1.2~3.4)/(1 000 人·年),与水痘相比,老年人群的发病率更高[20]。例如,在一项研究中,65~75 岁以上年龄组的发病率高达 11.8 例/(1 000 人·年)[21]。带状疱疹的并发症包括急慢性疼痛、神经系统并发症、眼部疾病、继发感染和内脏受累。带状疱疹并发症在老年人和免疫抑制患者中更为常见[22]。老年人疱疹后神经痛的并发症(皮疹发作后持续超过 1 个月的疼痛)发病率增加[23]。这种疾病的发病机制还不清楚。它使人虚弱,标准的止痛药通常无效。尽管儿童这个特定年龄带状疱疹发病率较低,而且婴儿期患原发性水痘的风险更大,但带状疱疹确实也见于儿童。急性淋巴母细胞白血病患者患带状疱疹的风险大约是无潜在恶性肿瘤患者的 120 倍[24]。细胞介导免疫机制受到抑制的患者患带状疱疹及其并发症的风险增加。死亡率与皮肤播散和内脏广泛受累有关。HIV 感染/AIDS 患者或某些癌症患者和移植受者属于这一高危人群。血液系统恶性肿瘤,特别是霍奇金淋巴瘤和骨髓移植受者更容易患带状疱疹。未经治疗,异基因骨髓移植受者的死亡率约为 20%~40%[25]。在非洲,带状疱疹是艾滋病最常见的表现[26]。HIV 感染的人群中带状疱疹的发病率是普通人群的 15~25 倍,是老年人群的 3~7 倍[27]。水痘疫苗广泛接种后对带状疱疹发病率的影响引起了一些争议。有一些模型预测,水痘传播减少导致外源性免疫增强丧失,带状疱疹发病率增加而不是减少[28]。

发病机制 皮肤的所有疱疹病毒感染,包括单纯疱疹病毒和带状疱疹病毒在内,都会导致表皮细胞溶解和临床水疱形成。原发性水痘感染模型首次将 1948 年 Fenner 所描述的小鼠痘模型和临床观察结果结合起来[29-30]。该模型描述了两个病毒血症阶段,但这已被移植到严重联合免疫缺陷(severe combined Immunodeficiency,SCID)小鼠模型上的人类皮肤异种移植研究所取代,该研究表明,14~15 天的长潜伏期是由皮肤的先天免疫所致[31]。VZV 诱导邻近未感染角质形成细胞产生抗病毒反应。这包括上调干扰素,特别是 α 干扰素,以及激活其他先天性细胞因子和重要抗病毒防御蛋白如早幼粒细胞白血病(promyelocytic leukaemia,PML)蛋白的信号转导和转录激活因子 1(signal transducer and activator of transcription 1,STAT1)。用 SCID 模型证明,阻断 α 干扰素作用的抗体可导致人皮肤异种移植中病毒滴度增加和水疱形成。此外,VZV 在感染细胞中触发特定的细胞反应,这与邻近未感染细胞的抗病毒反应不同。这些包括信号转导和转录激活因子 3(signal transducer and activator of transcription 3,

STAT3)的上调以及随后抗凋亡蛋白生存素的诱导。与未感染细胞相比,IFN-α 和 STAT1 也受到抑制[32]。

利用 SCID 小鼠模型,一些病毒蛋白(如 IE62、gB、gC、ORF47、ORF61)已被证明对这些三维皮肤移植的复制非常重要,但有些蛋白如 gC 和 OR47,在单层培养中不是必需的[33-37]。这一发现强调了 VZV 感染与表皮分化之间相互作用的重要性。另一项分析宿主和病毒转录组角质形成细胞的研究证实,随着钙诱导的表皮分化,VZV 基因和蛋白表达显著增加,病毒复制也是如此[38]。

此外,特定蛋白质对特定组织的复制更为重要。例如,导致被盖蛋白 ORF10 缺失的突变导致皮肤感染减少,但对 T 细胞的复制没有影响[39]。参与皮肤复制的重要病毒蛋白如 ORF61,它对抗病毒早幼粒细胞白血病核体(promyelocytic leukaemia nuclear bodies,PML-NBs)的扩散至关重要[40]。VZV 糖蛋白 E(glycoprotein E,gE)是病毒复制所必需的,在病毒细胞间传播、二次包膜和病毒进入中起着重要作用[41-42]。其他与 gE 过程类似的糖蛋白有 gB、gH 和 gI,对皮肤感染也很重要[43-44]。

SCID 小鼠模型也被成功用于研究 VZV 在胎儿胸腺-肝脏和背根神经节(dorsal root ganglia,DRG)异种移植物 T 细胞和神经元中的取向性[45-46]。将异种皮肤移植到小鼠皮肤下,胸腺-肝脏和 DRG 异种移植到肾包膜下。这个模型允许皮肤完全分化成有角质层的表皮和表皮下真皮。因此,可以更详细地研究 VZV(包括疫苗和突变株)与表皮分化的相互作用[47]。感染 VZV 的异种移植组织可以在不同的时间点采集,并使用各种技术分析病毒和表皮蛋白的基因和蛋白表达。该模型还允许通过用各种抗体或抑制剂治疗小鼠来评估干扰细胞或病毒蛋白的效果。此外,新的抗病毒治疗可以使用这个模型进行评估[48]。

传播方法主要通过近距离接触的气溶胶途径。该病毒被认为首先在腺样体和扁桃体中复制[49],然后在区域淋巴结中复制,随后出现病毒血症[50]。病毒转移到扁桃体中的迁移 T 细胞可能促进细胞相关病毒血症,而表达皮肤归巢标记的 CD4 T 细胞的优先感染可能增强 VZV 向皮肤复制部位转移[51]。病毒转移到皮肤的确切机制尚不清楚,但 T 细胞可能从毛细血管中迁移出来直接感染皮肤细胞,或直接将 VZV 转移到内皮细胞,然后病毒从内皮细胞扩散到上皮细胞。在组织培养中,VZV 对黑素细胞的趋化性可能表明黑素细胞是公认的体内皮肤靶点[52]。VZV 进入细胞的主要机制是一种称为病毒-细胞融合的过程。迄今发现的 VZV 受体包括硫酸乙酰肝素蛋白多糖[53]、阳离子非依赖性甘露糖 6-磷酸受体(MPRci)[54]和胰岛素降解酶

(insulin degrading enzyme, IDE)[55]。VZV 通过其糖蛋白(包括 gB、gH、gE 和 gI)与这些受体结合。与这些受体结合触发病毒与宿主包膜的融合，将病毒被膜蛋白和核衣壳释放到宿主细胞的细胞质中。随后，被膜蛋白迁移并进入宿主细胞核，而裸病毒核衣壳与核膜融合并将病毒基因组释放到细胞核中[56]。被膜含有关键蛋白，如 IE62 和 IE63，是病毒基因转录的关键促进剂。

四种 VZV 包膜糖蛋白含有甘露糖-6-磷酸(mannose-6-Phosphate, Man 6-P)，Man6-P 阻断了无细胞 VZV 对细胞的感染。一项很好的研究表明，缺乏 MPRci 的细胞株能抵抗无细胞病毒的感染，但容易被细胞相关病毒感染[54]。此外，这些 MPRci 缺陷细胞株在感染细胞相关病毒时，产生更高滴度的无细胞病毒。这一结果表明，细胞内 MPRci 似乎将新包被的 VZV 转移到晚期核内体进行破坏。同一组的进一步研究表明，VZV 感染的皮损染色显示，随着角质形成细胞的分化，MPRci 表达减少，并解释了表皮基底层内无细胞病毒增多的原因[54,57]。

表皮内无细胞病毒的产生促进人与人之间的传播。原发性感染通过产生 IgA、IgM 和 IgG 抗 VZV 抗体诱导体液反应[58]。这些抗体通常持续存在，它是以前感染的标志，可防止再次感染。通常认为受感染的患者从前驱期到所有病灶干燥结痂为止均有传染性。VZV 能够干扰 CD8 和 CD4 T 细胞识别所需的主要组织相容性复合物(major histocompatibility complex, MHC)Ⅰ类和Ⅱ类蛋白的表达，导致病毒感染细胞的清除延迟[59-62]。VZV 的开放阅读框 66(open reading frame 66, ORF66)编码一种蛋白激酶，调节细胞凋亡和干扰素途径，下调细胞膜上 MHC Ⅰ类蛋白的表达，并促进 VZV 对 T 细胞的趋化[63]。

如前所述，虽然已知几种 VZV 蛋白对组织培养中单层细胞的生长不是必需的，但对体内皮肤感染是必需的。这种差异可能与 VZV 与表皮分化的相互作用有关。利用钙诱导的角质形成细胞分化模型和 RNA-seq 分析，我们发现 VZV 感染特异性地改变了表皮分化，驱动了以水疱和皮肤脱落为特征的疾病特定变化模式[38]。特别是 VZV 特异性地减少了角蛋白 1(keratin 1, KRT1)、角蛋白 10(keratin 10, KRT10)等特异性基底上层细胞角蛋白和桥粒蛋白的表达，特别是桥粒黏蛋白 1(desmoglein 1, DSG1)和桥粒胶蛋白 1(desmocollin 1, DSC1)，导致表皮结构和功能的破坏。这些变化，加上激肽释放酶和丝氨酸蛋白酶的上调，在皮肤屏障功能相关遗传性疾病如 Netherton 综合征中也可以观察到。这些发现共同提供了有力证据，VZV 感染促进了表皮水疱产生和剥脱，这两者是病毒传播的必要条件。

综上所述，这些研究强调了皮肤 VZV 感染后的密切宿主-病原相互作用，表明 VZV 依赖于表皮分化，重塑表皮环境以促进自身复制和传播。

新形成水疱的组织学检查显示早期内皮细胞明显受累。病毒引起表皮改变的特征是细胞质和细胞核肿胀，随后出现核包涵体、细胞融合和气球样变。细胞融合形成特征性多核巨细胞(multinucleated giant cell, MNC)，这是皮肤疱疹感染的病理学特征[64]。然而，单纯的组织学不能区分 HSV 和 VZV 感染，必须用特异性免疫组织化学抗体或分子技术来证实。水疱由受感染的退化上皮细胞分泌的透明液体形成，含有大量病毒。炎性细胞进入水疱后，液体变浑浊。水疱底部由基底层的 MNCs 形成，顶部由表皮棘层形成。水疱顶部最终破裂，将感染性病毒颗粒释放到大气中，进一步传播给非免疫宿主。

病毒以两种方式传播到背根神经节，并在宿主的剩余生命期内休眠于神经节内。第一种是通过受感染 T 细胞的造血途径，发生在原发性水痘的病毒血症期[65]，第二种是皮肤黏膜损害中病毒体的逆行神经转运[66]。控制 VZV 潜伏期和再激活的机制尚不完全清楚，这主要是由于缺乏能够同时再现潜伏期和再激活的体内外模型。VZV 潜伏期和再激活与 HSV 在一些方面不同(见第 50 章)，因为 VZV 的再激活频率比 HSV 低得多，而且再激活在老年人中更为常见。

尸检时对感觉神经节的研究表明，约 4% 的神经元含有低拷贝数(2～9/细胞)的 VZV 基因组[67]。潜伏病毒 DNA 存在于这样一种状态：病毒基因组以"端到端"的方式连接，形成与单位长度的上位体一致的结构，并且病毒基因的转录受到限制。越来越多的证据表明这种限制是表观遗传调控的。一种被提出的 α 疱疹病毒再激活机制，包括 HSV 和 VZV，涉及潜伏期、广泛放松调控(活力)和通过 DNA 复制发展三个阶段。研究 VZV 感染的人三叉神经节移植体模型显示了普遍的放松调控，其特征是多个病毒基因的转录。随后是以协同 VZV-DNA 复制为特征的再激活，但迄今为止还不完全了解触发这种转变的确切机制[67]。

编码 VZV 的基因在感觉神经节和脑神经神经节内的表达和翻译一直存在争议。许多研究发现，编码蛋白质 IE63 蛋白的 ORF63 低水平转录是尸检神经节中表达最丰富的基因和蛋白质[68-70]。IE63 具有抗凋亡功能，可能有助于向潜伏期过渡[71-72]。然而，IE63 是否存在人体神经节中尚待证实，并且可能被交叉反应抗体混淆[73-74]。立即尸检后出现的表达可能反映了非常早期的再激活。在 9h 内尸检的神经节中，反转录酶定量聚合酶链反应(reverse transcriptase-quantitative polymerase chain reaction，RT-qPCR）只能检测到 ORF63 mRNA。然而，在 9h 以上的尸检获得神经节时，发现 ORF63 mRNA 和其他多个 VZV-mRNA 水平升高。后来研究发现，检测到多个 VZV-mRNA 反映的是再激活，而不是真正的潜伏期[75]。

Sadaoka 等人最近的一项研究已经表明，在潜伏期内，病毒基因的表达可能比这更受限制[76]。利用人胚胎干细胞（human embryonic stem cells，hESCs）神经元的体外系统能够产生选择性轴突感染，并利用无细胞病毒维持潜伏的 VZV。这种潜伏感染模型的特点是不能通过 RT-qPCR 检测病毒基因表达，也不能产生感染性病毒。然而，使用一种称为 RNA-seq 的技术进行深度测序，在低水平上检测到多个病毒 mRNA，其功能的重要性尚不清楚。这项研究还表明，用与 HSV 相似的抗神经生长因子抗体（antibodies to nerve growth factor，anti-NGF Ab）处理潜在感染的神经元，可导致感染病毒的重新激活和产生。

这项研究还比较了一种疫苗株（vOka）和它的亲代野生型 pOka。vOka 用作减毒活疫苗，对预防原发性水痘和带状疱疹均有效。它最初来源于 pOka，通过在培养细胞系中的连续繁殖获得[77-78]。vOka 是一种基因型的混合体，与 pOka 的区别在于基因组中有多个不同区域的突变。这种遗传差异可能是其衰减的原因[7,47,79-82]。vOka 在建立潜伏期方面等同于 pOka，但在用抗 NGF 抗体处理神经元后，vOka 的再激活受到损害。与 pOka 相比，RNA-seq 分析显示 vOka 在潜伏期内病毒转录水平较低。

VZV 持续激活的结果是疼痛性水疱性带状疱疹，通常涉及单一感觉神经的皮肤分布。感染性病毒顺行传播到皮肤上。偶尔，患者可能会出现典型的皮肤痛，但没有皮疹[83]。感染受到先天性皮肤反应和 VZV 特异性 T 细胞的限制。老年人和免疫抑制人群患严重带状疱疹的频率和风险增加与 VZV 细胞介导的免疫功能缺乏有关。老年人血液中分泌 IFN-γ 的 VZV 特异性 CD4+T 细胞显著减少。此外，最近的一项研究发现，年轻人和老年人皮肤中 VZV 特异性 CD4+T 细胞的数量相当。然而，在老年人皮肤中，抑制性 T 细胞数量增加，如 Foxp3+调节性 T 细胞[84]。HIV 感染者患带状疱疹的风险增加，表明 VZV 特异性 T 细胞也限制了神经节的再激活，但目前还没有证实这一点。值得注意的是，原发性水痘和带状疱疹的组织学特征非常相似。然而，带状疱疹病变往往表现出更多的毛囊皮脂腺和血管内皮细胞炎症[85]。这可能反映了这些结构周围皮肤神经的高密度性。VZV 再激活期间神经节的组织病理学检查显示神经元和非神经元细胞的炎症、坏死和细胞分裂[86]。这种炎症可能延伸到脊髓前角，导致

运动功能障碍[87-88]。

临床特征和鉴别诊断

水痘

原发性水痘是一种高度传染性皮疹，最常见于儿童，发病高峰在 5~9 岁[89]。感染由呼吸道气溶胶飞沫传播，最初特征表现为病毒性前驱症状，包括发热、不适、肌痛、头痛和关节痛。在特征性水痘暴发之前，这种前驱症状通常持续 2~3 天。潜伏期为 10~21 天，平均为 14~17 天。皮损通常在不同阶段进展为成簇皮损。结痂时间和非感染时间为 2~12 天。最初的皮疹由直径 2~4mm 的红色斑点组成，随后出现泪滴状水疱（类似于玫瑰花瓣上的露珠），最后变成脓疱并结痂（图 51.1）。皮疹在躯干最明显，其次是头皮和四肢近端。黏膜受累相对常见，掌跖罕见受累。皮疹通常瘙痒，症状从轻到重不等。儿童的全身症状一般较轻，但新生儿、成人和免疫功能低下患者的全身症状通常较重[90]。

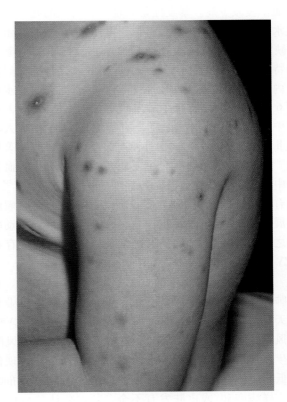

图 51.1　水痘。资料来源：Courtesy of Dr Friedlander and Dr Tom.

水痘的常见并发症包括皮肤和软组织感染，通常由 A 组链球菌和金黄色葡萄球菌引起[91-92]。大约发生在 5%~10% 的病例中。罕见的原发性水痘后发生坏死性筋膜炎已有报道[93]。虽然很少见，但肺和神经综合征是第二常见的并发症[94]。与成人的直接病毒性肺炎相比，儿童肺炎通常由继发性细菌感染引起。罕见

的神经系统并发症包括无菌性脑膜炎、脑炎、小脑共济失调、吉兰-巴雷综合征（Guillain-Barré, syndrome, GBS）、横贯性脊髓炎和 Reye 综合征,由于水杨酸盐已不在儿童中使用,现在这些并发症已很罕见[95]。某些患者群体,如成人、孕妇和免疫功能低下者,发生这些并发症的风险更高。水痘死亡中有 1/2 为成年人[11]。免疫功能低下的宿主死亡率较高,病变可能增大并出现溃疡（坏疽性水痘）,甚至出现慢性疣状病变[96]。白血病、HIV 病毒感染或先天性免疫缺陷患者和器官移植受者等免疫抑制患者的死亡率大约在 10% ~ 30%[97]。在先天性免疫缺陷中,与自然杀伤（natural killer, NK）或自然杀伤 T（natural killer T, NKT）细胞缺陷相关的疾病,尤其与严重和潜在的威胁生命的原发性水痘相关[98]。与干扰素水平降低相关的原发性免疫缺陷患者也有发生严重原发性水痘的风险[31,99]。其他更罕见的并发症包括肾炎、肝炎、心肌炎、关节炎、睾丸炎、葡萄膜炎、肾小球肾炎、横纹肌溶解症、出血性疾病和血小板减少症。暴发性紫癜是一种公认的儿童原发性水痘罕见并发症,其原因是获得性蛋白 S 和/或蛋白 C 缺乏[100-103]。血液检查通常显示弥散性血管内凝血的特征。原发性水痘的另一个重要并发症是感染后数月内脑卒中的风险增加。托马斯等的研究表明在水痘后 6 个月内,儿童脑卒中的风险增加了 4 倍,而成人脑卒中的风险增加了 2 倍[104]。有趣的是,无论是成人还是儿童,水痘后 7~12 个月没有发生脑卒中的显著风险[105]。水痘后动脉病变主要表现为急性动脉缺血性卒中或短暂性缺血发作,并伴有一过性血管狭窄[106]。也有一些证据表明,VZV 血管病偶尔导致脑动脉瘤的发展,伴或不伴出血。此外,VZV 血管病与巨细胞动脉炎之间也有联系[107]。VZV 血管病通过脑脊液中存在 VZV-DNA 或抗 VZV-IgG 抗体来诊断[108-109]。

妊娠期原发性水痘的发生可影响母亲和胎儿。水痘肺炎虽然罕见,但可能导致产妇死亡。宫内感染有先天性水痘综合征（congenital varicella syndrome, CVS）的风险,约为 1.2% ~ 2.2%。这种并发症最大的风险发生在怀孕前 2 个月感染原发性水痘的孕妇。表现包括低出生体重和皮肤病变,典型皮损为沿皮节分布的瘢痕样病变和/或皮肤发育不全。其他公认的特征包括白内障、小眼畸形、脉络膜视网膜炎、骨骼发育不全和神经系统异常。最后一种并发症的典型表现为智力低下、小头畸形和尿直肠括约肌功能障碍[110]。现在有各种检测手段进行产前诊断,包括连续超声检查、病毒特异性 IgM 评估和羊膜穿刺术,可以通过 PCR 技术确认病毒传播[111-113]。妊娠 20 周后,尽管早年患带状疱疹的风险增加,但 CVS 的风险可忽略不计。此外,一项大型研究发现,在妊娠期患带状疱疹的母亲中没有

CVS 病例[110]。

在出生前 7 天内母亲发生原发性水痘,由于新生儿缺乏保护性的母体抗体,发生新生儿水痘的风险非常高[114]。这是一个严重的并发症,如果不治疗,死亡率为 30%,主要是死于肝炎和肺炎。据报道,从分娩前 5 天到产后 2 天患此病的母亲的风险最高。通过水痘-带状疱疹免疫球蛋白（varicella zoster immune globulin, VZIG）和静脉注射阿昔洛韦的迅速治疗,死亡率下降到 5% 左右[115]。

带状疱疹

带状疱疹是由于感觉神经背根神经节的 VZV 再激活所致。这类似于单纯疱疹病毒的再激活,但再激活的频率通常较单纯疱疹低。带状疱疹在儿童中并不少见,但如果复发或多发性皮损,应立即排除潜在的免疫缺陷,如 HIV 感染[116]。像在美国一样,广泛使用水痘疫苗,使接种疫苗的人带状疱疹的发病率降低了 65% ~ 79%。然而,有数据显示,在水痘疫苗接种时代,年龄 ≥2 岁的水痘感染儿童中带状疱疹的发病率增加[117-118]。这可能反映了由于水痘传播减少导致的外源性免疫增强功能丧失。必须认识到带状疱疹是非洲 HIV 的常见表现形式。带状疱疹典型表现为单侧沿皮节分布的疼痛性、水疱性皮疹。很少发生非连续性多发性皮损。带状疱疹在儿童时期不太常见,但在老年人和免疫缺陷宿主中是一种常见的疾病,影响 10% ~ 20% 的人。这种疾病可以影响任何部位皮肤,但最常见的是胸部、腰椎和导致面部皮损的三叉神经受累。患有免疫功能低下或恶性肿瘤的儿童带状疱疹的风险大大增加[119]。儿童期系统性红斑狼疮通常与淋巴细胞减少和免疫抑制治疗相关,尽管大多数患者都预后良好,但是带状疱疹的一个重要危险因素[120]。此外,作为宫内感染或出生后早期暴露的结果,带状疱疹可以发生在免疫正常的儿童[121]。在成人和老年人中,带状疱疹通常是一种发热性疾病,在受累皮肤上出现感觉异常或疼痛。然而,儿童期中少见这些前驱症状。如果有前驱症状,皮疹通常发生在 2~4 天后,其特征是在红斑和水肿斑块上出现成群的水疱。这些水疱迅速变成脓疱和结痂,类似原发性水痘。它们也可能合并形成大疱,并出现血疱。

常见并发症包括继发性细菌感染、瘢痕和瘢痕疙瘩形成。罕见的坏死性筋膜炎使带状疱疹的发作复杂化,如原发性水痘。带状疱疹后遗神经痛为急性发作后持续数月的疼痛,是老年人相对常见的并发症,但在儿童病例中不太常见[122]。认识到三叉神经眼支受累可能导致严重的眼部并发症非常重要。Ramsay-Hunt 综合征是由于累及第Ⅶ对脑神经所致,其特征是面神经麻痹、腭和外耳道损伤以及听觉障碍和前庭功能紊乱症状[123]。

VZV 疫苗是减毒活疫苗,接种疫苗的儿童有患带状疱疹的风险。另一个非常重要的并发症是,在免疫功能低下的患者中,发生更严重疾病和潜在致命的播散性带状疱疹的风险很高。这尤其多见于有明显细胞介导免疫缺陷的患者,如白血病、骨髓和器官移植受者[124]。这些患者的表现也更不典型,往往出现大疱、出血和溃疡。肺、肝、胃肠道和脑通常是播散性疾病的优先受累部位[125]。最常见的脑部表现是进行性白质脑炎。

疣状 VZV 以持续性角化过度病变为特征,类似于病毒性疣,在免疫缺陷患者中是一种少见但公认的表现,最常见于艾滋病患者[126]。移植患者中偶尔出现类似的病变,很少由宫内感染引起。有趣的是,一项研究显示在慢性疣状病变中包膜蛋白 gE 和 gB 的表达减少[127]。此外,带状疱疹可能使接受抗反转录病毒治疗的 HIV 患者的免疫重建炎症综合征(immune reconstitution inflammatory syndrome,IRIS)复杂化[128]。

另一个有趣但未被认识的现象是,在带状疱疹消退后瘢痕中出现沃尔夫的放射性核素反应[129]。沃尔夫的放射性核素反应是一种独立的新的皮肤疾病的名称,它发生在愈合部位和疾病不相关部位。很多疾病伴随这种在带状疱疹瘢痕处出现的现象,包括环状肉芽肿、肉瘤、肉芽肿性血管炎、硬化性苔藓、淋巴瘤、假性淋巴瘤、皮肤白血病和皮肤癌。

带状疱疹即使偶尔没有临床皮疹,也可能并发急性、亚急性和慢性神经系统并发症[95,130]。神经系统并发症包括脑神经麻痹、运动麻痹、眼部疾病和血管病变。由于这种血管病与原发性水痘相似,带状疱疹与随后增加的脑卒中和心肌梗死风险相关(两者大约都为 2 倍)。同样,风险主要发生在带状疱疹发作后的前 6 个月内,带状疱疹疫苗似乎并不能降低这种风险[131]。带状疱疹发作后发生急性心血管事件的风险增加,特别是在 40 岁以下[132]。其发病机制与先前描述的原发性水痘后的 VZV 血管病相似。

VZV 的鉴别诊断主要包括 HSV 感染,特别是当 VZV 感染局限于带状疱疹和免疫功能低下患者的溃疡性或疣状病变时。尽管原发性和复发性 HSV-1 和 HSV-2 感染通常是局限性的,但它们可以在新生儿和免疫功能低下的患者中产生更广泛的全身感染,类似于原发性水痘。PCR 研究可以很容易区分 HSV-1、HSV-2 和 VZV[133]。根据临床情况,原发性水痘的其他鉴别诊断包括免疫性大疱性疾病、严重药物反应(如 Stevens-Johnson 综合征)及细菌性毛囊炎或免疫抑制患者中的播散性细菌或真菌感染。

实验室检查和组织学表现 原发性水痘或带状疱疹的 VZV 皮肤病变的组织学特征与 HSV-1 或 HSV-2 非常相似。与单纯疱疹病毒相比,孤立或显著的毛囊受累是 VZV 感染,特别是带状疱疹诊断的指标[134]。在完全成熟的皮损中,表皮内有不同程度的表皮坏死和水疱形成(图 51.2)。形成这些表皮内小疱/水疱的两个主要机制被称为气球样变性和网状细胞变性。细胞核内的病理改变是明显的,包括细胞核增大,周边染色质凝聚,形成磨玻璃状细胞核。细胞质内最早的异常是空泡化。此外,感染的角质形成细胞和核内嗜酸性包涵体通常有不同程度的多核化。通常伴随真皮从轻度到致密的纤维蛋白渗出物浸润。这种浸润通常由血管周围、附属器周围、间质淋巴细胞和不同数量中性粒细

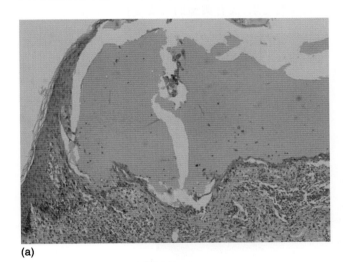

(a)

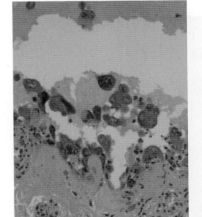

(b)

图 51.2 (a)低倍镜下组织学表现:一例带状疱疹表皮内水疱,充满嗜酸性液体并含有棘层松解细胞。在原发性水痘和单纯疱疹感染中也有类似的发现(苏木精-伊红染色,原始放大倍数×40)。(b)高倍镜与(a)同一病例,水痘-带状疱疹病毒感染的特征性细胞病变,水疱底部附近被感染细胞表现为核染色质的融合、增大和周围凝结,形成磨玻璃样外观。也可见特征性的多核巨细胞。此外,局部可见核内和胞质内嗜酸粒细胞包涵体,前者被称为 Cowdry A 型包涵体(苏木精-伊红染色,原始放大倍数×400)

胞组成,偶尔也可见嗜酸性粒细胞。在没有典型细胞病变的情况下,苔藓样和/或血管反应模式被称为"隐匿性疱疹"[135]。当在组织切片中面对这种反应模式的组合时,需要进行连续切片以寻找诊断性核细胞病变。

带状疱疹的早期活检通常显示毛囊上皮细胞病变[136]。这反映了病毒从背根神经节通过终止于毛囊峡部水平的有髓神经纤维传播的神经途径[137]。这与HSV的再激活相反,HSV通常通过非髓质神经纤维在表皮下终止。

在免疫抑制的VZV患者中,更容易见到罕见的组织学表现,包括血管炎和毛囊皮脂腺和/或小汗腺在内的附属器受累,没有典型的表皮变化(图51.3)[138-139]。

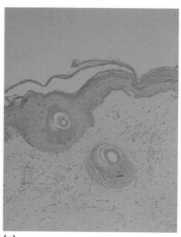

(a)

(b)

图51.3　(a)肾移植患者一条腿出现疼痛性紫癜性皮疹的低倍镜下组织学表现。本例为罕见的带状疱疹,无表皮受累。组织学显示真皮浅层轻度浸润,伴有明显的红细胞外渗,毛囊内有多核细胞(苏木精-伊红染色;原始放大倍数×100)。(b)与(a)相同病例的免疫荧光表现,使用多克隆抗IE63抗体(一种早期水痘-带状疱疹病毒蛋白)。毛囊内可见染色阳性的红色,确诊为表现为紫癜,无表皮受累的带状疱疹(注意表皮内缺乏红色染色)(原始放大倍数×40)

疣状或疣状病变通常在免疫抑制患者(如AIDS患者)中出现,表现为角化过度和棘层肥厚,伴有病毒性细胞变形和少许水疱形成[126]。

临床特征通常可以区分HSV和VZV,但在许多情况下,尤其在播散性感染和免疫功能低下患者中出现非典型症状时,临床诊断困难或不可行。由于HSV和VZV的组织学表现非常相似,通常通过特异性免疫组化或对病毒拭子进行PCR/分子方法确诊。HSV-1和HSV-2抗体在大多数诊断细胞病理实验室常规使用。尽管市面上有灵敏度和特异度高的VZV抗体,但它们在常规诊断过程中往往不容易获得[140]。PCR是一种非常敏感的技术,可以很容易地区分HSV-1、HSV-2和VZV感染。此外,即使在病变明显消失后,PCR检测也能从口腔检测到阳性结果。其他可用于诊断皮肤疱疹感染的技术包括电子显微镜、水疱内容物的免疫荧光、组织培养和原位杂交。常规诊断中最常用的技术是免疫组织化学和PCR[141]。

治疗和预防　既往健康儿童的水痘治疗主要是对症。预防继发性细菌感染和减轻瘙痒和/或疼痛是主要目标。口服对乙酰氨基酚和布洛芬用于治疗发热和/或疼痛,口服抗组胺药可治疗瘙痒。外用炉甘石洗剂可以缓解瘙痒症状。

VZV感染可以通过给予以下已获许可的任何一种药物治疗:阿昔洛韦(及其前体药伐昔洛韦)、喷昔洛韦(及其前体药泛昔洛韦)、更昔洛韦、西多福韦、布林西多福韦、溴夫定和膦甲酸钠[142]。目前最常用的药物是阿昔洛韦及其相关化合物。所有这些药物都是通过抑制DNA复制而起作用。阿昔洛韦、更昔洛韦和喷昔洛韦是核苷类似物,必须通过病毒编码的胸腺嘧啶核苷激酶(thymidine kinases,TKs)磷酸化为一磷酸形式,然后再通过细胞激酶进一步磷酸化为三磷酸形式,然后通过与天然脱氧鸟嘌呤的结合竞争成为DNA聚合酶的竞争性抑制剂三磷酸盐。其他药物独立于病毒TKs抑制病毒DNA合成[143]。关于西多福韦、布林西多福韦、溴夫定和膦甲酸钠的更多详情,见单纯疱疹病毒感染(第50章,治疗和预防)。

一般来说,系统的抗病毒治疗适用于复杂水痘和有中度或危及生命疾病等重大风险因素的儿童感染。这些患者包括免疫功能受损、中重度慢性皮肤病(如湿疹)、12岁以上患者和长期口服糖皮质激素的患者。一些大型随机对照研究表明,口服阿昔洛韦治疗水痘在最初24h内最有效[144-145]。这种早期治疗还可以减少病毒的释放,加速皮疹愈合和缓解躯体伴随症状。阿昔洛韦5日疗程被认为已经足够,疗程持续7天没有额外益处[146]。如果患者免疫功能严重受损,应尽快开始静脉注射阿昔洛韦治疗。在这种情况下,建议剂量为 10mg/(kg·次),每 8h 1 次,或每次 500mg/m², 每天 3 次,持续 7~10 天,应最好在 48~72h 内尽快给药。研究表明,静脉注射阿昔洛韦可预防免疫抑制患者发生潜在致命传播和内脏疾病,如原发性水痘和带状疱疹[147]。VZIG 是一种高滴度的 VZV-IgG 免疫球蛋白制剂。对于免疫功能低下患者或已知暴露于 VZV 的无免疫孕妇,应强烈推荐 VZIG。越早给药越好,最长可在暴露后 96h 给药。VZIG 的其他适应证包括母亲所生的有新生儿水痘风险的婴儿、成人患者和 28 周前出生且其母亲妊娠前 3 个月内接触水痘的婴儿。VZIG 的治疗效果大约持续 3~4 周[148-149]。

带状疱疹的治疗除了特殊的抗病毒治疗外,还包括对症治疗。在临床试验中,如果在发病后 72h 内给予全身治疗,可以缩短病程,降低带状疱疹后神经痛的风险[150]。对于严重免疫抑制患者的水痘,应尽快进行静脉注射阿昔洛韦治疗,以防止传播和危及生命的疾病。

疫苗

Takahashi 等人首次研发了水痘减毒活疫苗(vOka)。在 20 世纪 70 年代进行了测试[151]。该疫苗是通过在豚鼠胚胎成纤维细胞中连续传代野生型临床 VZV 分离物(pOka)并在 WI38 细胞中扩增生产疫苗而制备。此后,默克公司和葛兰素史克公司都生产了各自的 VZV 疫苗,分别称为 Varivax 和 Varilrix,这两种疫苗都来自 Oka 株。水痘疫苗于 1995 年在美国首次获得许可,用于所有 12~18 个月大的儿童免疫接种。在英国,这种疫苗不建议在儿童中常规使用。但是可用于 1 岁以上血清阴性、与严重水痘个人有密切接触风险的健康儿童接种。此外,英国卫生部建议所有与患者直接接触的血清阴性医护人员接种疫苗。该疫苗使带状疱疹发病率和疱疹后继发神经痛的风险分别降低约

51% 和 66%[152]。因此,在英国高效疫苗 Zostavax 也被推荐用于预防 70~79 岁人群的带状疱疹。反对在英国推行婴儿免疫计划的理由包括理论上增加带状疱疹发病率风险和有限的成本效益。与亲本野生型衍生物(pOka)相比,减毒活疫苗株(vOka)的有趣之处在于其在分化皮肤中的复制减少。这一点已经在 SCID-hu 小鼠的实验中得到了证实,与亲代菌株相比,人类皮肤移植中的传染性病毒滴度更低。而在单层成纤维细胞中的传染滴度相似[35]。鉴于这两个菌株之间存在遗传差异,vOka 可以作为一种工具来研究三维皮肤等价物(如器官型筏式培养)中 VZV 的复制。

一种相对较新的佐剂亚单位重组糖蛋白 E 疫苗(HZ/su)可用于预防带状疱疹及其并发症,尤其是疱疹后神经痛。该疫苗耐受性好,免疫原性强于 vOka-VZV 减毒活疫苗[153]。HZ/su 疫苗间隔 2 个月肌内注射。研究表明,50 岁及以上人群患带状疱疹的风险降低 97%,70 岁及以上人群患带状疱疹的风险降低 91%[154-155]。另一项研究表明,两剂疫苗后,gE 特异性细胞和体液免疫原性至少持续 6 年[156]。该疫苗也有很大希望用于禁忌使用活疫苗的免疫功能低下患者中[157-158]。一项关于水痘疫苗长期有效性的研究表明,该疫苗可以将水痘发病率降低 10 倍,并且随着时间的推移,其疗效并没有明显下降[159]。

(翁丽 译,刘盈 李丽 尉莉 校)

参考文献

见章末二维码

051章 参考文献

第 52 章　痘病毒感染

Susan Lewis-Jones, Jane C. Sterling

摘要

痘病毒(poxvirus)常经动物感染,并不常见,通常与职业相关,但儿童感染痘病毒经常发生。患者与受感染的动物接触后,接触部位出现皮疹,可伴有系统症状。几天内,皮疹由初始红斑演变成丘疹、水疱,然后变成溃疡,溃疡将在几天到几周内自愈。地理分布取决于病毒宿主。

要点

- 人类正痘病毒和副痘病毒感染是动物源性疾病。
- 初始皮损为丘疹,很快发展为水疱,然后形成溃疡。
- 恢复和治愈不需要特殊治疗,死亡罕见,重症患者可能需要支持治疗。
- 天花已在世界范围内消灭,不再进行常规的牛痘病毒疫苗接种。

引言

脊椎动物的痘病毒分为 2 个亚科:脊椎动物痘病毒亚科和昆虫痘病毒亚科。所有的人痘病毒感染都是由脊椎动物痘病毒亚科中的各属病毒引起的,它们之间关系虽密切,但各自具有遗传学和抗原学特征[1]。传染性软疣(见第 48 章)和天花的病原体是人类独有的痘病毒。天花在 1980 年被根除,因此,除了传染性软疣外,自然发生的人痘病毒感染只能从动物宿主中获得[2]。

寄生于人的痘病毒分属于 3 个属,了解病毒的地理分布和潜在的动物来源对鉴别诊断有相当大的价值[2]。动物源性的痘病毒感染遍及全世界,从副痘病毒引起的轻微的职业危害(很少引起小儿感染),到罕见的、局限于某地理位置的感染,如猴痘,儿童死亡率明显增高(表 52.1)。饲养新西兰马鹿和海豹的工作人员中偶尔会有动物源性副痘病毒感染的报道,但目前没有良好证据表明绵羊/山羊痘(capripoxvirus)、猪痘(suipoxvirus)、野兔痘(leporipoxvirus)、鳄鱼痘(crocodylidpoxvirus)或禽痘(avipoxvirus)病毒能引起人类感染。

表 52.1　可引起人患病的痘病毒

属	病毒(种)	分布	人类感染原(括号内为次要感染原)	备注
软疣病毒属	传染性软疣病毒	全世界	人类	
正痘病毒属	骆驼痘	非洲,中东,亚洲,俄罗斯南部	骆驼	职业危害,丘疹水疱逐渐发展为溃疡,常发生于手及手臂
	牛痘	欧洲,包括苏联的一些国家	猫(牛)[啮齿动物(R)]	痛性出血性溃疡,常见于年轻女孩
	猴痘	西非,刚果盆地	松鼠(R)(猴子)	严重的全身性感染;自 1970 年以来,>400 例,90% 的儿童患有猴痘;死亡率为 15%;个案间传播有限
				美国的暴发感染由受感染的进口啮齿动物引起
	水牛痘	印度	水牛(R?)	职业危害,疼痛性皮损;病毒是牛痘的亚种

续表

属	病毒(种)	分布	人类感染原(括号内为次要感染原)	备注
	沙鼠痘病毒			感染发生于疫苗接种后,职业危害,类似于牛痘
		非地方病		阿拉撒图巴或坎塔加卢病毒
	牛痘,牛痘苗病毒	巴西和南美	无宿主 牛(R?)	(牛痘的亚种)
	天花	消灭	不流行	
副痘病毒属	羊痘	全世界	绵羊(R),山羊(R),牛(R)	无痛性肉芽肿;与宿主接触的人发生职业危害
	假牛痘(挤奶者结节)	全世界	绵羊(R),牛(R)	与宿主接触而发生职业危害,临床与羊痘类似
	海豹痘病毒	欧洲和美国(以及海豹经常出没的地区)	海豹(R?)	与羊痘类似 经 PCR 证实为海豹人兽共患病
亚塔病毒	特纳河痘病毒	刚果盆地,肯尼亚	猴(R)	通常为单发的结节样皮损,伴发热

注:R,宿主。

痘病毒是一种大型的复杂的 DNA 病毒,它们依靠病毒相关的 DNA 依赖性聚合酶在感染细胞的细胞质中复制,导致皮损发生。所有痘病毒都编码细胞因子和细胞因子受体类似物,使它们能够调节免疫反应并使其持续存在。它们不仅引起细胞病变,导致宿主组织损伤,还编码一系列影响疾病严重程度的免疫调节因子[3]。它们一般为砖状或卵圆形,大小从 240nm × 300nm(正痘病毒)到 160nm × 250nm(副痘病毒)不等[1,4]。

电子显微镜对快速诊断具有重要价值[5-6](图 52.1)。

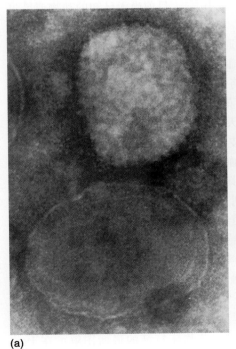
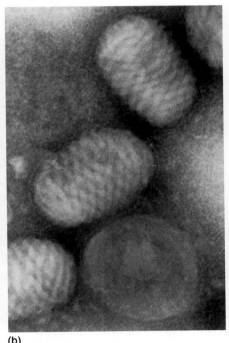
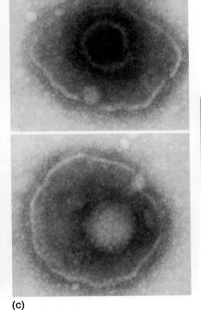

(a) (b) (c)

图 52.1 电子显微镜照片显示:(a)牛痘病毒呈现普通的"桑葚"M 型,其表面有随机排列的短而明显的小管,不常见的"荚膜"C 型具有较深的着色性渗透。(b)完整的 M 型和 C 型副痘病毒,前者表面小管呈特征性长螺旋状。(c)核衣壳完整的疱疹病毒和核衣壳破碎的疱疹病毒,允许染色穿透(磷钨酸,×120 000)。资料来源:Reproduced with permission of Springer Nature.

第九篇

痘病毒的大小和表面小管的存在使痘病毒能够与疱疹病毒区分开来。此外,副痘病毒特有的长的、螺旋缠绕的表面小管使其能够与正痘病毒和塔纳痘病毒区分开来。许多情况下,根据流行病史、临床特征和电子显微镜即可明确诊断,必要时可分离和鉴定病毒来明确诊断[3,5]。通过正痘病毒特异性聚合酶链反应(PCR)进行快速鉴定比培养更快、更具有特异性,使用价值越来越高[7-10]。必要时,需使用专门的实验室来诊断天花。

诊断实验室一般不常规分离副痘病毒。羊痘和挤奶者结节的鉴别诊断通常根据接触的动物种类进行鉴别。如果没有明确的受感染动物接触史,仅根据临床表现,判断为羊痘或挤奶者结节,会受到质疑。痘病毒对环境条件具有抵抗力,可以在干燥的结痂处或显微镜载玻片上干燥的水疱液中充分存活,从而使它们能够通过邮寄或快递运输到实验室。然而,如果需要实验室行鉴别诊断,则应使用专门的病毒运输介质来保存更多不稳定的病毒。动物源性的痘病毒在人类细胞培养基和宿主细胞中生长良好;正痘病毒在鸡胚绒毛尿囊膜上生长良好[5-6]。通过合适的生物标记可进行初步鉴定,应用 DNA 分析日益增多,识别某物种内的单个菌株成为可能[11-12]。动物源性痘病毒感染的相关综述包括了其他宿主和潜在治疗药物的详细内容[2,13]。

参考文献 52.1

见章末二维码

正痘病毒感染

天花

引言和历史　天花(small pox)改变了世界历史的进程[1-2]。几个世纪以来,作为世界各地的地方性疾病,造成了数百万人的死亡,使幸存者健康受损、皮肤遗留难看的痘痕或失明。在中世纪,总死亡率在 10% ~ 60%,平均约为 25% ~ 30%。到了 20 世纪,死亡率已降至 5% ~ 25%,但儿童死亡率仍高达 40%[2-3]。

天花的起源尚不清楚,但从序列分析中可以推测,最初的动物来源是非洲的一种野生啮齿动物[4]。在公元第一个千年期间,这种疾病从亚洲传播到欧洲,并在公元 700 年左右传播到北非[1-3]。西班牙征服者在 16 世纪把它带到了西半球,在当地的"原始人群"中迅速传播。据估计,超过 350 万南美原住民死于天花。类

似的流行也发生在北美,当时天花夺去了数百万土著部落成员的生命[1-3,5]。18 世纪欧洲每年的天花死亡人数估计约为 20 万 ~ 60 万,占所有死亡人数的 7% ~ 12%,大多数为儿童,特别是婴儿,天花占所有儿童死亡的 1/3[1]。天花引起的死亡极大地改变了欧洲君主继承制[1]。

20 世纪初,非洲出现一种死亡率不到 1% 的轻型天花——类天花,并在美国和欧洲蔓延[3,5-7]。

仅接种疫苗无法根除天花,1967 年,当时世界流行人数估计为 1 000 万 ~ 1 500 万,WHO 开始了一项识别、隔离和遏制患者和接触者的全球方案[2-3]。1977 年,在索马里记录了最后一次自然发生的天花病例,但在 1978 年英国实验室确实发生了一次小规模暴发[3]。1980 年,WHO 宣布天花在全球范围内已基本消失,这是第一个也是迄今为止唯一一成功根除的病毒感染[2-3]。此后,除美国和苏联专门的实验室为研究目的保存的天花病毒外,所有天花病毒都被销毁[5]。

流行病学和发病机制　天花病毒是一种大型的砖状正痘病毒,大小为 240nm×300nm(图 52.1a)。该病毒非常稳定,过去灭活它的各种尝试基本没有成功的[3,8]。传染病好发于冬季和春季,可通过飞沫传播或间接接触污染的衣服和床上用品传播[2-3,5-7]。感染剂量尚不清楚,但可能非常小[5,9]。目前尚无已知的动物或昆虫媒介[2-3,5]。

天花病毒通过鼻咽黏膜进入机体,扩散至局部淋巴结并在此复制。3 天或 4 天后,机体出现无症状的病毒血症,并将天花病毒扩散到单核吞噬细胞系统的其余部分。天花病毒在脾脏、骨髓和淋巴结进一步复制。第 8 ~ 10 天,感染的淋巴细胞引起第二次症状性病毒血症,以皮肤表现最为突出,淋巴细胞归巢到真皮乳头层中的血管并感染局部表皮细胞产生皮损。潜伏期患者此时具有传染性。患者的唾液在第一周时最具传染性,特别是当口腔皮损破裂时。破裂脓疱的传染性也很强,但结痂的传染性要小得多[2-3,5]。该病毒不像水痘或流感那样具有传染性,未接种疫苗的接触者的二次发病率从 37% 到 88% 不等[3]。传播通常发生在密切接触者之间,但偶尔也会引起大范围的暴发[9]。

临床特征　关于天花临床特征的最新图解可在 1962 年的 Dixon[7]、1972 年的 Rao[10] 和 1988 年的 Fenner[3] 等的出版物中找到。Rao[10] 研究了印度的 3 544 例病例,并将天花重新分类为五种类型(表 52.2)。这一分类后来被世界卫生组织采纳[3]。

表 52.2　天花的临床分型

分类	特征
普通型	脓疱性皮损
	● 融合型:面部和前臂的融合性皮疹
	● 半融合型:面部皮疹融合,其他部位分散
	● 离散型:脓疱之间的皮肤正常,包括面部
改良型	与普通型类似,但进展迅速
无疹型天花	由天花病毒引起的,无皮疹、发热;通过血清学诊断
扁平型	脓疱扁平;融合或半融合;常致命
出血型	皮肤、黏膜的广泛出血
	● 早期型:紫癜,致命
	● 晚期型:脓疱基础上出血,常致命

资料来源:Fenner F, Henderson DA, Arita l et al. Smallpox and its Eradication. Geneva: World Health Organization, 1988 (base on Rao 1972[10]). Reproduced with permission of the world Health Organization.

1. 普通型天花最常见,88.8% 的未接种疫苗患者和 70% 的接种过疫苗的患者为普通型。有 3 个亚型。融合型是最严重的,在未接种疫苗的人群中死亡率为 62%,其特点是面部和前臂皮疹融合,其他部位皮疹散在分布。半融合型患者仅在面部有融合性皮疹(死亡率为 37%),而最常见的离散型患者皮疹不融合(死亡率为 9.3%)。

2. 缓和型(改良型)天花发生于 2% 的未接种人群和 25% 的既往接种人群中,很少死亡,病程较短。

3. 紫癜型或出血型天花(罕见,发生率 3%,通常为成人),皮肤和黏膜的广泛出血,导致败血症,早期死亡。结膜下出血和任何腔口部位的出血都可能发生。临床特征是潜伏期短,前驱症状重,伴有腹痛。"早期型"通常是致命的,而有出血性脓疱的"晚期型"通常也是致命的。此类型多见于孕妇。

4. 扁平型(7%)的致死率为 66%,主要发生在儿童(72%)。病情严重,潜伏期短,随后出现融合性或半融合性皮疹,进展缓慢。这些皮损不形成脓疱,外观呈扁平的天鹅绒样红斑。皮疹有时不呈离心性分布。在幸存者中,皮肤愈合时无结痂,有时会出现广泛的表皮剥落。

5. 无疹型天花,以前接种过疫苗的人或有母源抗体的婴儿发热时没有皮疹。这种形式的天花只能通过血清学测试来确认。这种类型可能不具有传染性。

普通型天花的潜伏期约为 10~14 天(平均 7~17天)[2-3,5-7]。潜伏期大部分没有症状,在第 2 周末前均无传染性,突然发病,前驱期高热,伴严重不适和"流感样"症状。大多数患者有严重的头痛,多见于额部,背痛也很常见。大约 1/2 患者会出现呕吐,有时伴有严重的腹痛。大约 10% 的患者,特别是婴儿,会出现腹泻。极少数情况下,婴儿会出现急性胃扩张,可致命。有些成年人可出现神志不清,儿童可能会出现抽搐。体温在第 2 天或第 3 天下降,口咽部出现红斑黏膜病变(黏膜疹),亦可并发咽炎。次日皮肤出现小的红色斑疹[3,5-7,10]。

皮疹呈离心性,初始于面部、手掌,然后扩散到躯干、四肢和足底(图 52.2~图 52.4)。与水痘相比,皮损的发展较慢,发展周期为 4~7 天。皮损开始时是小的"丘疹",实际上是早期坚硬的水疱。之后迅速演化成 2~4mm 的小疱,然后变成深的、坚硬的、圆形的脓疱(4~6mm)。严重情况下,这些病变会融合。与水痘不同,在任何时候,所有的皮损都处于同步阶段。出疹的第 7 天或第 8 天,脓疱开始变平并形成脐状(图 52.3),然后,第 2 周末时脓疱逐渐干涸,手足掌部皮疹持续时间最长。皮疹发生 3 周后,全身症状好转,遗留炎症后色素沉着或色素减退。部分患者出现纤维化,引起深凹痕或 2mm 以上的"痘痕"。65%~80% 的患者会因面部皮脂腺的破坏出现损毁性改变(图 52.5)[3,5-6]。皮肤、黏膜和单核吞噬细胞系统以外的器官受累并不常见,可能是由循环免疫复合物和可溶性天花抗原引起的病毒血症和低血压导致患者死亡(10~16 天内)[3,5]。在大多数情况下,天花感染后可获得终生免疫力,但据报道,以前患过天花的人偶尔也会出现亚临床天花[3]。

普通型天花的发热呈双峰型。前驱期出现 40℃ 左右的高峰期,随后几天出现低热。皮疹第 2 周的快速进展期或脓疱期出现约 39℃ 的第 2 个峰值,然后逐渐退热,呈摆动模式[3,5-7]。皮损结痂后持续发热是预后较差的信号[3]。严重患者更容易发生呼吸道感染和咳嗽,并死于肺炎。据报道,在较早的文献中,失明很常见,但在 20 世纪,只有大约 1% 的患者会失明[3,7,11]。角膜炎、角膜溃疡和瘢痕是导致失明的常见原因,继发性感染或全眼炎少见。在 500 例重型天花中有 1 例脑炎,2 000 例轻型天花中有 1 例脑炎[3]。脑炎通常消退缓慢,没有并发症,很少(1%)出现类似于牛痘、麻疹或水痘引起的典型的血管周围脱髓鞘病变[7]。由于干骺端的病毒感染可能是引起大约 2% 的儿童出现关节炎和骨髓炎的原因[3,11]。急性期可能表现不典型,随之可能会出现肢体缩短、连枷状关节、半脱位和严重畸形等后遗症[3]。天花是细胞致死性的,大多数孕妇在天花的早期流产;然而,如果胎儿存活到足月,会从母体

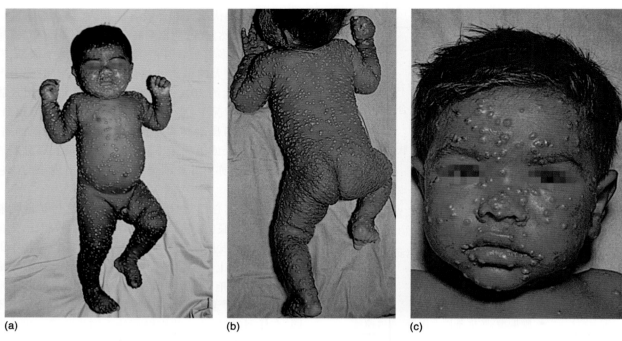

(a)   (b)   (c)

图 52.2 （a~c）普通型天花，离散型，皮损呈离心性分布，特别是在面部和四肢远端、手和足，躯干上的病变较少。资料来源：Reproduced with permission from the World Health Organization.

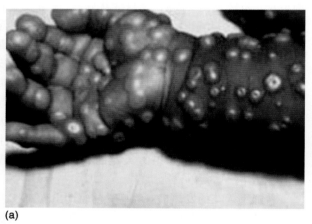

(a)

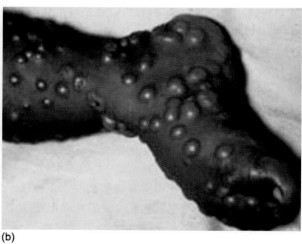

(b)

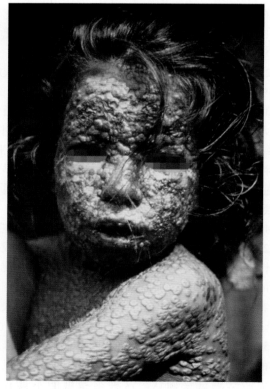

图 52.3 手部和足部典型脐状皮损的特写，（a、b）为病变早期手掌和足底的皮损。资料来源：Reproduced with permission from the World Health Organization.

图 52.4 "普通型"儿童脐状/硬壳阶段的天花。注意面部的融合性病变。资料来源：CDC/James Hicks［Public domain］，via Wikimedia Commons.

第九篇

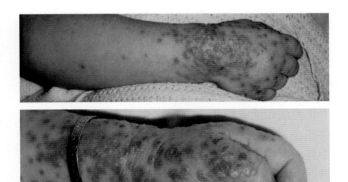

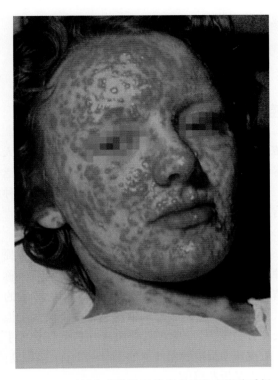

图 52.5 面部肉芽肿性天花病变导致皮脂腺受损

(a)

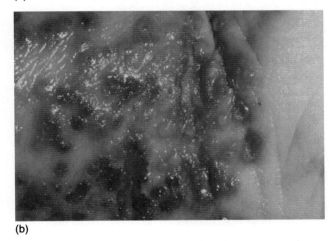

(b)

图 52.6 前臂和远端的疱疹性湿疹。(a)分布与天花相似。(b)典型的疱疹皮损,其中部分皮损处于同一阶段,但在第 4 天已有早期结痂,病变较天花小且不太坚硬。资料来源:Courtesy of Dr Susan Lewis-Jones.

获得抗体,具有暂时的免疫力[3]。先天性天花通常是致命的[3,10]。

在少数接种疫苗的患者中,前驱期可能会出现短暂的红色斑疹,特别是在接种瘢痕、腋窝、腹股沟和腘窝周围[3-4]。除出血性天花外,毒性更强的天花亚型在接种疫苗的个体中较少见[3]。

改良型天花有时发生在以前接种过疫苗的个体,通常不会致命。前驱症状可能仍然严重,但病程短,皮损通常更小更少,通常不会发热[3,10]。

鉴别诊断 早期皮损或较轻微的天花可能会与许多发疹性疾病混淆,特别是水痘,但发展完全的普通型天花不容易被误诊。在儿童,天花通常毒性极强,皮疹表现为典型的离心性分布[3,5-7,10-11]。水痘的皮疹是向心性的,主要见于躯干,很少见于手掌和足底。与天花不同的是,水痘的皮疹发展和愈合速度很快,因此会在身体同一部位,看到处于不同时期的皮疹。猴痘与天花几乎相同,具有相同的肢端分布,但淋巴结肿大更显著。疱疹性湿疹的皮疹可都处于相同的发展时期(图52.6),但较小且较浅,在第 1 周内容易破裂并结痂。扫描电子显微镜或 PCR 可迅速区分疱疹病毒和痘病毒。

其他肢端起疱疾病,如手足口病,都非常有特征性,不太可能造成混淆。大疱型多形红斑的皮损大小或形状与天花不同。二期梅毒的手足底的皮损大小不

一,不会形成水疱。然而,出血性天花很容易被误认为白血病或其他紫癜性疾病,如流行性脑脊髓膜炎(Waterhouse-Friderichsen 综合征)、暴发性紫癜、血管炎甚至药物不良反应等。Breman 和 Henderson 清楚地描述了天花的鉴别诊断和治疗[11]。此外,公共卫生网站,如WHO[12]或 CDC[6]都有天花典型的照片和鉴别诊断方法。

实验室检查和组织学表现 在皮疹发生前 5~6 天,有时就能在鼻咽拭子中检测到天花病毒。此时患者没有传染性[4]。此外,应使用地方天花小组提供的预防措施和设备,采集皮损拭子、水疱液、痂皮、血液和尿液,通过特殊安排运送到指定的检验实验室。电子显微镜将快速识别正痘病毒的存在,但快速诊断天花病毒需要 PCR[13-14]。活细胞培养物上分离病毒并在鸡胚绒毛尿囊膜上培育,速度慢、效率低,仍需要核酸鉴定来区分不同的正痘病毒。目前,血清学检测不能区分正痘

种类,也不能区分近期感染和既往是否接种过疫苗,未来可能有新的 IgM 检测方法来区别两者[11]。

病理　病毒粒子在基底层和棘细胞层的角质形成细胞胞质内增殖,产生典型的细胞质嗜酸性包涵体,这是所有正痘病毒感染所共有的[15]。在天花中,嗜酸性包涵体很小,靠近细胞核,周围有一个透明光晕(Guarnieri小体)[15]。牛痘也有类似的小体。严重的细胞内水肿、气球样变性和细胞坏死,产生微囊疱,囊疱膨胀融合形成大的单房囊疱。在脓疱期,囊疱中充满了大量的中性粒细胞。损害主要发生在表皮和真皮浅层,毛囊和外分泌腺可以恢复。然而,皮脂腺破坏位置越表浅,在疾病后期坏死区周围越易见到肉芽组织,并形成较深的凹陷性瘢痕。电子显微镜下病毒有两种形式,包膜型或 C 型(传染性最强)和更常见的非包膜或"桑葚"M 型(约80%)(见图 52.1a)。

治疗　天花病毒是第 4 类危险微生物,疑似病例应作为国际卫生紧急情况对待[5-6,11],应立即就地隔离,并向当地指定的天花小组报告。

　　针对在恐怖袭击中使用天花的潜在威胁,大多数国家制定了管理疑似天花病例的协议书,并指定了区域小组对接触者进行隔离、评估、治疗、净化和接种疫苗。本章不作详细介绍,读者可参考各自国家的公共卫生当局指南或网站。

　　医院患者应该由以前接种过疫苗的工作人员在高效的空气颗粒物(high-efficiency particulate air, HEPA)过滤环境中进行护理[5]。应该对所有接触史者进行疫苗接种,这一过程称为"环带免疫"[3,5,11]。体液替代和皮肤、眼睛的护理是必不可少的。虽然外用碘苷治疗天花的效果尚未得到证实,但可以用于治疗角膜病变[3,11]。对出现败血症、低血压或紫癜的患者需进行支持治疗。继发性感染和肺炎需要抗生素治疗。痘苗免疫球蛋白(vaccinia immune globulin, VIG)在 20 世纪 70 年代用于治疗天花和疫苗接种的并发症[3],目前无论在天花的潜伏期还是临床阶段都不推荐使用,可用于接种疫苗产生的并发症[5-6]。在 20 世纪 60 年代,人们使用半硫脲(marboran)衍生物治疗天花,疗效尚未证实[5]。西多福韦理论上可以用于治疗天花,在实验室和动物模型中,在暴露于病毒后的第一天静脉注射 DNA 聚合酶抑制剂西多福韦,已被证明对大多数痘病毒有效[16-17]。然而,这种药物有明显的肾毒性,需与丙磺舒和水合剂一起使用。目前还不知道该治疗方法是否比暴露后立即接种疫苗更有效[5]。死于天花的患者应尽快被火化,殡仪馆工作人员应接种疫苗[5]。

参考文献 52.2

　　见章末二维码

种痘

种痘历史　人痘接种起源于东方,是一种将活的天花病毒注射到体表的方法,在 18 世纪下半叶被广泛使用。目的是诱发一种更温和的疾病形式。然而,种痘也有风险,经常导致天花发生,发病率相当高,死亡率在 1/200~1/70[1-2]。非免疫性接触者尤其危险。

　　Edward Jenner(1749—1823)第一个发表论著提出接种牛痘可作为预防天花的保护性措施[1-2],后被称为疫苗接种(vaccination, vacca 在拉丁语中是奶牛的意思)。Jenner 曾指出,之前感染过牛痘的挤奶女工似乎对天花有免疫力。1796 年,他用从一名挤奶女工手上的牛痘皮疹中提取物给 8 岁的 James Phipps 接种疫苗,保护他不受天花感染。

　　Jenner"接种疫苗"的消息迅速传遍了整个欧洲,然后传遍了全世界。尽管最初遭到反对,但它很快就被接纳,天花接种使许多国家根除了天花[1-2]。最初研究人员使用牛痘或马痘提取物,并互相共享和补充提取物,因此当时存在许多种疫苗[1-3]。即使在 Jenner 的时代,牛痘也是罕见的,疫苗接种成功者的水疱疱液可通过手臂接触直接免疫,也可以在棉线和象牙针头上干燥后储存,或者储存在羽毛笔中[1-3]。疫苗的供应后来通过病毒在小牛皮肤上的生长得到了保证,这一做法引起了反疫苗团体的反对[2]。当时二次感染很常见,疫苗的效力减低。为了控制这一现象,直到 20 世纪 30 年代,疫苗接种经常需要在多个地点进行。甘油小牛血清的引入大大降低了感染的风险,在 20 世纪,使用稳定的冻干牛痘病毒疫苗进行大规模接种,有效性更好,风险也更小。从此取代了旧的疫苗[1-4]。

　　随着感染天花风险的消失,在 20 世纪 70 年代初停止了常规疫苗接种。在那之后的几年里,只有医疗和军事人员以及从事野生型或重组痘苗病毒工作的科学家接种了疫苗。现在的建议是,仅接触具有复制能力和完全感染力的牛痘病毒株的高风险工作人群,每 10 年接种一次疫苗[5]。自 2002 年以来,天花作为恐怖武器的威胁(见使用天花作为生物恐怖武器的影响)再次导致接种疫苗的人员增加,包括军队和天花应对小组中的人员。

种痘和现代疫苗接种　痘苗病毒是一种直径 300 ~ 400nm 的正痘病毒,目前被归类为不同于牛痘病毒的种[6]。痘苗病毒的起源尚不清楚,可能源自一种已灭绝的马痘[1-2],在基因上与牛痘病毒相近[7]。冻干的活痘苗病毒制剂(live vaccinia virus, VACV)有几种不同的毒株可供使用[5,8-9]。接种时,痘苗病毒被注入表皮的基底层,以获得最大的效果。

不同的接种技术具有不同的有效性和发病率。在 20 世纪 60 年代和 70 年代,印度普遍采用的旋转式疫苗接种,瘢痕形成有时是由于接种创伤,而非疫苗成功接种[3]。后来,用双齿或分叉针(图 52.7a)进行浅表划痕或多处刺孔(通常为 5 ~ 15 个)成为最常见的方法[3-4,8]。目前,建议初次接种为 2~3 孔,复种需 15 孔。接种前用酒精消毒皮肤会使病毒失活,所以不能使用酒精进行消毒。在初次接种时,初始皮疹为丘疹,后转变为水疱,然后演变为脓疱。8 ~ 10 天达到最大直径(图 52.7b)。超过 70% 的儿童在接种后第 4 ~ 14 天会出现全身症状,包括不适、肌痛、轻度高热(最高 39℃),局部酸痛和瘙痒。局部淋巴结肿大很常见,可能与局限性淋巴管炎有关(图 52.7c)。结痂在 14 ~ 21 天脱落,留下一凹陷状瘢痕(图 52.7d)。原发部位周围出现小的卫星灶也不少见(图 52.7e)。

疫苗接种的临床特征　疫苗接种不良反应分为两类:主要反应和可疑反应或"无反应"。接种疫苗后第 6 天和第 8 天之间可以观察到对疫苗接种的反应,如果没有观察到主要反应则应该被认为是"可疑反应",应该重新接种疫苗。造成"无反应"的原因有以下几点,包括技术不达标、疫苗质量不够理想或以前接种过疫苗的个体的残余免疫力持续存在[11]。局部红斑或过敏反应在 48h 达到高峰,表明"初次接种"失败,这些人也应该重新接种疫苗[4]。

大约 10% 的患者在接种疫苗后 8 ~ 10 天,可能会有严重的水肿和 >10cm 的严重红斑,提示病毒性蜂窝织炎,被称为强效捕获(robust take, RT),是接种的正常变异反应,而非不良反应。需与更为罕见的继发性细菌性蜂窝织炎相鉴别,后者儿童多发,多见于接种疫苗后的 5 天内[11]。

天花疫苗在 95% 以上的患者中可成功地产生一定的免疫力,但个体差异很大,有些接种者仅有几年的保护力[4]。接触传染性痘苗的实验室工作人员应该每 10 年重新接种一次疫苗[5]。在天花感染再次暴发的情况下,医务工作者和患者的其他接触者需重新接种疫苗,可每 3 年接种一次[9,12-13]。有关天花疫苗接种及其并发症的信息可在 CDC 网站上找到[11]。

天花疫苗的基因工程已被用于编码狂犬病病毒免疫抗原,已在比利时用于控制野生狐狸狂犬病。这种减毒痘苗载体的复制能力有限,不会对公共卫生造成危害[14]。

对天花和牛痘的保护性免疫反应　感染天花后,宿主会产生各种固有和获得性免疫反应[12]。这些免疫反应涉及中性粒细胞、自然杀伤细胞、γ-δT 细胞和细胞毒性 T 细胞(先天),或 γ 干扰素和中和抗体(获得性)。在感染的早期阶段,固有免疫反应在限制病毒入侵方面很重要。高滴度的中和抗体在发病第 6 天(大约在暴露于病毒后 18 天)出现,并持续数年[4,9,15]。血凝素抑制(haemagglutinin-inhibiting, HI)抗体同时出现,逐渐下降,5 年后降至较低水平。补体结合(complement-fixing, CF)抗体在皮疹开始后大约 8 天出现,但持续时间很短,6 个月后基本消失[4,12]。在接种了天花疫苗的人中,只有 1/2 会出现上述情况[12]。

动物研究表明,细胞免疫发生在抗体产生之前,病毒特异性 T 细胞在感染后 4 天即可在淋巴组织中检测到[4,16]。T 细胞免疫缺陷的个体可迅速发展为致命性天花,表明细胞免疫非常重要[4,17]。

由于在地方性天花时代没有太多的免疫学研究技术可用,人们对牛痘的免疫反应比对天花本身的了解更多。痘苗病毒在表皮内的复制似乎对有效免疫的发展至关重要[12]。针对牛痘的中和抗体和 HI 抗体出现在接种疫苗后 10 天左右[4]。中和抗体可能持续数十年,其效价可通过疫苗复种迅速提高[4,12]。超过 95% 的接种者抗体效价超过 1:10,这一水平可对人体提供足够的保护。病毒特异性细胞毒活性在接种后 5 天出现在外周血单核细胞中,第 12 天减弱。记忆 T 细胞至少持续 4 年,甚至可能持续数十年[12]。

接种牛痘疫苗的不良反应　与其他疾病使用的灭活或减毒疫苗相比,使用活牛痘病毒引起的并发症更常见,也更严重(表 52.3)。来自美国 10 个州的一项研究数据发现,初次接种者的死亡率为 1/100 万,每 100 000 名疫苗接种者中约有 1.3 例发生严重并发症[18]。在未常规接种疫苗的初次接种者中,并发症的发生率是常规接种者的 10 倍,未常规接种疫苗的 12 个月以下婴儿死亡率最高[11-12,19]。Lane[20] 等分析了 1959—1966 年和 1968 年美国所有报告的天花疫苗接种死亡病例:总共有 68 人,其中 24 人是婴儿(该年龄段只有 12% 的人接受了初次疫苗接种)。造成死亡的 3 个主要并发症是:种痘后脑炎(36 例)、坏疽性牛痘或进行性牛痘疹(19 例)和牛痘性湿疹(12 例儿童,均为复种)。

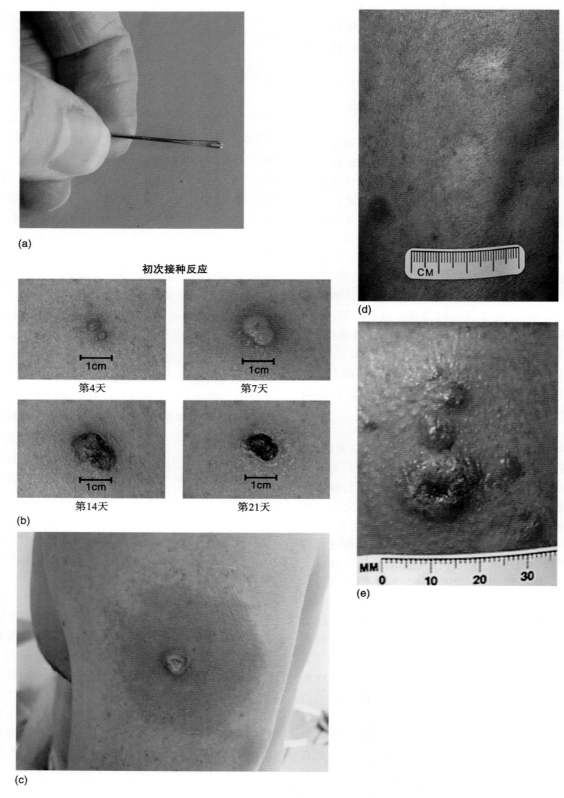

图 52.7 （a）分叉针。（b）初次接种后第 6~10 天的典型接种反应。（c）接种部位周围有时会发生淋巴管炎，并与局部淋巴肿大相关。（d）天花疫苗接种瘢痕。（e）接种部位周围的卫星瘢痕被认为是正常的反应。资料来源：（a）Courtesy of Dr Derrick Baxby；（b，c，e）reproduced with permission from CDC，Atlanta，GA，USA；（d）courtesy of Dr Susan Lewis-Jones。

表 52.3　预防接种牛痘的并发症

并发症	注释	频率
局部细菌感染	偶尔严重,有败血症的可能(极少见)	罕见,需与强效捕获鉴别
泛发性牛痘[11-12,17-19]	血源播散,通常发生在有免疫抑制的初次接种的患者;死亡率高达 36%[16-18]	罕见,偶尔复发
玫瑰疹性牛痘疹	最早在 1808 年由罗伯特·威兰(Robert Willan)描述	一过性,并不罕见
荨麻疹		很常见
多形红斑,轻型[18-19]	疫苗接种后 1~2 周	非常常见
重型多形红斑/SJS[18-19,21]	可能致命	罕见
自体接种[19,21,23-24]	局部/泛发:尤其是面、生殖器、眼	过去很少报道,其实很普遍,尤其在儿童中,严格关注疫苗接种部位可降低风险
意外接种(接触牛痘)[19,21,23-24]	通常来自家庭成员,常发生在初次接种后	(2~6)/10 万初次接种,尤其发生在婴儿中,可能存在漏报
牛痘性湿疹[11-12,17-19,21,23-24]	主要发生在儿童中,几乎只在特应性个体中发生,在接种疫苗时患儿通常没有活动性湿疹 经常在初次接种后发生意外接种	每百万接种疫苗者中大约有 123 人[20]。死亡率 1%~6%;大多数是婴儿[20,22]。发生率为(1~2)/10 万
进行性牛痘疹[4,11,18,21]	通常发生在免疫抑制的人群 坏死范围累及更深的局部结构,并逐渐广泛扩散,包括坏死性牛痘和坏疽性牛痘	罕见的,可能致病[16-18]
眼科并发症[16,18]	自动或意外接种 角膜炎导致角膜瘢痕形成并潜在失明	不常见
种痘后脑炎[9,17-18,21,23]	特殊 25%的人受到永久性神经损伤	发生率 1/30 万,死亡率为 15%~25%
其他系统并发症[11,18]	心脏,风湿免疫系统	罕见。心包炎可能是轻微的和短暂的,但更严重的心脏并发症,包括心肌心包炎,在老年疫苗接种者中似乎更常见

有些痘苗菌株比其他菌株更容易引起不良反应[4,11,19,21]。尤其在接种疫苗的早期[2]。到了 20 世纪 70 年代,在非流行地区,接种疫苗的风险远远超过感染天花的风险,于是停止了疫苗接种[4,8-9,12]。1980 年后,只有武装部队成员和天花实验室工作人员等高危人群才继续接种天花疫苗。然而,鉴于天花可能被用作生物恐怖主义的武器,最近美国和其他国家在医疗志愿者中实施了事前疫苗接种计划。

局部反应(见牛痘和现代疫苗接种)很常见,通常不应被视为不良事件。在后来的美国疫苗接种调查中发现,继发感染并不常见[18-19]。然而,在最近的疫苗接种计划中,Frey 等[22]在接种者中发现感染率超过 30%,蜂窝织炎的发病率从 2001 年的 3.9%上升到 2002 年的 10.2%[22]。有人认为,这一增长是疫苗接种技术改变的结果[23]。当疫苗接种广泛时,自体接种也

很常见,特别是面部、口腔、眼睛和生殖器(图 52.8)。意外传播或接触传染可能被漏报,主要发生在初次疫苗接种时,发病率为(2~6)/10 万[19-20,24-25]。特别是在年幼的儿童中,易产生广泛的损害,通常是与家庭成员或玩伴接触获得。接触性牛痘(图 52.9 和图 52.10)是引起湿疹性牛痘和进行性牛痘的重要原因,死亡率很高[19-20,22,25]。在最近的疫苗接种规划中报告了自体接种和接触已接种牛痘者的感染[26-28]。

虽然现代感染控制技术应该有助于减少接触性牛痘,但 Sepkowitz[29]分析了过去关于院内感染的报告,并得出结论,牛痘的传播途径尚不清楚。鉴于当今社会中免疫功能低下的人群众多,这对疫苗接种政策具有重要意义。自动或意外接种引起的眼科并发症(图 52.9)包括睑缘炎、结膜炎、角膜炎和虹膜炎,这可能导致角膜瘢痕和失明[11,17,19,30]。据报道在最近的疫苗接

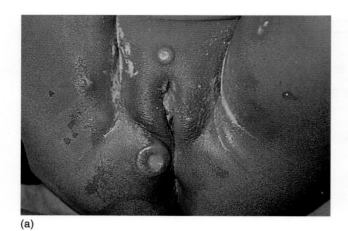

(a)

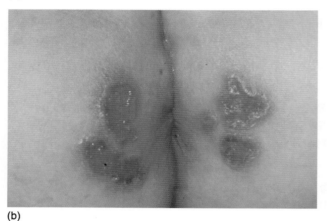

(b)

图 52.8 肛门生殖区域的自体接种。资料来源:
(a) Courtesy of Dr Stewart Douglas;(b) courtesy of
Addenbrooke's Hospital, Cambridge, UK.

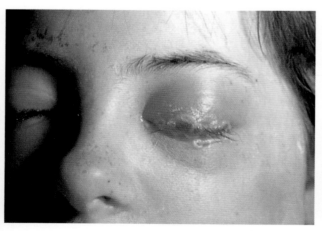

图 52.9 意外接种牛痘导致严重的睑结膜炎。资料
来源:Reproduced with permission from CDC, Atlanta,
GA, USA.

种计划中,眼科并发症的发生率为 3.6/10 万(25% 接
触者),外用 1% 氟尿嘧啶是最常用的局部治疗[30]。为
防止病毒脱落和意外接种牛痘,需在接种部位涂上诸
如 Mepore®或 Tegaderm®的敷料,直到结痂脱落。更换

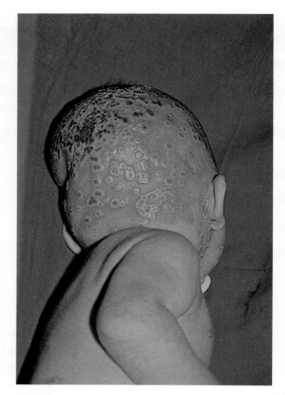

图 52.10 因与初次疫苗接种者密切接触而感染的
婴儿头皮上的牛痘性湿疹。资料来源:Courtesy of Dr
Stewart Douglas.

敷料时应戴防护手套,用过的敷料应作为医疗废物处
理。必须避免触摸或划伤该部位。在接种疫苗的初
期,应注意防止与未接种疫苗的人群接触,特别是儿
童、孕妇、特应性或免疫力低下的个人,以及患有大面
积烧伤或糜烂性皮肤病(如 Darier 病)的人。这些人不
适合接种疫苗,除非有明确的患天花风险,而且可能需
要加用 VIG[11]。

特应性个体易患牛痘性湿疹(eczema vaccinatum,
EV)(图 52.10 和图 52.11),除非确实存在患天花的风

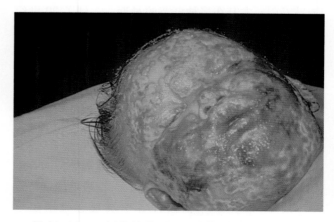

图 52.11 1 例婴幼儿严重面部湿疹。资料来源:
Courtesy of Professor J. Hunter, Department of Dermatol-
ogy, Edinburgh University.

险,否则特应性皮炎即使目前不发病,也是接种疫苗的相对禁忌证。EV 会造成严重的瘢痕、失明和偶尔死亡,几乎只发生在幼儿身上[11-12,17-21,24]。EV 在接触性牛痘患者中尤其常见,每 100 000 次初次疫苗接种中约为 1~2 次。病死率为 1%,主要是婴儿[20,24]。Copeman and Wallace[25] 对 1962 年英格兰和威尔士 320 万名初次疫苗接种者的大规模疫苗接种活动进行了回顾性研究,发现 185 例 EV 病例,其中 11 例死亡(6%)。65% 的病例发生意外接种,多数因与家庭成员密切接触。大多数死亡发生在 5 岁以下的儿童且 80% 有特应性皮炎病史。然而,2/3 的人在长达 10 年的时间里没有患过活动性特应性皮炎。

泛化痘(generalized vaccinia,GV)是一种斑丘疹或水疱性皮疹,可能被误认为水痘或多形红斑,发生率较低,多发生在接种疫苗后 6~10 天左右,可能是由于血源性传播。免疫功能正常的患者通常不会出现,多呈自限性,但免疫抑制的患者有患重症的风险,死亡率高达 33%[11-12,17-19]。进行性牛痘疹(progressive vaccinia,PV)用于描述一种罕见、严重但无痛性溃疡/坏死,并伴有轻微炎症(通常称为坏死性牛痘,vaccinia necrosum,VN)(图 52.12);它通常发生在免疫抑制的成年人[1-2],也有个别儿童 VN 的报道[17]。VN 进展缓慢但不可逆转,有时累及骨骼和内脏(坏疽性牛痘,vaccinia

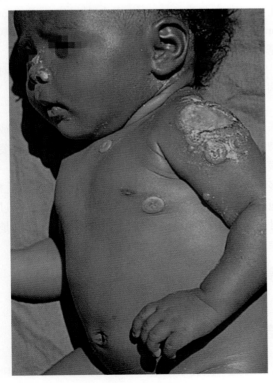

图 52.12 早期进行性牛痘疹在接种部位显示严重的局灶性坏死,周围炎症很少。资料来源:Courtesy of Dr Stewart Douglas.

gangrenosum,VG),常是致命的,对 VIG 的反应差[4,12,17-19]。接种疫苗的其他皮肤并发症包括敷料引起的局部接触性皮炎、一过性皮疹、玫瑰疹性牛痘疹以及其他反应性红斑,如荨麻疹和多形红斑。Lane 等[19] 报道了 48 例多形红斑(erythema multiforme,EM),9 例重症 EM/Stevens-Johnson 综合征和 1 例儿童中毒性表皮坏死松解症。一名婴儿死于 Stevens-Johnson 综合征[20]。

皮肤外合并症包括疫苗接种后脑病(postvaccinial encephalopathy,PVE)和疫苗接种后脑脊髓炎(或脑炎)(postvaccinial encephalomyelitis,PVEM),每 30 万名疫苗接种者中有 1 人发生,好发于 5 岁以下儿童[9,11,18-21]。这些都被认为并非牛痘病毒复制造成。疫苗接种后脑病在 12 个月以下的婴儿中最常见。临床症状包括头痛、发热、呕吐、精神状态改变、嗜睡、癫痫发作和昏迷。25% 的患者有永久性神经损伤,死亡率约为 15%~25%。2002—2009 年,美国疫苗接种计划中发生了 2 例严重的成人病例,2 例均在早期使用静脉注射免疫球蛋白(intravenous immunoglobulin,IVIG)、VIG 和皮质类固醇治疗,反应良好[31]。

胎儿牛痘很罕见,目前还没有已知的确诊试验。皮肤和系统脏器受累经常导致宫内或新生儿死亡[11]。心包炎和心脏问题在过去的疫苗接种计划中似乎很少见,一过性的轻微并发症可能没有被发现。Lane 等[19] 报告了 1 例儿童一过性心包炎。在美国预防接种疫苗计划中,有报道称,接种疫苗后不久,有几名中年人死于心脏并发症,特别是心肌心包炎,主要发生于那些有相关危险因素的人[11,32]。因此,心脏病现在被列为接种疫苗的禁忌证。其他(相对)禁忌证包括:对牛痘疫苗或其成分(包括乳胶过敏)的过敏,怀孕和哺乳期,免疫抑制或使用免疫抑制剂(包括类固醇眼药水)的人群,18 岁以下或 65 岁以上,以及以下 3 个或 3 个以上的危险因素:高脂血症、高血压、吸烟、糖尿病,以及 50 岁之前有心脏病的一级亲属。在 20 世纪 70 年代停止常规天花疫苗接种之前,大多数初次疫苗接种者是儿童或年轻人,这一群体的不良事件发生率最高。然而,21 世纪恢复接种疫苗可能会导致老年人口中不良事件的增加。有关牛痘相关并发症的更多信息,请访问 CDC 天花相关页面(www.cdc.gov/smallpox/)[11]。

牛痘疫苗接种的严重并发症的处理 用肥皂或酒精擦拭的洗手方案有助于防止意外接种。就像烧伤患者一样,严格注意血流动力学、体液和电解质平衡,以及细致的皮肤管理以避免脓毒症,这是至关重要的。出现继发感染或败血症时需要适当的抗菌治疗。西多福韦的有效性尚不清楚。当 VIG 不能用或不合适时,建议将其作为严重病例的一种预备治疗方法[11]。如果存在

第九篇

严重的眼科并发症,可以尝试使用局部曲氟尿苷和阿糖腺苷治疗[11]。目前尚无针对神经系统并发症的特效治疗方法,可使用抗惊厥药物和支持治疗来控制发作,并需要重症监护。

牛痘免疫球蛋白治疗天花疫苗接种后的常见并发症

VIG 已被发现有助于治疗意外牛痘、EV、泛发性牛痘、进行性牛痘疹和坏疽性牛痘疹[4,9,11,17,19]。自从停止常规疫苗接种以来,VIG 的使用率已经下降,可用于危重或具有重大风险的患者。Kempe[17] 发现在 EV 中使用 VIG 可以将死亡率从 30%～40% 降低到 7%,因为 VIG 可能会增加严重角膜混浊的风险,牛痘角膜炎是 VIG 的禁忌证,但 VIG 可以用于其他类型的严重眼部并发症。给药方式为肌内注射,0.6mL/kg,24～36h 内分次给药,必要时可在 2～3 天后重复使用[9,11,17]。严重危及生命时,使用的剂量高达 1～10mL/kg[11]。在给有严重并发症的高危人群接种疫苗时,可以在接种时给予 0.3mL/kg 的 VIG[9]。

VIG 有一系列严重的副作用,包括注射部位持续 1～2h 的局部疼痛、压痛、水肿和红斑[11]。中度反应包括恶心、呕吐、背痛、注射后 10min 内的腹痛,和持续数十小时的流感样症状,也可能出现关节痛、多动症、嗜睡、瘙痒和红斑疹、出汗和血管扩张。严重的副作用与任何静脉注射免疫球蛋白制剂相似,包括低血压、过敏反应和相关反应,肾功能障碍和无菌性脑膜炎综合征。后者与大剂量(2g/kg)有关,发生在注射后 2h～2d,停止 VIG,症状可能会缓解。静脉注射 VIG 的标准化方案的制订工作正在进行中。

天花作为生物恐怖武器的影响　早期生化战争的最早记录之一是 18 世纪中期战争期间向美洲原住民赠送携带天花病毒的毯子。这种做法造成疾病迅速蔓延,死亡率高达 50%[33]。

关于天花再次用于生化战争的可能,引发了关于接种疫苗的好处与风险的大型争论[4,9,12,24,34-38]。当今社会特应性皮炎和免疫抑制患者的数量增加,可能会导致比 20 世纪 60 年代和 70 年代更高的疫苗接种并发症的发生率。目前尚不清楚使用天花病毒进行生化恐怖袭击的危害性。虽然牛痘病毒和天花病毒在气溶胶形式下存活时间很短,但在低湿度凉爽的气候下,在衣服或床上用品以及硬壳/结痂中存活的时间较长[39-41]。在正常接触情况下,结痂不会传染,因为病毒紧密结合在蛋白质基质中。

各种数学模型已经被用来估计故意释放天花病毒可能引起的病例数量[37-38]。在过去的 15 年里,许多国家购买了天花疫苗和 VIG 作为预防措施,每个国家都有自己的供应和疫苗接种实施计划。1970 年之前接种

疫苗的人,不能提供足够的保护以防止再次感染,但之前接种的疫苗能很好地防止死亡[4,12]。然而,世界大部分地区不再对天花免疫,但现在仅在美国,至少有 1.19 亿未接种疫苗的人(占总人口的 40% 以上)[11,34]。在 WHO 根除运动中,直接接触者及其二级接触者的"环形疫苗接种"是成功的[4],在接触天花后的前 4 天内接种疫苗可以预防感染,或者对那些已发展为天花的人来说,可以显著降低死亡率[10,38]。然而,有人建议,如果发生大范围的生物恐怖袭击,可能很难在短时间内找到所有接触者并为其接种疫苗。因此,一些国家已经开始对主要公共卫生工作者进行自愿的预防接种。

参考文献 52.3

见章末二维码

牛痘苗

引言和历史　据报道,自 20 世纪 90 年代末以来在巴西牛中发现了与牛痘病毒非常相似的痘病毒。在接种天花疫苗还很普遍的情况下,这些病毒仍在牛中存在地方性流行,并通过接触接种过疫苗的挤奶工人和牧民传染[1]。猴子、马、水牛、狗和啮齿动物也可能感染[2]。

流行病学和发病机制　根据首次检测到的地区,将这些正痘病毒命名为 Araçatuba、Belo Horizonte、Canagalo、Guarani、Passatempo 和 Pelotas 病毒。它们与痘苗病毒的基因组差异很小[3]。

生活在巴西农村地区的约 1/3 的人,拥有针对此痘病毒的保护性抗体[4]。

临床特征　很少有人因为在疾病暴发期照料动物或与感染者密切接触而感染。通常情况下,可能会有萎靡不振、头痛和发热的前兆,然后在手或前臂上出现一个或多个皮损[5]。皮损从斑疹开始,发展为炎性的丘疹、水疱、脓疱,然后形成溃疡,溃疡在愈合前结痂,超过一个月后形成瘢痕。局部淋巴结肿大很常见,特别是在感染的早期阶段。

参考文献 52.4

见章末二维码

牛痘

引言和历史　人类牛痘是一种罕见的动物源性痘病毒感染,在英国和整个欧洲散发。虽然第一批菌株是从牛和农场工人身上分离出来的,但现在最常见的报告是在接触宠物猫或啮齿动物之后发生[1-2]。

流行病学和发病机制　牛痘是一种正痘病毒。从人类和动物身上分离出来至少五种遗传变异牛痘病毒[3]。目前尚不清楚这些菌株是否会影响人类疾病的临床表现或严重程度。

虽然牛痘病例确实发生在猫、牛和其他养殖的反刍动物中[4]，但这些病例还不具有普遍性，病毒在这些物种中并不能持续存在，因此宿主很可能是一种小型野生哺乳动物。英国和欧洲其他地方有报道在野鼠和田鼠中发现牛痘病毒或病毒血清抗体阳性[5-7]。

儿童和成人可能通过接触宠物猫[8-9]或老鼠[10-12]、野生啮齿动物[13]或偶尔间接接触受感染动物栖息的环境[14-15]而感染牛痘。人在接触受感染的动物时，可能通过皮肤上的小擦伤部位而发生感染。然而，有一份新的报道称，一名 12 岁的男孩感染了牛痘，从他的看似健康的猫身上发现了携带了病毒的血清学证据[16]。这可能解释了没有明显体征的动物媒介的高感染率。在 1969—1993 年报告的 54 例牛痘病例中，23 例发生在 16 岁以下的儿童，另外 5 例发生在年龄较大的青少年[1]。在儿童中，牛痘在女孩中的发病率是男孩的 2 倍。

动物园中的大象、霍加狓（一种非洲鹿）和犀牛等动物身上的牛痘有时会传播给人类[17]。啮齿动物是其共同的媒介。

临床特征　牛痘的潜伏期约为 7 天，之后会出现红色丘疹，好发于手或面部。据报道约 1/4 的患者会发生自我接种，导致多发性皮损[1]或生殖器病变[18]。皮损迅速进展到水疱和脓疱期，中央可见脐凹，周围绕有红斑及水肿（图 52.13）。红斑和水肿可持续 1～2 周，特别是在面部和眼眶周围区域（图 52.14a）[13]。常有局

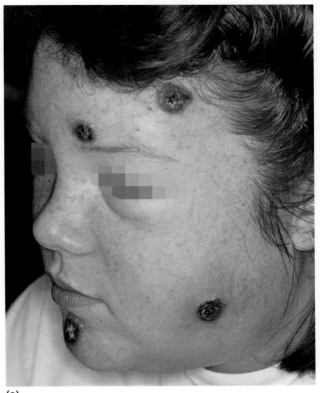

(a)

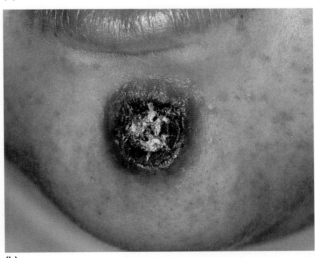

(b)

图 52.14　牛痘，15 岁女孩，焦痂早期的皮损。（a）原发病灶，左侧肿胀，眶周水肿，炎症相对轻。（b）下巴病变放大后的表现，与图 52.20 对比。资料来源：Reproduced from Lewis-Jones et al. 1993[13] with permission from John Wiley & Sons.

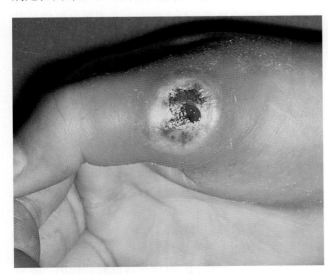

图 52.13　牛痘，9 岁女童，感染后约 11 天的皮损，可见出血性水疱，伴有明显的炎症和水肿

部疼痛和周围组织僵硬。起病第 1 周，全身症状很严重，通常有发热，全身不适，肌肉痛和呕吐。局部淋巴结肿大明显，可持续数周。脓疱期过后，形成坚实的、硬结性焦痂（图 52.14b 和图 52.15），病变可能很深。愈合过程缓慢，需要 1～2 个月，留下凹陷的麻坑状瘢痕。并发症包括继发性细菌感染和蜂窝织炎。

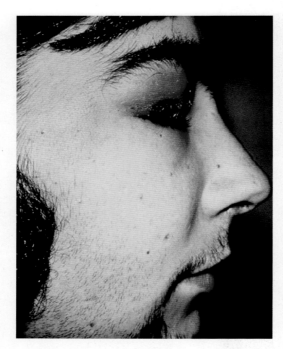

图 52.15 17岁男性，焦痂晚期的牛痘皮损，表现为黑色硬焦痂和明显的炎症。资料来源：Baxby et al. 1994[1]. Reproduced with permission from Wiley-Blackwell.

眼牛痘通常是由自身接种引起的，可引起严重的溃疡性结膜炎和角膜损伤[19]。一例罕见病例，患者因鼻腔接种导致严重的面部蜂窝织炎，多个区域的皮下坏死性淋巴结炎和脓肿形成，并伴有长时间的淋巴结肿大[20]。已有报道，在患有特应性皮炎[21]或 Darier 病[22]的成人中出现类似疱疹性湿疹的泛发性皮疹。据报道，一名17岁男性患有泛发性牛痘疹，其长期使用兴奋剂并酗酒[23]。该患者康复后，血清没有转化，可能由于药物诱导了机体免疫抑制。这对所有存在免疫抑制的个体都有提示作用。

偶尔有人死于泛发性牛痘疹[24-25]，还有一例致命性脑炎的报道[1]。在这些致命的患者中，都没有接种天花疫苗，接种天花疫苗会对牛痘提供一些保护。同样，患过牛痘的人对天花感染有很好的免疫力，尽管这种免疫力会随着时间的推移而减弱。

鉴别诊断 在大多数情况下，疾病具有上述典型表现，诊断依赖于临床表现，与猫、牛或啮齿动物的接触史和实验室诊断。

在世界上没有发现牛痘的地区，炭疽病是最有可能的诊断。个别病变需考虑皮肤臁疮或蜘蛛叮咬。鉴别诊断还包括其他痘病毒感染，如羊痘或挤奶者结节和疱疹病毒感染。广泛的皮损可能被误认为疱疹性湿疹，但牛痘的皮损比疱疹皮损更大，形状更不

规则。

实验室检查和组织学表现 通过对组织、皮损渗液或痂皮的 PCR 分析可以作出明确的诊断[26-27]。

皮肤活检显示表皮坏死，棘细胞气球样变性和嗜酸性细胞质内包涵体。混合性炎性浸润，可见多核巨细胞[11]。电子显微镜显示包涵体中特有的砖状病毒颗粒（见图 52.1）。

治疗和预防 治疗通常包括早期的解热和镇痛等对症措施。继发感染时需要抗生素治疗。对于免疫抑制的患者，可以早期局部或静脉注射西多福韦[28]，全身给药存在肾毒性的风险[29]。也有使用 VIG 的治疗。即使在免疫抑制的患者中，牛痘的死亡也是罕见的，大多数皮损可消退，没有严重性损害发生。

参考文献 52.5

见章末二维码

猴痘

引言和历史 猴痘病毒（见表 52.1）之所以这样命名，是因为它最初是在1958年从圈养的亚洲猴子中分离出来的[1]，但没有证据表明猴子是非洲流行地区的宿主。血清学发现在两种非洲松鼠，其他啮齿动物（如大鼠和小鼠）和猴子中均发现了针对猴痘病毒的特异性抗体[2-3]。

1970年，一名9月龄大的婴儿感染猴痘病毒，这是人类第一例病例记载[4]。

流行病学和发病机制 自20世纪70年代以来，报告的散发病例和小规模疫情主要发生在刚果盆地的热带雨林地区，也曾遍及整个西非。

目前认为人类感染主要是被野生啮齿动物或受感染的猴子咬伤，或者接触死亡的野生动物。人与人之间的传染最初被认为是罕见的，但现在认为密切接触引起的发生率高达50%[5]。家庭中第一个受感染的人通常是男童或青少年[3]。对猴子的研究表明，气溶胶吸入是可能的感染途径[6]。

近年来，由于不再常规接种天花疫苗，刚果民主共和国的猴痘发病率一直在上升[5,7]。最近，在非洲中部干旱的大草原上暴发了疫情[8-9]，人与人之间的传播被认为是最有可能的传播方式。

到目前为止，非洲以外唯一报告的疫情发生在2003年的美国，当时约有50例确诊或疑似病例。感染原追踪到一只从加纳进口受感染的冈比亚巨鼠，并将其传播给了美国草原土拨鼠[10-11]。威斯康星州的一名

3 岁女孩,她被自己的宠物咬伤(图 52.16a),宠物后来死亡。女孩的母亲(图 52.16b)也被咬了,皮肤活检的电子显微镜证实是正痘病毒。从死亡动物中分离到病毒,并经培养和 PCR 鉴定确定为猴痘病毒。两名患者都活了下来。他们都有严重的流感样症状,持续数天,伴有淋巴结肿大和类似天花的肢端脓疱性皮损。这些患者均与邻近各州的患者类似,且都可以追溯到同一家宠物店。

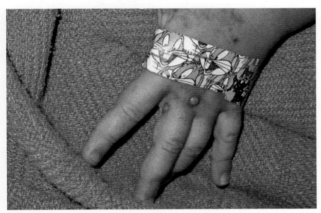

(a)

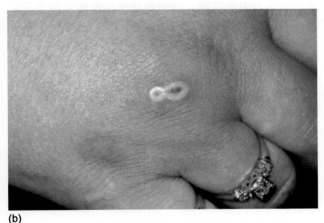

(b)

图 52.16　(a)一名 3 岁女童手上的猴痘皮损,出现在草原土拨鼠咬伤的部位;(b)她母亲手上也有类似的伤痕,也是被草原土拨鼠咬伤的。资料来源:Courtesy of Dr Erik Stratman.

猴痘病毒有几种毒株,但有两个主要分支。西非分支的毒性比中非分支小[7]。

临床特征　潜伏期约为 12 天[10,12-13]。前驱期有发热伴不适,随后出现多个散在斑疹,斑疹迅速演变成离心分布在面部、手和足的水疱或脓疱。口腔或喉咙偶尔也可出现皮疹。皮疹可为数个或上百个。

淋巴结肿大较天花更明显[14],尤其是下颌下、颈部和舌下淋巴结(图 52.17)。皮损在 2~3 周逐渐结痂愈合,常留下瘢痕。

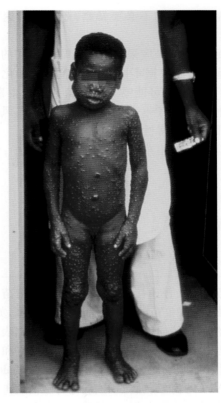

图 52.17　猴痘,7 岁女孩,出疹第 8 天;注意下颌下和腹股沟淋巴结肿大。资料来源:From Fenner F, Henderson DA, Arita I et al. Smallpox and its Eradication. Geneva:World Health Organization, 1988. Reproduced with permission of WHO.

非洲报告的大多数儿童病例出现全身不适和身体虚弱,并发症包括继发性细菌感染、呼吸道和胃肠道症状以及死亡。2003 年美国暴发时,这种疾病似乎没有那么严重,可能是因为医疗保健和营养方面的改善。

出血性水疱和出血倾向增加的患者很少见[9-10]。

预防接种牛痘病毒来源的天花疫苗在一定程度上可以预防或减轻疾病的严重程度,不建议常规使用。

鉴别诊断　鉴别诊断中最重要的是天花(淋巴结肿大不常见)或其他痘病毒感染,如播散性牛痘,但水痘或疱疹性湿疹是常见的有相似水疱性皮疹的疾病。在水痘中,病变扩散是向心性的,皮损常处于不同的阶段。在疾病早期阶段,需与药疹或其他病毒感染鉴别。

实验室检查和组织学表现　皮损的组织病理学分析显示典型的痘病毒感染特征,表现为表皮角化过度、角质形成细胞肿胀和胞质内包涵体。真皮中存在混合性炎性细胞浸润[14]。血常规见轻度白细胞增多、血小板减少或低蛋白血症[10]。最好的诊断方法,尤其是与天花或水痘相鉴别时,就是对疱液或组织进行 PCR 检测[15]。

治疗和预防　流行地区的宣教可以最大限度地减少对

第九篇

受感染哺乳动物的不必要暴露,还能更快速地进行诊断[16]。

在疑似患者中,应采取与天花病例相同的防护措施。严重患者需根据不同的并发症采取强化支持治疗。对于继发感染可能需要肠外营养和抗生素治疗。静脉注射西多福韦[17]可以用来尝试预防高风险接触者感染,因其有肾毒性,目前不推荐使用。

风险低于牛痘疫苗的疫苗正在开发中,但尚未上市。

参考文献 52.6

见章末二维码

水牛痘

引言和历史 在普遍接种天花疫苗时期,痘苗病毒偶尔会从最近接种疫苗的个人传播到家养牲畜,如牛、水牛和猪,然后再传播回人类。然而,没有证据表明病毒对这些动物致病。在印度,发现一种对水牛和人类都有致病性的正痘病毒,称为水牛痘病毒(buffalopox virus,BPXV)(见表 52.1)[1]。该病毒与痘苗病毒关系非常密切,与痘苗病毒有 98% 的同源序列,与牛痘病毒的同源性为 96%[2]。

流行病学和发病机制 这种感染主要发生在印度水牛身上,但在牛[3]和猪中也有报道,巴基斯坦、孟加拉国、尼泊尔和埃及也有报道发生。皮损常出现在动物的乳头或乳房上,偶尔也会在后腿上出现皮损。接触挤奶工人的手或前臂是常见的感染途径。挤奶的青少年和成人最常感染,与受感染动物没有直接接触的儿童也可发病[3-4]。这表明人与人(或环境)的接触可能导致感染。在医院环境中,感染可在烧伤病房的患者和工作人员之间传播[5]。

临床特征 皮损在接触后 1~2 周出现,通常在手、前臂或面部。皮损可以是单发,也可多发,从丘疹演变为脓疱,然后演变为坏死性溃疡,在 3 周内结痂并愈合。

可伴有红斑和水肿。眼睑受累可能特别严重,并可能导致角膜瘢痕形成。

偶有全身发热、不适和局部淋巴结肿大[3]。

鉴别诊断 鉴别诊断包括其他痘病毒感染、臁疮或炭疽。

实验室检查和组织学表现 通过皮损疱液的 PCR[6] 可作出诊断,组织病理学显示为痘病毒感染的特征性损害,角质形成细胞坏死伴细胞内包涵体形成。

治疗和预防 虽然继发感染可能需要抗生素治疗,但皮损通常是自限性的,不需要特殊治疗。

参考文献 52.7

见章末二维码

副痘病毒感染

羊痘

引言和历史 羊痘是由副痘病毒感染引起的,在临床和形态上与挤奶者结节的病毒相同(见图 52.1),但基因上是不同的。羊痘感染也被称为传染性脓疱性皮炎或传染性深脓疱疮。"羊痘"这个词可能来自古老的北欧单词"hrufa",意思是结痂或烫伤[1],它也是 Anglo-Saxon 人用来表示牛的单词[2]。

1934 年首次详细报道了人类羊痘的情况[3],后经志愿者的实验性感染证实了病因[4]。

流行病学和发病机制 该病毒在全世界绵羊和山羊中流行,在欧洲和澳大拉西亚的养羊业中,人类感染是一种相对常见的职业危害,但在美国则较少见[5-6]。

这种感染是通过接触具有"口癣病"的小绵羊或山羊造成的皮肤擦伤而发生的,在牧羊人、农场工人、兽医人员和屠宰场工人中尤为常见。野兔、鹿[7]和猫[8]等野生动物偶尔也是传染源。

家庭感染可能发生在用家畜准备食物和宗教祭祀期间[9-10]。

人与人之间的传播很少见[11-13],但有父母传染儿童的报道。烧伤病房的工作人员和患者之间也有相互传染的情况[14]。

大多数报告的羊痘病例是成人,儿童占病例的 2%~6%[15-16]。儿童可能会在学校因为喂养口唇上有感染溃疡的羊羔而感染。

该病毒在正常环境条件下相对稳定,可在牧场、羊毛、栅栏、带刺铁丝网等处长时间存活,可作为传染源[1,17]。

在过去,一次感染被认为可以带来终生免疫,但在新西兰 231 例患者中发现,有 18 例患者发生再次感染[1]。这一点也得到了其他研究的证实[18]。

临床特征 羊痘的潜伏期约为 3~7 天。随之出现红斑,通常伴有剧烈的瘙痒。这是公认的 6 个阶段中的第一阶段[2](表 52.4)。第二阶段是丘疹,大约 1~2 周后,发展为中央为红色,周围绕以白环和红晕(图 52.18)。直径约 1~2cm。然后是渗出阶段,通常在 2~3 周时中央有脐凹和水疱(图 52.19)。病变在 3~4 周时形成结节,最后形成肉芽肿或乳头状瘤(图 52.20),5 周后自然消退。有时,病变会变成溃疡性的,可能会继发细菌感染。通常 6 周内愈合,也可长达 24 周[5]。该病通常较轻微,没有全身症状,尽管少数患者可能有短暂的低热和全身不适,1/3 的患者出现局部疼痛、瘙痒和局部淋巴结肿大[15]。

表 52.4 羊痘的临床阶段

皮损类型	周期
斑疹	1~3 天
丘疹	3~7 天
靶形皮损	1~2 周
结节	2~3 周
肉芽肿/乳头状瘤	3~4 周
溃疡(偶尔)	4~6 周
自愈	1~6 个月

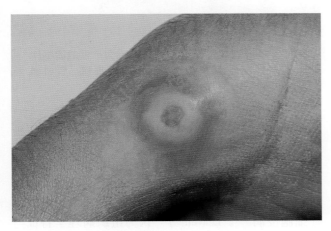

图 52.18 羊痘,感染的靶形皮损阶段。资料来源:Baxby et al. 1994[19]. Reproduced with permission of Wiley-Blackwell.

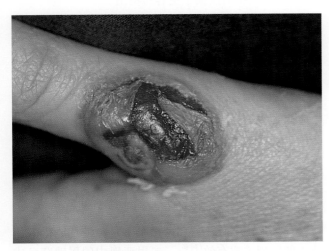

图 52.19 副痘病毒感染,"渗出"阶段的皮损,在用瓶子喂养了嘴巴周围有溃疡的患病羔羊后感染。资料来源:Courtesy of Dr Susan Lewis-Jones.

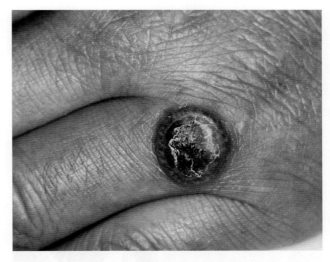

图 52.20 副痘病毒感染,皮损结痂期肉芽肿性病变;注意与图 52.14b 鉴别。资料来源:From Baxby et al. 1994[19]. Reproduced with permission from John Wiley & Sons.

虽然感染方式不同,手是最常见的感染部位,面部是第二常见的部位[1]。病毒可以从手部转移到其他部位[20],有肛门受累的报道(图 52.21)[11,21]。眼睛也可被感染,严重的会导致失明[22]。

羊痘皮疹通常是孤立的,自身接种或免疫功能低下者皮疹可能会泛发[23]。皮疹扩散可能发生在皮肤屏障被破坏时,例如特应性皮炎[24-25]。有一个特应性皮

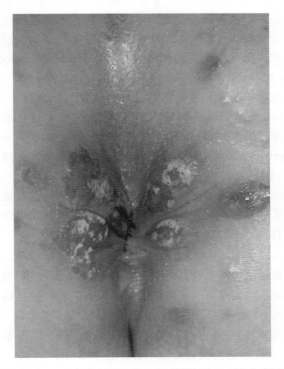

图 52.21 副痘病毒感染,图示不同阶段的多个肛周病变,易误诊为疱疹性湿疹。资料来源:Kennedy & Lyell 1984[11]. Reproduced with permission from Elsevier.

第九篇

炎儿童,在接受了针灸治疗之后出现未确诊的感染[26]。使用包括生物制剂在内的系统性药物导致的免疫抑制可能与泛发的羊痘有关[27]。

免疫力低下的患者皮损通常较大[28-29]。羊痘病灶直径可达 5cm,更隆起,更像肿瘤(图 52.22)。

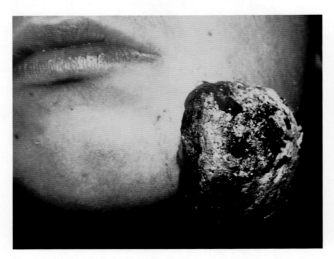

图 52.22 羊痘,12 岁男孩,皮疹出现约 3 周后进展成巨大的肉芽肿性病变。资料来源:From Pether et al. 1986[30]. Reproduced with permission from John Wiley & Sons.

羊痘感染是多形红斑的诱因[31]。多形红斑发生率约为 20%,但由于大多羊痘病例没有报告[32],这可能是一个虚假高发生率。然而,发生多形红斑可能是转诊到皮肤科医生的最常见原因,通常在最初的感染症状出现后一个月内出现多形红斑[33]。Stevens-Johnson 综合征(Stevens-Johnson syndrome,SJS)罕见;一位农民妻子的 SJS 进展为中毒性表皮坏死松解症(toxic epidermal necrolysis,TEN),她从哺乳的羔羊身上感染了羊痘(S. Mendelsohn and M. S. Lewis-Jones,personal communication,1987)。在重症监护病房接受支持治疗,最终存活。

许多关于羊痘感染后不久出现类天疱疮的报道提出了这样一种可能性,即病变造成的皮肤损伤可以加速自身抗体的产生[34-35]。

鉴别诊断 根据临床特征和绵羊或山羊接触史,当地家庭医生通常可以明确地诊断出该病。农村地区的易感人群很容易识别该病,因此他们可能不会就医[32]。当该病发生在郊区时,就不容易诊断。当不怀疑羊痘时,可能会进行抗感染或不必要的手术治疗[15,36]。

在与动物接触后,挤奶者结节和较少见的牛丘疹性口炎与羊痘临床表现相同。在儿童中,最重要的鉴别诊断是化脓性肉芽肿。其他需要鉴别的疾病包括疱

疹性扁平苔藓或巨型传染性软疣,大的肉芽肿性病变可能被误诊为肿瘤,特别是角化棘皮瘤(图 52.23)。炭疽病和牛痘通常会出现更严重的全身症状。昆虫或蜘蛛叮咬在世界上某些地方也需要进行鉴别,因为这样的叮咬会造成坏死性损害。更广泛的羊痘病变可能被误认为疱疹性湿疹。

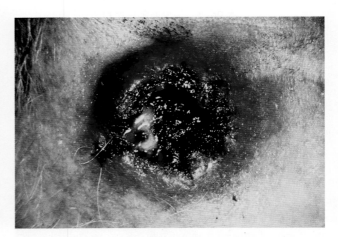

图 52.23 副痘病毒感染,成人表现为严重的溃疡性肉芽肿性损害,可能被误诊为角化棘皮瘤。资料来源:Courtesy of Dr Susan Lewis-Jones.

实验室检查和组织学表现 在羊痘和挤奶者结节中都发现了相同的组织病理学特征[37]。低倍镜显示表皮细胞增生,表皮突呈指状向下延伸,真皮乳头水肿。高倍镜下可见表皮病毒包涵体,尤其是棘层,棘细胞的细胞质空泡化,海绵水肿。真皮有淋巴细胞为主的混合炎症细胞浸润[38]。Leavell 等[2]认为组织病理学特征与不同的临床分期相关。

电子显微镜下,感染细胞的细胞质见典型的痘病毒粒子,在结痂的皮损中更容易检出。

目前 PCR 是最快、最容易的确诊方法,尽管这可能不是所有实验室确诊的常规方法[39-40]。

治疗和预防 感染可自愈,有症状的患者需进行支持治疗。继发性细菌感染可能需要抗生素治疗。

虽然有些医生提倡手术,其效果是多种多样的,也不适合儿童[15]。然而,削刮取活检、刮除和烧灼术比自然消退愈合的效果更好(图 52.24)。一名 2 岁的男孩对刮除反应良好[41],一名 9 岁儿童鼻子上的巨型羊痘需要 3 个月的时间才能自愈[42]。冷冻疗法也被用来加速免疫抑制情况下的愈合[43]。

局部使用咪喹莫特和西多福韦对免疫功能低下的成人的巨型羊痘有效[44-46]。二甲亚砜中的尿碘苷已成功用于治疗一例免疫抑制患者术后的局部复发[47]。

重度 SJS/TEN 患者可通过静脉注射 γ 球蛋白

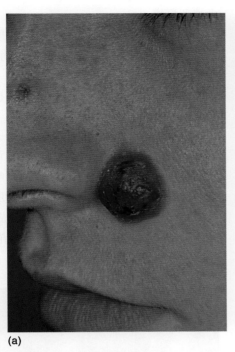
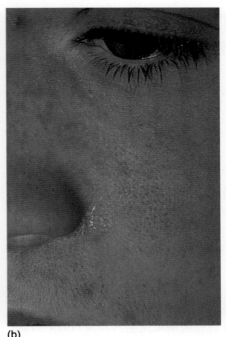

(a)　　　　　　　　　　　　　(b)

图 52.24　一名小男孩手术前后面部的羊痘。资料来源：Courtesy of Dr Colin Clark.

治疗。

为动物接种羊痘疫苗正在成为可能，但此方法不太可能在全球范围内采用。

参考文献 52.8

见章末二维码

挤奶者结节

流行病学和发病机制　挤奶者结节被称为假牛痘或副牛痘。它是由一种名为假牛痘病毒（pseudocowpoxvirus，PCPV）或挤奶者结节病毒的副痘病毒感染引起的。它的临床表现与羊痘非常相似，临床上很难区分。

世界各地的牛身上都存在这种病毒。动物的乳房和乳头通常会感染，后腿偶尔也会感染，口腔周围也可有皮疹，因此与羊痘更难鉴别[1]。

这种疾病在那些绵羊工作者中并不少见，特别是奶农和兽医。参与挤奶的儿童可能会被感染。在报告的 10 例病例中，3 例为儿童，年龄分别为 10 岁、14 岁和 16 岁，均无全身症状[2]。

临床特征　接触感染的动物 1~4 周后，出现明显皮疹。好发于手部，常单发，也可多发[1]。皮疹表现与羊痘相似，变化过程类似。通常不伴全身症状，偶有淋巴管炎和局部淋巴结肿大，可能与继发性感染有关[3]。皮疹在 1 个月~7 周内愈合，残留小的瘢痕。

已有患者在感染后 2 周左右出现多形红斑或儿童丘疹性肢端皮炎的报道[4-6]。

鉴别诊断　羊痘是主要的鉴别诊断（见羊痘），也需与其他疾病鉴别，如牛丘疹性口炎病毒[7]。

实验室检查和组织学表现　挤奶者结节的组织学与羊痘相同[8]，电子显微镜观察到的病毒颗粒与羊痘的病毒颗粒无法区分[9]。在组织培养中，这两种病毒产生相似的细胞病理变化。

病毒可以通过 PCR 的 DNA 分析来鉴定[10-12]。

治疗和预防　本病可自愈，无需治疗。

参考文献 52.9

见章末二维码

其他副痘病毒感染

据报道，其他哺乳动物[1-2]，如马鹿、海豹[3]、骆驼[4-5]、驯鹿[6]和麝牛也可发生感染，偶尔也会发生人类感染，通常发生在成人身上。在与海豹密切接触的工作人员中曾报告过海豹痘，与羊痘无法区分。一名成年海洋工作人员，被受感染的海豹咬伤后出现皮疹，通过 PCR 确诊为海豹痘[3]。有人与人传染的报告，一名 2 岁的儿童的下唇部出现结痂性损害，伴有发热、恶心和颈部淋巴结肿大等症状，原因是她的父亲从驯鹿身上感染了一种副痘病毒[6]。

第九篇

参考文献 52.10

见章末二维码

塔痘病毒感染

特纳河痘

历史和流行病学 1957 年肯尼亚塔纳河附近暴发疫情后，首次报告了特纳河痘病毒感染[1]，此后亦有单发的病例报道。虽然在赤道非洲的河流平原和沼泽地区有散发感染报告，但大多数病例发生在肯尼亚或刚果民主共和国[2]。在非洲以外报道的病例是从这些地区返回的旅行者[3]。

这种感染见于当地猴子身上，可以通过蚊子或通过直接接触受感染的动物传播给人类。儿童和年轻人易感。在扎伊尔（现在的刚果民主共和国）1979—1983 年间经实验室确认的 264 名患者中，76 名患者年龄（29%）<15 岁[2]。特纳河痘在每年的 11 月至下一年的 3 月最常见，患者多为聚集性发病，没有人传人的证据。接种天花疫苗并不能起到保护作用。

临床特征 潜伏期 3~5 天，前驱症状有轻度低热和全身不适，偶尔会有头痛和背痛，可持续 4 天[1-2]。在症状出现的 2 天内，皮疹就会出现。可伴有短暂的瘙痒，然后出现斑疹。随后发展成丘疹，增大，可出现小水疱，无脓疱。皮损最大可扩大至 1~2cm，通常侵蚀形成溃疡（图 52.25）。局部淋巴结肿大常见。6 周内可自

愈遗留瘢痕。

大多数人只有一处皮损，1/4 的患者可有数个皮疹，很少达到 10 个。身体任何部位均可受累，四肢和躯干好发。

感染后，会形成持久的甚至可能是终生的特异性免疫。

鉴别诊断 疾病早期，皮损出现之前，可以考虑许多诊断，随着丘疹的出现，鉴别诊断包括虫咬反应、猴痘（皮损通常是多发性的）、羊痘（通常有更多的水疱和坏死）（图 52.26）、热带溃疡（快速演变成更大的、松弛的溃疡）和炭疽（有更坚硬的焦痂）。天花也需要鉴别，尽管目前这种感染的可能性不大。

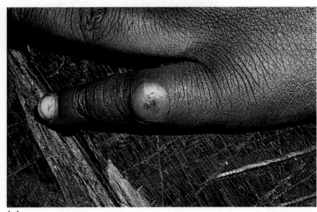
(a)

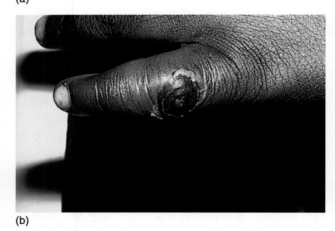
(b)

图 52.26 （a）特纳河痘，儿童早期手指上皮损，与羊痘相似；（b）焦痂期的同一皮损。资料来源：Courtesy of Dr Barbara Leppard.

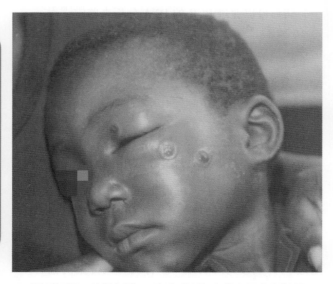

图 52.25 特纳河痘，4 岁女孩，发病约 20 天后出现溃疡和明显水肿。资料来源：Reproduced with permission from WHO.

组织病理学 皮损活检显示表皮增厚，细胞内有嗜酸性包涵体，角质形成细胞有不同程度的坏死，伴有真皮炎症。

用电子显微镜可以看到典型的痘病毒小体，对

活组织 DNA 进行 PCR 可以更快、更特异地进行鉴定[4]。

治疗　本病具有自限性，在某些情况下，可给予止痛和退热支持治疗，不需其他治疗。皮损应保持清洁和遮盖，以避免继发感染。

（孙婧 译，张斌　王林娜　梁源 校）

参考文献 52.11

见章末二维码

第53章　HIV 与 HTLV-1 感染

Neil S. Prose，Ncoza C. Dlova，Rosalia A. Ballona，Coleen K. Cunningham

摘要

　　人类免疫缺陷病毒（human immunodeficiency virus，HIV）在世界范围内的流行，仍然是儿童发病和死亡的主要原因。患儿会有多种皮肤表现，与免疫抑制程度有关。儿童感染 HIV 的皮肤表现包括细菌、病毒和真菌感染，炎症性皮肤病严重的药疹和肿瘤。人类 T 淋巴细胞病毒-1（human T-lymphotropic virus-1，HTLV-1）感染是一类单独的疾病，也在世界几个地区流行。儿童 HTLV-1 的皮肤表现为感染性皮炎，是一种严重的婴儿湿疹。该病好发于面部和头皮，主要由金黄色葡萄球菌慢性反复感染引起。

要点

- 尽管目前有有效的治疗方法来预防 HIV 的母婴传播，但在许多低收入和中等收入国家，儿童 HIV 感染仍然是一个严重的公共卫生问题。
- 儿童感染 HIV 的多种皮肤表现包括细菌、真菌和病毒感染、肿瘤（包括卡波西肉瘤）、炎症性皮肤病和严重的药疹。
- HTLV-1 感染最常见的地区是加勒比地区（特立尼达、牙买加）、日本南部、非洲南部和南美洲（特别是巴西和秘鲁）。
- 在儿童中，HTLV-1 最常见的表现是感染性皮炎，这是由于感染了金黄色葡萄球菌而导致的头部和颈部的结痂和湿疹。

HIV 感染

定义　HIV 是一种 RNA 病毒，属于慢病毒家族的细胞病变病毒[1]。这种病毒对携带 CD4 表面抗原的细胞具有特异性，包括辅助性 T 淋巴细胞[2]。HIV 是导致获得性免疫缺陷综合征（acquired immune deficiency syndrome，AIDS）的病因，可影响儿童。儿童艾滋病的特点是消瘦、神经变性和免疫功能丧失。

历史　在 1981 年，一些卡氏肺孢子虫（现为卡氏肺孢菌）肺炎和卡波西肉瘤在先前健康的男同性恋中发现，被报告给美国疾病控制中心[3]。此后不久，一种以免疫系统进行性恶化为特征的综合征被确定为感染了 RNA 反转录病毒 HIV-1[4-5]。在几年内，报道了大量的儿童艾滋病病例[6-7]。

流行病学　艾滋病在儿童中的流行是全球 HIV 感染流行的一部分。截至 2014 年底，已有 3 400 万人死亡，3 690 万人感染 HIV，其中包括 200 多万儿童[8]。HIV 感染在撒哈拉以南非洲和东南亚部分地区尤为普遍。世界上几乎所有国家都报告了 HIV 感染病例。

　　儿童可能通过几种不同的传播方式感染 HIV。在世界大部分地区，母婴传播是迄今为止最常见的[9-10]。如果不进行治疗以阻断病毒的母婴传播，大约 30% 感染 HIV 的母亲会传播给孩子[11]。

　　儿童 HIV 感染也可能是因为输入了受感染的血液或血液制品。HIV 感染也通过母乳喂养传播[12]。对受感染儿童的父母和兄弟姐妹研究表明，常规的家庭接触不会导致疾病传播[13-14]。

临床特征
一般特征

　　儿童 HIV 感染有多种临床表现[15]。常见的非特异性表现包括淋巴结肿大、肝脾大、发热、体重减轻、腹泻、慢性腮腺炎、鹅口疮和发育不良等。细菌性败血症、脑膜炎和肺炎是这些儿童发病和死亡的常见原因[16]。

　　许多机会性感染与细胞介导的免疫力下降有关。迄今为止，肺孢子菌肺炎是最常见的感染。其他包括念珠菌性食管炎、播散性巨细胞病毒（cytomegalovirus，CMV）感染、播散性鸟分枝杆菌感染和隐孢子虫病。结核分枝杆菌虽然不是严格意义上的机会性感染，却是一种常见的严重细菌合并感染。脑病是由 HIV 感染大脑引起的，可表现为行为异常、发育迟缓以及运动功能和智力退化。也可表现为痉挛性瘫痪和共济失调。

　　50% 的艾滋病儿童可有淋巴细胞性间质性肺炎

（lymphocytic interstitial pneumonitis，LIP）。通常表现为无发热的低氧血症，可伴有杵状指。

皮肤表现

儿童 HIV 感染可有各种各样的皮肤黏膜表现[17]。这些表现与 HIV 的免疫抑制程度相关[18-20]。

急性 HIV 感染　在许多年轻人中观察到，急性 HIV 感染后出现的传染性单核细胞增多症样症状相关的泛发性皮疹[21]。皮疹泛发，可能是丘疹鳞状或麻疹样，持续 2~3 周。这种血清转换疾病在幼儿中似乎不常见，在青春期感染 HIV 时可能更为常见。

细菌感染　对大量 HIV 感染患者的研究发现金黄色葡萄球菌在皮肤上的定植增加[22]。此外，金黄色葡萄球菌感染的发病率与 HIV 相关的免疫功能障碍的进展有关[23]。感染金黄色葡萄球菌可引起脓疱疮、臁疮和蜂窝织炎。金黄色葡萄球菌在感染 HIV 的儿童中更为常见[24]。葡萄球菌性毛囊炎，表现为脓疱或斑块，以及严重的头皮感染[25-26]。HIV 感染患儿可能由于皮肤金黄色葡萄球菌感染而导致中毒性休克综合征[27]。

其他皮肤细菌感染包括流感嗜血杆菌蜂窝织炎和由铜绿假单胞菌引起的外耳炎[28-29]。在 8 名铜绿假单胞菌感染而导致菌血症的艾滋病儿童中，有 4 例出现皮损[30]，皮损从泛发性丘疹到坏疽臁疮。

已经报道描述了由细胞内分枝杆菌引起的斑疹和口腔溃疡，以及由海分枝杆菌引起的不典型皮损[31-32]。皮肤的粟粒性结核表现为广泛的毛囊丘疹[33]。

已经报告了一名 HIV 感染孕妇分娩的新生儿出现播散性单核细胞增多性李斯特菌感染[34]。皮损表现为瘀斑和脓疱；皮肤活检可发现革兰氏阳性球菌。

杆菌性血管瘤病的特征是在整个皮肤表面形成红色到紫色的丘疹和结节[35]。全身症状可能包括体重减轻和发热。这种疾病最初是在成年艾滋病患者中发现的，并被归因于感染了猫抓病杆菌。杆菌性血管瘤病的病原体是汉赛巴尔通体，一种类似立克次体的有机体[36]（见第 41 章）。细菌性血管瘤病在 HIV 感染的儿童中很少见，但已有报道[37-38]。口服红霉素是一线治疗。

真菌感染　口腔念珠菌病是儿童 HIV 感染最常见的口腔表现[39]。可表现为乳白色或淡黄色的斑块（鹅口疮）、黏膜萎缩或口角炎[40]。口腔念珠菌病在低 CD4 计数和有症状的 HIV 感染患儿中比 CD4 计数正常和没有症状的儿童更常见[41]。抗反转录病毒治疗有一定疗效，全世界感染 HIV 的儿童中仍有口腔念珠菌感染[42]。治疗后口腔念珠菌病的复发可能与白念珠菌生物型的改变和对抗真菌药物敏感性的降低有关[43-44]。尿布区也可发生白念珠菌感染。最典型的是白念珠菌性尿布皮炎，表现为融合的鲜红色的红斑，皮损周围伴有脓疱性卫星灶。腋窝或颈部皱褶也可出现

念珠菌感染。HIV 感染患儿还可出现慢性念珠菌性甲沟炎和指甲营养不良[45]。

一些常见的皮肤癣菌也可导致 HIV 感染儿童出现严重的皮肤病，如严重的头癣、泛发性体癣和甲真菌病。除了白念珠菌和常见的皮肤癣菌外，其他真菌也会造成局部或全身感染。患有隐球菌病的 HIV 感染患者可能会出现各种皮疹，包括丘疹、结节、浸润的斑块、溃疡和皮下脓肿[46]。疱疹样皮损和类似传染性软疣的小的脐状丘疹也有报道。部分艾滋病患者会有与疼痛性溃疡相关的播散性孢子丝菌病[47]。播散性网状内皮细胞真菌病可出现炎症性皮肤病、泛发的角化性丘疹和肉芽肿性溃疡[45]。

病毒感染

单纯疱疹　皮肤黏膜的单纯疱疹病毒感染有时是艾滋病儿童的一个严重问题[48]。慢性或复发性疱疹性龈口炎的特征是唇部、舌部、颊部黏膜和腭部出现疼痛的水疱和浅表溃疡。如果没有适当的治疗，这些病变可能会发展成巨大的黑色焦痂。患有口腔单纯疱疹的儿童合并手指感染的情况并不少见，其他部位也可观察到慢性疱疹溃疡（图 53.1）。

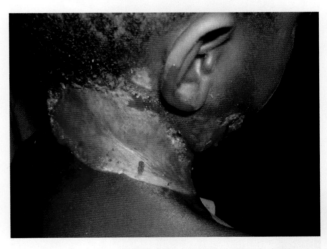

图 53.1　HIV 感染的儿童，溃疡性单纯疱疹表现

水痘-带状疱疹病毒感染　艾滋病儿童水痘-带状疱疹病毒感染的病程多种多样，皮肤受累可能很严重（图 53.2）[49-50]。对于许多感染 HIV 的儿童来说，水痘是一种良性的、无合并症的感染。然而，部分患者的水痘会反复发作，比初次发作可能更严重。

HIV 感染的儿童带状疱疹的发病率高于同龄健康人（图 53.3）。往往也比健康儿童更严重和更痛苦，形成永久性瘢痕，复发率也更高。一些感染了水痘的 HIV 感染儿童会出现水痘-带状疱疹病毒的典型症状并呈慢性和持续性感染。这些患者的皮疹表现为特征性的角化过度性结节和斑块，分布广泛[51-52]。患有这种

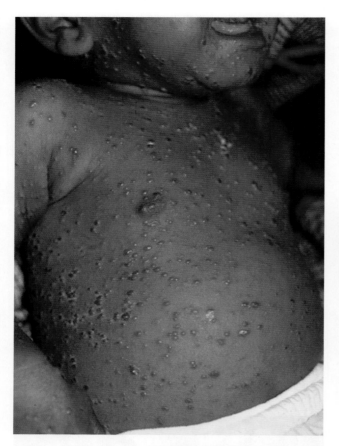

图 53.2　HIV 感染儿童,出现严重水痘

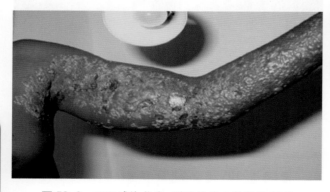

图 53.3　HIV 感染儿童,严重的出血性带状疱疹

慢性感染的儿童可能会因水痘-带状疱疹病毒导致肺炎或中枢神经系统感染。

麻疹　在感染 HIV 的儿童中,麻疹往往并发肺炎,可危及生命,死亡率高达 70%[53-54]。在大多数情况下,皮疹呈典型性(见第 54 章),也有不典型皮疹或无皮疹的报告。在皮疹不典型或患者没有产生抗体的情况下,皮肤活检有助于明确诊断[55]。

巨细胞病毒　曾报道了 1 例因感染巨细胞病毒引起的尿布皮炎[56]。这是一名 6 个月大的艾滋病婴儿,会阴部出现红斑,伴有结痂、糜烂和大疱。皮肤活检发

现明显的病毒包涵体,皮肤中培养出巨细胞病毒。巨细胞病毒感染也可出现口腔和肛周溃疡。

口腔毛状黏膜白斑　口腔毛状黏膜白斑是由于口腔黏膜上皮内发生 EB 病毒感染引起的。其特征为白色的毛绒状斑块,通常位于舌侧面。口腔毛状黏膜白斑在儿童艾滋病中相对不常见,也曾有相关报道[57]。

传染性软疣　泛发性传染性软疣常与 HIV 感染有关(图 53.4)。据报道,在一些艾滋病儿童中,出现了巨大的融合性皮损[58-60]。

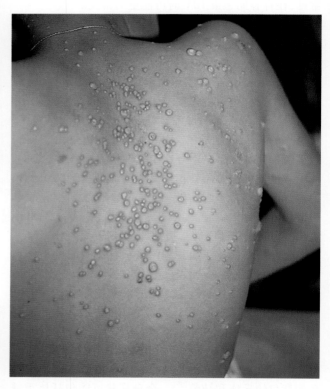

图 53.4　艾滋病儿童中泛发性传染性软疣

人乳头状瘤病毒(human papillomavirus,HPV)　HIV 感染继发于免疫抑制的儿童可能会出现泛发的寻常疣。已有 HPV-5 引起的泛发扁平疣的相关报道[61]。在此报告中,皮损的外观类似于疣状表皮发育不良(图 53.5)。感染 HIV 的儿童也可出现生殖器或肛周尖锐湿疣[62-63]。在某些情况下,这些皮损非常大,很难治疗。

儿童丘疹性肢端皮炎　已有报告称在感染 HIV 的儿童中发生儿童丘疹性肢端皮炎[64]。这些病例可能是由 CMV、丙型肝炎病毒或 HIV 本身引发的。

感染

在艾滋病儿童中,疥疮通常表现为结节和坚硬的丘疹,也有部分患者出现泛发性鳞屑性皮疹,伴有弥漫性结痂鳞屑(图 53.6)[65]。结痂性疥疮患者(有时被称为"挪威疥疮")携带大量疥螨,对家庭成员和卫生人员具有高度传染性[66]。

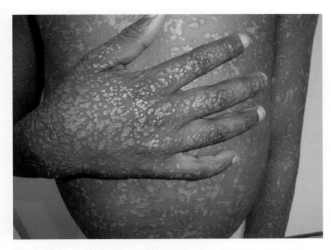

图 53.5　HIV 感染儿童合并融合性扁平疣,这些症状在抗反转录病毒治疗(免疫重建炎症综合征)后恶化

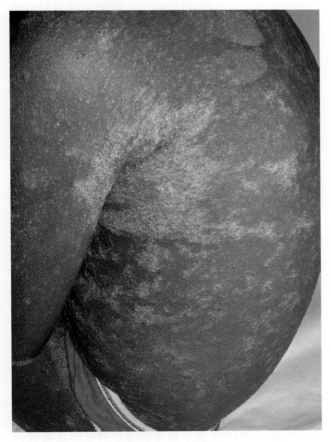

图 53.6　HIV 感染儿童,结痂性疥疮的皮损表现

HIV 感染的患者可以发生蠕形螨感染。一名患儿由于蠕形螨感染引起面部毛囊性丘疹[67]。组织学检查见结核样肉芽肿。

寄生虫感染　HIV 感染的患者皮肤棘阿米巴感染很少发生[68]。皮损好发于四肢和面部,表现为脓疱、皮下和真皮深部结节及溃疡[69]。

炎症性疾病

特应性皮炎在 HIV 感染的儿童中的发病率可能更高。在血清置换后的血友病患者中可出现特应性皮炎或疾病恶化[70-71]。HIV 感染的儿童特应性皮炎的发病或恶化可能是由于特应性体质、干皮症、细菌或病毒超抗原以及表皮屏障的破坏引起[72]。

脂溢性皮炎在 HIV 感染的儿童中也更为严重。临床表现随患者年龄的不同而明显不同。在婴儿中,头皮乳痂("摇篮帽")的弥漫性鳞屑可能会发展到腹股沟皱褶和尿布区。年长儿童可在头皮、鼻唇沟和耳后部位出现红斑和鳞屑。

在 HIV 感染过程中,银屑病可能会更严重[73]。偶见于在儿童和青少年中。

在部分感染 HIV 的儿童中观察到慢性白细胞碎裂性血管炎。某患儿,其下肢的慢性可触及性紫癜是 HIV 感染的唯一表现[74]。

据报道,有两名艾滋病儿童患坏疽性脓皮病[75]。在一名患者中,氨苯砜治疗有效。毛发红糠疹(pityriasis rubra pilaris,PRP)在感染 HIV 的儿童和成人中都有报道。这些患者的 PRP 对治疗反应很差,可表现为结节性囊肿和小棘状苔藓[76-77]。感染 HIV 的儿童也可以发生灰皮病(持久性色素异常性红斑)[78]。

慢性 HIV 感染的儿童可能会出现营养不良的皮肤表现。在一些儿童身上已经观察到了类似于夸希奥科病(恶性营养不良)和糙皮病的皮疹。此外,肠病性肢端皮炎可能发生在感染 HIV 的儿童中[79]。

药物反应

感染 HIV 的儿童患药疹的风险更高,以甲氧苄啶-磺胺甲噁唑药为主,其次是抗反转录病毒和抗结核药物[80]。皮损为红斑和丘疹或麻疹样。大多数 HIV 相关的药疹在停药后迅速消退,也有重症 Stevens-Johnson 综合征和中毒性表皮坏死松解症的发生[81]。

抗反转录病毒药物也可导致药疹。奈韦拉平和阿巴卡韦是最常见的两种药物。其中任何一种药物都可能致命,停用可疑药物可以挽救患者生命,因此对这些反应的认知至关重要。奈韦拉平是一种非核苷类反转录酶抑制剂,在该药的初步治疗试验中发现皮肤反应[82],主要有两种类型:第一种常见,多见于服药的前 2 周(在一项研究中为 32%),包括中-重度弥漫性斑丘疹或干燥性脱屑。可以通过缓慢增加药物的剂量来降低皮疹的发生频率和严重程度,因此有了 2 周的药物诱导期,即奈韦拉平的给药方式由 2 次/d 减为 1 次/d。如果皮疹较轻,没有 Stevens-Johnson 综合征的表现,可以继续治疗,皮疹也会逐渐消退;第二种是严重的皮肤反应,即典型的 Stevens-Johnson 综合征表现,应立即停药[83]。儿童可能会出现伴有皮疹、嗜酸性粒细胞增多和全身症状(drug rash with eosinophilia and systemic symptoms,DRESS)的药疹,也是奈韦拉平的副作用[84]。

其他抗反转录病毒药物也会出现类似皮的疹,包括依非韦仑,皮肤过敏反应发生的频率比奈韦拉平要低。

阿巴卡韦在大约5%的使用者中产生明显的过敏反应,常见于服药6周内。其发生与HLA-B57抗原的存在密切相关[85]。80%出现发热,70%出现皮疹[86]。可多个器官系统受累。皮疹表现为弥漫性丘疹或斑点。偶有轻微痒,皮疹有时不易觉察[87]。如果怀疑阿巴卡韦过敏,必须立即停止用药,切勿再次使用。怀疑阿巴卡韦过敏的患者不能再次使用该药物,重复暴露导致的过敏反应,发生更快,更严重且是致死性的。

据报道,高效抗反转录病毒疗法(highly antiretroviral therapy,HAART)对儿童患者的其他不良皮肤反应包括黄瘤、高脂血症[88]和脂肪营养不良综合征[89]。脂肪营养不良综合征的特征是脂肪再分布,伴有外周脂肪流失和腹部肥胖。

肿瘤

1981年首次报道了卡波西肉瘤的发病机制[90]。该病的特点是在皮肤或黏膜表面的任何部位,出现紫罗兰色的结节或斑块。卡波西肉瘤是由HHV-8引起,目前也被称为卡波西肉瘤相关疱疹病毒[91]。皮肤卡波西肉瘤在患有艾滋病的男同性恋中最常见,最初认为在感染HIV的儿童中并不常见。在西方国家,仅有个例报道[92-94]。然而,与HIV相关的儿童卡波西肉瘤患者,在赞比亚、撒哈拉以南的非洲和亚洲的其他国家十分常见[95-97]。皮肤、口腔和胃肠道的损害最常见[98]。在这两种病毒高度流行的地区,抗反转录病毒治疗极大地降低了HIV感染儿童感染卡波西肉瘤相关疱疹病毒的风险[99]。

HIV相关性非霍奇金淋巴瘤(non-hodgkin lymphoma,NHL)与EB病毒感染有关,在HIV感染的晚期最常见,也可发生在CD4计数正常的HIV感染儿童中。非霍奇金淋巴瘤可以是轻症,也可伴有严重的并发症,如上腔静脉综合征、气道压迫、肿瘤溶解综合征、肾功能不全或脊髓压迫症。皮肤可有皮肤肿瘤的表现[100]。

在HIV感染的儿童中也报道了各种平滑肌起源的肿瘤[101-102]。已经报道1例HIV感染的青少年伴有皮下多发性平滑肌肉瘤[103]。皮损表现为局部疼痛,皮肤仅有轻微的质硬隆起。

鉴别诊断 在婴儿中,HIV感染必须与先天性免疫疾病区分开来。年龄较大儿童的临床表现,通常包括全身性淋巴结肿大,必须与霍奇金淋巴瘤和其他血液系统恶性肿瘤相鉴别。

预后及治疗 在过去10年中,儿童HIV感染的治疗取得了重大进展。在一些国家,HIV感染儿童的死亡率已经大幅下降,这种疾病也被当作一种慢性病对待。不幸的是,HIV/AIDS流行最严重的发展中国家往往无法获得相关药物,在这些地区,仍有大量儿童死于艾滋病。

治疗包括联合使用抗反转录病毒药物,最初被称为高效抗反转录病毒疗法(highly active antiretroviral therapy,HAART),现在通常被称为ART,所有的ART都以HAART[104]的形式提供。HAART通常包括两种核苷类反转录酶抑制剂和一种整合酶抑制剂、非核苷类反转录酶抑制剂或蛋白酶抑制剂。整合酶抑制剂越来越多地被用作一线治疗。其他种类的抗反转录病毒药物也是可用的,包括进入抑制剂和融合抑制剂,但这些药物很少使用。药物组合的选择取决于患者的整体健康状况、病毒抗药性或对特定药物的敏感性以及病毒载量。皮肤症状,无论是HIV直接导致还是继发感染的结果,通常最好的治疗方法是将HIV抑制到无法检测到的水平。然而,治疗必须谨慎,有时抗反转录病毒药物会导致皮疹。此外,皮肤反应可能预示着严重的超敏反应,需要立即干预。

免疫重建炎症综合征(immune reconstitution inflammatory syndrome,IRIS)是抗反转录病毒治疗的另一个并发症[105-106]。CD4⁺淋巴细胞的恢复导致炎症条件的重新激活或对先前感染(通常是新型隐球菌或结核分枝杆菌)的免疫反应增强。部分患儿的免疫重建炎症综合征表现为带状疱疹[107]。

HTLV-1 感染

定义 感染性皮炎(infective dermatitis,ID)是一种严重的、反复发作性婴儿湿疹,累及鼻前庭、耳垂和头皮,与HTLV-1感染有关[108-110]。

历史 感染性皮炎最早于1967年由Sweet[111]在牙买加报道,其特征是伴有结节和泛发性丘疹的严重渗出性皮炎。人们很快发现,这些皮肤表现反映了金黄色葡萄球菌和乙型溶血性链球菌的感染[112]。1998年,LaGranade提出了至今仍在使用的诊断标准[109]。

流行病学 HTLV-1属于肿瘤病毒亚科反转录病毒科(retroviridae)。是第一个在人类身上发现的反转录病毒,也是第一个与人类癌症有关的病毒。最大的流行地区是加勒比海地区(特立尼达、牙买加)、日本南部、非洲南部和南美洲(特别是巴西)。在印度南部和伊朗北部以及澳大利亚北部的土著居民中也发现了这种病毒[110,113]。血清阳性率从加勒比海地区(特立尼达和牙买加)的3%~6%到日本农村地区(如宫崎县)的30%不等。

据报道,HTLV-1从疫区到美国和欧洲的移民中传播。全世界大约有1 000万~2 000万人受到感染,只有

5% ～ 10% 的人发病[110]。

疫情的严重程度受环境和生活方式变化的影响，随着整体经济的改善，发病率有下降的趋势。血清阳性率随年龄增长而增加，在女性中高出 2 倍。这一差距在过去 30 年中有所扩大，是因为某些地区生活方式的改变和男女之间性传播风险的增加。

最重要的传播途径是性接触、输血、受污染的针头或注射器[114]以及以母乳喂养为主要途径的母婴垂直传播[114-115]。围产期感染较宫内感染更常见。母体抗体滴度高和胎膜早破的母亲所生孩子的感染率会增加，与母乳喂养超过 6 个月也有关[108,113-115]。

在 50% ～ 60% 的病例中，血液传播主要是由输血引起的，病毒载量随着血液储存超过 7 天而减少。新鲜血浆和冷沉淀物与 HTLV-1 的传播无关[113-114]。静脉吸毒传播不常见[113]。

病理生理学　病毒载量和 T 细胞激活似乎是临床疾病发展的决定因素[115]。遗传易感性促进了免疫失调和随后的免疫抑制以及金黄色葡萄球菌和/或乙型溶血性链球菌的双重感染[116]。

HTLV-1 是一种嗜淋巴病毒，主要感染 CD4+ 淋巴细胞以及 CD8+ 淋巴细胞和巨噬细胞。树突状细胞在 HTLV-1 病毒在体内的传播、扩散和持续时间中起着关键作用[117]。

HTLV-1 的致病机制与其结构蛋白 Tax、Rex、p12、p30、p13 和 p21 密切相关。Tax 会产生过度的炎症免疫反应，产生促炎因子，并通过细胞裂解刺激细胞毒性细胞反应[110]。也有证据表明，辅助蛋白 p12 在建立持续性感染中起着根本性作用[118-119]。HTLV-1 蛋白 p12 位于内质网及其高尔基复合体中，引起钙离子释放到细胞质中，并与胞质蛋白钙调蛋白形成复合物。这个过程反过来激活 T 细胞核因子（T-cell nuclear factor，TCNF）。钙存在的情况下，复合物进入细胞核，与肿瘤坏死因子结合，导致细胞因子 IL-1、IL-2、IL-3、IL-4 和 IL-6 以及 TNF-α 的转录。这种由 HTLV-1 引起的免疫失调会导致炎症反应和疾病的反复发作（图 53.7）。

当 HTLV-1 核心（Gag 蛋白）复合体在细胞-细胞连接处形成并转移到以前未感染的细胞时，病毒传播就会发生[120]。ID 是 Th1 对 HTLV-1 免疫应答的结果，痉挛性截瘫和 HTLV-1 相关性脊髓病是 Th8+ 淋巴细胞免疫应答的结果。T 细胞淋巴瘤是由 Th4+ 细胞恶性克隆性增殖引起的。

临床特征　ID 的首发症状往往是鼻炎，类似于一种常见的呼吸道感染。随后是泛发性红斑、丘疹及结痂，累及头皮、耳垂、颈部、腋窝、腹股沟和脐周皮肤。伴有不同程度的瘙痒和局部淋巴结肿大（图 53.8 ～ 图 53.10）[121]。

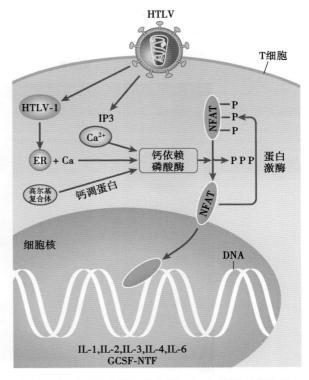

图 53.7　HTLV-1 的致病机制：ER，内质网；GCSF，粒细胞集落刺激因子；HTLV，人类 T 淋巴细胞病毒；IL，白细胞介素；IP3，三磷酸肌醇；NFAT，活化 T 细胞的核因子；NTF，核转录因子

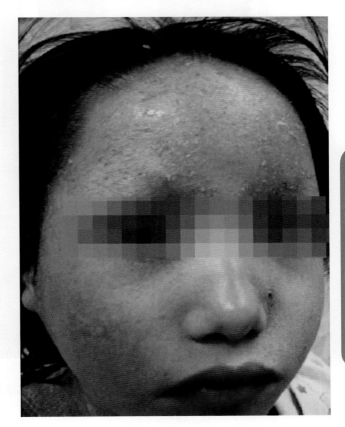

图 53.8　感染性皮炎患者面部红斑和脱屑

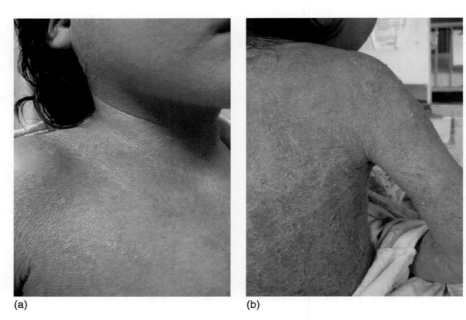

图 53.9 （a,b）HTLV-1 感染儿童,泛发性红斑

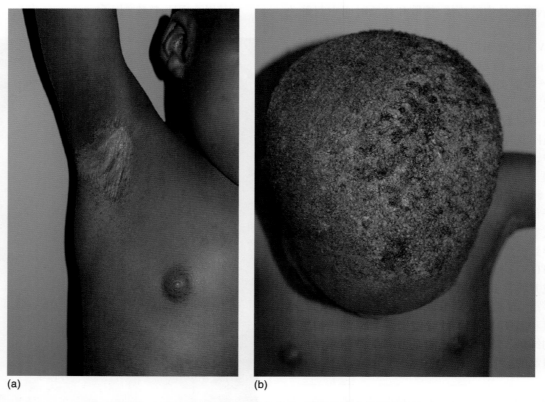

图 53.10 （a,b）HTLV-1 感染儿童,严重的渗出性湿疹皮炎

诊断　在大多数情况下,在血清学检测之前根据临床表现可基本诊断。ID 总是与葡萄球菌和链球菌感染有关。目前诊断依据 LaGranade 描述的诊断标准(框图 53.1)。

框图 53.1　根据 LaGranade 等的感染性皮炎诊断标准

主要标准(1、2、5 为必须满足条件)

1. 头皮、腋窝、腹股沟、外耳、耳后皮肤、眼睑及鼻周和/或颈部皮肤的湿疹(需要其中两个部位同时受累)
2. 非鼻炎和/或鼻孔脱屑引起的慢性水样涕
3. 慢性复发性皮炎,对合适的抗生素治疗反应迅速,停用抗生素后迅速复发
4. 起病于婴儿期早期。
5. HTLV-1 血清阳性

次要标准

- 皮肤培养金黄色葡萄球菌或乙型溶血性链球菌阳性
- 泛发性细小丘疹(最严重的患者)
- 泛发性淋巴结肿大和皮肤淋巴结病
- 贫血
- 红细胞沉降率升高
- 高免疫球蛋白血症(IgD 或 IgE)
- CD4 和 CD8 水平升高,CD4/CD8 比值增大

组织病理学　ID 的组织病理学共同特征是海绵形成伴或不伴淋巴细胞浸润(真皮 CD8+,表-真皮交界处 CD57+)。其他特征有角化过度、角化不全、Munro 样脓疡和 Pautrier 样脓疡[122]。类似于银屑病或皮肤 T 细胞淋巴瘤,因此需要密切随访。

鉴别诊断　鉴别诊断包括儿童特应性皮炎和青少年脂溢性皮炎。

预后及治疗　ID 是一种慢性疾病。已有报道称 ID 进展为成人 T 细胞白血病淋巴瘤(adult T-cell leukaemia-lymphoma,ATL)和 HTLV-1 相关性脊髓病(HTLV-1 associated myelopathy,HAM)或热带痉挛性瘫痪(tropical spastic paraparesis,TSP)[123-124]。ATL 是一种严重的白血病-淋巴瘤,对化疗没有反应,而 HAM/TSP 是一种严重的中枢神经系统疾病。

由于细菌感染经常复发,患者必须接受慢性治疗,低剂量抗生素维持治疗。最常用的药物是甲氧苄啶-磺胺甲噁唑。

ID 是恶性肿瘤的危险因素,所以需要密切随访。

　　　　　　　(孙婧　译,王林娜　张斌　梁源　校)

参考文献

见章末二维码

053章 参考文献

第 54 章　病毒疹

Jusleen Ahluwalia，Pamela Gangar，Sheila Fallon Friedlander

摘要

病毒疹是一种可累及黏膜或全身的皮疹。有助于诊断病毒疹的重要线索包括：发病的地理位置和时间，皮疹的分布和形态，以及相关的症状和体征。诊断通常通过血清学或核酸检测，较少通过病毒培养。病毒疹具有自限性，治疗以对症支持为主。明确皮疹的病因对患者和群体都是至关重要的，并且需要解决正常免疫力和免疫功能低下的个人、患有其他合并症的患者和孕妇的管理问题。

要点

- 风疹症状较麻疹更轻。
- 细小病毒有六种主要临床表现，包括经典的传染性红斑、慢性贫血/红细胞再生障碍性贫血、一过性再生障碍性危象、多发性关节炎综合征、胎儿水肿和瘀斑，丘疹紫癜性手套和短袜样综合征（petechial, papular-purpuric gloves-and-socks syndrome，PPGSS）。
- 手足口病（hand, foot and mouth disease，HFMD）是一种特殊的皮疹，与柯萨奇病毒 A16 感染有关。
- 一种比传统手足口病更广泛、更严重、更多变的皮疹被称为"柯萨奇湿疹"，主要与柯萨奇 A6 病毒感染有关。
- 登革热的表现可以从非特异性发热性疾病到典型的登革热，后者可能会发展为重型登革热，也称为登革出血热（dengue haemorrhagic fever，DHF）或登革休克综合征。
- 公共卫生关注寨卡病毒，是因为它与新生儿小头畸形症和包括吉兰-巴雷综合征在内的其他神经后遗症的相关性显著增加。

引言

病毒感染引起的皮疹是弥漫性的，常伴有发热、不适和头痛等全身症状。一些病毒引起各种各样的常见皮疹，而另一些病毒则引起非特异性的皮肤表现，很难明确诊断。

典型的病毒疹

病毒疹按照历史出现和描述的顺序进行编号：第一种疾病，麻疹；第二种疾病，猩红热；第三种疾病，风疹；第四种疾病，杜克病（现在不再被认为是一个独立的疾病）；第五种疾病，传染性红斑；第六种疾病，婴儿玫瑰疹[1]。在这六种经典的传染性皮疹中，猩红热是唯一的非病毒性皮疹，继发于 A 组链球菌感染（见第 37 章）。

这些传染病曾一度在世界范围内占主导地位。幸运的是，由于采取了预防措施和免疫接种规划，它们的发病率已经明显下降，但在卫生保健系统较差的地区仍流行。

麻疹（rubeola）

麻疹，或称 rubeola，是由麻疹病毒（measles virus，MeV）引起的一种恶性传染性疾病，MeV 是副黏病毒科中的一种单链、有包膜的 RNA 病毒。关于这种疾病的记载可以追溯到 7 世纪[2]。在疫苗问世之前，麻疹病毒的感染在儿童中很普遍，超过 90% 的人在 15 岁之前会感染麻疹病毒[3]。

尽管在疾病预防方面取得了重大进展，但麻疹病例仍在发生，往往是致命的，特别是在发展中国家：2013 年，世界卫生组织（World Health Organization，WHO）估计全世界有超过 14.5 万人死于麻疹[4]。在美国，麻疹的发病率大幅下降，2014 年报告的 677 例病例大多与未接种疫苗或与外国游客或归国游客境外输入有关[5]。例如，在 2008 年，前往瑞士旅游的未接种疫苗的美国儿童，在麻疹感染的潜伏期返回。随后，疾病波及其他未接种疫苗的儿童，甚至在病情被确诊之前传播到夏威夷[5]。此外，在 2014 年底，共有 125 例病例的暴发，与源自迪士尼乐园的疫情有关。美国、墨西哥和加拿大的 7 个州，报告了与此次暴发有关的麻疹病例[6]。因此，有必要在全世界范围内继续努力进行疫苗教育和覆盖，以实现根除疾病。

流行病学和发病机制　麻疹好发于冬季。传染性很强，易感人群的二次发病率接近 90%[7]。麻疹通过人

第九篇

与人直接接触或空气传播。患者的呼吸道分泌物可以在空气中停留长达 2h,因此感染可能在没有直接接触的公共区域传播[8]。麻疹在前驱期前 1~2 天至出疹后 4 天都具有传染性。

MeV 侵袭并在呼吸道上皮和局部淋巴组织复制。这会导致原发性病毒血症,并扩散到单核吞噬细胞系统。继发性病毒血症发生在感染后 5~7 天,累及皮肤和多个其他器官[9]。

临床特征　前驱症状通常出现在感染后 10 天左右(潜伏期 7~21 天),包括发热(39~40.5℃)、咳嗽剧烈、持续性流涕和结膜炎(经典的"麻疹三联征")。科氏斑是口腔内出现的带有红晕的蓝白色斑点,特别是在与磨牙相对的颊黏膜上(图 54.1)。常在全身性皮疹发作前 2~4 天出现,迅速消退,难以察觉[2,10]。

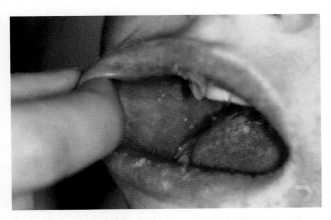

图 54.1　颊黏膜上的科氏斑:形状不规则的亮红色晕,中心为蓝白色。资料来源:Reproduced with permission from the Centers for Disease Control and Prevention.

麻疹的皮疹通常在接触病毒后 14 天左右出现。特征性的皮疹由红色斑疹和丘疹组成,始于面颈部,尤其是耳后和发际,逐渐扩散到身体的其他部位,面部和躯干部皮疹融合(图 54.2)。4~5 天后,皮疹按出疹顺序逐渐消退,留下棕色色素沉着斑和细小碎屑。常在皮疹出现后 2~3 天热退,咳嗽可持续 10 天或更长时间[2,11]。其他可能的症状包括光敏感、食欲缺乏和全身性淋巴结肿大。

高达 40% 的病例会出现继发性并发症[12]。发病率和死亡率与患者的营养状况和患病年龄直接相关。5 岁以下的儿童和 20 岁以上的成年人更多见。最常见的并发症包括腹泻、中耳炎和支气管炎。0.3% 的患者会发生死亡,多死于肺炎。0.1% 的患者可在皮疹发生后 2 周内出现急性脑炎,可有发热、癫痫、头痛,甚至昏迷。急性脑炎在青少年和成人中的发病率较高,在 1/3 的幸存者中导致终生的神经后遗症,如运动障碍和智

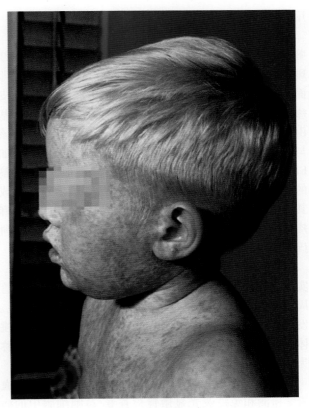

图 54.2　麻疹皮疹:第 3 天的麻疹皮疹,面部和躯干的皮疹融合。资料来源:Reproduced with permission from the Centers for Disease Control and Prevention.

力低下,大约 1/4 死亡[12-13]。结膜炎和角膜炎很常见,通常是自限性的,角膜溃疡和失明可能出现在发展中国家的患者身上[14],这些国家维生素 A 缺乏很普遍,容易发生更严重的感染。这也是世卫组织建议推荐服用维生素 A 的原因(见治疗和预防)。

在急性发病后的几个月到几年,患者可能会因持续的 MeV 感染而出现一种罕见的并发症,称为亚急性硬化性全脑炎(subacute sclerosing panencephalitis,SSPE)。它好发于 2 岁以下感染的儿童,表现为从癫痫发作到认知和运动功能障碍,病情逐渐恶化,最后死亡。细胞免疫缺陷的个人可能在急性麻疹感染后 5 周~6 个月患上麻疹包涵体脑炎。可在无发热的情况下出现精神状态改变和癫痫发作,超过 80% 会在 1 周内死亡[15-16]。

除了典型的麻疹外,还会发生轻度/改良和非典型的麻疹。改良麻疹可发生在母体抗体残留的婴儿、接受免疫球蛋白治疗的婴儿和先前接种疫苗后部分免疫的成年人中。潜伏期较长,前驱症状较轻,皮疹稀疏。非典型麻疹发生在 20 世纪 60—80 年代的儿童,当时使用甲醛灭活(灭活)麻疹疫苗。这些儿童常出现高热,四肢皮疹明显常伴瘀点,肺炎发病率高。这种反应被认为,是由于对疫苗的抗体反应不完全而产生的抗原-抗体免疫复合物引起的[11,17]。随着活的减毒疫苗的应

用,非典型麻疹现在很少见。

鉴别诊断　科氏斑是麻疹的特征性皮疹,在传染性红斑中也可能存在[18]。传染性红斑有特征性的皮疹,即面部的泛发性网状和融合性红斑(掌击颊)。风疹的皮疹不那么明显,病程也较短,传播时会逐渐消退。落基山斑疹热(rocky mountain spotted fever, RMSF)也应该与非典型麻疹相鉴别,面部通常无皮疹。其他感染,如EB病毒和支原体感染,也可能与麻疹类似,没有完整的病程。药疹通常有麻疹样的外观,一般没有咳嗽或其他前驱症状。川崎病有发热、烦躁易怒、结膜炎和麻疹样皮疹,可伴有四肢远端水肿和掌跖红斑,无科氏斑。

实验室检查　皮肤的组织学表现为非特异性浅层血管周围淋巴细胞浸润,伴有不同的海绵形成和角化不良。发现多核角质形成细胞有助于麻疹的诊断。在扁桃体、淋巴结和其他网状内皮组织中可以看到巨细胞,称为沃-芬二氏细胞(Warthin-Finkeldey细胞)[19]。

免疫球蛋白M(immunoglobulin M, IgM)抗体的血清学检测和免疫荧光显微镜检查喉/鼻咽细胞中的病毒抗原可能有助于诊断。反转录聚合酶链反应(reverse transcription polymerase chain reaction, RT-PCR)可能是最快速、最有效的诊断方法。麻疹感染开始时的检测可能产生假阴性血清学结果,特别是在皮疹发作的前3天内,此时IgM抗体滴度低于最低检测水平。如皮疹发病72h内采集的血清IgM结果为阴性,则应在皮疹发病后72h或之后采集第二份样本[20]。对于怀疑麻疹的接种过疫苗的患者,不应仅以IgM测试结果为阴性来排除诊断。RT-PCR可以用来检测鼻咽和尿液样本中的麻疹病毒。然而,病毒培养很难,敏感性很低[9]。

治疗和预防　需要注意水化和营养的对症支持治疗。世界卫生组织建议所有儿童服用两剂维生素A(确诊后立即服用,第二天重复服用),不需要考虑居住国是否为发展中国家[4,21-22]。然而,美国儿科学会(American Academy of Pediatrics, AAP)传染病委员会将他们推荐的维生素A疗法限制在患严重疾病(例如需要住院)的儿童[23]。具有免疫力的个体对麻疹具有终生免疫力。为了防止传播,免疫力正常的麻疹儿童应该被隔离,直到皮疹开始后4天,免疫功能低下的人需要在发病期间持续隔离。利巴韦林已经用于重症病例或SSPE患者,尽管这些适应证尚未得到FDA的批准[24]。

提倡积极接种疫苗以预防麻疹。目前的建议是在12个月后接种两剂减毒活病毒疫苗;按照这个接种方式,免疫力减弱的情况很少见。由于麻疹病毒的传染性很强,95%左右的免疫水平对于防止在特定人群中暴发是必要的[25-26]。出于自闭症的担忧,一些父母拒绝给他们的孩子接种疫苗。然而,许多研究都不支持麻疹-腮腺炎-风疹疫苗或疫苗防腐剂硫柳汞是导致自闭症的主要原因[27-29]。

在怀疑或确认暴露的情况下,如果在72h内接种麻疹疫苗可能会提供一些保护。如果在6天内给免疫球蛋白也可能会有帮助。如果疫情涉及12个月以下有持续暴露风险的婴儿,6个月或6个月以上的婴儿可以接种疫苗[20]。易感的家庭接触者和无麻疹免疫证据的并发症高危人群(如免疫抑制者、1岁以下婴儿、孕妇)应在6天内接种免疫球蛋白。有关诊断和治疗的最可靠建议,请参考美国疾病控制中心的最新推荐。

参考文献 54.1

见章末二维码

风疹

风疹在18世纪50年代首次被发现,也被称为德国麻疹,是一种中度传染性疾病,临床症状轻微,由Togaviridae科和Rubivirus属的RNA病毒引起。风疹感染也是一种公共卫生问题,先天性风疹综合征可能会导致胎儿畸形的风险。这种感染只在人类中通过呼吸道途径传播。

流行病学和发病机制　风疹于2004年在美国被消灭[1]。虽然它不再是地方性疾病,但旅行的乘客可能会从其他国家将这种感染输入美国。在没有风疹疫苗接种的国家,疾病负担特别重。虽然急性感染的流行率尚不确定,但据估计,发展中国家每年大约发生10万例先天性风疹综合征[2]。

感染通常发生在冬末春初。病毒进入上呼吸道后,在鼻咽黏膜和局部淋巴结内复制。病毒血症在感染后5~7天发生,随后扩散到皮肤和身体其他器官以及孕妇胎盘。当首次出现皮疹时,传染性最强,皮疹消退后,病毒排出可能会持续数周[1]。先天性风疹患儿可通过鼻咽分泌物和尿液中排出病毒长达1年或更长时间,而先天性白内障患儿则可从晶状体抽吸物中检测到病毒长达数年之久。

临床特征　风疹的潜伏期为14~21天。高达50%是亚临床感染[3]。幼儿可能出现皮疹、淋巴结肿大(特别是耳后部和枕下)和轻微发热。红色丘疹最初出现在面部,在24h内迅速泛发,然后在3天内消退。皮损非融合性,比麻疹颜色更暗(图54.3)。部分患者可伴有

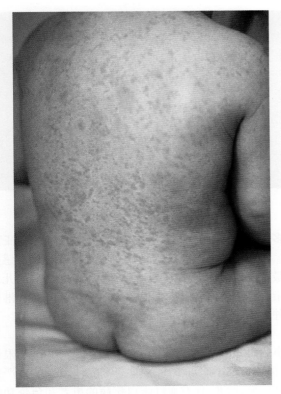

图 54.3 麻疹皮疹较风疹更红肿、融合。资料来源：Reproduced with permission from the Centers for Disease Control and Prevention.

结膜炎和黏膜红斑。

产后感染的并发症包括关节痛/关节炎、血小板减少和脑炎（1/6 000），在青少年和成人，尤其是妇女中比在儿童中更常见[4]。关节痛往往与皮疹同时或在出疹后不久发生。手、手腕和膝盖的关节经常受累，症状可能会持续 1 个月或更长时间，慢性关节炎很少见[5]。

风疹的主要问题是先天性疾病的后遗症。并发症从自然流产到早产和畸形，因感染发生的孕期不同而不同。如果感染发生在妊娠的前 12 周内，先天性风疹的风险最高（85%）；如果感染发生在妊娠的前 16 周内，总体风险为 65%[4,6]。先天性风疹综合征是 TORCH 感染的一种，除了先天性白内障外，还会导致蓝莓松饼皮疹（髓外造血导致的散在性紫癜）。低出生体重、肝和脾损伤、脉络膜视网膜炎、感觉神经性耳聋、心脏缺损（动脉导管未闭和间隔缺损）和肺动脉狭窄也可出现[7]。感染患者应常规监测，因为一些并发症可能在以后的生活中表现出来[7]。先天性风疹感染是导致自闭症的少数明确原因之一。

鉴别诊断 风疹感染在临床上很难与细小病毒 B19 区分开来，因为这两种感染通常都会出现发热、皮疹和关节症状。然而，细小病毒更容易出现两侧脸颊的融合性红斑。孕妇，无论是有接触史还是出现非水疱性皮疹，都应对这两种感染进行检测。风疹比麻疹的病程短，症状轻。幼儿急疹的皮疹出现在热退之后，而不是在发热的体温高峰时。传染性单核细胞增多症也有淋巴结肿大，需与之鉴别。然而，单核细胞增多症在实验室检测中表现为不典型的淋巴细胞增多症。大多数药疹瘙痒，没有风疹的明显的淋巴结肿大。

实验室检查 考虑到轻症的临床表现和对孕妇的潜在风险，实验室检查对确诊十分重要。儿童急性风疹感染的唯一可靠证据是 PCR 检测病毒，风疹特异性 IgM 抗体或从急性期和恢复期血清中检测到免疫球蛋白 G（immunoglobulin G，IgG）抗体显著升高。病毒可从出疹前 1 周至出疹后 2 周的咽部分离出来。血清学是确诊的最常用方法，但 IgM 假阳性在细小病毒感染、传染性单核细胞增多症和类风湿因子阳性的患者中也会出现[4,8]。病毒培养通常不用于常规诊断。先天性风疹感染是通过新生儿中 IgM 的存在来确认的，与 IgG 不同的是，IgM 不会通过胎盘[9]。也可以对鼻咽拭子和尿样进行 RT-PCR 评估。风疹感染期间可能会发生一过性血小板减少症。

治疗和预防 产后风疹的症状通常较轻，不需要治疗。儿童应在皮疹发作后 7 天内不得上学。然而，先天性病例可能需要多学科治疗，鉴于新生儿病毒浓度高，应隔离护理[3,10]。

疫苗接种作为一种预防措施是有效的，疫苗的长期效力已超过 90%[11]。目前推荐的免疫时间表是两剂活疫苗与麻疹和腮腺炎疫苗一起接种。接种疫苗后先天性风疹发病率明显下降。但是，如果孕妇接触过风疹，应随后进行血清学检测。如果检测到风疹特异性 IgM 抗体或检测出抗风疹 IgG 抗体升高，应为患者提供产前咨询。暴露病毒后不久，使用人免疫球蛋白或风疹高免疫球蛋白（如果可能）可能会减轻病毒感染的负担和随后的损害，胎儿感染的发生率似乎并未降低，因此球蛋白不建议用于预防[12-13]。

参考文献 54.2

见章末二维码

细小病毒 B19

1889 年首次描述了传染性红斑（erythema infectiosum，EI）或第五病的典型临床特征[1-2]。大约 1 个世纪后，在对献血者进行乙肝抗原筛查时，发现了传染性红斑的病原体——细小病毒 B19[3-4]。细小病毒 B19 是细

第九篇

小病毒科的一种小的单链 DNA 病毒,对红系原始细胞等有丝分裂率高的细胞有嗜性。它非常耐高温和洗涤剂。25%～50%的感染者无症状[5]。细小病毒的临床表现主要有 6 种,包括经典的传染性红斑、慢性贫血/红细胞再生障碍性贫血、一过性再生障碍危象、多发性关节炎综合征、胎儿水肿和丘疹紫癜性手套和短袜样综合征(papular-purpuric gloves-and-socks syndrome, PPGSS)。

感染性红斑

流行病学和发病机制　感染最常见于学龄期儿童(4～10 岁),季节性高峰期为冬末至初春。主要通过呼吸道飞沫传播,但也可通过直接接触受污染的手或受感染的血液产品或骨髓,或从母亲向胎儿垂直传播[6-7]。潜伏期为 4～21 天。病毒在病毒血症期间从鼻咽分泌物中脱落,病毒血症发生在感染后 4～5 天,2～3 天后达到高峰。免疫功能正常的宿主会产生特异性抗体反应来清除所产生的病毒血症,与皮疹同时发生。此时,受感染的个体不再具有传染性。相反,免疫功能受损的个体和具有特定细小病毒感染亚群(papular-purpuric gloves-and-socks syndrome, PPGSS)的人,在很长一段时间内继续具有传染性[5]。

临床特征　传染性红斑的前驱症状很轻微,包括发热、鼻炎、头痛和恶心。舌头和咽部可能出现红斑,颊黏膜和腭部可能出现红色斑疹(科氏斑)[8]。典型的皮疹经过 3 个阶段:第一阶段表现为面颊红斑,周围面色苍白("掌击颊",图 54.4)。1～4 天后,四肢伸侧和躯干上出现粉红色斑疹和丘疹,通常皮疹中央消退,形成花边状/网状皮疹(图 54.5),第二阶段通常持续 1～6 周。第三阶段为皮损持续期,持续时间为 1～3 周。然后皮疹自然消退,无永久性后遗症。偶有报道称,暴露在高温、阳光、运动和其他触发因素后几个月内皮疹会复发[6,9]。

成年人皮疹常不明显或没有皮疹,更有可能发展

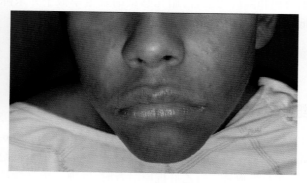

图 54.4　传染性红斑"掌击颊"

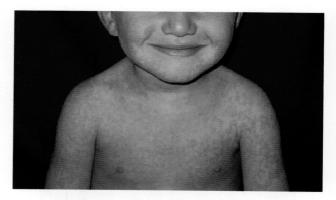

图 54.5　传染性红斑的特征性网状皮疹

为多关节炎,包括手指和膝盖(多发性关节炎综合征)。

关节痛和关节炎虽然是成人原发性细小病毒感染的最常见也可能是唯一的表现,仅见于约 10%的儿童传染性红斑患者[10-11]。其他系统症状包括肝炎和淋巴结肿大。

细小病毒 B19 其他方面　虽然在健康人中是自限性的,但感染细小病毒 B19 可能会给三种患者带来严重不良后果:胎儿、伴有血红蛋白疾病的患者和免疫功能低下的患者。胎儿感染可能导致水肿、严重贫血、心力衰竭,最终死亡。据报道,所有怀孕 3 个月以内孕妇的原发性感染都会导致流产,妊娠的前 20 周风险最高[12]。幸运的是,大多数产妇感染后妊娠结局正常,研究估计妊娠不良结局的总体风险为 4%～9%[12-13]。

由于其嗜红细胞性,B19 感染可导致镰状细胞贫血和其他造血功能异常的患者出现一过性再生障碍危象、缩短红细胞寿命(遗传性球形红细胞增多症、地中海贫血等)。在免疫功能低下的患者中,由于无法产生足够的抗体中和反应,感染可能成为慢性感染。由于 B19 可能持续存在于血清或骨髓,会发生慢性贫血或红细胞再生障碍性贫血,以及白细胞减少症和血小板减少症[14-15]。这些患者可能会将病毒传播给其他人。

鉴别诊断　正如前面讨论的,风疹感染需要与传染性红斑相鉴别,前者皮疹倾向于在 2～3 天进展和消退,面颊的融合性红斑较少。虽然麻疹和 B19 都可能出现科氏斑,但麻疹的特征性皮疹不是网状的。猩红热往往有更多的砂纸样皮疹,身体褶皱部位加重。面颊部的丹毒看起来类似于传染性红斑的掌击颊,丹毒通常是单侧的、局限性的,皮温高。药疹和胶原血管疾病(如狼疮)有时可能很难与细小病毒 B19 感染区分开来,可以根据实验室检测加以区分。

实验室检查　急性/近期感染的实验室诊断通常是检

测抗 B19 的 IgM 抗体。IgG 抗体提示既往感染,目前不一定存在感染。IgG 从血清阴性到阳性的转换也提示近期感染。因为病毒需要有丝分裂活跃的宿主细胞进行复制,所以它不能在标准细胞系中培养[16]。PCR 还可以用来检测 B19 DNA,特别是在免疫受损的人中或者在再生障碍性疾病期间,他们不能产生足够的抗体。当血清学研究结果不清楚时,PCR 技术也可用于孕妇和胎儿的血清。还可进行羊水样本中 B19 抗原的检测[13,17]。

治疗和预防 支持治疗(止痛药、抗炎药)是免疫功能正常的儿童患传染性红斑的主要治疗方法。再生障碍性贫血患者可能需要输血。静脉注射免疫球蛋白(intravenous immunoglobulin,IVIG)对缺乏中和抗体的免疫抑制个体很有帮助[18-19]。接触过处于感染期的受感染个体的孕妇应进行血清抗体滴度检测。如果只有 IgG 存在(超过 50% 的成年人口是免疫的),对免疫状态可放心。如果是非免疫性的或 IgM 血清阳性,应每周进行超声检查以评估胎儿贫血和水肿。如果出现贫血,可以通过脐静脉进行宫内红细胞输注[13,20]。

预防包括日常生活习惯。在传染性红斑皮疹出现后,患者不再具有传染性,孕妇就可以继续正常工作。患有典型传染性红斑的儿童可能会重返学校,一旦皮疹明显出现,就不再具有传染性。免疫功能低下的患者或患有再生障碍危象或 PPGSS 的患者具有传染性。因此,对于那些照顾再生障碍危象或免疫抑制儿童的人,建议采取飞沫预防措施以防止传播。候选疫苗在研究中,还没有完全开发出来以供使用[21]。

参考文献 54.3

见章末二维码

婴儿玫瑰疹

婴儿玫瑰疹,又称幼儿急疹或第六病,主要由 1988 年发现的人类疱疹病毒 6 型(human herpesvirus-6,HHV-6)引起[1]。部分患儿与人类疱疹病毒 7 型(human herpesvirus-7,HHV-7)感染有关[1]。这两种病毒都是 β 疱疹病毒亚家族中的双链病毒,对 T 淋巴细胞有趋化性。在初次感染后,HHV-6 和 HHV-7 终生保留在宿主体内,并能被重新激活,尤其是在免疫抑制的情况下[2]。

流行病学和发病机制 HHV-6 和 HHV-7 通过唾液传播,很少通过血液或干细胞移植传播。HHV-6 主要感染 6~24 个月大的母体抗体减弱的儿童,HHV-7 主要感染 5~6 岁前的儿童[3]。这是婴儿玫瑰疹好发于 6 个月~3 岁儿童的原因。发病没有季节性。

临床特征 高达 80% 感染 HHV-6 的儿童出现非特异性皮疹,没有局部体征。经过 5~15 天的潜伏期后,孩子会突然高热(至 40~40.5℃),持续 3~5 天。偶有报道,皮疹暴露在高温、阳光、运动和其他触发因素后几个月内会复发[4-5]。

偶尔会出现上呼吸道症状、易怒、腹泻和颈后淋巴结肿大。特征性斑点(Nagayama's spots)是软腭和悬雍垂黏膜上的红色丘疹,可见于 2/3 的患者[6]。幼儿急疹的一个特征性表现是热退疹出。皮疹为红色斑丘疹,周围有白晕,好发于颈部和躯干。皮疹大约在 12h 内充分发展,并在一两天内开始消退。眼睑和眶周水肿(Berliner 征),可作为诊断线索。

幼儿急疹大约有 10% 的风险会出现发热性癫痫[7]。目前尚不清楚癫痫发作是发热还是感染本身造成的。极少数情况下,皮疹可与肝炎、肺炎、神经系统病变和脑病相关。大多数神经受累的病例都是自限性的,也有会出现永久性后遗症(如偏瘫)的报道[7-8]。

鉴别诊断 埃可病毒,特别是 16 亚型,可引起玫瑰疹样皮疹,但出现上呼吸道症状、结膜炎、呕吐和无菌性脑膜炎的频率较高[9]。鉴别诊断包括其他病毒感染,如腺病毒、风疹病毒、麻疹病毒或副流感病毒,幼儿急疹的发疹时间独特,可作为鉴别点。

实验室检查 因为出疹与退热是一致的,所以通常不需要进行实验室研究。患儿可有白细胞降低,中性粒细胞和淋巴细胞计数减少。伴有热性惊厥的儿童脑脊液通常是正常的[10]。大多数 HHV-6 和 HHV-7 感染的检测方法还没有商业化。HHV-6 和 HHV-7 感染后,常规血清学测试不能区分病毒再激活和初次感染,因为在任何一种情况下都可能出现 IgM 和 IgG 滴度的上升。需要进行 IgG 抗体亲和性检测,近期原发性感染后 IgG 抗体亲和性较低,至少 6 周前发生的原发性感染后 IgG 抗体的亲和性较高。这两种病毒的抗原可能会发生交叉反应,使它们之间的区别变得模糊[3]。定量 PCR 和 RT-PCR 可用于区分初次、潜伏、再激活或染色体整合的 HHV-6。全血定量 PCR 可将样本分为三类:极高病毒载量(可能是整合的 HHV-6)、中等病毒载量(初次感染、病毒再激活或整合病毒)和低病毒载量(可能是潜伏的 HHV-6)。RT-PCR 能检测病毒复制,可用于区分潜伏感染和原发/激活再感染或染色体整合的 HHV-6 感染[11]。

治疗和预防 在癫痫发作的情况下,应控制发热。除

第九篇

非病情严重的免疫受损和移植患者,一般不推荐使用更昔洛韦和膦甲酸钠等抗病毒药物[12-13]。

参考文献 54.4

见章末二维码

其他公认的病毒疹

丘疹紫癜性手套和短袜样综合征

丘疹紫癜性手套和短袜样综合征(papular-purpuric gloves-and-socks syndrome, PPGSS)于 1990 年首次报道,好发于青少年,少见于儿童。大多数病例是由细小病毒 B19 感染引起的,少数病例与接触乙型肝炎、EB 病毒、巨细胞病毒、人类疱疹病毒 6 型、麻疹、柯萨奇病毒 B 和甲氧苄啶-磺胺甲噁唑等药物有关[1]。

流行病学和发病机制 PPGSS 男女发病率相等,好发于春季和夏季。潜在发病机制是抗原-抗体免疫复合物的形成和沉积[2]。与传染性红斑不同,PPGSS 感染的患者在出现皮疹时具有传染性。

临床特征 该综合征表现为对称性、疼痛和/或瘙痒性红斑,以及肢体远端水肿。背部和腹部均受累,损害在手腕和脚踝分界清晰。皮疹逐渐发展形成瘀点和紫癜,偶见水疱或大疱[1,3]。极少数情况下,皮疹可能会延伸到非肢端部位,如面部、躯干、腹股沟和四肢。1~2 周内愈合,脱屑,无瘢痕。患者一般情况良好,可能会发热、关节痛或淋巴结肿大。黏膜疹可与其他皮疹一起出现,常由硬腭和软腭上的多个瘀点以及黏膜和舌体上的小的糜烂面组成。可有口角炎或嘴唇水肿[4]。

在幼儿中,肢端瘀斑通常不明显,可能无发热和黏膜疹[5]。相反,免疫抑制的患者症状更严重,有长时间的皮疹、明显的瘙痒和持续性贫血[6]。

鉴别诊断 落基山斑疹热(rocky mountain spotted fever, RMSF)和其他立克次体疾病是有区别的,与 PPGSS 不同,这类疾病的全身症状重,皮疹累及面部和躯干。手足口病(hand, foot and mouth disease, HFMD)也表现出疼痛的黏膜病变,肢端的斑疹和丘疹迅速进展为水疱。川崎病从手掌和脚底开始出现红斑和水肿,8 岁以后很少患病[7]。如果使用过非人类抗毒素或药物则需要与血清病和血清病样反应鉴别。

实验室检查 PPGSS 可伴有白细胞、血小板减少和轻度贫血,特别是年轻患者。皮损组织学结果显示淋巴细胞浸润和红细胞外渗,未见血管炎的证据[2]。已经在真皮血管壁的内皮细胞和表皮的基底细胞中发现细小病毒 B19 颗粒[1,8]。

确认细小病毒 B19 或其他病毒的特定血清是诊断的关键。IgM 滴度随着活动性感染而升高,然后随着 IgG 滴度的升高而在 2~4 周内下降。PCR 可用于免疫低下患者的确诊。

治疗和预防 大多数患者仅需保持足够摄入量,对疼痛和瘙痒进行对症治疗。最令人关注的是,细小病毒 B19 传播给血清阴性的孕妇、免疫功能低下患者和慢性溶血性贫血患者,可分别导致胎儿水肿、长期严重感染和再生障碍性贫血。

参考文献 54.5

见章末二维码

肠道病毒感染

肠道病毒属包括脊髓灰质炎病毒、柯萨奇 A 和 B 病毒、埃可病毒和人类及几种非人类肠道病毒。它们是单链小 RNA 病毒,属于小 RNA 病毒科(Picornaviridae)家族。这类病毒无包膜,对环境适应力强,传染性在未经处理的污水中会保持几天。常通过粪-口传播和呼吸道传播,可通过共享水源,如游泳池[1-2]传播。1 岁以内的发病率最高,大多数病例发生在 15 岁以下的儿童[3]。

由于有针对脊髓灰质炎病毒的有效疫苗,脊髓灰质炎现在很少见。其他非脊髓灰质炎肠道病毒可引起无菌性脑膜炎、脑炎、肌炎、呼吸系统疾病、咽炎、心肌炎、心包炎等后遗症。皮肤表现从非特异性皮疹(包括麻疹、荨麻疹、玫瑰疹样和紫癜性皮疹)到两种特异性皮疹[手足口病和疱疹性咽峡炎][3-4]。一种不典型的柯萨奇 A6 病毒感染表现为严重的泛发性紫癜性和大疱性皮疹,特别多见于特应性皮炎患者[5]。涉及年龄范围广泛,高达 30% 的非典型柯萨奇患者会发生甲脱离[6]。肠道病毒 71 型(enterovirus 71, EV71)是手足口病的第二大常见原因,最近发现其与更严重的神经系统疾病相关[7]。

手足口病

手足口病(hand, foot and mouth disease, HFMD)是一种独特的皮疹,通常与柯萨奇病毒 A16 感染有关。其他少见的病原体是柯萨奇病毒(coxsackievirus, CV)A5、6、7、9、10、B2 和 5 以及 EV71。中国 2014 年的一份报告指出,病原体的流行病学从 CVA16 和 EV71 转变为 CVA6 血清型[8]。手足口病于 1958 年首次报告,可以散发,也可以流行[9-10]。自 20 世纪 90 年代末以来,人口稠密的亚太地区经常流行,包括新加坡、马来西亚、中国、越南和澳大利亚[11]。人类是该疾病目前已知的唯一自然宿主[12]。

流行病学和发病机制 手足口病好发于夏季和秋季,多见于 1~10 岁的儿童,因季节性因素,热带气候发病较少。它具有很高的传染性,传染给家庭成员是很常见的。通常通过粪-口途径或接触皮损和口腔分泌物传播[3,13]。在咽部和下消化道的上皮表面感染后,病毒在 24h 内扩散到局部淋巴结。病毒血症迅速出现,病毒扩散到口腔黏膜、皮肤和其他器官。感染一周后,血清抗体水平升高,病毒载量下降;然而,发病后的 3~11 周大便中可以有持续的病毒脱落[11]。

临床特征 手足口病潜伏期为 3~6 天。咽痛和吞咽困难是主要的前驱症状,偶尔伴有发热或腹痛。2~3 天后,舌和颊黏膜上出现丘疹性黏膜疹,偶尔会累及腭、牙龈和口唇。然后皮损出现水疱,并迅速变成基底部红斑的疼痛性溃疡(图 54.6),饮食欠佳。70%~80% 的患者同时或在口腔病变出现不久后出现皮疹。这种皮疹的特点是手足背侧表面有 2~10mm 的红斑,也可能累及掌跖。四肢近端和臀部偶尔也会受累。可为水疱,伴结痂,7~10 天后逐渐消退。皮疹通常是疼痛的,不痒[9,14]。2011—2012 年与 CVA6 相关的北美肠道病毒暴发导致了一种比传统手足口病更广泛、更严重和更多样化的流行,从而提出术语"柯萨奇湿疹"[5]。

虽然手足口病的病程通常是轻微的,心脏和神经系统并发症(如脑炎、无菌性脑膜炎和急性弛缓性瘫痪)也可有发生[11]。中国和其他东南亚国家的 EV71型感染疫情尤其严重,多人死于脑干脑炎(有一次暴发超过 50 人),5 岁以下儿童可出现继发性肺水肿或肺出血[15-16]。

鉴别诊断 疱疹性咽峡炎可能很难与手足口病相鉴别,仅累及口腔黏膜,尤其是软腭和扁桃体。需与水痘鉴别,水痘的皮疹通常比手足口病更向心分布,皮疹特征是"玫瑰花瓣上的露珠"的形态。药疹通常瘙痒更明显,不痛。多形红斑的特点是比手足口病更明显的靶形皮损和口腔溃疡。Tzanck 涂片上的细胞病变可以鉴别疱疹口炎和手足口病。柯萨奇湿疹的鉴别诊断包括大疱性脓疱病、疱疹性湿疹、血管炎和原发性免疫肿瘤性疾病[5]。

实验室检查 白细胞轻度增高,有时伴有异型淋巴细胞。组织学检查显示表皮坏死,表皮内有水疱,真皮内

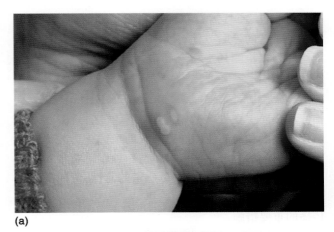
(a)

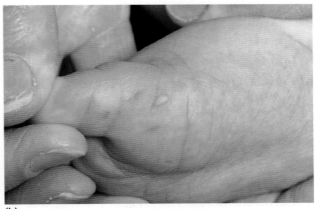
(b)

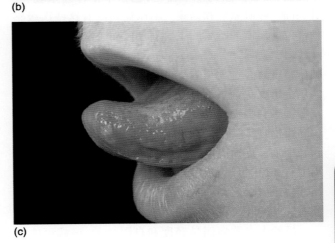
(c)

图 54.6 手足口病的溃疡表现

有非特异性炎症浸润,无包涵体或多核细胞。

柯萨奇病毒 A 和其他肠道病毒可以在鼻咽、粪便、血液、尿液或脑脊液中存活。直到现在,肠道病毒感染还需要在细胞培养中分离出病毒才能诊断。培养的优点是可以进行血清型鉴定,但可能需要 4~8 天,有些血清型生长不佳。此外,CVA6 在细胞培养中不能有效生长。从粪便中分离病毒必须谨慎分析,因为病毒可能会出现在急性感染后几周,因此可能在临床疾病缓解后被检测到。血清学的临床价值有限,因为血清型有

第九篇

很多可能性,而且需要急性期和恢复期的样本。PCR现在是首选的诊断方法,使用所有肠道病毒共有的基因组序列来检测几乎所有肠道病毒的全部血清型,快速且灵敏[17-18]。

治疗和预防 在大多数情况下,手足口病只需要对症治疗。口服和局部使用麻醉剂有助于防止口腔不适和厌食症引起的脱水。普可那利是一种广谱病毒衣壳抑制剂,具有对抗肠道病毒和鼻病毒的活性,可能是伴严重后遗症高危患者的一种选择[18]。认真洗手是减少传播的重要措施。

疱疹性咽峡炎

疱疹性咽峡炎是一种急性发热性疾病,首次描述于 1920 年。主要的致病病毒是柯萨奇病毒 A1 ~ A10、A16 和 A22,较少见的是柯萨奇病毒 B、埃可病毒和肠道病毒 71[19]。

流行病学和发病机制 疱疹性咽峡炎在夏季更常见,好发于 3 ~ 10 岁的儿童,青少年和成年人较少发病。病毒一般通过粪-口传播。进入人体后,病毒在淋巴组织中复制,然后扩散到多个器官,包括中枢神经系统、心脏、肝脏、呼吸系统和黏膜。临床症状随着这些次级感染部位的复制和随后的主要病毒血症而发展。

临床特征 经过 7 ~ 14 天的潜伏期,出现发热和肌痛,偶尔会出现头痛或胃肠道症状,如恶心、呕吐和腹痛。吞咽困难和咽炎在特殊的黏膜疹之前或同时发生:口腔黏膜出现 2 ~ 4mm 的红斑,大部分累及软腭、扁桃体和悬雍垂。皮损很快变成特征性灰白色丘疹样皮损,周围有红斑,可形成溃疡。这些症状可以持续长达一周,通常是非特异性的[19-20]。口咽部感染时可有双侧颈前淋巴结肿大,很少会出现高热性惊厥。

虽然大多数病例是轻度和自限性的,该病可能会并发无菌性脑膜炎、脑炎或心肌炎。疱疹性咽峡炎死亡的发生率很低;死亡患者被发现是由肠道病毒 71 引起的[16,21]。在受感染儿童的兄弟姐妹中可出现没有口咽部病变的发热或亚临床感染[21]。

鉴别诊断 疱疹性咽峡炎不像手足口病那样累及手和足,通常不会影响舌或颊黏膜。疱疹性牙龈口炎倾向于累及前咽部、牙龈和口唇。水痘可以有口腔溃疡,但有特征性的瘙痒性皮疹,皮疹处在不同的发展阶段。还需考虑白塞病和慢性复发性口腔溃疡,后者很少发热。

实验室检查 白细胞计数一般正常,通常不会对口腔病变进行活检。手足口病,可以检测到柯萨奇病毒 A 和其他致病性肠道病毒。

治疗和预防 治疗包括保持充足的水分和热量摄入。如果需要,可使用退热药或局部止痛药(如局部利多卡因)。经常洗手对防止传播很重要。

参考文献 54.6

见章末二维码

人类疱疹病毒感染

人类疱疹病毒主要有 8 种,分为 α、β 和 γ 疱疹病毒 3 个亚类。这些双链 DNA 病毒具有相同的初次感染、潜伏期和病毒再激活的序列,但在嗜性细胞和潜伏部位有所不同[1]。第 50 章和第 51 章回顾了单纯疱疹病毒 1 型和 2 型(herpes simplex virus types 1 and 2,HHV-1 和 HHV-2)、水痘-带状疱疹病毒(varicella zoster virus 3,HHV-3)和带状疱疹病毒。如前所述,HHV-6 和不太常见的 HHV-7 会引起皮疹。因为在一些皮损中发现了病毒 DNA,HHV-7 被怀疑在玫瑰糠疹中发挥作用(第 36 章)[2-3]。本文还对其他疱疹病毒及其相关的疱疹病毒进行了综述。

传染性单核细胞增多症

EB 病毒(epstein-barr virus,EBV 或 HHV-4)于 1964 年被发现,当时在培养的 Burkitt 淋巴瘤的淋巴母细胞中,发现了结构类似于单纯疱疹病毒的病毒颗粒。临床表现从无症状到危及生命不等。原发性 EBV 感染的儿童多为无症状,轻微症状或非特异性的发热。相比之下,大约 50% 的青少年和年轻人会患上一种称为传染性单核细胞增多症(infectious mononucleosis,IM)的典型综合征[4]。临床表现可能与巨细胞病毒(cyto-megalovirus,CMV 或 HHV-5)、甲型肝炎、腺病毒、A 组链球菌、风疹病毒、人类免疫缺陷病毒和弓形虫有关。原发性 EBV 感染的少见皮肤表现包括 Gianotti-Crosti 综合征、生殖器溃疡、多形红斑、结节性红斑、荨麻疹和线状 IgA 大疱性皮病[5]。传染性单核细胞增多症将在本章重点介绍。Gianotti-Crosti 综合征将在第 65 章讨论。EBV 还与 Burkitt 淋巴瘤和其他一些淋巴增生性疾病有关。

流行病学和发病机制 EBV 的原发感染几乎普遍发生在成人。地理和社会经济差异会影响流行病学,生活在拥挤环境和卫生条件差的人往往在 10 岁前就会感染[6]。

第九篇

EBV 的传播主要通过口腔分泌物,目前已有通过血液、生殖器分泌物和母乳喂养传播的报道[6-7]。该病毒对口咽黏膜上皮细胞和 B 淋巴细胞有亲和性,感染后可在这些细胞内复制。B 淋巴细胞将病毒传播到单核吞噬细胞系统,并刺激 T 细胞反应。病毒复制和免疫细胞增殖都被认为是 IM 症状发展的原因。最终,宿主免疫反应终止病毒复制并使之从口咽部脱落,病毒可能需要几个月的时间才能进入潜伏期。此后,病毒会定期重新激活,并处于控制状态,除非宿主免疫系统受到损害[8]。

临床特征 潜伏期 30~50 天后,出现典型的发热(至40℃)、咽炎和淋巴结肿大三联征。不适、疲劳、关节痛和头痛在 IM 中也很常见。随后可出现眼眶周围水肿(特别是上睑)、肝脾大、腭部瘀斑、扁桃体肿大和生殖器溃疡。疾病通常在 2~3 周后缓解,疲劳和不适的症状可能会持续几个月。罕见的是,一些人可能有持续的症状和慢性活动性 EBV 感染。

大约 5% 的患者出现非特异性皮疹,可以是斑疹、猩红热样、荨麻疹、瘀点、多形红斑甚至疱疹样[9]。在疾病的急性期使用氨苄西林时,90%~100% 的患者会出现瘙痒、麻疹样的皮疹[10]。这种现象多见于阿莫西林,较少见于其他抗生素,如甲氧西林、大环内酯类、左氧氟沙星和头孢氨苄。一般在用药后 5~10 天出现,上肢和躯干易受累,偶有掌跖或黏膜病变(图54.7)。该皮疹可能是 B 细胞活化后产生的抗原-抗

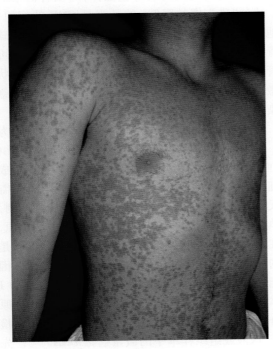

图 54.7 EBV 感染,患儿在感染期间使用克拉霉素后出现的红色斑疹

体免疫复合物引起,大部分情况下,并不是一种真正的药物过敏[11-12]。

IM 的并发症包括脾破裂、口咽水肿造成的上呼吸道阻塞和神经系统表现。0.2% 的病例可伴脾破裂出血。神经系统并发症包括脑神经麻痹、脑膜脑炎和癫痫。在青少年和年轻人中表现为 IM 的 EBV 感染可能是多发性硬化症的危险因素[13]。其他不太常见的并发症有与细菌或另一种病毒混合感染引起的肺炎、肝炎和横纹肌溶解综合征[14-15]。

鉴别诊断 巨细胞病毒也可能导致这些临床表现,可以通过阴性的异嗜性抗体试验和特异性血清进行鉴别。由甲型、乙型和丙型肝炎病毒引起的急性病毒性肝炎可能表现为发热、肝大和转氨酶升高,急性 HIV 感染也是如此,这些也需要与 EBV 感染相鉴别。DRESS 可有嗜酸性粒细胞增多、发热、淋巴结肿大和皮疹,通常没有面部和眼眶周围水肿,并在任何症状出现之前有药物暴露史,特别是抗癫痫药物。A 组链球菌感染也需要与之鉴别,可以有发热和咽炎,通常没有肝脾大或不典型淋巴细胞增多症。

实验室检查 可以有绝对和相对的淋巴细胞增多症(超过 50%),在患病的第二周和第三周达到高峰,至少有 10% 的异型淋巴细胞。非典型淋巴细胞增多症不是 EBV 感染的病原学特征,也可见于多种感染原和药物[14]。IM 还可以出现中性粒细胞减少、血小板减少和转氨酶升高。

IM 的诊断通常是检测 IgM 异嗜性抗体的单点试验阳性或异嗜性抗体滴度的增加。虽然不具特异性,但异嗜性抗体的检测结合典型的临床表现和超过 10% 的异型淋巴细胞被认为是可靠的诊断证据。这些抗体通常在症状出现后 2~4 周可检测到,并持续 3~18 个月。在幼儿中,异嗜性抗体检测通常是阴性的,需要 EBV 特异性血清检测才能确诊。病毒衣壳抗原(viral capsid antigen,VCA)和 EBV 核抗原(EBV nuclear antigen,EBNA)IgM 和 IgG 抗体的检测是判断 EBV 感染分期的重要依据。在急性原发性感染中,抗 EBV VCA 的 IgM 和 IgG 抗体均存在,而抗 EBNA 的 IgG 抗体均为阴性,直到症状出现后 1~6 个月才出现。既往或持续感染者,抗 VCA IgG、抗 EBNA IgG 均为阳性,抗 VCA IgM 均为阴性。在免疫受损的宿主中,免疫反应减弱,使用 PCR 或原位杂交检测病毒 DNA 对诊断更可靠[16-17]。

治疗和预防 在大多数情况下,IM 的治疗包括支持治疗,如补液和休息。应避免使用氨苄西林和阿莫西林。发热和咽部不适可能需要抗炎和止痛药。建议脾大患

第九篇

者避免剧烈运动和接触类的运动，预防脾破裂。阿昔洛韦在体外具有抗 EBV 的活性，研究并未显示其用于 IM 后症状减轻或病程缩短[18]。全身糖皮质激素一般推荐用于有严重并发症的患者，如气道阻塞、脾大、心肌炎和溶血性贫血[19]。

巨细胞病毒感染

巨细胞病毒（cytomegalovirus，CMV 或 HHV-5）最早被发现于 20 世纪 50 年代，与 EBV 一样，免疫功能正常个体的原发感染表现为亚临床表现，偶见 IM。然而，在先天性疾病、免疫缺陷或器官移植患者中，并发症会很严重，并危及生命。接受生物反应调节剂治疗的患者可能会发展成 CMV 视网膜炎和肝炎。

流行病学和发病机制　CMV 的传播需要密切接触受感染的体液（包括唾液、血液、尿液、母乳、精液和阴道分泌物），或者可能通过胎盘传播。该病也可通过器官或造血干细胞移植进行传播。在生活条件拥挤、发展中国家和日托机构中传播率较高[20]。CMV 在宫内和出生时均可以感染，出生后也可通过感染的母乳传播。自从接种疫苗后，先天性风疹发病率降低以来，CMV 已成为最常见的先天性感染，约占新生儿总数的 0.5%～2.5%。母亲感染经胎盘传播给胎儿的可能性更大，大约 40% 的胎儿经此途径感染，其中约 1%～2% 的胎儿出现反复感染（重新激活或再次感染不同抗原类型）[21-22]。青春期（开始性行为时）感染也很频繁。

CMV 进入体内后，以白细胞为运输媒介，传播到全身，感染各个器官。在初次感染之后，病毒进入潜伏期，潜伏部位尚不确定。

临床特征　虽然大多数宫内 CMV 感染不会导致疾病，但 5%～18% 的人在出生时就有症状，从轻到重度不等。最严重的后果发生在怀孕前半段的感染，导致小头畸形、胎儿生长迟缓、脉络膜视网膜炎、黄疸和肝脾大。影像学检查可出现脑钙化（通常是在脑室旁）。检查时可能出现"蓝莓松饼"皮疹（继发于髓外造血的弥散性紫癜）。也可见到瘀斑、紫癜和罕见的小疱。大多数感染的新生儿在出生时有症状，多在 2 个月内死亡。幸存者遗留严重的残疾，包括智力低下、耳聋、痉挛性双瘫、癫痫障碍、视神经萎缩和失明。在出生时没有表现出临床症状的 CMV 感染婴儿中，5%～15% 会出现迟发性症状，如感觉神经性听力损失、脉络膜视网膜炎和智力低下[21,23]。

在怀孕期间发生原发 CMV 感染的妇女在怀孕的最后 3 个月中会在宫颈和阴道分泌物中排出病毒，并在分娩期间有围产期感染的风险。新生儿也可以从母乳中感染该病毒[24]。大多数新生儿感染也是无症状的，少数出现肺炎、淋巴结病变或肝脾大。

免疫受损者，特别是在艾滋病患者中，CMV 可以重新激活并导致持续的病毒复制和传播。细胞损伤和破坏导致器官功能障碍，包括肺炎、脑脊髓炎、结肠炎、视网膜炎和神经病变。皮损较少见，但可出现臀部和肛周的溃疡，紫癜/瘀斑，疣状或硬化的斑块和结节，以及麻疹样皮疹。在接受移植的儿童中，血清阴性的儿童可能会从供者那里获得原发性 CMV 感染，血清阳性的儿童可能会经历免疫抑制治疗后病毒被重新激活[25]。临床表现取决于所涉及的移植器官，间质性肺炎常见于骨髓移植受者，肝炎见于肝移植受者，发热、白细胞减少、肝大、肌痛和关节痛综合征多见于肾移植受者[26]。

鉴别诊断　与 EBV 相比，CMV 导致 IM 的症状较轻，通常没有渗出性扁桃体炎。异嗜性抗体试验和特异性血清学检测可进行鉴别。血清学检查可用来区分急性甲型、乙型和丙型肝炎感染，病毒性肝炎会出现黄疸和更严重的肝大。弓形虫病也需要鉴别，通常会出现乏力和颈后淋巴结肿大，没有发热或咽炎。淋巴瘤可表现为发热、不适、肝脾大和淋巴结肿大，淋巴结多为固定、无痛的。

实验室检查　巨细胞病毒感染内皮细胞，导致内皮细胞增大，核内出现大的病毒包涵体，周围有清晰的光晕。这种"猫头鹰的眼睛"的外观是 CMV 的病原体。其他组织学发现包括表皮海绵形成伴真皮上部稀疏的血管周围淋巴细胞浸润。在播散性感染的病例中可见血管炎。然而，考虑到高的无症状感染率和无症状重新激活的频率，血液 PCR 检测阳性不一定提示急性感染。

对于 CMV 诱导的 IM，异嗜性抗体试验通常为阴性。为了确认其他疑似 CMV 感染，可以进行组织培养、血清学测试和 CMV 抗原或核酸检测。从人类成纤维细胞的感染组织中培养病毒是金标准，但分离需要几天到几周的时间。取而代之的是外壳病毒检测，使用单克隆抗体来检测与早期 CMV 复制相关的抗原，可以在 24～48h 内得出结果[27]。CMV 特异性血清也是可用的：即使在急性感染一年后，IgM 仍可保持升高，因此不能表明与当前疾病的因果关系，但配对血清中 IgG 抗体增加 4 倍可证实为急性感染。CMV pp65 抗原血症分析可以观察全身病毒载量，而 PCR 可以用来检测血液、尿液或组织样本中的微量病毒 DNA[26-27]。先天性巨细胞病毒感染应该在出生时通过检测尿液中的巨细胞病毒来确诊[28]。

治疗和预防　CMV 会在体内建立终生持续感染,并且无法根除。有症状的新生儿应该口服 6 个月的缬更昔洛韦;如果胃肠道吸收有问题,可以采用静脉给药治疗。在儿童和成人中,静脉滴注治疗通常用于免疫功能低下的人和患有 CMV 视网膜炎的人。静脉注射更昔洛韦被批准用于巨细胞病毒性视网膜炎的诱导和维持治疗。美国不再提供口服更昔洛韦[23,29]。接受非胃肠外缬更昔洛韦治疗的婴儿中有 2/3 发生明显的中性粒细胞减少症,口服药物治疗的婴儿中有 1/5 出现明显的中性粒细胞减少症,因此需要对中性粒细胞进行监测。其他复制抑制剂疗法包括膦甲酸钠和西多福韦,但在儿童中易引起肾毒性。停止任何一种抗病毒治疗,都容易复发。在原发性巨细胞病毒感染的孕妇中,使用巨细胞病毒高免疫球蛋白虽然是一项研究,但被证明可能是一种有价值的治疗方法[23,28,30]。

预防措施对于限制感染很重要,但由于无症状排出病毒常见,先天性巨细胞病毒感染的儿童不应与其他儿童区别对待。手部卫生,尤其是更换尿布后的手部卫生是极其重要的。那些在怀孕期间发生原发性感染的人可给予 CMV 高免疫球蛋白,以减少垂直传播。器官移植受者给予高免球蛋白和更昔洛韦被动免疫可预防 CMV 病。针对该病毒的减毒活疫苗和重组疫苗正在研制中[21,27]。

人类疱疹病毒 8 型

人类疱疹病毒 8 型(human herpesviruses 8,HHV-8)最早于 1994 年被发现,并与各种类型的卡波西肉瘤、多中心 Castleman 病、噬血细胞淋巴组织细胞增生症和原发性渗出性淋巴瘤有很大的相关性。卡波西肉瘤疱疹病毒相关炎症细胞因子综合征(kaposi sarcoma herpesvirus-associated inflammatory cytokine syndrome,KICS)最近被报道,伴有全身性炎症表现[31]。为病毒传播和分子生物学的研究提供了新的见解,并进一步扩大了相关疾病的范围。

流行病学和发病机制　世界不同地区的感染率差异很大:在美国、北欧和亚洲大部分地区,血清阳性率 < 10%,中东和地中海地区 > 20%,非洲部分地区高达87%[31]。这与 KS 的流行病学情况类似:经典 KS 主要是地中海特定地区老年男性;非洲地方性 KS 主要为伴有或不伴有 HIV 感染的儿童;艾滋病相关 KS,是最常见的艾滋病相关恶性肿瘤;最后,与移植相关的 KS,通常是由抗排斥免疫抑制疗法造成的病毒重新激活。

传播途径尚不完全清楚,但注意到地方性疾病与散发性疾病不同。在流行地区,发病率在儿童时期上升,特别是在 2 岁之后,该病毒可通过唾液在家庭中传播。在血清阳性率低的地区,原发性感染大多发生在青春期和成年期;性传播是主要的传播途径,多发于男同性恋者[32]。病毒进入机体并复制后,可以在 B 淋巴细胞中建立潜伏感染,B 淋巴细胞可能是宿主。

临床特征　儿童原发性 HHV-8 感染可能表现为单核细胞增多性疾病,伴有发热和非典型淋巴细胞增多。一例患者表现为向远心端扩展的麻疹样皮疹,伴上呼吸道感染症状,咽部受累,无淋巴结肿大。几周内恢复。健康的成年人往往症状较轻,免疫受损个体的感染症状可从单核细胞增多症到骨髓抑制、噬血细胞综合征,甚至播散性暴发性感染[33]。KS 皮肤或口腔中可见红棕色斑块或结节。常有内脏受累,特别是胃肠道和肺。在非洲,儿童和年轻人中的一种 KS 亚型仅影响淋巴结而无皮肤症状。

实验室检查　血清学检测可以用来诊断 HHV-8 感染,灵敏度在 80% ~ 90%。组织样本可进行核酸检测,如原位 DNA 杂交和 PCR,灵敏度高,但特异度和重复性不高[31]。

治疗和预防　在免疫功能正常的宿主中,原发性 HHV-8 感染是自限的,不需要治疗。在免疫功能低下的宿主中,大多给予 KS 的经验性治疗,严重或泛发的患者可使用细胞毒性化疗。对于艾滋病相关的 KS,抗反转录病毒治疗和改善免疫功能的效果最佳。在移植相关的 KS 中,缓解免疫抑制可改善症状,必须权衡移植排斥反应的高风险。局部皮肤 KS 可进行放疗、冷冻治疗或激光治疗。虽然 HHV-8 对干扰素、膦甲酸钠和更昔洛韦等抗病毒药物确实敏感,但这些疗法只在裂解复制阶段有效,对潜伏感染无效。未来的治疗策略可能是诱导病毒重新进入裂解期,使其对治疗更敏感[32-34]。

参考文献 54.7

见章末二维码

无明确病因的病毒性皮疹

非特异性病毒疹

有几种呼吸道或肠道病毒感染可以引起类似的非特异性皮疹。这些病毒性皮疹表现为广泛分布在躯干和四肢的红斑、丘疹和斑疹,面部较少受累。患者可伴有低热、头痛、肌痛、流涕或腹泻。很难确定确切的病原学,大多数非特异性夏季斑疹是由非脊髓灰质炎肠道病毒(包括柯萨奇病毒和埃可病毒)引起的,大多数在冬季发生的是由呼吸道病毒（包括腺病毒、副流感病毒、呼吸道合胞病毒和流感病毒）引起的[1-2]。通常仅需支持治疗，皮疹常在一周后自行消退。

儿童不对称性曲侧周围疹

1962 年，一种单侧的局限性丘疹首次被描述为"儿童新发丘疹红斑"[3]。此后多个病例被报道，亦有少数成年人的报道。确切的病因尚不清楚，但考虑到病例聚集、季节性暴发和自限过程，人们认为是病毒感染。这种皮疹现在被称为儿童不对称性曲侧周围疹或单侧性侧胸疹。

流行病学　皮疹常好发于几个月到 5 岁的儿童。好发于冬末和初春，女性多于男性。没有明显的触发或诱发因素。

临床特征　儿童不对称性曲侧周围疹表现为急性发作的单侧的猩红样、麻疹样或湿疹样，最初累及腋窝和/或腹股沟等皱襞部位（图 54.8）。个别早期病变周围可有白晕。然后，皮疹以离心方式向躯干和同侧肢体蔓延。逐渐延伸到身体的另一侧，往往会保持一定程度的不对称性[4]。皮损可有轻度脱屑，伴瘙痒。出疹前通常有低热和胃肠道或呼吸道等前驱症状。淋巴结肿大很常见，通常局限于初发皮疹区域。黏膜不受影响。

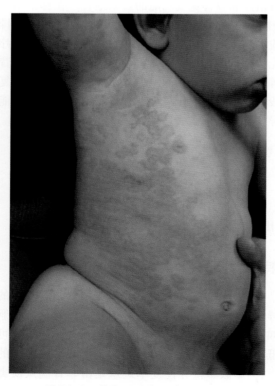

图 54.8　儿童不对称性曲侧周围疹

鉴别诊断　临床鉴别诊断包括接触性皮炎、麻疹、猩红热和非特异性病毒性皮疹。儿童时期的不典型玫瑰糠疹和 Gianotti-Crosti 综合征/丘疹性肢端皮炎。

实验室检查　皮肤活检不是常规的，皮肤组织学显示淋巴细胞浸润，聚集在真皮分泌腺和导管周围。已明确的致病病毒包括腺病毒、副流感病毒 2 和副流感病毒 3，以及细小病毒 B19[5-6]。然而，其在疾病中的作用尚未证实。一项评估咽喉、粪便、血液和皮肤样本的前瞻性病例对照研究显示，无法确定致病病毒或细菌[7]。

治疗和预防　皮疹一般在 3~5 周自然消退，通常不会复发。偶尔可能会持续 8 周或更长时间。治疗主要是针对瘙痒等症状的对症治疗。

发疹性假性血管瘤病

Cherry 等在 1969 年首次在 4 名儿童中发现该疾病，并将其归因于有记录的埃可病毒感染（25 和 32 亚型）[8]。后来以"发疹性假性血管瘤病"这个术语命名，指的是有与樱桃状血管瘤相似的外观。现已报道近 60 例，部分在成年人中发生。这些患者中，部分未找到病因，部分与巨细胞病毒感染、EBV 和昆虫叮咬有关，可能是病毒感染对内皮细胞造成毛细血管扩张或者由血管部位的抗原-抗体复合物引起[1,9]。

临床特征　皮疹通常在夏季开始，初始多发生于面部和手部。为无症状的红色丘疹，大小为 2~4mm，压之可变白。面部以外的丘疹周围有白晕。在儿科患者中，发热、头痛和/或上呼吸道症状等前驱症状很常见，成年患者往往缺乏全身症状[9-10]。受感染的儿童年龄从几个月到 6 岁不等。全身症状可在几天到几周内逐渐消退。

鉴别诊断　蜘蛛血管瘤（蜘蛛痣）可持续数月、数年甚至更久。樱桃状血管瘤（老年性血管瘤）更多见于成人，通常随着时间的推移逐渐发展并持续存在。鉴别诊断还包括多发性化脓性肉芽肿和细菌性血管瘤病，它们通常体积较大，可在组织学上加以区分。

实验室检查　组织病理学结果显示表皮正常，血管扩张，内皮细胞肿胀，血管周围有淋巴细胞浸润，真皮无明显血管增生的证据[9,11]。这些组织学发现证明了"假性血管瘤病"这个术语是正确的，因为真正的血管瘤有血管数量的增多。

治疗和预防　治疗主要是对症支持治疗，皮疹具有自限性。大多数病例持续几天到几周，也有少数患者复发。口服抗组胺药物和外用甲泼尼龙已被报道有效，一名成人外用吡美莫司乳膏治疗有效，未复发[12]。

参考文献 54.8

见章末二维码

虫媒病毒

已经鉴定出 100 多种通过节肢动物传播的病毒。这些感染通常无症状，但可以引起发热、出血热或神经系统疾病。据调查，三种特殊疾病已经被确定为具有全球影响力的新发疾病。在过去 10 年，登革热、寨卡和基孔肯雅病毒在地方区域都有增加，将在本章讨论。

登革热

登革病毒是黄病毒科的一种单链 RNA 病毒。登革病毒感染是最流行的蚊媒疾病，在世界热带和亚热带地区的发病率呈上升趋势。它在 100 多个国家流行，主要在亚洲，其次是拉丁美洲和非洲[1-3]。

据估计，全球每年的登革热发病约为 5 000 万~1 亿人次，但向世界卫生组织报告登革热的情况严重不全[1-3]。美国曾发生过散发疫情，局部蔓延至得克萨斯州、佛罗里达州和夏威夷[4]。

流行病学和发病机制 虽然伊蚊是登革热感染的最重要媒介，但不常见的传播方式包括垂直传播（母婴传播），与输血相关的传播，与移植相关的传播和与针刺相关的传播[3]。感染登革病毒的近足月孕妇可通过胎盘将疾病传播给胎儿，导致先天性感染[5]。

有四种不同的登革病毒（dengue viruses，DENV1，DENV2，DENV3，DENV4），最近报告了可能为第五种登革病毒的血清型[6]。感染一种登革热血清型可提供终生同源免疫。然而，对其他血清型只产生部分或暂时的交叉免疫。首次感染五种血清型中的一种通常是无症状或轻症的。后续感染其他血清型增加了发展成严重登革热的风险[3]。

临床特征 大约 75% 的登革病毒感染患者无症状，轻度登革热在临床上可能与其他轻度病毒感染难以区分[2-3]。症状可能各不相同，从非特异性发热性疾病到典型的登革热，后者可能发展为严重的登革热（也称为登革出血热或登革热休克综合征）。一般来说，年龄较小的儿童比年龄较大的儿童病情轻。以前感染过登革病毒的个体，如果后来感染了不同的病毒株，患上登革

热的可能更高。

潜伏期从 3 天到 14 天不等[3]。潜伏期过后，疾病突然开始，随后是 3 个阶段：发热期、危重期和恢复期。急性发热期通常持续 2~7 天，可能伴有严重头痛、眶后疼痛、肌肉痛、关节痛、恶心、呕吐、淋巴结肿大和皮疹。可有轻微的出血表现，如皮肤瘀点和黏膜出血（如鼻和牙龈）。关键时期大约在退热时开始。毛细血管通透性增加，通常持续 24~48h，伴有不同程度的血浆渗漏，当毛细血管通透性增加造成血浆渗漏至临界值时就会发生休克。如果患者挺过了 24~48h 的危重期，在随后的 48~72h，血管外液体会逐渐重吸收，即恢复期。

大约 50%~82% 的登革热患者会出现特征性皮疹[7]。最初的皮疹通常出现在症状出现后的 24~48h，面部、颈部和胸部出现红斑。随后的皮疹发生在 3~5 天后，被认为是对病毒的免疫反应[7]。其特点是广泛的麻疹样发疹，瘀斑和"红色海洋中的白色小岛"[3,7]。有时，在脚、腿、手和手腕的背侧可见点状皮疹。在症状出现后的 12h 内，软腭上也可能出现微小的闪闪发光的水疱[7]。

登革病毒的垂直传播很少见，或是识别和报告不足[8]。在新生儿中观察到一系列登革热的临床表现，从无症状到严重登革热[9-12]。孕妇登革病毒感染，是否是不良妊娠结局的重要危险因素尚无定论[13]。

鉴别诊断 登革热的临床表现与寨卡和基孔肯雅病毒感染最为相似，需与之鉴别。

实验室检查 在症状出现后的第一周，使用 RT-PCR 可以在血清和组织中检测到病毒 RNA[3-4]。在急性期标本中也可以检测到登革热非结构蛋白 1（dengue non-structural protein，NS1 抗原），但 NS1 抗原不能区分登革病毒血清型[3-4]。病毒血症随时间而减弱，在恢复期也需进行 IgM 酶联免疫吸附试验（enzyme-linked immunosorbent assay，ELISA）[4]。IgM 抗体最早可在症状出现后 4 天在血清和唾液中检测到，持续约 2~12 周[3-4]。登革病毒和其他黄病毒的 IgM 抗体具有很强的交叉反应性，因此 IgM 阳性后应进行血小板减少中和试验（plaque-reduction neutralization tests，PRNT）[4]。

此外，登革热患儿的白细胞和血小板总数、中性粒细胞和单核细胞绝对数较低，血浆丙氨酸和谷草转氨酶水平较高[14]。

治疗和预防 除了休息和补液等支持疗法外，目前尚缺乏特效治疗药物。退热药和止痛药可用于发热和疼痛，由于增加出血的并发症，不推荐使用阿司匹林和非甾体抗炎药。严重的登革热具有潜在的致命性，维持

第九篇

体液量至关重要。据估计，每年有 50 万重度登革热患者需要住院，其中大部分是儿童[15]。对疾病的影响和进展有经验的医生和护士进行医疗护理可以挽救患者生命，可将死亡率从 20% 以上降至 1% 以下[15]。避免蚊子叮咬是最有效的防护措施。

由于需要将所有病毒血清型纳入单一配方，登革热疫苗的开发非常复杂。有几种登革热疫苗候选疫苗正处于临床或临床前开发阶段。2015 年 12 月，第一种登革热疫苗，一种重组四价减毒活疫苗，在墨西哥获得许可，可供居住在流行区的 9~45 岁人群使用[16-17]。然而，人们注意到，这种疫苗（CYD-TDV）会导致幼儿疾病严重程度和住院时间的增加。在血清阳性率或既往感染证据较高的地区，疗效更好[18]。

世界卫生组织最近建议仅在流行病学数据支持疾病高发区域考虑接种疫苗[3]。然而，人们普遍建议 9 岁以下的儿童不使用该疫苗。希望目前正在研究的其他疫苗表现出更好的疗效和安全性。

寨卡病毒

寨卡病毒（Zika virus, ZIKV）是一种新出现的蚊媒黄病毒，与登革热关系密切。它于 1947 年首次从乌干达寨卡森林的一只恒河猴身上分离出来[19-20]。半个世纪以来，非洲和亚洲只报道了散发的 ZIKV 病例。2007 年密克罗尼西亚联邦雅普岛暴发疫情，2013 年法属波利尼西亚出现疫情[21-22]。2015 年初，在巴西发现了 ZIKV[23]。此后，截至 2016 年 6 月，该病毒已蔓延至美洲地区的 39 个国家和地区[24]。

流行病学和发病机制 寨卡病毒主要通过伊蚊的叮咬传染给人类，最常见的是埃及伊蚊，较少见的是白纹伊蚊。虽然寨卡病毒主要是一种媒介传播的疾病，但也可以垂直传播（母婴传播和围产期传播）、性传播或通过输血传播[25]。ZIKV 的全基因组已经直接从一名分娩前孕妇的羊水中分离出来[26]。此外，已在两名母亲及其新生儿出生后 4 天内的唾液、母乳、尿液和血清中发现了基因组片段[27]。然而，到目前为止，还没有关于婴儿通过母乳喂养感染 ZIKV 的报告。

临床特征 虽然确切的潜伏期尚不清楚，但根据病例报告中的证据和相关黄病毒感染的经验，潜伏期可能为 3 天~2 周[28]。儿童中的寨卡病毒通常是温和的并有自限性。①在过去 2 周内前往或居住在疫区；②有 2 种或 2 种以上下列表现的人应怀疑为急性寨卡病毒感染者：发热、皮疹、结膜炎或关节痛[28]。已公布的寨卡病毒感染儿童的数据有限，儿童出现皮疹的百分比尚不清楚；尽管如此，皮疹在寨卡疫情暴发时具有非常重要的地位[28-29]。成人 ZIKV 感染相关的皮疹以瘙痒性斑疹和丘疹为特征，从躯干扩散到面部和四肢。皮疹常持续 2~14 天[29]。虽然有证据表明 ZIKV 感染会在成人中引起吉兰-巴雷综合征，尚不清楚这种并发症是否发生在儿童中[22]。

围产期感染的临床特征尚不清楚。到目前为止，只有少数病例从无症状到出现皮疹和血小板减少症[30]。对 ZIKV 及其与新生儿小头畸形病例和包括吉兰-巴雷综合征在内的其他神经后遗症的关系引起了全球的关注。巴西卫生部估计，在地理和时间与寨卡病毒暴发一致时，发生新生儿小头畸形病例增加了 20 倍[31]。ZIKV 与小头畸形之间的因果关系是基于小头胎儿脑组织和小头畸形孕妇羊水中存在 ZIKV[26,31-33]。也有来自小鼠模型的直接证据表明，ZIKV 感染可以导致小头畸形[34]。

鉴别诊断 登革热和基孔肯雅热可能很难与寨卡病毒感染相鉴别。寨卡病毒的病程通常较温和。登革热通常不伴结膜炎，肌肉疼痛更严重。基孔肯雅病毒感染通常表现出更严重的关节表现[35]。

实验室检查 分子和血清学方法可以用来诊断寨卡病毒。在症状出现后的第一周内，通常可以通过 RT-PCR 在血清中检测到病毒 RNA[36]。也可以在症状出现后 14 天内收集的尿液中进行 RT-PCR[37]。因为病毒血症随着时间的推移而降低，在症状出现后 5~7 天收集的阴性 RT-PCR 不能排除感染，应该进行血清学检测[36]。病毒特异性 IgM 抗体最早可能在症状出现后 4 天出现；与相关黄病毒的交叉反应很常见，可能会产生假阳性结果[36]。PRNT 可以用来检测病毒特异性中和抗体，或许能够确定原发性黄病毒感染的原因[36]。

对于可能的先天性寨卡病毒感染，初始样本应该在出生后 2 天内从脐带或直接从婴儿身上收集[28]。检测脑脊液样本（如果因其他研究所得）、胎盘和脐带的组织病理学评估也可以考虑[28]。

治疗和预防 除了缺乏预防寨卡病毒的疫苗外，目前还没有可用的抗病毒治疗。治疗一般是支持治疗，包括休息和补液。由于登革热出血并发症的风险增加，在排除登革病毒感染之前，应避免服用非甾体抗炎药[29]。

在寨卡病毒传播地区，预防蚊子叮咬是预防寨卡病毒的主要手段。为了降低感染者经蚊子传播病毒的风险，寨卡病毒携带者应该采取措施，至少在患病的第一周防止被蚊子叮咬。性活跃的青少年如果想要降低 ZIKV 的性传播风险，应该在性交过程中持续正确地使用避孕套或禁欲[38]。

寨卡病毒可以垂直传播,孕妇应该避免前往寨卡病毒报告的地区。曾前往或居住在寨卡病毒传播活跃地区的男子及其怀孕伴侣在怀孕期间的性行为中应始终正确使用避孕套。高危个体的受孕应该推迟至少6个月,包括那些去过流行区的人[38]。

基孔肯雅病毒

基孔肯雅病毒是另一种由埃及伊蚊和白纹伊蚊传播的虫媒病毒,具有登革病毒和寨卡病毒的特征。然而,与这些病毒感染不同的是,大多数感染患者都是有症状的。这种与 Togavirus 相关的疾病最早于 1952 年在坦桑尼亚南部被发现,现在在加勒比海、拉丁美洲、美属维尔京群岛、非洲和亚洲流行。在美国已经发现了与旅行相关的病例,在佛罗里达州也发现了当地疾病[35]。

临床特征 高热和关节痛在基孔肯雅病毒感染中很常见。感染后持续或复发的风湿症状可能会持续 2 年以上[39]。皮肤黏膜病变发生在 40% ~ 50% 的病例[40]。丘疹和麻疹样皮损通常在发热后 1 ~ 5 天出现,好发于上肢、面部和躯干。患者可能会在生殖器或肛周出现荨麻疹、干燥症、鳞屑和溃疡。出血性病变明显少于登革热。结膜炎一般不会发生。可能会出现明显的色素沉着,最终会消失。先天性患儿的色素沉着,尤其是面部,被报道为一过性特征。患有基孔肯雅病的婴儿可能会出现广泛的水疱性丘疹[41]。

实验室检查 RT-PCR 是急性期诊断的最佳手段,恢复期的 IgM 抗体检测比较有价值。

鉴别诊断包括其他虫媒病毒感染。基孔肯雅热通常没有登革热的大面积出血和休克[42]。

参考文献 54.9

见章末二维码

总结

几个世纪以来,病毒性皮疹一直被认为是常见的儿童皮疹,并在医疗保健中占有相当大的比例。虽然大多数感染在健康儿童中是自限的且没有后遗症,但有部分感染可造成严重后果,要么是发生全身并发症,要么是传播给孕妇或免疫受损的接触者。因此,从公共卫生和临床的角度来看,及时认识这些疾病是很重要的,以制订适当的治疗和预防措施。

(孙婧 译,张斌 王林娜 梁源 校)

054章 参考文献

第九篇

第55章 发疹性色素减退

Vijay Zawar，Antonio. A. T. Chuh

摘要

发疹性色素减退(eruptive hypomelanosis)是一种新发现的疾病，目前认为与病毒感染有关，因其具有"程序化"的临床病程，包括前驱症状、皮疹发作呈现波动性病程、偶发的系统性症状，如淋巴结肿大，约2~4周后可自行缓解。病变主要为小的、单发性和色素减退性斑疹。

主要的鉴别诊断是特应性皮炎，可伴或不伴白色糠疹。目前暂无严重并发症报告。潜在的病毒学病因和免疫发病机制尚不明确。

要点

- 发疹性色素减退是一种新报道的皮疹。
- 潜在的病毒病因可能导致前驱症状明显"程序化"的临床过程，包括前驱症状、发疹性皮疹、单一形态皮疹及自发缓解。
- 主要的鉴别诊断是伴或不伴白色糠疹的特应性皮炎。

定义和历史 2014年首次报道本病，目前怀疑发疹性色素减退(eruptive hypomelanosis)与病毒感染有关。在撰写本文时，仅有四篇文献[1-4]。据作者所知，只有不到20名患者被诊断为该疾病。

发疹性色素减退是一种亚急性自限性发疹性疾病，主要发生在4岁以下儿童。大多数患者在皮疹出现前7~10天出现前驱性的卡他症状。皮损为小的、形态单一的色素减退斑，继而在面部、躯干和四肢部位出现，可伴有轻度瘙痒，也可伴有如咽炎或淋巴结炎等系统症状。14~18天后可自行缓解。

病毒病原学是导致显著的"程序化"病程的原因。然而，还没有进行充分的病毒学研究来明确为某种特定的病毒。至今未见严重的并发症。本病可自行缓解，治疗不是必需的。

历史 2013年，Vijay Zawar和Pravin Bharatia在印度发现了一种主要发生在儿童的一过性皮肤病，在连续皮损中出现了非常典型的色素减退斑。进一步从父母那里获取的病史显示，这些儿童在出现皮疹前7~10天出现了卡他症状(coryzal symptoms)。两名有类似皮疹表现的儿童是由中国香港的Antonio Chuh独立发现的。Zawar、Bharatia和Chuh将这样的皮疹命名为"发疹性色素减退"，其中"发疹性"突出了连续性皮损，而"色素减少"则是指色素减退。他们选择了9名有最具代表性的临床特征及照片的儿童，并在2014年发表了研究结果。

2015年初发现了另一组出现类似皮疹的儿童。作为儿童皮肤科医生可能没有意识到这样一种皮肤疾病应该在主流皮肤病学杂志上首次发表，他们将1例18月龄男童的临床发现发表在2016年的《儿童皮肤病学》杂志上[2]。亦报道了1例6岁发疹性色素减退的男童[3]。

Anjali Maheshwari发现一个家庭的3个孩子同时出现上述皮疹，报告了此病的家庭群集现象[4]。

在写这一章节的时候，已发现更多有类似皮疹的儿童，病例报告和讨论性文章已经提交给皮肤病学相关杂志。

流行病学 在撰写本文时，只报道了不到20名患有发疹性色素减退的儿童。由于本病可自行缓解，且很少引起瘙痒，常被医务人员忽略，因此本病易被漏诊。

发疹性色素减退是一种新发现的疾病，文献报道较少，皮肤科、儿童皮肤科、儿科医生等专家对其并不了解。误诊的可能性也很高，因此没有办法确定或估计此病的发生率。

已经报道的14例患者中[1-4]，10例为男孩，4例为女孩，该分布无统计学意义(风险比：0.57；95%置信区间：0.21~1.52)。其中，年龄最小的是一个18月龄的男孩，最大的是一个9岁的男孩，平均年龄为4.57岁(标准差2.25岁)。

病因 发疹性色素减退的病因尚不清楚。最有可能的病因是由于病毒感染的自发缓解引起的明显"程序化"的临床过程(前驱期，发疹性皮疹出现，每例患者及多个患者均表现为单一形态的皮损，系统损害以及皮疹能够自然消退）。然而,由于本病刚被发现,尚未进行充分的病毒学研究。

在未来的资助研究中,作者推荐采用聚合酶链反应检测血浆、外周血单个核细胞和皮损活组织等部位的病毒 DNA,包括人类疱疹病毒 7、6 和 8、EB 病毒、巨细胞病毒、微小病毒 B19、流感和副流感病毒以及肠道病毒。急性和恢复期血清均可同时检测血清转换或抗体滴度显著升高。

病理　发疹性色素减退的组织病理学无特异性。报道称可有轻微的角化过度、海绵水肿和非特异性的真皮浅层炎症浸润[1]。出现这些组织病理学改变并不能确诊为发疹性色素减退,也不能为病毒感染提供病因学证据。

临床特征　几乎所有的发疹性色素减退患者都有前驱期。部分患者可有发热或全身疼痛,咽痛常见。

1~3 周后,当前驱症状基本缓解时,皮疹表现为单一形态的色素减退斑(图 55.1)。多数患儿皮疹出现于一侧肢体,随后逐渐扩展到其他肢体,并最终累及四肢。面部可受累,躯干较少受累,但出现躯干皮疹时并不能排除本病。另一种副病毒疹即 Gianotti-Crosti 综合征也有相似的临床表现[5]。

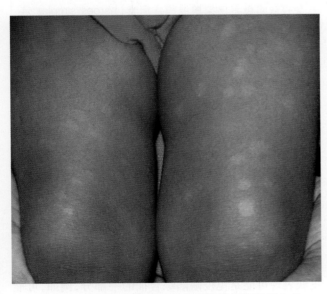

图 55.1　发疹性色素减退患儿大腿前侧多处散在的单一形态的色素减退斑

所有儿童的发疹性色素减退的皮损均为双侧,而且绝大多数为对称分布。

大多数儿童发疹性色素减退没有任何瘙痒症状,他们的生活质量几乎不受影响。然而我们还没有使用已验证的方法测量其影响[6],并将其与其他病毒疹进行鉴别,如玫瑰糠疹[7]。

非典型临床表现　本病的病例数量较少,不足以提供其临床特征的概况,因此难以区分典型和非典型皮疹。

鉴别诊断　特应性皮炎是最具有意义的鉴别诊断。应注意特应性皮炎或其他特应性疾病的病史,包括哮喘、过敏性鼻炎、过敏性结膜炎和特应性荨麻疹。对于特应性皮炎,皮损可能是散在的,不同儿童的多个部位有不同的皮损形态,变化范围广。发疹性色素减少症的病变散在且形态单一,不同部位及不同患儿的病变区别较小。

白色糠疹可被误诊为发疹性色素减退。两者可根据病史进行区分,白色糠疹可出现在特应性皮炎患者局部使用糖皮质激素后。白色糠疹的皮疹边缘界限不清,大小不一。

花斑糠疹在儿童中较少见,因为在青春期前皮脂腺的活动较弱[8]。花斑糠疹的皮损通常分布在面部、颈部和手臂。在一些儿童中,色素减退的皮损可能是单一形态的。在这种情况下,可行黑光灯检查或皮肤刮诊后,进行氢氧化钾涂片检查,寻找马拉色菌的孢子和菌丝,以及其他酵母菌的孢子和菌丝。

进行性斑状色素减退症(progressive macular hypomelanosis)是另一种需要鉴别的疾病。该病好发于成人,可为亚急性或慢性,持续数月或数年[9-10]。

还需要与炎症后色素减退鉴别,前者不是白色糠疹。我们曾见过患有玫瑰糠疹的儿童在自发缓解后留下圆形或椭圆形的色素减退斑。然而,这并不适用于高加索儿童。

最后,典型发疹性色素减退可与其他病毒疹相混淆,如玫瑰糠疹和 Gianotti-Crosti 综合征。因为病程相似,且这些病毒疹的临床变异也可多变,因此,当难以明确诊断时,使用有效标准对诊断这些病毒疹可能有帮助[11]。

治疗　大多数儿童发疹性色素减退不需要任何治疗。可以使用局部润肤剂。对于有瘙痒、影响日常活动或引起睡眠问题的儿童,可以考虑短期使用 H$_1$ 受体拮抗剂,每晚一次,连用 3~5 天。

(修冰玉　译,张斌　肖媛媛　邢嬛　校)

参考文献

见章末二维码

第九篇

第 56 章　免疫低下儿童的皮肤感染

Miriam Weinstein, Hagen Ott, Peter H. Hoeger

摘要

　　免疫系统受损的患者更容易发生皮肤感染。患者可能发生由常见病原体或机会性病原体引起的异常严重或长期的皮肤感染。

　　原发性免疫缺陷是罕见的,通常是遗传性疾病,包括联合免疫缺陷(体液免疫和细胞免疫),主要是体液免疫缺陷和吞噬细胞障碍。继发性免疫缺陷导致的感染多见于移植患者、接受治疗的肿瘤患者和 HIV 诱导的 AIDS 患者。皮肤病毒,特别是来自疱疹病毒组和人乳头状瘤病毒的皮肤病毒,是主要的关注点。细菌感染也值得关注,特别是在粒细胞缺乏症患者中。真菌感染,包括念珠菌和曲霉菌,在免疫抑制患者中发病率较高,甚至可导致死亡。在免疫系统改变的患者中,皮肤感染可能不会出现典型的病史或形态学改变,因此有时很难诊断,需要对此类患者行适当的临床检查以明确诊断。同样,治疗也具有挑战性,如有需要应立即开始治疗。

要点

- 免疫功能低下的患者可能发生由常见病原体或机会性病原体引起的异常严重或长期的皮肤感染。
- 原发性和获得性免疫缺陷的患儿更容易发生与皮损相关的局限性和播散性感染。

原发性免疫缺陷

- 皮肤是原发性免疫缺陷(primary immune deficiency, PID)最常受累的器官之一;特征性皮肤感染可能是潜在的原发性免疫缺陷疾病的第一个线索。
- 严重的 CID (severe combined immunodeficiency, SCID)是联合免疫缺陷(combined immunodeficiency, CID) 中的一部分,在接种卡介苗(bacillus Calmette-Guérin,BCG) 后可能发生暴发性感染,疑似病例应避免接种。
- 冷脓肿或治疗无效可能是潜在免疫缺陷的迹象。
- 抗体(体液免疫)缺陷是全球最常见的原发性免疫缺陷,包括常见变异型免疫缺陷(common variable immune deficiency,CVID)、选择性 IgA 缺陷和 X 连锁无丙种球蛋白血症(布鲁顿病)。

- 体液免疫缺乏导致对细菌的易感性增加,尽管也可能存在其他感染。
- 先天性吞噬细胞数量和/或功能缺陷易反复发生严重的真菌和细菌感染。

继发性免疫缺陷

- 易发生感染的继发性免疫抑制患儿主要是移植和肿瘤患者,尤其在治疗期间。
- 免疫缺陷患者感染单纯疱疹病毒(herpes simplex virus,HSV) 可能不会出现典型的形态学特征。单纯疱疹与化疗引起的黏膜炎特别难鉴别。在这些临床情况下,对皮肤黏膜糜烂、溃疡或结痂应保持高度警惕。
- 免疫缺陷患者的水痘-带状疱疹病毒感染可能会导致器官受累或继发性感染,尤其是 A 组链球菌感染。
- 人乳头状瘤病毒感染可能很难控制,可能需要综合治疗、非适应证药物或二线和三线治疗。
- 在中性粒细胞计数低的患者中,细菌感染十分危险。金黄色葡萄球菌、链球菌和假单胞菌均可引起严重感染。
- 几乎所有免疫功能低下患者都会发生曲霉菌感染,形态多样,可表现为出血性大疱或坏死性溃疡。原发的皮肤损害和伤口敷料可能导致原发性皮肤曲霉病。

引言

　　导致患者出现免疫功能不全状态的原因很多。它包括原发免疫缺陷(通常由基因突变引起)以及由感染介导的免疫缺陷[如获得性免疫缺陷综合征(艾滋病)]、疾病(如某些恶性肿瘤)和药物(如化疗和生物制剂)等原因引起的获得性免疫功能障碍。免疫缺陷患者可能表现出各种皮疹,诊断和治疗都十分困难。

皮肤表现可能是免疫缺陷综合征的一部分,例如,可能伴随严重联合免疫缺陷疾病的皮炎样损害,或免疫系统功能降低导致的非感染性表现,如皮肤恶性肿瘤(例如,接受器官移植抗排斥药物治疗的患者)。然而,免疫缺陷患者主要的皮肤病类型还是感染。感染可能局限于皮肤(如艾滋病中的疣状表皮发育不全),也可能是一种包括皮肤在内的全身性感染,如伴发皮损的菌血症。本章的重点是免疫缺陷患者的感染。

第九篇

患者表现出由常见病原体或机会性病原体引起的异常严重或长期的皮肤感染。皮肤感染可能是临床的"末日逼近的征兆"，因此应早期发现和快速治疗严重、有时危及生命的全身性感染[1]。原发性和获得性免疫缺陷的患儿更易发生与皮肤病变相关的局限性和播散性感染[2-3]。

原发免疫缺陷儿童的皮肤感染

原发性免疫缺陷（primary immunodeficiency，PID）发生率约 1/10 万成活婴儿，代表了将近 300 种罕见且表型异质性群体，大多数为单基因性疾病，影响免疫系统的发育和/或功能[4]。根据国际免疫学会联合会（International Union of Immunological Societies，IUIS）的建议，目前 PID 被细分为 9 个类别，根据主要受损的免疫成分进行分类[5]。

在临床上，PID 的特征是对潜在的严重病毒、真菌或细菌的易感性增加，并常常与自身免疫性疾病和恶性肿瘤的发生风险升高相关[5]。除了呼吸系统和胃肠道系统外，目前发现皮肤是 PID 症状学中最常累及的器官之一，而微生物诱发的特征性皮肤病变可能是潜在的 PID 疾病的第一个线索（表 56.1）。因此，回顾性

表 56.1　皮肤微生物是潜在的原发性免疫缺陷疾病的线索

病原体	诱发免疫缺陷
细菌	
金黄色葡萄球菌	CGD，HIES，WAS，XLA，CVID
假单胞菌	XLA，CVID
非结核性的分枝杆菌/卡介苗	SCID
幽门螺杆菌	XLA
真菌	
念珠菌	SCID，APECED，DGS，CMC
曲霉菌	CGD
病毒	
人乳头状瘤病毒（HPV）	SCID，WHIM，EV
疱疹病毒（HSV，VZV）	SCID

注：APECED，autoimmune polyendocrinopathy-candidiasis-ectodermal dystrophy，自身免疫性多内分泌病-念珠菌病-外胚层发育不良；CGD，chronic granulomatous disease，慢性肉芽肿病；CMC，chronic mucocutaneous candidiasis，慢性黏膜皮肤念珠菌病；CVID，常见的变异型免疫缺陷；DGS，DiGeorge syndrome，先天性胸腺发育不全综合征；EV，epidermodysplasia verruciformis，疣状表皮发育不良；HIES，hyper-IgE syndrome，高 IgE 综合征；HSV，单纯疱疹病毒；SCID，严重联合免疫缺陷病；VZV，varicella zoster virus，水痘-带状疱疹病毒；WAS，Wiskott-Aldrich syndrome，Wiskott-Aldrich 综合征；WHIM，warts，hypogammaglobulinaemia，infections，myelokathexis，表现为疣、低丙种球蛋白血症、细菌感染以及无效生成性慢性粒细胞缺乏的四联征；XLA，X-linked agammaglobulinaemia，X 连锁无丙种球蛋白血症。免责声明：仅凭微生物学结果不足以确定免疫缺陷的诊断，只能在其他证据表明免疫功能受损的情况下进行解释。

队列研究报告患有各种 PID 的儿童中约 41% 到近 90% 的患儿至少有一种皮肤症状[6-7]。在 21%~79% 的 PID 患者中，皮肤感染可能是唯一的表现[6,8]。本章节不涵盖那些由于特异性遗传免疫缺陷而出现皮肤感染的完整概述。我们将重点介绍那些与皮肤微生物病原体易感性增加相关的主要 PID。这本书的其他章节对具有关键性皮肤病学特征的 PIDs 进行更全面的回顾。

联合免疫缺陷

联合免疫缺陷（combined immunodeficiency，CID）是由 T 细胞分化和/或功能紊乱引起的多方面的适应性免疫反应紊乱的一组疾病。在严重的 CID（SCID）中，几乎不存在功能性外周 T 细胞，受累的婴儿表现出早期发育不全、难治性腹泻和异常严重、往往危及生命的全身性感染。SCID 患者除了淋巴组织（扁桃体、淋巴结）发育不全或完全缺失外，皮肤表现常包括新生儿或婴儿红皮病、脱发和湿疹样病变，而自身免疫性皮肤病（血管炎、脂膜炎、白癜风、非感染性肉芽肿）则较少见[9-10]。

分枝杆菌感染

患有 SCIDs 的儿童在接受减毒活疫苗后可能出现局部皮肤或全身并发症。特别是，卡介苗（bacillus Calmette-Guerin，BCG）免疫接种已导致多达 51% 的 SCID 患者发生皮肤和皮肤外的后遗症；这些后遗症包括部分患者的死亡[11]。遗传性免疫缺陷婴儿接种卡介苗引起的皮肤表现为多发红斑、中央有脐凹的白色丘疹[12]、播散性或局限性皮下结节[13-14]、朗格汉斯细胞组织细胞增生症（Langerhans cell histiocytosis，LCH）样皮疹[15]、接种部位有溃疡或脓肿形成[16]。

尽管与其他 PID（吞噬细胞功能障碍、先天性免疫缺陷）或继发性免疫缺陷（特别是 HIV 感染）相比，这种情况很少见，但非典型分枝杆菌的机会性感染也能导致 SCID 患者发生播散性皮肤感染。这点已经在海分枝杆菌中得到证实，最近，在一位具有等位基因 RAG1 突变的患者中的细胞内也发现了鸟-胞内分枝杆菌[17]。为了排除可能的鉴别诊断，如 LCH、非感染性肉芽肿或结核分枝杆菌感染，需进行皮肤活检、抗酸染色、聚合酶链反应分析和包括药敏试验在内的细菌培养。对于已知 PID 的患者和遗传风险较高的婴儿（如 PID 家族史阳性）应避免接种卡介苗[16]。与野生型牛分枝杆菌感染相似，现已成功地利用利福平、异烟肼联合乙胺丁醇或链霉素治疗免疫缺陷患者的播散性卡介苗病。然而，在某些情况下，药理学治疗将不得不延长至 6 个月以上，而且相当比例的患者可能出现潜在的

致命性复发,除非通过异体骨髓移植(bone marrow transplantation,BMT)或基因治疗实现根治[18]。

化脓性感染

SCID 患者还容易反复发生皮肤化脓性感染,如疖病、脓肿或蜂窝织炎,这些感染主要由金黄色葡萄球菌引起,较少由铜绿假单胞菌或其他革兰氏阴性菌引起[1]。这些感染可以表现为非典型性的罕见临床特征,如"冷脓肿"或对传统抗生素治疗无反应。尽管如此,与其他 PID 相比,这些非典型特征在 SCID 中更少见,而在吞噬细胞缺陷或某些定义明确的免疫缺陷综合征[如高 IgE 综合征(hyper-IgE syndrome,HIES)、Wiskott-Aldrich 综合征(Wiskott-Aldrich syndrome,WAS)或 DiGeorge 综合征(DiGeorge syndrome,DGS)]中则更常见[19-20]。

病毒感染

同样的,CID 和 SCID 通常也会发生皮肤病毒感染,特别是由人乳头状瘤病毒(human papillomavirus,HPV)、单纯疱疹病毒(herpes simplex virus,HSV)、水痘-带状疱疹病毒(varicella zoster virus,VZV)和传染性软疣病毒引起的感染。尤其是特发性 $CD4^+$ 淋巴细胞减少($CD4^+T$ 淋巴细胞计数<300 个细胞/mL 或小于 T 细胞总数的 20%),但没有证据表明 HIV 的患者可发生广泛的顽固性的 HPV 感染相关黏膜皮肤损害[21]、巨大的复发性软疣[22]和其他皮肤及非皮肤感染[23]。由于编码细胞分裂因子 8(dedicator of cytokinesis 8,DOCK8)蛋白的基因发生突变,最近确认 CID 是导致严重的病毒、真菌和细菌皮肤感染的原因之一[24]。受累的儿童和成人表现为广泛的、经常共存的皮肤病毒性疾病,如溃疡性肛门、生殖器或口唇 HSV 感染、顽固性甲周和肢端寻常疣、复发性带状疱疹和毁容性传染性软疣[25]。

真菌感染

真菌感染在儿童 CID 患者中很常见,例如主要由白念珠菌引起的皮肤黏膜念珠菌感染[24,26]。此外,另一种复杂的 PID 的表型表现——慢性皮肤黏膜念珠菌病(chronic mucocutaneous candidiasis,CMC)的分子基础也被进一步阐明。在一系列研究中,现已证明辅助性 T 细胞 17(T-helper 17,Th17)是念珠菌病和其他真菌感染的遗传易感性中心[27]。已有研究表明,抗真菌免疫防御中的遗传缺陷可以归因于编码胱天蛋白酶募集域蛋白 9(caspase recruitment domain-containing protein 9,CARD9)和 Dectin 1 的基因多态性或突变,这两个基因对于识别念珠菌细胞壁成分、髓样细胞的细胞内信号

转导和 Th17 细胞的连续分化至关重要[28-29]。然而,必须指出的是,持久性皮肤黏膜念珠菌病是其他 PID 综合征的临床特征,应作为鉴别点与以下疾病相鉴别:自身免疫性多内分泌病-念珠菌病-外胚层发育不良(auto-immune polyendocrinopathy-candidiasis-ectodermal dystrophy,APECED)、HIES、DGS、黏膜与皮肤念珠菌病与胸腺瘤(Good 综合征)或由于 *DOCK8* 或 *STAT1* 突变引起的 PID[26,30]。皮肤黏膜念珠菌病患者需要全身抗真菌治疗,部分患者需要联合外用药治疗。

体液免疫缺陷

抗体(体液免疫)缺陷是全球最常见的 PIDs[31]。常见的是普通变异型免疫缺陷(CVID)和选择性 IgA 缺陷[31],其他还包括与 X 连锁无丙种球蛋白血症(X-linked agammaglobulinaemia,XLA,布鲁顿病)和多种罕见疾病。

细菌感染

XLA 是一种原发性 B 细胞缺陷病,由于 Bruton 酪氨酸激酶(Bruton tyrosine kinase,BTK)基因突变导致骨髓中 B 细胞分化受阻以及外周血中 B 细胞严重缺乏(<所有淋巴细胞的 1%)。血清中三种免疫球蛋白亚型的水平显著降低,这使得 XLA 患者特别容易发生严重的细菌感染。通常,受累的男孩在 3 个月~2 岁出现首发症状,包括反复呼吸道、胃肠道、中枢神经系统和骨骼感染[32]。有趣的是,也经常发生复发性化脓性皮肤感染,并可能导致部分患者出现脓皮病、皮下脓肿或蜂窝织炎[33],这些皮肤病主要是由葡萄球菌所致。除金黄色葡萄球菌感染外,XLA 患者也易感染其他微生物,如幽门螺杆菌[34]。通常,感染这种"非典型"皮肤病原体表现为反复发作的亚急性蜂窝织炎或腿部溃疡,这可能是早期隐匿性菌血症的一个有价值的早期信号[33]。此外,血中缺乏丙球蛋白的患者容易发生假单胞菌相关性坏疽性臁疮,这可能是 XLA 的症状,可伴有继发性筋膜室综合征、败血症或感染性休克等严重的并发症[35]。除了适当的抗生素治疗,每隔 1~4 周皮下或静脉注射免疫球蛋白替代治疗是 XLA 治疗的主要方法[36]。

CVID 是最常见、临床意义最重大的 PID,其特征是 2 岁以上儿童三种 Ig 亚型中至少有两种亚型的减少,同时对免疫抗原或自然感染的免疫应答受损[37]。尽管进行了不断的科学努力,临床上不同类型的 CVID,仍未找到明确致病基因。因此,CVID 仍然是靠排除其他已知的抗体缺陷进行诊断[3]。这包括一组免疫病理上明显不同的疾病,通常在成年早期或儿童期晚期表现为反复发作的肺或胃肠道并发症,有时表现为皮肤感

染[32]。此外,CVID 患者还可能出现自身免疫性疾病、恶性肿瘤、淋巴增生性疾病和过敏症[32]。皮肤感染可能是由非特异性病原体引起的,在其他类型的 PID 中也经常发生[38]。对此,一项对 250 多名 CVID 患者的大型综合研究报告表明,发生复发性带状疱疹、侵袭性 HPV 感染或大量疣、严重水痘和金黄色葡萄球菌皮肤脓肿的患者分别占 11%、5%、4% 和 2%[39]。

真菌感染

也许是由于部分患者的 T 细胞缺乏,在少数 CVID 病例中发现了皮肤黏膜真菌感染。特别是在多达 2% 的感染个体中发现口咽念珠菌病。此外,在一项包括 CVID 在内抗体缺陷儿童的研究中,证实了白念珠菌和须癣毛癣菌感染体外甲板的易感性[40]。然而,这些最新的发现是否具有临床和治疗意义仍有待阐明。

噬菌细胞功能缺陷

先天性吞噬细胞数量和/或功能缺陷包括一组至少 24 种不同的疾病,这些疾病的特点是反复发生严重真菌和细菌感染。这是一组罕见的疾病,其中慢性肉芽肿病(chronic granulomatous disease,CGD)是其原型[3],活婴发病率为 1∶20 万。CGD 是由还原性烟酰胺腺嘌呤二核苷酸磷酸(NADPH)氧化酶复合物失活引起的,后者对吞噬细胞产生杀菌剂化合物和激活吞噬细胞中的裂解酶都至关重要。因此,NADPH 氧化酶复合物的功能损伤导致对过氧化氢酶-阳性细菌和真菌[3]的细胞内杀伤作用有限,这些细菌和真菌可在多形核细胞(polymorphonuclear cell,PMN)内存活,并在循环中以"特洛伊木马"的形式扩散。值得注意的是,皮肤是继肺部之后第二个出现 CGD 症状的部位,高达 50% 的患者会出现皮肤症状。

细菌感染

在迄今报道的最大的 CGD 患者队列中($n = 429$),皮肤脓肿和疖病是最常见的皮肤感染,而且几乎全部是由金黄色葡萄球菌引起的,个别患者分离出其他病原体(表皮葡萄球菌、沙雷菌、奇异变形杆菌、大肠埃希菌、肺炎克雷伯菌等)。另外,8% 的 CGD 患者在接种卡介苗后出现局部皮肤感染和/或淋巴结炎,目前没有发现非典型分枝杆菌皮肤感染[41]。

真菌感染

目前认为 CGD 是真菌感染发生率最高的 PID。值得注意的是,曲霉菌感染并不罕见,它是导致患者死亡的重要原因[42]。可表现为脓肿、紫癜或皮炎[43]。仅在 4% 的皮肤脓肿中分离出念珠菌,而皮肤黏膜念珠菌病

在 CGD 患者中很少见[44]。一旦 CGD 患者被诊断出真菌感染,应立即开始适当的抗真菌治疗。

继发性免疫缺陷儿童的皮肤感染

继发性免疫缺陷是由于有害的外部条件或伴随的原发性疾病,在原本具有免疫能力的个体中发生的获得性疾病[2]。

继发性免疫缺陷通常既影响固有免疫又影响适应性免疫,还可导致由多种微生物病原体引起的常见和/或机会性皮肤感染的频率和严重程度增加[45-47]。继发性免疫缺陷远比 PID 常见,并与多种潜在因素相关(框图 56.1),本章不做具体阐述。儿科癌症患者和接受移植患者的皮肤及其附属器可能发生感染,特别是在接受强化细胞抑制剂治疗或异体干细胞移植(stem cell transplantation,SCT)后中性粒细胞减少症的患者。因此,在一项对 116 名患有恶性肿瘤的儿科患者的研究中,皮肤和/或软组织感染(6%)是持续发热的主要原因,而尿路感染(3%)或胃肠道感染(0.8%)较少见。一般来说,与患有淋巴增生性疾病[48]的儿童相比,

---

框图 56.1　继发性免疫缺陷的可能诱发因素

系统性药物治疗
- 糖皮质激素
- 钙调磷酸酶抑制剂
- 细胞毒性药物
- 生物免疫反应调节剂

恶性肿瘤
- 淋巴增殖性疾病
- 实体瘤

感染
- HIV
- EBV、CMV 等

蛋白质流失
- 渗出性肠病
- 肾病综合征

环境条件
- 紫外线
- 辐射

创伤
- 手术
- 烫伤

其他
- 营养不良
- 早产
- 21-三体综合征

CMV,巨细胞病毒;EBV,EB 病毒;HIV,人类免疫缺陷病毒

患有实体肿瘤的儿童感染的频率和严重程度往往较低。最近一项对肾移植受者（ $n = 1\,768$ ）的长期调查进一步强调了免疫抑制的儿童和成人患者皮肤感染的高风险，其中24%的患者在12年的观察期内发生了皮肤感染[49]。有趣的是，皮肤感染的范围根据移植后的时间而有所不同。移植后4周内以细菌性伤口感染和黏膜皮肤HSV感染为主，而初次移植后2~6个月或更晚出现带状疱疹、皮肤疣和真菌感染[47]。

病毒感染

各种DNA病毒引起的皮肤损害是医源性免疫缺陷儿童皮肤的常见并发症。虽然这些疾病在诊断和治疗方面取得了相当大的进展，但是仍然需要明确诊断和立即处理的。除了疱疹病毒科（VZV、HSV）的成员外，人乳头状瘤病毒会在免疫抑制的儿童和成人中导致临床相关的皮肤病理变化。

人乳头状瘤病毒（HPV）

据报道，儿童期HPV相关皮肤疾病的患病率差异很大，具体取决于所调查的患者群体。

可能是由于潜在恶性肿瘤的异质性及其不同的化疗方法，迄今尚未发表关于儿童肿瘤患者HPV相关疾病发病率的确切流行病学数据。相比之下，目前认为HPV感染是儿童实体器官移植后最常见的皮肤病[50-51]。尤其是在儿科移植受者中多发性和非典型局限性寻常疣的发病率为24%至接近55%，在老年人群中发病率不断上升。有趣的是，在这些患者中只有一小部分皮肤疣表现出自发性消退，15%的患儿需要多次治疗干预。同样，长期接受免疫抑制治疗的急性淋巴细胞白血病患儿比免疫功能正常的患儿更容易发生病毒疣，且更易多发，而这些皮疹通常不会自行消退[51-52]。相反，其他与HPV相关的皮肤病，如尖锐湿疣和青少年扁平疣，在接受免疫抑制治疗的患儿中并不常见，但仍可能发生在高危患者中[53]。

一般认为，发生HPV皮肤感染的肿瘤患者和移植受者应及早接受有效的治疗，特别是要避免HPV泛发和频繁地复发。有许多治疗方法可供选择，最佳的治疗方法应该根据患者的具体情况而定，要考虑到诸如耐受性、便利性、成本、组织破坏程度以及疣的数量和位置等因素。治疗方法包括水杨酸溶解、刮除、冷冻治疗、嘧啶拮抗剂——5-氟尿嘧啶或局部免疫调节剂——咪喹莫特（超说明书用药）。一项系统性回顾研究发现，咪喹莫特在免疫功能正常和免疫功能低下的患者中，在治疗皮肤疣（超说明书用药）方面都取得了一些成功，但该综述所依据的数据是有限的及非对照的，且多为小群体[54]。其他可考虑的药物包括外用或口服视黄酸类药物、外用西多福韦以及导入博来霉素的脉冲染料激光[55-56]。关于皮肤HPV感染治疗方案的全面综述，请参阅第49章。

疱疹病毒

人类致病性单纯疱疹病毒（HSV）包括HSV-1和HSV-2，可引起儿童和青少年广泛的皮肤和皮肤外疾病。HSV-1的原发性感染发生在儿童早期，在患者中占比很高，且通常病程不典型。然而，健康的婴儿也可能会出现典型的临床症状，如疱疹性齿龈炎伴发热、唾液分泌过多、口疮和随之而来的进食困难[57]。

在儿科肿瘤患者中，原发性HSV-1感染需与化疗诱导的黏膜炎相鉴别，后者通常是由于甲氨蝶呤或阿霉素等高细胞毒性药物所致。在免疫抑制的儿童中，这两种疾病均表现为深在性极度疼痛的黏膜溃疡，只能通过进一步的检查（病毒分离、PCR）来进行合理的鉴别。如果免疫缺陷患者确认感染HSV，则需要静脉使用核苷类似物阿昔洛韦进行治疗。初次感染后，HSV在感觉神经节的神经元细胞中潜伏，并可能在免疫抑制期间重新激活。一项回顾性研究统计了移植患者的每周常规取样，但得出的结论是，无症状患者的确诊率较低，大部分患者是通过相关临床表现来确诊的[58]。

水痘-带状疱疹病毒（VZV）是一种普遍存在的高传染性人类疱疹病毒。在世界上许多地方，常规的疫苗接种已经降低了野生型的发病率。在高度免疫功能抑制的儿童中，如在血液恶性肿瘤SCT（干细胞移植）后，存在进行性重症水痘的风险，其特征是持续出现新发皮损、频繁地复发、持续的高热和潜在的危及生命的并发症（肺炎、肝炎、脑炎），也可能发生广泛的出血性皮损和黏膜糜烂。因此，与单纯疱疹病毒感染一样，需要静脉注射阿昔洛韦治疗。如果持续发热并伴有皮肤硬化，应立即考虑重叠细菌感染。这些通常是由A组链球菌（group A streptococci，GAS）或葡萄球菌引起的。金黄色葡萄球菌可导致严重的并发症，如坏死性筋膜炎[59]。

VZV的再激活可导致带状疱疹，表现为单侧分布的、疼痛、瘙痒的丘疱疹，在免疫功能正常的宿主中分布在1~3个皮节。在SCT患者中，现已证明VZV血清反应阳性的成人和儿童患者携带带状疱疹的风险高达68%，发病时间中位数为SCT后5个月[60]，尽管另一项研究表明，免疫功能正常的儿童患带状疱疹后更容易出现并发症[61]。在免疫功能低下的患者中发生的带状疱疹可能不具有典型的临床特征，给诊断带来困难。例如非水疱性病变、播散至一个皮节以上或伴有系统性的体征/症状，均可导致延误诊断[62]。再次强调，抗病毒治疗是必需的,需要静脉注射大剂量阿昔洛韦,并且应在首次出现皮损后立即开始。

与带状疱疹相似的,带状疱疹样皮疹应通过实验室检测加以确认,包括病毒培养、直接荧光抗体(direct fluorescent antibody,DFA)检测或 PCR。一些复发性带状疱疹患者可能有潜在的 HSV 感染,并呈带状分布,应进行抗病毒治疗。第 50 章和第 51 章对 HSV 和 VZV 感染的预防、诊断和治疗进行了详细的讨论。

细菌感染

粒细胞减少是免疫抑制宿主皮肤和全身细菌感染的主要危险因素之一,尤其当中性粒细胞计数低于 500 个细胞/mm³ 时,特别容易发生潜在的严重感染性并发症。此外,经常进行的经皮肤或黏膜屏障的操作(静脉导管、导尿管、外科手术、吸入疗法)可导致微生物入侵。同样,接受过大型移植手术的患者,尤其是接受过心脏和肝脏移植的患者,在移植后早期可能会出现伤口感染和继发性败血症。这与一项大型研究的结果相一致,该研究对近 2 300 名进行了肝移植的患儿进行随访,其中创伤和静脉导管相关感染占所有感染并发症的 34%[63]。

令人惊讶的是,尽管系统性感染一直是大规模回顾性研究的重点,但仍然缺乏儿科肿瘤患者相关皮肤细菌感染发生率的准确流行病学数据。然而,目前认定皮肤感染是实体器官接受者常见的医源性并发症。在实体器官移植的前瞻性监测数据库中,皮肤和软组织感染是最常见的诊断(感染的 66.1%)[64]。在该系列研究中,大多数感染发生在晚期(90% 发生在 6 个月后)。相比之下,一项对肾移植患者的研究发现,移植后感染的中位时间为 29 天。移植当月使用类固醇可增加金黄色葡萄球菌感染的风险[65]。

尽管这些疾病主要是由金黄色葡萄球菌或 GAS 引起,这些病原菌也存在于健康个体中,但接受免疫抑制治疗的儿童也会出现由假单胞菌属引起的皮肤病。特别是在原发性或继发性免疫缺陷患者中,现已证明坏疽性深脓疱病是假单胞菌败血症的常见表现,需要紧急治疗以避免致命的系统性假单胞菌感染,后者死亡率很高[66-67]。

与艾滋病患者的情况不同,由非结核分枝杆菌(nontuberculous mycobacteria,NTM)引起的皮肤感染通常与肿瘤治疗或移植后免疫抑制无关。然而,在一系列住院儿童 NTM 感染病例中发现,33% 的感染患者接受了造血干细胞移植,较低比例的患者有潜在的囊性纤维化,只有 13% 没有确切的危险因素。龟分枝杆菌/脓肿分枝杆菌占主导地位,但也发现了鸟分枝杆菌和免疫原分枝杆菌[68]。另一个小型研究明确了 5 例儿童 SCT 患者发生了 NTM 感染[69]。因此,当免疫抑制的宿主出现持续性结节或肉芽肿性皮损时应考虑 NTM 感染。NTM 感染的诊断可以通过皮肤活检、PCR 分析和分枝杆菌培养(包括药敏试验)来确定。一般来说,抗菌治疗最好是长期联合治疗。

真菌感染

真菌感染在患有肿瘤或移植后免疫抑制的儿童和青少年中,发病率和死亡率显著增加。虽然高达 50% 的骨髓移植和 5%～20% 的实体器官移植受者患有侵袭性真菌感染,但约 10% 的免疫抑制患者主要表现为各种人体致病真菌引起的皮肤感染。据报道,曲霉属和念珠菌属是最常见的,可在特殊人群中引起皮肤黏膜疾病[70]。

作为条件致病菌,曲霉菌只感染免疫缺陷的个体,尤其是粒细胞减少患者。高达 85% 的病例中,原发皮肤曲霉病是由原有的皮肤损害或封闭的伤口敷料引起的,而继发性曲霉病则由菌血症引起,其初始皮肤损害多样(红斑、丘脓疱疹、结节性硬结)。病程进展中,可能发生斑块样的皮肤变化,可见中央出血性大疱,并最终出现坏死性溃疡。仅从临床角度来看,这些溃疡与其他粒细胞缺乏症患者的皮肤感染,如坏疽性深脓疱病、NTM 或 HSV 感染很难区分。因此,建议定期进行皮肤活检、过碘酸雪夫(periodic acid-Schiff,PAS)染色或格莫瑞六亚甲基四胺银(Gomori's methenamine silver,GMS)染色、真菌学和微生物培养以及 HSV-PCR。如果怀疑或证明是皮肤曲霉病的免疫抑制患者,应立即使用足量的全身抗真菌治疗。念珠菌可在免疫正常人群或者无症状个体的胃肠道和口咽部的黏膜定植。念珠菌是免疫抑制患者感染的常见病原体,与菌血症的风险相关,死亡率显著升高[71]。尽管其他念珠菌,如光滑念珠菌、热带念珠菌、近光滑念珠菌或克柔氏念珠菌可能是潜在的对常规氟康唑治疗有耐药性的病原体,但超过 50% 的全身性念珠菌感染是由白念珠菌引起的[72]。在多达 70% 的白血病或淋巴瘤患儿中,口咽部有白念珠菌定植[73]。

因此,在长期的预防性使用抗生素、糖皮质激素免疫抑制治疗或口腔毒性化疗下,这些患者可能发生有症状的内源性念珠菌感染。在临床上,受累儿童患有急性黏膜炎,伴有柔软、假膜样白斑,擦除后可见黏膜红斑,有时可有出血。口咽念珠菌病是化疗引起的黏膜炎的另一重要鉴别诊断,也应与黏膜 HSV 感染鉴别。因此,应进行黏膜拭子显微镜检查和真菌学培养,以明确念珠菌病的诊断,并区别念珠菌的亚种。

为了避免全身性感染,应积极使用局部药物治疗念珠菌性黏膜炎,如制霉菌素、克霉唑或酮康唑。粒细胞缺乏症儿童应接受两性霉素 B 联合氟胞嘧啶、两性霉素 B 脂质体或氟康唑等系统治疗。目前已成功应用卡泊芬净和伏立康唑（后者具有显著的光毒性和潜在致癌性风险）治疗某些特殊个体的系统性念珠菌病[74-75]。

总结

免疫功能低下的患者发生严重感染的风险很高，包括那些由条件致病菌引起的感染。在免疫缺陷患者中，由于免疫功能受限或缺失，临床表现在形态或程度上可能是非典型的。无论是 PID 还是获得性免疫缺陷患者都应密切监测，并应保持对感染的高度怀疑，及时筛查细菌、病毒、真菌及分枝杆菌疾病。

（修冰玉 译，张斌 肖媛媛 梁源 校）

参考文献

见章末二维码

第十篇　寄生虫所致皮肤病/寄生虫侵袭和叮咬反应

第 57 章　利什曼病

Bernardo Gontijo，Carolina Talhari

摘要

利什曼病(leishmaniasis)是由不同种类的利什曼原虫引起的临床异质性媒介传播性疾病,可侵袭皮肤、黏膜和内脏。据世界卫生组织估计,全世界有 3.5 亿人易感,感染利什曼病的人数估计为 120 万。皮肤利什曼病被列为 1 类致命且未控制的疾病。气候变化、旅游业发展以及差旅的增加、城市化加快、森林砍伐以及战争造成的大规模移民,已经推翻了这种疾病仅限于热带和亚热带地区的经典概念。其严重程度从可自愈到致命不等。需要长期治疗,且治疗药物有一定的毒性;目前已有新药可用。

要点

- 大规模移民和全球旅游业发展将利什曼病引入了以前的非流行地区。
- 皮肤利什曼病的皮损具有多样性,与多种皮肤病相似。
- 如果不及时治疗,大多数有症状的内脏利什曼病都有可能致命。
- 黏膜受累时可导致永久性的毁容。
- 必要时治疗时间可延长;针对致病物种的精准治疗是最为理想的。
- 目前没有有效的疫苗。

引言　利什曼病是由 20 多种利什曼原虫属的原虫引起的一组虫媒病。通过雌性白蛉(白蛉属或罗蛉属)的叮咬,病原体进入人体内部。由此引起的感染会出现多种临床表现,根据受累程度不同,可以大致分为皮肤利什曼病(cutaneous leishmaniasis,CL)(最常见)、内脏利什曼病(visceral leishmaniasis,VL)或黑热病(除疟疾外最致命的寄生虫感染)、皮肤黏膜利什曼病(mucocutaneous leishmaniasis,MCL)(可导致毁容)[1]。

世界卫生组织估计,全球 VL 发病率为 30 万例/年,每年有 2 万多例死亡;在过去的 5 年里报道了 100万例 CL[2]。WHO 将该病列为 1 类(严重忽视)新发且未控制疾病[3],并创建了“小叮咬,大威胁”的口号,以强调虫媒传播疾病日益增加所带来的负担[4]。

自古以来,利什曼病就困扰着人类,最早的感染报告可以追溯到公元 1 世纪。公元 400—900 年,秘鲁印第安人制造的陶器描绘了鼻子和嘴唇的残缺,这是MCL 的显著特征[5]。人们用各种各样的地名来命名这种疾病。东半球利什曼病常被称为阿勒颇病、巴格达疮、东方疮和德里疮,而西半球利什曼病则被称为奇格勒溃疡(chiclero 在西班牙语中是口香糖或乳胶收集器的意思)、uta、espundia(鼻黏膜利什曼)、Bejuco 溃疡、pian-bois(鼻黏膜利什曼)和 Bauru 溃疡[6]。

1885 年,David D. Cunningham 首次发现这种致病微生物[7]。8 年后,在《英国医学杂志》(*British Medical Journal*)上,伦敦的 William B. Leishman[8] 和金奈的Charles Donovan[9] 分别在 2 个月内报道了黑热病的病原体。这三名研究人员都是英国军队的军官。

流行病学　全球范围内,人类利什曼病在除南极洲和澳大利亚[10]以外的 98 个国家和 3 个地区流行。内脏利什曼病存在于东、西半球,超过 90% 的病例发生在贫困国家,如印度、孟加拉国、苏丹、埃塞俄比亚和巴西,死亡率为 10% ~ 20%[11]。皮肤利什曼病分布较广,约1/3 的病例发生在美洲、地中海盆地和从中东到中亚的西亚地区。估计病例数最多的 10 个国家(阿富汗、阿尔及利亚、哥伦比亚、巴西、伊朗、叙利亚、埃塞俄比亚、北苏丹、哥斯达黎加和秘鲁),合计占全世界发病的70% ~ 75%[10]。除智利和乌拉圭外,西半球 CL 从得克

第十篇

萨斯州中南部延伸到整个拉丁美洲。近90%的MCL病例来自玻利维亚、巴西和秘鲁[2]。然而,由于报告不足和缺乏适当的流行病学监测,这些发病率数据大多是基于估计值。因此,利什曼病的真正负担是未知的[12]。

从历史上看,利什曼病是热带和亚热带地区的一种疾病,目前其发病范围已经极大地扩展了。这一流行病学变化在很大程度上受到气候变化、旅游业和差旅增加、不受控制的城市化、森林砍伐、内战和战争造成的大规模移民等因素的推动[13-16]。自2011年春,叙利亚内战爆发以来,一度在该国得到控制的利什曼病发病人数已升至10万人。来自流行地区的战争难民的迁移也在感染的传播中发挥了重要作用[17,18]。

VL和人类免疫缺陷病毒(human immunodeficiency virus,HIV)的共同感染是一个严重的问题,因为这些患者对治疗反应差,复发率高[19]。CL-HIV合并感染患者同样疗效差、易复发,其非典型损害需要积极的治疗[20]。

发病机制　利什曼病是由利什曼原虫属的不同原虫引起的(图57.1),由受感染的雌白蛉(白蛉属或罗蛉属)

的叮咬传播[21]。除了与恰氏利什曼原虫难以区分的婴儿利什曼原虫外,所有东半球利什曼病的致病物种都与西半球利什曼病的致病物种不同[22]。在利什曼原虫的生命周期中有两种公认的形态学形式:一种是在无脊椎动物宿主中的细胞外活动型,长15~20μm的鞭毛状前鞭毛体;另一种是在哺乳动物宿主的巨噬细胞内的细胞内不活动型,长3~5μm的无鞭毛体(利什曼原虫型)[23]。白蛉在受感染宿主上的吸血过程中,摄入的无鞭毛体在昆虫肠道中再次转化为前鞭毛体,并进行繁殖,进而准备注射到森林宿主或人类宿主中。一旦进入哺乳动物宿主,巨噬细胞就会捕获前鞭毛体,并将其转变为无鞭毛体。无鞭毛体和前鞭毛体分别在脊椎动物宿主的巨噬细胞或白蛉的消化道中通过二分裂增殖[12]。

由于显著的地理差异,各种各样的动物都可能成为脊椎动物类宿主,如啮齿动物、有袋动物、狗、蝙蝠、狒狒、美洲豹、树懒、狐狸和鬣狗[6]。西半球利什曼病基本上是一种人兽共患病,即经野生动物感染人类。受感染的人类是否会成为白蛉的原虫来源,仍然存在争议[5]。东半球利什曼病是一种人兽共患病,偶尔也有人类间相互传染的情况发生(热带利什曼原虫)。家

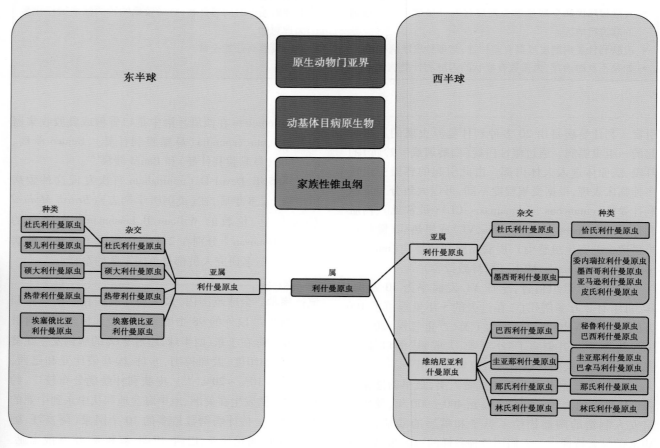

图57.1　东半球利什曼原虫和西半球利什曼原虫的系统分类。资料来源:Adapted from WHO 1990[21]. Control of the leishmaniases. Report of a WHO Expert Committee. World Health Organ Tech Rep Ser 1990;793:1-158.

犬是 VL 的典型宿主，而在印度等疾病流行的国家，人类被认为是主要的宿主[24]。

在自然宿主中，该病通常是良性的或表现不明显的。驯养的动物，如马、骡子和狗，最终可能出现病变，表明它们和人类一样，是利什曼原虫的非自然宿主。报道的大多数病例是由巴西利什曼原虫引起的[5]。

利什曼原虫进化过程中获得的基因组变异可以很好地解释某些物种侵犯皮肤或内脏器官的偏好差异[25]。热带利什曼原虫、硕大利什曼原虫和埃塞俄比亚利什曼原虫可引起东半球利什曼皮肤病，而杜氏利什曼原虫的感染可导致 VL，婴儿利什曼原虫可使内脏和皮肤受累。西半球的墨西哥杂交型（亚马逊利什曼原虫、墨西哥利什曼原虫和皮氏利什曼原虫）和东半球的埃塞俄比亚利什曼原虫可导致无变应性的弥漫性 CL（anergic diffuse CL，ADCL）[5]。致残性、破坏性的 MCL 仅在西半球发现，与巴西利什曼原虫、圭亚那利什曼原虫、巴拿马利什曼原虫和秘鲁利什曼原虫感染有关，而埃塞俄比亚利什曼原虫则可能导致口鼻病变而引起局部解剖变形。

VL 和 CL 的小鼠模型已经证明了 Th1 CD4$^+$ 细胞的关键作用。简而言之，在与暴露于原虫的抗原呈递细胞相互作用后，CD4$^+$ 辅助性 T 细胞释放 γ 干扰素（interferon γ，IFN-γ），继而激活巨噬细胞产生一氧化氮从而杀死无鞭毛体[26]。局部自愈性病变以 Th1 型为主，弥漫性和非自愈性病变以 Th2 型为主。这些免疫反应也解释了利什曼病的多种临床表现[27]。

临床症状 人类感染利什曼原虫后会出现一系列的临床表现，从无症状到致死不等。由于利什曼病是由单一细胞序列的、形态相似的各种原虫引起的，这一事实是非常值得注意的[28]。临床表现取决于各种因素复杂的相互作用，包括感染的种类、媒介、宿主的免疫反应、营养状况、年龄、接种地点和遗传背景[13,29]。目前已认识了三种临床综合征（VL、CL 和 MCL）和两种独立疾病（ADCL 和黑热病后皮肤利什曼病，post-kala-azar dermal leishmaniasis，PKDL）。

内脏利什曼病

VL 是由东半球杜氏利什曼原虫、婴儿利什曼原虫以及西半球恰氏利什曼原虫引起的。所有这些物种都能导致临床表现相似的利什曼病，婴儿利什曼原虫和恰氏利什曼原虫主要累及儿童，而且更容易出现淋巴结肿大。潜伏期由 10 天至 1 年不等。

很少发现由咬伤部位初始的自限性皮损（单核吞噬细胞系统），内脏损害是由于原虫和含原虫的巨噬细胞从皮肤扩散到单核吞噬细胞系统。VL 伴有反复发热、面色苍白、体重减轻、食欲减退、咳嗽、腹泻和血液学异常，如贫血、全血细胞减少、低蛋白血症和高丙种球蛋白血症[30]。在某些患者中，可以观察到明显的色素沉着，因而又称为黑热病（在印地语中称之为黑热或黑病）。脾大是一个重要的体征。肝大缺乏一致性，通常见于晚期。如果不及时治疗，完全型 VL 会致命[28]。

合并 HIV 感染时，临床表现不典型，感染加重。在 HIV 阳性的患者中，VL 是艾滋病的诊断要素之一[31]。

皮肤利什曼病

CL 是最常见和最不严重的一种疾病形式。它的特征是单发或多发皮损，在咬伤数周到数月后出现，好发于暴露部位（面部、上肢和下肢）。最初的皮损为非特异性的片状红斑，部分硬化，易被医生忽略。皮损的进展也各不相同，从自愈到进展为丘疹、结节、溃疡和黏膜受累[32]。有时可观察到皮损附近的淋巴结肿大。

典型的溃疡呈圆形，火山口状，边缘隆起。由于这种溃疡在东半球和西半球利什曼病都能见到，所以不能从皮损的外观推断其病原体种类[5]。

皮损呈多形性，如：脓疱、狼疮样、疣状、苔藓样、梅毒样（树胶肿）、肿瘤性等（图 57.2）。值得注意的是，CL 的所有皮损都不具有典型性。

皮肤黏膜利什曼病

在极少数情况下，MCL 是由圭亚那利什曼原虫和巴拿马利什曼原虫引起的，西半球的绝大多数病例是由巴西利什曼原虫引起的[5]。黏膜病变可能是由于相邻的皮肤病变经血行或淋巴播散而引起的。早期症状包括鼻塞、出血和声音嘶哑。随后可能会迅速侵入鼻黏膜并造成毁损（图 57.3 和图 57.4）。目前尚不清楚巴西利什曼原虫感染的患者部分出现 MCL，部分仅局限于皮肤的原因。相关的危险因素包括原发性 CL 治疗不完全或未经治疗、营养不良、大面积和多发病变、男性和遗传易感性[13,33]。

无反应性（麻痹性）弥漫性皮肤利什曼病

典型的皮疹表现为面部、耳朵、肘部和膝部出现多处肤色的无痛性丘疹和结节，无溃疡倾向，可能缓慢累及整个体表，最终累及黏膜。在接受高效抗反转录病毒治疗（highly active antiretroviral therapy，HAART）后，免疫重建炎性综合征患者出现结肠浸润[34]。面部的多发性结节使人联想到狮面，因此称为麻风结节样利什曼病。ADCL 也被简单地称为弥散性或播散性利什曼病。考虑到免疫功能正常的患者可出现能自愈的多发性皮损，这些名称显然是错误的[5]。因此，术语"无反应性"，代表了细胞介导的免疫缺陷（Montenegro 皮肤试验常为阴性），是 ADCL 的标志，必须出现在该病的病名中。

第十篇

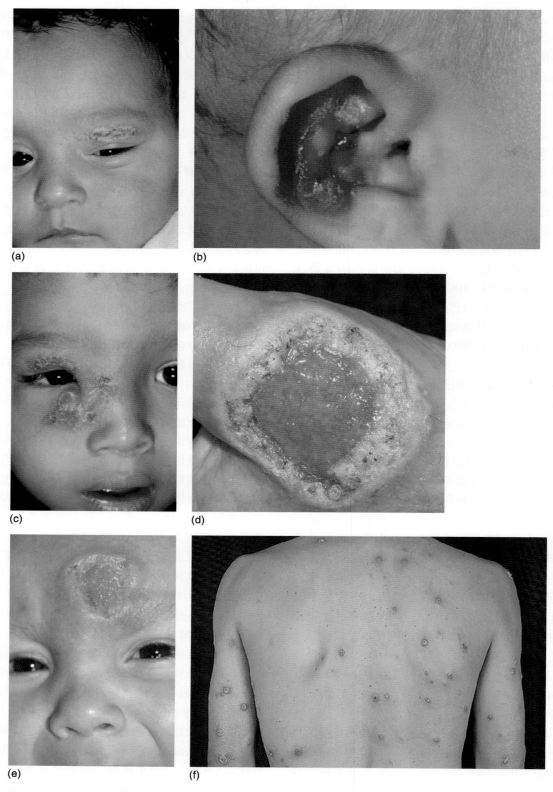

图 57.2 皮肤利什曼病多样性表现:(a)上睑红斑、鳞屑、结痂、水肿。(b)浸润和红斑。(c)上眼睑脓疱样病变及肿胀。(d)溃烂区域周围的疣状边缘(资料来源:courtesy of UNESP - Department of Dermatology and Radiology,Botucatu,São Paulo)。(e)典型的溃疡——圆形和火山口样,边缘隆起。(f)一名免疫力正常(Montenegro 阳性)患者出现播散性利什曼病

第十篇

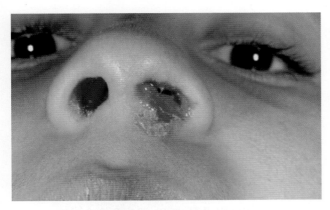

图 57.3　早期黏膜受累,有鼻分泌物、渗出、结痂、脱屑,同时在左侧鼻前庭有一块红斑

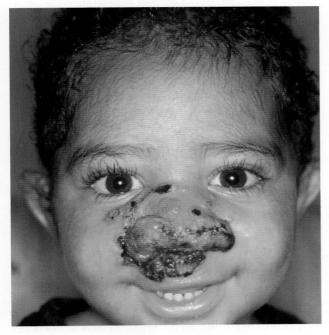

图 57.4　巴西利什曼原虫对皮肤和鼻黏膜的侵袭性损害

皮损中含有大量的大型原虫,且普遍对治疗有耐药性。西半球 ADCL 是由亚马逊利什曼原虫、墨西哥利什曼原虫和皮氏利什曼原虫(均属墨西哥杂交型)引起的,而埃塞俄比亚利什曼原虫是引起东半球 ADCL 的入侵物种。

黑热病后皮肤利什曼病

PKDL 是指由杜氏利什曼原虫引起的 VL 治疗期间或治疗后发生的皮肤损害。它通常发生在亚洲(印度、尼泊尔和孟加拉国)和东非(苏丹和埃塞俄比亚)[35],美洲很少有报道。临床表现为广泛性、进行性、点状色素脱失、斑疹或丘疹/结节性皮疹,无溃疡倾向。目前认为 PKDL 是对皮肤中残留原虫的免疫反应的结果。

复发性利什曼病(狼疮型利什曼病)是指由热带利

什曼病引起的 CL,其看似愈合的瘢痕边缘出现的非溃疡性病变,这反映了强烈的细胞介导反应的存在,并可能导致严重的毁容。

鉴别诊断　由于其临床表现的多样性,CL 与其他多种皮肤病相似。初始的丘疹或结痂应与节肢动物咬伤和脓疱病鉴别。溃疡性病变的鉴别诊断应包括 Buruli 溃疡、淤滞性溃疡和坏疽性脓皮病,当存在疣状、斑块或结节性病变时,应考虑皮肤肿瘤(基底细胞癌和鳞状细胞癌、淋巴瘤)或结节病的可能性。许多感染可能与 CL 相似,如:孢子丝菌病、南北美洲芽生菌病、着色芽生菌病、麻风病和其他分枝杆菌病、葡萄球菌病、梅毒、蝇蛆病、潜蚤病、疖病、脓疱和痈。ADCL 难以与麻风病和落博真菌病鉴别。血液恶性肿瘤和感染(疟疾、EB 病毒、巨细胞病毒、斑疹伤寒、单核细胞增多症、结核病和血吸虫病)是 VL 最重要的鉴别诊断[12,36-37]。

诊断和组织病理学　诊断依据临床特征、流行病学资料和实验室检测。后者包括:①在组织中、体外培养或动物接种中检测寄生虫;②通过聚合酶链反应检测原虫 DNA;③通过检测组织、血液或尿液样本中的原虫抗原,检测非特异性或特异性抗利什曼抗体(免疫球蛋白),或检测利什曼原虫特异性细胞介导免疫进行免疫诊断[38]。与任何其他传染病一样,只有找到原虫才能正式确诊。

最有效和最便宜的方法是对染色标本(Giemsa、Wright 或 Feulgen 染色)行光镜检查来寻找原虫[36]。新发病变的边缘是通过刮片、活检或针吸获得组织样本的首选部位。在光学显微镜下,巨噬细胞胞质内的无鞭毛体为淡蓝色椭圆形小体,长 2~3μm,呈现一个深蓝色细胞核和深红色或紫色的杆状核旁体,称为动基体(图 57.5)[39]。ADCL 中可找到大量的原虫,而在 CL 和 MCL 中找到原虫的概率与感染的持续时间成反比。

对于 VL 病例,更常用脾或骨髓抽吸液来寻找无鞭毛体[40]。脾脏抽吸液中无鞭毛体的鉴定是诊断 VL 最具价值的方法之一,其灵敏度超过 95%,但存在致命性出血的风险,尤其是在严重的血小板减少症患儿中。60%~85% 的患者骨髓涂片呈阳性[38]。

利什曼原虫可在单相(施耐德昆虫培养基、M199 或 Grace 培养基)或双相培养基(三恩培养基和 Tobie 培养基)中培养。至少培养 4 周后未见原虫才能定为阴性。有些标本在培养中无法生长,需要接种到易感动物中,如仓鼠。由于获得结果所需的时间较长(7~9 个月),在常规的临床实践中没有使用动物接种。

PCR 是目前最灵敏、最特异及最快速的利什曼病

第十篇

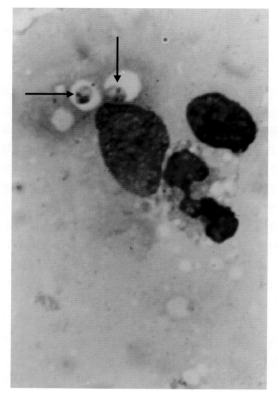

图 57.5　皮损直接涂片（Giemsa），巨噬细胞内有两个无鞭毛体（箭头）

诊断方法，也是诊断利什曼病的最佳方法，但需要足够的基础设施和技术熟练的实验室[3,41]。在原虫载量低的情况下，如长期的皮肤病变或黏膜病变，PCR 是特别有用的[42]。作为一个额外的优势，PCR 还可以识别利什曼原虫种类。这可能与利什曼病发生的地区相关，这些地区的利什曼病是由不同的原虫引起的，不同的原虫对治疗反应不同[43]。PCR 也可以用来区分复发和再感染的 VL 患者[38]。

与镜检和体外培养相比，各种 PCR 方法显示出更高的灵敏度[44-45]。然而，最好的诊断方法是结合不同的实验室检测来增加检测灵敏度[40]。在圭亚那利什曼原虫和芬兰利什曼原虫引起的 CL 流行区，皮肤涂片、PCR 和组织病理学的联合应用将诊断灵敏度提高至 94%[46]。

血清学检测很少用于 CL 和 MCL，因为感染引起的体液反应较差，因此灵敏度较低[47]。然而，它是诊断 VL 的重要工具。免疫荧光抗体检测（IFA）、酶联免疫吸附试验（ELISA）、免疫印迹、rK39 抗原快速条带检测、直接凝集技术或用乳胶凝集法检测尿液中的利什曼原虫抗原是目前诊断 VL 的技术[39]。Montenegro 皮肤试验，也被称为利什曼素试验，通过向前臂前部注射 0.1mL 经苯酚杀灭的利什曼原虫前鞭毛体制剂，来检测细胞介导的免疫反应。48~72h 后测定反应，5mm 以

上的硬结即为阳性。然而，这项检测并不能区分既往感染与感染活动期，并且在愈后仍可能呈阳性[48]。活动性 VL、PKDL 和 ADCL 的皮内试验阴性。

皮损的组织病理学表现在很大程度上取决于疾病的发展阶段、宿主反应和细胞免疫的程度[13]。具有与麻风病相似的一系列特征。低反应性表现为巨噬细胞的胞质内可见大量原虫，无巨细胞或溃疡，坏死少见。相反的，高反应性表现为结核样改变，包括上皮样细胞肉芽肿、大朗格汉斯细胞、较少或未检测到原虫。在这两个极端之间，可以观察到各种各样的组织病理学变化，如增生、多细胞浸润、坏死、溃疡和愈合[28]。

治疗和预防　VL、CL 和 MCL 有多种治疗方案。由于需要长期治疗，同时有潜在的毒性，一些药物仅对某些利什曼原虫有效，而且仅在受感染的地区有效，因此需要确定原虫的种类[40,48]。

50 多年来，锑化疗一直是 VL 治疗的主要手段，在世界上大部分地区，除了出现耐药性的地区，它仍然是 VL 的首选治疗方法[49]。由于西半球 CL 的持续时间更长、症状更严重，而且与东半球 CL 相比，其黏膜受累的风险更高，因此，锑化疗仍是西半球 CL 最常用的治疗方法[36]。二线药物是两性霉素 B、脱氧胆酸盐和戊脒。在过去的 10 年里，已批准两性霉素 B 和米特福辛的脂类制剂用于治疗所有临床类型的利什曼病，并推荐系统用巴龙霉素用于治疗 VL。但是，这些药物的疗效和所需剂量尚未在所有流行地区得以明确，甚至可能因地区而异[48]。鉴于多药物治疗在治疗结核病和麻风病等其他感染性疾病方面的显著优势，已经进行了一些联合试验治疗利什曼病，并取得了良好的结果，尤其是在 VL 治疗方面。然而，目前治疗利什曼病的药物组合仍然没有标准的方案。

五价含锑药剂包括葡甲胺锑酸盐（81mg Sb⁺/mL-Glucantime®）和葡萄糖酸锑钠（100mg Sb⁺/mL-Pentostam®）。VL 推荐的非肠道（静脉或肌内注射）剂量为 20mg Sb⁺/（kg·d）（上限为 850mg），持续 28~30 天。西半球 CL 的推荐剂量为 10~20mg Sb⁺/（kg·d），持续 20 天，对圭亚那利什曼病的有效率为 53.6%[50]~56.9%[43]，而巴西利什曼病的有效率为 78%[51]。MCL 治疗的推荐剂量为 20mg Sb⁺/（kg·d），持续 30 天。副作用包括关节痛、肌痛、食欲缺乏、恶心、呕吐、腹痛、瘙痒、发热、乏力、头痛、头晕、失眠、水肿、肝炎、急性肾衰竭、胰腺炎、心电图改变以及二联性、多型和多灶性期前收缩[48]。

脱氧胆酸两性霉素 B 是一种多烯类抗生素。推荐剂量为 0.5~1mg/kg 加入 5% 葡萄糖静脉滴注 4h，每日或隔日一次，共 15~20 次。据报道，VL 的 6 个月治愈

率为 95.7%[52]。常见的副作用有发热、恶心、呕吐和输液部位的静脉炎；也可能发生肾毒性。其他不常见的毒性反应包括贫血、白细胞减少、低钾血症和心肌炎[48]。

现已将两性霉素 B 脂质体、两性霉素 B 脂质复合物和两性霉素 B 胶体分散体等几种制剂用于治疗所有临床类型的利什曼病。它们的疗效与脱氧胆酸盐类药物相似，但两性霉素 B 的脂类制剂毒性明显较低。单次输注两性霉素 B 脂质体与传统的两性霉素 B 脱氧胆酸盐治疗 VL 有一样的疗效且更便宜[52]。

巴龙霉素是一种氨基糖苷类抗生素，通常肌内注射。VL 的推荐剂量为 15mg/kg 的硫酸巴罗霉素（11mg碱），每日一次，持续 21 天，最近报道的治愈率为98.3%[53]。副作用包括注射部位疼痛、可逆性耳毒性和肝毒性，肾毒性罕见。

喷他脒是一种合成衍生物，肌内注射或静脉给药。推荐的给药方案是每 72h 给 3 剂，每剂 4mg/kg，对因圭亚那利什曼原虫引起的西半球 CL 的有效率为60.3%[43]。最近的一项 Ⅱ 期临床试验表明，在相同的地理区域，单剂量 7mg/kg 可能与 3 剂剂量方案治疗 CL一样有效和安全[54]。不良反应为注射部位无菌脓肿、恶心、呕吐、头晕、无力、肌痛、头痛、低血压、晕厥、短暂高血糖和低血糖。

米替福辛是一种磷脂类药物，最初是一种抗肿瘤药。它是第一个临床有效的抗利什曼口服药物，可用于治疗 VL 和 CL[55]。该药物已在多个国家注册用于治疗利什曼病，最近已被美国食品药品监督管理局批准用于治疗 VL、CL 和 MCL（巴西利什曼原虫、巴拿马利什曼原虫和圭亚那利什曼原虫）[40]。米替福辛需口服28 天，2~11 岁儿童每日 2.5mg/kg；年龄 ≥12 岁的患者：体重<25kg 者 50mg/d，体重 25~50kg 者 100mg/d，体重>50kg 者 150mg/d。孕妇禁用此药，建议哺乳期妇女在治疗期间及之后 5 个月内不要进行母乳喂养。据报道，常见的胃肠道副作用是食欲减退、恶心、呕吐

和腹泻，这些症状通常很短暂，随着治疗这些症状会逐渐消失[48]。米替福辛对 VL 的治愈率为 94%[55]~97%[56]。然而，它的有效性在不同的利什曼原虫中是不同的。在 CL 中，圭亚那利什曼的临床有效率为71.4%[50]，巴西利什曼为 33%[57]~75%[58]，墨西哥利什曼为 60%[57]，巴拿马利什曼为 91%[57]，硕大利什曼为 81.3%[59]。因此，医生应该意识到，对于生活或旅行到中美洲和南美洲的患者，为了取得更好的疗效，首先需要识别利什曼原虫的种类。

据报道，口服酮康唑、伊曲康唑、氟康唑和别嘌呤醇的治疗效果不一致。局部治疗方法包括局部用五价锑[60-61]、局部应用硫酸巴龙霉素[61-62]和物理治疗，如冷冻治疗、热疗、刮除和电切[36]。

在 HIV-CL 合并感染患者中，治疗方案与免疫功能正常患者的方案相同，主要是五价锑和两性霉素 B。不推荐使用喷他脒，因为它可能导致无菌性脓肿。在HIV-VL 合并感染者中，应首先考虑两性霉素 B 的脱氧胆酸盐或脂类制剂，五价锑仅应用于无明显耐药性且两性霉素 B 的脂类制剂不可用或不能负担的地区。合并感染患者需要密切监测 CD4 细胞计数，应考虑使用五价锑进行二次预防。

迄今为止，还没有预防利什曼原虫感染的疫苗或药物。预防措施旨在减少与白蛉的接触。建议旅行者尽可能避免户外活动，穿防护服，使用驱虫剂，并在空调或封闭的地方睡觉[63]，同时也应避免接触原虫载体。

（修冰玉　译，张斌　肖媛媛　梁源　校）

参考文献

见章末二维码

第58章 蠕虫病

Héctor Cáceres-Ríos, Felipe Velasquez

摘要

蠕虫性皮肤病是热带地区最常见的疾病之一,包括蝇蛆病、皮肤幼虫移行症和丝虫病。蝇蛆病最常见的病原是人肤蝇和嗜人瘤蝇的幼虫,易在伤口处发生,表现为皮下病变和疖肿。皮肤幼虫移行症是另一种由动物钩虫幼虫引起的获得性皮肤病。虫体偶可穿过完整的皮肤,然后在表皮中穿行;引起该病的最常见病原是线虫类的巴西钩虫和犬钩虫。临床上可先出现刺痛感,然后出现红色线状或锯齿状隆起性皮损。最常见的受累部位是足、臀部和手。最后,丝虫病是由寄生性线虫引起的一组疾病,例如斑氏丝虫、马来丝虫、帝纹丝虫、盘尾丝虫和罗阿丝虫。

要点

- 皮肤蝇蛆病包括外伤性蝇蛆病和疖肿型蝇蛆病等。
- 卫生条件较差和社会经济地位较低是感染蝇蛆病的重要危险因素。
- 皮肤蝇蛆病的诊断主要依靠临床,治疗通常简单且治愈率高。
- 皮肤幼虫移行症是由钩虫幼虫引起的皮肤病。与继发感染、湿疹化、大疱性皮损、毛囊炎或内脏幼虫移行症有关。
- 丝虫病是世界范围内人类的主要疾病之一,在作者看来,它是一种被忽视的热带疾病。
- 根据线虫成虫的特征,丝虫病分为三种临床亚型:皮肤型、淋巴型和体腔型。

蝇蛆病

定义 蝇蛆病是指双翅目幼虫(蛆)寄生在人类和脊椎动物的活体或坏死的身体组织引起的一种寄生虫病。它通常只侵犯皮肤,但偶有口腔[1-2]、鼻咽、眼、肠道和泌尿生殖道受累的报道[3]。这些疾病可被误认为是疖肿或蜂窝织炎,本病好发于温暖、气候潮湿的发展中国家,并可能出现在有热带国家旅行史的游客中[4]。

历史和流行病学 历史上,Bishopp 从解剖学上对蝇蛆病进行过分类,后来 James 和 Zumpt 对该病进行修正补充[5]。本病也可从昆虫学或临床角度进行分类。从昆虫学上讲,致病性蝇类可分为三组:专性寄生蝇、兼性寄生蝇和偶然寄生蝇。在临床上,蝇蛆病可以根据感染的解剖部位分类为皮肤蝇蛆病(包括外伤性蝇蛆病和疖肿型蝇蛆病)、体腔蝇蛆病和肠蝇蛆病。

众所周知,蝇蛆病在热带国家的农业工人(牧羊人、农民)中很常见;发达国家不常见,但由于旅行和移民增加,可以发现输入型病例[6]。

双翅目是最大的昆虫目之一,包括苍蝇、蚊子和蠓。人肤蝇是一种类似绿头蝇的蝇,属中美洲和南美洲的热带地区特有种类[1]。蝇蛆病广泛分布于世界各地,引起人类感染最常见的蝇类是人肤蝇和嗜人瘤蝇。

人类蝇蛆病的真正重要性是未知的,而且很少对个体患者病原蝇的种类进行鉴定。关于人类蝇蛆病的流行病学数据很少,且通常病例上报是非强制性的。在一些国家,由家庭成员进行经验性治疗,这也减少了在医疗机构见到病例的数量[7]。卫生条件差和社会经济地位低下是罹患蝇蛆病的最重要危险因素。另一个重要因素是先前的化脓性皮损大量暴露于外界环境,吸引并刺激雌性昆虫在此产卵[8]。在美国医院中,36个月内有42例蝇蛆病报告,大多数发生在春末至初秋,10月份发生频率最高[9]。Kumarasinghe 等人在斯里兰卡医院18个月间发现了16例病例[10]。虽然患者年龄为0~80岁,但值得注意的是,大约1/3是儿童[9-10]。儿童发病率高可能与缺乏基本医疗保健有关,同时疥疮、虱和轻伤等的发生率也较高[11]。被感染的女孩比男孩多,由于这个年龄段的女孩中虱病更常见,提示虱病可能是女孩更易患上蝇蛆病的诱因。巴西和中美洲利用风向捕蝇器或诱导伤口的哨兵动物进行的研究发现,螺旋蝇在降雨更频繁的夏季更加丰富[12]。社会经济分析表明,许多蝇蛆病患者是无家可归的,即使是有住所也可能是条件很差的社区。创伤在发病中具有重要作用。正如先前所观察到的那样,个人卫生和生活环境条件也是蝇蛆病发生的决定性因素[13]。

病因和发病机制 人肤蝇是美洲经济上最重要的家蝇，也是引起蝇蛆病的最常见原因。人肤蝇感染也被称为tórsalo、美国皮蝇、berne（在巴西）、热带马蝇、colmoyote、moyocuil（在墨西哥，意为"蚊虫"）和suglacuru（意为"来源于乳房间"，在法属圭亚那）[7]。

雌性人肤蝇可以捕获超过40种的蚊子或黏液蝇，并将其卵产在它们身上。在蚊子摄食宿主时，虫卵孵化，幼虫以叮咬处作为侵入点，或者虫卵直接从黏液蝇身上落下后附着于皮肤上[14]。当妊娠期成年雌性人肤蝇抓住吸血昆虫（通常是蚊子）并在其上产下10~50个卵时，它的皮肤生命周期就开始了[15]。当携带蝇卵的昆虫（通常也是寄生类昆虫）以哺乳动物宿主为食时，人肤蝇幼虫会因温度升高而孵化，并迅速侵入皮肤。在接下来的5~10周，人肤蝇以周围的软组织为食，并随其迁移到宿主皮肤的更深层而发生转化[16]，形成一个穹顶形的腔体，其中央有一个开放性通风孔，用于呼吸和排泄废物。然后，虫体离开空腔，掉到土壤上化成蛹，在4~11周后形成成年蝇[17]。

临床表现 皮肤蝇蛆病在临床上分为疖肿型、迁徙性和外伤性蝇蛆病[18-19]。

疖肿型蝇蛆病

疖肿型蝇蛆病（牛蝇幼虫）是在双翅目的幼虫进入到健康皮肤后，皮肤上出现红斑，形成疖肿状结节，内有一个或多个蛆虫。人肤蝇和嗜人瘤蝇是最常见的引起疖肿型蝇蛆病的病原体。

疖肿型病变通常表现中央有穿孔的丘疹或结节，伴有血性或脓性渗液。在中央孔中，寄生虫的尾部可能显而易见，并可以观察其运动（图58.1）。病灶内幼虫的数量随物种而异，单个病灶中可能有许多蛆虫（图58.2）。瘙痒、疼痛和异物运动感觉是最常见的症状，通常在液体流出前，夜间突然出现这些症状[20-21]。皮

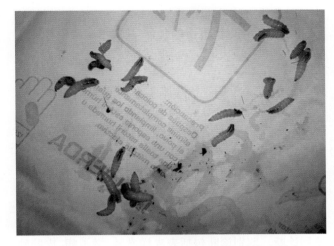

图58.2 与图58.1同一患者身上取出的许多蠕虫，合并头虱。资料来源：Courtesy of Dr Rosalía Ballona.

肤几乎可以完全愈合，不留下任何痕迹。在营养不良的儿童中，更常见到临床变异型和严重的瘢痕[7]。虽然疖肿性皮损是疖肿型蝇蛆病最常见的表现，但也有报道出现水疱、大疱、脓疱、糜烂、瘀斑和溃疡等[20]。

迁徙性蝇蛆病

迁徙性蝇蛆病是一种匐行疹，是由胃蝇属（马蝇、牛皮蝇）和皮蝇属（牛蝇）引起，偶尔会感染人类并引起浅表性红斑样蜿蜒的迁徙性管道（约1~2cm/d，匐行疹）。皮疹主要位于手臂，伴瘙痒。皮蝇属可引起更深在的移行性囊肿，类似于皮下脓肿或蜂窝织炎。

创伤性蝇蛆病

创伤性蝇蛆病，也称为"外伤性皮肤蝇蛆病"，由于虫卵沉积进入外伤伤口所致（图58.3）。伤口渗出物和腐烂的气味可吸引50多种不同种类的蝇。兼性蝇蛆病的病原遍布世界各地（丽蝇属、绿蝇属、伏蝇属、家蝇属和多种厕蝇属）。临床特征取决于伤口的大小和

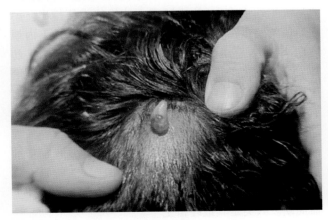

图58.1 头皮皮下蝇蛆病，可以看到寄生虫的尾部。资料来源：Courtesy of Dr Fausto Alonso.

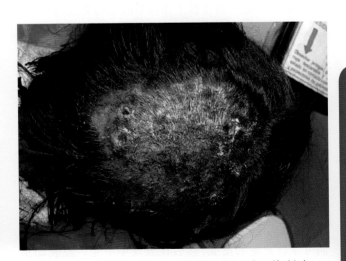

图58.3 头虱患者并发的创伤性蝇蛆病。资料来源：Courtesy of Dr Rosalía Ballona.

位置以及幼虫的种类和数量。一些兼性幼虫，例如蛇绿蝇，实际上可以促进伤口愈合，其被用于清创坏死组织已有数百年历史。

诊断　本病诊断主要依靠临床。最重要的线索是近期去流行地区的旅游史，皮损周边有愈合痕迹，瘙痒感、皮下运动感或突发疼痛。可通过找到幼虫来确诊。

　　组织病理学检查可见真皮中小空腔，内含发育中的幼虫。周围可见密集混合炎症细胞浸润，其中包括淋巴细胞及组织细胞，偶见巨细胞和浆细胞[1]。

鉴别诊断　鉴别诊断包括表皮样囊肿、潜蚤病、皮肤幼虫移行症和皮肤利什曼病[22]。

治疗　皮肤蝇蛆病的治疗通常简单且治愈率高。在大多数情况下，通过局部注入矿物油（例如液状石蜡），然后手动去除蛆虫，可达到有效治疗。在难以去除蛆虫时，可口服伊维菌素治疗。在作者看来，伊维菌素可能是最适合用于疖肿型或组织浸润性蝇蛆病的治疗，因在这种情况下，物理去除难度大，创伤大而且很耗时[23-24]。

预后　蝇蛆病是一种自限性感染，发病率极低。一旦幼虫被去除或自然排出，皮损便会迅速消退。治疗目的是减轻疼痛和心理负担。但有些幼虫，如嗜人蝇蛆，可导致创伤性蝇蛆病，也能引起头部腔口周围感染并可能累及脑组织。

预防　该病可预防，因此更应引起关注和重视[25]。主要的生活建议包括保持良好的皮肤卫生，警惕皮疹或伤口的保护，在外露皮肤上涂抹节肢动物驱虫剂[26]。

参考文献 58.1

　　见章末二维码

皮肤幼虫移行症

定义　皮肤幼虫移行症（cutaneous larva migrans，CLM），也称为"移行性线状皮炎""海滩蠕虫""移行蠕虫病""匐行性皮炎""匐行疹"或"沙虫病"，是由寄生虫幼虫穿透皮肤引起的动物皮肤病，这些寄生虫通常寄生在猫和狗的小肠，最常见的是巴西钩虫和犬钩虫。幼虫偶可穿透完整的皮肤，然后在表皮中游走。皮肤幼虫移行症常见于温暖的热带和亚热带国家[1-3]。

　　在皮肤中移行称为皮肤幼虫移行症，在较深的组织中则称为内脏幼虫移行症[1]。对于内脏幼虫移行症了解最多的是犬蛔虫幼虫，已经在 3 例尸检的肺、肝、脑的标本中被发现，在许多肝脏活检和少数摘除的眼球中也有发现[4-5]。

历史和流行病学　皮肤幼虫移行症最初于 1874 年被称为"匐行疹"[6]。50 多年后，Kirby-Smith 等[7]在一名匐行疹患者的皮肤中发现了一种线虫幼虫。长期以来，术语"皮肤幼虫移行症"和"匐行疹"已被用作同义词，尽管前者描述疾病，后者描述的是临床表现。匐行疹定义为向前推进的线性或蛇形的、略微隆起的红色轨迹。它可能是由动物钩虫、其他线虫幼虫、寄生虫或寄生蝇的幼虫引起的。术语 CLM 不包括罗阿丝虫病或疥疮等非幼虫形式的迁徙性寄生虫引起的匐行疹。

　　尽管 CLM 遍布全球，但在加勒比海群岛、非洲、南美、东南亚和美国东南部地区非常流行[2]。在巴西的城市、贫民窟和农村社区，有多达 4% 的人口和 15% 的儿童可能被感染[8]。钩虫相关的 CLM 有明显的季节性变化，在雨季的发病率最高，这是因为胚卵和幼虫在潮湿的土壤中可以生存更长的时间，并随着暴雨而广泛分布[9]。

　　去过海滩或在屋下狭小空间工作的人群以及儿童会患上 CLM，尤其是在缺少防护或赤足在沙坑以及猫狗大便区域玩耍时更易患此病[10]。

病因和发病机制　CLM 是由钩虫幼虫（如巴西钩虫、犬钩虫、锡兰钩虫、狭头钩虫和牛仰口线虫）引起的皮肤病。其他罕见的病因如粪类圆线虫、恶丝虫属、颚口线虫属和罗阿丝虫[2]。

　　幼虫附着在其特定的动物宿主（通常是猫或狗）皮肤上，生命周期自此开始，而后其被吞咽进入胃肠道。之后成年幼虫产卵，并通过宿主动物的粪便排出。第一阶段的幼虫在 1~2 天内孵化，它们在 5~10 天内蜕变两次，进入感染的第三阶段。温暖潮湿的土壤是幼体发育的先决条件。幼虫是非摄食生物，可以在土壤中存活数周，直到它们耗尽脂质储备。幼虫最喜欢含有淤泥的沙质土壤，因此沿海地区钩虫感染率很高。幼虫继续其生命周期，随后成熟的丝状幼虫经皮肤表面的毛囊、有裂痕或完整的皮肤感染人类，并开始新的皮下旅程。然而，在人类体内，幼虫由于缺乏特异性胶原酶而被隔离在真皮中，无法进一步穿透以完成其生命周期。人类是其最终宿主[11]。

　　潮湿的气候还会导致狗和猫的钩虫病增加，这反过来又会增加受污染的粪便和人类感染的风险[9]。

临床特征 临床上,在幼虫开始穿透皮肤后数小时内,可能出现刺痛感,随后出现红斑、线状或锯齿状皮损,每天以 2mm~3cm 的速度发展(图 58.4)。最常受累部位是足(趾间、足背及足内侧)、臀部和手。幼虫通常在表皮中迁移 2 周至数月[9]。少数情况下,腹壁、阴茎体、肛周、口腔或乳房也可受累。可能的并发症包括继发感染、湿疹、大疱性皮损、毛囊炎或内脏幼虫移行症,包括 Loeffler 肺炎(图 58.5~图 58.7)[2]。在 9%~15% 的病例中可发生水疱大疱性病变,有时可出现数厘米的大疱[12]。最近一项研究表明,由于强烈瘙痒,81% 的钩虫相关性 CLM 患者无法正常睡眠[9]。在流行地区,发病部位随年龄而变化:儿童的好发部位为臀部、生殖器和手部,而成年人几乎只累及腿和足部[13]。

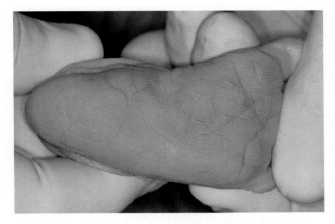

图 58.4 足底红斑,线状和蛇形凸起的皮疹。资料来源:Courtesy of Dr Sampaio.

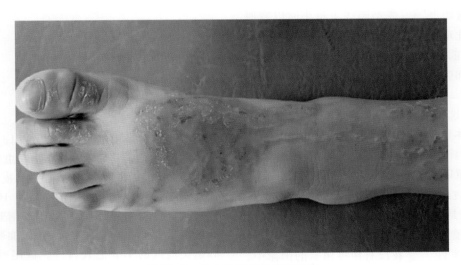

图 58.5 幼虫移行症的继发湿疹

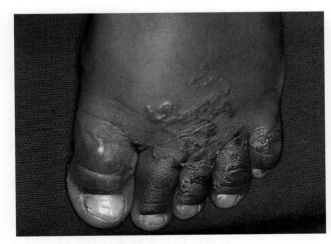

图 58.6 皮肤幼虫移行症患者继发细菌感染。资料来源:Courtesy of Dr. Sampaio.

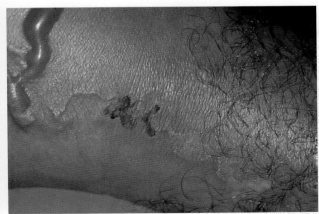

图 58.7 皮肤幼虫移行症的水疱大疱性皮疹。资料来源:Courtesy of Dr. Sampaio.

第十篇

诊断　根据临床病史以及皮损的匍行性和移行性特点,本病较易诊断。但在伴有湿疹和继发感染的病例诊断上可能更为复杂[3,14]。

匍行疹作为临床体征具有诊断意义。活检是无意义的[9],有创性检查很少能找到寄生虫,因为虫道的前端并不一定表明幼虫所在的位置。可伴或不伴嗜酸性粒细胞增多,但这并非特异的[15-16]。

鉴别诊断　该病可与疥疮、罗阿丝虫病、蝇蛆病、尾蚴皮炎(血吸虫病)、体癣和接触性皮炎有相似表现,但考虑到钩虫相关性 CLM 的特征,这些疾病通常易被排除[17-18]。

必须除外由粪类圆线虫感染所引起的幼虫流行病(拉丁语为"赛跑幼虫")。粪类圆线虫每小时以数厘米的速度迁移,比动物钩虫的迁移速度快得多,并且轨道以无序方式向前移动;病变仅持续几个小时,发生在肛周区域、大腿和躯干[19]。

治疗　治疗上可选择的药物是伊维菌素,伊维菌素单次剂量(每千克体重 $200\mu g$)可有效杀死正在迁移的幼虫并迅速缓解瘙痒[20-21]。伊维菌素禁用于体重<15kg(或<5 岁)的儿童以及孕妇或哺乳期妇女。但是,在儿童的超说明书治疗和孕妇误用中都未见严重不良事件[22]。伊维菌素具有良好的安全性,在发展中国家,已用于数百万人的盘尾丝虫病和丝虫病的治疗,未出现任何明显的不良事件[23]。在没有伊维菌素的国家中,阿苯达唑是一个很好的选择,事实上,口服阿苯达唑(每日 400mg),连续 5~7 天,治愈率高达 92%~100%,且患者耐受性较好[20-22]。

局部外用 10%~15% 的噻苯达唑,每天 3 次,持续5~7 天,与口服伊维菌素治疗一样有效[9]。

预后　人类是最终宿主。幼虫通常在皮肤中迁移数周至数月,有时甚至数年。即使不进行任何治疗,它们也会自然死亡,其残余物被缓慢降解和吸收。在资源贫乏的国家中,多达 25% 的皮损会出现继发菌感染,而游客中只有 0~8%[24]。如果长期伴有 A 组链球菌的双重感染,可能会发生链球菌后肾小球肾炎[25]。在少数情况下,动物钩虫幼虫侵入内脏并引起肺嗜酸性粒细胞增多症(Loeffler 综合征)[26]或嗜酸性粒细胞性肠炎[27]。

预防　在热带地区许多资源匮乏的社区中,人们赤足行走,儿童爬行或裸坐在地上,宠物经常感染钩虫,因此与钩虫相关的 CLM 的流行率预计更高[9]。为了在社区层面控制与钩虫有关的 CLM,必须定期给狗和猫使用驱虫药。然而,在资源匮乏的社区,由于财政拮据,流浪猫和狗的数量过多,公共兽医卫生体系不足以及宠物主人缺乏健康风险意识,使防控工作变得困难[28]。健康教育应侧重于母亲和照顾年幼兄弟姐妹的少女身上,因为低收入社区的大多数病例都发生在婴幼儿[9]。在城市地区,应禁止动物在海滩和操场上活动,宠物排便后应立即由主人收集粪便。

建议游客在沙滩上散步时穿凉鞋,避免在猫和狗活动的沙滩上游泳,避免在热带沙滩上使用日光浴床[29]。总之,游客应避免在有猫和狗的地方直接接触土壤[9]。

参考文献 58.2

见章末二维码

丝虫病

定义　丝虫病是由线虫类寄生虫引起的一组人类疾病,如斑氏丝虫、马来丝虫、帝纹丝虫(引起淋巴丝虫病)、盘尾丝虫和罗阿丝虫(引起皮肤丝虫病)[1]。90%的病例是由斑氏丝虫引起,而 10% 由马来丝虫和帝纹丝虫引起,其中大多数限于南亚和东亚。丝虫病影响了亚洲、非洲、太平洋岛屿、加勒比海数个岛屿和南美地区的 1.2 亿人口[2]。盘尾丝虫幼虫的载体是蚋属黑蝇,而帝纹丝虫幼虫的载体是斑虻属的马蝇[3]。

历史和流行病学　在巴西,淋巴丝虫病是主要发生在伯南布哥州累西腓大都市地区的地方病[2,4]。根据世界卫生组织提供的数据,目前全世界约有 1.2 亿人感染线虫,从而引起淋巴丝虫病,其中有 4 000 万人的身体发生了明显的变化,并出现了严重的功能障碍[5]。约 70% 的淋巴丝虫病发生在印度、尼日利亚、印度尼西亚和孟加拉国。其他受影响的地区包括尼罗河三角洲、中非、巴基斯坦、缅甸、斯里兰卡、泰国、马来西亚、中国南部、太平洋岛屿、海地、法属圭亚那、圭亚那、苏里南、多米尼加共和国和巴西[6]。人盘尾丝虫病发生在非洲,以及拉丁美洲 6 个国家(巴西、哥伦比亚、厄瓜多尔、危地马拉、墨西哥和委内瑞拉)的 13 个流行地区[7]。

病因和发病机制　导致淋巴丝虫病的三种寄生虫(斑氏丝虫、马来丝虫、帝纹丝虫)的生命周期几乎相同,而主要形态特征不同。蚊子都是中间宿主,最终宿主是人。受感染的雌性蚊子在吸血时将丝虫传染给人类。在蚊子吸血进食期间,侵入性幼虫会渗透到人体的血液和淋巴管中。他们在几个月后达到成熟阶段。成熟的丝虫寄生在淋巴结中并能存活数年,其中雌性丝虫在这里繁殖出大量幼虫,称为微丝蚴[4]。这些微丝

蚴可反向迁移至血液和淋巴管,于夜晚出现在外周血中,而主要在黄昏和夜晚摄食的雌性蚊子可能会将它们食入,从而延续着寄生虫的生命周期。在其随着血液被合适的中间宿主摄入后,微丝蚴在蚊子体内发展成侵入性形式,使其能够感染下一个最终宿主(图58.8)[5,8]。

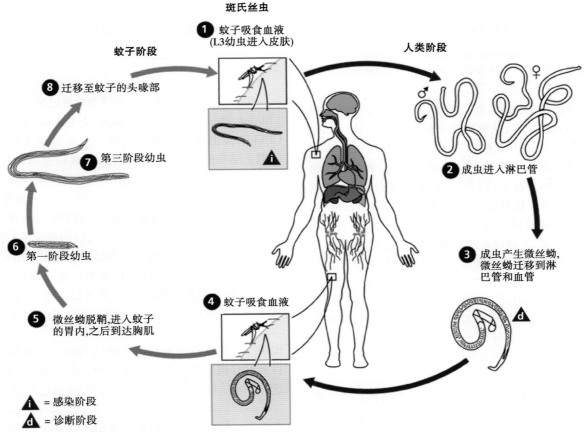

斑氏丝虫

蚊子阶段

人类阶段

① 蚊子吸食血液
(L3幼虫进入皮肤)

⑧ 迁移至蚊子的头喙部

⑦ 第三阶段幼虫

⑥ 第一阶段幼虫

⑤ 微丝蚴脱鞘,进入蚊子的胃内,之后到达胸肌

④ 蚊子吸食血液

② 成虫进入淋巴管

③ 成虫产生微丝蚴,微丝蚴迁移到淋巴管和血管

ⅰ = 感染阶段
d = 诊断阶段

图 58.8　斑氏丝虫的生命周期。1. 蚊子吸食血液时,幼虫进入皮肤。2. 幼虫发育到成虫阶段,通常寄生于淋巴管中。雌性成虫的长度为 80~100mm,直径为 0.24~0.30mm,而雄性成虫的大小约为 40mm×0.1mm。3. 成虫产生微丝蚴,大小为(244~296μm)×(7.5~10μm),它们有鞘,并且具有夜间周期性(南太平洋微丝蚴除外,南太平洋微丝蚴没有明显的周期性)。微丝蚴迁移到淋巴和血液管道,通过淋巴和血液主动移动。4. 蚊子在吸食血液时会摄取微丝蚴。5. 被摄入体内后,微丝蚴的鞘会脱落,其中的一部分穿过蚊的前胃壁和中肠靠近心脏部伴到达胸肌。6~7. 微丝蚴在胸肌部位发育成第一阶段的幼虫,进而发展成第三阶段的感染性幼虫。8. 第三阶段感染性幼虫通过血腔迁移到蚊子的吻部,并在蚊子吸食血液时感染其他人。资料来源:Reproduced from CDC, http://www.cdc.gov/parasites/lymphaticfilariasis/biology_w_bancrofti.html.

临床特征　本章主要关注南美的丝虫病(表 58.1)。一些作者根据成虫阶段的栖息地将具有医学意义的丝状寄生虫分为三组:

1. 皮肤组包括帝纹丝虫、盘尾丝虫、常现曼森氏线虫和链尾丝虫。

2. 淋巴组包括斑氏丝虫、马来丝虫、帝纹丝虫。

3. 体腔组包括奥氏曼森线虫。

皮肤丝虫病表现为丘疹、结节和抓痕。随后,皮肤变干变厚,并可伴有色素沉着和/或色素减退。瘙痒常

见,可有剧痒[9]。淋巴丝虫病表现为四肢、生殖器和乳房的淋巴水肿。患处肿胀、疼痛且通常有难闻的气味,皮肤疣状增厚苔藓化,伴褶皱和裂隙[10]。溃疡和肿胀可严重到足以影响运动,患者身体虚弱[10]。慢性淋巴丝虫病最严重的,甚至伴有毁容表现的象皮肿[7,11]。受盘尾丝虫感染的患者通常在黑蝇叮咬后 1~3 年出现局部慢性和/或全身性表现。这些皮肤表现包括急性和慢性丘疹性盘状皮炎、苔藓样变、萎缩和色素沉着[7]。

第十篇

表 58.1　丝虫病:感染的解剖部位,临床特征和分布

微生物	感染部位	临床表现	地域分布
斑氏丝虫	四肢淋巴和生殖器	发热、淋巴管炎、象皮病、鞘膜积液	热带非洲、亚洲、南部南美太平洋
常现曼森氏线虫	皮肤、胸膜	无症状或皮肤肿胀	南美中部非洲(委内瑞拉、阿根廷、圭亚那、亚马逊)
盘尾丝虫	皮下组织	皮下结节、眼并发症、色素沉着、皮炎	中非和南美
奥氏曼森线虫	皮下组织	无症状、头晕、全身瘙痒、腰酸背痛	墨西哥、巴拿马、巴西、哥伦比亚、阿根廷

资料来源:Mendoza et al. 2009[7]. Reproduced with permission of John Wiley & Sons.

诊断　淋巴丝虫病的诊断方法有多种。抗原检测是一种很好的诊断工具,最有效的是免疫色谱测试(immunochromatographic test,ICT)[12]。其他研究还包括 X 线检测组织中成虫的钙化残留物(成虫形式)和超声检测某些寄生虫的特征运动(斑氏丝虫、马来丝虫)。微丝蚴检测方法可靠性较高,多年来被认为是诊断标准,目前在许多地区使用。通常在晚上,当微丝蚴水平最高时抽取静脉血,并通过微孔滤膜过滤器过滤,从而可以鉴定微丝蚴和定量感染载量[6]。皮肤活检对盘尾丝虫和链尾丝虫非常有特异性,特别是当较深层组织受累时[13]。淋巴显像技术用于显示患肢异常的淋巴管,即使在疾病无症状早期也可检测到[7]。聚合酶链反应具有高度特异度和灵敏度,可用于人类和传染载体的检测[7]。

治疗　减少丝虫病最有效的方法是控制传播媒介和降低人群中的微丝蚴水平,来预防寄生虫的传播[14]。可以用杀幼虫剂、杀虫剂、驱虫剂等杀死昆虫,房屋周围设置屏障和蚊帐防止被叮咬[7]。二乙基卡巴嗪(diethylcarbamazine,DEC)是一种合成的有机化合物,可抑制微丝蚴的花生四烯酸代谢,使其更容易受到免疫系统的攻击[15]。阿苯达唑是一种广谱驱虫药,可杀死成年的丝虫,建议与伊维菌素或 DEC 联合使用[7]。抗沃尔巴克体疗法是一种新疗法,与所有标准的抗丝虫病治疗相比,使用多西环素可提供安全的强效的杀虫活性,并具有出色的治疗效果。在 4 周、6 周或 8 周的疗程中,每天使用 200mg 多西环素时,会杀死成虫,并导致成虫长期不育[16-17]。

世界卫生组织资助的《全球消除淋巴丝虫病规划》(Global Programme to Eliminate Lymphatic Filariasis,GPELF)提出了两种降低人群中微丝蚴水平的策略:①阻止感染的传播(中断传播);②减轻受感染人群的痛苦(控制发病率)。为了阻断疾病的传播,第一种策略是进行大规模管理,可采用两药联合方案,每年单剂量的 400mg 的阿苯达唑加 6mg/kg 的 DEC 或 150μg/kg 的伊维菌素(在与盘尾丝虫病共流行的情况下)连用 5 年[18]。米诺环素是一种用于淋巴丝虫病和盘尾丝虫病的新药,可作为一种改良的抗沃尔巴克氏体强效杀蚴剂,与多西环素方案相比,在人类淋巴丝虫病的小鼠感染模型中具有优势[19]。

预防　预防淋巴丝虫病可使用适当的驱蚊剂和蚊帐。目前没有相应的疫苗。在象皮肿晚期阶段,通常需要进行手术。建议进行体育锻炼,以促使淋巴回流[5]。

新疗法　持续研发新药物和疫苗是当务之急,诸如莫西替丁之类的新药也为抗丝虫病提供了更有效的治疗方法[20]。

(陈见友 译,李倩　张高磊　高莹　刘晓雁 校)

参考文献 58.3

见章末二维码

058章 参考文献

第 59 章　疥疮和假性疥疮

Wingfield E. Rehmus, Julie S. Prendiville

摘要

疥疮是由人型疥螨感染引起的皮肤疾病。它是一种全球性疾病，可以感染各年龄阶段的人群。人类在感染后数周内出现临床特征，伴有明显瘙痒，体检可见隧道、抓痕、水疱、丘疹和结节。被感染个体有继发细菌感染的风险。诊断主要依靠临床，亦可通过疥疮检查和皮肤镜检查来确诊。主要的治疗方法是外用药物治疗，而且需要全家人以及其他接触者同时接受治疗。严重感染者，需口服伊维菌素。

假性疥疮一词用于描述由螨虫引起的皮疹，与疥疮不同的是，人类不是螨虫的正常宿主。鸟螨、啮齿动物和狗螨最常见于儿童。假性疥疮的临床特征是在暴露部位的皮肤上出现非特异性的瘙痒性丘疹。其诊断需要依靠显微镜下在高度可疑的皮损中找到人类肉眼难以看到的令人厌恶的螨虫为标准。治疗主要依赖于确定和去除（或治疗）接触原。

要点

- 疥疮是由人型疥螨引起的。
- 被感染者感到明显的瘙痒。
- 皮损包括隧道、丘疹、抓痕和结节。
- 儿童的好发部位是手、足、手腕、腋下和男性生殖器。
- 局部外用抗疥疮药是常用的治疗方法。
- 所有密切接触者应同时治疗。
- 口服伊维菌素是重症病例（例如结痂性疥疮）的替代治疗方案。
- 假性疥疮是由螨虫而非人型疥螨引起的。
- 可替代术语包括姬螯螨病、禽螨病和禽螨性皮炎。
- 引起假性疥疮的螨虫可以来源于动物、鸟类或植物。为防止病情进一步暴发，必须明确并清除或处理与螨虫接触的来源。

疥疮

定义　疥疮是由人型疥螨感染皮肤引起的。它是一种以不同严重程度皮疹和瘙痒为特征的传染性疾病。临床症状的出现与皮肤对疥螨及其代谢产物的免疫应答的进展相一致。

历史　疥疮自古就有记载[1-2]。10 世纪的阿拉伯医学手稿中描述了疥疮皮损中存在螨虫[2]。在德国宾根 Saint Hildegarde（1099—1179）的著作中最早提及了疥螨[2]。几个世纪以来，人们一直认为这种"痒螨"是由患病皮肤上的腐烂体液自发产生的。1687 年，Bonomo 和 Cestoni 认识到螨虫寄生是该病的主要原因[2]。此观点又经过了 150 年的时间才被医学界普遍接受。1834 年，Renucci 在疥疮患者中再次确定了疥螨[1-2]。Hebra[3] 于 1868 年发表了关于皮肤疾病的论文，并最终确立了疥螨是导致疥疮的元凶。疥疮一词源自拉丁语"scabere"（搔抓）。

疥疮可波及所有年龄段，是一种全球性疾病。无论何时统计，可能有 1.3 亿人存在疥螨感染[4]。在美国，非裔美国人的患病率比美国白人低，原因尚不清楚[1,4-7]。疥疮是存在于世界上发展中国家的地方性疾病，战争时期，由于生活条件拥挤而流行。在发达国家，人们认为流行病周期为每 20～30 年暴发一次[1]。由此提出一种"群体免疫"的理论来解释这些循环周期。然而，在发达国家出现这种周期的原因可能是，当这种疾病流行时，人们提高了对它的认识，从而迅速治疗和控制[8]。目前，疥疮是世界范围内普遍存在的疾病，这种流行病尚无减轻的迹象。在医疗保健不足且药物昂贵的发展中国家，该病仍然持续困扰着民众。鉴于该疾病在全球范围内的重要性，疥疮已在 2013 年被列入世界卫生组织忽视的热带病清单中[4]。

病因和发病机制　人型疥螨以人类为特定的宿主。疥螨属于节肢动物门，蛛形纲，亚纲螨目，疥科。与其他节肢动物一样，成年疥螨有四对腿（图 59.1）。雌螨的大小为 0.3mm×0.4mm，雄螨和若虫阶段体型较小。怀孕的雌螨通过分泌溶解皮肤鳞屑的物质在角质层内部及下方形成隧道，这种被分泌的物质随后可被消耗和分解。疥螨在隧道内平均每天产下三颗卵。这些卵在

第十篇

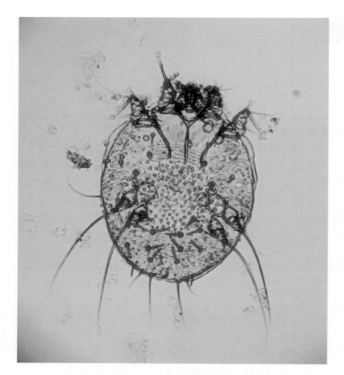

图 59.1　疥螨的显微镜下图像

2~3 天内孵化，形成只有三对腿的幼虫[1]。

经过随后的 3 个若虫阶段，疥螨达到成年并能够繁殖。雄性和雌性螨虫在皮肤的浅洞穴中交配。雌螨的寿命为 4~6 周，在此期间，它每天挖洞 0.5~5mm，产卵多达 50 个。在室温下，疥螨可以在体外存活 24~36h。若虫阶段可能存活 2~5 天。

疥疮的皮疹是由皮肤内疥螨产生的免疫应答所致。这种免疫反应平均发生于初次感染后约 1 个月，是导致疥疮的临床症状和体征出现的原因。致敏后的搔抓会伤害疥螨，并有助于限制感染的程度。免疫反应的发展通常不会消除疾病，也不会阻止再次感染。疥螨再次感染时会在 24~48h 内导致症状复燃，这可以防止感染再次发生[1]。这种强化的免疫反应随着时间的延长而逐渐减弱[9]。螨虫相关的特异性抗原尚未确定，可能来自唾液、溶解角蛋白的物质、粪便颗粒或螨虫本身[10]。据报道，疥螨与屋尘螨有抗原性交叉[1,9]。疥疮患者平均寄生有 10~15 只成年雌性疥螨。在免疫抑制或神经系统受损的患者中，皮肤上的螨虫数量可能大量增加，从而导致结痂性（挪威）疥疮。这些患者通常很少或不伴有瘙痒症状。

疥疮主要通过人与人的密切接触传播。由于婴幼儿在家里或日托机构中与其他儿童和成人有密切的身体接触，因此更容易被感染和传播该病。年长儿童可能会通过家人或在学校朋友家过夜而感染疥疮。成年人之间疥疮传播通常是通过性接触。污染物在疥疮传

播中的作用存在争议。从患者家采集的灰尘样品中可检测出活的疥螨[11]。

临床表现　疥螨初次感染约 1 个月后出现疥疮的临床表现。主要症状是瘙痒，在夜间尤为严重。体格检查可见疥疮隧道、红色丘疹、抓痕、结节、水疱或大疱性皮疹、湿疹样皮疹和继发性细菌感染。皮疹的严重程度不一，尤其是在疾病早期，皮疹可能非常轻微。疥疮隧道在手上最容易看到，尤其是在手指缝和手腕上。其他好发部位包括足（图 59.2 和图 59.3）、腋窝区、脐周、男性生殖器和女性乳房乳晕处。在婴儿中，疥疮隧道通常出现在手掌和足跖以及足侧面（图 59.4）。婴儿头部也是疥疮隧道的好发部位，尤其是耳后皱褶部位。

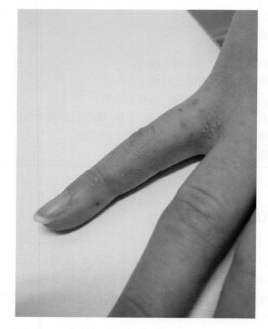

图 59.2　青少年手指和指间的丘疹及疥疮隧道

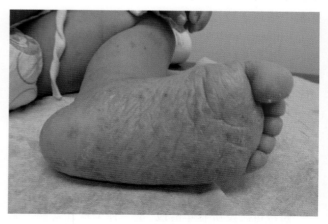

图 59.3　婴儿足部丘疹水疱性皮损和疥疮隧道

累及头部,而头皮(图 59.6)和面部皮疹通常见于婴幼儿。腋窝、腹股沟、手腕和男性生殖器上可见红褐色的疥疮结节(图 59.7)。慢性搔抓通常可导致皮疹呈湿疹样改变。金黄色葡萄球菌和/或 A 组链球菌的继发感染在确诊或漏诊的疥疮病例中很常见,表现为脓疱和脓疱疮。脓疱和结痂会掩盖疥疮隧道,使诊断更加困难。现已证实疥疮感染是引起链球菌后肾小球肾炎和继发性慢性肾病的一个危险因素[16-17]。

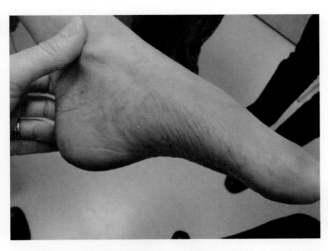

图 59.4 疥疮的丘疹和隧道常见于婴幼儿的足侧面

典型的疥疮隧道是长约 1cm 的蛇形通道。疥疮隧道可能被抓痕或形成的水疱所掩盖,在婴儿中很常见。有时隧道末端可见黑点,这是雌性疥螨的位置所在。通过在皮肤表面涂抹蓝色墨水,可以更容易地看到隧道。当擦掉墨水时,渗入其中的墨水会勾勒出下方隧道的轮廓。据报道,皮肤镜检查和数码摄影能够更容易看到疥疮隧道和疥螨[12-13]。皮肤镜检查中,隧道末端的疥螨呈三角形,类似于法式抑扬音符号[12]或带尾迹三角翼喷气式飞机[14]。疥疮隧道在热带国家比较少见[15]。

非特异性红色丘疹和抓痕比隧道更多见,并且分布广泛(图 59.5)。在成人和年长儿童中,皮疹往往不

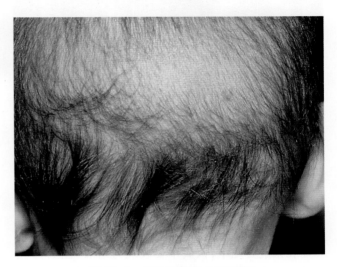

图 59.6 婴儿疥疮的头皮皮疹

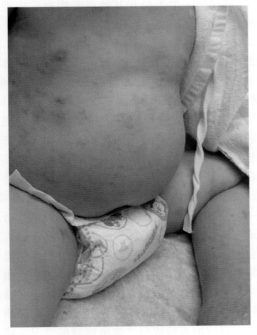

图 59.5 婴儿疥疮的弥漫性红色丘疹和散在结节

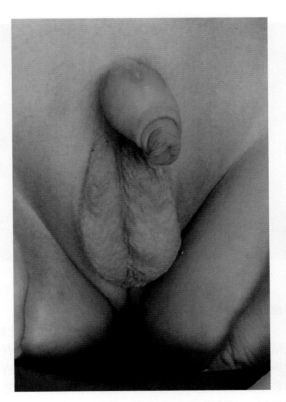

图 59.7 阴囊和阴茎上的疥疮结节

第十篇

婴儿疥疮的临床表现不典型通常会导致诊断困难。婴儿最早在生后9天就会出现疥疮的表现[18]。婴儿通常是家庭中受影响最严重的成员，并且可能是第一个出现明确症状和体征的人。手掌和足跖的水疱脓疱性皮损非常有特征（图59.8）。与成人和年长儿不同，婴儿的面部、头皮和背部通常受累。婴幼儿与年长的家庭成员相比，更容易出现疥疮结节。

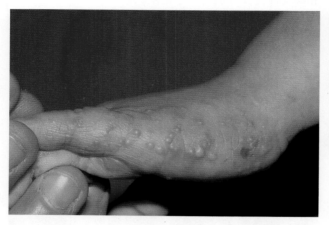

图59.8   婴儿手部疥疮的水疱脓疱性皮损

在某些婴儿中，该病主要表现为结节（图59.9），可能与色素性荨麻疹、朗格汉斯细胞组织细胞增生症、昆虫叮咬甚至淋巴瘤相混淆。

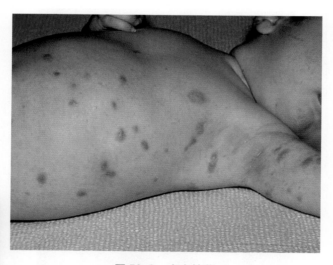

图59.9   疥疮结节

结痂性（挪威）疥疮

因在1848年首次于挪威的麻风患者中发现此病，故结痂性疥疮（图59.10）也被称为挪威疥疮[1]。在这种疥疮类型中，由于宿主对感染的反应减弱，人型疥螨的数量激增，可达成千上万。免疫功能低下和神经系统受损的人易患结痂性疥疮。但是，健康人群中偶尔也会发生结痂性疥疮。患者很少或不出现瘙痒，又或者是宿主无法搔抓。这样可以使疥螨和疥疮隧道免受搔抓的破坏。据报道，此病与唐氏综合征、器官移植受者、免疫功能低下患者相关，包括婴儿和HIV感染者[19]。

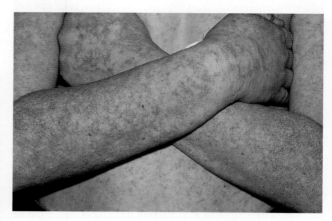

图59.10   一位青少年女孩的结痂性（挪威）疥疮

结痂性疥疮的皮疹特征为弥漫性角化过度，伴有不同程度的红皮病（图59.10）。手部（包括手掌和足跖）、指甲下方以及耳朵、躯干和四肢的过度角化和结痂尤其严重（图59.11）。本病可能会累及全身，包括面部和头皮。继发性金黄色葡萄球菌感染和广泛性淋巴结病很常见。一旦怀疑此病，可将结痂或皮肤鳞屑经过矿物油或氢氧化钾（KOH）处理，就可以看到许多疥螨。因此，很容易得出结痂性疥疮的诊断。这些患者具有高度传染性，并常导致疥疮在公共场所暴发。接触者可出现一般的疥疮。因对这种疾病缺乏普遍认识，因此只有在医护人员和其他患者接触后出现常规疥疮流行时，才会诊断出结痂性疥疮[19]。

鉴别诊断   在推荐治疗之前，对疥疮进行明确诊断是非常重要的。抗疥疮治疗可能会加重其他皮肤病，如特应性皮炎，并引起非必要的皮肤刺激和花费。同样，对单个疥疮患者进行"以防万一"的不彻底治疗通常是无效的，因为接触未经治疗的患者有可能导致疥疮的再次感染。

在婴儿或儿童中，近期出现全身性瘙痒和特征性皮疹的，应怀疑疥疮。其他家庭成员通常会被传染，但并非一定会被传染。应积极询问家庭成员中是否有疥疮史或与疥疮患者的接触史，由于父母羞于启齿或不相信自己会得疥疮，很可能无法自主提供此信息。应询问家庭成员有无瘙痒症状或瘙痒性皮肤病。由于疥疮经常与其他瘙痒性皮肤病相混淆，尤其是在临床表现很轻微的情况下，因此必须严格评估近期诊断为湿疹或昆虫叮咬的亲戚或与之亲密接触的情况。还需要询问近几个月来亲戚朋友的旅行史及过夜留宿情况。

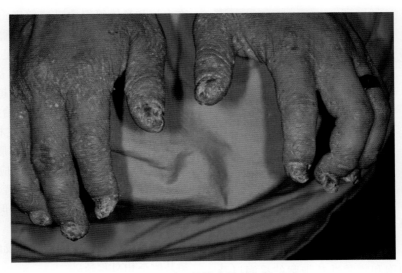

图 59.11　手上的结痂性(挪威)疥疮

疥疮的鉴别诊断包括特应性皮炎、变应性接触性皮炎、昆虫叮咬、丘疹性荨麻疹和脓疱疮。掌跖部位的水疱脓疱性皮损可与婴儿肢端脓疱病相混淆[20-21]，较大的水疱可能与大疱性疾病相混淆。结痂性疥疮可能表现出假阳性的 Darier 征，并在临床上被误认为色素性荨麻疹[22]。疥疮结节的组织病理学特征可能提示淋巴瘤或假淋巴瘤的诊断。由于未能认识到炎症细胞浸润中可能出现朗格汉斯细胞，可导致将其错误诊断为朗格汉斯细胞组织细胞增生症[23-24]。

结痂性(挪威)疥疮最初通常被误诊为脂溢性皮炎或银屑病[25]。这两种疾病与获得性免疫缺陷综合征(acquired immune deficiency syndrome, AIDS)的公认关联可导致对 HIV 患者结痂性疥疮诊断的延误。

实验室检查　显微镜下观察到疥螨、虫卵或疥虫粪便颗粒即可明确诊断(图 59.12)。可用针尖从隧道末端提取成年雌性疥螨或用 15 号手术刀刮擦整个隧道内

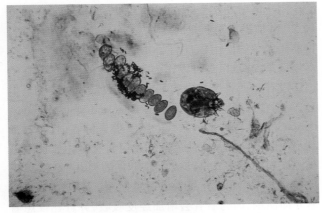

图 59.12　矿物油制备的疥螨、虫卵和粪便(粪便颗粒标本)(×40)。资料来源：Courtesy of Dr Nancy Esterly.

容物的方法来获取标本。可将少量的盐水或矿物油放在要采样的区域，以便刮取。在低龄患者中，不宜使用手术刀，可以使用以 30°角固定的 3mm 刮匙[26]或末端钝的弯曲双刃 Fomon 刀(个人经验)来获取标本。将以此方式获得的样品放在载有一滴矿物油或 KOH 玻璃片上，并在显微镜下进行检查。可能需要多刮几个隧道来检测疥螨、虫卵或疥虫粪便颗粒。因为 KOH 可溶解鞘脂，所以矿物油优于 KOH。此外，疥螨还可以在矿物油中存活，因其活动，使之更易于在光学显微镜下观察。也有报道称使用胶带来获取标本，然后将其直接放在载玻片上进行观察[27]。

目前定义显微鉴定的特异度为 100%，但是，此过程可能很耗时，且无法保证可以实时使用显微镜，而它的灵敏度也可能会有所不同。在一些研究中，灵敏度低至 46%[27]，而在其他研究中，灵敏度高达 90%[12]。由于这些原因，对于疥疮发生率很高且设备资源贫乏的地区，人们找到了其他的诊断工具。如前所述，可通过在皮肤上涂抹可洗墨水(例如使用毡尖笔)来识别隧道。另一种方法是使用四环素溶液，因为四环素在黑光灯下发出荧光。据报道，皮肤镜检查和数码摄影是识别疥螨的有效且无创的方法，其灵敏度与显微镜检查相似[12-13]。皮肤镜检查与显微镜检查结合使用，可以提高检查的速度和准确性[28]。目前已经找到血液样本中的疥螨特异性抗体，但与屋尘螨抗体的交叉反应性很高[29]。现已开发出一种基于人型疥螨的线粒体细胞色素 C 氧化酶亚基 1(COX1)基因的定量聚合酶链反应测定方法，该方法对疥疮的诊断既灵敏又具有特异度[30]，但尚不知其作为临床诊断工具的有效性。

病理　疥疮隧道的组织病理学检查显示，雌性疥螨及其卵的横截面位于角质层内(图 59.13)[31]。表皮见棘

第十篇

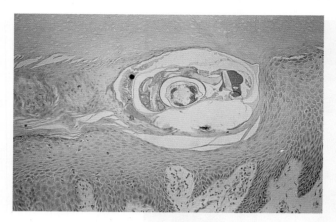

图 59.13 皮肤活检显示雌性疥螨和隧道的横截面（HE 染色，×100）

层海绵水肿、中性粒细胞和嗜酸性粒细胞的浸润以及角化不全。当活检切片中没有疥螨、虫卵和粪便颗粒时，紧密附着在角质层上的粉红色猪尾样结构被认为是空卵壳碎片，可以此作为诊断线索[32]。在真皮内可见混合的炎症细胞浸润，包括淋巴细胞、组织细胞和嗜酸性粒细胞。朗格汉斯细胞可能存在于炎症细胞浸润中[23]。真皮内可见浅表和深部血管周围炎，在严重的情况下，可能会观察到血管炎和真皮血管的破坏。真皮中的火焰征已有报道[33]。非特异性皮肤丘疹的活检显示出相似的炎性浸润，而不伴有诊断性隧道及其内容物。

疥疮结节的组织病理学特征包括密集的淋巴细胞浸润，有时伴非典型淋巴细胞，这些发现可能被误解提示为淋巴瘤。经常出现嗜酸性粒细胞和浆细胞。在一例病例报告中，通过对儿童疥疮结节的超微结构检查发现了朗格汉斯细胞[34]。在结痂性（挪威）疥疮中，明显的过度角化和角化不全与多个蜂窝状隧道有关，在这些隧道中存在处于不同发育阶段的螨虫。

治疗　成功治疗疥疮需要：①消除疥螨；②对症治疗；③治疗继发感染[10]。

有数种杀疥虫剂可用于治疗感染。所有这些都是局部使用的杀虫剂，它们对疥疮具有神经毒性作用。伊维菌素是一种口服驱虫药，特别是在治疗结痂性疥疮和社区流行方面可能是有益的。

局部治疗

苄氯菊酯

苄氯菊酯是一种拟除虫菊酯，是一种将天然除虫菊酯合成为更稳定的类似物[35]。它通过干扰无脊椎动物的神经细胞膜上的钠运输，破坏神经传递，从而发挥杀伤作用。它在寄生虫生命周期的所有阶段均起作用[36]。涂在皮肤上的苄氯菊酯吸收率不超过 2%，且

在血液和身体组织中迅速解毒，且没有任何残留或蓄积。需要全身涂抹 5% 苄氯菊酯乳膏，尤其要注意指缝、腋窝、外生殖器以及手指和足趾甲下面的区域。晚上使用，早上洗净。通常建议在初次治疗后 1~2 周再次使用。事实证明，它的有效率超过 90%，并已成为单纯性疥疮的标准治疗[4]。它在治疗疥疮方面与林旦同样有效，优于克罗米通[37-39]。在林旦耐受的患者中也很有效[15]。使用苄氯菊酯比口服伊维菌素[36]能更快地改善症状。没有严重不良反应的报道。灼热、刺痛或瘙痒加剧可能发生在某些患者身上。尽管苄氯菊酯未获准用于 2 个月以下的婴儿，但已有报道，在新生儿中成功使用[18]。

苄氯菊酯乳膏在大范围暴发的治疗中主要的缺点是其成本相对较高。

林旦

林旦（γ-六氯化苯）是一种有机氯，通过从突触前末梢释放神经递质来发挥其神经毒性作用。它以 1% 的乳霜或乳液的形式涂抹在皮肤表面维持 8~12h。通常建议在 1 周后再应用一次，因为这种药物的疗效达不到 100%。已有报道存在对林旦耐药的疥虫。治疗失败通常是由于治疗不足或接触未治疗者再次感染，可能导致其有效性难以评估[40]。然而，中美洲和美国已经报道了有据可查的病例[37,41-42]，显示林旦可能会引起皮肤刺激，特别是在重复使用不当的情况下。

林旦在使用后通常会被少量吸收，可能在血液中检测到林旦，随后林旦会随尿液排出，而有些可以储存在体内脂肪中，并通过母乳排出[1]。如果林旦被摄入或经皮吸收过多，可对人产生神经毒性[43-44]。神经毒性主要表现为癫痫发作，可危及生命[43]。林旦用于疥疮的安全性已引起医务人员和公众的极大关注，尤其是在治疗婴儿和孕妇或哺乳妇女方面。理论上，由于婴幼儿较大的体表面积，林旦经皮吸收的风险更高。大多数神经毒性的病例是由于：①意外摄入药物[43]；②应用于屏障功能受损的患病皮肤，如鱼鳞病样红皮病[44]；③应用于早产儿的皮肤[43]；④不当或过度使用。目前尚无孕妇使用林旦后胎儿畸形或流产的报道[45]。多年来，林旦已经可以作为非处方药使用（尽管在美国还没有），而且所报告的不良反应数量相对较少。但是，美国食品药品监督管理局（Food and Drug Administration, FDA）在林旦产品盒上贴了警告标签，且其在加利福尼亚州已被禁止使用。不建议将林旦用于严重基础皮肤病的患者或早产或营养不良的婴儿。3 岁以下的婴幼儿和癫痫发作患者应避免使用。不应在热水浴后立即使用，因为后者会增加经皮吸收，并且建议患者不要重复使用药物。5% 氯菊酯乳膏可作为林旦的替代品，用于治疗婴幼儿、孕妇、哺乳母亲和其他可能引

起神经毒性风险的患者[37]。

硫

用凡士林中加入 6%~10% 的硫来治疗疥疮已有多年历史。据认为其作用方式是通过表皮细胞或皮肤上某些微生物的毒性代谢产物（如五羧酸）发挥作用的。每 24h 使用一次该药膏，连续使用 3 天。尽管尚未对其进行仔细的毒性研究，但仍被认为可安全地用于婴儿和孕妇。硫黄软膏的一个缺点是它比林旦或苄氯菊酯油腻且有恶臭，并且从美观角度也不容易被接受。但是，它价格便宜，在发展中国家的疥疮治疗中可能起作用[46]。过量使用可能引起刺激性接触性皮炎。

外用伊维菌素

伊维菌素是一种广谱抗寄生虫药，以口服的形式广泛用于治疗盘尾丝虫病和类线虫病，并作为许多肠道蠕虫和犬心丝虫幼虫的兽医用药。它可被配制成用于治疗酒渣鼻、头虱和疥疮的局部制剂。浓度为 1% 的外用伊维菌素与苄氯菊酯在使用后 2 周和 4 周时一样有效。然而，苄氯菊酯疗法的症状反应更快[47-48]。伊维菌素外用乳膏可在美国、加拿大和欧洲购得，用于治疗酒渣鼻。

其他外用药

10% 克罗米通在疥疮治疗中的作用方式尚不清楚。它比林旦或 5% 苄氯菊酯效果更差，单次使用后有效率只有 50%~60%。据报道，连续 5 天的治疗可达到治疗效果[49]。1937 年，Kissmeyer 首次推广了 25% 的苯甲酸苄酯[50-51]，如今在世界某些地区仍被广泛使用[1]。尽管通常建议间隔 12h~1 周进行 2 次或 3 次的连续应用，但 24h 单次应用后的疗效已有报道。该药具有刺激性，有时会引起严重的刺痛感，因此不适用于儿童[1]。醇基中的马拉硫磷会引起刺激，因此应使用其水溶液。茶树精油等精油已在初步试验中显示出一定的益处，对器官的乙酰胆碱酯酶活性具有抑制作用。这些药物具有某些接触致敏性的风险，因此需要更多数据来证明使用的合理性[52]。

治疗程序

在成人和较年长的儿童中，局部除疗的传统疗法为上自颈部向下将药物应用于全部皮肤，包括耳后褶皱和指甲褶皱。在婴儿和幼儿中，可能也包括成人及年龄较大的儿童，应用于头皮和面部，注意避开口周和眶周皮肤。臀沟、生殖器、脐部、皱褶部位、指甲和脚指甲不可忽视，应特别注意双手部位。如果在治疗期间洗手，则必须重新用药。吮吸拇指的婴幼儿需要手套或袜子。必须对先证者的所有密切接触者进行治疗，无论其是否有疥疮的临床证据。对家庭成员和其他接触者同时进行治疗也很重要，防止再次感染。通常建

议对疥螨进行处理，例如清洗床上用品和最近穿过的衣服，以及给床垫、婴儿床、柔软的家具和汽车座椅进行吸尘处理。不能水洗的物品可以干洗，进行热烘干机干燥或放在密封的塑料袋中。

根除疥虫后，疥疮症状可能会持续长达 3 周左右的时间。治疗后一两天，症状可能会恶化，可能与生物体的死亡有关，但在某些情况下，这可能是由于疥疮杀虫剂的刺激引起的。应建议患者，需要一些时间来缓解针对疥虫的超敏性皮疹，并避免过度使用杀虫剂。对症治疗措施包括口服抗组胺药、局部应用止痒药和糖皮质激素。继发感染需要用口服或静脉应用抗葡萄球菌抗生素来治疗。

全身疗法

伊维菌素

伊维菌素作为一种改良的阿维菌素，是一种口服的驱虫药，在热带地区广泛用作单药治疗盘尾丝虫病或非洲河盲症。它是一种大环内酯类药物，在结构上与大环内酯类抗生素相似，但无抗菌活性[53]。它通过阻止寄生虫中 γ-氨基丁酸（GABA）介导的神经传递而起作用，但在包括人类在内的大多数哺乳动物中，它不易通过血脑屏障。兽医广泛使用口服和注射伊维菌素来治疗犬疥疮（家畜疥螨）和动物中的其他病害，以及预防犬中的犬恶丝虫病。

伊维菌素已被证明可有效治疗疥疮[53-60]。一项针对成人和 5 岁以上儿童的研究发现，间隔 2 周，2 次服用 200μg/kg 的伊维菌素与单次使用 5% 苄氯菊酯乳膏一样有效；单次使用伊维菌素 200μg/kg 的效果不及单次使用 5% 苄氯菊酯[54]。一项针对 11 名感染 HIV 的患者和 11 名未感染 HIV 的患者的研究发现，在 100% 免疫正常的受试者和 91% 免疫抑制组中，使用伊维菌素 200μg/kg 治疗 4 周后没有疥疮的迹象[53]。初次感染 2 周后，两名感染 HIV 的患者需要进行第二次治疗。在一项 62 例局部使用伊维菌素与口服伊维菌素的比较中，两种方法在第 2 周和第 4 周的治愈率均达到 100%，仅在 1 周时对具有持续性体征和症状的受试者进行再次治疗[61]。在成人[55]和儿童[56-58]中均有成功使用伊维菌素治疗结痂性疥疮的报道。也有报道称伊维菌素似乎无效[62-63]。伊维菌素未获准用于 5 岁以下儿童或孕妇或哺乳期妇女。但是，它已在少数 3~22 月龄的婴儿中使用而未发现不良反应[64]。

尽管伊维菌素在治疗疥疮中的作用尚未确定，但它可能是社区或机构的流行病中最有用的药物[59-60]，并且是结痂性（挪威）疥疮的治疗和无法耐受局部治疗的患者中最有用的药物[65]。对于结痂性疥疮，建议采用更积极的治疗方案，在第 1、2 和 8 天重复给药，并根

据感染的严重程度,可能在第9、15、22和29天服用更高剂量[4,66]。还建议在最初1~2周内每2~3天同时联合使用一次苄氯菊酯。

口服伊维菌素用于地方病社区疥疮的大规模药物管理是有希望的。斐济的3个岛屿社区进行了3种不同的疥疮控制干预措施,其中两种采用基于苄氯菊酯的方案,另一种采用伊维菌素。利用伊维菌素进行大规模管理的岛屿在1年时疥疮的患病率从32.1%下降到1.9%,相对患病率降低了94%。另外,伊维菌素组的脓疱疮相对减少了67%。这些比率高于局部用苄氯菊酯治疗的两组[67]。

预后　疥疮是可以治愈的疾病。经过有效的治疗,除非再次感染,通常情况下,瘙痒和皮肤病变在1~3周内消退。疥疮结节、手掌和足跖的水疱脓疱性病变,以及有时躯干和四肢反复出现的丘疹,可能会持续数月,并可能引起瘙痒以及父母的关注。

疥疮结节可能需要数月才能缓解。外用糖皮质激素是儿童的首选治疗方法。病灶内注射激素也有效,但在该年龄段通常耐受性差。父母可以放心的是,结节虽然不舒服,但不具有传染性,除非有明确的证据证明持续或反复发作,否则不需要进一步的抗疥疮治疗。

在治疗疥疮后,婴儿的手掌和足跖的水疱脓疱性病变可能会持续复发数周和数月。这些病变的临床和组织病理学特征似乎与婴儿肢端脓疱病没有较大区别[20-21](图59.14)。疥疮后的皮疹通常涉及躯干和指端区域。类似于婴儿肢端脓疱病,即使没有活跃的疥螨,也较容易复发。局部使用强效糖皮质激素治疗可能有效[20]。疥疮后持续性指端脓疱病的患者应仔细随访,以防止疾病持续或复发。

如果治疗失败或疥疮复发,应注意指甲下方[68]或头皮中可能有残留隧道。即使在成年人中,头皮也可能偶尔受累[69]。与未经治疗的人密切接触,例如祖父

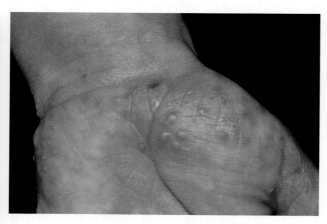

图59.14　婴儿疥疮后的肢端脓疱病

母、性伴侣或保姆,以及床垫、坐垫和汽车座椅等物品,都是再次感染的来源[70]。最近的证据表明,还有几种其他措施有助于避免复发:联合使用局部和口服抗疥疮杀虫剂、1周后再次服用伊维菌素、进餐时服伊维菌素并向患者和父母发放信息表[70]。

参考文献59.1

见章末二维码

假性疥疮

定义　假性疥疮一词用于描述由螨虫引起的皮疹,而人类不是螨虫的正常宿主[1-2]。鸟螨、啮齿动物和狗螨最常见于儿童。

流行病学　假性疥疮的发病率未知。因为医生或患者可能没有考虑到它是某些瘙痒性皮疹的原因,导致其可能被低估[3]。它是一种全球性疾病,因鸟类在屋顶或外部空调上筑巢,导致城市地区的病例增加[4]。病例报告和小型病例系列报道强调了引起人类发病的螨虫种类以及可能发生暴露的各种环境[1-9]。据报道,在有环境暴露的社区,如有橡树叶螨,以及在家禽业工作的职业环境中,会暴发更大的疫情[10]。

病因和发病机制　螨类(蜱螨)是节肢动物,属于蛛形纲的各种大的不同亚类。它们是基于化石记录的最古老的物种之一,并且无处不在,适应高山、北极、海洋和深层土壤气候中的生活。螨虫与其宿主之间的关系复杂,在某些情况下是共生的,而在其他情况下则是寄生的。疥疮和蠕虫病是由适应人类宿主生活的螨虫引起的,而假性疥疮则不太容易被识别,它发生在螨虫偶然暴露于不是正常宿主的人类之后引起的。

假性疥疮可能是由于与动物、鸟类或植物接触而引起的。

动物螨

姬螯螨属是非穴居螨,它们生活在狗、猫和兔子等哺乳动物身上。它们或其粪便会在与被感染动物接触的人类中引起皮炎。螨虫寄生在表皮的角质层,在动物宿主上表现为微小的白色斑点,有时也称为"行走的头皮屑"。他们将卵子附着在动物的毛发上。被感染的动物可能无症状或出现皮肤脱屑和皮毛脱落的皮炎样改变。人类在与动物密切接触的皮肤区域会形成瘙痒性丘疹、水疱或荨麻疹。胸部、腹部和大腿伸侧是因牵拉或怀抱宠物而受累的典型部位[11]。

犬疥螨是人疥螨的基因变异型,会引起犬疥螨病。受感染的狗通常出现搔抓和脱发。被感染的人在与动

物接触 24~96h 后会出现剧烈瘙痒性丘疱疹。与姬螯螨病一样，最常见的部位是胸部、腹部和大腿伸侧。据报道，儿童可能累及头部、颈部、手掌和指间[12]。这种疾病是自限性的，因为螨虫无法在人类宿主上完成其生命周期。成人间接接触被感染的红狐后会出现假性疖疮[2]。疥螨的变异型也可能感染马、羊和其他动物。

据报道，诸如热带鼠螨（鸟爪螨）之类的啮齿动物螨虫可引起人类皮炎。当鼠群因人类努力根除而减少，并且螨虫需要替代宿主时，可能会发生接触[11]。

鸟螨

禽螨病和禽螨性皮炎是鸟螨引起的假性疖疮的常用术语。禽螨性皮炎的病因包括西伯利亚林禽刺螨、北禽螨[5]、囊禽刺螨、热带禽螨[4,8]和鸡皮刺螨[9]。这些螨虫通常在鸟类身上度过它们的大部分生命周期。它们是吸血动物，生活在鸟的羽毛或鸟巢中，但不钻入皮肤。林禽刺螨一直生活在宿主身上，通常在筑巢材料中找不到。相比之下，鸡皮刺螨只在晚上叮咬宿主，白天则在巢中[5,7]。而当它们进入正常宿主的机会减少时，例如在幼鸟离开巢穴后，螨虫也会以人类为食[12]。禽螨性皮炎的发病具有季节性，多发生在春末或夏初雏鸟成熟时。与其他引起丘疹性荨麻疹的原因不同（如蚊、跳蚤和臭虫叮咬），螨虫叮咬通常是无症状的[3]。单个病例的禽螨性皮炎与阁楼、门廊、空调设备或通风系统附近的鸟巢有关[3]。哺乳动物也可能被鸟螨感染，现已确定宠物沙鼠为人类禽螨性皮炎的来源[5]。

环境或植物螨

"谷物瘙痒""橡树叶瘙痒"和"杂货店瘙痒"是指与植物来源的螨虫接触后发生的皮炎。球腹蒲螨（主要为昆虫的寄生虫）存在于多种谷物植物中。与谷物和稻草直接接触的农业工人最易被球腹蒲螨咬伤[11]。橡树叶瘙痒螨（赫氏蒲螨）以针叶栎树叶上的蚊蠓幼虫为食。它们可以从树上掉下来，并且小到可以通过空气传播。人接触此类螨虫 10~16h 之后，暴露部位（如手臂和颈部）皮肤会出现瘙痒性丘疹[10]。各种螨虫可以作为污染物存在于储存的食品杂货，如谷物、干果和奶酪。不慎与人接触会导致哮喘、过敏反应和皮炎[11]。

恙螨科的幼虫通常被称为恙螨，它们在进入若虫阶段之前以皮肤为食。幼虫居住在低矮的植被上，在那里等待宿主经过。鸟类、爬行动物和其他哺乳动物是首选宿主，但人类也容易被感染。恙螨幼虫通常连续 1~4 天以消化后的皮肤为食，但它们体积很小，一开始不会被感染宿主注意到。叮咬通常出现在紧身衣物下方，如腰带或袜子部位。恙螨在北美和欧洲最普遍。在亚洲及太平洋岛屿，纤恙螨更流行，当它们的唾液分泌物携带恙虫病立克次体时，就成为恙虫病的媒介[11]。

临床特征和鉴别诊断

假性疖疮患者最常见的表现是急性发作的非特异性的瘙痒性红色丘疹。在禽螨性皮炎中，衣服覆盖区域的皮肤上可出现丘疹[1,9]。而由其他螨虫引起的假性疖疮通常在裸露的皮肤上出现丘疹[10]。皮疹的严重程度各异，丘疹中心可能出现表皮剥脱或出血。荨麻疹、水疱反应或接触性皮炎也可能发生。一些患者报告因被咬伤而感到疼痛，但是对于多数患者而言，最初接触时无症状，瘙痒出现较晚，这使诊断和病因更模糊。当患者返回特定环境时，他们通常会反映症状复发[5]。

如果疑似螨虫已由患者或家人发现并报告给医生，则病因可明确。否则，假性疖疮的诊断依赖于高度的临床怀疑。很多情况下可能会被误诊。主要的鉴别诊断是由于蚊子、跳蚤或臭虫引起的叮咬反应或丘疹性荨麻疹。也可以考虑体虱。因其没有隧道和皮疹分布的不典型，可以与疥疮鉴别[9,13]。

实验室检查和组织学表现

引起假性疖疮的螨虫很少在人类宿主上发现。鉴定需要彻底检查可能的接触原，通常还需要兽医或昆虫学家的协助。可能需要调查患者的家庭和工作环境。对于宠物，螨虫可以从毛刷中识别出来。对于林禽刺螨叮咬，调查鸟类本身更有可能发现螨虫。鸡皮刺螨通常在筑巢材料或垫料中发现，可以通过光学显微镜鉴定[5]。

本病无法通过皮肤活检确诊。皮肤病理显示真皮血管周围可能存在嗜酸性粒细胞浸润。

治疗和预防

口服抗组胺药和局部外用糖皮质激素对症治疗瘙痒性皮疹有时是有帮助的[3,9]。在诊断明确和清除螨虫的来源之后才能彻底消除症状。宠物作为螨虫的媒介，可以由兽医治疗。一经发现被螨虫污染的巢穴，需立即清除[4]。在暴露于螨虫的环境中，穿长衣服、经苄氯菊酯处理的服装和使用有效的驱虫剂可能会有助于防止暴露。如果在患者身上发现螨虫，据报道局部抗疥疮治疗是有益的；然而，要将这些螨虫从人体皮肤上清除，只需洗澡即可[7,9]。

（陈见友 译，李倩 张高磊 高莹 刘晓雁 校）

参考文献 59.2

见章末二维码

059章 参考文献

第 60 章 虱病和臭虫叮咬

Sandipan Dhar , Sahana M. Srinivas

摘要

　　虱病是一种全球性、在所有年龄段都可见的疾病,对儿童健康影响极大。其病原体是虱目的一种吸血、无翅昆虫。感染人类的有三种常见的类型: Pediculosis humanus var. capitis,引起头虱; Pediculosis humanus var. humanus,引起体虱; Phthirus pubis,引起阴虱。头虱更常见于儿童,尤其是学龄期儿童。头虱表现为瘙痒、表皮剥脱、丘疹、鳞屑、血痂、湿疹样反应、脓皮病、头发蓬乱打结(纠发病)和继发的淋巴结炎。体虱和阴虱很少出现在儿童。虱病的诊断主要依靠临床,但可通过附着在毛发上的幼虱进一步确诊。本病的一线治疗是人工合成的除虫菊酯。不幸的是,

外用药的耐药逐渐增多,具体发生率不详。此外还应同时筛查和治疗头虱患者的所有密切接触者。

　　臭虫叮咬的发病率逐渐升高,尤其是在发展中国家。臭虫属于昆虫纲,都是专吸食血液的体外寄生虫,其中温带臭虫和热带臭虫寄生于人类。臭虫白天藏匿在家具裂纹或者缝隙里,夜间活动觅食。在流浪居所和校园招待所中的发病率很高。在儿童中的确切发病率尚未统计。临床表现为斑疹、丘疹、水疱、大疱、风团,或者在面部、躯干和四肢成簇或线状分布的靶形损害。诊断主要依靠病史和虫咬反应的典型临床表现。本病通常自愈,主要的治疗包括向家长提供指导,清除污染的家具和使用杀虫剂。

要点

- 虱病是全球性的感染性疾病,是影响学龄期儿童身体健康的代表性疾病。
- 儿童中最常见的是头虱。
- 传播方式仍存争议,但很可能是通过密切接触患者和其污染物而患病。
- 头虱的临床特征包括:瘙痒、湿疹样皮损、继发性细菌感染和淋巴结炎。
- 睫毛是儿童阴虱最常见的感染部位。

- 通过附着在毛发上的幼虱来确诊。
- 可选择外用苄氯菊酯药物治疗。
- 对所有接触者进行筛查是有效治疗和预防所必需的措施。
- 臭虫是宽大、卵圆形、扁平、无翅的昆虫。
- 它们是专性的吸血寄生虫,白天藏在家具的缝隙,晚上出来觅食。
- 臭虫叮咬临床表现为:斑疹、丘疹、风团和成簇或线状排列的靶形损害。
- 清除污染的家具、使用杀虫剂和消毒是治疗的关键。

虱病

引言　虱病(pediculosis)就是虱子感染人体的疾病,可严重威胁儿童健康,并发生于世界各地和所有群体。感染人类的虱虫有三种: Pediculosis humanus var. capitis,引起头虱, Pediculosis humanus var. humanus,引起体虱, Phthirus pubis,引起阴虱。在儿童中,头虱是最常见的。

历史　虱子存在的证据可追溯到史前时代,并且有历史证据表明,已知的最古老的幼虱化石可以追溯到大约一万年前[1-2]。在古埃及的记录中,有记载祭司会剃光人们身上的毛发以远离虱子[3]。在那个时代,每当公共浴场关闭时,虱病患者就会明显增加。在希腊和罗马时期,"morbus pedicularis"这个词用来形容:人们相信虱子是由肿瘤到达皮肤表面形成的。1668 年

Francesco Redi 首先科学地描述了阴虱,1778 年 Carl de Geer 描述了头虱。20 世纪 40 年代,Kenneth Mellanby 和 James Busvine 做了大量有关虱病研究的工作[4]。

　　众所周知,体虱还会传播其他感染性疾病,如战壕热(Bartonella quintana)和虱传回归热(Borrelia recurrentis)。从形态上讲,人类虱子有两种截然不同的类型: Pediculus 和 Phthirus。 Pediculus humanus 有两种变异: Pediculus humanus var. corporis 和 Pediculus humanus var. capitis。体虱自从人类开始穿上衣服就出现了,在发达国家很少见。另一类 Phthirus pubis 常感染外阴部位。头虱与阴虱没有关联性。

流行病学　自 1962 年以来,虱病的发病率一直在增加[5]。在发达国家和发展中国家,头虱是学龄期儿童最重要的健康问题之一。全球研究显示,头虱的患病

率在 0.7% ~ 29.7%[6-9]。据估计,荷兰的头虱患病率为 4.8%,巴西为 35%,土耳其为 1.2%,委内瑞拉为 28.8%,阿根廷为 29.7%[10]。在美国,学龄期儿童的患病率为 3.6%[11]。研究表明同一国家不同地区也存在差异,伊朗各地区的患病率分别为:乌尔米耶 4%,哈米丹 13.5%,克尔曼 1.8% 和萨南达季 4.7%[12]。最近一项有关伊朗小学生中头虱感染流行率的荟萃分析研究估计,男孩患病率为 1.6%,女孩为 8.8%,全体学生为 7.4%[13]。在印度,头虱的患病率从学龄期儿童的 16.5% 到贫民窟地区儿童的 48%[14]。在印度喜马偕尔邦的中学和高中生(11 ~ 19 岁)的一项学校调查中,头虱是最常见的疾病,可感染 74.1% 的学生[15]。一项针对英国小学生的基于人口的研究表明,头虱的患病率为 2%,每年的发病率为 37%[16]。

虱病在所有年龄段均可发生,在 3 ~ 13 岁的儿童中更多见[17-18]。女孩比男孩更易患病。因为女孩头发长,习惯共用发梳或配饰,尤其在农村地区[19]。传播的模式包括头碰头的直接接触或接触污染物如梳子、刷子、吹风机、帽子和被褥等。这个说法也存在争议,因为头虱离开人体后,在短时间内就会死亡,很难再次感染其他宿主。在约旦的一项横断面研究中,相比于男孩(19.6%),虱病更常见于女孩(34.7%),相比于城市(23.5%),更常见于农村地区(31.2%)[20]。然而,也有另一些研究表明感染率与性别无关[21-22]。其他可能影响虱病感染率的因素包括:经济条件较差、居室环境过小、缺少浴室、人员拥挤、卫生条件差以及洗发频率过低。经济、社会和文化习俗以及个人卫生因素也可能与虱病相关[13]。体虱和阴虱在儿童中很少见,缺乏发病率和患病率的相关数据。体虱可出现在贫困人群、难民、卫生条件差的个人或无法定期更换衣服的人群以及极端拥挤的地区和自然灾害之后[23],在发达国家中极为罕见。

阴虱会感染成人外阴部位的毛发,也可累及儿童的睫毛、眉毛或发际线。阴虱可通过密切的身体接触、性接触和被感染的衣物传播。儿童可通过接触被患者感染的衣物等而发病[24]。在尼泊尔的一项研究中,7% 的儿童感染过阴虱[25]。诊断儿童眼睑虱病时需有临床表现高度可疑,同时警惕有无儿童性虐待的可能[26]。

病因和发病机制　虱子是体外寄生虫,会在人类宿主上度过整个生命周期。虱子是无翅的吸血昆虫(虱亚目,虱科,虱属),有 550 多种虱子是哺乳动物特有的[27],体虱和头虱代表同一种的不同形态(表 60.1)。没有遗传标记可区分两者。他们通过将口器插入皮肤并进入血管来直接进食。头虱和体虱身体很小,2 ~ 4mm,且为半透明,形状细长,背腹扁平。头虱比体虱

的颜色更黑、更短、更宽、更小(图 60.1)。它们有 9 个身体节段;前两个部分融合在一起形成胸部,其上有三对腿,每条腿的末端形成爪状,用于抓紧发干或衣物纤维,尤其在缝隙处。虱子的头部有触角和吸血的口器。触角有 5 个部分,覆盖着触觉的感觉毛。头虱的触角比体虱的短和宽。头虱每天产卵 4~5 个,每天吸血 4~10 次[23]。

表 60.1　鉴别头虱、体虱和阴虱

特征	头虱	体虱	阴虱
颜色	暗黑色	浅黑色	深棕色
尺寸	2~4mm	2~4mm	1~2mm
形状	短、小	短、小	短、扁
触角形状	短、宽	长、窄	短
移动速度	23cm/min	23cm/min	10cm/min
每日产卵数	4~5 个/d	8~12 个/d	4~5 个/d
寿命	30 日	60 日	30 日
进食次数/日	4~10 次/d	1~5 次/d	4~10 次/d
卵的位置	发干	衣服纤维(缝隙)	毛干
寄生部位	头部	衣服缝隙	阴毛、腋毛、睫毛、眉毛

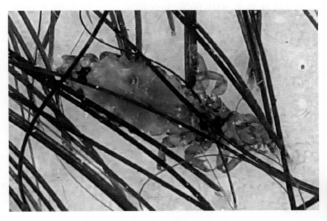

图 60.1　头虱。资料来源:Courtesy of Dr Manas Chatterjee & Dr Shekhar Neema.

阴虱的体形更短更宽,大小为 1 ~ 2mm。此类虱子有三对腿:第一对腿有细长的爪,边缘参差不齐,使它们能够在皮肤上移动。而第二对和第三对则有巨大的爪,用来附着于间距较大的阴毛、腋毛、胡须和睫毛(图 60.2)。它们像小螃蟹,因此通常被称为蟹虱。雌虱更大、更长、更宽。它们的臀部凸起附着于发干产卵。雄性的背部有明显的黑褐色条带。

第十篇

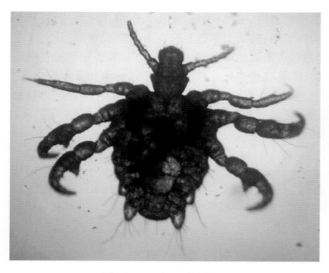

图 60.2　吸血后的阴虱

生命周期

　　虱子的生命周期分为 3 个阶段:卵、若虫和成虫(图 60.3)。头虱和体虱的移动速度高达 23cm/min,而阴虱的移动速度缓慢,大约为 10cm/min。他们不会跳跃或飞翔。虱子每 4~6h 进食一次,不进食状态下可以存活 10 天。成年雌性头虱的寿命将近 1 个月,体虱为 60 天,在这期间,每个雌虱产卵 100~150 个。头虱通常位于靠近头皮的地方,以方便进食同时保持温度和湿度[18]。头虱产下的虫卵叫作虮子[28],呈椭圆形,尺寸为 0.8mm×0.3mm,并通过附属腺分泌的胶状物(纤维鞘)黏在靠近头皮的发干近端或靠近皮肤的衣物纤维上(图 60.4)。虫卵必须附着在靠近头皮处(7mm~1cm)才能存活,并在 28~32℃ 的温度和 70%~90% 的相对湿度进行孵化。存活下来的卵呈棕褐色至棕色。在 9~10 天以后进入若虫阶段。若虫以血液为食,在

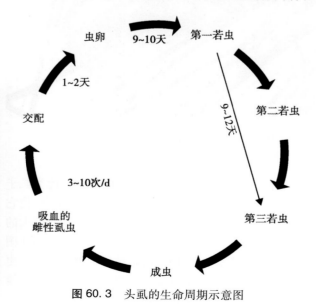

图 60.3　头虱的生命周期示意图

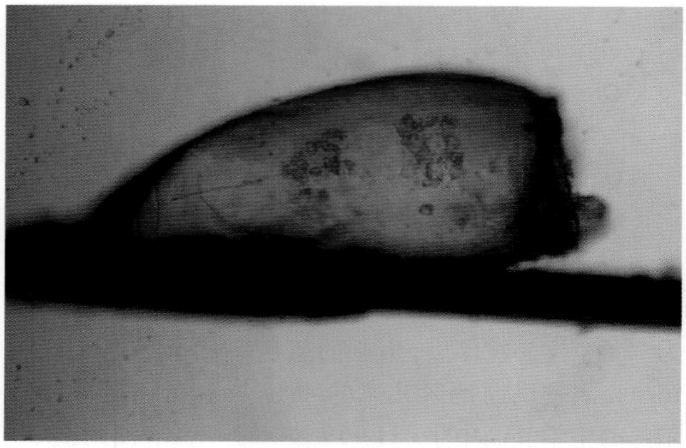

图 60.4　虫卵外周有几丁质包裹并黏附于发干

9~12 天内经历了 3 次蜕变变成成虫[29]。孵化后空的卵壳保留在发干上,但不具有传染性。雌虱在交配前必须以血液为食,随后这个产卵过程每天最多可持续 3~10 次。这解释了在儿童中通常发现大量的卵却只有少数的成年虱子。成年雄虱通常在交配后死亡。

　　阴虱的移动速度很慢,因此其产卵数量相对较少。被感染的人可将虱虫从一个有毛发的区域传染至另一处。阴虱可钻入眼睑皮肤,并且可以看到虫卵黏附在睫毛和眼睑上。体虱则黏附在靠近皮肤的衣服接缝上。他们通常在夜晚爬至皮肤觅食。体虱在不进食状态下可存活数天,但头虱如不进食很少能存活超过 24~48h。

临床特征

头虱

　　头虱会影响头皮。儿童最初没有症状。感染 2~6 周后慢慢出现症状。瘙痒是儿童头虱最常见的症状[30]。瘙痒的程度因人而异,轻度至重度不等。瘙痒是人体对虱子进食过程中注射的唾液或皮肤表面的粪便产生超敏反应引起的[18]。严重的瘙痒会增加继发细菌感染的风险。头皮可见表皮剥脱、丘疹、鳞屑或血痂。持续的瘙痒可引起苔藓化,以及颈项部出现湿疹样反应。血痂则表明虱虫刚刚吸食血液。虱卵附着在毛干处,更多见于头枕部("虱坑")和颞部(图 60.5)。靠近发干的虫卵是有活性的,而远离头皮在发梢的卵是空壳或者无活性。几乎看不到成年虱虫(1~10 个),除非感染特别严重(50~100 个)时可见到成年虱虫[31]。头虱可继发细菌感染,如金黄色葡萄球菌和化脓性链球菌,其表现为脓疱、结痂、化脓。严重的患者由于大量的虱卵和分泌物头发打结,叫作纠发病(图 60.6)。

　　其他的并发症包括发热、乏力、淋巴结肿大(颈后、耳后和枕后)、烦躁不安,儿童甚至可以出现缺铁性贫

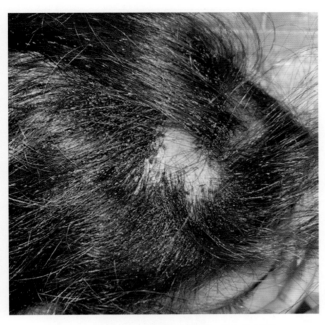

图 60.5　年轻女孩同时有斑秃、虫卵和虱子

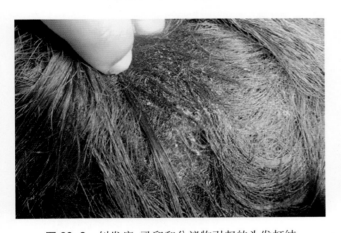

图 60.6　纠发病：虱卵和分泌物引起的头发打结

血[32]。由于持续的瘙痒和抓挠,毛囊受损,出现掉发或斑秃(图 60.5)。极少见的情况下会出现严重的脓皮病,导致永久的瘢痕性脱发。睫毛不会感染头虱。有时机体对虱虫产生自敏反应,称为虱菌疹。该病表现为面部、躯干和四肢的斑丘疹。慢性瘙痒的儿童可能会精神不集中、自卑、在同龄人中被孤立、睡眠不足和旷课。

体虱

　　体虱又被称为"流浪者病",儿童少见。皮损通常位于衣物覆盖的部位,例如:背部、颈部、肩部、腕部和腰部。临床上,瘙痒的程度为中-重度,表现为红斑、丘疹、表皮剥脱、结痂、风团、继发性脓皮病,淋巴结肿大和苔藓化。通过衣物上的虱虫或虫卵来确诊。

阴虱

　　阴虱在儿童中少见,通常感染阴毛和腋毛(图

60.7)、下肢、腹部的毛发、睫毛(眼睑阴虱)、鬓角和胡须,偶尔也累及发际线。儿童感染阴虱的通常表现为眼睑边缘受累[33]。睫毛是最常见的部位。卵附着于睫毛或眼睑上(图 60.8),但由于类似结痂和鳞屑容易漏诊,或误诊为睑结膜炎,因此需要仔细地检查。本病通过性传播或密切的身体接触传播,儿童若感染应警惕性虐待等情况[34]。最常见的症状就是瘙痒,临床表现可有毛囊周围红斑、表皮剥脱、结痂、脓皮病或淋巴结肿大。眼睑感染可出现瘙痒和眼睛流泪。在腹股沟、大腿内侧、臀部和躯干侧面可见天蓝色至蓝灰色斑点,1~2cm 不等,称为 ceruleae 斑(青斑)。这是由虱虫的唾液分解血液的产物沉积在皮肤引起的。极少有婴儿和低龄儿童中出现阴虱的泛发性感染的报道[24]。

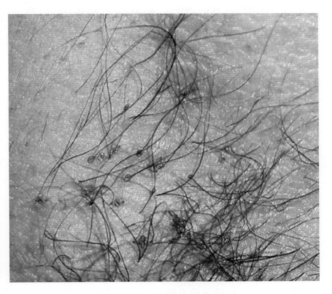

图 60.7　腋毛上的阴虱

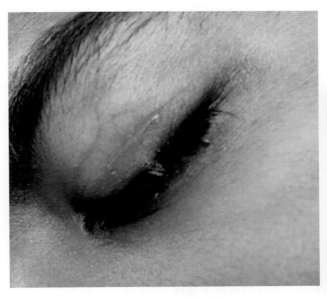

图 60.8　眼睑阴虱：睫毛黏附的虫卵

诊断　虱病的诊断主要依靠临床。细致的查体和检查发现虱虫或卵即可确诊。在头虱中发现活的虱虫非常困难。有很多研究表明特定的梳子(细齿虱梳)对于发现肉眼可见的活体虱虫特别有用[35]。用这种梳子梳头 10min,头虱会附着在梳齿上,有助于肉眼诊断。可以事先使用护发素使头发更柔顺更好梳,提高准确性。严重感染的地方可以看到活卵。距离头皮 1cm 以上的卵通常是无活性的。直接显微镜下观察,虱卵是棕褐色、半透明的附着在发干上的团块(见图 60.4)。空的卵壳表明既往有感染。还有一种简单有用的检查办法是无接触式的皮肤镜,它是一种精确的、无接触的方式,可以检查到有活性的虫卵并区分出假虱卵[36]。皮肤镜下虫卵是灰色的、半透明的、卵圆的,紧紧黏附在发干上(图 60.9)。相反,假虱卵为细小的、白色无定形结构,通常由角蛋白组成,大小各异,很容易被移除。

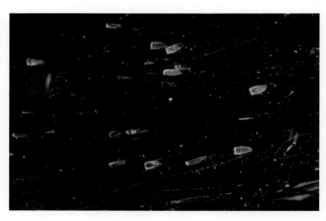

图 60.9　皮肤镜下的虫卵:灰色,半透明,卵圆形,黏附于发干。资料来源:Courtesy of Dr Subrata Malakar.

鉴别诊断　任何儿童表现为头皮瘙痒,尤其是在枕部区域,并伴有淋巴结肿大的都应怀疑头虱。鉴别诊断包括头皮糠疹(头皮屑)、脂溢性皮炎、银屑病、管状发(假虱卵)、由犬小孢子菌引起的白癣、结节性脆发病、念珠状发和扭曲发。虫卵和鳞屑有时候非常难区分,将可疑的"虫卵"放在显微镜下观察有助于确诊。有精神疾患的儿童还应和寄生虫妄想症鉴别[37]。眼睑阴虱还应与睑缘炎和特应性皮炎区分,仔细检查发现附着于睫毛的虫卵即可排除诊断。

治疗　虱病的各种治疗办法列举在框图 60.1 中[37-38]。任何一种类型的虱病,首选外用药物治疗。灭虱药膏的选择需要个体化,根据当地的虱虫耐药情况、潜在的副作用和经济花费来选择,治疗目的是杀死所有的虫体和虫卵。

框图 60.1　虱病的多种治疗办法

一般治疗
1. 去除虫卵
2. 湿润梳理
3. 加热治疗(LouseBuster™)
4. 家庭环境消毒
5. 治疗密切接触者

局部治疗
1. 1% 苄氯菊酯霜
2. 5% 苄氯菊酯霜
3. 增效的天然除虫菊酯例如胡椒基丁醚(0.33% 洗发水)
4. 0.5% 马拉硫磷乳液
5. 甲萘威洗发水(0.5%)
6. 1% 林旦洗发水
7. 5% 苯甲醇乳液
8. 1% 伊维菌素乳液
9. 0.9% 多杀菌素霜剂

系统治疗
1. 伊维菌素
2. 阿苯达唑
3. 左旋咪唑
4. 复方新诺明(疗效存在争议)
5. 口服抗生素治疗继发感染
6. 口服抗组胺药物

替代治疗
1. 己烷花蕾提取物(Syzygium aromaticum)
2. 硅油复合物作为窒息剂
3. 草本制剂
4. 4% 二甲硅油乳液
5. 精油
6. 封闭剂(凡士林)

头虱的治疗

一般治疗　在治疗头虱的外用药膏问世之前,手动除去虱子是非常有效的,但过程烦琐且耗时。即使在今天,许多发展中国家的家庭仍采取这种办法。当父母担心在孩子头皮上使用杀虫剂时,湿润梳理是另一种替代疗法[39]。其功效尚有争议。带有润滑剂的梳子可以减慢虱子的运动。湿润梳理治疗包括每 2~3 天用细齿梳子梳理 15~30min,持续数周直到找不到虱子为止。背后的原理是虱卵在孵化后需要 10 天才能开始产卵,在此期间所有的若虫和未孵化的卵都可以被清除。在 2001 年的一篇综述中指出,诸如梳理等物理方法不适用于治疗头虱[40]。LouseBuster™ 设备是一种热风输送系统,其连接的手柄可以将热风吹到发干的根部,用这种方法局部的温度可达到 58~60℃ 的温度,同时通过干燥消灭虫卵、若虫和活的成虫。此方法所需时间为 30min。虱虫的清除率为 80%,虫卵为 98%。

这种方法的缺点是治疗过程不适且花费高,并有潜在的空气传播的风险。应对所有家庭接触成员进行筛查和管理。另外一个重要的步骤是对家庭环境进行消毒防止复发。在诊断前2天接触过的所有家用物品、衣服、毛巾、床单和玩具,应在热水(50℃)中清洗、干燥或熨烫。

局部治疗　局部治疗的办法列在表60.2中。所有的杀虫剂均使用2次,中间间隔一周。合成拟除虫菊酯——苄氯菊酯仍然是一线治疗,它具有热稳定性和光稳定性,且比合成除虫菊酯具有更低的毒性。5%的苄氯菊酯是FDA批准用于治疗疥疮而不是头虱的。当1%的苄氯菊酯治疗无效时可选用5%高浓度的。自1986年以来,1%的苄氯菊酯乳膏就被FDA批准用于治疗头虱,随着时间的流逝,虱虫对其的耐药性逐渐增强[41]。苄氯菊酯的副作用很少且质地温和。偶有关于除虫菊酯损伤角膜和神经系统的报道[42]。杀虫剂的杀卵活性不同,因此通常建议重复使用。但是,多杀菌素和伊维菌素均能杀虫卵,且说明书都建议单次治疗。

表60.2　头虱的外用药物

外用药物	成分	作用机制	涂抹方法	副作用
1%苄氯菊酯霜	合成拟除虫菊酯	破坏钠离子通道导致去极延迟和麻痹	涂在清洁后潮湿的头发上5~10min,然后洗净。如果看到活虱子请重复使用	罕见。轻度刺激、短暂性瘙痒、红斑、水肿
5%苄氯菊酯霜	合成拟除虫菊酯	破坏钠离子通道导致去极延迟和麻痹	晚上涂抹,待6~8h然后洗净吹干	轻度刺激
增效天然除虫菊酯0.33%洗发水	天然植物药(菊花提取物)	同上	局部涂抹10min然后洗净	过敏性接触性皮炎、过敏反应、神经系统症状、角膜损伤
0.5%马拉硫磷乳液	有机磷酸盐	抑制乙酰胆碱酯酶导致瘫痪	在干燥的头发上局部涂抹待8~12h,如有需要,10天后可重复	难闻的气味、刺激、灼热和刺痛感、皮肤敏感和易燃
0.5%西维因洗发水	氨基甲酸酯	抑制乙酰胆碱酯酶	涂抹在干燥的头发上待8~12h	可能有致癌性
1%林旦洗发水	有机氯化物	抑制γ-氨基丁酸门控氯通道	在干净的头发上涂抹4min,然后彻底冲洗干净	中枢系统毒性、癫痫发作、寄生虫妄想症
5%苯甲醇乳液	芳香醇	让虱虫窒息	涂抹在头发上待10min	皮肤刺激、瘙痒、红斑、眼刺激症状
1%伊维菌素乳液	伊维菌素	抑制谷氨酸门控氯通道	涂抹10min然后洗净	罕见。结膜炎、眼充血、头皮屑、灼热、皮肤干燥
0.9%多杀菌素乳液	糖多孢菌土壤细菌的代谢产物。四环素、大环内酯、多杀菌素A和D的混合物	不自主肌肉收缩,中枢神经系统兴奋引起瘫痪	在干发上涂抹10min,然后用水冲掉	皮肤和眼睛刺激症状

林旦因其中枢神经系统毒性,不能用于2岁以下的儿童和新生儿。0.5%的马拉硫磷能杀死95%的虫卵,但据报道在某些地区耐药性在增加。<6月龄的婴儿禁用。伊维菌素乳液对头虱治疗很有效,Stough等在多杀菌素和苄氯菊酯的对比研究中发现,前者的有效率为94.2%,后者为68.1%[43]。多杀菌素对4岁以上的儿童是安全的。

口服治疗　口服药物作为外用的辅助治疗。对于外用治疗效果差或依从性差的患者可采取口服药物治疗。复方新诺明是一种磺胺类药物,可阻断叶酸的代谢。而头虱依靠维生素B和叶酸生存,此药杀死虱虫的肠道菌群,切断了其必需的维生素来源[44]。但复方新诺明的疗效尚存争议,并且有报道出现儿童药物过敏的情况。口服伊维菌素非常有效,但FDA未批准该适应证。通常以200μg/kg剂量给药,一共2次,中间间断7~10天。它可以通过血脑屏障,因此15kg以下儿童禁用。有研究发现,单次剂量40μg/kg的效果更好。阿苯达唑可引起寄生虫体内线粒体功能障碍,导致 ATP 耗竭和细胞死亡。单次口服剂量为 400mg,7～10 天后再口服第二次。左旋咪唑是乙酰胆碱受体激动剂,可引起寄生虫的强直性麻痹。体重 10～19kg 的儿童推荐剂量为 50mg,20～39kg 的剂量为 100mg[37]。如果继发细菌感染可口服抗生素。

替代疗法　由于外用药物耐药性的增加,世界范围内已经越来越多地采用替代疗法。父母非常担心杀虫剂的安全性,因此常常使用中草药。在印度,一种丁香花蕾的提取物对治疗头虱有效。它的熏剂显示出一定的效果[45]。Izri 等评估了由二甲基硅氧烷醇和蓖麻油组成的硅油复合物的杀虫和杀卵活性,分别为 91.7% 和 73.2%[46]。少数研究提到了用各种乳剂(甘油三酯、异十六烷、山梨糖醇酯)、精油和凡士林闷死虱虫的方法[47-48]。将厚厚的凡士林涂在头皮上,戴上浴帽过夜。油脂会堵塞虱虫和卵的呼吸气孔,导致窒息死亡,但此法非常烦琐且耗时。4% 的二甲硅油的有效性仍存在争议。有研究证实它对幼卵的清除率为 100%,对成熟卵为 94.9%,但 Heukelbach 等报道缺乏疗效[49]。

体虱的治疗

体虱主要在衣物接缝处而不是在皮肤上,因此治疗的方法包括丢弃衣物、熨烫、加热(65℃ 持续 15～30min)和清洗被感染的衣服。应当保持卫生,床上用品应用热水洗净或丢弃,清洗好衣服后,可以局部外用杀虫剂,以确保杀死所有的虫卵。

阴虱的治疗

阴虱和头虱的治疗方法类似。外用药物应涂在所有毛发的区域,包括外阴部、肛周、腋窝、躯干、大腿和小腿。密切接触者也应同时治疗。眼睑阴虱有多种治疗方法,如用镊子机械清除、修剪或排除睫毛、冷冻疗法、每天 3～5 次厚层涂抹凡士林持续 8～10 天、氩激光、20% 荧光素滴眼液、0.25% 毒扁豆碱、1% 林旦、1% 黄氧化汞、1% 马拉硫磷滴剂、4% 毛果芸香碱滴剂和口服伊维菌素[50]。

灭虱药耐药性

治疗失败可能是由于依从性差、对密切接触者的治疗不足、再次感染或虱虫耐药造成的。全世界都报道了耐药性。对林旦、苄氯菊酯和马拉硫磷的耐药模式均可见,其耐药率取决于在感染人群中使用特定杀虫剂的频率。在许多国家已经出现抗氯菊酯的病例,但真正的耐药比例还未知[51]。钠通道基因突变频率高,导致杀伤虱子的速度减慢,这称为下调耐药(knockdown resistance,KDR)。KDR 突变导致其神经系统对二氯二苯基三氯乙烷(dichlorodiphenyl-trichloroethane,DDT)、除虫菊酯和拟除虫菊酯等化合物的敏感性下降。一项研究发现,95% 的头虱患儿中发现了 KDR

的基因突变,但与治疗失败无关[52]。Marcoux 等进行了一系列信号放大反应实验(SISAR),以对加拿大人群中的 T917I 突变进行基因分型。发现头虱的抗性等位基因(R)频率为 97.1%,而易感等位基因(S)仅为 2.9%[53]。这可以帮我们解释除虫菊酯和拟除虫菊酯类杀虫剂治疗失败的原因。

预防和控制　预防措施是基于早期发现和对接触者的适当管理(框图 60.2)。必须仔细筛查所有的家庭成员和密切接触者。对污染物的处理还有争议。如果小学生患上头虱,应告知并教育其父母如何采取措施。学校同时应告知与患儿密切接触的其他孩子的父母,并要求他们定期检查孩子的头皮。患儿第一次使用杀虫剂后就可以返回学校立即上学。不应要求患儿无虫卵以后才能上学。除非当地证明感染已经横行,否则一般不建议进行预防性治疗。

> **框图 60.2　防止虱虫传染的措施**
> 1. 筛查和治疗所有家庭成员和密切接触者
> 2. 感染者治疗 10 天后,应重新筛查所有家庭成员
> 3. 避免与患儿面对面的接触
> 4. 避免共用发梳、帽子、发饰、玩具和毛巾
> 5. 清洗所有的衣物、床上用品和枕巾

参考文献 60.1

见章末二维码

臭虫叮咬

引言　臭虫分布于世界各地,是吸血昆虫,以人类及动物为食。温带臭虫(Cimex lectularius)和热带臭虫(Cimex hemipterus)是皮肤科最重视的两种臭虫。由于有效杀虫剂的使用和社会经济环境的改善,发达国家臭虫叮咬的发生率已减少,但在发展中国家仍是大问题。臭虫的侵扰不仅会给儿童,而且会对整个家庭造成严重的心理困扰。

流行病学　关于臭虫的侵扰,在距今三千多年前的古埃及已有文字记载[1],在埃及 Tell al-Armana 的坟墓中发现了臭虫标本。

儿童中臭虫叮咬的患病率尚不清楚,在无家可归的流浪汉和庇护所的难民中患病率很高[2]。臭虫是夜间进食,不会从一个宿主传播到另一个宿主。当臭虫从通风管道、干燥的井壁和电源插座的缝隙中爬行短距离时,就会发生局部扩散,称为主动扩散,引起局部

传播。远距离传播是通过衣物、行李(尤其是旅客的行李)、家具、床架、相框或床上用品的运输而发生的[3]。臭虫成群结队,白天藏在家具的缝隙里,夜间觅食。宾馆房间和学校旅馆是常见的感染场所。在拥挤、个人卫生和环境卫生差的情况下,臭虫更为普遍,对地理或气候条件无特殊要求。

病因和发病机制 臭虫是半翅目异翅亚目臭虫科的专性吸血寄生虫。以人类为食的物种有普通或温带臭虫(C. lectularius)和热带臭虫(C. hemipterus)。臭虫是宽大、卵圆形、扁平、无翅的昆虫。成年臭虫为棕红色,长 4~7mm[4]。它有间隔宽的复眼,向后弯曲的下唇(口器)和半圆形至三角形的盾片(背腹片)。它的触角分为四段。雌性臭虫比雄性臭虫稍长,如果臭虫生活在较凉的环境中,它们可长达 12 个月甚至更长(2 年)时间不进食。成年雌虫一生产下约 200~500 个卵(每天 5~15 个)。孵化 4~10 天后虫卵进入若虫阶段,若虫长 1~3mm,蜕皮 5 次后变成成虫[5]。臭虫可以承受 7~45℃(44.6~113°F)的温度,在夜间叮咬人体裸露的部位。它们可通过旅行传播,也可随宿主移动传播到更远的地方。臭虫唾液含有几种麻醉成分、血管扩张剂、抗凝剂和蛋白水解酶,它们可引起宿主超敏反应,但并非所有被咬的人都有反应[6-7]。

临床特征 臭虫有避光性,所以宿主通常在晚上被咬。臭虫叮咬是无痛的,因为唾液具有麻醉性,因此宿主不会意识到有东西咬了他们。数小时后,会出现瘙痒的症状。典型的皮肤表现为红斑或丘疹,中央可见穿刺点、血痂或水疱。其他皮损表现还可见到水疱、大疱、结节、风团或靶形损害[8]。继发感染可表现为脓疱、毛囊炎和蜂窝织炎。皮损通常成簇或三组为单位,以"早餐、午餐和晚餐"的方式线状排列[9](图 60.10)。受累部位包括面部(尤其是眼睑周围)、颈部、手臂、肩膀、腿部和躯干。大疱性皮损源于 IgE 介导的对唾液蛋白的超敏反应[10]。还有一些罕见的反应包括哮喘、血管性水肿、泛发性荨麻疹、全身的过敏反应和缺铁性贫血(由于慢性和反复叮咬导致)[11]。皮损好转后会留下炎症后的色素沉着。在治疗后,尤其是成人,偶有报道出现焦虑、失眠和妄想症。节肢动物引发的叮咬反应在儿童中很常见,很难确定被咬的病原。Quach 等发现在所有被臭虫叮咬的儿童中均出现上眼睑红斑和水肿,因此称其为"眼睑征",可为诊断臭虫叮咬提供线索[12]。臭虫叮咬会加重全家人的心理负担。

诊断 诊断臭虫叮咬有时比较困难。主要基于病史、临床表现及分布特点。应对儿童睡觉的床垫、窗帘、家

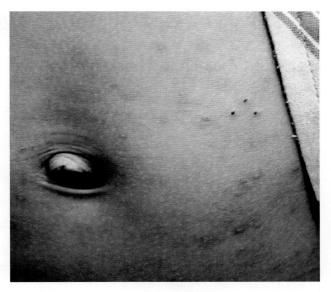

图 60.10 臭虫叮咬的"早餐、午餐和晚餐"征。资料来源:Courtesy of Dr Manish Shah.

具、地毯、相框和壁挂的裂缝进行彻底检查[13]。黎明之前,可以打着手电筒检查,这时的臭虫非常活跃,可以看到。组织病理学表现为海绵水肿、表皮下水疱、真皮浅层和深层血管周围致密的嗜酸性粒细胞浸润[14]。鉴别诊断包括:其他类型的丘疹性荨麻疹、疥疮、药疹、葡萄球菌感染和水痘[15]。

治疗 臭虫叮咬通常是自限性的,1~2 周可自愈。治疗主要是对症处理。建议儿童晚上可穿长袖衣服睡觉避免叮咬。可给予低-中效的糖皮质激素药膏缓解炎症。抗组胺药物可止痒。继发细菌感染可口服抗生素治疗。当出现全身的过敏反应时,可皮下注射肾上腺素、抗组胺药和口服糖皮质激素[16]。管理的主要措施包括为孩子和父母提供咨询,并对他们进行适当的根除臭虫的教育。处理方式包括:清除受感染的家具,由防治专家指导使用杀虫剂(敌敌畏、拟除虫菊酯、马拉硫磷、红外线加热)。将受感染的家具放在阳光下暴晒的方法无效,因为臭虫喜欢黑暗的地方。在杀虫剂控制感染后,必须在 10~20 天后进行随访,以评估是否有再感染。

(苏伟 王建才 译,张升 顾菲 高莹 校)

参考文献 60.2

见章末二维码

第十篇

第61章 有毒和有害生物

Kam Lun Ellis Hon，Theresa Ngan Ho Leung，Ting Fan Leung

摘要

　　昆虫和动物咬伤是一个全球性健康问题，其发病率很高，极少数会导致死亡。节肢动物、蛇和一些有毒的海洋生物导致人类有毒或无毒的咬伤和刺伤。绝大部分的叮咬只引起轻微症状，但也存在致死情况。在节肢动物门中，蜜蜂、黄蜂或火蚁的毒刺通常会引起严重的过敏反应。这些门类众多的生物咬伤，处理措施类似，包括局部治疗和支持性护理，被某些毒蛇和节肢动物咬伤需要特殊抗蛇毒血清治疗。有时很难做到诊断明确。医生应时刻警惕当地流行的有害和有毒生物引起的疾病。紧急情况下，向当地毒理学或毒物中心咨询，对明确诊断十分有帮助。

要点

- 昆虫和动物咬伤是一个全球性的健康问题，发病率高，偶有死亡情况。
- 节肢动物、蛇和一些有毒的海洋生物可导致人类有毒或无毒的咬伤和刺伤。
- 在节肢动物门中，蜜蜂、黄蜂或火蚁的毒刺常引起严重的过敏反应。
- 蛇咬伤的常见症状包括肿胀、坏死、血液系统和神经系统中毒症状。
- 水生生物中毒的紧急处理方法包括局部治疗、去除毒刺，处理已出现的临床症状和体征。
- 对不可避免的节肢动物叮咬后反复出现的严重过敏反应患者，建议携带肾上腺素自动注射器以在紧急情况下使用。毒液免疫治疗可以提高生活质量。
- 建议有过敏反应风险的患者佩戴医用报警手环，确保在失去意识时能够被发现。
- 被某些毒蛇和节肢动物咬伤需要特定的抗蛇毒血清治疗。
- 医生应了解当地有害和有毒生物的流行情况。
- 紧急情况下，向当地毒理学或毒物中心咨询。

引言

　　节肢动物、蛇和一些有毒的海洋生物会对人体进行有毒或无毒的叮咬[1]。绝大部分的叮咬只引起轻微的症状，但也会出现危及生命等严重情况。一般的处理方式包括识别叮咬的生物和局部治疗，如出现全身反应，则要对症处理。在一些特殊情况下，确定咬伤的有毒生物，并且使用抗蛇毒血清进行治疗非常重要。

　　预防有毒生物咬伤的方法包括避免接触、设置物理屏障、使用驱虫剂和采取环境控制等措施[1]。对于那些对不可避免的节肢动物叮咬后反复出现的严重过敏反应的患者，建议携带肾上腺素自动注射器以在紧急情况下使用。

　　这一章将讨论对人类咬伤和刺伤的生物类型、临床表现和治疗方式。本章不讨论由这些生物引发的继发感染和传播性疾病。

节肢动物

　　节肢动物是无脊椎动物，有几丁质外骨骼，形态对称，有真正的体节以及真正附属器，这一范围包括昆虫纲、蛛形纲、蜈蚣和千足纲。昆虫占所有已知生物有机体的 1/2 以上，代表了地球 90% 以上的不同生命形式。人类在与昆虫共存时，不可避免被其叮咬，其反应可以是良性、轻微的，亦可危及生命[1-2]。

昆虫

　　昆虫无处不在，在人类进化之前就生活在地球上。在有遮挡和温度适宜的室内，昆虫叮咬的概率较小，昆虫叮咬多发生在户外娱乐活动时。破坏现代基础设施的自然灾害可以加剧昆虫叮咬和引起病媒传播疾病。

　　昆虫咬伤和蜇伤有显著差异[2]。无毒昆虫用口器叮咬后注入抗凝血唾液来吸吮血液，这通常会引起局部瘙痒。有毒的昆虫被激惹时，会蜇人并注入毒液作为防御，引起严重反应。尽管蜇刺会产生极其严重的后果，但它只存在于某些种类的昆虫，最常见的是膜翅目昆虫。昆虫纲包括：

- 吸血虱(虱目)
- 跳蚤(蚤目)
- 臭虫(半翅目)
- 苍蝇和蚊子(双翅目)
- 蜜蜂、黄蜂和蚂蚁(膜翅目)

- 甲虫(鞘翅目)
- 飞蛾和蝴蝶(鳞翅目)

昆虫咬伤的一般处理方法

大多数昆虫咬伤只引起轻微局部反应,基本不需要治疗(图 61.1)[2]。治疗昆虫叮咬药物包括外用止痒药(如樟脑和薄荷脑)、外用糖皮质激素和抗组胺药。冰敷有助于消除肿胀。关于疥疮和假性疥疮的内容,请参阅第 59 章。

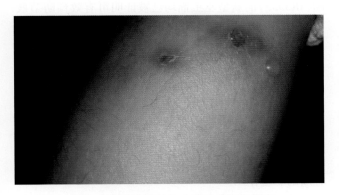

图 61.1　被昆虫叮咬后的丘疹性荨麻疹

虱

虱目昆虫均是哺乳动物体外吸血寄生虫,它们可引起局部皮肤刺激症状,是多种血液传播疾病病菌的携带者。儿童特别容易感染虱子[3-11]。

虱目至少有 3 个种或 3 个亚种寄生于人类;人类被吸血虱子感染时称为虱病(更多资料见第 60 章)。人虱分为两个亚种:体虱和头虱。寄居在阴部的体虱引起的疾病称为阴虱。

跳蚤

跳蚤没有翅膀,口器可刺穿皮肤并吸血。它们是哺乳动物和鸟类的体外寄生虫,靠吸吮血液为生。用手指用力挤压也很难将其杀死[7-9]。

跳蚤是一种完全变态昆虫,生命周期经历卵、幼虫、蛹和成虫四个阶段。成年跳蚤必须在吸血后才具备繁殖能力。跳蚤咬伤会出现一个稍隆起、瘙痒剧烈的水肿性丘疱疹,中央可见刺点。被叮咬处通常会按条状或聚集状分布两处及以上皮疹,瘙痒和炎症会持续数周。除了跳蚤叮咬所引起的问题外,跳蚤还可以作为疾病的传播媒介,把病毒、细菌、立克次体、原生动物和蠕虫等传染给人类和其他动物。

治疗跳蚤叮咬引起的瘙痒可以外用止痒药膏,一般是抗组胺药或氢化可的松。炉甘石洗剂已被证实可以有效止痒[12]。

处理家中的跳蚤有很多种方法。带有杀虫剂的贴纸可以杀死宠物身上的跳蚤,反过来宠物自己也可清除新孵化的跳蚤。喷雾或喷洒含有昆虫生长调节剂(如吡啶丙氧芬或甲基戊二烯)的杀虫剂,可杀死对杀虫剂有很强抗药性的虫卵和蛹。

臭虫

半翅目昆虫的翅膀为一半膜和一半硬化的鞘。该目中的两个科,臭虫科和红尾蝽科具有重要的医学意义。臭虫是吸吮哺乳动物或鸟类血液的体外寄生虫,当它们首选宿主不存在时,它们也会叮咬人类(参见第 60 章)[10-11,13]。

臭虫有扁平、卵圆形的身体和向后弯曲的口器,从侧面看最明显(图 61.2)。

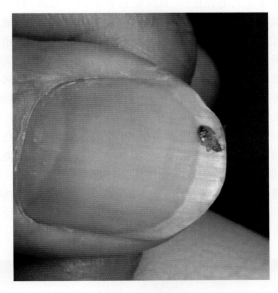

图 61.2　臭虫

与其他的半翅目昆虫不同,臭虫翅膀的膜质部分是缺失的。温带臭虫(*Cimex lectularius*)和热带臭虫(*C. hemipterus*)是叮咬人类最常见的种类。雌性臭虫会在床垫的缝隙和粗糙表面的裂缝里产卵。虫卵呈白色或米白色,长约 1mm,表面沾有带血的粪便。

臭虫有夜间活动的习性,要证明它们的存在,最好的方法就是在黎明前掀开被子,在它们出来觅食时进行搜查。叮咬的皮损表现为,沿衣服线排列的红色丘疹,通常 3 个一组("早餐、午餐和晚餐"征)。

在儿童身上可以见到广泛分布的荨麻疹性和大疱性皮损,与免疫大疱性疾病类似[14]。跳蚤叮咬会产生沿条状分布的类似咬痕,下肢常见。第 60 章详细描述了臭虫叮咬。

臭虫的清除

对臭虫的有效清除需要专业灭虫人员来进行识别

第十篇

和消灭。各种杀虫剂对臭虫都有效,其中敌敌畏效果最好。杀虫剂的残留活性与接触面性质有关,有机表面的持久性最差。微胶囊化的杀虫剂可以增强药效持久性。控制臭虫是一项有挑战性的工作,应包括利用非化学控制手段和合理使用杀虫剂的多学科方法。对于酒店住宿提供人员,应实施风险管理程序以减少臭虫感染的可能性[10-11,13]。

蚊子和苍蝇(双翅目)

蚊子和苍蝇是常见的叮咬昆虫。被其叮咬后,在叮咬部位出现轻微的局部反应,表现为瘙痒,但无明显疼痛的荨麻疹样丘疹,皮疹可持续数小时到数日。"Skeeter综合征"是指对蚊子唾液蛋白的过敏反应,这种过敏反应会导致叮咬部位出现更严重的局部反应,如肿胀或大疱性皮疹,且反应会扩散到叮咬区域以外,但很少出现发热和全身过敏反应。蚊子引起的超敏反应可能是与EB病毒感染、自然杀伤(NK)细胞增殖性疾病、Wells综合征(嗜酸性筋膜炎)和血液疾病相关的过敏反应的表现[15]。一些蚊子还携带寄生虫和病毒性传染病,最常见的蚊子传播疾病是登革热、黄热病、疟疾以及最近发现的寨卡病毒。

一些苍蝇也以吸血为生,叮咬后导致疼痛、凹凸不平的红色咬伤(图61.3)。虽然大多数家蝇对人类无害,但部分种类的家蝇能够传播传染病;例如现已证明鹿蝇(*Chrysops callidus*)与严重的细菌性疾病(兔热病)有关。症状包括头痛、寒战、淋巴结肿大和感染部位的皮肤溃疡。

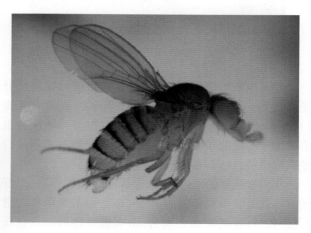

图61.3　双翅目昆虫。资料来源:Photo courtesy of Jerome Hui.

预防咬伤措施

预防蚊子或苍蝇叮咬的措施包括使用驱虫剂、安装蚊帐、穿浅色衣物覆盖裸露的皮肤。蚊子喜欢在静水里产卵,因此清空花盆、鸟浴盆和水桶等静水源可以降低蚊虫叮咬的风险。

驱虫剂　N,N-二乙基间甲苯酰胺(DEET、避蚊胺)是最常用的化学驱虫剂,对节肢动物普遍有效。微胶囊形式可以让药效更持久。美国儿科学会指出,药物浓度超过30%时,药效无明显增加,且会增加潜在的药物毒性。虽然DEET安全性良好,但人们仍担忧其可能的神经毒性及对免疫系统的影响[16-17]。

其他含有2-(2-羟乙基)-哌啶羧酸、1-甲基酯(伊卡啶)、对-薄荷-3,8-二醇(PMD)和乙基丁基氨基丙酸丁酯(IR3535)的新型驱虫剂均已被证明可有效预防节肢动物叮咬。前往疟疾和节肢动物叮咬流行地区时,浓度为20%或更高的避蚊胺仍是首选的驱虫剂。依卡啶和PMD被认为是避蚊胺的替代物,而IR3535对按蚊的效果较差,在前往疟疾流行地区时不建议使用[18]。驱蚊剂的浓度、使用频率、出汗、淋雨等环境条件都是影响驱蚊效果的因素。香茅驱避剂、楝油以及其他萃取香精油的驱虫剂,可对节肢动物有一定的预防效果,但缺少临床依据。浸泡过驱避剂的纤维和布料可发挥有效的驱避作用。

杀虫剂和陷阱　用杀虫剂处理过的蚊帐可以有效预防蚊虫叮咬,建议所有前往疾病流行地区的旅行者使用这样的蚊帐[18]。目前缺乏足够证据证明杀虫剂喷雾器、电动杀虫剂喷雾器、精油罐和燃烧线圈能有效预防虫咬,但这些措施可能会减少节肢动物的叮咬。使用二氧化碳作为引诱剂和电子蚊子陷阱是有效的[19]。许多地方使用辛烯醇作为引诱剂,但一些库蚊却排斥辛烯醇,应按照地域以及蚊子的流行趋势选择不同的引诱剂。黑光陷阱对蚊子没有效果。

膜翅目昆虫

蜜蜂、黄蜂、大黄蜂和蚂蚁均属于膜翅目昆虫(翅膀为膜质,胸腹连接处收缩为细腰状)(图61.4)。许多膜翅目昆虫拥有强大的毒液,大多数由节肢动物引起的速发型过敏反应都由膜翅目昆虫的蜇伤造成的[1,20-23]。膜翅目昆虫分为蜜蜂科、胡蜂科和蚁科。它们叮刺时疼痛十分明显,会同时注入毒液,后者还能引起更为严重的局部反应,如局部肿胀和红斑,并在数小时内播散全身。严重的速发型超敏反应如血管性水肿、过敏反应、支气管痉挛和休克可危及生命。欧洲过敏反应登记处显示,在18岁以下的患者,昆虫毒液(19%)是仅次于食物(66%)引起速发型过敏反应的第二大原因[24]。

蜜蜂科(蜜蜂、大黄蜂)

蜜蜂有一个倒钩刺,刺可以深嵌在皮肤里,在毒刺拔出之前,它可以持续分泌毒液。为了防止接触更多的毒液,应该尽快拔除蜜蜂的蜇刺。大黄蜂的刺没有

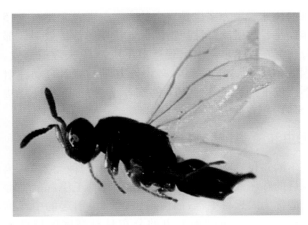

图 61.4　膜翅目昆虫(翅膀为膜质,胸腹连接处收缩为细腰状)。资料来源:Photo courtesy of Jerome Hui.

倒钩,但可以反复叮刺,其叮咬无需把刺植入到皮内。1956 年,为了提高蜂蜜产量,巴西引进了非洲"杀人蜂"。侵入性杂交蜜蜂遍布美国各地,造成大规模的攻击。

胡蜂科(黄蜂、黄胡蜂和马蜂)

大多数胡蜂科蜂类可反复叮咬(图 61.5)。它们分布广泛,叮咬的后果非常严重。中国大虎头蜂蜇伤后,可发生皮肤出血或坏死,严重时引起多脏器损伤[25]。

蚁科(蚂蚁)

许多种蚂蚁都有蜇人的能力,包括火蚁(Solenopsis invicta)和澳大利亚斗牛蚁[26-30]。红火蚁(S. invicta)和黑火蚁(S. richteri)遍及美国南部各州。当火蚁叮咬时,会用它的下颚抓住皮肤,然后旋转,形成一个圆形

咬痕,造成刺痛。火蚁通常会在电气箱内筑巢,可对电力和通信工人造成危险。

膜翅目毒液

毒液是由多种蛋白质混合而成,含有甲酸等腐蚀剂。可引起直接接触的毒性反应,也能引起最严重的超敏反应。毒液的成分通常是酶(磷脂酶、透明质酸酶)、血管活性胺(组胺、多巴胺)、血清素、乙酰胆碱和激肽。其他致敏原包括黄蜂中的抗原 5(一种未知功能的蛋白质)、蜜蜂中的蜂毒素和蚂蚁中的毛胰岛素。火蚁毒液含有哌啶生物碱,可诱导免疫球蛋白 E(IgE)介导的超敏反应,表现为无菌脓疱。毒液的交叉反应在亚科内常见,而在科内不太常见。

毒液毒性反应

典型的局部毒性反应包括烧灼痛、红斑和水肿。大多数局部反应在数小时内消退。轻微的反应可冰敷和局部外用糖皮质激素。局部反应不能预测全身反应的严重程度。潜在的肥大细胞疾病患者有严重过敏反应风险。

蜂毒引起的全身反应包括低血压、头痛、呕吐和腹泻。在没有对毒液过敏的情况下,多处叮咬也会出现严重反应。迟发性反应包括伴荨麻疹的血清病样反应、关节肿胀和关节痛。

非洲蜂蜇伤后反应包括低血压、血管性水肿、呕吐、呼吸急促、血管内溶血和横纹肌溶解,并可导致休克、心脏损害或肾衰竭。

火蚁在收到同类释放的化学信号后会成群结队进行叮咬。叮咬引起最初的反应是出现风团,随后数小

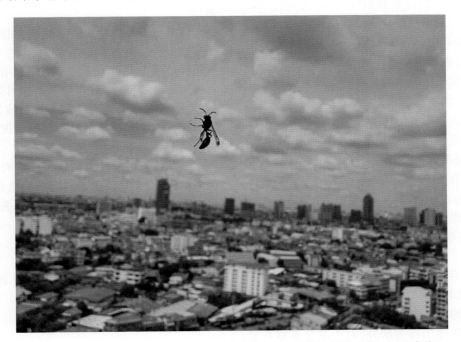

图 61.5　一只黄蜂在曼谷一家酒店 17 楼的窗户外面(提示黄蜂可能达到的高度)

第十篇

时内由水疱变成无菌脓疱。系统性超敏反应类似于其他膜翅目[26-31]。

口服抗组胺药治疗效果甚微。昆虫叮咬引起的过敏反应与其他类型的过敏反应的处理方法相同,包括肌内注射肾上腺素、液体复苏、吸氧和支气管痉挛时使用 β_2 受体激动剂。在所有措施中,肌内注射肾上腺素是首选治疗。系统使用糖皮质激素作为辅助治疗也能减轻患者的严重反应。

过敏原检测与免疫治疗

叮咬通常是意外发生的。既往有膜翅目昆虫叮咬过敏史,伴有血清类胰蛋白酶升高或累及 2 个或多个器官等全身反应的患者,要随身携带肾上腺素自动注射器。肥大细胞疾病患者有严重过敏反应史也建议携带肾上腺素自动注射器(另见第 92 章)。患者应接受使用自动注射器套件的培训,并佩戴医疗警报手镯,确保在失去意识时被发现。

既往有严重过敏反应的高危患者需由变态反应科专家评估进行过敏原测试和毒液免疫治疗(venom immunotherapy,VIT)[32]。高危患者在治疗前使用奥马珠单抗(抗 IgE 单克隆抗体)可提高对蜜蜂或黄蜂 VIT 的耐受性[33]。由于 5% ~ 10% 的大范围局部反应会引起全身严重反应,故一般不做过敏原检测或使用 VIT 治疗,除非过敏反应频繁且患者非常衰弱[32]。

如果没有看到叮咬的昆虫,膜翅目昆虫与其他昆虫的叮咬很难区分。皮肤点刺试验可以验证过敏原的诊断,但过敏原制剂会影响试验结果[34]。对皮肤点刺试验阴性的高度可疑病例,可进行皮内试验和血清学试验。最近一次叮咬的过敏原阳性率高,交叉反应影响诊断的准确性。利用组分分辨诊断法检测患者对膜翅目毒液分子(Api m1、Ves v 1、Ves v 5 和 Pol d 5)的致敏情况,结果会更加准确[35]。点刺试验和血清标志物能帮助预测过敏反应的风险。血清类胰蛋白酶基线高于 $11.5\mu g/mL$,预示毒刺可引起全身反应,VIT 可能会出现并发症和治疗失败的风险。由于类胰蛋白酶在循环中的半衰期很短,必须在过敏反应发生后 3h 内采集血液样本,以便准确测量该生物标志物。过敏反应可能是潜在肥大细胞增多症的一个标志[36]。类胰蛋白酶水平高于 $20\mu g/mL$ 可能显示肥大细胞增多症的潜在诊断。最近对血小板活化因子(PAF)乙酰水解酶水平测定的研究表明,PAF 升高预示会发生严重过敏反应[32]。

皮下 VIT 适用于蜜蜂、黄蜂和/或两者的混合毒素,火蚁的全身提取物可用于免疫治疗。VIT 可将叮咬后引起全身反应的风险降低到 5% 以下,并提高生活质量。除了常规的脱敏治疗方法外,对于甚至有潜在肥大细胞增多症的患者[39],使用在 1 ~ 2 天内达到治疗效果的快速脱敏方案也是安全的[37-38]。患者需要在 3 ~ 5 年内每月注射维持性药物以保证长期的保护效果。部分患者在 VIT 过程中出现严重反应、VIT 失败或复发。因此,对接受 VIT 的患者必须处方肾上腺素自动注射器。皮下注射仍然是 VIT 的推荐途径,舌下免疫疗法(SLIT)还在研究中[40]。

毛虫和蛾类(鳞翅目)

鳞翅目动物,包括飞蛾和毛虫,根据种类不同,接触后的临床症状轻重不一[1]。成虫的毒毛引起的中毒反应称为鳞翅目中毒,而由毛虫(幼虫)引起的中毒称为幼虫中毒。飞蛾和毛虫的分布具有高度区域性的特点。

叶蛾科(天蚕蛾科)飞蛾分布在拉丁美洲的城市港口附近。舞毒蛾毛虫分布在美国东部。夏季叶蛾和毛虫的刺毛随风落到人的皮肤上或眼睛里,出现皮炎、结膜炎和角膜炎的症状。

喜欢捕捉或者抚摸飞蛾的孩子会被毒毛刺伤。绒蛾科、灯蛾科和天蚕蛾科等鳞翅目动物均会引起蛾虫皮炎。天蚕蛾毛虫引起的蛾虫皮炎是最严重的。被毒毛刺伤后出现皮下出血,还会引起纤维蛋白溶解和弥散性血管内凝血,甚至导致严重的出血。其他鳞翅目种属会导致皮肤肿痛、水疱和瘀斑,严重的 24h 内局部皮肤坏死。大多数症状在 2~3 天逐渐消退。

亚马逊橡胶树上的松毛虫会导致手部关节僵直,最初的伤害与其他有毒毛虫相似。林业工作者接触到被毛虫污染的树叶时,会被毒毛蜇伤后出现慢性深部组织炎症,累及关节、软骨和骨组织。

治疗

除了与天蚕蛾毛虫或者松毛虫接触外,大多数蛾子和毛虫引起的全身反应是有自限性的。治疗方法包括用胶带反复粘除皮损上的毒毛,用肥皂水清洗[2]。衣服应该分开洗,冷敷和局部镇痛可以减轻疼痛。冷敷、外用糖皮质激素、外抹薄荷樟脑清凉止痒剂和外用麻醉剂均能止痒。在接触眼睛的情况下,建议转诊眼科医生。

怀疑被天蚕蛾毛虫刺伤的患者有生命危险,应住院观察,预防全身性出血。有些毛虫皮炎也可用抗蛇毒血清来治疗[41]。对松毛虫引起的关节僵直,目前没有特别有效的方法。

蛛形纲

蛛形纲种类较多,超过 100 000 种,包括蜘蛛、蝎子、盲蜘蛛、蜱和螨虫等[1,42]。

蜱和螨虫

蜱和螨虫都属于蛛形纲,被叮咬后引起皮肤反应,并成为传染病的携带者,如落基山斑疹热、莱姆病和恙虫病(更多信息见第 40 章及第 43 章)[42]。蜱虫和螨虫叮咬的典型皮肤症状被称为"彗星"征,多数叮咬是从最初叮咬处向远处扩散,就像一个圆锥体。严重的免疫大疱性变态反应类似于人体对虫体口器的过敏反应。

疥螨引起的皮肤反应是由 IgE 介导的 Th2 超敏反应,皮肤表现为剧烈瘙痒、炎性红斑及丘疹[10-11]。少数还会继发细菌性感染。更多信息见第 59 章。

治疗

苄氯菊酯可用于衣物,对大多数蜱虫和螨虫都有效[42],它模仿了一些北非骆驼蜱的性外激素,并在这种环境下产生一种自相矛盾的蜱类附着物。植物驱虫剂被广泛用于预防叮咬,还有些新的驱虫剂是采用植物化学物质研制而成的。外用苄氯菊酯搽剂或口服伊维菌素是治疗螨虫感染的最有效的方法。

蜘蛛

蜘蛛毒液的成分尚不清楚,目前已知只有少数物种对人类有危险[1]。最严重的蛛毒中毒是由平甲蛛科的褐蜘蛛(棕色隐遁蛛,*Loxosceles reclusa*)、寡妇蜘蛛(*Latrodectus spp.*)和澳大利亚漏斗网蜘蛛(*Atrax spp.*)引起的。狼蛛的腹部有蜇毛,当察觉到攻击时,狼蛛弹出蜇毛,刺到皮肤时不会引起严重的中毒反应,弹到眼睛会引起结节性眼炎。

褐蜘蛛呈暗黄色到浅棕色,而棕色隐遁蛛的头胸背部有一个深棕色的小提琴状标记。褐蜘蛛主要在晚上活跃,栖息在阁楼、橱柜、车库、地下室和木桩上。它们的攻击性不强,咬伤的本质是防御性的,主要分布在北美和南美。在已知的 13 个物种中有 5 种可诱发人的皮肤坏死:*L. reclusea*、*L. laeta*、*L. deserta*、*L. arizonica* 和 *L. rufescens*。*L. laeta* 是南美洲最重要的物种,*L. rufescens* 在南澳大利亚分布广泛。毒液中含有透明质酸酶和鞘磷脂酶 D,透明质酸酶能促使毒液在组织中扩散,而鞘磷脂酶 D 能产生皮肤坏死和溶血,对组织的破坏作用和毒液的剂量密切相关[43]。组织缺血坏死形成典型的"大理石鼠疫"征象,可以导致肾衰竭[44-45]。耐甲氧西林金黄色葡萄球菌(MRSA)脓肿、孢子丝菌病、坏疽性脓皮病和分枝杆菌感染可能被误诊为棕色隐遁蛛咬伤[46]。白尾蜘蛛分布在于澳大利亚和新西兰,叮咬后会导致出现坏死溃疡,然而一项对 130 名患者进行的研究发现,没有人出现皮肤坏死[47]。

间斑寇蛛(寡妇蜘蛛)在全世界广泛分布,尤其是黑寡妇蜘蛛(*L. mactans*)分布广泛。只有雌性具有毒性。它们具有黑色光泽,腹部有沙漏形红色标记,常出现于木桩、谷仓或车库的暗角,或在室外座位下。赤背蜘蛛(*L. hasselti*)在澳大利亚常见,在新西兰可与当地的卡提波蜘蛛(*L. katipo*)共存。间斑寇蛛的毒液会引起类似急腹症的症状、严重的手足搐溺、心肌炎等全身症状。已有报道,间斑寇蛛毒液相关的心肌炎可危及生命[48-51],但其确切机制尚不清楚。曾有间斑寇蛛毒液引起可逆性急性心肌炎并心源性肺水肿,需要机械通气治疗的报道[49]。

悉尼漏斗网蜘蛛(*Atrax*)见于澳大利亚,它们体型巨大,具有侵略性。毒液可导致全身立毛肌收缩、流涎、流泪、肌肉痉挛、恶心、呕吐、心动过速、高血压、喉痉挛和肺水肿。

巴西流浪蜘蛛(*Phoneutria*)可导致局部剧痛、视力模糊、大汗、肌肉震颤和呕吐。

治疗

休息、冰敷并抬高患肢有助于减轻疼痛和炎症[1]。病灶内注射糖皮质激素仅为经验性治疗,物种特异性抗蛇毒血清治疗可用于褐色隐遁蛛(*Loxosceles*)、间斑寇蛛(*Latrodectus*)和漏斗网蜘蛛咬伤引起的严重反应[52-53]。

蝎子

蝎子广泛分布在温暖地区[1,54-55],它们可作为宠物饲养,温带地区蝎子咬伤报道逐年增加[56]。蝎子毒液位于尾巴尖端的弯刺中,捕食时蝎尾举起,弯向头顶上部。蝎子咬伤引起的死亡病例多发于婴幼儿。

具有毒性的蝎子大多属于钳蝎科,其中刺尾蝎属(*Centruroides*)在美国最常见[55]。毒液含有 5-羟色胺、组胺和缓激肽,通过钠通道刺激自主神经系统,导致动作电位延长和自发去极化。以色列金蝎(*Tityus serrulatus*)的钛蝎毒最为致命。蝎子咬伤的局部反应轻,全身反应重,可见躁动不安、大汗、肌肉痉挛、流涎、流泪、恶心、呕吐、高血压、心律失常、心肌炎、抽搐、脑病和肺水肿。

纤尾半蝎(*Hemiscorpius lepturus*)(见于伊拉克和阿富汗)的毒液中含有半钙质毒素,可导致广泛皮肤坏死和神经毒性。尿液和血清检查有助于鉴别蝎子的种类[57]。

蝎蜇伤的治疗

大多数蝎子蜇伤反应与蜜蜂类似[1]。治疗措施包括休息、冰敷和抬高患肢。2011 年 FDA 批准了第一个抗蝎毒药物,刺尾蝎属 F(ab')2 注射剂。支持治疗包括心律不齐、高血压和肺水肿的对症治疗。钳蝎科叮咬引起的肺水肿,使用哌唑嗪治疗有效[58]。局部麻醉可以缓解疼痛。

蜈蚣

蜈蚣身体由许多体节组成,每一节上均长有足(图

61.6)[1,59]。蜈蚣的第一对足被毒钩替代,刺穿皮肤时会形成特有的人字形痕迹。美国随处可见的小型蜈蚣无法穿透皮肤,对人体无害。体积大的蜈蚣较为危险。蜈蚣毒液中含有组胺、促组胺释放物和神经毒素,可引起短暂的全身症状,如局部疼痛、肿胀、红斑、感觉异常、恶心和头晕[59-65]。有报道蜈蚣叮咬后引起心肌梗死及心功能衰竭[66]。

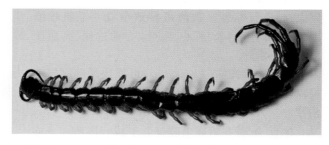

图 61.6 一只典型的蜈蚣。资料来源:Photo courtesy of Zhe Qu.

儿童可能将大蜈蚣咬伤误认为蛇咬伤。鉴别诊断很重要,反复使用抗蛇毒血清治疗会产生抗体或引起血清病。蛇咬伤通常为双刺点,迅速出现弥漫性水肿,蜈蚣咬伤为人字形痕迹,水肿较轻。

蜈蚣咬伤的治疗

休息、冰敷、抬高患肢等对症治疗有效[59,64],伤口较重者可局部清创并注射麻醉剂,一般不需要全身症状的治疗。

千足虫(倍足纲)

千足虫也有多个体节,但与蜈蚣不同,它们没有有毒的"下颚",每节有两对足,而不是一对(图 61.7)。千足虫不咬人,而是分泌一种腐蚀性的液体,出现典型的弓状烧伤,愈后留下色素沉着。最初的颜色可能是黄棕色但以后可能会变暗,形成深红色或紫褐色。这种颜色是由分泌物中醌类物质的氧化以及烧伤部位黑色素的产生而形成的。千足虫经常会爬进挂在绳子上的衣服里,在身体上造成许多类似形状的烧伤。在大多数物种中,分泌物由体节之间渗出,但也有少数千足虫能够喷出液体,并可能导致眼部灼伤[1-2,67-68]。毒液

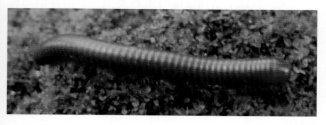

图 61.7 典型的千足虫。资料来源:Photo courtesy of Nathan Kenny.

中含有苯醌和对苯二酚。多发类似形状的千足虫烧伤可能被误认为虐待儿童。其特征形状有助于鉴别诊断。

千足虫烧伤的处理

对千足虫烧伤的处理包括局部用肥皂水清洗,然后用酒精除去残留的苯醌[1,68],也可以用冰敷来缓解局部症状。糜烂腐蚀部位应用白凡士林处理。热带地区继发感染较常见,需要选择外用抗生素。眼部损伤应该由眼科医生进行评估。

蛇咬伤

蛇遍布世界各地,在南美洲、西非、印度和东南亚,蛇咬伤的发生率最高[55,69-79]。

毒性高的蛇类存在于非洲、印度和亚洲的某些地区。蛇咬伤常可被识别,并通过注射特定的抗蛇毒血清治疗。小蛇可能是有毒的,而大蛇可能无毒[80]。中国香港是一个人口稠密的亚热带城市,每年都会发生很多蛇咬伤事件,局部症状比较常见[81]。所有病例均有肿胀、疼痛和牙印的记录。在 70% 的患者中发现有轻度的凝血功能紊乱。很少发生全身症状、心肺并发症或骨筋膜隔室综合征。截至目前,只有一名儿童因出现严重的局部症状并进行性发展,继而在重症监护监测下接受抗蛇毒血清治疗。青春期男孩的手足似乎特别容易被咬伤。应该劝阻孩子们在蛇容易出没的地方玩耍,尤其是在夏秋的晚上,建议穿防护鞋[80-82]。

临床表现因蛇种类而异。蛇毒的特征是具有神经毒性或者血液毒性。虽然大多数会快速产生疼痛和严重的水肿,而由蒙亚夫响尾蛇引起的肿胀可能很轻微,而其他一些响尾蛇可能很少或没有疼痛[83-85]。也可能会发生严重的反应,包括神经毒性表现和横纹肌溶解[86]。吐毒液的眼镜蛇会吐出毒液,引起即刻的疼痛和视觉障碍。被眼镜蛇咬伤会导致局部肿胀和坏死,但也可能导致血液异常和补体耗竭。急性蝮蛇中毒是一种急症。

蛇咬的治疗

患者应保持冷静,并尽快急诊就诊[55,74,81,87]。止血带和伤口切开往往弊大于利,故不推荐。用压缩和制动来遏制毒液的蔓延。初期处理包括建立静脉通道、清理伤口、预防性破伤风处理、实验室评估和密切观察局部和全身中毒症状。如有可能,应将蛇杀死。然而,蛇可能会连续咬人。可以用手机拍摄照片,以鉴定蛇的种类,不必冒着被蛇攻击的风险[80-81]。如果不能识别蛇的种类,毒液检测试剂盒可以基于免疫测定法来识别蛇[88-89]。虽然会发生一些交叉反应,但目前的检测方法相当可靠[90]。鉴别诊断包括无毒动物咬伤或坏

死性筋膜炎（图 61.8）。可能需要观察数小时，并根据症状进行治疗。抗蛇毒血清对治疗有效，但有可能会发生过敏反应[70,73,81]。当发生过敏反应时，通常是轻-中度的[74]。蛇咬伤的皮肤损伤，通常不需要特殊的局部治疗。紧张型大疱有时需要减压。坏死组织可能需要外科清创。

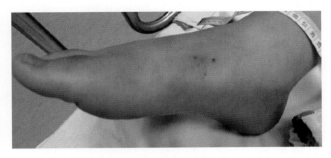

图 61.8　广泛的瘀斑和典型的蛇咬齿痕

海洋生物中毒

刺胞动物门

刺胞动物门由珊瑚虫纲、水螅纲、立方水母纲和钵水母纲组成，身体中空，放射状对称，有带刺的刺细胞[91-96]。刺胞动物具有微小的刺丝囊，是刺细胞内的细胞器，200~400μm 长，包含一个周围有毒液的盘管。许多刺细胞存在于刺胞动物的触须上，具有穿透皮肤和注射毒液的能力。不同种类的刺胞动物刺激表现也不同，最具特色的是与触须接触而产生的匐行分布的串珠状图案。更强毒液的渗透可能导致人体丧失意识、休克、溶血和急性肾衰竭。

陈旧的蜇刺伤可周期性地重新激活，出现红斑、荨麻疹、丘疹或斑块等皮肤改变。也可能出现肉芽肿性和苔藓样皮疹，这些迟发型病变可以长期存在。

珊瑚纲

珊瑚纲包括海葵、软珊瑚及石珊瑚。毒液中含有神经毒素、心脏毒素、溶血素和蛋白酶抑制剂[96]。珊瑚刺伤轻者可以引起皮炎，严重者可致肾衰竭[97]。

幼虫期或浮浪幼虫通常呈雪茄状且模糊。和水母幼虫一样，浮浪幼虫也是通过触手来蜇人的，并被认为是引起海水浴皮疹的重要原因。"鬼海葵"（Haloclava producta）是在美国东海岸和墨西哥湾附近河口沉积物中发现的穴居海葵[98]。它是导致挖蛤蜊者皮肤瘙痒的罪魁祸首。

水螅纲

水螅类包括定栖的火珊瑚和浮动的僧帽水母，"战争之人"或"蓝瓶果冻"[99]，就是根据蓝色充气浮游生物而命名。

立方水母纲

立方水母纲中最致命的两种刺胞动物是箱形水母（Chironex fleckeri）和巴恩斯水母（Carukia barnesi），这两种水母分别位于澳大利亚和亚洲部分地区[100-102]。箱形水母毒液中的毒素会影响人的皮肤、心脏和神经系统，迅速导致心肺衰竭和死亡[103]。通常被箱形水母蜇伤后，局部会产生剧烈的疼痛，接触的皮疹中心为缺血性的风团改变，可以看到交叉阴影的"磨砂梯"样外观，并可能演变为坏死。

另一种水母是小型的"巴恩斯水母"或"Irukandji 水母"，通常分布在澳大利亚附近。被这种水母蜇伤后会引起 Irukandji 综合征，表现为迟发的全身症状，如疼痛、皮肤红肿和荨麻疹，随着时间的推移，全身症状逐渐加重，出现呕吐、焦虑、肺水肿和高血压等全身中毒症状，甚至死亡[100-101]。

钵水母纲

钵水母是一种"大型水母"。刺细胞位于吸口周围而非触手（图 61.9）。被钵水母蜇伤后，反应轻的只是感觉不适，严重的会导致死亡，后者多为溺水所致。

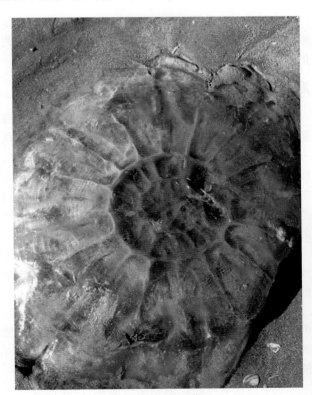

图 61.9　狮子鬃水母。资料来源：Courtesy of Dr Diana Purvis.

治疗

一旦被刺胞动物蜇伤后,要尽快去除粘在皮肤上的触手,也可以用海水冲洗或者用沙子擦去粘在皮肤上的触手。醋酸和 10% 碳酸氢钠溶液也可以抑制刺胞动物释放毒素。冷敷可以用来缓解症状,热水浴和约束固定均不能减轻症状,相反会进一步加速毒液在体内的扩散。

疼痛明显者可以用利多卡因局部封闭,全身反应严重者要及时给予抗组胺剂和糖皮质激素。皮肤被刺胞动物蜇伤后,可以局部外用糖皮质激素或钙调神经磷酸酶抑制剂治疗[104]。条件允许的话,应尽快注射用绵羊源性的抗斑点叉尾轮虫全 IgG 抗蛇毒血清来治疗箱形水母的蜇伤。虽然对死亡率的影响尚不清楚,但已证明该方法可以减轻疼痛。箱形水母抗毒血清对巴恩斯水母或酸浆僧帽水母(*Physalia physalis*)刺伤治疗无效。刺胞动物蜇伤后,及时减轻疼痛、对 Irukandji 综合征生命体征和血压的控制,在治疗中有重要意义。

海水浴疹

海水浴疹(也见第 62 章)是一种发生在海水浴后出现的以炎症性丘疹为特征的皮肤病[105]。海边游泳或下海作业后,如果淡水冲洗皮肤,海洋生物棘刺尖刺激皮肤会加重瘙痒和疼痛。皮疹的治疗包括用海水冲洗感染部位,因为接触醋或淡水可能会进一步加重瘙痒。

这种皮疹通常是由分布在佛罗里达州墨西哥湾水域的顶针水母(*Linuche unguiculata*)所引起的,而纽约的长岛附近则是由海葵的幼虫所引起。

海胆(海胆纲)

棘皮纲,或称海胆,属于棘皮动物门,其中包括海星和海参。海胆通常呈放射状对称性圆形,被包裹在一个由许多可移动的脊骨组成的紧密贴合的板壳中,位于脊骨之间的是三颗足甲,在某些物种中是有毒的。覆盖在脊椎上的表皮也可能含有毒素。刺伤的严重程度取决于海胆的种类、刺伤的位置和毒液渗透的深度。

手足是最容易的受伤部位,但也可能因蹚水、游泳或潜水时,累及手足以外的其他部位。渔民和水族馆的工作人员的手部经常受到伤害。

棘刺刺伤后,通常在 15~30min 内达到疼痛高峰,但也可能持续数小时。皮肤的红斑和炎性水肿是短暂的,但周围神经病变可能是持续性的。若刺入关节可能引起继发感染。

刺中的色素可能扩散到周围组织,因此很难判断刺是否被完全清除。色素是可溶性的,通常在 24~48h 内消失,如果有没吸收的色素意味着有刺的碎片残留在皮肤内。

刺伤 2~12 个月后,于局部出现迟发性反应,表现为肉芽肿性结节性损害。海胆刺破皮肤可引起分枝杆菌感染。此外,海胆的毒液或神经毒素可引起恶心、呼吸窘迫、共济失调、肌无力、晕厥或感觉异常。花海海胆释放的毒素会引起非常严重的中毒反应。

治疗

海胆刺伤后要立即切除可见的棘刺,因为棘刺很容易分解,为手术增加难度。X 线透视对棘刺的定位有很大帮助。残留的刺和肉芽肿结节可能需要外科手术切除。如果刺入关节,应由骨科医生进行手术评估。浸泡在热水中可以破坏毒素,从而减轻疼痛。必要时给予破伤风和抗生素来预防感染[101,103]。

软体动物

有毒软体动物包括海贝和章鱼。海贝会引起伤口的刺痛。

海贝可引起刺伤,常见的临床表现包括缺血、发绀和全身麻木。有些种类的刺伤还可能致命,如海螺。

蓝环章鱼(*Hapalochlaena maculosa*)是一种小型软体动物,主要生活在澳大利亚沿海水域[101]。它被认为是世界上最毒的章鱼,被咬后会释放一种毒素,导致严重的瘙痒和荨麻疹。毒液的麻痹毒性作用会造成肌肉麻痹和呼吸困难,常因呼吸衰竭而死亡。

治疗

用绷带或夹板加压固定被刺的肢体可以阻止毒液的扩散。立即评估心肺状况和气道是否通畅至关重要。抗蛇毒血清对软体动物的刺伤没有效果[103]。

海绵动物

海绵动物属于多细胞动物,广泛分布于世界各地的水域。它们的外表是由二氧化硅或碳酸钙形成的坚硬骨刺,可刺伤皮肤[101,106]。

颜色鲜艳的海绵会蜇人,如闪光海绵(*Tedania ignis*)、红海绵(*Micronia prolifera*)和毒性发髻状海绵(*Neofibularia nolitangere*)。海绵刺伤人体后,由于海百合毒素(包括卤素褐冈田酸),可引起局部和全身症状。尽管大多数病例为潜水员,但是接触到水族馆或者捡起被冲上岸的彩色海绵都可能被刺伤。刺伤后即刻可出现红斑、水肿、疼痛,延迟反应为疼痛以及瘙痒。有的甚至出现化脓和关节痛。

Dogger 海岸瘙痒是一种过敏性接触性皮炎,会影响 Dogger 海岸地区北部渔民。它是由海绵中的一种化学物质 Theonella mirabilis 引起的。海洋苔藓虫(形成苔藓菌落的珊瑚状珊瑚虫)明胶拟青霉菌属也含有同样的化学物质,也被认为是引起 Dogger 海岸瘙痒的原因。

在北美牡蛎身上发现的"红苔藓皮炎"被认为是由一种猩红色的苔藓海绵引起的,而不是由相关的苔藓虫引起的。在地中海出现的"海绵潜水员病"不是由海绵引起的,而是由一种寄生在海绵体内小的水生生物引起的。

治疗

皮肤擦干后,用透明胶带反复粘贴患处拔出刺入皮肤的尖刺,然后在患处涂抹稀释的醋酸或酒精。断刺在皮肤内长时间停留会形成肉芽肿,并且抗组胺药和糖皮质激素治疗无效[103]。

脊椎动物

绝大部分鱼背部或尾部都有毒刺。一些品种热带鱼也常去亚洲寒冷的水域活动。多刺角鲨(加拿大角鲨鱼)、体型较小的蝮蛇鱼以及各种黄貂鱼会在寒冷的大西洋海岸海域活动[107-108]。蝎子鱼常见于较温暖的水域,还有各种各样的黄貂鱼、鲶鱼和蟾蜍鱼。

黄貂鱼叮咬在沿海地区很常见[107],在海中淌水可能会因踩踏到黄貂鱼而受伤,但严重损伤如胸部穿通伤,通常发生在给黄貂鱼喂食时被咬伤或刺伤所致。鱼的尾巴上有锯齿状的毒刺,周围有一层易碎的皮肤鞘。踩在鱼身上可刺激其尾巴向前摆动,使刺扎入皮肤,皮屑卡在伤口里。除了直接的毒性作用外,被黄貂鱼损伤后还会出现机会性感染,例如镰刀菌病。剧烈的疼痛、肿胀和红斑是很常见的。在严重的黄貂鱼损伤中,组织可为灰黑色或蓝紫色。由于这些穿刺伤口会继发细菌感染,因此需要应用抗生素来预防感染[107]。

所有属于水蛇科和大尾蛇科的海蛇都是有毒的。然而,许多海蛇咬伤是无毒的,只会引起局部反应。海蛇中毒引起的全身肌肉毒性和神经毒性反应通常会延迟 6~8h。严重横纹肌溶解和麻痹性呼吸衰竭可导致死亡。

治疗

大多数鱼的毒液,包括黄貂鱼的毒液,都是不耐热的[108]。浸泡在热水中可以很快缓解疼痛[107-108]。急救措施包括出现脊柱脱位时被咬肢体的固定。除支持性护理和伤口治疗外,石斑鱼蜇伤可使用抗蛇毒血清。来自喙海蛇和陆地虎蛇的马抗蛇毒血清 IgG Fab 碎片对所有海蛇咬伤有效。

总结

昆虫和动物的叮咬是全球性的健康问题,发病率较高,甚至少数情况下会导致死亡。研究报告显示,早期诊断和立即治疗可改善结局。对于涉及的各种生物,一般管理是相似的,并且都需要支持治疗和对症治疗。脱敏和特定的抗蛇毒血清可用于某些动物的损伤。明确诊断有时可能具有挑战性甚至不可能,因为可能看到刺人的昆虫或咬人的生物。医生应了解到有毒有害生物在当地的流行情况。当地的毒理学或毒物中心可提供可靠的紧急咨询。预防措施包括公共卫生组织对公众进行健康教育,如回避、物理遮挡、使用驱虫剂和环境控制等。

（苏伟 王建才 译,张升 顾菲 高莹 校）

参考文献

见章末二维码

061章 参考文献

第十篇

第 62 章　水源性皮肤病

Sarah Hill

摘要

接触淡水或者海水均可引发一系列皮肤病。过去几十年来,随着人们娱乐活动和环境的改变,水源性皮肤病的发生率也在增加。人们虽然还不能分清各种术语,但这些疾病的发病机制已经有了实质性进展。游泳者瘙痒是指感染了血吸虫的尾蚴而引起的皮炎,可发生在任何水源环境中。海水浴疹是由刺胞动物顶针水母(Linuche unguiculata) 的毒液引起。海藻皮炎是接触了由蓝藻菌(Moorea producens) 分泌的鞘丝藻毒素而引起的刺激性接触性皮炎。海虱是一个非特异性术语,与海洋获得性游泳者瘙痒和海水浴疹有关。

要点

- 游泳者瘙痒(尾蚴皮炎)是感染血吸虫幼虫后的反应。
- 海水浴疹(刺胞皮炎)是对刺胞动物毒液的反应,特别是顶针水母(Linuche unguiculata) 。
- 海藻皮炎是接触了由蓝藻菌(Moorea producens) 分泌的鞘丝藻毒素而引起的刺激性接触性皮炎。
- 海虱是一个非特异性术语,许多学者用其描述海水浴疹或海洋获得性游泳者瘙痒。

引言和历史

接触淡水或者海水均可引发一系列皮肤病。过去几十年来,随着人们娱乐活动(日益增多的水上运动,例如潜水、冲浪、钓鱼和划水)和环境(气候变化和水源富营养化)的改变,水源性皮肤病的发生率也在增加。

尾蚴皮炎

流行病学和发病机制　尾蚴皮炎通常被称为游泳者瘙痒。在新西兰被称为" duck itch ",在美国又被称为" duck worms "。马来西亚的水稻种植者称之为"稻田瘙痒",日本称为" koganbyo ",泰国称为" hoi con "。它是对血吸虫科中某些扁虫寄生虫(吸虫)的幼虫(尾蚴)的皮肤反应[1]。尽管包括来自哺乳动物宿主的任何血吸虫寄生虫都可能是引起该病的原因,但最常见的属是来自鸟类宿主(水禽)的毛毕吸虫属(Trichobilharzia)和巨毕吸虫属(Gigantobilharzia)[1]。尾蚴皮炎多来自鸟类血吸虫,因为它们是分布最广的寄生虫。大范围迁徙的鸟类很容易在它们的迁徙路线上传播这种寄生虫,而聚居的肺螺蜗牛在全球大多数栖息地都能找到。

血吸虫的生命周期包括螺(中间宿主)和脊椎动物(终宿主)(图 62.1)。被感染的螺会产生尾蚴,尾蚴在温暖的浅水中自由游动,可渗透水禽(鸭子、鹅、天鹅和海鸥)的皮肤(通常是脚)。在终宿主中,它们成熟、交配,最后产卵,卵通过粪便排出(或直接在毛毕吸虫的鼻组织中孵化)[2]。一旦与水接触,不同阶段的幼虫会发育成一个可自由活动的个体——毛蚴。毛蚴寻找中间宿主,即水螺,主要来自于膀胱螺科、椎实螺科和扁蜷科,它们生活在海岸线附近的水生植物中。

尾蚴皮炎是一种可反复出现的疾病,因为来自以前已知地区(欧洲和美洲)的病例数量有所增加,并传播到以前不知道有这种情况的地区。在过去的 10 年中,全球分布的吸虫数量也有所增加,除了南极洲以外,所有的大陆上都能发现吸虫。

尾蚴皮炎反复出现可归结为几个因素,其中包括气候变化,它改变了鸟类宿主的迁移模式,增加了它们与螺接触的时间。更长更热的夏天会导致水温升高,加速螺的生长,增加螺的数量。寄生于螺的血吸虫点对气候和温度敏感,因此可增加尾蚴的排出量[3]。水温升高会增加人类涉水和游泳的次数,因此会增加尾蚴暴露的概率。据报道,大多数尾蚴皮炎病例发生在富营养化湖泊和人工水域,在这些地方,营养过剩导致沿海岸线的水生植被过剩,从而增加了螺的数量[1]。

到目前为止,除了尾蚴皮炎以外,还没有非人类血吸虫引起疾病的报道[4]。哺乳动物研究表明鸟类血吸虫可能迁移到肺或神经系统,引起出血、水肿或其他与复制或感染无关的病理改变[5]。

临床表现和鉴别诊断　当尾蚴第一次进入人体皮肤

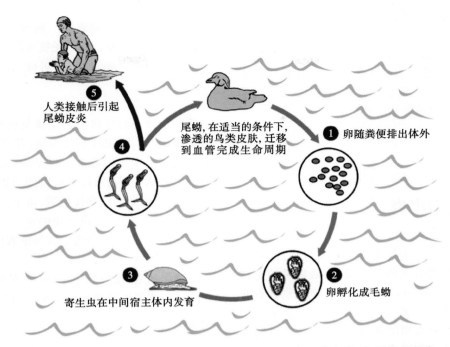

图 62.1 血吸虫的生命周期。血吸虫的宿主可以是一年生的留鸟，也可以是候鸟，包括海鸥、滨鸟、鸭子和鹅。①成虫存在于血管中，并产卵，卵随粪便排出体外。②卵孵化成毛蚴感染一个合适的中间宿主——螺（腹足类动物）。③中间宿主体内的寄生虫发育。④自由的移动尾蚴，在适当的条件下，渗透的鸟类皮肤，迁移到血管完成生命周期。⑤人类是偶然出现的终宿主，尾蚴可渗透皮肤，但不会进一步发展。淡水和海水环境中都有许多种引起皮炎的吸虫，接触任何一种尾蚴都会使人致病。资料来源：Alexander J. da Silva and Melanie Moser. CDC. Available at https://www.cdc.gov/parasites/swimmersitch/biology.html.

时，会出现即刻轻微的炎症反应。可能会立即出现轻微的刺痛感或红斑，1h 内会消退。随着暴露时间延长，会逐渐出现尾蚴皮炎的特征性症状。在 4~20min 内，会出现直径 10mm 大小的斑疹，伴有瘙痒。在接下来的 1~15h 内，可出现直径 3~8mm 的丘疹，伴随强烈的瘙痒和可能的红斑和水肿，这取决于尾蚴的数量和个体的易感性[6]。在接下来的 2~3 天内，这些丘疹可能变成 1~8mm 大小的水疱，并可能继发感染和抓痕。通常 4~10 天左右消退（有些人可达 20 天），遗留直径 1~4mm 的炎症后色素沉着，可持续数周。数量较多的尾蚴感染可能引起强烈的炎症反应，导致淋巴结肿大、明显的水肿、恶心、腹泻和发热。

特定个体随后的每一次暴露，其反应都更加明显。一些研究认为，随着时间的延长，免疫反应最终会减弱[6]，这就是为什么 15 岁以下的儿童最有可能被诊断为尾蚴皮炎（他们更有可能长时间停留在温暖的浅水中）。

鉴别诊断包括昆虫叮咬/丘疹性荨麻疹、接触性皮炎和刺胞皮炎（海水浴疹）[6]。诊断依据通常是根据近期接触疫水史后，12~24h 内开始出现斑疹，随后出现丘疹，并且仅在暴露的皮肤上出现病变[6]。

实验室检查和组织学表现 一般来说，实验室检查是非必要的。可出现嗜酸性粒细胞增多或 IgE 升高。皮肤活检必须在 48h 内取丘疹皮损，以便在其被免疫系统破坏之前找到尾蚴，否则只能见到嗜酸性粒细胞。尽管目前有研究正在试图解决这个问题，但目前检查尾蚴感染的试验特异度或灵敏度都不高[6]。

治疗和预防 鉴于尾蚴皮炎症状较轻，且有自限性，一般只需用局部外用或口服抗组胺药或局部外用中效糖皮质激素即可缓解症状。

预防较为复杂，目前尝试了多种方法。环境中生物和非生物成分的变化会破坏寄生虫的生命周期，其中包括控制终末宿主数量（如扑杀水禽）和中间宿主数量（如用人工或化学方法清除水生植物和/或螺）。

对于个人来说，了解并避免去高风险地区是很重要的。高风险区包括夏季温暖的富含水生植被的浅水，特别是在清晨，以及在连续阴天一段时间后天气放晴时，尾蚴释放量高。在较深的水中游泳，从急流而不是浅水处入水，避免涉水等水中活动可减少感染概率。物理防护可避免感染，包括防水长靴、手套和氯丁橡胶潜水服等衣物。含有二甲硅油的护肤霜可能有帮助，

第十篇

但其他外用产品可能会起到反作用。血吸虫可经过所有细胞膜表面的脂肪酸亚油酸和亚麻酸这一通用信号来穿透皮肤。人类皮肤中脂肪酸的浓度比禽类高,这就是为什么禽类血吸虫能毫无困难地穿透我们的皮肤[7]。一些防晒霜和化妆品含有植物性油脂,这可能会使血吸虫尾蚴更容易渗透皮肤。

参考文献 62.1

见章末二维码

海水浴疹/刺胞皮炎

流行病学和发病机制　刺胞皮炎又叫海水浴疹,这是一种对某些刺胞动物幼虫的过敏反应,最常见的是顶针水母(*Linuche unguiculata*)和海葵[1]。刺胞动物有非常特殊的防御细胞——刺细胞[2],这些刺细胞主要用来捕食猎物。有三种类型的刺细胞,其中刺丝囊刺细胞导致了海水浴疹。刺丝囊刺细胞含有毒液,并有倒刺嵌入它们的猎物(或人类皮肤)。一个刺胞动物可能有数百万个刺丝囊刺细胞。从海葵、珊瑚到有"葡萄牙战舰"之称的僧帽水母,其毒液的效力和浓度各不相同。

在顶针水母引起的海水浴疹典型病例中,其幼虫被困于泳衣下。一旦人离开水,压力、摩擦和渗透压的变化会导致刺丝囊刺细胞通过其鱼叉状结构倒刺嵌入皮肤排出毒液。因此,直到人穿上干衣服或去洗澡时,症状才会出现。

海水浴疹主要累及在冲浪者和儿童身上,他们是在水中停留时间最长的群体。在冲浪者中,通常受累的部位是胸部、腹部、大腿和手臂,这些部位与冲浪板接触摩擦和挤压会激活刺细胞[3]。

海水浴疹主要发生在热带和亚热带的温暖水域。佛罗里达、巴哈马群岛、百慕大群岛、菲律宾、泰国、巴西和新西兰等地都出现过这类问题。全球变暖也对水母的分布产生了影响[4]。

临床表现和鉴别诊断　海水浴疹表现为丘疹和红斑,伴剧烈瘙痒,皮疹常累及幼虫被困在衣服下或头发里的部位[1]。通常发生在离开海洋和沐浴接触淡水之后。随着时间的推移,瘙痒会变得更加强烈。严重程度取决于摄入毒液的剂量,可出现恶心、呕吐、头痛、腹痛和发热等全身症状,这些系统症状常见于儿童。疾病后期可出现炎症后色素沉着[2]。

鉴别诊断包括丘疹性荨麻疹、虫咬皮炎和接触性皮炎。尾蚴皮炎或游泳者瘙痒也需要鉴别,虽然两者通常发生在淡水,但也可发生在海水。

实验室检查和组织学表现　病理表现是非特异性的,但有助于鉴别诊断。酶联免疫吸附试验(enzyme-linked immunosorbent assay,ELISA)可检测顶针水母的特异性IgG抗体[3]。

治疗和预防　治疗取决于是哪类刺胞动物感染,并且存在争议[2]。以顶针水母为例,其目的是防止残留的刺细胞进一步排出毒液。脱掉泳衣,用干净海水冲洗可缓解症状。用盐水冷敷可以使受累部位降温并缓解疼痛,也可避免与淡水接触后,由于渗透变化引起刺细胞释放其体内毒素而进一步中毒[2]。受污染的游泳衣应该用洗衣剂机洗,因为下次穿泳衣时,刺细胞仍然可能会排出毒素。

口服抗组胺药物和外用糖皮质激素可缓解瘙痒[5]。海水浴疹通常在1~2周内自行消退。

参考文献 62.2

见章末二维码

有毒海藻皮炎

流行病学和发病机制　有毒海藻皮炎(又称旋藻皮炎)是一种刺激性接触性皮炎[1]。它是由海洋蓝藻菌引起的,蓝藻菌以其蓝绿色及潜在毒性而闻名。蓝藻菌(*Moorea producens*)曾被归类为巨大鞘丝藻(*Lyngbya majuscule*)[2]。它生长在所有大陆热带地区的沙子、岩石露头和海草上。看起来像长而杂乱的毛发团。值得注意的是,在澳大利亚暴发的海藻皮炎被称为"火草"或"美人鱼的头发",在夏威夷则被称为"刺缘(stinging limu)"[3]。不幸的是,由于富营养化和过度捕捞,这种生物正在增加[4]。

蓝藻菌(*Moorea producens*)产生皮肤毒素鞘丝藻毒素和海兔毒素[5](食用红藻 *Gracularia coronopifolia* 也可产生)[1]。这些毒素有抗菌作用,但也有致癌性,接触皮肤后会引发水疱[6]。蓝藻被暴风雨破坏后会变得很小,以至于可藏匿于泳衣或皮肤褶皱处,如腰部、乳房下和腹股沟[1]。一旦人离开了水,挤压和摩擦就引发了疾病。

临床表现和鉴别诊断　在离开水后几分钟到几小时内,在泳衣覆盖的皮肤或褶皱部位可出现强烈的瘙痒或灼烧感,同时出现红斑,甚至出现水疱。非沐浴者走下海滩也可能因为风吹的粒子而面部受累[1]。严重程度与毒素和皮肤接触时间的长短有关[1]。

需要与海水浴疹和游泳者瘙痒相鉴别。

实验室检查和组织学表现　没有特异的检查指标。病理为刺激性接触性皮炎表现。

治疗和预防　治疗的目的是通过用清水和肥皂擦洗（以及除去和清洗游泳衣）来清除皮肤上的毒素，异丙醇也有助于去除毒素。可根据病情的严重程度外用炉甘石、外用或口服糖皮质激素缓解炎症[7]。如果眼睛受累，用淡水冲洗至少 15min。如出现继发感染，需要抗生素治疗。

预防的关键是避免接触潜在的有毒水域。卫生当局通常会通知公众可能存在这一风险的时间和地点。

（王建才　顾菲　译，李泓馨　蒋丽潇
王誉涵　高莹　校）

参考文献 62. 3

见章末二维码

第十一篇　荨麻疹、红斑类和药物反应

第63章　荨麻疹

Bettina Wedi

摘要

荨麻疹是一种常见的皮肤病,可发生在从婴儿期到成人期任何年龄。成人荨麻疹的分类和定义也适用于儿童。急性自发性荨麻疹具有自限性,容易治疗。慢性自发性荨麻疹和慢性诱导性荨麻疹亚型可持续多年,对生活质量有重要影响。询问病史和体格检查是确定荨麻疹潜在原因的

最佳方法,它们是指导进一步调查的基础。治疗儿童荨麻疹的建议是基于成人高质量循证医学证据推断而出的。荨麻疹的治疗要彻底,同时尽量提高生活质量,减少药物相关的副作用。治疗的主要方法是足量、规律服用第二代 H_1 抗组胺药。由于其有效性和安全性,奥马珠单抗越来越多地用于对抗组胺药物抵抗的荨麻疹,尽管其说明书仅限于12岁以上的抗组胺药物抵抗的慢性自发性荨麻疹患者。

要点

- 儿童荨麻疹最常表现为单次发作的急性荨麻疹,多由急性感染引发(主要是呼吸道感染,但也有胃肠道、泌尿生殖系统感染)。
- 慢性(自发性或诱导性)荨麻疹可长期严重影响患儿生活质量。
- 慢性诱导性荨麻疹的平均病程长于慢性自发性荨麻疹。
- 儿童慢性自发性荨麻疹可由持续的细菌感染(如链球菌、幽门螺杆菌感染)引发。
- 治疗的一线用药是第二代 H_1 抗组胺药物。
- 奥马珠单抗越来越多地用于难治性荨麻疹,尽管其仅限于12岁以上抗组胺药物抵抗的慢性自发性荨麻疹。

引言和历史　荨麻疹是一种常见的皮肤病,其特征是出现瘙痒性风团和/或血管性水肿,严重影响生活质量[1]。可发生在从婴儿期到成年期任何年龄。由于病因多样,荨麻疹被分为不同类型。

最早对荨麻疹的描述是在公元前400年由希波克拉底(Hippocrates)提出的,但1769年 William Cullen 首次使用了"荨麻疹"一词。1586年,Donati 首次描述了血管性水肿。1888年 Osler 首次提出遗传性血管性水肿一词[2]。

风团是一种急性或慢性的皮肤水肿,常伴瘙痒(图63.1)。血管性水肿是由类似的机制引起的,但局限于真皮、皮下和黏膜下组织的较深处。荨麻疹和血管性水肿可以发生在身体的任何部位。血管性水肿最常发生在眼睑、嘴唇和生殖器,但有时也会发生在咽喉部和舌,可能会危及生命。全身症状罕见,如疲劳、呼吸系统和肠道症状[2]。

该病严重影响生活质量,约7%的荨麻疹儿童平均每年缺勤(7.5±18.5)天,学习成绩明显下降[3]。

流行病学和发病机制　据估计,全球荨麻疹的终生患病率超过20%。在儿童中的患病率约为 2.1%~6.7%[4]。

急性荨麻疹是儿童最常见的荨麻疹亚型。急性荨麻疹发病率增加,但慢性荨麻疹的数据很少。慢性自发性荨麻疹最常见于中年人,尤其是女性,但也见于婴儿、儿童和青少年。慢性自发性荨麻疹的终生患病率约为 0.5%[1,5]。

在对经医生诊断的儿童慢性诱导型荨麻疹的大量研究中发现,人工荨麻疹占38%,胆碱能性荨麻疹占19%。有趣的是,17%的儿童为混合类型,主要是人工和胆碱能性荨麻疹[6]。

荨麻疹的发病机制是由于活化的肥大细胞和嗜碱性粒细胞释放血管活性介质(主要是组胺),使血清通过扩张的局部毛细血管进入组织[1]。组胺是最重要的介质,其他还包括如二十烷类、细胞因子和蛋白酶。它与 H_1 受体结合,通过刺激C型纤维引起瘙痒;组胺与毛细血管后微静脉上的受体结合,引起血管舒张,增加血管通透性,引起水肿。1910年,Dale 和 Laidlow 首次发现了组胺,第一个抗组胺药是由 Bovet 和 Staub 在1937年发现的[2]。

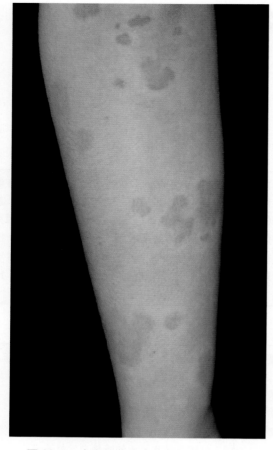

图 63.1 自发性荨麻疹典型的风团和红斑

肥大细胞可通过 IgE 依赖或非 IgE 依赖途径活化,后者更常见,但确切的机制尚未明确,例如,寒冷或压力可能诱发一过性肥大细胞活化的机制尚不明确。

除了组胺释放外,其他机制也参与慢性自发性荨麻疹的发病,包括嗜碱性粒细胞数量异常(嗜碱性粒细胞数量减少)和信号转导异常[7-9]或凝血异常[10-11]。皮内注射自体血清(自体血清皮肤试验)可导致 1/3 的慢性自发性荨麻疹患者出现风团或红斑,这表明血清中可能存在促进组胺缓释的因子[12]。

荨麻疹的特征是表皮不受累。皮疹时起时消导致组织学特征不明显[13]。因此,活检意义在于与荨麻疹性血管炎相鉴别。

在皮损(风团)处,可见典型的真皮乳头层、网状层水肿,真皮浅层小静脉扩张[14]。陈旧皮损中可见细胞浸润。在所有类型的荨麻疹中,肥大细胞的数量在受累和未受累的皮肤中均有增加。不同类型的荨麻疹,通过皮肤活检发现肥大细胞生长因子(mast cell growth factor,SCF)或其受体(p75 NGF-R)的表达在受累和未受累的皮肤中均有变化[15]。

分类和定义 成人荨麻疹的分类和诊断也适用于儿童。荨麻疹是指风团伴瘙痒,伴或不伴血管性水肿[1]。单个皮损持续时间<24h,消退后不留痕迹。大多数荨麻疹是自发的(约80%),而约20%是慢性诱导性荨麻疹亚型(表 63.1)。大约 2/3 的自发性荨麻疹病例是急性的,而 1/3 是慢性自发性的。在自发性荨麻疹中,50%以上的病例可发生血管性水肿[2,16]。无荨麻疹的血管性水肿最常累及眼睑(图 63.2)、嘴唇和生殖器,但有时也累及舌和咽喉,后者可危及生命并可引起焦虑(症状常在夜间出现)。检测 C1-酯酶抑制剂(C1-INH)的功能障碍或缺陷并测定补体 C4 水平是排除遗传性血管性水肿(hereditary angioedema,HAE)的必要条件(1:5万例)。HAE 是一种罕见的常染色体显性疾病,通常表现为皮肤或黏膜血管性水肿和剧烈腹痛[17-19]。任何年龄都有可能发病,但最常发生在青春期,尤其是女性。这种情况通常是由于缺乏 C1-INH 而导致缓激肽过量产生,从而导致血管通透性突然增加[17-19]。

慢性诱导性荨麻疹是物理性荨麻疹(约10%)和特殊类型荨麻疹(<10%)的总称[20]。同一患者可出现 2 种或 2 种以上的荨麻疹亚型(如慢性自发性荨麻疹合并皮肤划痕症或迟发性压力性荨麻疹)。在这些情况下,荨麻疹往往很难治疗,而且持续时间长。

表 63.1 荨麻疹的亚型分类

荨麻疹分组	亚型	定义
急性	急性自发性荨麻疹	自发性风团和/或血管性水肿≤6周
慢性	慢性自发性荨麻疹	自发性风团和/或血管性水肿≥6周
	慢性诱导性荨麻疹 物理诱因	以下可再现的诱发因素引起的风团/血管性水肿
	寒冷性荨麻疹	寒冷(空气/水/风)
	迟发性压力性荨麻疹	垂直压力(3~8h 的延迟)
	热源性荨麻疹	局部热量
	日光性荨麻疹	紫外线和/或可见光
	皮肤划痕性荨麻疹	机械剪切力
	振动性荨麻疹 特殊类型	振动力(气动锤)
	水源性荨麻疹	接触任何温度的水
	胆碱能性荨麻疹	体温升高(由于身体或心理压力)
	接触性荨麻疹	接触致荨麻疹物质

资料来源:改编自[1]。

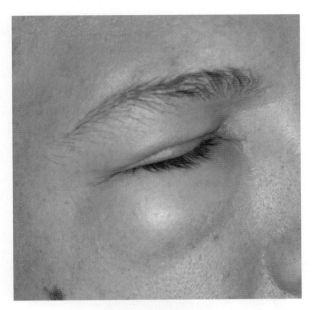

图 63.2 血管性水肿

鉴别诊断 在儿童发热伴随皮肤表现的患者中,常可见到荨麻疹样皮损。鉴别诊断范围从良性自限性超敏反应到多系统炎症性疾病[21]。

常见的鉴别诊断(表 63.2)可能出现的荨麻疹或荨麻疹样皮损的疾病包括疥疮、虫咬皮炎、早期多形红斑和多形性日光疹。此外,早期大疱性类天疱疮或系统性疾病(如红斑狼疮)也可有风团样或荨麻疹样病变(表 63.2)。

表 63.2 儿童常见(c)和罕见(r)荨麻疹相似疾病

寄生虫感染	疥疮(c)
	节肢动物反应(r)
免疫介导	多形红斑(c):包括单纯疱疹、葡萄球菌等感染或药物导致
	多形性日光疹(c)
	红细胞生成性原卟啉症(r)
自身免疫病	大疱性类天疱疮(r)
全身性疾病	全部(r):
	系统性红斑狼疮
	低补体性荨麻疹性血管炎综合征
	幼年型关节炎
	川崎病
	肥大细胞增多症
	Gleich 综合征(复发性血管性水肿伴嗜酸性粒细胞增多)
	疱疹样皮炎
	淋巴瘤
	白血病
	血清病样反应
遗传性疾病	全部(r):
	Cryopyrin 蛋白相关周期性综合征(CAPS,见表 63.3)

皮损持续时间超过 24h 应进行活检以排除血管炎,例如系统性红斑狼疮。荨麻疹性血管炎是由沉积在血管内皮上的抗原抗体复合物介导的Ⅲ型超敏反应,导致炎症和血管炎。它可能是由感染、药物或肿瘤引起的。荨麻疹性血管炎患者可能患有低补体血症或正常补体血症。持续时间长和严重的系统性表现例如关节炎、发热和神经系统症状,表明患儿可能患有系统性(自发性)炎症性疾病[21]。

在鉴别有发热、肢端水肿、关节痛和皮疹的幼儿时,应考虑血清病样反应(SSLR)。它代表了荨麻疹超敏反应,通常在抗原暴露后 7~21 天发生(在大多数情况下是药物,例如头孢克洛)。

合并关节痛和发热的无痒感的风团疑似为极罕见的与 cryopyrin 蛋白相关周期性综合征(cryopyrin-associated autoinflammatory syndromes,CAPS)(表 63.3)[21-22]。CAPS 的表现常发生在新生儿期或婴儿期早期。CAPS 代表一组常染色体显性遗传疾病,包括家族性寒冷性自身炎症综合征(familial cold autoinflammatory syndrome,FCAS)、Muckle-Wells 综合征(Muckle-Wells syndrome,MWS)和新生儿发作多系统炎症性疾病(neonatal onset multisystem inflammatory disease,NOMID),也被称为慢性婴儿神经皮肤关节综合征(chronic infantile neurological,cutaneous and arthritis,CINCA)[23]。

表 63.3 cryopyrin 蛋白相关周期综合征(CAPS)

疾病	临床表现
家族性寒冷性自身炎症综合征(FCAS)	在 5min~3h 内进行冷暴露后:发热、非瘙痒性烧灼性荨麻疹性皮疹(持续约 12h)、关节痛、结膜充血、中性粒细胞增多、ESR 升高和 CRP 升高
Muckle-Wells 综合征(MWS)	在出生后的最初几周开始,发热、非瘙痒性荨麻疹性皮疹、关节痛(可能会导致严重破坏性多关节病),持续 1~3 天
	不依赖于冷暴露,渐进式高频耳蜗的慢性炎症引起的感觉神经性耳聋(导致青春期完全性耳聋)
新生儿发作多系统炎症性疾病/慢性婴儿神经皮肤关节综合征(NOMID/CINCA)	在出生后的最初几周开始 CAPS 最严重的形式,全身性先天性炎症主要影响皮肤、眼睛、关节和中枢神经系统
	发热、关节痛或破坏性多关节炎,累及膝盖、脚踝、肘部、手腕;非瘙痒性皮疹,粉红色形状的红色丘疹和斑块
	中枢神经系统:头痛、呕吐、癫痫发作、认知功能受损、乳头水肿,无菌性脑膜炎,痉挛性双瘫结膜炎和葡萄膜炎

注:CRP,C 反应蛋白;ESR,红细胞沉降率。

所有与cryopyrin蛋白相关的疾病都存在共同的*CIAS1*基因缺陷，该缺陷编码了cryopyrin蛋白，这是NLRP3炎症小体的基本支架蛋白，并参与IL-1β的调节。*CIAS1*的功能获得性突变导致系统性IL-1β水平升高和炎症失调。因此，对于CAPS的治疗主要通过阿那白滞素（anakinra）、利纳西普（rilonacept）或者卡纳单抗（canakinumab）来阻断IL-1[21-22]。

临床表现 风团的大小、数量和形状相差很大，并且可以在身体的任何部位发生。有时，病变融合时会变成环形、弓形或多环形。晚上或夜间的瘙痒通常更严重。通常情况下，皮损被摩擦但未被抓破，因此表皮剥脱通常不是荨麻疹的结果[2,16]。通常，单个风团会在几个小时内消失。

表63.1列出了不同的荨麻疹亚型的典型临床特征。

急性自发性荨麻疹

急性自发性荨麻疹的定义是持续时间少于6周的自发性风团和红斑反应，通常在急诊中会看到。除了环形、圆形、多环、弓形，有时甚至是靶样皮损外，还可能出现类似瘀斑的蓝紫色充血，但会像风团一样自发地消退。环形的皮疹在年幼的儿童中更为常见，并可能伴有肢端水肿。由于与多形红斑相似，因此也被称为"多形性荨麻疹"，而其他人则使用"复杂性荨麻疹"一词。

单个发作皮疹持续时间通常不超过1~2周，并且缓解后无后遗症[24]。一般症状，例如发热、关节痛、头痛或心血管疾病可能会加重病情。舌和咽受累较不常见，但如果发生则可能导致声音嘶哑、吞咽困难和呼吸困难。

病例通常是由病毒感染诱发的，但是少数也可以由药物引起。

慢性自发性荨麻疹

慢性自发性荨麻疹的临床症状与急性自发性荨麻疹相似（图63.3），但持续时间超过6周。10%~20%的成年患者反复出现血管性水肿而无荨麻疹。儿童的数据缺乏，但是由肥大细胞介导的血管性水肿而不伴有荨麻疹的情况罕见[25]。关于儿童血管性水肿的流行病学资料很少。在唯一发表的有关荨麻疹患儿的研究中，仅风团占78.4%，仅血管性水肿占6.65%，两者均有占15%[26]。

一项前瞻性研究调查了土耳其儿童不伴荨麻疹的血管性水肿[25]。作者得出结论，儿童不伴荨麻疹的血管性水肿是一种罕见病。50%的患者无法明确病因（未评估感染）。单独使用抗组胺药即可，预后良好。

患者生活质量大大受损。造成这种情况的主要原

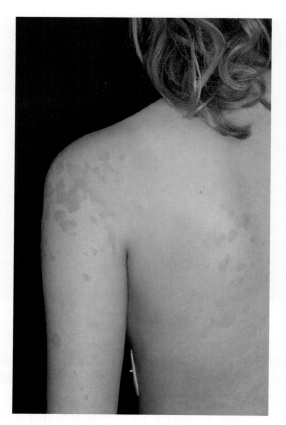

图63.3 一位患慢性自发性荨麻疹女孩每日发作的风团

因是夜间剧烈的瘙痒、睡眠障碍和恐惧血管性水肿发作。对于成人，已经开发出了适当的评估手段，例如荨麻疹活动评分（Urticaria Activity Score，UAS，每周评分：UAS7）[27]、血管性水肿活动评分（Angioedema Activity Score，AAS，每周评分：AAS7）[28]、荨麻疹控制试验（Urticaria Control Test，UCT）[29]和慢性荨麻疹生活质量问卷（Chronic Urticaria Questionnaire for Quality of Life，CUQ$_2$oL）[30-31]，到目前为止，这些问卷尚未在儿童中得到验证。

长期发作频率较低的荨麻疹，被称为偶发性荨麻疹，这种类型的荨麻疹更有可能由特定的环境因素触发[32]。

如果荨麻疹是偶发性发作且无症状间隔时间较长，则应考虑食物依赖性、运动诱发的荨麻疹/过敏反应和α-Gal综合征[32]。最近的研究已经确定了导致"特发性"过敏反应的新原因：针对碳水化合物半乳糖-α$_1$、3-半乳糖（α-Gal）的免疫球蛋白E（IgE）抗体与吃牛肉、猪肉或羊肉后3~6h发生的迟发性荨麻疹和过敏反应有关[33-34]。迄今为止，这种与α-Gal特异性IgE抗体相关的红肉过敏仅在美洲钝眼蜱常见地区的儿童中得到了描述[35]。在这些病例中，据称是因为这种蜱虫以动物为食，可能会从这些动物身上获取过敏原，这可能

会在以后人类食用动物肉时触发反应。

如果单个风团持续时间较长（超过24h），并伴有紫癜和色素沉着，则应通过组织学和免疫荧光测定法进行活检以排除血管炎。这很重要，因为系统性疾病（例如红斑狼疮）通常与皮外表现有关。

慢性自发性荨麻疹虽然在儿童中很少见，但可能与恶性疾病，各种类型的白血病，淋巴瘤（霍奇金病）或自身免疫性淋巴增生综合征有关[36]。此外，罕见的遗传综合征（表63.3）和免疫疾病（例如系统性红斑狼疮、低补体性荨麻疹性血管炎综合征）可能伴有（通常是非瘙痒性）荨麻疹样皮肤损害。其他鉴别诊断包括疥疮、节肢动物反应、自身免疫性大疱性皮肤病（例如大疱性类天疱疮）的荨麻疹阶段以及血管炎和多形红斑的早期阶段（病变固定并持续数天）。

慢性诱导性荨麻疹亚型

慢性诱导性荨麻疹[20]是由特定刺激可重复地引起荨麻疹的独特群体。诱导性荨麻疹这一统称包括物理性荨麻疹和特殊的荨麻疹亚型，例如胆碱能性荨麻疹。在慢性诱导性荨麻疹中，除迟发性压力性荨麻疹外，风团通常在2h内消失。儿童最常见的亚型是皮肤划痕症、胆碱能性荨麻疹和寒冷性荨麻疹。

划痕性荨麻疹 划痕性荨麻疹（同义词：症状性皮肤划痕症、人工性荨麻疹）在机械剪切力作用后的几分钟内形成，并伴有强烈的瘙痒（图63.4）。清晰区分划痕性荨麻疹和单纯的划痕很重要。单纯性划痕（即在很小的摩擦力下产生的没有瘙痒的风团）这种情况更为常见，无需进行检查或治疗。在成人和儿童中，皮肤划痕症是慢性诱导性荨麻疹的最常见亚型。它可能与慢性自发性荨麻疹一起出现（图63.5）[2,16]。

胆碱能性荨麻疹 胆碱能性荨麻疹在年轻人中很常见，并且可能与寒冷性荨麻疹并存。

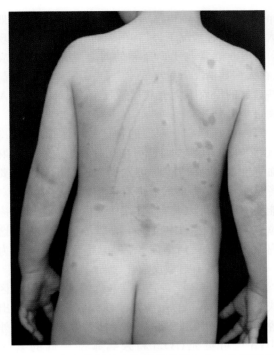

图63.5 儿童的慢性自发性荨麻疹和人工性荨麻疹

典型的风团具有针头大小（图63.6），并在几分钟到1h内消失。可能会观察到全身症状，例如恶心、头晕和头痛。需要与以食物依赖的运动诱发性荨麻疹/过敏性反应（food-dependent exercise-induced urticaria/

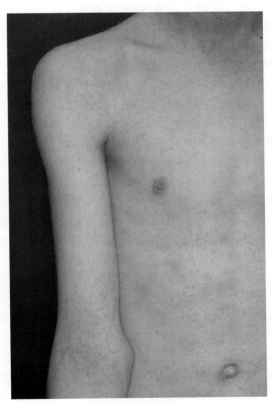

图63.6 一位青少年胆碱能性荨麻疹患者在运动后10min出现的针尖大小的风团

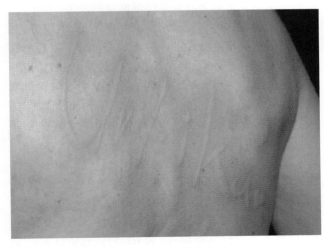

图63.4 人工性荨麻疹

anaphylaxis,FDEIA)相鉴别,FDEIA 单个风团通常如针头大小,在这种情况下,只有在运动前先进食才出现症状。FDEIA 通常与 IgE 介导的对食物的超敏反应有关,在大多数情况下是小麦[37-38]。在不运动的情况下,这些食物的摄入不会引起过敏反应,从而将 FDEIA 与食物过敏区分开。

寒冷性荨麻疹 寒冷的物体或冷水,以及寒冷的空气和寒冷的食物/饮料,可在几分钟之内引发荨麻疹和血管性水肿,在严重时可发展为过敏反应。主要受累者是年轻人,在儿童中也有严重病例报道[39-41]。胆碱能性荨麻疹可以并存。在 30 名患寒冷性荨麻疹的儿童中,平均年龄和中位数年龄都是 7 岁[39]。在这项研究中,未发现任何继发原因,但特应性疾病更为常见。1/3 的患者有过敏反应。

日光性荨麻疹 日光性荨麻疹的特征是曝光区域皮肤暴露于阳光下的几秒钟或几分钟之内,突然出现短暂的红斑、风团和皮肤瘙痒。活性光谱包括紫外线 A(UVA)、可见光(VL)和致病频率稍低的紫外线 UVB。在儿童甚至婴儿中已经报道数例[42-46]。多形性日光疹、促红细胞生成性原卟啉病和红斑狼疮是儿童患者重要的鉴别诊断。

其他慢性诱导性荨麻疹亚型,例如延迟压力性荨麻疹、热荨麻疹、水源性荨麻疹和振动性荨麻疹/血管性水肿很少出现在儿童:仅有个案迟发性压力性荨麻疹报道[47-48]和 2 例热荨麻疹病例报告[49-50]。只有少数几例水源性荨麻疹[51-53]和一例振动性荨麻疹/血管性水肿[54]在文献中可以找到。

接触性荨麻疹 接触性荨麻疹在接触到一种可能引起免疫反应(IgE 依赖性)或非免疫反应(非 IgE 依赖性)的过敏原后发生。与荨麻植物接触是非过敏性荨麻疹的最常见类型。

过敏性接触性荨麻疹的其他变应原是乳胶、食物和动物,这些主要在特应性个体中起作用(特别是在特应性皮炎中),而非过敏性接触性荨麻疹的刺激源对血管具有直接作用,刺激源成分例如秘鲁的香脂、化妆品中的苯甲酸(苯甲酸钠)和肉桂醛。喂食典型过敏原,如牛奶[55]、鸡蛋、大豆或小麦,儿童嘴唇可能会肿胀。另一例子是在患有食物过敏的特应性儿童中看到的口周红斑和肿胀。在这些情况下,接触性荨麻疹取决于 IgE 介导的食物过敏。最近,已建议对食物过敏的儿童在面颊部位用指尖蘸可疑过敏原(例如牛奶)进行检测[55]。

病因、实验室检查和组织学表现 患者病史和体格检查仍然是确定荨麻疹潜在原因的最佳工具(表 63.4)。它们是指导进一步调查的基础。在回顾和体格检查期间应仔细评估感染症状和体征,并对所有慢性荨麻疹

患儿进行适当治疗。此外,对于那些患有顽固性慢性荨麻疹的儿童,建议更彻底地寻找过敏原[38]。

表 63.4 儿童荨麻疹的常见(c)和罕见(r)原因

原因	急性自发性荨麻疹	慢性自发性荨麻疹
感染	病毒性:呼吸道(c)、腺病毒和肠病毒(c)、乙型肝炎病毒(r)、传染性单核细胞增多症(r)、流感(r)	细菌:链球菌(c),葡萄球菌(r),幽门螺杆菌(c),小肠结肠炎耶尔森氏菌(r) 寄生虫:在流行地区(r)
药物	非甾体抗炎药(如阿司匹林、布洛芬)(c) β-内酰胺类抗生素(r)	NSAID(例如阿司匹林、布洛芬),如果定期服用(r)
食物	牛奶(婴儿 c) 鸡蛋(婴儿 c) 花生等坚果 鱼类等海鲜 进口水果 食品添加剂(罕见)	阵发性荨麻疹 Alpha-Gal(红肉,明胶)(r) Omega-5 麦醇溶蛋白(WDEIA)(r)
膜翅目昆虫毒液	蜜蜂蜂毒 黄蜂蜂毒	—

注:NSAID,非甾体抗炎药;WDEIA,小麦依赖性运动引起的过敏反应。

急性自发性荨麻疹

急性荨麻疹最常见的类型是急性非过敏性荨麻疹,其中大多数病例与急性上呼吸道(绝大多数病例)、胃肠道或泌尿生殖道感染有关[24,56]。在特应性患者中,特别是在特应性皮炎的幼儿中,可以发现由 IgE 介导的过敏(例如食物过敏原)引起的急性过敏性荨麻疹,但仅占 5%[56]。年幼儿童涉及的食物包括鸡蛋、牛奶、大豆、花生和小麦,而年长儿童涉及的食物包括坚果、鱼和海鲜。西替利嗪预防性治疗 12~24 个月的特应性皮炎患儿可显著减少急性荨麻疹的发生[57-58]。

真正的药物过敏引起儿童荨麻疹罕见,但应考虑。在对使用抗生素后出现皮疹的儿童进行的一项前瞻性研究中,大多数皮疹不是青霉素过敏的结果,而是由开具抗生素治疗的感染触发的。作者通过阴性口服激发试验排除了抗生素过敏[59]。这些数据被 Seitz 等[60]证实。通过药物过敏试验,排除了 43 名儿童和青少年药物过敏者中的 40 名。

急性荨麻疹的诊断是基于仔细询问病史来确定潜在的触发因素(询问特应性疾病、已知的过敏、药物摄入、感染症状)和体格检查(血压、脉搏、肺听诊)。如果病史无法确定原因,则由于急性自发性荨麻疹的自限性,因此无需进行其他检查(表 63.5)。过敏试验应始终遵循以病史为先导原则,以免产生假阳性结果。

表 63.5　荨麻疹分类和鉴别的推荐诊断程序

	血细胞计数	ESR或CRP	查找感染a	甲状腺功能检测/甲状腺抗体	特殊诊断测试	C4	皮肤镜	sIgE	标准化物理测试/激发
急性自发性荨麻疹	−	−	−	−		−	−	+	−
慢性自发性荨麻疹	+	+	+	+	自体血清皮肤试验(专科医生)	−	−	−	−
无风团的血管性水肿	+	+	+	+	C1-INH 活化	+	−	−	−
阵发性荨麻疹	−	−	−	−		−	−	+b	−
慢性诱导性荨麻疹	−	−	?	−		−	−	−	+
冷荨麻疹	−	−	? 单核细胞增生症,包柔螺旋体病	−	冷球蛋白	−	−	−	+
胆碱能性荨麻疹	−	−	?	−		−	−	−	+
接触性荨麻疹	−	−	−	−		−	−	+	+
荨麻疹性血管炎	+	+	+	−	ANA,ENA	+	+	−	−
CAPS	+	+	−	−	突变检测 CIAS1	−	−	−	−

注: a 考虑链球菌/葡萄球菌(咽拭子,抗链球菌溶血素,抗 DNase B,ENT/牙科检查),幽门螺杆菌(单克隆粪便抗原测试或13C-尿素呼气测试或组织病理学),耶尔森氏小肠结肠炎(血清 IgA、IgG、免疫印迹)。

b 考虑食物过敏、α-Gal 综合征、omega-5 麦醇溶蛋白(WDEIA)。

ANA,抗核抗体;C4,补体 4;C1-INH,C1-酯酶抑制剂;CAPS,与冷蛋白相关的自身炎症综合征;CRP,C 反应蛋白;ENA,可提取核抗原抗体;ESR,红细胞沉降率;sIgE,特异性免疫球蛋白 E。

慢性自发性荨麻疹

慢性自发性荨麻疹的诊断基于全面的病史询问,考虑潜在的触发因素,进行体格检查,包括皮肤划痕试验、实验室检查以及(如果需要)其他特殊方法。患者日记对了解疾病的波动强度非常有帮助。

应尽一切努力在每位患者中找到潜在的病因,因为识别和消除因果关系是最佳的治疗方法。由外源性过敏原引起的 IgE 介导的超敏反应通常很少是引起慢性自发性荨麻疹的原因,并且患者没有更高的特应性疾病发生率。与急性自发性荨麻疹相反,真正的食物过敏是少见的[61]。因此,不建议对吸入和食物过敏原进行常规的皮肤点刺试验(表 63.5)。可能的机制包括自身免疫机制[12]和持续性感染(病毒、细菌、真菌、寄生虫)[62-64]。在儿童和青少年中,经常发现持续感染链球菌,但幽门螺杆菌感染也可能是相关的。在一项前瞻性随机研究中,Akelma 等人纳入了所有在过敏门诊就诊的慢性荨麻疹儿童和成年患者[65]。根除幽门螺杆菌后,荨麻疹症状在 18 名成人中的 15

名(83.3%)和 10 名儿童中的 10 名(100%)得到缓解(P=0.172)。作者建议,病因不明的慢性荨麻疹患者即使没有胃肠道症状,也应常规筛查是否患有幽门螺杆菌,并且幽门螺杆菌阳性的患者应根除治疗。在对涉及 965 名慢性荨麻疹患者和 325 名对照的 16 项研究的荟萃分析中,慢性荨麻疹患者的幽门螺杆菌患病率高于对照组[65-66]。在慢性自发性荨麻疹的慢性难治性病例中也应考虑寄生虫感染。在慢性荨麻疹患儿中,最常见的寄生虫是蛔虫(Ascaris lumbricoides)(三项研究中有 15 名患者)和贾第鞭毛虫(两项研究中有 32 名患者)[67]。

在儿童和年轻人中,EB 病毒和巨细胞病毒的血清学检查也应该包括在诊断工作中[62-64]。

慢性自发性荨麻疹与各种自身免疫性疾病,尤其是自身免疫性甲状腺疾病以及腹腔疾病的较高发病率有关。约有 15% 的患有慢性自发性荨麻疹的土耳其儿童具有自身免疫性甲状腺问题,而没有荨麻疹病史的儿童只有 1.6% 具有甲状腺问题[68]。在 5% 的慢性荨麻疹儿童和 0.67% 的对照儿童中发现了乳糜泻[69]。

与成人一样,有证据表明,约有 1/3 的儿童存在针对高亲和力 IgE 受体 α 亚基的肥大细胞刺激性 IgG 抗体,该抗体引起自身免疫发病机制,而针对 IgE 本身的情况则很少[70]。特征性指标是由专家进行的自体血清皮肤测试(autologous serum skin test, ASST)阳性,尽管临床相关性尚不清楚,因为专家指出荨麻疹消退后 ASST 仍可呈阳性。当前的数据不支持 ASST 的常规使用,因为迄今为止尚未证明它可以增强对潜在病因的识别,也不能用于预测荨麻疹的预后或最佳治疗策略[38]。目前,尚无直接检测这些自身抗体的商业渠道。

假性过敏机制和其他潜在诱因,例如内科疾病和恶性肿瘤,是儿童的偶发原因。摄入阿司匹林和非甾体抗炎药(nonsteroidal anti-inflammatory drugs, NSAID)可能会加剧症状,并通过非 IgE 介导的非过敏性机制引起病情加重。与食品添加剂的临床相关性虽然通常被怀疑是罕见的触发因素,但应通过监督回避饮食至少 3 周(最好是在营养师的指导下)进行确认,然后进行口服激发试验(适用于特定患者和疑似食物/添加剂)[38,71]。

表 63.5 概述了慢性自发性荨麻疹的可靠诊断程序。在严重和少见病例情况下应寻求专家意见,以排除罕见的鉴别诊断。

慢性诱导性荨麻疹

尽管在临床上很有特点,但大多数可诱导性荨麻疹亚型的致病机制尚未阐明。慢性诱导性荨麻疹经完善的病史、临床检测和使用标准流程的物理激发试验来诊断[20,72]。这些测试并非没有风险。感染作为诱导性荨麻疹亚型的病因是有可能的,但一直存在争议。在自身反应性(即 ASST 阳性)个体中,针对 IgE 受体/IgE 或甲状腺的自身抗体尚未得到一致描述。

皮肤划痕性荨麻疹　摩擦和触摸皮肤以及穿衣服都会导致局部瘙痒性风团,然后将导致搔抓(恶性循环)[2,16]。用笔在皮肤上刮擦约 10cm 长,会在接触区域之外产生线性风团。更加标准化的是使用皮肤测量仪(弹簧触笔)。详尽的病史记录可指导进一步的研究,以排除感染或药物作为致病因素。

胆碱能性荨麻疹　胆碱能性荨麻疹是由体温的小幅升高引起的。体温升高可能是体育锻炼、被动保暖(热水澡)或情绪紧张的结果。出于诊断目的,通常通过踏车运动或原地跑步 5~15min 来激发胆碱能性荨麻疹。激发前,应禁食水 6h 以上,以排除对食物的依赖[例如,小麦依赖性运动引起的过敏反应(wheat-dependent exercise-induced anaphylaxis, WDEIA)]。

寒冷性荨麻疹　在局部外露的皮肤冷暴露后,会立即发生反应(很少延迟),但在降低体温后也可能广泛发生反应。梅毒、疏螺旋体病、肝炎、传染性单核细胞增多症和 HIV 感染等传染性疾病可诱发寒冷性荨麻疹,但未被认知的细菌感染也有报道。可以通过使用装满冰的金属圆筒或冰块和/或冷水 1~10min 来进行冷激发。理想情况下,阈值温度是确定的。TempTest(图 63.7a 和图 63.7b)是基于低压 Peltier 热电元件的一种特殊仪器,可以很容易地进行标准激发临界温度和临界时间的测量[73-74]。根据历史记录,也可以使用冷风机激发风团。

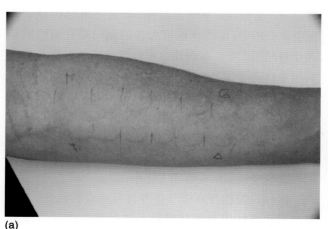

(a)

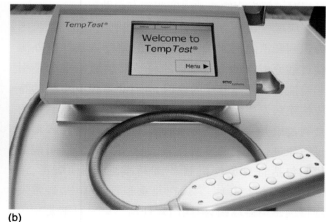

(b)

图 63.7　(a)使用 TempTest 在 4~26℃ 下行激发试验阳性结果。(b)TempTest,用于从 4℃ 到 26℃ 的标准化冷激发实验

寒冷性荨麻疹可以继发于例如冷球蛋白血症,约有 4% 的成人寒冷性荨麻疹患者存在这种情况[75-76]。Alangari 等[39] 在 30 名儿童中未发现任何冷球蛋白血症病例。尽管如此,作者还是建议考虑评估该实验室检查。

热源性荨麻疹　局部性荨麻疹即使在成人中也是罕见的,主要累及年轻女性。它由与温暖的物体(从 38~50℃ 的温度)如空气或水直接接触而形成[77]。平均阈值温度为 44℃[77]。在大约 1/2 的病例中,荨麻疹伴有全身症状,如虚弱、喘息、头痛、潮红、恶心、呕吐、腹泻、心动过速,甚至呼吸困难或晕厥[77]。热源性荨麻疹的诊断检查必须包括热激发实验,例如温度实验 TempTest(图 63.7b)[73]。风团发生迅速,并且通常较小且短暂。已有儿童病例报道[49-50]。

日光性荨麻疹　日光性荨麻疹很少见,在暴露于波长范围为 280~760nm 的光线下几分钟内会出现瘙痒性风团。尽管日光性荨麻疹尚未明确确切的发病机制,据推测可能是由 IgE 介导的且色基依赖的[78]。

本病主要累及中年女性,但已有儿童和婴儿发病的个案报道[42-45]。应明确区分日光性荨麻疹和更常见的多形性日光疹。

用不同波长(UVA、UVB、可见光、红外光)进行光测试确定最小的引起荨麻疹剂量。可见光是常见的触发因素。

迟发性压力性荨麻疹　标准化压力测试包括在不同区域(背部腹侧和背侧大腿)施加 $0.5\sim1.5 kg/cm^2$ 的重量 10min。至少应在 30min、3h、6h 和 24h 后评估测试区域。仅在数小时后出现明显的隆起风团才表示延迟压力性荨麻疹。持续存在超过 24h 的风团须进行活检以排除血管炎。

振动性荨麻疹(血管性水肿)　极少数情况下,强烈的振动力(例如气锤、振动机)会导致伴或不伴有血管性水肿的振动性荨麻疹。曾有过一名 16 岁男孩振动性血管性水肿的病例报道[54]。

水源性荨麻疹　水源性荨麻疹是一种非常罕见的现象,不仅在成人中,而且在儿童中也会发生[51-53]。与任何温度的水接触,都会从角质层中释放出水溶性变应原,该变应原扩散到真皮中,并在接触区域形成风团。进行激发试验时,应接触接近人体温度(37℃)的温水 30min。

接触性荨麻疹　接触性荨麻疹的特征是在物质通过皮肤或黏膜渗透的部位立即出现风团和瘙痒。在免疫性荨麻疹中,反应可能扩散到接触部位之外,并发展为全身性荨麻疹/过敏反应。如果怀疑是由 IgE 介导

的反应,可进行皮肤点刺试验和特定的 IgE 数值检测。其他常用的测试是以 20 min、40 min 和 60 min 为间隔的开放式应用测试或以相似的读数进行 15min 的室内测试。

治疗、预防和预后　目标是最大程度地提高生活质量、工作或上学的能力,并最大程度地减少与药物有关的副作用,例如镇静[79]。

最近的指南是由 EAACI/GA(2)LEN/EDF/WAO[1] 联合工作组[80] 和 BSACI[81] 制订的慢性荨麻疹的逐级治疗方案(表 63.6)。尽管 EAACI/GA(2)LEN/EDF/WAO 指南[1] 适用于儿童,可根据体重调整,但该建议较弱,因为该建议主要是基于推断的证据。随机对照试验的证据很少,尤其是在低龄儿童中[82]。

表 63.6　儿童慢性荨麻疹推荐治疗

第一步	每日给予标准剂量的第二代抗 H_1 组胺药;充分治疗已确定的诱发因素,比如三联疗法治疗幽门螺杆菌、抗生素治疗链球菌感染、牙齿修复
	避免过热,不要穿紧身衣物,不要服用阿司匹林/NSAID(酒精)
	向患者以及家长或者法定监护人阐述该疾病为良性疾病,但是治疗困难
	局部可选择外用药物(2% 薄荷醇或者 2% 聚乙二醇单十二醚的水性乳膏或洗剂)
第二步	每日增加(另一种)第二代抗 H_1 组胺药物剂量(体重调整剂量,最高 4 倍剂量,超说明书用药)
第三步	每月增加皮下注射 300mg 奥马珠单抗
第四步	增加(在第二步基础上)环孢素 $3mg/(kg\cdot d)$(超说明书用药)或考虑增加(在第二步基础上)孟特鲁司特 5~10mg/d(超说明书用药;现行指南中不再推荐)

注:NSAID,非甾体抗炎药。

所有荨麻疹亚型对症治疗的主要手段是第二代 H_1 抗组胺药[79]。如果可能的话,应避免使用较老的 H_1 抗组胺药,因为它们会导致抗胆碱能的不良反应、认知障碍和睡眠模式紊乱[83-84]。但是,如果需要静脉注射 H_1 抗组胺药,则仅能使用第一代 H_1 抗组胺药。

研究最全面的可用于儿童的第二代 H_1 抗组胺药是西替利嗪及其活性对映异构体左西替利嗪[38]。被批准用于儿科的其他第二代口服 H_1 抗组胺药(但并非总是用于荨麻疹)按英文字母顺序排列为:氮卓斯汀、比拉斯汀、地氯雷他定、依巴斯汀、非索非那定、氯雷他定、咪唑斯汀和卢帕他定[38]。

第十一篇

急性自发性荨麻疹

急性荨麻疹的大多数病例是短暂且不复杂的，对 H_1 抗组胺药治疗有效。区分荨麻疹的急性发作与初期过敏性休克至关重要。如果出现呼吸窘迫（喘息、喘鸣）、低血压和全身严重荨麻疹，建议进行医疗监督（住院治疗）。病因治疗包括：停止摄入可疑药物、去除昆虫毒刺、在适当的情况下对细菌感染使用抗生素。对症治疗包括第二代 H_1 抗组胺药，每日服用量最高达 4 倍（NB，当增加剂量时要考虑潜在的副作用）。如需要，可局部使用止痒和凉爽洗剂治疗。在严重病例（伴有严重的血管性水肿）中，可能需要额外给予糖皮质激素（口服或静脉注射）和 H_1 抗组胺药（静脉注射）治疗，必要时可重复使用。在更重的病例中，必须治疗过敏性休克，包括适当使用肾上腺素。大多数病例在静脉注射 H_1 抗组胺药和糖皮质激素后明显好转，但症状可在数小时后复发。大多数患者的症状持续时间不超过 2 周。因此，门诊患者应服用 1～2 周足量第二代 H_1 抗组胺药（最高可 4 倍剂量），并为症状严重的患者提供急救药物（如口服糖皮质激素）。目前无确定的预后因素来判定儿童是否会进展为慢性自发性荨麻疹。充分治疗急性自发性荨麻疹可抑制慢性自发性荨麻疹的进展。研究表明，20%～30% 的儿童急性荨麻疹会进展为慢性荨麻疹，这些几乎均与急性感染相关[85-86]。

慢性自发性荨麻疹

在儿童中，虽然数据相当有限，但是慢性自发性荨麻疹预后良好[87]。1/2 慢性荨麻疹患儿在 5 年内症状可完全消失[88]。

据现行国际荨麻疹指南，各种荨麻疹亚型的治疗目的应是达到完全控制症状。治疗的相关结局指标包括瘙痒、风团大小、风团数量和频率和/或血管性水肿、意识丧失、全面的医生和患者评估和疾病的永久缓解。目前已建立治疗控制评估体系，如使用诸如荨麻疹活动评分（Urticaria Activity Score，USA，每周评分：USA7）[27]、血管性水肿活动评分（Angioedema Activity Score，AAS，每周评分：AAS7）[28]，荨麻疹控制试验（Urticaria Control Test，UCT）[29] 和慢性荨麻疹生活质量问卷（Chronic Urticaria Questionnaire for Quality of Life，CUQ₂oL）[30-31]，但这些目前尚未在儿童中得到验证。

应避免非特异性触发因素，如摄入阿司匹林/其他非甾体抗炎药、含酒精的产品和过热。针对确定的、潜在持续性细菌和寄生虫感染，进行特异性、充分的治疗可使病情完全缓解。

在对食品添加剂有挑战性、非过敏性高敏反应的偶发病例中，避免 3～6 个月的饮食可能会有帮助。

药物治疗仍然主要是对症治疗。长效的第二代 H_1 抗组胺药物是对症治疗的主要药物，根据循证医学标准可以给予最高级别的推荐。与第一代药物相比，这些药物具有更持久的效力，并且明显不会出现第一代药物中的镇静后遗症。特别是需要增加剂量时，第二代 H_1 抗组胺药仍然是首选。

为了给慢性自发性荨麻疹服用足够剂量的药物，通常会超过批准剂量。现有国际指南推荐，在考虑到潜在副作用的同时，可将剂量增加到正常剂量的 4 倍。但是，即使在成人中，也没有 4 倍剂量的随机对照试验研究[89]。一项亚洲前瞻性研究[89]采用了一种逐步加量的方法，在 98 名中位年龄为 4.6 岁（0.5～15.6 岁）的儿童初次就诊时，给予体重调整后的抗组胺药剂量，最高为 4 倍剂量。在此项研究中，68% 为中国人，其中男性占 54%，25% 为血管性水肿，并没有医生诊断为食物过敏。98 名患儿中有 95 名可达到完全缓解。大多数患儿服用西替利嗪，少数服用左西替利嗪、非索非那定或地氯雷他定。50% 患者在第一步（单次剂量）即可控制症状，35.7% 患者需加倍剂量，6.1% 患者增加到 3 倍剂量，5.3% 患者增加到 4 倍剂量，分别为第二步控制、第三步控制以及第四步控制。症状控制的中位时间在 2 周。年龄超过 2 岁与达到症状控制的时间更长有关。土耳其的一项研究（>10 岁患者）[88] 以及美国的一项研究（>6 岁患者）[90] 表明，年龄越大，慢性自发性荨麻疹预后越差，症状消退的时间需要更久。从慢性自发性荨麻疹的慢性化、日常生活障碍和职业残疾的角度来看，对慢性自发性荨麻疹所涉及的心理因素进行治疗也是合理的。

每天服用 H_1 抗组胺药物可以更好地达到治疗效果，而不仅仅在患者出现症状时使用。此外，由于个体反应差异，可考虑用一种 H_1 抗组胺药物替代另一种。

一般来说，H_1 抗组胺药物是安全的。潜在的副作用包括但不限于：动作障碍、镇静、与 CYP450 酶相互作用、肝脏和心脏的副作用以及肾毒性，个体选择时都需考虑上述副作用。在怀孕期间，标准剂量的氯雷他定和西替利嗪被认为是安全的。

然而，标准剂量的第二代 H_1 抗组胺药，很少能完全缓解症状。如果症状在第二步没有得到控制，剂量会增加到原来的 4 倍，同时要考虑潜在的副作用（再次强调，这是超说明书用药）。如果这些症状持续存在，在第三步中推荐添加奥马珠单抗（单克隆抗 IgE 抗体)、环孢素(一种免疫抑制剂)或孟鲁司特(白三烯受体拮抗剂)[1]。

奥马珠单抗是一种重组人源化抗免疫球蛋白 E 抗体,它结合在 IgE 重链的 Cε3 结构域上,阻止其结合在高亲和力受体 FcεRI 上。其在哮喘领域广泛研究。基于来自随机、安慰剂对照临床试验的部分数据(包括 1 000 多名 12~75 岁的慢性自发性荨麻疹患者),奥马珠单抗于 2014 年 3 月获得美国食品药品监督管理局和欧洲药品管理局的批准,2014 年 8 月获得加拿大卫生部的批准。在儿科应用上,这些实验中只有 3%~6% 的参与者是 12~17 岁[91]。奥马珠单抗用于成人和 12 岁及 12 岁以上对 H_1 抗组胺药物治疗抵抗的慢性自发性荨麻疹患者,每月皮下注射 300mg。

奥马珠单抗在荨麻疹中的确切作用机制尚未阐明,似乎与其在过敏性哮喘中有所不同[92]。治疗荨麻疹时,疗效不依赖于血清 IgE 水平,可能基于肥大细胞/嗜碱性粒细胞的失活。在体外和体内研究中,奥马珠单抗可与 IgE 构建小分子复合物。

对于多数患者,奥马珠单抗在第一次注射后 1~2 周会起效。尽管如此,仍为对症治疗,停药后症状大约在 4 周内复发。34%~44% 此类患者的症状得到了完全控制,安慰剂对照组为 5%~9%。与已知严重过敏性哮喘中的风险相比,临床试验还没有显示其他安全风险。

关于奥马珠单抗在儿童慢性自发性荨麻疹中的应用,文献报道较少[91]。到目前为止,还没有 12 岁以下慢性自发性荨麻疹患儿使用奥马珠单抗的随机对照研究。但是有些病例报告显示了 12 岁以下患儿使用该药物治疗的安全性和有效性。已报道了 4 例奥马珠单抗治疗儿童慢性自发性荨麻疹的病例(1 例有额外的迟发性压力性荨麻疹),年龄分别为 4 岁、5 岁、10 岁和 16 岁,每月分别给予 150mg 或 300mg[93]。

此外,一名 11 岁男孩对环孢素(高达 4.6mg/kg)治疗抵抗,首次注射奥马珠单抗 300mg 后症状的完全缓解[94]。

在成人中,短期研究证实了环孢素治疗有良好疗效(2.5~5mg/kg)。根据国际治疗指南流程,这种治疗代表了第三步的另一种超说明书用药的替代治疗。但是临床效果往往在开始治疗至少 4~6 周后才会出现,并且必须考虑潜在的严重副作用(如肾功能和肝功能紊乱、高血压、免疫抑制和癌症风险增加)。在慢性荨麻疹患儿中,有单独使用环孢素的案例报道[95],包括一组 7 名患儿(9~16 岁)的病例报道,使用环孢素

3mg/(kg·d)后 1~8 周内荨麻疹完全缓解[96],以及一组 16 名抗组胺药耐药儿童(平均年龄 12 岁)的病例报道,其中所有患者 2 天~3 个月内(中位数为 7 天)荨麻疹完全缓解。5 例患者在治疗 1 周~15 个月(中位数为 6 个月)后复发,但重复使用环孢素有效。此项研究中没有发现副作用[90]。

白三烯受体拮抗剂(孟鲁司特)是另一种选择,尽管药效数据稀少且矛盾。孟鲁司特被批准用于儿科,但很少有研究评估,在抗组胺药物治疗儿童荨麻疹时添加孟鲁司特系统性疗法的有效性[97]。在单个病例中,也许值得一试。

系统性糖皮质激素治疗包括在国际指南治疗每一步,但仅限于急性加重期和短期治疗(最多 10 天,初始推荐剂量 0.5~1mg/kg 泼尼松龙当量)。

慢性诱导性荨麻疹

慢性诱导性荨麻疹是一种慢性持久性疾病,预后比慢性自发性荨麻疹差。在一项儿童的大规模调查中,慢性诱导性荨麻疹的平均持续时间为 47 个月。5 年后,只有 38% 的患者症状消失[6]。

30 例儿童寒冷性荨麻疹平均持续时间为 4.1 年[39]。热源性荨麻疹总病程大约 2 年。

即使在成人,目前有关慢性诱导性荨麻疹的治疗几乎没有循证医学数据。因此,实际上诱导性荨麻疹亚型的治疗方法与慢性自发性荨麻疹相似:使用合理剂量的第二代 H_1 抗组胺药物(高限为 4 倍正常剂量)。在多数病例中,很难通过持续强化训练(例如每天反复暴露在可引起身体刺激的环境)来诱导耐受,这在日常生活中很难坚持。当诱导症状可预见时,仍推荐使用抗组胺药预处理,尽管抗组胺药在预防全身反应中的效果尚不清楚。对于抗组胺药抵抗的病例,进一步的选择包括奥马珠单抗、环孢素和孟鲁司特。虽然在有些病例报告、系列病例和观察性研究中已经证明了疗效,但是这些药物目前还没有被批准使用于慢性诱导性荨麻疹。有趣的是,最近的一项多中心前瞻性研究中,对 10 名日光性荨麻疹成年患者每 4 周使用 300mg 奥马珠单抗治疗未能证明其疗效[98]。

在此时,奥马珠单抗仍然是最有希望和使用越来越多的药物,超说明书使用在儿童难治性病例中应用越来越多,并且已经取得了成功。两例日光性荨麻疹患者在首次皮下注射奥马珠单抗后 1 天~1 周内完全缓解:其中一例 6 岁的女孩接受 300mg 奥马珠单抗,每月两次治疗[42];另一例 16 岁的女孩接受 375mg 奥马珠单抗,每月两次治疗[46]。在一例寒冷性荨麻疹患儿

（一名 2 岁男童,每月 75mg）[99] 和一例迟发性压力性荨麻疹合并慢性自发性荨麻疹患儿中,也有疗效记录[93]。然而,在有过敏症状和/或严重血管水肿的情况下,特别是患有寒冷性荨麻疹的儿童[39],应当开具自用急救药物包括口服糖皮质激素和肾上腺素自动注射器,以备紧急时使用。

（王建才　顾菲 译,李泓馨　蒋丽潇

王誉涵　高莹 校）

参考文献

见章末二维码

063章 参考文献

第 64 章　环状红斑

Kimberly A. Horii

摘要

环状红斑是一组以其形态特征命名的皮疹。这组皮肤病呈环形、弓形、漩涡形、多环形或匐行性，可向周围扩展或保持固定。在文献中，环状红斑曾被称为回状红斑、花纹状红斑或反应性红斑。有些环状红斑被认为与潜在性疾病相关，表明其可能代表超敏反应。环状红斑间的鉴别比较困难，因为在各个亚型之间存在相当多的临床和组织学重叠。形态学表现、患者年龄、皮疹持续时间和相关症状的细微差别可能有助于作出诊断。

要点

- 多数环状红斑是移行的，红斑为环形或者弓形皮损。
- 离心性环状红斑被认为是一种对潜在因素的超敏反应，表现为缓慢移行的弓形或环形红斑、斑块，伴有鳞屑或质韧边缘。
- 匐行性回状红斑，是一种副肿瘤性皮疹，未曾见于儿童报道。
- 边缘性红斑是急性风湿热主要的诊断标准之一，常伴有其他系统性症状。边缘性红斑的环形和弓形红斑、可迅速移行，不伴鳞屑。
- 90% 莱姆病的患儿首发症状为游走性红斑。
- 婴儿环状红斑的皮肤表现为无症状、缓慢扩大的环形及弓形红色丘疹和斑块，不伴鳞屑。

引言

环状红斑是一组以其形态特征命名的皮疹。这组皮肤病呈环形、弓形、漩涡形、多环形或匐行性，可向周围扩展或保持固定。在文献中，环状红斑曾被称为回状红斑、花纹状红斑或反应性红斑。有些环状红斑被认为与潜在性疾病相关，表明其可能代表超敏反应。环状红斑间的鉴别比较困难，因为在各个亚型之间存在相当多的临床和组织学重叠（图 64.1）。形态学表现、患者年龄、皮疹持续时间和相关症状的细微差别可能有助于作出诊断（表 64.1）。

匐行性回状红斑是本章所涵盖内容中唯一未有儿童相关报道的环状红斑。游走性红斑是在本章节中儿童最常见的环状红斑。

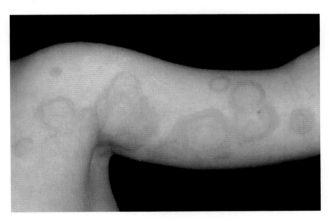

图 64.1　未知原因引起的广泛分布的环状红斑。资料来源：Courtesy of Professor J. Harper.

表 64.1　环状红斑

	发病年龄	形态	分布	皮损大小	持续时间	相关症状以及体征
离心性环状红斑	婴儿到成人	缓慢移行（2~3mm/d）环形红斑或弓形斑块 边缘鳞屑，或浸润性边界	四肢近端、躯干	可达 10cm	数周到数年	不同程度瘙痒
匐行性回状红斑	仅见于成人	快速移行（1cm/d）同心圆状红斑，边缘伴鳞屑，呈木纹样外观	广泛	大，可累及整个肢体	直到潜在性的恶性肿瘤得到治疗	瘙痒

第十一篇

续表

	发病年龄	形态	分布	皮损大小	持续时间	相关症状以及体征
边缘性红斑	儿童（5～15岁）和成人	快速移行（10mm/12h）迅速消退的环形、弓形红色斑块,无鳞屑	四肢近端和躯干	多变（大小不等）	数小时到数日	发热,可能有心肌炎或关节炎
游走性红斑	儿童和成人	蜱咬伤部位有红色丘疹,周围有红色斑块快速扩大	成人:四肢和躯干儿童:四肢、躯干、头、颈	5~50cm	数周	不同程度瘙痒,可能有发热、关节炎
婴儿环状红斑	新生儿和婴儿	缓慢移行环形或弓形斑块可触及边界无鳞屑	多变	多变	个别皮疹持续数日,皮疹暴发时会持续数月	无

离心性环状红斑

历史　1916年Darier首先使用了离心性环状红斑这个概念[1-2]。一般认为皮疹为反应性的、移行的环状红斑,常发生于成人。但是目前有新生儿、儿童、家庭成员的病例报告[3-7]。一些作者根据临床、组织学上的不同,将离心性环状红斑分为两种:浅表型、深在型[8-9]。有些作者认为离心性环状红斑代表的是一种临床反应模式,不是一个特定的疾病[10]。

流行病学和发病机制　多数作者认为离心性环状红斑是对某个潜在致敏原的皮肤超敏反应,特别是浅表型[2]。然而,遗憾的是,这种发病原因尚未得到证实[11]。离心性环状红斑与一些感染相关,如EB病毒、带状疱疹、传染性软疣、念珠菌病、皮肤癣菌病、蛔虫病及肺结核[1,5,7,12-18]。与离心性环状红斑相关的药物有依替唑仑、吡罗昔康、阿米替林、硫酸羟氯喹、氢氯噻嗪、西咪替丁、聚乙二醇化干扰素、利巴韦林、尤特克单抗、利妥昔单抗[1,19-27]。其他相关疾病包括结节病、肝病、甲状腺病及嗜酸细胞增多综合征[28-31]。

恶性肿瘤如霍奇金淋巴瘤和非霍奇金淋巴瘤、多发性骨髓瘤、白血病、前列腺癌、鼻咽癌和鳞状细胞癌与离心性环状红斑相关很少见[1,32-36]。有趣的是,曾有报道称亦与蓝奶酪中的青霉素成分过敏相关[37]。

临床特征和鉴别诊断　离心性环状红斑起始为红色丘疹,缓慢移行(2~3mm/d),皮疹离心性扩大为弓形、多环形的皮疹,中央不受累[2,38](图64.2)。皮疹直径可达10cm,多发生在躯干、四肢近端[2]。浅表型皮损表现为边缘瘙痒,伴鳞屑,水疱少见[2,8,32]。深在型皮损无鳞屑及瘙痒,表现为边缘坚实硬化[2,8,32]。单个皮疹在数日或者数周内消退,同时新发皮疹不断出现[11,32]。

离心性环状红斑可持续数周至数年,直至最终自

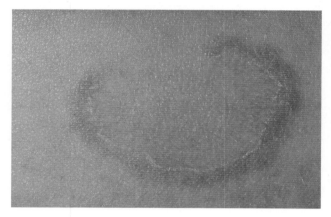

图64.2　边缘内侧具有细小鳞屑、可触及边界的、进展的离心性环状红斑。资料来源:Courtesy of Professor J. Harper.

然消退[11,32]。每年均有成人复发性离心性环状红斑的报道[39]。临床病程可能与相关的潜在疾病相平行[2]。

浅表型离心性环状红斑的鉴别诊断包括体癣、亚急性皮肤红斑狼疮、新生儿红斑狼疮、玫瑰糠疹、匐行性回状红斑、药疹、银屑病[1,38,40]。深在型离心性环状红斑的鉴别诊断包括游走性红斑、边缘性红斑、荨麻疹、环状肉芽肿、多形红斑、结节病、界线型和瘤型麻风及婴儿环状红斑[1,38,40]。

实验室检查和组织学表现　本病无特异性实验室检查特征。如果实验室检查异常,可能提示相关的潜在性疾病[2]。

组织学上根据血管周围炎症浸润的分布将离心性环状红斑分为浅表型和深在型[1,9,41]。浅表型病理表现为局灶性海绵水肿、角化不全、淋巴细胞沿浅层血管丛周围浸润[9,41]。深在型的表皮改变不明显,浅层以及深层血管周围具有致密的袖套样淋巴细胞浸润[9,41]。

治疗　抗组胺药或局部糖皮质激素治疗可能会减轻症

状,但治疗不会影响疾病的慢性和复发性[1,32]。有病例报告外用钙泊三醇以及他克莫司对离心性环状红斑有效[42-43]。治疗潜在的相关性疾病可使皮疹消退[2]。

参考文献 64.1

见章末二维码

匐行性回状红斑

历史　1952 年,Gammel 在一位乳腺癌妇女身上首次描述了匐行性回状红斑[1-3]。它被认为是副肿瘤性皮损,可能发生在潜在的恶性肿瘤之前、之后或与肿瘤同时发生[2-3]。最常见相关肿瘤为肺癌、乳腺癌、食管癌和泌尿生殖系肿瘤[1,4]。也有报告与内部恶性肿瘤无关[2]。据我们所知,目前未见匐行性回状红斑在儿童的报道。

流行病学和发病机制　本病病因依然不明。一些作者认为,这是一种对潜在性肿瘤抗原的超敏反应[1,4-5]。

临床特征和鉴别诊断　匐行性回状红斑的外观比较特殊。皮疹为快速移行(将近 1cm/d)的似木纹样[5-6]的同心圆状红斑。移行速度比离心性环状红斑要快。边缘性鳞屑沿着扩大的匐行性皮疹边缘分布[5-6]。病变通常环绕四肢和躯干,不累及面部、手和足[1,5]。皮损通常伴有明显的瘙痒[1,5-6]。

匐行性回状红斑常与相关恶性肿瘤的临床病程相平行[6]。皮损常在潜在疾病消除后消退[6-7]。

匐行性回状红斑需要与离心性环状红斑、游走性红斑、边缘性红斑、亚急性皮肤红斑狼疮、体癣、银屑病、玫瑰糠疹相鉴别[1,3]。此外,Landau 等描述了一个有明确的变异性红斑角化病的家系,他们在出生后的第一年出现了类似于匐行性回状红斑的皮损[8]。

实验室检查和组织学表现　实验室检查无特殊。异常的实验室检查通常反映相关潜在的恶性肿瘤。皮肤活检无特异性,表现为轻度海绵水肿伴轻-中度棘层肥厚和局灶性角化不全[9]。真皮浅层血管周围淋巴细胞、组织细胞和数量不定的嗜酸性粒细胞沿血管周围浸润[6,9]。

治疗　皮损会持续存在,直到潜在性恶性肿瘤被发现并治疗[1,7]。外用以及系统使用糖皮质激素药物对对症治疗皮损可能有帮助[1]。也有使用硫唑嘌呤、放疗以及系统性维生素 A 治疗的报道[1]。

参考文献 64.2

见章末二维码

边缘性红斑

历史　边缘性红斑为易消退的、移行的环状红斑,与 10% ~ 20% 的儿童急性风湿热病例有关[1-4]。最早于 1831 年由 Bright 报道[5]。

流行病学和发病机制　急性风湿热为多系统炎症性疾病,可累及 3% 的未经治疗的鼻咽部 A 族链球菌感染患者[2]。发病高峰期在冬季和春季,5 ~ 15 岁儿童高发[2]。边缘性红斑是急性风湿热的高度特异性表现,也是急性风湿热的主要临床表现[6-8]。2015 年,Jones 诊断标准被修订(框图 64.1),内容包括增加了对中-

---

框图 64.1　急性风湿热(acute rheumatic fever, ARF)的 Jones 诊断标准(修订版)

低风险人群的主要标准
心肌炎
　临床的和/或亚临床的(心脏超声显示的心瓣膜炎)
多关节炎
舞蹈症
皮下结节
边缘性红斑
低风险人群的次要标准
发热≥38.5℃
多关节痛
红细胞沉降率升高
C 反应蛋白升高
考虑年龄变量后的 P-R 间期延长
中高风险人群的主要标准
心肌炎
临床的和/或亚临床的(心脏超声显示的心瓣膜炎)
关节炎
　单关节炎或多关节炎
　多关节痛
舞蹈症
皮下结节
边缘性红斑
中高风险人群的次要标准
单关节痛
发热≥38.0℃
红细胞沉降率升高
C 反应蛋白升高
考虑年龄变量后的 P-R 间期延长
继往链球菌感染的支持依据
链球菌抗体升高
链球菌的咽喉部培养和快速抗原试验呈阳性

低风险人群是指学龄期儿童的 ARF 发生率≤2/100 000 或所有年龄人群的风湿性心脏病患病率≤1/(1 000·年)。

初发性急性风湿热的诊断: 出现 2 个主要症状或者 1 个主要和 2 个次要症状加既往链球菌感染证据
复发性急性风湿热的诊断: 出现 2 个主要症状或者 1 个主要和 2 或 3 个次要症状加既往链球菌感染证据

资料来源:Adapted from Gerwitz et al. Revision of the Jones criteria for the diagnosis of acute rheumatic fever in the era of doppler echocardiography. Circulation 2015;131:1806-1818.

高危人群的修正的诊断标准,并允许根据超声心动图诊断亚临床心肌炎[8]。

临床特征　皮疹起始为无症状的红色丘疹和斑块,向外周蔓延形成大的环形、多环形、匐行性斑块,不累及中央[3,9](图64.3)。通常无鳞屑以及表皮改变[1]。皮疹主要累及躯干和四肢近端,很少累及面部和手部[3,5],不伴瘙痒。皮疹移行迅速(12h 可移行 10mm),持续数小时到数日后迅速消退[1-2,10]。反复发作可持续数周[2,10]。边缘性红斑通常发生在风湿热患者心肌炎和关节炎活动的高峰期[10]。

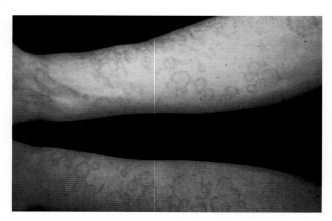

图 64.3　中央逐渐消退的弓状及环状红斑、斑块是边缘性红斑的特征。资料来源:Courtesy of Dr N. Esterly.

　　一项研究发现,5 岁以下患风湿热的儿童比年龄更大的儿童更容易出现边缘性红斑[11]。

　　边缘性红斑患者的预后取决于心脏受累的程度[7]。

　　边缘性红斑临床表现可能与一过性的幼年类风湿性关节炎(Still 病)、遗传性周期性发热、荨麻疹、多形红斑、离心性环状红斑、游走性红斑、匐行性回状红斑、婴儿环状红斑皮损相似[1,4,10]。

实验室检查和组织学表现　边缘性红斑可出现咽培养 A 族链球菌阳性、抗链球菌溶血素 O 滴度升高、抗 DNA 酶 B 滴度的升高、红细胞沉降率升高、C 反应蛋白升高以及白细胞增多[6-8]。

　　皮肤活检可见真皮上部血管周围中性粒细胞为主的浸润[5,12]。

治疗　边缘性红斑不需要任何治疗,因为它持续时间短,会逐渐消失并且无其他症状[1-2]。但所有患者应该系统使用抗生素治疗来消除潜在的链球菌感染风险[7,13]。伴有相关的心肌炎或关节炎的患者可能需要抗炎药物[7]。预防急性风湿热和反复发作的急性风湿热包括及时的诊断和治疗 A 族链球菌咽炎[13]。对于有急性风湿热病史或有风湿性心脏病病史的患者,建议预防性应用抗生素,以防止疾病的复发[13]。

参考文献 64.3

见章末二维码

游走性红斑

　　游走性红斑的更多细节在第 40 章描述。

　　在 1909 年,Afzelius 第一次把游走性红斑称为莱姆病的特有的皮肤症状[1]。莱姆病在欧洲北部和中部东亚地区普遍存在,是美国最常见的媒介传播性传染病[2-8]。莱姆病在美国多个州流行,包括康涅狄格州、纽约州、新泽西州、罗得岛州、特拉华州、宾夕法尼亚州和威斯康星州[2,8]。儿童比成人更常见[23,9-11]。大约 90% 患有莱姆病的儿童最初会出现游走性红斑[1,11]。从带有伯氏疏螺旋体的硬蜱类蜱咬伤感染的一个月内开始(平均为 7 ~ 10 天),蜱咬处出现红色的斑疹或丘疹并从此开始向外围快速扩散,在最初的丘疹周围形成红斑环[1,12-13]。皮损的直径可在 5~50cm。如果发生播散性的疾病,在非蜱咬处可能会出现多个小的病变[14]。未经治疗的游走性红斑会在几周到几个月的时间恢复,但是使用抗生素治疗也许会使它消退得更快[13-14]。

　　早期识别游走性红斑和在疑诊莱姆病时早期治疗可以防止播散性感染和长期后遗症[1,9-10,12-15]。

参考文献 64.4

见章末二维码

婴儿环状红斑

历史　在 1981 年,Peterson 和 Jarratt 第一次定义了婴儿环状红斑[1]。这是一种罕见的皮疹,自出生后几个月出现,病程呈良性[2]。单个病变通常在几天内消退,一年内会全部消退[1-2]。持续时间超过几天且一年内未缓解的类似皮肤病变被称为"持续性婴儿环状红斑"[3-4]。

流行病学和发病机制　据推测,婴儿环状红斑可能是对不明抗原的超敏反应[4-5]。

临床特征　婴儿环状红斑的特征为位于面部、躯干和手足的无症状、缓慢扩大的环状和弓状的红斑、斑疹和斑块[1-2](图64.4)。可见逐渐扩大的环形病变的边缘。病变通常缺乏表皮变化,消退后皮肤完全正常。可周期性出现新发皮损,通常在一年内完全消退[2]。

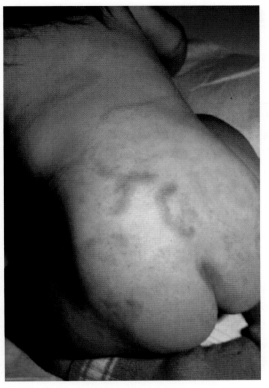

图 64.4　患有婴儿环状红斑的婴儿躯干上的环状和弓形的红色斑块。资料来源：Courtesy of Dr N. Esterly.

皮损是无症状的，并且患者的病程是良性的[1-2]。

婴儿环状红斑的鉴别诊断包括新生儿红斑狼疮、离心性环状红斑、游走性红斑、边缘性红斑和多形红斑[1-2]。

实验室检查和病理　婴儿环状红斑没有特殊的实验室

特征，但是对于新生儿或婴幼儿的环状病变必须进行新生儿红斑狼疮的筛查（详细的新生儿红斑狼疮的综述请见第 149 章）。新生儿红斑狼疮的皮损特征包括红斑性的或毛细血管扩张的环状斑片或斑块，通常分布在面部和头皮上，紫外线照射后会引发或加重斑片或斑块。皮损生后即有或者在出生后的几周内出现[6-7]。为了排除新生儿红斑狼疮，可以考虑在检查环状红斑性病变的婴儿和其母亲体内的抗 Ro/SSA、抗 La/SSB、u1RNP 和抗核抗体。

在婴儿环状红斑的皮肤活检中可见浅深层血管周围的淋巴细胞浸润。嗜酸性粒细胞也会特征性地出现在这些浸润细胞中[2,8]。婴儿环状红斑的一种亚型被称为中性粒细胞样红斑，此类型活检中有中性粒细胞浸润和白细胞碎裂的表现[9]。

治疗　婴儿环状红斑无需治疗，因为皮疹是无症状和自限性的[2]。

（邓维　朱芸　译，李泓馨　蒋丽潇
王誉涵　高莹　校）

参考文献 64.5

见章末二维码

第 65 章 Gianotti-Crosti 综合征

Carlo M. Gelmetti

摘要

儿童丘疹性肢端皮炎（Gianotti-Crosti syndrome，GCS）是一种儿童时期特有的病毒性皮疹，以丘疹或丘疹水疱为表现，大部分出现在手足、臀部和面部。它最初和乙型肝炎病毒有关联，现在明确了它是一种对于生物刺激的皮肤异常反应，主要是病毒。组织病理学没有特异性，常表现为棘层肥厚、角化过度，和偶尔的局灶性角化不全、局灶性海绵水肿和银屑病样增生。皮疹在 1 周内进展，在 3~4 周内消退伴轻度脱屑。复发罕见，瘙痒症状通常轻微。实验室检查结果多样。在乙肝病毒阴性患者中，可有肝大和肝功能异常。几乎所有病例预后良好。无须特殊治疗，但口服抗组胺药物可减轻瘙痒症状。

要点

- 儿童丘疹性肢端皮炎是一种儿童时期不典型的皮肤发疹性疾病，它的特点是主要表现在手足、臀和面部的丘疹性或丘疹水疱性皮损。
- 儿童丘疹性肢端皮炎最初与乙型肝炎病毒相关联，但现今被认为是一种对生物刺激（主要是病毒）的皮肤异常反应。
- 本病皮疹几乎无症状并且在 3~4 周消退。
- 复发罕见，所有病例的预后都很好。
- 无特殊治疗方法。

定义　Gianotti-Crosti 综合征，又称儿童丘疹性肢端皮炎、婴幼儿丘疹性肢端皮炎、丘疹水疱性肢端皮炎综合征或者 Gianotti-Crosti 病。是一种童年时期特有的病毒性皮疹，它的特征是主要显现在手足、臀部和面部的丘疹或丘疹水疱皮损。

历史　在 1955 年，Gianotti 描述了在 3 个儿童中出现的一种独特的皮肤疾病，表现为面部、臀部和手足的红色丘疹[1]。此病被称作 Gianotti-Crosti 综合征。因为 Gianotti 只是米兰皮肤科的一个年轻助理，其主任是 Crosti 教授，所以这个疾病又被称为 Crosti-Gianotti 综合征[2]。Gianotti 本人称它为"儿童丘疹性肢端皮炎"[3]。

在 20 世纪 60 年代，在一些 Gianotti-Crosti 综合征的病例中发现有肝酶升高和肝细胞中病毒样颗粒存在。1970 年，Gianotti 和米兰一个独立的儿科专家组确认了澳洲抗原（即乙型肝炎病毒的表面抗原）的作用[4]。在大多数这些最初的病例中，总是会出现急性无黄疸性肝炎，而 Gianotti-Crosti 综合征最初被认为只是乙型病毒肝炎的一种表现。不同国家报告了其他有相似皮肤病的患者，但是并不能在所有病例中证实乙型肝炎病毒是其致病因素[5]。这些病例被 Gianotti 归类为"丘疹性肢端皮炎综合征"。当时，他认为"儿童丘疹性肢端皮炎"和"丘疹性肢端皮炎综合征"可能有临床上的区别[6]。根据 Gianotti 的描述，患有"丘疹性肢端皮炎综合征"的儿童没有出现肝炎，并且有更严重的前驱症状和更长的病程。他还认为与肝炎相关的"儿童丘疹性肢端皮炎"的病变更单一，并且不伴瘙痒。之后的研究证实了乙型肝炎病毒和其他不同病毒的病因学的作用[7-14]，但最终未能证实这是两种临床形式的存在[15-24]。

在 1992 年，一篇综述对 35 年来的 308 例病例进行回顾，证明不能依靠临床表现来区分特定的致病病毒，并提出没有理由将这两种临床形态进行区分[23]。所有病例现在都属于 Gianotti-Crosti 综合征的范围。

发病机制　Gianotti-Crosti 综合征是一种对病毒感染特有的皮肤表型反应。在病因学中，乙型肝炎病毒[25]和更常见的 EB 病毒[26]感染是主要诱发因素。最初的病例只与乙型肝炎相关，因为当时乙型肝炎病毒感染在南欧很广泛。由于乙型肝炎病毒在英国和北美不常见，因此这些地区的 Gianotti-Crosti 综合征几乎都是其他病毒所致。在全球范围内，乙型肝炎病毒似乎是 Gianotti-Crosti 综合征最常见的病因。其他可能与 Gianotti-Crosti 综合征相关的病毒包括甲型[27]和丙型肝炎[28]、疱疹病毒 6 型[29]、巨细胞病毒[30]、柯萨奇病毒[31]、腺病毒、肠病毒、埃可病毒[32]、细小病毒 B19[33]、天花病毒[33]、轮状病毒[34]、风疹病毒[35]，也许还有人类免疫缺陷病毒（human immunodeficiency virus, HIV）[36]。文献也报道过一个同时感染乙肝病毒和 EB 病毒的病例[37]，以及一例同时感染 EB 病毒和细小病毒 B19 的病例[38]和两个同时感染 HIV 和 HBV 的成人[39]。还发现过一些接种疫苗后出现的偶发病例[12,39-53]（表 65.1）。

表 65.1　文献报道的与疫苗相关的 GCS

作者	国家	年份	疫苗
Duterque 等人[46]	法国	1989	BCG
Baldari 等人[58]*	意大利	1994	DPT 和 OPV
Lacour 等人[77]	瑞士	1995	MMR
Velangi 和 Tidman[43]	英国	1998	MMR
Murphy 和 Buckley[47]	爱尔兰	2000	DPT,OPV,流感嗜血杆菌 B
Erkek 等人[41]	土耳其	2001	OPV
Andiran 等人[42]	土耳其	2002	麻疹和 HBV
Kang 和 Oh[48]	韩国	2003	日本脑炎
Monastirli 等人[78]	希腊	2007	HAV
Kolivras 和 André[44]	比利时	2008	HAV
Kroeskop 等[49]	美国	2011	甲型流感（H1N1）
Lam[50]	加拿大	2011	AS03 佐剂的甲型流感（H1N1）
Kwon 等人[51]	韩国	2011	甲型流感（H1N1）
Sigmon 等人[52]	美国	2012	HAV 和流感
Retrouvey 等人[79]	美国	2012	DPT 和水痘
Babu 等人[80]	印度	2013	DPT 和 OPV

注：*5 例。
BCG,卡介苗；DPT,百白破（百日咳、白喉、破伤风）；HAV,甲肝；HBV,乙肝；MMR,麻腮风（麻疹、腮腺炎、风疹）；OPV,口服脊髓灰质炎疫苗。

也有一些 GCS 病例与汉赛巴尔通体[54]、肺炎支原体[55-56]和挤奶者结节[57]相关。由 HBV[15]和 EBV[58]引起的 GCS 的流行都被报道过。但是确切的 GCS 皮疹的发病机制仍然不清楚，在 3 例 EBV 感染引起的 GCS 患儿中，隐性膜抗原 1 和 EBV 编码核抗原 2 的免疫组织化学染色呈 EBV 阴性[59]。近期，有报道显示一例特发性嗜酸细胞增多综合征患者[60]以及一名产后患者均出现了 GCS[61]。这些都强调了 GCS 诱因的种类是非常多样的。

病理　皮损的组织病理学检查显示出棘层肥厚、角化过度，偶见局灶性角化不全，还观察到局灶性海绵水肿和银屑病样表皮增生。偶尔可见海绵水肿水疱形成，在后期病变中会有少见的鳞屑结痂[59,62]。在水肿的真皮乳头处，可见扩张的毛细血管周围有淋巴细胞和组织细胞的浸润。在 EBV 继发的 GCS 中，大部分的单核细胞表现出 CD3 膜染色阳性，这些细胞中 30%～40%

CD4 染色呈阳性,50%～60% CD8 染色呈阳性[51]。真表皮交界处大量淋巴细胞浸润或弥漫性苔藓样浸润少见[63]。已证实浸润细胞对人角质层、颗粒层和棘层的 β-防御素 4 呈胞质强阳性表达[64]。

这些组织病理学表现并无特异性,在包括玫瑰糠疹在内的多种其他皮肤炎症性疾病中也可见到类似表现。因此,不能仅凭组织学依据来诊断 GCS[59]。淋巴结活检显示弥漫性网状细胞增生,通常是广泛的。淋巴结的毛细血管可能有增生肥大的内皮细胞。在进行骨髓或肝脏活检时,单核吞噬细胞系统可见弥漫的低程度炎症[18]。在 HBV 继发的 GCS 病例中,肝病理学结果和急性肝炎是一样的。受感染者的肝脏病变的组织学恢复可能需要 6 个月～4 年[18]。

GCS 的临床特征为单一形态的小扁豆大小的扁平皮疹,对称分布在面部（主要在颊部）、臀部和四肢（图 65.1 和图 65.2）[6,29,64]。皮损通常为坚硬的丘疹或丘疹水疱（图 65.3）,部分为水肿性,罕见紫癜。GCS 的病变有时会在肘部和膝盖融合成斑块,躯干、肘前和胭窝通常不受累。尽管在发疹的早期阶段,背部、胸部和腹部可能会出现短暂的皮疹,但黏膜不受累[3,29,64]。在早期发疹阶段,可能会诱发 Koebner 现象。在静脉穿刺使用止血带时,也许会激发因毛细血管脆性导致的紫癜性病变(图 65.4)。在 1 岁以下的儿童中,病变更多是水肿性的。在青春期,病变往往全都是丘疹性的[6]。框图 65.1 列出了诊断标准。

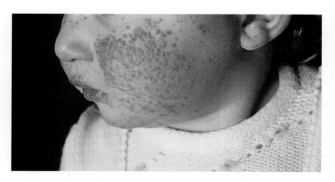

图 65.3　这个婴儿的颊部出现丘疹性紫癜性皮损,同时在臀部和四肢有相似的皮损

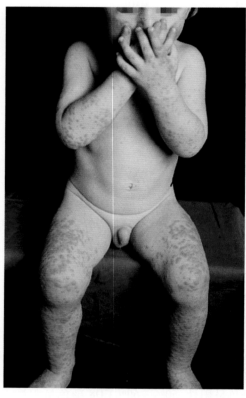

图 65.1　这个男童显示出 GCS 的典型皮损:对称分布在面部和四肢的单一形态红色丘疹性皮损,但不累及躯干

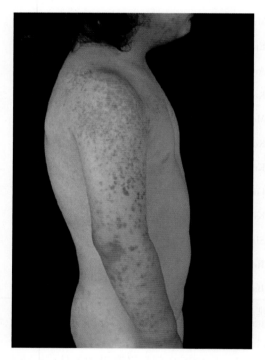

图 65.4　如这位年轻的患者,当应用止血带进行静脉穿刺时,可引起毛细血管脆性导致的紫癜性病变

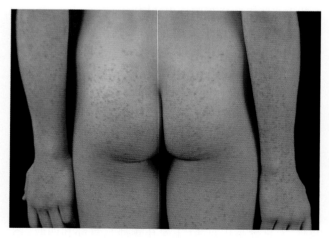

图 65.2　这个青少年的臀部和四肢可见不连续的、小扁豆大小的、轻微凸起的红斑性丘疹,而躯干无皮损

框图 65.1　Gianotti-Crosti 综合征的诊断标准

病史
可能的先前上呼吸道感染的前驱症状:咳嗽或鼻炎、扁桃体炎,以及腹泻
常见的皮肤表现
单一形态的、粉色到红棕色、丘疹性或丘疹水疱性病变,直径为 1~10mm
对称分布在四肢伸侧、臀部以及颊部
病变在 1~2 周出现,3~4 周消失
偶见的皮肤表现
躯干和四肢屈侧表面散在皮损;极少累及掌心和足底;极罕见会累及口腔黏膜;Koebner 现象阳性
全身症状
乏力、低热、腹泻
淋巴结肿大:颈部、腋窝、腹股沟部位
肝大、脾大,或两者同时存在
少见症状
瘙痒

GCS 通常从大腿和臀部开始,然后扩散到上肢伸侧,最后累及面部。也能观察到病变在所有这些解剖部位同时出现。皮疹在一周内出现。个别皮损呈半球形,直径有数毫米(直径 8~10mm 的病灶并不常见),颜色从玫瑰色到红棕色。皮疹颜色可呈紫癜样,尤其在腿部、创伤部位和长时间哭闹后的面部。皮疹在 3~4 周褪去,伴轻微脱屑。最多长达 6~8 周,更长的病程不常见[4,65-66]。

本病复发少见[32]。全身症状通常较轻,有时会出现低热和乏力。瘙痒不是显著的特征,而且从未出现过抓痕。淋巴结肿大很常见,但不是每个病例都出现。肿大的淋巴结一般位于腋窝和腹股沟区,质地柔软,可以自由移动。淋巴结肿大可以持续到发疹后数周。

与 HBV 相关的病例中,肝脏通常会肿大,但无压痛,个别会出现黄疸。罕见严重并发症,但在一些同时感染 HBV 的患者中,显示有慢性门静脉周围肝炎的组织学依据[12]。慢性活动性肝炎极为罕见[10]。

像大部分其他病毒性皮疹一样,本病主要影响学龄前儿童。成人病例偶有报道[56]。在超过 300 例患者的临床研究中发现,发病年龄为 6 月龄~14 岁(平均 2 岁),而且男孩更常见。大多在春季和初夏发疹[23,66-67]。与特应性疾病[68]和高 IgE 综合征[69]关联的病例也有报道。

实验室检查 实验室结果多样。可能会有白细胞减少或轻微的单核细胞及白细胞增多表现;红细胞沉降率总体不高。在 HBV 阳性的病例中,血清肝酶升高[如谷草转氨酶(天冬氨酸转氨酶)、谷丙转氨酶(谷氨酸转氨酶)、醛缩酶、乳酸脱氢酶和碱性磷酸酶]。谷草转氨酶(glutamic-oxaloacetic transaminase,SGOT 或 AST)和谷丙转氨酶(glutamic-pyruvic transaminase,SGPT 或 ALT)的滴度可超过 1 000 或 2 000U/mL。肝炎可以与皮炎同时出现,或在出现皮炎 1~2 周后开始。血清酶的变化通常会持续 3~6 个月。在 HBV 相关的病例中,发现综合征后,就可在血清中检测到病毒性标志物。HBV 表面抗原的亚型一致地显示了 ayw[14]或 adr[15]的决定因素。其他一些导致 GCS 的病毒(例如 EBV)也可能造成轻微肝炎。在 HBV 阴性的病例中,如果有肝大和肝功能异常,一般轻微。在这些病例中,血清转氨酶几乎不超过 100U/mL。

预后 本病预后良好。乙肝患者严重的活动性肝病可能不经治疗而恢复[6,14]。有一例 EBV 继发的 GCS 患者合并患有特发性面神经麻痹[70]。只报告过一例死亡病例[71]。

鉴别诊断 本病的大多数病例中,皮疹形态和分布是特点鲜明的。需要与 GCS 鉴别的疾病包括过敏性紫癜、多形红斑、手足口病等肠道病毒性疾病和肢端皮炎形式的苔藓样糠疹[29,38,62],还有极少的儿童期非对称性屈侧周围疹[72]。

在过敏性紫癜中,皮损面积更大而且几乎不是丘疹性的,更趋向于成片的皮疹。患者年龄偏大,而且可能会有关节压痛和内脏症状。多形红斑在婴幼儿中也很少见,皮损范围更大,并且更多为水肿性的,而且颜色暗,呈靶型,通常会累及黏膜。手足口病可能会出现在膝部、肘部和臀部,类似于 GCS。然而,黏膜病变通常是首发症状。手足口病的手足水疱有特征性,且持续存在。在肢端型的苔藓样糠疹中,病变会是持续的扁平丘疹,深棕色,且中间带有鳞屑。这种疾病病程更长。在少数病例中,GCS 的病变不是明显对称的,必须与儿童期非对称性屈侧周围疹做鉴别。但是在这种疾病中,病变首先出现在身体的一侧,少数病例向另一侧扩散,面部通常不受累。有趣的是,在 Brunner 等人第一次描述了屈侧周围疹的几年后,Gianotti 就提出了鉴别诊断[73]。在极少的病例中,GCS 必须与丘疹性荨麻疹和摩擦性苔藓样皮炎相鉴别;在成人中,应该考虑与扁平苔藓和苔藓样药疹鉴别。框图 65.2 列举了一系列的鉴别诊断。

框图 65.2 Gianotti-Crosti 综合征:鉴别诊断

常见的

过敏性紫癜

多形红斑

手足口病

儿童非对称性屈侧周围性皮疹

扁平苔藓(尤其是成人)

苔藓样药疹(尤其是成人)

不常见的

疥疮

丘疹性荨麻疹

传染性单核细胞增多症

玫瑰糠疹

线状苔藓(尤其是伴有 Koebner 同形反应现象)

摩擦性苔藓样皮炎(尤其是伴有 Koebner 同形反应现象)

朗格汉斯细胞组织细胞增生症

非朗格汉斯细胞组织细胞增生症

苔藓样糠疹

特应性皮炎(尤其是面颊受累)

有一种与 GCS 相似的发疹,伴有瘙痒,病程较短,且局部外用糖皮质激素治疗有效,这种发疹与传染性

软疣的消退阶段有关。它代表一种自身反应,会在大约5%的软疣患者中出现。这种反应现象会持续一周,一般在使用斑蝥素治疗软疣后出现[74]。

治疗 无特殊治疗。通常局部使用糖皮质激素,但是它们的疗效并没有得到特定的临床试验研究验证。虽然在一些病例报告中,每天使用一次糖皮质激素,7~14天后皮损缓解得更快,但是也有报道发现病变加重的情况出现。可以安全地使用含锌的混悬剂。也可局部外用抗生素和止痒药(例如炉甘石)。

口服抗组胺药可缓解瘙痒症状。对于严重病例,建议给予系统糖皮质激素治疗。对于乙肝相关的GCS患者应随诊和治疗,并意识到其家庭成员可能是病毒携带者[14]。1980年引入HBV疫苗,有可能根除所有HBV相关的GCS病例。在1983年这种疫苗被广泛接种的国家中,HBV相关的GCS病例已罕见[75]。然而,利巴韦林还是在一些长期不缓解和没有有效治疗方法的GCS病例中应用[76]。

(邓维 朱芸 译,李泓馨 蒋丽潇
王誉涵 高莹 校)

参考文献

见章末二维码

第 66 章　多形红斑，Stevens-Johnson 综合征和中毒性表皮坏死松解症

Benjamin S. Daniel，Lizbeth Ruth Wheeler，Dédée F. Murrell

摘要

　　多形红斑（erythema multiforme，EM）、Stevens-Johnson 综合征（Stevens-Johnson syndrome，SJS）和中毒性表皮坏死松解症（toxic epidermal necrolysis，TEN）是一组以不同程度的皮肤和黏膜受累为特征的疾病，而后两种疾病具有更高的发病率和死亡率。EM 通常是由感染引起的，尤其是单纯疱疹病毒感染。患者皮损呈现靶形损害，伴或不伴有黏膜损害，是一种自限性疾病。SJS 和 TEN 主要以皮肤剥脱和黏膜受累为主要表现。其发病率比 EM 高，药物和感染是导致 SJS/TEN 最常见的原因。

要点

- EM 通常是一种急性自限性疾病，表现为靶形损害，通常继发于感染。可有黏膜受累。
- SJS 和 TEN 可以通过皮肤剥脱的程度来区分。
- TEN 应该在三级医疗中心或烧伤中心进行治疗，包括终止致病因素和给予支持治疗。

引言与分类

　　多形红斑（erythema multiforme，EM）、Stevens-Johnson 综合征（Stevens-Johnson syndrome，SJS）和中毒性表皮坏死松解症（toxic epidermal necrolysis，TEN）是一组以皮肤和黏膜不同程度受累为主要特点的皮肤病，后两种情况发病率和死亡率高于前者。

　　这些疾病的分类和术语一直在不断变化，并且每隔几年就会有人提出新的分类系统。von Hebra 于 1866 年首次描述了渗出性多形红斑[1]，此类型之后被分为轻型或重型，重型具有黏膜受累[2]。尽管 Stevens 和 Johnson 在 1922 年报告的第一例病例在很多方面都不同[3]，但术语 EM 和 SJS 这两个词却可以被互换使用，这让人很困惑。TEN 一词是 Lyell 在 1956 年提出的[4]，尽管他最初的论文没有提及 Stevens 和 Johnson 的研究，但在后来的一篇论文中，他认同 SJS 和 TEN 是同一疾病谱疾病[5]。

　　既往认为所有这些疾病都是单一疾病谱的一部分。然而，EM 就病因和临床特征而言与 SJS、SJS/TEN 重叠和 TEN 还是有明显区别的[6-7]。Bastuji-Garin 等人于 1993 年引入了新的分类共识，提出五种分类：大疱性 EM、SJS、SJS/TEN 重叠、斑状 TEN、非斑状 TEN[8]。基于这种临床分类，Rzany 等人试图通过组织病理学进行分类，但发现几乎所有 EM、SJS 和 TEN 病例均具有相似的皮肤病理特征。多数表皮呈多形红斑样损害，坏死的角质形成细胞范围为从少数到全层的坏死，基底细胞空泡变性，真皮浅层及血管周围嗜酸性粒细胞浸润[9]。2007 年，Wolf 等人提出在早期共识中确定的 4 种现有皮损的基础上增加 1 种皮损，因为在该组中观察到，所有 EM 皮损均突出皮面，而 SJS/TEN 组的所有皮损即使存在水疱，也均与皮面相平[10]。表 66.1 显示了最新的共识分类，其中包括建议修改的术语。

表 66.1　多形红斑（EM）、Stevens-Johnson 综合征（SJS）和中毒性表皮坏死松解症（TEN）的分类共识以及推荐的对分类的改变

类型	共识描述	推荐的皮损分类
大疱性 EM	剥脱<10% 的体表面积（body surface area，BSA）+ 典型靶形或突起的非典型靶形	突起性典型靶形
SJS	剥脱<10% BSA +广泛的紫癜性斑疹或平的非典型的靶形	突起性非典型靶形
SJS/TEN 重叠	剥脱 10% ~ 30% BSA +广泛的紫癜性斑疹或平的非典型的靶形	平的典型的靶形
斑状 TEN	剥脱>30% BSA +广泛的紫癜性斑疹或扁平非典型靶形	平的非典型的靶形
非斑状 TEN	剥脱>30% BSA +大片表皮剥脱，无任何紫癜性斑疹或靶形	斑疹伴或不伴有水疱

在儿童中，EM 和 SJS 病例主要是由感染诱发，例如单纯疱疹病毒（herpes simplex virus，HSV）或支原体感染，而 TEN 通常与药物相关。而对成年人来说，EM 与感染有关，但 SJS/TEN 则更常见与药物相关[11]。

近 10 年来，人们在 HLA 抗原、颗粒溶素、Fas 配体以及其他分子靶点参与本病的发病机制方面取得了新的研究进展。此外，对于疾病治疗方面是否应给予大剂量系统性糖皮质激素及静脉用免疫球蛋白（IVIG）或其他免疫抑制剂治疗等目前仍存在争议。本章旨在综合目前所获得的有关儿童人群疾病诊断、分类和管理的可用信息。

流行病学 由于轻症病例通常不会报告，所以 EM 的发生率存在差异。年发病率估计在 0.01% ~ 1%[12]。从 1975—2003 年的世界范围文献报道来看，SJS 的发病率在每年（1.1 ~ 7.1）/100 万，而 TEN 更为罕见，每年大约是（0.4 ~ 1.2）/100 万[13]。在 SJS 和 TEN 中，与药物相关的约占 70%；而 SJS 相比于 TEN 有较高的感染相关率，为 10.4%，而 TEN 中仅为 3.2%。EM 的死亡率几乎未有耳闻，SJS 的死亡率估计为 1% ~ 3%，而 TEN 的死亡率可达到 10% ~ 70%。随着年龄的增长，发病率也在上升，而艾滋病患者的发病风险至少高出 1 000 倍[14]。在儿童中，SJS/TEN 的死亡率估计在 3% ~ 16% 的范围内[15-16]。一项针对美国 2009—2012 年的全国住院数据研究显示，SJS 的死亡率为 0%，SJS/TEN 的死亡率为 4%，TEN 的死亡率为 16%[15]。

在某些种族，特别是汉族，HLA 表型与很多药物诱发 SJS 有很强的相关性，尤其是 HLA-B * 1502 与卡马西平药物反应以及 HLA-B * 5801 与别嘌醇药物反应都有很强的相关性[17-18]。由于它们的相关性极强，以至于美国食品药品监督管理局在考虑卡马西平的治疗时建议对所有亚裔患者进行等位基因分析[19]。而别嘌醇是欧洲和以色列最常见诱发 SJS/TEN 的病因，每日剂量超过 200mg，少于 8 周的短期使用，和发病风险增加有关[20]。一项针对欧洲人群的研究表明，在 27 名发生别嘌醇诱导的 SJS/TEN 的欧洲血统患者中，有 55% 携带了 HLA-B * 5801 等位基因，这与汉族人群的观察结果相似。此外，据观察，尽管某些 HLA-B 等位基因是药物诱导的 SJS/TEN 的强大危险因素，但它们还不足以解释该病的发生[21]。

在美国一家三级医疗中心对 32 例 EM、SJS 和 TEN 儿科病例进行了为期 8 年的回顾性研究，发现布洛芬与 SJS/TEN 发病相关（$P<0.05$），47% 的患儿使用过布洛芬。且其在 50% 的 TEN 病例、56% 的 SJS 病例以及 30% 的 EM 病例中存在相关。剥脱性疾病最常见的原因是阿奇霉素和布洛芬的联合应用，其次是单独应用

布洛芬[23]。在 2009 年 Levi 等人的一项综合分析中，包括严重皮肤不良反应（severe cutaneous adverse reaction，SCAR）和多国家 SCAR（EuroSCAR）研究的两个多中心国际病例对照研究，收集了 15 岁以下儿童严重药物不良反应的相关数据：80 例确诊为 SJS、SJS/TEN 重叠或者 TEN，216 例为对照人群。疾病与抗感染磺胺类药、苯巴比妥、卡马西平和拉莫三嗪存在强相关。同时发现丙戊酸、非甾体抗炎药及对乙酰氨基酚也存在相关[24]。表 66.2 显示了 2008 年英国过敏和临床免疫学会（British Society for Allergy and Clinical Immunology，BSACI）指南[22]中发布的与 EM、SJS 和 TEN 相关的最常见药物。

表 66.2 与 EM、SJS 和 TEN 相关的药物

疾病	相关药物
多形红斑	卡马西平、苯妥英钠、阿巴卡韦
中毒性表皮坏死松解症	抗生素：磺胺类药物、奈韦拉平 抗惊厥药、非甾体抗炎药 别嘌醇、糖皮质激素、莫西沙星
Stevens-Johnson 综合征	抗生素：磺胺类、奈韦拉平 抗惊厥药、别嘌醇、糖皮质激素、卡马西平、莫达非尼、非甾体抗炎药（尤其是吡罗昔康）、拉莫三嗪、苯妥英钠、米诺环素

资料来源：Mirakian 等[22]。

在长达 3 周的住院治疗中，一例 SJS 患儿的所要承受的经济负担从 SJS 的 > 20 000 美元至 TEN 的 > 100 000 美元不等[15]。

发病机制 多形红斑和一些 SJS 病例，特别是复发性 SJS 病例，与单纯疱疹病毒（HSV）和肺炎支原体或药物特异性 1 型 T 辅助（Th）淋巴细胞的活性密切相关。同时 EM 皮损中白明胶酶的活性也得到证实，其组织水平和形态模式与 SJS/TEN 相似[25-26]。

90% 的 EM 病例是由感染引起，其中 70% 是由 HSV 引起[27]。梅奥诊所对 48 例复发性 EM 患者进行的一项回顾发现，23% 是由 HSV 引起的，而 58% 找不到潜在的诱因[28]。

在严重的药物不良反应（例如 SJS/TEN）中，角质形成细胞的凋亡是常见的组织病理学特征，这种凋亡由脂肪酸合成酶配体（fatty acid synthetase ligand，FasL）介导。相关报道显示，由于可溶性 FasL（sFasL）在病毒性皮疹多次检测都是阴性，因此它是区分病毒性还是药物性皮疹的有效工具，但它存在于 SJS/TEN[29]。一项日本研究发现 FasL 基因多态性与 SJS/TEN 病例有关[30]。目前主要发病机制认为是分泌穿孔素的 CD8[+]

淋巴细胞联合 FasL CD40L[+] Th1/Th2 淋巴细胞相互作用[25,31]。最新观点认为,由细胞毒性 T 淋巴细胞和自然杀伤细胞释放的颗粒溶素可能是角质形成细胞广泛凋亡的关键介质,在 SJS/TEN 患者水疱疱液中存在,其含量比穿孔素、颗粒酶 B 或可溶性 FasL 要高 2~4 个数量级[32]。

参考文献 66.1

见章末二维码

多形红斑

正如 von Hebra 于 1866 年最初的描述,多形红斑是一种有复发倾向的自限性疾病,其特征是突然出现红色的丘疹,之后逐渐发展为靶形损害。EM 分为"EM 轻型"和"EM 重型",von Hebra 描述的经典的、轻型病例(EM 轻型),几乎 50% 的病例与单纯疱疹病毒(HSV)感染有关,而黏膜受累的重型通常由肺炎支原体感染或药物诱发[1-2]。也有与 EM 有关的其他感染报道,包括其他病毒[如 EB 病毒(EBV)、牛痘和其他疱疹病毒]以及某些细菌、分枝杆菌和真菌等[1,3]。

EM 患者在皮损部位可能会出现烧灼或瘙痒感,皮疹通常对称出现在肢体远端,逐渐向近端发展。手背及四肢伸侧常受累,掌跖也可受累。单个病灶可能从红斑开始,之后逐渐演变为丘疹斑块,发病数天后可见最终典型的靶形损害[2]。由于通常出现多种不同形态的皮损,所以被称为"多形"红斑。EM 轻型仅限皮肤受累,黏膜受累时称为 EM 重型。靶形皮损最初被描述为 2 个特征性区域,到目前描述为 3 个特征性区域:中央坏死的暗色区、苍白水肿的中间区及红斑的最外区[2,4-5]。图 66.1 显示了 EM 患者的典型靶形皮损。

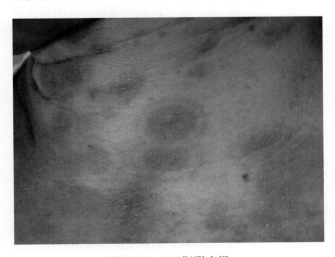

图 66.1　EM 靶形皮损

EM 的鉴别诊断包括药疹、多形性日光疹、荨麻疹、荨麻疹性血管炎、川崎病和其他病毒性疾病。EM 通常自限,因此很少需要住院治疗。一个长达 10 年的 EM 回顾性研究发现有关儿童 SJS 和 TEN 的 30 万条记录中,仅有 30 例 EM 患儿需要住院,且无死亡报道[3]。在中国台湾的一项回顾性研究中,8 年时间内纳入 19 例 EM,大多是由肺炎支原体(42.1%)、单纯疱疹病毒(5.26%)、EBV(5.26%)和腺病毒(5.26%)感染引起的,未发现死亡病例[6]。在瑞士对 42 例 EM 的研究中也观察到了类似的现象,其中 30 例是由感染引起的,14 例是肺炎支原体感染,6 例是 HSV 感染[7]。

多形红斑通常在 3~5 周自发消退,但有复发趋势[2]。这通常发生在 HSV 感染所致患者。在这种情况下,阿昔洛韦具有一定的预防作用。治疗章节将进一步讨论阿昔洛韦在 EM 中的应用。

参考文献 66.2

见章末二维码

Stevens-Johnson 综合征

Stevens-Johnson 综合征是一种罕见的、严重的药物不良反应性皮肤病,尽管有少部分由感染(如 HSV 和肺炎支原体)诱发。正如前文所述,主要发病机制是颗粒溶素和 FasL 介导的角质形成细胞凋亡[1]。同样,如前面的分类标准中所描述的,SJS 的特征性皮损是红斑或紫癜性斑疹,胸部广泛水疱,至少两个黏膜部位受累并且剥脱面积少于 10%[2-3]。患儿伴流感样症状,通常表现为发热、全身乏力、头痛、畏光、咳嗽和流涕。皮损黏膜损害在数日内进展,从斑疹和紫癜性靶形损害逐渐进展为大疱及皮肤剥脱表现。水疱松弛,Nikolsky 征和 Asboe-Hansen 征均阳性。

超过 90% 的患者发生黏膜损害,而内脏受累(胃肠道、气管或支气管糜烂、肾小球肾炎和肝炎)发生率为 8.1%~61.5%[4]。在 SJS/TEN 患者中,泌尿生殖系统受累会导致排尿困难、血尿、尿道狭窄和粘连,通常需要润滑和导尿管治疗。74% 的患者伴有泌尿生殖系统表现,这就需要用妇科或泌尿科来共同处理[5]。

开始治疗及停用致敏药物后,上皮再生出现,会发生炎症后色素沉着和脱屑,病程平均持续 2~3 周[6]。报告的死亡率约在 5%,有多个报道显示及时停用致敏药物可每天减少 30% 的死亡风险,尽管这通常发生在具有较短半衰期药物的患者[7-8]。有儿童复发性 SJS/TEN 报道[9-10]。

图 66.2 所示为苯巴比妥引起黏膜剥脱的 SJS 患儿。

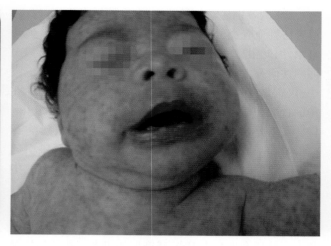

图 66.2   苯巴比妥引起的 SJS

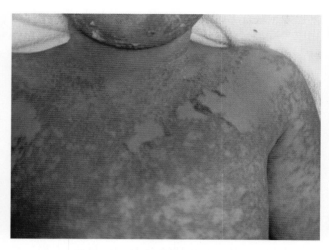

图 66.3   卡马西平引起的 SJS/TEN

治疗包括一般的支持性护理措施,需要眼科医生协诊以处理和预防严重的眼部并发症。对于系统使用糖皮质激素或 IVIG 目前仍然存在争议。这些将在诊疗部分中进一步讨论。

参考文献 66.3

见章末二维码

Stevens-Johnson 综合征/中毒性表皮坏死松解症重叠以及中毒性表皮坏死松解症

根据最新的公认诊断标准,SJS/TEN 重叠是 SJS/TEN 的病谱中的一种,其特征是表皮剥脱介于 10% ~ 30%,而 TEN 的表皮剥脱面积超过 30%。通常 Nikolsky 征阳性。几乎所有病例均由药物引起,抗生素和抗惊厥药是儿童最常见的发病原因[1-4]。与 SJS 相似,开始出现发热、不适和黏膜炎前驱症状,随后在 24h 内开始出现触痛、紫癜性靶形损害和广泛的表皮剥脱,在 2 ~ 15 天皮疹最为泛发。通常皮肤触痛明显。实验室检查包括贫血和淋巴细胞减少、中性粒细胞减少,后者预后较差。由于促炎症细胞因子大量释放到体循环中,胃肠道和呼吸道等内脏黏膜也发生炎症改变。这些能导致代谢紊乱、多器官衰竭、肺栓塞和胃肠道出血[4]。图 66.3 和图 66.4 展示了由卡马西平导致的 SJS/TEN 患者。

鉴别诊断包括葡萄球菌性烫伤样皮肤综合征、伴嗜酸性粒细胞增多和系统症状的药疹(drug rash with eosinophilia and systemic symptoms,DRESS)、川崎病、线状 IgA 病和移植物抗宿主病(graft-versus-host disease,GVHD)。

由于 TEN 有很高的死亡率(30% ~ 50%),因而这

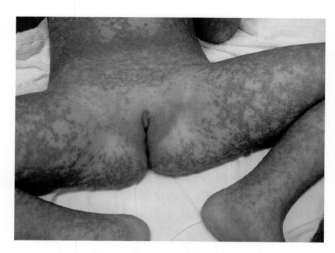

图 66.4   卡马西平引起的 SJS/TEN

类疾病的管理通常需要在烧伤或重症监护病房,并需要及时给予支持治疗和可能需要的 IVIG 或者糖皮质激素[3-4]。必须立即停用致敏药物,并必须尽早给予支持治疗以达到最佳治疗效果[5]。为了防止严重的并发症,如由于角膜瘢痕形成或血管形成而导致的永久性视力丧失,转诊至眼科医生至关重要[6]。死亡率与合并肾衰竭、败血症、细菌感染和癫痫相关[7]。

2000 年提出一种称为 SCORTEN(Score of Toxic Epidermolysis Necrolysis,中毒性表皮坏死松解症评分)的工具,用于评估该病的严重程度和预测死亡率。应在入院后 24h 内完成对患者的 SCORTEN 评估,并在第 3 天再次评估。得分是 7 个变量的总和,每个变量是 1 分,每增加 1 分死亡率就会相应增加。相应变量如下:①年龄>40 岁;②心率>120 次/min;③存在癌症或血液系统恶性肿瘤;④在第 1 天表皮剥脱>10% 的体表面积;⑤血尿素氮(BUN)>28mg/dL;⑥血糖>252mg/dL(14mmol/L);⑦碳酸氢盐<20mEq/L。表 66.3 显示了使用 SCORTEN[8] 预测的死亡率。实践证明,这种工具在预测成人死亡率方

面非常准确[4]，但实用性略不足并且未能在儿童中验证，因为根据定义，儿童的年龄不会超过 40 岁，并且很少患有恶性肿瘤相关的 TEN。因而基于儿童特定情况的类似算法工具将具有极大价值。

表 66.3　SCORTEN 和死亡率预测

SCORTEN	死亡率
0~1	3.2%
2	12.1%
3	35.3%
4	58.3%
>5	90.0%

参考文献 66.4

见章末二维码

治疗

一般治疗

治疗 EM、SJS 和 TEN 的基础是去除致病因素，早期转入重症监护或烧伤病房，给予细致的皮肤护理、液体管理、营养支持、镇痛、严密监测以及抗感染治疗。一旦患者确诊，积极处理致病因素，如 HSV 感染所致 EM 给予口服阿昔洛韦，支原体感染导致的 EM 给予大环内酯类抗生素。如果是药物引发的，停止致敏药物是首要治疗。

一般的支持措施包括室温控制在 30~32℃ 以减少热量的经皮损失，使用隔热板或红外线灯减少热量流失，皮下注射抗凝肝素或低分子肝素来预防患者在住院期间持续不活动引起的深静脉血栓。肺部护理可通过使用气雾剂、支气管抽吸术和理疗进行，对于严重的 SJS 和 TEN，可能首先需要考虑机械辅助通气。推荐使用各种生物敷料以及银敷料，后者具有天然抗菌作用。此外有一些关于皮肤同种异体移植和高压氧治疗成功的案例[1-2]。

在营养支持方面，对入住儿科烧伤病房患儿的研究发现，SJS/TEN 患儿的能量需求比同年龄和同伤口大小烧伤患者低 22%。估算 SJS/TEN 患儿能量需求的推荐公式如下：24.6×体重(kg)+(创面百分比×4.1)+ 940[3]。

实验室检查包括全血细胞计数、红细胞沉降率（ESR）和 C 反应蛋白（CRP）在内的炎症标志物、肾功能和肝功能检查、电解质、尿液分析、脓毒症检查（尤其是在怀疑感染的情况下）以及免疫球蛋白水平（如果计划给予 IVIG）。对于 TEN，虽然通过临床症状通常就能够诊断，但通过活检能够看到表皮坏死范围是从轻度浅层到全层不等。

眼科护理

考虑到潜在的短期和长期后遗症，眼科护理在 SJS/TEN 中很重要。在一项针对 94 名日本 SJS 和 TEN 患者的横断面研究中，大多数患者皮疹出现之前会出现常见的鼻部卡他症状和高热。有 42 例患者在皮疹出现前有急性结膜炎症状，有 21 例患者皮疹与急性结膜炎同时发生。在疾病发作时给予眼外用糖皮质激素治疗的患者视力相较不给予者在统计学上有显著改善[4]。

在一项研究中，对 5 名 SJS 或 TEN 患者在发病 4 天内进行了 3~4 天高剂量甲泼尼龙（500~1 000mg/d）静脉冲击治疗，皮疹得到了显著改善。通过联合双眼局部应用 0.1% 倍他米松每天 5 次以上，持续 2 周以上，最终眼部假膜消失并且角膜和结膜在 6 周内逐渐再生[5]。

晚期最常见的眼部并发症是眼干燥症，这在出院后随访 15 个月的患者中占 59%。慢性角膜炎症也可能导致视力的丧失。

目前建议在急性期进行初步的眼科检查和密切的随访。推荐使用无防腐剂的润滑性滴眼液，因为防腐剂会造成眼表损伤。此外，含有非甾体抗炎性眼药水由于可能发生医源性损害，应避免使用[6]。

药物治疗的争议

目前没有针对 SJS 和 TEN 的专门的标准或特定药物治疗方法。有许多小规模研究和评论表明，各种治疗方法，特别是糖皮质激素的应用，到底是有益还是有害尚无定论。有关 TEN 最全面的研究是一篇 Cochrane 系统评价，其认可的一项研究是对 22 例患者应用沙利度胺和安慰剂的一项随机对照研究，但由于发现沙利度胺组死亡率明显增加，该研究就被提前终止[7]。另有回顾性研究通过分析从 EuroSCAR 入组的法国和德国患者中获得的治疗数据，该研究是一项病例对照研究，旨在研究危险因素。尽管发现糖皮质激素的使用有有益作用的趋势[8]，但是与支持治疗相比，IVIG 和糖皮质激素均对死亡率没有明显影响。然而，由于两国之间在治疗实践上的异质性，该研究存在局限性。在法国，支持治疗更为普遍，而在德国，更常见使用糖皮质激素和/或 IVIG 治疗。

系统应用糖皮质激素

关于系统性糖皮质激素在 EM、SJS 和 TEN 中的作用一直存在争议。糖皮质激素已使用 30 多年，并已知其具有免疫调节和抗炎特性，目前认为如果在疾病的早期应用可以降低疾病的严重程度。

有报道指出,在 EM 患儿中,将泼尼松或泼尼松龙以 1mg/(kg·d) 的剂量持续一周逐渐减量使用,可缩短疾病病程[9]。

一项在雅典儿童医院进行的 16 例 SJS 儿童的前瞻性非随机研究中,10 例患儿在疾病发作 3 天内给予甲泼尼龙 4mg/(kg·d) 静脉注射,其余 6 例儿童仅给予了支持治疗。糖皮质激素应用到体温正常后 2 天。糖皮质激素的应用可以使发热持续时间和急性发作的次数显著减少,同时虚弱乏力症状更轻。两组并发症的发生率均极低,因此认为早期短疗程的静脉内大剂量糖皮质激素治疗对儿童 SJS 的病程有积极作用[10]。

静脉注射免疫球蛋白

静脉注射免疫球蛋白已被超说明书使用来治疗 SJS 和 TEN。一项对 34 例患者进行的前瞻性开放性研究显示,在 2 天内给予 2.0g/kg IVIG 的治疗后,其对死亡率或疾病的进展均无改善[11]。在儿童中,一项报道了 7 名接受 IVIG 平均剂量为 2.0g/kg 治疗的儿童前瞻性研究,这一剂量被均分为连续 4 天用药(平均每日剂量 0.5g/kg)。在出现水疱后 2.7 天内开始治疗,并在皮肤停止出疱后 1~3 天停药[12]。在同一篇论文中还回顾了 28 例儿科 SJS/TEN 病例,均给予 IVIG 平均剂量为 2.2~2.5g/kg,持续治疗 3~4 天,均得到了类似的结果。一般安全性和耐受性都良好。选择使用 IVIG 的限制因素主要是花费成本高。

推测其治疗作用机制可能是 IVIG 阻断了凋亡配体 CD95(Fas) 与其受体结合所引发的凋亡级联反应。由于 IVIG 由数千名健康献血者的血浆汇集而成,因此它包含一系列针对外源抗原的保护性抗体。它还可以恢复蛋白质和体液的平衡,还可以减少由于皮肤剥脱糜烂而引起的体液丢失[12]。

在没有 IVIG 与其他疗法的随机对照试验的情况下,TEN 患者给予 IVIG 治疗与其他治疗方法所发表的死亡率非常接近,大约为 30%,很难证明 IVIG 作为初始治疗是合理有效的[13]。

阿昔洛韦治疗复发性多形红斑

在一项随机对照试验研究中,通过对每年发作 4 次以上的 EM 成人患者进行口服阿昔洛韦与安慰剂进行对照研究,发现这种抑制疗法可使患者受益[14]。另外一项对 65 例复发性 EM 的回顾研究,这些病例平均每年发作 6 次,平均病程为 9.5 年。在这些病例中 71% 的 EM 由先前感染的 HSV 诱发。对于大多数患者,虽然有一小部分对阿昔洛韦耐药的病例给予氨苯砜或硫唑嘌呤才有明显的效果,但是阿昔洛韦仍被认为是最有效的一线治疗[15]。一项针对 12 例 HSV 相关的 EM 患儿进行的类似研究,其中 9 例复发性患者,平均每年复发 2.6 次。这些儿童中有 3 名接受了为期 6 个月的阿昔洛韦治疗,剂量为 20mg/(kg·d),有 2 名患儿在治疗后长达 3 年的时间内没有复发。有 1 名患儿在 4 个月后出现复发[16]。

其他治疗

霉酚酸酯、环孢素、血浆置换、沙利度胺、氨苯砜、英夫利西单抗和依那西普均有各种治疗成功的案例,其中大多数与糖皮质激素联合使用[1,7,17-18]。已经发现有 3 名儿童患者经过单独环孢素治疗后成功抑制疾病进展,而后出现了更快的表皮细胞再生现象[19]。鉴于缺乏相应的随机研究,很难从这些观察性研究中得出激素类药物是否真正有效的结论。

参考文献 66.5

见章末二维码

总结

除了一般的支持治疗外,对于 HSV 诱发的复发性 EM 给予阿昔洛韦具有预防作用。对于 SJS 和 TEN,目前的证据和观点倾向于在病程早期予以短疗程的大剂量糖皮质激素的治疗。IVIG 的应用在 TEN 的治疗中是一种新兴的治疗方案,但尚需要进一步深入的研究,并且 IVIG 经常受到使用成本的限制。

（李泓馨　蒋丽潇　王誉涵　译,高莹　梁源　刘晓雁　校）

066篇 参考文献

第67章 药物超敏反应

Mohannad Abu-Hilal, Neil Shear

摘要

药物的皮肤不良反应很常见。多种药物可导致儿童药疹,最常见的是抗生素、抗癫痫药和非甾体抗炎药。大部分儿童药疹症状轻微,停药后有自限性,但有时药物的皮肤不良反应可能很严重甚至危及生命。药疹的临床表现主要包括风团、斑丘疹、脓疱和大疱性皮损。药疹的治疗主要取决于皮疹的类型,包括从简单的对症治疗到中毒性表皮坏死松解症患者的重症监护和烧伤病房的高度专科护理。总之,及早发现和停用可疑致病药物是药疹处理的重中之重。

要点

- 药物的皮肤不良反应很常见。
- 许多药物可诱发儿童药疹,最常见的是抗生素、抗癫痫药、非甾体抗炎药和疫苗。
- 大部分儿童的药疹症状轻微,停药后有自限性,但有时药物的皮肤不良反应可能很严重甚至危及生命。
- 药疹的类型主要包括风团、斑丘疹、脓疱和大疱性皮损。
- 及早发现和停致敏药物是药疹处理的重中之重。

引言

WHO 将药物不良反应(adverse drug reaction, ADR)定义为在预防、诊断、治疗疾病或调节生理功能过程中,患者接受正常剂量的药物时出现的任何有伤害和与用药目的无关的反应[1]。

ADR 的经典分型为 A 型(增强或药物毒性型)和 B 型(变异或超敏反应型)。A 型反应约占所有 ADR 的 80%~85%,其主要与药品本身药理作用相关,因此是可预测的。给予足够的暴露剂量,这些反应会影响任何人。A 型反应的典型例子是长期局部使用强效糖皮质激素引起的皮肤萎缩。B 型反应约占 ADR 的 10%~15%,其与药物的药理作用无关,除少数例外,大多数 B 型反应都是不可预测的[2]。B 型可进一步细分

为免疫型(药物过敏)和非免疫型药物反应。近年来还添加了其他类别,包括 C 型(连续)、D 型(延迟)和 E 型(使用终止)反应[3-4]。非免疫型 B 型药物反应可能与遗传多态性有关,例如氨苯砜可导致葡萄糖-6-磷酸脱氢酶(glucose 6-phosphate dehydrogenase, G6PD)缺乏症患者发生非免疫性溶血性贫血,导致硫代嘌呤甲基转移酶(thiopurine methyltransferase, TPMT)缺乏患者可发生硫唑嘌呤毒性[5-6]。但目前尚不清楚许多非免疫型 B 型不良反应的发生机制。

免疫介导的 B 型药物反应占 B 型反应的 10%~15%[4,7]。Gell 和 Coombs 分类系统(表 67.1)描述了导致药物超敏反应临床症状的免疫机制和介质,如下所示[7-8]。

表 67.1 超敏反应的改良 Gell 和 Coombs 分类

类型	起病	机制	介质或细胞	临床案例
I	迅速	IgE 介导	IgE	IgE 介导荨麻疹、血管性水肿和过敏性紫癜
II	延迟	抗体介导的(体液)	IgG、IgM	HIT
III	延迟	免疫复合物(抗体-抗原)	IgG、IgM、IgA 与药物抗原	血清病样反应、LCV、HSP
IV	延迟	细胞介导	T 细胞	MPDE
IVa	延迟	细胞介导	CD4$^+$ T 细胞和单核细胞/巨噬细胞	ACD
IVb	延迟	细胞介导	CD4$^+$ T 细胞和嗜酸性粒细胞	DRESS
IVc	延迟	细胞介导	CD4$^+$ 和 CD8$^+$ T 细胞	SJS/TEN
IVd	延迟	细胞介导	CD4$^+$ T 细胞和中性粒细胞	AGEP

注:ACD,过敏性接触性皮炎;AGEP,急性泛发性发疹性脓疱病;DRESS,伴嗜酸性粒细胞增多和系统症状的药疹;HIT,肝素诱导的血小板减少;HSP,过敏性紫癜;LCV,白细胞碎裂性血管炎;MPDE,斑丘疹型药疹;SJS/TEN,Stevens-Johnson 综合征/中毒性表皮坏死松解症。

- Ⅰ型:迅速起病,由 IgE、肥大细胞和嗜碱性粒细胞介导。
- Ⅱ型:起病延迟且由抗体介导(体液免疫)。抗体通常是 IgG。
- Ⅲ型:起病延迟且由抗原抗体免疫复合物的沉积和补体活化介导。复合物中的抗原是药物本身或代谢产物。
- Ⅳ型:起病延迟且由 T 细胞介导。有时还涉及其他细胞类型。因此,Ⅳ型超敏反应也按募集的其他细胞的类型分型,例如单核细胞/巨噬细胞(Ⅳa 型)、嗜酸性粒细胞(Ⅳb 型)、CD8$^+$T 细胞(Ⅳc 型)和中性粒细胞(Ⅳd 型)[2,4,8]。

流行病学 药物的不良反应一般发生在门诊(有时需去急诊)、住院期间或从医疗机构出院后。一项针对 17 项研究的大型荟萃分析研究显示门诊患儿的 ADR 发生率为 1.5%[9]。其中一项最大的前瞻性研究分析了一年内 24 000 例门诊患儿 ADR 的发生率。作者也报道了每 1 000 名患者中有 15 例 ADR 的总体发生率[10]。住院患儿的 ADR 的总发生率为 9.5%,这表明大约每 10 名住院儿童中就有 1 例 ADR 发生[9]。

抗生素和抗癫痫药是 ADR 中最常见的药物。在最近的系统评价中,抗生素和疫苗是引起 ADR 的最常报道的药物[11]。一项大型回顾性研究显示 ADR 最常涉及的药物是抗生素和疫苗,其次是抗肿瘤药。最常见的不良事件是皮疹,占报告中所有不良事件的 21.1%[12]。一项法国最新发表的儿童 ADR 的观察性研究中显示皮疹是最常报告的 ADR,最常见的药物为疫苗,其次是抗肿瘤药和抗生素[13]。在印度进行的一项前瞻性研究显示抗惊厥药是最常见的药物,其次是抗生素。皮肤也是最常见的受累器官,占总体的 2/3[14]。

总体而言,包括皮疹在内的 ADR 在儿童中很常见。ADR 也与发病率、死亡率和护理费用增加有关[15-16]。

参考文献 67.1

见章末二维码

临床表现 皮肤被认为是药物不良反应中受影响最大的器官。皮疹的形态可能是荨麻疹型、发疹型、脓疱型、水疱型,有时是多形性的。

荨麻疹型药疹

荨麻疹和血管性水肿

荨麻疹特征性表现为突然出现的不同大小的风团伴瘙痒。荨麻疹可以是环状或线状的,也可以融合形成多环或匐行状外观。单个皮疹通常持续时间短,不超过 24h,但新皮损通常在其他地方出现。皮损消退后无残留色素沉着。荨麻疹性风团代表真皮浅层水肿。当水肿累及真皮深层和皮下组织时,就会发生血管性水肿。血管性水肿患者症状通常是疼痛感超过瘙痒感(图 67.1)[1-2]。

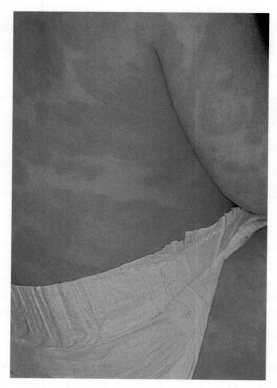

图 67.1 阿莫西林治疗后全身泛发荨麻疹(注意环形病变内的中央苍白和淡紫红色)。注意该药物性荨麻疹患者与肢端水肿相关的环形、弓形和多环形皮损。资料来源:Carder KR et al. Hypersensitivity reactions in neonates and infants. Dermatol Ther 2005;18. Reproduced with permission of John Wiley & Sons.

荨麻疹传统上分为急性和慢性。急性荨麻疹的定义是自发性风团病程少于 6 周。荨麻疹持续超过 6 周被认为是慢性的(另见第 63 章)[1-2]。

各种形式的儿童荨麻疹的发病率为 3%~6%[3]。但是,药物相关的儿童及青少年荨麻疹的发病率尚未确定。儿童荨麻疹通常是急性的,持续数天至数周[4]。药物是儿童急性荨麻疹的第二大最常见潜在病因,而感染是最常见的病因[5]。荨麻疹型药疹被认为是儿童第二大最常见的药疹,约占所有皮肤 ADR 的 15%~20%[6]。

药物性荨麻疹通常由 Ⅰ 型速发型(IgE 介导)超敏反应引起。在致敏患者中,肥大细胞携带与细胞表面上高亲和力 IgE 受体结合的药物特异性 IgE 抗体。口服药物后几分钟到几小时内,致敏药物会交联 IgE 抗体,导致肥大细胞脱颗粒并释放炎症介质[1-2]。

儿童年龄组中最常见的 IgE 介导的急性荨麻疹的药物是 β-内酰胺类抗生素,如阿莫西林、青霉素和头孢菌素[6-7]。报告的其他药物包括磺胺类药物、非甾体抗炎药(如布洛芬和双氯芬酸钠)、对乙酰氨基酚、抗癫痫药和疫苗[6-9]。

荨麻疹和血管性水肿也可由非 IgE 介导的反应引起,这些反应涉及肥大细胞和嗜碱性粒细胞直接脱颗粒。药物诱导的非 IgE 介导的急性荨麻疹通常由万古霉素、放射造影剂、阿片类药物(麻醉剂)以及 NSAID(如阿司匹林)引起[10-11]。约有 0.5% ~4% 接受布洛芬和双氯芬酸等 NSAID 治疗的儿童在摄入药物后几分钟至几小时内可能会产生非 IgE 介导的急性荨麻疹。儿童也可能在与其他非甾体抗炎药接触后发生交叉反应[12-13]。已有由于血管紧张素转换酶(angiotensin-converting enzyme,ACE)抑制剂诱发的非 IgE 介导的血管性水肿的儿童病例报道[14]。

儿童急性荨麻疹的鉴别诊断包括接触性皮炎、皮肤肥大细胞增多症、节肢动物叮咬反应和荨麻疹性血管炎。后者的特征是疼痛或烧灼性荨麻疹样病变,通常持续超过 24h,消退后出现色素沉着或紫癜,并伴有明显的关节痛[15]。荨麻疹通常只需临床诊断,无需皮肤活检,活检也无特异性。但是,怀疑药物性荨麻疹性血管炎的患者应考虑对皮损进行组织学检查。荨麻疹的组织病理学表现包括轻微的真皮水肿(胶原束间距增宽)、小血管扩张、轻度的真皮血管周围炎,浸润细胞包括淋巴细胞、少量嗜酸性粒细胞,偶可见中性粒细胞[16]。

关于儿童荨麻疹(包括药物引起的)的治疗数据很少,大多数建议是基于成人的研究证据外推形成。当怀疑荨麻疹是药物诱发时,停用可疑药物最重要的治疗步骤。系统应用 H_1 抗组胺药是治疗急性药物性荨麻疹的一线药物。第二代 H_1 抗组胺药如氯雷他定和西替利嗪比第一代抗组胺药更受青睐,因为它的不良反应较少,特别是嗜睡、困倦和抗胆碱能作用[1-2]。对于重症患者,可以短期应用系统性糖皮质激素治疗,尽管其疗效仍需通过临床对照试验进行验证。可以进行针刺试验或放射免疫吸附试验(radioallergosorbent assay test,RAST)来检测药物特异性 IgE 来验证药物与 IgE 介导的急性荨麻疹的因果关系,但其仅对有限数量的几种药物有效[10]。

血清病样反应

血清病样反应(serum sickness-like reaction,SSLR)指临床上可模仿血清病反应的药物反应,包括皮疹、发热和关节痛。然而,与真正的血清病反应(Ⅲ型超敏反应及免疫复合物的形成和沉积)不同,SSLR 被认为是遗传易感人群对药物代谢产物的一种炎性全身反应[17-18]。

血清病样反应常见于婴儿和儿童。SSLR 通常发生在使用可疑药物治疗的第一个疗程的 1~3 周内[19]。患者通常表现为低热、关节痛和荨麻疹样皮疹。皮疹通常瘙痒,通常首发于躯干和四肢屈侧,之后逐渐扩散。皮疹有时可呈麻疹样、猩红热样或多形性的(图67.2)。淋巴结病和嗜酸性粒细胞增多也可以出现。然而与真正的血清病反应不同,在 SSLR 不常出现特征性的肾脏受累、血管病变以及实验室检查改变如低补体血症和大量蛋白尿(在 SSLR 中可见轻度蛋白尿)[20]。

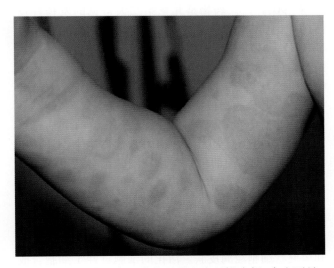

图 67.2　发热儿童上肢的环形和多环形皮损,中央可见瘀斑。资料来源:Mathur AN,Mathes EF. Urticaria mimickers in children. Dermatol Ther 2013;26:467-475. Reproduced with permission of John Wiley & Sons.

头孢克洛是 SSLR 的最常见原因[19]。青霉素、阿莫西林和甲氧苄啶/磺胺甲噁唑也是儿童 SSLR 的常见原因[19]。在儿童年龄组中观察到与头孢克洛有关的 SSLR 发生率为 0.02% ~0.2%[21]。头孢克洛相比其他抗生素产生 SSLR 的风险更大。头孢克洛和阿莫西林与 SSLR 的相对风险比为 15:1~19:1[22]。

涉及导致 SSLR 的其他药物包括生物制剂,如奥马珠单抗[23]、利妥昔单抗[24]和英夫利西单抗[25],抗生素如头孢呋辛[26]、头孢唑林[27]、头孢妥仑[28]、美罗培南[29]、米诺环素[30]、环丙沙星[31]、利福平[32]、甲硝唑[33]、克拉霉素[34]和 N-乙酰半胱氨酸[35],抗真菌药,如灰黄霉素[36]和伊曲康唑[37],以及流感疫苗[38]。

血清病样反应通常有自限性,治疗通常是对症和支持治疗。发病后需立即停用可疑药物。系统性 H_1

抗组胺药可用于荨麻疹,非甾体抗炎药可用于有严重关节痛的患者。对于抗组胺药不佳且症状持续的患者可使用短期的系统性糖皮质激素治疗[39]。

参考文献 67.2

见章末二维码

发疹型斑丘疹

斑丘疹型药疹

斑丘疹型药疹(maculopapular drug eruptions or ex-anthems,MPDE)也称发疹型药疹、麻疹型药疹,是影响皮肤的最常见药物不良反应,占所有皮肤 ADR 的 31%~90%[1-2]。药物是儿童第二大常见的发疹性皮疹的原因,仅次于感染[3-4]。几乎所有药物都可以引发MPDE。引起儿童 MPDE 的常见药物包括 β-内酰胺类抗生素(例如氨苄西林、阿莫西林和头孢菌素)、磺胺甲噁唑和抗癫痫药(例如苯妥英钠、苯巴比妥、卡马西平)[3-5]。其他药物包括大环内酯类抗生素、噻嗪类利尿剂和非甾体抗炎药。有趣的是,如患者合并病毒感染,摄入药物后会大大增加 MPDE 的发生率。几乎所有由 EB 病毒引起的传染性单核细胞增多症患者在摄入氨基青霉素后可诱发 MPDE[6]。

据改良的 Gell 和 Coombs 分类法,斑丘疹型药疹通常被认为是Ⅳc 型 T 细胞介导的迟发型超敏反应。药物特异性 CD4+ 和 CD8+ T 细胞(Ⅳc 型)伴随巨噬细胞和树突状细胞浸润皮肤。活化的细胞毒性 T 细胞合成并释放细胞毒性蛋白,例如穿孔素和颗粒酶 B,从而导致角质形成细胞受损。此外,Th1 淋巴细胞释放出细胞因子,例如 γ 干扰素(IFN-γ)和肿瘤坏死因子 α(TNF-α),这些因子可长期延续炎症过程。Th2 淋巴细胞释放像白介素-5 之类的细胞因子,这有助于嗜酸性粒细胞的募集,因此在组织病理学检查中常常(但并非总是)可检测到嗜酸性粒细胞[7-10]。

斑丘疹型药疹通常发生在摄入致敏性药物的 5 天~2 周后。但是,先前已致敏的患者可能在药物再暴露的 24~48h 内出现症状[2,4,7]。

斑丘疹型药疹表现为对称性分布的红色、有时呈鲑鱼色的斑疹和丘疹(因此称为斑丘疹),通常融合成较大的斑块。皮损通常始于躯干,然后向周围扩散至四肢(图 67.3)。面部可受累,但通常不累及口周和鼻周区域[2,4,7,11]。由于这种皮疹与麻疹的相似之处,因此又称麻疹型药疹。MPDE 有时表现为环状、荨麻疹样、紫癜样或多形性皮疹(尤其是腿和脚)[2-4,11]。

MPDE 的鉴别诊断很多,包括病毒感染[如腺病

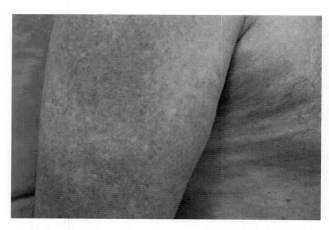

图 67.3 躯干和手臂上红色斑丘疹型药疹。资料来源:Cavicchini S. Morbilliform exanthem induced by imiquimod in a patient with drug-related immunosuppression. Clin Exp Dermatol 2009;34:526-527. Reproduced with permission of John Wiley & Sons.

毒、EB 病毒(EBV)、巨细胞病毒(CMV)、细小病毒 B19、人类疱疹病毒 6 型(HHV-6)]、细菌感染(化脓性链球菌)、幼年特发性关节炎(Still 病)、川崎病、移植物抗宿主病、多形红斑和其他药疹,尤其是伴有嗜酸性粒细胞增多和系统症状的药疹。通常,MPDE 可伴有低热和瘙痒,但黏膜不受累[2-4]。

轻度的 MPDE 在停药后几天内自行消退,没有明显的皮肤或全身后遗症。皮疹消退后可出现皮肤轻度脱屑或炎症后色素沉着。一般来说,需要进行基本的实验室检查,如全血细胞计数、肝肾功能检查和尿液检查,以排除其他器官受累。嗜酸性粒细胞增多、异型淋巴细胞增多、肝脏转氨酶升高或肾功能不全,包括明显的蛋白尿或血尿等异常表现,更提示 DRESS。组织学表现是非特异性的,通常对确定病因并无帮助。最常见的组织病理学表现为浅表血管周围和间质的淋巴细胞及伴嗜酸性粒细胞浸润[12]。

MPDE 的治疗主要是对症和支持治疗。可以给予局部外用糖皮质激素和口服 H_1 抗组胺药来缓解瘙痒。严重情况下可在排除感染后使用系统性糖皮质激素。出现水疱、向红皮病发展、黏膜受累、非典型靶型损害和其他器官系统受累应被视为有转为重症药疹的倾向,应立即收住院在密切监测下进行进一步的诊断和治疗。

伴嗜酸性粒细胞增多和系统症状的药疹

伴嗜酸性粒细胞增多和系统症状的药疹(drug rash with eosinophilia and systemic symptoms,DRESS),也称为药物超敏反应综合征(drug-induced hypersensitivity syndrome,DIHS),是一种罕见、严重且可能致命的多系统药物反应。它的特征是发热、皮疹、淋巴结肿大和内

脏受累,包括肾、肝、肺和中枢神经系统[13]。

在儿童年龄段尚无关于 DRESS 的流行病学研究。DRESS 的确切发病率未知。研究显示使用芳香族抗惊厥药的 DRESS 发病率约为 1∶10 000～1∶1 000[14]。DRESS 可以发生在任何年龄,包括婴儿期[15]。

儿童和青少年中诱发 DRESS 的最常见药物是抗惊厥药,如苯妥英钠、卡马西平、苯巴比妥、奥卡西平和拉莫三嗪。其他报道药物包括阿莫西林、万古霉素、柳氮磺吡啶、哌拉西林-他唑巴坦、阿奇霉素、阿司匹林、甲氧苄啶-磺胺甲噁唑和米诺环素[15-23]。

目前已经公认某些人类白细胞抗原(human leucocyte antigen, HLA)单倍型与 DRESS 的易感性有关。HLA-B * 5801、HLA-B * 5701 和 HLA-B * 1502 分别与别嘌醇、阿巴卡韦和卡马西平引起的 DRESS 风险增加相关[8,13,16]。

DRESS 的发病机制目前仍不完全清楚,尽管多种理论已经提出。最普遍接受的理论表明,在具有遗传易感性的个体中,致敏药物会代谢为反应性化合物,该化合物最终可导致细胞蛋白质的不可逆修饰。这些蛋白质诱导Ⅳb 型超敏反应,其特征是 CD4+ 和 CD8+ T 细胞增殖的活化以及 IFN-γ 和 Th2 细胞因子的产生,例如 IL-4、IL-13 和 IL-5。后者在嗜酸性粒细胞的募集中很重要,这在大多数 DRESS 病例中都可见。这种药物诱导的 T 细胞大量扩增,伴随着 FoxP3+ 调节性 T 细胞扩增以控制免疫反应。这些调节性 T 细胞被认为有助于重新激活潜伏病毒,特别是 HHV-6 或 HHV-7 病毒。这些病毒的重新激活可能解释了在某些 DRESS 患者中观察到的延迟发病[24-25]。另一个假说是病毒再激活是 DRESS 的早期事件,随后的皮肤和内脏症状是由针对该病毒的活化 CD8+T 淋巴细胞介导发生的[26-27]。

DRESS 通常在摄入致敏药物后的 1～8 周内出现[17,28]。DRESS 中摄入药物致出现症状的时间间隔比大多数其他药疹长。发热、全身不适和皮疹是 DRESS 中最常见的表现,几乎所有患者都有皮肤表现。典型皮疹为麻疹样皮疹,通常开始于头颈部,向四肢扩散,最后变得广泛且融合[13,16-17,26,28-29](图 67.4)。面部肿胀是一个显著特征,之后可能进一步浸润并出现毛囊性隆起。在儿童中,皮肤症状可能演变为红皮病、水疱大疱性皮损或靶形损害[17,30]。DRESS 的脓疱表现也有报道[17,31]。大约 30%～50% 的患者可见黏膜病变,如唇炎、结膜炎和咽炎[16-17,29-30]。大多数患者会出现面部水肿,有时会伴有典型的眶周加重。约 90% 的患者会出现淋巴结肿大,特别是颈部,但是也可以观察到全身性淋巴结肿大[17,29]。

多数患者可出现血液学异常,包括外周白细胞增多(>11×10⁹/L)、异型淋巴细胞增多(>5%)和嗜酸性

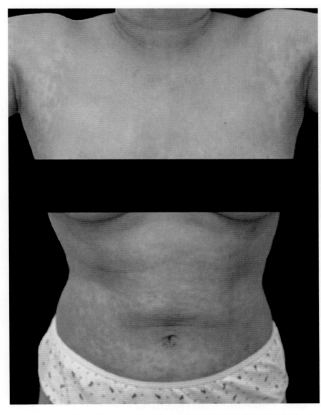

图 67.4　药物性超敏反应综合征患者躯干的弥漫性斑丘疹。资料来源：Fernando SL. Drug-reaction eosinophilia and systemic symptoms and drug-induced hypersensitivity syndrome. Australas J Dermatol 2014;55:15-23. Reproduced with permission of John Wiley & Sons.

粒细胞增多(>1.5×10⁹/L)[17,32]。肝脏是最常见的内脏受累器官,受累程度可能从轻度或无症状的肝酶升高到严重的急性肝炎和肝衰竭[17,33-34]。肾脏是第二大受累器官。肾脏受累的范围从单独的血尿、蛋白尿、间质性肾炎到需要透析的急性肾衰竭[17,35]。其他较少累及的器官包括中枢和周围神经系统(脑炎、无菌性脑膜炎、多发性神经病变)、肺部(肺炎、胸腔积液、急性呼吸窘迫综合征)、心脏(嗜酸性粒细胞性心肌炎、心包炎)和胃肠道系统(出血、结肠炎、胰腺炎)[16-17,33-35]。

内脏器官受累可能在皮肤症状出现的 1～8 周后出现。尽管很多患者仅有轻度的系统受累,但部分患者可能会出现严重的多器官功能衰竭和死亡。因此建议在怀疑 DRESS 后尽早做各器官功能的实验室检查和诊断研究(框图 67.1)。及时停用可疑药物是最重要的措施,延迟停药可能与预后不良有关。早期给予全身性糖皮质激素是治疗 DRESS 最被普遍接受的方法,其与临床症状减轻和生化指标的快速显著降低相关[36]。系统性糖皮质激素应在 8～12 周逐渐缓慢减量以免复发。

框图67.1　对疑似 DRESS 患者的检查建议

全血细胞检查和 C 反应蛋白（CRP）
肌酐
肝功能检查（AST，ALT）乙肝和丙肝血清学*
血清脂肪酶
尿液分析
肌酸激酶
心肌酶，心电图（ECG）和超声心动图**
如有必要行 HHV-6、HHV-7、EBV 和 CMV 定量 PCR 检测
胸部 X 线
甲状腺功能检查***
皮肤活检以进行组织学检查

ALT，丙氨酸转氨酶；AST，天冬氨酸转氨酶；CMV，巨细胞病毒；
EBV，Epstein-Barr 病毒；PCR，聚合酶链反应
* 如果存在转氨酶升高
** 当心电图异常或怀疑有心脏受累
*** 需长期定期检查，因为自身免疫性甲状腺功能不全可以迟发

然而目前尚不清楚全身使用糖皮质激素是否会影响整体预后。一些理论认为糖皮质激素可能促进有害的病毒再激活。一些经验性报道描述了用环孢素[37]、N-乙酰半胱氨酸[38]、静脉应用免疫球蛋白（IVIG）[39]和血浆置换[40]成功治疗 DRESS 的案例。

DRESS 数周或数月后可出现自身免疫性甲状腺疾病，并可能导致甲状腺功能减退或甲状腺功能亢进。因此 DRESS 恢复期患者应定期监测并发症的发生[41]。

参考文献67.3

见章末二维码

脓疱型药疹

急性泛发性发疹性脓疱病

急性泛发性发疹性脓疱病（acute generalized exanthematous pustulosis，AGEP），以前称为中毒性脓疱性皮肤病，是一种以急性进展的广泛的无菌性非毛囊性小脓疱、伴有发热和中性粒细胞增多为特征的罕见皮肤病。据统计普通人群的年发病率为每百万人 1～5 例[1-2]。据报道，许多药物可引起 AGEP（表67.2），但最常见的原因是 β-内酰胺类抗生素[3-17]。尽管 AGEP 多数为药物诱发，但已有报道显示细小病毒 B19[18-19]、柯萨奇病毒[20]、CMV[21] 和 EBV[22] 等病毒感染，肺炎衣原体[23]、肺炎支原体[24]、β 溶血性非 A 组链球菌[25] 等细菌感染和蜘蛛咬伤后[26] 也可诱发 AGEP。

表 67.2　引起儿童 AGEP 的报道药物

分类	药物
β-内酰胺类抗生素	阿莫西林[3]、阿莫西林-克拉维酸盐[3-4]、头孢氨苄[3]、头孢克肟[5]、头孢曲松[6]、美罗培南[7]
大环内酯类抗生素	阿奇霉素[8]
其他抗生素	克林霉素[5]
镇痛药	对乙酰氨基酚[3,9]
抗癫痫药	苯妥英[10]、卡马西平[3]
抗真菌药	特比萘芬[11]、酮康唑[12]
其他	西替利嗪[13]、哌醋甲酯[3]、丁苯羟酸[3,14]、阿糖胞苷[15]、放射线造影剂[16]、帕罗西汀[17]、林旦[3]

AGEP 通常在摄入致敏药物数小时至几天内发病。其特征性表现为在弥漫分布的水肿性红斑的背景下快速出现数十到数百甚至数千个细小的针头大小的、非毛囊性无菌性脓疱。皮疹通常在扩散前开始于面部、四肢屈侧和间擦部位（图67.5）。

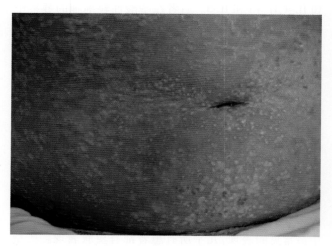

图67.5　急性泛发性发疹性脓疱病的特征是红斑背景下的密集脓疱。资料来源：Image courtesy of Albert Yan MD.

AGEP 皮疹在屈侧和间擦部位也更为明显[2,27]。研究也描述了一个 AGEP 的局限型并命名为急性局限性发疹性脓疱病（acute localized exanthematous pustulosis，ALEP）[28]。几乎所有 AGEP 患者都会出现发热和外周血白细胞增多，中性粒细胞计数超过 7 000/μL。

AGEP 具有自限性[2,27]，皮疹一般持续 1～2 周后消退，消退后出现细小鳞屑，不留瘢痕。

需要与 AGEP 进行鉴别的疾病有泛发性脓疱型银屑病（generalized pustular psoriasis，GPP）和角层下脓疱病（Sneddon-Wilkinson）。GPP 患者通常有银屑病病

史,且发热和脓疱出现速度较 AGEP 略慢。AGEP 患者偶尔会出现类似于 DRESS 或 Stevens-Johnson 综合征(SJS)、中毒性表皮坏死松解综合症(TEN)的面部水肿、不典型靶形皮损、水疱或黏膜糜烂[29]。组织病理学检查有鉴别意义。病理学检查可见表皮内或角层下脓疱、真皮乳头水肿、真皮血管周围伴或不伴嗜酸性粒细胞的混合炎症细胞浸润。凋亡的角质形成细胞可作为诊断线索[2,30]。

AGEP 是一种 IVd 型超敏反应,药物特异性 CD4+ 和 CD8+ T 细胞及 IL-8(CXCL-8)在其发病中起主要作用。接触致敏药物后,T 细胞合成并分泌 IL-8 诱导中性粒细胞趋化。CD4+ T 细胞产生 IFN-γ 和粒细胞-巨噬细胞集落刺激因子(granulocyte-macrophage colony-stimulating factor,GM-CSF),后者减少中性粒细胞凋亡并增加其活性。这些改变导致大量中性粒细胞聚集,临床上表现为弥漫性皮肤脓疱,病理可见中性粒细胞聚集,出现角层下或表皮内海绵状脓疱[2,27,31-33]。AGEP 患者外周血中 Th17 细胞及其细胞因子 IL-17 和 IL-22 升高,说明这些细胞因子在 AGEP 的发病机制中也产生了作用[2,34-35]。

AGEP 的治疗通常保守,与其他药疹一样,立即停用致敏药物最为关键。尽管没有对照研究证实其有效性,但通常会采取外用和系统应用糖皮质激素治疗[2,27]。一项针对 AGEP 患者的回顾性分析(研究对象包括 4 名儿童)显示,系统和局部应用糖皮质激素治疗的患者,其在疾病经过和持续时间方面没有差异[36]。AGEP 的脓疱为无菌性,不建议系统使用抗生素。与很多其他药疹不同,斑贴试验阳性有助于对 AGEP 患者确定致敏药物[37-38],但阴性结果不能排除药物引起的可能性。

参考文献 67.4

见章末二维码

固定性药疹和大疱型药疹

固定性药疹

固定性药疹(fixed drug eruption,FDE)是一种特殊类型的皮肤药物过敏反应,其特征是致敏药物再刺激后,在同一部位反复以同一形式发生皮肤黏膜损害[1]。FDE 在儿童和青少年药疹中约占 14%～30%[2]。

一项针对 35 名 FDE 儿童的研究发现,复方新诺明(磺胺甲噁唑与甲氧苄啶的复方制剂)是儿童 FDE 的最常见致敏药物[3]。据报道,在儿童中,有数种药物可引起 FDE(表 67.3)。有趣的是,FDE 也可发生于从未接

触过任何药物的患者[15]。尽管尚未对这种情况进行系统研究,但可能归因于非药理学因素,如食品、食品添加剂或污染物、紫外线辐射等[16-21]。

表 67.3　引起儿童 FDE 的药物

种类	药物
抗生素	阿莫西林[3-4]、氨苄西林[3]、红霉素[3]、替考拉宁[5]、万古霉素[6]、四环素[4]、甲硝唑[4]
非甾体抗炎药	布洛芬[3]、萘普生[7]
抗组胺药	苯海拉明[8]、羟嗪[4]、氯雷他定[9]
抗癫痫药	苯巴比妥[4,10]、苯妥英钠[11]
其他	对乙酰氨基酚[3-4,12]、哌醋甲酯[4]、伪麻黄碱[13]、磷酸三氯乙酯钠(水合氯醛的活性代谢产物)[14]、替马西泮[3-4]

固定性药疹的典型表现为单发或少量圆形至椭圆形的暗红色或紫红色斑疹或斑片,边界清晰(图 67.6)[1]。有时伴刺痛或痒感。皮损好发于面部、口唇、躯干和生殖器[1]。生殖器受累在青少年男性患者中尤其常见。皮损在 1～2 周逐渐自行消退,遗留暗褐色色素沉着斑。FDE 的少见类型还包括无色素沉着型[13-14,22]、银屑病样型[23]、游走型[24]、孤立大疱型[25-26]、多发或泛发性非大疱型[27]和泛发性大疱型[28]等。

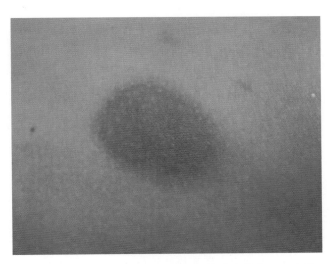

图 67.6　边界清晰的暗红斑是固定性药疹特点。皮疹消退后局部遗留色素沉着斑。资料来源:Image courtesy of Albert Yan MD.

FDE 的皮损通常在接触致敏药后 1～8h 内出现,但也可在数天后出现。再次接触致敏药物时,除了先前受累部位,还可在其他部位出现新发皮疹[1]。有时,先前受累部位的皮损并不总是加重,这可能与不应期长

短不一有关。同样,尽管持续使用致敏药物,一些患儿仍无症状,原因可能是通过持续接触过敏原而实现了脱敏[1,29]。

尽管 FDE 确切的免疫学机制仍不清楚,但已有证据表明,具有效应记忆表型的皮肤常驻 CD8+ T 细胞在 FDE 的发病中起着重要作用。一旦接触致敏药物,这些 T 细胞即被激活并释放促炎症因子,尤其是 IFN-γ 和 TNF-α,导致角质形成细胞受损。随后,CD4+ FoxP3+ 调节性 T 细胞被募集。这些细胞产生 IL-10,有助于抑制和控制免疫反应。随着炎症反应的消退,基底层角质形成细胞分泌 IL-15,这确保了小部分 CD8+ T 细胞作为记忆 T 细胞群继续存活。再次接触致敏药物时,同样的反应在原受累部位进展迅速[30-32]。

组织学上,FDE 以基底细胞空泡变性及色素失禁为特征。表皮层中可见坏死角质形成细胞,而真皮层可见浅深层血管周围淋巴细胞浸润,伴散在的嗜酸性粒细胞和中性粒细胞[1,30]。

可进行斑贴试验或口服激发试验来明确 FDE 的致敏药物。斑贴试验应在 FDE 先前的受累区域进行,并且应在皮损消退至少 2 周后开始进行。在非受累部位或不应期内进行斑贴试验会产生假阳性结果。口服激发试验仍然是确定 FDE 致敏药物的最可靠办法。单次剂量为治疗剂量的 1/10 是相对安全的,诱发全身不良反应的风险较低[29-30]。然而,对儿童患者,在先前受累部位进行局部激发是更安全的第一步测试,尤其是对于泛发性大疱型 FDE。

最重要且有效的治疗措施是停用致敏药物。一般不需要治疗。当 FDE 的皮损出现瘙痒时,通常外用糖皮质激素和系统应用 H₁ 抗组胺药,尽管这些方法的疗效尚未得到评估[1]。

参考文献 67.5

见章末二维码

Stevens-Johnson 综合征和中毒性表皮坏死松解症

Stevens-Johnson 综合征(Stevens-Johnson syndrome,SJS)和中毒性表皮坏死松解症(toxic epidermal necrolysis,TEN)代表一系列严重的、有潜在致命风险的皮肤黏膜反应的不同亚型[1]。

1922 年,Stevens 和 Johnson 描述了 2 名有广泛紫癜样皮损伴皮肤坏死和口腔炎的孩子[2]。此后在 1956 年,苏格兰皮肤科医生 Alan Lyell 报道了 4 例严重广泛表皮剥脱和黏膜糜烂的患者。他以"坏死松解"来描述这种类似皮肤烫伤的皮疹。他还强调了真皮层炎症的

缺乏,并称之为"真皮层沉默"[3]。

Stevens-Johnson 综合征和中毒性表皮坏死松解症的特征是大范围表皮细胞凋亡引起的表皮剥脱。根据剥脱和/或可剥脱的体表面积(body surface area,BSA)的大小对 SJS 和 TEN 进行区分。SJS 剥脱面积不超过 10% BSA,SJS/TEN 重叠剥脱面积约 10% ~ 30% BSA,TEN 则超过 30% BSA[1]。

Stevens-Johnson 综合征和中毒性表皮坏死松解症是罕见的,人群中发病率大约为每年每百万人口 0.4 ~ 6 例[4-6]。SJS、SJS/TEN 重叠和 TEN 的平均预估发病率分别为每年每百万成人 9.2 例、1.6 例和 1.9 例[7]。与成人相比,儿童 SJS/TEN 重叠较少。在儿童中,SJS、SJS/TEN 重叠和 TEN 的发病率分别为每年每百万儿童 5.5 例、0.8 例和 0.4 例[8]。SJS/TEN 在各年龄段均有报道,包括婴儿及新生儿[9]。

在大多数情况下,SJS/TEN 是药物诱发的[1,10-11]。然而,10% ~ 25% 的儿童 SJS/TEN 并非药物引起[1,12-13]。据报道,许多药物可导致儿童 SJS/TEN(表 67.4)[14-43]。其中最常见药物是抗癫痫药,其次是抗生素,尤其是甲氧苄啶/磺胺甲噁唑[11-12,15]。

表 67.4 据报道可导致儿童及青少年 SJS/TEN 的药物

种类	药物
抗癫痫药	苯巴比妥[14-15]、拉莫三嗪[14-15]、卡马西平[14-15]、丙戊酸[14]、苯妥英钠[16]、左乙拉西坦[16]、奥卡西平[12]、乙琥胺[12]
磺胺类抗菌药	甲氧苄啶/磺胺甲噁唑[16]
青霉素类	阿莫西林[17]、氯唑西林[17]、氨苄西林舒巴坦[18]、氨苄西林[19]、阿莫西林克拉维酸[20]、青霉素[21]
头孢菌素类	头孢氨苄[16]、头孢他啶[22]、头孢克肟[23-24]、头孢曲松[25-26]、头孢呋辛[27]、头孢丙烯[16]、头孢噻肟[17,24]、头孢羟氨苄[24]、头孢克洛[24]
大环内酯类	阿奇霉素[15-16]、克拉霉素[28]、红霉素[17]
其他抗生素类	四环素[29]、万古霉素[15,30]、美罗培南[30]
抗反转录类抗病毒药	奈韦拉平[31-32]、依法韦仑[31]
非甾体抗炎药	布洛芬[14-15]、萘普生[9]、尼氟酸[14]、酮洛芬[14]、尼美舒利[14]、噻洛芬酸[33]、阿司匹林[14,17]

续表

种类	药物
苯二氮䓬类	氯巴占[34]、阿普唑仑[9]
抗真菌药	氟康唑[35]、伊曲康唑[36]
其他	Theraflu™[16]、维生素[16]、柳氮磺胺吡啶[14]、对乙酰氨基酚[16]、甲氨蝶呤[17]、疫苗[23,36]、磺胺乙酰胺滴眼液[37]、卡托普利[38]、甲巯咪唑[39]、硝普钠[40]、西替利嗪[41]、口服避孕药[42]、氨氯地平[42]、度洛西汀[43]

Levi 等人发表了一项关于药物作为儿童 SJS/TEN 发病危险因素的研究。他们汇总分析了两项国际多中心研究,包括 80 例 SJS/TEN 患儿和 216 例对照患儿。他们发现在可疑药物中,磺胺类药物、卡马西平、苯巴比妥和拉莫三嗪与 SJS/TEN 的发生密切相关。丙戊酸、对乙酰氨基酚和非甾体抗炎药(后者为一组药物)也是 SJS/TEN 的独立危险因素[14]。

虽然大多数 SJS/TEN 由药物诱发,但也有 SJS/TEN 继发于感染的报道,尤其是继发于肺炎支原体[12,15-16]。一项研究对药物诱发 SJS 和肺炎支原体相关 SJS 的临床特征进行了比较,发现两者在皮肤、口腔和生殖器受累方面无显著差异。眼和肺部受累在肺炎支原体相关 SJS 中更为常见,而肝脏受累在药物诱发 SJS 中更常见[44]。

Stevens-Johnson 综合征和中毒性表皮坏死松解症也见于 HSV[12]、CMV[45]、EBV[46] 和脑膜炎奈瑟菌[47] 感染的患儿。HIV 感染显著增加了 TEN 的风险[1,48]。其他的易感因素包括潜在的恶性肿瘤、系统性红斑狼疮和放疗[1]。

近年来,人们对 SJS/TEN 发病机制的认识有了很大进展。目前已经证实,某些 HLA 等位基因的携带者容易发生 SJS/TEN,特别是在某些种族人群中。例如,已知 HLA-B * 1502(亚洲人)和 HLA-B * 5801(所有种族)分别是卡马西平和别嘌醇导致 SJS/TEN 的高危因素[49]。研究表明,SJS/TEN 是一种免疫介导的反应,其表皮中活化的细胞毒性 $CD8^+T$ 细胞和 NK 细胞导致大量角质形成细胞凋亡。药物通过与 T 细胞受体和 HLA 结合,导致药物特异性细胞毒性 T 细胞和 NK 细胞的活化和扩增。这些细胞通过其释放的介质和来自其他细胞的细胞溶解蛋白直接或间接诱导角质形成细胞凋亡。这些介质包括可溶性 Fas 配体、穿孔素/颗粒酶 B、TNF-α、TNF 相关凋亡诱导配体(TNF-related apoptosis-inducing ligand,TRAIL)和颗粒溶素[49]。确切来讲,目前认为颗粒溶素是导致 SJS/TEN 弥漫性角质形成细胞

死亡的关键物质[49]。

Stevens-Johnson 综合征和中毒性表皮坏死松解症通常在接触致敏药物后 1~4 周开始发病。对于半衰期比较长的药物,发病可能较晚[1,4,50-51]。患者最初表现为非特异性流感样症状,如发热、全身不适、关节痛、畏光、眼部刺痛和咽喉痛。1~3 天后,患者躯干和四肢部位出现暗红色、紫癜样斑疹或斑片,这些皮疹迅速融合并进展为两个同心环状的非典型靶形红斑,继而出现表皮剥脱。在没有自发表皮剥脱的情况下,可通过用手指从侧方轻推未剥脱的暗红斑区域来引出 Nikolsky 征。如果引起表皮剥脱,遗留大面积鲜红色裸露真皮,则认为 Nikolsky 征阳性。皮肤受累范围是一个非常重要的预后因素,BSA 的评估应包括已剥脱的皮肤(水疱和糜烂)和可剥脱的(Nikolsky 征阳性)皮肤[1,4,10,52-53]。

随着 TEN 病情的充分发展,广泛表皮剥脱的患者可出现体温调节功能障碍、大量不显性失水和脱水、电解质紊乱、血流动力学不稳定和败血症。败血症是本病最常见的死因,最常由金黄色葡萄球菌或铜绿假单胞菌引起。SJS/TEN 的远期皮肤后遗症包括炎症后色素沉着或色素减退、皮肤异色、甲营养不良、脱发和皮肤瘢痕[1,4,10,52-53]。

大多数患者出现黏膜受累,主要累及口腔、生殖器或眼部[1,4,10,53]。患者会出现疼痛性口腔糜烂和唇部结痂(图 67.7)。生殖器受累主要表现为龟头、外阴和阴道疼痛性糜烂,可能导致排尿困难、尿路狭窄和尿潴留。肛门受累较少见。约 80% 的患者出现急性眼部受累[54-55]。急性症状包括结膜炎、结膜水肿、眼干、异物感、畏光和结膜下出血[54-55]。约 1/3 的 TEN 幸存者受远期眼部并发症的困扰,如眼干燥症、角膜溃疡、睑外翻、睑内翻、倒睫、睑球粘连、虹膜粘连和罕见的失明[54-55]。

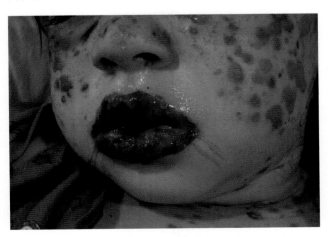

图 67.7　Stevens-Johnson 综合征患者的多发性紫红色非典型靶形红斑伴黏膜受累。资料来源:Image courtesy of Albert Yan MD.

约 20%～30% 的患者可出现肺部和消化道受累[1,10,52-53,56-57]。肺部症状包括呼吸困难、气短、咳嗽，甚至需要机械通气的急性呼吸窘迫。儿童 TEN 患者因水肿压迫其较小的上呼吸道，故在疾病早期出现气道狭窄的风险很高[16]。消化道症状包括高淀粉酶血症、腹泻、小肠溃疡、结肠穿孔和结肠炎[56-58]。

怀疑和诊断 Stevens-Johnson 综合征和中毒性表皮坏死松解症均依靠临床表现。需要组织病理检查来除外多形红斑、自身免疫性大疱性疾病、泛发性大疱性固定性药疹、AGEP、DRESS 和葡萄球菌性烫伤样皮肤综合征。TEN 的组织病理表现为表皮全层坏死，炎症轻微[1,53]。直接免疫荧光检查阴性。EM 以边界清晰的同心圆样靶形损害为特征，好发于肢端。即使 EM 皮损泛发，其受累面积也不超过 10% BSA。在儿童中，多形红斑往往由 HSV 或肺炎支原体感染引起[10]。TEN 样皮损表现的线状 IgA 大疱性皮病（linear IgA bullous disease，LABD）在成人中已有报道。万古霉素和苯妥英钠是最常见的致敏药物。直接免疫荧光显示基底膜带特征性线状 IgA 沉积[59]。

近年来，TEN 样皮损表现的红斑狼疮（lupus erythematosus，LE）在儿童中也有数例报道[60]。鉴别 TEN 和 TEN 样皮肤 LE 可能很困难，但非常重要。最初的皮损在曝光部位分布、慢性或亚急性病程、有限的黏膜受累和轻度的系统症状更提示 TEN 样皮肤 LE。SSSS 的特征是急性表皮剥脱。它由金黄色葡萄球菌产毒株释放的表皮松解毒素（A 和 B）引起。无黏膜受累是 SSSS 与 SJS/TEN 的区别点。儿童 SSSS 预后良好，皮损在治疗 14 天后完全消退，无瘢痕遗留[10,61]。AGEP 和 DRESS 在本章之前已讨论过。

血液检测没有特异性，但可作为整体管理的一部分。患者可能出现贫血、淋巴细胞减少、中性粒细胞减少（为预后不良因素）和血清转氨酶水平升高[62]。早期血清颗粒溶素的升高可能预示着 SJS/TEN[63]。

Bastuji-Garin 等人提出了 SCORTEN 评分，用以预测 SJS/TEN 患者的死亡率[64]。SCORTEN 评分包括 7 个独立因素，对入院后 24h 内出现的每个变量各评 1 分（表 67.5）。SCORTEN 评分已在成人和儿童的合并组中得到验证，但未在单独的儿科患者组中进行验证[64]。因此，该评分不适用于儿童死亡率的预测。

最近，Beck 等人对儿童 SJS/TEN 进行了 SCORTEN 评分评估。他们得出结论，入院后 24h 内计算的 SCORTEN 评分可显著预示急性和短期的发病。急性发病指标包括急性住院时间、伤口愈合时间、机械通气天数、感染并发症数和手术次数[42]。

表 67.5　入院 24h 内应用 SCORTEN 评分预测 SJS/TEN 的死亡率（包括 7 项 SJS/TEN 的独立预后因素，每个变量评 1 分）

标准/变量	分数
年龄>40 岁	1
受累 BSA>10%	1
血清尿素氮>28mg/dL	1
血糖>252mg/dL	1
血清碳酸氢钠<20mmol/L	1
心率>120 次/min	1
有内脏或血液系统恶性肿瘤	1
总分	

SCORTEN 评分总分	死亡率
0～1	3.2%
2	12.1%
3	35.3%
4	58.3%
5 或>5	>90%

最近一项研究发现肾衰竭、败血症、皮肤细菌感染和 BSA 超过 30% 是儿童 SJS/TEN 死亡的最强预测因素[8]。其他与死亡率增加相关的因素包括潜在的恶性肿瘤和癫痫[8]。

目前建立了一种评估 SJS/TEN 中药物因果关系的算法（ADLEN）。可疑药物通过以下 6 个参数评分：给药至反应开始的时间间隔、反应开始时体内药物存在的可能性、之前接触过同一药物（或同种类）无论当时反应如何、进展期药物应用情况、该药导致 SJS/TEN 的风险等级（高或低风险）和其他可能的病因。总体得分范围为－12～10 分。根据评分将某药物引起 SJS/TEN 的可能性分为非常不可能、不可能、可能、很可能或十分可能[13]。

当怀疑 SJS/TEN 时，应立即停止任何可疑用药。在出现水疱和糜烂前早期停用致敏药物可降低病死率[65]。患者应被收住到烧伤或重症监护病房进行持续监测和强化支持治疗。必须多学科团队协同合作，该团队应包括皮肤科医生、眼科医生、经验丰富的伤口护理团队、重症医学专业医生、消化科医生、妇科医生、泌尿科医生、麻醉医生和疼痛管理医生、营养学医生和理疗师。表皮再生在发病 10 天后开始，可能需要长达 3 周的时间[4,10,15,66]，在儿童这一过程可能更快[66]。支持治疗包括无菌伤口护理和眼部敷料、静脉补液、营养支持、体温维持和疼痛管理。除血培养阳性或出现皮肤或全身感染症状外，不建议预防性应用系统抗生素治疗。早期妇科评估对预防年轻女孩阴道粘连也至关重要[1,4,10,67]。

以往曾建议对坏死表皮进行清创，但手术清创可能会导致广泛瘢痕形成。剥脱的表皮可作为天然敷料，促进表皮再生[16,29,49]。眼科医生还利用羊膜来促进眼部恢复并最大限度地减少眼部并发症，但目前资料有限。

由于 SJS/TEN 较为罕见，大型对照试验难以进行。一些系统性药物已用于治疗 TEN，包括系统应用糖皮质激素、IVIG、环孢素、依那西普、英夫利西单抗、N-乙酰半胱氨酸和血浆置换[15,21,27,68-81]。不幸的是，大多数关于这些药物的报道都是小规模的或回顾性的研究，结果互相矛盾。IVIG 用于治疗 TEN 的理论基础是它能够阻断 Fas 和 Fas 配体的相互作用，以进一步阻止角质形成细胞凋亡。然而，由于各研究报道的有效率不同以及结果冲突，IVIG 并不是国际公认 TEN 的标准治疗。环孢素具有抗凋亡特性，依那西普和英夫利西单抗具有抗肿瘤坏死因子特性，因此以上药物正越来越多地用于治疗 TEN[70,72,76]。SJS/TEN 的管理很复杂。

在成人中，TEN 患者的死亡率大约为 30%，而 SJS 患者的死亡率通常低于 5%[1,4,11,15,21]。与成人相比，儿童的死亡率较低（0～10%），但具有较高的发病率和严重的远期后遗症[1,15,21,67,82-85]。SJS/TEN 患者治愈后，其罹患重大社会心理并发症和健康相关生活质量下降的风险也随之增加[86]。

目前已经提出了几种鉴定可疑致敏药物的试验，包括斑贴试验，体外淋巴细胞转化试验和药物诱导细胞因子产生试验。在 SJS/TEN 中，口服激发试验是违背伦理的，并可能再次诱发 SJS/TEN。在 TEN 患者中，斑贴试验是安全的，但其具有变异性，且特异度和灵敏度均较低。例如，一项对卡马西平诱导的 SJS/TEN 患者研究显示，卡马西平斑贴试验的阳性率为 62.5%（10 例/16 例）。在另外一项研究中，卡马西平诱导的 SJS/TEN 患者斑贴试验的阳性率为 0%（0 例/5 例）[87-88]。淋巴细胞转化试验诊断价值较低，因其与对照组相比阳性结果相当[89-90]。通过酶联免疫吸附（enzyme-linked immunosorbent assay，ELISA）或细胞内荧光进行药物诱导细胞因子产物测定，可能对研究药物与 SJS/TEN 因果关系判定具有重要意义[91-92]。然而，这些检测在技术上更具挑战性，且需要更复杂的设备[91-92]。由于 SJS/TEN 是由 T 细胞介导的免疫反应，因此对 IgE 介导的药物特异性速发反应的检测（如皮肤点刺试验和药物特异性 IgE 试验）是没有价值的。

SJS/TEN 患者在治愈后应该接受关于药物反应的教育。医生必须指导患者完全避免再次接触致敏药物，有时还应避免接触其他同类药物，因为这可能是致

命的。一项回顾性研究显示 55 例儿童中有 10 例在首发后 7 年内复发，其中有 3 例儿童多次复发，1 例死亡[12]。

参考文献 67.6

见章末二维码

诊断和治疗

详细的临床病史和全面的体格检查对 ADRs 的诊断和治疗非常重要。临床信息包括所有服用药物的清单，包括处方药、非处方药、顺势疗法药物、草药和天然药物。其他需要收集的信息应包括每种药物开始应用和停用日期、与所有药物相关的症状和时间间隔、既往类似反应史、皮肤和黏膜损害的详细描述（如风团、斑丘疹、脓疱等）、任何皮肤外表现的记录（如发热、不适、气促、畏光等）、皮损的临床进展过程和既往的诊断性检查。

尽可能使用标准化模板来获取用药时间、顺序及病史，如欧洲药物过敏网（European Network for Drug Allergy，ENDA）的药物过敏问卷[1]。目前没有针对皮肤药物反应的诊断性实验室血液或尿液检查。但基本的实验室检查，包括全血细胞分析、肝肾功能检查、尿常规等，有助于鉴别某些皮肤病。例如，从皮疹上可能很难鉴别简单的 MPDE 和严重的 DRESS，但异型淋巴细胞增多、肝酶显著升高以及血尿和蛋白尿等肾功能不全表现更支持 DRESS。白细胞增多和外周血中性粒细胞增多常见于 AGEP。TEN 患者可出现贫血、淋巴细胞减少、中性粒细胞减少、肝转氨酶升高或急性肾衰竭导致的血清肌酐水平升高[2-4]。

虽然药物可导致多种组织病理模式，但对于某一种药物没有特定的反应模式。药物导致的组织病理学改变通常是非特异性的，如 MPDE 常表现为血管周围淋巴细胞浸润。但有些组织病理学模式是特异性的，例如 TEN 的表皮剥脱和表皮全层坏死。因此，组织病理学检查有助于诊断，尤其对怀疑有组织学特点的疑似临床表现，如 AGEP 和 SJS/TEN。在缺乏特征性组织病理学模式的情况下，标本中存在凋亡的角质形成细胞、嗜酸性粒细胞和混合组织学模式可能是对诊断药物诱导反应有帮助的组织学线索[5]。

进一步诊断工作取决于皮肤 ADR 的类型。皮肤点刺试验和 RAST 可检测药物特异性 IgE 抗体，用于检测 IgE 介导的速发药物反应，而斑贴试验、淋巴细胞转化试验和通过 ELISA 或细胞内荧光检测药物诱导细胞因子可用于检测迟发型反应[6]。

皮肤 ADR 治疗的基础是识别并立刻停用可疑用

第十一篇

第
十
一
篇

药。进一步的治疗取决于药物反应类型,从对症治疗,如使用保湿剂、外用糖皮质激素和系统使用抗组胺药,到重症监护或烧伤病房的高度专业化护理和特异性药物治疗。一些体征如面中部水肿、持续发热、暗红色的皮损、水疱、黏膜受累和淋巴结肿大可能预示严重的皮肤 ADR,需要采取更谨慎的态度及进一步的诊断工作。前文已针对每种特定的临床类型的治疗方法进行了讨论。

防止将来使用同种或有交叉反应的药物引起类似反应非常重要。必须对患者进行关于 ADR 的教育。在开具处方药时,患者应与医生和药剂师讨论既往药物过敏史。应标记并更新患者的健康记录。对于严重的皮肤 ADR,建议携带"警示卡"并佩戴详细记录既往不良反应的手环(包括皮肤不良反应)。

某些基因易感特性(例如 HLA 单倍型)可遗传,使其一级亲属对同一种类药物发生类似反应的风险较一般人更高,DRESS 和 SJS/TEN 可与此相关[3,7-8]。

(汪洋 译,王珊 梁源 校)

参考文献 67.7

见章末二维码

第十二篇　痤疮和痤疮样疾病

第68章　痤疮

Marissa J. Perman，Bodo C. Melnik，Anne W. Lucky

摘要

　　本章的第一部分将详细讨论寻常痤疮。痤疮是一种常见的炎症性皮肤病，通常始于青春期，皮疹表现为开放性和闭合性粉刺、丘疹、脓疱，好发于面部、前胸、肩部和背部。痤疮的病理生理学是多因素的，包括细菌、毛囊角化异常、皮脂分泌过多和炎症反应。治疗针对这四种导致痤疮的因素，通常包括外用和口服药物。本文将探讨寻常痤疮的病因、发病机制、临床表现和治疗。

　　本章的第二部分将回顾以下特殊类型痤疮：新生儿痤疮、婴儿痤疮、儿童中期痤疮、与胰岛素抵抗相关的内分泌异常痤疮、暴发性痤疮、自身炎症性疾病伴痤疮、Apert综合征和单侧痤疮样痣、革兰氏阴性菌毛囊炎、药物诱发痤疮样皮疹、表皮生长因子受体抑制剂诱导痤疮样皮疹、反向性痤疮（化脓性汗腺炎）和表皮剥脱性痤疮。

要点

- 寻常痤疮的病理生理学是多因素的，包括细菌定植、异常毛囊角化，皮脂分泌过多和炎症反应。
- 痤疮发病的最初事件是皮脂分泌过多或皮脂分泌异常导致微粉刺和炎症的形成。
- 在粉刺性痤疮中，开放和闭合性粉刺占主导地位，常在青春期前发病，好发于鼻、面中部和前额。
- 炎症性痤疮通常起源于粉刺，粉刺发炎并进展为丘疹和脓疱。
- 痤疮常见的局部治疗包括水杨酸、过氧化苯甲酰、视黄酸、他扎罗汀、阿达帕林、壬二酸、抗生素、氨苯砜和磺胺醋酰钠。
- 痤疮常见的口服治疗包括抗生素、性激素制剂和异维A酸。
- 新生儿痤疮，又称新生儿头部脓疱病（neonatal cephalic pustulosis，NCP），皮疹好发于面部、前胸、颈部、头皮，偶见于躯干上部，被认为与马拉色菌定植或酵母菌过度生长相关。
- 婴儿痤疮是生后6周~1岁发生的痤疮，较为罕见，包括粉刺和炎性丘疹，好发于面部，治疗方法同寻常痤疮。
- 儿童痤疮是1~7岁发生的痤疮。在这个年龄段痤疮较为罕见，因此需怀疑高雄激素血症的可能。
- 多囊卵巢综合征（polycystic ovarian syndrome，PCOS）于2003年由Rotterdam标准制订，该标准的确诊符合2项及2项以上的特征：长期月经稀发或无排卵，雄激素过多或多囊卵巢的临床表现和/或生化指标异常。
- 暴发性痤疮是一种急性、发热性、溃疡性、聚合性痤疮，主要见于男性青少年。本病特点是突然发生的融合性结节囊肿，迅速进展为出血坏死，并可能与其他系统疾病相关。
- 药物诱发痤疮样皮疹表现为形态单一的无粉刺皮疹。大多数致病药物都是细胞色素P450酶的诱导剂。

寻常痤疮

定义　寻常痤疮是一种通常始于青春期的多因素疾病。痤疮好发于皮脂腺密度高的区域，包括面部、头部、前胸和上背部，以皮脂分泌增多、粉刺、丘疹和脓疱为特征。痤疮的表现取决于遗传和环境因素。

流行病学　在儿童中，痤疮的患病率随年龄增长而增加。409例痤疮患者中，13岁时患痤疮者仅占22%，而16岁时患痤疮者占68%。文献研究显示青少年痤疮的平均患病率在70%~87%，无地域差异[1]。但在两组不食用乳制品和高糖碳水化合物的非西方人群中，未观察到痤疮病例[2]。痤疮患病率的惊人差异提示环境因素可能发挥作用，最可能与营养差异相关。牛奶和高血糖指数食物的摄取都具有促胰岛素作用，最近一些研究中认为两者是促进痤疮发病的强烈环境因素[3-8]。美国一项研究表明，脱脂或2%非全脂奶的摄入量与青少年男女痤疮发病相关。但此项研究也显示，痤疮与非痤疮患者的血糖负荷并无明显差异[9]。雄激素滥用在儿童中也日益引起关注[10-11]。在工业化国家,将雄激素与生长激素、胰岛素和促胰岛素乳清蛋白强化饮料结合使用的新趋势可能会进一步加重胰岛素抵抗,从而增加痤疮的发病率[12]。

遗传 流行病学和双生子研究已经证实了痤疮的遗传性[13-15]。痤疮在有痤疮家族史的患者中更常见,尤其是母亲或父亲有痤疮史的患者[1]。另外,Lucky等人证实早发粉刺是晚期痤疮更严重的一个提示。皮脂腺的数量、大小及活性是遗传的[16]。痤疮的候选基因可能影响胰岛素样生长因子1(insulin-like growth factor 1,IGF-1)和雄激素信号转导[17-18]。

病因和发病机制

概述

痤疮是一种多因素疾病,至少有以下四种相互作用的致病因素:增强的IGF-1和雄激素驱动皮脂腺活动增加导致皮脂分泌过多、毛囊分化异常伴角化过度、痤疮丙酸杆菌(Propionibacterium acnes,P. acnes,Cutibacterium acnes[19])在毛囊的异常定植以及先天性宿主免疫反应在内的炎症反应[20-21]。这些因素彼此相互作用密切,炎症和先天性免疫反应被认为是了解痤疮发病机制的重要环节。对这些致病因素的了解将引导我们对合适治疗药物进行研究(表68.1)。

表68.1 痤疮发病的相关因素及相应治疗

因素	治疗
细菌(P. acnes)	抗菌药物
异常毛囊分化	视黄酸类
皮脂分泌过多	异维A酸和性激素治疗
P. acnes导致的炎症反应	抗炎制剂和抗菌药物

性激素影响和炎症反应

IGF-1和雄激素介导的信号转导在刺激皮脂腺细胞大小、皮脂产生以及促进皮脂腺导管和毛囊漏斗顶端角化过度中起重要作用[22-25]。

值得关注的是,IGF-1刺激的皮脂腺细胞上调促炎细胞因子表达,其中包括白介素-1β[26]。IGF-1不仅刺激总的皮脂分泌,而且通过激活关键的脂肪形成转录因子SREBP1增强皮脂腺细胞去饱和酶的表达,从而提高具有致粉刺性和促炎性作用的单一不饱和脂肪酸(比如油酸)的含量。因此,痤疮皮脂在数量和质量(成分)上均有不同。

易患痤疮的皮肤与未受累皮肤相比,其雄激素受体(androgen receptor,AR)蛋白表达和Ⅰ型5α-还原酶活性更高[27-28]。值得注意的是,IGF-1促进Ⅰ型5α-还

原酶的表达。抗雄激素可减少皮脂合成并改善痤疮,而缺乏功能性AR的雄激素不敏感个体不会产生皮脂,也不会发展成痤疮[29-30]。未经治疗的Laron综合征(侏儒症)患者不会出现痤疮。这些患者表达正常的AR,但缺乏IGF-1。但在高剂量重组IGF-1替代治疗后,他们会出现严重的痤疮,提示IGF-1在痤疮发病中的重要作用[31]。

大多数寻常痤疮的开放性粉刺中检测出白介素1α(IL-1α)水平升高[32-33]。促炎性细胞因子IL-1α是诱导角质形成细胞增殖、角化过度和减少粉刺脱落的重要物质[34]。雄激素依赖性成纤维细胞生长因子受体2信号增强与Apert综合征和单侧痤疮样痣相关,并认为对寻常痤疮有重要的病理生理意义[35-37]。

生长激素(growth hormone,GH)/IGF-1轴在促肾上腺皮质激素(adrenocorticotropic hormone,ACTH)依赖性硫酸脱氢表雄酮(dehydroepiandrosterone sulphate,DHEAS)的合成中起重要作用[38-40]。IGF-1提高了肾上腺对ACTH的敏感性,并诱导肾上腺雄激素的生物合成和DHEAS的产生。据报道,在青春期前的女孩中,IGF-1与DHEAS血清水平呈正相关[41-42]。青春期前儿童血清DHEAS水平升高和皮脂分泌增加及粉刺性痤疮的发生相关[16,43]。血清中IGF-1水平的升降模式和DHEAS类似,正常青春期以一种短暂胰岛素抵抗状态为特征,此状态与肾上腺、性腺产生的雄激素升高相关[40]。IGF系统在卵巢雄激素合成中起重要作用。IGF-1和IGF-2可增强促黄体生成素(luteinizing hormone,LH)对卵泡膜细胞的作用,导致卵巢雄激素分泌增加[44]。IGF系统调节卵巢类固醇生成,与卵巢高雄激素血症和多囊卵巢综合征(polycystic ovary syndrome,PCOS)的发病相关[44-45]。

成熟睾丸间质细胞的增殖和分化是青春期男孩外周血雄激素水平升高的前提[46]。睾丸是IGF-1生物合成活跃的器官。在青春期,睾丸中IGF-1水平随睾酮分泌的增加而升高[47-48]。IGF-1刺激前体睾丸间质细胞增殖,并与LH一起发挥协同作用刺激有丝分裂。IGFs和胰岛素对生后睾丸的激活、分化和雄激素生物合成有重要作用[49-50]。

毛囊口角化过度、粉刺形成和炎症反应

痤疮发病的第一步是微粉刺形成,它开始于毛囊上部的角化上皮,即毛囊漏斗部。角质细胞通常脱落到毛囊内被保留和积累。粉刺形成涉及两种机制:细胞过度增殖和角质细胞间黏性增加[51]。基底层角质细胞和皮脂腺细胞的增殖受表皮生长因子受体(epidermal growth factor receptor,EGFR)调控。表达于基底细

胞和基底层上方细胞的 IGF1R 协调细胞增殖与分化,而主要表达于基底上方角质细胞的成纤维细胞生长因子受体 2b(fibroblast growth factor receptor-2b,FGFR2b)主要调节细胞分化的后续步骤[37]。

粉刺下方毛囊上皮中的透明角质颗粒的数量和大小均增加,然而板层颗粒和张力丝数量减少。皮脂腺小叶因粉刺扩张而退化。随着粉刺的进一步增大,皮脂包裹的角质细胞形成同心层状凝固物。粉刺壁破裂,免疫原性内容物排出导致炎症。易长痤疮的皮肤区域在毛囊角化过度和粉刺形成之前已观察到 IL-1 活性升高和 CD4⁺T 细胞浸润增加[33]。当中性粒细胞数量占优势时,就会出现脓疱。由辅助性 T 细胞、异物巨细胞和中性粒细胞组成的混合浸润可导致炎性脓疱、结节和囊肿。炎症细胞浸润类型决定瘢痕的程度,这与一种特殊的迟发型炎症反应强烈相关[52]。最近,在痤疮皮损中发现了 Th17 细胞数量增多,提示 Th17/IL-17 通路在痤疮中被激活[53]。

痤疮丙酸杆菌、炎症反应和固有免疫

痤疮丙酸杆菌是一种革兰氏阳性、非运动的杆状厌氧菌,在寻常痤疮的炎症发展中起关键作用[54-55]。痤疮丙酸杆菌和表皮葡萄球菌属于皮肤常驻菌群的成员,主要分布在毛囊和皮脂腺中。与正常对照组相比,表皮葡萄球菌存在于漏斗中部,而痤疮丙酸杆菌在毛囊深部占主导地位,其菌株分布也有所改变。以上两种细菌均可分泌脂肪酶,并将甘油三酯水解为游离脂肪酸。健康皮肤微生态的维持可能需要表皮葡萄球菌和痤疮丙酸杆菌之间的微妙平衡,而使表皮葡萄球菌优势于痤疮丙酸杆菌可能为将来的治疗提供新选择[56-57]。

痤疮丙酸杆菌的数量和痤疮的严重程度无相关性[58],这与最近观察到的宏基因组变化相反[59]。尽管痤疮丙酸杆菌在粉刺形成中的作用仍有争议,它在炎症中的作用已经被证实。痤疮丙酸杆菌产生大量胞外酶和代谢产物,可直接损害宿主组织。它刺激产生促炎细胞因子,包括 IL-1β、IL-8、IL-12 和肿瘤坏死因子 α(tumour necrosis factor-α,TNF-α)。IL-8 升高尤其会导致中性粒细胞聚集、溶酶体酶释放以及继发的毛囊上皮破坏。痤疮丙酸杆菌诱导的细胞因子产生由 Toll 样受体-2(toll-like receptor-2,TLR2)介导[60-61]。棕榈酸是皮脂中的一种脂肪酸,通过皮肤细菌激活 TLR2 而上调产生,具有天然的抗菌活性[62-63]。

基质金属蛋白酶(matrix metalloproteinases,MMPs)是在生理和病理条件下参与细胞外基质重塑的重要生物酶。痤疮丙酸杆菌通过 TNF-α 提高前 MMP-2 在人成纤维细胞中的表达,此过程可被多西环素抑制[64]。FGFR2b 信号通路也参与了 MMPs 的下游表达[65]。痤疮丙酸杆菌的生长和增殖受皮脂腺来源的抗菌肽和抗菌脂调控。在痤疮皮损中观察到人 β-防御素 1 和 β-防御素 2 的上调[66]。皮脂细胞表达功能性抗菌多肽,可杀死痤疮丙酸杆菌[67]。抗菌药物减少痤疮丙酸杆菌数量,与痤疮的临床改善密切相关。然而,已从治疗超过 3 个月的痤疮患者中鉴定出耐药痤疮丙酸杆菌菌株[68-69]。痤疮丙酸杆菌生物膜的形成增加了对抗菌药物的耐药性[70]。

接种灭活痤疮丙酸杆菌疫苗可抑制炎症和人皮脂细胞中 IL-8 的产生[71-72],证实了痤疮丙酸杆菌在痤疮炎症中的作用。研究表明,痤疮丙酸杆菌可激活皮脂细胞和单核细胞中的 NLRP3 炎症小体[73-76]。

病理

概述

痤疮的临床表现可分为非炎症性病变、炎症性病变和炎症后病变。

非炎症性(粉刺)病变

微粉刺是毛囊皮脂腺可检测到的第一个的形态变化,仅在显微镜下可见。在这一阶段,颗粒层较为突出。增生和持续角化过度在毳毛周围形成一个紧密的压缩层,由 40~80 层角质细胞混杂着皮脂和增多的细菌组成[23,51]。粉刺栓阻塞毛囊口,使其远端呈气球样扩张。在闭合性粉刺(白头)中,毛囊扩张程度增加,形成致密囊状结构,内含嗜酸性粒细胞、角质碎屑、毳毛和大量细菌。当漏斗下部充满角质细胞时,漏斗顶端仍然闭合紧密,形成皮肤白头粉刺。当漏斗顶端的角质细胞栓进一步扩大时,就形成了开放性粉刺(黑头)。黑色素内容物是发黑的原因,并非人们通常认为的污垢。长期的粉刺最多可累积 15 根毳毛,当其内容物被挤出并进入真皮时可出现异物反应。皮脂腺通常萎缩或缺失,扩张的毛囊周围有轻度的血管周单核细胞浸润。

炎症性病变

早期开放性粉刺已含有大量的 IL-1α 和 T 细胞[32]。任何粉刺皮损均可发炎,在某些情况下,例如类固醇痤疮,炎症性病变可能是初始表现。痤疮丙酸杆菌过度生长以及炎症介质的分泌,尤其是 IL-8,会吸引中性粒细胞聚集,导致丘疹和脓疱形成。随着毛囊上皮的扩张,毛囊内免疫原性内容物可能会破裂进入真皮,导致中性粒细胞进一步聚集,最终导致异物肉芽肿

性炎症。硬化的结节是长期皮肤炎症引起的持续性深部病变,通常被称为"痤疮囊肿",最好称之为"痤疮结节",因为它们内层没有上皮细胞,并非真正的囊性结构。

邻近的丘疹和脓疱融合形成脓肿,尤其在聚合性痤疮中。硬化的炎症结节可排出血液、脓液和皮脂。窦道通常见于聚合性痤疮和暴发性痤疮中,鼻唇部、鼻背、下颌部和颈部为其好发部位。线状波动性脓肿,有时可长达10cm,包含许多与皮肤表面相连的窦道或瘘管。挤压后,它们会通过数个窦口同时排出恶臭分泌物。

炎症后病变

炎症后病变由炎症引起,而非粉刺引起。最常见的是一过性炎症后色素沉着斑,由含铁血黄素和黑色素引起。由于血管数量增加,还会出现一过性红斑。这些颜色变化可持续6~12个月。瘘管状粉刺,最常见的双粉刺,通常出现在颈部和背部。表皮样囊肿多见于耳后区和眉弓,表现为直径约1~5cm的隆起,中央毛孔明显。典型的痤疮瘢痕包括冰锥样或穿孔样瘢痕、结节样瘢痕、瘢痕疙瘩(主要见于颈胸部、背部)以及巨大萎缩性瘢痕。

临床表现

概述

痤疮可以分为三种类型:粉刺性痤疮、丘疹脓疱性或炎症性痤疮和聚合性痤疮。前两种通常称为寻常痤疮。在聚合性痤疮中,会发生更强烈的炎症反应,从而导致更严重的瘢痕和炎症后病变。

粉刺性痤疮

在粉刺性痤疮中(图68.1),开放性和闭合性粉刺(图68.2)占主导,常在青春期前出现,好发于鼻、面中部、前额。肾上腺性激素开始分泌增加时,血清DHEAS水平的升高与皮脂分泌增加和粉刺出现相关[16,43]。

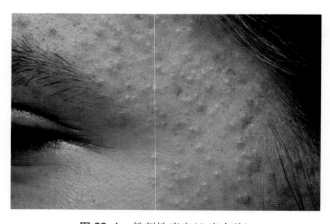

图68.1 粉刺性痤疮(9岁女孩)

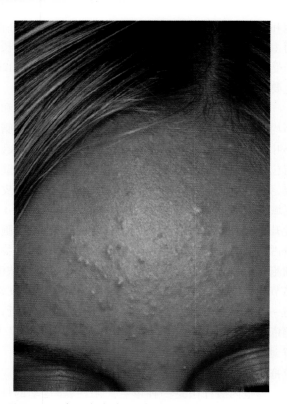

图68.2 青少年额部闭合性粉刺占主导(9岁女孩)。资料来源:Courtesy of Anne W. Lucky, MD.

丘疹脓疱性痤疮

炎症性痤疮起源于粉刺,粉刺发炎并进展为丘疹和脓疱(图68.3)。皮损可累及面部、胸部、肩部、背部,可能还会出现一些新发粉刺。有些皮损明显发炎、

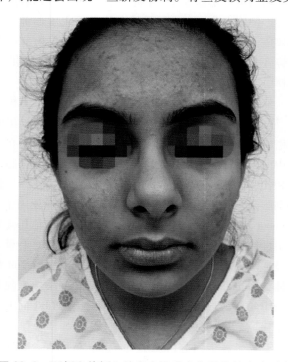

图68.3 面颊和前额上的炎症性痤疮和继发性炎症后色素沉着。资料来源:Courtesy of Marissa J. Perman, MD.

变硬、伴压痛,形成炎性结节。>5mm 的炎症性痤疮皮损通常被归类为结节。可能会形成瘢痕。丘疹脓疱性痤疮可持续多年。

聚合性痤疮

聚合性痤疮是最严重的痤疮类型,男性较女性多见(图 68.4a,b)。结节囊肿性痤疮的形成与严重的真皮组织病变相关。结节和囊肿通常融合形成内含窦道的炎性斑块。可出现脓肿、形成窦道、瘘管状粉刺、丰富的肉芽组织、瘢痕疙瘩及萎缩性瘢痕(图 68.5a,b)。常见受累部位为面部、前胸和背部,但也可累及手臂、腹部、臀部和头皮。大多数患者为慢性病程可伴急性加重。聚合性痤疮可能是毛囊闭锁四联征的一部分,后者还包括头皮脓肿性穿掘性毛囊周围炎、反向性痤疮(化脓性汗腺炎)和藏毛窦。

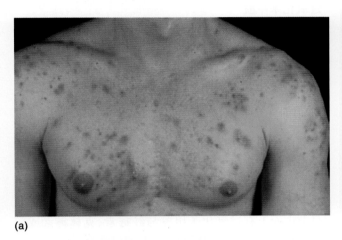
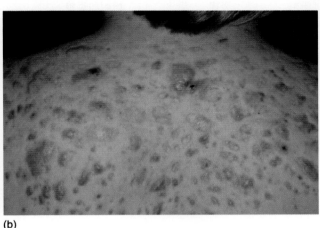

(a) **(b)**

图 68.4　(a)聚合性痤疮(18 岁男性)。(b)一名聚合性痤疮青春期男性患者背部的严重瘢痕疙瘩

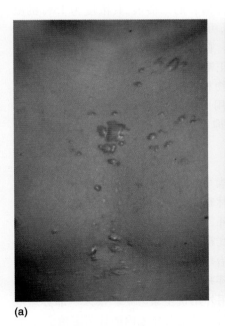
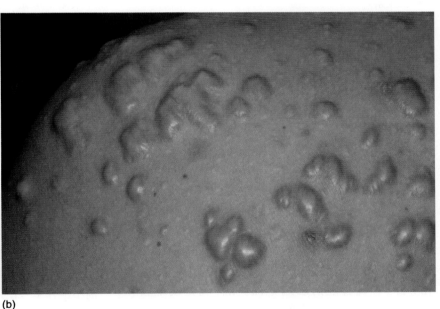

(a) **(b)**

图 68.5　(a,b)胸部和肩部因聚合性痤疮引起的增生性瘢痕和瘢痕疙瘩。资料来源:Courtesy of Anne W. Lucky, MD.

预后　痤疮往往会发展为一种慢性疾病,并非只是发生在青少年时期的自限性疾病,高达 50% 的患者可持续至成人期[77]。早期和长期治疗痤疮对预防瘢痕的形成至关重要。炎症性痤疮治疗成功后,常遗留持续性红斑和炎症后色素沉着。点状或结节状增生性瘢痕是严重丘疹脓疱性痤疮和聚合性痤疮的后遗症。在躯干上部可见色素减退性、小的、类似皮肤松弛的皮损。一些聚合性痤疮的患者可形成疼痛性、瘙痒性、损毁性瘢痕疙瘩,尤其在前胸、肩部和上背部。

治疗　2013 年发表了关于儿童痤疮诊断和治疗的循证建议[78],2016 年发布了美国和欧洲痤疮指南(针对所有年龄段)[79-80]。痤疮既可局部治疗,也可系统治疗

（表68.2）。市面上有很多针对轻度痤疮治疗可能有效的非处方制剂出售，包括洗涤剂、磨砂膏、面膜、爽肤水、毛孔缩小剂和各种机械设备，但这些制剂的疗效未经证实，所以本章节将不讨论。

表68.2 痤疮的治疗

外用药		
粉刺	**炎症**	**粉刺和炎症**
视黄酸类	过氧化苯甲酰(ben-zoyl peroxide,BP)	组合产品
• 阿达帕林		• 克林霉素/BP
• 视黄酸		• 红霉素/BP
• 他扎罗汀		• 克林霉素/视黄酸
		• 阿达帕林/BP
壬二酸	外用氨苯砜	
水杨酸	外用抗生素	
	• 克林霉素	
	• 红霉素	
	壬二酸	
	磺胺醋酰钠	

口服药
• 抗生素
• 异维A酸
• 氨苯砜
• 系统性糖皮质激素
• 激素类制剂
○ 联合口服避孕药
○ 抗雄激素(螺内酯)

外用药治疗

外用视黄酸类

视黄酸是第一种用于治疗痤疮的外用粉刺溶解剂。至少5种外用视黄酸制剂可用来治疗痤疮：0.01%~0.1%视黄酸（全反式视黄酸）乳膏或凝胶、0.1%异维A酸（13-顺式视黄酸）凝胶、0.1%~0.3%阿达帕林（一种芳香萘酸衍生物）凝胶、0.05%~0.1%他扎罗汀（一种合成的乙酰基视黄酸）乳膏或凝胶和0.1%莫维A胺（第二代单芳香族类视黄酸）乳霜。视黄酸可使毛囊过度角化正常化，具有溶解粉刺的作用，并可预防新粉刺形成。视黄酸可有效治疗粉刺性痤疮和轻度的炎症性寻常痤疮。其最常见的副作用是局部刺激，临床表现为红斑、干燥和鳞屑。应建议患者逐步增加使用剂量和频率。在多数情况下，外用视黄酸每日夜间1次。与其他外用视黄酸类药物相比，阿达帕林对皮肤的刺激性最小。由于视黄酸类药物理论上存在致畸风险，故在妊娠和哺乳期间，应避免使用外用视

黄酸类药物。但对于在怀孕期间使用了外用视黄酸类药物的患者，并不建议终止妊娠[81-82]。视黄酸类药物可与抗生素和/或过氧化苯甲酰制剂联合使用[83-85]。对于几乎所有的痤疮患者来说，外用视黄酸和抗菌剂的联合治疗仍是首选的方法，因为这种联合治疗可对抗痤疮四种致病因素中的三种：毛囊异常角化、痤疮丙酸杆菌和炎症[77,86-87]。

过氧化苯甲酰

过氧化苯甲酰是一种有效的杀菌剂，能迅速降低毛囊内痤疮丙酸杆菌的水平。其使用后产生的氧自由基具有抗菌作用。与外用抗生素相比，尚未观察到细菌对过氧化苯甲酰耐药。各种剂型可供选择，包括浓度为2.25%~10%的肥皂、洗涤剂、凝胶和乳液。过氧化苯甲酰对炎症性痤疮非常有效。应告知患者，由于其漂白作用，可能会使衣物、床上用品或其他有色织物变白。尽管有些患者注意到外用过氧化苯甲酰有刺激性，但真正发生变应性接触性皮炎的患者很少。过氧化苯甲酰可与外用视黄酸联合使用，但最好单独使用。目前市面上有过氧化苯甲酰与红霉素、克林霉素或阿达帕林的固定剂量配成的复合制剂供选择[88-89]。

壬二酸

壬二酸是一种饱和的二羧酸，其浓度为15%的凝胶和20%的乳膏，可作为治疗粉刺和炎症性痤疮的有效辅助手段[90-91]。它可抑制痤疮丙酸杆菌的增殖和使异常的毛囊角化正常化。每日2次使用壬二酸。它与外用视黄酸类药物相比刺激性较轻微，故其在特应性肤质的患者中应用可能具有优势。此外，它还可通过阻断酪氨酸酶和抑制黑色素合成来减少炎症后色素沉着。

外用抗生素

有四组抗生素可用于外用治疗，浓度从1%~4%不等：红霉素、克林霉素、四环素和诺氟沙星[92]。除诺氟沙星是杀菌剂外，其余均有抑菌作用，对革兰氏阳性菌有抑制作用。红霉素（2%,4%）和克林霉素（1%或1.2%）通常用于治疗炎症性痤疮。但外用抗生素的单一疗法可能导致痤疮丙酸杆菌耐药菌株出现，因此目前不推荐单一使用外用抗生素[79-80]。很大一部分痤疮患者甚至在治疗前已有耐药痤疮丙酸杆菌定植[93]。为减少耐药问题，外用和系统抗生素不应联合使用，抗生素应与过氧化苯甲酰和视黄酸联合应用[77,79,94]。口服克林霉素和诺氟沙星可能是其他适应证的"救命药"，因此应保留用于更严重的痤疮。

氨苯砜

浓度为5%或7.5%的外用凝胶用于治疗，临床上可有效减少痤疮的炎性病变[95-96]。外用制剂和系统应用氨苯砜治疗的不良反应无关。氨苯砜不应与含过氧

化苯甲酰的产品同时使用,因为两者联合使用可能会导致某些患者皮肤出现橙色变色。

口服药治疗

泛发的丘疹脓疱性痤疮和聚合性痤疮需要系统治疗,可使用口服抗生素、异维 A 酸和激素制剂,如联合口服避孕药和抗雄激素药物。

口服抗生素:概述

系统使用抗生素不应作为单一疗法来治疗痤疮,应与外用过氧化苯甲酰和外用视黄酸联合使用,以避免产生耐药菌株[94]。美国皮肤病学会和欧洲最新痤疮指南建议将口服抗生素的使用限制在尽可能短的时间内,一般连续使用不超过 3 个月[79-80]。

四环素

由于在美国四环素已不可购得,故通常口服多西环素和米诺环素用于治疗对外用药无效的中重度炎症性痤疮[97-98]。起始剂量为 50~100mg 每日 1~2 次。与米诺环素相比,多西环素的光敏反应和胃肠道副作用发生率增加。良性颅内高压症也被报道与多西环素相关。米诺环素给药剂量与多西环素相似。可选择米诺环素的缓释制剂,根据患者的体重,可单日剂量 45~135mg 口服。米诺环素有一些罕见但严重的副作用,如良性颅内高压症、药物性狼疮、自身免疫性肝炎和药物超敏反应综合征。此外,它还可导致皮肤和牙龈出现异常蓝灰色色素沉着。四环素类药物既可作为抗生素,也可作为抗炎药:它们可减少痤疮丙酸杆菌数量并抑制参与皮肤组织重塑的 MMPs 的表达和活性[99]。四环素类药物不能与口服异维 A 酸联合使用,因为这两种药物都有升高颅内压的风险,当联合使用时,这种风险会增加。由于四环素药物会对牙齿和骨骼形成产生副作用,故 8 岁以下儿童应避免使用。

大环内酯类

口服红霉素、克拉霉素、罗红霉素和阿奇霉素在痤疮治疗中不常用。但它们可用于妊娠期痤疮的治疗,也可作为二线治疗。阿奇霉素的剂量可变化,每周使用 3 次,共 8~12 周,每周或每月连续使用 3~4 天,共 2~3 个月[100]。但耐药可能很快发生。

其他抗生素

一些其他抗生素被作为痤疮的二线治疗,包括复方磺胺甲噁唑、克林霉素、阿莫西林、头孢菌素和氟喹诺酮类药物。然而,这些抗生素经常用于其他严重感染,因此应保留到特殊情况下使用[100]。在动物模型中,长期使用抗生素与体重增加有关,然而在服用抗生素治疗痤疮的青少年中尚未发现这种情况[101]。

口服异维 A 酸

系统使用异维 A 酸(13-顺式视黄酸)是治疗严重和持续性痤疮的最有效办法[102]。异维 A 酸可改变痤疮所有的 4 个主要致病因素。它可减少粉刺的生成,使皮脂腺退化(90%),减少皮脂产生和降低痤疮丙酸杆菌的数量,并减轻炎症反应[103-104]。异维 A 酸可诱导皮脂细胞的细胞周期停滞并凋亡[105-107]。

异维 A 酸对治疗炎症性痤疮最有效,应尽早使用以降低瘢痕形成风险[108]。常用剂量为每日 0.5mg/kg,单次或分次服用,配合含脂饮食以促进吸收。少数情况下,剂量需要超过每日 1mg/kg。通常治疗周期为 6~8 个月。据报道,小剂量(20mg/d)较长时间维持对治疗中度痤疮效果良好[109]。其他观点认为,异维 A 酸总累积剂量>120~150mg/kg 能降低停药后痤疮复发的可能性[110]。最近,使用更高总累积剂量(>220mg/kg)以预防复发在文献中存在争议[111]。已成功应用小剂量异维 A 酸联合外用视黄酸[112]。对于重度丘疹脓疱性痤疮或聚合性痤疮患者,不建议小剂量治疗,因疗效缓慢且复发率更高[86,113]。必要时需要重复使用异维 A 酸治疗。

在治疗开始前,应完善以下实验室检查:全血细胞计数(complete blood count,CBC)、肝功能、血清胆固醇、甘油三酯、肌酐和胆红素。育龄期女性必须强制进行妊娠检查。每月均应复查转氨酶和血脂水平。通常建议每月定期行妊娠检查、肝功能、血脂水平和全血细胞计数的检测,但一些研究提出,可对非妊娠相关指标进行不太严格的监测,因为这些实验室检查异常(当发生时)通常出现在治疗过程的早期[114-115]。

不良反应有剂量依赖性,大多数患者出现唇炎、眼干、鼻干伴鼻血、对日晒的敏感性增加和干燥症等症状。应指导患者规律使用润唇膏、皮肤保湿剂、滋润温和的洁面产品,必要时使用人工泪液。较严重但较少见的不良反应包括肌肉骨骼症状、良性颅内高压症、高甘油三酯血症、高胆固醇血症,以及肌腱附着点的骨质增生。隐形眼镜使用者可能需要换成框架眼镜,以避免眼部刺激。应提醒患者夜间视力可能受损,尤其在夜间驾驶时。在行屈光性激光眼科手术前,应终止异维 A 酸治疗至少 6 个月。在异维 A 酸治疗期间和刚结束之后的时间内,与外科手术相关的异常愈合反应(如增生的肉芽组织或异常瘢痕反应)近来引起关注;然而,近期对文献的系统回顾并不支持这些担忧[116]。

异维 A 酸是一种强致畸物,可导致异维 A 酸胚胎病综合征,表现为面部畸形、心脏和中枢神经系统缺陷以及智力低下。有令人信服的证据显示异维 A 酸诱导胚胎发育过程中神经嵴细胞的凋亡,这解释了异维 A 酸的致畸性[117]。

必须对患者和未成年人的家属提供详细咨询,并要求他们签署知情同意书。在整个治疗期间和治疗后的 3 个月内,应使用 2 种避孕方法。女性青少年必须在开始口服异维 A 酸前使用口服避孕药至少 1 个月。治疗开始前需要两次阴性的妊娠测试结果。用药期间禁止献血和给他人服用该药物[108]。开具处方的医生应考虑异维 A 酸使用的政府法规,具体情况因国家/地区而异[118]。

异维 A 酸与抑郁症、自杀倾向甚至自杀相关。在关于异维 A 酸的精神不良反应的持续争议中,皮肤科医生指出,异维 A 酸和精神不良事件之间因果关系的结论缺乏具体的科学数据[119],事实上,由于痤疮病情的改善,患者的抑郁症状也得到缓解[120]。另一方面,精神科医生指出异维 A 酸和精神病理学之间的联系,并得出结论,报告的多起精神病不良事件可能与异维 A 酸对各种神经递质系统的多种作用有关,也可能与暴露个体的各种易感性有关[121]。抑郁症与海马神经形成减少有关,在易感人群中,异维 A 酸介导的神经元凋亡可能会进一步干扰海马神经形成。异维 A 酸所致抑郁症加重和痤疮相关抑郁症两者之间的鉴别很重要[114]。

WHO 记录了 1982—1998 年给予口服异维 A 酸相关的 47 起自杀事件、67 起自杀未遂事件和 56 起有自杀意念的事件。估计每百万患者中药物不良反应(包括自杀、自杀未遂和有自杀意念)总数为 28.3[121]。因此,临床医生应告知患者和家长可能出现相关罕见的精神不良反应,记录精神疾病家族史,并警惕异维 A 酸治疗后可能产生的精神不良反应,特别是对易感人群[121]。

最近,异维 A 酸和炎症性肠病(inflammatory bowel disease,IBD)之间的关系受到关注,可能与黏膜细胞凋亡增加有关。几项研究显示异维 A 酸与 IBD、克罗恩病或溃疡性结肠炎无相关风险,但有一项研究显示接受异维 A 酸治疗的痤疮患者,其溃疡性结肠炎风险增高,然而本研究未记录其痤疮严重程度[122]。有一项研究显示,接受过异维 A 酸治疗的患者中 IBD 风险降低,但该研究中 IBD 患者的总数很少[123]。异维 A 酸和 IBD 之间的具体关系还有待阐明。尽管两者的联系无确凿证据,在异维 A 酸用药期间,询问患者和家属关于潜在 IBD 相关病史是合理的。

性激素类药物

一些性激素类药物可用于寻常痤疮和激素相关痤疮。这些药物包括复方口服避孕药(OCP 或 COC)(即含有雌激素和黄体酮的避孕药)、抗雄激素制剂和糖皮质激素。仅含有黄体酮的避孕药已证实与粉刺的增加有关,可能是由于某些孕激素的雄激素样作用。一般来说,这些激素制剂通过雌激素发挥作用,雌激素可减少雄激素的产生,削弱其对皮脂腺的影响,并增加性激素结合球蛋白的水平[124]。

复方口服避孕药 COC 疗法通过雌激素抑制卵巢产生雄激素来改善痤疮。COC 含有雌激素(通常以炔雌醇的形式)和孕激素的组合,以避免未拮抗的雌激素诱发子宫内膜癌的风险。大多数 COC 对痤疮治疗有益。常见的副作用包括突然大量出血、乳房压痛、恶心和呕吐。尽管体重增加可能是一个问题,但尚无证据证明使用 COC 会导致体重增加[125]。开具 COC 处方的医生应熟悉与这些药物相关的禁忌证,包括先兆性偏头痛的个人病史、凝血障碍、雌激素依赖性肿瘤史(乳腺癌、子宫内膜癌、肝癌)、心脑血管疾病史、长期糖尿病史、35 岁以上吸烟者、子宫异常出血或肝功能异常史[124,126]。

抗雄激素制剂 螺内酯是一种抗雄激素药物,其通过阻断雄激素受体来抑制雄激素产生。它是女性寻常痤疮治疗的二线药物,但痤疮并不是其 FDA 批准的适应证。给药剂量为 50~200mg,分 1~2 次口服。常见的副作用包括乳房压痛、突然大量出血、月经频繁、头晕、头痛和高钾血症,常在高剂量用药时出现[126]。联合治疗,如醋酸环丙孕酮(2mg)/炔雌醇(35μg)、屈螺酮(3mg)/炔雌醇(30μg)、去氧孕烯(25μg)/炔雌醇(40μg)联合用药 1 周后,序贯去氧孕烯(125μg)/炔雌醇(30μg)联合用药 2 周,对痤疮的抗雄激素活性最强。只有在无任何禁忌证的情况下,才能考虑使用抗雄激素治疗。理论上,阻断雄激素对胎儿男性生殖器发育可能有重要影响,因此预防怀孕是必要的。此外,患有迟发性或顽固性痤疮的女性,同时希望避孕的,可使用抗雄激素治疗,也可以系统视黄酸治疗。抗雄激素治疗不适合作为非炎性和轻度炎症性痤疮的主要单一疗法[29]。

糖皮质激素 糖皮质激素偶可用于寻常痤疮,用以阻断肾上腺分泌雄激素。通常在短时间内高剂量使用,以控制严重的痤疮发作,特别是与异维 A 酸起始或增加剂量时相关的发作。它们也可用于治疗其他严重的结节性痤疮如聚合性痤疮、暴发性痤疮和自身炎症性疾病相关的痤疮,如 SAPHO 综合征(滑膜炎、痤疮、脓疱病、骨肥厚和骨炎)、PAPA 综合征(化脓性关节炎、坏疽脓皮病和痤疮)和 PASH 综合征(坏疽脓皮病、痤疮和化脓性汗腺炎)(见痤疮亚型)[126]。

其他治疗
饮食干预

饮食与痤疮关系的研究现状越来越受到人们的关注。美国皮肤病学会 2007 年的建议认为热量限制对痤疮的治疗无益,没有足够的证据证明某些"食物敌人"的摄入与痤疮有关[127]。然而,最近的证据显示胰岛素抵抗、高胰岛素血症和血清 IGF-1 水平升高与痤疮的发病相关[128]。在一项为期 12 周的随机对照研究中,低糖负荷饮食组观察到痤疮症状和生化指标得到改善[6-7]。来自佛罗里达州南海滩的报道显示,限制碳水化合物饮食可改善痤疮[129]。有趣的是,最近的一项前瞻性研究显示,在 225 名 14~19 岁的青少年中,痤疮和非痤疮患者的血糖指数或负荷并无显著统计学差异[9]。此外,关于牛奶在痤疮中的作用还存在争议。同一项研究回顾了这 225 名患者的乳制品摄入情况,发现痤疮患者低脂/脱脂奶的摄入量存在统计学差异,而并非全脂奶[9]。据推测,儿童摄入大量牛奶可能会改变 IGF-1 和 mTORC1 通路的信号转导,从而影响蛋白质和脂质合成[130]。最近一项 78 529 名包含儿童、青少年和青壮年的大型荟萃分析证实了牛奶/乳制品摄入与痤疮之间的关系[131]。

物理疗法

将粉刺挤出可获得暂时的美容效果。对于较大的炎性结节可于病灶内注射糖皮质激素。切除实性囊肿皮损和冲压提高凹陷性瘢痕可能有帮助。有经验的医生可通过激光焕肤来改善瘢痕。瘢痕疙瘩可采取皮损内注射曲安奈德治疗。UVA 和 UVB 照射不建议在痤疮中应用。蓝光疗法可暂时改善痤疮,可减少合成卟啉的痤疮丙酸杆菌的数量[132]。光动力疗法和红外光的证据有限,治疗反应不一[133-135]。

总结 寻常痤疮是一种多因素疾病,可对儿童和青少年产生重大的心理影响,并有可能造成终生瘢痕。治疗应根据每位患者痤疮的类型和严重程度进行个体化治疗。对炎症在痤疮发病机制中重要作用的最新认识可能会开发新的治疗方法。越来越多的生化和流行病学证据支持痤疮患者应限制摄入牛奶和高血糖食物。

参考文献 68.1

见章末二维码

痤疮亚型

新生儿痤疮

新生儿痤疮可发生在许多新生儿中,平均发病年龄为产后 3 周,面颊是最常见的好发部位[1-2]。丘疹和脓疱是最常见的皮损类型。在新生儿中可能很少出现真正的雄激素依赖性痤疮形成的粉刺。更常见的新生儿痤疮样皮疹称为新生儿头部脓疱病(neonatal cephalic pustulosis,NCP),可发生于面、胸、颈、头皮,偶见于躯干上部。其发病机制尚不完全清楚,可能与糠秕马拉色菌定植或酵母菌过度生长相关。NCP 与粉刺形成无关。大多数情况下,无需治疗即可在数周内消退,只需安抚父母放心即可。对于更严重的病例,如果需要治疗,2% 酮康唑治疗 NCP 效果良好[3]。

婴儿痤疮

婴儿痤疮是一种罕见疾病,指生后 6 周~1 岁的痤疮[4]。它好发于面部,男性患儿易受累。一般在 2 年内自行消退,偶尔也可持续到青春期[5]。皮损类型从粉刺到多发炎性丘疹、囊肿和瘢痕形成。一项针对 29 名婴儿痤疮的研究显示,按皮损严重程度分,轻度为 24%、中度为 62%、重度为 14%(图 68.6)[6-7]。婴儿痤疮的发病机制尚不明确,可能反映了女孩肾上腺、男孩肾上腺和睾丸中雄激素水平较高,或者在受体水平,对这些激素有先天的高敏感性[8]。据报道,一名 11 月龄患痤疮的男婴的血清黄体生成素、促卵泡激素和睾酮水平升高[9]。应详细观察患有痤疮的婴儿中其他任何雄激素过多的临床表现,包括性早熟迹象(乳腺芽、睾丸增大、阴蒂肿大、阴毛和多毛症)、生长加速和肌肉增加。例如,一名 2 岁男孩,因 11β-羟化酶缺陷而导致先天性肾上腺皮质增生症,在生后不久即出现婴儿痤疮[10]。

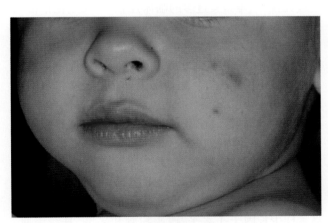

图 68.6 婴儿面颊粉刺性和炎症性痤疮。资料来源:Courtesy of Anne W. Lucky, MD.

如有任何内分泌疾病的迹象,都应行骨龄和实验室检查进一步评估,包括黄体生成素、促卵泡激素、游离睾酮和 DHEAS,或转诊至内分泌专科。血清 DHEAS 或 17-羟基孕酮(17-hydroxyprogesterone,17-OHP)水平升高提示肾上腺是雄激素产生的来源。DHEAS 值在 4 000~8 000ng/mL 范围内或 17-OHP>3ng/mL 可能提示先天性肾上腺皮质增生症。最常见的情况是肾上腺 21-羟化酶或 11-羟化酶合成缺陷。ACTH 刺激试验可作为先天性肾上腺皮质增生症的诊断依据。

然而在大多数情况下,婴儿痤疮是自限性的。对于粉刺型婴儿痤疮,可处方外用视黄酸和过氧化苯甲酰。严重的结节性婴儿痤疮可系统口服抗生素(如红霉素),或在严重情况下系统使用异维A酸治疗[4,6,11-12]。

儿童中期痤疮

儿童中期痤疮指1~7岁发生的痤疮。通常发生在面部,包括粉刺和炎性皮损。痤疮在这个年龄段很罕见,需注意高雄激素血症的可能。可能的原因包括分泌雄激素的肾上腺或性腺肿瘤、先天性肾上腺皮质增生症和其他肾上腺、睾丸或卵巢病变[4]。需进行的评估和检查与伴有高雄激素血症的婴儿痤疮相似(见婴儿痤疮)。

与胰岛素抵抗相关的内分泌异常痤疮

雄激素过多或雄激素受体介导的信号转导增加,如多毛症和雄激素性脱发,通常与胰岛素抵抗和痤疮有关[13-14]。女性雄激素来源于卵巢和肾上腺,外周来自皮肤和脂肪组织。

多囊卵巢综合征(polycystic ovary syndrome,PCOS)是与卵巢雄激素产生增加引起的血清睾酮升高相关的最常见疾病。2003年Rotterdam标准对PCOS进行了定义,确诊符合以下两个或两个以上特征:慢性月经稀发或无排卵、雄激素过多的临床症状和/或生化指征以及多囊卵巢[15]。最近又提出了两个诊断标准,包括雄激素过多的临床和/或生化证据以及卵巢功能障碍(包括少排卵和/或多囊卵巢形态)。然而,对青少年的诊断标准较不明确[16-17]。血清睾酮升高的定义指水平在150~200ng/dL。其他症状包括生育能力下降、多毛、脱发、肥胖、胰岛素抵抗和痤疮。一线治疗包括口服复方避孕药和/或螺内酯联合进行激素调节,以及改变生活方式,如增加锻炼、减肥和/或二甲双胍治疗[18]。减肥和二甲双胍治疗(每天2次,每次500~1 000mg)可以改善胰岛素敏感性,降低胰岛素抵抗、血清雄激素和胰岛素样生长因子-1水平,改善粉刺和多毛、月经周期、排卵和生育能力[19-22]。

高雄激素血症、胰岛素抵抗和黑棘皮病(HAIR-AN)综合征是一系列与PCOS不同的遗传性疾病,与PCOS的患者相比,其与胰岛素异常/血糖代谢异常的程度相关性更高[23]。其发病机制与胰岛素受体和/或受体后缺陷有关,导致循环中胰岛素和黄体生成素代偿性增加,从而刺激卵巢雄激素的分泌[23]。与PCOS相比,HAIR-AN综合征患者患加速性心血管疾病和糖尿病的风险更高。

重组人IGF-1,已被批准用于治疗儿童身材矮小,可引起雄激素增加和痤疮[24]。女性Laron综合征患者接受过量的IGF-1治疗会导致PCOS样症状,如少/闭经、痤疮以及血清睾酮和雄烯二酮升高[25]。降低IGF-1剂量或中断IGF-1治疗可使雄激素水平正常化,缓解痤疮和月经过少[25]。肢端肥大症是生长激素分泌过多和血清IGF-1水平升高的临床表现,通常是垂体促生长激素腺瘤的结果。肢端肥大症患者通常皮肤油腻,皮脂排泄率增加[26]。虽然在肢端肥大症中并不总是出现痤疮,但一些研究报告了肢端肥大症和痤疮之间的联系。肢端肥大症患者经常表现出胰岛素抵抗和多毛症。

在大多数社区中,雄激素滥用(合成雄激素类固醇),尤其是在男性青少年中,是一个被低估的健康问题[27]。由此产生的"健身痤疮"可表现为丘疹性脓疱性痤疮、聚集性痤疮和罕见的暴发性痤疮[28]。当由于医学原因服用雄激素时,可引起痤疮,如对快速生长的患者使用雄激素以诱导患者骨骺闭合[28]。

暴发性痤疮

暴发性痤疮是一种急性、发热性、溃疡性、聚合性痤疮,多见于男性青少年[29]。患者通常在暴发性痤疮前即有轻度或中度痤疮,然后突然暴发多个微粉刺。该病的特征是突然出现的聚合性脓肿导致出血性坏死。类似于化脓性肉芽肿的反应性血管病变很常见。通常累及面部、颈部、背部和手臂。暴发性痤疮与多种全身表现有关。患者有关节疼痛和肿胀,主要累及骶髂、髂骨和膝关节,走路呈典型的前屈姿势。可能出现结节性红斑和无菌性骨髓炎,尤其是胸锁关节。全身症状包括发热、白细胞增多、C反应蛋白升高、蛋白尿、贫血、肌痛、肝脾大和严重虚弱。SAPHO综合征[滑膜炎(synovitis)、痤疮(acne)、脓疱病(pustulosis)、骨质增生(hyperostosis)和骨炎(osteitis)]的病理生理与此有关。主要的鉴别诊断是聚合性痤疮,但聚合性痤疮一般缺乏全身表现。

暴发性痤疮最初以每日泼尼松1mg/kg治疗数周直至临床症状好转,再持续3~5个月以防止复发。口服异维A酸可在泼尼松治疗约4周后以0.2~0.5mg/kg的小剂量开始,然后逐渐增加到每日1~2mg/kg并持续数月[29]。化脓性肉芽肿样病变可用强效糖皮质激素局部治疗。氨苯砜联合异维A酸被推荐用于与结节性红斑相关暴发性痤疮[30]。

自身炎症性疾病伴痤疮

一些自身炎症性疾病可表现为中重度痤疮,是皮肤主要症状之一。这些综合征包括SAPHO综合征[滑膜炎(synovitis)、痤疮(acne)、脓疱病(pustulosis)、骨质增生(hyperostosis)和骨炎(osteitis)]、PAPA综合征[化脓性关节炎(pyogenic arthritis)、坏疽性脓皮病(pyoderma gangrenosum)、痤疮(acne)]和 PASH 综合征[坏疽性脓皮病(pyoderma gangrenosum)、痤疮(acne)、化脓性汗腺炎(suppurative hidradenitis)]。研究表明,IL-1β 通路的激活是自身炎症性疾病发病的共同机制。阿那白滞素(Anakinra)是一种重组人 IL-1 受体拮抗剂,是用于治疗这些综合征很有前景的生物制剂[31]。自身炎症性疾病在其他章节详细讨论(请参阅第三十一篇)。

Apert 综合征与单侧痤疮样痣

　　Apert 综合征(OMIM#101200),也被称为尖头并指畸形,是成纤维细胞生长因子(FGF)受体 2 FGFR2 基因(Ser252Trp 或 Pro253Arg)的两个相邻残基上的特异性杂合错义胚系突变所致,预计该基因位于受体的 FGF 配体结合区域内。这两个突变都增加了 FGF 配体结合亲和力和 FGFR2 介导的信号转导,因此均为功能获得性突变[32-34]。Apert 综合征的特点是四肢、脊椎和颅骨的骨化连接。颅缝的不规则闭合会导致颅面骨畸形、短头、眶距过宽、眼球突出倾向、牙齿发育异常和腭裂,手足并指(趾)也可出现,常伴发育迟缓。痤疮是 Apert 综合征的皮肤特点,呈现出累及前臂的不寻常分布(图 68.7a)[35]。患者成骨细胞 IL-1α 的合成增加。Apert 综合征的中重度痤疮在青春期发病较早且对抗生素耐药,但对口服异维 A 酸反应良好(图 68.7b)[36-37]。

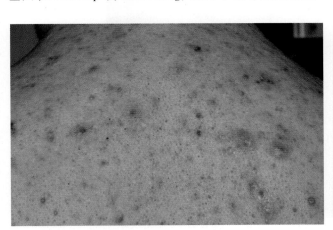

(a)

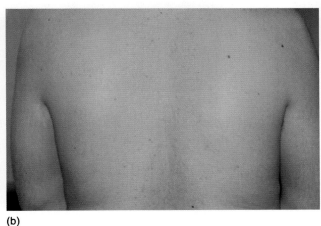

(b)

图 68.7　(a,b)异维 A 酸治疗前后的 Apert 综合征青少年。资料来源:Courtesy of Anne W. Lucky, MD.

　　痤疮样痣最早被 Blaschko 描述为带状痤疮,是一种遵循 Blaschko 胚胎生长模式的粉刺样痣[38]。对一名 14 岁男孩表皮嵌合体产生痤疮样痣的首次遗传学研究显示 FGFR2 体细胞突变引起的 Ser252Trp 氨基酸替代[38]。据报道其临床表现为边界清晰的线状痤疮样皮损,自左肩延伸至肘前窝,几乎每个毛囊口均伴有粉刺。在第二例观察到的痤疮样痣患者中,病变部位皮肤 FGFR2 序列分析证实了体细胞 FGFR2 杂合性突变(Ser252Trp)(图 68.8a、b)[39]。痤疮样痣皮损区域 FGFR2 突变与 Apert 综合征报道的大多数生殖细胞突变一致[39]。Apert 综合征和单侧痤疮样痣的 FGFR2 功能获得性突变是最有帮助的研究模型,为痤疮中雄激素依赖性表真皮 FGFR2 信号通路指明了方向[40]。雄激素介导的 FGFR2b 信号在痤疮易感皮肤处的上调在寻常痤疮的发病机制中起着关键作用[41]。此外,增强的 FGFR 信号可能与 IGF1R 信号协同,两者均可激活 AKT 激酶和随后的 mTORC1。

机械性痤疮

　　机械因素如头盔、下颌托、吊带、衣领和垫肩的着装和摩擦可加重痤疮。小提琴手的颈部就是一个经典的例子,小提琴在侧颈上的反复摩擦导致了粉刺的形成。在机械性痤疮中,微粉刺发生炎症反应,随后可能继发更大的粉刺。上皮来源的 IL-1α 可能由机械触发因素释放,IL-1α 可以增加真皮中 FGF7 的分泌,从而上调 FGFR2b 信号转导,诱导粉刺发生[42]。应消除触发因素并进行粉刺溶解治疗。

药物诱发痤疮样皮疹

　　痤疮的特征是粉刺、丘疹和脓疱同时发生,可能还出现结节,呈现出不同发展阶段和炎症阶段的不同形态的皮损。虽然有些药物(如睾酮、雄激素、达那唑)能够引起"真正的痤疮",但大多数药物引起的痤疮样皮疹都是不含粉刺的单一形态皮疹,原发皮损为毛囊炎症,粉刺的数量较少或为继发。关于致病药物,很明显大多数药物都是细胞色素 P450 酶的诱导剂:利福平、苯巴比妥、糖皮质激素、苯妥英钠、粗制煤焦油、补骨脂素、环孢素 A 和四环素(框图 68.1)[43]。诱导的细胞色素 P450 酶加速天然视黄酸的分解代谢,调节 FGFR 抑制蛋白 Sprouty 的表达,Sprouty 是 FGFR 信号转导的生

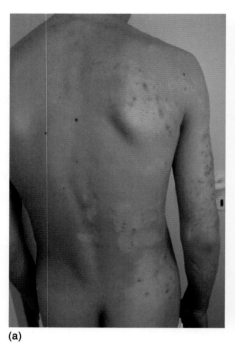
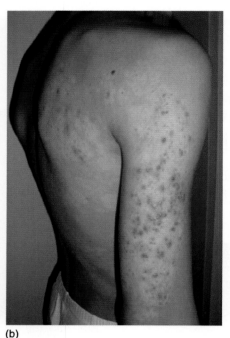

(a)   (b)

图 68.8 (a,b)单侧痤疮样痣,Ser252-Trp-FGFR2 镶嵌的 15 岁男孩。资料来源:Courtesy of Bodo C. Melnik,MD.

理抑制剂[43]。痤疮样皮疹最常见的受累部位是面部、胸部和背部。停止致病药物是最重要的。外用视黄酸对类固醇痤疮格外有效,可以抵消视黄酸加速的分解代谢。过氧化苯甲酰也是有效的。

框图 68.1 药物诱发痤疮样皮疹
药物
糖皮质激素
锂盐
异烟肼
苯妥英钠
D-青霉胺
硫脲嘧啶
硫唑嘌呤
丙二醛
TNF-α 拮抗剂
利福平
卤素
补骨脂素
四环素
环孢素(环孢素 A)
表皮生长因子受体(EGFR)抑制剂
B 族维生素
TNF,肿瘤坏死因子

革兰氏阴性菌毛囊炎

革兰氏阴性菌毛囊炎是一种因革兰氏阴性菌感染

引起的痤疮样皮疹,发生于长期口服抗生素治疗痤疮或玫瑰痤疮情况(尤其是四环素)、暴露在假单胞菌寄居的热水浴缸后或者在人类免疫缺陷病毒(human immunodeficiency virus,HIV)感染的背景下。皮疹由许多单一形态的丘疹和脓疱组成,四环素治疗无效甚至可加重病情。治疗通常系统使用可覆盖革兰氏阴性菌的抗生素或异维 A 酸以清除[44]。更多详细信息,参见第38 章。

表皮生长因子受体抑制剂诱导痤疮样皮疹

表皮生长因子受体抑制剂(epidermal growth factor receptor inhibitors,EGFR,HER1)已被引入作为多种实体肿瘤的抗肿瘤药物。EGFR 抑制剂包括单克隆抗体[如西妥昔单抗(cetuximab)]和 EGFR 酪氨酸激酶抑制剂[如吉非替尼(gefitinib)、厄洛替尼(erlotinib)]。EGFR 抑制剂诱导痤疮样皮疹的发生率很高:在接受厄洛替尼治疗的患者中达 75%[45]。痤疮样皮疹的出现和治疗反应良好相关。单一形态的毛囊脓疱和丘疹累及面部、头皮和躯干上部,无任何粉刺样皮疹。继发感染时可出现渗出和类似于脓疱疮的黄色结痂。组织学上可见毛囊炎以及毛囊内中性粒细胞和毛囊周淋巴细胞聚集。此种皮疹可被视为与痤疮相反。抑制 EGFR 可抑制 IGF-1 诱导的 EGFR 反式激活并降低上皮细胞转录因子 p63 的表达,p63 是 FGFR2b 上调和表皮细胞增殖分化最重要的信号[46-48]。口服异维 A 酸、外用诺氟沙星和外用糖皮质激素的三联疗法已成功治疗了由 EGFR 抑制剂西妥昔单抗诱导的痤疮样皮疹[49]。

反向性痤疮（化脓性汗腺炎）

反向性痤疮，又称化脓性汗腺炎，是一种慢性、炎症性疾病，通常使人衰弱，其特征为反复出现疼痛性皮下结节、脓肿、多发粉刺和深窦道，累及腋窝和会阴，以及腹股沟、乳房下和肛周区域（图 68.9）[50]。反向性痤疮被认为是一种毛囊闭塞性疾病[50]。更确切地说，本病并非真正的痤疮，而是穿掘性终毛毛囊炎的一种形式[51]。几项研究已经报道了家族性反向性痤疮的存在，其 γ-分泌酶复合体成分（nicastrin）发生不同程度的突变，导致 γ-分泌酶和 Notch 信号缺陷，从而导致终毛和免疫稳态失调[52-54]。

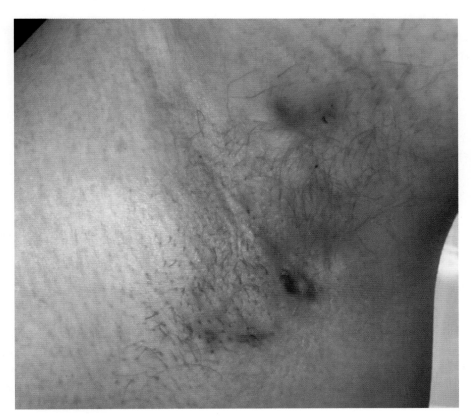

图 68.9 反向性痤疮（化脓性汗腺炎），Hurley 1 级，19 岁的女性吸烟者

痛性皮下结节开始于青春期前后，可能会自发破裂或融合，形成疼痛的深部真皮脓肿。青春期前的病例很少见，但也可发生。可能导致纤维化和广泛窦道形成。

反向性痤疮通常发生于 20 ~ 30 岁，女性多见。吸烟和肥胖均为导致胰岛素抵抗的因素，可能会加重病情。患者的生活质量降低，长期的疾病还可导致经济和心理方面影响。本病常与聚合性痤疮、寻常痤疮、克罗恩病、头皮穿掘性蜂窝织炎和藏毛窦有关。挛缩、狭窄、严重感染和贫血也是潜在的后遗症。

目前认为外科手术是治疗顽固反向性痤疮最有效的方法之一。抗生素（无论局部外用或系统使用）、女性抗雄激素治疗和口服异维 A 酸可能对某些患者有效。几项研究报告了 TNF-α 抑制剂在难治性反向性痤疮中的应用，特别是英夫利西单抗、依那西普和阿达木单抗[55-57]。应鼓励戒烟和保持正常体重[50]。更多详细

信息，参见第 70 章。

表皮剥脱性痤疮

剥脱性痤疮好发于女孩和年轻女性。痤疮皮损轻微，但患者经常长时间在镜子前过度焦虑地进行抠挤损伤，通常会导致表皮脱落结痂或浅表溃疡，愈合可形成瘢痕、色素沉着或色素减退。发际线、前额、面颊和胸部是常见的受累部位。应怀疑有潜在的精神异常，如焦虑症、强迫症或人格障碍[58]。谨慎的语言干预旨在停止抠挤，并阻止进一步的损伤。对于更严重的病例，应考虑行为疗法和/或使用情绪稳定剂[59]。

鉴别诊断

痤疮的鉴别诊断见框图 68.2。发病年龄、皮损形态、有无粉刺和皮损位置是缩小诊断范围的有用标准。

第十二篇

框图 68.2　儿童痤疮的鉴别诊断

新生儿痤疮

- 新生儿头部脓疱病
- 粟丘疹
- 红痱
- 皮脂腺增生
- 念珠菌感染
- 高 IgE 综合征的丘疹脓疱性皮损
- 新生儿一过性脓疱黑变病

粉刺性痤疮(闭合性)

- 粟丘疹
- 皮脂腺增生
- 皮肤骨瘤
- 汗管瘤
- 毛发上皮瘤、毛盘瘤、纤维毛囊瘤
- 发疹性毳毛囊肿、多发性脂囊瘤
- 胶样粟丘疹
- 毛囊角化症

粉刺性痤疮(开放性)

- 小棘苔藓
- 黑头粉刺痣
- Winer 扩张孔
- 基底细胞样毛囊错构瘤综合征
- 化脓性汗腺炎(反向性痤疮)

炎症性痤疮

- 玫瑰痤疮
- 口周皮炎
- 毛囊炎
- 革兰氏阴性菌毛囊炎
- 须部假性毛囊炎
- 项部瘢痕疙瘩性痤疮
- 疖/痈
- 毛发角化病
- 神经性表皮剥脱(表皮剥脱性痤疮)
- 痤疮型药疹

（杨明　徐婧　译,高莹　梁源　校）

参考文献 68.2

见章末二维码

第69章　儿童玫瑰痤疮

Clio Dessinioti，Andreas Katsambas

摘要

玫瑰痤疮(rosacea)，又称酒渣鼻，是一种常见于成人的炎症性皮肤病，偶可见于儿童。儿童玫瑰痤疮临床表现与成人相似，但鉴别诊断可能对这一年龄组提出较大挑战，且成人推荐的治疗手段通常不适合儿童。

要点

- 玫瑰痤疮在儿童少见。
- 儿童最常表现为面部的丘疹或丘脓疱疹。
- 眼玫瑰痤疮(ocular rosacea)表现为睑缘炎、睑板腺阻塞、结膜充血、反复的睑板腺囊肿、角膜炎及罕见的角膜溃疡伴瘢痕形成。
- 儿童玫瑰痤疮鉴别诊断包括痤疮、口周皮炎、儿童肉芽肿性口周皮炎、结节病、蠕形螨病。

- 儿童玫瑰痤疮治疗三步曲包括患者教育、皮肤护理及药物干预。
- 日常护理包括使用温和的清洁剂和保湿剂防止经皮水分丢失，防晒霜可防止紫外线辐射从而降低抗菌肽(LL-37)及活性氧产生。
- 关于儿童玫瑰痤疮暂无批准的治疗方案。有报道，局部使用甲硝唑和/或系统性使用四环素(不小于8岁)、甲硝唑、红霉素可治疗玫瑰痤疮。

玫瑰痤疮是一种慢性炎症性皮肤病，主要表现为面中部的红斑、丘疹、脓疱和毛细血管扩张。此病儿童少见，但并非罕见，部分病例可能未被报道。该年龄组的治疗和预后数据都非常少。

流行病学和发病机制　玫瑰痤疮多见于30~50岁中年人，男女均可发生，但女性更多见。青春期前玫瑰痤疮发生不常见[1]。

玫瑰痤疮的确切病因尚不清楚，现有研究仅包括成人患者。目前认为，玫瑰痤疮的红斑是由于血管扩张，水肿是由于淋巴管扩张，丘脓疱疹是与固有免疫失衡[抗菌肽浓度升高及Toll样受体2(Toll-like receptor 2,TLR2)活化]和皮肤炎症有关[2]。

遗传易感性与玫瑰痤疮有关。研究表明，玫瑰痤疮患者家庭成员患玫瑰痤疮的概率较正常人增加了4倍[2-3]。此外，一项关于22 952名成人的全基因组关联分析确定了与玫瑰痤疮相关的单核苷酸多态性(single-nucleotide polymorphism,SNP)，rs763035，位于 HLA-DRA 与 BTNL2 基因间隔区。对6个患者丘疹脓疱性皮损处 HLA-DRA 和 BTNL2 的表达进行免疫组化分析，其中包括1个携带了rs763035变异的患者，显示出毛囊周围炎性浸润中均可见该两种蛋白的染色。另外，三个 HLA 等位基因，所有 MHC Ⅱ 类蛋白都与玫瑰痤疮显著相关：HLA-DRB1 * 03：01，HLA-DQB1 * 02：01 和 HLA-DQA1 * 05：01[4]。一项双生子研究提供了遗传在玫瑰

痤疮中作用的正式证据，该研究表明两个同卵双胞胎间的国际玫瑰痤疮协会(National Rosacea Society, NRS)评分相关性高于两个异卵双胞胎。通过基因关联性 ACE 模型分析，发现在该队列中遗传和环境因素各自贡献了一半的 NRS 得分[5]。

可能引起玫瑰痤疮的外源性危险因素，包括紫外线(UV)辐射(日晒)、高温、辛辣食物和酒精、精神压力以及面部皮肤菌群(蠕形螨 Demodex)或肠道微生物(幽门螺杆菌 Helicobacter pylori)[2,6]。

儿童玫瑰痤疮的临床表现：皮肤表现　与成人玫瑰痤疮表现相似，儿童玫瑰痤疮主要表现为面部的红斑、毛细血管扩张、潮红、丘疹和脓疱，局限于面颊、下颌及鼻唇沟(图69.1)。然而，与成人玫瑰痤疮不同的是，儿童中尚未发现鼻赘型[7-8]。

目前提出儿童玫瑰痤疮的诊断必须符合下述标准中的至少两条[1]。

- 面部潮红伴反复或持久性红斑
- 面部不明原因的毛细血管扩张
- 丘疹和/或丘脓疱疹，无粉刺
- 好发于面部凸出部位
- 眼部表现(符合下列其中一项)：反复的睑板腺囊肿、眼部充血、角膜炎

一项对20名儿童玫瑰痤疮患者的回顾性研究分析显示，平均发病年龄在4.6岁。其中，毛细血管扩张

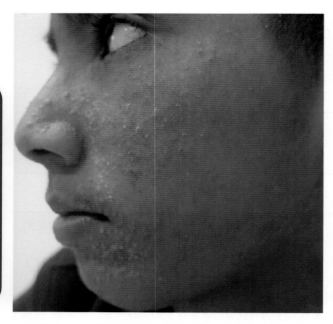

图 69.1　13 岁男孩面部丘疹脓疱性玫瑰痤疮表现。另需注意结膜充血可能是眼玫瑰痤疮的提示。资料来源：Courtesy of Peter Hoeger.

基础上的面部丘脓疱疹是最常见的表现，14 名患者伴有眼部症状包括睑板腺囊肿和睑结膜炎[9]。

儿童肉芽肿性玫瑰痤疮（granulomatous rosacea, GR）是玫瑰痤疮的一种变异型。主要表现为面部散在的红色至黄棕色的丘疹，其特征是病理检查中可见肉芽肿性淋巴组织细胞浸润[10]。GR 患者通常无持续性的面部红斑，病变也不局限于面部凸出部位，可以单侧分布且通常无潮红表现[8,11]。

特发性面部无菌性肉芽肿（idiopathic facial aseptic granuloma, IFAG）是一种在儿童期出现的疾病，表现为面颊或眼睑部位无症状性的红色至紫罗兰色的结节[12]。IFAG 可能与儿童玫瑰痤疮有关，有人提出 IFAG 是肉芽肿性玫瑰痤疮的一种表现形式，基于其有睑板腺囊肿、面部毛细血管扩张、结膜炎，位于眼睑且玫瑰痤疮治疗对其有效[12-13]。在一项包含 38 名 IFAG 患者的多中心研究中，显示其中 42.1% 的患者至少存在 2 种玫瑰痤疮表现，最常见的为潮红及丘脓疱疹[14]。IFAG 患儿罹患玫瑰痤疮的风险较高，因此需要每年进行眼科评估以早期诊断可能存在的眼玫瑰痤疮[14]。

眼玫瑰痤疮（ocular rosacea）

据报道，成人玫瑰痤疮患者中约 30%~50% 患有眼玫瑰痤疮，鉴于儿童玫瑰痤疮的低患病率，此类型玫瑰痤疮在儿童中更加罕见。迄今为止，仅报道过 64 例儿童眼玫瑰痤疮[15-17]。儿童眼玫瑰痤疮易被误诊为病毒或细菌感染，并且相关的皮肤表现可能很少甚至没有。

应注意的是，儿童玫瑰痤疮的皮肤表现可能并不明显，可能以眼部症状为主诉。眼玫瑰痤疮表现为睑缘炎、睑板腺阻塞、结膜充血、反复的睑板腺囊肿、角膜炎或者是罕见的角膜溃疡伴瘢痕形成。眼睛可能发红，并且患者诉有异物感、灼伤感及眼睛对光的敏感（畏光）[8,15]。玫瑰痤疮的眼部症状与皮肤症状的严重程度并不平行。

儿童眼玫瑰痤疮目前并没有推荐的治疗方案，这类患者需就诊于眼科。对于严重的病例需要系统使用抗生素。儿童眼玫瑰痤疮的治疗建议包括人工泪液、用水轻柔清洗睑缘，对轻度病例可以温热敷，对于中至重度病例，8 岁以上儿童可口服四环素类药物（多西环素缓释片 40mg 或米诺环素），8 岁以下儿童可以口服红霉素 30~50mg/kg，每天 2 次，连续 6 个月。目前已有延长使用至 12 个月的治疗报道[15-16]。

儿童玫瑰痤疮鉴别诊断　玫瑰痤疮在儿童中较成人少见。诊断主要是基于临床表现及病史。皮肤活检并无特异性，因此不建议以活检来明确玫瑰痤疮的诊断[6]，除非怀疑其他疾病需要进行排除诊断时。

潮红是一种出现于面部、耳朵、颈部及上胸部的短暂性红斑。导致潮红的常见原因包括发热、情绪性脸红。在少见的情况下，潮红可能是潜在严重疾病的征象，如类癌综合征或肥大细胞增多症[18]。类癌综合征常见于神经内分泌肿瘤患者，通常在食物、酒精、麻醉剂或压力的刺激下出现腹泻或喘鸣，从而引起潮红[18]。肥大细胞增多症的诊断基于病史、临床表现、皮肤活检和血清类胰蛋白酶水平[18]。

持久性的面部红斑需与激素脸、系统性红斑狼疮和皮肤真菌感染相鉴别。

激素脸是指因局部外用或吸入糖皮质激素后，面部出现的玫瑰痤疮样的表现（类固醇玫瑰痤疮）。该病表现为单一形态的丘疹、脓疱和毛细血管扩张，可能伴有萎缩[8]。

系统性红斑狼疮可伴有蝶形红斑。鉴别诊断主要基于抗核抗体和抗 DNA 抗体阳性及组织病理[8]。

面部真菌感染，如皮肤癣菌感染，表现为红色鳞屑性斑块，边缘轻微隆起。局部外用糖皮质激素可能会引起不典型的临床表现（难辨认癣），包括红斑、结节、脓疱和红色斑块。可通过氢氧化钾（20% KOH）真菌镜检及真菌培养来明确诊断[19]。

面部丘疹和/或脓疱也可能是痤疮、口周皮炎、肉芽肿性口周皮炎或结节病。

痤疮可能出现在儿童，尤其是在新生儿期、婴儿期或青春期前[20]。值得注意的是,痤疮在儿童中期十分少见(1~7岁),该年龄段的痤疮多是与内分泌疾病相关[20]。痤疮与玫瑰痤疮不同之处在于其有粉刺且无显著的红斑表现[11]。

儿童口周皮炎主要表现为口、鼻及眼周的小的粉红-红色的丘疱疹,无粉刺及唇红缘受累。危险因素包括特应性体质及局部使用或吸入糖皮质激素[11]。

儿童肉芽肿性口周皮炎(childhood granulomatous perioral dermatitis, CGPD)是一种罕见疾病,无明显自觉症状,表现为圆顶状单一形态的小丘疹和微结节。主要分布于面部腔口周围,如口周、眼周、鼻周[8]。组织病理特征为真皮下非干酪样肉芽肿性浸润,周围环绕数量不等的淋巴细胞和组织细胞,并趋向于分布在真皮毛囊周围和毛囊间[11]。CGPD被认为是GR的一种变异[21]。

儿童结节病罕见,几乎都伴有其他器官受累。在没有明确诊断的情况下,任何肉芽肿性皮肤病变都应该该系统筛查结节病[22]。

蠕形螨病可表现为非炎症性(毛囊性糠疹)或炎症性皮肤病,后者表现为丘脓疱疹伴毛囊性鳞屑,通常单侧分布(一侧面颊)。关于蠕形螨病是一种独立的疾病还是一种伴蠕形螨增多的丘疹脓疱型玫瑰痤疮的表现形式,目前仍存在争议[23-24]。蠕形螨在生后不久就成为正常皮肤菌群的一部分。据报道,在3~15岁患者中,有13%的患者在青春期期间其毛囊皮脂腺单位中蠕形螨数量增加[25]。蠕形螨病在免疫功能低下的患者中更常见[25],通过标准化的皮肤表面活检发现>5D/cm² 有助于诊断[23]。

儿童玫瑰痤疮治疗　早期诊断和干预儿童玫瑰痤疮可以比较理想地控制病情进展[1]。儿童玫瑰痤疮的治疗同成人相似,包括患者教育、皮肤护理、药物/手术干预三步曲[1,26]。应着重避免诱发因素,如日晒、热饮或热水浴。由于玫瑰痤疮患者皮肤对局部治疗可能更敏感,因此建议每天使用温和的清洁剂[7]。保湿剂也很重要,因为玫瑰痤疮患者经皮失水量增加[26]。防晒霜(防晒系数SPF≥30)对玫瑰痤疮有益,可以阻断紫外线,从而降低抗菌肽(LL-37)及活性氧的产生[26]。

目前还没有儿童玫瑰痤疮推荐的局部治疗方案。成人玫瑰痤疮经FDA批准的局部治疗包括磺胺嘧啶钠、甲硝唑(0.75%或1%)和壬二酸(20%乳膏或15%凝胶)。此外,α肾上腺素能激动剂溴莫尼定仅在成人被FDA和EMA批准用于玫瑰痤疮红斑的治疗。外用1%的伊维菌素乳膏已获EMA批准用于成人玫瑰痤疮炎症性皮损(丘脓疱疹)的治疗[27](表69.1)。5%扑灭司林乳膏局部外用于成人玫瑰痤疮红斑和丘疹的治疗,每天2次,连用2个月,已显示出与0.75%甲硝唑凝胶同等的疗效[28]。值得注意的是,5%扑灭司林乳膏说明书提到是用于2个月及以上儿童疥疮的治疗[29]。壬二酸被批准用于12~18岁青少年寻常痤疮的治疗。

表 69.1　批准用于成人玫瑰痤疮的局部治疗[1,26]

经 FDA 批准	经 EMA 批准
15% 壬二酸凝胶或 20% 壬二酸乳膏	15% 壬二酸凝胶
0.75% 或 1% 甲硝唑	0.75% 或 1% 甲硝唑
0.5% 溴莫尼定凝胶	0.5% 溴莫尼定凝胶
10% 磺胺嘧啶钠溶液	1% 伊维菌素乳膏
1% 伊维菌素乳膏	

注:目前尚无针对儿童玫瑰痤疮的治疗方法。

对于中重度儿童玫瑰痤疮,治疗上选择系统使用四环素,但不可用于8岁以下儿童。唯一被EMA批准用于玫瑰痤疮系统性治疗的多西环素抗炎剂量为40mg,建议仅用于成人患者。由于四环素可以引起牙齿染色及短暂性的骨骼生长抑制,禁止用于8岁以下儿童,对于这个年龄组的替代治疗是口服红霉素每日30~50mg/kg,克拉霉素每日15mg/kg或者阿奇霉素每日5~10mg/kg[7,30]。在Chamaillard等人对1~15岁的玫瑰痤疮儿童研究中,对于年龄较小,禁用四环素或对口服红霉素无效的儿童,可口服甲硝唑治疗。总共20名儿童患者中,有10名患者接受了口服甲硝唑治疗(每日20mg/kg,连用1个月,然后以初始剂量的一半继续治疗2个月及以上)取得了良好的疗效,且间歇应用以避免神经毒性作用[9]。

玫瑰痤疮和合并症　成人方面的最新研究报道了玫瑰痤疮与系统性疾病的相关性,但结果相互矛盾。因为一些研究报告玫瑰痤疮与多种合并症之间呈正相关,另一些研究则报道呈负相关[31]。玫瑰痤疮患者中已报道的HLA等位基因与其他免疫介导的疾病及炎症性疾病有关[4,32-33]。

在一项包含130名成年受试者的病例对照研究中,通过自我报告自身疾病状况,发现玫瑰痤疮与过敏、呼吸系统疾病、胃肠道疾病、高血压、代谢性疾病和泌尿生殖系统疾病有关。不仅如此,玫瑰痤疮的严重程度还与高脂血症、高血压、代谢性疾病和心血管疾病相关[34]。另一项针对33 553名成人玫瑰痤疮患者和67 106名匹配对照的病例对照研究也显示玫瑰痤疮与高血压、血脂异常和冠状动脉疾病有关,这可能归咎于玫瑰痤疮的炎症本质[35]。退役军人事务网(Veterans Affairs network)中的一项回顾性队列研究确定了

13 847 名患有痤疮或玫瑰痤疮的成人患者,据报道,口服四环素的玫瑰痤疮患者与未进行四环素治疗的患者相比,其患血管疾病的 OR 值为 0.78(低风险)(在多元模型中,$P < 0.05$)。多元分析中痤疮患者的这种风险则没有差异[36]。随着更多证据的积累,可能会得出玫瑰痤疮与合并症关联的更多结论。

（陈安薇　刘汀　译,姜莉　余时娟
罗晓燕　王华　校）

参考文献

见章末二维码

069章 参考文献

第70章 化脓性汗腺炎

Peter Theut Riis,Gregor B. E. Jemec

摘要

汗腺炎是一种慢性复发性的皮肤病,以炎性和非炎性结节和脓肿为特征,通常好发于腋窝或腹股沟,其他间擦部位也可受累。该疾病尚未在儿童中开展广泛研究,在儿童中也比较罕见,其患病率约为0.06%。虽然该病与肥胖有关,但该病有明显的遗传倾向。药物联合治疗及适时手术治疗对疾病的控制十分重要。在严重的情况下可能需要外科切除。

第十二篇

要点

- 临床诊断根据过去的6个月内发生2次及以上腋窝、生殖器或肛周的结节(炎性或非炎性)、脓肿、瘢痕和窦道。
- 儿童中并不常见。
- 在儿童中,化脓性汗腺炎(hidradenitis suppurativa,HS)可能与肥胖及遗传易感性有关。
- 建议对青春前期患有汗腺炎的儿童进行内分泌检查有无肾上腺功能初现。
- 治疗包括辅助治疗、药物及手术治疗,通常联合使用。

引言 化脓性汗腺炎(hidradenitis suppurativa,HS)是一种慢性隐匿性疾病,以反复发作的炎性和非炎性结节、脓肿、皮肤窦道形成和脓性分泌物为特征[1]。通常发生于顶泌汗腺区域,该处皮肤自然闭合,即皮肤紧挨皮肤。常见于腋窝、腹股沟、生殖器部位、耻骨区、肛周、臀部及乳房下。该病通常有多个病灶,患者几乎均为双侧受累[2]。

汗腺炎名字本身就是一个错误的命名,因为顶泌汗腺的炎症是继发于外毛根鞘的角化及毛囊的堵塞。

原发损害为疼痛性的结节,后逐渐形成疼痛性脓肿,随后排出恶臭的分泌物,造成明显的不适。在中重度病例中,结节和脓肿愈合产生瘢痕,形成条索样纤维带,从而限制活动。化脓性汗腺炎的皮损性质对患者的生活质量产生明显的影响[3-6]。

几乎所有的病例系列研究都是针对成人HS患者,这些研究所得出的结论可扩展用于儿童人群。在成人,三个主要的危险因素分别为肥胖、女性和吸烟[7],也适用于儿童。

HS患者的体重指数(body mass index,BMI)高于对照组患者。肥胖患者发病率增加约20倍,相反,减轻体重与疾病严重程度降低有关[8]。一项包含248 775名儿童的大样本调查显示肥胖儿童患HS的概率增加了约6倍[9]。女性患病的比例较男性高,为3∶1,但男性患病的严重程度更重[10]。

在成人中,57.7%~88.9%的HS患者为吸烟者[11-13],显著高于年龄及性别均匹配的对照组。然而,吸烟与HS的严重程度相矛盾,因为有些研究证实二者之间有关联[7],而另一些却没有[11]。作者认为,被动吸烟可能在儿童HS中起作用。

HS家族史与该病的早期发作密切相关,提示遗传可能在儿童HS发病中起了一定的作用[14]。

疾病进展和纤维瘢痕组织增生较难控制,故早期干预是阻止疾病进展的关键。图70.1示典型皮损及其演变。

流行病学 儿童和青少年HS的患病率估计为0.06%[9],与之相比,研究显示成人患病率在0.03%~4.1%。这种差异可以解释为方法学上的不同,估计HS影响到了近1%~2%的人群[15]。总体发病率估计为每年每10万人有6例,但在0~19岁年龄段中仅每10万人就有2.7例。在这个年龄组中,女性的发病率比男性高4.4倍[13]。但是,这些数据是基于已登记确诊的病例,可能会受到延迟诊断(从首次出现症状到确诊的时间)的影响。一项研究表明HS患者的平均延迟诊断时间为(7.2±8.2)年,这表明到确诊之时,有相当部分的儿童人群转为了成人人群[16]。这可以说明以下事实,虽然儿童人群患病率约为0.06%,但回顾性研究表明患者报告的HS首发症状通常出现在11~20岁,且占所有HS患者的35%。仅有2%的HS患者报告首发症状出现在11岁之前[17]。

发病机制 汗腺炎的发病机制被广泛讨论,但很大程度上仍无法完全解释。该病不是单纯的感染,也不是

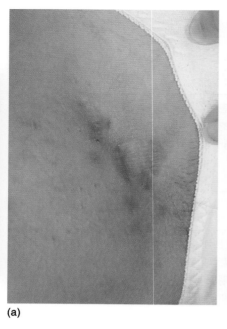

(a)

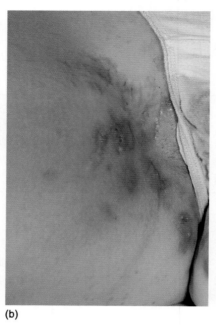

(b)

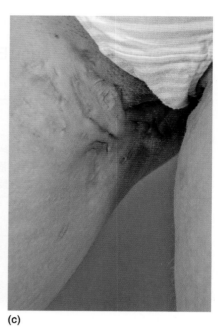

(c)

图70.1 （a）一名12岁女童身上典型的HS皮损。（b）同一女孩15岁时照片，即使采取了合适的治疗，皮损仍有进展。（c）同一女孩17岁时的临床照片，表现为纤维瘢痕组织增生。资料来源：Courtesy of Dr Hessel van der Zee.

同名字一样为汗腺的原发性炎症[18]。相反，它是一种毛囊闭塞性疾病，毛囊堵塞继发于毛囊皮脂腺单位外毛根鞘上皮角化过度。某些情况下，角化过度会伴随炎症发生[18-21]。毛根鞘角化过度及炎症发生的原因目前为止尚不清楚，可能是多种因素共同作用所致[10,22]。毛囊闭塞的结果导致炎症发生以及毛囊破坏，触发免疫反应发生。

目前认为发病机制是由以下几个因素共同决定的：

免疫反应失衡

大多数研究表明，皮损中的细胞角蛋白、白介素、Toll样受体和抗菌肽（antimicrobial peptides，AMP）水平与未受累的对照皮肤相比显著不同。尤其值得注意的是，前炎症细胞因子IL-1β、IL-17及抗炎细胞因子IL-10的水平均有升高。与对照皮肤相比，皮损部位AMP（人β-防御素-2、人β-防御素-3、S100A7、S100A8和S100A9）表达水平轻微升高，但显著低于银屑病皮损水平。HS皮损中人β-防御素-1的水平低于对照皮肤[23]。

微生态失调

汗腺炎不是一种单纯的感染。汗腺炎的细菌学研究表明大约1/3的病灶是无菌的，提示细菌定植可能是继发的。细菌阳性培养可见多种常见和不常见的细菌，并无单一的优势菌种。值得注意的是，共生菌种类似乎占主导地位。在已发表的病例中发现，金黄色葡萄球菌的比例约占13%～56%[23]。然而，在健康运动员的腋窝和腹股沟发现金黄色葡萄球菌的比例分别为8.5%和26%，提示在这些特殊区域的金黄色葡萄球菌可能是一种共生菌[24]。分离出来的大多细菌都可以形成生物膜，生物膜一旦形成，就可能部分解释疾病本身的顽固性。

遗传因素

大约30%～40%的HS患者，其一级亲属患有HS[25-26]。早发患者多有明确的HS家族史[14]。在一些有显著表型的家系中，已证实存在γ-分泌酶亚单位基因的突变。但在非亲缘性、自发性病例中并未发现一致的基因突变。据估计，不到5%的HS病例可归因于这种膜内内切蛋白酶复合物的突变[27]。

根据多因素疾病理论，许多研究者推测遗传易感性是本病发病机制的重要组成部分。免疫缺陷及毛囊结构缺陷在某种程度上取决于发生汗腺炎的多基因易感性。

临床特征和鉴别诊断　只有在满足临床诊断标准时，才能诊断汗腺炎，目前没有特异的诊断性检测方法。

患者必须有以下任一部位，即腋窝、腹股沟、会阴、臀部或臀沟区域、女性乳房下皱褶处，至少两处的疼痛性或化脓性皮损表现。

皮损必须表现为结节（非炎性或炎性）、窦道或脓肿[27]。

HS次要标准有助于诊断。包括HS阳性家族史（30%～40%）、受累部位有继发皮损表现如瘢痕或闭合性粉刺,以及细菌拭子培养阴性。

HS 严重程度分级比较困难,有一些分级系统用于临床研究中。最常用的是 Hurley 分级系统,该分级适用于对患者进行分类,但可能不足以监测治疗进展。Hurley 评分可分为三级[28]。

- Hurley Ⅰ级:单发或多发的复发性脓肿,无瘢痕形成迹象。
- Hurley Ⅱ级:复发性脓肿伴瘢痕或窦道形成,其间有正常外观皮肤。
- Hurley Ⅲ级:弥漫或近弥漫性分布的炎症和瘢痕。多种皮损互相交错覆盖整个区域。

　　鉴别诊断包括[27]:
- 感染性或非感染性脓肿(通常皮损为单发)。
- 葡萄球菌感染,如疖、痈(在这种情况下,皮损通常比较广泛且伴脓疱)。
- 皮肤克罗恩病(此病通常伴有胃肠道表现)。
- 性病淋巴肉芽肿(有相关的暴露史及可能的阳性培养结果)。
- 瘰疬性结核(有暴露史,结核检验阳性及有相关的疾病)。
- 放线菌病(病原菌的鉴定)。

实验室检查和组织病理学　一些文献的病例将早发 HS 与内分泌异常联系起来[29],故儿童 HS 患者应考虑行全面的内分泌检查(框图 70.1)。

框图 70.1　儿童 HS 患者的内分泌检查

内分泌检查

体格检查

Tanner 分级

实验室检查

黄体生成素(第 4 天)

卵泡刺激素(第 4 天)

雌二醇

17-羟孕酮

雄烯二酮(nmol/L)

硫酸脱氢表雄酮(DHEA-S)(μmol/L)

游离睾酮(nmol/L)

性激素结合球蛋白

游离雄激素指数

影像学

骨龄

患者的 C 反应蛋白(c-reactive protein,CRP)可能略有升高,中性粒细胞和淋巴细胞在正常高限,但通常炎症指标都在正常范围内[30]。疾病的暴发可能会引起 CRP 水平轻中度升高,以及淋巴细胞和中性粒细胞计数升高。

组织病理早期改变包括外毛根鞘角化过度,某些情况下会伴有散在的淋巴细胞浸润[31]。随后出现毛囊漏斗部角化过度并伴毛囊周围炎,后逐渐出现毛囊破裂[32],皮脂腺一般很小或不可见[33]。在一些病例中可见真皮至皮下组织以中性粒细胞为主的炎症细胞浸润[32]。可见内覆鳞状上皮的细长窦道,以叶状模式伸入真皮[31]。

长期存在的病变可出现肉芽肿改变、异物反应和混合性细胞浸润,包括 B 细胞、浆细胞、组织细胞和巨细胞[27,32]。

治疗选择　有关儿童 HS 研究较少,最佳的治疗证据来自专家意见和一些病例系列报道,因此,儿童的治疗选择主要由成人治疗研究延伸而来[34]。药物剂量需根据体重计算,并应考虑到儿童特有的副作用[34]。

治疗方案可分为三类,彼此之间并不互斥。相反,强烈建议联合治疗以达到个体最大疗效。

辅助治疗

有证据表明,减轻体重对成人 HS 患者有益[8,35-37]。考虑到肥胖儿童 HS 发病率增高[13],故强烈建议肥胖儿童减轻体重(基于专家意见)。

许多成人患者需要镇痛治疗[38-39],因为皮损疼痛降低了生活质量[40]。这表明儿童人群也需要缓解疼痛。值得注意的是,EMLA(利多卡因/普鲁卡因)乳膏可能不太适合儿童患者,可能是因为皮肤屏障缺陷存在因吸收过多而导致发生高铁血红蛋白血症的风险[41]。

尽管 HS 局部常使用消毒防腐剂,但尚无一致的证据支持防腐消毒剂(如氯己定)的治疗效果[34]。

局部治疗

外用克林霉素可用于儿童 HS 的治疗。证据表明每天 2 次外用克林霉素(10mg/mL)能有效治疗 HS 浅表皮损。能减少肉眼可见的丘疹、脓疱,但对深在的、顽固的皮损作用较小[42]。虽然 HS 有多种外用药选择,但克林霉素是唯一一种有明显有利证据表明其疗效的外用药。鉴于克林霉素在其他儿童疾病患者(如痤疮患者)中的使用经验,其在 HS 儿童人群的使用可以得到合理的证据支持。

系统治疗

如果局部治疗不能充分控制病情,那么系统治疗则是适合的。系统治疗可进一步分为抗生素、激素、免疫抑制剂和其他药物。剂量应当遵循儿科指南。

抗生素　几个病例系列研究表明,联合系统使用克林霉素和利福平对汗腺炎治疗有效[43-45]。这些药物虽未在儿童人群中经过验证,但仍被用于儿童感染治疗。其治疗汗腺炎的机制被认为是这些药物具有免疫调节的作用。

一项随机对照试验未能证明系统使用四环素优于局部外用克林霉素[46]。某些情况下，由于皮损广泛分布使得系统使用四环素成为更实用的治疗选择。但由于存在恒牙变色风险，故不建议四环素用于10岁以下儿童[47]。与系统用克林霉素一样，四环素也被认为具有免疫调节作用。

激素 据报道抗雄激素药物非那雄胺对激素水平完全正常的3例女童治疗有效[48-49]。证据提示可能导致正在发育中的男性胎儿女性化，因此其应谨慎用于育龄期女性中。

免疫抑制剂 随机对照试验研究表明，阿达木单抗[38,50]、英夫利西单抗[51]和乌司奴单抗[52]，不包括依那西普单抗[53]在成人长期治疗中可能有效。再次声明，这些研究中并未评估儿童患者，但该药物已用于患有其他疾病的儿童患者，因此在某些情况下可能有效。

皮损加重可系统使用(0.5~0.7mg/kg)或皮损内注射(曲安奈德40mg/mL)糖皮质激素。

系统用视黄酸类 阿维A在小部分病例治疗中显示出一定的疗效[54-55]，但不良反应发生率很高。需要注意，长期使用视黄酸类药物可能会影响骨骼生长[56]，育龄期女性更应注意阿维A的致畸性[57]。异维A酸在治疗HS方面疗效较差[58-59]。

外科手术

结节通常结构坚实。因此炎性结节不能通过切开引流来治疗。如果切开有炎症而无波动感的结节，通常只会给患者带来额外的疼痛和瘢痕。只有触之有波动感、质软的脓肿才可以切开引流。

HS炎性结节愈合后会形成瘢痕。瘢痕对目前的治疗方案并不敏感，当一个部位形成足够大的瘢痕时，手术是唯一的治疗选择。手术方法从微创除皱技术到更广泛的局部切除术[60-61]。使用激光切割或气化治疗来切除受累组织的激光手术也有效，其复发率较低[62-64]。

HS手术原则是切除必须彻底，才能有效，开放式愈合可能会增加治愈概率或至少减少愈合时间[34]。如果术后伤口选择闭合式治疗，则在伤口中使用庆大霉素海绵可以减少术后并发症[65]。

用于脱毛治疗的激光和强脉冲光

掺钕钇铝石榴石激光器(neodymium-doped yttrium aluminium garnet laser，Nd:YAG)和强脉冲光常用于其他儿科疾病，例如血管畸形[66]。这些激光的选择性光热作用可用于毛发疾病治疗甚至汗腺炎中的毛囊治疗，最多3个月[67-69]。这些治疗的长期效果并不明确，可能需要重复治疗以维持效果。

联合治疗

目前尚无治疗儿童汗腺炎的官方指南，最近已发布了有关成人治疗的国际指南[27]。治疗的关键在于适当的联合治疗。

一线治疗通常是局部使用克林霉素，如果可耐受，即使后续加用了系统治疗，也应维持原有治疗。对于二线治疗，如果局部外用克林霉素无效，则可系统联用克林霉素和利福平试验性治疗3个月。另外，在合适的情况下，也可考虑使用非那雄胺，作为正在进行的局部治疗的辅助手段。

三线治疗：如果二线治疗无效，则可尝试使用TNF-α抑制剂。

（陈安薇 刘汀 译，姜莉 余时娟 罗晓燕 王华 校）

参考文献

见章末二维码

070章 参考文献

第十三篇　营养障碍性疾病

第71章　营养障碍性疾病的皮肤表现

Carola Durán McKinster，Luz Orozco-Covarrubias

摘要

营养学研究的是食物消化与健康之间的关系。皮肤是能够体现出营养过剩或者营养缺乏导致的特殊表现的器官之一。蛋白质-能量营养不良,现在被称为严重急性营养不良,是世界上最普遍的营养问题。其原因涉及感染(包括艾滋病)以及贫困的社会因素。在发展中国家,营养不良主要是由于食物摄入不足,而在工业化国家则与饮食不当有关。其他原因包括代谢改变、肠道吸收不良、影响食物摄入或消化过程的先天性畸形,如获得性免疫缺陷综合征和恶性肿瘤等全身性疾病、神经性厌食症、食疗、变应性疾病和儿童忽视。

要点

- 蛋白质-能量营养不良,现在被称为严重急性营养不良,是世界上最普遍的营养疾病。
- 在发展中国家,营养不良主要是由于食物摄入不足,而在工业化国家则与饮食不当有关。
- 当婴儿和儿童体重小于预期体重60%时诊断为消瘦型营养不良。
- 恶性营养不良病常出现在低蛋白血症的婴儿和儿童中。水肿是最显著的特征,与消瘦患儿因皮下脂肪消失形成的皮肤松弛和皱纹形成鲜明的对比。

引言

营养学研究的是食物消化与健康之间的关系,以及各种食物成分与皮肤状况的相关性[1]。在人体各种器官中,皮肤能够显示出营养过剩或缺乏的特征性表现。营养缺乏会导致免疫功能、光保护和体内稳态的改变以及其他异常[2]。

在工业化国家,营养不良罕见,且很少为饥饿原因。皮肤黏膜变化是营养不良最常见的表现,不应被忽视或误诊。

蛋白质-能量营养不良,现称为严重急性营养不良,是全世界最普遍的营养性疾病。过去,营养不良被认为是代谢紊乱的主要原因,而现在则认为感染因素,包括艾滋病,以及贫困的社会背景也都是代谢紊乱的重要原因[3]。

参考文献71.1

见章末二维码

蛋白质-能量营养不良

蛋白质-能量营养不良是全世界最普遍的营养性疾病。它包括数量和质量上的营养摄入和/或利用缺陷,导致体重不足和发育的生理改变。

分类

营养不良存在两种主要的临床形式:消瘦型营养不良(maramus)和恶性营养不良病(Kwashiorkor)。消瘦型营养不良见于婴儿和儿童,定义为体重低于同龄预期体重的60%,且没有水肿或低蛋白血症。特征是体重不增,造成身体消瘦。皮肤干燥、变薄、苍白、松弛并形成皱纹。皮下脂肪消失、肌力显著降低。基础代谢减弱,体温较低。儿童变得安静、淡漠、生长缓慢[1]。

恶性营养不良病也称为湿性营养不良,见于低蛋白血症的婴儿和儿童。其特征包括水肿、生长缓慢、肌力降低、易激惹、淡漠、嗜睡和肝肿大。

混合型营养不良两种表现都有。

病因

通常,蛋白质-能量摄入不足是营养不良,尤其是婴幼儿消瘦型营养不良的最常见原因。对于消瘦型营养不良,婴儿饮食均衡但摄入量不足;而对于恶性营养不良病,则是由高热量饮食中动物来源的蛋白质摄入量不足引起。个体对营养不良的反应决定了发病的临床形式。研究发现原发性蛋白质-能量型营养不良的患儿,特别是消瘦型营养不良性患儿[2],其血清生长素释放肽(一种食欲刺激性肽)水平较高,恶性营养不良病患儿[3]的硫酸糖胺聚糖生成减少,但仍需进一步研究来阐明在这些疾病的确切发病机制。

工业化国家的营养不良较少见,主要原因是饮食不当,因此常漏诊或误诊。学者报道了一些患儿有时因父母不恰当的饮食安排而罹患恶性营养不良病。这些不当的饮食通常与过量摄入奶糊或类似的低蛋白营养素有关[4-9]。

其他原因包括代谢改变和肠道吸收不良,这可见于先天畸形(干扰食物摄入或消化)、一些系统性疾病如获得性免疫缺陷综合征(AIDS)、恶性肿瘤[10]、神经性厌食症、食疗、过敏性疾病、儿童照管不良以及作为胃肠道手术并发症的全身性疾病[11]。在三家乌干达和一家津巴布韦的三级医院中,1/9 的艾滋病晚期患儿在接受抗反转录病毒治疗后因严重营养不良而需要早期住院治疗,其 6 个月死亡率增加了 15 倍[12]。

人体测量指标,例如体重、肱三头肌厚度、臂围以及皮肤和头发的特征,可用于确认临床评估的营养不良程度和蛋白储备量[1]。标准人体测量不能预测身体成分,而上臂中段的臂围可以更准确地反映患儿的脂肪量。测量上臂中段臂围可以确定哪些患儿最可能因严重急性营养不良而死亡[13]。

通过患者提供的营养素数量并测量其临床和生化效应可进行营养不良的生化测定。由此可获得血清白蛋白的排泄率以及转铁蛋白、C3、C4、血红蛋白、视黄醇结合蛋白、微量元素和维生素水平[14-15]。淋巴细胞总数低于 1 500/mm³ 以及对皮内抗原[16~19]试验反应阴性,可确诊营养不良相关性免疫缺陷。

皮肤表现

消瘦型营养不良患者有着各不相同的皮肤表现。患者皮肤可能变薄、松弛或出现皱纹,偶尔见到细小鳞屑,与恶性营养不良病患者的水肿和有光泽的漆皮样皮肤表现截然不同(图 71.1)。患者可以出现过多的胎毛样发,面颊部脂肪丢失会导致面部干瘪,即所谓"猴面"或衰老样面容(图 71.2)。患者毛发纤细且较脆,指甲较薄且有裂纹。一些患儿会出现口角炎(图 71.3)、舌和黏膜苍白萎缩。其他皮肤体征包括红斑或红皮病、鳞屑、皮肤变薄、瘀点、瘀斑和紫癜(图 71.4)。

对于恶性营养不良病,典型的皮肤改变包括局部色素沉着过度和受压部位偶尔出现皲裂("搪瓷状")。红斑或红皮病和鳞屑经常出现(图 71.5)。

100 例患有恶性营养不良病的婴儿中,最常见的皮肤改变是有光泽的漆皮样皮肤表现(64%)、暗红色色素沉着斑(48%)、皮肤干燥(28%)、色素减退(21%)、大面积脱屑(18%)、色素沉着(11%)和红斑(11%)[18]。

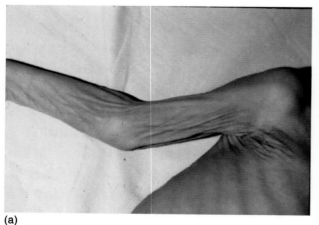

(a)

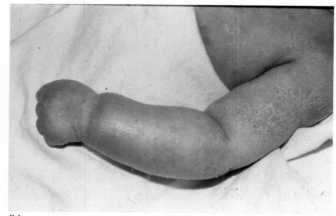

(b)

图 71.1 (a)消瘦型营养不良患者的皮肤菲薄,松弛,出现皱纹。(b)恶性营养不良病患者则出现水肿和漆皮样皮肤。资料来源:Courtesy of Dr Albert Yan.

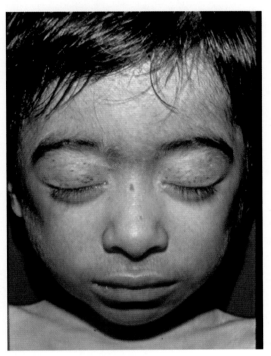

图 71.2　消瘦型营养不良：胎毛样发，"猴面"和衰老样面容

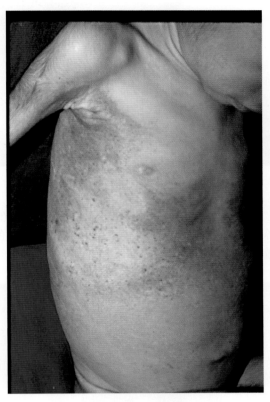

图 71.4　消瘦型营养不良患者出现红斑、胎毛样发、鳞屑和瘀点

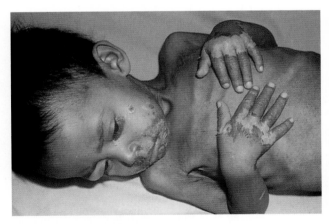

图 71.3　消瘦型营养不良：鳞屑和皮肤色素沉着，口角炎明显

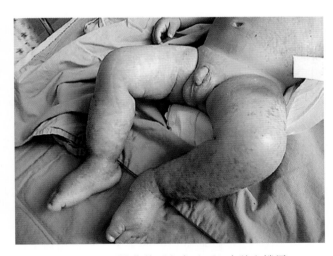

图 71.5　恶性营养不良病：红斑、水肿和鳞屑

约有 75% 的恶性营养不良病患儿出现细菌和霉菌（念珠菌）的双重感染（图 71.6）。

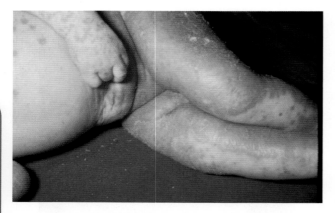

图 71.6　恶性营养不良病:继发念珠菌感染

头发稀疏、纤细和脱色，并可能呈现淡红色光泽。营养不良的周期性发作会导致头发间杂出现正常色素沉着和脱色，称为"旗帜征"（图 71.7）。

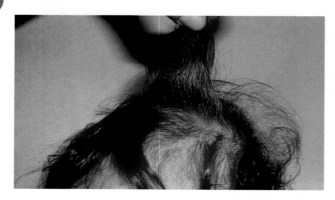

图 71.7　毛发变色的旗帜征

对于消瘦型营养不良和恶性营养不良病，两者均可能发生原发性和继发性皮肤病变[13]。非特异性组织病理学特征包括表皮水肿和萎缩、角化过度以及偶尔发生的棘层肥厚。

治疗

严重急性营养不良的治疗需要多学科合作。根据一项研究（大多数入组和死亡病例是 6~24 月龄的婴幼儿），Ubesie 等人提倡在出生后的 6 个月内采取纯母乳喂养，这与断奶期相符[20]。

一旦患儿获得足够的饮食摄入或纠正了诱发因素（感染、吸收不良、畸形等）后，营养不良性皮损便可恢复（图 71.8）。

通过饮食补充亚油酸和锌非常重要。在急性期，应使用具有润滑作用的油膏治疗皮损。如果存在细菌感染，则应局部使用抗菌药物。采用适当的外用药物

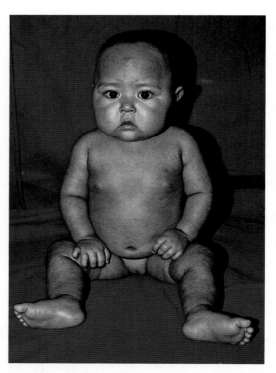

图 71.8　恶性营养不良病患儿治疗 3 个月后

治疗双重念珠菌感染。

预后

近年婴儿严重蛋白质-能量性营养不良的预后有所改善。据目前报道，大部分医疗中心的总死亡率低于 10%。常见死因包括腹泻和支气管肺炎。对于无并发症的营养不良，其死亡率低于 5%。通过充分治疗，皮肤黏膜病变的预后较好。

参考文献 71.2

见章末二维码

脂肪酸缺乏症

脂肪酸（fatty acids，FA）是宫内胎儿身体发育最重要的必需物质之一。这些必需脂肪酸的母体-胎盘-胎儿代谢不足和破坏会导致胎儿营养不良、发育障碍和早产[1]。必需脂肪酸（亚油酸、亚麻酸和花生四烯酸）具有多种功能;在皮肤中，参与板层颗粒的形成[2]。

必需脂肪酸是必须从饮食中获取的不饱和脂肪酸。必需脂肪酸缺乏症的皮肤表现包括皮肤干燥、鱼鳞状和皮革状皮肤、潜在性红斑、褶烂和脱发。全身特征包括生长迟缓、肝脏和肾脏功能异常、伤口愈合不良和迟发性皮肤超敏反应。治疗方法是补充必需脂肪酸。该病的预后取决于营养缺乏症的严重程度[3]。

第十三篇

参考文献 71.3

见章末二维码

维生素缺乏症

维生素是人体含量极低的有机元素，可作为细胞代谢过程的催化剂，维持组织的正常功能和生长至关重要[1]。维生素的过量和缺乏都会导致皮肤黏膜改变。在工业化国家，维生素缺乏症通常是因为新陈代谢或器质性疾病，而在发展中国家，维生素缺乏症主要源于饮食和营养不良。最近关于微量营养素缺乏症的患病率数据表明，在拉丁美洲和加勒比海地区以及其他一些国家，微量营养素缺乏症仍是一个公共卫生问题[2]。维生素和矿物质缺乏症（特别是铁、维生素 A 和锌缺乏症）累及全球超过 20 亿人[3]。

维生素 A

维生素 A 是一种脂溶性维生素，在牛奶、肝脏和动物脂肪中含量丰富。在许多拉丁美洲和加勒比国家，除了感染 HIV 的患儿[4]，维生素 A 缺乏症的患病率已降低[2]。

维生素 A 在食物和细胞中的存在形式为视黄醇、视黄醇酯、β-胡萝卜素、视黄醛和视黄酸[5]。

在发达国家，2/3 的维生素 A 摄入量是由动物来源的视黄醇前体（视黄醇酯）构成。在发展中国家，维生素 A 原、蔬菜和水果的类胡萝卜素是维生素 A 的主要来源。6μg 胡萝卜素等同于 1μg 视黄醇，儿童的每日需要量为 500~1 500μg。

维生素 A 对于眼睛、免疫系统和皮肤功能有重要作用。在分子水平上，它可使膜系统稳定。维生素 A 过多或不足可能会导致溶酶体膜破裂。维生素 A 促进早期炎症反应、胶原蛋白合成和血管生成。它在皮肤中最重要的作用与角化作用有关[6-7]。

维生素 A 缺乏症引起的皮肤病变包括毛囊性丘疹伴中央角化栓形成，主要位于四肢伸侧。该发现称为蟾皮病，不同于毛周角化症。皮肤也可能出现干燥和鳞屑、毛发稀疏脆弱。眼部异常包括轻度夜盲症（见于轻度维生素 A 缺乏症）和干眼、比托斑（Bitot 斑）和角膜软化症导致失明，尤其见于严重维生素 A 缺乏症的患儿。维生素 A 缺乏症与感染（尤其是麻疹）的高发病率和高死亡率有关[7-8]。补充维生素 A（400 000IU）是预防麻疹患儿死亡和并发症的一种廉价且有效的方法。

食源性的维生素 A 过量极为罕见。大多数病例都是因为口服药物引起。皮肤的主要表现为红斑、皮肤脆性增加、鳞屑、黏膜干燥和弥漫性脱发。维生素 A 过多症患儿还会出现嗜睡、厌食和体重减轻。患儿的放射影像学上有显著的骨骼改变且伴有四肢疼痛[8]。

胡萝卜素性黄皮病是由于大量摄入 β-胡萝卜素（即天然维生素 A 原）所致的橘黄-黄色的皮肤色素沉着。这是儿童的一种常见病，尤其是在摄入泥状食物时，调节饮食习惯后，这种症状便会消失[8]。

B 族维生素

水溶性维生素是人体预防代谢异常所必需的一组有机物。B 族维生素包括硫胺素（维生素 B_1）、核黄素（维生素 B_2）、烟酸或烟酰胺（维生素 B_3）、泛酸（维生素 B_5）、吡哆醇或吡哆醛（维生素 B_6）以及钴胺素（维生素 B_{12}）。临床表现取决于具体维生素缺乏情况；其症状通常是几种缺乏症的综合表现，而非单一维生素缺乏症表现[9]。

维生素 B_2（核黄素）

核黄素是一种水溶性维生素，在动物性食品、绿叶蔬菜和酵母中含量丰富。它是辅酶黄素单核苷酸和黄素-腺嘌呤二核苷酸的组成部分，而后者参与多种代谢途径和氧化磷酸化。儿童的每日需要量为 1~1.5mg。核黄素缺乏症可通过测量红细胞谷胱甘肽还原酶来诊断。

核黄素缺乏症表现为口眼生殖器综合征。其黏膜皮肤改变包括唇炎、舌乳头剥脱性舌炎、瘙痒、脂溢样脱屑和阴囊皮炎。眼部改变包括角膜炎、结膜炎、畏光和流泪。其他改变包括贫血、智力低下和脑电图改变。轻症病例每天口服 3~10mg 核黄素有疗效。重症病例需要肠胃外途径补充核黄素[8]。

维生素 B_3（维生素 PP、烟酰胺、烟酸）

这种维生素存在于动物产品及其衍生物，以及谷物和蛋白质中[10]。实验室诊断是通过测量尿液中的烟酸代谢产物（N-甲基-烟碱酰胺）来进行。每日需要量为 200mg。除了营养缺乏外，烟酸缺乏症还与富含玉米饮食、酗酒、色氨酸吸收不良、胃肠道疾病和精神疾病有关。

糙皮病是烟酸缺乏的主要临床表现。其典型特征是皮炎（通常伴有疼痛而非瘙痒）、腹泻和痴呆。皮肤表现为曝光部位（手部、颈部和面部）的对称性红斑（图 71.9）。这些部位会表现出猩红色斑片、色素沉着、鳞屑以及进一步光照引起的结痂（图 71.10），水疱少见。

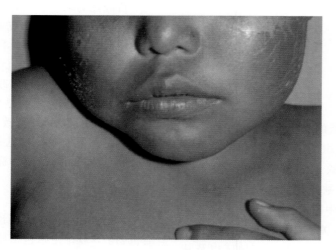

图 71.9　糙皮病的特征是曝光部位的红斑

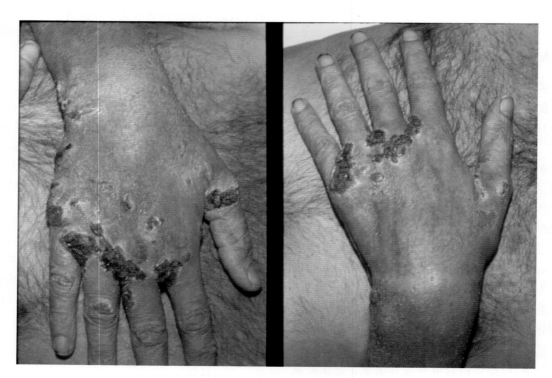

图 71.10　糙皮病：手部背部的鳞状痂壳

黏膜受累包括唇炎、口唇发红、萎缩性舌炎以及肛周和阴道炎症伴疼痛。除腹泻外，还可出现腹痛。长期烟酸缺乏症的患者可能会出现神经系统症状，主要表现为易激惹、焦虑和抑郁。对于某些患者，精神障碍可能是主要症状[8]。糙皮病的治疗方法是口服 300mg 烟酸或静脉给予 100mg 烟酸，以及持续、适当的均衡饮食。

Hartnup 病是一种罕见的色氨酸代谢的常染色体隐性遗传病，其皮肤改变与糙皮病表现相似。类癌综合征患者也可能出现类似的临床表现。

维生素 B₆（吡哆醇）

吡哆醇存在于人乳、牛奶和谷物中，但会因为受热而遭到破坏。每日需要量为 10~20mg。吡哆醇在必需脂肪酸和氨基酸的代谢中发挥作用。维生素 B₆ 缺乏症与异烟肼等药物有关，但通常与其他缺乏症联合出现。

该疾病可通过测量红细胞谷氨酸-丙酮酸转氨酶

的浓度来诊断[1]。其治疗包括每天口服 20~100mg 维生素 B_6，如果发生抽搐则肌内注射 100mg。

其皮肤改变包括唇炎、舌炎、结膜炎和腔口周围脂溢性皮炎[8]。

维生素 B_{12}（氰钴胺）

维生素 B_{12} 缺乏症可以是摄入不足（罕见）、胃内因子分泌缺乏和/或抑制，或者回肠部位受体异常的结果。其每日需要量为 1~5μg。治疗方法包括每月一次肌内注射 1mg 的维生素 B_{12}。

皮肤黏膜改变罕见，包括屈侧、掌跖、指甲和口腔色素沉着过度。手掌和指关节出现皱纹，还会出现舌部发红、厚重[6,11]。

氰钴胺作为叶酸参与 DNA 合成。氰钴胺缺乏可能会导致叶酸代谢改变。皮肤叶酸缺乏症的表现与巨幼细胞性贫血中维生素 B_{12} 缺乏症的表现相似。B_{12} 缺乏症的其他系统改变包括虚弱、心脏和神经精神症状。治疗需要同时补充叶酸和氰钴胺素。

维生素 B_1（生物素）

生物素存在于多种食物中。它是由菌群在肠道中合成。生物素缺乏症可以是遗传性的，也可以是获得性的。过多摄入生蛋清（抗生物素蛋白）和吸收不良是该病后天形成的主要原因[12]。其遗传形式是由于全羧化酶缺乏（新生儿）或生物素酶缺乏（婴儿）引起[13]。

每日需要量为 10mg。确诊该缺乏症需要发现有机酸尿增多，尤其是丙酸和羟基短链酸。其治疗方法是每天口服 10~30mg 生物素。主要临床特征包括神经系统症状、免疫缺陷和皮肤黏膜改变，例如腔口周红斑和鳞屑性皮炎、肤色苍白、舌乳头萎缩以及弥漫性脱发伴随毛发色素沉着。获得性生物素缺乏症的特征包括湿疹、脱发、结膜炎、感觉异常和肌肉疼痛。新生儿的表现形式可以是红皮病样改变。婴儿皮炎可能表现类似于肠病性肢端皮炎。先天性生物素缺乏如果不及时治疗，可能致死[13-16]。

维生素 C（抗坏血酸）

抗坏血酸是一种水溶性维生素，存在于含柠檬酸类的水果、绿叶蔬菜、人乳和牛乳中。它在胶原蛋白形成和各种酶促反应过程中发挥重要作用[17-18]。每日需要量为 60mg。血浆维生素 C 水平低或尿中缺乏维生素 C 便可确诊为维生素 C 缺乏。治疗包括每天口服 150mg 抗坏血酸。

维生素 C 缺乏症的临床表现为坏血病，最常见于 6~24 个月的儿童。主要改变包括易激惹、下肢假性麻痹（蛙状体位）、肋软骨交界处的"串珠状"结节、骨骼改变、出血和贫血[8]。皮肤黏膜改变包括：牙龈呈蓝紫色和疼痛性肿胀以及毛囊角化过度，皮肤出现瘀点或瘀斑，通常在毛囊周围更为显著。

参考文献 71.4

见章末二维码

矿物质缺乏症

一些矿物质作为人体营养素中的微量元素发挥作用。即使在世界上资源丰富的地区，也可见到膳食微量营养素摄入不足的现象[1]。

营养中必需的微量元素是指那些一旦缺乏便会导致临床显著缺乏症状，并可通过补充该特定元素来逆转的元素。通过测量组织或血液中特定元素的浓度可进一步发现元素与疾病的相关性。

以下为必需微量元素：铬、铜、钴、锰、钼、硒和锌。本章中仅讨论那些对皮肤有意义的必需微量元素。

铜

铜是许多酶促和代谢过程中的必需元素。人全血中铜的含量为 100μg/100mL；哺乳动物血浆中 90% 的铜与铜蓝蛋白相结合[2]。

获得性铜缺乏症很少见，并且与皮肤改变无关。先天性铜缺乏症表现为 Menkes 综合征（Menkes syndrome）（见第 151 章）和 Wilson 病（Wilson disease）。Menkes 综合征是铜转运基因 *ATP7A* 缺陷引起的 X 连锁隐性遗传病，与全身性色素沉着异常和神经系统改变有关[2]。Menkes 综合征患儿在生后 2~3 个月内表现正常，然后逐渐表现出该综合征的变化：倦怠、体温过低、嗜睡、肌张力低、癫痫发作、生长迟缓、智力低下和骨异常。该类患儿具有特征性面容、皮肤苍白纤薄、毛发因扭结、脆发症和念珠状发而变得卷曲脆弱。Menkes 综合征的主要皮肤症状是毛发结构异常。实际上，它也被称为 Menkes 卷毛症[3-7]（图 71.11、图 71.12）。女性携带者因随机 X 染色体失活可能表现出局部或旗帜样区域色素沉着以及各不相同的神经系统缺陷[8]。

治疗包括肠胃外使用铜制剂和铜蓝蛋白，这种疾病往往预后不良。

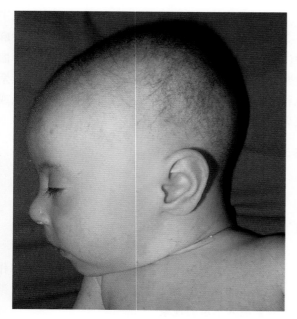

图 71.11　Menkes 综合征:苍白的皮肤和卷曲的头发

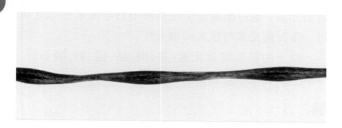

图 71.12　Menkes 综合征:图 71.11 患者卷曲的头发

硒

硒以亚硒酸盐或硒酸盐的无机形式存在于植物和其他可食用生物的有机体中。人体中硒过量会产生硒中毒,导致肝脏、皮肤、指甲和头发发生病变。硒是谷胱甘肽过氧化物酶的必需成分,在组织修复过程中有重要作用。硒可整合到牙齿的蛋白质基质中,防止氧化损伤并参与体液和细胞免疫反应。推荐每日摄入量为 300μg。

有研究对这些微量元素摄入不足的学龄前儿童的头发、指甲和唾液中锌、铜和硒含量的数据进行比较,发现这些微量元素不足并不出现临床症状[8]。

锌

锌是人体中最重要的微量金属元素。超过 24 种金属酶需要锌来降解脂质、蛋白质和核酸。

锌主要来源于肉类和奶制品、豆类、全谷物、坚果、肝脏、鱼和牡蛎[9-10]。婴儿的建议每日摄入量为 3 ~ 5mg,儿童为 5 ~ 10mg。锌缺乏可以是后天的,也可以是

先天遗传的。获得性锌缺乏症的发病机制包括饮食中锌含量低、摄取干扰锌生物利用度的物质(植酸盐)、锌吸收不良、个体不能保持锌体内平衡以及对锌需求增加(怀孕、早产儿)[10]。

锌缺乏症会导致多种不良后果,如脱发、腹泻、皮肤改变、味觉障碍、食欲不振、免疫功能受损、神经精神性病变和生长迟缓[11]。

遗传性锌缺乏症,通常称为肠病性肢端皮炎(acrodermatitis enteropathica,AE)和暂时性新生儿锌缺乏症(transient neonatal zinc deficiency,TNZD),是由编码锌转运蛋白的基因突变引起,但两者机制完全不同。肠病性肢端皮炎是由 SLC39A4 基因突变引起[12],表现为小肠内锌吸收不良。相反,暂时性新生儿锌缺乏症是由母亲的 SLC39A2 基因突变引起,这会导致母乳锌含量低,造成母乳喂养的婴儿出现后天获得性锌缺乏症。皮炎、腹泻和脱发三联症是这两种疾病的特征性改变(见第 10 章和第 151 章)。皮损始于生命早期,通常是断奶后开始出现,包括腔口周红斑以及伴鳞屑的斑块和糜烂。病变经常并发念珠菌病(图 71.13、图 71.14)。患儿毛发纤细稀疏,指甲营养不良。眼睑结膜炎和唇炎亦是常见表现。患儿通常表现出淡漠、易激惹和生长缓慢。

补充螯合锌加上多种维生素可以纠正该缺乏症,如果维持治疗 6 个月以上,则可显著增长身高[13]。

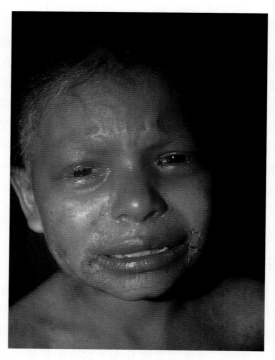

图 71.13　一名患肠病性肢端皮炎的 4 岁男童:口周皮肤红斑和鳞屑性皮炎、脱发和结膜炎

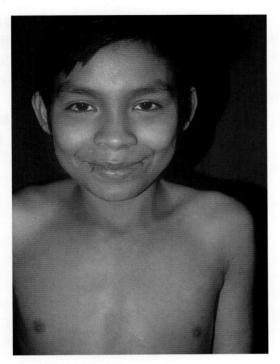

图 71.14　与图 71.13 同一患者口服锌治疗后

参考文献 71.5

见章末二维码

饮食失调

饮食失调包括神经性厌食症、贪食症和肥胖症。饮食失调有多种皮肤表现，尤其是发病隐匿时（表 71.1）。受累个体可能出现身体和精神方面的障碍，最近有证据表明三个遗传基因位点与神经性厌食症风险和体重指数变化有关[1]。

表 71.1　饮食失调的皮肤症状

厌食症/贪食症	肥胖
皮肤干燥	间擦疹
色素沉着斑	葡萄球菌感染
皮肤粗糙	酵母菌感染
胡萝卜素黄皮症	皮肤癣菌
胎毛状毛发	假性黑棘皮病
弥漫性脱发	膨胀纹
头发和指甲碎裂	皮赘
Russell 征（指节角化过度）	多毛
	跖角化过度

神经性厌食症/贪食症

主要营养素摄入不足，如一些特定的饮食方式，会引起皮肤病变，例如黏膜改变、与唾液保护屏障丧失有关的口腔黏膜结构改变[2]、弥漫性或斑片性皮炎或毛发出现生长、质地或颜色改变。

任何年龄和性别的神经性厌食症和贪食症都属于饮食失调症。它们在童年时期罕见；最常累及青春期早期至晚期的女性。神经性厌食症和贪食症的皮肤特征是皮肤干燥、斑块状色素沉着、皮肤粗糙、胡萝卜素黄皮症、全身性胎毛状毛发、弥漫性脱发、毛发和指甲易脆。牙釉质着色和指关节垫增厚（Russell 征）提示反复诱导性呕吐[3]。由于维生素 K 缺乏，可出现皮下出血。晚期可导致其他微量营养素缺乏状态，而且可能患获得性锌缺乏症、坏血病和糙皮病[4]。

肥胖症

肥胖是指皮下和其他组织中脂肪的全身性过度积累。肥胖是全世界公认的一种流行性疾病。对于成人和儿童，体重指数（BMI）超过 $30kg/m^2$ 定义为肥胖。肥胖的发病机制为多因素性，涉及遗传（adiponutrin 基因家族，*PNPLA1-5*）[4]和环境因素间复杂的相互作用。啮齿动物和人类肥胖者的瘦素蛋白血浆水平与 BMI 相关。瘦素可能影响下丘脑神经肽 Y，而下丘脑神经肽 Y 能够增加食物摄入量。然而，瘦素在能量平衡中的作用尚需更多研究来证实。

儿童肥胖与成人肥胖间的关系存在争议；当成年父母的肥胖与生活方式有关时，即使在妊娠期间，儿童的肥胖发生率也是最高的[5]。儿童期的肝损害、葡萄糖代谢异常和心功能异常是脂质代谢紊乱、糖尿病和心血管疾病的危险因素，所有这些因素均与过早死亡有关[6]。有一些遗传性疾病与儿童期肥胖相关，例如 Prader-Willi 综合征[1]。肥胖可能是内分泌疾病（例如库欣病或库欣综合征）以及胰岛素抵抗的体征。

对于肥胖儿童，皮肤改变（见表 71.1）如间擦疹（细菌性、真菌性和/或皮肤癣菌感染）与皮肤褶皱的摩擦、局部潮湿、过热和出汗过多有关。上肢、腹股沟和背部等部位的皮肤张力增加会导致膨胀纹的出现。皮肤表面间的摩擦会导致局部皮肤色素沉着。黑棘皮病与肥胖个体的胰岛素抵抗有关。其特征是天鹅绒样和色素沉着性的皮肤改变，通常位于身体屈侧，例如颈部、腋窝、腹股沟和乳房下方（图 71.15）。代谢综合征的皮肤表现将在第 72 章详细讨论。

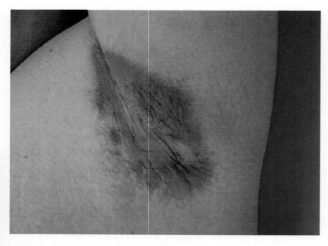

图71.15 黑棘皮病：皮肤柔软，色素过多，主要见于腋窝皱襞

虽然降低循环中的胰岛素水平可能会有所帮助，且使用角质剥脱剂或外用视黄酸类药物会减轻临床皮肤表现，但其治疗选择仍然有限[7]。超重产生的压力会导致足跖角化过度[8]。肥胖是一种需要长期和多学科研究的慢性疾病，认识这一点很重要。

（陈光华　刘汀　译，姜莉　夏耘秋
罗晓燕　王华　校）

参考文献 71.6

见章末二维码

第72章 儿童代谢综合征的皮肤表现

Gregor Holzer, Beatrix Volc-Platzer

摘要

代谢综合征(metabolic syndrome, MS)不仅在成年人中,在儿童和青少年中也成为一种新的流行疾病。它包括一系列心血管疾病危险因素,例如高血压、腹型肥胖、血脂异常和葡萄糖代谢改变,即葡萄糖耐受不良。腹型肥胖和胰岛素抵抗(insulin resistant, IR)以及潜在的炎症是核心病理生理机制。健康基本参数(anthropomorphic)的实验室检查用于诊断,但部分实验室检查在年轻人中不太容易测量和比较。皮肤症状和体征可以为危险因素提供诊断线索。(假性)黑棘皮病、软纤维瘤和膨胀纹与肥胖、胰岛素抵抗和糖尿病显著相关。肥胖和糖尿病会增加皮肤感染的

风险,如丹毒和间擦疹。高雄激素血症引起皮肤病变,例如寻常痤疮、多毛症和雄激素相关性脱发,若在年轻女性中出现则可能与肥胖症和/或多囊卵巢综合征(polycystic ovary syndrome, PCOS)有关。无论男女,化脓性汗腺炎与超重和肥胖有关。儿童和年轻人如出现肥胖,会导致银屑病加重,主要原因是脂肪组织中促炎性细胞因子的释放。体重指数和银屑病严重程度间的联系已经在几个队列研究中得到证实。MS在银屑病患者中的高患病率已经在儿童银屑病患者中呈现,因为MS的几个危险因素可以在患者组中被证明。最近,有学者认为新生儿肥胖与婴儿患特应性皮炎(atopic dermatitis, AD)的风险增加有关。

要点

- 代谢综合征由心血管疾病和2型糖尿病(diabetes mellitus type 2, DMT2)的几个危险因素构成,直到最近才被认为是儿童和青少年的一个主要健康问题。
- 胰岛素抵抗(IR)和腹型肥胖是核心的病理生理学改变。
- 皮肤表现,如黑棘皮病(acanthosis nigricans, AN)、膨胀纹、软纤维瘤(皮赘)、黄瘤和多毛症,虽然与MS本身

没有关系,但其为MS的早期诊断、预防和/或治疗提供重要线索。
- 最新的研究数据证实了常见皮肤病如银屑病、特应性皮炎、化脓性汗腺炎(hidradenitis suppurativa, HS)、多囊卵巢综合征(PCOS)与代谢功能障碍之间的密切联系。治疗这些患者的MS,皮肤症状会得到有效缓解。
- 儿童皮肤科医生在早期诊断及预防MS方面起到关键作用。

引言

代谢综合征是一组心血管疾病和糖尿病相关的危险因素。这些具体的危险因素主要包括尚未引起糖代谢变化的胰岛素抵抗(IR)、腹型肥胖、血脂异常(包括甘油三酯升高、脂蛋白和载脂蛋白B升高以及高密度脂蛋白水平降低)和高血压[1]。代谢综合征最核心的病理生理学变化是胰岛素抵抗、内脏脂肪增多和潜在炎症[2]。至于其他异常,诸如机体处于慢性炎症状态和血栓前状态,以及机体存在非酒精性脂肪肝和睡眠呼吸暂停综合征,则会使这一综合征更加复杂[3-5]。虽然近几十年来,发达国家的人们已经认识到代谢综合征在成人中发病率高,且会造成相关的社会经济负担,但他们最近才意识到,代谢综合征在儿童和青少年中的发病率和重要性同样需要重视[6]。虽然在儿童和青少年中,代谢综合征的患病率低于成人,但其有缓慢而稳定的增长趋势,这表明了儿童代谢综合征对国民健康经济的影响具有不容忽视的重要意义[7]。迄今为

止,流行病学显示,肥胖和超重是唯一明确证实与代谢综合征相关的疾病。在美国,6岁以上的儿童中有15%肥胖,另有15%超重[2,8-9]。

研究和解释儿科代谢综合征的主要障碍是对其缺乏正确的定义和分类。对于如何定义儿童和青少年的代谢综合征目前尚未达成共识[10]。通常,所有儿童疾病的定义都或多或少依照相应成人疾病的定义。对于儿童代谢综合征而言,常通过评估肥胖估值(体重指数、腰围)、血压、血脂(甘油三酯、低密度脂蛋白胆固醇和/或高密度脂蛋白胆固醇)和糖尿病危险因素(空腹血糖、葡萄糖耐量或胰岛素)来定义代谢综合征。但成人和儿童对于这一综合征定义的区别在于各项指标的阈值不同[11]。国际糖尿病基金会(International Diabetes Foundation)[12]和美国国家胆固醇教育计划/成人试验小组Ⅲ(the National Cholesterol Education Program/Adult Trial Panel Ⅲ)[13]公布了两组常用的儿童代谢综合征定义(表72.1)。

表 72.1　MS 诊断标准

来源	年龄组	肥胖	血脂	血压	血糖
国际糖尿病基金会[a][12]	10~16 岁	腰围≥第 90 百分位数（或成人阈值的下线）	甘油三酯>1.7mmol/L 高密度脂蛋白胆固醇<1.03mmol/L	收缩期>130mmHg 或舒张期>85mmHg	血糖 > 5.6mmol/L 确诊 2 型糖尿病
美国国家胆固醇教育计划/成人试验小组 Ⅲ 为青少年修改的标准[b][13]	12~19 岁	腰围≥第 90 百分位数（NHANES Ⅲ 年龄、性别特异性）	甘油三酯>1.24mmol/L 高密度脂蛋白胆固醇<1.03mmol/L	收缩期或舒张期>第 90 百分位数（具体年龄、性别和体重特异性）	血糖≥6.1mmol/L

注:NHANES Ⅲ,Third National Health and Nutrition Examination Survey,美国国家健康与营养第三次调查。
[a] MS 的诊断需要肥胖和 2 个或 2 个以上的其他标准。
[b] MS 的诊断需要 3 个或更多的标准。
资料来源:Owens and Galloway[14]. Reproduced with permission of Springer.

已知的某些皮肤状况和皮肤疾病为诊断各种全身疾病提供了重要线索(图 72.1)。黑棘皮病(acanthosis nigricans,AN)、膨胀纹和软纤维瘤(皮赘)分别与 MS、IR 和腹型肥胖的核心病理机制相关[15]。黄瘤可能是脂代谢改变的标志[16],有 1/3 的 2 型糖尿病(DMT2)患者同时患有多种皮肤病[17]。所有这些皮肤表现都可以作为儿童和青少年代谢综合征的诊断依据,甚至通过这些皮肤表现,能在代谢综合征充分发展及其相关疾病发病之前将其诊断。此外,已经逐步发现代谢综合征与常见的慢性炎症性皮肤病,如银屑病、特应性皮炎、化脓性汗腺炎(HS)和多囊卵巢综合征(PCOS)之间的确切关系。因此,儿童皮肤科医生在诊断代谢综合征,以及在疾病的早期预防其出现长期健康问题方面发挥着关键作用。

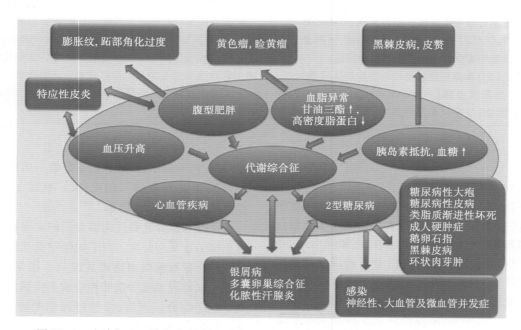

图 72.1　皮肤与 MS,其危险因素及其长期后遗症心血管疾病和 2 型糖尿病之间的关系

参考文献 72.1

见章末二维码

胰岛素代谢与皮肤

将代谢综合征的不同危险因素、不同表型和症状（包括各种皮肤症状）联系起来的病理生理通路一直存在争议[1-2]。正如 Reaven[3] 最初假设的那样,胰岛素抵抗是造成代谢综合征的主要原因。迄今为止,尚未有更好的机制能够涵盖上述不同的危险因素[4]。胰岛素抵抗是指生理水平的胰岛素促进葡萄糖摄取和利用效率,以及其他胰岛素驱动的代谢效率降低。机体刺激胰岛 β 细胞以分泌更多胰岛素,进而产生高胰岛素血

症[4]。储存于腹腔内和胰岛素反应组织(如肝脏和肌肉)中的脂肪,会引起以游离脂肪酸、炎性细胞因子水平增加、血清脂联素水平降低为特征的代谢变化[2]。其他因素(如其他炎症介质、脂肪因子、应激诱导的皮质醇、氧化应激、遗传易感性)和生活方式(如睡眠不足、缺乏运动和饮食等),均会全面诱导代谢综合征[2]的发生。然而,胰岛素抵抗并非仅提示代谢综合征和 2 型糖尿病相关,其也是多囊卵巢综合征的重要致病因素;同时胰岛素抵抗也可发生在某些生理状态(如青春期、怀孕、高龄)和病理生理状态下(如饥饿、肥胖、压力),它也与某些内分泌疾病和肿瘤(肢端肥大症、甲状腺功能亢进、胰岛细胞瘤、胰高血糖素瘤、嗜铬细胞瘤)的发生有关[5]。最后,胰岛素抵抗还会出现在一些罕见的胰岛素受体基因突变(如,多诺霍综合征、Rabson-Mendenhall 综合征、A 型胰岛素抵抗综合征)或存在特异性胰岛素受体抗体(B 型胰岛素抵抗综合征)的疾病中。同时脂肪代谢障碍也会出现胰岛素抵抗及严重的高甘油三酯血症,导致胰腺炎和肝硬化[5]。

过多的胰岛素会引起高胰岛素血症,胰岛素/胰岛素样生长因子(insulin-like growth factor, IGF)会作用于皮肤,这一过程为代谢综合征与各种皮肤状况的联系提供了合理的假设[6]。IGF(IGF-1,IGF-2)的化学结构与胰岛素类似,在生长激素的刺激下,肝脏分泌 IGF,促进细胞生长和分化[7-9]。IGF 的活性与 IGF 结合蛋白,即 IGF 结合蛋白-1 和 IGF 结合蛋白-2 的含量有关,IGF 结合蛋白将 IGF 传递至靶组织。在罹患高胰岛素血症的肥胖患者中,IGF 结合蛋白降低,导致这些患者 IGF 的生物利用度升高。在细胞表面,胰岛素与胰岛素受体结合,但当胰岛素浓度较高时,也会与 IGF 受体结合,从而激活丝裂原活化蛋白激酶(mitogen-activated protein kinase, MAPK)和磷脂酰肌醇-3 激酶(phosphoinositide 3-kinase, PI3-K)通路[10]。这些通路不仅能调节糖、脂和蛋白质代谢,还控制着细胞增殖、分化和凋亡。据推测,高胰岛素血症中胰岛素浓度升高,胰岛素对 IGF 受体的亲和力增加,导致角质细胞和成纤维细胞信号转导增强,角质细胞及成纤细胞增殖增加[11-14]。与之相关的临床表现包括:黑棘皮病的棘层肥厚(表皮棘细胞层增厚)、角化过度和乳头状瘤样增生(真皮突起增厚和伸长);痤疮、粉刺的漏斗状角化过度以及皮赘的疏松结缔组织。

胰岛素抵抗和高雄激素血症之间的病理生理学联系,在临床上表现为多囊卵巢综合征患者出现男性化迹象,可通过以下机制加以解释。高胰岛素血症已被证实能够有效降低性激素结合球蛋白(sex hormone-binding globulin, SHBG)的水平[15],提高黄体生成素(luteinizing hormone, LH)和卵泡刺激素(follicle stimulating hormone, FSH)的生物可利用度水平,进而提高黄体生成素对卵巢卵泡膜细胞产生雄激素的反应性[16]。

另外,高胰岛素血症也与肾上腺分泌雄激素增加有关[17]。此外,胰高血糖素样受体还有诸多作用,可提高皮肤对雄激素的利用率:它能刺激 5α-还原酶[18],从而增加性腺和肾上腺雄激素的合成[19]。胰岛素/IGF 信号能够拮抗下游底物 mTORC1 和 FoxO1,这一通路在痤疮发病机制及营养学中的作用得到了广泛的研究[20]。研究表明,在西方饮食中普遍存在的高碳水化合物以及含有生长因子和激素样物质的乳制品,可导致胰岛素/IGF 信号增加,进而导致痤疮的发生[20-22]。

肥胖是代谢综合征的主要致病因素,脂肪组织本身就在代谢综合征的发病过程中发挥重要作用[2]。随着对越来越多的脂肪细胞分泌因子的深入研究,且发现其与胰岛素抵抗和代谢综合征相关,脂肪组织已经成为了一个具有内分泌活性的器官[23]。抵抗素、内脂素和瘦素等脂肪因子有促炎作用,也与银屑病等皮肤病的病理过程有关[23]。肥胖和银屑病患者的脂联素减少,而脂联素具有抗炎和抗胰岛素抵抗作用[23]。瘦素和脂联素可以提高胰岛素敏感性,但在银屑病和肥胖症患者中胰岛素敏感性同样降低[24-25],这一现象是银屑病在胰岛素抵抗和 2 型糖尿病发展中的潜在机制[23]。儿童和青少年的肥胖症往往发生在皮肤疾病之前[29],且已被证实与银屑病的发病密切相关[26-28]。银屑病已被认为是成人心血管疾病和 2 型糖尿病的危险因素[30-31]。这些临床关联突显出银屑病作为一种全身性疾病的意义,与糖和脂代谢密切相关。

参考文献 72.2

见章末二维码

黑棘皮病、膨胀纹和皮赘是胰岛素抵抗和肥胖的皮肤表现

黑棘皮病

黑棘皮病是一种增生性皮肤病,其特征是颈部和间擦部位出现色素沉着和天鹅绒样斑块(图 72.2)。黑棘皮病可分为 5 个亚型,其发生与多种致病因子有关(表 72.2)。

流行病学和发病率　黑棘皮病并非罕见的皮肤病,其发病率在不同种族之间存在很大差异。与欧洲人相比,非裔美国人的黑棘皮病患病率增加了 25 倍[1]。除了在新生儿中可见的遗传性黑棘皮病(Ⅰ型)外,黑棘皮病好发于青春期前后,在学龄期儿童中的发病率为 7% 至 20% 及以上[2]。女性多发。本病起病多隐匿,但恶性黑棘皮病(Ⅴ型)发病较快。

第十三篇

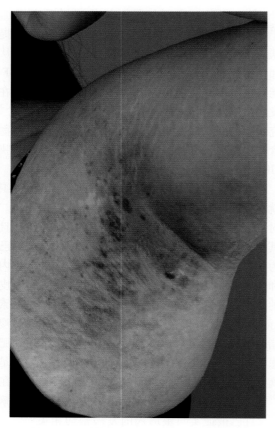

图 72.2 黑棘皮病,16 岁患者的腋窝皮损

表 72.2 Wolff 等[5]对黑棘皮病的分类

类型	要点
Ⅰ 型-遗传性,良性 AN	不伴内分泌紊乱
Ⅱ 型-良性 AN	伴有与 IR 相关的内分泌紊乱
	• 胰岛素抵抗型 2 型糖尿病
	• 高雄激素状态
	• 肢端肥大症/巨人症
	• 库欣病
	• 伴 IR 的性腺功能减退综合征
	• 艾迪生病
	• 甲状腺功能减退
Ⅲ 型-假性 AN	肥胖相关,多见于伴有色素沉着和 MS 的患者。肥胖诱导的 IR
Ⅳ 型-药物诱导性 AN	烟酸
	青年男性的己烯雌酚
	激素治疗
	己烯雌酚/口服避孕药
	生长激素治疗
Ⅴ 型-副肿瘤性 AN	突然发病
	与胃肠道或泌尿生殖道腺癌有关
	肺肿瘤与淋巴瘤较少见

注:数据来自 Wolff 等[5]。

AN:黑棘皮病;IR:胰岛素抵抗。

临床特征　黑棘皮病的皮疹分布对称,呈棕黑色,表面有乳头状突起,呈天鹅绒样。颈部是儿童最常受累部位(99.9%),其次是腋窝(73%)(见图 72.2)[3-4]。也可累及眼睑、口唇周围、黏膜表面、外阴、肛门-生殖器区域、皮肤皱褶部位和四肢屈侧。患者通常无症状,罕有瘙痒[3-4]。少数变异型 AN 见于口周,也可累及全身。黑棘皮病偶有角化过度并伴有皮赘。

诊断和鉴别诊断　在许多皮肤病中,均可见皱褶部位皮肤出现色素沉着和增厚。融合性网状乳头状瘤病(confluent and reticulated papillomatosis,CARP),又称 Gougerot-Carteaud 综合征,好发于胸部、腹部和肩胛间区[6]。可通过真菌镜检将其与花斑糠疹鉴别,将花斑糠疹皮屑以氢氧化钾液直接涂片,镜下可识别菌丝和孢子,呈"意大利面和肉丸"样外观。在 X 连锁鱼鳞病中也能够观察到类似的色素沉着[7]。Terra firma-forme 病[8-10]的皮损特征为皮肤变色,好发于颈部及其他身体部位,如躯干、头皮、背部和会阴部。但与黑棘皮病不同的是,用 70% 异丙醇擦拭病灶可去除该皮肤变色。诊断时还应注意与诸如库欣病、表皮痣等其他导致色素沉着的疾病相鉴别。

组织病理学　本病以角化过度和乳头状瘤样增生为主,仅有少量和/或不规则的棘层细胞增厚。偶见假性角囊肿。黑棘皮病皮损处肤色变深,可能是由于角化过度引起,而非黑色素增加引起。除真皮乳头增厚和延长外,真皮层少有受累[3]。皮损部位可能存在淋巴细胞、浆细胞或中性粒细胞浸润。胶体铁特殊染色显示真皮乳头内存在如透明质酸类的黏多糖沉积,在多囊卵巢综合征患者中这种沉积更明显。

病因及发病机制　黑棘皮病的分型如前文所述(见表 72.2)。Helen Ollendorff-Curth 首次将其分为良性黑棘皮病(指不伴综合征的胰岛素抵抗相关的黑棘皮病,以及包括孤立性家族性黑棘皮病在内的黑棘皮病综合征)和恶性黑棘皮病[11-13]。儿童早期出现的全身性黑棘皮病,也称家族性黑棘皮病,通常不伴胰岛素抵抗。Ⅳ 型黑棘皮病多为药物诱发的不良事件。常见的诱发药物包括糖皮质激素、烟酸、胰岛素、帕利夫明、口服避孕药、生长激素和蛋白酶抑制剂等[14]。黑棘皮病多与高胰岛素血症相关(Ⅱ 型、Ⅲ 型或假性黑棘皮病)。尽管肥胖的确会增加罹患黑棘皮病的风险,但不同种族之间患病率的差异不能简单地归因于其肥胖率的不同[1]。

综合征相关黑棘皮病为严重胰岛素抵抗引起的相关综合征时的皮肤表现。通常由以下原因引起:胰岛素或 IGF-1 受体突变(A 型严重胰岛素抵抗综合征),

及胰岛素受体抗体形成（B 型严重胰岛素抵抗综合征）[15]。还有些少见的情况也会伴发黑棘皮病，比如成纤维细胞生长因子受体（fibroblast growth factor receptor，FGFR）缺陷综合征[16]。

黑棘皮病的发病机制尚不明确。患者常伴发由于胰岛素抵抗导致的高胰岛素血症[17-18]。由于胰岛素受体和 IGF-1 受体的结构相似，胰岛素可以与两种受体结合，进而促进 IGF-1 对细胞生长和分化的调节作用[17]。只有游离的 IGF-1 和 IGF-2 具有活性，它们能与血浆中的蛋白（IGF 结合蛋白，IGFBP1、IGFBP2）结合，并将其转运至靶组织。过量的胰岛素会降低 IGF 结合蛋白 1 和 2 的浓度，并增加游离 IGF-1 的水平，从而增强其作用。Cruz 和 Hud 于 1992 年提出胰岛素与 IGF 受体的过度结合是诱导黑棘皮病发生的潜在机制[19]。由于角质形成细胞和成纤维细胞中胰岛素/IGF-1 途径的过度激活[20-22]，导致黑棘皮病中棘皮肥厚与多发性乳头状瘤的表现。

因黑棘皮病好发于颈部和皮肤褶皱处，提示除高胰岛素血症外的其他因素，如出汗和摩擦也可能是该病的相关诱发因素[2]。

管理 黑棘皮病对代谢综合征的诊断具有重要意义。肥胖者黑棘皮病严重程度与空腹胰岛素水平呈正相关[23]。研究者们报道了黑棘皮病与各种症状的代谢综合征、2 型糖尿病之间存在显著相关性[24-25]。特别是在儿童和青少年中，黑棘皮病常提示代谢紊乱，因此是代谢综合征的危险因素[26]。5%～36% 的多囊卵巢综合征患者同时患有黑棘皮病[27-28]。因此，女性黑棘皮病患者需予以重视，她们可能是潜在的多囊卵巢综合征患者。

患者的健康基本参数（身高、体重、腰围、血压）和生化参数（空腹血糖、高密度脂蛋白甘油三酯）对于诊断潜在的代谢综合征具有重要意义[15]。此外，还可以通过检测糖化血红蛋白（HbA1C）、空腹胰岛素水平和丙氨酸氨基转移酶（ALT）浓度辅助诊断。具体可咨询儿童内分泌科医生。

改善皮损常常是患者最关心的事，但与之相关的随机对照研究较少。目前有一些关于黑棘皮病及其潜在疾病并行治疗的报道[15]。因大多数疗法仅用于成人，不能用于儿童和青少年。所以在儿童和青少年中，黑棘皮病的防治应集中在诊断治疗或预防潜在的疾病[15]。

在一项随机、开放性研究中，使用二甲双胍治疗 12 周后患者病情仅略微好转[29]。但在 6 个月后的另一项研究中，二甲双胍治疗取得了较好的效果[30]。二甲双胍可用于 12 岁以上儿童。一些病例报告显示局部使用视黄酸（维甲酸）（0.05%～0.1%）可改善黑棘皮病[31-33]。全身性使用视黄酸（异维 A 酸，阿维 A）亦有

效[34-36]。由于改善病情，需要使用大剂量视黄酸同时延长疗程，且无法避免复发。考虑到全身用视黄酸的副作用和潜在毒性，这种用药方式似乎并不合适。

生长抑素和 IGF-1 能够改善严重的胰岛素抵抗综合征，同时 7 名黑棘皮病患者中 5 名的症状改善[37]。IGF-1 可降低血清胰岛素浓度，下调 IGF-1 受体的表达[38]。由于胰岛素对 IGF-1 受体的亲和力低于 IGF-1 本身对其的亲和力，因此胰岛素在下调 IGF-1 受体方面的效果可能不及 IGF-1。其他疗法，如卡泊三醇[39-40]和激光治疗[41]，已被报道可用于成人黑棘皮病患者。

外用视黄酸是儿童黑棘皮病的首选及最佳用药。但仍需要继续治疗相关的系统性疾病，如通过减肥和体育运动减少高胰岛素血症。为患者提供适当的心理咨询是开始治疗肥胖症和超重的基础。可以通过饮食和锻炼，而非药物来改善生活方式。尤其对于儿童而言，这或许是预防其成年后出现代谢综合征的最佳方法。对伴发高血压、高胆固醇血症、高甘油三酯血症、高密度脂蛋白降低或血糖升高的患者，仍需进行必要的药物治疗[42-43]。

参考文献 72.3

见章末二维码

膨胀纹和跖部角化病

流行病学 高达 77.1% 的孕妇出现膨胀纹（striae distensae，SD）或称妊娠纹[1-2]。膨胀纹也好发于 13～14 岁的青少年，发病率约为 25%～35%[3]。膨胀纹与肥胖有着紧密的联系：在 32%～40% 的重度肥胖儿童中可见膨胀纹[4]，但体重指数低于第 85 百分位数的儿童仅占 20%。是否出现膨胀纹取决于年龄和肥胖的持续时间。膨胀纹是青少年肥胖的典型皮肤表现，但其发生与胰岛素抵抗或其他代谢综合征无关。同卵双胎[5]、家族型膨胀纹[6]和马方综合征[7]患者的膨胀纹发生率增加。

病因和发病机制 在青少年中，体重指数增加、儿童期肥胖、脂溢性皮炎和特应性皮炎都会诱发膨胀纹[1]。特应性皮炎患者出现膨胀纹的原因，可能是治疗过程中局部和全身使用糖皮质激素。研究人员们进一步推测了更深层的病因学原因：如皮肤发育不充分（弹性纤维、胶原），在快速生长时皮肤的机械拉伸，以及诸如肾上腺皮质功能亢进等内分泌失调[1]。临床和组织病理学上认为膨胀纹有两种主要形式：红纹和白纹。它们代表了在疾病的不同进展期膨胀纹的存在形式[8]。Hermanns 和 Pierard[9]报道了另外两种类型的膨胀纹：黑纹和蓝纹，这两种形式的膨胀纹常见于在那些由于色素沉着增加使皮肤变黑的患者身上。膨胀纹的颜色

与疾病进展阶段和机械生物因素的影响密切相关。区分红纹和白纹并分别处理,也有治疗意义[10-12]。

诊断　红色或紫罗兰色的条纹(图 72.3)随着病程延长逐渐出现一系列改变,皱纹、色素减退、萎缩并留下瘢痕,最终进展成白纹(永久性的)(图 72.4),呈线性萎缩性斑纹。膨胀纹常见于女性的大腿(见图 72.3)、臀部和胸部,以及青春期男性的大腿、臀部、小腿和背部。

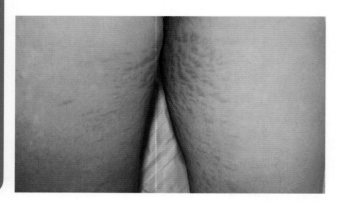

图 72.3　青春期女性患者大腿上的红色膨胀纹

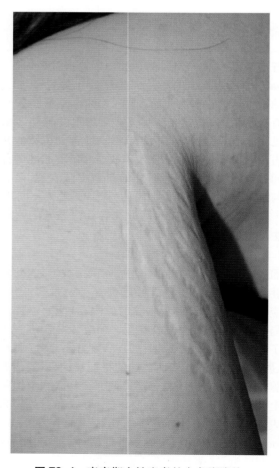

图 72.4　青春期女性患者的白色膨胀纹

膨胀纹的组织病理学　根据临床症状即可诊断,仅在少数需鉴别诊断时可进行活检。红纹的病理学特征为黑素细胞和角质形成细胞之间存在水肿,同时可能存在血管扩张和真皮乳头层的血管新生。胶原纤维结构改变,弹性纤维断裂,正常的弹性纤维变细,且这种变细的弹性纤维大量存在于真皮中,其周围多有粗而曲折的纤维。黏多糖含量增加。皮肤水肿,小血管周围可见淋巴细胞和大量成纤维细胞浸润,而无肥大细胞。白纹表现为表皮萎缩、表皮突和毛囊消失,因黑素细胞减少致使皮损部位呈白色。真皮乳头层缺乏血管刺激。白纹的胶原纤维紧密堆积,平行于皮肤表面排列。沿胶原纤维有嗜酸性粒细胞和大量较粗的弹性纤维,位于网状真皮层的弹性纤维形态正常(综述见参考文献[1])。

电子显微镜下可观察到早期组织病理学的真皮改变,包括肥大细胞脱颗粒和巨噬细胞活化导致真皮中部弹性纤维溶解[13]。肥大细胞释放的各种酶包括弹性蛋白酶,被认为是膨胀纹发生的一个关键的启动因子。除了炎症过程外,胶原纤维、弹性蛋白和纤维蛋白原的含量也发生了变化。纤维蛋白原和弹性蛋白的重组在膨胀纹的发生机制中起着重要的作用,容易出现膨胀纹的人可能存在潜在的纤维蛋白原缺失[13]。

鉴别诊断　皮肤松弛症因真皮内弹性纤维缺失,皮损处皮肤松弛柔软,界限分明,常呈圆形或椭圆形。也需与硬化性苔藓、增生性瘢痕或糖皮质激素性萎缩相鉴别。

膨胀纹的评估和严重程度　文献中报道了几种评估膨胀纹的方式,有视觉评分法和根据影像学评分的方法。目前尚没有一种方法是专门针对膨胀纹的,但 Davey 方法[14]和 Atwal 评分[15]可用于膨胀纹的形态学评分。其他评价技术也是基于皮损部位颜色进行展开,包括运用皮肤镜、发光比色法、反射共聚焦显微镜和皮肤快速三维成像系统。

治疗　膨胀纹不影响健康,且会随着时间的推移而褪色。但部分患者,尤其是青少年,可能会因此感到困扰,进而寻求治疗。

目前尚无令人满意的治疗方法。治疗目的大都是为了改善症状。治疗结果似乎取决于膨胀纹的类型或患者的 Fitzpatrick 皮肤分型[16]。不良事件大多发生在 Fitzpatrick 皮肤Ⅲ型和Ⅳ型的患者身上[16]。医生需要在治疗前为患者提供建议,以降低患者不切实际的治疗期望。

研究者对治疗膨胀纹的几种外用药物进行了评

价。研究数据表明局部应用视黄酸有一定疗效[17-18]。也可采用其他局部治疗手段，包括联用 20% 乙醇酸与视黄酸或 10% 抗坏血酸[19]。有些治疗过程运用了激光和其他能量设备，以改善成人的膨胀纹[1]。但因这些手段具有损伤性，故不考虑作为青少年膨胀纹的首选治疗方式。

参考文献 72.4

见章末二维码

皮赘（软纤维瘤、赘生纤维瘤）

皮赘是一种良性肿瘤，其质地柔软、伴有皮肤色素沉着、有蒂，好发于颈部、腋窝、腹股沟和眼睑。葡萄糖代谢异常、过量胰岛素诱导角质形成细胞异常增殖都可能诱发皮赘[1]。皮赘可能是比黑棘皮病更为敏感的葡萄糖代谢改变的皮肤表现[2]。20% 以上的糖尿病患者伴发皮赘，而健康人群中仅 10% 以下人患有该病。研究发现了（成年人中）皮赘的数量与空腹血糖水平之间存在相关性[3]。为达到美容的目的，皮赘可以通过外科结扎或冷冻术去除。

参考文献 72.5

见章末二维码

与血脂异常有关的皮肤疾病：睑黄瘤和黄瘤

血脂异常是代谢综合征的危险因素之一，因此也是心血管疾病的危险因素之一。

黄瘤常单个或成组分布，呈红色至黄色丘疹，皮损周围有红斑。黄瘤出现提示定性或定量的脂质代谢紊乱，导致脂质沉积在皮肤和动脉血管内。

流行病学　皮肤黄瘤和睑黄瘤在儿童中少见，若出现，则提示遗传性的脂质代谢紊乱，而不是糖尿病或代谢综合征（尽管脂质紊乱最终可能会发展为代谢综合征）。

临床表现和诊断　黄瘤表现为丘疹和斑块，根据其脂质含量而呈黄色至橙色。扁平黄瘤（睑黄瘤）最常见于眼周。高达 50% 的黄瘤患者分别伴有血脂或脂蛋白异常[1]，胆固醇和低密度脂蛋白升高[2]，且高密度脂蛋白降低，同时载脂蛋白 B 升高[3]。

罕见类型几乎只与遗传性脂代谢紊乱相关[4]，包括提示家族性高胆固醇血症的腱黄瘤。而结节性和掌黄瘤提示 Ⅲ 型高脂蛋白血症，即家族性高脂蛋白血症[5,6]。发疹性黄瘤（图 72.5a）与高甘油三酯血症有关，提示乳糜微粒和极低密度脂蛋白的积聚[7]。发疹性黄瘤可能是因糖尿病控制不佳，继发高甘油三酯血症的标志[8-9]。

实验室检查和组织病理学　黄瘤病的组织病理学特征是真皮中有泡沫状巨噬细胞聚集，周围有淋巴细胞和中性粒细胞浸润（图 72.5b）。

鉴别诊断　需要与幼年黄色肉芽肿和脂肪瘤样痣加以鉴别，临床上易区分，组织病理学上更易区分。

治疗和预防　治疗成功的关键在于通过药物和/或饮食改善脂质代谢。短期治疗可采取切除、刮除和激光

第十三篇

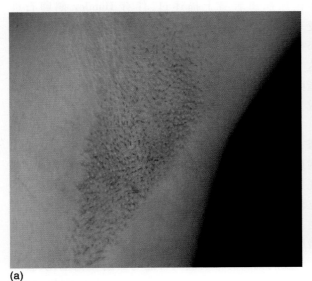

(a)

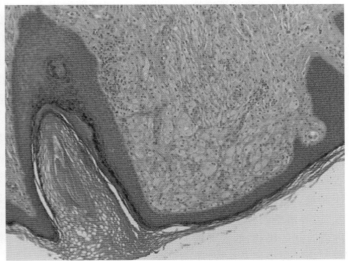

(b)

图 72.5　（a）腋窝发疹性黄瘤。（b）组织病理学显示真皮中有泡沫状巨噬细胞，周围有炎症细胞浸润

治疗（二氧化碳激光、Erb∶YAG 激光）。

参考文献 72.6

见章末二维码

与糖代谢改变和糖尿病相关的皮肤疾病

许多皮肤表现和疾病与 2 型糖尿病有关，它们也是代谢综合征的结果[1]。糖尿病或继发于糖尿病的血管和神经病变，直接作用于皮肤，引起皮肤生理和代谢改变，进而在皮肤上产生相应症状[1]。Behm 等人对其潜在的生理和代谢变化进行了详细描述[1]。皮肤感染是高血糖状态的直接影响结果，细菌和真菌最为常见。

其他皮肤表现可能由以下因素引起：糖尿病继发的微血管和/或大血管病变，和糖尿病继发的周围神经病变或由治疗糖尿病引起的症状。还有一些皮肤疾病与糖尿病进展不一致，包括糖尿病性皮肤病、鹅卵石指（finger pebbles，FB）、类脂质渐进性坏死、环状肉芽肿、糖尿病性大疱病、发疹性黄瘤、穿通性皮肤病、黑棘皮病、扁平苔藓和硬肿症（蜡样皮肤综合征，waxy skin syndrome），主要见于成人。

皮肤感染

肥胖和糖尿病患者不论哪种类型都容易受感染[2-3]。究其原因，部分是由于组织皱褶中潮湿，部分是由于这些疾病影响了皮肤屏障功能。在成人糖尿病患者中，大部分患者有真菌和细菌感染[4]。糖尿病是已知的皮肤黏膜念珠菌感染的危险因素，如生殖器、口腔、间擦部位感染[5]。糖尿病患者的间擦区域 pH 值升高，会提高念珠菌的易感性[6]。此外，糖尿病伴发甲真菌病者也很普遍[7]。

糖尿病还可能诱发皮肤和软组织细菌感染，如蜂窝织炎[8]和坏死性筋膜炎[9]。由于抗生素的使用，蜂窝织炎较容易治愈，但坏死性筋膜炎却是一种危及生命的皮下组织和筋膜感染，常伴有组织坏死，死亡率高。有效控制血糖能够降低糖尿病患者的感染风险[10]。

糖尿病性皮肤病（diabetic dermopathy，DD）（腿斑综合征，糖尿病性胫前斑）是 2 型糖尿病最常见的皮肤表现[11]。该病在成人患者（高达 50%）中的发生率高于儿童。糖尿病性胫前斑表现为胫前基本对称的呈多发、边界清楚的棕色斑疹、斑片和斑块，直径可达 2cm。随着时间的推移，病灶萎缩并出现瘢痕，偶有细小的鳞屑。病灶较少累及头皮、手臂和躯干，偶见单发或不对称的多发皮疹[12]。推测其发病机制为内皮细胞的激活，但确切病因和发病机制尚不清楚[13]。皮损病灶数量可被认为是 2 型糖尿病继发视网膜、肾脏和神经系统的微血管病变的危险因素[14]。

糖尿病性皮肤病无主观症状，不需要治疗。防止创伤以及护理伤口以防止继发感染非常重要。

糖尿病性大疱病（bullosis diaeticorum）较少见，但被认为是糖尿病的特异性疾病。水疱会在没有创伤的情况下自发出现，主要累及下肢，如小腿和脚的背侧面，较少发生于双手和前臂[15]。水疱大者可达几厘米。皮损可发生于未发生炎症的看似正常的皮肤上。糖尿病性大疱无症状，痊愈后无瘢痕。但因愈合时间需要数周，有继发感染的风险，故仍需对伤口进行护理。糖尿病性大疱病皮损处还会出现与营养不良性大疱性表皮松解症相似的萎缩和瘢痕[12,16]。

黑棘皮病已在本章前文加以描述。

硬肿症（scleredema）是一种罕见的皮肤病，表现为皮肤弥漫性增厚，皮损表面有蜡质光泽，对称分布，好发于颈部和上肢躯干。硬肿症可分为上呼吸道链球菌感染后硬肿症、先天性硬肿症[17]及糖尿病性硬肿症。糖尿病性硬肿症常见于中年肥胖的 2 型糖尿病患者，偶见于儿童。面部、头皮、胸部和上肢可受累。病变处皮肤硬化，受压不起褶皱[15]。患者一般不会感觉到疼痛，但会因活动受限感到不适。发音障碍和吞咽困难提示舌、咽和食管受累。其他罕见的表现有胸腔和心包积液、骨骼肌功能障碍和副蛋白血症。病理组织学显示皮损处分离的胶原纤维束间富含丰富的黏蛋白。

糖尿病性硬肿症病程不一。虽然糖尿病性硬肿症结局不一，但如果给予适当的治疗[18]，其预后会有所改善。

鹅卵石指（finger pebbles）是 1986 年初次在一个成年糖尿病患者身上描述过，伴有 Huntley 鹅卵石样变[19]。Huntley 发现该病在糖尿病患者中的发病率为 75%，而非糖尿病患者的发病率为 25%。最初发表的这文章未提到对非糖尿病患者进行后续随访以确定手指卵石样改变是否也可能先于糖尿病。这个结果可能成为早期诊断代谢综合征的重要标志。

鹅卵石指常多发，在手指伸肌表面可见微小丘疹，指关节和甲周明显。病变可见于 1 型和 2 型糖尿病患者。在组织学上，肢端皮肤的"卵石"样变可被视为黑棘皮病的表现，皮损部位表皮和棘皮增生，真皮乳头层变宽，胶原纤维束增厚，垂直排列，血管稍增生。与慢性摩擦造成的皮损相比，角质层未见明显增厚[20]。

发病机制尚不明确。可能与非酶促糖基化、胶原代谢异常和/或生长因子有关[21]。目前尚无糖尿病儿童肢端皮肤卵石样改变的报道。

环状肉芽肿

环状肉芽肿(granuloma annulare, GA)是一种常见的儿童慢性肉芽肿性皮肤病。其好发于 5~9 岁儿童,无论男女[22],所有年龄均可能发病。

病原学　环状肉芽肿的病因不明,外源性创伤会诱发该疾病。因此,机械暴露的区域常会受累,如手脚、肘部和膝盖。此外,感染和"压力"也会诱发该病。在 10% 的播散性环状肉芽肿患儿中,学者们怀疑糖尿病是 GA 的病因,甚至认为环状肉芽肿是糖尿病的首发表现。由于观察到其在同卵双胞胎中发病率较高,因此人们认为环状肉芽肿可能具有遗传倾向。播散型环状肉芽肿可能与 HLA-Bw35 基因和 HLA-A29 基因有关[23]。

临床表现　环状肉芽肿的典型皮损为圆形或半月形的无痛性丘疹,其好发于肢端,如下臂、手背、小腿和脚踝。丘疹呈皮色或红棕色。其皮损中心如正常皮肤,被丘疹环绕呈环状,并有离心扩散的趋势。

环状肉芽肿通常单发。在儿童中存在三种类型:
- 皮下型环状肉芽肿(subcutaneous GA)可见较大的皮下结节,尤其存在于小腿和足部[24]。
- 播散型环状肉芽肿(disseminated GA)由 10 个以上的病组成,约占环状肉芽肿病例的 15%。可见于 10 岁以下儿童(和 40 岁以上成人)[25]。播散型环状肉芽肿可能是潜在糖尿病的标志。
- 穿通型环状肉芽肿(perforating GA)表现为皮损中央溃疡,好发于肢端部位。

诊断　根据临床症状即可诊断,偶需活检。组织学表现为血管周围组织细胞和少量淋巴细胞浸润。组织细胞(巨噬细胞)呈栅栏状排列,中央富含黏蛋白的坏死性结缔组织(阿辛蓝、胶体铁染色)。

播散型环状肉芽肿患者应评估空腹血糖和糖化血红蛋白水平。

鉴别诊断　注意与体癣、寻常型银屑病、幼年黄色肉芽肿(juvenile xanthogranuloma, JXC)、类风湿结节、离心性环状红斑和持久性隆起性红斑等相鉴别。体癣周围可见鳞屑,可以通过显微镜检真菌诊断并进行真菌培养以确诊。寻常型银屑病表现为红色斑块上覆银色鳞屑。最终需要组织学诊断来区分环状肉芽肿和银屑病。幼年黄色肉芽肿皮损部位呈坚实的黄红色丘疹,无中央凹陷。类风湿结节通常伴随类风湿性关节炎,病变关节附近出现坚硬的结节,无中央凹陷。离心性

环状红斑皮损部位皮肤呈红色,扁平或微隆起,无鳞屑。通常需要组织病理来区分。

预后　环状肉芽肿预后良好,80%~90% 的儿童在 2 年内会自然缓解[22]。复发率虽高达 40%,但在短期内便会自行消退。消退后有炎症后色素沉着。播散型环状肉芽肿伴或不伴糖尿病的患者病程均较长,频繁复发的风险较高。

治疗　冷冻疗法可用于治疗持久性环状肉芽肿,治疗病灶内的一个部位就足够。局部刺激,如皮损部位的活检,可触发环状肉芽肿消退。可局部外用 II 级和 III 级糖皮质激素(泼尼卡酯、糠酸莫米松)或他克莫司(0.03% 浓度的用于 16 岁以下儿童,0.1% 浓度的用于 16 岁以上儿童)[25]进行治疗。但局部使用激素必须限制在 2~3 周,以避免皮损部位的继发性萎缩。播散型环状肉芽肿的首选治疗为甲氨蝶呤(口服、皮下注射或肌内注射均可)[26]。

类脂质渐进性坏死

类脂质渐进性坏死(necrobiosis lipoidica, NL)是一种与糖尿病相关的肉芽肿性皮肤病。80% 的 NL 患者患有糖尿病,NL 是糖尿病的首发表现,这一点与散发的环状肉芽肿相似。NL 好发于成人,儿童少见(< 0.1%)[27],且其好发于女性。

病因及发病机制　微血管病变是糖尿病最典型的改变,也是结缔组织退行性改变的核心变化。缺氧和糖蛋白沉积可能在其中发挥重要作用[28]。

定义及流行病学　类脂质渐进性坏死和环状肉芽肿均属于肉芽肿性皮肤病。虽然糖尿病患者(1 型或 2 型)的 NL 发病率低于 1%,但据报道,60% 以上的 NL 患者患有 1 型或 2 型糖尿病[29];较新的研究表明,这一比例要低得多[30]。

有时 NL 会先于糖尿病发生几年。年轻女性发病率高,但该病也发生于儿童。这些患者出现糖尿病视网膜病变和糖尿病肾病的风险增加。相比之下,环状肉芽肿多发于儿童,发病高峰在 4 岁左右[24]。然而,环状肉芽肿与糖尿病之间的关系尚不明确。即环状肉芽肿病程较短,且其通常发生在糖尿病发病前多年[31],可能会掩盖与糖尿病之间的关系。

临床表现　好发于胫前,典型的 NL 起初为棕红色丘疹,逐渐发展为境界清楚的黄棕色扁平斑块、蜡样外观,边缘逐渐扩大。持久的皮损区域呈棕色,皮损中央

萎缩、毛细血管扩张。NL 大多无症状,但 1/3 的患者可能会出现皮损区溃疡和疼痛。

诊断　NL 可通过临床症状诊断,极少数需活检。组织病理学检查可见病变部位黏蛋白沉积、胶原蛋白变性,伴炎性改变,使之呈栅栏状肉芽肿。胫前区进行活检有较高的继发溃疡的风险。鉴别诊断主要包括其他肉芽肿性疾病,如环状肉芽肿、钱币状湿疹和结节病。如患者怀疑为 NL,应行糖化血红蛋白和血糖检查,并检测血管紧张素转换酶,以除外结节病。

治疗　治疗有难度,护理也缺乏金标准。小的病灶可以切除。边缘活跃的病变可在皮损外给予Ⅲ级外用激素治疗。然而,因尽量规避局部外用激素治疗的副作用,如皮损部位萎缩。皮损内治疗较为痛苦。水胶体创面敷料可用于溃疡性损伤。用己酮可可碱行全身治疗的方法尚缺乏足够的证据。建议使用加压袜作为辅助疗法。

参考文献 72.7

见章末二维码

代谢综合征作为常见皮肤病的合并症:寻常型银屑病、化脓性汗腺炎和多囊卵巢综合征引起的高雄激素血症的皮肤表现

以上所述的多种皮肤状况,尽管在日常生活中并不常见,却很早被提出与糖尿病或代谢综合征的各种危险因素相关。相比之下,慢性炎症性皮肤病,如寻常型银屑病和化脓性汗腺炎,或高雄激素血症皮肤表现,如痤疮、多毛症或雄激素性脱发,在日常生活中更为普遍。研究者最近发现这些疾病通常都与代谢综合征共存,并开始着手研究其共同的疾病通路和致病机制。既往大多数数据证明这些疾病与成人多发性硬化症患者之间存在密切关系,但在儿童和青少年患者之间的关系直到最近才见有关报道。这些皮肤状况的出现,远早于代谢综合征长期后遗症的出现。因此,儿童皮肤科医生是具有代谢综合征高危因素的患者诊断和咨询指导中的关键角色。

化脓性汗腺炎

化脓性汗腺炎(hidradenitis suppurativa,HS),亦称反常性痤疮,是一种慢性、反复发作的毛囊炎性疾病,好发于顶泌汗腺丰富的区域,如腋窝、腹股沟、肛周和乳房下区[1]。炎症发生源于毛囊堵塞[2]。临床上,结节、脓性分泌物和窦道形成最终均可导致肥厚性纤维化瘢痕增生和皮肤挛缩。

化脓性汗腺炎在人群中的发病率为 0.5% ~ 4%,多发于女性,好发年龄在 20 ~ 24 岁[3]。儿童期发病者少。流行病学调查表明,约 2% 患者在 11 岁前发病[4-5],7.7% 患者在 13 岁之前发病[6]。

虽然化脓性汗腺炎起病时通常仅表现为轻度局限的皮肤症状,但有报道称,重度化脓性汗腺炎与内分泌疾病有关[7]。儿童化脓性汗腺炎的发生可能标志着先天性肾上腺增生、肾上腺功能初现和性早熟[8]。此外,还有报道阐述了此病与糖耐量受损和高胰岛素血症的关系[4]。

在化脓性汗腺炎患者中,超重和肥胖是公认且普遍的危险因素[9]。化脓性汗腺炎与全身性肥胖及向心性肥胖密切相关[10]。疾病的严重性与体重指数相关[11],一些数据表明减肥(例如减肥手术后)可以减轻疾病严重程度[12]。研究人员提出了一些假设来解释过多的脂肪组织与化脓性汗腺炎的关系[13]。

- 来自脂肪组织的促炎性细胞因子可促进炎症的发生,类似于在银屑病中[14]。
- 性激素结合球蛋白降低会引起雄激素水平升高,这一过程会诱发这种疾病,它的发生与雄激素代谢联系紧密[13]。
- 机械因素,如肥胖患者身体皱褶处的摩擦,会引起易感个体发生阻塞性毛囊炎和毛囊破裂。
- 由于肥胖患者皮肤温度和湿度的增加,皮肤皱褶微环境变化有利于细菌生长[13]。

在儿童和青少年中,许多因素会导致体重过度增加。疼痛和容貌的改变可能会使年轻患者不愿参加体育活动和锻炼。精神疾病和低生活质量可能进一步加剧运动缺乏[3-4]。

在成人中,几项研究数据明确证实了代谢综合征是化脓性汗腺炎患者特有的伴随疾病。医院的病例对照研究提示,约 40% ~ 50% 的化脓性汗腺炎成年患者同时伴发代谢综合征,存在甘油三酯升高、葡萄糖耐量受损和肥胖的问题[15-16]。化脓性汗腺炎患者患 2 型糖尿病的风险增加,高密度脂蛋白胆固醇降低[10]。Verdolini 等人的研究提示[17],二甲双胍不仅能够降低化脓性汗腺炎的严重程度,而且提高了与皮疹相关的生活质量指数。

目前尚未对青少年和儿童化脓性汗腺炎患者中代谢综合征的发病率展开调查。代谢紊乱伴化脓性汗腺炎和肥胖在成人患者中发病率高,可能在青少年患者中存在这种情况。

化脓性汗腺炎的治疗颇具挑战性。学者们建议通过药物和手术治疗,辅以有效的伤口和疼痛管理,以纠

正可能的代谢或内分泌紊乱，促进整体健康[7]。因此，青少年化脓性汗腺炎的诊断应包含对肥胖和其他代谢综合征症状的评估。早期诊断和处理这些患者的代谢综合征，可能会降低化脓性汗腺炎患者与代谢综合征相关的长期后遗症的风险。

参考文献 72.8

见章末二维码

多囊卵巢综合征：青少年皮肤高雄激素血症导致代谢异常

多囊卵巢综合征（polycystic ovary syndrome，PCOS）会出现无排卵的症状（闭经、少经、月经不调）和雄激素过多的皮肤症状（多毛、痤疮、脱发），导致短期生殖和长期代谢功能障碍。该病好发于内分泌紊乱的育龄妇女，是美国无排卵性不孕症最常见的病因[1]。根据诊断标准的不同，其患病率从 6.5%～8%[2]到 18%[3]不等。据报道，在 15～19 岁的美国青少年中，该病的发病率为 0.56%～1.14%[4]。

47% 的 PCOS 患者[5]主要表现为代谢综合征的特征，尤其表现为高胰岛素血症和胰岛素抵抗。在患有 PCOS 的青少年中，病理性糖耐量异常的发生率只占 25%[6]，仅部分是由于高发病率的超重和肥胖[7]。

发病机制 基因和环境因素会诱发 PCOS。在 PCOS 患者中，促性腺激素释放激素增加，引起促黄体生成素/卵泡刺激素比值增加，导致卵巢卵泡膜细胞雄激素合成增加[8]。PCOS 患者的胰岛素抵抗和高胰岛素血症不仅可诱发代谢综合征，而且高胰岛素血症还可促使 PCOS 患者处于高雄激素血症状态。高胰岛素血症能提高卵泡膜细胞对促黄体生成素的反应性，使卵巢卵泡膜细胞产生雄激素增加[9]，高胰岛素血症还能降低性激素结合球蛋白的水平[10]，从而增加睾酮的生物利用度。最后，胰岛素也在促进肾上腺雄激素合成方面发挥作用[11]。

肥胖是 PCOS 发生发展的主要危险因素[4,12]。因肥胖女孩睾酮水平的亚临床升高，拮抗了黄体酮对促黄体生成素的抑制作用，导致黄体生成素水平升高。肥胖会加剧 PCOS 的生殖和代谢表现[13]。随着肥胖症发病率的上升，PCOS 的发病率可能也在上升[13-14]。

诊断 根据雄激素过量协会（Androgen Excess Society，2006）[15]的现行标准，若有高雄激素血症、超声观察到无排卵和/或多囊卵巢的迹象，就可以诊断为 PCOS。必须排除先天性肾上腺皮质增生或雄激素分泌性肿瘤等高雄激素血症和高泌乳素血症或甲状腺损伤等卵巢功能障碍的其他原因。

由于超声诊断发现无排卵和多个卵泡均可以是生理表现，尤其是在青春期早期，因此诊断青少年 PCOS 有难度。关于青少年 PCOS 诊断标准的共识已经发表[16]：如果有异常的子宫出血，即年龄异常且持续 1~2 年，如果患者雄激素水平持续升高或有中重度多毛症，则可以诊断为 PCOS。若青春期女孩出现中重度的炎性痤疮，应进行相关检查以确定是否为高雄激素血症（框图 72.1）。

框图 72.1 青少年 PCOS 的诊断标准[16]

其他原因不明的组合：
1. 异常模式的子宫出血
   a. 年龄或妇科年龄异常
   b. 症状持续 1~2 年
2. 高雄激素血症的证据
   a. 在可靠的实验室检查中，睾酮水平持续高于成人正常值是最佳证据
   b. 中重度多毛症是高雄激素血症的临床证据
   c. 中重度炎性寻常痤疮是检测高雄激素血症的指标

高雄激素血症的生化筛查包括总睾酮、游离睾酮和性激素结合球蛋白测定。肾上腺高雄激素血症伴发的雄烯二酮和硫酸脱氢表雄酮分泌，也是 PCOS 的常规检查项目，17-羟基孕酮检查能够排除非典型的先天性肾上腺皮质增生。异常子宫出血时，由于促黄体生成素水平升高，促黄体生成素/促卵泡激素的比值升高（>2.5），提示 PCOS[17]。应行卵巢和肾上腺影像学检查，以排除高雄激素肿瘤。类固醇相关的其他疾病，如库欣病、高泌乳素血症、甲状腺功能减退和性别分化障碍也必须排除。葡萄糖耐量的筛查应包括空腹血糖和胰岛素。对于肥胖的女性 PCOS 患者而言，建议进行口服葡萄糖耐量测试[18]。

高雄激素血症的皮肤表现 皮肤科医生对 PCOS 的早期诊断至关重要，因为许多皮肤症状出现在青春期及 PCOS 长期后遗症发病前很长时间，这些长期后遗症包括如不孕症[1]、2 型糖尿病[19]、心血管疾病[18]、子宫内膜癌[20]、阻塞性睡眠呼吸暂停综合征[21]、非酒精性脂肪性肝炎[22]及躁郁症等精神疾病[23]。因此，皮肤科医生不仅需要处理心理脆弱的患者的青春期 PCOS 的皮肤症状，还应该与相关专家合作，开展早期干预，以预防 PCOS 的长期后遗症。

未确诊的女性青少年患者出现如下一个或多个皮肤症状：多毛症（图 72.6）、雄激素性脱发、黑棘皮病和/或脂溢性皮炎，都会到儿童皮肤科医生处就诊。出现上述任何症状，同时伴有月经不规律的患者，都应考虑 PCOS。

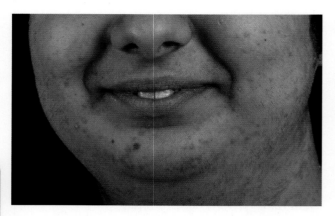

图 72.6　PCOS 青年女性的痤疮、多毛、肥胖

多毛症表现为患者面部、胸部、乳房间和腹部毛发过度生长，如男性。月经初潮后的第二年，多毛症在青少年中发病率<3%[24]。PCOS 是多毛症最常见的诱因[25]，有高达 60% 的 PCOS 患者具有多毛症[26]。在雄激素、胰岛素和胰岛素样生长因子的局部刺激下[27-28]，多毛症妇女毛囊 5α-还原酶活性增加，这一过程会导致毛囊局部二氢睾酮的生物利用度升高，并刺激毛发生长。

痤疮是 PCOS 患者中第二大（23%～35%）皮肤表现[29]。PCOS 患者面下部、颈部、胸部和上臂的皮肤存在炎性病变[30]。需评估罹患中-重度炎症性痤疮，且对局部治疗效果欠佳的月经初潮女孩，是否患有高雄激素血症[31]。与多毛症患者相比，痤疮患者激素异常的发生率较低，因此将痤疮作为多囊卵巢综合征的皮肤表现可靠性不大[32]。

雄激素性脱发在 PCOS 中不常见[29,33-34]。脱发可表现为女性模式，这种模式的脱发主要发生在头顶，不累及枕部和额部发际线。雄激素性脱发也可表现为男性模式，但不常见，表现为额部发际线后移[34]。发缝变宽是雄激素性脱发的早期症状。

黑棘皮病主要是一种胰岛素抵抗疾病，与高雄激素血症和 PCOS 关系不大[35]。

脂溢性皮炎-痤疮-多毛-雄激素源性脱发综合征，指患者同时存在皮脂分泌过多、痤疮，伴多毛症和/或雄激素性脱发[36]。高雄激素血症是主要的致病因素。因此，它不仅存在于 PCOS 患者中，还存在于有高雄激素血症的其他临床疾病中。在 PCOS 患者中，伴发脂溢性皮炎-痤疮-多毛-雄激素源性脱发综合征患者的胰岛素抵抗程度更高，且所有伴发皮肤高雄激素血症的患者都存在这一情况，与年龄和 PCOS 表型无关[37]。

HAIR-AN 综合征包括高雄激素血症、胰岛素抵抗和黑棘皮病，IR 和 AN 是 PCOS 的严重亚型。目前认为此综合征有两种主要类型，一种是胰岛素受体突变的遗传型（IR），另一种是胰岛素受体抗体的自身免疫型（AN）[38]。其在 PCOS 中的发病率为 5%[36]。

治疗 PCOS 的目的是使排卵和月经周期规律，减少高雄激素血症的皮肤症状，降低高血糖和高脂血症，从而长期降低其对心血管的风险。在青少年中，尤其需要干预饮食、生活方式和行为模式。通过治疗降低患者的体重以及与肥胖相关的参数，从而降低患者罹患心血管病和糖尿病的风险。与此同时，患者的自尊心得到增强[1,25,39]。但治疗对皮肤高雄激素血症和生育能力的影响尚待研究[25,40]。

缓解 PCOS 的医学手段有：口服含有乙炔雌醇和黄体酮的避孕药进行激素治疗。这些药物能够恢复子宫内膜正常周期，抑制卵巢功能，从而使血清雄激素含量恢复正常。对于严重的 PCOS 患者，可以加用抗雄激素药物，如醋酸环丙孕酮或螺内酯[25]。激素治疗（如口服避孕药）是多毛症和痤疮的首选治疗方法[41]。口服二甲双胍是另一种治疗 PCOS 的方式，二甲双胍不仅能促进体重减轻，改善胰岛素敏感性，还能降低高雄激素血症，使月经周期恢复正常[42]。二甲双胍在改善多毛症和痤疮方面没有作用或作用有限[41]。

参考文献 72.9

见章末二维码

银屑病与代谢综合征

随着心血管疾病、肥胖和糖尿病在成年银屑病患者中的发病率逐步升高，近年来研究人员开始探索儿童和青少年银屑病与代谢综合征之间的关系。研究人员发现超重和肥胖儿童的银屑病患病率较不超重儿童有所增加[1-3]（图 72.7）。

在 Au 等人进行的一项小样本的研究者单盲研究中[4]，他们依据全国健康和营养检查调查[5]的标准，入组了 20 名 9～17 岁的患有中-重度银屑病的儿童，20 名儿童中有 6 名患有代谢综合征。这些儿童与卫生与营养横断面调查研究数据库中同年龄和性别的对照组儿童相比，患代谢综合征的风险显著升高。有趣的是，除了高密度脂蛋白含量在银屑病患者中降低外，代谢综合征患者的其他指标相较于健康人而言，未出现统计学差异。在一项入组 400 名以上 5～17 岁儿童的国际多中心横断面研究中[6]，Paller 等人证明无论银屑病的严重程度如何，过度肥胖和向心性肥胖都与儿童银屑病的发生有关。此外，银屑病儿童的腰围以及腰围/身高比通常较大，这表明这些患者罹患代谢综合征的风险更高。Augustin 等人[7]发现，与未患银屑病的同年龄的对照组相比，患银屑病的儿童患代谢综合征、高血压和高脂血症的风险显著增加。

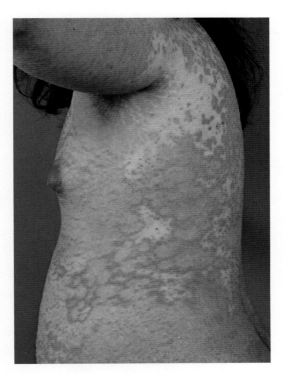

图 72.7　患有银屑病与肥胖的 15 岁青少年。一些研究报告了青少年和儿童银屑病患者肥胖患病率的增加。

根据我们现有的认知，银屑病可能与胰岛素抵抗和 2 型糖尿病有关，其通过增加超重和高胰岛素的肥胖人群的白色脂肪组织，使之最终进展为 2 型糖尿病[8]。在肥胖人群中，白色脂肪组织可进一步分泌多种激素、细胞因子和旁分泌介质，其中一些在银屑病的皮肤炎症形成中也起着重要作用[9]。脂肪因子在银屑病和肥胖的发展中的所起的作用已于前文进行论述。甚至在银屑病和心血管疾病的发病机制中，基因通路也颇为相似[10]。包括肿瘤坏死因子-α 在内的多种细胞因子在上述疾病患者中均失调，这促进了 Th1 细胞和 Th17 细胞介导炎症反应的发生[11-12]。Bergboer 等人已证实了儿童银屑病与 IL-23 受体易感位点之间的重要联系[13]。激活 IL-23 受体可诱导从 CD4+ 淋巴细胞中分化出产生 IL-17 的 Th17 细胞，而不是 Th1 细胞。

患者先患银屑病还是代谢综合征这一关键问题目前仍没有明确答案。研究表明，这两个方向都有可能。Herron 等人在犹他州银屑病协会中的研究认为可能是银屑病引起了肥胖[14]。相反，Beck 等人发现[15]，有 93% 的银屑病患者在银屑病发病 2 年前就已经有了超重或肥胖的现象。一项澳大利亚的研究表明，中重度银屑病儿童的平均腰围/身高高于轻度银屑病儿童[16]。

患有银屑病的儿童出现代谢综合征的风险增加，这一点与成年人相似[17-18]。然而，儿童期患银屑病是否对成年后的代谢和心血管共病有影响尚待研究[19]。

参考文献 72.10

见章末二维码

特应性皮炎与代谢综合征

尽管特应性皮炎（atopic dermatitis，AD）与代谢综合征之间的关系尚不清楚，但最近有研究表明 AD 与肥胖之间存在联系。在一项回顾性临床病例对照研究中，研究人员随机挑选了 414 名患有 AD 的儿童青少年和 828 名健康对照，研究结果表明，早年发病和儿童期持续肥胖是 AD 的危险因素，会造成更为严重的 AD[1]。一项基于 AD 和超重之间关系的荟萃分析也支持这一结论。30 项不同的研究均表明，无论在儿童和成人中，还是在北美和亚洲，AD 患病率与肥胖患病率之间均存在着一致的联系[2]。其他数据结果也表明 AD、向心性肥胖和血压升高之间存在联系[3]。患儿收缩压高于第 90 百分位数对应的同龄儿童，即可诊断为儿童高血压。在 AD 患儿中肥胖和高血压发生之间似乎没有联系，而在未患 AD 的儿童中亦是如此[3]。

高血压和 AD 的发病机制尚不明确。然而，IL-1 可能在其中发挥作用，在搔抓后，IL-1 释放入血，使动脉及器官系统受损[4-5]。

生活方式和成瘾行为可能与肥胖和 AD 之间的联系有关。患者所患 AD 越严重，不仅其吸烟和饮酒率也越高，而且更倾向于久坐不动的生活方式。这可能是由于 AD 患者不愿从事体育活动，因为出汗会诱发患者出现瘙痒和湿疹[4]。因此，儿童皮肤科医生必须长期监测患儿，包括监测他们的心血管表现并对其进行教育。

（陈光华 译，夏耘秋　罗晓燕　王华 校）

参考文献 72.11

见章末二维码

第十四篇　水疱性疾病

第 73 章　水疱大疱性皮损的鉴别诊断

Sharleen F. Hill，Dédée F. Murrell

摘要

　　发生在儿童的水疱大疱性皮损可能是一些严重疾病的原发表现,病因包括:遗传性、自身免疫性、炎症性、感染性、代谢性、药物因素或外伤。其诊断对于皮肤科及儿科医生是一大挑战。在本章中,通过学习儿童水疱大疱性疾病及一系列必要的检查方法,来探论水疱大疱性疾病的诊断方法。这将帮助我们鉴别良性和危及生命的水疱性疾病。

要点

- 鳞屑、结痂、粟丘疹和瘢痕都可能是疱病不同时期的临床表现。
- 当出现发热或系统症状时,应紧急进行评估和治疗。
- 微生物直接引起的皮肤感染和系统感染的皮肤反应,是新生儿至儿童期最常见的水疱大疱和脓疱性疾病的原因。
- 所有的实验室检查都可能存在技术偏倚和误差。因此不能忽视对临床症状的最初判断。
- 虽然皮肤活检是有创检查,但却是寻找水疱病因很重要且必要的检查手段,特别是在临床症状不典型、不确定,或考虑患者有自身免疫因素或遗传因素时。

引言

　　发生在儿童的水疱大疱性皮损可能是一些严重疾病的原发表现,病因包括:遗传性、自身免疫性、炎症性、感染性、代谢性、药物因素或外伤。该类疾病的诊断对于皮肤科及儿科医生是一大挑战,也对患儿及父母造成了很多困扰。体格检查结果的相似性,以及原发病灶存在的定植和重复感染,均导致了诊断的不确定性。新生儿水疱大疱性疾病的鉴别诊断在第 11 章中讨论。

　　本章将讨论一种诊断流程,该流程有助了解儿童水疱大疱性疾病,以及确诊所必需的检查方法。这将有助于区分良性和危及生命的水疱性疾病。读者可以在其他章节中,学习到更多关于每种疾病诊疗的详细信息。

皮损定义

　　水疱是皮肤内浆液的积聚,根据皮损的大小分为水疱或大疱(图 73.1)。水疱直径通常 ≤5mm,大疱 >5mm。脓疱是一种含有黄白色黏性更高的物质(即脓液)的水疱,可能是原发的或继发于水疱的改变。

　　其他继发性皮损包括糜烂和溃疡。糜烂是皮肤上的浅层剥蚀,代表表皮部分缺失,基底膜通常完整,因此一般不会留下瘢痕。糜烂可能是潮湿的,或被覆结痂或鳞屑。当水疱破裂或被抓伤时会导致糜烂。溃疡是表皮、基底膜和浅表乳头状真皮的全层受损,是由较深的水疱形成或较浅的水疱继发感染而引起的。溃疡愈合后通常会留有瘢痕。

　　在对有水疱性皮损的患者查体时,还需要注意到其他的临床体征包括:鳞屑、结痂、粟丘疹及瘢痕。鳞

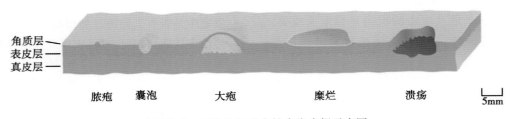

角质层 —
表皮层 —
真皮层 —

脓疱　　囊泡　　　大疱　　　　糜烂　　　　溃疡　　⊢⊣ 5mm

图 73.1　原发性和继发性水疱皮损示意图

屑代表角质层增厚,通常出现在浅表型水疱中,例如落叶型天疱疮和葡萄球菌性烫伤样皮肤综合征(staphylococcal scalded skin syndrome,SSSS),有时起疱的过程会被忽略,因为剥脱的过程不认为是由浅表水疱引起的。结痂是破裂的水疱和大疱中渗出的血清、血液、细菌和细胞碎片的混合物,提示疱病的可能,即使目前没有原发性皮损(水疱或大疱)存在。粟丘疹是小的白色角化性囊肿(1~3mm)。其起源于毛囊漏斗部,通常发生于新生儿。粟丘疹可能还代表了遗留的囊肿,常作为后遗症出现在表皮下水疱性疾病,如营养不良性大疱性表皮松解症(dystrophic epidermolysis bullosa,DEB)、先天性 EB 和卟啉症中。

皮肤的各层裂隙均可出现水疱。皮肤活检和组织学分析可帮助确定其深度并为诊断提供线索。临床检查是有价值的,松弛易破的水疱提示表皮内裂隙,可能发生在皮肤的颗粒层、棘层或基底上层。紧张的大疱通常是由于表皮下的分离所致(表73.1)。水疱的脆性还取决于所发生的身体部位,由于肢端角质层较厚,这些部位的角质层下水疱也很紧张。相反,由于口腔黏膜中缺乏角质层,该部位的水疱非常脆弱易破。

表 73.1 基于水疱分离面解剖学的儿童水疱性疾病的鉴别诊断

部位	特征	代表性疾病
角层内或角层下水疱	薄而松弛 水疱极易破裂形成糜烂、鳞屑、结痂	• 大疱性脓疱疮,SSSS,念珠菌病,皮肤癣菌病 • 脓疱型银屑病 • 痱 • 落叶型天疱疮 • 肢端皮肤剥脱综合征 • 摩擦性水疱
表皮内水疱	表皮薄 破裂留下剥脱的表面	• 单纯疱疹,水痘-带状疱疹,手足口病,疥疮 • 急性湿疹 • 单纯性 EB,家族性良性慢性天疱疮 • 寻常型天疱疮,表皮内嗜中性 IgA 皮病 • 色素失禁症 • 虫咬皮炎
基底膜带内或基底膜下	常为完整的张力性大疱,可发展成溃疡和瘢痕	• EM/SJS/TEN • 交界性和营养不良性 EB • 大疱性类天疱疮,获得性 EB,大疱性 SLE,线状 IgA 大疱性皮病,疱疹样皮炎,妊娠性类天疱疮 • 皮肤卟啉症 • 皮肤肥大细胞增多症

注:EB,大疱性表皮松解症;EM,多形红斑;SJS,Stevens-Johnson 综合征;SLE,系统性红斑狼疮;SSSS,葡萄球菌性烫伤样皮肤综合征;TEN,中毒性表皮坏死松解症。

诊断方法

临床表现

由于儿童水疱性皮肤病变的鉴别诊断范围较广,因此,系统性评估疾病是良性、一过性,还是慢性皮肤病的早期表现,或是危及生命的疾病显得至关重要。如果出现发热或全身症状,应立即进行紧急评估和治疗。

详细的临床病史和全面的体格检查是评估的基础。

针对病史的关键问题如下:

• 水疱何时开始出现? 在宫内(出生即有水疱性皮损)、新生儿期或儿童期。

• 水疱初发的部位?

• 水疱如何演变? 出疱前是否有瘙痒/皮疹?

• 详细的药物和疫苗接种史?

• 是否与身体不适的人有接触? 是否有病毒性疾病暴露史?

• 家庭中是否有人经历过类似的水疱?(鉴别包括遗传性皮肤病、自身免疫性疾病或代谢异常)

• 怀孕或分娩期间是否有母亲/胎儿并发症?

• 是否有发热、嗜睡、食欲下降或行为改变? 以上情况提示婴儿/儿童伴有全身症状。

• 对泌尿生殖系统、胃肠道、眼科、神经系统和呼吸系统等其他进行系统回顾(例如,在 EB 患者中,可能由于幽门狭窄/闭锁引发营养不良以及由于输尿管狭窄引发肾衰竭)。

全身的体格检查(从头到脚)应评估以下内容:

- 皮损分布——局限或广泛(图 73.2)。
- 水疱的大小和形态;例如,红斑基底上簇状分布的水疱是单纯疱疹感染的特征。沿皮区线性分布的水疱——带状疱疹;外伤部位起疱(例如足跟采血、尿布区)——大疱性表皮松解症;头部水疱——分娩时母亲传播的生殖器单纯疱疹。
- 水疱性质有助于确定病变的分离面(松弛/紧张)。
- 黏膜是否受累?
- 牙齿/牙龈:牙釉质和牙龈缺损可能与 EB 相关。
- 头发和指甲是否正常?
- 水疱进展是否是潜在的全身性疾病的表现?应进行完整的系统检查。

当轻微的皮肤摩擦导致表皮剥脱并在数分钟内形成水疱时,(直接)Nikolsky 征为阳性。该征象提示表皮内分离,可以区分表皮内水疱与表皮下水疱。天疱疮和 SSSS 的患者可能会诱发该征象。

Asboe-Hansen 征象(间接 Nikolsky 征)是指在向大疱中心施加压力时,水疱向邻近的未起疱的皮肤延伸。当水疱以不规则的角状边界扩大时,被认为是天疱疮的表现,而圆形边界则提示表皮下疾病,如大疱性类天疱疮。

实验室检查

为了进一步缩小鉴别诊断的范围,可能需要特殊的诊断方法。包括微生物学检查、皮肤组织活检、直接和间接免疫荧光检查、抗原血清学试验和基因检测。必须强调的是,所有的检测方法都可能存在技术偏倚

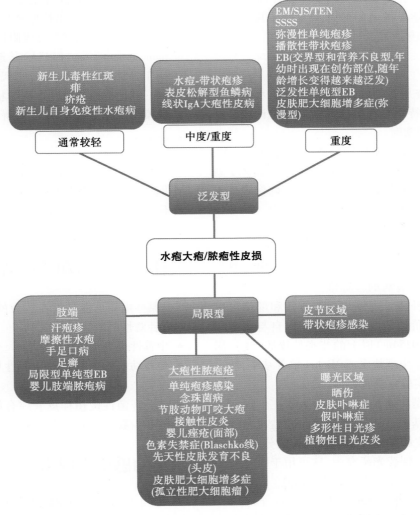

图 73.2 基于分布的儿童水疱大疱/脓疱皮损的鉴别诊断。EB,大疱性表皮松解症;EM,多形红斑;SJS,Stevens-Johnson 综合征;SSSS,葡萄球菌性烫伤样皮肤综合征;TEN,中毒性表皮坏死松解症

和误导。对临床表现的第一印象不容忽视。

微生物学检查

如果怀疑有感染,从完整的水疱中取疱液做培养有助于诊断。

- 细菌感染:在培养标本的过程中,革兰氏染色是鉴定细菌种类非常有用的第一步。结合临床表现解释这些结果很重要,因为有许多细菌常定植在皮肤上和/或皮肤糜烂上的二次感染,可能掩盖了潜在的疾病机制。
- 病毒感染:如果怀疑感染了单纯疱疹或水痘-带状疱疹病毒,则以 Tzanck 涂片、病毒培养、直接免疫荧光染色或聚合酶链反应(polymerase chain reaction,PCR)的形式进行分析可能会有所帮助。
- 真菌感染:可用氢氧化钾(KOH)制片来快速诊断测试。从水疱的前缘或顶面刮下的皮肤诊断率最高。如果 KOH 测试呈阴性,也可能需要真菌培养或 PCR 助诊。光学显微镜的 PAS 染色会使真菌细胞壁呈品红色(如果存在)。

皮肤活检

尽管此项检查是有创的,却通常是确定水疱形成原因的关键步骤,特别是在临床诊断尚无定论或怀疑自身免疫或遗传因素时。

- 光学显微镜有助于确定皮肤分离面的解剖学层次,并对炎性浸润进行分类。钻取活检通常取材于新鲜水疱的边缘并包含部分完整皮肤,以确保表皮不会分离。标本收集后应置于福尔马林中。最常用的染色方法是苏木精和伊红(haematoxylin and eosin,HE)。
- 直接免疫荧光(direct immunofluorescence,DIF)是诊断自身免疫性水疱病的金标准。它可以检测组织结合的抗体或补体。抗体结合的方式和部位可以为诊断提供有价值的线索。标本应取自与水疱相距约 1 英寸(0.0254m)以上的非炎性皮肤(皮损周围),并将其置于生理盐水或 Michel 培养基中,然后直接送至病理实验室进行处理。
- 盐裂皮肤技术是将新鲜的组织标本放在生理盐水或 Michel 培养基中,在实验室中的生理盐水中浸泡24h,这会在表皮和真皮之间形成人为的分裂区域。在直接和间接免疫荧光研究中,这可用于获得有关基底膜带内抗体结合定位的更精确信息。
- 免疫荧光图谱分析(immunofluorescence mapping,IFM):对从疑似 EB 病例中取出的新鲜的或继发的水疱进行特殊活检,如果无法快速转移到 EB 实验室,则将其放在生理盐水或 Michel 培养基中。可获

得特异性单克隆抗体用于检测参与 EB 发病机制的结构蛋白,是诊断该疾病的基础试验。

- 电子显微镜适用于专业的病理学家,价格昂贵且通常无法获得。在诊断 EB 及区分亚型时,特别是根据锚定纤维的缺乏、明显减少、轻度减少及轻度异常来区分隐性或显性营养不良型 EB 时,这很有帮助。

血清学分析

- 间接免疫荧光(indirect immunofluorescence,IIF)可用于检测血液循环中的抗体,这些抗体可与非患者上皮标本的成分结合(例如,人皮肤、猴食管或大鼠和猴膀胱)。如果怀疑是自身免疫因素,这种方法很有帮助。但是,需要警惕假阳性和假阴性结果。
- 抗原特异性血清学检测:首先,它不能替代 DIF,并且理想情况下,仅当 DIF 为阳性结果时才应用。如果已知与特定的自身免疫性疾病相关的循环抗体的靶标,则可以使用抗原特异性检测来检测血清中抗体的存在。酶联免疫吸附试验(enzyme-linked immunosorbent assay,ELISA)是最常用的检测方法,常用于寻常型天疱疮、落叶型天疱疮和类天疱疮的诊断。其他抗原特异性血清学检测,例如免疫印迹和免疫组织化学,也已用于诊断自身免疫性水疱病。

基因检测

用 EDTA 试管(用于全血细胞计数的试管)采集血液可防止凝血。遗传性皮肤病的致病性基因突变的鉴定不应被低估,尤其是现代技术,例如二代测序,促进了这一进程。这对于产前预测和遗传咨询非常重要。

关注危险信号和紧急情况

某些疱病可能是潜在致命的,需要及时诊断和早期有针对性的治疗(图 73.3)。

- 中毒性表皮坏死松解症
- 免疫功能低下患者的播散性单纯疱疹或带状疱疹感染
- 葡萄球菌性烫伤样皮肤综合征(大部分预后良好,但在少数情况下是严重的,甚至危及生命)

水疱的感染性因素

微生物直接感染皮肤及皮肤对全身感染的反应是出生后到儿童期水疱大疱性及脓疱性疾病的最常见原因。具有免疫功能的婴儿和儿童被感染的概率低于新生儿。

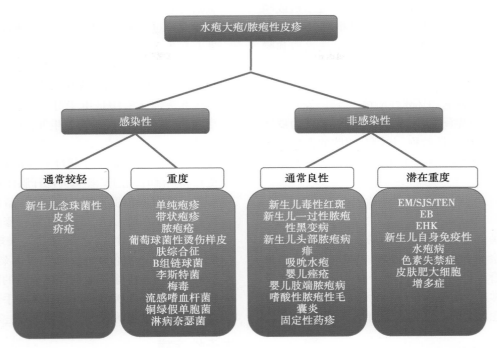

图 73.3　良性与严重水疱大疱性皮损。EB, 大疱性表皮松解症；EHK, 表皮松解型鱼鳞病；EM, 多形红斑；SJS, Stevens-Johnson 综合征；TEN, 中毒性表皮坏死松解症

病毒感染

- 单纯疱疹：若皮损严重或呈播散性, 可能导致感染性休克和多器官功能衰竭。由于可能有假阴性结果, 因此病毒拭子必须在症状出现早期进行。
- 水痘-带状疱疹：通常称为水痘, 主要影响儿童。超过 90% 的病例发生在 10 岁以下的儿童中。
- 带状疱疹：可能发生在免疫功能低下的儿童中, 或原发性宫内感染或出生后第一年内患水痘的儿童。
- 柯萨奇病毒 A16 型：该病毒引起手足口病, 并在手掌、足底和臀部出现局部水疱和脓疱。主要见于 10 岁以下儿童。
- 痘病毒：引起羊痘, 通过直接接触被感染的绵羊和山羊而传播。通常在肢体上出现独立的红色丘疹, 扩大为脓疱或水疱。
- 其他：Gianotti-Crosti 综合征（儿童丘疹性肢端皮炎）可能会出现水疱, 原因包括 EB 病毒、乙型肝炎病毒、柯萨奇病毒和呼吸道合胞病毒。6~12 月龄儿童多见。

细菌感染

- 金黄色葡萄球菌有两种破坏皮肤的机制：①直接入侵会引起脓疱、红色丘疹和蜜黄色结痂, 即脓疱疮, 有大疱和非大疱两种形式。②释放毒素导致桥粒芯糖蛋白 1 型复合体裂解, 引起 SSSS。口周和间擦

部位出现松弛性水疱, 2~5 天发展为表皮脱屑（图 73.4）。Nikolsky 征阳性。患病的婴儿可出现高热且易激惹。

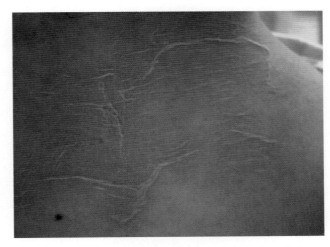

图 73.4　葡萄球菌性烫伤样皮肤综合征。皮肤表皮剥脱, 在颈部/肩膀区域留下红色、疼痛的区域

- 链球菌与葡萄球菌引起的感染类似, 但不太常见。A 组链球菌引起孤立的脓疱和蜜黄色痂。B 组链球菌引起新生儿败血症。大疱、糜烂和蜜黄色痂偶尔发生。
- 李斯特菌感染可在出生时表现为败血症的患者中出现泛发出血性脓疱和瘀斑。
- 当梅毒螺旋体从孕妇中经胎盘传播给胎儿时, 可引

起先天性梅毒。当新生儿手掌、足底出现水疱或鳞屑时,其鉴别诊断始终应包括先天性梅毒。

- 流感嗜血杆菌可导致任何身体部位出现水疱和鳞屑样丘疹。
- 铜绿假单胞菌可引起除肛门生殖器区域以外的任何区域的脓疱、血疱和坏死性溃疡。
- 淋病、淋病菌血症(先天性或获得性)可表现为皮肤丘疹并进展成出血性脓疱,并伴有四肢的大疱和坏死病灶。如果怀疑此病,注意是否存在虐待儿童的情况。

真菌感染

- 白念珠菌是新生儿和婴儿时期的常见感染,大多数情况下不会引起任何严重表现。典型皮疹表现为潮红的融合性红斑,表面有多个微小脓疱/丘疹及卫星灶。常见于间擦部位(尿布区)、黏膜(鹅口疮)或先天性念珠菌病。在大多数情况下,局部用药治疗已足够。
- 皮肤毛癣菌可引起水疱型足癣。
- 癣菌疹是对原发性皮肤癣菌感染的自体湿疹化反应。瘙痒性丘疹可出现在远离原发感染部位的区域。
- 据报道,曲霉菌会引起早产儿的水疱性皮损,尽管很少见。

寄生虫

疥疮是由疥螨引起的。临床表现为瘙痒性脓疱,与成人表现不同,可以累及头部、颈部、背部、手掌和足底。

节肢动物叮咬

与蜘蛛和昆虫的叮咬不同,水疱性皮损较少见,但对于局部水疱(通常在四肢),应始终注意鉴别诊断。这是在敏感人群中发生的迟发型超敏反应。

新生儿水疱性疾病

对于新生儿出现的水疱和大疱,重要的是要确定其属于良性、自限性疾病还是需要进行及时治疗的更为险恶的疾病。幸运的是,大多数都属于前一类。

良性表现

- 新生儿毒性红斑是一种常见病,其病因和发病机制尚未完全了解。通常发生在出生后 48h 内,表现为红斑和丘疹,迅速发展为累及躯干和近端肢体的脓疱,手掌和足底不受累。皮疹是暂时性的,在 5~7

天后可自行消退。

- 新生儿一过性脓疱性黑变病是一种特发性疾病,在非裔新生儿中更为常见。出生时出现松弛的、1~3mm 的无红斑基底的脓疱。破裂后,留下带鳞屑的色素斑,最终在数周至数月内消失。
- 新生儿头部脓疱病是由于对马拉色菌的超敏反应引起的,有时会被误诊为新生儿痤疮。通常是自限性的。
- 痱是一种常见疾病,见于超过 15% 的新生儿,其是在受热和潮湿时,角蛋白阻塞外泌汗腺汗管所致。外泌汗腺汗管阻塞程度不同分为四类:晶形粟粒疹(白痱):薄壁小水疱,无红斑;红色粟粒疹(红痱):瘙痒的红色丘疹;脓疱性粟粒疹(脓痱):表现为红斑状基底上的脓疱,与红色粟粒疹相似;深部粟粒疹。
- 吸吮性水疱是排除其他良性皮损后的除外性诊断。皮损通常位于手腕、前臂桡侧、手或手指,是在宫内由新生儿过度吸吮这些区域所致的先天性疾病。

先天性疾病

以下遗传性皮肤病可出现在新生儿期,需要强调详细地追溯几代家族病史的重要性,特别是考虑常染色体隐性遗传疾病的时候。在某些情况下,散发突变可能导致没有家族病史的新型遗传缺陷。

由遗传缺陷引起的原发性水疱性皮损通常存在微生物定植或反复感染,如果临床怀疑,应排除感染因素。

- 大疱性表皮松解症(epidermolysis bullosa,EB)是一种罕见的遗传性疾病,其特征是皮肤和黏膜脆性增加,轻度机械损伤即引起水疱(图 73.5)。水疱最初发生在通过产道而受到创伤的部位。瘢痕和粟丘疹的存在提示在子宫内便出现了水疱。本病有四种亚型:单纯型 EB(EB simplex,EBS),交界型 EB(junctional EB,JEB),营养不良型 EB(dystrophic EB,DEB)和 Kindler 综合征[1]。有关这种复杂疾病的更多详细信息,请参见第 76 章。在新生儿期,如果不进行皮肤活检免疫荧光和电子显微镜检查,通常无法区分出是哪种类型。
- 表皮松解型鱼鳞病(epidermolytic hyperkeratosis,EHK),也被称为大疱性鱼鳞病或先天性大疱性鱼鳞病样红皮病,由角蛋白 1 或角蛋白 10 的缺陷引起,是一种罕见的显性遗传性疾病。与 EB 不同,角化过度是 EHK 的一种特征,并伴有鳞屑和红斑,症状随年龄增长变得越发明显。
- 先天性皮肤发育不全(aplasia cutis congenita,ACC)是一种罕见疾病,其特征是皮肤局部缺损,通常位于头皮上,但也可能发生在身体的任何部位。典型

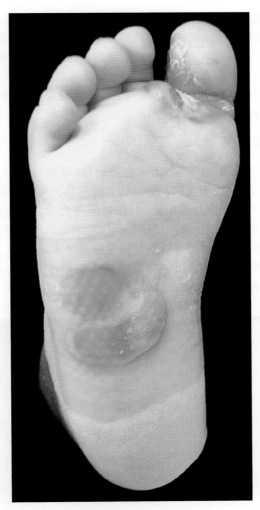

图 73.5　单纯型大疱性表皮松解症。足跖见有大疱、糜烂和溃疡

的病灶是界限分明的溃疡，可能有膜状覆盖物，可充满液体，形成大疱的表现。

- 色素失禁症是一种罕见的 X 连锁显性遗传疾病，由 κ 激酶细胞核必要调节因子（NEMO）基因突变引起，其对男胎通常具有宫内致死性。特征是沿 Blaschko 线分布的水疱皮损。后期以疣状丘疹和漩涡状色素沉着为特征。

罕见的非感染性疾病

新生儿自身免疫性水疱病是新生儿水疱极为罕见的原因。几乎每个病例，其母亲都伴有已知的相同的状况。这类疾病是被动地由母体抗体传递引起的，具有自限性。其中，线状 IgA 大疱性皮病（linear IgA bullous dermatosis，LABD）是例外，其病程更持久。婴儿的血清学检查可能为阴性，但直接 IF 为阳性。

- 新生儿寻常型天疱疮
- 新生儿落叶型天疱疮
- 新生儿妊娠性类天疱疮

- 新生儿大疱性类天疱疮
- 新生儿获得性大疱性表皮松解症
- 新生儿线状 IgA 大疱性皮病
- 新生儿红斑狼疮

其他

- 嗜酸性脓疱性毛囊炎
- 头皮糜烂性脓疱性皮病
- 脓疱型银屑病
- 先天性朗格汉斯细胞组织细胞增生症
- 皮肤肥大细胞增多症
- 新生儿白塞病
- 肠病性肢端皮炎
- 先天性糜烂性水疱性皮病伴网状柔软瘢痕形成
- 高 IgE 综合征

婴儿期和儿童期的水疱性疾病

在婴儿期和儿童期的皮肤病中，水疱性疾病占比很小但很重要。在这个年龄段，最常见的皮肤水疱病因是感染，其次是基因突变、炎症、药物反应、创伤、自身免疫和代谢性因素。本章前面已经讨论了感染性和遗传性疾病。

炎症性疾病

刺激引起的皮炎，接触性过敏或植物日光性皮炎可能会引起水疱。毒葛是美国儿童变应性接触性皮炎的最常见原因，其次是镍过敏。汗疱疹，也称为急性掌跖湿疹，其特征是手掌出现瘙痒性水疱，偶可见于足跖。疱疹性湿疹是一种广泛的潜在的严重继发性皮肤感染，主要由 HSV-1 或 HSV-2 引起，表现为瘙痒性小疱和糜烂，需要快速识别和处理（图 73.6）。

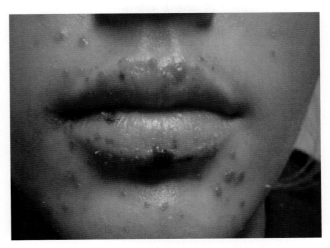

图 73.6　疱疹性湿疹。口周的水疱及结痂

- 婴儿痤疮发生于 3~6 月龄的婴儿,通常 3 年内会消退。比新生儿痤疮更严重,皮损包括面部粉刺、脓疱,甚至结节。
- 婴儿肢端脓疱病是手掌和足底的良性、复发性水疱、脓疱疹,瘙痒剧烈。对疥疮的非特异性超敏反应是假说原因之一。它可以发生在出生后 12 个月内的任何时间。
- 可能出现水疱的其他罕见炎性疾病包括皮肤肥大细胞增多症、扁平苔藓、脓疱型银屑病、大疱性过敏性紫癜以及淀粉样变性。

药物反应

婴儿期和儿童期首次接触一系列药物可能引起。药物不良反应在以下疾病中可表现为水疱:多形红斑(erythema multiforme,EM)、Stevens-Johnson 综合征(Stevens-Johnson syndrome,SJS)、中毒性表皮坏死松解症(toxic epidermal necrolysis,TEN)、急性泛发性发疹性脓疱病(acute generalized exanthematous pustulosis,AGEP)、固定性药疹、光敏性/光毒性反应和假卟啉症(表 73.2)。

表 73.2　药物引起的水疱大疱性疾病

药物反应	常见有关成分
EM/SJS/TEN	青霉素,磺胺类,四环素,苯妥英钠,卡马西平,拉莫三嗪,苯巴比妥,布洛芬
AGEP	青霉素,头孢菌素,喹诺酮,四环素,磺胺类,特比萘芬,地尔硫䓬,羟氯喹
固定性药疹	磺胺类和四环素类,特比萘芬,非甾体抗炎药,含有酚酞的泻药
光敏性药物	吩噻嗪,伊曲康唑,奎尼丁,氨苯砜
光毒性药物	四环素,环丙沙星,磺酰胺,非甾体抗炎药,阿维 A,羟氯喹
假卟啉症	伊马替尼,血液透析

注:AGEP,急性泛发性发疹性脓疱病;EM,多形红斑;SJS,Stevens-Johnson 综合征;TEN,中毒性表皮坏死松解症。

- EM、SJS 和 TEN 是全身超敏反应,通常与药物暴露或某些感染(尤其是 HSV)有关,但也偶有特发性。尽管儿童中 TEN 的预后要好于成人,但儿童合并感染、败血症以及体液和电解质失衡的风险更大。TEN 和 SSSS 均可出现表皮水疱和糜烂。为了区分两者,皮肤活检有助于确认分离面在颗粒层(SSSS)还是表-真皮交界处(TEN)。
- AGEP 通常出现红皮病、1~2mm 的无菌性脓疱和发热,儿童少见。

- 固定性药疹是药物再次接触后发生在固定部位的皮疹。最常见的部位是嘴唇、臀部、骶骨和生殖器。它首先表现为界限清楚的红斑,可形成中央水疱。
- 假卟啉症已报道继发于伊马替尼和 NSAIDS 类药物[2]。萘普生最常见。蓝/灰颜色的眼睛已被确定为后者的独立危险因素。

物理创伤

导致水疱的物理因素包括灼伤、摩擦和暴露于化学试剂和/或刺激物。病史对于确定原因非常有帮助。烫伤可能是偶然发生的,但在被虐待儿童的常见皮肤症状排第三位。直接接触的灼伤可能具有特征性的结构,如香烟或铁器。烫伤会因飞溅或浸入而发生,并显示出特征形状(图 73.7)。摩擦水疱最常发生在被鞋子摩擦的足底和足跟。

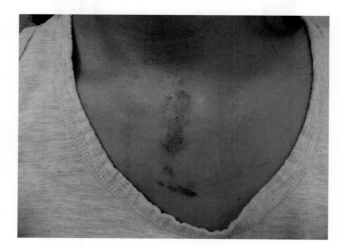

图 73.7　胸部烫伤

其他罕见原因

遗传

除常染色体显性遗传的 Hailey-Hailey 病(家族性良性慢性天疱疮)外,大多数水疱性皮肤病均生后几天出现。大疱性表皮松解症可在新生儿期或以后出现。

自身免疫

此类疾病在儿童中很少见,即便是其中最常见的类型。LABD 和疱疹样皮炎很少发生(图 73.8)。属于此类的其他疾病包括大疱性系统性红斑狼疮(systemic lupus erythematosus,SLE)、获得性大疱性表皮松解症、天疱疮(寻常型和落叶型)和大疱性类天疱疮。

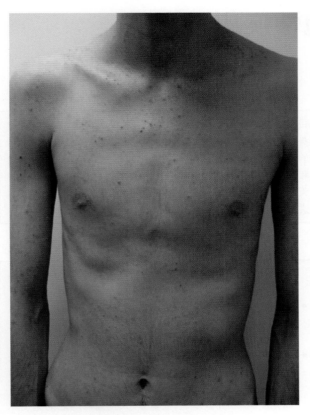

图 73.8　疱疹样皮炎。乳糜泻青少年男性抓破的丘疹表现

代谢性

在皮肤卟啉症中,先天性红细胞生成性卟啉症(Gunther病)、红细胞生成性原卟啉症、肝性红细胞生成性卟啉症和遗传性的迟发性皮肤卟啉症可出现在婴儿期或儿童期。生化检测可呈强阳性。所有这些情况几乎都是罕见的。青春期后出现变异性卟啉症和急性间歇性卟啉症。有家族史的儿童在14~16岁进行筛查是有必要的。

光敏性

多形性日光疹由获得性延迟性日光过敏引起,很少发生在儿童时期。水疱可能会出现在这种"多形"皮疹中。植物日光性皮炎是局部暴露于某些植物(例如酸橙、柠檬、芹菜、香菜)后再暴露于紫外线引起的光毒性反应。表现为红斑、水肿和水疱,有时呈线性分布。

皮肤和黏膜表面的水疱皮损

皮肤和黏膜表面上存在水疱或大疱与独特的鉴别诊断和治疗考虑有关(表73.3)。

表 73.3　仅皮肤水疱疾病与皮肤及黏膜水疱、糜烂或脓疱的鉴别诊断

皮肤水疱	皮肤和/或黏膜水疱
大疱性脓疱疮	单纯疱疹
SSSS	水痘-带状疱疹
	手足口病
	念珠菌病
急性湿疹	EM/SJS/TEN
脓疱型银屑病	固定性药疹
	阿弗他溃疡
落叶型天疱疮	黏膜天疱疮
疱疹样皮炎	线状 IgA 大疱性皮病
类天疱疮	寻常型天疱疮
	EBA
	副肿瘤性天疱疮
	大疱性类天疱疮
单纯型 EB	EB(交界型和营养不良型)
Hailey-Hailey 病	
肢端剥脱性皮肤综合征	
皮肤卟啉症	白塞综合征
肥大细胞增多症	
虫咬性大疱	

注:EB,大疱性表皮松解症;EM,多形红斑;SJS,Stevens-Johnson综合征;SSSS,葡萄球菌性烫伤样皮肤综合征;TEN,中毒性表皮坏死松解症。

（夏耘秋　译,蒋金秋　罗晓燕　王华　校）

参考文献

见章末二维码

第十四篇

第 74 章　自身免疫性大疱性疾病

Nina van Beek，Enno Schmidt

摘要

　　自身免疫性水疱病（autoimmune blistering diseases，AIBD）的特征是存在与天疱疮病损中表皮/上皮桥粒蛋白和类天疱疮疾病中表-真皮交界处蛋白直接结合的循环自身抗体。仅从临床表现很难区分 AIBD，尤其是婴儿和儿童。

目前诊断 AIBD 依赖于临床表现、直接免疫荧光和血清自身抗体的检测。由于缺乏临床对照试验数据，儿童 AIBD 的治疗具有挑战性，需要包括皮肤科医生、儿童皮肤科医生和儿科医生在内的多学科合作。本章将对儿童天疱疮和类天疱疮的流行病学、临床和免疫病理的表现以及治疗方案进行介绍。

要点

- 自身免疫性水疱病（autoimmune blistering diseases，AIBD）是一类罕见的异质性疾病，影响表皮和/或黏膜表面。
- AIBD 可分为天疱疮（自体抗体以桥粒黏蛋白为靶点）、类天疱疮（自体抗体以表-真皮交界处的结构蛋白为靶点）和疱疹样皮炎。
- 大多数靶抗原通过分子量来区分。
- 所有常见的 AIBD 均已明确显示了自身抗体的致病性。
- 诊断基于临床表现、病损活检做直接免疫荧光显微镜下发现结合在皮损处的自身抗体和血清中检测到特定抗原的自身抗体。
- 在儿童中，大多数 AIBD 的预后通常是良好的。大多数患者可在几周内观察到对治疗的反应，并且可在一年之内得到缓解。
- 尚无对 AIBD 的儿童群体进行对照临床试验。治疗方法主要是局部和系统应用糖皮质激素。此外，进一步的治疗方法包括免疫抑制剂（硫唑嘌呤、霉酚类、甲氨蝶呤）和免疫调节剂（氨苯砜、红霉素、大剂量静脉注射免疫球蛋白和利妥昔单抗）的使用。

引言

　　自身免疫性水疱病（autoimmune blistering diseases，AIBD）是由可以和组织结合的循环自身抗体引起的一组异质性疾病，这些抗体作用于天疱疮中的表皮/上皮桥粒黏蛋白、类天疱疮疾病中的表-真皮连接蛋白以及疱疹样皮炎中的转谷氨酰胺酶 3 和转谷氨酰胺酶 2[1-5]（表 74.1，图 74.1）。本文介绍了婴儿、儿童和青少年天疱疮和类天疱疮的基本流行病学、临床和免疫病理表现以及治疗方法。这一章节对于所有参与这类患者诊疗的医生都是至关重要的，已成为近期综述的焦点[6-10]。

表 74.1　自身免疫性大疱性疾病及其靶抗原

疾病[a]	靶抗原[b]	疾病[a]	靶抗原[b]
天疱疮疾病		线状 IgA 大疱性皮病	BP180 可溶性胞外基质（LAD-1）
寻常型天疱疮	桥粒黏蛋白 3，桥粒黏蛋白 1		BP230
落叶型天疱疮	桥粒黏蛋白 1	黏膜类天疱疮	BP180（LAD-1）可溶性胞外基质层粘连蛋白 332
副肿瘤性天疱疮	桥粒黏蛋白 3，桥粒黏蛋白 1 包斑蛋白，周斑蛋白		BP230，整合素 α6β4，Ⅶ型胶原
	桥粒斑蛋白Ⅰ/Ⅱ，α₂-巨球蛋白样 1 型蛋白（A2ML1）网斑蛋白，表斑蛋白	抗 p200/层粘连蛋白 γ1 类天疱疮	p200 蛋白，层粘连蛋白 γ1
新生儿天疱疮	桥粒黏蛋白 3，桥粒黏蛋白 1	获得性大疱性表皮松解症	Ⅶ型胶原
类天疱疮疾病		疱疹样皮炎	转谷氨酰胺酶 3
大疱性类天疱疮	BP180 NC16A		转谷氨酰胺酶 2
	BP230		

注：[a] 未标粗体的疾病在婴儿/儿童/青少年中很少见。
[b] 主要靶抗原（粗体表示）。

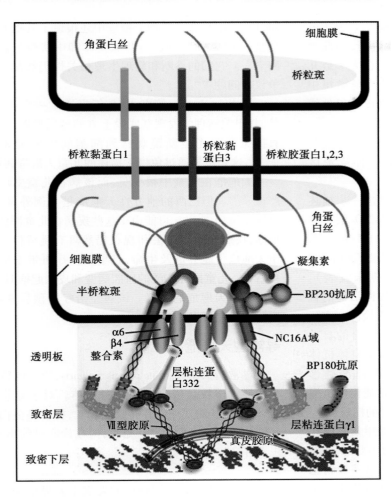

图 74.1 表皮桥粒和表-真皮交界处的示意图。两个相邻的角质细胞通过桥粒连接。桥粒由桥粒斑蛋白(亮蓝色,未显示细节),跨膜钙黏蛋白桥粒黏蛋白 1、3 以及桥粒胶蛋白 1、2 和 3 组成。桥粒蛋白是天疱疮的靶蛋白。下部角质形成细胞位于表皮的基底层。它的角蛋白丝通过各种结构蛋白与真皮胶原相连。表-真皮交界处的蛋白质是类天疱疮的靶蛋白。图中仅显示在自身免疫性水疱疾病中被识别的蛋白质

第十四篇

目前关于儿童 AIBD 的流行病学知之甚少。来自新加坡的回顾性数据分析了 12 例 18 岁以下的 AIBD 患者,40% 为线状 IgA 大疱性皮病(线状 IgA 皮病,线状 IgA 病),其次是寻常型天疱疮、大疱性系统性红斑狼疮和落叶型天疱疮[11]。一般认为线状 IgA 大疱性皮病是儿童中最常见的 AIBD。最近一项研究发现,儿童最常见的 AIBD 是寻常型天疱疮,其次是线状 IgA 大疱性皮病、大疱性类天疱疮、黏膜类天疱疮和大疱性表皮松解症,这项研究源于涵盖了约 950 万参保人的德国最大保险公司的数据库(表 74.2)。寻常型天疱

表 74.2 2015 年德国 18 岁以下自身免疫性水疱性疾病患病率*

疾病	ICD-10	总患病率[a]
大疱性类天疱疮	L12.0	5.5
黏膜类天疱疮	L12.1	2.3
儿童慢性大疱性皮病	L12.2	24.6
大疱性表皮松解症	L12.3	1.3
寻常型天疱疮	L10.0	30.4
落叶型天疱疮	L10.2	0.6

注:* 根据德国联邦统计局 2015 年的数据,对 Techniker Krankenkasse 公司 1 715 882 名 18 岁以下的参保人员进行计算,并对德国总人口进行了调整。
[a] 每百万未满 18 岁人口数。

疱的患病率比线状 IgA 大疱性皮病更高,这可能是由于后者的预后较好,大多数病例可以迅速缓解。

此外,未成年人中 IgA 天疱疮、抗 p200/层粘连蛋白 γ1 类天疱疮、类天疱疮样扁平苔藓以及妊娠期患类天疱疮产妇分娩的新生儿出现一过性轻微病变的个案均有报道[12-15]。

AIBD 难以通过临床表现区分,尤其是在儿童患者中[16-17]。通常皮损以水疱和大疱为主,还可见糜烂、红斑和荨麻疹样表现。靠近表皮的黏膜可能受累。典型的黏膜病变为糜烂,可伴有明显的疼痛,当累及结膜和喉部时,可分别导致失明和喉狭窄。Nikolsky 征在天疱疮中呈阳性,在类天疱疮中呈阴性[5]。

20 世纪初,曾报道过几例儿童大疱性疾病,但命名方式不一致[18-20]。一项对 20 世纪 40 年代获得性自身免疫性大疱性疾病患儿进行的回顾分析研究显示,大多数儿童临床表现与线状 IgA 大疱性皮病相似[21]。据报道,大约 1/2 的儿童在平均病程 6 年后完全缓解[22]。1953 年,Walter F. Lever 根据病灶组织病理学特征,将表现为表皮内/上皮内裂隙的天疱疮和表皮下裂隙的类天疱疮区分开[23]。直到 20 世纪 60 年代末,通过直接和间接免疫荧光显微镜可直接观察组织结合和循环

自身抗体后,AIBD 的诊断才变得更加精确[24]。由于最初的免疫荧光显微镜仅使用抗 IgG 抗体进行,因此大疱性类天疱疮的诊断率更高,而免疫荧光在大多数儿童中仍为阴性结果[25]。直到直接免疫荧光显微镜中引入 IgA 反应性二级抗体后,才发现表-真皮交界处线状 IgA 沉积,这被认为是儿童 AIBD 的主要特征[26-27]。1976 年,Chorzelski、Jablonska 及其同事通过直接免疫荧光显微镜将线状 IgA 大疱性皮病与疱疹样皮炎区分开[16,28-30]。

通过对各种靶抗原的分子鉴定,可以进一步描述如抗层粘连蛋白 332 黏膜类天疱疮和抗 p200/层粘连蛋白 γ1 类天疱疮等疾病,极大地促进了 AIBD 的诊断(参见表 74.1,图 74.1)。2015 年,德国记录了约 1 300 名诊断为 AIBD 年龄<18 岁的患儿(数据未发表)。AIBD 的现代诊断依赖于临床表现、病灶周围活检的直接免疫荧光显微镜检查和循环自身抗体的检测。实际上,尽管通过直接免疫荧光显微镜对组织结合的自身抗体进行检测仍是诊断的金标准,但血清学自体抗体检测的最新进展使大多数 AIBD 患者得以准确诊断[1,31-36]。儿童 AIBD 的基本鉴别诊断包括遗传性水疱性疾病、感染性疾病、过敏反应和毒素介导的疾病[37]。

1950 年,包括氨苯砜、磺胺吡啶和磺胺甲氧吡嗪在内的砜类药物被成功用于疱疹样皮炎的治疗[38]。随后,由于在疱疹样皮炎治疗上的显著疗效,这些药物也被用于其他 AIBD,并且在许多国家没有进行临床对照试验的情况下也获得许可用于所有 AIBD 的治疗。

目前,各种药物及治疗方法已应用于儿童 AIBD 中。由于缺乏针对儿童的临床对照试验研究,大多数治疗方案均来自成年患者。因此,对儿童天疱疮和类天疱疮疾病的治疗主要基于小样本研究,并且在很大程度上依赖于医生的经验。儿童 AIBD 的最佳治疗方法涉及多学科合作,包括皮肤科医生、儿童皮肤科医生(如果有条件的话)、儿科医生和婴幼儿护理方面经验丰富的护士。根据受累的部位不同,还需要更多的专科医生参与,例如耳鼻咽喉科和眼科医生。

天疱疮疾病

天疱疮包括寻常型天疱疮、落叶型天疱疮、疱疹样天疱疮、地方性天疱疮、IgA 天疱疮、副肿瘤性天疱疮和新生儿天疱疮。它们的共同特征是自身抗体沉积在表皮和表面紧密的上皮细胞间,导致棘层松解和易破的水疱形成,在机械力作用下迅速转变为糜烂和结痂[3]。

靶抗原是表皮/上皮桥粒的黏附成分,主要是桥粒黏蛋白,较少见的是桥粒胶蛋白,以及副肿瘤天疱疮中的 plakin 家族蛋白成员和 α₂-巨球蛋白 1 型[39-41](见表

74.1)。此外,在寻常型天疱疮中还报道了其他非桥粒黏蛋白抗体,如各种乙酰胆碱受体和甲状腺过氧化物酶[42-43]。它们的诊断和病理生理相关性仍然是一个有争议的问题[44]。

历史上,Jordon 等在 1969 年报道了一个 13 岁女孩,其组织病理学发现基底膜上方的棘层松解,并通过直接免疫荧光显微镜观察到细胞间免疫荧光学特征[45],这是最早通过免疫学描述的儿童天疱疮病例。

天疱疮在儿童中很少见,而该病在儿童中可能很严重[46-48]。但巴西的地方性天疱疮是个例外,经常会出现儿童病例[49]。可能由于这些疾病在儿童群体的罕见性,疾病诊断在过去和现在仍然具有挑战性。但由于天疱疮可能会危及生命,且早期治疗可带来更好的预后[50],儿童出现广泛的口腔病变和皮肤起疱时,必须考虑到患天疱疮的可能。该病经治疗后预后良好,但成年后可能复发[51]。

寻常型天疱疮

寻常型天疱疮(pemphigus vulgaris,PV)的特征是存在针对桥粒黏蛋白 3 的自身抗体。对于黏膜皮肤型,即除皮肤病变外也有黏膜受累者,桥粒黏蛋白 1 也是靶抗原[3-4]。PV 常累及黏膜,但在诊断时约半数 PV 患者存在皮肤病变。

流行病学 PV 在不同地区的发病率差异很大。在美国和欧洲,18 岁以下的 PV 相当罕见,例如,在一项 410 例 PV 患者的病例研究中,只有 3 例年龄<18 岁[52],但在印度则比较常见,15 岁以下的儿童占 3.7%[53-54]。在土耳其的一项队列研究中,儿童 PV 病例占 2.9%[55]。在德国最近的一项基于大型保险公司数据的研究中,18 岁以下人群的 PV 患病率为 30.4/1 000 000 人(数据未发表)(见表 74.2)。与儿童不同,已报道甲状腺疾病、类风湿性关节炎、1 型糖尿病、血液系统恶性肿瘤、口咽癌和胃肠道癌等与成人 PV 相关[56]。PV 发病无明显性别差异[50]。

在一些群体中,已发现 PV 与 HLA 等位基因 *DRB1＊04* 和 *DRB1＊14* 以及 *DQB1＊0503* 和 *DQB1＊0302* 有相关性[57-62]。在高加索人和德系犹太人中,*HLA-E＊0103X/＊0103X* 有所增加[59]。最近发现,犹太人和埃及人中,*ST18*(HLA 基因座外的一个基因)与 PV 相关,但在德国人中却没有类似发现[63]。尽管很少报道家族性 PV 病例[64-65],但在 PV 患者的一级亲属中发现低水平的抗桥粒黏蛋白 3 自身抗体,这支持了遗传背景在该病中的重要性[66-67]。

发病机制 在 PV 中,针对桥粒黏蛋白 3 的自身抗体会

通过多种机制（包括空间位阻、信号级联的改变和桥粒黏蛋白在细胞表面的重新分布）导致表皮/黏膜上皮中相邻角质形成细胞的细胞间分离，也称为棘层松解[68-70]。

桥粒黏蛋白3主要在表皮基底层和中层表达，在黏膜则全层表达。与此相反，桥粒黏蛋白1主要在表皮和黏膜上皮上层表达。因此，在皮肤而非黏膜上皮中，桥粒黏蛋白1可以补偿桥粒黏蛋白3，针对桥粒黏蛋白3的自身抗体反应只引起黏膜上皮的病变，而同时针对桥粒黏蛋白1和3的自身抗体会导致皮肤水疱和黏膜病变（桥粒黏蛋白补偿理论）[68,71]。抗桥粒黏蛋白的自身抗体主要是同型IgG抗体，并且已在各种体外模型中显示出致病性，例如在培养的角质形成细胞中孵育抗桥粒黏蛋白3 IgG抗体后，桥粒被降解。在小鼠中注射PV IgG抗体，经过重组桥粒黏蛋白3亲和，随后将脾细胞转移到免疫缺陷小鼠，可复制人类PV的临床特征[72-75]。此外，血清抗桥粒黏蛋白3抗体的水平与患者的疾病活动性平行，这一发现也支持PV的自身抗体是直接致病的因素[76-78]。

临床表现　病变最初通常发生在口腔黏膜，随后累及其他部位[79]。黏膜病变常表现为糜烂或溃疡，如果存在水疱，通常为松弛性。病灶也可以出现在口咽、鼻咽、喉、食管和生殖器黏膜中，儿童和青少年PV的生殖器受累发生率很高[51]。在儿童中，黏膜受累比皮肤受累更常见[80]，其他疾病表现与成人PV类似。口腔皮损可引起疼痛，导致食物摄入减少和体重减轻。皮损通常表现为松弛性水疱和大疱，经常在头皮、面部和躯干上部发现糜烂和结痂[81]（图74.2）。有时皱褶部位可出现增生的赘生物。与表皮下水疱性疾病不同，天疱疮患者的皮损可因机械损伤引起，例如，用手指用力摩擦红斑区或外观正常的皮肤，可使表皮与真皮分离，产生糜烂，这种现象被称为Nikolsky征阳性。

儿童PV发病也呈复发性，这一点与成人相同[55]。

鉴别诊断　需与遗传性大疱性疾病，如大疱性表皮松解症等加以鉴别。根据病变的部位，也需与其他AIBD如黏膜类天疱疮、线状IgA大疱性皮病、大疱性类天疱疮、疱疹样皮炎和获得性大疱性表皮松解症进行鉴别。此外，还需考虑单纯疱疹病毒感染（急性疱疹性口腔炎）、扁平苔藓、阿弗他溃疡、白塞综合征和药物反应（如多形红斑）。当主要累及皱褶部位时，需除外Hailey-Hailey病（慢性良性家族性天疱疮）。如果起病急骤，还应除外葡萄球菌性烫伤样皮肤综合征。

实验室检查和组织学表现　病变区域皮损的组织病理

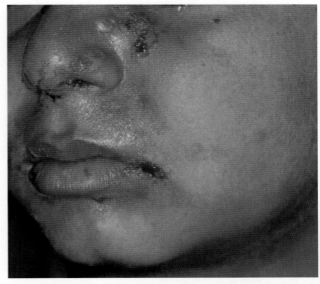

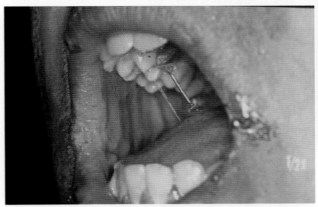

图74.2　寻常型天疱疮。一个14岁男孩面部的水疱和糜烂。口唇和口腔颊黏膜也见糜烂

学显示棘层松解和基底层上方"墓碑样"排列的角质形成细胞[68]（图74.3）。可以通过拭子检查（Tzank试验）发现并确认出水疱腔内的棘层松解性表皮细胞。PV诊断的金标准是病灶周围活检的直接免疫荧光显微镜检查显示表皮/上皮细胞间荧光[82]（图74.4）。此外，可用猴食管上皮通过间接免疫荧光检测循环中的自身抗体[83]（图74.5）。此外，血清自身抗体还可通过一种广泛使用的高灵敏度和特异度的方法进行检测：基于间接免疫荧光技术的BIOCHIP™，表面镶嵌表达重组人细胞桥粒黏蛋白1和桥粒黏蛋白3，和两个针对靶抗原酶联免疫吸附系统[76,78,84-87]。在专业实验室中，ELISA和BIOCHIP™嵌合蛋白检测抗桥粒胶蛋白抗体、抗桥粒黏蛋白1/3IgA抗体反应性[88]。

治疗和预防　儿童PV患者（包括儿童和青少年）的治疗主要是长期口服糖皮质激素。泼尼松龙的起始剂量为1～2mg/kg[51]，然后根据临床症状改善情况逐渐减量。这种治疗容易导致副作用如生长迟缓，在大约

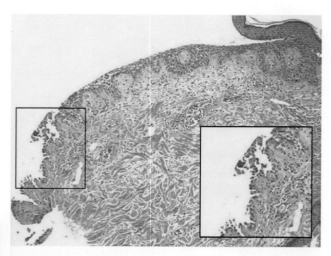

图 74.3 寻常型天疱疮。病变组织病理学表现为基底层上裂隙和棘层松解

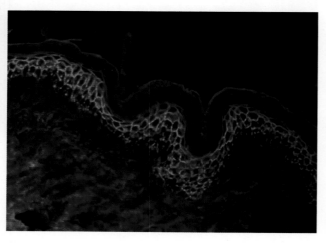

图 74.4 寻常型天疱疮。皮损周围活检的直接免疫荧光显微镜检查显示表皮细胞间 IgG 沉积

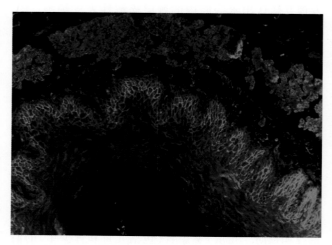

图 74.5 寻常型天疱疮。间接免疫荧光显微镜检查显示猴食管上皮细胞间血清 IgG 沉积

50% 的 PV 儿童和青少年中出现[51]。其他免疫抑制剂,例如硫唑嘌呤和霉酚酸酯类已被用于治疗,以减少糖皮质激素的副作用,但在儿童期 PV 中,尚无研究证实[11,51,89]。在儿童期 PV 中,使用系统性糖皮质激素联合另一种免疫抑制剂的患者中有 60% 出现了严重的副作用(例如库欣综合征、生长迟缓和感染)。治疗通常需长期维持,据报道平均治疗时间为 4.5 年[80]。

静脉注射免疫球蛋白(IVIG)和利妥昔单抗已成功用于儿童和青少年难治性 PV 病例[51,90-95]。利妥昔单抗通常每周一次,剂量为 375mg/m²,共 4 周。据报道,利妥昔单抗成功治疗的 PV 患者最小年龄为 4 岁[92]。最近已批准利妥昔单抗用于成人中重度天疱疮的一线治疗。此外,在某些情况下,甲氨蝶呤也用于治疗,以减少糖皮质激素用量[96]。

落叶型天疱疮

落叶型天疱疮(pemphigus foliaceus,PF)的临床特点是局限于皮肤的鳞屑、结痂性皮损和糜烂(不累及黏膜)和存在抗桥粒黏蛋白 1 的自身抗体[68,71,97]。该病在儿童中很少见[52,98](见表 74.2),但以下描述的地方性疾病除外[51]。

流行病学 散发性的落叶型天疱疮好发于中年和老年患者,在儿童中很少报道。在 2002 年之前,仅报告了 29 例未成年人病例。阿莫西林和孟鲁司特被认为是儿童 PF 的触发因素[99-100]。

发病机制 落叶型天疱疮的特征是抗桥粒黏蛋白 1 的自身抗体导致的棘层松解和角层下裂隙。裂隙形成于角质层的下方,此处桥粒黏蛋白 1 的表达最高,而桥粒黏蛋白 3 则不表达或仅表达较弱(补偿假设)[68,71]。抗桥粒黏蛋白 1 IgG 抗体的直接致病性已在体外模型和 PF IgG 抗体在新生小鼠的被动转移中得到证实[68,101]。抗桥粒黏蛋白 1 IgG 导致棘层松解的确切机制尚不完全清楚。尽管推测与 PV 的机制相同,但与 PV 不同的是,空间位阻与 PF 似乎并不相关[102]。PF 中的抗桥粒黏蛋白抗体主要属于 IgG4 亚类。血清中桥粒黏蛋白 1 特异性 IgG 水平与疾病活动性相关[78]。据报道,一例儿童 PF 病例报道中发现了针对桥粒胶蛋白的 IgG 特异性反应[98]。

临床表现 落叶型天疱疮只累及皮肤,主要是脂溢性区域,包括面部、头皮、上背部和胸部。在某些患者中,病变可能会发展到躯干和四肢[104]。病变通常表现为细小的结痂和糜烂。松弛的水疱很少见,且容易破裂,遗留糜烂面。干燥的疱顶是鳞屑的一部分。皮损周围常有红斑,严重时可发展为红皮病。在儿童中,本病通常表现为环形或多环形,病程相对较短且预后良好[105]。据报道,极罕见的红斑型天疱疮需糖皮质激素与硫唑嘌呤和其他糖皮质激素替代药物(如氨苯砜或IVIG)联合治疗[106]。

鉴别诊断 落叶型天疱疮需与脓疱疮、脂溢性皮炎和其他 AIBD(尤其是疱疹样皮炎)进行鉴别。

实验室检查和组织学表现 与 PV 一样,本病诊断基于临床表现,皮损周围活检组织的直接免疫荧光和血清学检查。皮肤病理学检查显示棘层松解和角层下裂隙。猴食管的直接和间接免疫荧光显微镜的免疫病理学结果无法将 PF 与 PV 区别开来,检测循环中的抗桥粒黏蛋白 1 自身抗体可明确。抗桥粒黏蛋白 1 的活性可通过 BIOCHIP™ 或 ELISA 检测,并与疾病活动性平行[78,84-85]。

治疗和预防 在系统应用糖皮质激素治疗前可尝试局部外用激素治疗[104]。系统糖皮质激素和氨苯砜已被成功应用治疗本病[107-109]。当病变分布在曝光部位时,可选择羟氯喹治疗[105]。利妥昔单抗已成功用于重度或其他难治性 PF 患者的治疗[110]。

罕见的天疱疮亚型

地方性天疱疮

地方性天疱疮(endemic pemphigus)提示环境因素作为该病疾病诱因的重要性。地方性 PF 最初在巴西被广泛发现,也被称为"巴西天疱疮(fogo selvagem)"或"野火(wild fire)"[111-112],在巴西和突尼斯的农村地区以及在其他南部和中美洲国家的河流区域可以看到地方性 PF 的患者。在 20 世纪,巴西报告了约 15 000 例病例,发病高峰年龄是 10~30 岁,提示本病常影响儿童和青少年[113-116]。在秘鲁人口中,30% 的地方性 PF 患者年龄在 19 岁以下[117]。在突尼斯,儿童病例少见[47]。该病与黑蝇(Simulium spp.)的出现有关[113-114,118]。据报道有家族性病例,并且低滴度抗体在患者的健康亲属中很常见,其次在农村地区未受影响的人群中也很普遍[112]。

与散发性 PF 相比,南美地方性 PF 中自身抗体的水平似乎相似[101,119-120]。有趣的是,突尼斯人群的 IgA 自身抗体检出频率更高[111]。一种寄生虫病被认为是地方性 PF 的诱发因素,因为大量寄生虫病患者的血清发现桥粒黏蛋白 1 的 EC5 结构域蛋白,而活动性 PF 可能是由于抗原表位扩散至桥粒黏蛋白 1 的抗 EC1 和 EC2 结构域而形成[121]。但最近的研究支持这样的假说,即沙蝇中的唾液抗原会触发与桥粒黏蛋白 1 发生交叉反应的 IgM 抗体。通过随后的类别转换和表位扩散,抗桥粒黏蛋白 1 抗体会出现致病性并引起皮肤病变[122-123]。

在临床表现上,地方性 PF 与散发性 PF 类似,表现为泛发的红斑和鳞屑,并伴有瘙痒和灼热感,而不仅局限于面部、胸部和头皮。大多数患者的 Nikolsky 征呈阳性[117]。鉴别诊断、诊断和治疗与散发性 PF 原则上相同。与其他天疱疮类型相反,如果患者从农村地区移居至工业化程度更高的地区,地方性 PF 则表现出消退。

疱疹样天疱疮

这种罕见的天疱疮类型在临床和组织学上均类似于疱疹样皮炎[124]。本病具有抗桥粒黏蛋白 1 和/或桥粒黏蛋白 3 的自身抗体,通过直接和间接 IF 显微镜可观察到细胞间荧光。在某些患者中,已发现了抗桥粒胶蛋白 1 和桥粒黏蛋白 3 的自身抗体[124-126]。该疾病可能出现在经典 PF 或 PV 之前或之后。儿童病例罕见[127-129]。临床表现包括红斑皮肤上的簇状瘙痒性丘疹、水疱以及糜烂和结痂[127]。组织病理学显示表皮内裂隙,偶见棘层松解、嗜酸性海绵样水肿和角层下脓疱。对于儿童的治疗,通常应用氨苯砜和/或小剂量口服泼尼松龙即可。甲氨蝶呤或硫唑嘌呤可作为难治性病例的治疗选择。

副肿瘤性天疱疮

副肿瘤性天疱疮是一种与肿瘤、严重口腔炎有关的天疱疮亚型,除抗桥粒黏蛋白 3 IgG 外,通常还具有针对斑蛋白的自身抗体[31,39,130-131]。副肿瘤性天疱疮在儿童和青少年中罕见,只有少数病例报道[132-133]。该疾病可能在切除肿瘤后出现,也可能先于肿瘤发生。在儿童病例中,Castleman 病与该病密切相关[134]。因此,总是将本病作为鉴别诊断对于充分地筛查肿瘤和治疗来说可能是至关重要的。正如成人病例,副肿瘤性天疱疮常因伴发闭塞性细支气管炎导致呼吸衰竭而致命[135-136]。组织病理学显示棘层松解、表皮细胞坏死、空泡性界面皮炎和/或真皮上层苔藓样浸润。皮损周围活检的直接 IF 显微镜检查有时可见表皮/上皮细胞中 IgG 和/或 C3 的细胞间沉积,伴沿表-真皮交界处沉积[137]。自身抗体针对的是桥粒黏蛋白 3 和斑蛋白家族的蛋白,如包斑蛋白、周斑蛋白、BP230、epiplakin 和网蛋白,以及桥粒胶蛋白和 α_2-巨球蛋白样蛋白 1[39-41,130-131,138-140](见表 74.1)。大鼠和猴膀胱是富含斑蛋白的基质,是可用于通过间接 IF 显微镜检测这些患者血清自身抗体的合适组织。最近,针对抗周斑蛋白的血清 IgG 的特异性 ELISA 检测方法已问世[138]。

治疗方法包括切除肿瘤和用大剂量糖皮质激素和其他免疫抑制剂(如硫唑嘌呤)进行免疫抑制治疗[134]。

新生儿天疱疮

新生儿天疱疮是一种暂时性的新生儿疾病,由患病的母亲经胎盘传播自身抗体而引起[13]。新生儿天疱疮是一个公认的例子,它第一次证明了天疱疮中的自身抗体是直接致病的[141]。在患有 PV 的母亲中,大约 1/2 的新生儿中出现皮损,并在 1~4 周内自发消退或在局部外用弱效糖皮质激素治疗后消退[142]。广泛口腔受累在新生儿天疱疮中也有报道[143]。大多数新生儿天疱疮患儿的母亲都有活动性 PV,但在缓解期的母亲分娩的新生儿中也观察到发病[142,144-145]。不管怎样,在这些母亲的血清中均存在抗桥粒黏蛋白 3 抗体。妊娠期 PV 似乎与早产和死胎相关,特别是在临床表现严重的母亲中[142,146]。因此,在 PV 患者妊娠时,必须密切监测妊娠情况和确保疾病得到良好的控制。

有趣的是,患有 PF 的母亲分娩出的新生儿很少出现皮损,而患黏膜型 PV 的母亲分娩出的新生儿可同时存在口腔和皮肤损害[143,147-149]。在地方性 PF 的育龄女性中尚未发现新生儿天疱疮的报道[150]。这些观察结果与桥粒黏蛋白补偿假说(见上文)形成鲜明对比,该假说认为患 PF(具有抗桥粒黏蛋白 1 IgG 抗体)的母亲分娩出的新生儿应出现皮损,而患黏膜型 PV 的母亲分娩出的新生儿天疱疮病变仅限于黏膜(仅有抗桥粒黏蛋白 3 IgG 抗体)。

与新生儿天疱疮的临床表现和补偿假说相一致,新生儿皮肤(与成人皮肤相比)在表皮深层和浅层均表达桥粒黏蛋白 3[151]。因此,在新生儿天疱疮中,当仅有抗桥粒黏蛋白 3 IgG 抗体时,即可引起皮损(除黏膜损伤外)。在新生儿皮肤中,桥粒黏蛋白 3 可以补偿桥粒黏蛋白 1,因此当抗桥粒黏蛋白 1 IgG 抗体含量很高时,才可引起皮损。

类天疱疮

类天疱疮的临床特征是皮肤和黏膜组织上出现水疱和糜烂。与天疱疮不同,类天疱疮的水疱为张力性,Nikolsky 征阴性,当皮损局限于口腔和生殖器时,仅通过临床表现不能与天疱疮相鉴别。免疫病理学上,类天疱疮可见针对表-真皮交界处结构蛋白的组织结合抗体和血清抗体(见图 74.1,表 74.1)。如同天疱疮一样,本病根据临床表现、皮损周围活检的直接 IF 显微镜检查和血清自身抗体检测进行诊断。大多数类天疱疮病预后良好。本病可能会复发,需要选择合适的免

疫抑制治疗和细心管理,以避免长期副作用[1]。

线状 IgA 病

线状 IgA 病,也称为线状 IgA 皮病(linear IgA dermatosis,LAD)、儿童慢性大疱性皮病、儿童期线状 IgA 病和儿童良性慢性大疱性皮肤病,是儿童中发病率最高的 AIBD[6,11,152-154]。LAD 的特点是表皮下水疱和真表皮交界处显著或特有 IgA 的线状沉积[1,28-29,155]。儿童和成人的 LAD 组织病理学和免疫病理学表现相同,但临床表现可能略有不同。患者常出现红斑、张力性水疱和大疱,通常呈环形排列,又称为"珍珠串"样改变(图 74.6~图 74.12)。本病可累及黏膜,与成人相比,儿童的疾病进展更快(见图 74.9)[156-157]。

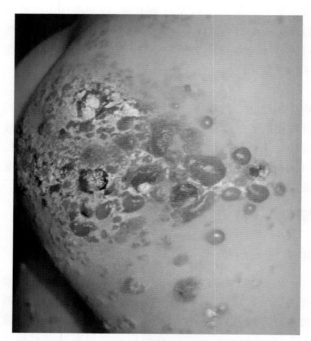

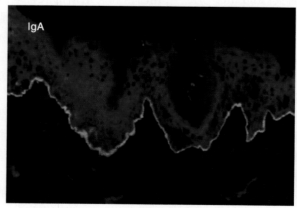

图 74.6　LAD。(上图)一名 4 岁半的男孩右侧臀部皮肤红斑区和正常皮肤上张力性水疱和糜烂。(下图)病灶周围活检的直接 IF 显微镜检查示表-真皮交界处线状 IgA 沉积。还可以看到抗 IgG 的离散标记(未显示)

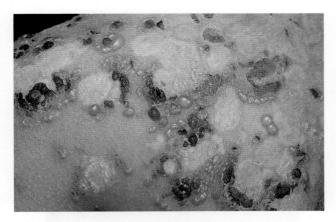

图 74.7　LAD。小而紧张的水疱在红斑基础上呈玫瑰花样排列——"珍珠串"征

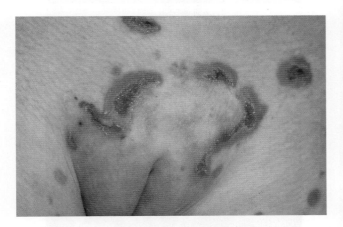

图 74.8　LAD。累及生殖器部位的病变特征性分布

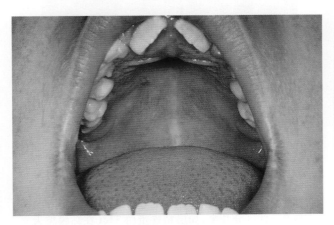

图 74.9　LAD。口腔病变，表现为典型糜烂面；完整的水疱很少见

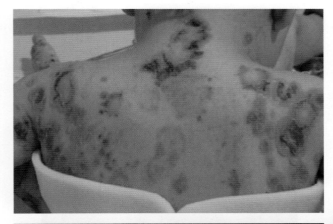

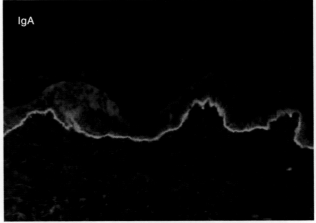

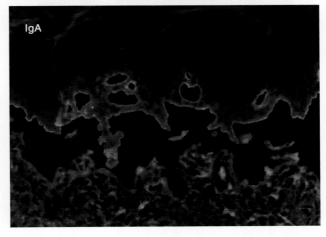

图 74.10　LAD。上图：一名 2 岁半男孩的上背部张力性水疱、淡黄色结痂和环形红斑。中图：直接免疫荧光（IF）显微镜检查显示真表皮交界处 IgA 线性沉积。下图：人盐裂皮肤间接 IF 显微镜检查显示假水疱顶部的血清 IgA 荧光标记。用培养的角质形成细胞的条件培养基和重组 BP180 NC16A 进行的免疫印迹分别显示血清 IgA 与 LAD-1 和 BP180 NC16A 的反应为阴性（未显示，另请参见图 74.14）

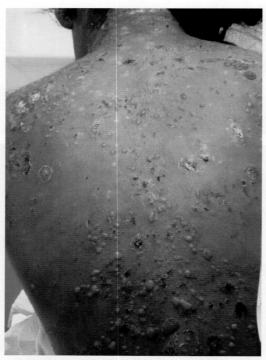

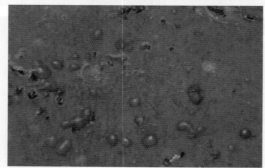

图 74.11 LAD。一名 12 岁女孩背部水疱、糜烂和结痂。直接免疫荧光(IF)显微镜检查显示表-真皮交界处 IgA 呈线状沉积,而猴食管和人盐裂皮肤间接 IF 显微镜检测呈阴性(未显示)。通过用培养角质形成细胞的条件培养基进行免疫印迹,发现 IgA 抗 LAD-1 抗体(未显示,另请参见图 74.14)

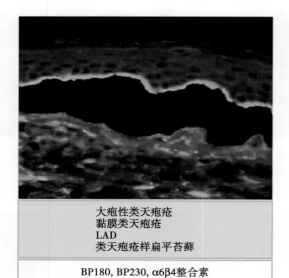

大疱性类天疱疮
黏膜类天疱疮
LAD
类天疱疮样扁平苔藓

BP180, BP230, α6β4整合素

(a)

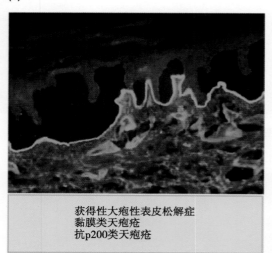

获得性大疱性表皮松解症
黏膜类天疱疮
抗p200类天疱疮

Ⅶ型胶原, 层粘连蛋白332, 层粘连蛋白γ1

(b)

图 74.12 人类皮肤盐裂试验的间接免疫荧光显微镜检查。该技术可将针对假水疱顶(a)的血清自身抗体[例如 BP180、BP230 和 α6β4 整合素(在不同类型的类天疱疮疾病中,上图)]与标记了水疱底(b)的自身抗体区分开来,如层粘连蛋白 332(在黏膜类天疱疮中,下图)、Ⅶ型胶原(大疱性表皮松解症,下图)和 p200 抗原/层粘连蛋白 γ1(抗 p200 天疱疮,下图)

流行病学　在英国,儿童 LAD 的发病率估计为每年 2/100 万[16],而成人发病率在每年(0.25 ~ 1.0)/100 万[158-161]。在马来西亚、斯里兰卡、印度、泰国、突尼斯、科威特、马里和乌干达等发展中国家,该病似乎更常见,这可能是由于儿童在总人口中所占比例较高[162-170]。最近的一项研究已确定 LAD 是德国 18 岁以下患者中第二位常见的 AIBD,仅次于寻常型天疱疮(数据未发表,参见表 74.2)。LAD 患病率低于 PV,很可能是由于 LAD 预后较好。在儿童中,平均发病年龄在 4~5 岁[156],没有明确的性别差异[156]。

据报道,上呼吸道感染、泌尿道感染、胃肠炎、EB 病毒血清学阳性、水痘和疫苗接种等因素可诱发该病[18-19,156,171-172]。这些观察结果必须考虑到与该患者群中相对频繁发生的感染和疫苗接种相关。药物也与 LAD 的发病有关,常见于抗生素(包括青霉素、磺胺类药物和甲氧苄氨嘧啶等)[173-176]和非甾体抗炎药[177]。据报道,淋巴细胞性白血病和自身免疫性淋巴增殖综合征可先于儿童 LAD 发病[176,178]。

LAD 与主要组织相容性复合体 *HLA-B8*、*HLA-Cw7*、*DR3* 和 *DR2* 以及肿瘤坏死因子 2(TNF2)等位基因相关。在儿童中,*HLA-B8*、*HLA-DR3* 和 *HLA-DQw2* 与该病相关,约 70% 的儿童携带 DR3 等位基因,而在成人 LAD 中这一比例约为 50%[16,156,163,179-180]。携带纯合等位基因的儿童发病较早,TNF2 等位基因与疾病病程更长、更顽固有关[180]。

发病机制　LAD 的主要靶抗原是 LAD-1(线状 IgA 病抗原-1),它是 BP180 的可溶性胞外结构(图 74.13)[181-184]。LAD-1 的大小差异很可能取决于不同的裂解酶,这些酶从细胞形式切割 BP180 的可溶性胞外域,在此过程中可能产生新表位,随后被 IgA 自身抗体识别(见图 74.13)[185-186]。此外,针对 BP180、BP230、第 16 非胶原(NC16A)域、半桥粒斑蛋白和Ⅶ型胶原蛋白(层板内锚定纤维的组成)的 IgA 抗体已被描述为 LAD 中的靶抗原(见图 74.13)[187]。此外,免疫荧光和免疫电子显微镜研究发现表-真皮交界处目前还没有更多未发现的靶抗原[188-190]。与大疱性类天疱疮不同,BP180NC16A 结构域在 LAD 中不具有免疫优势,仅在 20% LAD 患者中具有靶向性[191]。成年患者对 BP180 胞外域上的多个表位有反应[191-192],而在 LAD 儿童中,自身抗体的反应性似乎有限[187]。

在成年患者中,除了 IgA 外(主要是 IgA1)[193],大多数血清中还含有针对 BP180 的 IgG 抗体[192,194]。有人提出用混合免疫性水疱性皮肤病或线状 IgA/IgG 大

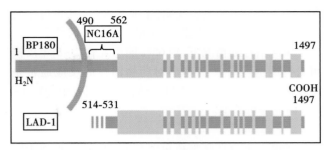

图 74.13　BP180(Ⅻ型胶原)和线状 IgA 抗原 1(LAD-1)的示意图。大多数线状 IgA 病(LAD)血清都具有针对 120kDa LAD-1 的反应性 IgA 抗体。LAD-1 是由 ADAM 9、ADAM10 和 ADAM17 从培养的人角质形成细胞膜结合的全长 BP180 上脱落形成,并且根据 ADAM 的不同,形成不同的氨基末端。仅约 20% 的 LAD 血清发现了针对第 16 非胶原结构域(NC16A)胞外组分(大疱性类天疱疮中的免疫优势区域)的 IgA 抗体。浅蓝色框,胶原区域;灰色,细胞膜。蛋白质上方显示了氨基酸编号。资料来源:Adapted from Schmidt and Groves[5]. Reproduced with permission of John Wiley & Sons.

疱性皮病来描述对于 IgA 和 IgG 自身抗体反应性相同的患者[195-196]。因此,LAD 和大疱性类天疱疮很可能是同一个免疫性大疱性疾病谱中的两种类型。这一观点得到了以下研究结果的支持,研究发现表-真皮交界处抗体的类型与患者年龄有关:年轻的患者 IgA 抗体更常见,而老年患者以 IgG 抗体为主[167]。

IgA 自身抗体在 LAD 中的致病性已在各种实验模型中进行了研究。IgA 和补体介导的表-真皮交界处中性粒细胞黏附可能与发病相关[197],研究发现,与 LAD 血清孵育后,在人皮肤培养样本中可观察到真皮-表皮分离[198],支持了以上观点。此外,在移植了人皮肤的 SCID 小鼠中,显微镜下可观察到抗 LAD-1 IgA 单克隆抗体导致的表皮下裂隙[199]。

临床表现　典型儿童期 LAD 表现为特征性的张力性水疱,通常以多环或环形排列,中央无水疱(见图 74.6~图 74.11)。这种表现被称为"珍珠串"或"珠宝皇冠"征,并非 LAD 的特殊表现[19](见图 74.7)。本病的水疱可以非常小,甚至可能只有水疱,可能起于正常的皮肤或荨麻疹样斑块或红斑(见图 74.10)。有时可以看到较大的水疱,并且有出血倾向(见图 74.11)。粟丘疹少见,大多数病灶愈合后无瘢痕。

典型的儿童患者多在学龄期前起病,水疱出现急骤,有时会伴有系统性疾病、发热和厌食症。本病通常无明显瘙痒或仅轻微瘙痒。在儿童中,口周、会阴及生殖器部位受累和皮损比成人更常见(见图 74.8)。此外,皮损通常累及躯干、四肢和手足,但也可能出现在身体的任何部位[16,17,29,156]。黏膜损害通常较轻,约

70%的患者可出现黏膜受累,主要累及口腔,也可累及鼻黏膜、眼结膜和生殖器黏膜(见图74.9)[156,200-202]。

未经治疗的情况下,约65%的患儿在2~5年皮损可自行消退[16,156,203]。本病对药物治疗的反应通常是良好的。在药物引起的LAD病例中,停用致敏药物4~8周内皮疹可消退。

鉴别诊断　大疱性脓疱疮可能与LAD类似,必须予以除外。如果皮损表现张力性水疱和糜烂,则需要与其他AIBD进行区分,特别是大疱性天疱疮、疱疹样皮炎、获得性大疱性表皮松解症和黏膜类天疱疮(见表74.1)。在黏膜受累为主的患者中,诊断与黏膜类天疱疮有重叠[156,200,202,204],对Ⅶ型胶原有反应性IgA抗体的患者则与获得性大疱性表皮松解症有关[204-206]。只能通过直接IF显微镜或自身抗体血清学检查区分大疱性类天疱疮与LAD。

重要的是,在新生儿和婴幼儿中,还需考虑遗传性水疱疾病的可能性[207]。皮损周围活检组织直接IF显微镜检查,如结果阴性可以排除AIBD。病灶活检组织的抗原图谱可能有助于确定表-真皮交界处裂隙的水平,以及各种结构蛋白的表达[208-209](见第76章)。根据病变的部位和分布区域,鉴别诊断还包括单纯疱疹病毒感染,尤其当生殖器受累时。此外,生殖器受累的LAD曾被误诊为性虐待[156]。在没有水疱时,特应性和脂溢性湿疹、疥疮和多形红斑都可考虑为本病的鉴别诊断。

实验室检查和组织学表现　LAD的诊断基于临床表现、直接IF检查和血清学检查。病灶活检的组织病理学可帮助诊断,通常表现为表皮下裂隙,真皮上层嗜中性粒细胞、混合嗜酸性粒细胞和CD4+淋巴细胞浸润[156,210-211]。有时,在真皮乳头中可见中性粒细胞微脓肿,与疱疹样皮炎类似[152]。诊断金标准是病灶周围皮肤活检的直接IF显微镜检查,通常可见表-真皮交界处IgA的线性沉积(见图74.6、图74.10)。在某些情况下,也可见微量C3、IgG和IgM线性沉积[156,212-213]。通过对4μm皮肤切片高倍镜(×400~×600)下的模式分析,可观察到与其他所有类天疱疮疾病一样的N形锯齿状模式(拱形在顶部闭合),但获得性大疱性表皮松解症表现为U形锯齿状模式,拱形从底部闭合(图74.20)[205,214-216]。为了最大程度减轻幼儿的紧张,最好从背部或臀部进行活检。

可以通过间接IF显微镜在猴食管和1mol/L盐裂的皮肤上检测血清自身抗体,灵敏度分别为60%~70%[24,217]和70%~95%[217-218](见图74.10)。盐裂皮肤的间接IF显微镜可以区分表皮结合模式(靶抗原:BP180、BP230)与真皮结合模式(靶抗原:p200蛋白/层

粘连蛋白γ1、层粘连蛋白332、Ⅶ型胶原蛋白),如图74.12所示。间接IF显微镜还可以通过疱液滴定和分析(特别适用于儿童)来监测疾病的活动性[219]。

在专业实验室中,可通过表皮和真皮提取物(97kDa蛋白)[181]以及培养的人角质形成细胞(LAD-1)的条件培养基进行免疫印迹来检测针对BP180的胞外域IgA自身抗体[182,220](图74.14,另请参见图74.13)。此外,IgA自身抗体可通过免疫印迹或ELISA与BP180的各种重组片段反应[192,220-221]。

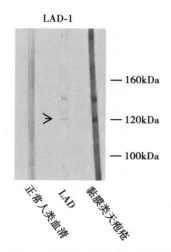

图74.14　LAD。用培养人角质形成细胞的浓缩状态上清液行免疫印迹显示,血清中有抗120kDa LAD-1(BP180的可溶性胞外域)的IgA抗体(箭头,另请参见图74.13)。使用LAD患者血清、黏膜类天疱疮(MMP)患者血清和正常人类血清(NHS)进行检测。右侧显示分子量标记

治疗和预防　大多数儿童在发病2年之内即可完全缓解,因此必须就疾病的良性病程来评估治疗的获益,避免发生治疗潜在的副作用[16,156,203]。目前缺乏LAD的临床对照研究。当病情较轻时,局部外用强效糖皮质激素治疗可能已足够,或者可作为系统治疗的附加治疗(表74.3)。

LAD的一线治疗是口服氨苯砜,剂量为1.0~1.5mg/(kg·d),用药前需除外葡萄糖-6-磷酸脱氢酶缺乏症[6]。氨苯砜通常以低剂量开始使用,如0.5mg/(kg·d),在可以耐受后增加到2.0mg/(kg·d)[6]。研究报道,氨苯砜单一疗法对18名泰国LAD儿童中的16名(89%)有效[222]。氨苯砜的药物副作用包括贫血、高铁血红蛋白血症、肝酶升高以及罕见的肝炎和粒细胞缺乏症[6,38,222]。在成年人中,粒细胞缺乏症主要发生在治疗的前3个月内[223-224]。因此,治疗初期应每周监测全血细胞计数、肝酶和血红蛋白,并在必要时减少或停止氨苯砜治疗[225]。在用药期间如出现无感染性发热,需注意应立即除外肝炎或粒细胞缺乏症[38]。

表 74.3 儿童 LAD 的治疗方案

	药物
一线治疗	氨苯砜[28,156,466]±外用糖皮质激素
	磺胺甲氧嗪[156,226,467]
二线治疗	磺胺甲氧嗪[156,226,467]
	磺胺吡啶[25,28,156,467]
	泼尼松龙[156,172,468]
	硫唑嘌呤[156]
三线治疗	秋水仙碱[156,230-233]
	苯唑西林[166]
	双氯西林[469,470]
	红霉素[228-229]
	霉酚酸酯[471]
	IVIG 每月 2g/kg[472-473]
	免疫吸附（成人）[234]

当氨苯砜产生副作用时,磺胺甲氧嗪被认为是同样有效的替代药物,常被用作二线治疗[226]。磺胺甲氧嗪的起始剂量为 125mg/d,治疗需与儿童皮肤科医生或儿科医生合作,根据年龄和体重逐渐增加剂量（成人最高可达 500～1 500mg/d）。磺胺甲氧嗪的副作用包括中性粒细胞减少症、粒细胞缺乏症和肝炎,以及罕见的闭塞性细支气管炎伴肺泡炎[227]。磺胺吡啶也用于儿童,但已被耐受性更好的磺胺甲氧嗪替代。

泼尼松龙可有效治疗本病,但由于长期使用经常出现副作用,因此与免疫抑制剂（如氨苯砜或硫唑嘌呤）联用,剂量为 0.25～0.5mg/(kg·d)。在难治性 LAD 病例或合并葡萄糖-6-磷酸脱氢酶缺乏症的 LAD 患者中,有个别使用红霉素[228-229]、秋水仙碱[156,230-233]、氟氯西林、甲氨蝶呤、烟酰胺、环孢菌素、硫唑嘌呤、霉酚和大剂量 IVIG 治疗成功[234-238]。将有 IgA 和 IgG 联合自身抗体的儿童患者与仅有 IgA 自身抗体（LAD）或仅有 IgG 自身抗体的儿童患者相比,发现 IgA 抗体与抗菌药物和氨苯砜治疗的反应良好有关[239]。

疾病得到控制后,应逐渐将药物减量至控制疾病所需的最小剂量。如果复发,可以将剂量调整为控制该疾病时的最后剂量。在出现偶发性水疱的情况下,例如在 1～2 周内仅出现少量新病灶,可通过局部使用糖皮质激素控制。对于眼、口腔和生殖器部位的皮损,外用他克莫司已成功应用[240-243]。

大疱性类天疱疮

大疱性类天疱疮（bullous pemphigoid,BP）的特征是存在抗半桥粒斑两种成分的自身抗体:跨膜型 BP180（也称为Ⅷ型胶原）和胞内型 BP230（见图 74.1,表 74.1）。虽然目前在成人中,BP 是最常见的 AIBD,但 BP 在儿童中的发病率较低,在临床表现上儿童与成

人类似[244-245]。BP 的特征表现为正常皮肤和红斑基础上的张力性水疱和糜烂。本病还可能伴有瘙痒和荨麻疹样红斑。据报道,约 20% 的 BP 成年人出现口腔受累,黏膜病变在儿童中更为常见,而在婴儿中则不常见[245-246]。尤其在 1 岁以内,手掌、足掌和面部受累最为典型[247]。

儿童 BP 的预后一般良好,皮疹可在数周至数月内缓解[245,248]。但在重症患者中,合理治疗对避免合并症是至关重要的[249]。

流行病学 BP 的发病率存在种族差异,罗马尼亚的发病率为 2.5/（100 万·年）,而英国为 66/（100 万·年）[158-160,250-253]。BP 在儿童中很罕见,在德国,儿童 BP 约占成人 BP 的 1%,据估计德国约有 200 名 18 岁以下的 BP 患者（见表 74.2）。关于儿童 BP 的文献报道不到 100 例[254-256]。仅在以色列人口中计算了 1 岁以下婴儿 BP 的发病率 23.6/（100 万·年）[247]。这个数字似乎相对较高,尚未在其他研究中得到验证。同一个研究团队报道了儿童期 BP 发病的两个高峰,分别为 1 岁以内和 8 岁左右,在近几十年里,越来越多的 1 岁以下婴儿 BP 患者被报道[247]。在儿童 BP 中,没有明显的性别差异[247]（见表 74.2）。

在成人中,已经发现了 BP 与神经系统疾病和精神疾病[257-260]、某些药物[261-262]和血液系统恶性肿瘤相关[56,263],但在儿童中没有相关报道[245,247]。一些报道强调了接种疫苗后 BP 的发病[264-268],但由于儿童接种疫苗的频率很高,因此难以确定这种潜在触发因素是否有明确的流行病学证据。

在高加索人群中发现 BP 与 HLA 类 *DQB1*＊ *0301*[269-270]相关。在日本,成人 BP 与 *HLA-DRB1*＊*04/ DQA1*＊*0301/DQB1*＊*0302,DRB1*＊*1101/DQA1*＊*0505/ DQB1*＊*0302,DRB1*＊*1101* 和 *DQB1*＊*0302* 相关[271]。

发病机制 80%～90% 患者都存在抗 BP180 抗体[272],并且大多数患者具有针对免疫优势 NC16A 非胶原结构域的 IgG 自身抗体[273-277]。在大多数患者中,NC16A 结构域以外的 BP180 抗原决定簇也是靶向的[272,278-279]。不论治疗方案如何,在成年患者中,抗 BP180 NC16A IgG 抗体水平与疾病活动性平行[272,275-276,280]。除 IgG 外,还经常观察到针对 BP180 的 IgA 和 IgE 抗体[194,281-286]。血清抗 BP180 NC16A IgE 抗体水平也与病变程度有关,但与特定的临床表型无关[286]。与 BP180 相比,仅 50%～70% BP 患者有 BP230 抗体[287-290],主要结合球状 C 末端结构域[272,290-291]。在儿童 BP 中,尚未报道靶向表位与成人的差异[244]。

BP180 的不同组分具有不同的 T 细胞反应,包括 NC16A 结构域和 BP230[292-293]。在成年患者的血清和/或水疱液中可检测到各种细胞因子升高,如 IL-1β、

IL-2、IL-4、IL-5、IL-6、IL-8、IL-10、IL-15、IL-16、IL-17、IL-21、嗜酸性粒细胞趋化因子、MCP-4、TNF-α 和 CCL-18[294-295]。

抗体结合后的一系列反应导致裂隙形成：角质形成细胞分泌 IL-6 和 IL-8，BP180 被吸收并且表面表达减少[296-298]。随后，补体在表-真皮交界处被激活，肥大细胞脱颗粒，导致炎症细胞在真皮上层大量聚集。Fcγ 受体介导的活性氧、基质金属蛋白酶 9 和中性粒细胞弹性蛋白酶的释放最终导致 BP180 和表-真皮交界处的其他结构蛋白降解，最终导致表皮下疱[299-312]。除 IgG 自身抗体外，IgA 和 IgE 自身抗体也被证明具有致病作用[281-283,285,287,313-316]。

虽然有一些研究显示抗 BP230 抗体具有致病性，其证据较缺乏说服力，但最近已证明了这一点[272,289,317-319]。

临床表现 儿童大疱性类天疱疮与成人临床表现类似，伴有瘙痒性红斑和/或张力性水疱，有时甚至是大疱，最终形成结痂（图 74.15～图 74.18）。在成年人中，BP 的好发部位是腹部和四肢屈侧[320]。在婴儿中，本病主要累及手足掌和面部，并且病变往往泛发（见图 74.18）[246,321]。在年龄较大的儿童中，生殖器受累比成人常见[247]。总体而言，患 BP 的儿童更常出现黏膜受累（婴儿为 15%，儿童为 35%）和生殖器受累（婴儿为 5%～15%，儿童为 44%）[245-247,322]，而在成人患者中，黏膜受累仅占 15%～20%[323]。皮损通常可以愈合而不会留下瘢痕。

成人 BP 的临床表现差异很大，这导致了多种临床分型，如痒疹样、擦烂样、非大疱性 BP、水疱性 BP，与表现为张力性水疱和糜烂的经典型形成对比[324-326]。这些不同类型可能会在疾病过程中转变为经典型[327]。在儿童中，有仅局限于外阴的水疱病变的报道[17,245,328-330]。本病的临床活动性可以通过 BP 疾病面积指数（BP Disease Area Index，BPDAI）[331]进行客观衡量，该指数对水疱和糜烂，荨麻疹病变和红斑，黏膜受累以及瘙痒进行了量化。

鉴别诊断 如果出现张力性水疱、糜烂或大疱，则应与其他表皮下 AIBD 鉴别，尤其是 LAD、疱疹样皮炎和获得性大疱性表皮松解症（见表 74.2）。天疱疮在临床上可以通过 Nikolsky 征阳性来与 BP 鉴别。此外，还可进一步除外遗传性水疱疾病，如单纯性和交界性大疱性表皮松解症[207]。其他鉴别诊断包括特应性皮炎、疥疮、昆虫叮咬、药物不良反应、大疱性肥大细胞增多症、大疱性脓疱疮、汗疱疹、卟啉病和毒素介导的皮肤病[9,246,249,329,332-333]。在新生儿中，需要考虑新生儿天疱疮和母体妊娠期类天疱疮引起的一过性病变，后者是由胎盘转移针对 BP180 的补体结合抗体引起的[334]。

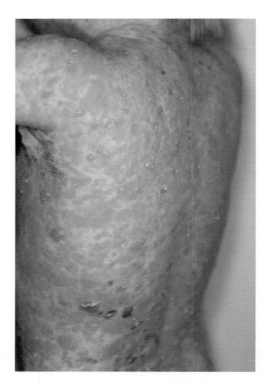

图 74.15 大疱性类天疱疮。3 岁男孩背部出现广泛的红斑、张力性水疱和糜烂。资料来源：Adapted from Schmidt and Groves[5]. Reproduced with permission of John Wiley & Sons.

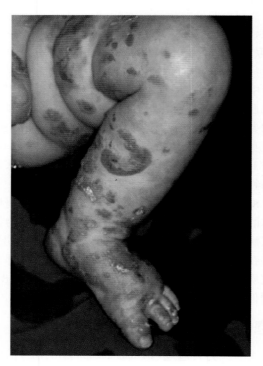

图 74.16 大疱性类天疱疮。9 个月大男孩左腿上有张力性水疱、糜烂和结痂。资料来源：Schmidt and Groves[5]. Reproduced with permission of John Wiley & Sons.

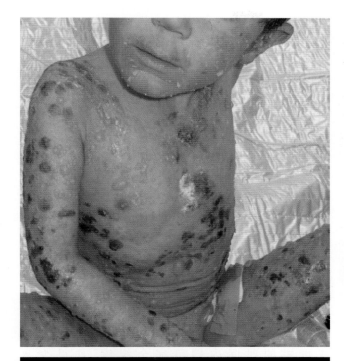

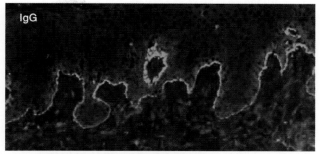

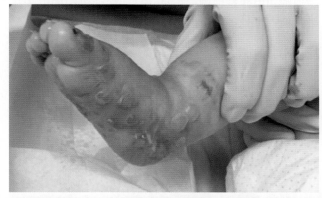

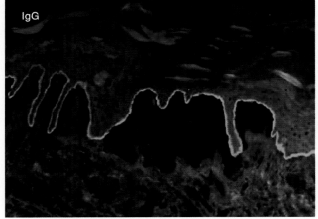

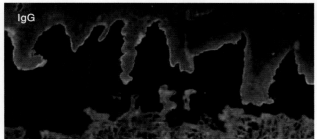

图 74.17　大疱性类天疱疮。上图：一名 5 岁左右男孩出现泛发性张力性水疱、糜烂和结痂。下图：通过间接免疫荧光显微镜观察到血清 IgG 与浓度为 1mol/L 人盐裂皮肤顶部结合，ELISA 显示与 BP180 免疫优势区的非胶原（NC16A）结构域具有高反应性（Euroimmun, Lübeck, Germany, 611U/mL, 未显示）

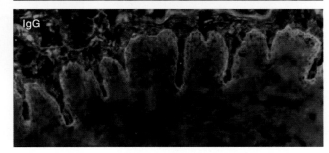

图 74.18　大疱性类天疱疮。上图：皮损周围活检组织的直接 IF 显微镜可见沿表-真皮交界处 IgG 线状沉积。一名 5 月龄男孩右足出现水疱、红斑和糜烂。上中图：（上中图）间接 IF 显微镜显示血清 IgG 结合在猴食管的基底膜区（下中图）以及浓度为 1mol/L 人盐裂皮肤的表皮侧（下图），ELISA 显示与 BP180 免疫优势区的非胶原（NC16A）结构域有高反应性（Euroimmun, Lübeck, Germany 1.906U/mL; 未显示）

第十四篇

实验室检查和组织学表现   大疱性类天疱疮可根据临床表现、皮损周围活检直接 IF 显微镜检查和抗 BP180 和/或 BP230 的循环自身抗体检测进行诊断。病变组织病理学有助于鉴别诊断，在许多诊疗中心是初始诊断步骤，尽管不是确诊性的检查，但对于直接 IF 显微镜和血清学的进一步诊断可能非常有价值。如果后者结果为阴性，则组织病理学对于鉴别诊断至关重要（请参阅本章前面的内容）。

组织病理学通常显示表皮下水疱，真皮上层密集嗜酸性粒细胞和淋巴细胞浸润，并伴有不同数量的巨噬细胞和中性粒细胞（图 74.19）。病灶组织的电子显微镜检查可见透明层内裂隙形成[335]。

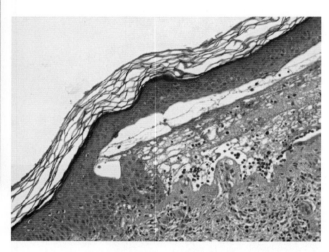

图 74.19   大疱性类天疱疮。皮损组织病理学显示表皮下裂和真皮上部丰富嗜酸性粒细胞炎性浸润（苏木精-伊红染色，×200）

皮损周围皮肤活检的直接 IF 显微镜检查可见沿表-真皮交界处线状沉积的自身抗体，主要是 IgG 和/或 C3，但也可见到 IgA 和 IgE（见图 74.18）[31]。在薄层皮肤切片（4~6μm）和高倍镜（×400~×600）下，可以观察到呈 N 形锯齿状的图案，顶部呈拱形闭合[205,214-216]。这种模式是所有类天疱疮疾病的典型表现，除了获得性大疱性表皮松解症和大疱性系统性红斑狼疮（见下文）外。用 1mol/L NaCl 溶液将病灶周围活检分离，在水疱顶部可发现抗体和 C3 沉积[336]。

可通过间接 IF 显微镜在浓度为 1mol/L 盐裂的人类皮肤上处理血清或疱液来筛查循环中的自身抗体[86]。血清自身抗体通常结合在人工裂隙的顶部，可将 BP 与抗层粘连蛋白 332 类天疱疮、抗 p200/层粘连蛋白 γ1 类天疱疮和获得性大疱性表皮松解症区分开（见图 74.12、图 74.17、图 74.18）。在 80% ~ 90% 的 BP 患者中，利用 BP180 的免疫优势 NC16A 结构域（Euroimmun，Lübeck，Germany；MBL，Nagoya，Japan），通过 ELISA 可以检测到循环中的自身抗体[277,337]。最近发现患 BP 婴儿的抗 BP180 NC16A 的抗体血清水平高于成年患者[246]。在成人中加用 BP230 ELISA 检测法（Euroimmun，MBL），可将诊断灵敏度提高 5% ~ 8%[218,290,338]。此外，一种基于多变量 IF 的 BIOCHIP™ 镶嵌检测法可同时检测抗 BP180 NC16A、BP230、桥粒黏蛋白 1 和桥粒黏蛋白 3 以及猴食管和盐裂人皮肤的血清 IgG[84,339-341]。在极少数情况下，需要使用人表皮、胎盘羊膜和培养的角质形成细胞提取物中的重组或细胞衍生形式的 BP180 和 BP230 进行免疫印迹或免疫沉淀，以检测针对两种靶抗原的抗体[31,342-343]。

治疗和预防   与所有 AIBD 一样，缺乏婴儿和儿童 BP 的对照治疗试验[245]。治疗包括局部外用糖皮质激素，通常可满足局部和中度 BP[248,344]。如果需要系统治疗，则可口服糖皮质激素，剂量为 0.5mg/（kg·d）。可以加用氨苯砜、磺胺吡啶、红霉素和烟酰胺[246]。单独口服糖皮质激素或口服联合外用糖皮质激素主要用于 1 岁以下的婴儿 BP[246-247,345]。与成人 BP 不同，婴儿和儿童 BP 预后相对良好。大多数婴儿和儿童 BP 在一年或更短的时间内即可完全缓解，且很少复发[9,246,247,254,346-348]。对于难治性病例，IVIG 和利妥昔单抗可缓解病情[246,256,349]。最近一份评估英国文献中所有婴儿 BP 的报告建议在病变广泛时外用加口服糖皮质激素，并可联合口服氨苯砜（当排除葡萄糖-6-磷酸脱氢酶缺乏症时）和/或联合 IVIG。对难治性婴儿 BP 患者，推荐使用利妥昔单抗[246]。

获得性大疱性表皮松解症

获得性大疱性表皮松解症（epidermolysis bullosa acquisita，EBA）是一种罕见的类天疱疮疾病，临床上是异质性的，由针对Ⅶ型胶原的自身抗体定义[350]（请参见图 74.1，表 74.1）。Roenigk 等在 20 世纪 70 年代初首次描述了机械型或经典型 EBA[351]。这种类型在临床上类似于遗传性营养不良性大疱性表皮松解症。后来，研究者描述了一种炎症型 EBA，与大疱性类天疱疮、LAD 和黏膜类天疱疮相似[352-354]。1987 年，Rubenstein 等人报道了一个 5 岁的 EBA 女孩，通过免疫电子显微镜证实了致密下层的线状沉积[355]，这是 20 世纪 80 年代一种评估 EBA 的技术[356-357]。随后，通过直接 IF 显微镜[358]进一步完善诊断，并通过免疫印迹和 ELISA 检测到Ⅶ型胶原蛋白自身抗体[359-360]。

流行病学   在德国、法国、科威特和新加坡[158-161,361]，成人 EBA 的发病率估计为每年（0.2 ~ 0.5）/100 万[158-161,361]，平均发病年龄为 44~54 岁[205,362]。与成年患者相比，EBA 在儿童群体 AIBD 疾病组中似乎相对多见[17]（数据未发表，见表 74.2）[205,329,363-366]。该病的发病率无性别差异。Hübner 等人的最新研究发现第二个10 年与第一个 10 年相比，EBA 发生率更高（未发表）。与成年患者不同，在儿童中，非裔、药物、紫外线辐射和对金属的接触过敏尚未被报告为 EBA 的诱因[363,367-371]，但有一名儿童的报道显示可能与方形酸二丁酯相关[372]。

获得性大疱性表皮松解症与 HLA 型 DR2 和 DRB1 * 15∶03 相关[370-371]。在韩国人中，HBARB1 * 13 在 EBA 中更为常见[373]。

发病机制　EBA 的自身抗原是Ⅶ型胶原蛋白，它是一种同型三聚体，二聚体化后形成平行细线，通过免疫电子显微镜可观察到位于致密下层的锚定原纤维[350,374]（见图 74.1）。免疫优势区域是 N 端 145kDa NC1 结构域[350,375-376]。C 端 NC2 和中央胶原结构域很少被靶向结合，但是在患有 EBA 的儿童中有反复报道针对这些结构域的反应[377-378]。

自身抗体的致病性已通过循环中Ⅶ型胶原自身抗体水平与 EBA 患者疾病活动性的相关性得到了证实[379]，并观察到通过胎盘转移来自 EBA 活动期的母亲的自身抗体，可在新生儿中引起一过性疾病[380]。抗Ⅶ型胶原抗体的致病性也在一些实验模型中得到明确的证明。体外研究显示，将健康对照组人类的正常皮肤冷冻切片与 EBA 患者血清和白细胞一起孵育后，出现真表皮分离[381]。在体内研究中，向体内注射抗Ⅶ型胶原蛋白 IgG 或Ⅶ型胶原蛋白的免疫优势鼠 NC1 结构域（连同免疫佐剂）的小鼠出现了临床和免疫病理类似于人类 EBA 的疾病[382-385]。在这些研究模型中，补体的激活以及自身抗体与 Fc 受体（特别是 FcγRⅣ）的相互作用至关重要[386-387]。抗Ⅶ型胶原蛋白 IgG 的糖基化状态决定了自身抗体的致病性[388-389]。IL-1 的活化和中性粒细胞的聚集，随后释放活性氧和特定酶类（例如基质金属蛋白酶-9），导致裂隙形成[386,390-393]。

临床表现　本病可分为两种类型：类似于营养不良性大疱性表皮松解症的经典机械大疱型和炎症型。两种类型都可能发生在同一位患者中[205,351,362,394-395]。机械大疱型患者在手背、膝盖、肘部和脚趾等裸露区域出现水疱、糜烂、痂，常有瘢痕形成，有时伴有脱发和指甲脱落[351]（图 74.20~图 74.22）。炎症型与其他类天疱疮疾病类似，最常见的是大疱性类天疱疮、LAD 和黏膜类天疱疮[205,362]（见图 74.21、图 74.22）。Guerra 等人最近的一项研究回顾了英语和法语文献报道的所有 65例儿童期 EBA 病例[372]。大约 70% 的儿童 EBA 表现为

炎症型，20% 为机械大疱型，10% 为混合型。近 80% 的儿童出现黏膜病变。

黏膜受累显著的患儿和有针对Ⅶ型胶原蛋白的IgA 抗体的 LAD 患儿可能会出现与黏膜类天疱疮的重叠现象。

该疾病通常是慢性的，复发的间隔时间长短不一。儿童一般预后要好于成人[328,363]，尽管在停止治疗后未完全缓解的情况在儿童患者中很常见[372]。

鉴别诊断　鉴别诊断时必须考虑到大疱性表皮松解的遗传形式，特别是机械水疱型的患者[207]，这种表型需要鉴别迟发性皮肤卟啉症[361]。炎症型 EBA 和其他AIBD（例如大疱性类天疱疮、疱疹样皮炎、LAD 和黏膜类天疱疮）可通过直接 IF 显微镜和血清学进行鉴别（参见表 74.1）。与线状 IgA 疾病一样，大疱性脓疱病在临床上也可类似于 EBA。

实验室检查和组织学表现　本病的诊断依靠临床表现、直接 IF 显微镜和血清学检测[395]。病灶组织病理学检查显示表皮下水疱，真皮上层有中性粒细胞、嗜酸性粒细胞、单核细胞和淋巴细胞组成的炎性浸润，其中机械水疱型的炎性浸润密度较低，炎症型较高[396]。通过免疫电子显微镜发现自身抗体可沉积于致密板中[356-357]。虽然此技术可以明确诊断 EBA，但仅在某些诊断中心可使用。

病灶周围活检的直接 IF 显微镜检查显示真表皮交界处 IgG、IgA，IgG、IgA 和/或 C3 线状沉积[358]。单IgG 反应性、单 IgA 反应性以及 IgA 和 IgG 联合反应性在 EBA 患者中各约占 1/3[205]。

Jonkman 小组确定了 EBA 与其他类天疱疮疾病的区别，他们发现一种独特的 U 型锯齿状自身抗体沉积模式（拱形底部闭合），与其他类天疱疮疾病的 N 型模式（拱形在顶部闭合）[214-216]相比，这种模式是抗Ⅶ型胶原自身抗体所特有的（参见图 74.20）。由于只有 50% ~ 60% 的 EBA 患者可检测到循环自身抗体，因此模式分析技术对于诊断至关重要。通过间接 IF 显微镜观察到 1mol/L 盐裂的人皮肤水疱底部 IgG 和/或 C3 的沉积[1]（见图 74.22）。约 60% 的 EBA 患者可能有 IgA 自身抗体，因此检测 IgA 反应性很有必要[205,397]。据报道，循环中主要为 IgA 自身抗体的患者更倾向于为炎症型 EBA[205]。

市面上有两种 ELISA 系统和一种间接 IF 显微镜检测技术可分别检测针对重组 NC1 结构域以及Ⅶ型胶原蛋白的 NC1 和 NC2 结构域的 IgG 自身抗体[359-360]。此外，循环抗体的检测可以通过用人真皮提取物（图74.23）、胎盘羊膜、细胞、A431 细胞和营养不良性大疱

第
十
四
篇

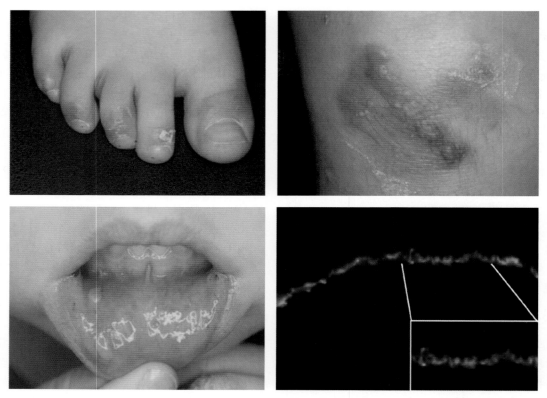

图 74.20 获得性大疱性表皮松解症。5 岁男孩的右足趾和右膝出现水疱和红斑。下唇黏膜也有糜烂。通过病灶周围组织活检的直接免疫荧光(IF)显微镜检查可见 IgG 沿真表皮交界处呈 U 形锯齿状沉积,这是针对Ⅶ型胶原自身免疫性的典型表现。U 形锯齿状图案的特征是拱形在底部闭合,看起来像"种草"(见插图)。通过间接 IF 显微镜观察到 IgG 结合在人盐裂的皮肤裂隙底部,但使用人真皮组织提取物和基于免疫优势 NC1 结构域的 ELISA 免疫印迹法未检测到抗Ⅶ型胶原自身抗体(Euroimmun,Lübeck,Germany;not shown)

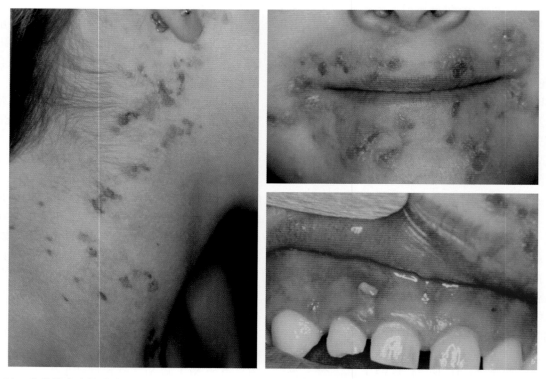

图 74.21 获得性大疱性表皮松解症,炎症型。一名 4 岁女孩颈部和面部出现水疱、结痂和糜烂,伴牙龈黏膜糜烂。IgG 自身抗体与Ⅶ型胶原蛋白的 3 个部分均有反应,分别为非胶原(NC)域-1、NC-2 和三螺旋部分(未显示)[376]

第
十
四
篇

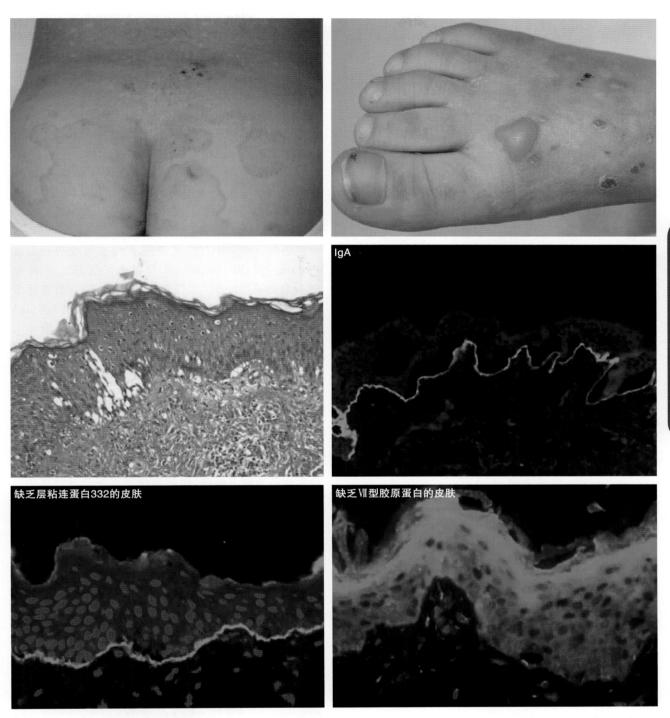

图74.22 IgA获得性大疱性表皮松解症。臀区有漩涡状荨麻疹样红斑,右足有紧张的水疱和结痂(上图)。病灶组织病理学检查显示表皮下裂隙,水疱内和真皮上部混合性炎性浸润(苏木精-伊红染色,×200;左中图)。病灶周围活检的直接免疫荧光(IF)显微镜检查显示表-真皮交界处和裂隙底部(右中图)IgA线状沉积。用人真皮提取物进行免疫印迹未显示出针对Ⅶ型胶原的IgA反应(同参见图74.23)。在缺乏层粘连蛋白332的人皮肤行间接IF显微镜检查显示沿表-真皮交界处的IgA反应性,但在Ⅶ型胶原蛋白缺乏的皮肤上没有显示,此结果证实了诊断(下图)。资料来源:Courtesy of Dr Hendri Pas,Department of Dermatology,University of Groningen,The Netherlands.

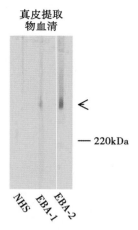

真皮提取
物血清

——220kDa

NHS　EBA-1　EBA-2

图74.23　获得性大疱性表皮松解症。用人真皮提取物对两名获得性大疱性表皮松解症（EBA-1、EBA-2）患者的血清进行免疫印迹显示，与290kDa全长Ⅶ型胶原蛋白（箭头）具有IgG反应性。正常人血清（NHS）无反应。分子量标记显示在右侧

性表皮松解症患者皮肤中获得的Ⅶ型胶原蛋白进行免疫印迹来完成[341-342,398]（见图74.22）。如果模式不确定且无循环的自身抗体，则通过直接IF激光扫描共聚焦显微镜，用免疫荧光映像（FOAM）对患者组织结合的自身抗体和相应的靶抗原进行共定位[399-402]。

治疗和预防　EBA的治疗具有挑战性，该病很罕见，且目前尚无前瞻性对照试验[1,403-406]。通常使用系统糖皮质激素联合秋水仙碱[407-409]或氨苯砜[403]。在治疗无效者和严重病例中，硫唑嘌呤、霉酚酸酯、环孢素、环磷酰胺、利妥昔单抗、IVIG、达克珠单抗、巴利昔单抗、血浆置换和免疫吸附法都曾成功应用[410-415]。在儿童患者中，口服泼尼松联合氨苯砜最常被作为初始治疗[328,363,366,377,416]。也有单独使用氨苯砜治疗成功的报道[364]。曾报道了一名难治性EBA的12岁女孩对体外光疗反应良好[417]。Iwata等人对所有公开发表的EBA病例（包括未成年人和成年人）进行多变量分析，发现IVIG是EBA中最有效的单一治疗方案[418]。

其他表皮水疱性疾病

黏膜类天疱疮

黏膜类天疱疮（mucous membrane pemphigoid，MMP），以前称为瘢痕性类天疱疮或良性MMP，为表皮下AIBD，特点为显著的黏膜受累和针对表-真皮交界处的自身抗体[419]。参见前面疾病内容所述，这些疾病诊断有一定重叠，表明这些疾病密切相关。

流行病学　尽管MMP在中老年人群中并不是罕见的一种AIBD[420-421]，但在儿童中似乎罕见，目前仅有19例报道[156,422-423]。但是，来自一家大型德国保险公司的最新数据估计，德国大约有100名儿童患有MMP（未发表，见表74.2）。在欧洲，成年人的发病率范围每年为（0.8~2.0）/100万[158,424]。约有30%的患抗层粘连蛋白332 MMP成人患者与实体恶性肿瘤相关[419,425]，但在儿童中尚未见报道。

HLA Ⅱ类等位基因 *DQB1*301*、*DRB1*04* 和 *DRB1*11* 与成人MMP相关[426-427]，*HLA-DQB（1）*0301* 等位基因在一名儿童中曾有报道[428]。

发病机制　在MMP中，已发现了表-真皮交界处的各种自身抗原：BP180、BP230、层粘连蛋白332、α6β4整联蛋白和Ⅶ型胶原[1,429-430]（参见表74.1）。有些患者可以有多种抗原靶点。自身抗体类型可以是IgG、IgA或两者皆有[220,426,431]。已证实许多促纤维化因子与MMP眼部瘢痕形成有关，包括IL-4、IL-5、IL-13和TNF-α[432]。

临床表现　该病常累及口腔黏膜、鼻咽、喉和食管，并可累及眼部，出现不可逆的瘢痕，也可累及皮肤和肛门生殖器[420,422]（图74.24）。口腔和鼻黏膜的糜烂可导致牙龈出血、疼痛和进食困难[429]。尽管口腔病变在愈合后常不会留下瘢痕，但鼻腔受累可能会导致鼻中隔的破坏。在少数儿童患者中，生殖器可为唯一受累部位，必须与性虐待和硬化性苔藓相鉴别[17,433-435]。生殖器病变通常表现为糜烂，可能导致外阴瘢痕和萎缩[436]。据报道，一名12岁女孩仅出现眼部受累，伴瘢痕形成、睑球粘连和炎性角膜炎[423]。

鉴别诊断　MMP的口腔病变需与天疱疮、剥脱性龈炎

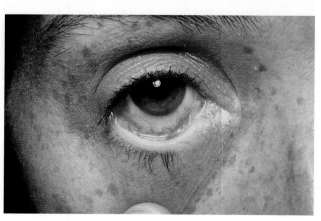

图74.24　黏膜类天疱疮。眼部受累出现睑球粘连和瘢痕

和 Behçet 病进行鉴别[421]。眼部 MMP 需与眼玫瑰痤疮、干燥综合征、中毒性表皮坏死松解症以及感染性疾病鉴别[421-432,437]。MMP 单纯生殖器受累在临床上可能与硬化性苔藓没有区别[436]，此外还必须警惕性虐待的可能性。

实验室检查 MMP 是通过临床上病变主要累及黏膜和直接 IF 显微镜在表-真皮交界处 IgG、IgA 和/或 C3 线状沉积来进行诊断[419]。在疾病的初始阶段和约30% 的结膜活检中，直接 IF 显微镜可能是阴性的[423]。通过在 1mol/L 人盐裂皮肤上进行间接 IF 显微镜检查，根据自身抗原靶点，可在分裂的表皮、真皮或两侧检测到自身抗体的线状沉积物（请参见表 74.1，图 74.12）。与大疱性类天疱疮相反，在 MMP 中，仅在部分患者（50% ~ 80%）中发现低滴度（1:10~1:40）的自身抗体[220,420,438]。仅 1/2MMP 患者血清中含有针对BP180NC16A 域的抗体[220]。因此，除 BP180 NC16A外，还可能需要通过使用重组或细胞衍生的 BP180 片段，对 BP180 的更多 C 末端表位进行反应性的 ELISA检测[220,427,438-443]（见图 74.14）。大约 20% 的 MMP 患者自身抗体识别层粘连蛋白 332。可通过 ELISA 或培养的角质形成细胞胞外基质免疫印迹法检测抗层粘连蛋白 332 的反应性[444-446]。最近，一个基于 BIOCHIP™ 的非常特异的间接 IF 显微镜检测已广泛应用于层粘连蛋白 332 的重组三聚体[447]。或者，可以对层粘连蛋白332 缺乏的皮肤进行间接 IF 显微镜检查[448]。

治疗 尽管治疗具有挑战性，尤其是在眼部受累患者、儿童患者中，但氨苯砜已被用于治疗眼部 MMP 和外阴MMP，反应良好[423,435]。糖皮质激素局部封包也已成功应用于儿童口腔 MMP[428]。在成人中，硫唑嘌呤、环磷酰胺和霉酚酸酯以及在难治性病例中 IVIG、依那西普和利妥昔单抗已被成功使用[420,449-450]。对于较轻的眼、口腔和生殖器病变，有报道提示辅助外用他克莫司治疗有效[240-243]。

类天疱疮样扁平苔藓

在儿童中，类天疱疮样扁平苔藓是一种罕见的AIBD[451]。

流行病学 本病在儿童中仅报道了 17 例[12,451-453]。一例与乙型肝炎有关[454]，另一例患者考虑水痘可能是触发因素[12]。据报道，儿童类天疱疮样扁平苔藓以女童为主[455]。

发病机制 最有可能的是，自身免疫性疾病大疱性类天疱疮由已存在的扁平苔藓的慢性界面皮炎引起。在几乎所有患者中，都可以检测到针对 BP180 NC16A 域的反应性血清 IgG 抗体。与 BP 相反，NC16A 的 C 末端是主要的靶点[456]。

临床表现 类天疱疮样扁平苔藓主要累及四肢。与大疱性扁平苔藓相反，本病的水疱不仅限于苔藓样病变处，还可能发生在正常皮肤[12,451]。还会出现结痂、糜烂和红斑。在儿童中，手掌和足底受累更为常见[451]。

鉴别诊断 扁平苔藓的临床表现可协助诊断。在大疱性扁平苔藓中，水疱仅限于扁平苔藓病变处。

实验室检查 诊断基于扁平苔藓的特殊临床表现和不局限于扁平苔藓病变处的张力性水疱，组织病理学检查显示表-真皮交界处带状淋巴细胞浸润，以及直接 IF 显微镜检查发现同一部位线状 IgG 和/或 C3 沉积。几乎在所有患者中均发现了针对 BP180 NC16A 的循环自身抗体。

治疗 需积极治疗扁平苔藓，以避免进一步触发AIBD。此外，在大多数情况下，氨苯砜和外用糖皮质激素有效[454-455]。系统性糖皮质激素可作为二线治疗[451,455]。本病预后一般良好。

大疱性系统性红斑狼疮

本病在儿童中极为罕见，同时具有 SLE 和类天疱疮的特征[456-459]。

流行病学 大疱性 SLE 主要影响年轻女性。目前仅有13 例儿童大疱性 SLE 的报道[457,459-461]。

发病机制 在大疱性 SLE 中，界面皮炎可能已经启动了自身免疫反应，从而导致针对 Ⅶ 型胶原的自身抗体产生。在某些患者中，检测到了针对 BP180、BP230 和层粘连蛋白 332 的反应性[461-464]。

临床表现 主要表现红色丘疹基础上或健康皮肤上的张力性水疱。皮疹可发生于曝光或非曝光部位的皮肤以及黏膜区域，并伴有瘙痒。病变可能导致瘢痕，或也可能不会导致瘢痕。患者符合 SLE 的 ACR 诊断标准[459,464-465]。

鉴别诊断 需考虑与疱疹样皮炎、获得性大疱性表皮松解症、大疱性类天疱疮和因疾病活动性高而出现水疱的 SLE 进行鉴别。

实验室检查　诊断基于 SLE 的临床表现、伴张力性水疱(主要在曝光区域)以及组织病理学检查显示真皮上部中性粒细胞浸润和表皮下裂隙。直接 IF 显微镜显示表-真皮交界处线状 IgG 和/或 C3 沉积。在大多数患者中发现了针对Ⅶ型胶原蛋白或 BP180 N16A 的循环自身抗体[460,462,464]。

治疗　大疱性 SLE 的特征是对氨苯砜的反应良好。通常,相对较低的剂量足以控制疾病[461,464]。据报道,霉酚酸酯和红霉素的联合使用是有效的[457]。应强烈建议患者积极防晒。

(夏耘秋 译,蒋金秋　罗晓燕　王华 校)

参考文献

见章末二维码

074章 参考文献

第75章　儿童疱疹样皮炎

Carmen Liy Wong, Irene Lara-Corrales

摘要

疱疹样皮炎（dermatitis herpetiformis，DH）是一种慢性复发性炎性皮肤病，具有瘙痒性多形性皮损以及典型的组织病理学和免疫病理学表现。现在认为是乳糜泻（coeliac disease，CD）的特异性皮肤表现。DH 通常表现为对称的、成簇排列的红色丘疹、荨麻疹样斑块、水疱以及继发性的表皮剥脱，皮疹常累及膝盖伸侧、肘部、肩膀、臀部、腰骶区、颈部、面部和头皮。典型的组织病理表现为易破的表皮下水疱及真皮乳头处中性粒细胞聚集。

直接免疫荧光是诊断的金标准，可在真皮乳头处显示出颗粒状的 IgA 沉积。IgA 抗组织转谷氨酰胺酶（tTG）、IgA 抗肌内膜抗体（EMAs）和 IgA 抗表皮转谷氨酰胺酶（eTG）阳性被认为是 DH 的特异和灵敏的血清学标志。DH 和 CD 都发生在对谷胶敏感的个体中，具有相同的 HLA 单倍型（DQ2 和 DQ8），并且在进行无谷胶饮食（gluten-free diet，GFD）后症状改善。尽管终生 GFD 是 DH 的治疗选择，但皮肤症状消失仍需要很长时间。因此，强烈建议在治疗的最初 12～24 个月内使用氨苯砜。由于肠道吸收不良与自身免疫性疾病和／或淋巴瘤有关，因此需要对 DH 患者进行仔细监测。

要点

- 疱疹样皮炎是乳糜泻的皮肤表现。
- 临床上，DH 的特征是肘、膝和臀部对称分布的剧烈瘙痒的多形性皮疹。
- IgA 颗粒状沉积于表-真皮交界处及真皮乳头处是其病理组织学特点。
- 无谷胶饮食与砜类药物（主要是氨苯砜）是主要的治疗选择。

定义　疱疹样皮炎（dermatitis herpetiformis，DH）是一种麸质敏感性肠病（又称谷胶敏感性肠病）（gluten-sensitive enteropathy，GSE）患者中出现的自身免疫性慢性水疱大疱性疾病。在临床上，它的特征是强烈的瘙痒性丘疹和水疱，主要累及肘、膝伸侧和臀部。DH 可见于所有年龄人群，最常见的发病年龄为 30～40 岁[1]。这是一种慢性疾病，大约有 15% 的患者可自行缓解[2]。组织学表现上，DH 的特征是真皮乳头中性粒细胞浸润，直接免疫荧光显微镜可见真皮乳头中颗粒状沉积的 IgA。最初认为 DH 是与乳糜泻（coeliac disease，CD）相关的病状。现在，它被认为是 CD 的肠外表现[1]。

历史　疱疹样皮炎最早由 Louis Duhring 于 1884 年描述[3]。在他的报告中，他认为这种疾病有多种形态：红斑、水疱、大疱、脓疱，并将其归为与天疱疮和类天疱疮相同的临床分类，从而成为大疱性疾病的一类[3]。1947 年，Costello 报道了系统应用磺胺吡啶对 DH 治疗有效，且多年来，DH 对砜类和磺胺类治疗的良好反应被用作对该病的诊断性治疗[4]。

1961 年，Pierard 和 Whimster 描述了新发皮损中的乳头顶端微脓疡的组织学发现[5]。对该疾病的理解在 20 世纪 60 年代后期有较大发展。Van der Meer[6] 将免疫荧光技术应用于 DH 并证明皮肤中存在 IgA，后来 Fry 等人[7-8] 发现本病与 GSE 相关以及停止谷胶饮食后肠道和皮肤症状好转。Katz 证明 DH 和 GSE 与组织相容性抗原有很强的联系，这表明了免疫反应可能存在的遗传背景[9]。1983 年，Chorzelski 等人报道了在 DH 患者中存在针对平滑肌内膜（EMA）的循环 IgA 抗体[10]。1997 年，Dieterich 等人鉴定出组织转谷氨酰胺酶（tTG）是 CD 中和后来的 DH 中未知的肌内膜自身抗原，证实了其致病关系[11-12]。2002 年，Sardy 等证明表皮转谷氨酰胺酶（eTG）是 DH 患者皮肤中的主要自身抗原[13]。Jaskowski 等在大量的儿童 DH 患者队列研究中证实，抗 eTG IgA 对 DH 的检测比与腹腔疾病相关的其他任何标志物更敏感[14]。

流行病学　DH 的患病率和症状随地理位置差异有所不同。最常见于北欧，但是儿童期发病的 DH 在地中海国家更为普遍[15-16]。这可能与饮食差异或这些人群的遗传易感性有关[16]。亚洲人中 DH 罕见[17]，在非洲裔美国人中更罕见[18]。男性的 DH 患病率较高。迄今为止，大多数基于人群的研究发现男女患病比例为 1.5：1～2：1[19]。然而，在儿童时期，女童占主导地位[20]。有意思的是，CD 的患病率正好相反，男女比为 1：4～1：2[21-22]。

大多数患者都报告本病症状在全年中较温暖的月份出现,时间从春季持续到夏末。目前尚不清楚该发现是否与该病的病理生理学相关。DH 的发病时间是不同的,目前最常见的年龄范围是 30~40 岁。然而,诊断时的年龄差异很大,跨度从婴儿期到老年期[16,23]。童年期 DH 很少见,多年来它与儿童线状 IgA 大疱性皮病的诊断混淆在一起。因此,尚不确定儿童 DH 的真正患病率[16]。据病例报道,目前最早报道的发病年龄在 8 月龄以下[24],但大多数儿童在 2 ~ 7 岁被诊断[20,25]。已知 DH 和 CD 患者的一级亲属中 DH 和 CD 的高患病率支持了谷胶敏感的遗传易感性,并有 HLA 关联的文献证明[26-27]。

发病机制 DH 的病理生理很复杂,涉及遗传因素,例如人类白细胞抗原(human leucocyte antigen,HLA)易感性,环境触发因素(谷胶)和免疫系统失调[28]。尽管胃肠道炎症在 DH 的病理生理中是必不可少的,但尚不清楚抗体产生的确切机制以及胃肠道炎症转化为皮肤疾病的级联机制[16,29]。与 CD 一样,几乎所有 DH 患者都携带 HLA DQ2($DQA1 * 05$,$DQB1 * 02$)或 HLA DQ8($DQB1 * 0302$)单倍型基因[30-32]。这些等位基因中任何一个的存在都提示 DH 和 CD,灵敏度接近 100%。缺乏这些等位基因的个体几乎可除外 CD 和 DH[31-32]。由于总人口中有 30% ~ 40% 携带此类 HLA 等位基因,因此这些检测的特异度很低[28]。多项研究表明,白种人和亚洲患者之间的 HLA 单倍型存在差异[16]。特别是在日本,DH 患者缺乏 HLA-B8/DR3/DQ2 单倍型,临床皮损的分布不同,真皮乳头中纤维状 IgA 沉积的频率很高,而 GSE 罕见[33-34]。

除 HLA 外,其他遗传因素在 DH 的发病中也起着重要作用。同卵双胞胎的一致性很高(一致性比为 0.91)[35],CD 和 DH 一级亲属的发病率几乎是普通人的 15 倍[27]。最近,在某些人群中发现了一种新的候选基因,即 19 号染色体短臂 13 区(19p13)上的肌球蛋白 IXB(MYO9B),其与 CD 遗传相关,而与 DH 弱相关[36-38]。

DH 的环境触发因素主要由谷胶(由谷蛋白和麦醇溶蛋白的混合物组成的蛋白质,存在于诸如小麦、黑麦和大麦等谷物中)代表。对于谷胶是 DH 的病因最有说服力的证据是,严格的无谷胶饮食可以缓解皮肤症状,就像 CD 中的限制性饮食可以缓解肠道疾病一样[39-40]。

DH 产生的免疫学基础与谷胶不耐受和 CD 的发病机制密切相关[16]。eTG,DH 中的主要抗原,与 tTG 同源,其在表皮中的主要功能涉及交联和维持角质化包膜的完整性[13]。有人认为,某些小麦肽(麦醇二烯),一种肠酶 tTG(也称为 TG2)与肠道免疫系统之间

的相互作用会导致肠黏膜内谷胶反应性 T 细胞的活化[16,41]。这导致促炎细胞因子的产生和金属蛋白酶的激活,从而刺激肠黏膜损伤和体液免疫的激活[16,41]。体液免疫导致大量针对麦醇溶蛋白和 tTG 的主要 IgA 和 IgM 抗体产生[42]。

DH 患者会产生两种针对 eTG 的 IgA 抗体。第一种仅与 eTG 结合,而第二种与 eTG 和 tTG 发生交叉反应[43]。随着时间的流逝,可能发生表位扩散有助于产生能够结合 eTG 的抗体。研究者认为,其中一些抗体,特别是抗 eTG IgA 会经过循环,并在到达皮肤后与真表皮交界处的 eTG 相互作用[16,44,45]。随后,表-真皮交界处可能存在免疫复合物沉积,会对局部触发因素(创伤、日光照射或碘使用)产生反应,从而导致中性粒细胞趋化作用的激活和皮肤中细胞因子的产生,引起补体激活[16,41,45]。金属蛋白酶是一种被释放的物质,它会破坏表-真皮交界处的结缔组织并导致水疱形成[16,41]。

另一个重要因素是 T 细胞。尽管 DH 的典型组织病理学特征是在真皮乳头处中性粒细胞浸润,但有几篇报道表明,在多达 40% 的病例中(以及几乎所有患者在初始阶段)也发现了真皮浸润主要为淋巴细胞[46-48]。此外,研究发现在 DH 皮损以及周围皮肤中,活化的 CD4+T 细胞产生 Th2 细胞因子,也提示了它们在 DH 皮肤炎症的早期发挥作用[49-50]。早期聚集在 DH 皮损的 Th2 细胞可以释放细胞因子(例如 IL-4 和 IL-5)和趋化因子,可能导致 DH 皮肤中性粒细胞和嗜酸性粒细胞的聚集[51]。最近,Antiga 等人在 DH 患者的皮肤中发现调节性 T 细胞(Tregs)以及 IL-10 的比例较低[52]。这些发现可能提示,Tregs 的减少可能在皮肤中起主要作用,引起免疫抑制功能缺陷,从而导致皮损发展[52]。

临床特征

发病年龄

疱疹样皮炎在儿童起病并不常见,占所有确诊病例的 5% ~ 8%[53-54],尽管有报道显示在特定人群中,<10 岁的患者的发病率高达 27%[15]。DH 在 2 岁之前很少出现,可能是因为患者直到断奶后才会接触谷胶。尽管如此,文献中报告的最年轻病例为 8 月龄[24]。最近,一项 18 例长期随访的儿童 DH 病例系列报道显示,发病的平均年龄为 10 岁[55]。以前有报道称儿童 DH 病例中 75% 出现在 2~7 岁[20]。

性别分布

儿童期发病的 DH 更常见于女童[20,55],而成年后发病者,男性患病率是女性的 2 倍[53]。

皮疹的分布

DH 的临床表现以皮疹对称分布为特征,皮疹通常

累及肘部伸侧（90%）、膝部伸侧（30%）和臀部[1]。其他部位包括肩、背部中线、颈部区域、面部和头皮[1]。儿童的表现与成人相似，但皮损亦可累及手掌、足底和面部[25]。

皮疹的形态

本病皮损最早表现为荨麻疹样的丘疹。这些红色丘疹成簇分布并发展成小水疱，从而形成疱疹样外观（图 75.1）。随着皮损的成熟，可能会形成较大的水疱，但由于伴有剧烈瘙痒，患者经常搔抓，因此很少观察到完整的水疱和大疱。患者可能仅表现为因搔抓而出现的糜烂和表皮剥脱（图 75.2）。随着受累皮损慢

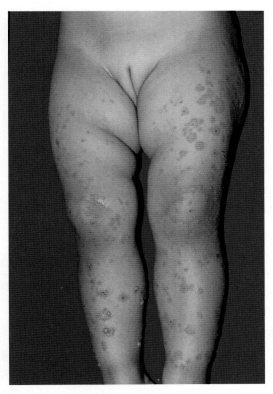

图 75.1　下肢伸侧的红斑、荨麻疹样斑块、丘疹和水疱。资料来源：Courtesy of Dr Carola Duran-Mckinster, National Institute of Pediatrics, Mexico.

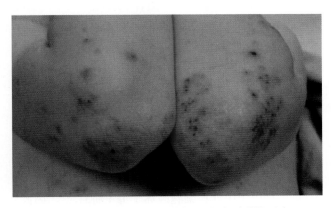

图 75.2　对称分布在肘伸侧的表皮剥脱性丘疹

性化，可能会出现色素沉着和苔藓样变[1,56-57]。DH 的一种罕见皮肤表现是掌跖紫癜，在儿童中更为普遍[58-60]，但也有许多类似表现的成人病例被报道[61-63]。临床上，瘀点存在于手掌和/或脚掌上。尚无手或脚背面受累的报道。优势手往往更易受累[58,64]。

在儿童中报告的其他罕见表现包括慢性荨麻疹样皮损[65]以及一例在典型部位出现非瘙痒性皮损的病例，其免疫荧光检测阳性且对无谷胶饮食治疗有效[66]。

DH 很少见到黏膜受累。少有报道描述 DH 患者的口腔损害，包括黏膜（包括舌）上的水疱、红斑、糜烂，但这些口腔改变与本病的关系尚不清楚[67-68]。

最后，CD 和 DH 患者的牙齿异常也有报道。儿童和成人 CD 和 DH 中均可见到恒牙的牙釉质缺损[67,69]。水平凹槽、牙釉质颜色缺陷和牙釉质缺损是最常见的口腔表现[67,69]。在一些儿童中也有牙齿萌出延迟的报道，但是在 CD 和 DH 中发现的牙齿症状的发病机制仍不清楚[67,69]。

严重的 DH 表现为持续病程，严重程度和瘙痒不尽相同。它也可能表现为相对轻度的苔藓样变，伴有缓解和复发。某些患者在较长的无症状期间隔出现几天皮疹[16]。自发缓解很少见但曾有过报道，疾病可持续终生、持续数年或持续较短时间[2]。无症状期可仅在天晴温暖的月份。相比之下，某些 DH 患者，出汗可能会导致病情发展，特别是在炎热的天气[70]。碘敏感性在 DH 患者中很常见，并且可能诱发非常严重的症状[70]。

胃肠道表现

尽管所有 DH 患者都对谷胶敏感，但绝大多数人没有消化道症状。胃肠道症状可包括腹泻、便秘、腹胀、腹部不适或腹痛以及继发性乳糖不耐受。Reunala 等人证实，在 57 名 DH 患儿中，有 16% 患有慢性腹泻，而 10% 患有缺铁性贫血[71]。在这 57 名儿童中，有 35 人（61%）患有大部分肠绒毛萎缩，有 16 名（28%）患有部分肠绒毛萎缩，3 名（5%）具有谷胶敏感性肠病轻度改变，3 名患者黏膜正常[71]。最近，Hervonen 等人发表了一个 18 例长期随访的儿童队列文章，发现部分绒毛萎缩 7 例（39%），绒毛大部萎缩 8 例（44%）以及黏膜正常 2 例（11%）[55]。由于疾病的斑片状性质，即使是最微小的肠道组织学变化，也可能导致 DH 患者的营养缺乏，而与典型的 CD 表现无关[72]。吸收不良引起的相关疾病包括铁、叶酸或维生素 B_{12} 缺乏引起的小细胞性或大细胞性贫血、龋齿、锌缺乏引起的脱发、体重减轻以及早期或严重的骨质疏松症[72]。在儿童时期，其他相关问题可能是身材矮小、发育迟缓和青春期延迟[70]。

相关疾病　DH 与多种自身免疫疾病有关,但甲状腺功能减退是最常见的[73]。年龄增加和甲状腺微粒体抗体是甲状腺疾病的高风险因素[73]。其他自身免疫性疾病包括甲状腺功能亢进、1 型糖尿病、Addison 病、干燥综合征、类风湿性关节炎、红斑狼疮和白癜风[57,70,74]。但是,在 Hervonen 等人报道的对 18 名儿童患者的长期随访研究中[55],他们都没有出现任何这些自体免疫疾病。尽管似乎并未发现 DH 患者能增加恶性肿瘤相关的死亡率,但大量研究表明,本病患者患淋巴瘤的风险更高,包括与肠病相关的 T 细胞淋巴瘤和非霍奇金淋巴瘤[75-77]。严格的无谷胶饮食可以降低风险[75]。谷胶敏感性可能伴有共济失调(谷胶共济失调)。Helsing 等人报道了一例患 DH 和共济失调的儿童,该儿童接受无谷胶饮食和氨苯砜治疗可缓解[78]。

鉴别诊断　DH 的经典表现是剧烈瘙痒的丘疹水疱性皮疹,对称分布在肘、膝伸侧和臀部,诊断并不困难。但是,由于这种疾病的罕见性,通常仅在皮疹对局部治疗没有反应时才考虑诊断。儿童的主要鉴别诊断是特应性皮炎、疥疮、丘疹性荨麻疹和节肢动物叮咬。对非典型和难治性特应性皮炎的鉴别有时困难。在这种情况下,抗-eTG IgA 检测有助于疱疹样皮炎和特应性皮炎之间的鉴别诊断[79]。没有皮肤隧道和密切接触史的可与疥疮鉴别。丘疹性荨麻疹也可很痒,但皮损分布部位多变,通常可以通过皮疹分布及单个皮损中间的叮咬点来区分昆虫叮咬。

鉴别诊断中还包括其他表皮下水疱性疾病,例如大疱性类天疱疮、儿童线状 IgA 大疱性皮病(linear IgA bullous dermatosis of childhood,LABD)和大疱性系统性红斑狼疮(bullous systemic lupus erythematosus,BSLE)[57,70]。与 DH 相比,以上疾病出现的水疱往往更明显。但是,在大疱性类天疱疮的前驱阶段,水疱可能很少或没有。仔细评估患者病史以及临床、组织病理学、免疫病理学和血清学发现通常可将 DH 与其他疾病区分开来[1,70]。

实验室检查和组织学表现　DH 的诊断基于一系列临床表现、常规组织病理学、免疫荧光检测和血清学检测[1]。单独查体可能会提示本病,但考虑到 DH 的形态学表现各异,通常需要进行其他确诊检查[1]。虽然常规的组织病理学可能强烈提示 DH,但其他疾病(例如 LABD 和 BSLE)可能会呈现几乎相同的组织学表现。因此,免疫荧光检测对于明确诊断至关重要[1,57]。表 75.1 列出了疱疹样皮炎所需的诊断检查。

表 75.1　疱疹样皮炎的诊断检查

检查	
皮肤活检	组织病理学检查苏木精-伊红染色(皮损边缘)
	乳头中性粒细胞微脓肿,表皮下空泡变性以及表皮下水疱形成
	直接免疫荧光(皮损周围外观正常的皮肤):诊断金标准是真皮乳头中颗粒状 IgA 沉积
免疫学检测	抗 tTG-IgA 抗体(最有用的血清学标志物)
	抗肌内膜 IgA 抗体(应仅在可疑情况下进行)
	抗 eTG-IgA 抗体(特异度高但未广泛使用,主要用于研究目的)
二类 HLA 分型	HLA DQ2 和 HLA DQ8(仅在基于其他检测结果的诊断不清时才有用)
消化系统检查	吸收不良标志物(铁,维生素 B_{12},叶酸)
	十二指肠活检(诊断不再需要,对于可疑病例和疑似 GI 并发症的病例都需要进行)
自身免疫性疾病筛查	一旦确定了 DH 的诊断:
	抗甲状腺过氧化物酶抗体
	TSH,T_3 和 T_4
	葡萄糖水平
	抗胃壁细胞抗体 ANA,抗 Ro/SSA 抗体

注:ANA,抗核抗体;DH,疱疹样皮炎;eTG,表皮转谷氨酰胺酶;GI,胃肠道;HLA,人类白细胞抗原;TSH,促甲状腺激素;tTG,组织转谷氨酰胺酶。

组织病理学

DH 皮肤的组织学特征是表皮下水疱,真皮乳头层炎症浸润,主要是中性粒细胞浸润,伴少量嗜酸性粒细胞[1,80-81](图 75.3)。有报道显示真皮可出现混合炎症细胞浸润,甚至主要是淋巴细胞浸润[47-48]。乳头微脓肿并非 DH 所独有,可存在于儿童大疱性类天疱疮和线状 IgA 大疱性皮病中[80]。随着 20 世纪 60 年代免疫荧光技术的出现,一种更准确的诊断工具出现了。

未受累皮肤的直接免疫荧光检测(DIF)是诊断 DH 的金标准[1]。DIF 有两种不同的模式:①真皮乳头中的颗粒状沉积物(图 75.4);②沿基底膜的颗粒状沉积物。有时可能会出现两种模式的组合,包括沿基底膜的颗粒状 IgA 沉积并在真皮乳头顶端沉积更加明显[1]。DH 患者皮肤中 IgA 沉积不均匀[82]。在皮损周围尚未出现症状的区域沉积最明显,而未累及的皮肤沉积减少。DH 患者的红斑或皮损可能不显示 IgA 沉积,也许是由于中性粒细胞破坏了 IgA 所致[57]。因此,DH 皮肤活检的理想部位是尚未受累的病灶周围皮

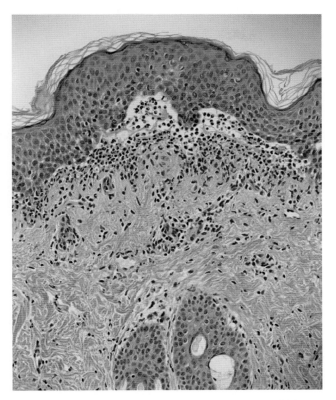

图 75.3　表皮下的水疱，大量中性粒细胞以及散在嗜酸性粒细胞聚集在真皮乳头形成微脓肿。资料来源：Courtesy of Dr Catherine Chung, Pathology Department, Hospital for Sick Children, Toronto, Canada.

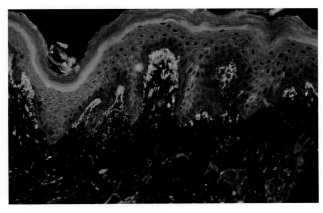

图 75.4　直接免疫荧光显微显示 IgA 沉积在真皮乳头顶端

肤[1,57]。日本人群中有高达 50% 的病例被报道是第三种"纤维型"，并与 DH 的非典型临床特征（如银屑病和荨麻疹）有关，并且缺乏 GSE 和 HLA-B8/DR3/DQ2 单倍型[34,83-84]。其他免疫反应物，例如 IgG、IgM、C3、Cq1 和纤维蛋白原检出率也较低[81-82,84]。

血清学检测

血清学检测，尤其是抗 tTG IgA 和 EMA 检测，已被用作 GSE 和 DH 初始检测的相对敏感和特定的工具[1,85]。抗 tTG 的水平使用酶联免疫吸附测定（ELISA）进行测定，特异度为 97.6% ~ 100%，灵敏度为 48.8% ~ 89.1%[1,12,57,86]。eTG 是 DH 中的关键自身抗原，也有一种基于 ELISA，具有高灵敏度（60% ~ 80.8%）和特异度（92.8% ~ 100%）的检测方法，但尚未在市场上出售，仅用于研究目的[13]。在 DH 和 CD 中都检测到针对肌肉纤维周围结缔组织的循环 IgA EMA[1,87]。EMA 的检测基于以猴食管为底物的间接免疫荧光法。尽管存在操作者依赖性偏倚，但它是诊断 DH 的高特异度（接近 100%）和中灵敏度（52% ~ 100%）的检测方法[1,57,87]。据报道 DH 中存在部分 IgA 缺乏，在血清学检查时需要注意[88]。

最近，抗脱酰胺肽 IgG（anti-dGp IgG）已被证明是一种可以促进 IgA 缺乏患者的 DH 诊断的血清标志物[89]。与皮肤活检相比，血清学检测的优势是通常具有较低的成本和更少的侵害性。在 DH 和 CD 患者中，tTG 和 EMA 的水平是肠道损害和饮食依从性的有用标志[1,90]。

HLA 单倍型测试

在无法排除 DH 的情况下，通过基因测试确定患者的 HLA 单倍型非常有用[1]。与 CD 一样，几乎所有的 DH 患者都携带 HLA DQ2 或 HLA DQ8。这些等位基因的存在对 DH 的灵敏度接近 100%，并且对该疾病的阴性预测价值非常高（换句话说，缺乏这些等位基因实际上排除了 DH）。但是，由于这些等位基因在一般人群中的发生率很高，所以阳性检测不足以诊断 DH。因此，不建议将基因检测作为常规检查的一部分[1,57]。

小肠活检

小肠活检不再被认为是 DH 的必备检查[1,57]。由于血清学检测的灵敏度和特异度以及 DH 的临床定义，在大多数 DH 患者中增加这项检查不会改变治疗方法。但是，如果在体检中明显发现胃肠道疾病或恶性肿瘤的临床体征，则可能需要进一步影像学检查和组织活检[1,57]。

自身免疫性疾病筛查　大量的 DH 患者的确患有其他免疫相关性疾病，因此通常需要筛查此类疾病[1,57]。应通过筛查促甲状腺激素（thyroid-stimulating hormone, TSH）、T_3、T_4 和抗甲状腺过氧化物酶抗体滴度来评估甲状腺疾病。还推荐测量血糖水平以评估是否存在糖尿病。筛查自身免疫性结缔组织疾病也很重要，尤其是具有可疑症状的患者，例如存在关节痛、干燥综合征和光敏性的患者[1,57]。

治疗和预防

无谷胶饮食

无谷胶饮食（gluten-free diet, GFD）是 CD 和 DH 患

者的首选治疗方法，因为肠病和皮疹均与谷胶有关[1,91]。GFD 可有效解决皮肤和消化系统症状，从而使患者总体改善，减少或消除药物需求，缓解肠病及相关的必需营养素吸收不良，预防淋巴瘤发生[57,92]。GFD 实质上从所有摄入的食物中排除了谷蛋白/谷胶。谷胶存在于小麦、大麦、黑麦和黑小麦（小麦和黑麦杂交）等谷物中。纯燕麦不掺杂小麦时，可以安全食用[93]。相比于皮肤症状，GFD 可更快地缓解胃肠道症状：可能需要平均两年的 GFD 才可完全缓解皮肤症状，在再次引入谷胶后的 12 周内，皮肤症状常会复发[1,57]。经过多年严格的 GFD 后，IgA 抗体可能会从表-真皮交界处消失[94]。由于 GSE 持续存在，自发缓解的患者需要保持 GFD 饮食。最近，Hervonen 等人报道了 403 名 DH 患者中，有 7 名（1.7%）对 GFD 治疗反应不佳，在坚持 GFD 至少三年后需要继续使用氨苯砜治疗来控制皮疹[95]。这些对 GFD 无反应的难治性皮疹患者，在消化道内镜检查时小肠黏膜表现正常。

已有报道描述了继发性乳糖不耐受与 GSE 相关，在这种情况下，建议使用临时的无乳糖-谷胶饮食组合[70,96]。

但是，坚持终生 GFD 是很困难的，需要患者及其家属具备丰富的知识和良好的依从性。充分了解 GFD 是成功管理 CD 和 DH 的关键，因此强烈建议营养师参加支持小组并提供咨询[70,97]。

氨苯砜

氨苯砜（二氨基二苯砜）是具有抗微生物和抗炎特性的砜类药物。它可用于多种皮肤病，尤其是那些以中性粒细胞为主的皮肤病，因为它可通过许多不同的途径抑制中性粒细胞的活化和募集[98]。在 GFD 治疗起效前的 1~2 年内，氨苯砜是 DH 的有效治疗选择[1,57]。DH 的皮肤表现和症状通常在开始使用氨苯砜后 24~36h 内消失，而在停药后 24~48h 内皮疹便会复发。尽管氨苯砜可以很好地控制 DH 的皮疹，但对相关的 GSE 疗效不佳[1,57]。氨苯砜可引起溶血性贫血、高铁血红蛋白血症和白细胞减少症，这些副作用是剂量依赖性的。特殊的副作用可能包括粒细胞缺乏症和肝功能异常[99]。该药物的其他常见副作用是头痛、嗜睡、恶心和周围神经病变[99]。由于许多副作用可以尽早发现并且是可逆的，因此需要仔细监测。

在开始用药之前的基线检查应包括全血细胞计数及分类、肾功能、肝功能检查、尿液分析和葡萄糖-6-磷酸脱氢酶水平[1,57]。氨苯砜用于控制 DH 的剂量差异很大。通常，氨苯砜的起始剂量应在 25~50mg[1~2mg/（kg·d）]，考虑到相关症状，可以通过滴定确定最低药物剂量[99]。

使用氨苯砜的禁忌证包括对磺胺类药物、氨基苯甲酸过敏、急性卟啉症、贫血、严重的心肺疾病和葡萄糖-6-磷酸脱氢酶缺乏症。定期检查血红蛋白水平非常重要，全血细胞计数应在第 1 个月每周监测 1 次，随后 1 个月隔周监测 1 次，然后每隔 3~4 个月监测一次[1,57,98-99]。肾功能和肝功能检查应每 3~6 个月检查 1 次[1,57]。同时，服用维生素 E 和 C 或西咪替丁对降低成人的溶血性贫血和高铁血红蛋白血症的风险有一定益处[100-102]。每日分两次给药可以降低血药浓度和药物毒性[98]。

由于口服氨苯砜对面部皮损疗效不佳，因此最近局部外用 5% 氨苯砜凝胶能够作为治疗 DH 的替代选择[103]。

柳氮磺吡啶和磺胺吡啶

当氨苯砜治疗失败或出现副作用时，柳氮磺吡啶和磺胺吡啶可能是治疗 DH 的有效替代方法[1,57]。研究显示在两个青少年患者中，使用柳氮磺胺吡啶，可长期控制 DH[104]。在青少年和成人中建议的磺胺吡啶的剂量为 250mg/d。两种药物都有共同的不良反应，包括药物超敏反应、粒细胞缺乏症、蛋白尿和结晶尿。建议在治疗的前 3 个月每月进行一次监测，此后每 6 个月进行一次[1,104]。

糖皮质激素

局部外用强效糖皮质激素可能具有一定作用，但应在儿童中谨慎使用。系统性糖皮质激素治疗不用于治疗 DH[1]。

抗组胺药

虽然其有效性不高，但是对嗜酸性粒细胞具有特定活性的第三代抗组胺药可用于帮助控制瘙痒[1]。

预防

目前尚无法对 CD 和 DH 进行一级预防。最近，两项大型随机试验的结果表明，一般来说，谷胶引入期间的母乳喂养以及早期或延迟引入谷胶均不会影响遗传易感人群发生 CD 的总风险[105]。因此，早期喂养方式似乎对儿童期患 CD 的风险没有影响。通过早期诊断和治疗可以进行二级预防[105]。

随访

DH 患者应定期由医生和营养师进行评估（诊断后6 个月，然后每年进行）。目的包括监测 GFD 依从性，强调饮食的重要性以及发现吸收不良和/或相关疾病的早期迹象。通过血清学检测（EMA IgA 或抗-tTG IgA）监测可以发现严重不依从的 GFD 饮食，但对短暂的饮食不依从则并不敏感[1]。

预后　疱疹样皮炎可在人的一生中表现出不同程度的疾病活动性。只有 15% 的患者达到长期缓解。除了未治疗的 CD 和 DH 患淋巴瘤的风险相对增加外，长期预

后良好。迄今为止,尚未报道其他风险增加。通过适当的治疗,患者应具有正常的预期寿命[11,57,70]。

（夏耘秋　译,蒋金秋　罗晓燕　王华　校）

参考文献

见章末二维码

第76章　大疱性表皮松解症和 Kindler 综合征

Jemima E. Mellerio, Anna E. Martinez, Christina Has

摘要

大疱性表皮松解症(epidermolysis bullosa, EB)是一类遗传性皮肤脆性疾病,黏膜皮肤脆性增加是所有类别的共同特征,但系统性表现却千差万别,严重程度和预后也各不相同。它是由涉及表皮和表-真皮完整性的基因突变产生的,目前至少包含 18 个不同的基因,这些基因均已发现存在常染色体显性遗传和常染色体隐性遗传形式。鉴于可能出现不同性质的并发症,EB 的最佳管理应由医疗、护理和专职健康专业人员组成多学科团队。近年来,针对 EB 的转化疗法(包括细胞、基因和蛋白替代疗法)的早期临床试验不断发展,这可能预示着一个更有效的治疗这种疾病的新时代的来临。

要点

- 大疱性表皮松解症是一组遗传性皮肤脆性增加的异质性疾病,由皮肤表-真皮交界处和表皮中编码结构黏附蛋白的基因突变引起。
- 不同类型的 EB 的特征根据其超微结构的皮肤水疱形成的位置不同分为单纯型、交界型、营养不良型和混合型(Kindler 综合征)。
- 不同形式的 EB 的表型和预后取决于基因-蛋白质病理学;较轻型的 EB 主要表现为局限性皮肤水疱,寿命正常,而更严重的 EB 类型有多系统累及,并且与早期死亡率有关。
- 最佳的 EB 临床治疗应采用多学科团队来处理并发症,例如伤口、贫血、疼痛、瘙痒、挛缩和胃肠道疾病。

引言

大疱性表皮松解症是一组与遗传相关的疾病,其特点是机械损伤后皮肤和黏膜易与下层组织分离(图 76.1)。每种疾病的影响程度有所不同,轻者如相对较小的残疾(例如,由于足部水疱导致行走距离受限),重者可导致婴儿期死亡[1-2]。皮肤外受累的特征在不同类型的 EB 中有所不同,这取决于突变蛋白的组织表达以及炎症和感染的继发作用(如贫血)。

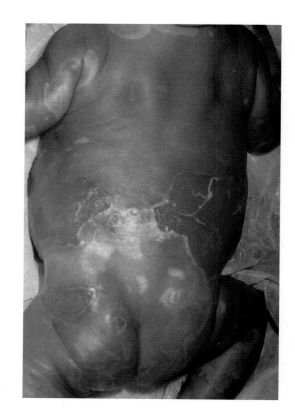

图 76.1　一名出生 9 天的大疱性表皮松解症儿童的外观,可见因举起该儿童而导致的糜烂

大疱性表皮松解症的诊断和分类

EB 的最新共识分类使用"洋葱皮"模型对疾病的不同表型和基因型形式进行分类[2]，换句话说，是通过皮肤分层的不同来进行疾病的分类。首先，根据皮肤水疱的平面确定 EB 的主要类型。因此，EB 分为四大类（图 76.2）：单纯型 EB（EB simplex，EBS），交界型 EB（junctional EB，JEB），营养不良型 EB（dystrophic EB，DEB）和混合型 EB（Kindler 综合征）。EBS 可以进一步分为基底型和基底上型。"洋葱皮"的第二层涉及表型特征，例如疱的分布（例如全身性或局部性）、严重程度和皮肤外表现。另外，包括遗传模式、靶蛋白、突变基因，然后是突变类型、位点和位置。该分类不要求明确每一层，但是提供了基于临床特征、皮肤活检和分子信息相结合的合理分类框架（如果有），从而适用于有或没有进行专门诊断检查的临床医生。最新的分类系统还替换了几乎所有同名名称，以提供更能描述临床表型的术语。在每一个类别中，都还有临床，甚至是遗传上不同的亚型。

在过去 20~25 年中，对不同形式 EB 的患者进行分子诊断，发现了至少 18 个不同基因的突变，其中大多数编码在皮肤基底膜区域表达的蛋白质[3]。图 76.3 显示了该部位涉及的超微结构和重要的结构蛋白。最近发现的一些 EB 基因编码基底上的表皮蛋白，包括桥粒成分[2]。

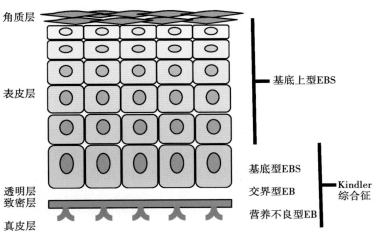

图 76.2 不同类型的大疱性表皮松解症（EB）裂隙的超微结构面。单纯型大疱性表皮松解症（EBS）的基底层角质形成细胞发生细胞溶解，交界型大疱性表皮松解症（JEB）的水疱发生在透明层，而在营养不良型大疱性表皮松解症（DEB）中，水疱裂隙位于致密板下方

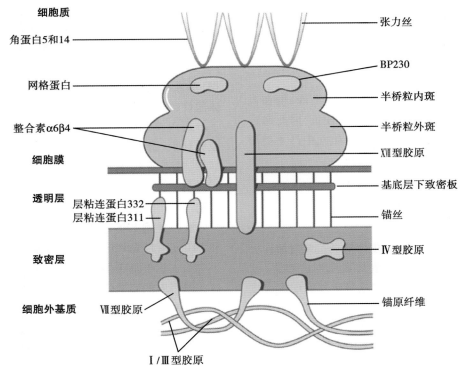

图 76.3 表-真皮交界处的主要结构蛋白

对 EB 类型进行准确诊断对于判断预后极为重要，尤其在新生儿中，仅凭临床特征无法进行准确诊断。EB 患者行皮肤活检术非常重要，为病理学家提供有用的组织。光学显微镜无法准确描述裂隙的平面，因此对 EB 的诊断没有价值。活检应取自未受累的皮肤，用手指或印度橡胶擦拭约 1min，以产生显微镜下可观察的皮肤分离，这将有助于识别水疱裂隙面。随后应延迟 5~10min，再进行活检。削刮活检技术可最大程度地减少误差，并实现准确定位和快速愈合。这种有用的技术是在局部麻醉后，将皮下注射针头沿切线方向切向穿过活检部位，然后用手术刀刀片沿针头的上表面切开。钻孔活检可能会在采样过程中产生剪切应力，在严重形式的 EB 中，这可能导致表皮与真皮完全分离，从而难以进行后续诊断。

皮肤活检的免疫组织化学分析可以在几天之内提供快速诊断，确定更严重的隐性 DEB 和 JEB，并为使用基底膜成分的单克隆抗体进行免疫图谱分析，提供有关水疱平面的信息[4]。EB 的轻型病例，特别是显性遗传中蛋白表达没有降低情况下，尽管免疫图谱可能决定裂隙的水平，但在免疫组织化学分析上可能无法诊断。在这些情况下，电子显微镜可以提供有关分离平面和特定线索（例如锚原纤维，半桥粒或桥粒的形态异常）的其他信息。传统情况下，从皮肤活检分析中收集的信息指导了适当的基因后续的测序，但在某些情况下，尤其是在较大的儿童或成年人中，或者在已经有 EB 家族史的情况下，临床表现可能足够有特征性，无需进行皮肤活检即可进行分子学检测。随着新型遗传技术的出现，诊断实验室正朝着使用 EB 多基因芯片的新一代测序技术发展[5]。

尽管近年来此类检查的成本已大幅下降，但在大多数实验室中这些检查的周期时间比较长，因此通过皮肤活检免疫组织化学检查对目前新生儿中严重类型 EB 进行更快速的诊断是至关重要的。

单纯型大疱性表皮松解症

定义　在这种类型的 EB 中，表皮内部会出现机械性大疱。尽管过去认为这意味着基底层角质形成细胞（基底层 EBS）的溶解，但最新分类包括导致基底层上表皮（基底层上 EBS）起疱的疾病[2]。由于裂隙水平的特征，EBS 以前被称为表皮松解型 EB。

有几种已确定的种类，其中以下是基底层 EBS 的最重要的类型：

- 局限型 EBS（以前是 Weber-Cockayne）
- 中度泛发型 EBS（以前是 Köbner）
- 重度泛发型 EBS（以前是 Dowling-Meara）
  　另外，EBS 有许多罕见的基底层亚型：
- EBS 伴肌营养不良
- EBS 伴斑点状色素沉着
- EBS 伴幽门闭锁
- 常染色体隐性 EBS——角蛋白 14 缺陷
- 常染色体隐性 EBS——BP230 缺陷
- 常染色体隐性 EBS——外泌素 5 缺陷
- Ogna 型 EBS

基底层上 EBS 包括以下亚型：

- 肢端皮肤剥脱综合征（acral peelinng skin syndrome, APSS）
- 浅表型 EB（基底上型 EBS）
- 皮肤脆性-外胚层发育不良综合征
- 棘层松解型 EBS

病因和发病机制　尚未对不同类型 EBS 的患病率进行系统研究，因此只能进行估算。患病率可能因国家而异[6-9]。估计局限型 EBS 的患病率约为（5~20）/100 万。泛发性其他类型 EBS 比较少见，可能约为 2/100 万。重度泛发型 EBS 的发病率可能比以前认为的更普遍，受影响的新生儿与隐性营养不良或交界型的患病率大致相同，患病率大约为（5~10）/100 万。除 APSS 以外，常染色体隐性遗传型的 EBS 可能极少见，但某些罕见的 EBS 形式可能在局部地区很常见，例如 Ogna 型，在挪威的患病率高达 14/100 万[6]。

EBS 的大多数类型，特别是基底层 EBS 的主要类型，都为常染色体显性遗传，但某些罕见类型为常染色体隐性遗传，如表 76.1 所示。

局限型和中度泛发型 EBS 的个体通常有广泛的家族病史，散发病例相对罕见。与一般的显性遗传病一样，其严重程度可能在家族内有很大差异。大约 50% 的重度泛发型 EBS 为散发病例，由新生显性突变引起。

在经典型 EBS 患者中，已经鉴定出编码角蛋白 5 和 14（分别为 *KRT5* 和 *KRT14*）基因的错义突变，编码了主要表达在基底层角质形成细胞中的角蛋白对[10]。这些基因中的突变位置对于确定所致疾病的严重性很重要：中央杆状结构域起始和末端（分别为螺旋起始和终止肽）高度保守区域中的突变引起重度泛发型 EBS，而这些基因保守性较差的区域中的突变引起局限型或中度泛发型 EBS[11]。

表 76.1　大疱性表皮松解症(EB)的主要类型

	遗传形式	蛋白缺陷	基因缺陷
单纯型 EB(基底层上)			
肢端皮肤剥脱综合征	AR	转谷氨酰胺酶 5	*TGM5*
皮肤脆性-外胚层发育不良综合征	AR	亲斑蛋白 1	*PKP1*
皮肤脆弱-毛发综合征	AR	珠蛋白	*JUP*
棘层松解型 EB-桥粒珠蛋白突变	AR	珠蛋白	*JUP*
棘层松解型 EB-桥粒斑蛋白突变	AR	桥粒斑	*DSP*
浅表型 EB	AD	未知	未知
单纯型 EB(基底层)			
局限型 EBS(Weber-Cockayne)	AD	角蛋白 5,角蛋白 14	*KRT5*,*KRT14*
中度泛发型 EBS	AD	角蛋白 5,角蛋白 14	*KRT5*,*KRT14*
重度泛发型 EBS	AD	角蛋白 5,角蛋白 14	*KRT5*,*KRT14*
EBS 伴斑点状色素沉着	AD	角蛋白 5	*KRT5*
常染色体隐性 EBS(角蛋白 14 突变)	AR	角蛋白 14	*KRT14*
EBS 伴肌营养不良	AR	网格蛋白	*PLEC*
Ogna 型 EBS	AD	网格蛋白	*PLEC*
EBS 伴幽门闭锁	AR	网格蛋白,整合素 β4	*PLEC*,*ITGB4*
EBS(BP230 突变)	AR	230kDa 大疱性类天疱疮抗原	*DST*
EBS(外泌素 5 突变)	AR	外泌素 5	*EXPH5*
交界型 EB			
重度泛发型 JEB	AR	层粘连蛋白 332	*LAMA3*,*LAMB3*,*LAMC2*
中度泛发型 JEB	AR	ⅩⅦ型胶原,层粘连蛋白 332	*COL17A1*,*LAMA3*,*LAMB3*,*LAMC2*
JEB 伴幽门闭锁	AR	整合素 α6β4,网格蛋白 1	*ITGA6*,*ITGB4*,*PLEC1*
喉-甲-皮肤综合征	AR	层粘连蛋白 α3a	*LAMA3*
JEB 伴呼吸及肾脏疾病	AR	整合素 α3	*ITGA3*
营养不良型 EB			
显性遗传 DEB	AD		*COL7A1*
隐性遗传重度泛发型 DEB	AR	Ⅶ型胶原	*COL7A1*
隐性遗传中度泛发型 DEB	AR	Ⅶ型胶原	*COL7A1*
混合型 EB			
Kindler 综合征	AR	Fermitin 家族同源蛋白 1	*FERMT1*

注:AD,常染色体显性遗传;AR,常染色体隐性遗传;DEB,营养不良型大疱性表皮松解症;EBS,单纯型大疱性表皮松解症;JEB,交界型大疱性表皮松解症。

组织病理学 EBS 在病理学上表现为真性表皮松解，即疱内角质形成细胞松解。在基底层型 EBS 中，超微结构显示裂隙水平在基底层角质形成细胞中[12]，而在基底层上型中，裂隙水平位于基底层上[13-14]或角质层下[15]。局限型 EBS 和中度泛发型 EBS 目前无法从超微结构水平进行区分。重度泛发型 EBS 在松解之前，基底层角质形成细胞内出现独特的张力丝团块[12]，尽管这种改变并非总是很容易找到。在相关标题下讨论了罕见形式的 EBS 的特殊病理特征。

临床特征

局限单纯型大疱性表皮松解症（Weber-Cockayne）（OMIM 131800）

这种类型 EBS 最典型的特征是在儿童早期发病，但通常直到行走时才出现。在某些情况下，皮损直到青春期或成年早期才出现，当患者被要求进行不常有的活动时，例如在军队中被迫行进时。

局限型 EBS 患者通常不会认为自己患病，只是在正常的步行或奔跑过程中或之后，或者在过度用手后，发现有出现水疱的倾向。鞋类摩擦足部通常是引起水疱的主要原因，最容易受累的是足底、足底与足趾侧面或足之间的连接处（图 76.4）。随着环境温度和湿度的升高，所有类型的 EBS 经常会起疱，这意味着一些在炎热的夏季天气中有明显皮损的患者在冬天可能很少或根本没有。尽管这种现象有时提示此类型的 EBS 是相对来说不严重的疾病，但有些患者会出现非常严重的残疾，主要是行走困难。某些人可能在夏季走 50m 或 100m 的路程后即出现痛性水疱。其他人可能在手工任务的完成上遇到问题，并且发现在短时间内无法使用手部工具。

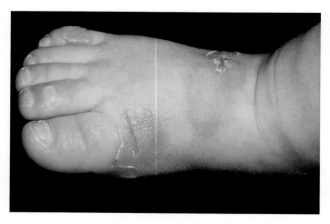

图 76.4 局限单纯型大疱性表皮松解症，足和足趾的背部可见新鲜的和愈合中的水疱

水疱通常较小，较大的直径可达 2cm，尽管其表面位置相对较浅，但通常还是张力性的水疱（图 76.5）。

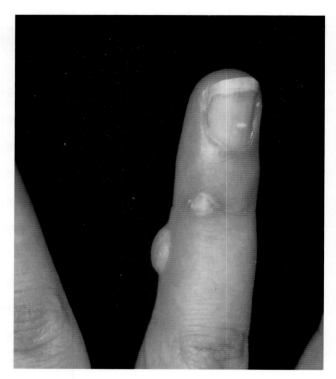

图 76.5 一例 14 岁局限单纯型大疱性表皮松解症患者的典型水疱

水疱通常是浆液性的，但可以出血。水疱周围常有红晕，而在没有继发感染的情况下，其他类型的 EB 往往缺乏红斑。但是，一旦水疱破裂，可能会继发感染，并且可能化脓。在没有感染的情况下，水疱通常会迅速愈合，但受累部位在愈合过程中，往往会因反复的创伤而在旧水疱的下方和边缘出现新的水疱。一定程度的角化过度通常是复发性水疱部位的标志。指甲通常不受累，除非受到显著的创伤，如将重物掉落到足趾甲上或踩踏足趾甲。除手足外，身体其他部位可能会受累，比如衣服弹性较差或大腿内侧相互摩擦。与所有类型的 EBS 一样，尽管新的上皮可能有持续的红斑或炎症后色素沉着，水疱均可愈合且不会留下瘢痕。有时会发生口腔内水疱或糜烂。

中度泛发型单纯型大疱性表皮松解症（Köbner）（OMIM 131900）

中度泛发型单纯型大疱性表皮松解症可能在出生时就存在，但更常见于围产期或出生后前几个月。

在围产期，分娩中及后续的处理过程中，受伤部位会出现水疱和糜烂。在这段时间之后，新水疱的形成速度减慢，仅出现在持续摩擦的部位，特别是在尿布区域。患儿可以出现口腔病变，但往往不明显，很少会影响喂养。指甲受累不常见，偶尔出现甲下水疱后指甲脱落，它们通常会正常生长而不会出现甲营养不良。

摩擦皮肤往往是主要的诱发因素。在温暖或潮湿的天气中,起疱更加明显,某些个体的皮损可能或多或少仅局限于夏季。当婴儿开始爬行时,膝、足、肘部和手可能会出现皮损。当患儿开始步行,皮疹主要集中在足和足踝,手是第二个最常见的受累部位。在成年人中,皮损很少发生在其他部位,尽管在适当的刺激下,任何部位都可能出现皮损。

水疱为张力性,好发于手足,与局限型 EBS 的部位相同。同样,继发感染是这种亚型 EBS 的主要并发症。在没有感染的情况下,水疱很快愈合且没有瘢痕。

重度泛发型单纯型大疱性表皮松解症 (Dowling-Meara) (OMIM 131760) [16]

在临床上,重度泛发型 EBS 发生于出生或婴儿早期。在新生儿期间,起疱可能会非常严重,通常会引起败血症而导致死亡。在严重的情况下,特别是在温暖的环境中,可能会自发出现水疱,并广泛覆盖在皮肤的大部分区域。与其他类型的 EBS 相比,水疱甚至更容易出血,在水疱愈合后,粟丘疹可能是一个短暂特征。重要的是要注意,粟丘疹不只是营养不良型 EB 的病理特征,它们可能在其他所有类型中一过性出现,在重度泛发型 EB 中更常见。

即使在新生儿时期,手足也是好发部位 (图 76.6),这些部位的水疱与其他类型的 EBS 相似。手足掌部位出现水疱后可形成局灶性角化病,这是一个特征表现,尽管在其他类型的 EBS 也可出现,但是发生较少。有时,这种角化皮损可能非常突出,并与屈曲畸形和功能丧失有关。患有重度泛发型 EBS 的儿童足部通常会有相当明显的不适感,因此经常会导致行走延迟。

在这种类型的 EBS 中,指甲的特征性增厚也很常见 (图 76.7)。这种现象可能在新生儿期出现,与手掌

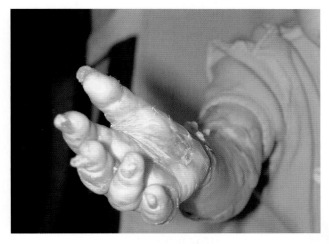

图 76.7　Dowling-Meara 重度泛发型单纯型大疱性表皮松解症,表现为手掌角化过度、指甲营养不良和前臂水疱

和足底皮肤增厚相结合,有助于诊断。

在出生最初几个月之后,水疱常发生在其他部位如面部 (图 76.8)、躯干和四肢,并且往往在红斑基础上以簇状形式出现,因此最初被命名为“疱疹样皮炎样 EB”。但是,这些皮损与真正的疱疹样皮炎相比常常呈环状或弓形表现。其他部位中,颈部和腋窝最易受累。虽然主要的诱发因素似乎是衣服接缝处的摩擦刺激,但在几乎没有诱发因素的情况下患儿也可出现水疱。高环境温度和湿度很容易降低起疱的阈值。与其他类型的 EBS 一样,继发感染非常常见。在年龄较大的儿童和成年人中,起疱的类型往往会随着时间的推移而减轻,因此水疱主要发生在手足掌易受摩擦的部位以及腋窝等皱褶部位。与其他类型的 EBS 一样,水疱部位通常出现明显的炎症后色素沉着或减退,尤其是肤色较深的患儿,但通常不会留下瘢痕。一个例外情况是,偶有在新生儿时期严重水疱者,在患肢和躯干的受累区域可出现广泛的萎缩性瘢痕。

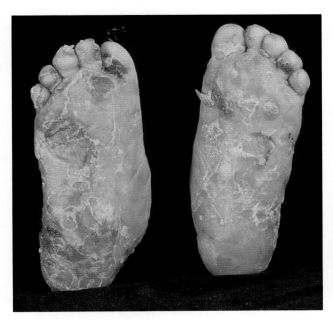

图 76.6　一名 5 岁的 Dowling-Meara 重度泛发型单纯型大疱性表皮松解症儿童的足底表现

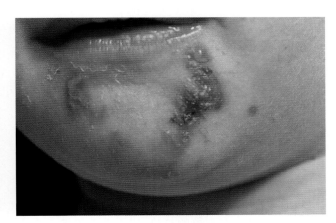

图 76.8　Dowling-Meara 重度泛发型单纯型大疱性表皮松解症的特征性环状疱疹样皮炎样皮损

口腔受累可能出现,但通常在临床上并不明显。但是,一部分严重受累的新生儿可能会由于口咽部的严重水疱而极度影响喂养。这些婴儿可能出现吞咽不协调,有吸吮食物的倾向,而且经常表现出明显的胃食管反流。

声嘶很常见,尤其是有严重的胃食管反流的患儿,新生儿期可能会出现哭声微弱。既往认为喉部受累是重度泛发型 JEB 的特征性病变,但实际上在重度泛发型 EBS 中也经常发生。

预后　EBS 的预后通常良好,尤其是局限型 EBS,其预期寿命正常。但是,可能会出现严重残障,限制患者的职业、住房、就业的选择和休闲活动的步行距离。重度泛发型 EBS 在婴儿早期无疑是致命的,但起疱的情况会随着时间的推移而改善。一些患儿成年后出现严重水疱的概率要低得多,但仍有许多成年人会因重度泛发型 EBS 终生伴有严重残障[17],特别是由于手足反复出现的水疱以及掌跖角化。

鉴别诊断　诊断 EBS 常见的类型的最主要问题是在临床上将其与其他类型的 EB 进行区别,尽管从本质上讲,这仅是新生儿期才面临的问题。适当取皮肤活检行免疫组织化学和电子显微镜检查,或鉴定角蛋白 5 或角蛋白 14 基因的特征性突变位点通常可区分,但可靠的诊断仍需要经验。

在新生儿中,EB 可能与以下任何一种疾病混淆:吮吸水疱、色素失禁症、痱、表皮松解型鱼鳞病、大疱性脓疱疮、葡萄球菌性烫伤样皮肤综合征、先天性缺指(趾)-外胚层发育不良-唇腭裂综合征、睑缘粘连-外胚层发育不良-唇腭裂综合征、新生儿或先天性水痘、单纯疱疹、新生儿天疱疮或妊娠天疱疮、婴儿类天疱疮、大疱性肥大细胞增多症、皮肤发育不全(包括局灶性皮肤发育不全)和短暂性新生儿卟啉症。对于成年人,还需要考虑先天性厚甲,尤其在重度泛发型 EBS 患者中,可出现明显的掌跖角化过度和指趾甲增厚。

治疗　对于局限型 EBS 和中度泛发型 EBS,由于该病的长期家族史,加上疾病影响不大和对治疗方法的认识局限性,可能并非所有患者都会寻求医学帮助。当他们寻求医学帮助时,应提供有关鞋类、足部一般护理、无创敷料、疼痛管理和遗传咨询的专业建议。

新鲜的水疱用无菌的一次性针刺破后应将疱液引流尽,因为若不加处理皮疹会扩大(图 76.9)。如果在简单穿刺后水疱有充盈的趋势,用无菌剪刀剪一个小 V 形切口可能会更有效,以确保水疱减压。如果在切开水疱后减压很痛苦,可以使用细针头和注射器抽吸

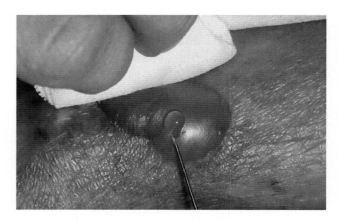

图 76.9　应使用无菌的皮下注射针刺破水疱,将内容物排出,并将疱顶原位保留

疱液。应保留疱顶皮肤。

根据水疱的部位和性质以及个人需求,有许多不同的敷料可以满足 EBS 患者的需求。皮肤科医生的职责应该是确保家庭了解不同产品,并确保他们能够获得足够数量的满足其需求的产品。对于 EBS 的患者,合适的敷料包括水凝胶,可以舒缓和冷却皮肤。一些人喜欢使用泡沫敷料,尽管它们会增加热量而无法很好地耐受。有边型敷料,可用于孤立的水疱部位。但是,许多人不愿使用泡沫敷料,因为它们会加剧起疱,尤其是在敷料边缘附近。对于全身皮肤受累严重的重度泛发型 EBS 新生儿,使用含表面活性剂的泡沫敷料可能有助于清洁伤口,但如果底部皮肤非常脆弱,则可能需要其他类敷料作为第一层接触覆盖层。通过使用敷料可能有助于防止起疱,例如在足部或身体可能被鞋子或衣服摩擦的区域。而有机硅胶带也可以帮助保护皮肤免受摩擦和产生水疱。

如果经常发生继发性细菌感染,则局部应用抗菌药物可能会有帮助。但是,一般而言,应使用抗菌剂而不是局部使用抗生素,以避免出现细菌耐药的问题,或者至少应轮换使用抗生素。脂质稳定的 1% 过氧化氢乳膏通常具有良好的耐受性,可以定期使用而没有抗药性的风险。另一种酶联抗微生物药,可用于减少或治疗 EBS 中的早期感染。将烹饪级的玉米粉应用于 EBS 的糜烂部位可能特别有助于病灶干燥和加快愈合(图 76.10)。当水疱主要出现在足部时,可在袜子穿上之前先将玉米粉直接涂在袜子上。以这种方式使用玉米粉还可以减少新的摩擦引起水疱。

为 EBS 儿童提供以使其具有最大的活动能力,同时为他们的双足提供最佳保护和支持的鞋类,这一点很重要。如果有适当的设计特点,许多孩子可以穿成品鞋。理想情况下,这些鞋应该由柔软的皮革制成,且内部接缝做到最少。在水平和垂直平面上,足趾都应有足够的空间。鞋面和鞋垫均应采用透气皮革制成,

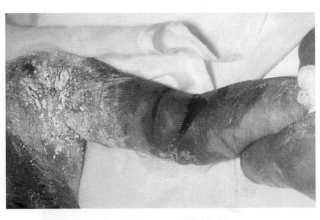

图 76.10　Dowling-Meara 重度泛发型单纯型大疱性表皮松解症的新生儿。玉米粉被用于干燥水疱，并减少进一步的摩擦

以保持足部尽可能的凉爽和干燥，并且鞋底的内部形状应尽可能符合人体解剖学。在一些孩子中发现，具有足够的空间和支撑力，尤其是那些具有足弓支撑和网眼织物以保持双脚凉爽的训练鞋，最为舒适。孩子的个人喜好因人而异，其他人可能会选择柔软的塑料鞋。袜子应吸汗性良好，因此应包含较高比例的棉花。如果可能，它们还应提供额外的缓冲，毛巾运动袜是理想的选择，只要它们不会使脚部过热。有时穿两双袜子会很有用，因为这有助于减少摩擦。含银线的袜子可能有助于保持脚部凉爽，并减少细菌数量。

许多重度泛发型 EBS 婴幼儿非常脆弱，需要采取保护措施，并按 DEB 一样如下所述小心处理。

避免使用厚重的敷料是非常重要的，它可能会增加皮肤表面温度，从而增加起疱率。对于重度泛发型 EBS 儿童，检查衣服是否有粗糙的内部接缝以及衣服是否松动非常重要，尤其是在颈部、手腕和足踝处。同样，敷料的边缘经常会导致起疱：在皮肤和所选敷料的边缘之间用一层水纤维敷料可以降低这种风险。

尽可能避免高温环境是有用的，让病情严重的婴儿保持凉爽尤为重要。在入院时为这些婴儿配备带空调的小房间，以及在生后早期几年在家中配置空调，可能有助于减少高温引起的皮肤脆性。

许多 EBS 患者，尤其是局限型 EBS 患者，主诉足部多汗症，这加剧了起疱程度，尤其是在炎热的天气下。这些患者可以从局部止汗剂或离子电渗疗法中获益，用普通的自来水或添加抗胆碱能药格隆溴铵的水，但活动性起疱可能会限制两种方法的使用。肉毒杆菌毒素 A 的注射也已用于减少局限型 EBS 患者的足部出汗，从而减少起疱[18]。

EBS 中反复发作的疼痛性水疱和足底过度角化，特别是在重度泛发型患者中，会严重限制活动度。疼痛本质上通常是神经性的，除简单的止痛药外，患者还可从特定的神经性止痛药中受益。例如，小剂量阿米替林（每天从 0.5mg/kg 开始，并根据反应增加剂量）或加巴喷丁可能有助于减轻不适感，从而增加患者的行走距离。在严重水疱时，因水疱而导致剧烈疼痛的婴儿和儿童可能需要额外使用阿片类镇痛剂。

一些患有重度泛发型 EBS 的新生儿需要鼻胃管喂养数月之久。由于疼痛的口腔皮损使正常喂养变得困难，并且 EB 还需要额外的营养补充。在这种情况下，应长期使用鼻饲管以减少创伤。可以使用有机硅胶带固定喂养管。如果需要胶带固定，则应使用有机硅医用粘胶去除剂，以免胶带被取下时剥脱皮肤。

罕见类型的基底层型单纯型大疱性表皮松解症

单纯型大疱性表皮松解症伴斑点状色素沉着（OMIM 131960）[19-21]

这种常染色体显性形式 EBS 的特征是机械诱发的起疱，类似于临床上局限型或中度泛发型 EBS，愈合后无瘢痕或萎缩。黏膜通常不受影响。随着年龄的增长，水疱变得不太明显，甚至可能消失。色素异常是该疾病区别于其他类型的主要特征，表现为直径 2~5mm 界限分明的色素斑，大部分分布在躯干和四肢近端，可能从疾病初期就存在。其外观似乎并非是起疱的直接结果（图 76.11）。在某些情况下，可出现混合色素沉着和色素减退斑。在深色皮肤类型中，色素沉着通常更为明显。点状掌跖角化症、指甲异常和毛发粗糙也很常见。分子生物学分析表明，在绝大多数患者中具有角蛋白 5 基因的杂合错义突变[20-21]，尽管在这种情况下也发现了角蛋白 5 和角蛋白 14 的其他突变[22]。

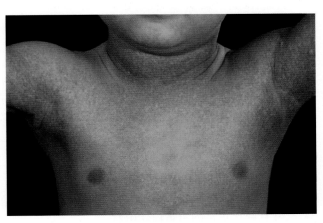

图 76.11　单纯型大疱性表皮松解症伴斑点状色素沉着。上半身明显斑点状色素沉着，颈部和腋窝屈侧更突出

角蛋白 14 突变所致常染色体隐性单纯型大疱性表皮松解症(OMIM 601001)

在这种罕见的常染色体隐性遗传 EBS 中,患者广泛出现水疱,愈合后不留瘢痕,但通常会出现明显的炎症后色素沉着和色素减退。由于角蛋白 14 基因 *KRT14* 的纯合性功能丧失突变可引起某些严重甚至危及生命的病例[23-24]。还发现了由 *KRT14* 的纯合错义突变导致的较轻的局限型 EBS[25]。

单纯型大疱性表皮松解症伴肌营养不良(OMIM 226670)

这是一种罕见的常染色体隐性 EBS,是由于编码网格蛋白(plectin,PLEC)的基因发生突变而产生的,该基因是存在于半桥粒内部斑块中的细胞骨架膜锚定蛋白以及骨骼肌的肌细胞膜和肌节[26-28]。这种类型 EBS 的突变一般发生在 *PLEC* 的第 31 外显子上,相对于另一种伴幽门闭锁的罕见的常染色体隐性 EB,后者倾向于在该基因的其他外显子中发生突变。

本病的临床特征为早年发病的广泛水疱,皮损部位以肢端突出,萎缩性瘢痕形成和甲营养不良。喉部受累可能引起严重的呼吸系统损害[29]。与其他类型的 EBS 一样,局灶性掌跖角化过度常出现在先前出现水疱的部位。进行性肌营养不良症在出生时可能很少出现,但是常在生后第 1~40 年之间的任意时间开始发生,这反映了网格蛋白在骨骼肌和皮肤中的重要作用。肌营养不良一般从近端开始发展并且是进行性的。有些患者的肌肉疾病可能还包括重症肌无力,也有少数心肌病的报道[30]。

单纯型大疱性表皮松解症伴幽门闭锁(OMIM 612138)

极少数情况下,由于网格蛋白(PLEC)或 β4 整合素亚基(*ITGB4*)编码基因的常染色体隐性突变可能导致与幽门闭锁相关的重型 EBS[31-32]。患病婴儿的皮肤脆性明显、皮肤广泛发育不良、耳廓和鼻部经常有畸形。尽管对幽门闭锁进行了手术矫正,但大多数患病婴儿的预后通常较差,容易在新生儿期死亡。

BP230 突变型单纯型大疱性表皮松解症(OMIM 615425)

这种罕见的常染色体隐性亚型 EBS 是由编码 230kDa 大疱性类天疱疮抗原(BP230 或 dystonin),DST(一种半桥粒内斑的成分)的基因突变引起的[33-34]。水疱的程度一般较轻,主要累及肢端,无瘢痕形成,在儿童早期发病。可能有轻度的甲营养不良,但黏膜水疱似乎不是本病的特征表现。超微结构看到半桥粒内斑缺乏,并且缺乏正常的角蛋白丝附着。

外泌素 5 突变型单纯型大疱性表皮松解症(OMIM 615028)

这种新近描述的常染色体隐性遗传的基底层 EBS

病情相对轻度,从新生儿期出现广泛的皮肤脆性增加,随年龄的增长而缓解[35-36]。水疱常伴有结痂,皮肤上可能出现斑点状色素改变,但与起疱部位无关(图 76.12)。甲和黏膜正常。它是由编码外泌素-5(Slac2-b),EXPH5(一种参与细胞内囊泡运输的蛋白质)的基因突变引起的。超微结构可见,下表皮细胞溶解和棘层松解,伴有核周细胞质囊泡和角蛋白细丝结块[35]。

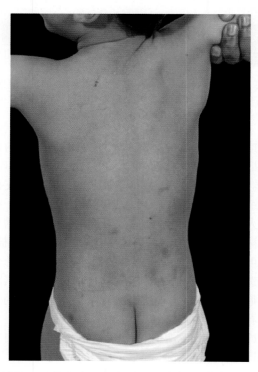

图 76.12 外泌素 5 突变引起的单纯型大疱性表皮松解症。轻度表型,包括创伤引起的结痂和病变部位炎症后色素沉着

单纯型大疱性表皮松解症 Ogna 型(OMIM 131950)

这种常染色体显性遗传 EBS 的亚型,其特征主要是手足水疱,并伴有擦伤形成,在一个大型挪威谱系中曾被报道[6]。最近,已鉴定出该家族以及另一个具有这种类型 EBS 的德国家族中的基因突变类型,为网格蛋白杆状结构域中的特定错义突变[37]。与网格蛋白突变引起的渐进性 EBS 不同,神经肌肉受累不是 Ogna EBS 的特征。

基底层上单纯型大疱性表皮松解症

这组 EBS 包括许多相对新近描述的种类,包括肢端皮肤剥脱综合征(acral peeling skin syndrome,APSS)和与桥粒蛋白突变相关的罕见类型的 EBS,这些疾病引起不同程度的皮肤脆性增加,或者非常严重类型包括广泛的棘层松解,其在新生儿期预后极差[2]。重要的是,桥粒成分(尤其是桥粒斑蛋白和斑珠蛋白)也可在心肌中表达,因此基因突变与心肌病相关,这是由于纤维状脂肪组织替代了正常的心肌,并且通常还与头发异常(少毛症和/或羊毛状发)和掌跖角化症相关。

肢端皮肤剥脱综合征(OMIM 609796)

这种新近认识到的常染色体隐性遗传的基底层上 EBS,是由于转谷氨酰胺酶 5 基因(*TGM5*)突变所致[15,38-39]。其临床表现相对较轻,主要是肢端的皮肤脆性增加,表现为水疱、糜烂或剥脱,通常出现在手和足的腹侧和背侧(图 76.13)。临床上可能与局限型 EBS 重叠,包括在温暖和潮湿条件下脆性增加的倾向,隐性遗传家族史可能有助于将 APSS 与常染色体显性遗传的局限型 EBS 区别开来。与后者一样,管理包括尽可能防止起疱、适当应用敷料和镇痛。在 APSS 中通常无黏膜受累和甲营养不良。

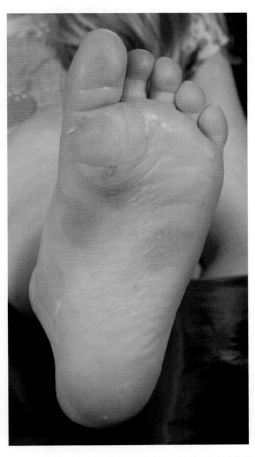

图 76.13 肢端皮肤剥脱综合征。足底和足侧的表皮剥脱

浅表型大疱性表皮松解症(OMIM 607600)

这是一种罕见的常染色体显性遗传的 EBS,其起疱平面位于角质层下方[40]。它没有瘢痕形成,但可能存在粟丘疹和甲营养不良。目前尚不了解浅表型 EB 的分子基础,也不能确定它是否为一个单独的类型。

皮肤脆性-外胚层发育不良综合征(OMIM 604536)

皮肤脆性-外胚层发育不良综合征是一种罕见的基底层上 EBS,其特征是头发稀疏、甲营养不良、牙齿异常、皮肤脆性增加和局灶性掌跖角化症,在某些情况下伴有出汗减少(图 76.14)[41-42]。口周和掌跖皲裂可能是一个特殊问题。它是由亲斑蛋白 1 基因(*PKP1*)的常染色体隐性突变引起,*PKP1* 是一种桥粒斑菲素蛋白,参与维持桥粒的结构完整性以及在信号转导中的作用。皮肤活检显示基底层上棘层松解和细胞间隙的扩大。在超微结构上,桥粒具有"夹断"外观,并且与角蛋白中间丝缺乏正常联系。亲斑蛋白 1 免疫染色明显减少或缺乏。

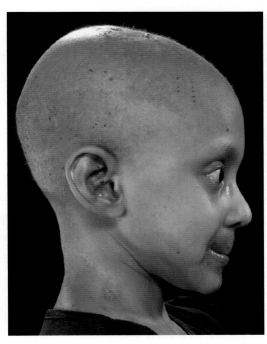

图 76.14 皮肤脆弱-外胚层发育不良综合征。稀疏的头发、睫毛和眉毛,头皮上的结痂和唇炎

桥粒斑蛋白缺陷引起的皮肤脆性-羊毛状发综合征(OMIM 607655)

这是一种罕见的常染色体隐性遗传的基底层上 EBS 亚型,是由桥粒斑蛋白(desmoplakin,DSP)的编码基因的突变引起的[43-44]。本病出生后发病,表现为全身浅表皮肤糜烂和结痂。通常有甲营养不良或缺乏,且头发稀疏呈羊毛或弯曲状。局灶性、点状或条纹状皮肤角化通常伴有明显的皲裂形成,伸侧关节上的毛囊性角化过度也可能是其特征。喉部黏膜受累可能会引起声嘶,并可能导致生长迟缓和贫血。患者在儿童期常常发生致命的心肌病[45]。

斑珠蛋白缺陷导致的皮肤脆性-羊毛状发综合征

在少数出生后有广泛皮肤脆弱性的患者中发现了

编码另一种桥斑蛋白的斑珠蛋白基因（plakoglobin，*JUP*）突变，为常染色体隐性遗传，临床表现为浅表糜烂和结痂，毛发稀疏和局灶性掌跖皲裂角化[46]。至今报道的病例有不同表现的心肌病。

桥粒斑蛋白缺陷引起的棘层松解型 EB（OMIM 609638）

这种罕见的常染色体隐性遗传的基底层上 EBS 的特征是在生后几天出现大量表浅的皮肤剥脱、甲缺失、脱发和胎生牙[47-48]。胃肠道、泌尿生殖道和呼吸道黏膜受累也有报道，还包括心肌病。本病病情严重，可致新生儿期死亡。它是由 *DSP* 突变引起的，并与从角蛋白中间丝网断开的结构异常的桥粒有关，并伴有基底上裂隙和棘层松解。

斑珠蛋白缺陷引起的棘层松解型 EB

在临床上和超微结构上本病与桥粒斑蛋白缺陷引起的棘层松解型 EB 类似，表现为新生儿期广泛存在基底层上皮肤剥脱和导致新生儿期死亡[49]。它是由常染色体隐性遗传的斑珠蛋白基因 *JUP* 突变引起的。

营养不良型大疱性表皮松解症

定义　营养不良型大疱性表皮松解症（dystrophic epidermolysis bullosa，DEB）是一组遗传性疾病，其特征是发生在基底膜区致密板下方的机械性水疱。因为裂隙水平的特征，DEB 先前被称为真皮裂解型 EB。这些类型的 EB 被称为"营养不良型"，因为水疱愈合后有形成瘢痕的倾向。

病因和发病机制　DEB 可为常染色体显性遗传或常染色体隐性遗传。通常，隐性遗传时病情最严重，而显性遗传形式时病情最轻，但临床上有相当多的交叉。对于散发的病例，通常不可能仅凭临床依据就确定遗传方式。在大多数显性遗传 DEB 病例中，有明确的家族史，表明新突变发生率较低。尽管突变位点已广为人知，但大多数散发的 DEB 病例似乎是隐性遗传的，即使临床类型较轻。向受影响的家庭提供遗传咨询时应牢记这一点，并在必要和可以时通过突变分析进行说明。

几乎没有数据表明 DEB 的患病率。在挪威，显性遗传 DEB 的患病率估计为 1.4/100 万[6]。在英格兰，所有隐性遗传 EB 的患病率估计为 3/100 万[50]，其中大多数可能是 DEB 病例。苏格兰最近的统计数据显示所有类型的 DEB 的患病率是 21.4/100 万[7]。在美国，每种类型的显性和隐性遗传 DEB 的患病率估计约为 1/100 万，对于遗传模式未知的病例，估计为 0.5/100 万[9]。这些数字表明隐性遗传 DEB 的携带率约为 1/350[51]。

所有类型的 DEB 都是由编码Ⅶ型胶原（*COL7A1*）的基因突变引起的[52-53]。Ⅶ型胶原蛋白是锚原纤维的主要成分[54-55]，是一种大分子（约 1 000kDa），由角质形成细胞和成纤维细胞合成和分泌。在结构上，它包含 3 个 α1（Ⅶ）链的同型三聚体，它们联合形成三重螺旋结构。该分子具有 3 个结构域：由（Gly-X-Y）重复序列组成的中央三螺旋结构域和两个非螺旋球状结构域，分别称为 NC-1 和 NC-2。Ⅶ型胶原蛋白分子通过其羧基末端连接，随后将 NC-2 结构域切割掉。由此产生的Ⅶ型胶原分子进一步聚合形成锚原纤维，在超微结构中可见到交叉带状，下面成环状结构，并插入致密板[54]。

一个或多个 *COL7A1* 突变的位点和类型能够预测患者 DEB 的临床严重程度和预后[56]。特别是，大多数显性 DEB（OMIM 131750）是由胶原三螺旋结构域中的甘氨酸替代突变引起的，导致野生型和突变蛋白之间的显性负性干扰以及蛋白分泌受阻和/或同源三聚体形成的破坏[53,57-59]。在隐性突变（OMIM 120120）中，重症泛发型（Hallopeau-Siemens）是由基因突变导致两个 *COL7A1* 等位基因翻译提前终止，导致功能蛋白减少或缺失[56,60-62]。然而，本病较轻症的隐性遗传类型是由多种多样的突变引起的，例如剪接位点突变[63]、错义突变[64]、甘氨酸沉默替代[63,65]和终止密码子延迟[66]突变。

病理　在大多数情况下，DEB 临床表现为基底膜与真皮层附着不良，在超微结构水平上表现为减少的形态异常的锚定纤维[67]。单克隆抗体 LH-7.2 在正常皮肤的基底膜区域与Ⅶ型胶原的 NC-1 结构域结合。尽管在泛发型重型隐形 DEB（recessive DEB，RDEB）中，通常不结合该抗体，在较轻的 RDEB 中通常结合较弱，但在显性 DEB（dominant DEB，DDEB）中通常是正常的[68-72]。

临床表现　不同个体中 DEB 的严重程度差异很大，反映出影响Ⅶ型胶原的基因突变可能有许多不同。在最不严重的情况下，DEB 患者的生活质量和寿命可以达到几乎正常，而在最严重的情况下，它可能会严重影响日常活动，导致疼痛并缩短寿命。

皮肤

DEB 的临床特征是水疱愈合后有出现萎缩性瘢痕和挛缩的倾向（图 76.15、图 76.16）。尽管在新愈合的区域中存在粟丘疹是营养不良型 EB 的高度特征性表现，但在其他类型的 EB 中，尤其是在新生儿中，也可以看到短暂性的粟丘疹（图 76.17）。

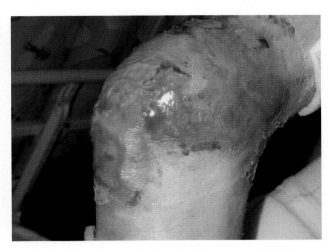

图 76.15　隐性遗传营养不良型大疱性表皮松解症膝关节的慢性瘢痕和糜烂

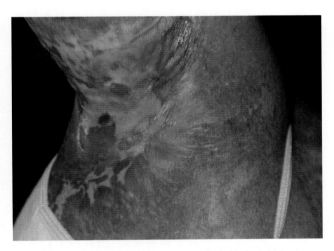

图 76.16　隐性遗传营养不良型大疱性表皮松解症伴慢性水疱和瘢痕，导致腋窝挛缩

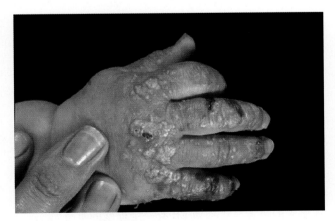

图 76.17　显性遗传营养不良型大疱性表皮松解症的幼儿，可见糜烂、瘢痕和广泛粟丘疹形成

DEB 可以分为许多不同的亚型，尽管在临床实践中，它们之间可能存在一定程度的重叠[2]。DEB 的主要亚型包括 DDEB、重症泛发型 RDEB（以前称为 Hallopeau-Siemens）和中度泛发型 RDEB（以前称为非 Hallopeau-Siemens）。其他重要但不太常见的 DEB 亚型将在相关标题下进行讨论。

与 EBS 一样，DEB 中的起疱往往主要是通过敲击和击打皮肤引起的，而不是通过摩擦。因此，DEB 中的水疱最常发生在这种创伤常见的皮肤部位，例如手足背部、肘部和膝盖。然而，持续的皮肤摩擦也容易起疱，特别是通过衣服和被褥摩擦，特别是在颈部、腰部、腹股沟、臀部和腰骶部区域。另一个主要的起疱原因是皮肤上附着的任何东西（例如胶带），这在新生儿期疾病的初始临床识别和管理中可能很重要。

水疱的大小可能相差很大，如果不加处理，其直径可能会超过 10cm。它们往往比较脆弱，疱液充盈，为透明或血性液体。以前没有出现过水疱的部位愈合通常较快。在重新上皮化的区域，粟丘疹很常见，但如果没有再次起疱，几个月后粟丘疹可自行消失。瘢痕通常在单次发作的部位不会出现，仅在反复起疱之后才出现。在先前已起疱的区域更容易再次起疱，尤其是在发生瘢痕时。愈合部位容易发痒，当患者搔抓时，很可能会进一步起疱。这可导致起疱-瘙痒-起疱的循环，由于愈合质量的下降和因此再次起疱增加，情况会变得更糟。

在大多数情况下，患儿在分娩时或刚出生后不久即出现特别严重的水疱或糜烂。如果婴儿已通过剖宫产术进行了分娩，则最初出现的病变可能感觉较轻。在出生时，一条或两条小腿上通常会出现一个广泛的糜烂或溃疡区域，通常在足背部和内侧以及胫骨的内侧（图 76.18）。由于胎儿双腿互相摩擦，这种类型的病变几乎在子宫内就会出现。当单侧出现病变，且在没有其他提示 EB 病变的情况下，这种类型病变的重要

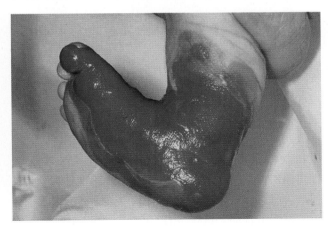

图 76.18　出生时的皮肤缺失，这是大疱性表皮松解症非常典型的表现

性可能无法被重视。这种先天性小腿皮肤缺失（以前称为 Bart 综合征）并不是任何特定类型 EB 的特征表现[73]。这些部位通常会很快愈合，尽管所产生的瘢痕可能会导致某些畸形，尤其是导致第一趾向上移位并减缓足部的生长。

随着年龄的增长，新发水疱的发生率可能会降低。目前尚不清楚是皮肤起疱的趋势真正降低了，还是由于年长者更有效地避免了创伤。在那些更严重受累的人中，这种趋势通常被过去反复溃疡所致的皮肤脆性持续增加所抵消，这种皮肤脆性使皮肤变得萎缩和脆弱，并且增加了不愈合的趋势。从这种观点来看，颈部、腋窝、肘部、手、臀部、背部、膝部和足踝似乎是最麻烦的部位（图 76.19）。然而，大多数存活到成年的人可能会发现瘢痕区域的皮肤状态逐渐改善，同时皮肤对新水疱的形成具有更强的抵抗力。

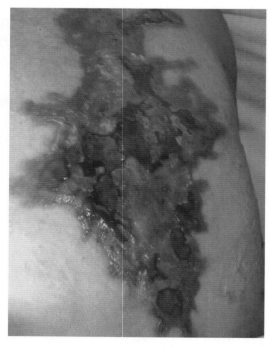

图 76.19　隐性遗传营养不良型大疱性表皮松解症的慢性糜烂

轻度 DEB 的患者在成年后瘢痕几乎消失，皮肤外观如手部等得到显著改善。DEB 患者既往水疱部位出现深褐色色素沉着区域，且特征性不规则边界并不少见。这些被称为"EB 痣"，也见于 EBS 和 JEB，其在临床和组织学上可能看起来非常不典型和可疑，但与恶性黑色素瘤无相关性，也不发展为恶性黑色素瘤[74]。一些 DEB 患者会出现象牙白色丘疹，最常见于躯干，通常位于下背部。这些"白色丘疹样"病变以前被认为是 DDEB（Pasini 型）的一种特殊改变，但现在已经发现它们也发生在其他显性和隐性遗传 DEB 病例中。

隐性遗传 DEB 的重要并发症之一是在反复溃疡和瘢痕形成区域有伴发鳞状细胞癌（squamous cell carcinomas，SCC）的趋势，尤其是在四肢的骨突出处，这种情况在显性 DEB 中相对较少[75-77]。从第二个和第三个 10 年开始，这些肿瘤的发生率在重度泛发型 RDEB 中急剧增加，但是这种并发症在一个仅 6 岁的儿童中已被报道[78]。这种类型 EB 患 SCC 的累积风险在 20 岁时为 7.5%，在 45 岁时为 80.2%，在 55 岁时为 90.1%[37]。在其他形式的 RDEB、DDEB、JEB 和 Kindler 综合征中，也有 SCC 发病率增加的报道，尽管其风险比重度泛发型 RDEB 的患者低，且肿瘤通常出现更晚[77,79-80]。在 EB 中，SCC 的临床评估可能很困难，因为其外观可能与更严重类型 EB 的典型慢性溃疡区域非常相似。无法愈合的区域或每一个角化过度的结节，应予怀疑并进行活检以进行组织学分析[81]。如果溃疡直径超过数厘米，则可能有必要在溃疡边缘的多个部位进行活检，以确保不会因采样错误而遗漏任何癌变可能。如果患者未意识到发生皮肤癌的危险，则他们可能无法及时在出现此类病变时寻求医疗救助。但是，即使对 EB 的 SCC 进行及时且适当的外科治疗，随着时间的推移，仍存在进一步发展为更具侵略性的原发性 SCC 的趋势。最终，肿瘤转移是重症泛发型 RDEB 患者死亡的主要原因[79]。

痒疹型大疱性表皮松解症（OMIM 604129）

DEB 中有一种相当独特的临床亚型，其主要特征是瘙痒性丘疹和/或苔藓样斑块，伴有瘢痕形成[82]。病变多发于四肢，尤其是小腿，但也可能见于躯干，瘙痒很明显。手指和足趾甲营养不良很常见，伴甲板增厚或脱落。由于很少见到完整的水疱，因此很容易忽略 DEB 这个诊断，可能会考虑其他诊断，例如扁平苔藓、结节性痒疹和人工皮炎。本病可能存在黏膜病变。有趣的是，本病首次发病差异很大，可能发生在儿童早期到 30 岁之间的任何时期。家族性病例通常为常染色体显性遗传，但隐性遗传形式也较普遍[83-84]。通常一个家庭中只有一个或两个人表现出痒疹表型，而其他受影响的家庭成员则表现出非痒疹型 DEB 的特征。从分子学分析来看，Ⅶ型胶原基因突变的位点和性质与痒疹表型的表达之间没有明确的相关性，表明可能有其他因素导致这种临床亚型的发展[83-84]。

胫前大疱性表皮松解症（OMIM 131850）[85-86]

在这种 DEB 亚型中，水疱和瘢痕主要发生在小腿，并且可能伴有趾甲营养不良。有时，有一部分有严重瘙痒的患者与痒疹型 EB 有一定程度的重叠。

反向型营养不良型大疱性表皮松解症（OMIM 120120）[87-88]

在这种不常见的 DEB 亚型中，皮肤脆性主要限于肢体近端屈侧,而其他部位(如手和脚)则相对较少。除皱褶部位外,口腔、食管、外阴和外耳道也受累严重。绝大多数反向型 DEB 都是隐性遗传。研究表明,许多病例带有 COL7A1 基因特定的错义突变,表明可能存在基因型与表型的相关性[89]。据推测,这些突变可能导致Ⅶ型胶原蛋白对热的不稳定性,并在较温热的皮肤或黏膜部位产生更严重的表型。

新生儿大疱性皮肤松解(OMIM 131705)[90-92]

可以根据免疫组化发现的表皮内大量的Ⅶ型胶原蛋白来确认新生儿 DEB 亚型,这些胶原蛋白在超微结构上与基底层角质形成细胞中星状体相对应。这被认为代表表皮内Ⅶ型胶原的异常处理和分泌。这些婴儿预后良好,尽管最初的水疱可能很严重,甚至致命,但大多数婴儿在出生后的第一年末就可以基本缓解[93]。但是,有些人在儿童期仍会出现水疱,因此,以前使用的术语"暂时性"新生儿大疱性皮肤松解症现在已被更改[2]。表皮内Ⅶ型胶原蛋白可能会在出生后数周内消失,因此尽早进行皮肤活检很重要,尽管在某些情况下,表皮内Ⅶ型胶原蛋白在临床症状缓解后可能会持续数年[94]。尽管大多数患病婴儿是常染色体显性遗传,但也发现了隐性遗传病例[94-95]。

手

DEB 的皮肤瘢痕可能导致多种并发症,特别是关节挛缩以及手指和足趾的融合(图 76.20)[96]。在更严重的 RDEB 中,进行性手畸形很常见。假性融合的迹象最早通常在生命的第一年内就可见,通常是在指尖的顶部开始隐匿性出现,通常需要仔细检查才能发现细小裂隙。有时,意外的创伤会导致多个手指指缝皮肤剥落。如果手指在愈合过程中相对靠近,则可能在数小时内融合。除了手指融合外,更严重的 RDEB 还伴随着手指的进行性屈伸挛缩,进一步损害了手部功能。随着时间的推移,手指融合和弯曲挛缩结合在一起会导致手套样畸形,这是重度泛发型 RDEB 的典型表现,这对手部功能会产生非常显著的影响,即使保留很小一部分的拇指并列位,也可能意味着可以保留有

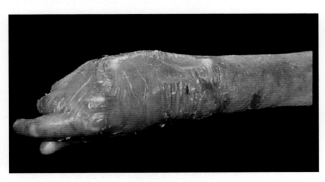

图 76.20　严重的隐性营养不良型大疱性表皮松解症,可见瘢痕形成、手指融合以及指甲和远端指骨缺失

用的功能。虽然足趾往往会形成蹼化和瘢痕,但对功能影响较小,通常不会对活动能力产生太大影响。

患有严重 DEB 的儿童常面临一个或多个手指或整个手部的所有覆盖皮肤急性缺失的风险,这种伤害被称为"脱套"。这种情况尤其有可能发生在当一个小孩在握住一个成年人的手蹒跚而行时,这个成年人紧紧抓住这个孩子以防止他跌倒,结果手上的大部分皮肤出现脱落。

指甲

甲下水疱很常见,通常发生在部分或完全甲板分离后。一次或两次发生后,甲通常会正常再生,但是反复的甲脱落会导致甲营养不良,然后永久性甲脱落。在最轻微的 DEB 病例中,甲营养不良,特别是足部第一趾甲营养不良,可能是帮助诊断的重要表现。趾甲营养不良可能是 DDEB 的唯一临床表现[97]。

胃肠道

口腔(图 76.21)、咽部和食管黏膜起疱很常见,可能导致许多问题[98-101],其中最重要的如下所示:

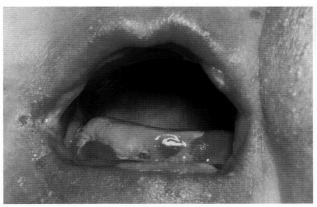

(a)

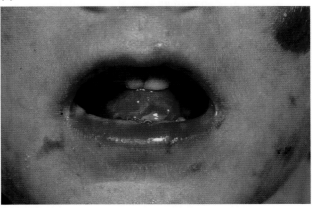

(b)

图 76.21　(a)患有隐性遗传营养不良型大疱性表皮松解症的 12 周龄婴儿的口腔。(b)患有隐性遗传营养不良型大疱性表皮松解症的较大年龄儿童的口腔,表现为小口畸形、唇沟缺失和舌融合

- 疼痛导致营养摄入减少
- 进行性口腔萎缩
- 进行性舌固定
- 口腔感染和牙齿卫生不良造成的龋齿
- 食管动力异常和网状狭窄[102-105]
- 胃食管反流

吞咽困难是 DEB 的常见并发症,尤其是重度泛发型 RDEB 和反向型 DEB,但偶尔在皮肤受累相对较轻的患者中也可见。吞咽困难有许多因素,尽管食管狭窄是主要原因,但其他因素包括口腔问题(尤其是疼痛性糜烂和口腔瘢痕形成)、口腔和咽部开口的挛缩以及舌头被瘢痕组织固定(绊舌)。另外通常有继发性龋齿,因此许多牙齿可能已被拔除。这些问题结合在一起,会对咀嚼和吞咽正常食物造成很大的困难。进食时患者通常会感到痛苦、进食缓慢且费力,因此每顿饭只能进食相对少量的软食。

DEB 患儿在婴儿早期常普遍出现有症状和无症状的胃食管反流[100-101]。这可能造成口腔、咽部和食管溃疡加剧、蛀牙增多和食管狭窄加速形成,而进一步导致吞咽困难。胃食管反流可能是 DEB 患儿营养摄入受限的另一个原因。目前没有证据表明小肠受累,吸收不良尚未被证明为临床相关的问题。

在患有重度泛发型 RDEB 并伴有腹泻和直肠出血的儿童中,很少见到结肠炎[101]。用糖皮质激素和其他抗炎药(如柳氮磺胺吡啶)治疗可以减轻症状,但一些患儿会出现蛋白质丢失性肠病,预后很差。

便秘

慢性便秘是 DEB 和其他类型 EB 的常见并发症。它主要是由肛裂引起的,肛裂会导致排便疼痛,并因此引起粪便滞留、粪便外溢污染和便秘[100-101]。这些患儿通常倾向于频繁少量进食,而不是合理分量的分餐,这会导致一定程度的肠道蠕动紊乱,进一步加剧便秘。慢性便秘的趋势通常因摄入的液体和膳食纤维不够理想以及口服铁补充剂而加重[103,106]。

这些问题经常被低估,但可能对生活质量产生重大影响。除了造成极大的不适外,由于继发性厌食,它们还可能对孩子的营养状况产生重大不利影响。任何程度的食欲下降都是至关重要的,因为饮食摄入量几乎总是很低。另外,便秘的存在通常会阻碍铁剂的口服。

牙齿

进展性龋齿是严重 DEB 患儿的常见表现。它起因于慢性口腔内感染和牙龈疾病,以及由于柔软或流质饮食,而缺乏正常的食物物理清洁作用。

在严重的 DEB 患者中这种情况变得更糟,由于龈颊沟的缺失,残留的食物长期留在牙齿的颊面上,并且舌头的固定和收缩导致牙齿无法得到正常清洁[107]。

口腔黏膜起疱和溃疡也可能限制了刷牙和口腔卫生。没有证据表明 DEB 中存在牙釉质缺陷。

眼部并发症[108-109]

严重 DEB 患者常出现结膜大疱,这导致结膜溃疡和痛性角膜糜烂。这些情况可能会导致结膜和角膜瘢痕形成以及睑球粘连,并可能会干扰泪膜的稳定性和泪液产生,从而直接或间接地损害视力。睑缘炎是严重 EB 患者的共同特征,并导致角膜擦伤增加。由于皮肤脆弱,可能无法进行局部睑缘治疗,但使用糖皮质激素滴眼液治疗睑缘炎已成功减少了擦伤的发生率。

泌尿生殖道

患有 DEB 的男孩和女孩分别有外生殖道的包茎和外生殖器瘢痕形成的报道[110-111]。男女童偶尔会出现尿道狭窄,导致尿潴留[112]。

肾并发症

已有报道 DEB 患者发生肾实质疾病。通常有三种主要疾病类型,即感染后肾小球肾炎(最常见的是链球菌皮肤感染的并发症)、肾淀粉样变性和 IgA 肾病[110,113-114],但也有遗传性肾炎的报道[115]。尿道或尿道口狭窄也可能引起阻塞性尿路疾病[110]。

贫血

贫血是大多数严重 DEB 患者都存在的问题。研究发现血液学特征为缺铁和红细胞铁利用率降低(炎症性贫血)。缺铁可能反映了皮肤、口腔、食管和肛管的慢性失血以及铁摄入不足。

心脏并发症

目前已有一些严重 DEB 患儿出现致命性扩张型心肌病的报道[116-117]。这种严重并发症的病因尚未完全阐明:已提出了微量营养素缺乏、铁负荷过载和病毒性心肌炎等相关假设,但病因可能是多因素的。

营养问题[106,118-120]

严重 DEB 患者出现营养不良是营养摄入减少和需求增加的结果。摄入减少的原因有很多,包括口咽溃疡、纤维化导致张口受限、舌部固定、食管运动障碍和狭窄,以及由于肛裂和粪便潴留所致的慢性便秘而引起的继发性厌食。由于裸露的上皮导致血液和血浆丢失,皮肤感染和持续伤口愈合,导致营养需求增加。患有结肠炎的儿童还会因腹泻而进一步导致营养丢失。

实验室调查通常表明，在许多严重 DEB 患者中存在某些微量营养素水平不足（尤其是血浆铁、硒和锌）以及低白蛋白血症。营养不良对生长发育、伤口愈合、抗感染能力、生活质量和死亡率产生严重不利影响。那些活到成年的患者经常表现出身材矮小、恶病质和性成熟延迟。

生长发育

严重 DEB 的患儿往往生长发育不良[120]。线性生长速度下降通常先于体重增长率不足，这意味着生长影响是营养不足所致。

预后　DEB 的预后差异很大。临床表现轻微的患者出疱停止较早，有时甚至在生后第一年内就停止了，或者仅表现为甲营养不良而没有明显的皮肤脆性增加。相反，更严重的患者将出现进行性营养不良和贫血，以及由于关节挛缩导致的进行性残疾。虽然目前在良好的治疗中心，患 DEB 的患儿婴儿期死亡的情况相对罕见，但在头 20 年中死亡仍然威胁着这些病情严重的患者[121]。这些病例的最终死亡原因常常是败血症，这可能主要反映了营养状况的恶化。在患有重度泛发型隐性 DEB 的青少年及年轻人中，皮肤 SCC 的发展风险变得很高，SCC 是这种类型 EB 患者死亡的主要原因[79]。

鉴别诊断　鉴别诊断通常仅在新生儿期间才是一个问题，需要考虑的主要鉴别诊断已在先前 EBS 的鉴别诊断中列出。

在新生儿期，尝试在临床上区分各种类型的 EB 是不明智的。尽管在非营养不良型患者中很少见到少量的粟丘疹，但较晚期出现的粟丘疹可提示 DEB。

早期进行诊断性皮肤活检很重要，但是在解释结果时需要相当丰富的技能，皮肤活检在经验不足的诊疗中心价值有限。本文讨论了活检技术在大疱性表皮松解症诊断和分类中的应用。在大多数诊断实验室中，用抗Ⅶ型胶原、层粘连蛋白 332、α6β4 整合素、角蛋白 14、网蛋白和Ⅳ胶原的抗体对组织样本进行免疫组织化学检查，以确定这些蛋白质是否正常表达，并对样品中的每个分裂水平进行免疫定位。电子显微镜可用于明确起疱程度，并检查基底膜区域通常存在的各种结构。越来越多地可以采用分子诊断技术，如已知 EB 基因的外显子测序来代替活检，但目前与新生儿皮肤活检的免疫组织化学方法相比，这些技术往往需要更长的时间才能产生结果。

治疗[1,122-123]　建议患 EB 的新生儿住院，直到临床情况稳定并且父母有足够的信心在家接管。除了基本的皮肤护理外，在患儿住院期间还有很多事情要做。必须作出准确的诊断，并且需要花时间与父母一起解释患儿的疾病性质和护理方法。必须克服喂养和营养问题。在孩子出院之前，必须与社区护理和医务人员以及当地的社会服务机构取得联系。

需要向父母阐明遗传的含义，并在此阶段必须尽可能地描述出后代的风险。必须向父母解释防止类似婴儿出生的可用手段（例如，通过孕早期的产前检查或胚胎植入前的遗传学诊断）。对于不熟悉所涉及问题的临床医生，应建议父母进行正式的遗传咨询。

随后，病情较轻的患儿通常在门诊进行复查，但是对于病情较重的患儿，短期入院更有利于多学科检查及评估。

皮肤护理

EB 患者的皮肤护理必须包含双重目标，即保护创伤和为水疱及糜烂的愈合提供最佳条件，以最大程度地减少残疾。第三个目标是监测青少年和成人患者的 SCC。

新生儿

患有 EB 的新生儿的皮肤非常敏感，甚至对"正常"处理也可能非常敏感（图 76.22），因此需要特殊的处理技术。在可能的情况下，作者希望 EB 新生儿在其出生机构接受 EB 临床护理专家的初步评估，以避免在此关键阶段因转运而造成不必要的创伤[124]。

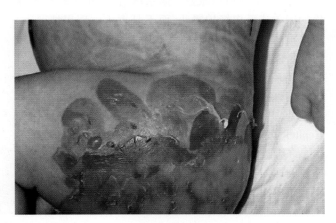

图 76.22　重型大疱性表皮松解症的新生儿在轻柔操作后显示出手印样的皮肤分离

除早产等医学原因外，EB 婴儿不宜在保育箱中进行护理，因为高温和潮湿会进一步导致起疱。应将脐带夹取下并替换为绑扎带，以免损坏皮肤。请勿使用姓名标签带，因为它们容易使腕部或足踝的皮肤起疱（图 76.23）。EB 婴儿不宜裸身护理。患病的婴儿通常不舒服、易激惹和烦躁；因此，他/她们通常会对自己造成相当大的伤害，例如，将双腿摩擦在一起。穿着正确

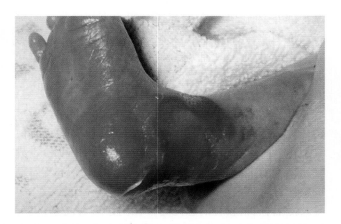

图 76.23　新生儿隐性遗传营养不良型大疱性表皮松解症。因姓名标签带而出现的足踝周围糜烂

敷料的婴儿通常会更舒适，并且在一定程度上免受外部机械损伤，尤其是自伤。包裹好敷料后，应给婴儿穿上柔软的衣服，内里朝外，避免接缝处摩擦，这在护理中提供了额外的保护。抱起婴儿时，请勿将手推入下方，应先将婴儿卷起，然后再放回手上并抬起。任何年龄的 EB 儿童都不应从腋下去举抱。这样可能会出现父母不愿意照看患儿的风险。但是，对他们而言，这样做很重要，一旦学习了正确的技术，就应鼓励抱持孩子。

　　敷料应根据需要进行更换。应使用一次性无菌针头刺破新生成的水疱，因为如果保留水疱，它们通常会扩大，应保留疱顶在原处。温水沐浴后，用柔软但不蓬松的床单或毛巾轻拍婴儿，而不是擦干。理想情况下，应该推迟洗澡，直到宫内和出生时的损伤得到治愈。在沐浴的水中添加盐（在 10L 水中加入约 90g 盐）可以帮助减轻任何年龄段 EB 患者沐浴时的疼痛[125]。

　　有许多不同的敷料可供选择，适用于外敷糜烂和水疱处，并保护皮肤区域免受反复伤害[126]。可使用如 Mepitel®（Mölnlycke Healthcare）或 Urgotul®（Urgo Medical）的基础敷料覆盖糜烂面。Mepitel® 贴含有柔软的硅胶网，尽管手感"发黏"，但很容易从伤口上去除，且不会造成疼痛或外伤。Urgotul® 是一种非黏性网状脂质胶体敷料。在 Mepitel® 或 Urgotul® 上铺一层辅助敷料，例如 Mepilex®、Mepilex Lite® 或 Mepilex Transfer®（Mölnlycke Healthcare）。Mepilex® 敷料具有相似的柔软硅树脂表面，因此具有与 Mepitel® 贴相同的黏性，且还具有泡沫背衬，可吸收渗出液并提供一定程度的保护性缓冲（图 76.24）。Mepilex Lite® 的泡沫层比 Mepilex® 的薄，适合作为轻微渗出的伤口敷料。Mepilex Transfer® 与 Mepilex Lite® 类似，适用于如颈部和腋窝等需要良好顺应性的区域。还建议将其作为保护基质，使多余的分泌物蒸发或将其转移到吸收性更强的敷料上，以避免伤口和周围皮肤受到影响。

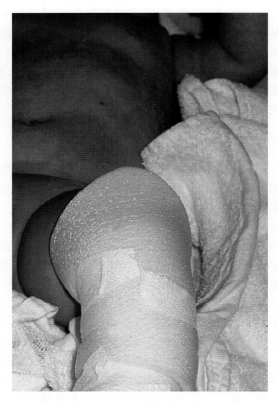

图 76.24　Mepilex® 敷料可提供机械保护以及非黏性伤口接触

　　Mepilex®、Mepilex Lite® 和 Mepilex Transfer® 均被设计用作基础伤口敷料，但在严重 EB 患者中，可能有黏附伤口的倾向。因此，它们通常最好用作辅助敷料。

　　替代性的泡沫敷料可以在非常脆弱的婴儿中用作主要敷料或在 Urgotul® 或 Mepitel® 贴上使用。它的优点是在湿润伤口上释放清洁表面活性剂，因此在存在定植或感染的伤口部位可能会有帮助。

　　水纤维敷料可用于手指或足趾处，皮肤剥脱会使手指有融合的风险，可以将敷料切成条状，并轻轻放在手指或足趾之间，以防止它们粘连。

　　这些敷料的使用通常与较高的上皮再生率有关，这可能由于它们的封闭性和保护性。但敷料并非仅用于促进水疱部位的愈合；它们还可以对容易起疱的任何区域（无论是否受影响）提供保护。应该鼓励父母们学习这些技术，并在他们把孩子带回家之后使用。

　　使用硅酮医用脱胶剂，可以安全地除去胶带或黏附的敷料和衣物。这些已被证明对 EB 儿童的治疗具有重要的作用，并且能够安全固定管子和套管，并确保可以将其去除，而不会使皮肤剥脱。

较大的婴儿及幼儿

　　在出生后的数月中，穿戴方法必须适应孩子对活动和玩耍日益增长的需求。但随着孩子的活动能力增强,跌倒和敲打造成外部伤害的风险变得越来越大,至少在最初是这样的。后来,随着孩子逐渐学会变得更加小心,机械损伤的风险再次降低。在幼儿中,某些部位容易反复受伤,特别是肘部、腕部、双手、膝盖、小腿、足踝和双足。在 DEB 患者中,这些部位可能会形成永久性瘢痕,与无瘢痕部位相比,这些部位对后续创伤的抵抗力较小。许多父母选择使用防护性敷料来缓冲这些部位。适当的方法是使用管状绷带固定的泡沫敷料,或使用稍有黏性的柔软有机硅泡沫敷料,无需额外使用管状绷带固定。

显然,避免创伤是这些患儿治疗的要点。但是,对于父母来说,要在适当地避免创伤和过度保护发育中的孩子之间取得平衡是非常困难的。EB 儿童应尽可能正常地成长,以最大程度发展他们的身体、控制和社交能力。他们逐步学习到自己要格外小心,避免可能发生的外伤。为了使他们有最大的机会参加正常的活动,应把重点放在防护性敷料和衣物的提供上,而不是避免任何远距离的体育活动。

为 EB 患儿提供鞋子,使他们在最大程度地移动的同时为足部提供最佳保护尤其重要。理想情况下,他们的鞋子应该由非常柔软的皮革制成,并且内部接缝的数量尽量少。如前所述,足趾应该有足够的空间,鞋面和鞋垫上应有皮革,使足部尽可能凉爽干燥。鞋底内部的形状应尽可能复合人体解剖学。另外,在一些儿童中发现柔软的防滑鞋或内接缝极少的网眼训练鞋使足部更舒适。由于早期损伤和随后的瘢痕挛缩,有些孩子的足部会变形,因此需要量身定制鞋子。袜子应该是吸汗的,并含有高比例的棉花。穿两双袜子有助于减少摩擦。袜子应为足部提供额外的缓冲;毛巾型运动袜是理想的选择。其他衣服需要仔细选择。购买前应检查所有物品,以确保它们没有粗糙的内部接缝或标签,并且合身且宽松,尤其是在颈部、手腕和足踝处。

年龄较大的儿童和成人

绝大多数 EB 患者随着年龄的增长,新发水疱的发生频率降低。随着患者年龄的增长,皮肤起疱的趋势可能会真正减少,当然,这与患者可以越来越有效地避免创伤有关。对于严重 DEB 患者,这种逐步改善可被之前反复溃疡皮肤区域脆弱性的不断增加而抵消,因而变得萎缩且极其脆弱。这些皮肤区域很容易破裂,以至于长期无法愈合。

慢性伤口的发展是一个共同的特征,并且由于定植和感染的水平而加重。渗出液的处理对于此类伤口的管理至关重要,高吸收性敷料有助于减少衣服污染和异味,并有助于保护伤口周围皮肤。在伤口周围皮肤上使用隔离霜或喷雾剂可以避免浸渍和破裂。从这

个角度来看,颈部、背部、腋窝、臀部、膝盖和足踝似乎是最麻烦的部位。研究者已经尝试将皮肤移植到此类区域,但很难确保永久性愈合[127]。同样,迄今为止,来自正常人皮肤培养的角质形成细胞未能产生持久的效益[128]。

患有 DEB 的青少年和成年人必须意识到,他们的皮肤需要不断监测 SCC 的发展。这种病变在青春期前罕见。最重要的是,对所有 DEB 患者进行充分教育,使他们了解此疾病的风险,并且需及时报告任何异常的皮肤病变,特别是结节、溃疡或结痂,这些病变似乎特别难治愈或比常规的伤口更疼痛。建议对重度泛发型 RDEB 患者从 10 岁开始至少每 3~6 个月进行一次仔细检查[81],尽管在门诊情况下这很困难,因为必须除去所有敷料。短暂入院进行监测或由熟悉 EB 的护士在患者家中进行监测可能会有所帮助。

局部抗菌药物

在水疱和糜烂区域,继发性细菌感染是一个持续存在的问题,经常会导致延迟愈合(图 76.25)。在 EB 中,使用局部抗菌剂时必须格外小心,因为会导致细菌耐药和不良反应的双重风险。这些不良作用可能是全身性的,由于药物会经皮吸收;也可能是局部性的,通常以干扰愈合的形式出现。

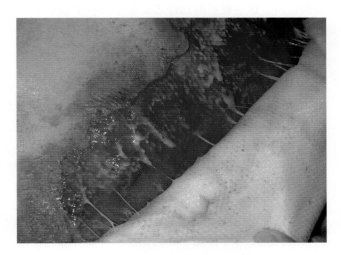

图 76.25　隐性遗传营养不良型大疱性表皮松解症的慢性糜烂,具有大量渗出液

金黄色葡萄球菌对莫匹罗星耐药的最早报告之一与 EB 患者相关[129],近年来这已成为一个日益严重的问题[130]。从 EB 患者的皮肤中根除耐甲氧西林金黄色葡萄球菌(MRSA)可能是不可行的,由于在严重类型的疾病中,为缓慢进展且广泛存在的伤口。

EB 患者,尤其是儿童 EB 患者,不应低估局部抗菌药物全身吸收的潜在严重危害,例如,因局部外用新霉

素或庆大霉素引起的耳毒性。过去,这些药剂在局部封闭的敷料下长期用于广泛剥脱的皮肤区域。双氯苯双胍己烷(洗必泰)具有潜在的神经毒性,而聚维酮碘可能具有甲状腺毒性。

一些局部抗生素,例如夫西地酸和新霉素也可能引起变应性接触性皮炎。

由于这些原因,通常不应常规使用局部抗菌剂,而应保留在严重定植或明显的伤口感染时使用。作为常规的局部抗菌治疗,1%脂质稳定的过氧化氢霜具有良好的耐受性和安全性。抗菌海藻酸盐凝胶,对EB伤口有良好的易耐受性和有效性。银离子,无论是1%磺胺嘧啶银乳膏,还是在各种伤口敷料中,都可能是EB非常有用的抗菌剂,但据报道长期使用可致EB患者银中毒,因此应限于短期疗程[131-132]。反复使用含银敷料后,婴儿和儿童的血浆中银水平可能会明显升高;婴儿应完全避免使用此类敷料,年龄较大的个体一次仅应使用2周。

蜂蜜[133-134]和蔗糖[135]用于慢性伤口,通过提供高渗环境来减少定植和感染。虽然蜂蜜在伤口清创和除臭方面特别有效,但蜂蜜可能带来刺痛或疼痛,并暂时增加渗出水平。

PolyMem®敷料(Ferris)在去除时无创伤,并含有与吸收性泡沫黏结的伤口接触层,因此无需使用主要和辅助敷料。这些敷料的独特之处在于敷料中提供了一种安全的清洁剂,该清洁剂可通过接触伤口液体来激活,有助于减少细菌负荷。这对于不愿或无法洗澡的人很有用。

CutimedSorbact®敷料(BSN Medical)涂有脂肪酸衍生物,可吸引细菌并与之结合,因此可用于定植或感染严重的伤口。

对EB患者而言,浸浴比淋浴的耐受性更好,对于抑制细菌在皮肤中的携带和定植非常有用。

洗涤时添加抗菌剂,例如含有苯扎氯铵和双氯苯双胍己烷的洗剂可能会有所帮助。替代方法包括在浸浴水中添加醋以减少铜绿假单胞菌的携带,或使用漂白剂浴(每5L水中添加5mL),但这两种成分都应在沐浴结束时用清水冲洗掉。

其他针对皮肤问题的全身和局部疗法

RDEB的早期超微结构研究表明,真皮乳头中的胶原蛋白分解可能会促进水疱的形成。随后患者皮肤成纤维细胞培养研究发现,其结构改变的胶原酶合成数量增加,这个现象似乎更有力论证了这种观点,并为苯妥英钠的治疗用途提供了理论依据,因为该药物似乎能够在体外试验中减少这种胶原酶的产生。在早期报道口服苯妥英钠有临床受益后[136],一项更大的多中心

对照试验未能证实这种治疗效果[137],因此苯妥英钠便不再用于治疗。

在证明视黄酸能够在体外抑制胶原酶活性之后,人们对它在RDEB中的可能治疗价值产生了兴趣。然而迄今为止,这些药物尚未在实际应用中有所帮助[138],如果给药剂量过高,可能会导致皮肤脆性增加。视黄酸可能在与EB相关的SCC的化学预防治疗中有一定作用,并具有良好的耐受性[139],但有必要对其有效性进行临床试验。

四环素也显示出抑制胶原酶的作用,据报道米诺环素可降低重型DEB中的起疱率[140]。与沙利度胺[142]一样,口服环孢素已被证明对减少痒疹型EB中的瘙痒有用[141]。但尚缺乏临床试验数据,并且这些药物在实践中并未常规使用。

此外,局部糖皮质激素外用对已治愈和愈合区域的瘙痒症可能有一定价值,其重要的作用是可以减少损伤性皮肤剥脱和水疱。它们也可能有助于EB伤口中肉芽组织过度形成的区域变得平整。需要根据年龄、所治疗区域的范围和对治疗的反应来作出充分的判断,为每个患者选择合适效价的局部糖皮质激素。

抗组胺药,包括镇静型和非镇静型,均被用于治疗EB中常见的瘙痒,但结果好坏参半。其他药物如昂丹司琼、阿米替林或加巴喷丁也被用于治疗,但结果差异也较大。

一项在DEB中使用皮下粒细胞集落刺激因子的小规模预实验显示,在治疗6天后,伤口大小和水疱数量减少[143],需进行进一步规模更大的研究来证实其效力。

皮肤生物等效物

人工皮肤生物等效物已用于少数EB患者的急慢性伤口治疗[144]。这些产品的初步结果令人鼓舞。然而,此类移植物的存活时间尚未完全确定,覆盖大面积裸露皮肤的高昂费用意味着对于大多数EB儿童而言这种选择不太可能。

基因、细胞和蛋白质治疗

近年来,随着不同类型EB的分子病理学被阐明,研究者开始致力于探索转化医学疗法,包括基因、细胞和蛋白质替代策略[145]。对于基因治疗,大多数研究小组都倾向于采用离体技术,即对患者的皮肤进行活检,收集角质形成细胞或成纤维细胞,并使用校正后的基因转染。转基因角质形成细胞可以生长为上皮细胞层,然后移植到患者的皮肤伤口部位,或者将基因校正的成纤维细胞注入患者的皮肤中,利用两种细胞类型都产生Ⅶ型胶原而获益。这两种方法目前是RDEB主要的早期临床试验。尽管皮肤是此类研究具有吸引力

的靶标,但仍须解决许多技术难题,例如靶向和转染表皮干细胞以确保校正基因的长时间表达等方面。而且,虽然移植或注射转染细胞可以为皮肤愈合带来良好的效果,但它仍不能解决内脏受累的问题,例如胃肠道疾病。然而,尽管存在这些问题和局限性,在小鼠试验成功后[146-148],已经成功地在层粘连蛋白332缺陷的中度泛发型 JEB 的成人体内进行了体外基因转移[149]。

细胞疗法包括在 RDEB 患者中皮内注射正常的同种异体成纤维细胞[150-152]。尽管这些细胞不会持续存在,但它们似乎可以刺激患者自身细胞产生突变型Ⅶ型胶原,从而改善皮肤脆性和皮肤中Ⅶ型胶原的表达。与单独使用载体相比,皮内注射同种异体成纤维细胞可改善 RDEB 伤口的初始愈合[152]。另一种细胞疗法是在 RDEB 中使用来自密切匹配的 HLA 供体的同种异体骨髓移植/干细胞移植[153]。在这种干预数月或数年之后,一些患者皮肤中的Ⅶ型胶原表达增加,并伴有皮肤脆性减轻和生活质量的显著改善。这种疗法依赖于患者在移植前的骨髓清除,由于采用强力的清髓技术,早期治疗的儿童死亡率相对较高,但是,通过使用强度降低的调节进行精细化处理似乎更加安全,并且在许多接受治疗的患者中取得了相似的良好效果。另一种细胞治疗方法是在 RDEB 中使用骨髓来源的间充质基质细胞(mesenchymal stromal cells,MSC)。皮内注射可以加速伤口愈合,并导致表-真皮交界处(dermal-epidermal junction,DEJ)Ⅶ型胶原沉积[154],而静脉输注可以改善伤口愈合并减轻皮肤的疼痛和发红,虽然没有增加Ⅶ型胶原蛋白在皮肤中的沉积[155]。RDEB 中 MSC 治疗的进一步试验正在进行中。

在 RDEB 小鼠模型中,重组人Ⅶ型胶原蛋白局部使用[156]、皮内给药[157-158]和静脉给药[159]的蛋白疗法已取得了可喜的效果,本疗法可促进 DEJ 的人Ⅶ型胶原蛋白表达、锚原纤维形成、皮肤脆性降低,并提高了生存率。但这项工作尚未进行人体临床试验。

在许多不同的遗传疾病中,增加无义突变终止密码子通读的药物治疗是一个令人关注的领域。使用带有无义突变的 RDEB 细胞的体外研究表明,庆大霉素(一种氨基糖苷类药物,已知可以以这种方式增加终止密码子通读)可以增加皮肤等效物中Ⅶ型胶原的表达[160]。由于10%~25%的 RDEB 患者携带无义突变,该途径可能需要使用全身毒性较小的类似药物进行进一步研究。

近期一项针对单个 JEB 患者的试验表明,使用离体自体转基因培养的角质形成细胞可以再生整个表皮[161]。这项重要的发表还确定了表皮干细胞的一种特定类型,即干细胞克隆,是再生的关键[161]。最近一个专家组对 EB 治疗的主要进展进行了回顾总结[162]。

并发症的预防和治疗[122-123]

假性并指和挛缩

使用柔软的顺应性好的 2.5cm 绷带包扎手部,将绷带向下穿过指蹼并围绕手掌,这有助于防止指蹼丧失。通过该技术单独包裹每个手指,一些孩子在手术后成功地保持了良好的效果。柔软的棉制手套也有助于保护指蹼。

一旦手功能严重受损,应立即进行矫正手术[163-164]。手功能主要受到第一指蹼屈曲和融合的影响。理想情况下,一次只能完成一只手的手术。手术过程包括分离融合的手指,然后尽可能彻底松解所有挛缩。然后,沿着分开的表面以及先前弯曲的关节的掌侧,将中厚皮或全厚皮移植物缝合到形成的缺损处。

在术后不久用克氏针保持伸展,但可能会导致随后的手指僵硬,从而限制功能。术后用夹板将手固定在平坦的位置是非常重要的,在手的正面和背面的石膏板之间,所有关节都应尽可能充分地伸展。通常需要1~2周后在全身麻醉下更换敷料,然后每周更换一次,直到无需麻醉即可进行敷料更换。

尽管这种手术方法在操作上相对简单,但由于屈曲畸形和指骨融合的快速复发,其益处可能会受限。因此,术后必须早期使用手夹板,以保持手指的伸展和分离。带有硅胶插衬垫的热塑性夹板易于生产且价格便宜,比旧的刚性更大的夹板更耐磨,且在必要时更易于更换。术后患儿最初需持续佩戴夹板3个月,然后逐渐减少白天佩戴的时间,直到6个月后才仅在晚上佩戴。

不幸的是,这些操作经常需要不时地重复。其他关节,特别是足部、膝、臀部和腋窝的类似屈曲挛缩可能较少需要缓解。DEB 患者可以轻松且成功地进行皮肤自体移植,尽管供体部位的愈合时间可能比非 EB 患者要长得多(图76.26)。一些团队已使用人造皮肤等效物来尝试克服这些问题。

物理疗法和活动能力的维持

物理疗法在屈曲挛缩的治疗中可能没有多大作用,但对于维持活动能力很有用。活动可能减慢了挛缩的发展,并可促进儿童正常的运动发育。应鼓励进行合理水平的体育锻炼,尤其是对于儿童,他们可能会被好心的父母或医生错误地束缚住。应该定期检查患者,并全面评估所有关节的活动范围、肌力、大体和精细运动能力以及儿童运动发育[165]。检查发现运动受限后,应立即开始针对特定关节的家庭锻炼。此外,建议所有患者每天俯卧,并进行口舌运动,以延缓软组织缩短和粘连。在水疗池中积极锻炼可能使挛缩症的患者受益,对于某些患者,被动"拉伸"也可能是有益的,

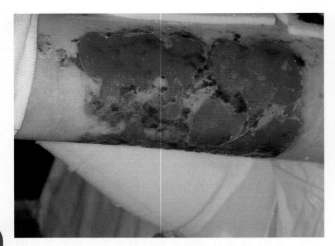

图 76.26　隐性遗传营养不良型大疱性表皮松解症患儿的供体部位。移植物于 5 年前取材,但从未愈合

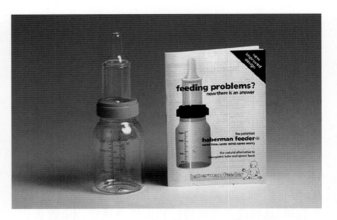

图 76.27　Special Needs®(Haberman®)喂养器

但须格外小心,以免造成皮肤创伤。用合适的材料固定可能是一个有用的辅助方法。

骨质疏松症

骨质疏松症在重度 EB 中很常见,尽管其原因尚不明确[166-168]。隐性遗传 DEB 和 JEB 患儿负重和活动能力受限与骨矿物质密度(bone mineral density,BMD)的降低有关[167]。饮食中钙和维生素 D 摄入减少和阳光照射减少而导致维生素 D 含量降低,已被认为是导致这些患者 BMD 降低的因素,但该水平通常是正常的,这个原因尚未得到证实。儿童慢性炎性疾病,例如幼年特发性关节炎和克罗恩病[169-170],会导致骨质减少和骨质疏松,重型 EB 中的促炎状态很可能以类似方式对骨骼健康产生不良影响。

骨痛在这些患者中常见,也可能发生压缩性骨折。如果有骨质减少或骨质疏松的迹象,应补充钙和维生素 D。如果存在明显的骨痛或骨折迹象,双膦酸盐可能会有所帮助,尽管尚未明确它对骨转换的长期影响。大约从 5 岁开始应每年进行一次双能 X 线骨密度仪(DEXA)扫描,虽然在检测骨折方面不如胸椎和腰椎 X 线片一样敏感,但可描述 BMD 降低的程度。

甲问题

指(趾)甲增厚、营养不良可能会引起美观问题,而营养不良的趾甲可能会影响穿鞋。这样的病甲可以通过外科手术永久去除。

吞咽困难和营养[171-173]

用奶瓶喂养的婴儿需要最柔软的奶嘴(通常是为早产儿设计的)。可以使用热针扩大开口,使喂养更容易。Special Needs Feeder®(以前称为 Haberman Feeder®)(图 76.27)非常有帮助,它的奶嘴足够长,可以确保瓶子的塑料颈不会接触患儿的鼻子。这种奶嘴的另一个好处是装有一个阀门,该阀门可确保轻松喂食,而

无需婴儿用力吮吸。因此有严重口腔溃疡的患儿通常可以通过这种奶嘴成功喂养,而不必通过鼻胃管。同样发现有些婴儿使用勺子喝奶似乎比从瓶里喝牛奶更容易。

许多 DEB 患者所面临的营养问题可能会非常难以克服。将食物液态化对一些吞咽困难的患者是有帮助的,但其他患者无法接受这种进食方式,除非从婴儿期就没有进食过除液态化食物以外的其他食物。但是除了使患者更容易进食外,液态化饮食还有助于防止食物对咽部和食管的进一步损害,并可以减少常见的急性吞咽困难的发生率。然而,液态化食物通常会增加食物中液体含量,并因此导致食物体积增加。如果用水进行液态化,食品的营养价值将降低,而使用牛奶或汤可使这种影响最小化。这个过程可能会使食物变得更清淡,风味更少。不应筛分食物,因为它会除去纤维,纤维应在食物液态化时予以保留。

许多患者的饮食高度依赖牛奶。虽然不应劝阻这种依赖性,但是这种饮食在营养上可能远远不够,并且纤维和铁含量往往不足。虽然需要高的纤维摄入量,但这在使用常规饮食的 DEB 中可能不切实际,因为它们往往难以食用且营养价值相对较低。纤维补充剂很普遍。

尽管蔗糖是增加患者热量摄入的高效方法,但理想情况下,应限制高蔗糖食物(如巧克力)的进餐时间,以最大程度地减少其对牙齿的不利影响。

营养目标应是均衡饮食,其中蛋白质、维生素和矿物质的含量高于正常水平,理想情况下应搭配质地柔软、易于管理、具有诱人外观和风味的食物。

应该鼓励患者分餐进食,而不是全天连续少量进食。但许多 EB 患儿仅进食三餐并不能吃饱,这主要是因为他们进食的过程既痛苦又劳累。对这些患者来说,每天 3~4 顿主餐再加上 2~3 顿点心通常更合适。最好对每顿饭或点心的时间加以限制,以防止一顿饭与下一顿之间重叠。

严重受累的患者很少能成功摄取正常的营养,因此建议使用维生素和矿物质补充剂。根据铁和微量营养素的含量,经常需要使用完整的维生素补充剂,液态铁补充剂和锌补充剂。

由于口腔、咽喉疼痛或咽部、食管阻塞,许多严重 DEB 患儿会间歇性地经历口服摄入量受限的时期。如果患儿无法饮水且没有胃造瘘,则可能需要在短期内静脉输液直到吞咽困难改善。当由于咽部水疱和水肿而引起吞咽困难时,布地奈德雾化或短期口服或静脉注射糖皮质激素也可以较快地解决吞咽困难。

由于口腔内瘢痕形成,隐性遗传 DEB 患者张口会受到严重限制。通过日常锻炼,如轻轻地将颌骨拉开,在上下牙齿之间使用木压舌板或专门设计的装置并逐渐增加数量,可以改善这种小口畸形。这可以改善进食和咀嚼,并为牙科操作或插管之前的麻醉提供重要的额外张口程度。吞咽困难的患者很少能持续使用常规口服补充剂以改善饮食摄入,因此可能需要考虑其他方法,如鼻饲喂养[106,171]。鼻胃管放置可能会有困难或有创,因此这种喂养形式最好短期使用。

食管狭窄可能需要扩张,一般是透视引导下的球囊扩张术[104]。如今这种技术已经取代了探条扩张术,后者有很高的剪切力和食管穿孔风险[174]。钡餐检查可以用来确定狭窄的部位和程度,但如果患儿有狭窄史和明显吞咽困难症状时,则可在扩张时用荧光镜观察。有时通过这些方法可能难以检测出高度狭窄,在这种情况下视频透视检查会有帮助。无论是在同一位置还是在新位置,食管扩张经常会在狭窄处反复出现。再狭窄率差异很大,介于几年和几个月之间,但平均为每12个月[104]。对于经常再狭窄的患者,每天两次口服黏稠的布地奈德可能有助于减少狭窄复发,并延长食管扩张的时间间隔[175]。

对于反复发生食管狭窄的病例,已开展了更多彻底的手术,包括通过反转胃管重建食管[176]、食管切除和端对端吻合[177]和结肠移植[178]。通常,这些手术与较高的发病率和死亡率相关,而幸运的是,使用现代球囊引导式扩张技术通常可避免这些情况。

胃造瘘已被广泛用于重型 DEB 口服营养摄入不足时[179]。胃造瘘按钮设备可以采用开放式手术初步插入,按钮装置小巧且不引人注目,因此在美学上更容易接受,尤其是对于年龄较大的儿童。影像引导下经皮胃造瘘是一种有前途的技术,它与腹腔镜介入一样避免了内镜检查[180],并且正被越来越广泛地采用。对于 DEB 患儿,经皮内镜下胃造瘘术并不理想,因为内镜会对口咽和食管造成实质性的剪切损伤。胃造瘘的喂养可以在白天大剂量给予,通常在饭后"补足",也可使用泵在夜间以 8h 为周期喂养。经胃造瘘术使用营

养丰富的含纤维食物,可显著增加体重。另外的好处是可以预防便秘,并且可以轻松服用药物和营养补充剂(如铁剂)。

青少年时期由于生长迅速且体重几乎增加了一倍,营养需求量也显著增加。此外,如果整个童年时期的生长受到影响,那么青春期的营养应有助于追赶性生长。由于大多数严重 DEB 成年患者表现出性成熟延迟和身材矮小,因此这些患者在青春期开始时的营养状况是至关重要的。它还可以极大地缓解喂养有关的压力,特别是对于那些设法保持生长但将来可能不能继续保持生长的儿童,尤其是在青春期。

年幼的患儿比青少年更容易接受这种手术。年龄较大的患儿更在意自己的身体形象,尤其是青春期的女孩,可能会因体重突然增加而感到震惊。手术前应考虑心理因素,心理医生和游戏专家应参与术前讨论。

胃造瘘术的并发症包括设备周围的渗漏、夜间补液引起的遗尿和污渍,以及胃食管反流。

胃食管反流[100-101]

需要对患有 DEB 幼儿的胃食管反流症状保持高度警惕[100-101]。某些患儿的症状可能随着时间流逝而消退,但在另一些患儿中,它可能会持续存在,并因食管和食管下括约肌瘢痕形成而加剧。对于重度 EB 患儿,即使无胃食管反流的症状,也应予预防性治疗,以最大程度地减少对食管黏膜的损害,并降低形成狭窄的风险。质子泵抑制剂(如兰索拉唑)联合雷尼替丁(2~4mg/kg,每日 2 次)通常是合适的治疗。Nissen 胃底折叠术已被用于治疗 EB 患儿的严重胃食管反流,但效果可能不会持久。

便秘[100-101]

纤维摄入量低是 DEB 便秘的一个原因。不幸的是,重症患者的口腔和食管问题阻碍了以传统食品形式(高纤维谷物和面包、水果和蔬菜)的膳食纤维摄入量。研究表明,近年来商业化生产的含纤维的液体肠溶配方可改善胃肠道耐受性和功能,并减少泻药的使用[181]。这为营养不良的 EB 患儿提供了一种预防和治疗便秘的新方法,且这种方法优于长期使用泻药[182]。

在腹部 X 线片上显示有巨直肠或粪便嵌塞的患儿,在引入含纤维的食物前应排空肠道。这可使患儿不需要排出大而干的堆积粪便,并使增加的纤维摄入量迅速起效。如果存在粪便嵌塞(通常与粪便溢流有关),则可以使用聚乙二醇-电解质溶液来实现初步清除[183]。另一种可以用于轻度粪便嵌塞的替代方法是口服匹可硫酸钠与硫酸镁组合,以 Picolax® 形式(Nordic)或匹可硫酸钠剂。除了确保饮食中有足够的体液和纤维外,无粪便嵌塞的便秘通常可用聚乙二醇制剂或乳果糖治疗。有时,同时使用番泻叶可能会有所帮

助。禁忌常规使用液体石蜡,因为在这些患者中可有吸入风险。

麻醉

鉴于口腔和咽部黏膜的敏感,以及插管后若出现喉头水疱,可能会导致急性喉梗阻,严重 EB 的儿童对麻醉师提出了重大挑战[184]。但是,如果采取一定的预防措施和仔细的处理,可以将并发症的风险降到最低。需要全身麻醉的择期手术应尽可能在熟悉该组患者管理的医疗中心进行。

必须让所有在术前、术中、术后处理这些患儿的人都意识到他们皮肤的极端脆弱性。理想情况下,应在手术前把患者收入皮肤病房,并与麻醉师共同管理。移动患者时必须非常小心。推车和手术台应充分填充,使对患儿皮肤的压力保持在最低水平,并且在手术过程中,任何人都不得倚靠患者。应使用大量柔软的非黏性纱布矫形衬垫,将皮肤与血压袖带和止血带分开。在儿童身体下方放置保鲜膜非常有用,可减少剪切力并防止粘连;当去除敷料时,它也可作为糜烂区域的临时覆盖物,这很有价值。必须避免使用胶带和其他黏性材料,如连接心电图(ECG)电极的胶带,因为去除后会造成皮肤脱落。但如果备有硅医用除黏剂,则可以使用黏合剂材料并安全将其除去。硅胶带对于固定设备(如静脉插管)非常有价值,因为它们的黏合性可牢固地固定设备,但与黏合胶带相比,剥离时不会造成皮肤损害。非黏性弹性网、贴合的绷带和缝合线也可能有用。心率最好用脉搏血氧饱和度来监测。将患儿双眼闭上时应小心,并用凡士林纱布或 Geliperm®(Geistlich)遮盖,或涂上大量润滑性眼膏。

在全麻期间为了避免过度的面部操作,通常优选插管,并且应选择无囊气管导管,其尺寸要比通常使用的小。应充分润滑气管导管和喉镜片。应使用条状纱布来固定导管。所有管道均应加衬软垫,并在接触嘴唇或皮肤的地方填充凡士林纱布等。有时,张口受限或牙齿问题可能会使插管困难。在这种情况下,对于短时操作,可以采用面罩进行吸入麻醉,该面罩应具有柔软的气垫,并使用 Vaseline® 纱布隔离皮肤。麻醉师固定患者的下颌皮肤上应放置 Mepitel One®(Mölnlycke Healthcare)。不应使用口咽气道。

疼痛[185]

毫无疑问,各个年龄段的 EB 患者都会承受很多疼痛,主要原因是皮肤溃疡(尤其在洗澡和更换敷料时)、口咽溃疡和肛裂。使用最合适的敷料可以使皮肤疼痛最小化。同样,在有些病例中,可通过进行胃造瘘来减少口咽部疼痛,而排便疼痛可以通过保持粪便柔软来最小化。

口服对乙酰氨基酚(15mg/kg)、曲马多、芬太尼和

吗啡等药物通常有助于预防与换药有关的疼痛。含有布洛芬的局部阿片类药物和敷料有助于处理孤立伤口的疼痛。敷料中布洛芬的吸收量尚不确定,因此仅适用于 12 岁以上患者,且限于单个 10cm×10cm 敷料。对于那些表现出预期恐惧的患者,可以在换药和其他痛苦的操作之前使用抗焦虑药如咪达唑仑。咪达唑仑必须始终与镇痛剂配合使用,因为儿童可能无法表达他们正在经历的疼痛。事实证明,阿米替林对许多重型 DEB 患儿慢性疼痛的管理非常有帮助。减轻这种痛苦可以大大改善生活质量,这种改善可以表现为行动能力提高或在学校表现更好。合适的剂量是夜间 0.5mg/kg,必要时在 1~2 个月后增加。

非药物干预也可能对操作性疼痛和预期非常有帮助,例如分散注意力技术或引导性图像。

贫血

严重 DEB 患者在生命的最初几年几乎总是贫血。研究通常显示缺铁和红细胞铁利用率降低(炎症性贫血)的血液学特征。缺铁可能是由于经皮肤、口腔、食管和肛管的慢性失血,以及铁摄入不足。

如果有缺铁的证据[最好通过平均细胞体积(MCV)低来表明],则应适当补充铁剂,但经常发现,由于红细胞铁利用率降低,单独口服铁剂对减轻贫血的作用有限。静脉使用铁剂可以克服口服铁剂的不良反应,并避免便秘等副作用。氢氧化铁-蔗糖复合物比以前的右旋糖酐铁注射剂更安全,由于后者具有显著的过敏风险。一种较新的铁羧化麦芽糖酶制剂也是安全的,可以在较短的输注时间内输送更多的元素铁。经静脉给予铁可使某些患者的血红蛋白浓度升高[186],但可能需要定期重复。

一些 EB 患者需要频繁输血,以控制其严重的贫血,但是这种方法既不舒服,也有严重的危险,包括感染和铁超载。实际上,输血是为那些因贫血而严重致残的人和正在接受外科手术的人保留的。一般指南指出,除非贫血引起明显症状,否则不要输血。因此,在这些相对稳定的个体中,在血红蛋白水平降至 70~80g/L 以下之前,很少需要输血。必须牢记的是,如果长时间每 6~8 周进行一次输血,可能会导致铁超载。促红细胞生成素及其类似物促红细胞生成素 α 均与静脉铁剂一起用于治疗 EB 患者的贫血[187-188]。虽然初步结果令人鼓舞,但仍需要对更多患者进行进一步评估,以确定最佳治疗方案。

牙齿[189]

虽然 DEB 患者的牙齿通常在结构上正常,但容易出现严重的龋齿。适当的牙科护理包括改善饮食、改善牙齿清洁、饭后定期使用抗菌漱口水以尽可能多地清除残留食物,以及在自来水中氟含量不足的地区口

服氟化物补充剂。使用柔软、小刷头的电动牙刷可能会帮助。

在 DEB 中,应该采用保守的牙科治疗方法,而不是像少数建议的那样进行大规模拔除。由于患者不能耐受假牙,因此拥有牙齿有助于使患者的面部外观更加正常。此外,拔牙可能加速口腔的收缩。

毫无疑问的是,对于严重龋齿,拔牙有时是唯一可行的选择,因为这些患者很难通过受限的张口来进行保守的牙科操作。在需要拔牙的地方,愈合得很快。

眼睛

DEB 患者的泪膜可以减少,这会促进角膜擦伤形成。当患者出现大疱或糜烂以及持续复发性病变时,使用润滑剂如简单的眼药膏 BP(10% 液状石蜡,黄色软石蜡中的 10% 羊毛脂)是有价值的。一般建议在夜间预防性使用的基础上,在白天定期滴润滑剂。幼儿对滴眼液的耐受不佳,并且在挣扎时有损伤眼睑的风险。市售雾状润滑剂可以喷在紧闭的眼睑上起到润滑作用。在溃疡急性期可能需要局部使用不含防腐剂的糖皮质激素,但除非能够监测眼压,否则不应延长使用时间。睑缘炎似乎是常见的表现,并且也对糖皮质激素滴眼液治疗有反应。

交界型大疱性表皮松解症

定义　交界型大疱性表皮松解症是一组常染色体隐性遗传性疾病,其特征是发生在基底膜透明层水平的机械性水疱。交界型 EB(junctional epidermolysis bullosa,JEB)的三种主要形式:

- 重度泛发型 JEB(原 Herlitz JEB)(OMIM 226700)
- 中度泛发型 JEB(原非 Herlitz JEB)(OMIM 226650)
- JEB 伴幽门闭锁(OMIM 226730)

病因和发病机制　由于大多数受累严重的个体于生命早期死亡,因此特别难以确定 JEB 的发病率,但认为它与隐性 DEB 的发病率大致相同,因此可能约 20/100万。苏格兰的患病率估计(仅对尚存的患者估算)为 0.4/100 万[7]。在美国,据估计,各种类型 JEB 的发病率刚好超过 2/100 万,而重度泛发型 JEB 约在 0.4/100 万[51]。

所有类型的 JEB 都显示了编码半桥粒锚丝复合体成分的基因突变,该复合体对于表-真皮的黏附至关重要。在重度泛发型 JEB 中,层粘连蛋白 332 的表达缺乏或大大降低,层粘连蛋白 332 是一种跨透明层并与半桥粒形成复合体的锚定丝相关蛋白[190]。层粘连蛋白 332 包含 3 个多肽链 α3、β3 和 γ2,分别由 *LAMA3*、*LAMB3* 和 *LAMC2* 三个不同的基因编码。这些基因突变已在 JEB 患者中得到证实,此外,这些基因突变的性质决定了所产生表型的严重程度。*LAMA3*、*LAMB3* 或 *LAMC2* 两个等位基因上的提前终止密码子(PTC)突变都会导致重度泛发型 JEB[191-193],而一个等位基因上的 PTC 突变与第二个等位基因上的错义或剪接位点突变会导致中度泛发型 JEB[194-195]。然而,大多数中度泛发型 JEB 病例是由编码跨膜半胱氨酸蛋白,XVII 型胶原,*COL17A1*(180kDa,又称大疱性类天疱疮抗原,BPAG2)基因的两个等位基因上的 PTC 突变引起的[196-198]。

JEB-PA 是与幽门闭锁相关的 JEB 一种独特的临床亚型,是由 α6β4 整合素基因 *ITGA6* 和 *ITGB4* 的突变引起的。这种整合素是半桥粒的重要组成部分,存在于皮肤和其他上皮细胞,包括胃肠道和泌尿生殖道[199]。就像由层粘连蛋白 332 基因突变引起的 JEB 一样,疾病的严重程度与潜在突变的性质相关:这些基因之一的两个等位基因上的 PTC 突变会导致非常严重的临床表现[200-202],而 *ITGB4* 错义或剪接位点突变与较轻的表型有关[203-204]。比较少见的是,网格蛋白基因 *PLEC1* 的突变也与 EB 和幽门闭锁型有关[205]。

病理　在 JEB 中,上皮分离发生在基底致密层和基底角质形成细胞之间的透明层。在大多数情况下,半桥粒往往缺失或数量减少且发育不良,缺乏基底层下的致密板[206]。然而在某些患者中,半桥粒在结构和数量上似乎都是正常的[206]。在层粘连蛋白 332 基因突变引起的重度泛发型 JEB 病例和中度泛发型 JEB 病例中,针对层粘连蛋白 332 的 GB3 抗体的免疫组化染色缺失或减少[190],但在由 *COL17A1* 突变引起的中度泛发型病例中可能是正常的,用抗XVII型胶原的抗体染色为阴性[198]。在 JEB-PA 中,GB3 染色通常也是正常的,但是针对 α6β4 整合素抗体的免疫组化染色减少[200,204,207]。

喉部病理学上发生的具体变化尚不确定,但是声带边缘水疱可能发展成肉芽肿,在某些病例中,最终发展为鳞状上皮化生和黏液潴留囊肿[208]。在许多婴儿身上观察到的严重发育障碍的病理基础尚不清楚,但可能是由于胃肠道黏膜受累所致。

临床表现　JEB 的临床特征和预后因其亚型和潜在的分子病理学而异。临床上,患者分为三大类:①重度泛发型 JEB,最常见的 JEB 类型,在生后头 2 年内可能死亡;②中度泛发型 JEB,许多患者可以存活到成年;③JEB 伴幽门闭锁。喉-甲-皮肤(Shabbir)综合征是一种罕见的疾病,几乎只在旁遮普(印度西北部)的患者中见到,也是 JEB 的一种类型。

重度泛发型交界型大疱性表皮松解症

在大多数情况下,水疱在出生时出现或在生后几天内出现。尽管可能会导致早期致死性后果,但最初的病变可能看似轻微(图 76.28),在咨询的家属等待诊断性皮肤活检结果时,应牢记这一点。

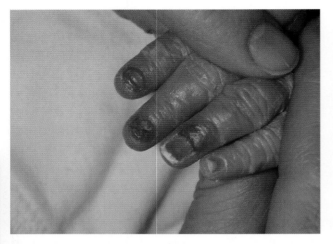

图 76.28 重度泛发型交界型大疱性表皮松解症新生儿。可见甲脱落和特征性的唇周糜烂。最初相对轻微的表现可能会导致误诊

在婴儿中,起疱的部位与其他类型的 EB 基本上相同。甲下和黏膜水疱在 JEB 中与 DEB 一样常见且频繁。最初,水疱愈合很快,粟丘疹并不少见,但不像 DEB 那样多或持久。与 DEB 不同,瘢痕形成并不是 JEB 的突出特征,但是在起疱部位可能会出现轻微萎缩。在没有严重的瘢痕形成的情况下,假性融合和手足畸形通常不会发生。

随着时间的流逝,愈合往往会变慢,到第二年,如果患儿存活下来,本病通常表现为逐渐扩大的慢性溃疡和脆弱的肉芽组织,这是本类型 EB 的典型特征(图 76.29)。这些最典型的特征发生在口、鼻和耳朵周围,肉芽组织阻塞鼻孔是典型的表现[209]。DEB 很少与头

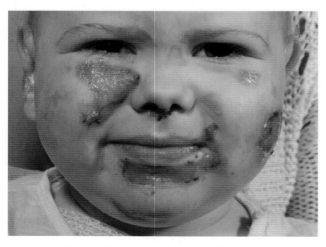

图 76.29 重度泛发型交界型大疱性表皮松解症。面部和耳部未愈合的肉芽组织

皮病变相关,但 JEB 经常影响头皮。伴有指甲脱落的慢性甲沟炎是常见的特征,指甲被过多的肉芽组织所替代,经常导致手指和足趾尖端出现鼓槌状外观(图 76.30)。

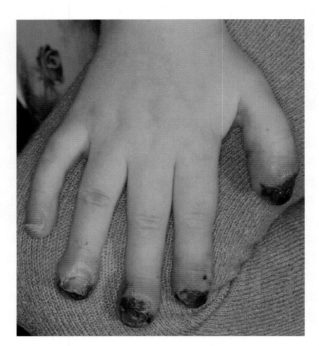

图 76.30 重度泛发型交界型大疱性表皮松解症。甲沟炎、甲脱落和甲床肉芽组织累及数个手指

口腔和咽部经常受到严重影响,造成严重疼痛和进食困难,但这些部位的糜烂性病变并不伴随口腔黏膜下纤维化,或咽部和食管狭窄。但早期发生的严重发育障碍是重度泛发型 JEB 普遍且独特的表现。这种并发症的发展对婴儿来说往往是不祥的预示,因为他或她往往对任何纠正的尝试都没反应,包括使用鼻饲或胃造瘘。

由于本病倾向于影响喉部,因此往往会很严重[208,210]。许多患有 JEB 的婴儿在生命的早期就出现声嘶;这种症状尽管在重度泛发型单纯型 EB 也经常出现,但似乎仍是少数相对可靠的特征之一,可在生后最初几周内对 JEB 和 DEB 进行临床区分。声音嘶哑通常伴随反复发作或进行性喘鸣,这会导致致命性气道阻塞。

与严重的 DEB 一样,贫血很常见且可能会显著;这种表现也是缺铁性贫血和炎症性贫血的混合作用。肛裂、粪便嵌塞和便秘也很常见。与 DEB 中类似的眼部疾病也可能发生[109]。在幸存的儿童中,膀胱和尿道受累似乎是 JEB 的偶发并发症,几乎可以肯定是继发于疾病直接引起的上皮受累[110]。牙釉质发育不全是 JEB 的特征,可导致牙齿快速退化(图 76.31)[211-212]。

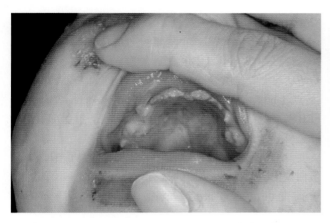

图 76.31　重度泛发型交界型大疱性表皮松解症。硬腭、上唇溃疡伴牙釉质缺损

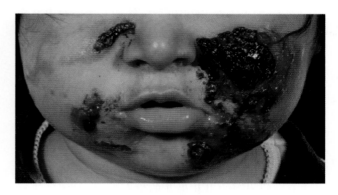

图 76.32　喉-甲-皮肤综合征。面部丰富的肉芽组织和血性硬痂附着

中度泛发型交界型大疱性表皮松解症[213-214]

虽然过度肉芽组织生长、发育障碍和贫血并不那么明显，但本类型 EB 患者早期临床病程往往与重度泛发型 JEB 患儿相似。对于这些患者，无法愈合的皮肤区域可能是伴随一生的问题，尤其是小腿上方。以前出现水疱的区域显示出不同程度的萎缩，甲营养不良和瘢痕性脱发都是以前水疱和溃疡区域的突出后遗症。尽管据报道有患者在出生后最初几年死亡，但患儿往往可以存活至幼儿期。许多非皮肤特征与重度泛发型 JEB 非常相似，包括牙齿、眼睛、膀胱和尿道的受累[109-110]。

交界型大疱性表皮松解症伴幽门闭锁[207]

交界型大疱性表皮松解症伴幽门闭锁（JEB-PA）是 JEB 的一种独特但罕见的亚型，其特征是黏膜皮肤脆弱和胃肠道闭锁，最常累及幽门。尽管早期通过手术矫正了闭锁，但大多数婴儿皮肤受累严重且发育不良，与重度泛发型 JEB 婴儿相似。这种类型 JEB 受累较重的新生儿，其特征是出生时累及四肢、鼻梁和耳朵的全层皮肤缺失。但许多患者可以从新生儿期存活至儿童期，通常仅有很少的皮肤水疱、甲受累和牙釉质发育不全。轻度病例的出现意味着总是需要进行幽门闭锁手术，但 JEB-PA 的幸存者泌尿生殖道受累发病率通常较高[215-216]。

喉-甲-皮肤（Shabbir）综合征（OMIM 131800）

喉-甲-皮肤（laryngo-onycho-cutaneous, LOC）或 Shabbir 综合征是一种罕见的常染色体隐性遗传病，其特征是慢性伤口和累及皮肤、甲床、喉和结膜的肉芽组织[217]。婴儿往往出现不愈合的糜烂（图 76.32）和声音嘶哑，并且由于气道受累，病程进展，可能伴随死亡。这个疾病几乎只在旁遮普邦的穆斯林家庭中被描述过。它由层粘连蛋白 α3a 亚型的复发移码突变引起，在层状上皮的基底细胞中特异性表达[218]。

预后　重度泛发型 JEB 通常在生后头 2 年死亡，但并非一成不变。死亡原因通常是喉部受累引起的急性呼吸道阻塞、严重败血症或严重进行性发展的发育不良。相反，中度泛发型 JEB 存活到成年者较普遍，但也不是一成不变的。幽门闭锁相关类型通常提示在婴儿期死亡，但如前所述[215-216]，也发现有幸存者。

鉴别诊断　新生儿期的鉴别诊断在营养不良型大疱性表皮松解症章节已讨论过。

治疗　与其他形式的 EB 一样，尚无特效治疗方法，治疗目标主要是控制症状，而对于大多重度泛发型 JEB 患者是姑息治疗。

常规皮肤护理、疼痛控制以及并发症如便秘、营养不良、眼部疾病和贫血等处理基本上与 DEB 相同，但 JEB 患者可能由于严重皮肤脆性不能耐受胃造瘘。伤口管理与营养不良型 EB 患者推荐的管理方法大多相似。开放的甲床可以使用 Mepitel®（Mölnlycke Healthcare）包裹，并用 Mepilex Transfer®（Mölnlycke Healthcare）覆盖，然后通过胶带本身来固定。

JEB 患者通常可以耐受更固态的饮食，而且由于黏膜瘢痕少得多，牙医更容易接触到其牙齿。因此，常规的保守牙科治疗方法既必要又可行。

自体表皮移植已成功地用于治疗 JEB 的慢性面部溃疡[219]，虽然正确使用有效的外用糖皮质激素也可以取得良好的效果。

吸入湿化的空气对亚急性喘鸣的婴儿很有价值。在这些病例中，急性喉梗死的发作可能比完整的水疱更能反映声带上肉芽组织的发生，因此，应吸入雾化的糖皮质激素如丙酸倍氯米松，100μg/次，至少每 2h 1 次或短期口服地塞米松来治疗剧烈的喘鸣。虽然了解梗阻的确切原因很重要，但不常规进行喉镜检查，因为这将要求临床医生作好在必要时对患者进行紧急气管插管的准备,如果需要,还需进行气管切开术。对 JEB 婴儿来说,气管造口术可能难以维持,因为导管插入处以及沿着导管固定的系带沿线可发生溃疡。对于重度泛发型 JEB 的婴儿应慎重考虑气管造口术,虽然没有证据表明它可以改善总体预后,但如果患儿是稳定的且不太可能立即死于其他并发症,气管造口术可以减少深部气道受累的痛苦,并证明气管造口术可能带来的其他并发症是合理的。当出现明显的喘鸣和气道阻塞时,LOC 综合征也可能需要行气管切开术。考虑到一些患有幽门闭锁的 JEB 患儿的生存情况,对闭锁进行手术治疗是合理的。

交界型大疱性表皮松解症伴呼吸道和肾脏疾病(OMIM 614748)

这种罕见类型的常染色体隐性交界型 EB 由编码整合素 α3 亚基(ITGA3)的基因突变引起[220-222]。整合素 α3β1 在表皮角质形成细胞、肺泡上皮和肾脏足细胞中表达,解释了这种疾病的表型三联征。

尽管皮肤脆弱和甲营养不良是轻度的,但在临床上,受影响的婴儿除了肾病综合征以外,还因间质性肺病而引起明显的呼吸系统受累。由于呼吸道或肾脏并发症,婴儿或幼儿预后较差,早期死亡。

Kindler 综合征

定义   Kindler 综合征(Kindler syndrome, KS;OMIM 173650)是一种罕见的常染色体隐性遗传病,其特征是新生儿手足水疱、皮肤脆弱、光敏性、伴皮肤萎缩的皮肤异色症和黏膜瘢痕形成。在 2008 年修订的遗传性大疱性表皮松解症(EB)分类中,Kindler 综合征和单纯型 EB、交界型 EB、营养不良型 EB 被列为四大类型 EB,它们具有不同层面的皮肤裂隙[223]。像所有常染色体隐性遗传疾病一样,它在高度血亲联姻和独立社区中更常见[224-225]。

历史   第一个病例报道来自于 Theresa Kindler,她在 1954 年报道了一名 14 岁的女孩,该女孩自婴儿期起就有外伤后皮肤出现水疱和光敏性[226]的病史。在 8 岁时,她的光敏性和水疱有所改善。这个患儿后来发展为进行性的皮肤异色症伴广泛显著的皮肤萎缩。文中还记录了她的手足指趾形成指趾蹼,手足掌增厚的角化过度和牙龈出血。KS 的遗传基础在 2003 年被揭示[227-228]。KS 一直被视为皮肤异色性疾病,直到 2008 年才被归类为 EB 的一种独特类型[100]。研究者在超过 60 位患者的队列研究中获得了有关 KS 自然病史的最初资料[229]。

Kindler 综合征的分子基础   KS 是常染色体隐性遗传病。致病基因在 2003 年被两组研究人员分别定位在 20p.12.3 号染色体上,并被命名为 FERMT1(以前称为 KIND1)[227-228]。已经报道了 70 多个不同的 FERMT1 突变位点(http://www.hgmd.cf.ac.uk/ac/gene.php?gene=FERMT1)[229]。FERMT1 突变位点分布于整个基因上,涵盖外显子、内含子和启动子区域。突变类型包括无义突变、小片段缺失和插入所致的移码、提前终止密码子和蛋白缺失。此外,大片段的缺失、启动子突变和深部内含子突变也已曾被报道(http://www.uptodate.com/contents/kindler-syndrome)[230]。

Kindlin-1 是 kindlin 蛋白家族的成员,后者是整合素黏附位点的细胞内衔接蛋白。Kindlin-1 在外胚层和内胚层来源的组织中表达[231],尤其是皮肤、牙周组织、肠上皮和肾脏。kindlin 与人踝蛋白一起直接结合整合素的 β 亚基胞质尾区,并负责整合素的活化和运输[232]。kindlin-1 丢失与异常的细胞黏附和扩散有关,这解释了皮肤和黏膜的脆性。KS 中的表皮萎缩与基底角质形成细胞极少增殖和角质形成细胞培养的存活能力严重受损有关[233]。潜在的机制可能包括 kindlin-1 参与有丝分裂纺锤体的形成和干细胞分化的控制[234-235]。缺乏 Kindlin-1 的角质形成细胞通过上调促炎因子和促纤维化细胞因子及生长因子的表达来应对细胞应激,这可能是 Kindler 综合征黏膜皮肤纤维化的原因[236]。线粒体功能障碍和氧化应激也参与了 KS 的分子机制[237]。

病理   皮肤异色性皮损组织病理学检查显示表皮萎缩,基底层局灶性空泡化和真皮上部色素失禁,与皮肤异色症一致。电子显微镜检查显示皮肤基底膜明显紊乱,致密层重叠和表-真皮交界处或附近的裂隙。桥粒、半桥粒、张力丝、锚丝和原纤维看起来正常。在免疫荧光研究中,除Ⅶ型胶原蛋白(包括在异常部位的结缔组织基质深处)外,包括整合素在内的基底膜成分都是正常的[238]。Kindlin-1 免疫染色通常为阴性,但现有的抗体不适用于常规诊断。

临床表现   婴儿期 Kindler 综合征的主要特征是皮肤脆性和光敏性。水疱在出生时或出生后不久出现,主要累及肢端(手足背侧)。在新生儿期,KS 可能难以与其他类型 EB 相区分。儿童后期水疱形成有改善,但差异很大。皮肤脆性仍存在,轻度创伤便容易受损(图 76.33)。

光敏性的严重程度各异,在极少的阳光照射下也可表现为面部红斑或灼伤、瘙痒和水疱形成。最早可在 1~2 岁时发现从手足背侧开始的皮肤萎缩,这是诊

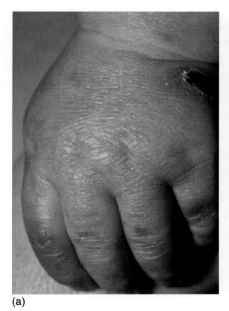
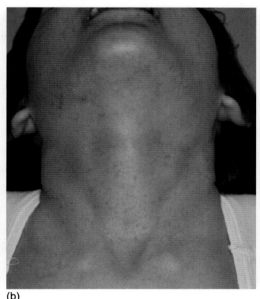
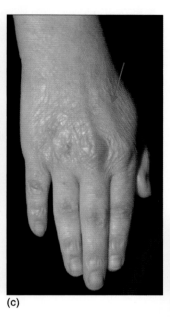

(a)　　　　　　　　　　　　　　　　(b)　　　　　　　　　　　　　　　　(c)

图 76.33　Kindler 综合征。(a)患 KS 的 18 月龄男婴的手背伸侧。可见结痂和早期萎缩。(b)一个 9 岁男孩颈部出现了散在皮肤异色症。(c)患 KS 的 9 岁女孩的手背伸侧明显萎缩。箭头指向具有正常纹理的回复镶嵌区域

断的宝贵线索[239]。皮肤萎缩逐渐扩展到全身。在 10 岁左右开始发现皮肤异色症伴色素沉着、萎缩性斑点、网状红斑和毛细血管扩张,首先出现在曝光部位,然后扩展到整个身体表面。在年轻成人中可见手足硬化特征如指趾蹼、手指硬皮病样外观或假性阿洪病样表现,表现存在很大的个体差异性[229]。皮纹消失[240]。手掌和足底过度角化很常见。

与黏膜相关的大多数症状会随着年龄的增长而逐步出现。牙龈脆弱和轻-重度牙龈炎伴早发性牙周炎是常见表现[241-242]。与胃肠道受累相关,食管狭窄曾有报道[243-244]。严重的肠道受累引起的出血性腹泻和严重溃疡性结肠炎表现也曾有报道[245-246]。在其中一些患者中,组织学检查显示结肠各部分上皮的局灶性分离、慢性炎症和黏膜萎缩[246]。肛裂、尿道狭窄和阴道狭窄已有报道。眼部受累可出现睑缘外翻、角膜结膜炎或结膜瘢痕[247]。

曾有四肢或口腔黏膜 SCC 的报道,通常病情严重、早期转移[248-250]。已报道病例中最年轻患者为 16 岁[249]。

由特定 *FERMT1* 突变导致的 KS 患者表现出一种特殊的回复镶嵌的分布模式[251-252]。在儿童早期,周围受累皮肤萎缩时即可识别出回复性斑片。

预后　在没有 SCC 的情况下,预期寿命是正常的,但 SCC 会明显改变预后。

鉴别诊断　Kindler 综合征需要与其他类型的 EB 以及皮肤异色症和色素沉着的疾病进行鉴别。任何类型的 EB 均可与 KS 类似,尤其在婴儿期。其他类型的 EB 和进展型皮肤异色症都缺乏光敏性。

Rothmund-Thomson 综合征(OMIM#268400)是一种常染色体隐性遗传疾病,具有光敏性和皮肤异色症,偶见面颊、四肢和臀部的伸侧皮肤表面水疱。常见的合并症包括脱发、白内障、侏儒症和性腺功能减退。

Clericuzio 型皮肤异色症伴中性粒细胞减少(OMIM#604173)是一种常染色体隐性遗传疾病,生后第一年内开始出现四肢丘疹性红斑,导致进行性皮肤异色症。患者有反复肺炎。中性粒细胞减少症差异较大,可能是周期性的。可通过无皮肤水疱和中性粒细胞减少症来区分两者。

着色性干皮病(OMIM#278700)也是一种隐性遗传疾病。曝光部位呈显著皮肤异色症,具有明显的光敏性和过早的光老化(参见第 138 章)。本病无水疱。皮肤恶性肿瘤的早期出现和成纤维细胞培养物显示紫外线诱导的 DNA 损伤修复的缺陷可证实诊断。

先天性角化病(OMIM#127550)是一种异质性遗传性骨髓衰竭综合征,与皮肤异色症、掌跖角化过度、黏膜受累和癌症易感有关。临床病史和检查以及实验室检查可以区分两种疾病。

色素沉着的遗传性疾病可能也需要鉴别诊断[253]。例如,网状色素性皮病(OMIM #125595)和 Naegeli-Franceschetti-Jadassohn 综合征(OMIM#161000)是常染色体显性遗传,其特征在于色素异常。

框图 76.1 列出了 Kindler 综合征的诊断标准。

框图 76.1 Kindler 综合征的诊断标准

- 常染色体隐性遗传

- 新生儿期肢端水疱

- 从幼儿期起创伤引起水疱

- 光敏性

- 弥漫性皮肤萎缩,手足背出现类似卷烟纸样皱纹

- 广泛性进行性皮肤异色症

- 牙龈脆弱性

- *FERMT1* 基因突变

- 免疫荧光抗原测定或电子显微镜

治疗 目前尚无针对 KS 的特异性治疗方法,目前尚未开展靶向替代 kindlin-1 的实验性疗法,如基因、细胞或蛋白疗法[230]。目前以支持治疗为主,并在专业中心设跨学科团队,在护理皮肤脆弱的儿童方面有丰富的经验[254]。该小组应由皮肤科医生、儿科医生、护士专家、营养师、牙医和眼科医生组成。采取通常的皮肤护理措施,包括避免机械损伤和频繁使用保湿剂。对于水疱和糜烂,应使用抗菌剂和非黏性伤口敷料[255]。

对这些患者进行日光安全教育并使用高效防晒霜和防晒衣很重要。认真且定期牙齿护理对于预防牙周炎的进展至关重要[189]。应避免机械压力和口腔黏膜刺激,因为可能会导致炎症和癌症。定期进行儿科牙科检查对于确保最佳口腔卫生以减少牙周疾病至关重要。应与小儿消化科医生一起管理患有胃肠道并发症的儿童。肛门狭窄和出血需要定期使用泻药。食管和尿道狭窄可能需要反复扩张。如果因进食和吞咽困难而使体重指数降低,则应考虑补充热量和液体饮食。假阿洪病样改变和假性并指(趾)可能需要手外科手术。患有 KS 的青年人应定期进行全身皮肤和黏膜检查,以早期发现皮肤癌[81]。

(夏耘秋 译,蒋金秋 罗晓燕 王华 校)

参考文献

见章末二维码

076章 参考文献

第十五篇　光线性皮肤病、光防护和环境因素所致皮肤病

第77章　特发性光线性皮肤病和皮肤试验

Erhard Hölzle，Robert Dawe

摘要

特发性光线性皮肤病是最大的一类光敏性疾病，其发病机制主要基于免疫学机制。多形性日光疹是最常见的特发性光线性皮肤病。青少年春季疹虽然有临床特点，但通常被认为是多形性日光疹一种较轻微的亚型。光线性痒疹是一种慢性光线性皮肤病，在北美和拉丁美洲的土著印第安人中最为常见，但也可发生于那些具有西欧血统的人，其余人群中鲜有报道。研究发现，大多数人群与 HLA DR4 有很强的相关性。特发性日光性荨麻疹虽然罕见，但可使受累严重患者失去正常生活能力，其病理机制通常被认为是对皮肤中假定光产物的速发型光超敏反应。日光性荨麻疹很少会出现内源性卟啉或一些外源性药物引起的光毒性的特征。种痘样水疱病罕见，通常发病于儿童期，大部分在成年早期消退。种痘样水疱病样淋巴瘤是近期发现的与 EB 病毒相关的皮肤 T 细胞淋巴瘤。慢性光化性皮炎以前几乎只被认为是老年男性特有的疾病，但它越来越多地在儿童中被认识到，在这些儿童中，它通常出现在特应性皮炎的背景下。

皮肤试验可激发出皮损，可能非常有助于诊断光线性皮肤病。皮肤试验通过单色仪或其他辐照源来完成，在小面积皮肤上进行光试验或在较大面积上进行皮肤激发试验。对有疑似外源性化学光敏（如防晒剂）的患者进行光斑贴试验。

光线性皮肤病的预防和治疗是基于光防护措施和窄谱 UVB 强化皮肤，很少有其他形式的光疗或光化学疗法。在某些病例中，局部或全身应用抗氧化剂可能有效。特发性日光性荨麻疹可以用血浆置换疗法，沙利度胺治疗光线性痒疹已被证明有效。

要点

- 多形性日光疹是最常见的特发性光线性皮肤病。
- 在光线性痒疹中，日光的作用不常被识别到，诊断可能会被延迟或误诊。
- 如果怀疑患有慢性活动性皮炎，则必须进行光试验。
- 光线性皮肤病的治疗是基于光防护措施和预防技术，包括窄谱 UVB 强化皮肤及在某些情况下使用光化学疗法。

引言

特发性光线性皮肤病是一组真正的光敏性疾病（框图 77.1）。它们形成了迄今为止最大的一组由紫外线和可见光引起的炎症性疾病。除了慢性光化性皮炎（chronic actinic dermatitis，CAD）主要影响老年人外，它们经常在生命早期出现，严重时可显著影响儿童生活质量[1]。

参考文献 77.1

见章末二维码

框图 77.1　特发性光敏性疾病

多形性日光疹/良性
夏季日光疹/良性夏季日光疹
光线性痒疹
特发性日光性荨麻疹
种痘样水疱病
慢性光化性皮炎

多形性日光疹/良性夏季日光疹

引言　多形性日光疹（polymorphous light eruption，PLE）是最常见的特发性光线性皮肤病（框图 77.2）。由于发病延迟（通常在日光暴露后数小时内，有时需要数天的"启动现象"），在特定个体种中出现明显的瘙痒性皮损。患者皮损形态单一，但不同患者皮损形态表现

第十五篇

不同。皮损形态通常表现为丘疹型或斑块型,有时可观察到水疱或大疱。湿疹样病变不属于多形性日光疹的范畴,但有时潜在内源性湿疹或重叠有接触过敏或光过敏的基础上的继发性湿疹可使其复杂化。青少年春季疹(通常发生于男孩或青年男子中,好发于外耳廓曝光区,有时也可爆发)现在被许多人认为是多形性日光疹的一种亚型。

框图 77.2	多形性日光疹的主要特征
流行病学	● 在北欧高达 21%
发病年龄	● 青年成人,儿童
病程	● 强烈日晒后数小时至数天发病
	● 持续数天
	● 可自行消退,无残余皮损
治疗	● 对症外用糖皮质激素
预防	● 高效广谱防晒剂(可含抗氧化剂)
	● 光硬化疗法

历史　1900 年,Rasch[1] 使用"多形性日光疹"一词来描述由日光引起的炎症性皮肤病。多年来,这似乎在文献中一直被用作特发性光敏性疾病的总称,直到最近,特发性光敏性疾病才被分别定义为了不同的疾病名称。青少年春季疹最早是由 Burckhardt 在 1942 年描述的[2],后来被命名为青少年春季疹[3-4]。

流行病学和发病机制　本病在纬度较低地区的人群中最为常见。虽然有证据表明,北欧人特别易受到影响,患病率高达总人口的 21%[5],但毫无疑问其他种族的人也会受到影响,而且在非裔美国人当中 PLE 也很常见[6]。本病常见于女性[5,7]。可在婴儿期发病;有近 50% 的病例发病在生命的前 20 年[8]。

　　虽然其主要发病机制尚不清楚,但越来越多的证据表明 PLE 具有免疫学基础[9-11]。日光照射后引起的迟发性免疫反应和免疫调节机制缺陷被认为是其发病机制。日光照射后的延迟发病、大体形态学和组织病理学特征表明存在细胞介导的免疫应答[10,12]。和这一组特发性疾病的其他成员一样,色基尚未被确定。越来越多的研究表明是紫外线诱导免疫抑制,此免疫抑制功能可能是防止暴露于紫外辐射的皮肤产生过度的免疫反应。PLE 可能就是此功能故障引起[13]。进一步的研究关注于调节性 T 细胞的作用,在 PLE 中,调节性 T 细胞在 UVA1 辐射后减少[14],而在光强化疗法后增加[15]。

临床表现　大多数患者光照部位皮肤出现瘙痒或刺痛性红色丘疹,初为针尖大小,严重时逐渐融合为较大的

扁平丘疹或斑块(图 77.1、图 77.2)。这些不同的表型代表了 PLE 最常见的丘疹型和斑块型。还有一些其他不太常见的形态学类型[16]:多形红斑型、丘疱疹型[17]、出血型[18] 以及无临床表现的单纯瘙痒型、无皮疹型[19]。在深肤色人群中,主要是亚洲人,一种针尖大小的丘疹变异型很常见[20]。

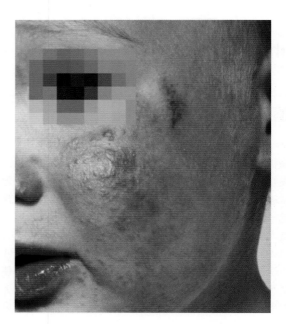

图 77.1　发生于 18 月龄患儿面部的 PLE

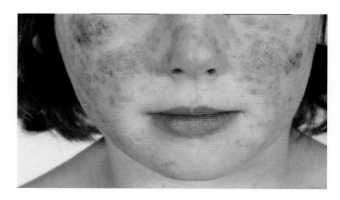

图 77.2　发生于面部光暴露部位的鲜红色丘疹型 PLE

　　PLE 的一个主要特征是好发于某一特定部位。受累部位按发病频率高低,依次为胸前"V"区、上臂、前臂伸侧和面部。在儿童中本病好发于面部。经常报道的一个有用的临床特征是有些日光照射最多的区域不受累。令人惊奇的是,患者常诉他们的脸和手这些经常暴露在外的部位并没有被累及,这被认为是与视为夏季进程的耐受过程有关。

　　PLE 的病程是不同的,有助于该疾病与其他疾病的鉴别诊断。它是强烈日晒后的一种迟发性超敏反应。在避免进一步日光照射的情况下,皮肤损伤发生

于照射后数小时或数天,并在几天内消退完全。患者通常只有在连续几天的日光照射后才会出现病变,这被称为启动现象。

不同病例的严重程度不同,并且会随着时间改变而改变。一些患者主诉,在早春和深秋之间,只需要10min 的阳光直射就可以诱发皮疹。在其他病例中,发作是轻微的,可能每年只在炎热的暑期发生一次。对许多人来说,长波紫外线(UVA,280~320nm)能穿透窗户玻璃和轻薄棉质衣物,可能会造成影响,引起在校的不便,如可能需离开靠窗座位。这种反应并不局限于春/夏季-冬季的阳光,尤其是在高海拔地区,地面有雪时可引发。

在大多数患者中观察到,UVB 吸收型防晒剂缺乏保护作用,这也提示 UVA 为致病波段。事实上,尽管进行了各种研究,PLE 的确切致病波谱仍然是未知的。几位研究人员在实验室进行的光试验结果表明,约75% 的患者对 UVA 敏感,15% 的患者对 UVA 和 UVB 均有反应,10% 的患者仅对 UVB 敏感[21-22]。除了阳光直射外,通过人工紫外光源(如美黑美容院)的激发也越来越常见[23]。高达 49% 的患者病因是穿透车窗玻璃的光线[7],这一事实强调了 UVA 的重要性。虽然UVA 似乎能特别有效地激发 PLE,但 UVB 波长也同样能激发许多患者[21,24]。

如果能避免进一步地日晒,本病具有自限性。本病逐渐转变为慢性病程,在春季和夏季反复发作。PLE 的易感性会持续存在很多年,甚至几十年,直至年老时似乎逐渐消失[25]。

青少年春季疹(juvenile spring eruption,JSE),又称良性夏季日光疹(benign summer light eruption,BSLE),虽然它确实有一些独有的特征,但通常被认为是 PLE 的一种亚型[26-27]。虽然认为 JSE 罕见,但它可能比一般认为的更为普遍[28]。JSE 通常发生在春夏季,主要影响男孩。出现瘙痒、不适的感觉后,在曝光部位的耳廓上出现聚集的丘疹和水疱(图 77.3)。这种情况在女孩中并不常见,可能是因为她们的耳朵常常被较长的头发遮盖。当其他部位皮肤暴露在日光下时,皮疹可能也会扩散到这些区域,这表明支持它属于 PLE 病谱。

鉴别诊断　尽管红斑狼疮(lupus erythematosus,LE)通常很容易鉴别,但在某些情况下,特别是肿胀型红斑狼疮(LE tumidus)和亚急性皮肤型红斑狼疮(subacute cutaneous lupus erythematosus,SCLE),其皮肤病变在临床表现和组织学上类似于 PLE。若怀疑有 LE(如规避日光照射皮损仍持续存在数周而不是至多 3 周)或考虑进行预防性光疗时,评估循环抗核抗体(antinuclear

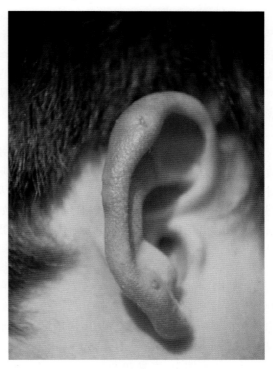

图 77.3　青少年春季疹耳缘区域轻微肿胀

antibody,ANA)以及抗 Ro/SSA 和抗 La/SSB 水平很重要。防晒剂接触过敏和光接触过敏偶尔会引起混淆,虽然皮炎的形态学不属于 PLE 病谱的一部分,但仍应提醒临床医生注意这些可能性。日光性荨麻疹、光毒性或光变应性皮炎、慢性光化性皮炎和光线性痒疹可根据其不同的临床特征和不同病程进行区分。只有在同时有其他光线性皮肤病如特发性日光性荨麻疹发生时才会引起混淆。发生于美洲原住民中所谓的遗传性多形性日光疹是另一个不同的类型,被认为属于光线性痒疹病谱。

在早期阶段,种痘样水疱病(hydroa vacciniforme,HV)可能与本病混淆,但可根据水疱大小和典型的结痂后瘢痕形成等特点,将它与 PLE 区分开来。皮肤淋巴细胞瘤和 Jessner 淋巴细胞浸润症可与 PLE 混淆。可通过这些疾病的慢性病程和特征性临床表现及组织学进行鉴别。

有时,药物的光毒性可能会引起混淆。病史和形态学的演变有助于诊断。光毒性药物可能降低触发PLE 的阈值,很少用于儿童。

实验室检查和显微镜检查　如果诊断有疑问,特别是怀疑有特发性日光性荨麻疹(idiopathic solar urticaria,ISU)时,可通过光试验排除荨麻疹。多形性日光疹的激发可能很困难,最好在一个专业单位进行。使用广谱 UVB 或高剂量 UVA1 重复激发,可在高达 80% 的病例中引起皮损[21](参见下面皮肤试验的部分)。

本病的组织病理学图像相当典型,但并非绝对特异[21,29-30],主要表现为真皮血管周围淋巴细胞浸润,表皮下水肿伴基底细胞空泡变性,有时可见局灶性海绵样水肿伴局灶性炎症细胞浸润。表皮海绵样水肿在水疱型中最明显。在罕见的多形性红斑型中,存在明显的表皮下水肿。T 淋巴细胞是主要的浸润细胞类型。

治疗和预防 如果皮损确实出现了,局部外用强效糖皮质激素可能会缓解症状,在此期间患者应避免阳光照射。偶尔局部预防性使用(例如在假期的前 4 天早上)强效糖皮质激素对那些轻型 PLE 的患者(例如只在国外度假时出现症状)是有帮助的。对于大多数轻症患者来说,控制阳光照射的同时涂抹高指数广谱防晒剂可以防止 PLE 的发生[31]。抗氧化剂的添加提高了高防护防晒剂的预防效果,这一点在实验室和户外诱发 PLE 皮损研究中都得到了证明[32]。口服抗氧化营养补充剂[33]或从热带蕨类植物中提取的白绒水龙骨(*Polypodium leucotomos*)[34]对预防 PLE 是有益的。

在另一些病例中,春夏初期日光的逐渐照射可使自然色素沉着和角质层增厚,从而使疾病在假期和夏季的其他时间里保持相对稳定。然而,这种受控的暴露可能并不简单。对于那些病情严重的患者,可以使用人工紫外辐照箱以一定的剂量可控地诱导皮肤耐受。UVB 光疗和光化学疗法(PUVA)都是成功的治疗方法。在儿童中,PUVA 为相对禁忌证,而 UVB 光疗为首选。在过去的 20 年中,人们发现窄谱 UVB 光疗(NB-UVB)是有效的[35-36]。一般情况下,治疗在每年春季早期进行,每周 3 次,持续 5 周,增量步骤最好个性化(10% ~ 20%),尽可能避免诱发 PLE。虽然这种方法在很小的年龄段(<7 岁)有时不可行(这在很大程度上取决于每个孩子),但较大的年龄组通常都配合良好。如果病情严重,可尝试系统性使用糖皮质激素、环孢素或硫唑嘌呤[37]。

参考文献 77.2

见章末二维码

光线性痒疹

引言和历史 光线性痒疹(actinic prurigo,AP)[1]是一种罕见的炎症性光线性皮肤病,好发于儿童(框图 77.3)。高加索人很少受累。本病的临床表现与特应性皮炎、多形性日光疹、种痘样水疱病和慢性光化性皮炎有相似性。一部分患光线性痒疹的高加索人很可能被划分为 Hutchinson 在 1878 年[2]命名的"夏令痒疹"。

框图 77.3	光线性痒疹的关键特征
发病年龄	• 主要是儿童期
病程	• 慢性疾病,夏季加重
	• 暴晒数小时后,荨麻疹样皮损
	• 数天后出现湿疹样皮疹和痒疹性丘疹
临床表现	• 曝光部位慢性痒疹性丘疹
	• 急性日晒后,额外的荨麻疹样皮损
治疗	• 典型的治疗抵抗
	• 防晒和外用及系统糖皮质激素是主要的治疗方法
	• 光疗或 PUVA 通常有帮助
	• 沙利度胺可有效

"光线性痒疹"这一术语由 Lopez Gonzalez 在 1961 年首次提出[3],用以描述美洲土著居民的一种特发性光线性皮肤病。后来,"遗传性 PLE"(hereditary PLE,HPLE)[4-5]一词被使用,与 PLE 引起混淆。这种家族性光线性痒疹在北美和拉丁美洲的土著印第安人中相当常见,但在高加索人中很少出现。它也出现在日本[6]和印度[7]患者中,并表现为显性遗传[8]。

流行病学和发病机制 光线性痒疹在白种人中罕见。也有一些来自英国和法国的系列病例报道。80% 以上的患者在儿童时期发病。女性居多,50% 的患者有特应性体质。

光线性痒疹的发病机制尚不明确。与其他特发性光线性皮肤病一样,没有发现色基。有趣的是研究发现它与 HLA 相关,最初是在美洲原住民中描述了这种联系[9],随后在高加索人群中也证实与 HLA-DR4(DRB1-0407)有关[10-11]。虽然两者之间有很强的相关性,但也可能存在 HLA-DR4 阴性的情况[12]。多形性日光疹患者缺乏与 HLA 的关系[13]。

正如透过窗户玻璃或薄衣物的日光诱发疾病的条件下所预期的那样,单色光测试显示大多数人对 UVA 有异常的红斑反应。对 UVB 的敏感性相对少见。使用重复照射的激发试验在大多数患者中可诱发特征性病变(图 77.4)[7]。因此,致病光谱包括 UVB 和 UVA,更倾向于 UVA。

临床表现 光线性痒疹通常是一种长期存在的特征性疾病,在春季和夏季最为严重。与大多数与日光暴晒有明确相关性的多形性日光疹患者不同,光线性痒疹通常与日晒存在不确定的因果关系,至少最初是这样。Calnan 和 Meara[14]发现,在他们的研究组中只有 46% 的人认为阳光是诱发因素。由于患者经常否认阳光的作用,因此不难理解为什么会漏诊,偶尔会有患者诉寒

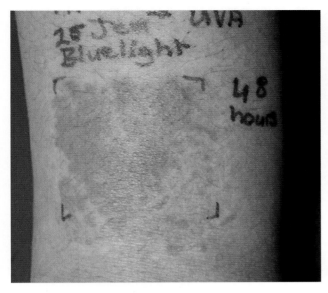

图 77.4 光线性痒疹 UVA 激发试验阳性

冷和风是致病因素,使情况进一步复杂化。瘙痒是光线性痒疹的主要特征。

　　皮肤对日光的反应分为两个阶段。有数小时的延迟,瘙痒性水肿性红斑基础上出现丘疹(图 77.5),并可进展为水疱。随后,暴露和未暴露部位均出现慢性痒疹,常伴结节和斑块,这些皮疹可被抓破,然后继发感染,遗留瘢痕。通常所有暴露部位均可累及,这与多形性日光疹中面部和手背受累较少不同。正如所预期的,随着夏季的到来,患者很少会描述皮肤耐受[1],但有趣的是,这并不排除脱敏可作为一种治疗方法。AP一个特征表现是非曝光部位的受累(图 77.6),具有诊断价值,其原因尚不清楚。

　　唇炎,特别是下唇的唇炎,常见于 AP[1],在美洲土著患者中常被报道[15-16]。皮损累及鼻部远端 1/3,累及眼部出现结膜炎(图 77.7)。但由于许多患者伴随特应性疾病,因此情况很复杂。

　　严重的瘢痕可能会导致鼻、耳和手指的残缺。黏

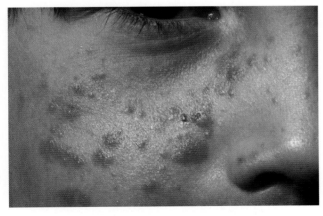

图 77.5 AP 早期阶段出现的丘疱疹

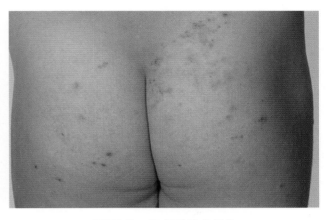

图 77.6 AP 累及遮盖部位

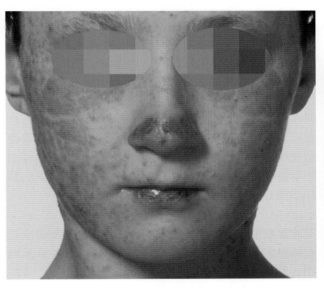

图 77.7 一年轻男性 AP 患者,除面颊受累外,还累及鼻部远端 1/3 并患有下唇唇炎(结膜炎也很明显)

膜也具有光敏性,导致结膜炎和角膜炎,有形成角膜瘢痕的风险。在严重的情况下,可能出现发热和不适等全身症状。AP 和 PLE 的特征比较见表 77.1。

表 77.1 光线性痒疹(AP)与多形性日光疹(PLE)的临床特征比较

	AP	PLE
发病年龄	10 岁以内	30 岁以内
性别分布(女性/男性)	4∶1	4∶1
家族史	常见	不常见
慢性病程	常见	不常见
非暴露部位受累	常见	不常见
常见暴露部位不受累	不常见	常见
随日晒季节来临而硬化	无报道	常见
唇炎	常见*	不常见
眼部受累	常见*	不常见

注:* 尤其在美国土著人群中。

第十五篇

在美洲土著人群中，从形态上区分出光线性痒疹的两种变异型[17]。

- 1 型——类似于种痘样水疱病，在 20 岁前发病，好发于鼻、耳和唇，同样也有眼部受累。常见的皮损类型变是丘疱疹和结痂。成年后可能会缓解。
- 2 型——类似于慢性光化性皮炎。成年期发病，主要临床表现为慢性丘疹伴苔藓样斑块。瘙痒非常困扰患者。这种情况往往普遍存在。光线性痒疹可在青春期[1]和成年早期表现为进行性好转。在其他研究中，只有 25% 报道为完全自发消退[7,17]。

鉴别诊断　在大多数情况下，光线性痒疹可与多形性日光疹区分（表 77.1）；但在有些情况下，无法做出明确的区分。日晒加重的特应性皮炎（atopic dermatitis，AD）可使病情复杂化，特别是 50% 高加索人患者有特应性疾病表现。屈侧部位皮炎和无 IgE 水平升高可有助诊断。苔藓样变在特应性皮炎中很常见，但在光线性痒疹中不常见。有水疱、结痂和瘢痕表现的种痘样水疱病可能会引起混淆，但 HV 中很少见到痒疹样皮损或遮盖部位受累。皮肤卟啉病和 LE 可能具有类似光线性痒疹的特征，可通过组织病理学检查、阴性的卟啉筛检和缺少循环免疫反应物（ANA、抗 Ro/SSA、抗La/SSB）来区分。

实验室检查和组织学表现　本病缺乏特异的实验室检查结果。约 60%～98% 欧洲和美洲土著患者显示与HLA-DR4（DRB1*0407）相关[10,13]。

组织病理学表现不典型。不同于多形性日光疹的是，本病的表皮海绵水肿明显，较少出现基底细胞空泡化和表皮下水肿。真皮示血管周围淋巴细胞伴嗜酸性粒细胞浸润。

治疗和预防　光线性痒疹急性发作期首选外用强效糖皮质激素，必要时使用有镇静作用的抗组胺药。

预防措施与 PLE 类似，一般来说，较严重的 AP 意味着简单的避光措施通常达不到满意效果。局部应用广谱防晒剂存在争议，虽然对一些病例[15]有效，但在另一些病例中似乎无效[18-19]。

使用 UVB 或 PUVA 谨慎地进行脱敏治疗[20]已被证明相当有效，并且对于大多数患者来说是最好的选择[18]。对正常曝光部位每周照射 3 次，每次增加 10%～20% 光照剂量，持续 3~5 周。这种治疗的作用机制尚不清楚，通过使表皮增厚和皮肤色素沉着来增加保护作用似乎只能部分解释这种效果。

沙利度胺是一种具有安眠和免疫抑制作用的口服药物，据报道是治疗 AP 的一种有效方法[14,21]。但不幸的是，镇静、眩晕、致畸以及周围神经病变限制了本药在病情严重患者中的使用。

据报道，系统性光防护剂如氯喹[22]和 β-胡萝卜素[23]具有一定的效果，但总体上令人失望[7,16,19]。

参考文献 77.3

见章末二维码

特发性日光性荨麻疹

引言和历史　日光性荨麻疹（solar urticaria）[1]是一种少见但常使患者丧失正常生活能力的特发性光线性皮肤病（框图 77.4）。本病很可能是一种针对光敏性内源性抗原的速发型超敏反应。自从 Merklen[2] 在 1904年首次描述该疾病以来，本病一直是人们关注的焦点，不仅因为其戏剧性的表现，而且由于存在过敏性休克的风险。Duke 在 1922 年首先提出"日光性荨麻疹"这个名词[3]。1963 年，Harber 通过对日光性荨麻疹作用光谱类型的认识，将其分为六种类型[4]。1989 年，Leenutaphong 和其同事回顾了所有记录在案患者的可用证据，并制定了区分两种特发性日光性荨麻疹（idiopathic solar urticaria，ISU）类型的工作分类[5]。

框图 77.4	日光性荨麻疹的主要特征
发病率	• 罕见
表现	• 儿童和年轻成年人
定义	• 日光照射引起的急性荨麻疹反应
机制	• 一种由 IgE 介导的假定光致敏原诱发的组胺释放
作用光谱	• UVC、UVB、UVA；可见光
预后	• 50% 在 5 年内缓解
治疗	• 一线治疗：防晒，自然光强化疗法，H1 抗组胺药
	• 二线治疗：光疗（个体化制订方案），联合 H2 抗组胺药，孟鲁司特
	• 三线治疗：血浆置换、环孢素、静脉人免疫球蛋白、体外光化学疗法、甲氨蝶呤、奥马珠单抗

流行病学和发病机制　特发性日光性荨麻疹是一种罕见疾病，好发于儿童或年轻的成年人，没有特定种族或皮肤类型的区别。大多数研究报告示女性居多[6-7]。目前还没有已知的遗传易感因素。ISU 与特应性体质和其他形式的荨麻疹相关，即特发性或由热、冷、摩擦或压力引起的荨麻疹[6,8]。

虽然确切的发病机制尚不清楚，但有证据支持是

IgE 介导的超敏反应[5]。目前提出的日光性荨麻疹发病机制是基于皮肤中的一种前体，被紫外线或可见光照射激活的，从而形成光产物（光致敏原）。针对这种光致敏原的特异性 IgE 抗体结合在肥大细胞表面，光致敏原和 IgE 分子的结合导致组胺及其他介质释放。

　　诱导日光性荨麻疹的波长在不同的患者间是不同的，这表明了可能有一系列的色基。皮下注射 ISU 患者光照后提取的血清样本将诱发 SU，而未光照的对照血清则不会，因此可能存在一种确切性质尚不清楚的循环因子。在细胞介质水平上，肥大细胞脱颗粒和组胺释放是 ISU 的特征[9-10]，但早期表现多形性和有些患者抗组胺药物治疗失败，表明可能有其他炎症介质的参与。

临床表现　特发性日光性荨麻疹可发生于任何年龄，包括婴儿[11]。患者通常主诉暴露在阳光下几分钟内即出现瘙痒或烧灼感，随后迅速出现红斑、风团和皮疹暴发（图 77.8），在 30min～2h 消退。UVA 或可见光波长荨麻疹是由于直接暴露在或窗户玻璃透射的日光下。单纯可见光敏感者可能与透过衣物的日光诱发荨麻疹有关，尤其累及浅色材料覆盖的区域，甚至可以通过荧光光学增白剂增强[12]。

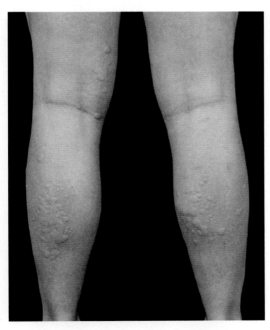

图 77.8　小腿屈侧区域日光诱发的 SU

　　虽然有自发缓解的病例报道，但它似乎只发生在少数人中[7]，在一项研究中，50% 的患者在 5 年内消除[6]。

鉴别诊断

　　诊断特发性日光性荨麻疹需除外其他与日光相关

的荨麻疹如热[7]、焦油光毒性[11]和皮肤卟啉病[13]引起的荨麻疹。除外红细胞生成性原卟啉病、严重的多形性日光疹以及光线性痒疹是很重要的。多形性日光疹不会留下瘢痕，除非是由于搔抓或继发脓疱形成。对于 ISU 来说，最典型的表现是光照后出现速发型风团及在避光后快速消退。

实验室检查和组织学表现　没有诊断性的实验室检查。光试验有助于通过激发确定诊断（图 77.9）和确定致病波长。评估将产生风团的最低照射剂量（最小荨麻疹剂量或 MUD）在评估抗组胺治疗和其他治疗方面具有特定价值，因为一些患者使用 H1 和/或 H2 受体拮抗剂治疗时，可使 MUD 显著增加，但治疗可能失败。这类患者可能会从不同疗法联合治疗中获得益处。经皮注射辐照血清样本可诱发日光性荨麻疹。这是确定循环因子是否存在的基础。如果存在循环因子，血浆置换可能是一种治疗选择。

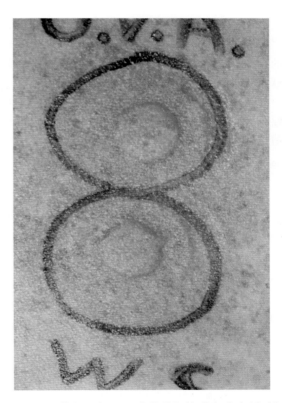

图 77.9　模拟日光 UVA 成分的阳性激发试验（包括 UVB 在内的整个光谱，以及可见光结合 UVA，在本例中使用一个过滤器防止较短波长 UVB 的透射）

　　已经对风团反应进行研究，其特征为早期中性粒细胞和嗜酸性粒细胞浸润血管周围，此特征类似于慢性荨麻疹[14]。

治疗和预防　虽然所有患者在一定程度上可以从中获

益,但 ISU 对治疗的反应差异很大。治疗将随临床严重程度和致病波长而改变。例如,罕见的单纯 UVB 诱导日光性荨麻疹患者通常对单独使用 UVB 防晒剂反应良好。然而,大多数病例与 UVA/可见光波长相关,因此,疾病程度可能更严重,并在一定程度上长期存在。对于这类患者,谨慎使用广谱防晒剂和避光似乎很少能产生令人满意的改善效果[15]。

尽管有报道称抗组胺药对 ISU 无效[4,16],但光试验客观结果显示,大多数患者使用抗组胺药后可获得完全或部分缓解。有时联合使用 H1 和 H2 受体拮抗剂可能有益。

光耐受是 ISU 一个众所周知的特征[3],和其他特发性光线性皮肤病一样,光疗或光化学疗法脱敏也有助于治疗 ISU。除了窄谱 UVB[17]外,UVA 快速耐受[18-19]和光化学疗法[20]也是有效的治疗方案,后者以及某些病例中的 UVA 耐受[19],可提供持久的缓解。

对于其他治疗效果不满意、严重影响生活能力的罕见病例,血浆置换已被应用于治疗。但血清因子的存在是先决条件[21-23]。环孢素[24]和体外光分离置换法[25]也被报道是有效的。使用静脉注射人免疫球蛋白的研究取得了积极疗效[26-27],但单疗程静脉注射免疫球蛋白似乎疗效不足[28]。

奥马珠单抗(Omalizumab)是一种抗 IgE 抗体,在治疗难治性特发性荨麻疹方面非常有效,似乎有望用于治疗诱导性荨麻疹,可能包含日光性荨麻疹[29-30]。

参考文献 77.4

见章末二维码

种痘样水疱病

引言和历史　种痘样水疱病(hydroa vacciniforme, HV),是一种罕见的慢性光线性皮肤病,通常始于儿童期,大多数病例在成年早期自行缓解[1](框图 77.5)。Bazin 在 1862 年首次描述了本病的主要临床特征[2]。1975 年,由 Jaschke 和同事命名为种痘样水疱病[3]。

流行病学和发病机制　本病的确切机制尚不清楚。春夏季的暴露,尤其是 UVA 波长似乎是主要原因。虽然本病与多形性日光疹有一些相似之处,但目前尚不清楚是否具有免疫学基础。然而本病的临床表现要严重得多。有人提出潜伏的 EB 病毒可能被光激活的设想[4],但这可能是偶然而不是因果关系。种痘样水疱病样淋巴瘤是一种最近发现的与 EB 病毒有关的皮肤 T 细胞淋巴瘤。这种侵袭性疾病在拉丁美洲[5]或亚洲[6]种族的儿童中被观察到。

框图 77.5	种痘样水疱病的主要特征
年龄	• 儿童期
病程	• 强烈光照后数小时至数天开始出现
	• 持续存在数天
	• 自发消退,遗留水痘样瘢痕
临床表现	• 在鼻部、面颊、唇部、耳部、手背,较为明显,随后融合的水疱和大疱,出血性结痂和水痘样瘢痕
	• 眼部受累
治疗	• 光防护(广谱、非透明防晒霜)
	• 眼部防护
	• UVB(311nm)光疗
	• 光化学疗法
	• 食用鱼油(ω-3 脂肪酸)
	• β-胡萝卜素、氯喹、环孢素

临床表现　在日光照射后,皮疹发生遵循独特的模式。在暴露后的几分钟到 24 小时内,出现明显的瘙痒和刺痛肿胀性红斑。随后出现柔软的丘疹,逐渐变为水疱(图 77.10),伴疼痛和紧张感。严重时可出现脐凹状和出血,随后结痂(图 77.11)。几周内,痂皮分离,留下凹陷性水痘样瘢痕(图 77.12)。本病很少有家族史。黏膜也有光敏性,可导致严重的眼部受累如结膜炎和瘢痕性角膜炎。患种痘样水疱病样 T 细胞淋巴瘤的患儿皮损除了具有典型的 HV 特征外,还表现有鼻唇肿胀和全身症状[7]。

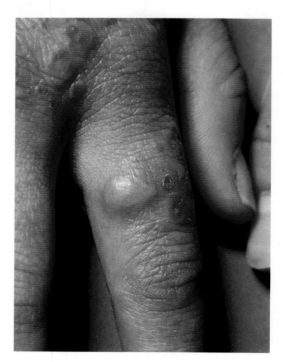

图 77.10　早期 HV 的水疱皮损

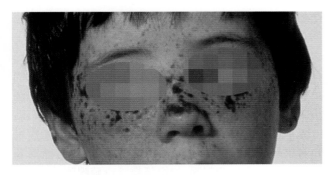

图 77.11 HV 的典型出血性结痂

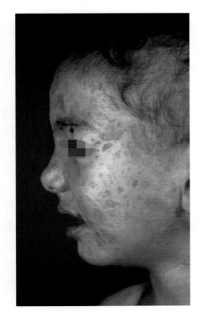

图 77.12 HV 患者面部令人沮丧的水痘样瘢痕

鉴别诊断 鉴别诊断包括红细胞生成性原卟啉病、严重的多形性日光疹和光线性痒疹。欧洲高加索人种的光线性痒疹表现为瘙痒型丘疹，无水疱或大疱，但仍可能出现瘢痕。多形性日光疹的病程不同，无瘢痕形成。在美洲印第安人中有一种光线性痒疹的变异型，与种痘样水疱病几乎无法区分，称为种痘样水疱病样变异型光线性痒疹[8]，这种疾病有遗传背景，常与上述的 HLA 相关。

实验室检查和组织学表现 本病的诊断主要根据临床表现，缺乏诊断性实验室检查。研究发现，一些患者对 UVB 或 UVA 波长的皮肤测试异常敏感。重复 UVA 试验可导致部分患者出现特征性的水疱样病变[9-12]。

急性期皮损的组织学表现为早期局灶性海绵状变性和血管周围单核细胞浸润，类似于 PLE。陈旧性皮损表现为表皮坏死、溃疡和明显的毛细血管水肿，并伴有瘢痕形成[13]。

治疗和预防 包括鼓励患者留长头发遮住耳朵、避免阳光照射和使用广谱防晒霜等光防护措施都可能有所帮助[13]。此外，眼部防护也是必不可少的[14]。预防性 UVB 光疗[10]、窄谱光疗[1,15] 或 PUVA[12] 也可能有效。虽然有一些证据支持 β-胡萝卜素/角黄素[16]、硫唑嘌呤和抗疟疗法[3]，但它们的真正效果尚不确定。据报道，一例患者对环孢素[17] 反应良好。预防性使用鱼油也有帮助，但耐受性差会限制其使用[18]。大多数患者在成年时症状自然缓解。有些人甚至到了中年，疾病活动仍未减少。

参考文献 77.5

见章末二维码

慢性光化性皮炎

引言 慢性光化性皮炎（chronic actinic dermatitis, CAD）是一种严重的异常皮肤光敏性疾病，表现为皮炎（有时为假淋巴瘤样，为类网织细胞增多症），在曝光部位反应往往最显著。几乎所有患者都对 UVB 敏感，但大多数患者对 UVA 也敏感，约 1/2 患者对可见光敏感。一般发生在之前有皮炎的背景下，典型的是变应性接触性皮炎。在过去的 20～30 年中，本病在包括儿童在内的年轻患者中越来越多地被认识到[1-2]，这些患者通常有特应性皮炎背景。在这种情况下，本病也被称为光敏性特应性皮炎[3]，是否应将其认为是一种单独的疾病，还是至今仍被认为是 CAD 的一种形式，仍然存有争议。

历史 本病在既往有各种各样的名称。第一个统一的诊断术语是光敏性皮炎/光线性类网织细胞增生症，不久之后，慢性光化性皮炎这个术语被提出，就是现在这种通称。

流行病学和发病机制 本病的发病机制还不清楚。它通常被认为是内源性物质在吸收紫外线和可见光时发生的迟发性超敏反应，这种情况似乎发生在皮肤免疫反应普遍增强的背景下。黑色素可能与本病有关，因为相比那些浅肤色人群，本病似乎更常发生于深肤色人群[4]。

临床表现 如果没有高度的怀疑，在不进行光试验的情况下（图 77.13），该疾病很容易被漏诊。有些患者可能会怀疑日光是致病因素；在其他患者中，则只是认为湿疹分布部位发生了变化，尤其累及光暴露部位（但

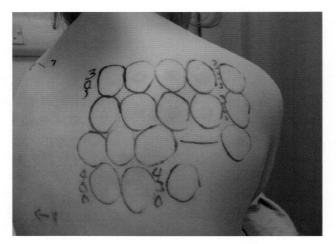

图 77.13　慢性光化性皮炎。这名 4 岁的特应性皮炎患儿,皮损在暴露部位比非暴露部位更严重。如果未进行光试验,可能被认为是光过敏引起的特应性皮炎,但单色光试验(图示为照射 24h 后的反应)显示严重的、异常的皮肤光敏性,从 UVB[305nm±5nm(半-最大带宽)]扩展至更长波长的 UVA[365nm±30nm(半-最大带宽)],但此处未扩展至更长的可见光波长。由于波长集中在 305nm,图示的前 3 种剂量通常不会引起任何反应。在无异常光敏性的患者中,在 305nm 最大剂量时可能会出现轻度红斑

当发生在特应性皮炎背景下,皮损通常仍仅涉及非暴露部位)。最终本病可以自发缓解,或者至少皮肤的光敏性可以恢复到正常范围内。儿童自发缓解的倾向可能不如年长患者显著,但我们应该认识到,这项研究是在 CAD 很少在儿童中被诊断的背景下进行的,因此很可能只有非常严重的患者才会被诊断[5]。

鉴别诊断　临床上最主要需与光照后加重的特应性皮炎相鉴别,两者可能有相同的表现。这是一个非常重要的鉴别诊断。CAD 的光敏性在于相应的紫外线或可见光可在既往正常的皮肤上引发皮炎。而在光照后加重特应性皮炎中,一定有一些已存在的湿疹,即使程度轻微,也可因日光照射而加重。区别光敏性和光诱发加重的实际意义之一是 UVB 光疗通常对光照后加重的特应性皮炎来说非常有益,而对光敏性皮炎无效。少数情况下,本病需与红斑狼疮的某些亚型进行鉴别。有时需与引起盘状湿疹的迟发性皮肤卟啉病进行鉴别,但在儿童中极为罕见。儿童中更为常见的红细胞生成性原卟啉病,不在鉴别之列。

实验室检查　某些类型的光试验(有条件下用单色仪,如果没有则使用人工滤过光源,如果以上都没有时,可选用日光)对诊断是必要的。斑贴试验对诊断变应性接触性皮炎或 CAD 是有用的。有时也可以进行光斑贴试验,但有些对光照过于敏感,即使光斑贴试验中很

小剂量的 UVA 都不能耐受。通常需要检测红斑狼疮的自身抗体。卟啉生化检查通常是不必要的。

预防和治疗　可以通过光试验来检测与发病最相关的波长,从而指导光防护建议(如行为、环境、衣着和防晒措施)。对本病来说,各种形式的光疗均很少起效,这一点不同于光照后加重的特应性皮炎,后者对光疗可以有很好的反应。如果患者病情持续加重,可能需要使用系统性免疫抑制剂,如甲氨蝶呤或硫唑嘌呤[6]等。

参考文献 77.6

见章末二维码

皮肤试验

光线性皮肤病的诊断是基于患者的病史、皮损形态、组织病理学和光试验的结果。实验室检查可能有助于除外红斑狼疮(LE),作为多形性日光疹的一个鉴别诊断,或明确卟啉病的诊断,但在其他光线性皮肤病中没有什么作用。

许多患者临床表现没有皮损,这是因为皮损在日光照射后经常迅速消退,在这种情况下,只能通过实验室皮肤激发试验确诊。此外,还可找出致病光谱,并以可控的方式研究治疗效果。光试验包括对患者的多步骤检查。对儿童而言,该检查在儿童信赖的方式下是可行的[1]。

阈剂量测定

第一步是确定患者对 UVA 和 UVB 皮肤反应的阈值剂量。这可以用滤过 UVB、UVA 和可见光光源(框图 77.6)或使用单色辐照仪来完成。有时使用太阳模拟器,如果是这样的话,重要的是使用适当的过滤器进行测试。尽管名称为太阳模拟器,但指的是在无云的天气下模拟在赤道海平面处的中程阳光模拟器。仅用未经过滤的太阳模拟器进行测试,很容易忽略重要的异常光敏性,即主要致病波长长于较短的 UVB 波长。后者通常比较长波长更能产生红斑。它作为高光敏性的筛选,是进一步光试验的前提[2-3]。根据受试者对紫外线的敏感性,可以选择适当剂量的 UVA 和 UVB 进行后续的激发测试。高度光敏的患者在阈值测试中可能表现出病理性皮肤反应,因此可以证实诊断。他们应当避免进行有潜在风险的进一步检测。在持久性光反应和特发性日光性荨麻疹能获得阈值试验的病理反应。在前者,UVB 和 UVA 的最小红斑剂量有时会降低,照射后可能出现湿疹反应,其特征是在试验部位出现典型的风团。

框图 77.6	使用 UVA 和 UVB 进行阈值测试
测试部位	非光暴露部位（臀部）
测试面积	1.5cm×1.5cm
UV 光源	UVA1：金属卤化物（340～400nm） UVB：荧光灯（285～350nm）
UV 剂量	UVA1： Ⅰ、Ⅱ 型皮肤：5J/cm²、10J/cm²、15J/cm²、20J/cm²、25、30J/cm² Ⅲ、Ⅳ 型皮肤：20J/cm²、25J/cm²、30J/cm²、40J/cm²、60J/cm²、80J/cm² UVB： Ⅰ、Ⅱ 型皮肤：25J/cm²、50J/cm²、75J/cm²、100J/cm²、125J/cm²、150mJ/cm² Ⅲ、Ⅳ 型皮肤：75J/cm²、100J/cm²、125J/cm²、150J/cm²、175J/cm²、200mJ/cm²
判读时间	照射后即刻，24h

皮肤激发试验

第二步是光激发试验（框图 77.7）。它可以在实验室内重现光线性皮肤病。试验过程取决于疑诊的疾病。通常使用多色 UVA 或 UVB。可以重复照射来模拟累积效应。测试部位通常比阈值试验部位大，波长和剂量要求不同，部位选择、照射和读数的时间安排也不同[2-3]。

框图 77.7	PLE、LE 和 HV 的皮肤激发试验
测试部位	上臂侧面（LE 为肩部或上背部）
测试面积	5cm×8cm
UV 光源	UVA1：金属卤化物（340～400nm） UVB：荧光灯（285～350nm）
UV 剂量	UVA1：60～100J/cm² 的 3～4 倍 UVB：1～1.5 最小红斑量的 3～4 倍
判读时间	每次照射前和即刻，最后一次照射后 24h LE 观察至少 3 周

在多形性日光疹中，选取特定患者约 5cm×8cm 大小非晒黑、无皮损的易感部位作为测试部位，连续 3～4 天接受剂量为 1～1.5 最小红斑量（minimal erythema dose，MED）UVB 或 60～100J/cm² UVA1 的照射（图 77.14）。种痘样水疱病和皮肤红斑狼疮同样适用。在照射后 24h、48h 和 72h 立即记录试验反应。如果怀疑皮肤红斑狼疮，应进行长达 3 周的观察记录。

在大多数特发性光线性荨麻疹患者中，典型的

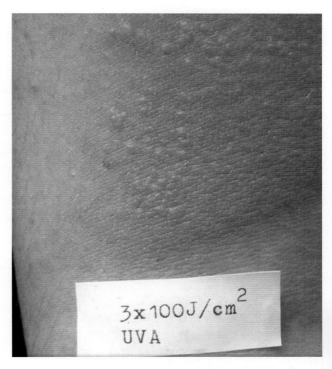

图 77.14　丘疱疹型 PLE 患者经 UVA1 反复皮肤激发试验产生阳性反应

风团是由 UVA 或 UVB 的阈值试验所诱发的。如没有风团，则需要进一步的激发试验来评估可见光。应在光照后即刻和照射后的 1h 内记录反应。

光斑贴试验

对于任何怀疑有光敏性疾病的患者，都应进行光斑贴试验，以便确认致敏原及明确诊断[4-7]。按照标准流程，由常规测试室将斑贴试验材料贴于上背部持续 24h。用 5J/cm² 剂量的 UVA 进行照射，需及时记录即刻、24h、48h 和 72h 后的反应。必须在 48h 后执行[4]。作为对照，无光照的斑贴试验是必要的。最常见的光敏剂有消毒剂、芳香剂，特别是紫外线吸收剂[6]。

（谭春花 译，陈安薇　罗晓燕　王华 校）

参考文献 77.7

见章末二维码

第78章 卟啉病

Jorge Frank

摘要

卟啉病(porphyrias)是一组罕见的代谢障碍性疾病,由血红素生物合成相关的特异性酶的遗传性功能障碍引起。卟啉病具有特殊的皮肤病学意义,因为大多数典型皮损出现在身体暴露部位,可据此进行诊断。同时,特征性的实验室检测可以帮助临床确诊。如今,多项研究已经明确了卟啉病的基因缺陷,为患者和家庭成员提供了分子诊断和遗传咨询的可能。除了红细胞生成性原卟啉病,临床表现明显的卟啉病在婴儿期或儿童期并不常见。尽早发现卟啉病,采取适当的预防和治疗措施至关重要。

要点

- 卟啉病主要是由于血红素生物合成途径中特异性酶的遗传性功能障碍所致。
- 本病目前已知至少有八种类型,可分为急性和非急性,或皮肤型和非皮肤型。
- 皮肤症状只发生在光暴露部位。
- 红细胞生成性原卟啉病是儿童最常见的卟啉病。
- 除了红细胞生成性原卟啉病、先天性红细胞生成性卟啉病和肝性红细胞生成性卟啉病外,其他卟啉病在婴儿期或儿童期很少出现,但通常在青春期后出现。
- 有时由于非特异性的临床表现和不同亚型生化结果的重叠,可能会延误诊断。
- 所有编码不同类型卟啉病的基因目前都是已知的,从而能够准确地进行分子诊断和遗传咨询。
- 治疗具有挑战性,大多是对症治疗,通常不可治愈。

引言 血红素的生物合成需要经过 8 个连续步骤,每一步均由相关的酶催化完成,其中第一步和最后三步发生在线粒体中,其余四步发生在细胞质中。在血红素生物合成途径中,任何一种酶的功能障碍均可导致一种特殊类型的罕见的显性遗传性代谢障碍性疾病,统称为卟啉病(图 78.1)[1-2]。

传统上,根据特异酶缺陷的主要表达部位,卟啉病分为红细胞生成性和肝性卟啉病两大类。从普通临床医生的角度看,由于主要考虑是否有危及生命的急性神经毒性发作(表 78.1),似乎更愿意将卟啉病分为急性和非急性两大类[2]。然而,从皮肤科医生角度看,由于卟啉病具有不同的皮肤表现,最好将其分为皮肤型和非皮肤型两大类(表 78.2)[1-3]。因此,我们将坚持用后一种分类方法贯穿本章。

卟啉病具有特殊的皮肤病学意义,因为大多数卟啉病表现出明显的皮肤症状,可以仅根据临床表现作出临床诊断,随后的特异性实验室检查可进一步确诊。如今,卟啉病的基因缺陷已得到证实(表 78.3),因此也为患病家庭提供了分子诊断和遗传咨询的可能[3-4]。

临床上明显的卟啉病在婴儿期或儿童期并不常见。尽管如此,识别这些疾病对患病儿童是至关重要的。在皮肤型卟啉病中,红细胞生成性原卟啉病、X 连锁显性遗传性原卟啉病、先天性红细胞生成性卟啉病、家族型迟发性皮肤卟啉病和肝性红细胞生成性卟啉病可在婴儿期或儿童期出现。在非皮肤型卟啉病中,只有罕见的 δ-氨基酮戊酸脱水酶卟啉病在儿童中有报道[5-6]。

历史 第一例卟啉病可能是在 19 世纪末被报道的,当时 Schultz 报道了一名 33 岁男性患者在婴儿早期即出现皮肤光敏性,并排出酒红色尿液。在随后的研究中,Baumstark 检测了尿色素,并将其命名为尿红质正铁血红素和尿紫褐血红质。1911 年,Günther 首次对卟啉病建立了分类,将其标记为遗传代谢障碍性疾病,与卟啉排泄增加有关。他划分了两种不同类型:①急性卟啉病特点是脑脊髓交感神经急性发作,无皮肤损伤;②先天性和慢性卟啉病均表现为日光暴露部位的皮肤损伤,包括水疱、皮肤脆性增加和糜烂。1937 年,首次报道急性间歇性卟啉病和迟发性皮肤卟啉病。

在之后的 40 年里,逐渐发现了变异性卟啉病(1953 年)、红细胞生成性原卟啉病(1961 年)、遗传性粪卟啉病(1955 年)、肝性红细胞生成性卟啉病(1969 年)和 δ-氨基酮戊酸脱水酶卟啉病(1979 年)[7],最近的发现是 2008 年的 X 连锁显性遗传性原卟啉病[8]。

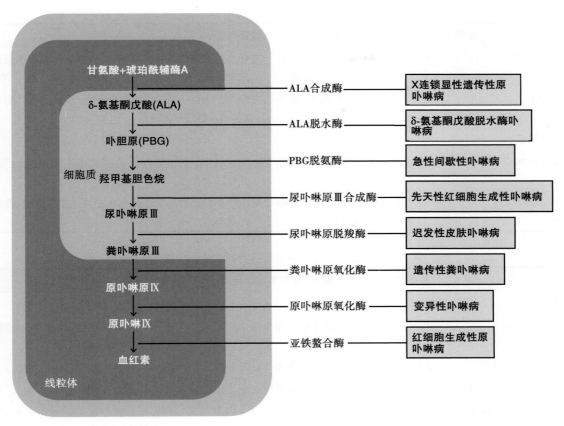

图 78.1　血红素的生物合成。这八种酶中的任何一种酶催化功能缺陷都与一种特定类型的卟啉病有关

表 78.1　从临床全科医生角度将卟啉病分为急性和非急性卟啉病

急性卟啉病	非急性卟啉病	急性卟啉病	非急性卟啉病
急性间歇性卟啉病	迟发性皮肤卟啉病	δ-氨基酮戊酸脱水酶卟啉病	先天性红细胞生成性卟啉病
变异性卟啉病	红细胞生成性原卟啉病		肝性红细胞生成性卟啉病
遗传性粪卟啉病	X 连锁显性遗传性原卟啉病		

表 78.2　卟啉病的皮肤和非皮肤型分类,突出重要的临床表现和流行病学特征

	发病率	发病年龄	重要特征
皮肤型卟啉病			
迟发性皮肤卟啉病	全世界最常见的卟啉病	30~40 岁,通常青春期前不发病	全世界最常见的卟啉病类型;获得性或先天性;中重度光敏性;皮疹包括水疱、大疱、糜烂、结痂、粟丘疹、瘢痕、色素沉着和多毛症;与变异性卟啉病易混淆
红细胞生成性原卟啉病/X 连锁显性遗传性原卟啉病	皮肤卟啉病发生率第二高	幼儿期(1~4 岁),晚发极为罕见	皮疹包括红斑、水肿、紫癜、皮肤增厚、蜡样瘢痕;通常没有水疱;大约 5% 的病例可出现严重肝病
先天性红细胞生成性卟啉病	罕见(已报道 150 例)	婴儿期,10 岁以前	非常严重的临床症状;水疱、大疱、糜烂、表皮剥脱、溃疡、结痂、粟丘疹、瘢痕、色素沉着和多毛症;残毁畸形;溶血性贫血;肝脾大;骨和牙齿中卟啉沉积(红牙)
肝性红细胞生成性卟啉病	罕见(仅报道 25 例)	婴儿期	迟发性皮肤卟啉病的隐性遗传纯合子;报道于美国和欧洲;光敏性和临床症状非常明显;水疱、大疱、糜烂、表皮剥脱、结痂、粟丘疹、瘢痕和多毛症;可有残毁畸形

	发病率	发病年龄	重要特征
变异性卟啉病	南非 1/300,其他地方相对罕见	20～30 岁,通常青春期前不发病	皮疹与迟发性皮肤卟啉病相似;急性发作类似于急性间歇性卟啉病(神经皮肤卟啉病);最早发生于南非和智利
遗传性粪卟啉病	罕见(<50 例已报道)	通常青春期前不发病	急性发作类似于急性间歇性卟啉病;皮疹包括红斑和水疱(神经皮肤卟啉病)
非皮肤型卟啉病			
急性间歇性卟啉病	(0.5～1)/10 万	20～40 岁,青春期前发病罕见	全世界最常见的急性卟啉病;神经精神症状急性发作,无光敏性及皮疹
δ-氨基酮戊酸脱水酶卟啉病	罕见(报道不足 10 例)	早发(儿童期)和晚发均有	可出现类似急性间歇性卟啉病的神经精神症状;没有光敏性及皮疹

表 78.3　皮肤型和非皮肤型卟啉病的重要遗传学特征

	基因位点	基因/蛋白名称及缩写	遗传模式
皮肤型卟啉病			
迟发性皮肤卟啉病	1p34	尿卟啉原脱羧酶:UROD	常染色体显性遗传(高达 25% 的病例);获得性
红细胞生成性原卟啉病	18q21.3	亚铁螯合酶:FECH	常染色体显性遗传
先天性红细胞生成性卟啉病	10q25.3-q26.3	尿卟啉原Ⅲ合成酶:UROS	常染色体隐性遗传
肝性红细胞生成性卟啉病	1p34	尿卟啉原脱羧酶:UROD	迟发性皮肤卟啉病的纯合子形式,常染色体隐性遗传
X 连锁显性遗传性原卟啉病		δ-氨基酮戊酸合成酶:ALAS2	X 连锁遗传
变异性卟啉病	1q22-23	原卟啉原氧化酶:PPOX	常染色体显性遗传
遗传性粪卟啉病	3q12	粪卟啉原氧化酶:CPOX	常染色体显性遗传
非皮肤型卟啉病			
急性间歇性卟啉病	11q24.1-q24.2	卟胆原脱氨酶:PBGD	常染色体显性遗传
δ-氨基酮戊酸脱水酶卟啉病	9q34	δ-氨基酮戊酸脱水酶:ALAD	常染色体隐性遗传

流行病学　卟啉病是一种罕见病,可累及所有种族和性别。有些类型可在婴儿期和儿童期出现,而其他类型则通常在青春期前或成年前不会出现。目前,患病率从 0.5/10 万至 10/10 万不等(表 78.2),关于卟啉病的确切发病率尚不清楚,主要是由于地域差异、疾病诊断不足以及显性遗传性卟啉病的不完全外显率[1-2]。

发病机制　参与血红素生物合成的八种酶中任何一种酶编码基因突变都可能导致酶的病理性功能障碍,从而造成卟啉和/或卟啉前体的病理性积累和生成过多。除迟发性皮肤卟啉病外,所有类型的卟啉病均呈现孟德尔遗传模式(表 78.3)[1,9]。

皮肤症状的发病机制

到目前为止,还没有发现任何一种单一的信号通路可解释卟啉及可见光引起的光敏作用。然而,许多细胞和可溶性因子被认为可能参与其中,包括活性氧、特定细胞(如红细胞、肥大细胞、多形核细胞、成纤维细胞)和可溶性介质(如补体、Ⅻ因子依赖性途径、类花生酸类物质)以及基质金属蛋白酶。这些因素之间的相互作用可能在皮肤病变的发病机制中起重要作用。尿卟啉、粪卟啉及原卟啉等卟啉在 Soret 带强烈吸收光(主要吸收峰在 400～410nm)。这种辐射能的吸收导致激发态分子的产生,激发的卟啉单态和三态又可将它们吸收的能量传递给氧分子,从而产生活性氧。

光活化后的卟啉对组织细胞的损伤主要是由于产生反应性单态氧和自由基,从而导致脂质过氧化和蛋白质交联。细胞损伤的类型取决于卟啉的溶解性和组织分布。水溶性尿卟啉、粪卟啉和原卟啉的积累会导致在大多数皮肤卟啉病中可见的水疱形成,如迟发性皮肤卟啉病、变异性卟啉病、遗传性粪卟啉病。与之相反,亲脂性原卟啉的积累会导致紫外线照射后即刻产生的皮肤烧灼感,并伴有红斑和水肿,见于红细胞生成性原卟啉病和 X 连锁显性遗传性卟啉病[1-2]。

卟啉病急性发作的机制

急性间歇性卟啉病和 δ-氨基酮戊酸脱水酶卟啉病这两种卟啉病没有皮肤症状。在这些卟啉病中,功能障碍性酶在血红素生物合成早期发挥作用,其底物是非光毒性的卟啉前体 δ-氨基酮戊酸(δ-aminolaevulinic acid,ALA)和卟胆原(porphobilinogen,PBG)(见图 78.1)。然而,这两种形式的非皮肤型卟啉病,以及变异性卟啉病和遗传性粪卟啉病都可以表现出危及生命的急性神经毒性发作。虽然其确切发病机制尚不清楚,但急性发作时肝脏产生的大量卟啉前体 ALA 和 PBG 似乎具有非常大的神经毒性,因此,没有屏障保护的自主神经系统和外周神经系统对它们特别敏感[1-2]。

诊断和实验室检查

对常见卟啉病的精确诊断通常包括 4 个重要步骤。

- 全面回顾,包括家族史和体格检查,注意暴露部位的皮肤症状。
- 尿液、粪便、血液和血浆中卟啉和卟啉前体的生化检查(表 78.4)。
- 特异性酶活性的测定,只能根据特定指示在专门的实验室进行。
- 利用分子遗传技术进行突变分析,同样也只能在专门的实验室中进行。

诊断卟啉病的步骤详见图 78.2 所示。获得正确诊断的困难主要在于不同类型的卟啉病在临床和/或生化特征表现上有重叠[1-3]。变异性卟啉病尤其如此,其皮疹类似于迟发性卟啉病,神经精神症状类似于急性间歇性卟啉病。这些症状有时甚至在患者中同时出现[10-11]。

在生化分析方面,急性发作时可发现尿中卟啉前体 ALA 和 PBG 水平显著升高。然而,无症状突变携带者(所谓的"沉默"携带者)尿卟啉前体很少被检测到,因为他们通常表现出高变异性,在急性发作(缓解期)之间可能只是轻微升高,甚至正常[1,2,4]。因此,这些方法以及对成纤维细胞或淋巴细胞中酶活性的测量都有些不精确,因为在患者、临床未受影响的"沉默"携带者和正常对照个体中可以发现测量值的某些重叠,而且这些分析的结果并不总是具结论性的[12]。

因此,建立基于直接 DNA 测序分析的分子遗传实验室技术是对鉴别卟啉病的传统诊断方法的重要贡献(见图 78.2)。常规应用这些技术不仅对临床医生获得疑似病例的最精确的诊断非常重要,而且也使研究人员能够更多地了解关于基因和基因产物在卟啉病发病机制中的作用。此外,还可以向相关患者及其家庭提供遗传咨询。

皮肤型卟啉病

皮肤科医生对这些卟啉病特别感兴趣,因为它们的主要临床表现为皮疹(见表 78.2)[1,2,4]。

迟发性皮肤卟啉病

迟发性皮肤卟啉病(porphyria cutanea tarda,PCT;OMIM 176100)是全世界最常见的卟啉病类型,其原因是血红素生物合成过程中第五种酶——尿卟啉原脱羧酶(uroporphyrinogen decarboxylase,UROD)的酶活性降低所致(见图 78.1,表 78.3)[1,2,13]。

根据 UROD 的主要表达部位,至少可以区分两种类型的 PCT,Ⅰ型:散发性(获得性),仅在肝脏表达;Ⅱ型:家族(遗传)型,所有组织均可表达。目前,Ⅰ型 PCT 和 Ⅱ型 PCT 的比例约为 3∶1~4∶1,然而,有一报道指出,在某些国家,Ⅱ型 PCT 的发生频率可能比之前认为的更高[13]。

值得注意的是,并不是每一位有阳性家族史的 PCT 患者都可以被归类为 Ⅱ型 PCT。Elder 和 Roberts 报道了几个家系中有不止一人明确患有 PCT。虽然这些个体表现出疾病明显的典型临床表现和生化特征,但在红细胞中却检测到正常的 UROD 活性。后来这一种被指定为 Ⅲ型 PCT,总之,越来越多的证据表明 PCT 病因的某些方面尚未完全阐明。值得注意的是,尽管罕见,但只有 Ⅱ型 PCT 在儿童中有报道。

皮肤表现包括光敏和皮肤脆性增加,以及光暴露部位发生水疱、糜烂、结痂、粟丘疹和瘢痕等(见表 78.2)。此外,还可以观察到炎症后色素沉着、多毛症、硬皮病样改变和瘢痕性脱发等[13]。

组织病理学检查通常表现为表皮下疱,炎细胞稀疏,真皮乳头层呈特征性彩带样,很可能是由于 PAS 阳性糖蛋白沉积于真皮上层的血管壁及其周围。直接免疫荧光显示在表-真皮交界处及真皮乳头层血管周围可见免疫球蛋白(主要是 IgG,少许 IgM)、补体及纤维蛋白原的沉积。

无论上述结果如何,需要强调的是,任何疑似皮肤型卟啉病的情况下,皮肤活检通常不是必需的,甚至严格地说,是反对的。首先,无创生化分析可以很容易地确诊或排除卟啉病;第二,外部创伤(如活检或切除)不可避免地构成一些不必要的伤口延迟愈合和/或愈合障碍,且在所有类型的皮肤卟啉病中都明显具有继发感染的风险[2,13]。

在生化检测方面,尿液中尿卟啉(Ⅰ型异构体>Ⅲ型异构体)、7-羧基卟啉(Ⅲ型异构体>Ⅰ型异构体)和粪卟啉增加,粪便中也可发现异粪卟啉,后者具有特异性,仅在 PCT 中观察到。

表78.4　皮肤和非皮肤型卟啉病尿液、粪便、红细胞和血浆中的生化特征

卟啉病类型	尿液				粪便			红细胞			血浆
	ALA	PBG	URO	COPRO	URO	COPRO	PROTO	URO	COPRO	PROTO	
皮肤型卟啉病											
迟发性皮肤卟啉病	N	N	++++	++	++	+++	+	N	N	N	URO↑
红细胞生成性原卟啉病/X-连锁显性遗传性原卟啉病	N	N	N	N	N	++	++~+++	N	N-+	++++	PROTO↑
先天性红细胞生成性卟啉病	N	N	++++	++	+	++	+	++++	+++	+++	URO↑,COPRO↑
肝性红细胞生成性卟啉病	N	N	+++	ISOCOPRO	N	ISOCOPRO	N	N	+	++++	URO↑
变异性卟啉病	++~+++	++~+++	+++	+++	N	+++	++++	N	N	N	N
遗传性粪卟啉病	N~++	N~++	++	++++	++	++++	N~+	N	N	N	N
非皮肤型卟啉病											
急性间歇性卟啉病	++~++++	++~++++	+++	++	N~+	N~+	N~+	N	N	N	N
δ-氨基酮戊酸脱水酶卟啉病	+++	N	+	++	N	+	+	N	N	++	ALA,COPRO↑、PROTO↑

注:N,正常;+,超过正常范围;++,轻度升高;+++,明显升高;++++,非常高。
ALA,δ-氨基酮戊酸;COPRO,粪卟啉;ISOCOPRO,异粪卟啉;PBG,卟胆原;PROTO,原卟啉;URO,尿卟啉。

第十五篇

常见的临床症状

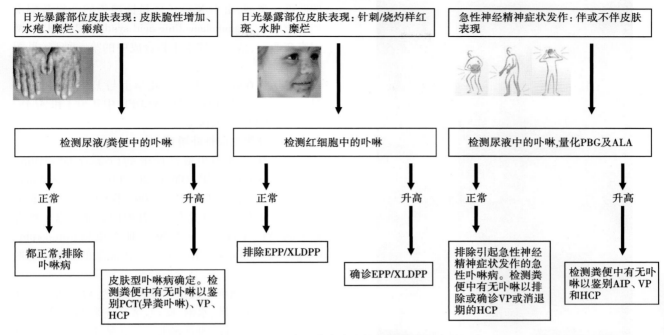

| 日光暴露部位皮肤表现：皮肤脆性增加、水疱、糜烂、瘢痕 | 日光暴露部位皮肤表现：针刺/烧灼样红斑、水肿、糜烂 | 急性神经精神症状发作：伴或不伴皮肤表现 |

| 检测尿液/粪便中的卟啉 | 检测红细胞中的卟啉 | 检测尿液中的卟啉,量化PBG及ALA |

正常　　　　　　升高　　　　　正常　　　　　升高　　　　　正常　　　　　升高

都正常,排除卟啉病

皮肤型卟啉病确定。检测粪便中有无卟啉以鉴别PCT(异粪卟啉)、VP、HCP

排除EPP/XLDPP

确诊EPP/XLDPP

排除引起急性神经精神症状发作的急性卟啉病。检测粪便中有无卟啉以排除或确诊VP或消退期的HCP

检测粪便中有无卟啉以鉴别AIP、VP和HCP

图78.2　基于常见临床表现的卟啉病诊断流程

据报道,许多因素可引起 PCT 临床症状,其中包括酒精、雌激素、多氯烃、肾衰竭患者血液透析、铁剂、经典的遗传性血色病 *HFE1* 基因特异性突变(C282Y 和 H63D)和病毒感染(如丙型肝炎、艾滋病等)。有趣的是,在散发性和家族性 PCT 中,*HFE1* 基因 *C282Y* 的纯合突变与早期出现皮疹有关,这种现象在家族性 PCT 中更为明显[14]。此外,PCT 患者发生肝细胞癌的风险似乎更高[2,13]。

红细胞生成性原卟啉病

红细胞生成性原卟啉病(erythropoietic protoporphyria,EPP;OMIM 177000)是婴儿和儿童中最常见的卟啉病类型,是由于血红素生物合成中最后一种酶亚铁螯合酶(ferrochelatase,FECH)活性低下而引起的常染色体显性遗传伴不完全外显率病(见图 78.1)[2,15,16]。

临床上,EPP 的特征是在幼年即出现皮肤光敏感。急性光敏发作包括光暴露部位出现烧灼感、针刺感及瘙痒,特别是在鼻部、面颊和手背,随后是红斑、水肿和蜡样瘢痕(图 78.3~图 78.5)(见表 78.2)。日光照射后数分钟即可出现皮疹,通常开始于早春,持续整个夏

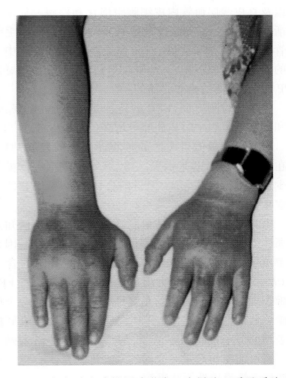

图78.4 红细胞生成性原卟啉病。小男孩双手及手腕出现亚急性光敏反应,表现为边界不清的红斑和水肿

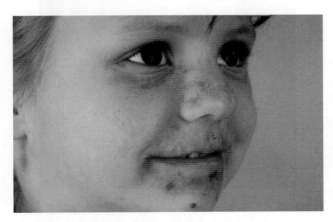

图78.3 红细胞生成性原卟啉病。小女孩面部出现红斑、炎症后色素沉着、糜烂和结痂。注意鼻部可见瘢痕

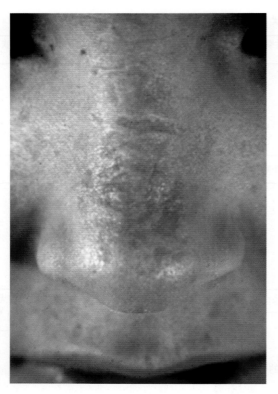

图 78.5 红细胞生成性原卟啉病。小男孩鼻部出现虫蛀样或线状浅表萎缩性瘢痕，呈蜡样增厚或卵石样改变，是 EPP 的特征性表现

季,在秋冬季缓解[1-2,17]。

EPP 组织学检查显示表皮细胞空泡化、细胞间水肿以及真皮浅层血管内皮细胞空泡化和松解。如果疾病活动进展,PAS 阳性玻璃样物质的沉积会导致毛细血管基底膜增厚和变性,有时像类脂蛋白沉着症中可见的无定形蛋白沉积[2]。同样,如前所述原因,当疑似 EPP 时,皮肤活检是非必需的。

在生化检测方面,EPP 的特征是红细胞、血浆、粪便和肝脏等组织中游离原卟啉增多(见表 78.4)[1-2]。

EPP 患者最值得关注的是胆汁淤积的发展,原卟啉在肝胆结构中迅速积累,导致肝脏严重损害。虽然很少发生进行性肝衰竭,但目前公认后者是 EPP 的并发症[1-2,15-16]。

EPP 皮肤表现的遗传机制已被揭示。目前已知只有那些同时遗传一个亲本等位基因上的 *FECH* 基因杂合突变,以及另一个亲本等位基因上的特定内含子 *FECH* 多态性的个体才会出现皮肤症状[18-19]。对 EPP 光敏表现分子机制的识别无疑是卟啉病研究的一个里程碑。然而,原卟啉诱发肝脏疾病以及导致严重肝损伤表型的分子机制尚不清楚,似乎还有其他尚未确定的因素可能参与严重肝衰竭的发病机制。

X 连锁显性遗传性原卟啉病

X 连锁显性遗传性原卟啉病(X-linked dominant

protoporphyria,XLDPP;OMIM 300752)是儿童中最常见的卟啉病类型,由于 X 染色体显性遗传的 δ-氨基酮戊酸合成酶 2(δ-aminolaevulinic acid synthase 2,*ALAS2*)基因突变所致,这是血红素生物合成中的第一种酶(见图 78.1)[1,2,8,20]。

该疾病在临床上和生物化学上与 EPP 没有区别,只能通过测定 FECH 活性(XLDPP 中正常)和 *ALAS2* 基因的 DNA 测序来区分[1-2]。

先天性红细胞生成性卟啉病

先天性红细胞生成性卟啉病(congenital erythropoietic porphyria, CEP; OMIM 263700),也称 Günther 病,到目前为止,全世界约有 200 例报道,是一种非常罕见的常染色体隐性遗传病,其原因是血红素生物合成中的第四个酶——尿卟啉原Ⅲ合成酶(uroporphyrinogen Ⅲ synthase, UROS)活性显著降低所致(见图 78.1)[1-2,21-22]。

先天性红细胞生成性卟啉病在出生后不久就表现出严重的皮肤光敏、水疱、糜烂、表皮剥脱和溃疡,然后是广泛的瘢痕和损毁性畸形,主要是手部(图 78.6)(见表 78.2)。面部则表现为眉毛和睫毛的脱落以及严重的软骨结构毁损,如常见的鼻部畸形(图 78.7)。此外,红牙、骨营养不良和骨骼畸形也较常见,还有不同程度的血液学受累,从轻度溶血性贫血到宫内胎儿

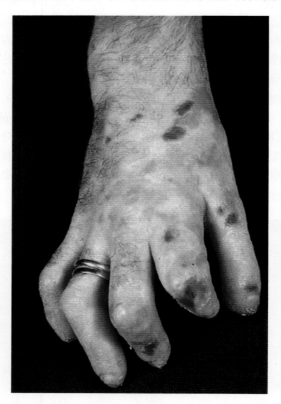

图 78.6 先天性红细胞生成性卟啉病。一年轻患者手部出现严重皮肤光敏性后遗症,表现为糜烂、表皮剥脱、色素沉着和广泛瘢痕导致的挛缩畸形

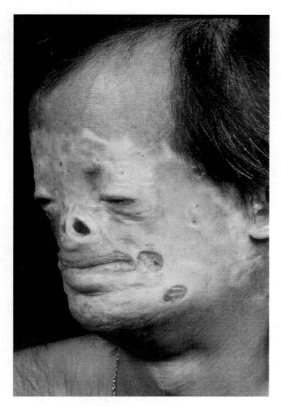

图 78.7 先天性红细胞生成性卟啉病。面部出现广泛的表皮剥脱、溃疡和瘢痕，以及鼻软骨损伤导致的鼻部残毁畸形。注意有眉毛的部分缺失和睫毛的完全脱落，以及右肩部多毛症

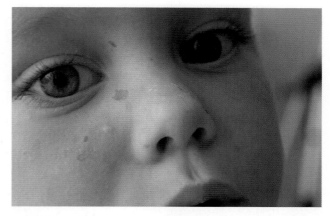

图 78.8 肝性红细胞生成性卟啉病。一小男孩面部出现水疱、糜烂、表皮剥脱和粟丘疹。轻型临床表现类似于迟发性皮肤卟啉病的皮疹

水肿及肝脾大[21-22]。

生化检测方面，可出现尿液中尿卟啉 I 和粪卟啉 I 增加，以及粪便中粪卟啉 I 水平升高（见表 78.4）[1-2,21-22]。

肝性红细胞生成性卟啉病

肝性红细胞生成性卟啉病（hepatoerythropoietic porphyria，HEP；OMIM 176100），是遗传性 PCT 的纯合子形式，由于 *UROD* 基因的纯合或复合杂合突变导致 UROD 显著缺乏而引起（见表 78.3）[1-2,23-24]。该病罕见，仅在美国和欧洲有报道。

临床上，HEP 通常在儿童早期表现，尿布上出现深色尿是最常见的第一症状。随后，出现严重的皮肤光敏，并伴有水疱、糜烂、表皮剥脱、瘙痒、多毛症、色素沉着、粟丘疹和硬皮病样瘢痕（见表 78.2，图 78.8）。如果临床表现较轻，症状与 PCT 相似，但如果临床表现严重，症状与 CEP 难以区分。但与 CEP、HEP 不同的是，本病通常与血液学异常如严重贫血等无关[23-24]。

生化检测方面，可以发现尿中尿卟啉和 7-羧基卟啉升高，粪中粪卟啉和异粪卟啉升高，以及红细胞中锌原卟啉升高（见表 78.4）[1-2]。

变异性卟啉病

变异性卟啉病（variegate porphyria，VP；OMIM 176200），又称南非遗传性卟啉病（South African porphyria）或混合性卟啉病（mixed porphyria），为常染色体显性遗传，是由于血红素生物合成中第七种酶——原卟啉原氧化酶（protoporphyrinogen oxidase，PPOX）活性降低所致（见图 78.1）[1-2,11]。

临床表现多样，可单独或同时出现皮肤、神经精神系统症状。临床上，VP 的皮疹与 PCT 难以区分。同样，VP 急性发作与其他类型急性卟啉病的神经系统症状完全相似（见表 78.1）[1-2,11]。值得注意的是，很少有纯合子或复合杂合子的 VP 病例报道。这些患者的皮疹通常发生于儿童时期[25-26]（图 78.9，图 78.10）。

急性发作时，尿中通常会出现 ALA 和 PBG 水平升高，在消退阶段，尿 ALA 和 PBG 可能在正常范围内。因此，单独的粪卟啉生化分析是诊断 VP 所必需的。粪便中可检测到原卟啉和粪卟啉升高，原卟啉浓度通常高于粪卟啉。重要的是，在两次发作之间的缓解期，这种粪便生化特征得以保存[1-2,11]。

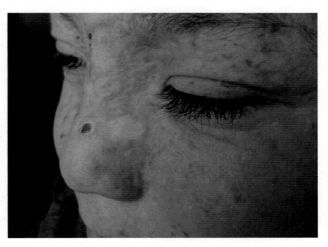

图 78.9 纯合子变异性卟啉病。一小男孩面部出现糜烂、色素沉着/减退性瘢痕

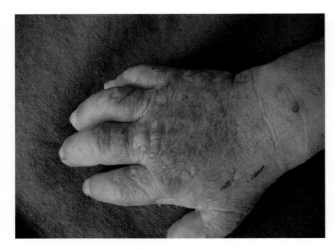

图 78.10 纯合子变异性卟啉病。一小男孩右手背出现糜烂、色素沉着/减退性瘢痕。注意有手指缩短。临床上，皮疹不能与肝性红细胞生成性卟啉病及纯合子遗传性粪卟啉病的皮疹相区分

遗传性粪卟啉病

遗传性粪卟啉病（hereditary coproporphyria，HCP；OMIM 121300）是一种罕见的常染色体显性遗传病，特征是血红素生物合成中的第六种酶——粪卟啉原氧化酶（coproporphyrinogen oxidase，CPOX）缺乏（见图78.1）[1-2,27-28]。

临床症状与 VP 相似。与 VP 一样，纯合子或复合杂合子 HCP 罕见。CPOX 纯合子缺陷所致卟啉病被称为哈德卟啉病（harderoporphyria），这些人的皮肤症状同样可以在儿童时期表现出来（图78.11）。

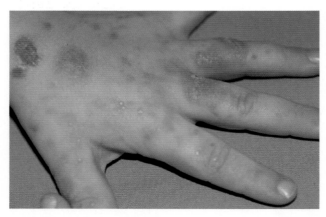

图 78.11 纯合子遗传性粪卟啉病。一小女孩左手背部出现水疱、大的钱币状糜烂、表皮剥脱、色素沉着和粟丘疹。临床上，皮疹不能与肝性红细胞生成性卟啉病或纯合子变异性卟啉病的患者相区分

然而，与 VP 不同的是，粪便中卟啉生化特征通常显示粪卟啉浓度高于原卟啉[1-2,28]。

皮肤型卟啉病的鉴别诊断

迟发性皮肤卟啉病必须与其他水疱性皮肤卟啉病区分，包括 CEP 和 HEP 的轻度变异体，特别是 VP 和 HCP，因为后两种变异体也可出现急性发作进而危及生命。此外，必须排除假性卟啉病、获得性大疱性表皮松解症、多形性日光疹、光敏性大疱性药疹和牛痘样水疱病。通过检测尿、血浆和粪便中的卟啉，可以很容易地与 PCT 鉴别。

在 EPP 和 XLDPP 中，最重要的鉴别诊断是日光性皮炎、日光性荨麻疹、多形性日光疹和类脂蛋白沉积症。

先天性红细胞生成性卟啉病必须与 HEP 进行鉴别。此外，应排除 VP 和 HCP 罕见纯合子变异体，这种疾病的轻度变异有时与 PCT 相似。同样，HEP 最重要的鉴别诊断是 CEP、纯合子 VP 或 HCP 以及严重的 PCT。通常，CEP 和 HEP 都不容易与除卟啉病以外的皮肤病混淆。

当出现皮疹时，VP 和 HCP 的鉴别诊断与 PCT 和 HEP 轻度变异体相同。

非皮肤型卟啉病 一般来说，皮肤科医生对这些卟啉病不感兴趣，因为它们不表现出皮肤症状（见表78.2）[1-2]。但为全面起见，我们将做简要介绍。

急性间歇性卟啉病

急性间歇性卟啉病（acute intermittent porphyria，AIP；OMIM 176000）是世界上最常见的急性卟啉病（见表78.1）。这种常染色体显性遗传病的特征是缺乏血红素生物合成中的第三种酶——PBG 脱氨酶（porphobilinogen deaminase，PBGD）（见图78.1，表78.3）[1,2]。

由于 AIP 不出现皮疹，所以这里不做详细介绍。该病通常在青春期后出现急性卟啉病发作，可能由多种因素触发[1-2,10]。

生化方面，急性发作期间，可以发现尿中卟啉前体 ALA 和 PBG 水平升高，ALA 值为正常水平的 5~10 倍，PBG 升高高达正常范围的 20~50 倍[1-2]。

δ-氨基酮戊酸脱水酶卟啉病

这种常染色体隐性遗传性卟啉病罕见。全世界报告的病例不到 10 例，δ-氨基酮戊酸脱水酶卟啉病（OMIM 125270）在卟啉病的临床或鉴别诊断中不起重要作用。该病可在儿童早期表现，也可在成年期出现急性神经系统症状，类似于 AIP[1-2,29]。

非皮肤型卟啉病的鉴别诊断

在这组卟啉病中，最重要的鉴别诊断是急性发作时可出现神经系统症状的 VP 和 HCP。除此之外，还必须排除胃肠道疾病、神经系统疾病和精神疾病，包括急性阑尾炎、胆囊炎和憩室炎，在此，后一组鉴别诊断将不会详细讨论，因为我们重点放在皮肤病。然而，有兴趣的读者可以查阅一些关于急性卟啉病的综述文章。

治疗和预防

皮肤型卟啉病的治疗

由于卟啉病是特定基因缺陷引起酶功能障碍所致的疾病，因此针对病因性治疗只能是酶替代疗法或基因治疗。然而，这些治疗方式目前尚不能用于人类。

一般来说，避免暴露于可见光下、穿防晒衣物、定期涂抹防晒霜是预防措施的关键（表 78.5）。

对于迟发性皮肤卟啉病，应避免饮酒等诱发因素，需要停止雌激素治疗。通过每 2 周重复抽取大约

500mL 的血液，可获得成功且最为持久的治疗，有些则建议每周重复静脉抽取 300mL 血液。放血疗法通常能在 2~4 个月内使皮肤脆性恢复及水疱消失。然而，尿卟啉浓度恢复正常通常需要更长时间（约 12 个月）。目前认为抗疟药物，如氯喹或羟氯喹是通过加速卟啉从胆汁排出而起效，同时也能抑制卟啉的合成，进而降低光敏性。标准用法是氯喹每周 2 次，每次 125mg，约 6~9 个月内可获完全缓解（见表 78.5）。氯喹和放血疗法可联合使用以加速缓解[1-2]。

表 78.5 皮肤型和非皮肤型卟啉病的治疗。皮肤型卟啉病，需要特异性和个体化治疗，相比之下，两种非皮肤型卟啉病的急性发作治疗方案是相同的

	治疗/预防
皮肤型卟啉病	
迟发性皮肤卟啉病	1. 光防护，如涂抹广谱防晒霜和/或穿防晒衣物 2. 避免日光照射和创伤 3. 避免饮酒和停用雌激素 4. 放血疗法：每 2 周 400~500mL，连续 3~6 个月 5. 低剂量氯喹治疗：每次 125mg，每周 2 次（如周一和周四），连续 6~12 个月，直到卟啉在正常范围内 6. 实验室检查尿卟啉以监测治疗效果
红细胞生成性原卟啉病/X 连锁显性遗传性原卟啉病	1. 光防护，如涂抹广谱防晒霜和/或穿防晒衣物 2. 避免日光照射（普通窗户玻璃不能提供保护） 3. 欧洲：皮下注射阿法诺肽 16mg，每 2 个月一次 4. 尝试性：口服 β-胡萝卜素剂量为儿童 30~90mg/d，成人 60~180mg/d。理想的最大血浆浓度为 600~800μg/dL，每年 2 月~10 月进行，11 月~1 月暂停
先天性红细胞生成性卟啉病	1. 光防护，如涂抹广谱防晒霜和/或穿防晒衣物 2. 严格避免日光照射 3. 改变昼夜活动规律 4. 脾切除术（减少溶血和血小板消耗） 5. 骨髓/干细胞移植
肝性红细胞生成性卟啉病	1. 光防护，如涂抹广谱防晒霜和/或穿防晒衣物 2. 严格避免日光照射和创伤 3. 改变昼夜活动规律 4. 警告：用于迟发性皮肤卟啉病的治疗方法（放血疗法、抗疟药）是无效的！
变异性卟啉病/遗传性粪卟啉病	1. 光防护，如涂抹广谱防晒霜和/或穿防晒衣物 2. 避免日光照射和创伤
非皮肤型卟啉病	
急性间隙性卟啉病 δ-氨基酮戊酸脱水酶卟啉病	**急性发作** 1. 识别并消除诱发因素（诱发卟啉的药物、酒精、激素） 2. 在重症监护病房和/或卟啉病中心随访监测 3. 适当控制疼痛，如使用哌替啶或其他阿片类药物 4. 适当治疗恶心和呕吐，如丙嗪、氯丙嗪或三氟丙嗪 5. 静脉输注精氨酸血红素或氯化血红素 3mg/（kg·d），连续 4 天的短时间输液 6. 如有必要，静脉用葡萄糖替代碳水化合物 7. 急性发作期间，如果有可能，每日监测尿卟啉的排泄

第十五篇

值得注意的是,2003 年一篇报道指出,PCT 患者遗传背景 *HFE1* 基因突变对氯喹疗效起着决定性作用,尽管 *C282Y* 杂合突变和 *HFE1* 复合性杂合突变对氯喹治疗效果无影响,但是,*C282Y* 纯合突变的 PCT 患者似乎出现血清铁、铁蛋白增多及转铁蛋白饱和度升高,最重要的是,对氯喹治疗没有反应[30]。

在 20 世纪 70 年代初的一些报道中,55 名美国 EPP 患者接受 β-胡萝卜素治疗后,大约 60% 可减少烧灼感、针刺感和光敏反应[31-32]。尽管 β-胡萝卜素对红细胞中的原卟啉水平没有影响,但它似乎能通过抑制皮肤光反应中自由基的形成而降低光敏性。然而,随后在世界其他地区,特别是欧洲的 EPP 患者身上却不能重现这种治疗效果。如果仍在尝试 β-胡萝卜素治疗,最好在 2 月~10 月进行,11 月~1 月暂停。给药剂量范围为儿童 30~90mg/d,成人 60~180mg/d,理想的最大血浆浓度约 600~800μg/dL。半胱氨酸、西咪替丁或窄谱 UVB 光疗法的防治效果仅为个例报道,但这些治疗方法的有效性到目前为止还没有得到令人信服的验证和/或大规模重现。

2014 年 12 月,欧洲药品管理局(European Medicines Agency,EMA)批准了人工合成的 α-黑素细胞刺激素类似物阿法诺肽[afamelanotide(Scenesse®)]上市,自此,EPP 治疗获得了重大突破。阿法诺肽与黑素皮质激素受体-1 结合后,在表皮黑素细胞中激活酪氨酸介导的通路,促进黑色素生理性合成,而不受紫外线潜在的有害影响,导致皮肤色素沉着增加和紫外线猝灭,从而提供光防护,显著降低 EPP 患者的光毒性反应。治疗为皮下植入含 16mg 阿法诺肽的缓释剂,每 2 个月使用一次[33-35]。虽然 Scenesse 已经在欧洲获得了上市许可,但由于 EMA 的特殊规定,该药物目前只在特定的欧洲卟啉病治疗中心使用。

对于 CEP,监测贫血和皮肤感染是至关重要的。反复输血可抑制红细胞生成,从而降低卟啉的产生和光敏性,同时服用去铁胺可以降低铁负荷。据报道,若骨髓或干细胞移植成功,可显著降低卟啉水平和光敏性,进而治疗 CEP[22]。

除了彻底的光防护外,目前还没有针对 HEP 的特殊治疗方案。

对于 VP 和 HCP,则必须避免暴露于可见光下,穿防晒衣物,定期涂抹防晒霜。与 PCT 不同,放血疗法似乎并没有任何益处。尽管抗疟药物如氯喹或羟氯喹可能有助于降低 VP 和 HCP 的光敏性,但氯喹及其衍生物属于所谓的卟啉原性药物,即卟啉病急性发作的潜在诱导剂。因此,不推荐使用氯喹或羟基氯喹治疗 VP 或 HCP 的皮肤表现。

皮肤型卟啉病的治疗措施详见表 78.5。

非皮肤型卟啉病急性发作的治疗

急性发作是一种潜在危及生命的事件,死亡率高达 2%~5%,需要快速干预治疗,以防止如瘫痪、呼吸衰竭、昏迷和死亡等并发症。处理应包括以下措施(见表 78.5)[1-2,10]。

- 必须查明诱发因素,如诱发卟啉的药物,并停止给药。如有必要,患者应在重症监护病房接受初步监测。
- 如经常出现腹痛、恶心和呕吐等神经系统症状,应分别使用哌替啶或阿片类药物和丙嗪/氯丙嗪进行对症治疗。
- 最重要的治疗步骤是早期静脉注射血红素制剂,如精氨酸血红素或氯化血红素。

在过去,急性发作的治疗主要是输注葡萄糖。由于上述血红素制剂的可获得性,虽然这只是传闻而非最先进的治疗方法。因此,如果需要的话,葡萄糖只能作为佐剂使用。如果不能立即获得血红素制剂,可以输注葡萄糖缩短时间,直到给予精氨酸血红素或正铁血红素。

(谭春花 译,陈安薇　罗晓燕　王华 校)

参考文献

见章末二维码

078章 参考文献

第79章 光防护

Lachlan Warren, Genevieve Casey

摘要

　　光防护(photoprotection)是指防止机体过度暴露于紫外线及可见光所引起的健康损害。紫外线(ultraviolet,UV)主要来自于日光,包含长波紫外线(UVA)和中波紫外线(UVB),一起构成部分电磁波谱。紫外线对皮肤的积极效应是可诱导维生素 D 的生成及治疗炎症性皮肤病;消极作用则可引起日晒伤、光老化及光致癌等。内、外源性光防护措施如防晒霜、宽檐帽、防晒衣物、墨镜及系统性药物等在光防护中占有重要作用。大量研究证据表明,儿童期皮肤对紫外线尤为敏感,因此,光防护措施应尽早实施。

要点

- 太阳及恒星可向外辐射能量,组成电磁波(electromagnetic spectrum, EMS)。电磁波又根据不同波长分为 UVC(200~290nm)、UVB(290~320nm)、UVA(320~400nm)以及可见光(400~760nm)。这些波段可引起早期及晚期皮肤效应。
- 无论是内源性还是外源性光防护均可减少紫外线的副作用。防晒霜、防晒衣物、宽檐帽、墨镜及避免日晒是儿童光防护的主要措施。
- 防晒霜中的活性成分包括无机防晒霜(物理屏蔽剂)和有机防晒霜(化学吸收剂),这些成分可保护皮肤免受 UVA、UVB 及可见光等特殊波长的影响。
- 防晒霜的副作用包括刺激(不耐受)、过敏及光敏现象。以及光防护所引起的反向作用,如维生素 D 缺乏及防晒霜的系统吸收,然而这些并没有得到足够的证据支持。
- 12 月龄以下的婴儿推荐采用避免日晒方法进行防护,无机防晒霜(物理屏蔽剂)用于 1~2 岁儿童未受衣物覆盖的皮肤,有机防晒霜(化学吸收剂)可用于 2 岁以上儿童。
- 新的系统性药物,包括阿法诺肽和烟酰胺,具有潜在的光保护特性。

第十五篇

引言

　　光辐射对人类健康发挥着复杂的生物学效应。研究光辐射对动植物的生物学效应被称为光生物学。光辐射可向地球生命提供赖以生存的能量和温度,使植物生长及产生氧气,给动物供暖。同样,光辐射也可对皮肤产生不同作用。积极作用是可诱导维生素 D 的生成,以及用于治疗各种炎症性皮肤病。然而,过度暴露于光辐射又可带来不利影响,如日晒伤等急性损伤,以及光致癌等慢性损伤。因此,我们必须平衡自然光的利弊,接受其积极有效的一面,减少其所带来的健康损害。

　　光防护是指防止机体过度暴露于紫外线辐射所引起的急慢性损伤。

　　有大量证据表明,儿童时期皮肤对紫外线尤为敏感。正常环境下,每年儿童要比成人接受更多的紫外线辐射,并且童年时期所接受的日光辐射占一生所接受日光辐射的较大部分比例,这会增加晚年患皮肤肿瘤的风险[1-2]。

　　鉴于此,我们需在童年尽早实施防护措施。早期的初级预防措施包括针对儿童、青少年及其父母和监护人进行的健康教育,着重普及他们对紫外线辐射潜在利弊的认知,重要的是,在维持积极的户外生活方式及适量维生素 D 产生的同时,塑造和改善他们对更多防晒措施的态度和行为。最终,在高风险人群中采取恰当的光防护措施,可有助于防止光损伤及光致癌等重大公共卫生问题的发病率和死亡率。

光辐射的特性

　　太阳和恒星以电磁波的形式自发向外辐射能量,这种辐射能量构成了电磁波谱的一部分,电磁波谱又根据不同波长分成了不同波段(图 79.1)。波长(以 nm 表示)与辐射能量成反比:波长越长,能量越低。紫外线的波长为 100~400nm,根据 1932 年举行的第二届国际光学会议(the Second International Congress on Light)建议,通常将其分为短波紫外线(UVC, 100~290nm)、中波紫外线(UVB, 290~320nm)及长波紫外线(UVA, 320~400nm)[3]。UVA 又进一步分为 UVA1(340~400nm)和 UVA2(320~340nm),后者波长较短对未致敏皮肤更具有伤害性,且与 UVB 有相似的生物学特性。电磁波的划分重要特性见表 79.1。

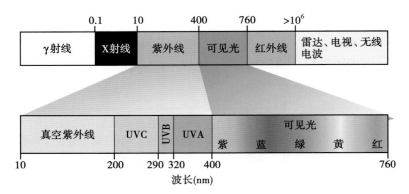

图 79.1 电磁波谱,着重强调紫外线与可见光波长范围的划分。UVA,ultraviolet A,紫外线 A;UVB,ultraviolet B,紫外线 B;UVC,ultraviolet C,紫外线 C;nm,nanometres(10^{-9}m),纳米。资料来源:Courtesy of Dr Robin L. Hornung.

表 79.1 强调紫外线和可见光生物学意义的电磁波谱

光谱名称	波长/nm	属性和健康的重要性
电离辐射(γ 射线、X 射线)	<10	不能到达地球表面 电离分子 医学应用
真空紫外线	10~100	不能到达地球表面
短波紫外线(UVC)(灭菌辐射)	100~290	不能到达地球表面 波长<290nm 被平流层的臭氧层吸收 杀菌灯发射254nm;用于医院手术室、组织培养罩、水净化 破坏 DNA、RNA、蛋白质,例如表皮细胞、细菌
中波紫外线(UVB)	290~320	不能穿透玻璃 刺激皮肤产生维生素 D,调节钙代谢 光疗:窄波 311~313nm,宽频 290~320nm 准分子激光:308nm 暴露可引起光线性皮肤病,增加皮肤癌和光老化的风险 比 UVA 造成更多的 DNA 损伤、日晒伤和光致癌
紫外线 A(黑光)	320~400	强度比 UVB 弱(大约弱 1 000 倍) 比 UVB 更能穿透大气层(到达地球表面的紫外线有 95% 是 UVA)、玻璃和皮肤
UVA2	320~340	光疗、光化疗法、光斑贴试验
UVA1	340~400	黑光灯:峰值365nm(范围 320~450nm) 暴露会引起光线性皮肤病,增加患皮肤癌和光老化的风险 比 UVB 更容易晒黑 光毒性和光敏反应的主要波长
可见光	400~760	被人眼感知为颜色的波长 引起卟啉病、日光性荨麻疹、多形性日光疹
可见光:紫	400~470	通过消灭痤疮丙酸杆菌来改善痤疮 Soret 波(408nm)引起卟啉病的光毒性反应
可见光:蓝	470~530	通过胆红素异构化降低新生儿黄疸 光动力疗法治疗光化性角化病 治疗季节性情绪紊乱
可见光:绿	530~600	用于激光治疗血管和色素改变
可见光:黄	600~700	用于激光治疗色素性疾病和文身
可见光:红	700~760	用于激光治疗色素性疾病和文身
红外线	760~10^6	构成到达地球表面辐射能量的 40%,从而维持地球的温度 可能导致光老化[1] 反复暴露会导致火激红斑
雷达、电视和无线电波	>10^6	

注:UV,紫外线;UVA,紫外线 A;UVB,紫外线 B;UVC,紫外线 C。

紫外线辐射来源

太阳辐射

太阳辐射是紫外线辐射的主要来源,到达地球表面的紫外线中约95%是UVA,而UVB约占5%。到达生物圈的辐射量随着一天的时间、季节、地理位置、海拔高度以及大气层中臭氧(O_3)的浓度、云层、污染物等而改变。

臭氧层能吸收约90% 304nm以下的紫外线辐射[4]。它能完全过滤掉UVC,并减弱UVB的生物学活性和危害。氯氟烃等物质对臭氧层的破坏可增加UVB的穿透。据分析,大气层臭氧每减少1%,非黑色素瘤性皮肤肿瘤(nonmelanoma skin cancer,NMSC)的发病率将增加2.7%[5]。所幸的是,近年来由于温室气体及臭氧破坏物质的减少,臭氧层已逐步恢复稳定[6]。

云层可减少太阳紫外线辐射的穿透,散云可减少10%,碎云可减少30%,阴天可减少70%[7]。然而云层减少红外线辐射强于紫外线辐射,因此温度下降比紫外线辐射强度下降更明显。紫外线可被其他物质散射和反射,如雪(反射80%紫外线)、水(25%)、沙(15%)、混凝土、草皮和金属表面,这些都增加了紫外线辐射的暴露。海拔每增加1km紫外线辐射量可增加10%~12%。

紫外线指数包含了其中的几个因素,用以预计某具体位置每日紫外线强度,指数包含1~11及以上(框图79.1)。其目的是警示人们做必要的光防护措施,当指数≥3即需要光防护。

框图 79.1 紫外线指数建议	
UV 指数 1:弱	可以安全地待在户外
UV 指数 2:弱	
UV 指数 3:中等	尽量减少中午日晒时间
UV 指数 4:中等	中午日晒时待在阴凉处
UV 指数 5:中等	使用防晒衣物、防晒霜、宽边帽、太阳镜
UV 指数 6:高	
UV 指数 7:高	
UV 指数 8:很高	避免上午10点至下午4点间的日晒
UV 指数 9:很高	尽可能待在室内
UV 指数 10:很高	使用防晒衣物、防晒霜、宽边帽、太阳镜
UV 指数 11+:很高	
UV,紫外线。	

人造紫外光源

尽管太阳是紫外线的主要来源,人造紫外光源也变得越来越重要。荧光灯可用于各种用途,如光疗、光化学疗法以及室内照明等,它们可以辐射中等量的UVA及少量的UVB。

美黑床主要是用发射UVA的荧光灯,但实际发射波长因不同设备而异,有的设备可以发射高达10%的UVB[8],在过去几十年,黝黑皮肤逐渐流行起来,伴随着美黑床产业的快速增加。已有研究报道关于美黑床与黑色素瘤和非黑色素瘤性皮肤肿瘤间的关系[8-11]。尽管有证据支持UVA诱导的皮肤黝黑可以保护之后皮肤免受UVA及UVB的损害[12-13],但同样也有人认为正是这种损害或损害修复导致了皮肤的黝黑[14],就意味着变黑过程中必定有损伤。因此,对于青少年及年轻人要告知其美黑床的危害,且不建议其使用。同样也有包括世界卫生组织(World Health Organization,WHO)、美国皮肤病学会(American Academy of Dermatology,AAD)以及澳大利亚皮肤科学医师会(Australasian College of Dermatologists,ACD)在内的其他组织均禁止18岁以下未成年人使用人工美黑设备。

除了荧光灯,还有其他几种人造紫外光源及可见光源,包括黑光灯、弧形光源(如汞和氙气灯)、白炽灯泡、卤素灯以及激光(受激发辐射光放大)等,但是针对这些设施所要进行的光防护和公共卫生问题的关注达不到荧光灯或太阳辐射所需要的类似程度。

紫外线对皮肤的效应

正常皮肤暴露于紫外线辐射会产生许多效应,其中一些是病理性的。紫外线辐射改变了皮肤的结构和功能,易导致光老化、免疫功能障碍和皮肤恶性肿瘤。

皮肤的光学特性

当辐射到达皮肤表面时,一些辐射被直接反射,一些被吸收,其余的被散射并进一步传输到连续的细胞层内,直到总能量被消耗殆尽(图79.2)。光生物反应的特异性取决于两个主要因素:波长穿透和能量吸收。

不同的波长到达皮肤的深度不同,长波长(如UVA)较短波长(如UVB)穿透皮肤更深,引起深部皮肤的反应。皮肤对辐射的反应是从能量被皮肤内源性或外源性色基分子吸收时开始的。UVB辐射时,DNA是吸收辐射最重要的色基,UVA辐射时,蛋白质和脂类是重要的内源性色基,而外源性化学物质如某些药物(如四环素、磺胺类药物、灰黄霉素和补骨脂内酯)可以介导光敏反应。黑色素和血红蛋白也是重要的色基,前者可吸收UVB、UVA、可见光(VL)和红外线辐射。皮肤中黑色素的数量和类型是减少UVB诱发反应的主要因素。

第十五篇

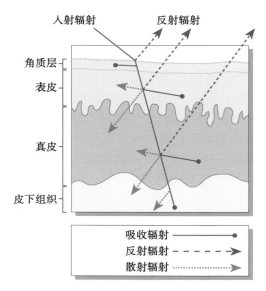

图79.2　紫外线与皮肤的相互作用。资料来源：Courtesy of Dr Robin L. Hornung.

紫外线辐射的早期效应

紫外线辐射对正常人类皮肤的早期或急性影响包括维生素 D 的合成、晒伤反应、色素沉着、皮肤厚度的变化和免疫系统的改变。

维生素 D 的合成

阳光照射、饮食和保健品是维生素 D 的三个来源，对钙调节和细胞功能至关重要。维生素 D_3（胆骨化醇）是在皮肤中合成，UVB 将表皮 7-脱氢胆固醇转化为生物惰性的维生素原 D_3，随后在肝脏中转化为 25-羟维生素 D[25（OH）D]，然后在肾脏中转化为生理活性 1,25-二羟维生素 D[15]。当 25（OH）D 浓度低于 50nmol/L（<20ng/mL），儿童有发生佝偻病的危险[16]。

近年来，越来越多的文献表明，维生素 D 所带来的益处远不止骨骼健康。然而，这些研究大多是观察性的，一些研究实际上驳斥了这种相关性[17]。在皮肤病学领域，也有新的研究表明，维生素 D 可改善黑色素瘤的预后[18]，同时也是调节抗菌肽的主要因素，在特应性皮炎和银屑病等疾病中发挥着重要作用[19-20]。随着时间的推移，我们将在皮肤病学领域看到更多这方面的研究。

关于能同时预防维生素 D 缺乏和皮肤肿瘤的最佳方法仍在继续争论中。美国儿科学会（American Academy of Pediatrics，AAP）推荐所有婴儿、儿童和青少年每天摄入 400U 的维生素 D，除非他们能通过每天摄入至少 1L 的维生素 D-强化婴儿配方奶粉或牛奶达到这一摄入量[21]。然而，与高危人群选择性补充相比，这种方法的必要性、有效性和安全性仍然存在问题。

此外，适度的日晒符合健康的生活方式，且有其他的健康益处，若防晒过度，这些益处可能会被削弱。

只有适度的日晒才被认为是产生足够的维生素 D 的必要条件，例如，对于只穿尿布的婴儿来说，每周要日晒 30min，而对于只暴露头部的婴儿来说，每周则需日晒 120min[22]。还需要更多的研究来更好地量化最佳阳光照射，包括它如何受到环境、行为和色素沉着因素的影响。

日晒伤

晒伤反应是一种炎症性红斑，是紫外线过度照射后的主要初期临床表现，也是皮肤色基吸收 UVB 及少量 UVA2 所引起表皮和真皮广泛损伤的结果[23]（图79.3）。临床表现为红斑、肿胀、发热、疼痛和瘙痒，严重者可导致功能丧失。UVB 比 UVA 更易引起红斑。UVB 诱发红斑在 3～5h 出现，12～24h 达到高峰[24]。UVA 暴露可诱发双相红斑反应，即红斑在照射后立即出现，约4h 后减少，而在 6～24h 后再次达到高峰[25]。个人的皮肤类型和肤色影响诱发晒伤反应所需的紫外线辐射剂量。

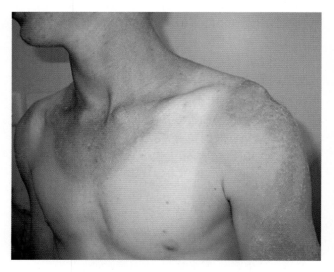

图79.3　一青少年服用异维 A 酸后出现的日晒伤反应，特征是红斑和脱屑

虽然最好还是避免晒伤，但如果确实发生晒伤，根据严重程度，有几种缓解方法可供选择。应鼓励口服补液，口服非甾体抗炎药（NSAID）如阿司匹林、布洛芬，局部外用糖皮质激素也可获得益处。有研究表明外用及口服抗氧化剂（如维生素 E）可降低紫外线损伤皮肤产生的自由基浓度[26-27]，茶多酚抑制紫外线诱导的皮肤红斑和环丁烷嘧啶二聚体的产生[28]，这些均可减少皮肤炎症反应。

色素改变

紫外线照射的另一个早期效应是增加皮肤色素沉

着。根据波长的不同,这种反应有两个不同的阶段:即时反应,包括即刻黝黑(immediate pigment darkening, IPD)、持久性黝黑(persistent pigment darkening, PPD)以及迟发黝黑。

即刻黝黑发生于暴露在 UVA 或短波长可见光照射后数秒钟内,颜色通常为灰色。小剂量暴露时,反应可在数分钟内消失,暴露>10J/cm² 的大剂量时,可使反应持续数小时或数天,并与持久性黝黑混合[29]。持久性黝黑是一种出现于暴露后 2h,并持续 24h 褐色变色[7]。IPD 和 PPD 的色沉反应都是由于现有黑色素的光氧化和已经形成的黑素小体重新分布到周围树突的结果[30]。对 UVB 引起的太阳灼伤的光防护作用,还没有被证明跟这种直接的色沉反应有关。

由 UVB 和 UVA 引起的皮肤迟发黝黑,首先出现在暴露后 72h 左右,并持续 1~2 周(图 79.4)。黑素细胞酪氨酸酶活性增加,黑素细胞树突的伸长和退化,黑素小体的数量和大小增加,黑色素向角质形成细胞转移加速,均导致表皮黑素颗粒显著增加[31]。在皮肤白皙的人身上,这种反应可能不表现为均匀的色素沉着,而是表现为小雀斑,甚至更大的"晒斑"或日光性黑子[32](图 79.5)。与 IPD 和 PPD 一样,可见光也会导致深肤色的人迟发黝黑[33]。

黑色素生成可能是对紫外线辐射损伤的一种反应,随着时间的推移,紫外线辐射在皮肤中形成了一种保护性的黝黑,以免进一步紫外线损伤的风险。尽管迟发黝黑可以降低红斑敏感性,从而对进一步的晒伤反应提供一些保护,它并不能防止慢性紫外线辐射所

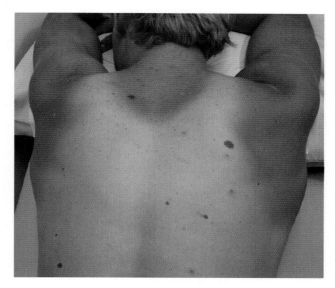

图 79.4　一名 Fitzpatrick Ⅲ 型皮肤的青少年男孩出现迟发黝黑

致的许多后续效应。

皮肤增生

作为对 UVB 和 UVC 的短暂保护作用,真皮、表皮,特别是角质层可以增厚 2~4 倍,在 UVA 所致迟发黝黑作用中,表皮增生最少。它发生于紫外线辐射后细胞静止期后数天内,是诱发细胞有丝分裂,DNA、RNA 和蛋白质合成增加的结果[34]。这种增厚增加了皮肤对紫外线诱导红斑数倍的耐受性,在停止紫外线照射后,这些变化在数周内逐渐消失。

第十五篇

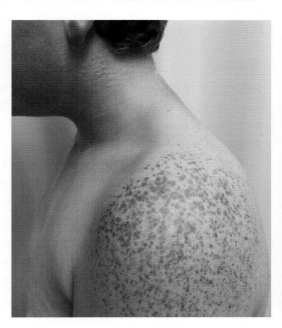

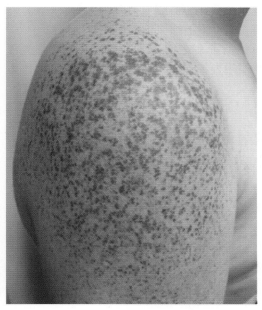

图 79.5　1 例 Fitzpatrick Ⅰ 型皮肤的青少年男孩出现多发性雀斑和日光性黑子。资料来源:Courtesy of Dr Terence M. Casey, Lady Cilento Children's Hospital, Brisbane, Australia.

免疫学改变

越来越多的证据表明，紫外线辐射对皮肤免疫系统有显著影响，有促炎和抗炎作用。这门学科被称为光免疫学。

皮肤免疫反应是保护皮肤和身体所需的许多屏障机制之一。这一机制的目的是监测和杀灭穿透皮肤和黏膜的微生物，以及监测和破坏与癌变有关的细胞。然而，UVB 和 UVA 在较小程度上抑制皮肤免疫系统，从而削弱了这些功能。有大量证据表明，光免疫抑制在非黑色素瘤皮肤癌的发展中发挥作用[35-37]，这一作用甚至可能扩展到皮肤黑色素瘤的发生[38-39]。然而，由于实验方法的多样性和从人类获得的数据的不完整性，仍然很难评估光免疫抑制在一般人群中的临床相关性。

有研究发现，暴露于日光浴室 UVA 和 UVB 辐射的正常受试者中，局部对某些过敏原［如 2,4-二硝基氯苯（DNCB）］接触敏感性降低[40]。此外，在 40% 的健康白种人志愿者以及 90% 有皮肤肿瘤病史的患者中，暴露于 UVB 的皮肤不能诱发 DNCB 接触敏感性[41]。这一紫外线诱导的局部免疫抑制可能是由于紫外线辐射直接影响表皮朗格汉斯细胞，损害其抗原提呈能力，以及可溶性免疫抑制因子（白介素 10、肿瘤坏死因子 α、顺式尿刊酸）的释放[42]。此外，还有紫外线诱导的全身免疫抑制，凭借较大剂量的紫外线辐射皮肤，导致远处非辐射皮肤的接触敏感性消失，此作用可能是通过抑制 Th1 和 Th2 介导的免疫反应[43]。

尽管紫外线辐射对免疫系统有抑制作用，但也能产生生理性免疫作用。有研究发现，红斑剂量下的紫外光辐射可提高反复上呼吸道感染儿童的免疫力[44]。此外，有流行病学证据表明，紫外线辐射可能在一些自身免疫性疾病中发挥保护作用，包括多发性硬化和类风湿性关节炎[45]。很有可能是紫外线诱导的血清维生素 D 水平增加在这些疾病的免疫调节中发挥作用。

紫外线辐射对皮肤的慢性效应

尽管目前不认为大部分慢性紫外线辐射所引起后期皮肤慢性效应是童年时期的问题，但仍应得到儿童和父母的关注。考虑到我们一生中暴露在日光下的时间有相当大一部分是在成年之前发生的，因此，注意日常光防护对于预防光损伤的后期效应如光老化和光致癌至关重要。

光老化

光老化是指皮肤受到慢性紫外线辐射损伤，随后叠加于内源性自然老化过程上的皮肤老化。外观老化主要是由于暴露于紫外线辐射的环境损伤，约占 90% 的老化改变[46]。由于 UVA 比 UVB 具有更长的波长和更深的皮肤穿透能力，因此在光老化中发挥着更大的作用。临床特征包括细纹和粗纹（皱纹）、干燥、不规则色斑、雀斑、毛细血管扩张、黑头粉刺、皮肤异色症、紫癜以及松弛等[47]（图 79.6）。

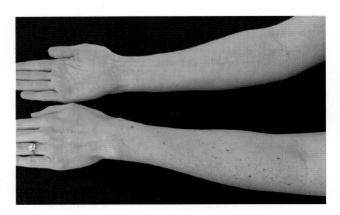

图 79.6　慢性紫外线辐射导致前臂伸侧与较少暴露的前臂屈侧（掌侧）皮肤光损伤对比

光致癌

1894 年 Unna 首次报道了日光和皮肤肿瘤之间的联系[48]。目前认为，紫外线辐射与恶性黑色素瘤和非黑色素瘤皮肤癌，如基底细胞癌（BCC）、鳞状细胞癌（SCC）发病率之间存在明确的相关性[49]。间歇性、高强度紫外线辐射与浅表扩散以及结节性黑色素瘤和基底细胞癌相关，但与黑色素瘤的关系强于基底细胞癌[50]。慢性日积月累的日晒与雀斑、恶性黑色素瘤和鳞状细胞癌的发生有关[51-55]。

在分子水平上，UVB 辐射效应是由表皮 DNA 对光子的吸收介导的，从而产生嘧啶二聚体光产物，如环丁烷嘧啶二聚体和 6,4-嘧啶酮光产物。这些嘧啶二聚体光产物导致 DNA 二嘧啶部位 C→T 或 CC→TT 的转换而致 DNA 突变，UVB 引起 $p53$ 肿瘤抑制基因突变的异常修复，最终引起癌症发生[56]。UVA 通过活性氧间接损伤 DNA，引起 DNA 链断裂和 DNA 蛋白交联。目前认为，相比成年时期，儿童和青少年时期所接受的紫外线辐射是增加黑色素瘤发病风险的关键时期[57]。有人认为，新生黑素细胞可能特别容易受到紫外线辐射的有害影响[57]，因此强调从婴儿期开始光防护的重要性。某些遗传性皮肤病，如基底细胞痣综合征（Gorlin 综合征）、着色性干皮病和白化病也是早期（包括童年时期）皮肤肿瘤的危险因素。

紫外线的成瘾性

多年来，皮肤科医生一直在考虑紫外线有让人潜在上瘾的可能性。支持这一假设的人也越来越多,在 2006 年的一项研究发现阿片类拮抗剂——纳曲酮可以引起经常去美黑的人出现戒断症状,而不经常去美黑的人则不会出现该症状[58]。关于晒黑成瘾的研究还在继续,更多的研究支持了依赖(生理依赖)和成瘾(心理依赖)这两种作用[59]。

内源性光防护

皮肤的防御

光防护首先开始于皮肤的自我防御机制。这些防御中最重要的是黑色素,黑色素所起的保护作用与黑色素的形成程度成正比。黑色素可作为紫外线的吸收色基,同时还能散射和物理阻断紫外线辐射,来抵御紫外线辐射的危害。皮肤的其他紫外线色基包括细胞 DNA 的嘌呤和嘧啶基、尿刊酸、烟酰胺腺嘌呤二核苷酸和角质层角蛋白的氨基酸(如酪氨酸和色氨酸)。由于角质层的厚度,可以通过简单的反射和散射减弱紫外线的穿透。

其他天然紫外线辐射保护机制包括 β-胡萝卜素和超氧化物歧化酶,这些皮肤成分与其他抗氧化剂一起,通过抑制紫外线辐射产生的活性氧来发挥作用。此外,皮肤细胞的切除修复能力也可修复紫外线辐射引起的 DNA 损伤(如环丁烷嘧啶二聚体)。所有这些皮肤防御机制共同减少紫外线辐射所引起的损害。

皮肤光分型

个体对紫外线照射的反应有相当大的差异。为了评估紫外线照射产生急性或慢性效应的相对风险,并确定光疗法的剂量方案,已经建立了一套皮肤光分型系统(表 79.2)[60]。

表 79.2 不同皮肤光型的特征,即对日光照射的反应,Ⅰ型最白,Ⅵ型最黑

皮肤光型	日光照射后的反应特征
Ⅰ	总是被灼伤,从不被晒黑
Ⅱ	通常被灼伤,有时被晒黑
Ⅲ	有时被灼伤,通常被晒黑
Ⅳ	从不被灼伤,总是被晒黑
Ⅴ	中度皮肤色素沉着
Ⅵ	重度皮肤色素沉着

资料来源:Burns T,Breathnach S,Cox N,Griffith C(eds)Rook's Textbook of Dermatology,8th edn. Blackwell Publishing,2010. Table 29. 1. Reproduced with permission of John Wiley & Sons.

外源性光防护

防晒霜

防晒霜是通过吸收、反射或散射光线来减弱紫外线辐射的外用制剂。首次报道使用防晒霜是在 1928 年,当时使用了含有水杨酸苄酯和肉桂酸苄酯的配方。此后其他多种防晒霜也很快被开发出来,包括 1943 年的对氨基苯甲酸(PABA),在 20 世纪 70 年代,防晒霜的使用变得越来越普遍。

外用防晒霜通常分为两大类:无机防晒霜,通常被称为物理屏蔽剂;有机防晒霜,也称化学吸收剂(框图 79.2)。

框图 79.2　澳大利亚、美国、欧洲和日本常见防晒霜活性成分[63]

无机防晒霜(物理屏蔽剂)
UVB 290～320nm,UVA2 320～340nm,UVA1 340～400nm,可见光 400～760nm
- 氧化锌
- 二氧化钛
- 氧化酶、滑石粉、高岭土、氯化铁、炉甘石

有机防晒霜(化学吸收剂)
UVB 290～320nm
- 奥克立林(octocrylene)
- 乙基己基三嗪酮(octyltriazone)——最有效的 UVB 化学吸收剂
- 甲氧基肉桂酸乙基己酯(肉桂酸酯类)(奥西诺酯)(octinoxate)
- 水杨酸异辛酯(水杨酸酯类)(octisalate)
- 胡莫柳酯(homosalate)
- 苯基苯丙咪唑磺酸(ensulizole)
- 4-甲基苄亚基樟脑(enzacamene)
- 二苯酮-8(dioxybenzone)
- 对氨基苯甲酸(padimate O)——现在已不常用
UVB 290～320nm+UVA2 320～340nm
- 二苯酮-3(oxybenzone)——最常引起光敏性
- 二苯酮-4(sulisobenzone)
UVB 290～320nm+UVA2 320～340nm+UVA1 340～400nm
- 双-乙基己氧苯酚甲氧苯基三嗪(bemotrizinol)——最有效的广谱化学吸收剂
- 亚甲基双-苯并三唑基四甲基丁基酚(bisoctrizole)
- 甲酚曲唑三硅氧烷(mexoryl XL™)
UVA2 320～340nm+UVA1 340～400nm
- 丁基甲氧基二苯甲酰甲烷(阿伏苯酮)(avobenzone)——最有效的 UVA 化学吸收剂,同样吸收一些 UVB
- 邻氨基苯甲酸甲酯(美拉地酯)(meradimate)
- 对苯二亚甲基二樟脑磺酸(依莰舒)(ecamsule)

其他制剂(非防晒霜,但可提供一些防护)
- 二羟基丙酮(美黑)
- 抗氧化剂(多酚、烟酰胺、维生素 C、维生素 E)
- α-黑色素细胞刺激素(阿法诺肽)(afamelanotide)
- 类胡萝卜素

无机防晒霜

无机防晒霜通过惰性金属氧化物颗粒薄膜来吸收、反射和散射紫外线辐射和可见光。这些防晒霜包括氧化锌（ZnO）、二氧化钛（TiO_2），以及不太常见的氧化镁、滑石粉、高岭土、氯化铁和炉甘石（见框图79.2）。

由于无机防晒霜的光散射特性，与有机防晒霜相比，无机防晒霜的光保护作用的可变性较小，后者更依赖于正确的应用。与有机防晒霜相比，它的其他优点还包括能够防止包含 UVA 的紫外线辐射和可见光以及波长>370nm 的光波进入皮肤[61]，并在使用时提供即时的光保护（与有机防晒霜需每 20min 涂抹一次相比）。无机防晒霜常与有机防晒霜一起联合使用，以稳定某些有机防晒霜，如阿伏苯酮，并在长时间的阳光照射下保持持久性。

无机防晒霜的一个缺点是，由于其不透明的特性，在外观上很难被接受。然而，由于它们具有卓越的反射和散射波段较宽的光的能力，故强烈推荐于儿童，特别是 2 岁以下的儿童。

有机防晒霜

有机防晒霜通过吸收紫外线辐射起到滤过保护作用。它们每个都包含一个色基，该色基具有多个可吸收特定波长紫外线的共轭双电子系统，并将吸收的能量转化为热量，通过表皮蒸发[62-63]。有机防晒霜大致分为 UVB 和 UVA 吸收剂（见框图79.2）。大多数是 UVB 吸收剂，在波长>320nm 时吸收减弱[64]。然而，以下吸收剂则可显著吸收 UVA：依莰舒（吸收 UVA2 波长：320~340nm）、阿伏苯酮（吸收 UVA1 波长：340~400nm）和美拉地酯（吸收 UVA2 和 UVA1 波长：315~370nm）[61]。有机防晒霜是透明的，在皮肤上形成一层不可见的薄膜，因此通常比无机防晒霜更美观。

有机防晒霜的光稳定性对其功效非常重要，因为某些防晒霜的化学键在吸收紫外线光子后会断裂，导致光降解。阿伏苯酮和奥西诺酯可快速光降解，但可以通过与光稳定防晒霜如氧化锌、二氧化钛、奥克立林和双-乙基己氧苯酚甲氧苯基三嗪相结合增加稳定性[65]。

防晒霜的争议

在防晒霜中添加有机滤过剂所引起的荷尔蒙效应已经引起了人们的关注。在一些动物研究中，目前已发现雌激素[66-67]和抗雄激素作用[68]。由于使用了超大剂量的防晒产品，这些研究在此后受到质疑，这可能无法与现实生活场景中在人体皮肤上正常使用防晒霜

相比[69]。

最近出现了一种发展趋势，即使用微米和纳米级（直径<100nm）无机防晒霜来降低它们在皮肤上的可见度。但人们一直关注金属氧化物纳米颗粒产生具有细胞毒性的活性氧以及穿透表皮的能力[70]，特别是在具有体表面积-体积比高和皮肤屏障功能不成熟的儿童中。然而，迄今为止的大量研究表明，纳米颗粒并不能穿透角质层和活体表皮[70-71]。更多的体内研究和有皮肤屏障破坏（如特应性皮炎）的研究还待进一步进行。

抗氧化剂最近被用于防晒霜中，以减少由紫外线辐射产生的破坏性自由基的影响。与单独使用防晒霜相比，在广谱防晒霜中添加烟酰胺、含有多酚和维生素 C 和 E 的茶提取物可能有助于减少紫外线诱导的皮肤损伤（见框图79.2）[72-75]。然而，研究发现，声称含有抗氧化剂的防晒霜中抗氧化剂的浓度为零，甚至可以忽略不计[76]。抗氧化剂的使用是一个正在进行的研究领域，在儿童中不应取代其他已被证实有光防护的措施。

适量的维生素 D 水平对健康的益处已得到媒体的广泛关注。诱导皮肤合成维生素 D 的紫外光谱（290~320nm）也与致癌的波长相同。虽然对成年人的研究中已经表明了日晒水平和维生素 D 浓度之间的关系[77]，但其他研究发现，使用防晒霜通常不会导致维生素 D 不足[78-79]。这也很可能是由于个人涂抹防晒霜的量不足或没有适当地重新涂抹。饮食或补充维生素 D 是维持正常血清水平的首选方法[80]，美国儿科学会建议婴儿、儿童和青少年每天应在饮食中摄取 400U 的维生素 D，如不能从饮食中获取，则需在出生后不久即开始额外补充[57]。对于需要严格的光防护患者，建议进行维生素 D 缺乏监测和必要时的补充。

防晒霜的功效

防晒霜的防晒效果是由防晒系数（sun protection factor，SPF）、UVA 防护能力及防水性决定的。

SPF 是一种实验室测量防晒霜防止日晒伤能力的方法，基于以 J/cm^2 计算的最小红斑量（minimal erythema dosage，MED）（见框图79.3）。该值反映了皮肤光型为 Fitzpatrick Ⅰ型、Ⅱ型或Ⅲ型的患者暴露于紫外线 16~24h 后，受密度为 $2mg/cm^2$ 防晒霜防护的皮肤产生红斑所需 MED 与未被防护的皮肤产生红斑所需 MED 之比[81]。

框图 79.3　防晒指数的计算公式

SPF=防晒霜防护皮肤的 MED（J/cm^2）/无防晒霜防护皮肤的 MED（J/cm^2）

MED 为最小红斑量；SPF 为防晒系数。

关于哪些 SPF 值应该向公众宣传,一直存在争议,主要是 SPF 值与紫外线辐射减少之间不存在线性关系,例如,标有 SPF 30 的产品吸收辐射量并不是 SPF 15 产品的 2 倍(表 79.3),另外,SPF 50 的防晒霜只比 SPF 30 的防晒霜提供稍多一点的保护作用。

表 79.3　防晒系数(SPF)与阻挡 UVB 辐射的关系

SPF	UVB 辐射阻挡率/%
2	50
10	90
15	93.5
20	95
30	97
40	97.5
50	98

提高对 UVA 辐射有害影响的了解,促进了 UVA 滤过剂和检测标准的发展。评估 UVA 防护的测试,因国家而异。除了能充分防护 UVB 外,还能防护较长波长 UVA 的防晒霜,被称为"广谱防晒霜"。《澳大利亚防晒产品法规指南》和《澳大利亚/新西兰防晒霜标准》(AS/NZS 2604:2012)最近增加了防晒霜标签上允许的最大 SPF 为 SPF 30+至 SPF 50+,所有防晒霜和化妆品防晒霜里的广谱防晒霜(即同时防护 UVA 和 UVB)均强制要求 SPF 30 或更高[82]。美国食品药品监督管理局(FDA)还没有对 SPF 值超过 50 的防晒霜作出最终决定[83]。

防晒产品的防水性是衡量防晒产品的防水程度,根据澳大利亚/新西兰标准(AS/NZS)和现行的 FDA 指南,使用"防水"和"防汗"的术语是不可接受的,因为防晒霜并不是完全防水的[7]。现在给防晒霜贴标签需要打印出耐水性的时间是几分钟或几小时[7]。

在实际日常使用中,防晒霜可能达不到广告所宣传的 SPF 和 UVA 防护效果,这是由于几个因素,如汗水和水浸泡稀释作用、涂抹不均匀、缺乏重复涂抹,以及在实验室应用的光源不同于自然光源,此外,通常 SPF 测试方法要求密度为 $2mg/cm^2$ 的防晒霜,而大多数人仅使用 $0.5 \sim 1.0mg/cm^2$,许多如背部和耳朵等部位也通常都被忽略[84-85]。一般来说,大多数防晒霜的防护效果不足都是由于涂抹不够,以及没有足够频繁地重新涂抹[85-86]。

儿童防晒霜推荐

除其他物理因素和行为变化外,防晒霜在光防护方面也发挥着重要作用(见本章后面部分)。没有证据表明在婴儿中使用防晒霜的有害性,但是对儿科患者使用防晒霜的研究有限[87]。

遮阴、衣物和宽檐帽是儿童最好的防晒措施,12 个月以下的儿童避免阳光直射。澳大利亚癌症委员会(Cancer Council of Australia)[88]和美国儿科学会[57]建议在没有遮阴和足够衣物覆盖的情况下,即使是<6 个月大的婴儿,也可以在非常小的皮肤暴露区域使用防晒霜。FDA 建议>6 个月的患者使用防晒霜是安全的,对于<6 个月的婴儿使用防晒霜应咨询医生[89]。无机防晒霜(如氧化锌和二氧化钛)推荐给 2 岁以下的儿童使用,因为它们对儿童的皮肤刺激性小,不易吸收[62]。

对于 2 岁以上的儿童,每 2h 使用足够量 SPF 30+的广谱防晒霜将提供最佳的光防护作用。为了达到所需量,应指导父母使用等量的防晒霜来填充孩子的手掌[62]。另一种计量方法是"茶匙原则",适用于青少年和成年人,面部/头部/颈部 1 茶匙,每只手臂各 1 茶匙,躯干前后各 2 茶匙,每条腿各 2 茶匙[90]。家长和孩子应知晓,尽管防晒霜可能会被贴上防水的标签,但它必须在浸入水中或出汗后重新涂抹。即使是阴天,坐在阴凉处或近紫外线反射的地方,也应该涂抹防晒霜。通常建议每天将防晒霜涂在暴露皮肤上,这样会培养孩子们的使用习惯。不要因为使用了防晒霜就增加暴露在阳光下的时间也很重要。

对于肤色较深和生活在日照较少地区的人没有详细记录的共识。

防晒霜的副作用

防晒霜的副作用仅限于局部皮肤,例如皮肤刺激、接触过敏、光接触性皮炎和接触性荨麻疹。

防晒霜本身引起的过敏和光敏很少见,可能是由于防晒霜的成分如芳香剂、防腐剂和乳化剂引起。有机防晒霜二苯酮-3,二苯酮-10,二苯酮-4,肉桂酸盐(如辛基甲氧基肉桂酸盐),丁基甲氧基二苯甲酰甲烷和奥克立林是接触性反应的主要原因[91]。含有氧化锌和二氧化钛等的物理防晒霜通常可安全使用。物理防晒霜的副作用是它们具有遮盖性,可能会引起痱。

涂抹防晒霜后 30~60min 内可发生接触性荨麻疹。这种反应的特点是典型的风团和红斑反应,并伴有烧灼、瘙痒或刺痛等症状。

不常使用防晒霜的主要原因之一是主观感受到皮肤刺激或"防晒霜耐受不良"。通常会出现灼烧、刺痛和瘙痒等症状,尤其是在面部使用时。防晒霜本身,尤其是含酒精的凝胶,可能是造成这种刺激的唯一原因。因此,皮肤"敏感"的人可以考虑使用含有乳霜或乳液成分的防晒霜,而物理屏蔽剂往往更易耐受。为了找到最适合个人皮肤的防晒霜,通常需要反复试验。

第十五篇

喷雾型防晒霜因其使用方便而广受欢迎,但在儿童中使用时应谨慎,因为有证据表明吸入防晒霜产品可能会导致肺部炎症[92]。

其他外用光防护剂

对于青少年和年轻人来说,另一种获得社交所需的"晒黑效果"的方法是使用人工美黑("假晒黑")。没有阳光的美黑剂含有二羟基丙酮,这是一种化学物质,与角质层中的氨基酸发生反应,生成类黑素。这些棕色至黑色化合物一旦形成就不会被冲洗掉,在皮肤上可停留数日。与之相反,古铜色化妆品是水溶性染料,会暂时给皮肤染色,然后可被肥皂和水洗掉。使用人工美黑的人需要注意这一点,虽然皮肤可能看起来"晒黑了",但它提供的防晒系数只有微不足道的 3 或 4,所以必须坚持日常的防晒措施。

系统性光防护剂

局部使用光保护剂有局限性,如需要反复使用和剂量不足。因此,系统性药物作为局部光防护的辅助剂的发展逐渐产生。

类胡萝卜素是一种存在于植物中的黄色-橙色色素,具有皮肤抗氧化活性,有助于光防护[93]。它们包括β-胡萝卜素、番茄红素、叶黄素和玉米黄质。长期补充β-胡萝卜素或饮食富含类胡萝卜素(如红薯、胡萝卜、南瓜)已被证明可以防止紫外线引起的红斑[94],对 NMSCs 发展的保护作用还没有得到证实[95]。

阿法诺肽是一个 α-黑素细胞刺激激素类似物,可通过结合黑素细胞的黑皮质素受体 1(melanocortin-1 receptor,MC1R),促进黑素细胞增殖,增加酪氨酸酶活性和真黑素的产生来诱发皮肤黑化[96-97]。此外,它还能减少紫外线诱导的 DNA 损伤[98],抑制促炎细胞因子的产生[99],并通过褪黑作用发挥抗氧化作用[100]。虽然它可能改变色素痣的外观,但还没有证据表明它会增加黑色素瘤的风险[96]。最近一项对 168 例红细胞生成性原卟啉病患者的研究显示,在 6~9 个月的时间内,以每 2 个月皮下植入 16mg 阿法诺肽缓释剂,可降低光毒性[101]。只有 2 名患者发现了新生痣,其中一名患者切除后证实为良性。阿法诺肽可能为红细胞生成性原卟啉病和其他光敏性疾病患者提供一种光防护前景。

烟酰胺是维生素 B_3 的酰胺形式,它是辅酶烟酰胺腺嘌呤二核苷酸(NAD)的前体,在三磷酸腺苷(ATP)的生产中需要 NAD[102]。它调节参与 DNA 修复和炎症细胞因子转录的酶,并阻止紫外线诱导的免疫抑制[102]。在一项随机、双盲、对照试验中显示,口服烟酰胺 500mg/次,每日 2 次,连续 12 个月,可减少非黑色素瘤性皮肤肿瘤(鳞状细胞癌和基底细胞癌)和日光性角化病的发生[103],停药后烟酰胺的化学预防作用消失[103]。烟酰胺可能对在儿童时期很少防晒的成年人有益。

成人使用的其他系统性光防护剂,包括水果、蔬菜和绿茶中的多酚、非甾体抗炎药、番茄中的番茄红素、维生素 C 和维生素 E,但未在儿童中进行研究。

物理光防护

光防护有各种各样的措施,不仅仅只有防晒霜。

衣物是光防护的一个重要方面,不同的服装具有不同程度的保护作用(图 79.7)。"紫外线保护因子"(ultraviolet protection factor,UPF)是一种体外量化紫外线辐射通过织物传播的方法,类似于 SPF。UPF 的范围在 15~50+ 之间,所受因素的影响见表 79.4[7]。

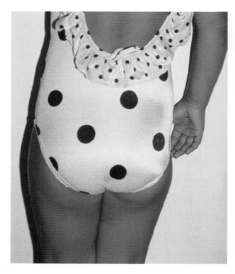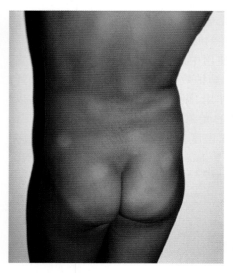

图 79.7 防护服:深色织物比浅色织物更能抵御紫外线辐射。资料来源:Courtesy of Dr Neil Prose,Duke University,Durham,NC,USA.

表 79.4 增加织物紫外线防护系数(UPF)的因素[7]

紧密编织纤维

厚的面料

聚酯、羊毛

深色

因洗涤而发生的皱缩

抗拉伸

防水性(深色织物无影响)

减少织物与皮肤距离

洗衣粉中的光学增白剂

考虑到晚年时期头部和颈部皮肤肿瘤占绝大多数,帽子在光防护方面尤为重要。宽檐帽(7.5cm)对鼻子的防晒系数为 7,对脖子的防晒系数为 5,对脸颊的防晒系数为 3,对下颌的防晒系数为 2[104]。关于织物产生有效保护的一般原则也适用于帽子,编织松散的草帽通常不能提供良好的保护。

太阳镜提供重要的眼部紫外线防护,儿童尤其如此,因为与成人相比,通过儿童透明晶状体的可见光增加,可增加发生眼部退化(包括黄斑变性)的风险[105]。清晨和傍晚对眼睛的紫外线辐射最大,此时辐射与眼睛平行。澳大利亚、新西兰、欧洲和美国有太阳镜的标准,虽然在美国遵循的是自愿原则[63]。隐形眼镜也可以提供 UVR 保护[106]。

虽然公众普遍知道在户外需要进行光防护,但透过汽车和建筑物窗户的紫外线辐射往往被忽视。所有玻璃都可阻挡 UVB 辐射,但对 UVA 是不同的。现在的汽车挡风玻璃是由夹层玻璃制成的,夹层玻璃可以过滤 UVB 和 98% 的 UVA,而侧面、后部和头顶的窗户通常是由钢化玻璃制成的,这种玻璃只能阻挡 21% 的 UVA[107-108]。车窗贴膜提供了额外的 UVA 保护,可以阻挡高达 99% 的 UVR[107-108]。在汽车上使用夹层玻璃或窗膜为患有光线性皮肤病的患者提供了极好的光防护,因为此时绝大多数致病光谱是 UVA。建筑物使用的玻璃种类繁多,在住宅中常见的退火玻璃阻挡了约 30% 的 UVA,而夹层玻璃、着色玻璃、反光玻璃和节能玻璃可阻挡更多的 UVA 辐射[108]。

个人行为改变

加强患者光防护的进一步建议,应包括个人行为改变的指导,包括避免在上午 10 点到下午 3 点(夏令时上午 11 点到下午 4 点)的阳光直射,避免刻意晒黑,包括美黑沙龙。患者应在清晨或傍晚安排户外活动。12 个月以下的婴儿应避免阳光直射。要让患者知道即使坐在阴凉处也不能起到完全防护作用,来自于水、沙子、雪和混凝土等表面的反射可增加紫外线暴露风险。

在全球范围内,已着重为年轻人开展了许多促进行为改变的创新方案。关于婴幼儿、儿童和青壮年的光防护建议汇总于框图 79.4[88,109-115](图 79.8)。

框图 79.4 关于儿童和青少年光防护的建议[88,109-115]

- 不要晒伤,晒伤 5 次以上会明显增加你患皮肤癌的风险。
- 避免日光美黑或美黑床,日光或美黑床中的紫外线可引起皮肤癌或皱纹。
- 如果你想让自己看起来黝黑,可以考虑使用美黑产品,要同时使用防晒霜。
- 大量使用防晒霜,出门前 20min 在暴露部位使用大量防晒霜并涂抹均匀,别忘了保护耳朵、鼻子、嘴唇和脚尖,游泳或流汗后,每 2h 重新涂抹一次,阴天也不例外。
- 使用合适的防晒霜,推荐 2 岁以下儿童使用无机紫外线滤过剂(如氧化锌和防晒系数为 30+的二氧化钛防晒霜),因为它们对儿童皮肤的刺激性较小,也不易被吸收。2 岁以上的儿童建议使用防晒系数 30+的广谱防晒霜。
- 穿防晒衣物,穿防晒、编织严密的衣服,如长袖衬衫、长裤和宽边帽。戴能过滤 99%～100% UVA 和 UVB 辐射的太阳镜,最好是能提供侧面保护的环绕太阳镜。
- 寻找荫凉。在上午 10 时至下午 4 时太阳紫外线最强时,尽量寻找阴凉处,避免户外活动。让不到 12 个月的婴儿一直待在阴凉处。
- 在水、雪和沙子附近要格外小心。水、雪和沙子会反射太阳的有害射线,这会增加你被晒伤的机会。
- 检查紫外线指数。紫外线指数提供了重要的信息,可以帮助你规划户外活动,防止过度暴露在阳光下。在许多国家,紫外线指数是通过每日天气预报或互联网来报告的。
- 安全获取维生素 D。通过健康饮食安全获取维生素 D,包括富含维生素 D 的食物和维生素补充剂。不通过阳光补充维生素 D。

第十五篇

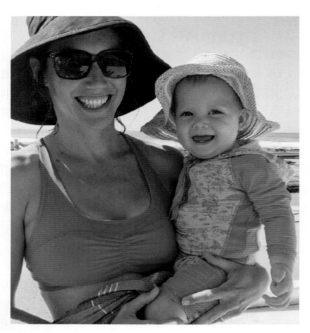

图 79.8 对一个 10 个月大的婴儿采取的光防护措施,在暴露在阳光下的面部、手部和小腿部位使用宽边帽、防晒衣物和无机防晒霜

（谭春花 译,陈安薇　罗晓燕　王华 校）

参考文献

见章末二维码

079章 参考文献

第80章 植物、寒冷、热和化学物质所致皮肤反应

Tuyet A. Nguyen，Christopher Lovell & Andrew C. Krakowski

摘要

暴露在可能有害的植物、化学药品或极端温度下是儿童急诊就诊的常见原因。儿童在日常活动中可能会摄入或接触有毒物质或暴露在极端温度的环境。准确的诊断对于正确管理环境诱发的皮肤病至关重要。本章总结了可由环境引起的主要儿童皮肤病，包括植物性皮肤病、冻疮、化学和热烧伤。

要点

- 有毒植物、化学药品或极端温度都可能导致多种皮肤病，可能难以区分。
- 全面的临床病史采集对于识别诱因和采取适当治疗措施很重要。
- 了解和识别这些危险物品可以帮助预防环境引起的皮肤病。

引言

在许多情况下，儿童可能会遇到潜在有害的物质，因此识别这些有害物质并治疗其所造成的损害尤为重要。在家里的花园或附近的田野中玩耍时，可能会暴露或摄入有毒植物。家庭厨房或车库可能会接触到腐蚀性化学物质。暴露于极端温度下也可能导致不良后果。儿科急诊就诊的常见原因是皮肤反应如皮疹、起水疱或危险环境因素引起的烧灼伤等。因此，全面的病史采集、彻底的体检和准确的诊断对于正确治理环境引起的皮肤病至关重要。本章总结了已报告的导致儿童皮肤病的常见环境因素，包括植物、化学物质和极端温度。

对植物的皮肤反应

摄入或接触潜在有毒的浆果或植物是急诊就诊的常见原因。仅在美国，每年向毒物中心报告的有毒植物暴露病例就超过 10 万例[1]。儿童特别容易受到潜在有害的植物的影响，因为他们经常长时间在户外玩耍，并且对接触植物和野生动植物也不太谨慎。植物可以通过不同的机制导致儿童的皮肤反应，包括刺激性、过敏性和光毒性反应。表 80.1 列出了植物引起皮疹的主要类型。在这里，我们将重点关注对植物的刺激性和光毒性反应。过敏性接触性皮炎将在第 23 章中讨论。由于由植物引起的皮肤反应的原因广泛，因此要进行适当的处理，彻底检查和准确诊断诱发因素至关重要。

表 80.1 对植物的皮肤反应

反应	
刺激性	物理
	化学
过敏性	1 型（速发性超敏反应）
	4 型（过敏性接触性皮炎）
光毒性	

确定刺激植物对治疗植物引起的皮肤病尤为重要。它通常涉及患者的病史、患者的家庭知识和医务人员的经验，以及标准参考文献和植物图谱。有时，皮肤病可能被错误地归因于植物，也应考虑户外生活的其他危害，包括有毒的毛毛虫[2-3]。

对植物的刺激性反应

背景和流行病学　刺激性接触性皮炎是一种皮肤反应，其特征是由于直接暴露于物理或化学损伤而引起的皮肤非过敏性炎症[4]。它可能在单次接触某种物质后发生，或者可能需要反复接触才能出现症状。刺激性接触性皮炎极为普遍，可能占所有接触性皮炎病例的 80%[5-6]。一些植物是引起儿童刺激性接触性皮炎反应的已知原因。刺激性接触性皮炎可分为物理或化学原因（见表 80.1）。

物理刺激性接触性皮炎

来自植物的物理刺激性接触性皮炎通常与荆棘、尖刺、微毛、钩子和锋利的边缘有关，是植物引起皮炎的最常见类型[7]。植物通常配有尖刺、微毛或荆棘，以

防被捕食或起保护作用(表80.2)[8]。但是,这些防护特质可能会对与之接触的人造成伤害。皮肤接触这些植物会诱发物理刺激性接触性皮炎。尖刺或者荆棘也可能导致穿通性损伤。

表80.2 刺激性植物

损伤类型	
物理	荆棘(玫瑰、黑刺梨)
	仙人掌刺和线虫(刺梨)茎/叶毛
	纤维(玫瑰果:瘙痒粉的来源)
化学	草酸盐晶体(鳞茎、万年青)
	佛波酯(二萜)酯类(大戟属)
	组胺(荨麻、树枝状氰化物)

仙人掌是物理刺激性接触性皮炎的最主要原因,因为它们有大量的尖刺和荆棘。许多儿童将种植仙人掌作为一种爱好,这使他们有被尖刺刺伤的风险。尽管大刺可能会伴有刺痛和穿通性损伤,但较小的仙人掌微毛(球状)实际上更具危害性,并且会引起剧烈的刺激性接触性皮炎或瘙痒症,例如刺梨采摘中的 Sabra 皮炎[9]。这些针刺也可能粘在衣服上,从而引起连续和反复的暴露,导致进一步的刺激[10]。

物理刺激性接触性皮炎的其他来源包括荆棘、微毛和钩子。荆棘通常出现在玫瑰等植物上,后者是家庭和花园的常见植物。家庭中此类植物的广泛培育使它们成为儿童物理刺激的常见来源。澳大利亚沿海草皮的一年生杂草植物是蕨类植物,其果实拥有锋利的外表,即使人类穿上厚厚的衣服也能被其穿透皮肤。

通常在植物的茎和叶上发现微毛(也称为毛状体)和钩子。反复接触或处理这些植物会引起物理刺激性接触性皮炎。杨花或琉璃苣植物是一种用于烹饪的草药。勿忘我是一种明亮的蓝色开花植物,在花园中经常见到。这两种常见植物均含有大量毛状体,可导致物理性刺激性接触性皮炎反应[11]。可从新奇商店买到的瘙痒粉,是用玫瑰果毛制成的。

本病可能会发生继发感染,如仙人掌尖刺引发的孢子丝菌病(西欧栽培植物中罕见)或分枝杆菌病[12]。在热带非洲,赤足跑步的孩子可能会因小草或树桩的轻微穿通伤而感染溃疡分枝杆菌。

化学刺激性接触性皮炎

与物理刺激性接触性皮炎相比,化学刺激性接触性皮炎在植物中并不常见。然而,它仍然是儿童中植物性皮炎的常见来源。化学刺激性接触性皮炎与植物产生的化学物质有关。大多数与植物有关的化学刺激性接触性皮炎是由以下化学物质之一引起的:草

酸钙、原烟碱、异硫氰酸酯、二萜酯、菠萝蛋白酶和生物碱[13-14]。

植物产生的许多化学物质可导致化学刺激性接触性皮炎。儿童化学刺激性接触性皮炎最常见的原因之一是暴露于白花木属室内植物。菊科植物天竺葵通常作为室内植物生长(图80.1),但其中含有束针状草酸钙晶体。该植物可以通过草酸钙晶体阻止觅食动物对其进行捕食[15-16],但它们可能会引起严重的局部刺激,导致水疱和红斑[17]。小孩子咀嚼植物可能会在口腔内发生严重的灼痛和水肿。在更严重的情况下,口腔黏膜会发生广泛的水疱,导致声音嘶哑甚至失语。如果吞咽植物物质,上消化道也会出现水肿和糜烂[17]。

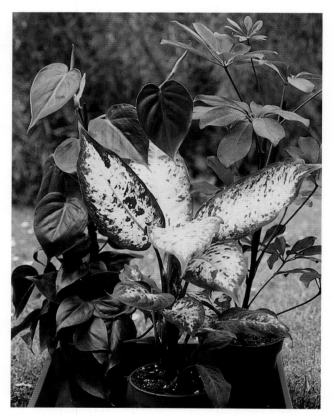

图80.1 花叶万年青属、哑巴甘蔗或豹纹百合。在背景中是两种过敏性室内植物,绿萝(左)和鹅掌柴(右)

郁金香和水仙花也经常与皮肤反应有关,分别被称为"郁金香手指"和"水仙花痒"。这些植物的茎和鳞茎中有高含量的草酸钙和生物碱,除了受到物理刺激外,还会引起大量皮疹[5,13]。由于这些花常见于花园或家庭中的插花中,因此这些植物会增加儿童接触性皮炎的危险性。穗状花科(大戟科)包括大量含有高度刺激性乳胶的物种(图80.2)。尽管在热带地区最常见,但大戟科植物可以作为室内植物在家中培育。有报道两个孩子在接触大戟天芥菜后出现水疱性刺激

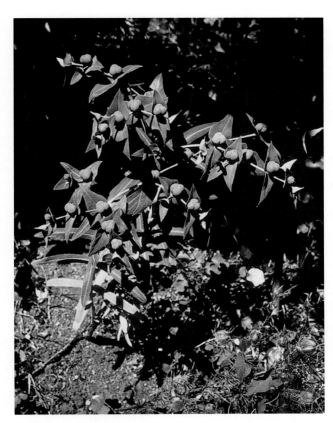

图 80.2　大戟科植物（由于种子荚类似于刺山柑芽而被称为大戟山）。对植物的伤害释放出刺激性的乳白色树液

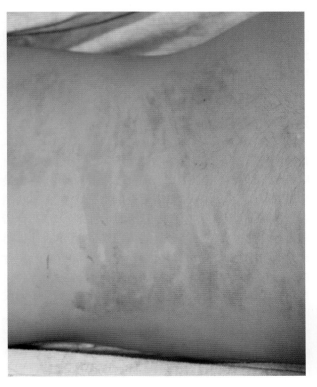

图 80.3　在 OR 手术过程中，儿童使用的外科清洁剂产生的刺激性接触性皮炎

性接触性皮炎[18]。同样，暴露在面部的大戟天芥菜也会导致孩子出现局部刺激性接触性皮炎[19]。

其他刺激性化学物质，例如芥末和辣根中的异硫氰酸盐、辣椒中的辣椒素类、新鲜的核桃皮中的萘醌、龙舌兰花蜜中的草酸钙和大蒜也常见于大多数家庭中[20-21]。

临床表现　刺激性接触性皮炎通常表现为暴露于刺激因素的区域出现红斑、水肿、丘疹、水疱、大疱、丘疱疹、糜烂或鳞屑（图 80.3）[4]。受影响的地区通常有地域性，并已明确划分。尤其是儿童，在春季和夏末，在接触部位会出现斑丘疹，有时还会出现脓疱疹。瘙痒、疼痛、灼热或刺痛感很常见[4]。一些刺激物，尤其是萘醌，也可能引起褐色色素沉着[20]。

诊断　刺激性接触性皮炎的诊断通常是临床诊断。因此，准确的病史和体格检查对诊断至关重要。诊断中最重要的因素是将本病与其他形式的皮炎（如过敏性接触性皮炎或植物日光性皮炎）区分开来。刺激性接触性皮炎通常在与刺激性物质接触后立即发生，而过敏性接触性皮炎可能需要数小时或数天才能完全发

生。但是，它可以模仿其他类型的皮炎，因此往往是排除性诊断。

在诊断植物引起的皮炎时，识别引起刺激的植物对正确诊断至关重要。FDA 在其网站上保留了有关有毒植物的最新参考。有关植物皮肤病学的详细数据库，也可以在互联网上获得。英国皇家植物园与盖伊和圣托马斯医学毒理学部门合作，制作了互动式 CD-ROM，其中包含有毒和过敏性植物和真菌；它旨在为未经植物培训或没有植物培训的个人提供服务，即使在植物材料最少的情况下也可以证明是有用的[Daincey E，Rayner T，Shah-Smith D（eds）Poisonous plants and fungi in Britain and Ireland-interactive identification systems on CD-ROM. Royal Botanic Gardens，London，2002. ISBN 1 900347 92 X]。

治疗和预防　治疗刺激性接触性皮炎最重要的"第一步"是去除有害物质。经常需要彻底清洁身体和衣服，因为较小的刺激物会粘在衣服或身体的其他部位。例如，可以通过在皮肤上粘贴胶带，并将其轻轻剥离来去除仙人掌的尖刺[22]。

刺激性接触性皮炎的治疗通常是针对症状缓解的。因此，局部使用糖皮质激素、冷敷以及充分冲洗、清洁和保湿是主要的治疗手段[4]。在慢性病例中，非激素制剂、光化学疗法（PUVA）或光疗法可能有效[4]。

刺激性接触性皮炎的最佳治疗方案是预防和避免诱发因素。由于儿童容易触摸和食用家里的东西，因此他们特别容易患上植物性皮炎。因此，父母应该清楚地知道他们带什么植物进入自己的家、院子或花园，以减少暴露的可能性。

对植物的日光毒性反应

背景和流行病学　"植物日光性皮炎"一词最早是由Klaber 在 1942 年提出的[23]。它是儿童时期对植物最常见、最严重的不良反应。一些植物都含有线型呋喃香豆素（补骨脂素），它们是天然的杀菌剂[24]。补骨脂素光敏化的主要途径是紫外线 A（UVA）诱导的补骨脂素分子与细胞核 DNA 的共价键合，产生单功能光加合物，并与 DNA 中的嘧啶碱形成双功能、跨链交叉连接。当暴露于 UVA 时，分子呋喃组分的 4′5′键上的环加成反应会产生交联。这种交联导致细胞突变和死亡[25]。来自植物的补骨脂素的提取物在民间医学中用于治疗白癜风，并且已经从该技术开发出补骨脂素和 UVA（PUVA）疗法。

植物日光性皮炎的常见原因包括芹菜科、芸香科和桑科。芹菜科包括芹菜、西芹、欧洲防风草和猪草。芹菜、香菜和欧洲防风草常见于家庭和花园中，增加了儿童接触的风险。俄罗斯巨型猪草（heracleum mante-gazzianum）的茎秆可被儿童用作玩具、武器、豌豆枪和喇叭，导致明显的口周和四肢水疱（图 80.4）[26]。

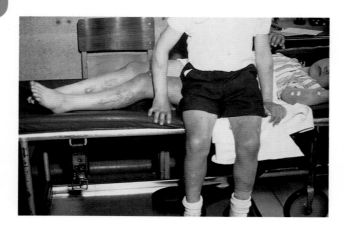

图 80.4　对俄罗斯巨型猪草的光毒反应。资料来源：Courtesy of Professor John Hunter.

酸橙、柠檬、橙子和葡萄柚是芸香科的成员，在儿童和成人中经常与植物日光性皮炎有关。过去，柑橘类水果（如佛手柑油）的提取物实际上被用作鞣制床的鞣制刺激剂。在夏季，经常见到与酸橙接触（例如玛格丽塔酒、鳄梨调味酱等），柠檬水或其他柑橘类饮料有关的植物日光性皮炎（图 80.5）[27-28]。已有报道对芸

苔科特定物种产生反应，这些物种包括芸香、科西嘉、茶花和蒙大拿[29-32]。

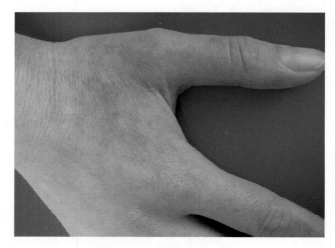

图 80.5　接触酸橙造成的斑点

桑科植物以无花果为代表。据报道，数例与无花果叶有关的植物日光性皮炎病例，都导致儿童和成人出现类似于二级烧伤的皮损[33-34]。其他与植物日光性皮炎相关性较低的植物包括构成夏威夷林区的茴香、夹竹桃和薄荷[35-37]。

临床表现　植物日光性皮炎的临床表现可能会因严重程度而异，但通常包括红斑、线状疼痛性水疱以及随后的灰色或棕色色素沉着（图 80.6）[23,38]。仅当皮肤受到补骨脂素沾染（例如来自受损植物材料）时，皮肤暴露于长波 UVA 才会发生光毒性反应。在户外、花园、田野或河岸玩耍时，儿童尤其危险（图 80.7、图 80.8）。光毒反应通常发生在春季和夏季，因为此时，补骨脂素在植物中的浓度最高，暴露于紫外线的可能性也最大。

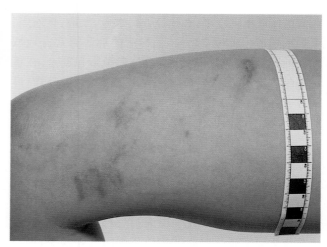

图 80.6　光毒性：线状分布的水疱伴有色素沉着改变

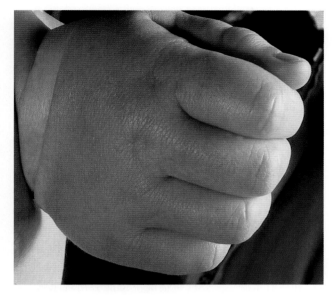

图 80.7　使用欧洲防风草作为武器与父亲打闹的孩子的红斑性光毒性反应。资料来源：Courtesy of Dr Julia Ellis.

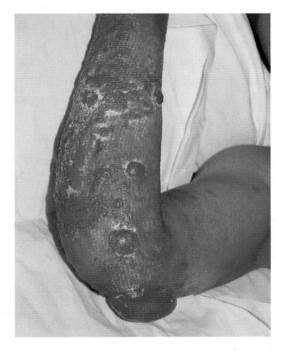

图 80.8　从云杉床上取回一个球后，男孩中严重的水疱性光毒性反应

诊断　植物日光性皮炎可能很难与其他原因引起的皮炎区分开。它经常被误认为是过敏性接触性皮炎。表 80.3 列出了主要区别特征。线性水疱或有图案的色素过度沉着（例如躯干上的父母手印）可能提示诊断为非偶然性损伤，尽管病变局限于暴露区域，随时间出现的形态变化和色素沉着可能有助于诊断植物日光性皮炎[39-41]。

表 80.3　过敏性接触性皮炎和光毒性的比较

过敏性皮炎	光毒性
瘙痒,常有条纹、水疱	疼痛,通常有条纹、渗出、红斑或水疱
在接触后的 1～3 日发生,通常会逐渐发展	在接触后 1 日内发生
只有一些人受到影响	任何人都可能受到影响
最初局限于接触区域,但可能会扩散	仅限于接触和 UVA 暴露的区域。通常会出现锐利的界清边缘,例如接触的覆盖部位
少见色素沉着	发病后不久典型的色素沉着,持续数日或数周
少见于儿童	常见于儿童

有几种与植物日光性皮炎密切相关的植物,当此诊断与鉴别结果有关时,应予以考虑（表 80.4）。植物识别对于避免进一步的暴露至关重要,但最终不太能够识别。由于该反应是光毒性的而不是光敏性的,因此除非有其他潜在原因,否则通常无需进行受影响的个体斑贴试验或光斑贴试验。同样,如果怀疑未知物种的光毒性,可以使用 UVA 进行光斑贴试验。或者用化学测定植物的补骨脂素成分。

表 80.4　重要的光毒植物科属

科	属
芹菜科	西芹、欧洲防风草、芹菜、牛香菜、牛防风草、野胡萝卜、俄罗斯巨型猪草
芸香科	芸香、佛手柑、白藓属
桑科	无花果

治疗和预防　疼痛是植物日光性皮炎的主要症状,在严重情况下,可能需要接受阿片类镇痛药,尤其是儿童。色素沉着令人沮丧且可能持续一年或更长时间。水疱可能需要抽吸处理,然后每天 2 次用高锰酸钾稀溶液湿敷或浸泡 4～5min。在继发感染时,可能需要口服抗生素。石蜡纱布敷料或用水性乳膏或油性炉甘石溶液湿敷可能有用。外用糖皮质激素的意义很小,但可根据经验用于预防炎症后色素沉着。

理想情况下,潜在的具有光毒性的庭园植物应在苗圃中贴上标签。英国园艺贸易协会已经制定了自愿性行为准则。禁止在学校、游乐区或游泳池附近种植有可能引起植物性光皮炎的观赏物种。应该指导儿童避开芹菜科的植物,例如欧洲防风草和俄罗斯巨型猪草。或许最重要的是应提倡在春季和夏季接触柑橘类水果后立即洗手。已显示使用具有足够紫外线防护能力的防晒霜可预防植物日光性皮炎[42]。

荨麻疹

　　"荨麻疹"一词来源于荨麻属（Urtica），如图 80.9 所示。与其他几个相关物种一样，该物种在叶和茎的表面拥有尖锐的微毛（萌发），充当"微型皮下注射针头"，向任何直接接触的组织输送诱发风团的化学物质。在轻微的创伤（如掠过植物）后，将包括组胺和乙酰胆碱在内的炎性介质混合物注入皮肤[43]。接下来是麻木和刺痛，这是由于一种神经毒素或一种尚未确定的阻断途径。草酸和酒石酸可能导致荨麻蜇伤后长期疼痛[44-45]。一名 9 岁的儿童跌落到荨麻丛中，描述为持续性的荨麻疹。发病机制大概除了化学刺激外，可能涉及快速和延迟的超敏反应[46]。

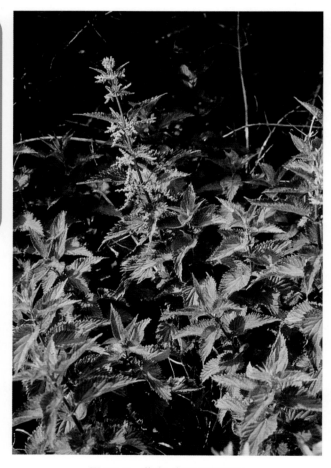

图 80.9　荨麻，常见的刺荨麻

温度损害

冻疮

背景和流行病学　冻疮（perniosis），也称为冻疮病，是一种在暴露于寒冷环境的情况下，以肢端表面皮肤出现肿胀、水疱或红斑至紫罗兰色斑为特征的皮肤病变[47]。在容易出现寒冷潮湿气候的地理区域，例如英国，这种情况更为普遍。通常多见于儿童、妇女和老年人[48]。

　　冻疮的发病机制尚不清楚，目前认为是由冷诱导的血管收缩和毛细血管床损害引起的局部血管炎[49]。冻疮多为特发性，但可能与潜在的结缔组织疾病、单克隆丙种球蛋白病、冷球蛋白血症或冷凝集素有关[48-49]。重要的是要区分在非冰冻温度下发生的冻疮与在冰冻温度下发生的冻伤。

临床表现　在秋冬季节，暴露于非冰冻的低温下 12～24h 后会发生冻疮[50]。典型特征是在足趾、手指、鼻子和耳朵等肢端表面出现红斑、蓝色或紫色斑丘疹和斑块，并伴有水肿[50-51]。严重情况下可能会出现水疱、坏死和溃疡。常伴有瘙痒、灼痛或疼痛的症状。这种情况下，通常不会造成永久性损害，并在 1～2 周内治愈，有时伴有炎症后色素沉着[51]。在患有水疱或溃疡的患者中，继发感染的风险可能会增加。一些患者的冻疮容易反复发作。

　　骑手冻疮或骑马冻疮的特点是在寒冷中骑行后在大腿内侧发生的一部分冻伤[52]。临床表现与肢端硬结相似，伴有红斑、丘疹和斑块，并在大腿内侧和臀部出现局部水肿。这种情况通常是自限性的，可以自行缓解。

诊断　冻疮的诊断通常基于病史和临床发现。但是，冻疮有时会被误认为是其他情况。重要的是要将冻疮与其他寒冷诱发的皮肤疾病（例如雷诺现象或寒冷性脂膜炎）区分开，它们可能具有相似的特征（表 80.5）[47,51]。复发性掌跖部水肿或累及足部结节性红斑有时可能会误认为是冻疮。2014 年，Cappel 等介绍了拟议的冻疮诊断标准（表 80.6）[53]。在此方案中，必须满足至少一个主要标准和至少一个次要标准，才能诊断为冻疮。

表 80.5　寒冷所致皮肤损伤

病因	临床表现
肢端发绀	手足末梢疼痛性红斑、黄斑、丘疹或结节
冻疮	手足远端对称性疼痛性红斑、紫斑、丘疹或结节
雷诺现象	手足末梢皮肤表面苍白、麻木、刺痛或存在疼痛区域
网状青斑	泛蓝色到紫罗兰色网状斑块
寒冷性脂膜炎	无症状的、红斑性的硬化斑块，最常见于面部
冻疮样红斑狼疮	类似于冻疮，伴有红斑狼疮诊断
寒冷性荨麻疹	粉红色至红色风团

表 80.6　冻疮的推荐诊断标准

诊断标准	
主要	超过 24h 的局部红斑和肿胀累及肢端部位
次要	冬季(11 月~3 月)发病和/或恶化,病理组织学结果与冻疮一致,无红斑狼疮的组织病理学表现(例如真皮水肿、浅表和深层血管周围淋巴细胞浸润);对受累区域复温和烘干有反应

资料来源:Cappel and Wetter 2014[53]. Reproduced with permission of Elsevier.

　　尽管冻疮通常是特发性的,但有时可能与潜在疾病有关。因此,全面的病史和体检对潜在的全身性疾病至关重要。如果怀疑自身免疫性疾病、结缔组织疾病或凝血病,建议进行皮肤活检(即环钻或切取活检)和实验室检查[47,53]。可能有用的实验室检查包括全血细胞计数、冷球蛋白、冷纤维蛋白原、冷凝集素、血清蛋白电泳和抗核抗体[47]。此外,皮肤活检可用于诊断结节病或其他原因引起的肢端的变色、疼痛和肿胀[53]。

治疗和预防　冻疮的治疗通常是给患处复温并避免受寒[50-51]。冻疮的一线治疗和措施是以保持肢端表面温暖干燥。除保护措施外,局部使用糖皮质激素药膏或钙调神经磷酸酶抑制剂(如他克莫司)均显示具有改善效果[53]。最后,现已证明血管扩张剂在严重或复发性冻疮病例中有用。由于目前认为冻疮的部分原因是冷引起的血管收缩,因此硝苯地平、地尔硫䓬、米诺地尔、己酮可可碱和硝酸甘油等血管扩张药可能对重症患者有用[50,53-56]。骑手冻疮通常会自行消退,但已显示出对类似疗法的反应,包括硝苯地平[52]。

冻伤

背景和流行病学　当皮肤暴露在冰冻温度下时,会发生冻伤(frostbite)(图 80.10)。它是最常见的与寒冷有关的伤害之一,约占美军每年寒冷天气伤害的 62%,并且在《英国南极调查》成员就医病例中约占 6.6%[57-58]。在低温和冬季,冻伤的患病率和发病率会增加[58]。

　　目前认为冻伤的发病机制是由于寒冷引起的血管供血不足和炎症引起[47]。当人体暴露于冰冻温度时,血管收缩和血管舒张交替发生,以维持核心体温。尽管此反应有助于预防体温过低,但血管收缩是终点,最终导致血液流向肢端表面的流量不足,从而导致组织损伤。另外,冷冻温度会导致人体组织内形成冰晶,导致局部组织损伤[47,56]。在冻伤的解冻和复温阶段,组织中的冰晶融化会触发炎症反应,导致水肿、内皮损伤,最终导致继发性缺血再灌注损伤[47,56]。

临床表现　手指、足趾、鼻子和耳朵等肢端表面更容易

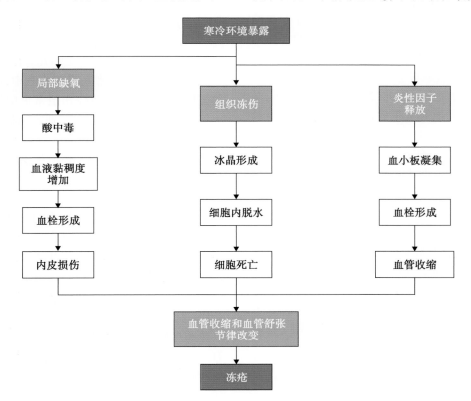

图 80.10　冻伤的发病机制

发生冻伤。根据冻伤的严重程度,临床上分为四级(表80.7)[47,56,59]。一级冻伤的特征是红斑、水肿和充血。二级冻伤的特征是红斑、水肿以及透明水疱和大疱。三级冻伤的特征是出血性水疱和水疱、蓝灰色的皮肤变色和皮肤坏死。四级冻伤的特征是冻结延伸到下面的肌肉和骨骼,最初表现为深红色或发绀的组织,但最终变成坏死的、黑色的、干瘪组织。

表80.7 冻伤分类

程度	病例发现
一级	红斑、水肿、充血。没有水疱或皮肤坏死。愈合时可能发生皮肤脱皮
二级	红斑、水肿、透明水疱或大疱。愈合时形成黑色焦痂并脱皮
三级	出血性水疱和水疱、蓝灰色皮肤变色、皮肤坏死。伴随愈合时黑痂和脱皮的形成
四级	深红色或发绀的组织。最终变成坏死的、黑色的、干瘪组织

冻伤的最初症状通常是皮肤失去知觉或麻木。然而,在融化过程中,通常随着复温而出现剧烈的疼痛并加重[59]。在更高程度的冻伤中,会出现短暂或长期的感觉异常。

诊断 尽管有时会与冻疮混淆,但冻伤的诊断是基于暴露于冰冻温度的临床病史和典型的体格检查结果[59-60]。如果诊断为冻伤,那么对严重程度的评估对判读预后尤为重要。有利的体征包括正常肤色,清晰的水疱、大疱和正常皮肤肿胀。但是,仅根据临床检查很难评估其损害的深度。因此,X射线、血管造影、多普勒检查、磁共振成像和三重成像骨扫描等检查有助于评估组织受累程度,组织内血管灌注量以及总体严重程度和预后[56,59-60]。确定损伤程度最重要的测试是三重成像骨扫描,这有助于评估组织生存力和确定进一步的外科清创术的必要性。

治疗和预防 治疗冻伤患者的第一步是通过在37~39℃的温度下用水浸泡来保护受伤区域复温。禁忌干热和缓慢的加热,因为这些技术已被证明会降低组织的存活率[47,60]。复温后,应予以适当的伤口护理或坏死组织的外科清创术。溶栓治疗,如肝素、芦荟、戊氧茶碱、甲泼尼龙和阿司匹林,在某些情况下有助于治愈和改善疼痛[59,61]。

冻结伤

背景和流行病学 冻结伤(frostnip),也称为一级冻伤,

是皮肤暴露于冰冻温度时发生的温和状态改变。与冻伤不同,冻结伤的特征是皮肤冷却时发生变化,而没有细胞破坏[56]。冻结伤的发病机制与冻伤的发病机制相同,并且是由于皮肤暴露于冷环境时血液流动和炎症的变化引起的(有关详细信息,请参见"冻伤/背景和流行病学"部分)[47]。

临床表现 像冻伤一样,冻结伤更容易发生在肢端表面[59]。它的特征是通常在手足指趾的皮肤上出现白色、红斑或斑驳的斑点。在这种情况下通常会出现水肿和充血,也可能发生麻木、瘙痒或疼痛,尽管这种情况很少见,但可能出现对温度变化长期不敏感的情况[56,58]。

诊断 冻结伤的诊断遵循与冻伤相同的原则。临床病史和体格检查是诊断这种情况最有用的工具[59-60]。但是,某些情况可能需要进一步的诊断检查,例如X射线、血管造影、多普勒检查、磁共振成像和三重成像骨扫描,以区分冻结伤与冻伤或更严重的冷损伤形式[56,59-60]。

治疗和预防 使用浸水对冻结伤进行复温处理[60]。与冻疮不同,通常不需要手术清创或进一步的检查和治疗[59]。

热烧伤

背景和流行病学 热烧伤是小儿急诊室就诊的最常见原因之一。在急诊烧伤的儿科患者中,1/2以上是由于热损伤引起的[62-63]。热烧伤最常见的原因包括烫伤、火焰和接触灼伤[64]。儿童特别容易被烧伤,而5岁以下的儿童最有可能出现更高的发病率和死亡率。重要的是,在遇到烧伤儿童时,必须考虑虐待或疏忽(非偶然的创伤)[62]。

热烧伤是由皮肤暴露于高于44℃的温度引起的[47]。极端温度会通过细胞蛋白质变性、毛细血管床破裂和炎性介质释放,而对皮肤和深层组织造成损害[65]。更严重的伤害与温度升高和长时间暴露有关。

临床表现 像冻伤一样,热烧伤也根据严重程度进行分级(表80.8)[47,66-67]。一级烧伤局限于表皮,仅出现红斑和疼痛。二级烧伤被认为是部分厚度烧伤,并伴有红斑、水疱、大疱、糜烂和疼痛。三级烧伤是导致表皮和真皮破坏的全层烧伤。这些烧伤表现为干燥、烧焦、坏死的非苍白区域,无疼痛感。儿童的皮肤比成人的皮肤薄,因此更容易遭受更严重程度的烧伤[47]。

表80.8 热烧伤的分类

程度	病例发现
一级	仅表皮,红斑和疼痛
二级	局部厚度烧伤。红斑、水疱、大疱、糜烂、疼痛
三级	全层烧伤。干燥、烧焦、坏死,创面痛觉消失

诊断 热烧伤的诊断基于临床病史和体格检查[47,66-67]。在热烧伤的诊断中,重要的是通过受累深度和体表面积来评估灼伤的严重程度。受累的体表面积增加会使预后更差。除了评估表面烧伤外,在评估患有严重烧伤的儿童时,对气道和循环系统的评估也很重要,因为多达25%的患者会出现吸入性损伤[67]。

热烧伤,特别是涉及广泛的体表面积时,会引起多种全身反应。烧伤导致全身性炎症标志物增多、间质水肿和代谢异常,并可能导致全身性炎症释放综合征和血流动力学不稳定[67]。因此,对烧伤患者进行早期评估时,体液状态、体温调节和尿液生成特别重要。

治疗和预防 评估热烧伤儿童的第一步是评估气道、呼吸和循环,使患者状态稳定[47]。特别在儿科中,液体管理非常重要,因为烧伤会导致大量的体液流失。Parkland公式通常用于计算所需的液体复苏量,具体取决于体表面积的受累情况[66-67]。

在患者稳定之后,可以进行伤口护理。伤口应彻底清洁,冷湿敷可减少热接触并减轻疼痛。通常使用外用抗菌剂,例如磺胺嘧啶银或杆菌肽来预防感染和促进愈合[66]。仅这些治疗对于一级或轻二级烧伤就足够了。在更严重的烧伤中,可能需要住院治疗和手术治疗[66-67]。对于严重烧伤的患者,管理体液量和核心体温以及预防感染尤为重要,因为他们面临的脱水、体温过低、感染等风险更高[67-68]。

化学烧伤

背景和流行病学 尽管大多数烧伤是由热损伤引起的,但化学物质是儿科人群中烧伤的常见原因。实际上,约有8.8%的儿童因烧伤急诊就诊是由于接触腐蚀性化学物质引起的[62-63]。危险化学品对儿童构成威胁,因为在家庭、学校和工作环境中,它们经常以清洁材料的形式出现而容易被获得。摄入这些腐蚀性物质可能是儿童患病和死亡的主要原因。

当皮肤暴露于强酸性或强碱性物质时,会发生化学烧伤。酸和碱均会与皮肤和皮下组织发生反应,从而引起严重的伤害。酸通过凝结坏死对组织造成损害,而在此过程中直接接触会导致蛋白质变性。碱通过液化坏死对组织造成损害,其特征是蛋白质变性和脂肪皂化[69]。碱具有引起液化性坏死和皂化的能力,因此这些物质可以更深地渗透到组织中并造成更大的损害。表80.9[70]中列出了化学烧伤的常见原因。

表80.9 化学烧伤的常见原因

	可获取的地方
硫酸	马桶清洁剂/排水清洁剂/汽车电池液
氢氟酸	除锈剂/轮胎清洁剂/制冷剂
盐酸	马桶清洁剂/游泳池清洁剂
磷酸	消毒剂/清洁剂
氢氧化钠和氢氧化钾	排水清洁剂/烤箱清洁剂/假牙清洁剂
次氯酸钠和次氯酸钙	漂白剂/泳池氯
氨	清洁剂
磷酸盐	清洁剂

临床表现 化学烧伤临床表现的严重程度可能会有所不同,具体取决于与皮肤接触化学药品的pH值、浓度和数量。在轻度情况下,会出现红斑、肿胀和水疱。更严重的情况下,受影响的组织会形成焦痂(在使用酸性药剂的情况下),或者腐蚀性物质可能会蔓延至更深的组织(在使用碱性药剂的情况下)[68-69]。根据受累程度,这些发现常伴有疼痛、刺激、灼痛或麻木感。烧伤时疼痛的存在与否并不表示严重程度[70]。眼睛或其附近的化学烧伤也可能导致视力改变或视力丧失。

尤其是在儿科人群中,这些物质的潜在危险是摄入风险。摄入腐蚀性化学物质会导致从口腔或黏膜水肿、糜烂和流涎到吞咽困难,呼吸困难、低血压甚至心搏骤停甚至死亡的症状[62,70]。

诊断 早期识别和诊断化学烧伤对防止继续接触某些化学制剂造成进一步损害至关重要。如果延长与组织的接触,特别是碱性化学药品将有高的风险蔓延至更深组织[69,71]。化学烧伤的诊断和诱因的确定取决于病史。对于表面或局部烧伤,通常不需要实验室检查。但是,对于严重烧伤或与化学物质摄入有关的烧伤,完整的血细胞计数、生化检查和凝血检查可能是需要的[69]。如果已经摄入体内,可能需要进行内镜检查或其他成像方式。

治疗和预防 评估患有化学烧伤的儿童,第一步是评估气道、呼吸和循环,并确保患者稳定。然后,必须脱

第十五篇

下衣服或其他固体材料并彻底冲洗患处 30min~2h,以去除腐蚀性物质,这对于防止化学品进一步损害至关重要[71]。不建议使用中和酸或碱[68]。

待患者稳定后,必须探查伤口,并应开始适当的烧伤护理。在严重烧伤中,管理体液量和核心体温以及预防感染很重要,因为所有烧伤都可能导致脱水、体温过低、感染等危险[68]。

总结

在日常环境中,存在多种对儿童具有潜在危害的物质。有毒植物、化学药品或极端温度都可能导致严重伤害。这些环境因素可能导致难以区分的各种皮肤病。在治疗环境性皮肤病患者时,详细的临床病史对于确定诱因和恰当治疗很重要。最重要的是了解和识别与环境引起的皮肤病有关的物质,可以帮助医护人员从一开始就预防接触。

（万毅 译,包婷婷 罗晓燕 王华 校）

参考文献

见章末二维码

第十六篇 肉芽肿性疾病

第81章 结节病

Lisa M. Arkin，Julie L. Cantatore-Francis，Julie V. Schaffer

摘要

结节病(sarcoidosis)是一种以非干酪性肉芽肿为特征的多系统疾病。儿童常见有两种类型。学龄期儿童和青少年多为"经典结节病"，表现与成人相似，常累及皮肤和肺。婴幼儿和学龄前儿童多表现为三联征，即肉芽肿性皮炎、关节炎和葡萄膜炎。后者以前被称为早发性结节病，现已确定是一种单基因的自身炎症性疾病即 Blau 综合征，它是 *NOD2* 基因杂合性功能获得性突变导致 NF-κB 激活。但不是所有的患者都有完整的表型，所以该病的发病年龄段仍需怀疑。

要点

- 结节病是一种以非干酪性肉芽肿为特征的多系统疾病。
- 经典结节病好发于学龄期儿童和青少年，表现类似成人。总体预后良好。
- 早发性结节病好发于学龄前儿童，在基因方面与 Blau 综合征一样，由 *NOD2* 基因杂合突变导致。典型的三联征包括肉芽肿性皮炎、关节炎和葡萄膜炎，但有些患者表现不完全或不典型。

引言

结节病是一种以非干酪性肉芽肿为特征的多系统疾病。儿童结节病有两种类型。学龄期儿童和青少年多为经典结节病，临床表现类似于成人结节病，包括肺门淋巴结病变、肺受累和不同的皮肤表现[1,2]。但是，与此不同，婴幼儿和学龄前儿童通常表现为关节炎、葡萄膜炎和丘疹性肉芽肿性皮炎三联征，被称为早发性结节病(early-onset sarcoidosis，EOS)(表 81.1)[1]。最近的研究表明，EOS 在基因和临床表现上均与 Blau 综合征相同[3]。因为经典结节病和 Blau 综合征/EOS 是不同的疾病，故将在本章分开讨论。

表 81.1 经典结节病与 Blau 综合征/早发性结节病(EOS)的对比

	经典结节病	Blau 综合征/EOS
病因	不详,有 Th1 型免疫反应增强	*NOD2* 基因杂合性功能获得性突变
发病年龄中位数	14 岁	2 岁
种族	多为非裔美国人	多为白种人和亚洲人
皮损发生率	30%	75%
典型的皮损形态	红棕色的丘疹和斑块,有时可呈环状	针头大小的顶端扁平的红棕色丘疹,成簇或线状排列
皮损好发部位	面部,尤其是鼻、嘴唇、眼睑	广泛分布于面部、四肢和躯干
典型的皮肤外累及部位	肺(高达 90%) 淋巴结(90%) 眼(30%)	关节(90%) 眼(65%)
组织学表现	非干酪性肉芽肿	非干酪性肉芽肿,通常分布在毛囊周围
预后	80% 的患者 5 年内可完全康复	慢性、进展性的病程,并伴有关节畸形和眼部后遗症
治疗	糖皮质激素(局部外用、皮损内注射、系统性)、甲氨蝶呤、抗疟药、其他免疫调节药物(包括 TNF-α 拮抗剂)	相同。白介素-1 拮抗剂与 TNF-α 拮抗剂效果相同

注:TNF,tumor necrosis factor,肿瘤坏死因子。

经典结节病

结节病是一种病因不明的肉芽肿多系统疾病，以 CD4⁺ T 细胞活化为特征，可导致皮肤、肺、眼、关节和网状内皮系统的非干酪性肉芽肿形成[2]。

历史　1877 年，英国皮肤科、眼科和外科医生 Hutchinson 发表了第一篇关于皮肤结节病的报道[4]。1889 年，法国皮肤病医生 Besnier[5]针对鼻部和手指紫色肿胀的皮损表现，提出了"冻疮样狼疮"的概念，三年后他的同事 Tenneson 观察到这种皮损的组织学特征是以上皮样细胞和巨细胞为主。1899 年，挪威皮肤科医生 Boeck[6]提出了"多发的良性肉样瘤"一词，是因为一名多发性皮肤结节的患者，其组织学检查中的巨细胞让他联想到了肉瘤。后来这种疾病的多系统性逐渐被认识，到 20 世纪 30 年代，结节病作为一个独立的疾病被国际上承认[7]。1941 年，挪威皮肤科医生 Kveim 观察到，皮内注射均质化的人结节样组织可导致结节病患者皮肤肉芽肿的形成，这后来成为一个诊断技术（Kveim 试验）[8]。

流行病学　结节病在 30~40 岁的发病率最高，在儿童中相对少见。在丹麦的一项全国性的基于出院诊断的研究中，≤15 岁儿童的结节病发病率为每年每 10 万人中 0.3 例，而该病的人群总体发病率为每年每 10 万人中 7~10 例[9-10]。经典结节病在青少年中比在幼儿中更常见，且没有性别差异[9,11]。在美国，儿童结节病最常见于东南部和中南部地区，且非裔美国人发病率较高[1]。除美国之外，儿童病例主要是来自英国、日本和斯堪的纳维亚半岛。

发病机制　结节病是由遗传易感宿主暴露于环境、职业或感染因子等引起 Th1 和受激的单核细胞过度的免疫应答导致非干酪性肉芽肿的形成[12-13]。尽管进行了深入研究，但仍未发现一种确定性的抗原可激发结节病。季节性发病提示了环境与该病的相关性，各种化学物质和金属如铝、锆和铍（与结节样肉芽肿疾病有关）也被认为与该病存在相关性[14]。结节病可能的职业风险包括消防、金属加工和在海军航空母舰上工作[15-16]。

已经对相关病原体如分枝杆菌、痤疮丙酸杆菌、真菌和病毒（如 EB 病毒、巨细胞病毒、人类疱疹病毒 8 型和人类 T 淋巴细胞病毒 1 型）的感染性进行了研究，但尚未明确这些微生物在结节病发病机制中的作用[14,17-20]。例如，一些结节病患儿的组织样本中发现了结核分枝杆菌 DNA，过氧化氢酶-过氧化物酶分枝杆菌蛋白（mKatG）存在于结节性肉芽肿中[21-22]。在丙型病毒性肝炎患者的治疗中使用干扰素可导致结节病[23]。结节病患者患自身免疫性疾病如系统性红斑狼疮和自身免疫性甲状腺疾病的可能性增加，提示自身抗原跟外部抗原一样可能在发病机制中起了重要作用。

对孪生子和家族聚集性发病的结节病的研究提示该病有基因遗传易感性[12,24-26]。与结节病相关的人类白细胞抗原（human leucocyte antigen，HLA）Ⅱ类分子包括 *HLA-DQB1* 和 *HLA-DRB1* 等位基因[24]。*HLADRB1 * 0301* 和 C-C 趋化因子受体 2（C-C chemokine receptor2，*CCR2*）基因的一种特殊单倍型均各自与急性结节病相关，提示预后良好[2,24,27]。最近，在具有嗜乳脂蛋白样 2（butyrophilin-like 2，*BTNL2*）基因（位于 6 号染色体 HLA 基因附近）或膜联蛋白 A11（annexin A11，*ANXA11*）基因多态性的个体，特别是 *IFNA* 单倍型的个体中发现患结节病的风险增加[28-30]。

当受累器官的巨噬细胞向 CD4⁺辅助性 T 细胞进行抗原提呈时，结节病的炎症反应就开始了。对结节病患者 T 细胞受体基因表达的研究表明，CD4⁺ T 细胞的寡克隆聚集符合主要组织相容性复合体（major histocompatibility complex，MHC）限制性抗原识别过程。Th1 型免疫反应增强导致 T 细胞和巨噬细胞的活化和增生，从而导致肉芽肿的形成[31]。Th1 细胞因子的产物如干扰素 γ、白介素 2（interleukin-2，IL-2）和 IL-12 等的数量增加。趋化因子和细胞因子如肿瘤坏死因子 α（tumour necrosis factor-α）刺激了肉芽肿内巨噬细胞的增长[31-32]。最近的研究表明，结节病患者外周无反应性的悖论可能反映了调节性 T 细胞（CD4⁺，CD25^bright）的扩增以及外周组织中 T 细胞的区域化[33]。如果肉芽肿性炎症持续存在，可能是因为刺激因子的清除失败或对自身抗原、实质细胞和组织结构的反应性被破坏，最终导致逐步纤维化。

病理　结节病的组织病理学特征是非干酪性肉芽肿——边界清楚的上皮样巨噬细胞聚集包裹，很少甚至没有坏死[2]。肉芽肿通常只有稀少的淋巴细胞浸润（"裸"结节），其内包含朗汉斯巨细胞、星状小体（代表噬胶原蛋白的星状嗜酸性结构）和 Schaumann 小体（代表钙化的变性溶酶体的层状嗜碱性结构）[34]。微生物（如分枝杆菌和真菌）的特殊染色为阴性。在系统性结节病患者中，多达 20% 的皮肤活检标本中有异物，提示肉芽肿累及；这在肘部或膝关节的样本中最为明显，反映了通过异物和创伤（类似于文身或瘢痕引起的结节病）接种可在易感个体中诱导肉芽肿形成[35]。

临床特征　结节病是一种多系统疾病，表现为皮损的多形性和皮肤外的症状。大多数儿童和青少年患者在病程的某个阶段经历了多器官受累，如肺（高达90%）、淋巴结（90%）、眼睛（30%）和皮肤（30%）[4,18,36-37]。此外，患儿常出现全身症状，如发热、体重减轻和乏力[4,18,38]。发病年龄与疾病严重程度的相关性尚未被证实[39]。

皮肤表现

结节病患者的皮肤表现多样，包含了组织学上以非干酪样肉芽肿为特征的"特异性"皮损和"非特异性"皮损。皮肤表现可能是该疾病的最初或唯一表现。最常见的皮损是红棕色无鳞屑的丘疹和斑块，好发于面部（特别是鼻、嘴唇和眼睑）（图81.1）、创伤部位和陈旧性瘢痕部位。颜色还可为黄褐色、粉红色、紫色，皮损形态可呈环状或多环状。表皮的改变偶尔会导致形成银屑病样外观的斑块，任何黏膜部位（包括口腔黏膜）都可能累及[40-43]。经玻片压诊法可发现红斑处可呈"苹果酱"颜色（黄褐色），在轻微色素沉着中容易辨认。"毛细血管扩张样狼疮疹"结节病一词用来指有明显毛细血管扩张的皮损。

冻疮样狼疮的特点是位于鼻、面颊、耳和手的坚实的紫罗兰色的丘疹结节和斑块。这种类型的皮肤结节病在儿童中罕见，但皮损往往是持久的，且可能导致瘢痕和毁容。冻疮样狼疮被认为会缓慢累及上、下呼吸道且与指骨囊性病变有关[44]。其他特殊的皮肤表现包括皮下结节（Darier-Roussy 结节病）、鱼鳞样皮损、色素减退型皮损、溃疡和瘢痕性脱发[40,42,45-46]。

结节性红斑是结节病的一种常见的非特异性皮肤表现，表现为柔软的红色的皮下结节，常累及胫骨（见第77章）。可发生在多达1/3的儿童结节病患者中，尤其是伴有增大淋巴结的清除，提示预后良好[4,15]。结节性红斑合并双侧肺门淋巴结炎、葡萄膜炎和发热称为 Löfgren 综合征，常急性起病[2]。

皮肤外的表现

肺和淋巴结是经典结节病患儿（以及成人）最常见的受累器官[2,4]。患者可能出现干咳、劳累性呼吸困难和胸部不适[18,47]。胸部 X 线片通常显示双侧肺门淋巴结病变（约80%的患者）和/或肺实质浸润（约20%的患者，尤其是上肺和中肺区）[1,4,6]。高分辨率计算机断层（CT）胸部扫描在鉴别实质性和结节性病变方面比 X 线检查更敏感，可以更好地描述炎症区域和纤维化（在儿童中不常见的）。除了累及肺门，近1/2的结节病患儿有周围淋巴结炎[4]。在进行肺功能检测时，近半数活动期结节病的患儿有限制性或阻塞性肺病表现[1,4,36,47]。虽然支气管肺泡灌洗（bronchoalveolar lavage，BAL）可以检测早期肺泡炎症，但在结节病患儿的 BAL 样本中淋巴细胞增多尚未被证实与疾病活动期、

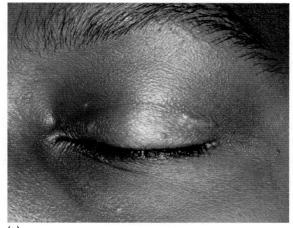

(a)

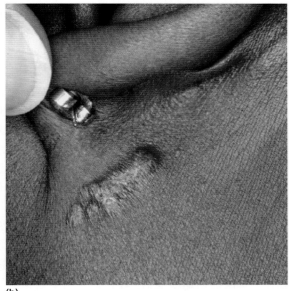

(b)

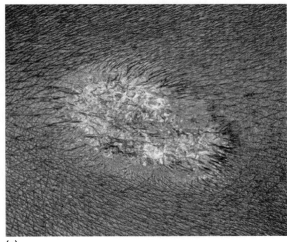

(c)

图 81.1　结节病青少年患者的丘疹和斑块，在眼睑（a）、耳后部（b）和背部（c）。颜色为粉红色、红棕色、紫罗兰色。注意（c）呈环形且有鳞屑

治疗反应及预后相关[48]。

大约 1/3 的结节病患儿有眼部受累，其症状可包括眼痛和红肿、视力模糊和畏光[4,49-50]。前葡萄膜炎（虹膜和/或睫状体的炎症）是最常见的表现，它可以是肉芽肿性的（以大的、边缘牢固的角化沉淀物为特征，这些沉淀物是角膜内皮或虹膜结节中的炎性沉淀物）或非肉芽肿性的[1]。结膜肉芽肿是另一种常见的眼部表现，表现为小的黄色结节[49]。眼部症状还包括后葡萄膜炎（视网膜或脉络膜炎症）、中间葡萄膜炎（玻璃体炎症）、角膜炎、青光眼和泪腺炎[4,48]。

结节病的肉芽肿性炎症几乎可累及任何器官，包括肝脏、脾脏、骨髓、肌肉、中枢神经系统、唾液腺、胃肠道、心脏和肾脏[18]。虽然关节炎是 Blau 综合征/EOS 的主要特征（见本章后部分），但在经典结节病患儿中，其发生率仅为 5%[4]。

神经结节病在儿童中很少见，可伴有全身强直性阵挛发作、脑神经节病、下丘脑功能障碍、脊髓疾病或周围神经疾病。患者可能会因下丘脑功能障碍而出现头痛、听力丧失及尿崩症的多尿和多饮。青春期前儿童更容易出现全身性强直性阵挛发作，而青春期后儿童（与成人一样）更容易出现脑神经病变。两者均提示预后不良[51-52]。Heerfordt 综合征（葡萄膜炎腮腺热）是指有葡萄膜炎、腮腺炎、脑神经麻痹（通常是面神经）和发热的综合征。

肉芽肿性炎症很少累及心脏，但可导致心律失常或心肌病合并心力衰竭[41,53-55]。心脏结节病临床表现隐匿且预后较差。心电图、动态心电图和超声心动图可以作为诊断的初始步骤，但对心脏受累早期检测缺乏敏感性和特异性。心脏 MRI 和正电子发射断层扫描（PET）是有前景的技术，但需要进一步研究[56]。

结节病患儿较少累及肾脏，肾脏损害常继发于高钙尿症和肾钙质沉着症，后者是由于肉芽肿内钙代谢异常所致 1,25-二羟基维生素 D_3 增加导致钙代谢异常引起[1,18,38]。也可能发生高钙血症。肉芽肿性间质肾炎可能由肾实质内的非干酪性肉芽肿引起。肾小球疾病、尿路梗阻和终末期肾在儿童中很少见[57-58]。

实验室检查

超过半数的结节病患儿血清血管紧张素转换酶（angiotensin converting enzyme，ACE）水平升高[9,59]，这反映了肉芽肿产生的 ACE 可作为疾病活动性的标志物。值得注意的是，正常儿童的 ACE 水平比成人高 50%。结节病患儿的其他常见实验室异常指标包括红细胞沉降率升高、白细胞减少（特别是淋巴细胞减少）、多克隆高丙种球蛋白血症和高钙血症[9,18,38]。皮肤检测可提示迟发型超敏反应受损[1,18]。除了器官放射性检查外，PET 还可用于评估病灶位置和内部病变程度。

预后　儿童和青少年经典结节病的预后一般较好，多数患者病情可改善或完全治愈[11,38]。丹麦最近一项对 46 名患有结节病的儿童进行的远期调查研究中（平均随访 15 年），80% 的患者完全康复且无功能障碍，而其他患者疾病持续存在（13%）或死于神经结节病或继发恶性肿瘤（7%）[11]。确诊后平均 8 个月（6 个月~6 年不等）临床症状可缓解，预后与发病年龄无关。

鉴别诊断　诊断结节病需要临床表现符合、非干酪样肉芽肿的组织学表现、并除外其他肉芽肿性疾病（包括感染性和非感染性）。由于皮肤结节病的临床表现多种多样，它可以模拟其他多种皮肤疾病，活检常常有助于缩小鉴别诊断的范围[14,40]。口周皮炎是一种常见的儿科疾病，其临床和组织学表现可与结节病极为相似。异物肉芽肿是另一种常见的与结节病有相似组织学表现的疾病，并且（如上所述）异物肉芽肿和结节病的诊断并不相互排斥。婴幼儿或低龄儿童广泛分布的且组织学表现为结节样的小丘疹，即使没有关节炎、葡萄膜炎和阳性家族史，也应考虑 Blau 综合征/EOS（见后文）。

其他组织学表现与结节病相似的疾病包括皮肤克罗恩病（好发于腹股沟和下肢）、肉芽肿性唇炎和对潜在淋巴瘤的结节性反应。当临床怀疑分枝杆菌（如寻常狼疮）或真菌感染时，要进行组织培养以及特殊染色。儿童肉芽肿性皮炎有复发性的、严重的或非典型感染的病史，需评估是否有原发性免疫缺陷疾病[60]（见第 153 章）。

治疗　儿童结节病的治疗选择取决于累及的器官和疾病的严重程度，因为美国食品药品监督管理局还未批准该病的标准治疗方案。糖皮质激素是治疗结节病的主要手段[1,61-63]。皮损内注射或外用强效糖皮质激素对局限型皮损有效，而口服泼尼松/泼尼松龙（通常 1mg/（kg·d）口服 1~3 个月，6~12 个月内缓慢减停）多用于泛发型或者毁容性的皮损以及进展期或有功能损害的系统性疾病。

抗疟药[羟氯喹 ≤ 6.5mg/（kg·d）或氯喹 ≤ 3.5mg/（kg·d）]和甲氨蝶呤[0.3~0.5mg/（kg·周）]用于皮肤结节病和皮肤外结节病有很长的历史[62-65]。一项随机对照试验的结果表明，甲氨蝶呤是一种用于新发结节病的有效非激素的候选药物[66]。此外，近期发现米诺环素和己酮可可碱在成人皮肤结节病[67]和肺结节病[68]的开放性临床试验中是有效的。有报道指出外用他克莫司、光疗（UVA1 或补骨脂+UVA）、异维 A 酸和别嘌醇可改善皮肤结节病[61-63,69-71]。脉冲染料激光和二氧化碳激光治疗顽固性皮损可有效，但可导致溃疡生成或新皮损的出现[61,72]。

最近,肿瘤坏死因子拮抗剂阿达木单抗和英夫利西单抗的使用给成人患者的顽固性皮损的治疗带来了希望[73-75]。应避免使用依那西普,因为有报道认为依那西普的使用可能导致非感染性肉芽肿疾病[76]。其他已成功用于全身或严重顽固性皮肤结节病的免疫调节剂包括硫唑嘌呤、霉酚酸酯、沙利度胺和来氟米特[61-63,77-78]。环孢素治疗结节病总体上效果较差,且有报道指出可能加重疾病[61,63,79]。

参考文献 81.1

见章末二维码

Blau 综合征/早发性结节病

早发性结节病,又称学龄前或苔藓样结节病,是一种罕见的自身炎症性疾病,以关节炎、葡萄膜炎和丘疹性肉芽肿性皮炎为特征[1]。现在认为 EOS 和 Blau 综合征是一种由 NOD2(核苷酸结合寡聚化结构域 2)基因杂合突变引起的独立性的疾病[2-6]。

历史　North 最初报道了一种以关节炎、皮炎和葡萄膜炎为特征的儿童早期发病的肉芽肿性疾病[7]。在 1985 年,Blau[8] 报道了一个累及四代的具有常染色体显性遗传特点的家族性肉芽肿疾病的病例,且他们具有相似的临床表现和组织学特征。1986 年,Miller[9] 强调了这两种情况之间的相似性,唯一的区别为是否存在家族史,并提出了"青少年全身性肉芽肿"这一概念,以区别于经典结节病。随后,在散发的 EOS 患者和 Blau 综合征家族成员中对 NOD2 基因鉴定证实有相同的杂合子突变,提示这些疾病具有相同的遗传基础,在临床上是相同的[2-6]。

流行病学　Blau 综合征/EOS 患儿的平均发病年龄为 2 岁(4 个月~27 岁)[2-10]。超过 1/2 的患者有皮肤表现,这些患者中平均发病年龄为 1 岁。本病无性别偏好,在白种人和亚洲人中均有个体和家族性病例的报道。Blau 综合征为常染色体显性遗传,外显率高但不完全[11]。以前认为"儿童肉芽肿性关节炎"是一个新的疾病[12],但这个名称的缺点是没有充分涵盖整个疾病谱,并可能妨碍医生考虑诊断"不完整"或"非典型"病例。

发病机制　Blau 综合征/EOS 是由 NOD2(也称为 CARD15 或半胱天冬酶家族成员 15)基因的功能获得性突变引起的,在散发性和家族性病例中均有这种突变[2-6]。迄今为止,已报道大约 30 种致病突变,大多数位于该基因的第 4 号外显子上[13]。重要的是,多项研究未检测到青少年或成人经典结节病患者(包括家族史为阳性的患者)中有 NOD2 突变[14-16],提示这两者是不同的疾病,且没有相同的遗传联系。

近年来,Blau 综合征/EOS 的临床多样性已经得到了确认:有明确 NOD2 突变的患者,缺乏完整的三联征表现,以及有三联征以外的非典型表现[17-18](参见下面的"皮肤外表现"一节)。有些患者在 NOD2 中存在体细胞镶嵌突变,在较轻的病例中是由于身体中的一些细胞(但不是所有细胞)合子后突变而发生的[18-19]。

NOD2 蛋白是细胞内模式识别分子 NOD 家族中的一员。NOD 蛋白高度识别微生物保守序列,特别是细菌细胞壁肽聚糖的胞壁酰二肽以刺激先天免疫反应[20-21](图 81.2)。Blau 综合征/EOS 患者的这种突变影响 NOD2 蛋白的核苷酸结合域,并导致功能获得性的组成性激活[22-24]。这可以激活核因子-κB(NF-κB)信号通路并导致肉芽肿性炎症[20,23-24]。

Blau 综合征/EOS 的临床发病年龄、系统累及和严重程度差异较大,在 NOD2 基因突变的个人或家族性的患者中,NF-κB 活性的轻度提高不太可能导致视觉障碍[25]。NOD2 中存在体细胞镶嵌突变的患者似乎临床表现较轻,如发病年龄晚、关节受累度轻以及除原有三联征外无非典型的临床表现[17-18]。另外,部分 Blau 综合征/EOS 患者具有相应的临床表现但"无基因突变"[3-4],提示这些个体可能是尚未发现的 NOD2 体细胞镶嵌突变的携带者。

此外,NOD2 和 NALP1(NATCH 富含亮氨酸量重复蛋白 1)的复合体介导成熟 IL-1β(可被 NF-κβ 上调的促炎细胞因子)的半胱天冬酶 1 依赖性生成以对胞壁酰二肽应答[21]。然而,IL-1β 水平在 Blau 综合征/EOS 患者中不是持续性升高,对 IL-1 受体拮抗剂的临床应答也是可变的[26-27]。

NOD2 由小肠上皮细胞(特别是在回肠隐窝内)和单核细胞表达。另一组的 NOD2 基因变异与克罗恩病相关,在具有一个等位基因突变的个体中,复杂多基因状态的可能性增加了 2~4 倍(>50% 的克罗恩病患者),两个等位基因的突变则增加了 15~40 倍(大约 15% 的克罗恩病患者)[20,23-24]。拥有两个 NOD2 等位基因变异的患者患克罗恩病风险约为 10%,反映了环境因素和/或其他遗传因素在发病机制中的作用。克罗恩病易感性基础的 NOD2 多态性被认为跟 Blau 综合征/EOS 的致病突变位于不同区域,前者被认为会导致对胞壁酰二肽的应答受损(即功能丧失),而非组成性激活[24,28]。克罗恩病中 NF-κB 靶基因产物如 IL-12 和

第十六篇

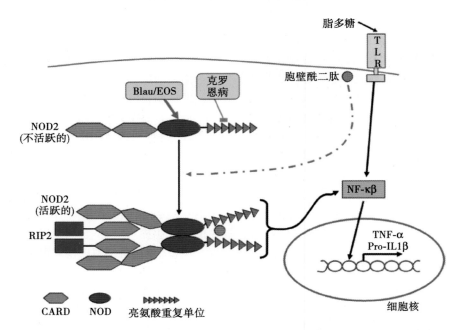

图81.2　NOD2 在核因子-κβ（NF-κβ）信号通路的作用。细菌细胞壁的胞壁酰二肽直接作用于 NOD2 的亮氨酸重复单位区，导致了 NOD2 的寡聚化和受体相互作用蛋白激酶 2（receptor activating protein kinase 2，RIP2）增加。这（像 Toll 样受体传导信号通路）导致了 NF-κβ 活化，并增加了编码促炎细胞因子如肿瘤坏死因子 α（TNF-α）和白介素 1β 前体（pro-IL-1β）的转录。NOD2 可经由半胱天冬酶-1 在白介素 1β 成熟前期起关键作用。Blau 综合征/EOS 患者有功能获得性突变，并激活了 NOD2 蛋白的 NOD 区。然而散发的克罗恩病的患者往往有 NOD2 的丧失性功能突变，被认为可降低胞壁酰二肽与亮氨酸重复单位区的结合。CARD，半胱天冬酶募集结构域；NOD，核苷酸结合寡聚化结构域

TNF-α 的水平提高，在 Blau 综合征/EOS 中与肉芽肿炎症有关。这反映了在不同情况下（例如，黏膜上皮细胞的共生细菌与无菌部位的单核细胞）有缺陷的 NOD2 信号在促炎和抗炎后果之间的可变性平衡。

病理　Blau 综合征/EOS 的皮肤组织学显示非干酪性"裸"肉芽肿，主要累及真皮上部，常分布于毛囊周围[29-31]。

临床特征　Blau 综合征/EOS 最常累及皮肤（75%）、关节（90%）和眼睛（65%），发病顺序如上所述[1,6,7,10,26,31-34]。在大多数患者中，病初只累及一个或两个系统[26]。与经典结节病不同，肺和肺门淋巴结通常不受累。大约 1/2 的 Blau 综合征/EOS 患者有反复发热[25-26]。

皮肤表现

在 Blau 综合征/EOS 中，散在的针头大小的丘疹通常首先出现在面部和四肢，然后蔓延到躯干（图 81.3）。这种皮疹很少出现在大龄儿童和成年人的结节病患者中[35]。这种淡黄色或红棕色的伴少许鳞屑的扁平的丘疹因为其颜色、大小和形状被比作"木薯颗粒"[29,36]。它们往往成簇或成线状排列，可以融合，多分布于毛囊周围[29-31,37]。全球第一项关于 Blau 综合征的前瞻性队列研究显示，在 31 名患者中，有 23 名患者

的皮疹为丘疹或湿疹样改变。其他炎性皮损包括结节性红斑和白细胞碎裂性血管炎[38]。

间断出现的广泛性的皮损通常在数年后自行消退。在受累部位可出现皮肤异色（色素沉着和色素减退的丘疹和斑块伴有毛细血管扩张性）[39]以及毛囊性皮肤萎缩或点状凹陷性瘢痕[7,32,36,40-42]。鱼鳞样皮肤和顽固性小腿溃疡也有过报道[40-44]。

皮肤外表现

Blau 综合征/EOS 患者的关节表现往往发生在儿童早期[26]。对称性多发性关节炎通常表现为滑膜增厚和积液引起的关节轻度肿胀[7,26,31-33]（图 81.4a）。手腕、膝盖、脚踝和 PIP 关节是最常见的部位[7]。明显肿胀的肌腱鞘和滑膜有相对正常的活动范围，很少疼痛，影像学表现不明显，有利于 Blau 综合征/EOS 的诊断，而不是幼年特发性关节炎（juvenile idiopathic arthritis，JIA）[1,7,32,45]。最新报道的骨发育不良可能发生在多达 2/3 的患者中[38]，包括屈曲指（近端指间关节的屈曲挛缩）（图 81.4b）和其他慢性进行性关节炎后遗症，最终可影响患者生长[26,46]。

前葡萄膜炎或全葡萄膜炎是 Blau 综合征/EOS 最常见的眼部表现，与经典结节病患儿一样，可有眼部疼痛、畏光和视物模糊[26,36,47-48]。前葡萄膜炎几乎是普遍

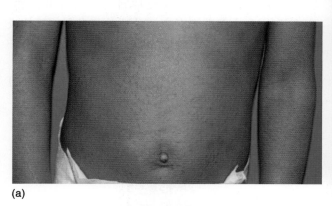
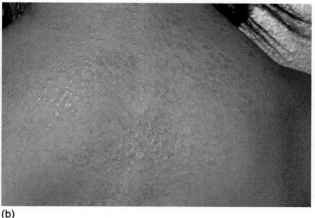

(a)　　　　　　　　　　　　　　　　　　　　(b)

图 81.3　患有 Blau 综合征的 3 岁女孩,腹部(a)和上背部(b)多个小的、顶部扁平的棕色或红棕色的丘疹。腹部丘疹呈毛囊周分布,手臂呈鱼鳞样外观。

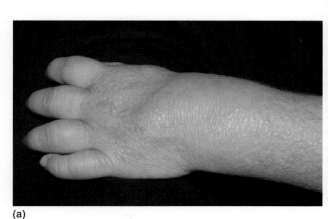
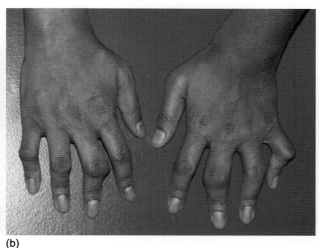

(a)　　　　　　　　　　　　　　　　　　　　(b)

图 81.4　(a)患有 Blau 综合征的 2 岁男孩的关节,其特点是轻微的滑膜肿胀。可见合并了肉芽肿丘疹和表皮萎缩。(b)一例 28 岁的 Blau 综合征患者长期关节累及而成的屈曲指

存在的,可伴或不伴后葡萄膜炎的累及[38]。肉芽肿性炎症还可累及结膜、泪腺、视网膜和视神经,并发症包括白内障、青光眼甚至失明[47]。由于早期眼部受累往往无症状,起病年龄差异大,因此所有 Blau 综合征/EOS 患者应定期行裂隙灯检查。

其他临床表现

　　Blau 综合征/EOS 的临床表现除经典三联征外,高达 50% 的患者可有其他系统、血管和内脏器官累及[38],包括脑神经病变和癫痫发作[49-51]、颈动脉、肾动脉和颅内动脉等肉芽肿性大血管炎[29,36,50,52-55],以及淋巴结、肝脏、肾脏、肺、心脏、唾液腺和附睾的肉芽肿性炎症[3,36,38,41,53,56-58]。动脉受累可导致恶性高血压[26]。以中性粒细胞为主的持续性白细胞增多的患者也有报道[26]。

预后

　　Blau 综合征/EOS 通常病情进展缓慢[1,36]。随着

时间的推移,大多数患儿的眼睛和关节因慢性炎症出现永久性后遗症[36,48],并且预测在家族中连续几代会逐渐加重[49,59]。如果生殖细胞也受到影响(所谓的性染色体镶嵌现象),那么这种未被完全认知的 *NOD2* 镶嵌现象有将 Blau 综合征的完整表型传递给后代的风险,导致患者不完全或不典型的表现。在这种情况下,二代测序可用于发现体细胞嵌合现象,并进行产前诊断,以防止完全型的 Blau 综合征传给后代[18]。

鉴别诊断　Blau 综合征/EOS 患者的肉芽肿性皮炎的临床和组织学表现可与瘰疬性苔藓相似,后者是一种结核疹,通常见于累及淋巴结和骨骼结核的儿童[29,37]。因此,怀疑有 Blau 综合征/EOS 的患者应考虑进行结核菌素皮肤试验。有趣的是,有接种卡介苗(Bacille Calmette-Guérin,BCG)疫苗后出现 Blau 综合征/EOS 的报道[60]。Blau 综合征/EOS 的关节症状可能与 JIA 相

似。除了上述提到的 Blau 综合征/EOS 特征性关节表现外,其肉芽肿性皮损而非 JIA 的全身发作的暂时性红斑,有助于 Blau 综合征/EOS 确诊。有报道发现部分有小叶脂膜炎、葡萄膜炎、全身性肉芽肿性炎症和发热的婴幼儿中未检测到 *NOD2* 或 *NLRP3*(编码冷炎素)突变[61]。

治疗 系统性使用糖皮质激素和其他免疫调节药物包括甲氨蝶呤、霉酚酸酯、环孢素、沙利度胺、TNF-α 拮抗剂、阿那白滞素(IL-1 受体拮抗剂)或卡纳单抗(抗 IL-1 受体 β 单克隆抗体)对 Blau 综合征/EOS 患者的皮损、关节炎和葡萄膜炎产生了不同的治疗反应[12,28,36,41,62]。皮肤肉芽肿性皮炎对长期口服红霉素有反应,通常可缓解萎缩凹陷性瘢痕[30]。在一个 Blau 综合征患者的

国际研究队列中,超过 2/3 的患者接受过药物治疗,通常为系统性糖皮质激素、免疫抑制剂和/或生物药物,但在评估时,大多数患者有活动性关节炎和玻璃体炎症[38]。这强调了对这种疾病进行更有效的、有针对性的治疗的必要性。

（唐萍 译,陈安薇 罗晓燕 王华 校）

参考文献 81.2

见章末二维码

081章 参考文献

第82章 环状肉芽肿

Annalisa Patrizi, Iria Neri

摘要

环状肉芽肿(granuloma annulare, GA)是一种可发生于成人和儿童的炎症性皮肤病,由肤色或红色的丘疹环状排列而成,也可有结节性的损害。环状肉芽肿的好发部位是四肢伸侧及手足背,很少累及头皮和躯干。环状肉芽肿的病因尚不清楚,现已报道一些病因可能与该病相关,如1型糖尿病、感染、血液系统疾病和自身免疫性疾病。环状

肉芽肿目前主要分为四型:局限型环状肉芽肿(多发或单发)、皮下型环状肉芽肿、泛发型环状肉芽肿(环状或非环状)和穿通型环状肉芽肿。脐凹状丘疹型 GA 和线状 GA 是较少见的类型。临床表现是诊断 GA 的关键,但在疑诊时,需通过活检和组织病理学进行确诊。组织病理主要分三型:栅栏状肉芽肿型、间质组织细胞型和结节型。GA 通常是良性且有自限性,因此临床随访是首选的治疗方案。其他的局部或系统性治疗尚有争议。

要点

- 环状肉芽肿(granuloma annulare, GA)是一种炎症性皮肤病,可发生于儿童和成人,其特点是环形排列的肤色或红色的丘疹,也可有结节性的损害。
- GA 的四种主要类型为局限型 GA、皮下型 GA、泛发型 GA 和穿通型 GA。脐凹状丘疹型 GA 和线状 GA 两种类型较罕见。
- 全身各区域均可累及,但在各种临床类型中,手部、足部和肢体伸侧受累最为常见。
- GA 的病因尚不清楚,但它不具有传染性,也不是过敏引起的。

- 大多数 GA 病例是散发的,发生于其他方面都健康的儿童身上。偶有家族性病例报道。在成年人中,GA 可能与一些疾病有关,如糖尿病、感染、血液病和自身免疫性疾病,特别是风湿病。这种关联性在儿童中尚未被发现。
- 为明确诊断,需进行活检。GA 主要的病理特点为:栅栏状肉芽肿型、间质组织细胞型和结节型。复发的病例不需要额外检查。
- 因为 GA 通常不需要治疗,故首选的治疗方案是临床随访,因为大多数 GA 病例在 2 年内会自行消退。一些局部或全身性的治疗方案尚有争议。

引言和历史 环状肉芽肿是一种较常见的炎症性皮肤病,可发生于儿童和成人。Fox 在 1895 年首次报道了一个 11 岁的女孩的"手指环状皮损"。7 年后,Radcliffe Crocker 证实 GA 是一个独立的疾病[1-2]。最初认为结核病与 GA 有关,但在 20 世纪 60 年代以后,这种相关性已被忽略[3-5]。

在 1950—1960 年间提出皮下型 GA,并认为需与类风湿性关节炎和风湿热的结节相鉴别[6]。

大多数 GA 病例为局限性皮损,泛发型相对少见;其他还有穿通型、线状和皮下型 GA[6]。无论皮损的扩散程度和临床分型如何,GA 主要的临床特征仍是呈环状、戒环样分布的丘疹。本病好发于四肢伸侧,特别是手足背。同一患者可同时存在一种以上的皮损类型。

GA 的诊断以临床为主,经常需要组织病理学检查以确诊。

尽管一些病例报道儿童 GA 患者与某些疾病特别是糖尿病和糖耐量异常存在关联性[7-10],但在大多数患

儿中,GA 仍是一个独立的疾病。

众所周知,环状肉芽肿是良性病变,通常是自限性的,因为大多 GA 病例在发病数年后会自行消退。

目前对于 GA 的最优治疗方案尚无统一标准,且仍然缺乏全世界公认的循证治疗指南[11]。

流行病学 环状肉芽肿可发生于任何年龄,最常见学龄期儿童和青壮年[5,11]。它在成人和儿童的皮肤病患者中发病率约为 0.1%~0.4%[12]。

结合临床分型、患者性别或特殊年龄段等因素进行分析,可发现一些关联性。局限型 GA 在 30 岁以下的成人患者中更为常见,且更好发于女性(男:女 = 1:2),而在儿童中没有明显性别差异或仅有轻微的男性偏好的报道[13-17]。除儿童眼周局限型 GA 常见于非裔美国人以外,未发现其他方面有种族上的差异[18-19]。

皮下型 GA 通常发生于 2~6 岁的儿童,且在女孩中更为常见[18,20-22]。泛发型 GA 好发于女性以及 40 岁

以上的成年人,儿童中少见,尽管有部分报道认为泛发型 GA 好发于男性和 10 岁以下的儿童[13,23-24]。

病因

GA 的病因尚不清楚:虽然有研究提出家族性发病和它可能的遗传倾向,因为某些特定的 HLA 等位基因(特别是 HLA-B35、HLA-B8 和 HLA-A31)遗传所致[14,25-35],但尚无确定的致病因素。

家族性 GA 可能为常染色体显性遗传,这种形式较散发的 GA 病例少见,且临床表现更严重和持久[33,35]。

研究人员曾推测 GA 可能是迟发型超敏反应[13,20,33,36-38],一些因素可诱导 GA 发生,如虫咬和局部非特异性的小创伤(尤其是累及皮下时)、结核菌素皮肤试验、卡介苗(BCG)、破伤风疫苗和类白喉毒素免疫接种、乙型肝炎和丙型肝炎的疫苗接种或病毒感染、紫外线照射、人类免疫缺陷病毒或带状疱疹病毒感染、其他病原感染、瘢痕、补骨脂和 PUVA[16,23,36,39-66]。Ziemer 等记录了伯氏疏螺旋体感染与 GA 尤其是儿童和成人局限型 GA 的关系[21]。疫苗接种后(通常为 5 天~2 个月)引起的最常见的 GA 为泛发型 GA,部分病例可表现为注射部位局限性的皮疹[61]。虽然情绪压力和皮下型 GA 之间缺乏明确的关联性,但据 Studer 等报道称,他们的患者中有 15% 的复发患者有过应激状态[67]。

所有的诱发因素似乎都能激发炎症反应或免疫反应,特别是对于易感个体,抗原可引起细胞介导的迟发型超敏反应的免疫应答导致 GA 发生。日晒时间的延长被认为跟 GA 复发相关,但原因尚不清楚[16,23,68]。

发病机制　环状肉芽肿是由于组织细胞浸润的结缔组织退化和周围肉芽肿的形成所致。也可出现中性粒细胞和淋巴细胞浸润[69]。

早期学者认为 GA 的主要发病机制为小血管炎和内皮细胞坏死,伴有纤维蛋白外渗、IgM 和补体 C3 沉积,偶有免疫反应物出现[70-71]。中性粒细胞、核尘和朗格汉斯细胞也参与了发病过程[16,72-73]。最近的研究提出一个综合性发病机制,即 Th1 淋巴细胞和巨噬细胞活化相关的迟发型超敏反应、循环免疫复合物、白细胞和补体系统的失调共同作用完成[73-75]。

超敏反应可能在初期起中心作用:GA 的炎性浸润被认为主要由活化的 T 细胞,尤其是 CD4$^+$ T 细胞组成[72-73,76],大多为非特异性抗原的活化[77]。Modin 等人报道 IL-2 等细胞因子是炎症反应的增强剂,可与人类金属弹性蛋白酶(MM-12)和其他增强的巨噬细胞酶共同作用[78-79]。

除了对未识别的抗原的迟发型超敏反应外,GA 发病机制中的另一个重要作用是真皮和皮下结缔组织的改变,即弹性纤维的减少和 I 型胶原合成的增加[69,80]。

相关疾病

一些学者记录了 GA 与其他疾病的关系,如糖尿病、肿瘤、霍奇金淋巴瘤、白血病、血脂异常、甲状腺炎和肺结核,但部分关联性尚有争议[73]。

1 型糖尿病(diabetes mellitus type 1,DM1)经常在成人 GA 患者中出现,而在儿童中,只在少数 GA 病例中报道与此病相关联,因此这种相关性尚不确定[24,81-88]。1994 年 Evans 等人的研究中,DM1 在皮下型 GA 的儿童患者中的总体发病率为 5%,在 Grogg 等人 2001 年的报道中为 5.9%,而在 Patrizi 等人的研究中仅为 0.63%[66,89]。此外,Kakourou 等人 2005 年在多发局限型 GA 的患儿中,发现伴有轻度糖耐量受损,同时低水平血清胰岛素以及糖尿病家族史阳性[90]。Dabski 和 Winkelmann 于 1989 年进行了首个关于 GA 和糖尿病之间关系的大型研究,发现两者的关联率为 20%[91],但在该研究的患者中,只有 6% 是儿童。

在大多数成人和儿童中,皮下型 GA 和 DM1 的诊断是依次出现或同时出现的。其他研究发现 DM1 和碳水化合物不耐受主要出现在成人和儿童的泛发型 GA 患者中[9-10,31,91-93]。

部分学者报道了在合并有 DM1 或青少年发病的成年型糖尿病(maturity-onset diabetes of the young,MODY)的 GA 患者中,与类脂质渐进性坏死(necrobiosis lipoidica,NL)相关的病例,该病临床表现和组织病理学均与 GA 不同[14,17,87,94]。

总之,部分报道指出 GA 与胰岛素依赖型糖尿病以及前驱糖尿病之间存在相关性。然而,这需要更大规模的对照研究来证实或否定儿童中的这些数据,并评估其风险性。

现已报道环状肉芽肿与肿瘤有关,特别是血液系统肿瘤。这一点在成人中尤其得到证实,例如霍奇金淋巴瘤、其他类型淋巴瘤和骨髓移植等疾病。慢性 EBV 或 HIV 感染以及自身免疫异常如甲状腺炎与 GA 的相关性能进一步证实免疫系统失调在 GA 发病机制中的重要作用[48,51,95-100]。类似病例在儿童的文献报道中是罕见的,但也有少数病例报道在患有血液系统肿瘤的儿童中,GA 通常呈非典型表现,如皮疹播散分布、不常见的发病部位以及对局部外用糖皮质激素反应迅速。Jee 在 2003 年首次报道了一个 5 岁的 GA 女性患儿患有慢性粒细胞白血病[101]。此外,Maschio 等人报道了一例 5 岁的 GA 儿童患有 DM1 和自身免疫性甲状腺炎的病例[88]。

更多关于 GA 相关性疾病的报道可以在文献中找到。例如,葡萄膜炎患者可合并泛发型 GA 和局限型 GA[18-19]。一些学者还报道了皮下型 GA 的儿童患者同时患有中间葡萄膜炎或全葡萄膜炎[18,102-103]。然而,这些病例相当罕见，且均没有提到眼周区域比其他部位更易累及[18]。

在对 63 名 GA 患者的调查中，发现 30% 的病例与特应性皮炎相关。其中一例儿童 GA 患者有家族性高胆固醇血症。成人中 GA 和血脂异常之间的关联性已被公认，但儿科病例中少有报道[16,104]。

临床表现　GA 临床分型主要有四型：局限型 GA、皮下型 GA、泛发型 GA 和穿通型 GA。两个不常见的分型为：脐凹状丘疹型 GA 和线状或节段型 GA[27]。所有分型汇总在表 82.1 中。儿童最常见的 GA 为多发局限型 GA，其次为单发局限型 GA、皮下型 GA 和泛发型 GA[16]。

表 82.1　环状肉芽肿（GA）的临床分型

	发病率	好发年龄	临床表现	好发部位	消退时间
局限型 GA	可单发或多发，是儿童 GA 中最常见的类型	学龄前或学龄期儿童（平均约 6.5 岁），很少在 20 岁后发病	粉色或紫色的不同大小的弓状斑块，中央平滑，逐渐清晰，边界由聚集的丘疹组成，逐渐向周围扩大	手足背	13 个月~2 年
皮下型 GA	是儿童 GA 中第二常见的类型，可与局限型同时出现	2~6 岁	位于皮下的单个或多个迅速生长的结节	头皮、胫骨前侧、手、足、手指的背面和侧面	同局限型 GA
泛发型 GA	可呈环状或非环状，为儿童 GA 中第三常见的类型	儿童中很少报道	对称分布的丘疹，常呈非环状。特征是躯干有 10 个以上的皮损	全身	4~8 个月
穿通型 GA	极少	儿童和青壮年	单个或多个的环状丘疹，中央有脐凹，可排出黏性胶原物质和坏死组织	手（尤其是手背和手指）和身体伸侧	数年
脐凹状丘疹型 GA	目前文献中只报道了 6 例	儿童	有脐凹的丘疹，类似于穿通型 GA，但没有胶原物质和坏死组织排出	手背	介于丘疹型和穿通型 GA 之间
线状 GA	罕见	儿童	单侧沿 blaschko 线分布的环状丘疹	躯干和四肢的单侧	可转化为泛发型 GA

局限型 GA

局限型 GA 是儿童最常见的 GA（根据近几年的文献，发病平均年龄为 6.5 岁），占成人 GA 病例的 75%。这些病例中仅有小部分（据文献报道约 11%）是家族性发病[17,27]。

局限型 GA 由环形或弓形的无鳞屑的大小不一的斑块组成（通常从几毫米到 5cm 不等），中心平滑，趋于清晰。边缘由苍白色、红色或紫罗兰色丘疹聚集而成，触之坚实光滑。皮损被正常皮肤包围（图 82.1、图 82.2）。皮损为多形性，呈离心模式缓慢增长（图 82.3、图 82.4）。

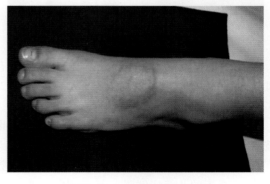

图 82.2　足背紫色环状 GA

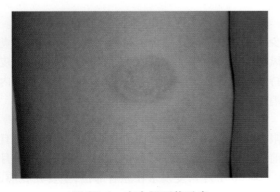

图 82.1　右大腿环状丘疹

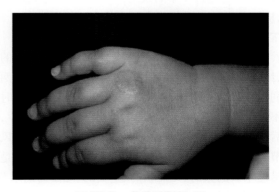

图 82.3　多发局限型 GA

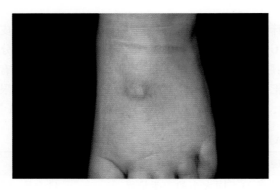

图82.4 多发局限型 GA

在儿童中,最常见的发病部位是手足背(图82.3~图82.5),通常是手指上有单个的大斑块,而面部和头皮很少累及。耳部发病罕见,曾有报道提出可能与既往反复轻微创伤有关,如 Cho 等人 2014 年报道的病例[105]。

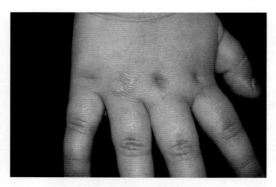

图82.5 手背光滑的局限型 GA

在部分病例中,除了躯干以外,身体其他部位有多个斑块,通常被定义为多发局限型 GA[16](见图82.3、图82.4)。

因皮损通常无症状,很少会疼痛或瘙痒,因此可能被误诊[17,39]。皮损数年内多可自愈,且不遗留瘢痕[14,106-107]。然而,20%~40%的病例常在数月到数年后复发(在最近的儿童病例调查中,平均复发时间约为13个月,未有超过2年的报道)。在大多数报道的病例中,皮损复发的位置与首次出现的位置相同[14-16]。

皮下型 GA

皮下型 GA 是除局限型 GA 外儿童中最常见的类型,约1/4的局限型 GA 和皮下型 GA 相关[36,108],两者可同时或先后相继出现,各自的病程和自行消退时间可不同[109]。皮下型 GA 的平均发病年龄约6.5岁,20岁后极少发病[17,27,69]。皮下型 GA 也被认为是假风湿结节、皮下栅栏状肉芽肿或深部 GA[18,106],其特征是皮下迅速生长的大的、无症状的、坚实的、无溃疡的结节。

皮损可单发,也可多发,可不呈环状排列(图

82.6)。它们可出现在肌肉组织上,具有活动性,当出现在骨性突起处,会深深固定于骨膜上[36,106,110]。皮下型 GA 最常见的部位是下肢、头皮,尤其是枕部、胫骨伸侧(图82.7)、手、足、手指的背面和侧面。臀部和前额很少累及。

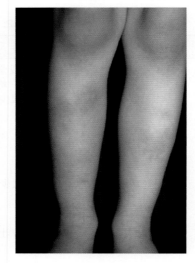

图82.6 下肢多发的皮下型 GA

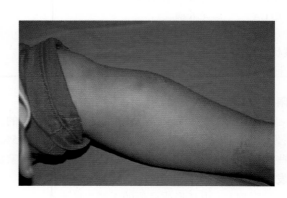

图82.7 胫前深在的皮下型 GA

当皮下型 GA 发生在不常见的部位时,诊断会有难度。例如,一些儿童病例显示,结节可位于阴茎[39,94,111-113]、掌跖以及眼周区域,多见于非裔美国人[17-19,69]。

该病通常是无症状的,且发生在健康的儿童。只有少数长期随访的儿童病例显示与类风湿性关节炎或类风湿因子阳性[114-115]、糖尿病[86]有关。尽管部分皮损可持续数周到数十年,50%的皮下型 GA 可在2年内自行消退。

Patrizi 等人在1995年报道,皮下型 GA 复发率比局限型 GA 高(分别为19%~75%和20%~40%),且复发前皮疹完全消退的时间更长,从1个月到42个月不等(平均30个月),复发常在原有部位,主要在胫前,其次是手[16,22,89]。

泛发型 GA

泛发型 GA 的定义是躯干皮损超过 10 个[16],它包括泛发环状型、播散性丘疹型和不典型的泛发型 GA。在儿童中很少有报道,皮损表现为广泛分布的粉红色、淡黄色、紫色的光滑的丘疹或结节。大小可从数毫米到数厘米不等,1/3 的病例的皮损可呈非环状分布,特别是躯干部位的皮损[91]。非环状泛发型 GA 的特点是躯干数十个对称分布的丘疹(图 82.8),通常不在掌跖。而环状泛发型 GA 的皮损呈典型的环状结构[23]。太阳暴晒部位的皮损通常比身体其他部位多[69]。

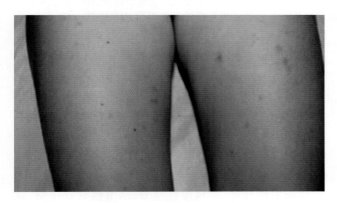

图 82.8 非环状的泛发型 GA

此外,泛发型 GA 的丘疹和结节可能不同于其他类型的 GA,因为它们通常可引起瘙痒或疼痛。

皮损可迅速进展,并在数月内(4~8 个月)自行消退,但部分病例被报道呈慢性、复发性、难以治疗的过程[16,23,27,101]。

穿通型 GA

本类型相当罕见。它通常发生在儿童和青壮年,往往在数年内自愈。1971 年首次报道了穿通型 GA,其临床特征是 1~4mm 的丘疹,孤立的或成环状排列,中央呈脐凹状,可排出黏稠的胶原物质和坏死组织。自愈后比其他类型的 GA 更易残留色素沉着或色素减退

样瘢痕[13,27,34,116,117]。这种类型的 GA 似乎在夏威夷更常见,且在夏季加重,冬季缓解[34,116-118]。

穿通型 GA 可呈局限性分布,也可泛发,但较少见。典型的发病部位是在手(特别是手背和手指)和身体伸侧,躯干、面部和身体其他部位也可被累及。皮损通常是无症状的,尽管一些病例有报道过有疼痛或瘙痒感[117]。

脐凹状丘疹型 GA

1992 年 Lucky 等人首次报道此类型 GA,这种 GA 的特点是皮肤内脐凹状丘疹排列成环状。临床上类似于穿通型 GA,但通常无胶原样或坏死物质排出[119]。文献只报道了 6 例[17]。2011 年 Cho 等猜测脐凹状丘疹型 GA 可能是丘疹型 GA 和穿通型 GA 的中间型[120]。脐凹状丘疹型 GA 多发生在儿童的手背,常无症状或偶有瘙痒[34,119-120]。Batchelor 和 Clark 在 2006 年报道了一例 11 岁男孩的多发脐凹状丘疹型 GA[121]。

线状或节段型 GA

Morice-Picard 等人在 2006 年报道了一名 7 岁女孩,其皮损最初主要沿单侧 Blaschko 线分布[33],5 年后逐渐发展为泛发型 GA[122]。他们认为,这个女孩可能是受到"2 型镶嵌现象"的影响。

组织学表现

当临床诊断存疑时,组织病理学检查是诊断 GA 的必要手段。尤其重要的是,皮肤科医生要排除肺结核、红斑狼疮、梅毒、结节病和类风湿性结节等疾病。

GA 的组织学特征是真皮胶原变性灶周围的组织细胞间隙样和栅栏状排列,以及黏蛋白沉积。正常真皮区域与肉芽肿性炎症灶相分离。黏蛋白可伴有不同数量的纤维蛋白和变性的胶原纤维束,存在于栅栏状肉芽肿的中心,与散在的间质组织细胞相联系。最常见的浸润模式是栅栏状肉芽肿型和间质组织细胞型(图 82.9、图 82.10),分别占 20% 和 70% 的病例,但也可出现结节型浸润,有时这三种浸润方式可同时存在于同一皮损[27,123-124]。

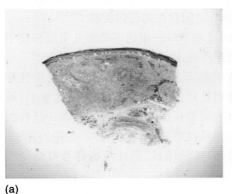
(a)

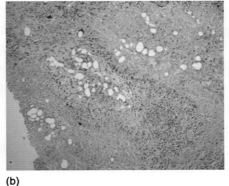
(b)

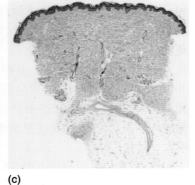
(c)

图 82.9 栅栏状肉芽肿型的组织学表现。(a)肉芽肿性结节炎症,HE 染色,×4。(b)真皮中组织细胞围绕变性的胶原蛋白呈栅栏状排列,黏蛋白沉积,HE 染色,×10。(c)真皮正常的区域与肉芽肿性炎症区分离。真皮有黏蛋白沉积,HE 染色,×25

第十六篇

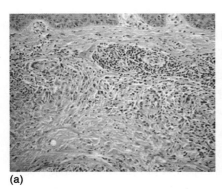
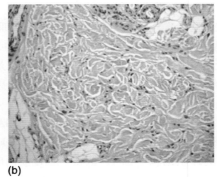
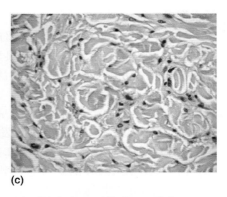

(a)   (b)   (c)

图 82.10 间质组织细胞型表现。(a)浅表血管周围的间质性炎症,HE 染色,×4。(b)间质组织细胞型排列,HE 染色,×20。(c)以沉积的黏蛋白为中心,网状真皮层中的胶原纤维束间的组织细胞间隙性地成栅栏样排列在周围,HE 染色,×40

常累及真皮中上部,而表皮和血管壁通常正常。

栅栏状肉芽肿型的外周栅栏由浸润的淋巴细胞组成,排列在破碎不清的真皮胶原束(嗜酸性纤维物质和嗜碱性黏蛋白沉积物)的周围,也可围绕毛细血管和微静脉的血管壁分布[18,20,27,36]。此外,成纤维细胞核的数量通常减少,巨细胞可存在。阿尔辛蓝染色[20]可显示出黏蛋白沉积,而纤维变性更罕见。

间质组织细胞型较常见,尤其是在泛发型 GA 中,组织细胞浸润到胶原束中,呈现大量有丝分裂像,并嵌入嗜碱性黏蛋白中[125]。

与其他两种类型相比,结节型罕见,其特征是存在上皮样结节、黏蛋白和富含嗜酸性粒细胞的浸润物[69,123,126]。

皮下型 GA 呈栅栏状排列的组织细胞主要分布在脂肪小叶中。在栅栏状肉芽肿中央可见丰富的黏蛋白,伴有纤维蛋白和变性的胶原束。肉芽组织有时位于栅栏状肉芽肿附近,混合细胞浸润可见于颗粒组织区域。一些罕见的巨细胞也可以在这种类型中检测到[20,36]。

穿通型 GA 中表皮被破坏,因此肉芽肿的核心通过溃疡与表面相连。也可能是穿通的毛囊变异[34,116-117,127]。

无论临床分型和组织学改变如何,部分 GA 患者可出现继发性血管炎、血管闭塞或血管壁无定形物质沉积。病变中可能存在或缺乏弹性组织,特别是在泛发型和皮下型 GA 的渐进性坏死区域[70,72]。

免疫分型

GA 的免疫细胞学显示,某些在所有肉芽肿疾病中非特异性检测到的标志物可呈阳性:例如,CD68/PGM1 和 CD68/KP-1(尽管较低)的持续的强表达,以及溶菌酶的可变表达。因此,免疫细胞化学对 GA 的确诊意义不大[20]。

然而,在局限型和皮下型 GA 的周围血管浸润中占主导地位的是 CD4⁺而非 CD8⁺ T 淋巴细胞。这一证据表明,GA 是 Th1 迟发型超敏反应的结果,可能会引发基质退化[20,38]。

鉴别诊断 在综合评估患者的年龄、皮损排列形状、颜色、位置和其他临床特征后,通常可以对 GA 尤其是局限型 GA 作出正确的临床诊断。诊断不确定时,需进一步检查,如培养或显微镜检。体癣可以模仿局限型 GA,但是它有炎性的鳞屑样的边缘[34]。其他需要除外的皮损有扁平苔藓、持久性隆起性红斑和离心性环状红斑。阴茎上的皮损需要与性传播疾病加以区分。类脂质渐进性坏死、类风湿性结节、结节性软骨皮炎、软骨假性囊肿和瘢痕疙瘩可与耳部的 GA 相似,而眼周 GA 的诊断需排除颜面播散性粟粒狼疮、儿童肉芽肿性口周皮炎和肉芽肿性感染[19,34,36,39,94,105]。

泛发型 GA 须与光泽苔藓、病毒和药物引起的皮疹、丘疹性黏蛋白病、二期梅毒和结节病相鉴别[23]。

皮下型 GA 可能与恶性肿瘤、脂膜炎和感染混淆。已报道一些误诊为良性肿瘤的病例,如纤维组织细胞瘤、皮肤肌纤维瘤、纤维脂肪瘤和错构瘤[128-129]。Nayak 等人报道了一例皮下型 GA 最终证实为上皮样肉瘤的病例[125],而 Concado 等人报道了 3 个被诊断为上皮样肉瘤的儿童,最终证实为皮下型 GA[130]。超声(ultrasound,US)和磁共振成像等成像工具有助于确诊。特别是头皮的皮下型 GA,必须完善成像检查以排除在脑室中脑结构和结节之间存在的任何关联[106,131]。

2011 年,Riebel 和 Scheer 报道了 7 名儿童腿部皮下型 GA 的典型超声外观:边界模糊,单一的低回声[126]。

穿通型 GA 在临床上可能类似于获得性反应性穿通性皮肤病,特别是穿通性胶原病[117]。在儿童中,局限性的穿通型 GA 可被误诊为传染性软疣,而广泛性的穿通型 GA 可与丘疹性荨麻疹、昆虫叮咬、二期梅毒、穿通型结节病、疥疮、皮肤结核、急性痘疮样苔藓样糠疹相混淆[116-117,132]。

脐凹状丘疹型 GA 也可类似于传染性软疣、穿通型结节病、皮肤结核、丘疹性黏蛋白病、匐行穿孔性弹性组织变性、疣和钙质沉着病[120]。

虽然仔细的临床查体以及病史和影像学检查在大多数情况下足以诊断 GA，但有时仍需要活检和组织病理学来明确诊断。

管理、治疗和预防　GA 尚无可靠的预防方法。事实上，大多数诊断为 GA 的患者没有特殊的既往史。实验室检查通常是正常的，除了与糖尿病相关的高血糖症。然而，通常每一个新诊断的 GA 患者需要完善血常规、红细胞沉降率、炎症指标如 C 反应蛋白、生化、类风湿因子、抗核抗体和补体蛋白等检查[17]。

对于某些 GA 病例，特别是皮下型 GA，还需要进一步的检查。完善 X 线以排除骨侵犯、钙化或成骨作用[110]。当 GA 位于特殊部位如头皮时，超声、CT 扫描或 MRI 等检查是有意义的。皮下型 GA 在 MRI 上有特征性的表现：边界模糊、对比增强强化、异常强度的信号延伸到邻近组织[133]。然而，影像检查不能取代显微镜，必须完善活检以排除皮下恶性肿瘤[22,65,110]。

虽然葡萄膜炎与 GA 的相关性尚未得到统计学的证实，但通常建议对眼周 GA 患者进行眼科评估[18-19]。

在疾病的临床进展和预后方面，大多数 GA 病例，包括泛发型和穿通型 GA，在发病后 1～2 年内自愈。这一证据对于安抚儿童患者的父母和只安排保守随访是至关重要的。确诊 GA 后，定期对皮损进行临床观察，直到其自发消退是治疗所有类型的儿童 GA 的首选方法[17]。

当皮损有主观症状或有影响美容时，可进行干预治疗，但目前尚无标准的治疗方案[23,73,116-117]。

在 1996 年的一项关于儿童的大型系列研究中，Patrizi 等人报道了 GA 患儿在接受皮肤活检或其他小创伤后[16]，有 67% 的患儿皮损自行消退。该数据后来被其他临床医生证实[39,94,134]，猜测机械触发因素可刺激胶原再生、新生血管形成及皮损愈合[134]。

局部外用强效的糖皮质激素乳膏或软膏通常用于治疗局限型 GA，尽管局部长期外用糖皮质激素，可导致皮肤萎缩，但治疗效果满意[81]。另外，一些学者报道了 0.1% 他克莫司软膏在儿科患者中的使用，该药不是第一选择，且治疗效果存在偏差[135-136]。

Kuwahara 等人在一名泛发型 GA 的 12 岁女孩身上外用 5% 咪喹莫特乳膏取得了较好的效果。然而，5 年后 Stephenson 和 Nedorost 的儿童病例报道得出了相反的结论，即使用咪喹莫特后皮损进一步扩大且加重[137-138]。

少数几项通过冷冻疗法治疗 GA 的结果令人欣慰，但仍需要进一步的研究来证实这种干预治疗的长期疗效[16]。

脉冲染料激光治疗儿童局限型 GA 效果良好。其他类型的激光治疗也有过报道，如点阵激光和准分子激光[139]。部分干预治疗如咪喹莫特或脉冲染料激光，

可能会在治疗区域留下短暂或长期的色素减退[140]。

泛发型 GA 的治疗方法与局限型 GA 类似，尽管已进行了系统性治疗的尝试，例如异维 A 酸、氨苯砜、烟酰胺、抗生素和抗疟药，但只有部分病例取得了成功[81,141]。

光疗对泛发型和其他弥漫分布的 GA 可能有效，但对脐凹状丘疹型 GA 和沿 Blaschko 线分布的线状 GA 患者的治疗效果仍有争议[33,81,120-121]。

特殊部位的皮损可能需要特殊的处理。例如，发生在头皮的 GA 较其他类型更适合手术切除，而阴茎 GA 通常通过局部外用糖皮质激素或手术切除治疗或仅简单的临床随访[39,94,110]。

近期有研究使用阿达木单抗和其他肿瘤坏死因子 α 拮抗剂治疗播散型 GA，虽然没有儿童参与，但结果是令人鼓舞的[142-143]。

GA 可能复发，通常在皮损第一次出现的部位复发，多数情况下数年内自行消退[73]。关于 GA 的治疗方案见框图 82.1。

框图 82.1　环状肉芽肿（GA）的主要治疗方案

一线选择

临床随访直到皮损自行消退	这是几乎所有类型的 GA 的最佳选择，因为其皮损可自行消退

皮损有症状、皮损在特殊部位或患者自身有治疗需求时的治疗选择

局部使用糖皮质激素	可为软膏、乳膏或皮损内注射，可能的副作用为皮肤萎缩
局部使用他克莫司	0.1% 的他克莫司软膏外用于患儿，有部分成功病例
局部使用咪喹莫特	5% 咪喹莫特外用于患儿，疗效尚有争议
冷冻治疗	在儿童中的效果令人鼓舞，但仍需更大规模的系列研究
脉冲染料激光	在局限型 GA 中取得了较好的效果
系统性治疗	异维 A 酸、氨苯砜、烟酰胺、抗生素和抗疟药物已在儿童患者的治疗中进行了使用，部分病例取得了效果
光疗	用于弥漫性皮损，但结果尚有争议
手术切除	治疗部分特殊部位的皮损

（唐萍　译，陈安薇　罗晓燕　王华　校）

参考文献

见章末二维码

082章 参考文献

第83章　口面部肉芽肿病

Lisa Weibel，Martin Theiler

摘要

　　口面部肉芽肿病（orofacial granulomatosis，OFG）是一种仅局限于口面部组织的慢性炎症性疾病。反复发作或持续性的口唇肿胀是其主要特征，相关的牙龈肥大是其典型的诊断特征。在大多数病例中，OFG 代表一种独特的特发性疾病，但需考虑是否伴发克罗恩病（Crohn's disease，CD），并对患者进行相应的监测。鉴于特定的口腔特征、肛周受累、胃肠道症状和粪便钙防卫蛋白（calprotectin）异常，应怀疑有潜在的克罗恩病存在，需行胃肠道造影检查。患者对食品添加剂、牙膏和牙科材料存在超敏反应的潜在原因尚不清楚。OFG 的推荐治疗包括局部外用他克莫司和糖皮质激素、皮损内注射和系统使用糖皮质激素、抗菌剂以及 TNF-α 抑制剂。对于严重的顽固性病例，外科手术（surgical debulking treatment）可能有效。

要点

- 反复发作或持续性的口唇肿胀是 OFG 的主要特征，有时也会累及面部其他区域。
- 应考虑是否伴发克罗恩病（Crohn's disease，CD），并对患者进行相应的监测。
- 胃肠症状、粪便钙防卫蛋白异常及肛周受累应及时行胃肠道检查。
- 患者对食品添加剂、牙膏和牙科材料存在超敏反应的潜在原因尚不明确。
- OFG 的推荐治疗选择包括局部外用他克莫司和糖皮质激素，皮损内注射和系统使用糖皮质激素、抗菌剂以及 TNF-α 抑制剂。

第十六篇

引言和历史　　口面部肉芽肿病（orofacial granulomatosis，OFG）是一种罕见的以口面部反复发作或持续性肿胀为特征的慢性炎症性疾病。1928 年，Melkersson 首次描述了没有潜在系统性疾病的口面部肿胀和面部麻痹[1]。在 Rosenthal 介绍了一位口面部肿胀、面部麻痹和皱襞舌的患者后，1949 年提出了 Melkersson-Rosenthal 三联征的概念[2]。1945 年提出了肉芽肿性唇炎（cheilitis granulomatosa）和 Miescher 唇炎（Miescher cheilitis），用于描述局限于唇部的肉芽肿性炎症和肿胀[3]。肉芽肿性唇炎被认为是 Melkersson-Rosenthal 综合征的单一症状形式。1985 年，引入"口面部肉芽肿病"术语以涵盖肉芽肿性唇炎和 Melkersson-Rosenthal 三联征[4]。如今，OFG 已被用作无系统疾病基础的口面部肿胀和肉芽肿性炎症的统称[5]。

　　系统性肉芽肿性疾病如克罗恩病（Crohn's disease，CD）、结节病、麻风、结核病和慢性肉芽肿病也可引起与 OFG 相似的口面部临床表现。然而，OFG 定义为仅限于口面部组织的特发性肉芽肿性疾病。如果 OFG 患者最终出现面部以外部位受累，例如肠道 CD，那么则需要修正诊断（如：从 OFG 修正为口腔和肠道 CD）[5-6]。

流行病学和发病机制　　口面部肉芽肿病是一种罕见疾病，其确切患病率尚不清楚。大多数已发表的队列研究来自于北美和欧洲，无特定种族和性别倾向[4,7]。OFG 主要累及青年人[8]。其病因和发病机制并不清楚。目前研究发现的潜在病因包括遗传、免疫、过敏和感染因素。最近一项包含 173 例儿童 OFG 的荟萃分析描述了约 40% 的 OFG 患儿同时诊断了 CD[8]。其中约 50% 的 OFG 发病预示了 CD 的诊断，两次诊断间隔的平均时间为 13 个月（3~36 个月）。

　　关于遗传易感性的研究有不同的报道结果。家族性聚集发病似乎是异常情况，并且没有可靠的证据表明存在特定的 HLA 关联[9-10]。

　　细胞因子和趋化因子的表达模式研究发现，OFG 是主要以 Th1 细胞为主介导的免疫反应[10]。已报道的皮损处 T 细胞克隆扩增结果显示出对抗原的迟发性超敏反应[11]。

　　OFG 涉及对各种食品添加剂、牙膏和牙科材料的过敏及超敏反应，但这是否为其病因或为加重因素，仍存在争论。OFG 患者中特应性疾病的高患病率支持该理论[12]。肉桂和苯甲酸酯类化合物被认为是最常见的诱因[13]。有病例报告患者症状加重与接触或摄入这些产品有关,当饮食回避后症状改善,在某些病例中摄入物的斑贴试验呈阳性[14-15]。然而,也有一些其他研究未能证明 OFG 患者对食物、添加剂或接触剂过敏的证据[6]。饮食干预对 OFG 的改善作用将在后续的治疗部分进一步讨论。

　　诱发 OFG 免疫反应的微生物因素的研究主要集中在结核分枝杆菌、副结核分枝杆菌、酿酒酵母菌、伯氏疏螺旋体、白念珠菌和变形链球菌。尽管一些报道证实了 OFG 中存在结核分枝杆菌 RNA,但几乎没有任何证据表明它们在 OFG 发病机制中的作用[6]。

临床特征、诊断和鉴别诊断　　OFG 的主要特征是口唇肿大,累及 90% 以上的患者[7-8](图 83.1)。在疾病的早期,口唇肿大通常是无痛性、反复发作和水肿性的。可能不对称、仅累及一侧唇或双唇均受累。常可见唇有鳞屑。随着时间进展,口唇肿胀更加持久和坚实,并且可能出现唇裂和口角炎。在作者的经验中,牙龈黏膜肥大是常见现象,且可作为典型的诊断特征(图 83.2)。其他的特征包括颊黏膜鹅卵石样外观、颊或唇沟慢性疼痛性线状溃疡,以及较少见的口腔黏膜任意部位的阿弗他溃疡。舌部裂纹如皱襞舌可能发生,但完全符合 Melkersson-Rosenthal 三联征的很少。值得注意的是,可能会出现唇以外的面部组织如颏部、颏下区、颧部和眶周区域的肿胀(图 83.3)。

　　与 OFG 相比,提示口腔 CD 的特征包括黏膜溃疡、颊沟受累、瘘管和增殖性化脓性口炎(pyostomatitis vegetans)[16]。关于 OFG 与 CD 的关系仍有争论。高达 26% 的 OFG 病例可出现胃肠道体征或症状(肛周受累、腹痛、腹泻或肠道出血),可能因此诊断为 CD[8]。除了特发性 OFG 和口腔 CD 外,"OFG 伴有胃肠受累"被提出作为一种单独的疾病,包括无胃肠道症状但结肠镜检查异常(组织学上有红斑、溃疡、肉芽肿性炎症)的 OFG 患者[17]。这些病例的内镜证据不足以诊断 CD。

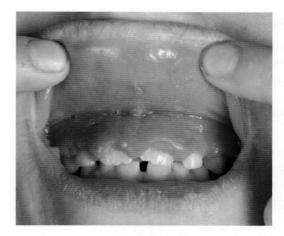

图 83.2　广泛牙龈黏膜肥大是 OFG 的主要特征,注意相关的唇炎

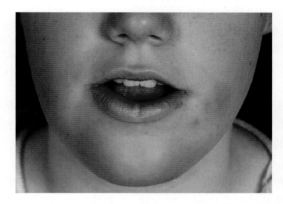

图 83.3　一名 12 岁女性,新发 OFG,主要引起下颌和面颊水肿性红斑、右下唇肿大

　　尽管 OFG 可能发生在 CD 的背景下,但越来越多的证据表明两者代表不同的疾病,与 CD 密切相关的 NOD2 基因的基因型差异支持了这一点。在近期的描述性队列研究中,与口腔 CD 患者不同,OFG 患者均不携带 NOD2 突变[18]。但在儿童患者,应考虑 CD 的潜在发展的可能[5,16]。值得注意的是,可以通过测量粪便钙防卫蛋白来检测肠道炎症的存在,粪便钙防卫蛋白是黏膜炎症(如 CD)的替代标志[19]。框图 83.1 总结了 OFG 新发儿童患者评估的诊断步骤。

　　除 CD 外,OFG 的鉴别诊断还包括其他表现为口面部受累的系统性肉芽肿性疾病,如结节病、麻风、结核病和慢性肉芽肿病。除此之外,血管性水肿、接触性皮炎和潜在的深部真菌感染也可以出现类似 OFG 的症状。

实验室检查和组织学表现　　除了组织病理外,OFG 没有特异性的实验室检查。推荐的实验室检查见框图 83.1。组织病理特征包括非干酪样肉芽肿、淋巴管扩张及血管周围淋巴细胞浸润[20]。然而,肉芽肿性炎症并非一直存在,有时非特异性的炎性浸润可能是唯一

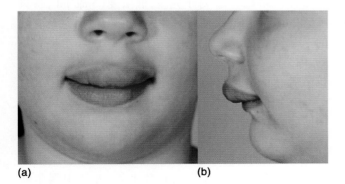

(a)　　　　　　　　　(b)

图 83.1　一名 9 岁 OFG 早期女性患者上唇正面(a)和侧面(b)视图

第十六篇

框图 83.1   儿童口面部肉芽肿病的诊断措施

基线调查

病史和临床检查

包括观察肛周区域和评估面部神经功能

皮肤活检和组织病理学检查

粪便钙防卫蛋白

全血细胞计数、血清铁和转铁蛋白、维生素 B_{12}、叶酸

胸部 X 线

在以下情况下转诊胃肠外科医生

胃肠道症状

肛周受累

特异性的口腔特征：

　　黏膜溃疡、颊沟受累、瘘管和增殖性化脓性口炎

粪便钙防卫蛋白异常

其他的检查/措施,仅在有指征时

皮肤结核菌素检测

血管紧张素转换酶

牙科检查

神经学评估

的组织病理学发现。因此,缺乏非干酪样肉芽肿并不能排除 OFG 的诊断,可能是由于样本变异或是处于疾病的早期阶段[5]。

治疗　由于口腔溃疡和唇裂引起疼痛、面部软组织肿胀及其他与疾病相关的症状,大多数 OFG 患者需要治疗[7]。对于少数病情局限或间断发病的患者,无需积极干预,临床规律随访即可。

由于疾病的罕见性,缺乏 OFG 治疗的相关数据,临床医生只能根据病例报道和小型回顾性病例研究来决定治疗方案[21-24]。而且大多数研究主要集中于成人患者。本章主要针对缺乏肠道 CD 症状或仅有亚临床肠道 CD 的患者进行讨论。对活动性肠道疾病的患者的系统性治疗主要以治疗肠道症状为主。

OFG 常规治疗包括局部治疗、饮食疗法、皮损内注射和系统性使用糖皮质激素、抗菌药和系统性免疫抑制剂[22,32]。然而,在近 10 年中,TNF-α 抑制剂用于其他炎症性疾病的普遍程度基本与其在儿童 CD 的应用一样普遍[25-26]。对于严重的、顽固性的病例,可能需要外科减积手术治疗(debulking surgery)。

应牢记 OFG 通常对治疗起效较慢。在一项研究中,经过 3 年的治疗,最终有 50% 的患者彻底解决了口面部肿胀的问题,而在第一年中仅 25% 的患者有效[7]。这个发现表明,对所选择的治疗方案在确定为无效前,必须给予足够的治疗时间。另一方面,病史长的患者对治疗干预反应更差,强调了早期诊断和及时采取适当治疗的重要性[7,24]。

饮食干预

多篇文献报道了无肉桂及无苯甲酸酯饮食可以改善 OFG 症状[13],一篇综述强调避免这两种化合物成分可能有益于 54% ~ 78% 的患者,其中 23% 的患者则不再需要进一步治疗[14]。有趣的是,无论斑贴试验结果如何,患者都对饮食干预产生反应,这表明对于年幼的儿童,可以进行为期 12 周的低肉桂低苯甲酸酯饮食来改善临床症状,而替代斑贴试验。然而,这些饮食措施难以实施。苯甲酸酯主要来源于腌制食品和汽水,但它们也可能存在于天然植物中。肉桂主要存在于辛辣食物和烘焙制品中。

其他饮食干预措施,如花粉点刺试验阳性的 OFG 患者,在点刺试验结果转阴前,需避免食用与花粉有交叉反应的食物[27]。

局部治疗

局部使用糖皮质激素或他克莫司可作为局限性皮损的一线选择[7,23]。根据作者经验,局部治疗对口腔糜烂、唇裂和口角炎有效,但对嘴唇肿胀无明显作用。

皮损内和系统用糖皮质激素

糖皮质激素一直是 OFG 治疗的主要手段。短期、中等剂量［如 1mg/(kg·d)］口服泼尼松龙使用较多[7,22,28]。由于该病具有慢性复发性的特征,系统使用糖皮质激素常不作为单一治疗,与其他药联用可加快对治疗的初始反应。

曲安奈德(triamcinolone acetonide,TAC)皮损内注射已用作单一疗法或系统治疗的辅助手段。最新数据显示,皮损内注射糖皮质激素对儿童和成人可能具有可观的长期疗效[29-30]。在我们的经验中,皮损内注射 TAC 是一种有益的选择,起效迅速。然而,由于注射引起的疼痛确实限制了其在低龄儿童中的应用,故该年龄段患儿可能需要事先使用麻醉药膏和/或镇静剂。

已经报道了不同的治疗方案。在一项设计严谨的包含 22 名成年患者的研究中,使用足疗程(间隔 1 周,共计注射 3 次)的 TAC 注射治疗,浓度为 40mg/mL(每只嘴唇 0.4mL)[30]。对于儿童,低浓度(5mg/mL,每只嘴唇 2mL)使用一次或不规律间隔使用似乎也是有效的[29]。在作者看来,注射高浓度的 TAC 可能是有益的,因为高浓度时注射体积小,不会增加原有的水肿。

抗菌剂

由于抗菌剂相关的抗炎和免疫调节作用,已有不同的抗菌剂用于 OFG 的治疗。氯法齐明、氨苯砜、四环素、大环内酯类抗生素和甲硝唑是最常报道的在 OFG 治疗中有效的药物[22]。

成人使用氯法齐明已有数十年,儿童中偶尔使用[31-32]。然而,WHO 限制并积极劝阻该药物用于麻风以外的适应证。鉴于尚存其他有价值的治疗选择,氯

法齐明不应作为 OFG 的一线治疗。

氨苯砜偶尔也被报道在 OFG 治疗中有效,尽管结果不一[23,33]。应注意复查血液指标以监测药物疗效。

四环素、大环内酯类抗生素和甲硝唑在儿童面部炎性肉芽肿疾病中,如肉芽肿性周围性皮炎、肉芽肿性玫瑰糠疹和特发性面部无菌性肉芽肿(idiopathic facial aseptic granuloma, IFAG),通常具有不错的疗效[34-36]。已报道米诺环素、甲硝唑、阿奇霉素和罗红霉素在 OFG 中均有效[37-41]。鉴于这些药物对儿童良好的耐受性,使用其中一种药物进行治疗似乎是合理的选择,尤其是在较轻的 OFG 病例中。

系统性免疫抑制剂和 TNF-α 抑制剂

传统的免疫抑制剂如甲氨蝶呤、硫唑嘌呤和霉酚酸酯,已用于 OFG 的治疗,但疗效欠佳[25,42-44]。目前没有强有力的证据支持它们的疗效,且鉴于其潜在的副作用,应谨慎使用。有趣的是,硫唑嘌呤治疗口腔 CD 疗效似乎优于单纯 OFG[43]。

近年来,人们热衷于 TNF-α 抑制剂治疗 OFG 的研究。总体而言,有关 OFG 使用 TNF-α 抑制剂治疗的报道仍然很少,迄今为止尚无大型前瞻性研究[26]。由于应用时间较早,大多数刊物发表的报道都是英夫利西单抗,但阿达木单抗的使用也越来越多,且疗效良好[25,45]。

迄今为止最大的系列研究纳入了 14 例伴或不伴 CD 的顽固性 OFG 患者[25],使用英夫利西单抗治疗,短期缓解率高达 71%,但是连续治疗一年和两年的缓解率分别降至 57% 和 33%。值得注意的是,不建议用依那西普治疗 OFG,因为已证明依那西普对 CD 无效,在某些情况下还可诱发肉芽肿性疾病。

TNF-α 抑制剂对 OFG 的安全性似乎较好,且可与其他炎症性疾病相媲美。然而,曾报道 1 例 OFG 使用 TNF-α 抑制剂后引起了口周蜂窝织炎[25,46]。

沙利度胺是一种具有抗 TNF-α 特性的口服制剂,可用于难治性 CD,在儿童和成人中使用经验有限,一些报道其疗效显著[47-48]。考虑到其常见和潜在的严重副作用(致畸性、神经病变、嗜睡),应仅限其应用于严重和难治性 OFG。

外科治疗

尽管介绍了上述保守疗法,但仍有一些儿童的治疗效果不太满意。严重的唇部肿胀可能损容并显著影响生活质量。在疾病长期稳定的情况下,如果由经验丰富的整形外科医生行唇部整复术,这些患儿可能会从中获益[49-51](图 83.4)。虽然已报道了长期随访未复发的病例[50],但也应考虑同时行辅助治疗。

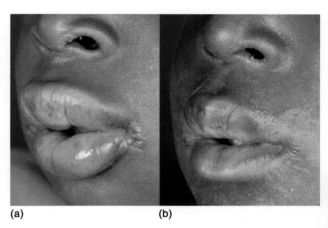

(a)　　　　　　　　　　(b)

图 83.4　一名患有慢性复发性 OFG 的 10 岁男童,减积手术前上下唇照片(a)和术后照片(b)

（陈安薇 译,余时娟　罗晓燕　王华 校）

参考文献

见章末二维码

第十七篇 嗜中性皮病

第84章 Sweet 综合征

Peter von den Driesch

摘要

Sweet 综合征（Sweet syndrome, SS），又称急性发热性嗜中性皮病，以突然出现的、伴有全身不适的疼痛性红斑、斑块和结节为临床特征。本病的发生可能是与潜在感染或慢性炎症性疾病相关的副炎症现象，也可能是与白血病、淋巴瘤或实体恶性肿瘤相关的副肿瘤现象，或是特发性的。特发性病例常见于成年女性。该病在儿童中发病率较低，但疾病严重程度可与成人一致。治疗通常为口服糖皮质激素，其他替代治疗方案也有被报道。

要点

- Sweet 综合征属于急性反应性中性粒细胞性皮肤病，可能与慢性自身免疫性炎症性疾病、血液系统疾病和实体肿瘤有关。
- 儿童很少发生。
- 发热、全身不适以及实验室检查结果（如 C 反应蛋白）表明可能是急性感染性病变。
- 在儿童患者中，已发现其与一些严重疾病存在相关性。
- 药物不耐受可为疾病发生的病因，但临床非常少见。
- 在大多数情况下，口服糖皮质激素治疗非常有效。

引言和历史 1964 年，英国皮肤科医生 Robert D Sweet 博士[1]描述了 8 名患有"急性发热性嗜中性皮肤病"的女性。尽管 Sweet 博士希望使用描述性术语来命名这种疾病，但是最终以 Sweet 综合征（Sweet syndrome）命名[2]。1986 年，Su 和 Liu[3]提出了包含有 2 个主要条件和 4 个次要条件的诊断标准，以帮助诊断 Sweet 综合征（SS），von den Driesch[4]对其进行了后续修改，已在临床广泛应用（框图 84.1）。

流行病学和发病机制 Sweet 综合征（SS）很罕见。据估计，每年的发病率约为每 10^6 例中有 2.7 例[4]。

Sweet 综合征在世界范围内广泛报道，没有种族差异。更常见于 30~60 岁女性[4]，已报道近 80 例儿童病例[5-6]，年龄从婴儿期到青春期，性别分布几乎无差异。在 3 岁以下的患儿中，文献分析报道了男性占优势[6]。很少有家族聚集性发生的病例报道[7]。

SS 的病因尚不清楚。报道的学说主要有两种，学说之一是 SS 表现为经典的免疫复合物性血管炎。事实上，虽然 Sweet 本人认为 SS 缺乏血管炎的组织病理学特征，但对典型病例的组织切片进行仔细分析后发现，大多数情况下为白细胞碎裂性血管炎[8-9]。相比之下，在典型血管炎皮损的直接免疫荧光中，血管对免疫球蛋白和补体因子呈阳性反应，但在 SS 中是缺乏的[4]。

另一个学说认为血管变化只是继发性的，并且推测一系列免疫学反应导致中性粒细胞大量迁移到皮肤中。一系列 IL-1、IFN-γ、IL-8、粒细胞集落刺激因子（G-CSF）和肿瘤坏死因子（TNF-α）级联反应足以解释在 SS 中看到的临床和组织病理学变化。SS 发病风险可能与 IL-1 调节的特殊性有关。剧烈的 IL-1 和 TNF-α 效应可以很好地解释这种疾病。这将使该病在致病性方面更接近于反应性中性粒细胞疾病，如坏疽性脓皮病、无菌性脓疱病、持久性隆起性红斑以及嗜中性荨麻疹性皮炎[10]。

这种现象可能的解释来自对固有免疫的最新研究。例如，研究表明，中性粒细胞和巨噬细胞中炎症小体的某些生物学缺陷可导致自身炎症性疾病，并作用于细胞池内无活性的前 IL-1β，而引起 IL-1 过度激活。这种释放可导致皮肤和其他器官中的无菌性中性粒细胞浸润，出现周期性发热、关节痛和作为炎症标志物的 C 反应蛋白水平升高[7]。

此外，必须强调的是，这些疾病本质是系统性的。例如肝、肺、肾或中枢神经系统都可能受累，并可能危及生命。SS 也是如此。

第十七篇

框图 84.1 Sweet 综合征发生的相关疾病, 根据 Driesch 1994[4]

I 经典型或特发型(无先前感染)

II 副炎症型

非感染性疾病
- 克罗恩病
- 溃疡性结肠炎
- 类风湿性关节炎
- 桥本甲状腺炎
- 系统性红斑狼疮
- 干燥综合征
- 混合性结缔组织病
- 结节病
- 中枢神经系统血管炎
- 免疫缺陷综合征

感染性疾病
- 耶尔氏菌病
- 斑疹伤寒
- 弓形虫病
- 组织胞浆菌病
- 脲原体病
- 分枝杆菌病
- 肺结核
- 巨细胞病毒感染
- 扁桃体炎
- 肝炎
- HIV 感染
- 败血症

III 副肿瘤型

血液病
- 骨髓增生异常
- 急性粒细胞白血病
- 急性粒-单核细胞白血病

- 急性淋巴细胞白血病
- 慢性粒细胞白血病
- 多发性骨髓瘤, 毛细胞白血病
- 慢性淋巴细胞性白血病
- 丙种球蛋白病
- 贫血
- 红细胞增多症
- 淋巴瘤(霍奇金或非霍奇金)
- 再生障碍性贫血
- 范科尼贫血

实体肿瘤
- 乳腺
- 胃
- 前列腺
- 子宫
- 结肠和直肠
- 睾丸
- 肺
- 喉
- 肾脏
- 黑色素瘤

IV 妊娠

V 药物相关

常见的
- G-CSF
- ATRA
- 肼屈嗪
- 疫苗

不常见的
- 抗生素, 如米诺环素、呋喃妥因和甲氧苄啶磺胺甲噁唑, 以及肼屈嗪和其他

临床特征和鉴别诊断 Sweet 综合征的特征是突然出现的、边界清晰、疼痛的红色丘疹和斑块(图 84.1), 可发生于身体任何部位。丘疹和斑块可融合形成直径约 20cm 的巨大斑块[4]。严重的皮肤水肿可导致水疱或脓疱[2,4](图 84.2)。可能存在鳞屑、结痂和湿疹样损

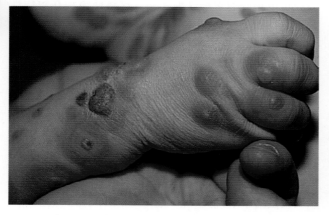

图 84.1 Sweet 综合征女性患儿(3 岁)出现大疱、结痂、水肿性斑块和结节。资料来源:Courtesy of Dr Stephen Gellis

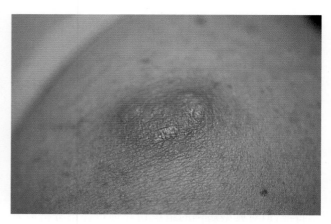

图 84.2 Sweet 综合征特征性的李子色(紫红色)的斑块伴水疱

害[4]。脓疱、非典型出血性大疱和溃疡(大疱性坏疽性脓皮病样皮损、非典型 Sweet 综合征)等严重的临床表现往往提示局部感染,这种现象在血液恶性肿瘤中更为常见[4],此时可能很难在临床上诊断 SS。另一种 SS 变异型伴有黄瘤样损害[11]。

皮损可多发,也可为单发病灶。好发部位包括面部、躯干上部、手臂、手以及小腿[4]。发生在下肢的 SS 皮损临床和组织学上与结节性红斑难以区别。SS 的局部变异并不罕见,可能会累及面部和手部,后者可导致名为"手背嗜中性皮病"的特殊疾病[12]的发生,该疾病临床表现可出现多发脓疱,组织学表现为白细胞碎裂性血管炎,该病是否为 SS 的变异型仍然是一个有争议的问题[5,12]。

病变消退后,可能会出现持续性红斑。瘢痕很少见,但在儿童中值得关注的是早期炎症部位可能出现弹性组织溶解(Marshall 综合征)[13-14]。

皮外表现

SS 的皮肤外表现很少见,但有报道显示可累及眼、口腔、肺、肝、肾、胃肠道、中枢神经系统和女性生殖道[15-17]。常见眼部病变为虹膜炎、巩膜炎和结膜炎[4]。短暂性转氨酶升高在 SS 中也很常见[4]。肺部受累可能会较剧烈并出现无菌性肺炎[4],糖皮质激素治疗有效。部分患者可伴有关节痛和肌痛[4],已有报道显示,儿童病例中可出现胫骨疼痛伴或不伴相关骨髓炎[18-19]。

肾脏受累主要表现为蛋白尿,其次是血尿、肌酐清除率降低和急性肾衰竭[4]。中枢神经系统也有可能受累,但极为罕见[20]。

心血管系统受累并不罕见,是 SS 儿童期最危险的并发症,尤其是 3 岁以下的儿童,约有 14% 的人会出现心血管并发症,死亡率达 40%[9,21-22]。

相关疾病

SS 发生的相关疾病主要分为四类(见框图 84.1)。有少许报道显示,SS 与药物摄入相关,但仅 G-CSF、视黄酸(all-trans retinoic acid,ATRA)和疫苗为确定的诱发因素,而其他报道则太少且缺乏功能解释[23]。

关于儿童相关疾病报道,2008 年文献检索[8]显示 64 名儿童及青少年被诊断为 SS,其中 27 例(42%)为"经典型/特发性 Sweet 综合征";37 例(58%)提示有慢性相关疾病,其中 21 例(33%)被归类为"副炎症性 Sweet 综合征",包括慢性复发性多灶性骨髓炎、血管炎伴主动脉炎、免疫缺陷复发性感染、关节炎和系统性红斑狼疮;另外 16 例(25%)被归类为"副肿瘤性 Sweet 综合征",包括恶性和癌前性疾病,如白血病、再生障碍性贫血和范科尼贫血。由于接受药物(G-CSF、视黄酸)治疗的所有 5 名(8%)患儿都患有恶性、癌前性或副炎症性疾病,因此将这些患者根据其潜在疾病进行

分类:两名患儿有反复感染和 21-三体综合征,另一名患儿在首次确诊后 5.5 年被诊断出患有中枢神经系统血管炎。在生后前 6 个月内发生的新生儿 Sweet 综合征通常预示着严重的潜在疾病,例如新生儿红斑狼疮,需要进行进一步检查[24]。

SS 的鉴别诊断[4]包括蜂窝织炎(尤其是急性髓系白血病中的面部受累)、结节性红斑、持久性隆起性红斑、面部肉芽肿、红斑狼疮、多形红斑、坏疽性脓皮病、白细胞碎裂性血管炎、肠道炎症性疾病相关皮肤病、二期梅毒、药物超敏反应综合征和白塞病。皮肤活检组织病理学检查可帮助诊断疾病。

实验室检查和组织学表现及诊断标准　在组织学上[1,25],SS 被归类为嗜中性皮病,真皮中性粒细胞密集浸润,伴有白细胞增多和明显的真皮乳头水肿,偶见表皮下水疱或大疱,可有轻度反应性的表皮改变和局灶性中性粒细胞微脓肿的形成。特殊染色阴性。最近的研究表明,血管损伤可导致类似血管炎的病理改变[5-6,26],这与之前 SS 的组织病理学发现缺少血管炎相矛盾[1],但直接免疫荧光检测提示 IgG、IgM 和 IgA 呈阴性,而在某些血管上可能会发现非特异性的 C3 补体沉积[4-5]。SS 的一种深在性变异型可显示皮下组织大量中性粒细胞的浸润[27],但这是罕见的。

基于 Su 和 Liu 先前提出的诊断框架,Driesch[4]在 1994 年发表了 SS 诊断标准(框图 84.2),目前临床广泛采用。实验室检查结果是一项重要的次要标准,因为 SS 患者通常有白细胞增多(>8 000)、红细胞沉降率(ESR)升高、贫血(尤其是与恶性肿瘤相关的病例)、血小板减少症和碱性磷酸酶升高。显微镜下可提示有血尿和蛋白尿[4],如果肾脏严重受累,血清中的肌酐可能会迅速升高,但对治疗有反应[4]。

框图 84.2　Sweet 综合征的诊断标准——Driesch 标准[4]

主要标准

- 突然出现的、疼痛性红色斑块或结节,偶可出现水疱、脓疱或大疱
- 病理显示真皮中性粒细胞密集浸润,无明显白细胞碎裂性血管炎

次要标准

- 发病前有非特异性呼吸道或胃肠道感染或疫苗接种;或伴有炎症性疾病、血液增生性疾病、实体恶性肿瘤或妊娠
- 伴有全身不适和发热
- 发作时的实验室检查异常(以下 4 项满足 3 条):ESR>20mm;CRP 升高;外周血涂片中性粒细胞>70%,白细胞>8 000
- 系统使用糖皮质激素或碘化钾的治疗反应好

确诊需要满足两个主要标准和两个次要标准

治疗和预后　SS 的治疗缺乏随机对照研究。从经验角度来看,系统使用糖皮质激素是大多数 SS 患者的首选治疗方案[1,4],甚至将口服糖皮质激素的显著反应被作为诊断该病的标准之一[4]。儿童常规起始剂量为泼尼松每天 2mg/kg,然后逐渐减量[19]。大多数患者报道在一天或几天内迅速好转,复发者常见(30%),多发生在激素逐渐减量的过程中[4]。

用于治疗成人此病的其他药物[4]包括秋水仙碱、碘化钾[28]、环孢素[29]、多西环素、氨苯砜、氯法齐明、吲哚美辛[30]和甲氨蝶呤[31]。最近的个案报道显示,静脉注射免疫球蛋白可用于治疗与免疫缺陷有关的儿童 SS 患者[32]。

SS 的预后通常取决于潜在或相关全身性疾病的严重程度。文献中有 6~8 周内出现自行消退的报道,Sweet 最初报道的患者中有 3 例患者未经治疗得到临床缓解[1]。复发并不少见,约占 15%,在这种情况下,可加用甲氨蝶呤、氯法齐明、氨苯砜或吲哚美辛以避免长期单独使用糖皮质激素的副作用。应该特别注意恶性肿瘤相关的 SS 复发风险,但在特发性病例中也可能发生[4]。有几篇报道描述了在先前的炎症部位出现了皮肤松弛样病变(Marshall 综合征)[13-14,22]。在儿童中,心血管并发症与高死亡率相关[22]。

(包婷婷 译,方晓　罗晓燕　王华 校)

参考文献

见章末二维码

084章 参考文献

第 85 章　坏疽性脓皮病

Karolina Gholam

摘要

坏疽性脓皮病（pyoderma gangrenosum, PG）是一种无菌性炎症性嗜中性皮病，皮损以疼痛性溃疡伴紫红色边界为特点。尽管一部分病例被认为是特发性的，但 PG 可能与许多炎症性疾病有关，尤其是炎症性肠病（inflammatory bowel disease, IBD）。与年长儿及成人皮损好发于下肢不同，大多数幼儿的皮损好发于头颈部或生殖器部位。皮损往往呈病态反应性，在这种情况下，诸如创伤之类的微小刺激会产生异常反应。在治疗 PG 时，应注意发现潜在疾病。许多局部和全身药物已被尝试用于治疗 PG。

要点

- 坏疽性脓皮病（pyoderma gangrenosum, PG）是一种无菌性炎性嗜中性皮病。
- PG 与多种炎症性疾病（例如炎性肠病和关节炎）相关。
- 在儿童 PG 中，病变最常累及头颈部或生殖器部位，与伴病态反应现象有关。
- 鉴别和治疗基础疾病至关重要，对治愈该病可能有助。
- 系统使用糖皮质激素可缓解疼痛及控制急性、快速进展性 PG。

引言和历史　坏疽性脓皮病（pyoderma gangrenosum, PG）最早由 Brocq 在 1916 年提出，后由 Brunsting 等人在 1930 年命名，当时认为 PG 是特发性溃疡性结肠炎的远处感染性病灶。如今，PG 被认为是一种反应性、非感染性、炎症性皮肤病，并且是其他嗜中性皮病的一部分，如 Sweet 综合征、无菌性脓疱病、嗜中性荨麻疹性皮炎和 Marshall 综合征[1-2]。

流行病学和发病机制　儿童嗜中性皮病（包括 PG）的分类和临床治疗方法描述甚少。该病可发生在任何年龄，最常见 20~50 岁的女性，所有 PG 患者中，14 岁以下 4%~5%[3-4]。50%~70% 的病例与基础疾病有关，最常见的是炎症性肠病（IBD）、关节炎及骨髓增生性疾病[3,5]，反之，只有 2% 的 IBD 患者会出现 PG[6-7]。该病还与免疫缺陷病、自身免疫性疾病和自身炎症综合征有关，如 PAPA（化脓性关节炎、PG 和痤疮）综合征、SAPHO（滑膜炎、痤疮、脓疱病、骨髓增生以及骨髓炎）综合征、PASH（PG、痤疮和化脓性汗腺炎）综合征等[8]。25%~50% 的病例为特发性[7]。

PG 的发病机制尚不清楚，但被认为是炎症异常、中性粒细胞功能障碍及遗传学的共同作用，下面将对此进行讨论[9]。然而，不是所有的 PG 患者都能发现其中的异常，因此目前尚不清楚这些异常是致病的还是仅是被观察到的偶发现象[10]。

PG 存在"细胞介导"反应的缺陷。T 细胞表达可能通过细胞因子信号转导或抗原刺激来促进 PG 的进展[9]。异常炎症细胞因子是目前 PG 发病机制中研究的最多的[10]。PG 皮损中过度表达某些细胞因子和其他炎症介质，如白介素 IL-8（一种有效的白细胞趋化剂）、IL-17、肿瘤坏死因子 TNF-α，趋化因子 1、2、3 和 16，基质金属蛋白酶 MMP-2 和 MMP-9[11]。还应注意的是 IL-1β 及其受体的增加，表明自身炎症通过激活炎性小体（由感染或应激触发促进促炎性细胞因子成熟的平台）发挥作用[12]。在 PG 中发现的许多炎症介质是新的生物治疗的靶点[9]。

除异常的炎症介质外，中性粒细胞功能障碍是 PG 发病机制的关键特征。淋巴细胞和炎性介质的存在表明，形态学正常的中性粒细胞可能是 PG 发病机制中的主要效应细胞。实际上，PG 被归类为嗜中性皮病，定义为中性粒细胞数量增加而无感染征象，并且最早的组织学变化之一是真皮中中性粒细胞的聚集[13-14]。中性粒细胞迁移、趋化、吞噬作用和杀菌活性方面的缺陷均已被报道[15-18]。已经描述了不规则的细胞转运和代谢异常与细胞异常运动有关[19-20]。

PG 中的中性粒细胞功能障碍最有力证据可能是 PG 与自身免疫性系统性疾病有关。一项系统回顾性研究发现，在 823 例 PG 中，与 IBD 相关的占 65.2%，与关节炎相关的占 16.1%，与副蛋白血症和恶性肿瘤等血液系统疾病相关的占 12.5%。

单克隆或多克隆高球蛋白血症与 PG 常伴发，在该类疾病中已被证实循环中的免疫球蛋白会影响中性粒

第十七篇

细胞功能,且 IgA 在真皮血管中沉积[21-22]。IgA 丙种球蛋白病(与 10% 的 PG 病例相关)会影响多种其他疾病的中性粒细胞趋化,包括慢性银屑病、聚合性痤疮、Sweet 综合征和关节炎等。

尽管有强有力的证据表明中性粒细胞参与了 PG 的病理生理过程,但一些研究表明还存在其他促进因素。在 1 型白细胞黏附缺陷病(一种常染色体隐性疾病)中,由于黏附缺陷,中性粒细胞不能从循环中转移出来,据报道其由与 PG 一致的病理性坏死性溃疡形成。另外,PG 在婴儿中性粒细胞减少症中已有报道。在这两种情况下,溃疡组织的中性粒细胞缺乏,提示其潜在的不同的病理生理机制[23-25]。

在“病态反应性”现象中,诸如外伤之类的微小刺激会出现异常反应,为 PG 的免疫学基础提供了额外的证据。在 20% ~ 30% 的 PG 患者中已经描述了病态反应性,根据对 Behçet 病中类似病变的研究,在这种现象中明显的中性粒细胞功能改变被认为是潜在的病理生理过程。然而,这种现象的临床意义尚不清楚[26-28]。

有几种与 PG 相关的遗传综合征,可能为其发病机制提供了有意义的解释。化脓性无菌性关节炎、PG 和囊肿性痤疮三联征(称为 PAPA 综合征)是常染色体显性遗传病,并与丝氨酸-苏氨酸-磷酸酶相互作用蛋白 *PSTPIP-1* 基因的突变相关,该基因编码 CD2 结合蛋白 1[29-30]。这种突变导致炎症小体的不受抑制,caspase 1 的激活以及 IL-1β 和 IL-18 的产生增加,所有这些都促进炎症反应[31-32]。临床上,阿那白滞素(一种 IL-1 受体拮抗剂)和 TNF-α 抑制剂可有效治疗 PG[33-35]。*PSTPIP-1* 基因还与其他与 PG 相关的综合征有关,例如 PASH(PG、痤疮和化脓性汗腺炎)综合征和 PAPASH(化脓性关节炎、PG、痤疮和化脓性汗腺炎)综合征。在另一种自发性炎症综合征 SAPHO(滑膜炎、痤疮、脓疱病、骨质增生、骨髓炎)中,也可能会出现 PG。SAPHO 与 PSTPIP2 炎性小体相关,后者在先天免疫系统功能障碍中也起作用[8]。另外,已经有一些研究阐明了 PG 和 IBD 之间的遗传联系[36-37]。

临床特征和鉴别诊断 坏疽性脓皮病是一种炎症性复发性疾病,患者会出现疼痛性红斑脓疱或结节,中央扩大,可出现病态反应[38]。皮损可发展为出血性、坏死性斑块或深部溃疡,边缘呈紫红色。如上所述,该疾病可以是原发性(特发性)或继发于其他炎症性疾病状态(框图 85.1)。

成人 PG 有四种主要亚型(溃疡型、脓疱型、大疱型和增殖型),以及几种较罕见的变异[39]。了解这些亚型对于理解成人和儿童 PG 之间相对微妙的差异非常重要。

框图 85.1 与继发性坏疽性脓皮病有关的疾病

克罗恩病
 溃疡性结肠炎
关节炎
 类风湿性关节炎
 炎症性肠病相关性关节炎
 进行性侵蚀性血清阴性关节炎
恶性肿瘤
 急性粒细胞白血病
 骨髓增生异常综合征
免疫缺陷
 HIV 病毒
 慢性肉芽肿病
 高 IgE 综合征
自身炎症性疾病
 PAPA、PASH、PAPASH、SAPHO

- 溃疡型 PG 可能会以急进性的过程突然出现,在该过程中会迅速出现严重的坏死,或者以逐渐进展的形式出现,随后可能会消退[2]。它是 PG 的最常见形式。

- 脓疱型 PG 被认为是溃疡型轻型变异型,其中脓疱不会发展成溃疡。脓疱通常伴有疼痛,好发于上肢和躯干的伸侧。这种形式通常与活动性 IBD 有关,与关节痛、发热同时存在,但也可以出现在不活动性 IBD,并与溃疡型共存[39-40]。

- 大疱型(或不典型)PG 的特征是迅速出现的水疱或大疱,中央坏死,绕以红晕。这种亚型通常见于面颈部,在血液系统疾病如白血病患者中有报道。这种形式与非典型 Sweet 综合征的病变相似,导致一些学者认为两者代表了与骨髓增生性疾病相关的反应性皮肤疾病谱上不同的两端[41-42]。

- 增殖型 PG 是一种局部的且侵袭性较小的 PG 亚型[43]。该 PG 是一种慢性的、无痛的、缓慢进展的形式,而且大多数患者在其他方面健康状况良好。病变通常是躯干单发性,对简单的治疗就有反应。

在儿童中,对 PG 的临床特征了解较少[44-45]。Graham 等人在 1994 年通过总结文献中的病例回顾性分析了 PG 的临床特征[46]。此后,Schoch 等人进行了一项单中心队列研究,在 2016 年,描述了 13 名明确诊断为 PG 儿童的特征[47]。在两项研究中,解剖学分布相当均匀,与年长儿或成人相比,年龄较小的儿童的头颈部受累的可能性更大,而年龄较大的儿童或成人的更易累及下肢。面部 PG 的识别非常重要,因为这种疾病的自然病史会导致筛状或萎缩性瘢痕形成[48]。此外,婴儿似乎比其他年龄段的人更易患生殖器和肛周 PG。病态反应性更容易出现在儿童,约 60% 患儿存在此现象[49]。

在儿童中,PG 的最初皮损通常是脓疱,脓疱会迅速扩大出现溃疡形成坏死斑块(图 85.1、图 85.2)[44,47]。一些作者认为,这种形式与 IBD 的关联要强于其他形式[50-51]。溃疡性结肠炎是儿童时期最常见的合并症(一项队列研究中,见于 3/4 的儿童),也可伴发其他炎症性疾病,如类风湿性关节炎、克罗恩病、白血病和 IgA 单克隆性丙种球蛋白病[4,48]。与克罗恩病(CD)有关的口周 PG 也有报道[46,52-53]。PG 可能与 PAPA 等临床综合征相关(见上文讨论)。在患有 Takayasu 病和其他各种免疫缺陷(包括 HIV 感染)的儿童中也观察到了 PG[54-57]。25% 的儿童 PG 没有发现潜在的疾病(称为原发性或特发性 PG)[47]。

PG 的诊断取决于对临床特征的识别,仅依靠组织病理学支持诊断。不幸的是,它经常被误诊。PG 的鉴别诊断(框图 85.2)广泛,主要包括感染性皮肤疾病,与疾病形成的溃疡相似。

实验室检查和组织学表现　由于尚未建立具体的诊断标准,坏疽性脓皮病是一种排除性诊断[58]。在确诊之前,必须排除所有其他潜在的病变原因[38]。患者的病史可能提示潜在的疾病进程。考虑到较多的鉴别诊断,必须进行全面检查,其中应包括病原学培养和感染的筛查、常规血液生化、尿液分析、影像学和皮肤活检[59]。

目前没有针对 PG 的单一的实验室检查指标。如果怀疑血液系统恶性肿瘤,进行血清和/或尿蛋白电泳、外周血涂片检查、骨髓活检或骨髓细胞学涂片检查尤为重要。

其他需要重要考虑的血清检查包括性病研究实验室(VDLR)测试、部分血栓形成时间测试和抗磷脂抗体

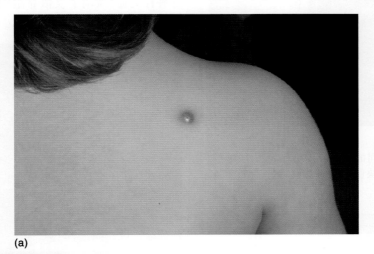

(a)

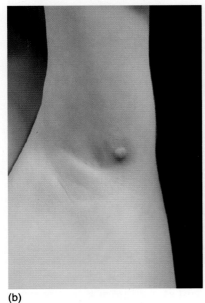

(b)

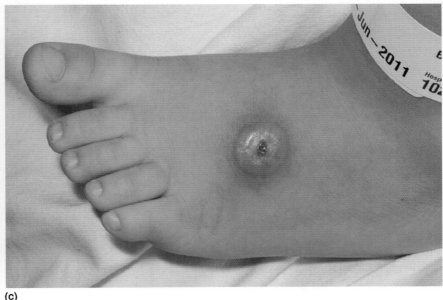

(c)

图 85.1　3 岁 PG 患者:详细检查后没有发现潜在病因。初期皮损:脓疱(a、b)和水疱(c)

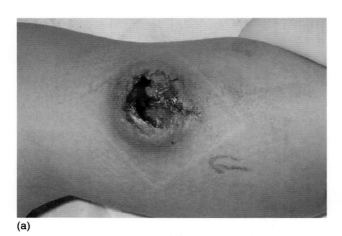

(a)

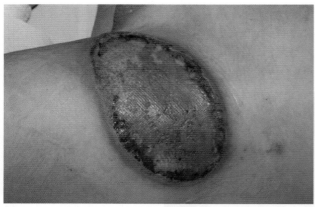

(b)

图 85.2　与图 85.1 相同的患者。皮损已发展为溃疡（a），并发展成出血斑块（b），两者均具有特征性的紫红色边缘

框图 85.2　坏疽脓皮病的鉴别诊断[58]

其他嗜中性皮病

系统性血管炎

抗磷脂综合征

分枝杆菌感染

非典型分枝杆菌感染

阿米巴病

坏疽性深脓疱病

深部真菌感染

虫咬（蜘蛛）

药物反应

卤代物皮肤病

恶性肿瘤

人工皮炎

检查，所有这些都可以帮助排除肉芽肿性多血管炎（以前称为 Wegener 肉芽肿）和抗磷脂综合征以及其他脉管炎。血清免疫固定电泳对于排除单克隆丙种球蛋白病（最常见的是 IgA 亚型）很重要。

同时，排除溃疡的感染性原因很重要[43]。应进行

肝炎筛查，并取拭子进行组织培养。培养物可能会生长细菌、真菌或非典型分枝杆菌，所需培养液的确切性质取决于患者具体情况。培养物应保存较长时间，以允许检测到标准测试期间不易检测到的缓慢生长的致病菌。

如果怀疑是 IBD，还需要考虑进行胸部 X 线和结肠镜检查。如果存在与 PG 相关的遗传综合征的症状且缺乏其他合并症时，可以考虑进行遗传检测[46]。

在任何可疑情况下，均应进行皮肤活检以排除恶性肿瘤、血管炎和感染。PG 的组织病理学缺乏特异性并且根据皮损的阶段而改变。最初，活检显示为深部化脓性毛囊炎伴密集中性粒细胞的浸润。另外，约 40% 的皮损中存在白细胞碎裂性血管炎。其他组织学发现包括中性粒细胞聚集、单核细胞、纤维化、出血、坏死、溃疡和巨细胞（图 85.3）[38,60]。尽管与肉芽肿的形成没有典型的联系，但已有几例病例描述了坏死性肉芽肿性炎症，强调了仅依靠组织病理学分析进行确诊的风险[61-63]。

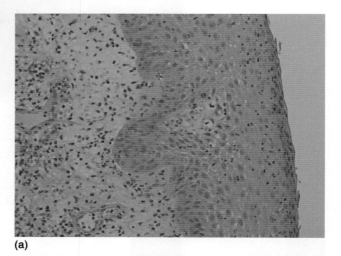

(a)

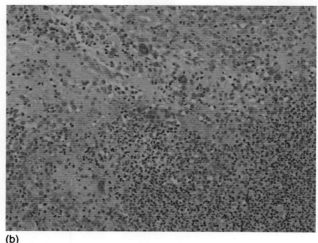

(b)

图 85.3　与图 85.1 和图 85.2 相同的患者，患有特发性 PG。（a）高倍镜下显示表皮下水肿和中性粒细胞侵入表皮并早期形成微脓肿。（b）巨细胞和毛囊的可能残余

治疗和预防 儿童 PG 的治疗与成人的治疗无明显差异。重要的是,应首先鉴别和治疗任何潜在疾病,因为这些疾病可能有助于治愈。排除感染性疾病也特别重要,因为该疾病的许多治疗方案包括了糖皮质激素和免疫抑制剂。应建议患者避免任何外伤、手术清创术和皮肤移植,因为这可能会导致病态反应或继发性感染,从而使治疗复杂化[38]。

尽管初始治疗取得成功,但该疾病仍会复发,并且通常表现为不可预见性[10]。随访和监测很重要,虽然最初的病灶治愈,但疾病可能会在以后复发[64]。

治疗分为局部治疗和系统治疗。

局部治疗

局部治疗很重要,可以考虑作为全身治疗和控制症状的辅助手段。因大多数溃疡性 PG 会分泌大量分泌物,建议使用泡沫或层压敷料。如果溃疡是糜烂和化脓性的,则可使用海藻酸盐或盐水敷料进行湿敷[65]。使用 Burrow 溶液、高锰酸钾或硝酸银浴可以达到温和的清创效果。由于有致病风险,应避免手术清创。

一些研究显示他克莫司、糖皮质激素和环孢素等局部用药在治疗 PG 方面有疗效,但缺乏大的临床研究证据[66-68]。皮损内应用糖皮质激素也被应用于临床[69]。据报道,口周 PG 可通过应用吸入倍氯米松得到改善[70]。溃疡底部局部应用 2% 苯妥英钠溶液联合系统治疗对各种病因的 PG 有益,尤其是当患者出现耐药性时[71]。有一个病例报道证明了高压氧疗法在顽固难治性 PG 的治疗中的功效,被认为可以通过增加动脉氧气的输送或通过直接向皮损表面进行氧气输送来发挥作用[72]。

系统治疗

许多系统性药物均已尝试用来治疗 PG,提示该病的治疗存在困难,需要个体化治疗,对其发病机制需要进一步了解。系统性糖皮质激素在治疗急性、快速进展期 PG 疗效显著[58,64,73]。高剂量的口服糖皮质激素在 24h 内快速缓解疼痛,并伴随炎症症状的临床改善,应维持剂量直至开始形成肉芽,并明显出现皮损边缘表皮细胞再生[43,74]。

一旦开始控制疾病,治疗的下一步应该是添加糖皮质激素助减剂,以允许缓慢降低激素剂量以减轻其不良反应。有效的药物包括氨苯砜、氯氟沙明、硫唑嘌呤、秋水仙碱、甲氨蝶呤和米诺环素[10,43]。

当系统糖皮质激素应用无效或由于其他原因禁忌使用时,可考虑使用环孢素,这种药物常用于免疫性疾病的治疗[75]。在最近的一项比较环孢素与泼尼松龙的大型随机对照试验中,两种药物在多种结局指标的比较中均未发现差异,但在接受泼尼松龙治疗组中报告了更多的严重不良事件,观察到的副作用与这些治疗方法的已知副作用相一致[76]。

最近,生物制剂已被用于治疗 PG,尤其是 TNF-α 拮抗剂英夫利西单抗[第 0、2 和 6 周及每 6~8 周静脉注射 5mg/(kg·周)]和阿达木单抗[77-78]。阿达木单抗已显示出疗效,尤其是当 PG 与 IBD 相关时。英夫利西单抗是唯一一经过随机对照试验证实的生物制剂[79]。

有报道显示,伴有与 PG 特异性相关的已知疾病的患者对其他疗法有反应,具体方式取决于背景疾病。如骨髓增生异常综合征患者对沙利度胺有反应[80]。

(包婷婷 译,方晓 罗晓燕 王华 校)

参考文献

见章末二维码

085章 参考文献

第十八篇　淋巴细胞浸润性疾病

第86章　苔藓样糠疹

Christine T. Lauren，Maria C. Garzon

摘要

苔藓样糠疹(pityriasis lichenoides，PL)是一种良性病谱性皮肤病，皮疹以躯干、四肢为主，可见于儿童。急性期为急性痘疮样苔藓样糠疹(pityriasis lichenoides et varioliformis acuta，PLEVA)，表现为水疱和出血性丘疹，而慢性

苔藓样糠疹(pityriasis lichenoides chronica，PLC)表现为大量淡红色的丘疹伴黏着性鳞屑、色素沉着或色素减退斑。该病的治疗报道较多。口服抗生素及光疗是最合适的一线治疗。有报道儿童PL患皮肤T细胞淋巴瘤的相关病例，因此持续监测和重新评估该病的缓解情况至关重要。

要点

- 苔藓样糠疹(pityriasis lichenoides，PL)是一种皮疹主要分布于躯干、四肢的良性的病谱性皮肤病，常见于儿童。在急性期为急性痘疮样苔藓样糠疹(pityriasis lichenoides et varioliformis acuta，PLEVA)表现为水疱和出血性丘疹，而慢性苔藓样糠疹(pityriasis lichenoides chronica，PLC)表现为大量淡红色的丘疹伴黏着性鳞屑、

- 色素沉着或色素减退斑。
- 发热坏死溃疡性穆-哈病(febrile ulceronecrotic Mucha-Habermann disease，FUMHD)是一种罕见且潜在危及生命的疾病，需要迅速识别并尽早进行系统治疗。
- 已有报道儿童PL患皮肤T细胞淋巴瘤的相关病例，因此持续监测和重新评估该病的缓解情况至关重要。
- 该病的治疗报道较多。口服抗生素及光疗是最合适的一线治疗。

引言和历史　苔藓样糠疹(pityriasis lichenoides，PL)是一种病因不明的少见病，儿童好发。该病临床和病理表现为可变的谱系性改变。常分为急性形式——急性痘疮样苔藓样糠疹(pityriasis lichenoides et varioliformis acuta，PLEVA 或者 Mucha-Habermann disease)和慢性形式——慢性苔藓样糠疹(pityriasis lichenoides chronica)。许多人认为这些疾病都属于同一病谱。该病的特征是反复发作、分批出现的出血性丘疹，持续数月至数年，大多数患者病程呈自限性。发热坏死溃疡性穆-哈病(febrile ulceronecrotic Mucha-Habermann disease，FUMHD)是一种罕见的潜在危及生命的PLEVA的变异型，其特征是急性起病，迅速进展为溃疡坏死性皮损并伴有发热和全身不适。PL可发生于儿童和成人，据报道约20%的病例发生在儿童人群中[1-4]。

流行病学和发病机制　苔藓样糠疹可发生于儿童和成人。既往的研究证实约20%的病例发生在儿童人群中。由于许多病例尚未在医学文献中报道，因此该病的总体患病率尚不清楚[1-4]。PL通常发生在2~13岁

的儿童中，在幼儿和学龄儿童中达到高峰[1-2]。最近的文献回顾发现其平均发病年龄为6.5岁，并在婴儿中发现了罕见病例[5-6]。报告的病例中有轻微的男性好发趋势，没有种族或民族差异[5]。

PL的发病机制尚不清楚。最常见的病因包括感染或其他抗原诱发的异常免疫反应，或是一种T淋巴细胞增殖性疾病[7]。据报道，高达30%的PL患者发病与多种疾病相关[8-9]，包括上呼吸道感染[8-11]或药物。其他报道的感染性病因包括水痘、单纯疱疹病毒(herpes simplex virus，HSV)、EB病毒(Epstein-Barr virus，EBV)、腺病毒[12]、链球菌性咽炎[13]、病毒性胃肠炎、中耳炎、弓形虫病、柯萨奇病毒[14]和肺炎[8]。有罕见病例报道接种小儿麻腮风疫苗、流感疫苗[15]和乙肝疫苗后发生PL[16-17]。药物暴露后引起PL发病已有报道[8-9]，包括抗生素、对乙酰氨基酚、静脉注射免疫球蛋白(intravenous immunogloblin，IVIG)皮下给药[18]、放射造影剂[19]和替加氟[20]。还报道了PL与自身免疫、自身炎症性疾病和免疫缺陷病相关，包括Ⅰ型自身免疫性肝炎[21]、斑秃[22]、周期性发热-阿弗他口炎-咽炎-淋巴结

第十八篇

炎(periodic fever-aphthous stomatitis-pharyngitis-adenitis, PFAPA)综合征[23]、特发性血小板减少性紫癜(idiopathic thrombocytopenic purpura,ITP)[24]和常见变异型免疫缺陷病(common variable immunodeficiency,CVID)[25]。这些关联支持免疫失衡在 PLC 的发病机制中起了一定的作用。该病在秋冬季节更常见,这支持了抗原诱发理论和夏季自然光对人体的免疫抑制作用。

一些研究者提出,由于在 PL 中发现了克隆性 T 细胞浸润以及 PL 与其他皮肤淋巴增殖性疾病的关系,如淋巴瘤样丘疹病(lymphomatoid papulosis,LyP)和皮肤 T 细胞淋巴瘤(cutaneous T-cell lymphoma,CTCL),故 PL 应该属于 T 淋巴细胞增殖性疾病谱[7,26-27]。PL 和其他淋巴细胞增殖性疾病间的关系已有描述。Boccara 等在对儿童皮肤血液系统疾病的回顾中发现,29%的患者有 LyP,80%的蕈样肉芽肿(mycosis fungoides,MF)患者在发生淋巴细胞增殖性疾病前有 PLC 的病史[28],然而,其中经病理组织学证实的 PLC 仅有一例。也有儿童 PL 进展为 CTCL 的罕见病例报告[10,29]。在 CTCL/MF 与既往 PL 病史相关的病例中,其间通常会有较长的潜伏期[30]。其他研究的长期随访未显示出任何有朝 LyP 或其他皮肤淋巴瘤进展的趋势[2,8,31]。

总之,由于临床表现的相似性和缺乏长期的随访数据,对 PL 和淋巴细胞增殖性疾病之间真正的关系仍不清楚。

临床特征 PL 的原发皮损是丘疱疹或丘疹鳞屑性皮损。起初为淡红色斑疹和丘疹,伴有水疱或出血,皮损呈红棕色,由于其出血的原因,压之不退色。随着时间的延长,皮损逐渐呈"糠疹"样改变,变成扁平、椭圆形、淡红色的鳞屑性苔藓样丘疹。中央上覆白色黏着性鳞屑,能轻易被刮掉(图 86.1)。随着时间推移或日晒,色素沉着的区域可出现色素减退,后者可能在深肤色

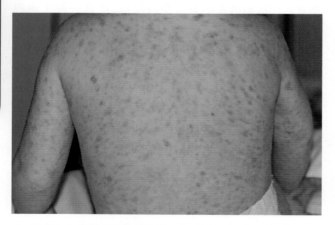

图 86.1 慢性苔藓样糠疹:大量椭圆形的淡红色斑疹和丘疹,大部分上覆黏着性鳞屑,主要分布于幼儿的躯干和四肢

患者中表现更为突出。

丘疹、水疱、脓疱和坏死性皮损同时出现使得皮损具有多形性。当炎症变化更急剧时,可以看到明显的水疱或痘疮样脓疱。当以出血和坏死为主时,可以看到坏死结痂性皮损(图 86.2)。边界清楚的坏死性皮损直径可达到 1cm,消退后可能形成萎缩性瘢痕。

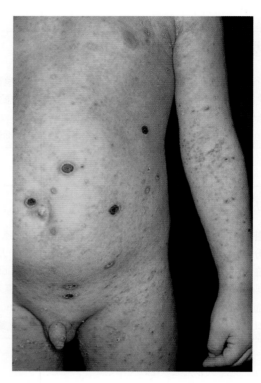

图 86.2 急性痘疮样苔藓样糠疹:可以看到不同阶段的鳞屑性淡红色丘疹伴出血性结痂和较大的坏死性皮损。资料来源:Courtesy of Ernesto Bonifazi.

据报道,在儿童和成人中有一种发热性坏死溃疡性变异型,即发热坏死溃疡性穆-哈病(febrile ulceronecrotic Mucha-Habermann disease,FUMHD)[32-33]。该病的特征是突然发作的溃疡坏死性皮损,并伴有高热和系统性症状。相关的系统症状包括肌痛和肌无力、淋巴结肿大、关节炎、全身乏力、腹痛和神经精神症状,在一些儿童病例中还能看到败血症[34]。皮损的标志性特征是大的溃疡性、坏死性及出血性丘疹和斑块。在 Nofal 等人的近期综述中[34],儿童病例约占所有文献报道病例的50%。与成人相比,其转变为 FUMHD 的时间更短,相关血管炎发生率更高,但预后更好。这些作者提出该病固定的特征包括发热、迅速进展的溃疡坏死性丘疹和斑块以及与 PLEVA 一致的组织学特征。其他可伴有的特征包括 PLEVA 的既往史、黏膜受累和系统受累。

皮损的分布部位是多变的,头皮、手足的受累罕

见。临床病程也不定。反复发作、分批出现的丘疹导致临床表现呈多形性。可以看到不同演变阶段的皮损，从小的紫癜性丘疹到较大的丘疹、鳞屑性结痂和色素异常性皮损。在这些皮损中，小的紫癜性丘疹是疾病活动的征象。

皮损的急性期特征与疾病的持续时间没有明确的关系。只有少数皮疹在 6~8 周内可完全消退。更常见的是反复发作的新发皮损，可能持续数月甚至数年。尽管坏死性变异型通常呈急性发作且具有自限性，但大的坏死性皮损可能会持续反复发作。在一项回顾性研究中，PL 的中位持续时间为 18.5 个月，范围为 3~132 个月[8]。既往发表的分类法将皮损分为弥漫型、外周型和中心型，并提出有不同的临床病程，但在近期发表文章中尚未得到证实[2]。在夏季，日晒可能会导致皮损迅速缓解并抑制新皮损。但在秋季，皮疹可能再次发作。

鉴别诊断　鉴别诊断对于有经验的临床医生并不难。在既往未感染过水痘病毒或已接种过疫苗的儿童，急性期的水疱最初易被误诊为水痘。然而，接下来出现的紫癜样丘疹和反复新发的皮损可以排除此诊断。其他有坏死或水疱的皮损诊断需要考虑，如毛囊炎、立克次体痘、病毒性发热和多形红斑，然而这些疾病的病史、形态、分布和自然病程都有所不同。在非常年幼的患者中，也需考虑朗格汉斯细胞组织细胞增生症，该病可出现类似紫癜样或结痂样丘疹。慢性皮损可以模仿点滴状银屑病，但该病可以通过皮损的单一形态和急性发病而轻易区分。丘疱疹型玫瑰糠疹、扁平苔藓和二期梅毒可以模仿慢性 PL。数月内反复新发皮损及紫癜样丘疹支持 PL 的诊断。急性发热坏死溃疡性变异在临床表现可类似于多形红斑或免疫大疱性疾病。

尽管淋巴瘤样丘疹病有时被认为是 PL 的变异，但大多数学者还是认为它们是不同的疾病[35]。淋巴瘤样丘疹病的特征是皮损数量较少、体积较大，组织病理学可见大量 CD30+ 细胞，而这种细胞在 PL 中极少或没有[36]。淋巴瘤样丘疹病的皮损处通常会遗留瘢痕，而 PL 除了 FUMHD 外，遗留瘢痕的很少。

实验室检查和组织学表现　PL 的实验室检查通常在正常范围，急性期可能出现血沉和 C 反应蛋白升高。

组织病理学上 PLEVA 与 PLC 类似，根据疾病所处阶段和是否存在急性坏死性皮损表现而有所不同[37-38]。早期病变表现为真皮浅层血管周围和间质淋巴细胞和组织细胞浸润[4]，导致真表皮交界不清。表皮散在角质形成细胞坏死、水肿，淋巴细胞和红细胞进

入表皮。PLEVA 中，炎性细胞呈楔形浸润累及深层血管。该病可能存在血管炎改变，毛细血管扩张伴有内皮细胞肿胀。真皮乳头层水肿明显，表皮基底层和棘层空泡变性，角质层可见散在角化不全。在急性病变中，其他的发现有局灶红细胞外渗和表皮下水疱形成。在 PLEVA 的病情高峰期，可见严重的细胞间和细胞内水肿，与淋巴细胞外渗增多有关。在某些病例中，可以看见红细胞被"困"在表皮中。由于角质形成细胞坏死，可见到表皮内水疱形成，形成表皮糜烂和溃疡。

PLC 高峰期的皮损水肿较少，仅有少量单个核细胞外渗。最典型的表现包括棘层肥厚、角质层增厚伴角化不全，角化不全细胞中可见核碎裂（图 86.3）。当皮损处于消退期时，组织学表现为轻微的炎症改变和角化不全性鳞屑。

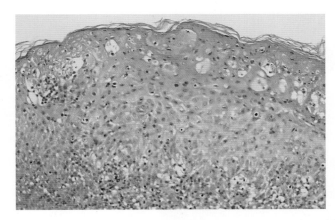

图 86.3　急性苔藓样糠疹典型的病理表现（HE 染色，×100）。资料来源：Courtesy of V. D. Vuzevski, Erasmus University, Rotterdam, The Netherlands.

免疫组化：PLEVA 中可见显著的 CD8+ 细胞毒性淋巴细胞，PLC 中可见 CD4+ 和/或 CD8+ 淋巴细胞。可以见到克隆性 T 细胞[7]。免疫荧光研究证实真皮血管壁有 IgM 和 C3 沉积[39]。

治疗和预防　苔藓样糠疹可能会自发消退或持续数月或数年。因此，治疗主要是抑制新皮损的发生、处理现有皮损及降低疾病进展的风险。在怀疑药物诱发皮疹的情况下，应立即停止药物使用并监测皮损变化。

口服抗生素因其具有抗炎作用而被视为一线治疗，红霉素或红霉素衍生物，如阿奇霉素[40-41] 已被成功用于某些病例的治疗[2,8]。在较大的儿童中，四环素衍生物如多西环素也可使用。抗生素服用数月后需缓慢减量，并定期监测指标以防反弹。

日晒通常会减轻皮损，类似的 UVB 光疗在许多病例治疗中证明有效[42]。Maranda 等人最近对文献回顾

发现宽谱 UVB 初始清除率为 89.6%，复发率为 23.1%；窄谱 UVB 清除率为 73%，没有复发；PUVA 治疗清除率为 83%，复发率为 60%[43]。先前的病例报道显示，与 PLEVA 相比，紫外线治疗对 PLC 的疗效更佳，可能与紫外线有更好的渗透性有关。对于 FUMHD，一线治疗应考虑甲氨蝶呤或环孢素，可联用或不联用系统性糖皮质激素。也有报道使用环孢素[14]、依那西普[44]、英夫利西单抗[45]和己酮可可碱[46]治疗对多种治疗抵抗的病例，主要见于成人文献中。

局部使用糖皮质激素治疗通常是无效的。针对瘙痒可短期或局部应用糖皮质激素或口服抗组胺药。也有报道局部使用钙调神经磷酸酶抑制剂在部分病例中显效[41,47-48]。

（陈安薇　译，余时娟　罗晓燕　王华　校）

参考文献

见章末二维码

086章 参考文献

第87章 Jessner 淋巴细胞浸润症

R. M. Ross Hearn

摘要

Jessner 淋巴细胞浸润症(Jessner lymphocytic infiltrate,JLI)是一种罕见的特发性、慢性淋巴细胞性皮肤病,常最终缓解。其特征性皮肤表现是不遗留瘢痕的、无症状的红棕色丘疹和斑疹。本病儿童罕见,仅有少数病例报道。JLI 需与红斑狼疮或假性淋巴瘤等其他有类似临床表现的疾病鉴别,有时需要做皮肤病理检查。该病的治疗包括外用或系统应用抗炎制剂,以及必要时应用遮盖剂覆盖。

要点

- Jessner 淋巴细胞浸润症(Jessner lymphocytic infiltrate,JLI)是一种罕见的、特发性的淋巴细胞性疾病,在儿童中更为罕见。
- 该病需与红斑狼疮、假性淋巴瘤、多形性日光疹和药疹等有类似临床表现的疾病鉴别,因此常需要进行皮肤病理检查。
- 治疗主要为外用或口服抗炎药物,如外用糖皮质激素、钙调神经磷酸酶抑制剂及口服羟氯喹、红霉素或四环素衍生物等。同时建议对患者采取避光措施。
- 该病病程呈慢性复发性,通常不会留下瘢痕,最终消退。

定义 Jessner 淋巴细胞浸润症(Jessner lymphocytic infiltrate,JLI)是一种易反复发作、最终缓解的罕见病,在儿童中尤为罕见。临床表现为躯干上部或面部的丘疹斑块,一般不遗留瘢痕。组织病理学表现为真皮内大量淋巴细胞浸润。

历史 1953 年,Jessner 和 Kanoff 描述了一系列病例[1],其临床特征为反复发作、可自行缓解的紫红至棕红色的丘疹或斑疹,通常呈中央消退或弓状外观。这一临床特征与血管和附属器周围淋巴细胞浸润的组织病理学表现有关。受累部位不形成瘢痕,通常持续数周至数月。该病后来被命名为 Jessner 淋巴细胞浸润症(同义词:Jessner-Kanoff 病、Jessner 综合征、Jessner 和 Kanoff 淋巴细胞浸润皮肤病、Jessner 淋巴细胞浸润皮肤病)。自本病首次描述以来,人们已经认识到该病的诊断和分类可能较为困难。目前对于 JLI 是一个独立的临床疾病还是属于红斑狼疮谱、多形性日光疹或皮肤淋巴瘤中的一种亚型仍存在争议。

病因和发病机制 Jessner 淋巴细胞浸润症的病因和发病机制仍不清楚。曾有报道在经四环素治疗后消退的病灶中发现了伯氏疏螺旋体[2],据此猜测 JLI 的发病可能与伯氏疏螺旋体感染有关。随后,有报道进一步称,应用聚合酶链反应在经过多西环素治疗缓解后的患者皮损样本中分离出了微生物[3],但大多数研究都不支持这一观点。另一篇报道中,作者调查了 69 例最初临床或组织学诊断为 JLI 的患者,回顾了临床和组织学资料,鉴定了伯氏疏螺旋体后得出结论:35% 的患者可重新归类为伯氏疏螺旋体淋巴细胞瘤[4]。日光照射可能是一个诱发因素,约 1/4 的患者光敏感试验结果阳性[5]。皮损可能是由 UVA 或 UVB 引起的[6-7]。但是日光在与疾病因果关系中的具体作用或机制尚不清楚。

JLI 浸润的细胞主要由 T 淋巴细胞组成,偶尔有 B 淋巴细胞参与[8-9]。皮肤中 Leu-8 阳性的 T 淋巴细胞比例与外周血中相似,但比狼疮皮损中稍增加[8,10]。免疫调节性 T 淋巴细胞(Treg)在 JLI 中的作用尚不清楚。与狼疮皮损相比,JLI 中浆细胞样单核细胞的数量增加[11-12]。但并不是所有研究都得到这一结论[9],可能是由于不同研究中应用的抗体不同所致。浆细胞样单核细胞具有多种活性,被认为是适应性免疫反应的重要组成部分。对浆细胞样单核细胞在皮肤狼疮病因方面的作用认识也在逐步加深[13]。但这些细胞在 JLI 中的确切作用尚待阐明。

组织病理学 表皮轻度变平或正常。特征性的改变是真皮血管和附属器周围有中-高密度的淋巴细胞浸润(图 87.1、图 87.2)。这些细胞主要以成熟的小淋巴细胞为主。同时,可有少许浆细胞、B 淋巴细胞或组织细胞散在分布。皮下脂肪或皮脂腺周围也可见到淋巴细胞浸润。这些淋巴细胞表面 HLA-DR 阴性[10],自然杀伤(natural killer,NK)细胞活性降低[14]。免疫荧光检

第十八篇

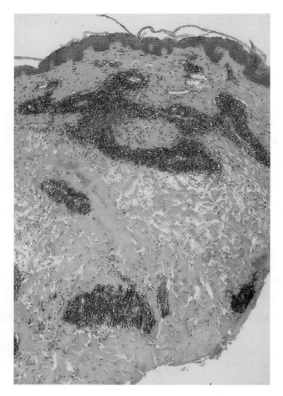

图 87.1 Jessner 淋巴细胞浸润症的组织病理图片,图中见皮肤血管及附属器周围局限的淋巴细胞浸润

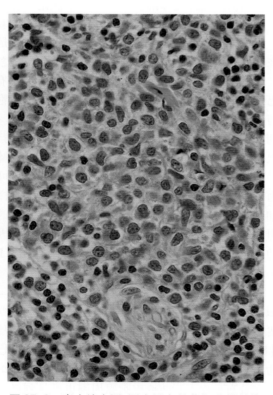

图 87.2 真皮放大图,图中见大量浆细胞样单核细胞被一些大小正常的淋巴细胞包绕

测为阴性。

临床表现 JLI 在儿童并不常见,而是好发于中年人。传统观念认为,JLI 常见于老年男性,但目前缺乏准确的流行病学资料证实。目前有两项规模较大的研究,Toonstra 等人[5]总结 100 个病例发现,女性发病率略高。而 Lipsker 等人[15]报道的病例中,男性略多。仅有极少数关于儿童期 JLI 病例的报道[16-17]。最年轻的病例是一名 4 岁男孩(其母亲也患该病)[18]。其他学者也报道了家族性病例[19-20]。

该病的皮损表现为红色或褐色丘疹和斑疹(图87.3),环形皮损的中央通常是正常的。皮损常无自觉症状,也可有轻微瘙痒或疼痛。皮损主要分布于头部、颈部和躯干上部,四肢也有受累,但不常见。光暴露可能会加重部分患者的皮损,但部分患者无该特征。在已经报道的病例中,某些患者的情绪压力是诱发因素[5]。皮损可持续数月,很少持续不消退。

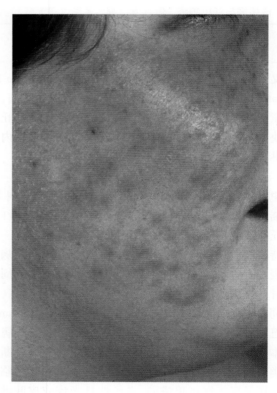

图 87.3 Jessner 淋巴细胞浸润症临床表现。上图患者为 20 岁女性,从 12 岁起面部出现皮损

鉴别诊断 多种临床疾病可能出现类似的皮肤损害。主要的鉴别诊断包括红斑狼疮的亚型(如盘状红斑狼疮或肿胀性红斑狼疮)、多形性日光疹(可与 JLI 同时发生)[5]、淋巴瘤、假性淋巴瘤和药疹。皮肤病理检查和直接免疫荧光可以鉴别。血清抗核抗体的价值尚不确定。免疫组化对淋巴瘤或皮肤淋巴细胞瘤,或免疫

荧光检测阴性的狼疮患者有诊断价值。JLI 的诊断依赖于临床和组织病理以及其他检查结果,如光敏感试验和血清学检查。

预后　JLI 的病程慢性,呈复发和缓解模式,皮损往往持续存在数年(通常为 10 ~ 15 年),也有持续 20 年或更长时间的病例报道。在一项大型研究中,并没有发现 JLI 向淋巴瘤或红斑狼疮发展的倾向[5]。在一项针对 32 例 JLI 患者的多中心研究中也没有发现该疾病的恶性进展[6]。然而,一项针对 210 名患者的大型回顾性研究发现,7.6% 的患者在随访期间有一过性的典型红斑狼疮表现[15]。

治疗　JLI 的治疗效果有限,而且存在个体差异。由于缺乏足够的临床试验数据,大多为个案报道,病例数少。局部或病灶内使用糖皮质激素在某些病例中可能有效,但可能复发。口服泼尼松龙也有一定疗效,但减量后易复发[5]。羟氯喹应用较广泛,但临床疗效不一。在 Jessner 和 Kanoff 最初病例的描述中,采取了多种治疗方式,包括防晒、心理治疗、X 线治疗和 CO_2 冷冻治疗等,但都收效甚微[1]。最近,有报告 auronofin 能改善皮损[21-23]。局部钙调神经磷酸酶抑制剂他克莫司也有效果[24]。一项随机交叉试验证实沙利度胺有效[25],但其潜在的副作用(致畸性和周围神经病变)以及难以获得限制了其在该病的应用。有一例脉冲染料激光成功治疗该病的报道[26]。但考虑到该病与光敏相关,依旧建议采用光防护。使用遮盖剂可以改善该病对外观的影响。关于儿童 JLI 的治疗鲜有报道。一例报道中,患儿采用红霉素治疗后皮损消退,复发后再次治疗只能部分缓解。由于本病呈良性,且不遗留瘢痕,在儿童中往往采取温和的治疗方案。

(贺景颐 译,刘励　罗晓燕　王华 校)

参考文献

　　见章末二维码

第 88 章　原发性皮肤淋巴瘤

Rebecca Levy, Elena Pope

摘要

原发性皮肤淋巴瘤（primary cutaneous lymphoma, PCL）是指在诊断时仅有皮肤受累而无皮肤外器官受累的原发于皮肤的淋巴瘤。儿童 PCL 少见，约占所有 PCL 的 5%。PCL 分为三大类：皮肤 T 细胞淋巴瘤（cutaneous T-cell lymphomas, CTCL）、皮肤 B 细胞淋巴瘤（cutaneous B-cell lymphomas, CBCL）和前体细胞血液肿瘤。以上三种 PCL 亚型, CTCL 是最常见的, 占儿童期 PCL 的 80%。儿童 CTCL 为以蕈样肉芽肿（mycosis fungoides, MF）最常见, 临床以色素减退型为主。MF 具有多种临床表现, 被称作"伟大的模仿者", 延误诊断较常见。儿童 MF 存活率通常较高, 多项研究表明该病在儿童中一直处于早期阶段, 治疗方式多样, 主要包括光疗和外用糖皮质激素等。原发性皮肤淋巴瘤的其他亚型在儿童人群中极为罕见, 时有相关文献报道。

要点

- 根据 2005 年 WHO-EORTC 标准和疾病间临床表现、预后、组织病理和免疫组织化学的巨大异质性, 对原发性皮肤淋巴瘤进行分类。
- 主要分类包括皮肤 T 细胞淋巴瘤（CTCL）、皮肤 B 细胞淋巴瘤（CBCL）和前体细胞血液肿瘤。
- 虽然原发性皮肤淋巴瘤在儿童中总体罕见, 但 CTCL 相对较多, 尤以 MF 最常见。
- 儿童 MF 不同于成人, 临床病程通常是惰性的, 预后也比较好, 疾病早期具有典型的临床表现。
- 色素减退型 MF 在儿童 CTCL 中的比例较高, 表现为非萎缩性白色斑块, 具有细小的鳞屑, 其上毛发脱落。
- 儿童 MF 有多种治疗方法, 包括光疗和外用糖皮质激素。
- 原发性皮肤淋巴瘤的其他亚型在儿童群体中极为罕见, 时有文献报道。

引言

皮肤淋巴瘤的分类　术语"原发性皮肤淋巴瘤"是指在诊断时有皮肤受累而缺乏皮肤外受累证据的淋巴瘤[1]。皮肤是仅次于胃肠道结外淋巴瘤第二常见部位[2]。

本章采用 2005 年 WHO-EORTC 皮肤淋巴瘤分类标准（框图 88.1）[1,3]。这种分类方法是根据荷兰和奥地利原发性皮肤淋巴瘤登记处的大量患者的随访数据进行验证后得出的[4], 现已达成共识。组织学上类似的原发性淋巴瘤往往具有不同的临床表现和预后, 因此需要不同的管理策略以及治疗方法。针对蕈样肉芽肿和 Sézary 综合征修订了分类标准, 其中包括皮损的范围和形态、是否存在外周淋巴结及其组织病理异常、是否存在内脏器官和血液系统受累[5]。类似地, 还提出了原发性皮肤淋巴瘤的其他分期系统, 以更好地认识该类疾病。该系统还反映了皮肤受累的程度, 以及异常淋巴结和皮肤外非淋巴系统疾病的存在[6]。

儿童期皮肤淋巴瘤的流行病学　儿童原发性皮肤淋巴瘤极为罕见, 发病率约为每年 10.7/1 000 000[2]。由于发病率随年龄增长呈指数级增加[2,7], 通常被认为是成人疾病, 但儿科病例占所有原发性皮肤淋巴瘤的 5%[2], 许多成人患者初次发病是在儿童时期[8-11]。

皮肤 T 细胞淋巴瘤（CTCL）在原发性皮肤淋巴瘤中占多数, 约占所有皮肤淋巴瘤的 70%~75%[2,12]和儿童皮肤淋巴瘤的 80%[13]。2000—2008 年美国儿童 CTCL 的总发病率为每年 1.12/1 000 000[13]。在成人中, 男性 CTCL 的发病率明显高于女性[2]; 相比之下, 儿童 CTCL 发病没有性别倾向[2,13]。虽然先前观察到儿童 CTCL 的总发病率有所增加[8], 但在过去 18 年中, 该病的发病率似乎已经稳定[7]。在 30 岁以下的患者中, CTCL 的发病率持续稳定上升[13]。这是由于发病率的真正升高, 还是对 CTCL 的诊断意识和认识的提高, 目前仍有争议。15 岁以下儿童, 皮肤淋巴瘤 5 年生存率较高, 约为 94%[2]。因为 CTCL 在儿童中占主导地位, 所以儿童的比率很大程度上反映了 CTCL 的总体生存率。

儿童原发性 B 细胞淋巴瘤极为罕见。虽然它们占总体皮肤淋巴瘤病例的 29%[2], 但只有 16.9% 的儿童皮肤淋巴瘤被归类为 CBCL, 发病率为每年 0.23/1 000 000[13]。与 CTCL 不同, 近年来儿童 CBCL 的发病率保持稳定[13]。

皮肤 T 细胞和 NK 细胞淋巴瘤

- 蕈样肉芽肿
- 蕈样肉芽肿亚型及变异型
  亲毛囊性蕈样肉芽肿
  佩吉特网状细胞增生症
  肉芽肿性皮肤松弛症
- Sézary 综合征
- 成人 T 细胞白血病/淋巴瘤
- 原发性皮肤 CD30⁺淋巴细胞增殖性疾病
  原发性皮肤间变性大细胞淋巴瘤
  淋巴瘤样丘疹病
- 皮下脂膜炎样 T 细胞淋巴瘤
- 结外 NK/T 细胞淋巴瘤(鼻型)
- 原发性皮肤外周 T 细胞淋巴瘤,未定类
  原发性皮肤侵袭性亲表皮性 CD8⁺T 细胞淋巴瘤*
  皮肤 γ/δ T 细胞淋巴瘤*
  原发性皮肤 CD4⁺小/中多形性 T 细胞淋巴瘤*

皮肤 B 细胞淋巴瘤

- 原发性皮肤边缘区 B 细胞淋巴瘤
- 原发性皮肤滤泡性淋巴瘤
- 原发性皮肤弥漫性大 B 细胞淋巴瘤,腿型
- 原发性皮肤弥漫性大 B 细胞淋巴瘤,其他血管内大 B 细胞淋巴瘤

前体血液细胞肿瘤

- CD4⁺/CD56⁺血液细胞皮肤肿瘤(母细胞性 NK 细胞肿瘤)

*暂时命名的疾病

资料来源:Dippel E,Assaf C,Becker J et al. S2k Guidelines-Cutaneous Lymphomas Update 2016-Part 1:Classification and Diagnosis(ICD10 C82-C86). J Dtsch Dermatol Ges 2017;15:1266-73. Reproduced with permission of John Wiley & Sons.

皮肤 T 细胞和 NK 细胞淋巴瘤

蕈样肉芽肿(mycosis fungoides,MF)

定义　蕈样肉芽肿(mycosis fungoides,MF)是一种外周亲表皮性的 T 细胞淋巴瘤,由小-中等大小的成熟 T 细胞构成,这些细胞具有特征性的脑回状细胞核[1]。典型的 MF 表现为数年或数十年内缓慢进行性发展的皮肤斑片、斑块和肿瘤。

流行病学　蕈样肉芽肿是成人和儿童中最常见的皮肤 T 细胞淋巴瘤。虽然最常见于五六十岁的成年人,但也可见于青少年和儿童人群[4,8,10,12,14-16],甚至可以发生于 2 月龄的婴儿[17]。患儿的男女比例大致相等[4,9,11-12,18-19]。深肤色的儿童可能更常见[19]。在最近

的儿科队列研究中,71% 的儿童皮肤类型为 Fitzpatrick Ⅲ 或以上分级[11]。罕见的有在器官移植受者中患 MF 的报道,包括一例 16 岁男性患儿[20]。

临床特征　皮肤淋巴瘤的早期诊断困难,它的许多临床症状和病理特征也见于良性炎症性疾病。因此常被延误诊断[11]。CTCL 被称为"伟大的模仿者"[21],该疾病临床表现具有多形性。常规治疗后的皮损仍然持续和反复,此特征可与其他良性疾病区分。

皮肤 T 细胞淋巴瘤临床可表现为不同形态,包括皮肤红斑、斑块、肿瘤和 Sézary 综合征(Sézary syndrome,SS)。其他罕见的变异性表现包括皮肤异色症(网状色素沉着、毛囊萎缩和毛细血管扩张)和肉芽肿性皮肤松弛症(失去弹性后的异常皮肤,导致松弛下垂外观)。

CTCL 早期最常见的红斑期皮损,临床表现为边界清晰的红色鳞屑斑片[22](图 88.1a)。鳞屑通常不如银屑病厚,常常覆盖整个红斑。可以出现皮肤萎缩,呈现"烟纸样"褶皱。毛囊萎缩可能导致斑片上无毛发生长,该特点能够与其他良性疾病进行区别。在某些患者中,最初可能类似于色素性紫癜样皮肤表现(图 88.1b)或色素减退、白癜风样皮损(图 88.1c)。

在同一个患者身上出现多种皮损并不少见。随着疾病的进展,斑片可能演变成斑块。在这一阶段(蕈样变),病变部位开始浸润,并呈现界限分明的红色或红棕色至紫色斑块。皮损逐渐扩大,形成一些特殊形状,如环状、多环状、马蹄状。肿瘤期以隆起的结节或肿块为特征,表现为肉色或棕色至蓝红色的病灶,覆盖着一层薄的、伸展的、萎缩的表皮,伴或不伴有毛细血管扩张。肿瘤常发生坏死或溃疡,有时可自行消失。

MF 的皮损可出现于身体任何部位,但更偏向于发生在非暴露(或所谓的"双重覆盖")区域:腰部以下的躯干、臀部、躯干侧面、胸部、大腿内侧、手臂内侧和腋窝周围。少数情况下,CTCL 也可在头皮、手掌和足底出现[23]。

根据临床特征将 CTCL 分为儿童和成人 CTCL,儿童 CTCL 常具备早期临床表现[19,24-27]。在一项对 34 名患儿的研究中,除 1 例患儿在诊断时为 ⅡB 期外,其余患儿均为 ⅠA 期(41%)或 ⅠB 期(56%),[11]。儿童 CTCL 临床特征以色素减退性皮损为主(图 88.1d)[3,11,15,18-19,27]。表现为非萎缩性的白色斑片,其上有细小鳞屑[28-29]。受累区域常常没有毛发[27]。在一项儿科人群的研究中,色素减退发生率高达 70%,其中 43% 的患儿为浅肤色[30]。

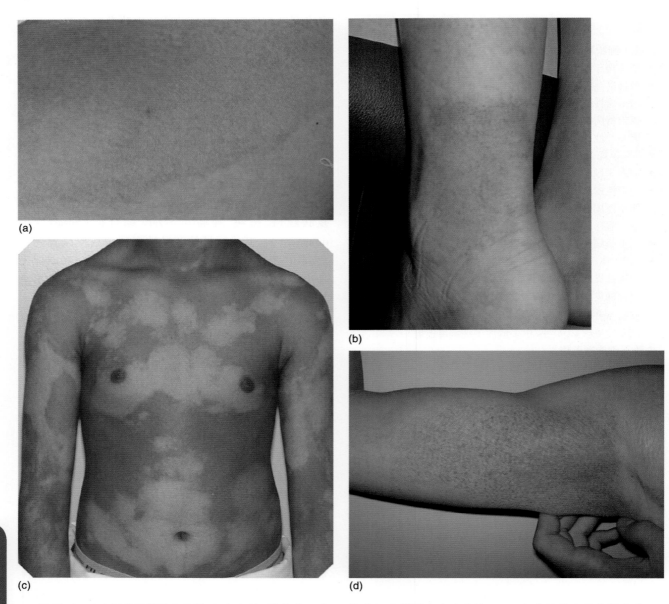

图 88.1　（a）斑片期蕈样肉芽肿：红色斑块，微突出于皮面，伴有细碎鳞屑和表皮萎缩。（b）色素性紫癜样蕈样肉芽肿：带有瘀点的大斑片。（c）色素减退型蕈样肉芽肿：大片无毛的色素减退斑片，伴有细碎鳞屑。（d）皮肤异色症样蕈样肉芽肿：浸润性斑块，伴有萎缩、毛细血管扩张和色素沉着

鉴别诊断　其他丘疹鳞屑性疾病（银屑病、体癣、慢性苔藓样糠疹、金黄色苔藓、副银屑病）、皮炎（特应性皮炎）和色素减退性疾病（炎症后色素减退和白癜风）[31]的皮损可能与 MF 相似。

组织病理学　儿童蕈样肉芽肿在组织学和免疫表型上与成人类似[32]。

　　红斑期以浅表带状或苔藓样浸润为特征。亲表皮现象是指表皮内存在线状排列的或单个分散的非典型淋巴细胞[33]。非典型淋巴细胞核染色深、呈脑回状。表皮内细胞通常比真皮内细胞更大，更具非典型性。

表皮可有不同程度的增生，典型的改变是海绵水肿少见，角质形成细胞坏死不明显。侵入表皮内的淋巴细胞核周围可见明显的透明腔隙[34]，这是 MF 的一个诊断特征（图 88.2a）。可出现浆细胞、嗜酸性粒细胞和组织细胞的混合浸润，但这些细胞不常见。实际上，每个组织切片中见到 3 个以上的嗜酸性粒细胞提示良性炎症性皮肤病的可能性大[35]。真皮可出现水肿或纤维化。在 MF 早期，组织结构异常通常比细胞学形态特征更有意义，细胞学形态特征可能并不典型[36-38]。该病早期的组织学特征多变，部分患者甚至需要进行多次活检来确诊[37]。

　　国际皮肤淋巴瘤学会（The International Society for

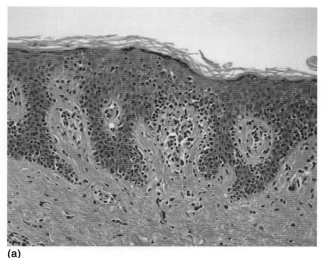

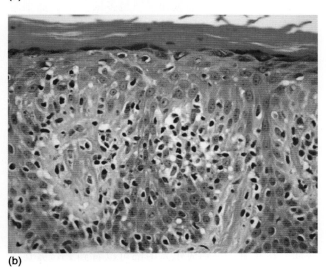

图 88.2　（a）斑片期蕈样肉芽肿：真皮可见少量异型性淋巴细胞浸润，表皮基底层可见周围有空晕的异型性淋巴细胞，表皮无海绵水肿（HE 染色）。（b）蕈样肉芽肿：表皮可见多数异型性淋巴细胞，形成 Pautrier 微脓肿（HE 染色）。资料来源：Courtesy of Dr Glenn Taylor, Hospital for Sick Children, Toronto, Canada.

Cutaneous Lymphoma, ISCL）提出了一种早期 MF 的诊断方法，该方法结合了临床、组织病理、分子和免疫表型，有助于对该病及早作出诊断（表 88.1）[23]。

　　斑块期的病理特点是淋巴细胞的形态更具非典型、浸润程度更重，亲表皮现象尤为突出，Pautrier 微脓肿（表皮内淋巴细胞聚集）可能出现（图 88.2b）。

　　肿瘤期为弥漫性真皮全层受累，亲表皮现象和 Pautrier 微脓肿消失。浸润的细胞以大量单一核细胞为主[39]。有丝分裂现象多见。肿瘤细胞也可浸润至皮下。可见肿瘤细胞向大细胞转化，大细胞的体积是小细胞的 4 倍及以上，并占浸润细胞的 25% 及以上[40-42]。大细胞可为 CD30⁻ 或 CD30⁺，均提示预后不良[43]。

表 88.1　蕈样肉芽肿早期诊断标准*

标准	2分	1分
临床表现		
持续和/或进展性红斑和斑块，同时伴有：	任意 2 项	任意 1 项
1. 非日晒部位		
2. 大小/形态异常		
3. 皮肤异色症		
组织病理学表现		
浅表淋巴结浸润，同时伴有：	均有	两者其一
1. 亲表皮现象不伴海绵水肿		
2. 非典型淋巴细胞		
分子生物学改变		
克隆性 TCR 基因重排	无	存在
免疫病理学改变		
1. 少于 50% 的 T 细胞为 CD2、3、5 阳性	无	任何其一
2. 少于 10% 的 T 细胞为 CD7 阳性		
3. 表皮和真皮 T 淋巴细胞 CD2、3、5 或 CD7 的表达不一致		

注：* 以上标准分值总和 ≥4 分即可诊断 MF。MF，蕈样肉芽肿；NA，无；TCR，T 细胞受体。
资料来源：Adapted from Pimpinelli et al[23]. Reproduced with permission of Elsevier.

免疫表型　MF 的肿瘤细胞具有成熟的 T 细胞表型，通常为辅助性 T 细胞表型，最常见的免疫表型是 CD2⁺、CD3⁺、CD4⁺、CD5⁺ 和 CD45RO⁺。随着疾病进展，可以发生 CD2、CD5 和 CD7 标记的丢失，尤其是在亲表皮的脑回状核细胞中。最近，T-β 被定义为一种表面标志物，常见于红斑期 MF，而在炎症性皮肤病中少见，因此有助于鉴别诊断[44]。BCL11B，是一种与多种恶性肿瘤相关的转录因子，它的过度表达也可将 MF 与良性炎症性疾病区分开来。此外，GATA-3 在真皮中表达增加可将 CD30⁺MF 与其他 CD30⁺ 淋巴增生性疾病区分开来[44]。然而其他免疫表型的描述对预后的指导意义不大。

- CD8⁺ 成熟 T 细胞表型的病例[45-48]：见于儿童期 MF[30,47] 和色素减退型 MF[3,11,49-51]。
- CD4⁻CD8⁺ 表型病例[52]（6/18 例儿童病例）。
- CD56⁺ 表型的病例[53-55]。
- CD20⁺ 表型的病例[56]。

遗传特征　儿童 MF 的遗传特征与成人 MF 无明显差

第十八篇

异。皮损中常常能检测到单克隆 T 细胞受体（T-cell receptor gene rearrangements，TCR）基因重排，但在外周血或骨髓中少见[11,26]。在 MF 早期病变中检测到单克隆 T 淋巴细胞对预后无提示意义[57]。

预后及预测因素 尽管早期文献提示儿童 MF 的病程更具侵袭性，并与其他形式的淋巴瘤相关[8]，但近年来的文献和大量的病例研究表明儿童 MF 的预后良好，仅极少数病例发生了进展[3,13,15,19,24-27]。总体 5 年生存率约为 91%[2]。预后较差相关因素包括：外周血液循环中有肿瘤克隆细胞存在且不伴有血液系统受累的表型和发病年龄大；肿瘤的分期可能成为疾病相关生存率的最重要预测因素[4,58]。

治疗 儿童 CTCL 治疗方案尚未形成共识。目前为止，还没有对照性研究对目前治疗方法的存活率进行评估[59]。评估治疗效果及潜在长期副作用很重要，尤其是在生长发育期儿童。红斑期和斑块期的治疗方法包括观察随访（对于孤立/无症状的斑块）、外用糖皮质激素、外用二氯甲基二乙胺、外用卡莫司汀（BCNU）和外用贝沙罗汀、外用或系统视黄酸治疗、PUVA（补骨脂素联合紫外线照射疗法）、外用金丝桃素/光动力疗法、UVA1、窄谱 UVB、局部外用放疗（特别是针对孤立性病变）和外用氮芥[11,16,60-66]。

在欧洲的一个治疗共识中，考虑到预期生存率没有受到不利影响，对于局限性皮损，外用温和糖皮质激素是一个可接受的治疗方案。

由于治疗导致的严重刺激性皮炎发生率较高，因此，外用药物如 0.01% 或 0.02% 氮芥溶液、卡莫司汀、咪喹莫特、他扎罗汀和 1% 贝沙罗汀在儿科治疗中受限。光疗已成为儿童最常见的治疗方法，尤其是当体表面积超过 10% 时[11]。窄谱 UVB 对色素减退型 MF 患者尤其有效[11,67-68]，但复发仍存在[50,69]；PUVA 可能会带来更长的缓解期[68]。其他的替代治疗还包括外用糖皮质激素和联合治疗（光疗联合外用糖皮质激素）[9,30]。

蕈样肉芽肿的变异型及亚型

亲毛囊性蕈样肉芽肿

亲毛囊性蕈样肉芽肿（又名 MF 相关的毛囊黏蛋白沉积症，MF-associated follicular mucinosis，FMF）是一种以毛囊/毛囊周围淋巴细胞浸润为特征的 MF 变异型[70]。多数病例显示毛囊黏蛋白变性（毛囊黏蛋白病），其本身无临床意义。总之，肿瘤位置较深、毛囊和毛囊周围的受累，外用药物治疗对该类疾病疗效不大[71]。

尽管 FMF 主要见于成人，儿童和青少年也偶有发生[71-73]。最近一项 50 名 MF 患儿的研究中，有 36% 的人出现亲毛囊性蕈样肉芽肿，表明该病的发生率可能比以前认为的高[27]。曾报道一例 13 岁肾移植后出现了 FMF[74]。

该病临床表现为毛囊性丘疹、痤疮样损害、坚实的斑块或肿瘤。皮损最常发生在头颈部[71,75]，儿童好发于四肢和躯干[27]。眉毛区的浸润性斑块伴眉毛脱落是该病的特征性表现。本病皮损瘙痒剧烈，常继发细菌感染。

儿童的组织病理学特点与成人基本相同，典型表现为毛囊变性伴或不伴毛囊黏蛋白沉积[51]，1/3 的患者可以看到大细胞转化[51]。

阿尔辛蓝染色显示毛囊黏蛋白沉积、毛囊上皮黏蛋白变性。嗜酸性粒细胞和浆细胞多见[71]。肿瘤细胞免疫表型为 CD3 和 CD4 阳性，CD8 阴性，与经典 MF 相似[75]，但也有 CD8+ 细胞占多数的病例报道[27]。可以看到小簇的 CD30+ 母细胞和散在的 B 细胞[71]。PUVA 可能是一种有效的治疗方法[27]。该病的 5 年疾病生存率约为 70%~80%，与经典 MF 肿瘤期相似[71,76]。由于儿科病例较为罕见，以上数据可能反映了成人更晚期的趋势。

佩吉特样网状细胞增多症

佩吉特样网状细胞增多症（Pagetoid reticulosis，PR）与其他 MF 变异型区别较大。临床表现为惰性孤立性斑片或斑块，组织学表现为表皮内肿瘤性 T 细胞浸润。在儿童[77-83]和成年人中都可以看到 PR，男女比例为 2:1[79]。皮损表现为大的、孤立性、伴鳞屑或疣状增生的红色斑片或斑块，通常位于肢体的远端。该病进展缓慢，尚未见到皮肤外受累。

组织学上，表皮不规则增生，角化过度伴角化不全[79]。表皮中可见散在或成巢状分布的中等-较大的异型淋巴细胞，胞质丰富，呈浅嗜酸性，细胞核呈脑回状[79]。也可见朗格汉斯细胞和组织细胞[84]。表皮内的肿瘤细胞为 T 淋巴细胞，可能具有 CD4+ 辅助 T 淋巴细胞表型、CD8+ 细胞毒性 T/CD8- 或 CD4/CD8 双阴性表型[85-87]。光动力疗法有效且耐受性良好，适合儿童[80]；其他治疗方法包括手术和放射疗法。

肉芽肿性皮肤松弛症

肉芽肿性皮肤松弛症（granulomatous slack skin，GSS）是一种罕见的 CTCL 亚型，其特征是皱褶部位（尤其是腋窝和腹股沟部位）皮肤下垂、松弛[88]，多见于男性[89]。目前报道的大多数病例为成年人，但在 14~20 岁的青少年中也有报道[90-95]，其临床表现和组织学表现与成人相似。

组织学显示真皮内密集的肉芽肿组织,含有异型 T 细胞,可见脑回状核、巨噬细胞和吞噬有大量细胞核的多核巨细胞浸润[89]。异型 T 细胞表达 CD3、CD4,不表达 CD8[93]。多核巨细胞为溶菌酶、CD68 和 S-100 阳性[94]。弹性纤维的破坏是造成皮肤松弛下垂的主要原因。

大部分患者缓慢进展,生存期长。然而,1/3 的患者与霍奇金淋巴瘤有关[88,90,96],手术切除下垂的皮肤后常常复发[97]。

鱼鳞病样蕈样肉芽肿

鱼鳞病样蕈样肉芽肿(ichthyosiform mycosis fungoides,IMF)是一种最近发现的 MF 临床亚型,其特征是局限性或弥漫分布的鳞屑斑片或斑块[98-99]。该病可以单独或与其他变异型 MF 同时出现[99]。到目前为止,最年轻患者诊断时仅 15 岁[98]。组织病理学表现为角化过度、表皮内异型淋巴细胞浸润伴有轻微海绵水肿形成、Pautrier 微脓肿和真皮不同程度淋巴细胞浸润[51,99]。与其他亚型相似,恶性 T 细胞主要表达 CD4 或 CD8;CD3+T 细胞常见[99]。

Sézary 综合征

Sézary 综合征(Sézary syndrome,SS)是以红皮病为特征的皮肤 T 细胞淋巴瘤,典型表现为红皮病、瘙痒、全身淋巴结肿大和外周血恶性 T 淋巴细胞。该病罕见,几乎只发生于成年人。Meister 等人曾报道了一名 11 岁女孩,表现为全身性剥脱性红皮病、严重瘙痒、外周淋巴结肿大、皮肤和淋巴结中有肿瘤细胞以及外周血中可见 Sézary 细胞[100]。LeBoit 等人也报告过一名 12 岁女孩,表现为红皮病样毛囊黏蛋白沉积、嗜酸性粒细胞增多、外周血中有 Sézary 细胞以及同时有 T 淋巴细胞瘤的免疫表型和基因改变。作者认为,红皮病样毛囊黏蛋白沉积可能是 Sézary 综合征的一个少见亚型[101]。SS 预后较差,5 年生存率约为 40%[2]。

成人 T 细胞白血病/淋巴瘤

成人 T 细胞白血病/淋巴瘤与人类 T 细胞白血病病毒 1(human T-cell leukaemia virus 1,HTLV-1)相关的 T 细胞肿瘤,该病毒为 C 型反转录病毒。尽管该病主要发生在成年人[102-106],但也有儿童患者的报道[107-109]。该疾病在 HTLV-1 高流行地区发生,如日本、加勒比群岛、南美洲和中非部分地区。病毒在体内持续存在超过 20 年后,1%~5% 的病毒感染者会发病。皮损可表现为丘疹、斑块和肿瘤,临床和组织学与 MF 相似[103]。中-大型 T 淋巴细胞呈表浅的带状浸润,亲表皮现象明显,表皮内有 Pautrier 微脓肿。此外,表皮坏死、血管新生伴血管浸润也常见[104-105]。进展缓慢的皮损中仅有少数肿瘤细胞,异型性较轻。肿瘤 T 细胞呈 CD3+、CD4+、CD8- 表型,伴 CD25 表达[102,110]。偶尔可见 CD8 阳性,对预后无提示意义[111]。

原发性皮肤 CD30+ 淋巴细胞增殖性疾病

原发性皮肤 CD30+ 淋巴细胞增殖性疾病是 CTCL 中第二大常见类型[1]。在 20 岁以下的人群中,MF 和原发性皮肤 CD30+ 淋巴细胞增殖性疾病发病率相当[15]。原发性皮肤 CD30+ 淋巴细胞增殖性疾病为一组临床表现类似的疾病,包括位于病谱两端的淋巴瘤样丘疹病(lymphomatoid papulosis,LyP)和原发性皮肤间变性大细胞淋巴瘤(cutaneous anaplastic large cell lymphoma,C-ALCL)。尽管有明确的临床病理相关性,某些病例仍无法归类[112]。这一疾病谱还包括霍奇金淋巴瘤、MF 伴大细胞转化、CD30+ 大 B 细胞淋巴瘤和 CD30+ 淋巴瘤样药疹[113]。这些疾病的共同特征是 T 淋巴细胞表达 CD30,而 CD30 是肿瘤坏死因子受体超家族的细胞因子受体[114]。

原发性皮肤间变性大细胞淋巴瘤

定义 原发性皮肤间变性大细胞淋巴瘤(cutaneous anaplastic large cell lymphoma,C-ALCL)是一种淋巴肿瘤,肿瘤细胞大,具有间变性、多形性或免疫母细胞性,大多数肿瘤细胞(>75%)表达 CD30[112]。既往无淋巴瘤样丘疹病、MF 或任何其他形式皮肤淋巴瘤[112]。C-ALCL 在临床表现和生物学特性上与系统性间变性大细胞淋巴瘤(systemic anaplastic large cell lymphoma,S-ALCL)不同,必须将两者加以区分[115-116]。

流行病学 皮肤间变性大细胞淋巴瘤通常发生在成人中,但也有儿童发病的报道[115,117-128]。发病年龄最小的一例是新生儿,可能是先天性的[129]。

与之相反,S-ALCL 是儿童年龄组中相对常见的淋巴瘤,有皮肤受累的倾向。C-ALCL 可见于 HIV 感染者[115]。

临床特征 患者通常表现为快速生长、无症状、单发或多发紫罗兰色的皮肤结节/肿瘤。大多数病变有溃疡倾向(图 88.3)[119]。

组织病理学 肿瘤由弥漫片状、排列紧密的、CD30+ 的大淋巴细胞组成。肿瘤细胞密集浸润,通常延伸到真皮全层,甚至皮下。大部分病例,肿瘤细胞呈间变性,表现为偏心、圆形/椭圆形或不规则形状的细胞核和突出的核仁(图 88.4)。胞质丰富红染呈嗜酸性,可看到

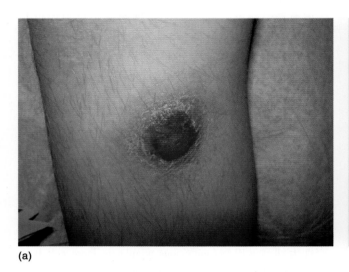
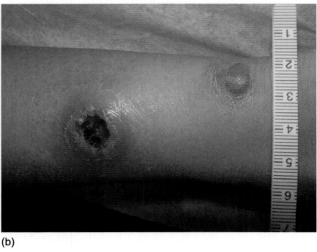

图 88.3 （a）原发性皮肤间变性大细胞淋巴瘤：大的肿瘤，伴有浅表溃疡。（b）原发性皮肤间变性大细胞淋巴瘤。两处大的紫罗兰色肿瘤，一处完整，一处中央有深在的溃疡

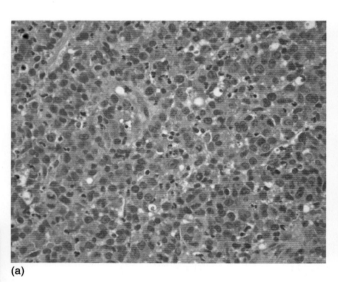
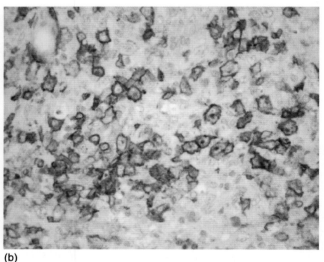

图 88.4 （a）原发性皮肤间变性大细胞淋巴瘤：排列紧密的片状分布的大的间变性细胞与混合的炎症细胞（HE 染色）。（b）原发性皮肤间变性大细胞淋巴瘤：绝大多数肿瘤细胞表达 CD30，除膜染色外，某些细胞还显示出点状核周高尔基复合体的染色（CD30 的免疫过氧化物酶染色）。资料来源：Courtesy of Dr Glenn Taylor, Hospital for Sick Children, Toronto, Canada.

包涵体样高尔基复合体[115]。有肿瘤细胞吞噬红细胞的报道[115-116]。背景可见少量炎症细胞浸润。少数病例中，肿瘤细胞具有非间变性（多形性或免疫母细胞性）形态特点[117,130]。

免疫表型　根据该病定义，必须至少 75% 的大淋巴瘤细胞表达 CD30。肿瘤细胞常表达 CD4，且高表达细胞毒性蛋白：颗粒酶 B、T 细胞内抗原（T-cell intracellular antigen，TIA-1）和穿孔素[131-132]。CD2、CD3 或 CD5 表达可能会有不同程度的缺失[116,133]。CD30⁺ 细胞中 5-羟甲基胞嘧啶染色的缺失提示了肿瘤发生发展的过程[134]。与 S-ALCL 不同，大多数 C-ALCL 不表达上皮

膜抗原（epithelial membrane antigen，EMA）[116]，也不表达间变性淋巴瘤激酶（anaplastic lymphoma kinase，ALK-1）[135]，尽管 ALK-1 阳性已在一部分仅有皮肤受累的 ALCL 患者中报告[136]。与经典霍奇金淋巴瘤的里-施细胞（RS 细胞）不同，通常不表达 CD15[122]。

遗传特征　S-ALCL 中常见 t（2；5）（p23；q35）易位，但在 C-ALCL 中通常不存在[137]，当然也存在相反的病例报告[121]。易位至 *IRF4* 基因（编码同名转录因子）在 C-ALCL 中具有高度特异性[138-139]。

预后及预测因素　该病预后非常好，预计 5 年生存率>

90%[128]。大部分患儿可以无需干预自行缓解[140]。只有皮肤表现而没有皮肤外受累,提示预后良好。而局限于头部和颈部的病变可能预后较差[128]。

治疗 如果必须干预时,可以采用外用或皮损内注射糖皮质激素,局部切除和/或放射治疗[117]。

淋巴瘤样丘疹病

定义 1968 年,麦考利首次将淋巴瘤样丘疹病(lymphomatoid papulosis,LyP)描述为一种复发自愈性皮疹,临床上呈良性病程,但组织学上呈恶性[141]。现在认为,这是一种慢性复发性淋巴细胞增殖性皮肤病,其特征是自限性丘疹、结节性皮损,其组织学特征为 CD30+的淋巴细胞,伴有多种炎症细胞混合浸润。

流行病学 LyP 的患病率估计为(1.2~1.9)/1 000 000[142]。LyP 在儿童中发病率可能高于以往的认知[143]。据报道,男孩比女孩更早发生淋巴结转移[144]。

临床特征 淋巴瘤样丘疹病的特点是反复发作,皮损持续 3~8 周后消退。皮损数量上个体差异大。某些病例在首次发病后,再发皮损数量有所减少。瘙痒常见[145]。LyP 皮损临床表现为红色丘疹/结节,数天后成出血/坏死性皮损(图 88.5a),继而自行缓解消退,遗留下不同形态的瘢痕和色素沉着[144]。该病好发于躯干和四肢[146],其他部位也可发病[145,147]。在儿童中,皮损往往局限于单个解剖部位[147-149]。该病常与特应性皮炎和非特异性病毒感染相关,可能为反应性而非恶性[145]。

组织病理学 LyP 的组织学特征多种多样,与患者年龄有关。目前已报道 LyP 的六种组织学改变(A、B、C、D、E 和 6p25.3 重排),它们之间相互重叠。

淋巴瘤样丘疹病 A 型(组织细胞型)是最常见的组织学类型,约占 LyP 病例的 75%~80%。儿童患者的占比与成人类似[145]。在典型的病例中可见中-大型的多形性或间变性淋巴细胞呈楔形浸润,这些细胞可以分散或聚集成小簇(图 88.5b)。有丝分裂常见。同时可见大量混合炎症细胞(中性粒细胞、嗜酸性粒细胞、淋巴细胞和组织细胞)。溃疡处的皮损主要为真皮上部水肿和血管炎改变[150]。

淋巴瘤样丘疹病 B 型(淋巴细胞型或蕈样肉芽肿型)是较少见的类型(少于 10%),其特征是中小型淋巴细胞向表皮浸润,细胞核为脑回状核,类似于 MF。

淋巴瘤样丘疹病 C 型(ALCL 样型)由结节状浸润的异型大淋巴细胞聚集成片,伴有相对少量的混合炎

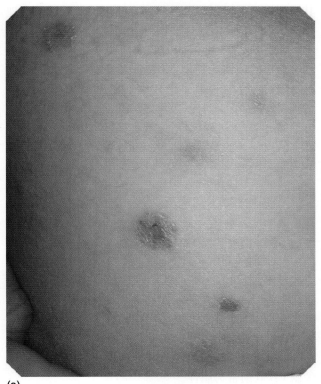

(a)

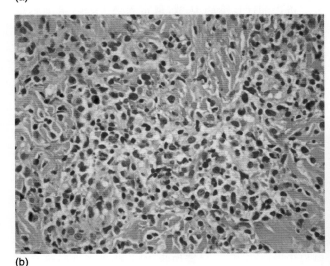

(b)

图 88.5 (a)淋巴瘤样丘疹病:多个散在的丘疹/结节,有形成溃疡和瘢痕的趋势。(b)淋巴瘤样丘疹病 A 型:散在或小簇的大细胞与许多混合的炎症细胞混在一起(HE 染色)。资料来源:Courtesy of Dr Glenn Taylor,Hospital for Sick Children,Toronto,Canada.

症细胞浸润。

淋巴瘤样丘疹病 D 型是最近报道的一种不常见的 LyP 亚型,与其他亚型的临床和预后特征相同,但在组织病理学上与原发性侵袭性亲表皮性 CD8+细胞毒性 T 细胞淋巴瘤一致[151-153]。鉴别这两种疾病对治疗和预后都有重要意义。

淋巴瘤样丘疹病 E 型是最近报道的另一种亚型,

其特征是大的溃疡和沿血管侵袭性生长[154],组织病理学显示中小型异型淋巴细胞对血管破坏性浸润[154]。

伴有 6p25.3 重排的 LyP 主要见于老年人。表皮内可见小的脑回状核淋巴细胞,真皮中有较大的转化淋巴细胞[155]。在 DUSP22-IRF4 位点的 6p25.3 染色体重排很常见[155]。同样,虽然组织学提示该病为侵袭性淋巴瘤,但临床进程缓慢,通常可自行消退。

值得注意的是,在同一患者的皮损中,可以同时具有不同类型的组织学表现。最常见的是 A 型和 C 型同时存在[148]。

免疫表型 A 型和 C 型 LyP 肿瘤细胞与 C-ALCL 肿瘤细胞一样,均表达 CD30[156-157]。肿瘤细胞表现为活化的成熟 T 辅助淋巴细胞表型,表达 CD3 和 CD4,活化标志物如 HLA-DR[158] 和 CD25(白细胞介素 2 受体)[132] 也呈阳性。不表达 CD7[158]、CD8[132] 和 CD56[159]。大多数患者似乎缺乏 CD15 表达,但 TIA-1 和颗粒酶 B 等细胞毒性分子呈阳性[132]。

与 A 型和 C 型 LyP 中 CD30 的表达不同,B 型肿瘤细胞 CD30 通常为阴性。

淋巴瘤样丘疹病 D 型,最常表达 CD30,呈细胞毒性 T 细胞表型(βF1+、CD3+、CD4+ 及 CD8+)[151-152]。细胞毒性标志物(如 TIA-1 和颗粒酶 B)的表达很常见[151]。有一篇儿童 CD8+LyP 的报道,这可能属于不常见的亚型[160]。E 型 LyP 表达 CD30,CD8+ 也常见[161]。

预后及预测因素 皮损的持续时间不定,持续数月到数年,大多数患者表现为慢性复发性。该病可进展为非淋巴系统恶性肿瘤(相对危险度为 3.11)和恶性淋巴瘤(相对危险度为 13.33)[162]。Nijsten 对 35 例儿童 LyP 病例的研究也表明,与普通人群相比,发生非霍奇金淋巴瘤的风险显著增加[144]。然而,在平均长达 10 年的随访中,Miquel 儿科队列中的 25 名患者中没有一例发生淋巴瘤[145]。尽管如此,对这些患者进行终身监测是必要的,即使没有皮损。数据表明,fascin 的免疫组化表达可以作为一个预后指标:在 LyP 中 fascin 的表达率明显低于 ALCL,也低于与淋巴瘤相关的 LyP[163]。男性和既往 EBV 感染是进展为系统性淋巴瘤的另一潜在危险因素[164]。

治疗 LyP 的治疗方案取决于皮肤受累的程度。皮损局限且数目较少的患者可以观察,或外用糖皮质激素及免疫调节剂治疗。皮损弥漫分布的患者可能需要更积极的治疗方法,如 PUVA 光疗[165] 或系统应用小剂量甲氨蝶呤[166]。虽然上述方法均有助于疾病缓解,但治疗停止后容易复发。

皮下脂膜炎样 T 细胞淋巴瘤

定义 皮下脂膜炎样 T 细胞淋巴瘤(subcutaneous panniculitis-like T-cell lymphoma,SPTL)是一种好发于皮下组织的 T 细胞淋巴瘤。2005 年 WHO-EORTC 分类中的 SPTL 特别指具有 α/β T 细胞表型的患者;γ/δ T 细胞表型的患者现被认为属于皮肤 γ/δ T 细胞淋巴瘤[1](见框图 88.1)。

流行病学 SPTL 的发病率估计为 0.1/1 000 000[2]。儿科患者很少见,仅有少数报道[167-172]。

临床特征 患者表现为急性或反复发作的红色和紫红色深在的皮肤结节,质地柔软,好发于下肢或躯干[173]。首次发作的临床表现与其他脂膜炎没有明显区别。少数结节偶尔发生溃疡,同时可伴随轻微的系统症状,如发热、乏力、体重下降。临床症状持续数周,可自发或治疗后缓解。

组织病理学 该病组织病理表现为皮下脂肪小叶中不同大小的非典型淋巴细胞浸润,细胞呈多形性[174]。单个淋巴细胞的细胞核呈圆形,核轮廓不规则,核仁不明显,边缘环绕苍白的细胞质。肿瘤性淋巴细胞围绕单个脂肪细胞排列是该病的典型表现。核碎裂、坏死和脂肪坏死常见。常见混合反应性空泡化的组织细胞,可吞噬红细胞和其他细胞碎片,形成肉芽肿性反应[175],这些细胞通常被称为"豆袋样组织细胞"[176]。血管病变表现可从炎症性血栓性血管炎到典型的淋巴瘤样血管炎,表现为淋巴细胞浸润血管及血管壁和血管腔内纤维素样坏死。肿瘤细胞常常局限于皮下,可见局灶延伸至真皮下层,但病灶并不广泛。

免疫表型 肿瘤淋巴细胞来源于细胞毒性 T 细胞,因此免疫组化显示 CD3+、CD4-、CD8+ 和 CD56-,高表达细胞毒性颗粒蛋白颗粒酶 B、穿孔素和 TIA-1[175,177-178]。

遗传特征 患者表现为克隆性 T 细胞受体基因重排。尽管在某些患者中发现了 EB 病毒(Epstein-Barr virus,EBV)遗传物质[179],但 EBV 序列基本为阴性[175,177]。

预后及预测因素 淋巴结和其他器官受累少见,多发生在疾病晚期。病程惰性,病情反复,可通过联合化疗获得缓解[180]。可并发噬血细胞综合征,常导致患者病情急剧恶化[171]。

治疗 治疗的必要性有待商榷。尽管传统上临床常使用各种系统药物联合化疗,但考虑到该病自发缓解的倾向,目前认为观察是一种合理的初始治疗方法[167]。有报道两名儿童使用环孢素后获得长期缓解[181]。最近,一项口服贝沙罗汀治疗的队列研究显示,15 名患者获得长期缓解,其中 3 名为儿童患者[170]。

结外 NK/T 细胞淋巴瘤(鼻型)

结外 NK/T 细胞淋巴瘤(鼻型)是一种 NK 细胞起源的 EBV+ 的淋巴瘤,偶尔来源于细胞毒性 T 细胞[182]。皮肤是仅次于鼻腔/鼻咽的第二常见受累部位,皮肤受累可能是该病的主要或次要表现[183]。有少量儿童患者的报道[184-189]。组织学上,通常是真皮内中等大小致密的肿瘤细胞浸润,具有显著的血管中心性和血管破坏性,并伴有带状坏死。肿瘤细胞常常浸润至皮下。大多数患者表达 NK 细胞的免疫表型,表达 CD2、CD7、胞质 CD3 和 CD56,不表达细胞膜 CD3 和 CD5,缺乏克隆性 TCR 基因重排的证据。表达细胞毒性颗粒蛋白(TIA-1、颗粒酶 B 和穿孔素)。疾病初期缓慢进展,终末期具有较强的侵袭性,死亡率高[188,190]。肿瘤播散至皮肤提示预后不良,有较高的死亡风险[189]。

种痘样水疱病样皮肤 T 细胞淋巴瘤

定义　种痘样水疱病样皮肤 T 细胞淋巴瘤(hydroa vacciniforme-like cutaneous T-cell lymphoma, HVL)是一种罕见的儿童 EBV 相关的 CD8+ 细胞毒性 T 细胞淋巴瘤,临床上类似于种痘样水疱病,该病好发于亚洲人和拉丁美洲人[191-194]。在 2005 年 WHO-EORTC 分类中,该病被认为是结外 NK/T 细胞淋巴瘤的变异型。

流行病学　与鼻型结外 NK/T 细胞淋巴瘤不同,HVL 主要累及儿童和青少年。几乎所有患者均来自亚洲[193]、中美洲和南美洲[191,194-195]。男女发病比例相当[196]。

临床特征　典型的皮损为丘疹、水疱,皮损一开始为红斑、水肿,逐渐变成水疱、溃疡,形成坏死、结痂和瘢痕。好发于面部,有时见于四肢[191,195,197]。可导致严重的瘢痕甚至毁容[194]。眶周水肿可能是主要特征[198]。发热、消瘦、肝脾大和对昆虫叮咬过敏也很常见[195]。同时可能伴有淋巴结肿大,甚至是内脏受累[191,198],有些病例伴发噬血细胞综合征。

组织病理学　组织学上,真皮内非典型中等大小淋巴细胞密集弥漫性浸润。浸润的深度与疾病进展相关[191]。晚期患者可有深部皮下受累,类似小叶性脂膜炎[191]。肿瘤细胞位于血管周围,并侵犯血管,也可见神经和皮肤附属器周围浸润[194]。溃疡较为常见。

免疫表型　肿瘤细胞起源于细胞毒性 T 细胞,通常表达 CD2、CD3 和 CD8,而不表达 CD4,同时表达细胞毒性分子[191]。常有 CD5 和 CD7 表达异常缺失。部分患者 CD56 阳性[191]。CD30 的表达可见于活化细胞的亚群。原位杂交 EBV 编码 RNA 呈阳性[191,195-196,199]。

预后　该病预后较差,文献报道的 2 年生存率仅为 36%[191]。最近一项 20 名墨西哥儿童的研究显示了相似的死亡率;两名患者发展为系统性淋巴瘤后死亡[195]。Sangueza 和 Plaza 的研究显示死亡率更高,12 名玻利维亚患儿中有 8 名患儿死亡。这些患儿在初诊后平均 5.3 个月死亡,缓解率为零[197]。

治疗　HVL 的治疗并不理想,至今尚无公认的治疗方案。单独使用系统性糖皮质激素或与其他化疗药物联合使用通常无法达到长期缓解[195,200]。仅两名中国患者在接受系统性糖皮质激素治疗后获得缓解[201]。α 干扰素可能有用[199]。一名秘鲁的患儿采用沙利度胺治疗后取得令人满意的效果[202]。

皮肤 B 细胞淋巴瘤

原发性皮肤边缘区 B 细胞淋巴瘤

定义　原发性皮肤边缘区 B 细胞淋巴瘤(primary cutaneous marginal zone B-cell lymphoma, PCMZL)是一种惰性淋巴瘤,由小型 B 细胞组成,包括边缘区(中心细胞样)细胞、浆细胞样淋巴细胞和浆细胞[1]。PCMZL 属于结外边缘区 B 细胞淋巴瘤,若黏膜受累则称为黏膜相关淋巴组织(mucosa-associated lymphoid tissue, MALT)淋巴瘤。

流行病学　大多数 PCMZL 患者为成人,只有少数儿童患者[203-208]。某些欧洲的 PCMZL 患者[209-210]中发现有伯氏疏螺旋体感染,但亚洲[211]和美国[212]的患者尚无类似发现。PCMZL 和各种微生物之间的关系表明,免疫系统慢性且持续性的刺激对淋巴增殖转化发挥作用[213]。一例 15 岁男性患儿有特应性体质,长期使用抗组胺药后发生 PCMZL[214]。PCMZL 相关的系统性疾病的发生率增加,包括胃肠道疾病、自身免疫性疾病和非皮肤恶性肿瘤[215]。

临床特征　四肢和躯干出现红斑或紫红色浸润丘疹、斑块或肿瘤,肿瘤单发或多发(图 88.6)。

组织病理学　PCMZL 的病理表现为真皮内淋巴细胞

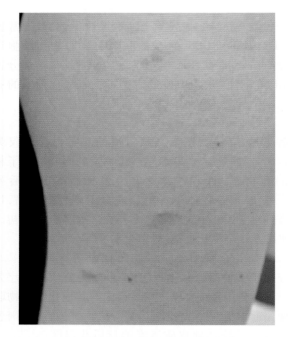

图 88.6　原发性皮肤边缘区 B 细胞淋巴瘤:上臂可见多发红色至紫红色质硬丘疹

结节状至弥漫性浸润,不累及表皮。浸润细胞由小型淋巴细胞、边缘区(中心细胞样)B 细胞、浆细胞样淋巴细胞和浆细胞组成,混合有中心母细胞或免疫母细胞样细胞和反应性 T 细胞。浸润周围和表皮下可见浆细胞样淋巴细胞和浆细胞,形态单一,可能含有 PAS⁺ 的核内假包涵体,称为 Dutcher 小体[216]。

免疫表型　肿瘤性边缘区 B 细胞表达 CD20、CD79a、CD19 和 CD22[217]。CD43 可能为阳性[216],CD5、CD10、bcl-6 和 CD23 为阴性。可能存在 IgG4 表达[218]。肿瘤细胞中 bcl-2 阳性,而生发中心相关性抗原 bcl-6 和 CD10 不表达,上述免疫表型有助于与皮肤滤泡中心性淋巴瘤鉴别[219]。CD1a⁺ 树突状细胞在淋巴结周围聚集更能提示 PCMZL,而其他良性疾病如假性淋巴瘤样毛囊炎少见[220]。

预后及预测因素　儿童年龄组的数据很少。成人 PCMZL 预后良好,5 年生存率约为 93%[2]。复发常见,一般无皮肤外扩散[221]。由于 PCMZL 与系统性边缘区淋巴瘤继发的皮肤受累无法区分,因此需要对所有患者进行系统性评估[222]。

治疗　单发皮损通常可以通过切除治疗,也可以放疗[221]。皮损内注射糖皮质激素治疗有效[205]。也有报道皮损内使用利妥昔单抗治疗的报道[206]。多发性皮损可以系统性使用糖皮质激素、抗生素、α 干扰素或抗 CD20 抗体治疗[204,221,223-224]。

原发性皮肤滤泡中心性淋巴瘤

定义　原发性皮肤滤泡中心性淋巴瘤(primary cutaneous follicle centre lymphoma,PCFCL)是一种由滤泡中心细胞肿瘤性增生形成的淋巴瘤,通常由中心细胞(小或大有核裂细胞)和中心母细胞(核仁突出的大的无核裂细胞)混合构成。生长模式可为滤泡型、滤泡弥漫型或弥漫型。

流行病学　患者主要是中年人,没有明显性别差异。PCFCL 有很多成人报道。仅有少数儿童患者的报道[15,225-226]。

临床特征　患者通常表现为头颈部或背部的红色丘疹,病变在原发灶周围呈离心性侵袭生长[227],溃疡不常见。

组织病理学　组织病理学表现为肿瘤细胞浸润真皮,表皮通常不受累,皮下组织可受累或不受累。组织结构表现为滤泡样、弥漫滤泡样或弥漫样。肿瘤细胞包括小或大的中心细胞和中心母细胞。

免疫表型　肿瘤细胞表达 CD20 和 CD79a,bcl-6 表达均匀一致[219,228]。与淋巴结和继发性皮肤滤泡性淋巴瘤相比,bcl-2 的表达常呈阴性、弱表达或局限性表达[227,229]。

遗传特征　免疫球蛋白基因有克隆性重排。大多数患者没有 Bcl-2 基因重排和 t(14;18)染色体易位[230-231]。

预后及预测因素　儿童患者报道很少。文献表明,成人预后良好,但局部复发率高,一般不累及皮肤外器官[221,232]。5 年生存率接近 100%[2]。细胞学分级和结构可能对预后没有影响。

治疗　手术切除或局部放疗、抗生素治疗可能有效[221]。然而,系统治疗的必要性不大[233]。

原发性皮肤弥漫性大 B 细胞淋巴瘤

原发性皮肤弥漫性大 B 细胞淋巴瘤(primary cutaneous diffuse large B-cell lymphoma,PCDLBCL)以腿部皮肤受累为主[234-236],因此在 2005 年 WHO-EORTC 分类中被命名为“原发性皮肤弥漫性大 B 细胞淋巴瘤,腿型”。好发于老年女性[234-235,237]。Goodlad 报道的 30 例 PCDLBCL 中有一例 14 岁女孩,表现为上臂 1cm 大小的结节[238];该病的免疫表型为 CD10、bcl-6 阳性和 bcl-2 阴性,因此在目前认为将其归类为 PCFCL 更好。

血管内大 B 细胞淋巴瘤

血管内大 B 细胞淋巴瘤是大 B 细胞淋巴瘤的一种

亚型,其定义是仅在血管腔(主要是毛细血管)内密集分布大的肿瘤性 B 淋巴细胞[239],主要累及中枢神经系统、肺和皮肤。最年轻的患者是一名 19 岁女性,在她的左肩和乳房出现硬化性紫红色斑块,疾病进展迅速,患者不久后死亡[240]。

前体血液肿瘤

CD4+/CD56+皮肤血液系统肿瘤(母细胞性浆细胞样树突状细胞肿瘤)

定义 CD4+/CD56+皮肤血液系统肿瘤(haematodermic neoplasm,HDN)是一种少见但临床侵袭性明显的血液系统恶性肿瘤,皮肤常常受累,肿瘤容易扩散。由于肿瘤细胞形态幼稚且 CD56 阳性表达,学者认为本病可能起源于 NK 细胞前体[241],但最近研究指出肿瘤细胞可能来源于浆细胞样树突状细胞[242-244]。

流行病学 目前约有 150 例 HDN 患者的报道[243],该病主要累及老年人,但也有少数发生在儿童期和成年期[243,245-248],其中有一例为先天性发病[249]。男女比例为 3 : 1[243]。

临床特征 超过 90% 的患者在血行播散前就出现了皮肤受累,表现为单发或多发的丘疹、肿瘤或斑块,呈紫红色或紫癜样外观,结节性病变常见,溃疡并不常见,有报道黏膜可以受累[250]。

组织病理学 组织学表现为单一的母细胞样细胞在真皮弥漫致密浸润,肿瘤细胞中等大小,非亲表皮性。母细胞含有细长分散的粉末状染色质、模糊的核仁,细胞质稀疏[244,251-252]。存在大量有丝分裂象。炎症细胞不常见,通常没有坏死和血管受累。与其他 NK 和 NK 样 T 细胞疾病不同,该病肿瘤细胞的嗜天青颗粒缺失或不明显[251]。

免疫表型 HDN 肿瘤细胞的特征是表达 CD4 和 CD56,而没有 T 细胞、B 细胞或骨髓单核细胞的特异性标志物。B 细胞和原始 T 细胞的 CD43、HLA-DR 和 CD45RA 在绝大多数病例中都有表达[243]。该肿瘤细胞还表达 CD123 和 T 细胞白血病蛋白 1(T-cell leukaemia 1,TCL1),提示该肿瘤与树突状细胞相关[253-254]。

遗传特征 T 细胞受体基因处于种系构型[1]。与 EBV 没有关联[1]。核型分析通常显示出复杂的畸变,最常见的是 5q 的缺失。其他不太常见的畸变是 13q、12p 和 6q 的改变,以及染色体 15 和 9 的丢失[251-252,255-256]。

预后及预测因素 HDN 患者的预后较差,总体中位生存期为 1 年[250]。在接受急性白血病诱导治疗后异体干细胞移植的患者中,很少有长期缓解的报道[243,257-258]。患者常于治疗后一年内复发。然而,最近的一项病例报告描述了一名患有 HDN 和多发肺转移的儿童,对非霍奇金淋巴瘤化疗方案反应良好,持续完全缓解达 2 年[248];因此,HDN 儿科患者的治疗效果可能需要重新认识。CXCL12 阳性可能提示预后不好[259]。

治疗 主要治疗方式为联合化疗。

皮肤淋巴瘤的临床诊断探讨

所有怀疑有皮肤淋巴瘤的儿科患者都应进行深入详细的病史询问、体格检查,以确认诊断并排除全身性疾病。至少应收集两个皮肤活检标本:一个用于标准苏木精-伊红染色,另一个用于特异性标记和基因相关检测,且要求患者至少 2 周内未接受治疗。如果对大量细胞进行分析,克隆性扩增研究更可靠。对于无法进行手术活检的儿童,刮片活检可能是一种有效的替代方法(通过在皮肤内插入平行于皮肤的针头来提起表皮,并用刀片取一块约为 1cm×0.2cm 的细长的表皮薄片)。如果形态学评估提示 T 细胞淋巴瘤,免疫组化检查应包括 CD2、CD3、CD4、CD5、CD7、CD8、CD20、CD30 和 CD45 的染色。是否需要进一步对 ALK-1、CD56、TIA-1 和颗粒酶 B 染色取决于其他免疫表型的结果。Grenz 区下方的真皮浸润提示 B 细胞来源。可能需要对 HTLV-1、髓过氧化物酶、κ、λ、bcl-2、bcl-6、CD10、MUM-1 和 EBER-1 进行染色以进一步确定诊断。

血液检查包括全血细胞计数、Sézary 细胞的血液涂片、常规化学检查和乳酸脱氢酶检测。胸部 X 线及腹部和骨盆的超声检查可明确有无淋巴结病变或有内脏器官肿大的患者是否全身受累。当临床显示(内脏器官肿大或淋巴结肿大)或检查结果异常时,应进行其他的肿瘤分期检查,包括骨髓活检、CT/MRI 和淋巴结活检。还建议进行病原学筛查,如 EBV、HIV、HTLV-1 和 HTLV-2 的血清学检测。

（贺景颐 译,刘励 罗晓燕 王华 校）

参考文献

见章末二维码

088章 参考文献

第 89 章　儿童白血病和淋巴瘤

Keith Morley，Jennifer Huang

摘要

　　儿童白血病和淋巴瘤是儿童期常见的恶性肿瘤。皮肤受累常见，且对疾病预后具有重要提示意义。由于这些疾病的皮肤表现缺乏特异性，所以临床与病理之间的联系尤为重要。早期识别和多学科干预治疗对于获得最佳预后非常重要。

白血病

要点

- 先天性及儿童白血病提高了人们对导致肿瘤发生的遗传因素的认识。
- 总体来说，皮肤白血病的发生提示了疾病预后不良。
- 儿童期皮肤白血病的发病率似乎高于成人。
- 治疗原发病后，皮肤白血病的患者往往面临很多长期的皮肤并发症。

引言　白血病是最常见的儿童恶性肿瘤，约占儿童期所有恶性肿瘤的 1/3[1]。由于皮肤表现往往可以作为原发病的早期线索，皮肤科医生和儿科医生必须共同努力以快速识别白血病的皮损表现。在本章中，我们将介绍白血病的多种皮肤表现，包括：

- 皮肤及皮下组织白血病细胞的浸润（皮肤白血病）。
- 骨髓衰竭的皮肤表现，如瘀斑、瘀点、紫癜、婴儿"蓝莓松饼外观"。
- 对肿瘤抗原（白血病细胞）的毒性反应或免疫反应。
- 副肿瘤样表现如鱼鳞病、色素沉着、掌趾角化过度、严重的湿疹样皮炎、Sweet 综合征、坏疽性脓皮病、多形红斑、血管炎和机会性感染。
- 放化疗和使用光敏药物后引起的皮肤表现。

流行病学及发病机制　急性淋巴细胞性白血病（acute lymphoblastic leukaemia，ALL）占儿童白血病的 75%～80%[1-2]。据估计，15 岁以下儿童白血病的发病率为 3.4/100 000，发病高峰在 2～5 岁[1]。急性髓系白血病（acute myeloid leukaemia，AML）占剩余 20% 的大部分，少数为罕见的慢性髓系白血病、急性粒细胞白血病和浆细胞样树突状细胞白血病[3-5]。原发性浆细胞样树突状细胞白血病在老年人中比在儿童中更常见，该病

约 85% 的患者以皮肤受累为初发表现[6]。

儿童白血病进一步分类为出生时即诊断的先天性白血病、出生 1 个月内诊断的新生儿白血病以及出生 1 个月后诊断的婴儿白血病。先天性白血病占比不到儿童白血病的 1%，但高达 30% 的病例与皮肤白血病有关[7-11]。虽然皮肤白血病提示成人白血病预后不良，但先天性白血病的自然病程与皮肤白血病无关[9]。

先天性和儿童白血病为肿瘤发生的遗传学机制提供了很多认识，特别是在已知疾病易感的遗传背景下。这些疾病包括 DNA 损伤修复缺陷引起的疾病（如范科尼贫血、共济失调-毛细血管扩张综合征和 Bloom 综合征）、细胞周期和分化缺陷引起的疾病（包括 RAS 信号通路相关综合征、如神经纤维瘤病 1 型和 Noonan 综合征）和非整倍体相关疾病（以 21-三体为例）[12]。与普通人群相比，21-三体儿童患急性白血病的风险增高 10～20 倍，患急性巨核细胞白血病的风险尤其高（比普通人群高 500 倍）[12]。在 21-三体的年轻患者中，白血病必须与一种一过性水疱脓疱样骨髓增生性疾病区别开来，这种疾病发生在 5%～10% 的人群中，通常在几个月内自行消退痊愈[12]。

临床表现和鉴别诊断　白血病的最初全身表现通常包括厌食、易怒和嗜睡。随后出现其他全身症状，包括发热、贫血引起的苍白、淋巴结病变、肝脾大、出血、骨痛和骨膜或骨受累相关的关节痛。儿童皮肤白血病的发病率似乎高于成人，高达 50% 的婴儿白血病最初表现为皮肤病变[9-11]。皮肤白血病在 AML 中的发生率高于 ALL，急性粒-单核细胞性白血病（acute myelomonocytic leukaemia，AMMoL）和单核细胞性白血病（acute mono- cytic leukaemia，AMoL）中皮肤白血病的发病率高达 50%[8]。

大多数皮肤白血病的病例的诊断都是在系统性白血病确诊之后。在多达 1/3 的病例中观察到系统性白血病并发皮肤白血病。偶尔皮肤浸润可发生在骨髓或外周血受累之前（少于 10% 的病例），且无全身症状表

现[13]。术语"皮肤白血病"或"原发性髓外白血病"已用于这一罕见临床诊断,主要发生在急性髓系白血病患者中。该术语的定义为,皮肤受累超过一个月而不涉及外周血液系统或骨髓受累[3]。在白血病患者中,目前很难确认哪些人群或临床表现预示着皮肤白血病。多达 90% 的皮肤白血病患者还可累及其他髓外部位,尤其是脑膜(高达 40% 的病例)[10]。

皮肤白血病患者可表现为单发或多发皮损。皮损可为紫红色、红棕色或出血性斑疹、丘疹、结节或大小不等的斑块(图 89.1~图 89.4)。红斑、丘疹和结节是最常见的临床表现。皮损坚实但不及石头质地坚硬。单核细胞白血病的结节往往较大,呈紫色或"李子色"(图 89.5)。在慢性青少年粒细胞白血病中,小的瘙痒性红色丘疹具有特征性(图 89.6)[10,14-15]。白血病的皮肤损害通常是丘疹样结节,分布广泛[10,13]。绿色肿瘤或粒细胞肉瘤(简称"绿色瘤"),白血病的典型皮损可与急性粒细胞白血病同时出现,也可以在疾病症状表现出来的前一年或多年发生(图 89.7)。粒细胞肉瘤

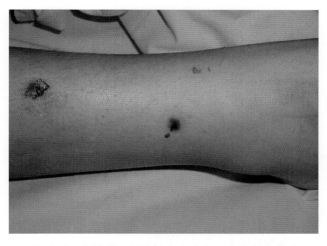

图 89.3 急性淋巴细胞性白血病(ALL)患者的紫癜和小结节:白念珠菌感染

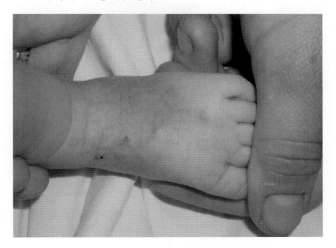

图 89.4 新生儿急性单核细胞白血病(AML)M5 型

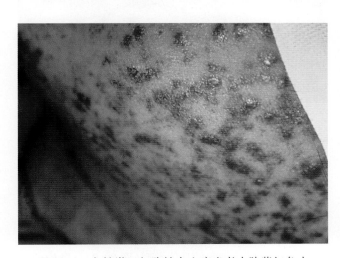

图 89.1 急性淋巴细胞性白血病患者皮肤紫红色小丘疹,病理诊断为皮肤白血病

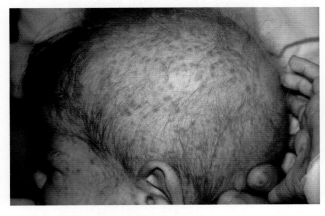

图 89.2 急性淋巴细胞性白血病(ALL)并发多发性紫癜和丘疹

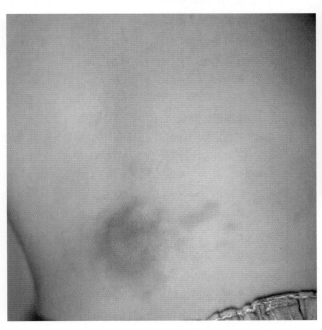

图 89.5 急性单核细胞白血病(AML)的紫色肿瘤出现在一位治疗后的急性淋巴细胞白血病(ALL)患者的穿刺部位

第十八篇

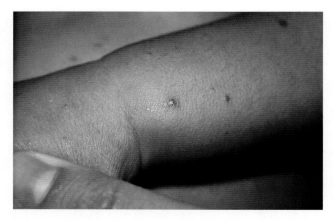

图 89.6　皮肤白血病伴青少年慢性粒细胞白血病的瘙痒性红色小丘疹

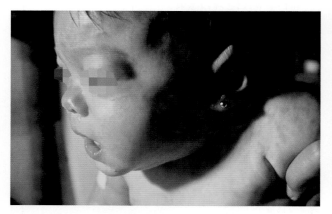

图 89.7　一名 18 个月大的急性单核细胞白血病（AML）女婴眼眶后组织的粒细胞肉瘤（绿色瘤）

主要见于儿童,由未成熟粒细胞浸润引起,也可出现在皮肤以外的部位,如骨骼、泪腺、眶后组织、淋巴结和乳腺。病变直径从 1~3cm 不等,绿色的病灶表现是由髓过氧化物酶引起的。

皮肤白血病好发于腿部,其次是上肢、背部、胸部、头皮和面部。一种特殊类型的白血病在发病过程中会发生多种皮肤损害,即便是在同一个患者身上也是如此[15]。白血病浸润可能出现在近期手术、烧伤、创伤、肌内注射或鞘内注射等部位以及单纯疱疹或带状疱疹感染的皮损处。此外,特异性的皮损浸润也可出现在水痘病毒暴发和伯氏疏螺旋体感染的部位[16]。

此外,白血病斑块可导致头皮、眉部和脸颊皮肤增厚,形成狮面改变。罕见的临床表现还包括红皮病、慢性甲沟炎、手掌斑块、阴囊溃疡和甲下病变[10,16]。尤其是在 AMoL 和 AMMoL 患者中,口腔受累的患者可能会出现牙齿疼痛、牙龈增生、牙龈脆弱出血或口腔牙龈黏膜溃疡。

白血病皮肤反应(leukaemids)是由白血病引起的皮肤病变,与白血病细胞本身的浸润无关。这些反应被认为是潜在疾病毒性作用的结果,有多种表现,包括痒疹样丘疹、斑丘疹、水疱、荨麻疹、泛发性红皮病、剥脱性色素沉着、多形红斑、Sweet 综合征和结节性红斑[10]。

关于鉴别诊断,某些皮肤疾病可以表现出类似的结节或斑块,此时往往需要通过组织病理加以区分。在新生儿中,先天性病毒感染(TORCH 感染)、Rh 不相容引起的溶血性疾病、神经母细胞瘤、朗格汉斯组织细胞增生症等都可引起类似先天性白血病的皮肤红细胞生成(图 89.8)。此外,21-三体新生儿的一过性骨髓增生性疾病必须与真正的白血病鉴别。需要谨慎排除机会性感染如非典型分枝杆菌和深部或侵袭性真菌感染,因为某些遗传疾病如 GATA2 缺陷时,肿瘤和感染可能同时发生[17]。

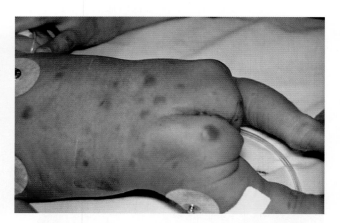

图 89.8　以蓝莓松饼综合征为表现的先天性单核细胞白血病

实验室检查和组织学表现　根据皮损的形态、细胞学特征,尤其是肿瘤细胞的免疫表型可诊断皮肤白血病。皮损与临床资料、骨髓及外周血的相关性往往有助于确诊。组织学检查提示皮肤白血病浸润真皮层,其形态多样,取决于白血病细胞的具体类型(图 89.9)。肿瘤的皮肤浸润通常表现为皮肤血管或附属器周围浸润,或真皮

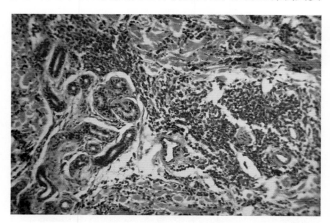

图 89.9　为图 89.5 中患者的组织病理学图像,显示真皮深部的母细胞致密浸润(HE 染色,×150)

及皮下组织密集的弥漫性/间质性或结节性浸润,无真皮乳头上部受累(Grenz区)。除本章介绍外,儿童白血病患者中还有多种染色体异常的报道[10,12]。

治疗和预防 一般来说,皮肤白血病的发生发展预示着疾病的预后较差[8]。先天性白血病似乎是一个例外,发生皮肤白血病并不一定意味着先天性白血病的预后更差。皮肤白血病是潜在的系统性疾病的一种局部表现,因此,治疗应以根治系统性疾病为目标。治疗后,这些患者可能会面临长期的皮肤并发症。这些并发症可为良性,如多发基底细胞痣、脱发、瘢痕,也可为恶性,如黑色素瘤和非黑色素瘤皮肤癌的风险增加。基于以上危险因素,儿童肿瘤组建议对儿童白血病患者进行定期、长期的皮肤科随访[18]。

参考文献89.1

见章末二维码

霍奇金淋巴瘤

> ## 要点
>
> - 霍奇金淋巴瘤中有13%~40%的患者具有皮肤表现。
> - 原发性皮肤型霍奇金淋巴瘤或只有皮肤受累的霍奇金淋巴瘤是罕见的。
> - 严重的瘙痒是最常见的副肿瘤表现。
> - 霍奇金淋巴瘤的预后近年来已经获得了实质性的改善。

引言 淋巴瘤是继中枢神经系统恶性肿瘤之后儿童中第三常见的肿瘤。它是一组来源于B或T淋巴细胞的恶性肿瘤,分为两大类:霍奇金病(又称霍奇金淋巴瘤)和非霍奇金淋巴瘤(见第88章)。霍奇金淋巴瘤是一种恶性淋巴瘤,其主要组织学特征是RS细胞(一种大的、典型的多核细胞,胞质丰富)。

流行病学及发病机制 霍奇金淋巴瘤约占儿童恶性肿瘤的4%,主要发生在两个年龄组。第一个高峰出现在20岁中后期的青少年和年轻人中;第二个高峰出现在50岁以上的成年人中[1]。霍奇金淋巴瘤很少发生在<5岁的儿童。Hodgkin和RS细胞(HRS)代表起源于生发中心B细胞的克隆性肿瘤细胞群体[2]。尽管其病因尚不清楚,EB病毒(Epstein-Barr virus,EBV)感染与部分病例有关:EBV基因组存在于HRS细胞中,具有致癌潜能的潜伏膜蛋白1(latent membrane protein 1,LMP1)等病毒蛋白表达[3-5]。与年轻人相比,发生在幼儿和老年人的霍奇金淋巴瘤可能与EBV联系更紧密[6-7]。据报道,4.5%的霍奇金淋巴瘤呈家族性发病[3-5,8]。

在男性、白种人和潜在免疫缺陷的患者中,霍奇金淋巴瘤的发生率更高。基因表达谱是一个异常的B淋巴细胞生发中心,通过激活CD40信号通路和NF-κB来对抗凋亡[9]。NF-κB可触发细胞增殖,为这些细胞的异常生长和细胞因子基因表达提供分子基础。在EBV相关的霍奇金淋巴瘤中,NF-κB的激活是由病毒LMP1诱导的[10-11]。

临床表现和鉴别诊断 在90%的病例中,霍奇金淋巴瘤最初局限于淋巴结病变。表现为颈部淋巴结无痛性肿大,偶尔出现锁骨上、腋下或腹股沟淋巴结肿大。通常情况下,肿大的淋巴结是坚硬、不明显的,呈不连续的、单个或多个淋巴结受累。患者的一般情况在发病初期可能正常,但随着病程的进展,发热、贫血和体重下降等症状较为常见。

约13%~40%的霍奇金淋巴瘤患者有皮肤表现。与白血病一样,这些表现往往是非特异性的。皮肤淋巴瘤(类似于皮肤白血病)通常发生在远离受累淋巴结的部位。它可能继发于病变淋巴结的逆行扩散,或由肿瘤细胞直接浸润至皮下淋巴结,或肿瘤细胞的血源性播散。皮肤淋巴瘤通常为粉红色、红棕色、紫罗兰色、李子色或深紫色丘疹或结节,常融合形成大的斑块或肿瘤(图89.10、图89.11),直径从数毫米到数厘米

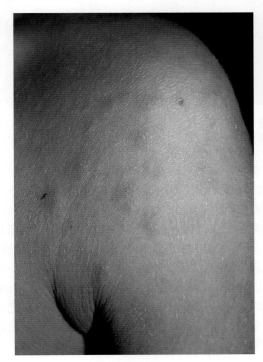

图89.10 一名13岁霍奇金病男童肩膀上的粉红色丘疹

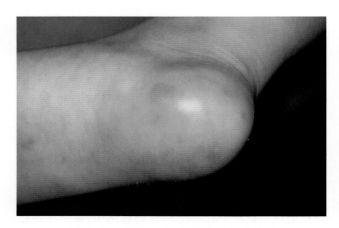

图 89.11 霍奇金病:脚后跟的红色结节

不等。皮损通常局限于躯干上部、颈部和头皮,常并发溃疡(图 89.12)。皮损通常是晚期播散的表现,提示预后不良[12]。原发性皮肤霍奇金淋巴瘤或仅有皮肤受累的霍奇金淋巴瘤极为罕见,只有散发病例报告,且主要是成人[12-15]。原发性皮肤霍奇金淋巴瘤的诊断标准包括皮肤受累且必须无淋巴结受累,并且在诊断后 3 个月内无皮肤外转移的迹象。

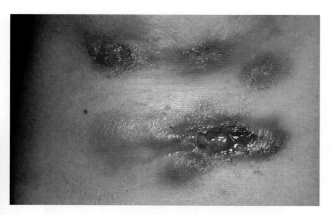

图 89.12 一名 16 岁霍奇金病女性患儿锁骨下区溃疡性病变

常见的副肿瘤反应是严重瘙痒。其他非特异性表现,如荨麻疹、紫癜、丘疹、脓皮病、色素沉着斑、色素增加性瘢痕、剥脱性红皮病、获得性鱼鳞病、特应性皮炎、非特异性湿疹、银屑病样斑块、结节性痒疹、掌跖角化过度、体毛脱落、甲营养不良、结节性红斑、肉芽肿、多形红斑、单纯疱疹和带状疱疹病毒感染也可见于霍奇金淋巴瘤[8,12]。水疱和大疱性皮损虽然少见,但常为疾病终末期的信号。有报告一例霍奇金淋巴瘤患者表现为全身弥漫性血管角皮瘤,这可能是一种新的副肿瘤现象[16]。

霍奇金淋巴瘤的鉴别诊断包括其他淋巴细胞增殖性疾病(淋巴瘤样丘疹病、间变性大细胞淋巴瘤、肉芽肿性皮肤松弛症、白血病)、间叶组织恶性肿瘤(隆突性皮肤纤维肉瘤、卡波西肉瘤、平滑肌瘤)和感染(肺结核、非典型分枝杆菌感染、真菌感染)。组织学鉴别通常很有必要。

实验室检查和组织学表现 典型的霍奇金淋巴瘤是由单核霍奇金细胞和多核 HRS 细胞组成的单克隆淋巴肿瘤,肿瘤中含有多种细胞成分,如小淋巴细胞、嗜酸性粒细胞、中性粒细胞、组织细胞、浆细胞、成纤维细胞和胶原纤维。根据 HRS 细胞反应性浸润的特点和 HRS 细胞的形态特征,将霍奇金淋巴瘤分为 4 种组织学亚型。

- 结节性硬化型:儿童和青少年中最常见的亚型。
- 混合细胞型:第二常见的形式。
- 淋巴细胞为主型:其中 RS 细胞很少,通常预后良好。
- 淋巴细胞消减型:最少见,预后最差,患者常伴有多种疾病[3]。

几乎所有的病例中,HRS 细胞 CD30 阳性。在大多数病例中 CD15 阳性,CD45 常常阴性,对 J 链、CD75 和巨噬细胞特异性标记(如 CD68 分子的 PG-M1 表位)呈持续阴性[1-3]。

治疗和预防 霍奇金淋巴瘤的预后近年来有明显改善。在仅累及单个淋巴结或淋巴结外部位的早期(I 期)霍奇金病中,90% 以上的患者可通过单独放疗或联合使用长春新碱、丙卡巴肼、泼尼松、阿霉素、博来霉素或达卡巴嗪等多药化疗获得治愈[17-19]。通常认为原发性皮肤霍奇金淋巴瘤比霍奇金淋巴瘤总体预后更好,对放射治疗或外科切除反应良好。晚期霍奇金淋巴瘤通常需要综合治疗(放疗、全身淋巴结放疗和各种化疗药物的组合)。原发肿瘤成功治疗后,继发性肿瘤的发生风险增加,所以需要定期进行多中心随访[20-21]。

(贺景颐 译,刘励 罗晓燕 王华 校)

参考文献 89.2

见章末二维码

第十九篇　组织细胞性疾病

第90章　朗格汉斯细胞组织细胞增生症

Sylvie Fraitag,Jean Donadieu

摘要

朗格汉斯细胞组织细胞增生症(langerhans cell histiocytosis,LCH)是一种以朗格汉斯细胞在以皮肤和骨骼为主的多器官中增殖和累积为特征的克隆性疾病。本病罕见,有多种不同的临床表现和结局,从局部自愈性病例到泛发致死性病例等。LCH 的临床表现可以是单病灶或单系统性病变,也可以是多病灶或多系统性病变。皮肤表现极为多样,包括斑疹、丘疹、结节、痂和水疱,可能被误诊,尤其是出生时患水痘,或后来出现脂溢性皮炎或湿疹时。因此,诊断可能被延误。LCH 通常依据组织病理学检查来确诊,其组织病理学表现为中等大小、具有肾形核、表达 CD1a 和 CD207 的组织细胞在真皮和表皮浸润。必须进行受累器官的系统性评估和密切随访。同样,对于一线治疗失败的多系统受累的 LCH,建议对 RAS/RAF/MEK/ERK 通路的突变基因检测,特别是对 $BRAF^{v600E}$ 突变基因进行检测分型。

要点

- 朗格汉斯细胞组织细胞增生症以特异性的树突状细胞在皮肤和骨骼为主的组织中增殖和累积为特点。
- 它是一种罕见的克隆性疾病,由 MAPK 通路的激酶基因突变而活化导致。
- 有多种临床表现和不同的临床结局,包括从局限性自愈性病例到泛发致死性病例。
- 进行组织病理学证实临床诊断是必要的,同样,早期的临床检查和后期的密切随访也是必要的。
- 治疗取决于分期,从观察随访或局部外用糖皮质激素到包括抑制 BRAF-MEK 途径的化疗。

引言

组织细胞增生症是一组罕见的疾病,其特征是巨噬细胞、树突状细胞或单核细胞来源的细胞在各种组织或器官中积聚。它们包括很多不同的诊断。自从1987 年第一次分类以来,关于组织细胞增生症的细胞起源、分子病理学和临床特征的一些新发现已经被证实。最近,根据组织学、表型、分子改变以及临床和影像学特征,提出了一种新的分类方法[1]。修订后的分类系统包括五组疾病:①朗格汉斯相关的组织细胞增生症;②皮肤和皮肤黏膜的组织细胞增生症;③恶性组织细胞增生症;④Rosai-Dorfman 病;⑤噬血细胞性淋巴组织细胞增生症和巨噬细胞活化综合征。

组织细胞和树突状细胞谱系

树突状细胞(dendritic cells,DC)、单核细胞和巨噬细胞是单核-巨噬细胞系统的成员,而组织细胞是一个形态学术语,指的是组织中驻留的巨噬细胞[2]。巨噬细胞是大的卵圆形细胞,主要参与清除凋亡细胞、细胞碎片和病原体。相反,DC 是星状细胞,在主要组织相容性复合物分子上提呈抗原并激活幼稚 T 淋巴细胞[3]。人类 DC 分为浆细胞样 DC 和髓样树突状细胞(myeloid dendritic cells,mDC)两大类。朗格汉斯细胞(langerhans cells,LC)是位于表皮、黏膜或支气管上皮内的 DC,表达 CD1a,含有 Birbeck 颗粒。当被局部炎症激活时,LC 转移到引流淋巴结并分化为交错突细胞(interdigitating cells)。

根据 CD14 和 CD16 的表达,血单核细胞分为 3 个亚群,在炎症状态时,在体外也可能在体内,可分化成单核-巨噬细胞系统的任何细胞类型。正常情况下,一些巨噬细胞和 DC 亚群,包括 LC,是自我更新的,而巨噬细胞的一个亚群,称为常驻巨噬细胞(resident macrophages),来源于卵黄囊(代表第一批巨噬细胞在体内定植),很可能在生存过程中很少表现出自我更新。这种驻留在组织中的细胞亚群,包括巨噬细胞的主要亚群,在不同组织中的表达并不相同,例如大脑和肝管[4]。

朗格汉斯细胞组织细胞增生症

朗格汉斯细胞组织细胞增生症(langerhans cell histiocytosis,LCH)是一种 CD1a[+]/CD207[+] 树突状细胞的克隆性疾病,其特征是朗格汉斯细胞在多种器官中增殖和累积[5]。LCH 患者表现出各种不同的临床表现和结局,从局部自愈性病例到泛发致死性病例。

历史　1868 年,Paul Langerhans 首次描述了现在以他的名字命名的非色素性树突状细胞。Alfred Hand、Artur Schüller 和 Henry Christian,分别于 1893 年、1915 年和 1920 年描述了一种眼球突出、颅骨缺损、尿崩症三联征的疾病,称为汉德-许勒尔-克思斯琴病(Hand-Schüller-Christian 病,Hand-Schüller-Christian disease)。几年后,Siwe 汇总报道了伴有脏器肿大、淋巴结病变、骨内局限性肿瘤、继发性贫血和出血倾向以及非储脂性巨噬细胞增生的几份病例,其中包括 Letterer 的一个病例;这些发现被称为莱特勒-西韦病(Letter-Siwe 病,Letter-Siwe disease)。20 世纪 40 年代,对骨嗜酸性肉芽肿进行了描述。1941 年,Faber 指出,所有这些病变都是同一疾病的亚型。1953 年,Lichtenstein 将这三种情况归为组织细胞增生症 X[6],在 1973 年,Nezelof 证明这些病变是 LC 增殖的结果,故命名为朗格汉斯细胞组织细胞增生症[7]。1961 年,Birbeck 等人描述了电子显微镜下观察到特征性的 Birbeck 颗粒,其有助于鉴别 LC[8]。1973 年,Hashimoto 和 Pritzker 描述了先天性自愈性网状组织细胞增生症[9]。随后,免疫学和超微结构研究的进展揭示了所有这些病变之间的关系,为 1987 年组织细胞学会写作组提出的分类奠定了基础,该小组将这些病变归为"朗格汉斯细胞组织细胞增生症"[10]。

流行病学和发病机制　朗格汉斯细胞组织细胞增生症是一种罕见的髓样树突状细胞疾病,在 15 岁以下儿童中患病率为 1/200 000。1~4 岁为发病高峰,男性发病率略高于女性[11]。约 2% 的 LCH 病例出现在<28 天的新生儿期。家族性 LCH 病例比较罕见,虽有个别报道[12],但迄今为止还没有发现遗传易感性。

长期以来,将 LCH 归为炎症性疾病还是肿瘤性疾病一直是一个争议。最近的基因分析揭示了 RAS/RAF/MEK/ERK 途径(通常称为 MAPK 途径)的突变,有力地支持 LCH 是肿瘤性疾病,并可能指导治疗方案的选择[1,13]。

分类　欧洲联盟组织细胞疾病工作组(European Consortium Euro-Histio-Net)根据疾病程度将 LCH 分为两大类[14]。

- "单系统"LCH("Single-system"LCH,S-S LCH)——单一器官或系统受累;对于骨受累,根据受累病灶的数目,又进一步细分为单病灶和多病灶。
- "多系统"LCH("Multisystem"LCH,M-S LCH)——是指涉及两个或多个器官受累,有或无"危险器官"(risk organs,RO)(造血系统、肝脏、脾脏)的参与或功能障碍。RO 受累表现为:①造血异常(贫血、白细胞减少和血小板减少);②脾大;③肝大或转谷氨酰胺酶升高[15]。

另外,可以看到肺部受累与危险器官受累相关,但现在已不再视其为一个危险器官,或者,如果肺部受累单独出现,可以将其定义为特定的亚组[15]。65% 的 LCH 患者为单系统病变(S-S disease),其中大多数预后良好。在 LCH 的Ⅲ期试验中,无 RO 受累的 M-S LCH 儿童的 5 年生存率高达 100%,但有 RO 受累的死亡率约为 15%[16]。这些结果主要取决于二线治疗的强度,而对于一线治疗的反应已被确定为一个非常重要的预后因素。虽然只有 12% 的 S-S LCH 儿童有皮损,但 M-S LCH 儿童皮肤受累的发生率明显增高[17]。

临床特征　LCH 的临床表现在单病灶或单系统(single-system,S-S)疾病或多病灶或多系统(multisystem,M-S)疾病之间存在差异。除了皮肤和骨骼,其他部位也会受到影响,包括淋巴结、中枢神经系统、脾脏、肝脏和胸腺。

在新生儿期,皮肤受累的 S-S LCH 的典型表现为水疱、脓疱或两者都有,可被误诊为水痘。也可观察到糜烂和紫癜性皮损(图 90.1)。在 25%~30% 的新生儿 LCH 病例中可以观察到红棕色的结痂性丘疹、结节性病变,伴有中心坏死和特征性的边缘隆起(图 90.2)。结节并不罕见,但数量通常很少[18-19]。病变主要累及

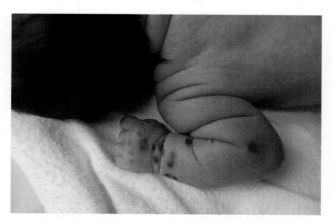

图 90.1　出生时出现多发性糜烂和紫癜性皮损

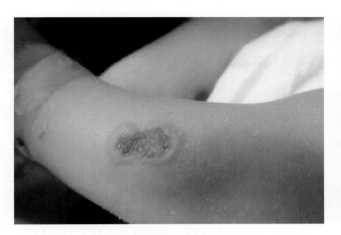

图 90.2　"浅表基底细胞癌样"、伴中央坏死的结痂性丘疹

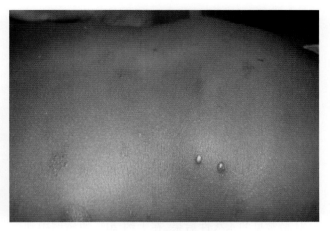

图 90.3　胸部的丘疹和水疱

头皮、面部和躯干,但肢端和黏膜受累也有报道[20]。朗格汉斯细胞组织细胞瘤(Langerhans cell histiocytoma,LCH)在新生儿期表现为单发结节,此类皮损很少被描述[18]。在大多数情况下,这些病变不合并系统受累,并往往在数周或数月内自行消退。通常称其为"先天性自愈性朗格汉斯细胞组织细胞增生症"(congenital self-healing Langerhans cell histiocytosis,CSHLCH)或 Hashimoto-Pritzker 综合征(Hashimoto-Pritzker syndrome)。然而,自最初描述该病以来,世界文献中已经报道了许多病例,显示该疾病的皮肤外受累或复发[20]。

　　几个研究小组曾试图根据皮损的临床形态学表现来定义标准,以可靠地区分 LCH 的"自愈"形式和LCH 病变,后者是多系统疾病的标志。然而,这些研究报告表明,在新生儿和婴儿早期,这两种形式可能包含各种皮肤表现,包括丘疹、结节、斑疹、痂和水疱(图 90.3)[21-22]。一些 LCH 的自然消退特性,已经被解释为在 LC 激活的自然过程中,终末成熟期的肿瘤细胞凋亡,这一过程也可能在以后发生,甚至可能在多系统受累的情况下发生[23]。

　　有报道称,新生儿期 LCH 表现为紫色或紫红色坚硬的皮损,导致该疾病需与"蓝莓松饼婴儿"(blueberry muffin baby)以及先天性皮肤白血病和神经母细胞瘤转移相鉴别[24]。

　　在婴儿期,皮损通常分布在婴儿脂溢性皮炎的发病部位(图 90.4),如头皮、腋窝、腹股沟和尿布区,但往往比脂溢性皮炎更容易出现炎症和丘疹,并且常伴有瘀点(图 90.5)。有时,需要与银屑病和间擦皮炎相鉴别。在间擦部位出现脓疱和糜烂,或在肢体伸侧出现鳞屑性红斑、斑块可能分别被误诊为念珠菌病和特应性皮炎[12]。这些皮损是可变的:粉色或棕色的丘疹可演变为鳞屑性的、结痂性的或紫癜样,并可融合。在躯干,皮损好发于中背部,而不是肩部。在头皮,鳞屑

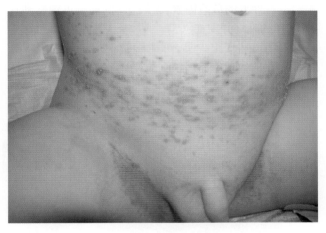

图 90.4　"脂溢性皮炎"样皮损,累及尿布区域,腹部前下方有丘疹和水疱

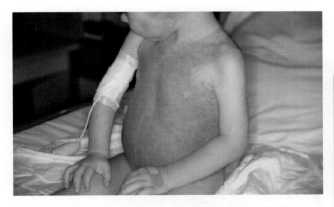

图 90.5　多系统 LCH 患者的鳞屑性红斑和紫癜性皮损,呈内衣样分布

性皮疹可出现渗出和结痂,病变可能融合甚至导致脱发。刮去鳞屑或痂皮可导致出血,这一现象有助于诊断。在耳后、外耳道、腋窝和腹股沟皱褶处可见裂隙。也常累及肛周及阴道口周围。已有报道 LCH 皮损表现类似传染性软疣,可能被误诊[25]。

　　由于本病罕见且临床表现多变,在诊断前皮损可

能已经持续一年以上[26]。对"念珠菌感染或皮炎"等疾病进行标准治疗无效时,应考虑 LCH 可能,并行皮肤活检证实[13]。

疼痛性骨受累,特别是颅骨、四肢和其他扁骨受累,可为单发性或多发性溶骨性病变。乳突和颞骨受累可类似慢性中耳炎,病变累及中耳可导致永久性听力丧失。与 LCH 相关的不同血液成分的细胞减少通常反映骨髓受累。骨髓活检可显示骨髓增生异常、骨髓纤维化、噬血现象和朗格汉斯细胞浸润。肝脾大或肝功能异常提示预后较差,可演变为严重的硬化性胆管炎和终末期肝病,可能需要肝移植[26]。垂体受累是 LCH 最常见的永久性后果,在大约 20% 的病例中观察到尿崩症和垂体前叶功能减退[15,17]。这是唯一已知的神经退行性变的危险因素,大约 5% 的病例可观察到这种 LCH 的晚期并发症[17]。

胃肠道病变很少见,可能诊断不足。这些表现是非特异性的,如腹痛、呕吐、腹泻、血便或蛋白丢失性肠病[27]。

因为本病很难对所有器官逐个进行评估,因此疾病活动评分有助于对患者进行监测和制定治疗决策[17]。

诊断性检查　HE 染色后,在光学显微镜下,LCH 皮损的特征是由单一形态、中等大小的组织细胞在真皮乳头层浸润,细胞质呈粉色,未泡沫化,细胞核呈肾形、沟槽状或折叠状。这些细胞与嗜酸性粒细胞、淋巴细胞和红细胞有不同的联系。有亲表皮性从而导致海绵水肿样模式和局灶性角化不全。除了朗格汉斯细胞组织细胞瘤外,仅靠组织学改变不能区分不同类型的 LCH。通过抗 CD1a 和抗 CD207(Langerin)抗体的阳性免疫染色进行确认,后者对 LC 特异性 Birbeck 颗粒具有特异性诊断价值(图 90.6)。

目前,朗格汉斯细胞组织细胞增生症被认为是一种克隆性疾病,超过 50% 的病例有 *BRAF*^{v600E} 基因的体

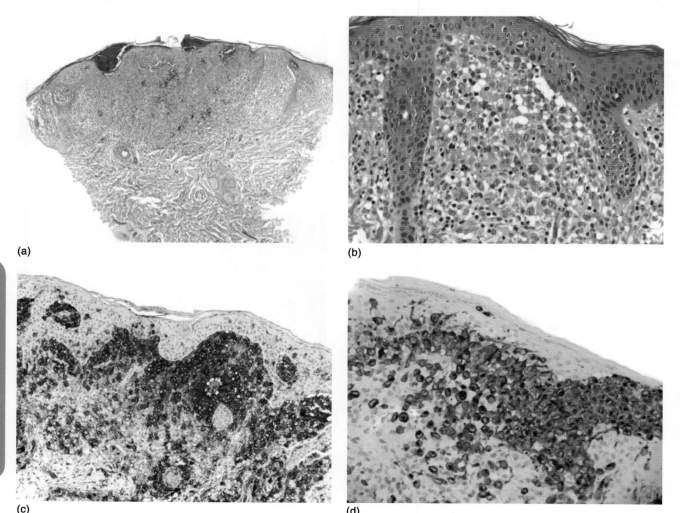

(a)　　　　(b)

(c)　　　　(d)

图 90.6　(a)真皮上层细胞浸润伴亲表皮性。表皮上覆痂皮。(b)真皮乳头层由中等大小的组织细胞浸润,该细胞核呈肾形。(c)抗 CD1a 免疫染色阳性,以及(d)抗 CD207(Langerin)免疫染色阳性

细胞激活突变[5]。BRAF^v600E 突变可以通过 VE1 突变体特异性抗体的免疫组织化学证实,也可以通过组织的 DNA 测序证实[28]。此外,无论 BRAF^v600E 的突变状态如何,LCH 中始终能发现 pERK 的表达[5],表明 MAPK 途径激活,是 BRAF 突变体和 BRAF 野生型疾病发病的共同机制。

预后　目前认为先天性 LCH 预后较好。同样,据报道 S-S LCH 预后良好,几乎 100% 存活[15]。这一情况已被仅有骨骼受累的患者证实,而仅有皮肤受累的预后情况则不太清楚。事实上,以往的调查认为皮肤受累是预后不良的表现,尤其是诊断时年龄较小的患儿[29-30]。根据 32 名患者的 Morren MA 系列[20],在几个队列中,症状晚发似乎预示着 M-S LCH。M-S LCH 的皮损消退时间也明显长于仅有皮肤受累的 S-S LCH。此外,外耳炎和黏膜病变几乎只见于继续发展为 M-S LCH 的患者。在 M-S LCH 组,头皮上的脂溢性皮炎样皮损和大范围皱褶部位的皮损也更常见,这些皮损比单纯皮肤受累组更容易出现糜烂和溃疡。

总的来说,LCH 的预后不能仅仅根据临床表现来评估,还必须考虑其对一线治疗的反应。展望未来,一个主要的变化是,对标准治疗(50 多年来一直使用的长春碱和糖皮质激素)无效的患者,使用克拉曲滨(cladribine)和阿糖胞苷(cytarabine)进行积极的治疗是有效的。1980—2000 年,所有 LCH 的存活率约为 90%,大部分死亡与患者有危险器官受累及对标准治疗无效相关[30]。自 2000 年以来,首先在一项预实验中提出强化治疗[31],随后一项国际性 II 期临床试验中也提出强化治疗[17],极大地改变了这些患者的结局。现在 LCH 患儿的总生存率约为 99%[15]。有趣的是,BRAF^v600E 突变的存在与更具侵袭性的疾病密切相关,BRAF^v600E 突变患者可能更年轻、有更广泛的器官受累且对标准治疗不敏感。此外,研究发现,所有具有皮肤和血液功能障碍(贫血或血栓形成)的患者都携带 BRAF^v600E 突变[32]。

皮肤病变消退与否与突变存在与否似乎没有任何相关性[20]。然而,细胞外信号相关(extracellular signal-related,ERK)途径在所有病例中都被激活,包括那些具有野生型(wild-type,WT)BRAF 等位基因突变的病例。在大约 1/2 带有 WT-BRAF 基因突变的 LCH 患者中,发现 MAP2K1 基因(以前称为 MEK1 基因)和 MAP3K1 基因突变[33-35]。在 LCH 患者中,对 MEK 抑制剂曲美替尼(trametinib)存在潜在抵抗的一些变体,联合使用 RAF 和 MEK 抑制剂治疗也可能具有临床意义。

评估　2013 年,欧洲医生在欧洲联盟组织细胞疾病工作组就对疑似 LCH 病例的评估达成共识[14]。这些指南建议至少进行以下检查:全血细胞计数、包括白蛋白在内的肝功能检测、凝血功能检查、胸部影像学检查、骨骼 X 线检查和腹部超声检查。当怀疑涉及相关系统时,进行针对性的内分泌检测以及胃肠道内镜和肺功能的评估是有帮助的。在所有疑似诊断为 CSHLCH 的病例中,都应进行系统评估以排除可能的皮肤外疾病。建议所有患者在整个儿童时期定期进行无创性随访检查,如果检查正常,则每隔 6 个月一次。

治疗　对 LCH 患者的管理提出了常规指南[14,36]。

目前还没有针对 LCH 皮肤表现的治疗方案。对于有一个或几个结节溃疡性或丘疹坏死性病变的患者,由于可能会出现自发性愈合,建议观察等待并使用局部抗菌剂作为初始治疗。对于持续性仅有皮肤受累的湿疹样病变,局部外用糖皮质激素可作为一线治疗。在严重的、限于皮肤受累的 LCH,在可以得到氮芥或卡莫司汀的情况下,可局部使用这两种抗肿瘤烷化剂[20]。

对于更广泛的有症状的皮肤病变,系统性治疗往往是必要的。在这种情况下,推荐联合系统性使用糖皮质激素和长春碱[14]。在多系统受累的情况下,建议遵循 LCH 治疗方案[14]。通过口服糖皮质激素和/或化疗,通常可以迅速控制皮肤症状[36]。

维莫非尼(vemurafenib)是一种 BRAF 抑制剂,最初开发并许可用于转移性黑色素瘤[37],在 Erdheim-Chester 病的治疗中显示出显著的活性,该病是主要发生在成人的组织细胞相关疾病[38]。最初使用维莫非尼治疗的两例难治性儿童 LCH 的疗效也令人鼓舞[32,39],特别是与以前用于治疗难治性疾病和造血干细胞移植的克拉曲滨/阿糖胞苷方案(该方案具有高选择性和骨髓抑制作用)相比,维莫非尼的毒性更低[17,40-42]。这些报道导致人们对这种严重疾病的靶向治疗越来越感兴趣。然而,高风险疾病患者通常 <12 月龄,这些患者获得能够生成必要安全数据的 I / II 期研究的机会有限。面对这种情况下的危重儿童,个别医生已申请超说明书使用维莫非尼,EMA 已批准该药为该适应证的罕见病用药,并且 FDA 已批准该药用于 Erdheim-Chester 病。最近欧盟对 36 例难治性 LCH 患者的调查显示,该药的安全性良好,且几乎 100% 有反应[41-42]。

长期密切随访是很有必要的，尤其是对婴儿患者。皮肤受累的患者应每 2~4 周进行一次临床评估，直到病情稳定或病变消退。应特别注意提示疾病进展的普遍性症状和体征（例如发育迟缓、面色苍白、器官肿大）。在疾病完全治愈后，建议每 6 个月进行 1 次定期复查，至少持续 5 年[37]。

（余时娟 译，万毅　罗晓燕　王华 校）

参考文献

见章末二维码

第91章　幼年黄色肉芽肿和其他非朗格汉斯细胞组织细胞增生症

Gudrun Ratzinger, Bernhard W. H. Zelger

摘要

非朗格汉斯细胞组织细胞增生症(non-Langerhans cell histiocytoses)是一种以巨噬细胞浸润为主要表现的罕见疾病。巨噬细胞可呈现多种形态:黄瘤化、圆齿状、嗜酸性、纺锤状、空泡状。黄色肉芽肿(xanthogranuloma)是典型的以单个病灶内出现多种形态的巨噬细胞为特征的病变。此外,局限性和泛发性表现均以单一形态巨噬细胞为主,本病通常为良性。本章还包括一组难以将原始细胞归类到巨噬细胞或树突状细胞系的疾病。我们认为,这些疾病是巨噬细胞和朗格汉斯细胞的混合浸润,具有异常的标志物表达。这可能是由于巨噬细胞和朗格汉斯细胞的共同起源引起的重叠。另一方面,也可能是由细胞成熟过程中细胞表面标志改变引起的。

要点

- 非朗格汉斯细胞组织细胞增生症是一种以巨噬细胞浸润为主的罕见疾病。
- 巨噬细胞可呈现多种形态:黄瘤化、圆齿状、嗜酸性、纺锤状、空泡状。
- 黄色肉芽肿是非朗格汉斯细胞组织细胞增生症家族中最大的一组疾病。
- 孤立或多发的红黄色丘疹或结节在儿童中并不罕见,但在成人中很少见。儿童的大多数皮损可以自发消退。器官受累很少见。
- 其他一些组织细胞增生症难以被归类到朗格汉斯细胞疾病或巨噬细胞疾病。它们包括罕见的疾病,主要有皮肤受累(未定类细胞组织细胞增生症)或系统受累(Erdheim-Chester 病、Rosai-Dorfman 病、渐进性坏死性黄色肉芽肿)以及危及生命的疾病(恶性组织细胞增生症、噬血细胞淋巴组织细胞增生症)。

引言

组织细胞增生症包括广泛的良性和恶性疾病,但它们很大程度上并不常见,也不为人们所了解。Lichtenstein[1]最初提出的组织细胞增生症 X 中的"X"是用来反映未知的;尽管我们已经不再沿用这个名称,但它在某种程度上仍然反映了我们对该组疾病的认知水平。"组织细胞"这个词本身并没有特别的意义。翻译过来的意思基本上就是"组织的细胞"[2],医学词典将组织细胞定义为"组织巨噬细胞",但许多被称为组织细胞增生症的疾病并不是巨噬细胞病变,而是涉及树突状细胞或其他分化途径的异常。尽管有这些疑虑,教材[3-4]和综述[5-6]还是保留了组织细胞增生症这个术语。

组织细胞增生症的疾病谱以巨噬细胞和树突状细胞这两种细胞系为主。两者都来源于骨髓,有共同的干细胞来源。下列标志物可用于识别这些细胞组(框图 91.1)。

- 骨髓来源的单核细胞迁移到组织中,并在组织中分化成巨噬细胞或特化的吞噬细胞,根据它们的位置有许多名称,如肝脏中的 Kupffer 细胞。有许多单克隆抗体可用来识别这些巨噬细胞,这些抗体大多数是针对 CD68 的,CD14 和 CD163 的染色也被使用。
- 树突状细胞大部分来源于骨髓,并存在于皮肤、淋巴结或其他器官中。
  - 朗格汉斯细胞(Langerhans cell,LC)是一种抗原呈递细胞,其特征是 Birbeck 颗粒、S100 蛋白、CD1a 和 Langerin(CD207)阳性。朗格汉斯细胞相关疾病已在前一章讨论。
  - 近年来已经发现了许多其他的树突状细胞,但其在人类疾病中的作用仍在探索中。Langerin 阳性和 Langerin 阴性真皮树突状细胞与 LC 同时存在。
- 未定类细胞是混淆的原因,其模糊的名称准确地反映了当前的情况。这些细胞没有统一的定义,在最近的文献中提到的可能性包括以下几点:
  - 一种隐蔽的细胞,它是一种 LC,从表皮迁移到真皮。

框图 91.1　组织细胞增生症的分类

L 组
- 朗格汉斯细胞组织细胞增生症（LCH）
- 未定类细胞组织细胞增生症（ICH）
- Erdheim-Chester 病（ECD）
- 混合 LCH/ECD

C 组
- 皮肤非朗格汉斯细胞组织细胞增生症
  - XG 家族（JXG，成人黄色肉芽肿，SRH，BCH，GEH，PNH）
  - 非 XG 家族（皮肤 RDD，NXG，其他 NOS）
- 主要系统受累的皮肤非朗格汉斯细胞组织细胞增生症
  - XG 家族（XD）
  - 非 XG 家族（MRH）

R 组
- 家族性 Rosai-Dorfman 病（RDD）
- 散发性 RDD（经典型 RDD，淋巴结外 RDD，伴有肿瘤或免疫性疾病的 RDD，未分类的）

M 组
- 原发性恶性组织细胞增生症
- 继发性恶性组织细胞增生症（血液系统肿瘤）

H 组
- 原发性噬血细胞性淋巴组织细胞增生症（HLH）（单基因的）
- 继发性 HLH（非孟德尔遗传）
- 来源不明的 HLH

资料来源：Adapted from Emile et al[2].

- LC 前体细胞（与隐蔽细胞完全相反），从真皮迁移到表皮。
- 同时具有巨噬细胞和 LC 特征的细胞。真皮树突状细胞和巨噬细胞之间有明显的标志物重叠，即使在相对较晚的发育阶段也有转移标记的潜力。

这里特别提出一些注意事项。相关疾病的诊断很少基于单一抗原的存在或不存在，主要基于临床病理表现。巨噬细胞和树突状细胞都经历了一个成熟过程，因此它们的形态可能会发生变化。此外，由于单核细胞和大多数树突状细胞来源于类似的骨髓干细胞，因此与表达 S100 蛋白但不表达 CD1a 或 Langerin 的巨噬细胞有所重叠；同样，真皮树突状细胞也可能表达巨噬细胞的标志物。

1987 年，组织细胞学会（Histiocyte Society，HS）的工作组首次对组织细胞增生症进行了分类，分为三类：朗格汉斯细胞（Langerhans cell，LC）相关、非 LC 相关和恶性组织细胞增生症（malignant histiocytosis，MH）。在组织细胞学会的最新报告中[2]，由于两组细胞的表达经常重叠和同时出现，朗格汉斯/非朗格汉斯的分类受到了质疑[7]。最新分类分为五类：①与朗格汉斯细胞

相关的组织细胞增生症——L 组；②皮肤和皮肤黏膜非朗格汉斯细胞组织细胞增生症——C 组；③恶性组织细胞增生症——M 组；④Rosai-Dorfman 病——R 组；⑤噬血细胞性淋巴组织细胞增生症和巨噬细胞活化综合征——H 组（见框图 91.1）。组织细胞的病变通常可以根据其光镜模式和部分特殊染色来诊断（表 91.1）。

表 91.1　标志物

	CD1a	CD207-Langerin	S100 蛋白	CD68
朗格汉斯细胞组织细胞增生症	+	+	+	−
非朗格汉斯细胞组织细胞增生症	−	−	95% −，5% +	+
Rosai-Dorfman 病	−	−	+	+

巨噬细胞形成的基本组织学模式是肉芽肿。其中一种变体即黄色肉芽肿，其巨噬细胞内含脂质。除了本章讨论的疾病外，许多疾病都可以表现出相似的组织学模式。

- 代谢性疾病。除了高脂蛋白血症和其他脂肪代谢障碍外，许多溶酶体疾病和其他贮积性疾病可能以皮肤黄瘤或其他浸润为特征。
- 感染性疾病。肺结核、瘤型麻风、其他分枝杆菌感染和利什曼病可引起肉芽肿。
- 增殖性疾病。一些淋巴瘤以皮肤肉芽肿浸润为表现，包括霍奇金淋巴瘤和部分 T 细胞淋巴瘤。过去诊断为组织细胞恶性肿瘤的大多数疾病其实是淋巴瘤。恶性纤维组织细胞瘤及其更浅表的皮肤变体非典型纤维黄瘤已被描述，但其鉴别诊断仍有争议。无论是在临床还是组织学上，黑素细胞病变可与巨噬细胞疾病混淆。黄色肉芽肿的红棕色皮疹与黑素细胞痣的 Spitz 痣相似。Touton 巨细胞有时可以与黑素细胞痣中的多核玫瑰形细胞混淆。
- 创伤。大多数皮肤纤维瘤和一些疣状黄瘤是由于昆虫叮咬、毛囊炎或其他损伤造成。一些黄瘤可继发于光照或严重炎症引起的皮肤损伤。外部异物，如玻璃碎片、二氧化硅和许多其他物质，可导致皮肤肉芽肿，通常为结节样肉芽肿。破裂的毛囊囊肿也伴有巨噬细胞反应。
- 特发性。不幸的是，大多数的"组织细胞的"疾病都是特发性的，而对是巨噬细胞疾病还是其他疾病的分类几乎没有逻辑可循。例如，环状肉芽肿有巨噬细胞浸润，但被认为是渐进性坏死性病变。类风湿性关节炎和结节病的特征是皮肤和其他器官中的

巨噬细胞浸润，然而，目前认为它们不是"组织细胞增生症"。

皮肤和皮肤黏膜非朗格汉斯细胞组织细胞增生症：黄色肉芽肿家族（C组）

引言

黄色肉芽肿家族是皮肤非朗格汉斯细胞组织细胞增生症（non-Langerhans cell histiocytosis，NLCH）中最大的一组。基本的病理表现是以巨噬细胞为主要细胞类型的结节性或弥漫性皮炎。CD1a 和 Birbeck 颗粒缺失或仅作为背景存在。这类疾病由黄色肉芽肿的各种变体组成，黄色肉芽肿是其典型的代表[8]。一般来说，皮肤 NLCH 在儿童中并不少见，但在成人中却很少见。病因和发病机制尚不清楚。在局限性病灶中，认为感染或创伤可能是其诱因[9]。

黄色肉芽肿细胞类型可以有不同的形态：黄瘤化（胞质清晰，泡沫状）、圆齿状（胞质轻度嗜酸性，星形突起）、嗜酸性（上皮样细胞，胞质强嗜酸性）、纺锤形或空泡状（胞质透明，有空泡）（图 91.1）。在某些变体中，成熟过程会导致以上类型细胞的重叠。空泡状细胞主要出现在新鲜病灶中，而更陈旧病灶则表现为脂质沉积（黄瘤化）和终末分化。病变与高脂血症无关。

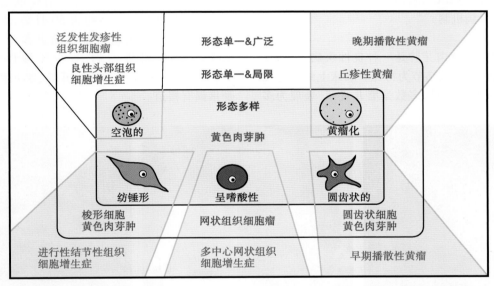

图 91.1　巨噬细胞疾病的统一概念——黄色肉芽肿家族。幼年和成人黄色肉芽肿通常表现为巨噬细胞的不同类型和形状的混合（中心圆框所示）。另一方面，我们发现局部和全身表现以一种巨噬细胞形状为主（中间圆框和外圆框所示）。资料来源：Adapted from Zelger et al[10].

在一个病灶内几乎可以发现各种形态的巨噬细胞。单形性 XG 的特点是以某一个细胞类型为主，而多形性则缺乏这种单一细胞形态占主导的特点。在两种情况，都有局限性和泛发性的临床表现[10]（见图91.1）。色素失禁和噬色素细胞被称为含铁血黄素沉着性脂质组织细胞增生症（xanthosiderohistiocytosis），是一种在所有慢性病变中都能看到的表现。大多数儿童幼年黄色肉芽肿以及良性头部组织细胞增生症或泛发性发疹性组织细胞增生症（generalized eruptive histiocytosis，GEH）早期病变中的空泡细胞往往会自发消退。所有其他的病变都是永久性的，并有一定的进展。

根据黄色肉芽肿的相应形式，下面的讨论将该疾病进一步分为多形性和单形性两种类型。局灶乃至泛发性的单形性疾病将根据细胞类型进行治疗。

多形性细胞型（polymorphic type）

幼年黄色肉芽肿

历史和流行病学　幼年黄色肉芽肿（juvenile xanthogranuloma，JXG）于 1905 年由 Adamson 首次报道[11]。McDonagh 在 1909 年根据历史术语"内皮瘤 endothelioma（痣黄瘤 naevoxanthoma）"发表了进一步的报道[12]，直到 1954 年 Helwig 和 Hackney 描述了其"组织细胞"性质[13]。JXG 在 NLCH 中最常见。在当地儿科肿瘤登记处 35 年（1969—2004 年）的记载中，其相对发病率为 0.35%[14]。大多数病变出现在生后第一年，高达 35% 的病变出生时即有。男孩更为常见[15]，尤其其在多发性病灶的病例中。成人黄色肉芽肿相当于在成人中出现的 JXG，由 Gartmann 和 Tritsch 描述[16]。它主要影响中年人,没有性别差异[17]。由于这种病变也见于成人,JXG 是一个公认的不完善术语。然而,由于我们已经习惯用黄色肉芽肿来描述一种病变类型和一个疾病家族,对于这些特定的病变,我们更愿意保留 JXG 这一命名。

发病机制　JXG 的病因、儿童患病的基础和组织分布尚不清楚。目前还不清楚这是一个反应性过程还是一个肿瘤性过程。对一个患者的单个病灶进行克隆性分析表明,这些细胞(90% 的组织细胞)是克隆性的[18]。据报道,JXG、神经纤维瘤病和青少年慢性骨髓性白血病的患者之间存在着联系,这些疾病可能与 RAS 途径活化过度有关,因为 RAS 途径过度活化是这些血液系统疾病的共同发病机制[19-20]。

临床特征　幼年黄色肉芽肿是一种良性疾病,以孤立或多发的红黄色丘疹或结节为特征。临床上细分为几种形式:小结节型最常见,多数是婴儿受累,表现为多个丘疹和小结节(图 91.2)。偶尔可见大结节型,仅有少量病灶,但其直径通常是几厘米。孤立的巨大黄色肉芽肿直径可大于 5cm[21]。苔藓样丘疹[22]、扁平斑块[23]和破坏性病变导致的畸形,比如鼻畸形(Cyrano 型)[24],以及深部或皮下 JXG 均有报道[25]。病变通常是弥漫性的,但有时呈线状或节段性分布[26-27]。它们生长迅速,但大多数在一年内自然退化,留下轻度萎缩和色素沉着。好发部位是头皮、面部、躯干上部和四肢。在成人中,病灶通常较大,孤立、持续存在,不伴全身受累[28-30]。

JXG 可引起一些全身并发症。眼部病变很少见(<10%)[31],青光眼和前房出血可能是其并发症[32]。眼 JXG 最常累及虹膜,常在没有皮肤受累的情况下发生[33],平均发病年龄约为 50 月龄,大多数所描述的眼部病变见于有急性症状的患者[14]。口腔病变、咖啡斑、神经纤维瘤病、青少年慢性骨髓性白血病[34]、中枢神经系统、肾脏、肝脏、睾丸和心包等器官受累偶有报道。

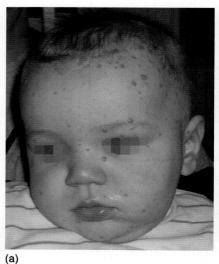
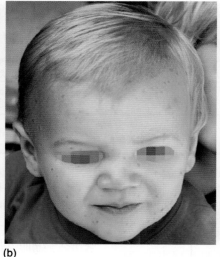
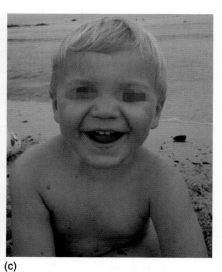

(a)　　　　　　　　(b)　　　　　　　　(c)

图 91.2　JXG 的临床照片。(a)一名 6 月龄男婴面部和颈部多发黄红色丘疹和结节。(b)同一患儿 18 月龄时部分皮损自发消退,仍有色素沉着。(c)同一患儿 4 岁时几乎完全自发消退

在儿童病理转诊中心的 300 多名患者的两大病例系列中,只有 5% 的患儿表现出全身受累[14-15,35-36]。已报道肺部、肝脏、脾脏、肌肉、心脏、肾脏、腹膜后和中枢神经系统受累,并可出现更严重的症状和结局,罕见自发消退[37-40]。随后,患者还可能遭受继发感染或巨噬细胞活化综合征。然而,在大多数情况下,有器官受累的患儿没有皮肤受累[41]。因此,皮肤黄色肉芽肿的患儿无需常规进行系统受累的相关检查。LCH 患者可能出现 JXG,这可能是 LCH 炎症引起的黄色肉芽肿反应[9]。JXG 还与成人血液系统恶性肿瘤[42]和电离辐射[43]有关。患有 JXG 和全身问题的成年人可能会患上本章后面讨论的 Erdheim-Chester 病。

鉴别诊断　临床相关的鉴别诊断有黑素细胞痣的 Spitz 痣、肥大细胞瘤和皮肤纤维瘤。在组织学上,其表现有特征性,能明确地与黄色肉芽肿家族的许多变体相鉴别。

组织学表现　有时在乳头层直至真皮网状层可见局限性外生性的结节,不同形态的巨噬细胞彼此相邻。早

期病变主要由空泡状细胞组成,很少有脂肪沉积或嗜酸性粒细胞、淋巴细胞浸润。在完全成熟的病变中,淋巴细胞和嗜酸性粒细胞旁可见由泡沫细胞、异物巨细胞和 Touton 巨细胞组成的肉芽肿性炎症浸润(图91.3)。在退行性病变中,部分炎症浸润被纤维化替代。有时,以细长的星形巨噬细胞(图91.4)浸润为主[10]。Touton 巨细胞以泡沫状胞质包绕的环状或花环状核为特征,但其不是诊断 JXG 的特异性细胞,因为它也可以出现在其他疾病,如黑素细胞痣中。在 JXG 的单核细胞变体中,没有泡沫细胞和巨细胞,主要的巨噬细胞类型为空泡型。良性头部组织细胞增生症和泛发性发疹性组织细胞增生症也有相同的病变。有时,泡沫细胞和 Touton 巨细胞也会从完全成熟的病变中消失[44]。有时,可见有丝分裂,但并不显著[45];或者由于他们是分化的,因而不出现泡沫细胞。

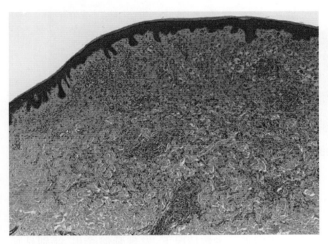

图91.3 JXG 的组织病理(×20)。真皮乳头层及网状层局限性的结节,表现为不同类型的巨噬细胞和肉芽肿性炎性浸润,包括泡沫细胞、Touton 巨细胞和多核巨细胞

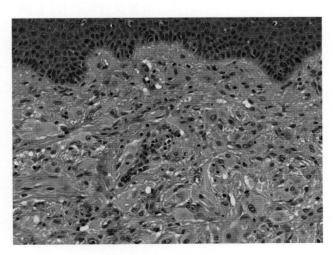

图91.4 圆齿状细胞黄色肉芽肿的组织病理(×100)。真皮内结节以星形巨噬细胞浸润为主

治疗 大多数儿童的病变会自行消退,而成人则不会。孤立的病灶可切除。已报道的系统性 JXG 的治疗方式包括手术、放疗、系统应用糖皮质激素和化疗(嘌呤类似物,如克拉屈滨/阿糖胞苷/氯法拉滨或长春碱)[46-48]。JXG 的虹膜病变对局部或眼周使用糖皮质激素有反应,通常伴有视力和眼压的稳定或改善[33]。

单一形态型(monomorphic types)

黄瘤化(xanthomatized)

丘疹性黄瘤

流行病学 丘疹性黄瘤(papular xanthoma,PX)是一种罕见的疾病。大多数患者是成年人,但偶尔也有儿童患病。

发病机制 尽管早期将丘疹性黄瘤定义为没有巨噬细胞前体期的巨噬细胞疾病,即巨噬细胞最初必须迅速吸收或产生并积累脂质。一些巨噬细胞在血脂正常的情况下仍会变成泡沫状的机制还不清楚。

临床表现 在丘疹性黄瘤病中,孤立、数个或多个黄色到红棕色的丘疹,随机分布[49]。虽然病变可能是泛发性的,但它既没有播散性黄瘤的分布模式,也不同于血脂正常的弥漫性扁平黄瘤的融合性分布模式。斑块样皮损少见,患者无脂质代谢异常,口腔黏膜可能受累。在儿童,皮损通常在1~5年内自发消退。在成年人,病程可能进展。尚未报道系统受累或合并尿崩症的病例。PX 与特应性皮炎急性发作或经治疗的蕈样肉芽肿相关的病例罕有报道。丘疹性黄瘤是进行性结节性组织细胞增生症的两个特征性病变之一。现有报道,在伴发 HIV 感染/AIDS 的血脂正常的丘疹性黄瘤患者中,有中性粒细胞浸润[50]。

鉴别诊断 黄瘤在高脂血症或副肿瘤的情况下很相似。孤立性病变可与皮肤纤维瘤或黑素细胞痣的 Spitz 痣混淆。

组织学表现 真皮中可见由泡沫细胞和 Touton 巨细胞构成的结节(图91.5)。与高脂血症性黄瘤不同,丘疹性黄瘤细胞外脂质缺乏。早期皮损与完全成熟的皮损一样,都以吞噬脂质的泡沫细胞占优势。

治疗 孤立性病变可手术切除。

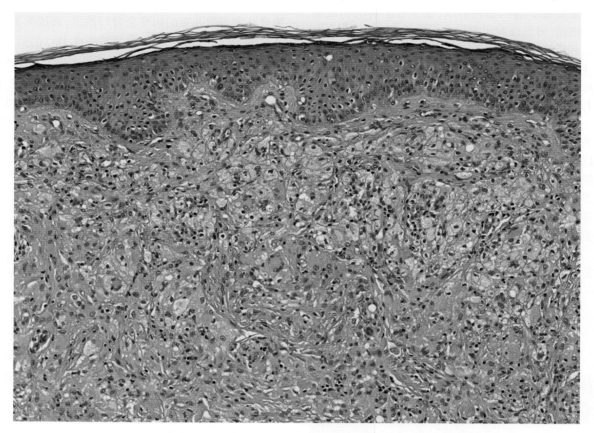

图 91.5　PX 的组织病理（×40）。真皮中泡沫细胞和 Touton 巨细胞的结节状浸润

播散性黄瘤

历史和流行病学　播散性黄瘤（xanthoma disseminatum，XD）由 Montgomery 和 Osterberg 于 1938 年首次报道[51]。这是一种罕见但独特的、血脂正常、伴有皮肤黏膜受累的 NLCH。播散性黄瘤可在任何年龄发病，但大部分病例在儿童时期发病[52]，好发于男性（男女发病比例为 2：1）。在组织细胞学会的新分类中，XD 被定义为具有一个主要系统受累的皮肤 NLCH[2]。

发病机制　XD 的病因和发病机制尚不清楚。虽然，黄瘤样病变和尿崩症在 XD 和 LCH 中都可能出现，但两者不应混淆。XD 发生于老年患者，常累及黏膜，很少累及骨骼。而且，黄瘤样病变是典型的 XD，在 LCH 中罕见。

临床表现　播散性黄瘤以皮肤黄瘤、黏膜黄瘤和尿崩症三联征为特征[53]。皮肤可见大量广泛分布但通常紧密排列，甚至聚集成圆形或卵圆形的橙黄色或黄棕色的丘疹和结节[52,54]。好发于喉、身体屈侧、躯干和眼周。约 40% 的病例可见黏膜病变，尤其是口腔、鼻腔和眼部。咽部和喉部的病变可导致声音嘶哑和气促。黄瘤的沉积物累及呼吸系统是最重要影响预后的因素[55]。约有 40% 的病例因脑膜浸润而出现中枢性尿崩症（central diabetes insipidus）[56]，通常没有 LCH 相关中枢性尿崩症那么严重。其特征是除尿崩症以外，内脏病变不常见。少数情况下，发现骨骼受累，特别是长骨和颅骨[57]。此外，也有报道肺和中枢神经系统受累[58-59]。

大多数情况下，病变会在数年间持续或缓慢进展，少见自发消退。罕见病情进展累及内脏器官（骨髓、肺、骨）[52]。

鉴别诊断　黄色肉芽肿家族的疾病几乎无法区分，诊断需要另外的临床标准。丘疹性黄瘤皮损无融合趋势、没有黏膜受累或尿崩症。在 LCH 各类型中，首先需要考虑的是慢性多灶性或播散性朗格汉斯细胞组织细胞增生症（Hand-Schüller-Christian 综合征），该病与尿崩症有关。XD 多见于年长的儿童和成人，有广泛的黏膜受累，很少有骨受累，皮损表现为多发性黄瘤样病变，与轻度尿崩症有关。此外，发疹性黄瘤和高脂血症也需要考虑。

组织学表现　在早期皮损中，以星形的细胞为主。更成熟的病变还含有泡沫细胞、Touton 巨细胞、异物巨细胞和炎症细胞[60]。一种罕见的变异体是被称为含铁血黄素沉着性脂质组织细胞增生症（xanthosiderohistiocytosis）[61]（图 91.6），其皮损表现为表面呈绿色的深在性浸润性皮损，在组织学上显示巨噬细胞中含有大量的含铁血黄素。

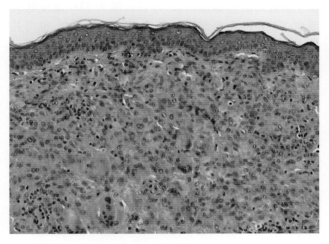

图 91.6　含铁血黄素沉着性脂质组织细胞增生症（xanthosiderohistiocytosis）的组织病理（×100）。富含含铁血黄素的巨噬细胞深度浸润

治疗　为了美观，单个病灶可以考虑手术切除。导致眼部和呼吸道功能障碍的病变必须清除。尿崩症可用加压素或去氨加压素治疗。糖皮质激素、抗代谢药、干扰素和长春碱无效[55,62-64]。在某些情况下，降脂剂可能是一种选择[65]。

嗜酸性（oncocytic）

巨细胞网状组织细胞瘤

历史和流行病学　我们将传统上称之为网状组织细胞增生症分为巨细胞网状组织细胞瘤（giant cell reticulohistiocytoma，GCRH）和多中心网状组织细胞增生症（multicentric reticulohistiocytosis，MRH）。1950 年，Zak 首次报道了 GCRH[66]。它是一种罕见的疾病，几乎只有成年人发病，多好发于男性。

发病机制　GCRH 的病因和发病机制尚不清楚。

临床特征　巨细胞网状组织细胞瘤是良性的，临床上与伴有丘疹或结节性病变的 JXG 难以区分。90% 的病灶为单发性，即使出现多发病变[67]，也不累及其他器官或影响生理功能。其临床特点、分布及病程与 JXG 相同。

组织学表现　嗜酸性巨噬细胞为多核、不规则的巨细胞，含有丰富的嗜酸性细颗粒状的细胞质（图 91.7），最初被描述为毛玻璃样或毛玻璃细胞质。超微结构发现这与其存在大量的线粒体和溶酶体有关。巨细胞和纤维化在较为成熟的病变中占主导地位。

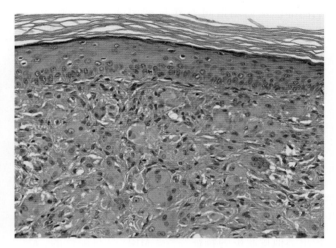

图 91.7　GCRH 的组织病理（×100）。真皮结节状浸润，由嗜酸性巨噬细胞和多核巨细胞组成，胞质嗜酸性，细颗粒状，被称为毛玻璃样或毛玻璃外观

鉴别诊断　单发的 GCRH 与 JXG 的鉴别十分困难，这两种病是一个病谱的部分，且重叠发生。临床上，GCRH 并不罕见，但通常被诊断为 JXG 或皮肤纤维瘤。

治疗　若有美观需求，单发病灶可切除或以脉冲染料激光进行治疗。

多中心网状组织细胞增生症

历史和流行病学　属于 MRH 谱的第一个病例大概要追溯至 1879 年，这一病例由 Targett 报道。1937 年，报道了一例伴有系统受累的 MRH[68]。1954 年，Goltz 和 Laymon[69] 提出了目前的名称，指出该病的多灶性起源和全身性特点。MRH 罕见，目前为止，全世界报道了大约 300 例，均为非家族聚集性病例[70]。本病通常于 50 岁发病，但也可能出现在青春期，好发于女性（男女比例为 1:3）。组织细胞学会的新分类定义 MRH 为具有主要系统受累的皮肤 NLCH[2]，但属于非黄色肉芽肿家族。我们认为它与 GCRH 密切相关，因此在此进行讨论。

发病机制　MRH 的病因和发病机制尚不清楚。超微结构检查显示含有丰富的线粒体和溶酶体，这与毛玻璃外观有关。在嗜酸性甲状腺和肾脏的肿瘤中也发现同样的改变。

临床特征　多中心网状组织细胞增生症是一种肉芽肿性疾病，与恶性肿瘤相关，其特征是皮肤损害、毁损性关节炎[68,71-72]和不同程度的系统受累。皮肤病变表现为散在的黄棕色丘疹和结节，主要分布在肢端，最常影响的部位是远端指间关节[73]和面部。面部融合性结节可导致狮面外观。甲襞处的小丘疹被称"珊瑚珠征（coral bead sign）"。黏膜受累（口腔或鼻腔黏膜）占50%[72,74]，睑黄瘤占25%。高达60%的患者有多关节病，可能发生在皮肤病变前（平均3年）[75]或皮肤病变之后。只有18%的患者以皮肤病变为首发表现。早期关节病变以上皮样巨噬细胞浸润滑膜为特征。在大约45%的病例中，可能会因骨和软骨破坏而致残[76]。

已有报道本病与高脂血症（30%～50%）或自身免疫性疾病（5%～15%）相关。内脏肿瘤主要发生在老年患者（20%），包括黑色素瘤、肉瘤、淋巴瘤、白血病和乳腺、支气管、结肠和宫颈的实体肿瘤[75]。部分患者表现出类似皮肌炎的特征[77-78]。MRH是自限性的，大约8年后临床上不再活跃[79]。

鉴别诊断　临床上，必须排除痛风、类风湿性关节炎、结节病、皮肌炎和麻风。此外，还需与黄色肉芽肿家族的变体鉴别。多核巨细胞有时包括淋巴细胞。在这种情况下，必须考虑伴有巨大淋巴结病的窦组织细胞增生症（sinus histiocytosis with massive lymphadenopathy，SHML）。

组织学表现　皮损的组织学与GCRH难以区分（图91.8）。多关节炎中浸润的细胞类型与皮肤病变浸润的细胞类型一样，在早期或轻型病例中，肉芽肿浸润局限于滑膜。尽管其他器官也有类似的浸润，但其临床意义尚不清楚。仅有毛玻璃细胞质的巨噬细胞病变不能诊断MRH，而仅能被视为与JXG有相同的临床意义。

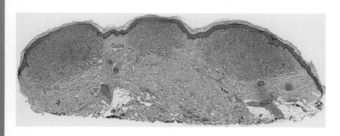

图91.8　MCRH的组织病理（×10）。与GCRH相同，但真皮可见多发结节性浸润

治疗　据报道，双膦酸盐类药物治疗有效[80-81]，TNF-α抑制剂可能是一种有前景的治疗选择[82-83]。

纺锤形（spindle-shaped）

梭形细胞黄色肉芽肿

临床特征　梭形细胞黄色肉芽肿（spindle cell xanthogranuloma）与JXG在临床上难以区分[84]。典型皮损位于年轻人的头部或颈部，常被诊断为JXG或皮肤纤维瘤。深在性梭形细胞黄色肉芽肿很难诊断，也可并发JXG[85]。

鉴别诊断　大部分梭形细胞XG被诊断为JXG或皮肤纤维瘤。

组织学表现　常与皮肤纤维瘤或蓝痣混淆。但是，表皮没有反应性增厚和色素沉着，也没有胶原的横向分界，这是皮肤纤维瘤的典型特征。除了典型的巨噬细胞标志物，如CD68、CD163和Ki-M1p，梭形巨噬细胞（图91.9）也只能在早期病变中表达肌动蛋白和XIIIa因子。

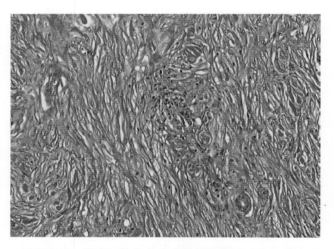

图91.9　梭形细胞黄色肉芽肿的组织病理（×40）。多核巨细胞旁以梭形巨噬细胞浸润为主

治疗　为了美观，单个病灶可予以切除。

进行性结节性组织细胞增生症

历史和流行病学　进行性结节性组织细胞增生症（progressive nodular histiocytosis，PNH）最初由Robinson和Harmon在1963年报道[86]。Taunton等人在1978年报告了一个9岁女孩的病例[87]。本病罕见，通常出现在儿童期以后，没有性别差异。

临床特征　进行性结节性组织细胞增生症是一种临床上特有的疾病[88]。患者典型的病变有两种类型[89]：直径2～10mm浅表的黄瘤样丘疹和结节，以及直径1～

3cm 的深在性纤维性结节或肿瘤。通常,许多红棕色丘疹和结节成批出现。直径达 10mm 的浅表黄瘤样丘疹、结节与直径达 3cm 的深在性纤维性结节、肿瘤相邻分布[90],后者可导致狮面外观。更大的病变往往出血和溃疡,因此巨噬细胞富含含铁血黄素(含铁血黄素沉着性脂质组织细胞增生症 xanthosiderohistiocytosis)。较大的梭形细胞病变通常会出现坏死和疼痛。

黏膜(结膜、口腔、喉部)和器官受累罕见[91-92]。自发性消退罕见[93]。家族性或先天性病例尚未见报道。本病是良性的,病变主要局限于皮肤。一例 PNH 与下丘脑肿瘤相关的儿童病例曾被报道[94],除此之外,系统受累不是本病的典型特征[95]。

鉴别诊断　应与多发性幼年性黄色肉芽肿、结节病、SHML 和淋巴瘤相鉴别。

组织学表现　小病灶包含有泡沫细胞和 Touton 巨细胞浸润的黄瘤样丘疹。更大的病变包括梭形巨噬细胞浸润为主的梭形细胞黄色肉芽肿(图 91.10)。

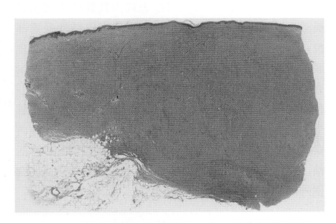

图 91.10　PNH 的组织病理(×10)。真皮深部主要由梭形巨噬细胞构成的结节状浸润(大病灶)

治疗　目前,没有有效的治疗方法。对于有疼痛等症状或有问题的结节需要考虑切除。

空泡样的(vacuolated)

良性头部组织细胞增生症

历史和流行病学　良性头部组织细胞增生症(benign cephalic histiocytosis,BCH)最初由 Gianotti 等人在 1971 年描述[96],这是一个罕见的儿童期 NLCH,平均发病年龄是 15 月龄,45% 的患儿 <6 月龄。通常,病变在平均 23 个月内消退,4 年左右完全消退[97]。

发病机制　BCH 的病因和发病机制尚不清楚。一些作者认为它可能属于广谱的非朗格汉斯细胞组织细胞增生症,与 JXG、GEH 和黄瘤有重叠的特征[98]。有两例 BCH 后来转变为 JXG[21,99],表明 BCH 是 JXG 的临床病理变异体,或者 BCH 和 JXG 代表同一疾病的不同形态表达[100]。另有报道称 BCH 是 GEH 的一种特定形式[101]。在一项组织学的盲法研究中,无法区分 BCH、GEH 和早期非黄瘤性 JXG[96]。因此,我们得出结论,BCH 和 GEH 有一个共同的细胞表型,称为空泡化的巨噬细胞(vacuolated macrophage)[10]。

临床特征　本病是良性的,病变几乎仅局限于皮肤[102-103]。红棕色至黄色的结节优先累及头颈部,也有可能发展至全身[104]。据报道,面颊是最常受累的部位(22%),其次是眼睑(13%)、前额(13%)和耳(10%)。几年内,病变退化,留下轻度萎缩和色素沉着[97,102]。与多发性 JXG 有重叠[98]。罕见系统受累。是否并发尿崩症[105]及胰岛素依赖型糖尿病[106]仍不清楚。

鉴别诊断　孤立性病变可误诊为汗管瘤或疣。泛发性病变可以发展成泛发性发疹性组织细胞增生症,两者在组织学上是相同的。早期播散性黄瘤在组织学上也与本病相同。排除 LCH 是最重要的,因为两者在临床上鉴别有时很困难;对于 BCH,CD1a 和 Langerin 为阴性。

组织学表现　大的巨噬细胞轻度浸润,细胞核规则,胞质嗜伊红性、空泡状,也有嗜酸性粒细胞。浸润主要集中在真皮上层,部分呈苔藓样浸润。没有典型的亲表皮性和溃疡形成。

治疗　本病有自限性,故无需治疗。

泛发性发疹性组织细胞增生症

历史和流行病学　Winkelmann 和 Muller 于 1963 年首次描述了泛发性发疹性组织细胞增生症(generalized eruptive histiocytosis,GEH)[107]。它通常影响成人,儿童罕见。在儿科病例中,发病年龄在 2 月龄到 9 岁之间[108]。

发病机制　病因和发病机制不明。然而,GEH 与风湿热[109]、幼儿急疹[110]和水痘[111]有关,提示感染可能是一个诱发因素。有报道称本病与播散性黄瘤有重叠[112]。

临床特征　全身大量播散性、肤色或红色至褐色的丘疹,有时伴有中央凹陷。分布在面部和肢体近端的外侧,也可累及全身。在数天或数周内,可能会出现成百上千个无症状的皮损。该病病程多变,可能持续、缓解或复发。在数月甚至数年后自发消退的病例中,会留下色素沉着斑。据报道,疾病活动存在季节性变化,在冬季出现,夏季消退[113-114]。黏膜受累非常少见[110,115]。GEH 可能代表各种巨噬细胞疾病的初始阶段,包括 JXG、播散性黄瘤、多中心网状组织细胞增生症和进行性结节性组织细胞增生症[107]。有时,它在血液系统肿瘤(如慢性髓系白血病、多发性骨髓瘤)中以副肿瘤的形式出现,当恶性肿瘤得到治疗后,皮损可能会好转[116-117]。

据报道,一例并发非典型 GEH 的慢性粒单核细胞白血病患者,其骨髓和皮肤中具有相同的遗传变异,为皮疹和潜在的血液系统恶性肿瘤之间的克隆关系提供了证据[118]。

鉴别诊断　组织学上,早期病变与 BCH 相同。

组织学表现　浸润细胞包含多种形态的巨噬细胞,以空泡细胞为主,主要分布在血管周围,无泡沫细胞和巨细胞。

治疗　目前没有标准的治疗方案。有关于冷冻治疗、羟氯喹、磺胺类药物、沙利度胺、PUVA 和局部/全身应用糖皮质激素治疗成功的报道[115]。

皮肤和皮肤黏膜非朗格汉斯细胞组织细胞增生症:非黄色肉芽肿家族(C 组)

皮肤 Rosai-Dorfman 病(C 组)和家族性及散发性 Rosai-Dorfman 病(R 组)

在组织细胞学会的新分类中[2],皮肤 Rosai-Dorfman 病(Rosai-Dorfman disease,RDD)被归入皮肤 NLCH(C 组),而系统性 Rosai-Dorfman 病被定义为一个单独的组(R 组)。鉴于皮肤病学特点,我们在这里一起描述这两种表现。

历史和流行病学　Destombes 于 1965 年在非洲首次描述了这种疾病[119]。1966 年,Azoury 和 Reed 报告了一例罕见的组织细胞增生症[120]。3 年后,Rosai 和 Dorfman 将其命名为"伴有巨大淋巴结病的窦组织细胞增生症(sinus histiocytosis with massive lymphadenopathy)"[121]。本病很罕见,主要累及儿童和年轻人。在高加索人和黑人中有报道,在亚洲人中更为罕见。然而,在亚洲人中,仅有皮肤受累者较为常见。

发病机制　主要的细胞是活化的巨噬细胞,除表达巨噬细胞标志物和肌成束蛋白外,还表达 S100 蛋白,CD1a 和 Langerin 阴性。多年来认为多种病毒和免疫缺陷是本病的诱因,但均未证实。有几种与 SLC29A3(一种核苷转运体)基因突变相关的综合征:H 综合征[122]、组织细胞增生-淋巴结肿大综合征、Faisalabad 组织细胞增生症(也称为家族性 RDD)[123]、伴胰岛素依赖性糖尿病综合征的色素沉着性多毛症(pigmented hypertrichosis with insulin-dependent diabetes mellitus syndrome,PHID)[124],它们都具有 RDD 的临床特征;此外,它们都可能以细胞的伸入运动(emperipolesis)为特征[125]。这些疾病与 RDD 的关系尚不清楚。

临床特征　据报道,在大多数情况下,发现双侧颈部无痛性淋巴结病与发热和多克隆高丙种球蛋白血症相关。除颈部以外的淋巴结受累已被描述[126],43% 的患者显示有淋巴结外受累[127]。在 10% 的患者中发现皮肤或结缔组织以单发或多发丘疹或结节的形式受累[128]。有时,软组织病变可能表现为乳腺肿块或脂膜炎。皮肤和皮下软组织也是最常见的淋巴结外受累部位,上呼吸道和骨也可能受累[129]。可能出现单独的皮肤黏膜受累[130],最常见于亚洲人和成年人,由于很少有进展至淋巴结或系统性疾病,这些病例可能代表一种独立但与之密切相关的疾病[131-135]。可能出现肝脏受累和血液学异常[136]。先天性 RDD[136]和孤立性颅内疾病[137]已有报道。为了诊断,应优先进行淋巴结活检。在大多数情况下,有自愈性,很少持续存在,仅有例外的具有致死性[138]。

组织学表现　总体上看,淋巴结的结构被破坏。我们发现片状分布的淋巴细胞和上皮样巨噬细胞,可见苍白的泡沫状至嗜伊红性的细胞质,有时可见多核巨噬细胞。典型的特征是细胞伸入运动(emperipolesis)(图 91.11)。即巨噬细胞内出现完整的淋巴细胞,或者更罕见的红细胞,还可见到伴有结晶性免疫球蛋白沉积的 IgG4[+]浆细胞[139]。受累淋巴结窦扩大,充满炎症细胞,特别是含有丰富的泡沫状细胞质的巨噬细胞;在这里,也发现了细胞伸入运动(emperipolesis)。巨噬细胞标志物和 S100 表达阳性。已报道 RDD 和 LCH 的重叠表现[140-141]。

治疗　可切除单发或局灶性的病灶。已有报道用糖皮质激素[142-143]、化疗药物和放射治疗。据报道,一名患者接受了骨髓移植治疗[144]。

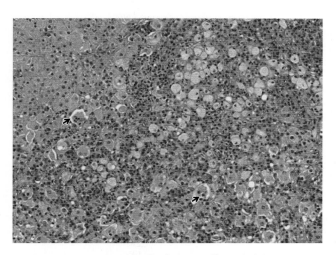

图 91.11　SHML 的组织病理——伸入运动（emperipolesis）（×40）。可见巨噬细胞内完整的淋巴细胞

伴有副球蛋白血症的渐进坏死性黄色肉芽肿（necrobiotic xanthogranuloma with paraproteinaemia，NXG）

历史和流行病学　坏死性黄色肉芽肿最早由 Winkelmann 和 Kossard 于 1980 年报道[145]，很罕见，好发于成年人[146]。

临床特征　临床上，NXG 表现为大的、淡黄色、坚实的斑块，伴有眼眶周围的萎缩和毛细血管扩张[147-150]（图 91.12）。与副球蛋白血症、其他血液系统、淋巴组织增

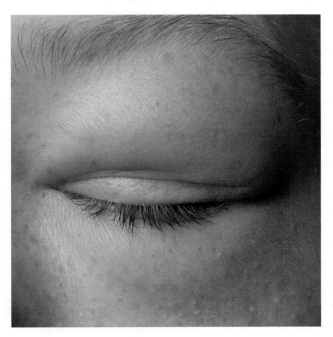

图 91.12　NXG 的临床图片。眼眶周围淡黄色的肿胀性斑块，伴轻度表皮萎缩

生性疾病相关[151]。约 50% 的患者有眼部症状。内脏受累已有报道[151]。NXG 的病程是慢性、进展性的，但总体上预后良好。

组织学表现　在大多数病例中[152]，可观察到 IgG 轻链的单克隆丙球蛋白病[153]。在组织病理学切片中，巨噬细胞、泡沫细胞和其他炎症细胞在真皮和皮下组织成群或带状分布。可以看到典型的变性的结缔组织，称其为渐进性坏死（necrobiosis）（图 91.13）。

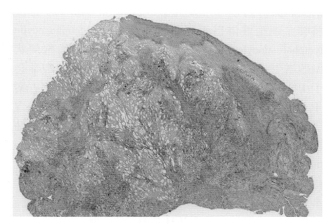

图 91.13　NXG 组织病理（×10）。变性的结缔组织（"渐进性坏死"），胆固醇裂隙位于由巨噬细胞、泡沫细胞、异形巨细胞和其他炎症细胞组成的炎性浸润旁

治疗　目前缺乏前瞻性试验[154]。据报道，有使用电子束照射联合静脉注射免疫球蛋白[155]、外用氮芥[156]或来那度胺/地塞米松[157]治疗成功的病例。

恶性组织细胞增生症（M 组）

定义、临床和组织学表现　该组分为原发性和继发性恶性组织细胞病[2]。原发性恶性组织细胞增生症是具有间变性组织学的肿瘤[158]。诊断主要基于表型分析，排除其他肿瘤。可发生在另一个血液系统的肿瘤之后或与之同时发生。恶性细胞有间变性形态，表达巨噬细胞和/或树突状细胞标志物。

许多早期归类为恶性组织细胞增生症的疾病目前归类为 B 细胞或 T 细胞淋巴瘤。只有少数恶性疾病确实来源于巨噬细胞，来源于朗格汉斯细胞的恶性疾病则更少见。粒-单核细胞白血病偶尔出现皮肤和黏膜受累，表现为迅速出现、青灰色至出血性丘疹和结节，有时也作为主要表现。其他类型的恶性巨噬细胞疾病罕见。在细胞学恶性浸润的情况下，必须首先排除白血病和淋巴瘤。然后，在免疫组织化学鉴定中，细胞必须为 CD68 阳性，90% 的病例为溶菌酶阳性。可能存在

S100 蛋白。超微结构上,发现溶酶体,但没有 Birbeck 颗粒或桥粒。

预后情况取决于疾病的严重程度。局限性结外病变可以治愈,但在大多数情况下,会出现侵袭性进展。朗格汉斯细胞白血病以及具有朗格汉斯细胞特征的原发性恶性皮肤浸润异常罕见。

噬血细胞性淋巴组织细胞增生症(H 组)

历史和流行病学 1952 年,Farquhar 和 Claireaux 首次将噬血细胞性淋巴组织细胞增生症(haemophagocytic lymphohistiocytosis,HLH)描述为家族性噬血细胞网状细胞增生症[159]。临床诊断标准最初由组织细胞学会于 1991 年提出[160]。第一个前瞻性的国际性治疗方案于 1997 年发表[161],并于 2007 年更新[162]。HLH 谱包含了一系列遗传性和获得性疾病[2]。家族性噬血细胞性淋巴组织细胞增生症(familial haemophagocytic lymphohistiocytosis,FHLH)的发病率为 1/300 000 ~ 1/50 000[163-164]。由于其常染色体隐性遗传方式,家族史通常为阴性。本病通常于儿童早期出现,儿童期后出现的也有报道。虽然不像其他类型的 NLCH 那样常见,但 HLH 的死亡率最高。

发病机制 噬血细胞性淋巴组织细胞增生症是一种高细胞因子血症,可导致迅速失控的全身炎症反应综合征(systemic inflammatory response syndrome,SIRS)[165],它很可能是不同基础疾病潜在的、致命性的并发症。

HLH 有两种类型:原发性或家族性噬血细胞性淋巴组织细胞增生症(familial haemophagocytic lymphohistiocytosis,FHLH)和获得性或继发性噬血细胞性淋巴组织细胞增生症(secondary haemophagocytic lymphohistiocytosis,SHLH)。FHLH 基于基因突变,该基因的产物在 NK/T 细胞毒性途径中起重要作用[166]。已经发现的基因包括编码穿孔素的 *PRF* 基因[167],编码 MUNC13-4 的 *UNC13D* 基因[168] 和编码突触融合蛋白的 *STX11* 基因[169]。穿孔素是细胞毒性 T 细胞和 NK 细胞产生的一种膜溶解蛋白,穿孔素突变导致细胞毒性降低。穿孔素突变导致的 FHLH(FHLH2)病例约占 20% ~ 40%[170],高达 50% 的病例发生在北美[171]。MUNC13-4 是细胞溶解颗粒分泌所必需的,MUNC13-4 缺乏会破坏细胞溶解颗粒通过胞吐方式释放。*UNC13D* 突变导致的 FHLH(FHLH3)占 20%。突触融合蛋白 11(Syntaxin 11)是 T 细胞和 NK 细胞溶解机制的一部分,参与溶解颗粒与质膜的融合[172],*STX11* 突变导致的 FHLH(FHLH4)占 10%[173]。近年来,STXBP2 被认为是 SEC/MUNC 蛋白的一部分,对膜融合具有重要意义,其突变与 FHLH5

相关,并与该疾病的不同表型相关[174]。

继发性 HLH 可能继发于感染(病毒、细菌、真菌、寄生虫)或肿瘤(主要是造血系统肿瘤)[175]。HLH 与 EB 病毒(Epstein-Barr virus,EBV)的关系已经很明确,EBV-HLH 似乎是 SHLH 最常见的类型。然而,EBV 也可以触发 FHLH 的首发症状[176]。HLH 也可能继发于自身炎症性或自身免疫性疾病[177],这一组疾病常被称为巨噬细胞活化综合征[178],最常见于全身型幼年特发性关节炎[179]、成人 Still 病和系统性红斑狼疮,也有报道见于 LCH[180] 和系统性黄色肉芽肿性疾病[36]。

临床特征 HLH 患者通常表现为发热、萎靡不振、肝脾大、黄疸和血细胞减少等非特异性症状[165]。神经系统症状如易怒、嗜睡、肌张力减退、癫痫、痉挛性轻瘫和脑炎也可能出现。罕见淋巴结病、腹水和水肿。皮肤受累常见(高达 65%),通常表现为出血性斑疹或丘疹或复发性脂膜炎,但没有诊断价值[181]。已有报道播散性角化过度和肉芽肿结节[182]。

实验室检查 典型的实验室表现为甘油三酯升高、纤维蛋白原降低和肝酶异常,过度增高的血清铁蛋白是特异性的,当其浓度为 2 000μg/L 时,灵敏度为 70%,特异度为 68%[183]。大多数患者最初表现为贫血和血小板减少,随着病情进展,几乎所有的患者都会出现全血细胞减少。血清 IL-2 受体水平(sCD25)可升高。此外,可见典型的 NK 细胞活性低或缺失。

组织学表现 淋巴细胞和巨噬细胞在不同的身体组织中都有积聚。显微特征之一是噬血细胞——巨噬细胞吞噬红细胞、血小板、白细胞及其前体。然而,这种现象对巨噬细胞活化既不灵敏也不特异。偶见于脾脏、淋巴结、骨髓、脑脊液或皮肤。在 LCH 和黄色肉芽肿性疾病的病例中,这个过程通常是可逆的,不应与基础疾病恶化混淆,因为基础疾病恶化很少如此显著。

诊断 HLH-94 中,首次对噬血细胞性淋巴组织细胞增生症进行国际性前瞻性治疗研究[160],诊断基于 5 个标准(发热、脾大、至少两系血细胞减少、高甘油三酯血症和/或低纤维蛋白原血症、噬血细胞增生)。在 HLH-2004[162] 中,引入了 3 个额外的标准:NK 细胞活性低/缺失、高铁蛋白血症和高可溶性 IL-2 受体水平。尽管在儿科疾病中,血清铁蛋白显著增高是 HLH 的特异性表现,但在成人患者中,其显著增高可能有许多其他原因,必须谨慎评估[184]。除非有家族史或分子诊断符合 HLH,否则必须满足这八项标准中的五项才能诊断(框图 91.2)。

框图91.2 经修订的噬血细胞性淋巴组织细胞增生症诊断指南

如果符合(1)或(2)中的五条标准,则可以诊断 HLH
1. 符合 HLH 的分子诊断
2. 符合(以下八条标准中的五条)HLH 诊断标准
  A. 初始诊断标准(对所有 HLH 患者进行评估)
    1. 发热
    2. 肝脾大
    3. 血细胞减少(影响外周血三系中的两系血细胞)
      血红蛋白<90g/L(<4 周的婴儿:血红蛋白<100g/L)
      血小板<100×10⁹/L
      中性粒细胞<1.0×10⁹/L
    4. 高甘油三酯血症和/或低纤维蛋白原血症
      空腹甘油三酯≥3.0mmol/L(即≥265mg/dL)
      血纤维蛋白原≤1.5g/L
    5. 骨髓或脾脏或淋巴结噬血细胞增生
  B. 新的诊断标准
    6. NK 细胞活性低或缺失(根据当地实验室参考)
    7. 血清铁蛋白≥500mg/L
    8. 可溶性 CD25(即可溶性 IL-2 受体)≥2 400U/mL

资料来源:Adapted from Henter et al[162]. Reproduced with permission of John Wiley & Sons.

治疗 治疗指南由 HLH-2004 修订方案提供[162]。化学免疫治疗包括预先使用依托泊苷[185]、地塞米松、环孢素 A,并给特定的患者鞘内注射甲氨蝶呤和糖皮质激素。然而,尽管化学免疫治疗在延长生存期方面是有效的,但对于一些发病超过 5 年的患者[186],并不能使 FHLH 患儿实现长期缓解。因此,当同种异体造血干细胞移植(haematopoietic stem cell transplantation,HSCT)被证明能治愈 FHLH 时,这是一个重大的治疗进展[187-189]。对于有 FHLH 的患者,以及病情严重、持续或复发的患者,建议在化学免疫治疗后进行 HSCT[190]。与基于白消安的清髓方案相比,基于曲奥舒凡(treosulfan)的预处理方案有效且毒性较低[191]。有报道用血浆置换、静脉注射免疫球蛋白和阿那白滞素(anakinra)治疗 SHLH[192]。必须积极治疗任何基础性炎症性疾病或肿瘤性病变。

预后 早期识别[193]和优化治疗方式明显改善了 FHLH 患者的预后[194]。据报道,5 年生存率为 50%~70%[195]。高铁蛋白血症、高胆红素血症和血小板减少与预后不良相关[194]。

其他组织细胞病

这一部分包括难以归类于朗格汉斯细胞疾病或巨噬细胞疾病的那部分疾病。由于与 LCH 重叠以及有相似的克隆突变,在国际组织细胞学会的新分类中,它们被归入朗格汉斯组(L 组)。然而,我们仍然认为它们是朗格汉斯细胞和巨噬细胞疾病的混合。

未定类细胞组织细胞增生症

历史和流行病学 Wood 等人于 1985 年首次描述了未定类细胞组织细胞增生症(indeterminate cell histiocytosis,ICH)[196]。主要见于成人,很少有儿童病例报道。

发病机制 我们认为这种疾病在大多数情况下由巨噬细胞演变而来,主要的细胞来源于早期或异常的发育阶段[197]。其他类似自愈性网状组织细胞病的病例是 LCH 的变异体。ICH 的一些病例可能是反应性的,曾有疥疮结节[198]和玫瑰糠疹后[199]出现此种浸润的描述。一些作者认为它是基于特定分子模式的克隆实体[200]。

根据我们的经验,这种情况不是一个单独的实体,一方面是由表达 S100 蛋白的巨噬细胞疾病组,另一方面是缺乏 Birbeck 颗粒的朗格汉斯细胞疾病。大多数类型可能被认为是黄色肉芽肿。我们的方法是尝试将病变分为 LCH 或黄色肉芽肿[197,201]。

临床特征 患者表现为单发或大量红棕色丘疹和结节,常见于躯干和四肢,有融合并持续存在的倾向[202]。偶尔有淋巴结受累。大多数病例是自限性的,少数则表现为泛发性并进行性加重[203-204]。皮肤外的表现(骨、结膜)罕见。已报道副肿瘤性的表现[205]。

鉴别诊断 大多数情况下,必须考虑鉴别黄色肉芽肿及其变异体。

组织学表现 在大多数情况下,浸润细胞由空泡状细胞和散在的嗜酸性粒细胞、巨细胞和泡沫细胞组成。细胞在背景水平上显示 S100 蛋白、CD68 和局灶性 CD1a 阳性[206]。巨噬细胞中 S100 蛋白的强反应性与嗜酸性粒细胞有关。还描述了梭形细胞变异体[207]。尽管没有 Langerin 或 Birbeck 颗粒,但这种变异体符合 LCH 的组织学标准。皮肤和结节性病变已有报道[208-209]。

治疗 目前没有有效的治疗方法。已经描述了使用化疗药[210]、外用 5-氟尿嘧啶、辐照[211]或紫外线治疗/电子束疗法[212-213]成功治疗的患者。

Erdheim-Chester 病

历史和流行病学 Erdheim-Chester 病(Erdheim-Chester

第十九篇

disease,ECD)最早由 Chester 于 1930 年提出[214]。那时,Chester 正在维也纳(Vienna)的埃尔德海姆(Erdheim)实验室工作。ECD 是一种全身性疾病,主要见于 40~70 岁的成年人(平均发病年龄 53 岁)。很少有儿童病例的报道[215]。通常,本病罕见,文献已报道的病例不超过 500 例。

发病机制   泡沫细胞浸润骨和软组织。它是一个复杂的克隆实体,融合了肿瘤和炎症成分。有关于病灶内的单克隆和多克隆的病理性巨噬细胞的报告,克隆性研究的结果是混杂的[216-218]。据报道,它与 RAS/RAF/MEK/ERK 信号通道受损有关[219]。$BRAF^{V600E}$ 突变在有皮肤受累的患者中比无皮肤受累的患者中更为常见(76% vs. 52%),并且在黄瘤样病变中持续存在[220]。据报道,LCH 与 ECD 之间存在关联,提示这些疾病与 $BRAF^{V600E}$ 突变有关[7]。

临床特征   Erdheim-Chester 病是一种多系统疾病,其特征是在长而中空的骨骼中出现骨硬化病变。下颚骨的受累也有描述[221]。据报道,在 50% 的病例中有骨外表现,包括肾脏、腹膜后、皮肤[222]、肺[223]和中枢神经系统[224-225]。在皮肤上发现黄瘤样病变[220]或红棕色丘疹和结节,与 JXG 类似,但本病还显示纤维化和含铁血黄素的沉积[220]。骨的浸润与疼痛有关。眶后组织受累导致眼球突出。1/3 的患者出现尿崩症,且常是 ECD 的首发表现。一项关于 ECD 患者的内分泌评估(垂体、睾丸、肾上腺)的大型队列研究中显示,所有患者均有内分泌腺体功能学(激素分泌)或形态学的受累。内分泌功能失调通常是不可逆的[226]。影像学表现为对称的弥漫性硬化病变,累及长骨骨干和干骺区[227]。儿童中也有单侧病变的报道[228]。有时发现硬化和溶骨性病变混合存在[229]。存在骨外表现提示预后不良。初始诊断后的平均生存时间为 3 年[215]。脑或脊髓受累提示预后极差[224]。

鉴别诊断   应排除结节病、Whipple 病和软斑病(malacoplakia)、感染性肉芽肿和腹膜后纤维化。此外,在临床上与 LCH(Hand-Schüller-Christian 综合征)有相似之处,但在组织病理切片中没有朗格汉斯细胞。

组织学表现   组织学上,巨噬细胞呈弥漫性或肉芽肿样排列,可呈黄瘤化。它们表达巨噬细胞标志物。Touton 巨细胞有时穿插其间。

治疗和预后   关于 ECD 的治疗,只有少数前瞻性研究,缺乏随机对照试验[230]。干扰素 α-2a[231]、靶向抗细胞因子治疗(阿那白滞素 anakinra[232-233]、英夫利西单抗、托珠单抗 tocilizumab)、糖皮质激素、细胞毒性化疗药物[219,234]、放射治疗、手术和激酶抑制药(威罗菲尼 vemurafenib[235]、伊马替尼)已被报道。骨髓移植也被应用[236]。

(余时娟 译,万毅 罗晓燕 王华 校)

参考文献

见章末二维码

091章 参考文献

第二十篇　肥大细胞增多症

第92章　儿童肥大细胞增多症

Laura Polivka，Christine Bodemer

摘要

肥大细胞增多症是一组以肥大细胞在各组织异常的克隆性聚集为主要特征的异质性疾病。此病与 *KIT* 基因突变有关，成人主要突变位点位于 17 号外显子（密码子 816），但儿童病例中，*KIT* 基因杂合突变者不到 50%，其中仅有 40% 的基因突变发生在 17 号外显子。临床分为皮肤型及系统型，儿童多为皮肤型，主要为色素性荨麻疹、肥大细胞瘤，而弥漫性皮肤肥大细胞增多症和持久性发疹性斑状毛细血管扩张相对少见，但也可出现系统受累。肥大细胞炎症介质释放所致的全身症状（如皮肤瘙痒、水疱、潮红、腹痛、呕吐、腹泻、骨痛、头痛等）出现在儿童患者中，可模拟系统受累。儿童肥大细胞增多症通常为良性过程，到青春期可缓解，但也可持续存在，进展为系统型。

要点

- 儿童肥大细胞增多症是一组与原癌基因 *KIT* 基因体细胞突变相关的克隆增殖性疾病，不到 50% 的病例发生基因突变，且基因突变谱与成年发病者有差异。
- 儿童肥大细胞增多症主要为皮肤型，但也可出现系统型。
- 疾病的诊断主要依靠临床表现，皮肤活检可确诊。
- 多数情况下，皮肤损害在青春期前或青春期时逐渐消退，但少数可持续至成年。
- 肥大细胞炎症介质释放所导致的全身症状（肥大细胞活化症状）在儿童较为常见。
- 治疗通常仅限于对症治疗，同时避免肥大细胞脱颗粒的诱发因素，并向患者提供已知的触发因素列表。

引言　肥大细胞增多症是一组异质性疾病，其主要特征为肥大细胞（mast cell，MC）在各组织中异常聚集，最常累及皮肤和造血器官[1-2]。世界卫生组织（WHO）将其分为皮肤型肥大细胞增多症（cutaneous mastocytosis，CM）和系统型肥大细胞增多症（systemic mastocytosis，SM）[3]。因其独特的临床表现及病理特征，从无痛的皮肤损害到侵袭性全身性疾病，2016 年，WHO 修订肥大细胞增多症的分类，不再将其归为骨髓增生性肿瘤的一个亚群，而是列为一个独立疾病[4]。SM 主要分为 5 个亚型，包括惰性系统型肥大细胞增多症（indolent systemic mastocytosis，ISM）、隐匿性系统型肥大细胞增多症（smouldering systemic mastocytosis，SSM）、伴有相关血液肿瘤的系统型肥大细胞增多症（systemic mastocytosis with an associated haematological neoplasm，SM-AHN）、侵袭性系统型肥大细胞增多症（aggressive systemic mastocytosis，ASM）和肥大细胞白血病（MC leukaemia，MCL）（表 92.1）。在 WHO 既往分类中认为 SSM 是 ISM 一个临时阶段，现将其视为系统型肥大细胞增多症的独立亚型。作为 ISM 的变异型，SSM 受累

器官中 MC 的载量更高，且其他髓系细胞也会出现肿瘤性改变（*KIT* 基因突变诱发）。在疾病进展与整体生

表 92.1　WHO 2016 版肥大细胞增多症分型

皮肤肥大细胞增多症
色素性荨麻疹/斑丘疹型皮肤肥大细胞增多症
弥漫性皮肤肥大细胞增多症
皮肤肥大细胞瘤
系统型肥大细胞增多症
惰性系统型肥大细胞增多症[a]（包括骨髓肥大细胞增多症亚型）
隐匿性系统型肥大细胞增多症[a]
伴有相关血液肿瘤的系统型肥大细胞增多症[b]
侵袭性系统型肥大细胞增多症[a]
肥大细胞白血病
肥大细胞肉瘤

注：[a] 疾病亚型的诊断需要根据 B 和 C 条件来综合判断，在疾病的初期可能不能给出准确的分型。

[b] 该亚型既往描述为"伴非肥大细胞系的克隆性血液病的系统性肥大细胞增多症"，这 2 个诊断可以为同义词。

资料来源：Swerdlow SH et al.（eds）. WHO Classification of Tumours of Haematopoietic and Lymphoid Tissues（Revised 4th edition）. IARC：Lyon，2017.

存率方面,SSM 预后较 ASM 和 MCL 好,但与经典型 ISM(除 SSM 外)相比仍较差[5]。侵袭性系统型肥大细胞增多症是指肥大细胞异常浸润导致受累器官出现功能损害及丧失。MCL 患者的骨髓(≥20%)及外周血涂片中可检测到大量未成熟的肥大细胞。MCL 可能首先表现为非白血病性亚型(血涂片中 MC<10%),或在诊断时表现为白血病模式(血涂片中 MC≥10%)。肥大细胞肉瘤(mast cell sarcoma,MCS)是以高度非典型(低分化)肥大细胞局部肿瘤性破坏性生长,而无系统受累为特点(不满足 SM 的诊断标准),需要与皮外肥大细胞瘤相鉴别,后者是一种局限性、皮肤外器官的良性肥大细胞肿瘤。

肥大细胞增多症的临床症状主要为肥大细胞浸润和/或炎症介质释放所致相应表现。通常儿童期肥大细胞增多症为皮肤型,包括色素性荨麻疹、单发肥大细胞瘤以及较为少见的弥漫性皮肤肥大细胞增多症(diffuse cutaneous mastocytosis,DCM)和持久性发疹性斑状毛细血管扩张(telangiectasia macularis eruptiva perstans,TMEP)[6-7]。儿童及成人肥大细胞增多症均可发生 MC 介质释放导致的系统症状(即 MC 活化症状,MC activation symptoms,MCAS),如皮肤瘙痒、潮红、水疱、腹痛、呕吐、腹泻、骨痛及头痛。肥大细胞增多症的诊断标准见表 92.2。SM 可伴或不伴有皮肤受累,在 CM 仅有皮肤肥大细胞增多这一标准。

表 92.2 肥大细胞增多症的诊断标准

皮肤型肥大细胞增多症

皮损表现为典型的色素性荨麻疹/斑丘疹型皮肤肥大细胞增多症、弥漫性皮肤肥大细胞增多症或单发肥大细胞瘤,皮损组织病理发现肥大细胞呈多灶性或弥漫性浸润[a]。

此外无系统性肥大细胞增多症的特征/标准。皮肤型肥大细胞增多症包括三种亚型(见表 92.1)

系统型肥大细胞增多症

诊断标准:满足 1 个主要标准+至少 1 个次要标准,或满足 3 个以上次要标准

主要标准

在骨髓或其他皮肤外器官发现多灶性肥大细胞浸润(聚集体中≥15 个肥大细胞)

次要标准

1. 在骨髓或皮外器官活检发现>25%的肥大细胞呈梭形或不典型,或骨髓涂片>25%的肥大细胞未发育成熟或不典型
2. 在骨髓、外周血或其他皮肤外器官中发现 *KIT* 基因 816 密码子突变
3. 骨髓、外周血或其他皮肤外器官中除了表达正常的肥大细胞标记外,还表达 CD25,伴或不伴 CD2 表达[b]
4. 血清总类胰蛋白酶持续>20ng/mL,合并髓系肿瘤时,本条标准无效

注:[a] 这一标准同时适用于局限性及弥漫性肥大细胞增多症。
[b] 通过流式细胞检测及免疫组化检测,CD25 是比较灵敏的指标。
资料来源:Swerdlow SH et al.(eds).WHO Classification of Tumours of Haematopoietic and Lymphoid Tissues(Revised 4th edition).IARC;Lyon,2017.

流行病学 肥大细胞增多症在人群中的确切患病率尚不清楚。一部分无皮损或者惰性皮肤型肥大细胞增多症的儿童患者可能仍未被诊断或报告。不同皮肤科门诊所报道的发病率差异很大,从 1/1 000 到 1/8 000[8-9]。据估计,每年每百万人口中有 5~10 个新发病例[10]。2/3 的病例在儿童期发病[10]。成人更多为 SM,儿童则多为 CM。此外,儿童预后较好,疾病往往在青春期前自发缓解或消退。但也有文献报道罕见的 SM、肥大细胞肉瘤或肥大细胞白血病,或持续/加重的 CM 进展至成年的病例[11]。

近期,有学者对已发表研究中的 1 747 例儿童肥大细胞增多症进行系统性分析,发现男女比例为 1.4:1,90% 的患儿 2 岁前发病,23% 的患儿为先天性肥大细胞增多症,家族性肥大细胞增多症(至少一个一级亲属发病)占 4%,双胞胎发病为 1.8%,其中 53% 为同卵双生[11]。

发病机制

肥大细胞

MC 来源于表达 CD34、CD117(c-kit)及 CD13 的多能造血干细胞[12]。形态学上无法识别的前体细胞离开骨髓,迁移至外周血,最后进入组织,在细胞因子的调控下增殖分化为成熟的 MC[13]。干细胞因子(SCF,也称为肥大细胞生长因子或 c-kit 配体)通过与人 MC 表面 SCF 跨膜酪氨酸激酶受体 KIT 蛋白结合,在 MC 增殖、分化过程中发挥重要作用[14]。正常 MC,SCF 与由 *KIT* 基因编码的 c-kit 结合,该受体调节 MC 的生长、迁移和存活。角质形成细胞、内皮细胞、成纤维细胞、MC 和朗格汉斯细胞是这种细胞因子最主要的来源(图 92.1)。除了 MC 及其祖细胞外,KIT 蛋白也在其他造血和非造血(祖)细胞上表达[15]。通过 SCF 与 KIT 结合,使受体形成二聚体,酪氨酸残基磷酸化,成为各种细胞基质募集和激活的对接位点,之后活化的底物诱导多种细胞内信号通路,促使 MC 分化、增殖和

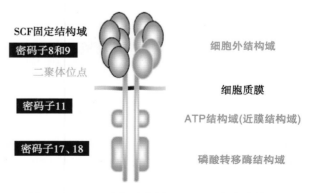

图 92.1 KIT 蛋白示意图,ATP(三磷酸腺苷)、SCF(干细胞生长因子)。

活化[16-18]。

KIT 基因突变(图 92.2)

　　80% 以上的肥大细胞增多症患者存在 KIT 基因体细胞活化性突变。成年患者多为系统型肥大细胞增多症,最常见的突变类型为 KIT D816V(外显子 17)突变(>85% 的病例)。这种突变与 MC 的异常聚集及激活有关。儿童患者临床症状往往可自行缓解,故既往认为不是克隆增殖性病变。事实上,通过对 KIT 基因的测序发现,42% 儿童患者皮损存在密码子 816(外显子 17)突变,44% 为外显子 17 以外的突变。出乎意料的是,1/2 的突变位于 c-kit 细胞外结构域的 5 个 Ig 环,该结构域由外显子 8 和 9 编码。这些突变可导致 KIT 受体结构域激活[19]。尽管肥大细胞增多症患者经常存在 KIT 基因突变,但它对于 MC 的发病机制和肿瘤形成

机制仍不清楚[20]。通常 KIT 基因的突变不能单独解释 MC 的克隆扩增和所有类型 MC 患者的异质性临床症状。具有相同突变的患者可能呈现出不同的临床特征,例如 D816V 或 K509I 突变均可导致惰性或侵袭性系统型肥大细胞增多症。在儿童肥大细胞增多症中,尽管存在 KIT 激活突变,但症状往往青春期可自发缓解。此外,转基因小鼠过表达 KIT D816V 会导致 MC 在组织中缓慢扩张和惰性积累,很少发生侵袭性病变,呈现不完全外显表达。此外,目前依然没有证据表明 KIT 突变形式与肥大细胞增多症的预后存在相关性[11]。大多数肥大细胞增多症患者没有家族史,但文献报道全世界约有 100 个家族病例,其中只有 13 个发现了 KIT 基因的胚系突变,因此,除 KIT 基因以外的其他基因有可能在疾病的发病机制中发挥重要作用。

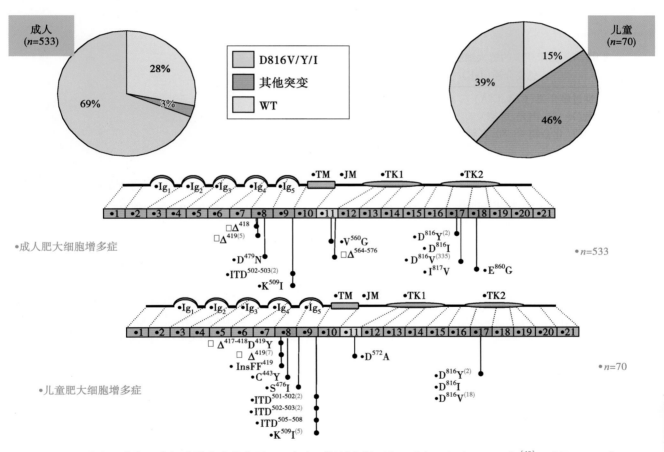

　　图 92.2　成人和儿童肥大细胞增多症的主要 KIT 突变。资料来源:Adapted from Bodemer et al.[19] and literature data.

肥大细胞介质

　　肥大细胞可产生多种炎症介质,对其作用的靶器官产生即刻或长期影响,其产生的主要炎症介质见表 92.3。肥大细胞在相应的病理生理刺激下通过类似胞吐的方式释放相关介质[21]。目前有许多已识别的 MC 分泌刺激因子,包括免疫因子及非免疫因子(表 92.4)[22-23]。

　　临床特征　肥大细胞增多症的临床表现继发于肥大细胞脱颗粒释放炎症介质和/或病理性肥大细胞在不同组织器官的异常浸润。

皮肤肥大细胞增多症

　　WHO 将皮肤肥大细胞增多症分为斑丘疹型皮肤肥大细胞增多症(maculopapular cutaneous mastocytosis,

表 92.3　肥大细胞介质

预先合成的分泌颗粒介质

- 组胺
- 蛋白多糖（肝素、硫酸软骨素）
- 中性蛋白酶（类胰蛋白酶、糜蛋白酶、组织蛋白酶 G、羧肽酶）
- 酸性水解酶（β-己糖胺酶、β-葡萄糖醛酸酶、芳基硫酸酯酶、N-乙酰-β-氨基葡萄糖苷酶）

脂质介质

- 白三烯 C_4
- 血小板活化因子
- 前列腺素 D_2

细胞因子

- 白细胞介素 4、5、6 和 8
- 肿瘤坏死因子 α

资料来源：Adapted from Longley et al.[24]，Reproduced with permission of Elsevier.

表 92.4　临床相关的肥大细胞脱颗粒因素，
免疫介质（IgE）

- 补体源性过敏介质（C3A、C5A）
- 物理刺激（冷、热、阳光、摩擦）
- 高分子物质（化合物 48/80；右旋糖酐）
- 细菌毒素
- 蛇毒
- 隐翅虫毒素
- 生物多肽（由蛔虫、水母、小龙虾和龙虾释放）
- 药物（非全面列表）
  - 乙酰水杨酸
  - 酒精
  - 麻醉剂（如可待因、吗啡）
  - 普鲁卡因
  - 多黏菌素 B
  - 两性霉素 B
  - 阿托品
  - 硫胺素
  - 右旋筒箭毒碱
  - 奎宁
  - 含碘造影剂
  - 东莨菪碱
  - 加拉碘胺
  - 十甲季胺
  - 利血平

资料来源：Adapted from DiBacco and DeLeo 1982 and Stein 1986[22-23].

MPCM，又称为色素性荨麻疹）、弥漫性皮肤肥大细胞增多症以及肥大细胞瘤。持久性发疹性斑状毛细血管扩张（TMEP）是临床仍有争议尚未被世界卫生组织认可的亚型。

CM 及 SM 患者均可能有皮肤损害，且与年龄无关。大部分有典型皮损的成人患者是 SM，儿童患者往往为单纯皮肤型，皮损在青春期前或青春期时逐渐消退，但有一部分患儿会持续至成年[5,25]。

肥大细胞瘤

肥大细胞瘤常见于 3 岁以内的婴幼儿，成人较为少见。近 40% 的患儿生后即发病，是生后 3 个月内最常见的皮肤肥大细胞增多症的亚型。临床表现为孤立的结节，半球状，坚硬，有时光滑，呈黄色或棕褐色，局限于四肢，类似于幼年黄色肉芽肿或 Spitz 痣（图 92.3）。皮损表面可能像橘皮样凹陷（假橘皮征）。患儿父母常主诉局部潮红发作，皮损表面自发出现水疱或外伤后出现水疱。

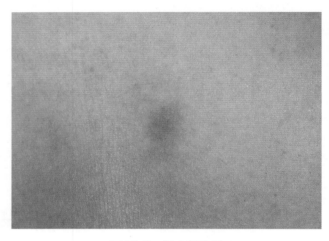

图 92.3　肥大细胞瘤

色素性荨麻疹或 MPCM

大多数伴皮肤受累的成人患者起病表现为圆形棕色或红色单一形态的小皮损，不同患者的皮损数量差异较大，这可能与肥大细胞释放介质引起的系统症状的程度以及血清类胰蛋白酶的水平有关[26-27]。在儿童，有两种类型的 MPCM：一种为单一形态的小皮损，直径<1cm（图 92.4 和图 92.5）；另一种为多形性皮损（通常较大）（图 92.6）[25,28]。大多数患儿表现为大小不等的棕色或红色类圆形皮损（即多形性皮损），这些皮损为斑块或结节，而非丘疹或斑片。在疾病的过程中这些形态可能发生变化。多形性皮损通常为广泛不对称分布，好发于头部、颈部和四肢。额部侧面的棕褐色皮疹具有特征性。患儿在诊断初期，皮损较为明显，血清类胰蛋白酶水平升高，但 1～2 年内逐渐下降[29]。有一小部分患儿可表现为类似成人的单一形态圆形小皮损，这些患儿血清类胰蛋白酶水平会持续升高而不随时间下降。此外，这部分患者可能出现其他器官的系统累及。通常情况下，皮损可持续到成人，进展为 SM，与多形性 MPCM 亚型的临床预后截然不同[28]。临床还有一些特殊的少见亚型，不能归属于上述多形性

或单一形态的 MCPM,如黄色坚实的类黄瘤样肥大细胞增多症[30]。

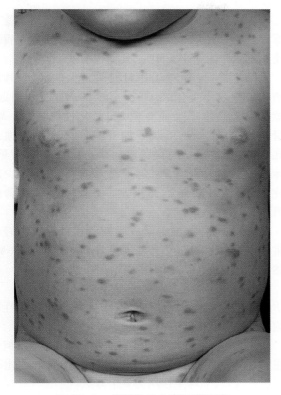

图 92.4　单形性的色素性荨麻疹

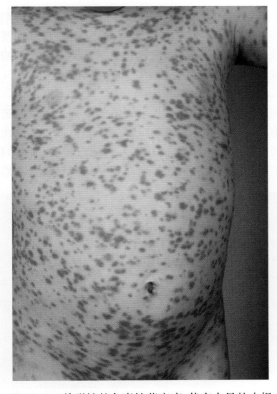

图 92.5　单形性的色素性荨麻疹,伴有大量的皮损

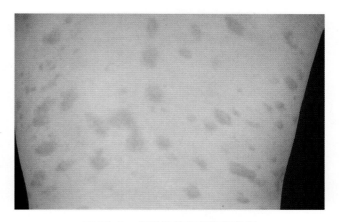

图 92.6　多形性的色素性荨麻疹

DCM

DCM 是一种罕见的皮肤亚型,通常出现在新生儿,或出生后一年内。大面积皮肤均被 MC 浸润。患儿出现全身性红斑,伴有厚皮症(皮肤增厚,图 92.7)。DCM 有两种起病类型:一种表现为大面积结节,呈皮革样改变,仅有小水疱。本型患者皮肤也可表现为光滑或看似正常的外观,可伴有较多的淡黄色的丘疹或结节,类似于弹性假黄瘤;另一种表现为泛发性水疱和/或表皮剥脱,表现为特征性的红色皮肤,类似红皮病外观。泛发性水疱可出现在新生儿期,严重时类似于葡萄球菌性烫伤样皮肤综合征[31]。DCM 的全身系统症状较为明显,并呈间歇性发作,主要为 MC 炎症介质释放的症状,包括皮肤瘙痒和潮红、红斑、荨麻疹、接触性荨麻疹、水疱形成(图 92.8)、头痛、头晕、易怒、晕厥、心动过速、低血压、败血症、恶心、呕吐、腹泻、腹痛、黑便、呼吸困难和休克等。尽管患者无系统受累的表现,在发作期,血清类胰蛋白酶往往也是升高的。与 MPCM 的多形性亚型类似,DCM 的皮肤损害通常在青春期逐渐缓解或改善。

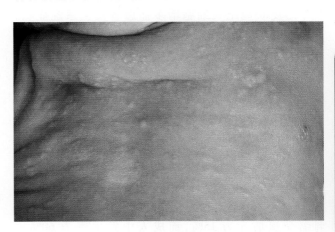

图 92.7　弥漫性皮肤肥大细胞增多症表现弥漫的红斑、风团、水疱

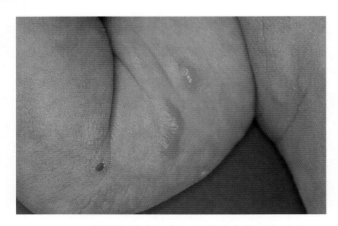

图 92.8 弥漫性皮肤肥大细胞增多症伴局部水疱形成

TMEP

TMEP 表现为对称分布不规则的小红斑及毛细血管扩张。Severino 及其同事研究发现，在两个肥大细胞增多症转诊中心，TMEP 占成人皮肤肥大细胞增多症患者的 14%，而 47% 的患者表现为系统性肥大细胞增多症[32]。

MC 活化（MC 脱颗粒）引起的临床表现：MCAS

与自发或诱发的 MC 介质脱颗粒相关的临床表现可以表现为局限性或全身性。最典型的表现是皮肤潮红，为血管扩张导致的突然出现的局限于身体上部或更广泛的红斑。儿童和成人患者均可发生已存在或固定皮损的局限性潮红。脱颗粒的触发因素大致相同（表 92.4），刺激因素的强度是可变的，可导致大疱性损害，尤其是在儿童患者。间歇性广泛的瘙痒往往与潮红和局限性皮肤损害有关（肥大细胞瘤或斑丘疹损害）。其累及 50% 以上的肥大细胞增多症患者，随着年龄增长，逐渐减轻。

重要的是，MC 介质在皮肤的释放确实可让无系统受累的皮肤型肥大细胞增多症患者发生系统症状。MC 活化后不局限在皮肤表现（瘙痒、潮红、荨麻疹），还可出现腹痛、呕吐、腹泻、骨痛、头痛和血流动力学不稳定，因而表现为反复晕厥或低血压。故抑制肥大细胞脱颗粒是必要的，以减少患者出现上述系统症状。

系统型肥大细胞增多症

儿童 SM 罕见。然而，很难评估真正系统受累的发生率，因为很大程度上诊断是取决于观察到的皮肤外受累的严重程度[33-34]。皮外受累的症状多样、间断出现，可能是器官特异性的，也可以是非特异性的。儿童骨骼受累估计为 15%，而成人中发生率为 60%～90%[35]。然而这些结论是通过系统回顾分析而非队列研究得知，故可能高于真实情况。骨骼检测可发现骨质硬化、骨溶解或两者并存，可单发也可多发。锝骨扫描是目前较为敏感的检测手段，可显示单灶性、多灶性或弥漫性骨受累。

除皮肤及骨骼外，胃肠道是成人 SM 患者最常受累的器官。通过胃肠道放射学及内镜检测发现成人胃肠道受累发生率为 35%～80%，儿童仅有 4%[35-36]。

腹部痉挛、腹泻、恶心呕吐是最常见的症状；其次为消化道吸收不良（由小肠固有层的 MC 浸润引起，可能继发于高水平炎症介质）和消化性溃疡（由 MC 自身释放组胺引起，组胺增加胃酸分泌），伴出血或穿孔，这些是最常见的胃肠道症状。食管狭窄少见。临床检查可显示肝脾大，但肝脏和脾脏受累很少出现症状，通常肝功能检测正常（仅有轻度碱性磷酸酶升高）[37-38]。

SM 患儿的骨髓细胞学或骨髓活检可能仅为轻微异常[39]，在这种情况下，必须满足 SM 的次要标准（MC 表达 CD2/CD25、血清胰蛋白酶增高、c-kit 突变）。

部分儿童可出现持续的皮肤及消化道出血[40]。血液学异常（贫血、白细胞增多、血小板减少和嗜酸性粒细胞增多）在儿童 SM 中很少见[41]。

MC 白血病是肥大细胞增多症最严重的类型，但儿童患者罕见[39,42]。通常表现为贫血及外周血中出现MC，预后较差，平均生存期为 6 个月。

肥大细胞肉瘤

肥大细胞肉瘤（MC sarcoma）在皮肤上非常罕见，它表现为躯干部位紫红色结节，通过内脏和骨的浸润播散向 MC 白血病进展而迅速致命。肥大细胞肉瘤还可位于耳、鼻和咽喉黏膜。

鉴别诊断 通过临床病史及可见的皮损易于诊断肥大细胞增多症。90% 以上的患者皮损摩擦或外伤后出现风团伴潮红（Darier 征，图 92.9）。通过皮肤组织活检，组织病理类胰蛋白酶免疫组织化学染色可确诊。然而

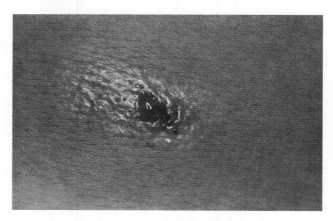

图 92.9 Darier 征——摩擦皮损出现风团及潮红反应

没有皮肤损害,并不能排除该病。在弥漫性 CM 的皮损区和看似正常的非皮损部位进行活检,均可显示肥大细胞弥漫性浸润。在组织病理不能明确的情况下,可对受累皮损行 *KIT* 基因突变检测来帮助诊断。

CM 的诊断主要依靠病史及组织病理学检查,同时不满足 SM 的诊断标准。

单个肥大细胞瘤需要与幼年黄色肉芽肿、痣细胞痣、Spitz 痣、血管瘤或组织细胞增生症鉴别。斑丘疹型 CM 需要与多发性雀斑、幼年黄色肉芽肿和组织细胞增生症鉴别。大疱型色素性荨麻疹需要与早期色素失禁症、儿童慢性大疱性皮肤病、大疱性类天疱疮、疱疹样皮炎及大疱性表皮松解症等鉴别。

新生儿的弥漫性 CM 需要与新生儿葡萄球菌性烫伤样皮肤综合征、白血病皮肤浸润、大疱性表皮松解症、大疱型多形红斑和其他形式的红皮病等鉴别。

实验室检查 实验室检查结果是区分所有类型肥大细胞增多症的必要条件,总结见表 92.5。重要的是,大多数儿童患者仅需要皮肤活检和血液检查(血清类胰蛋白酶和外周血计数)即可诊断 CM,而不需要进行骨髓细胞学检查等其他检查[43]。表 92.6 显示了诊断 SSM 和 ASM 所需的 B 表现、C 表现,B 表现通常表明 MC 载量高,多个组织器官受累,C 表现表明"侵袭性"MC 浸润导致相应器官损害。然而,通常很难界定系统性肥大细胞增多症与多器官损害或与器官肥大之间的关系,尤其是 SM-AHN 和伴发其他疾病的患者。对这些患者进行组织活检是必要的,从而详细确定 B 或 C 表现[44]。

表 92.5 肥大细胞增多症的分类

疾病分类	筛查内容[a]	筛查结果
皮肤肥大细胞增多症	SM 标准[a]	无
	皮损	有,表现为 MC 浸润
	骨髓组织学[a]	阴性,无 MC 浸润
	外周血细胞计数	正常[a]
	血清类胰蛋白酶	<20ng/mL[a]
惰性系统型肥大细胞增多症(ISM)	SM 标准[a]	符合
	皮损	存在(绝大多数)
	骨髓组织学[a]	多灶性 MC 浸润
	骨髓细胞学(涂片)	MC<20%(低度异型性)[b]
	骨髓 MC 的免疫组化 CD2/CD25	阳性
	外周血细胞计数	正常或轻微异常
	血清类胰蛋白酶	>20ng/mL
	肝/脾/淋巴结	肿大
隐匿性系统型肥大细胞增多症	符合 ISM 标准及至少 2 个 B 表现	无 C 表现
伴有相关血液肿瘤的系统型肥大细胞增多症(SM-AHN)	SM 标准	符合
	WHO 标准/法国-美国-英国白血病协作组标准	SM-AHN
侵袭性系统型肥大细胞增多症(ASM)	SM 标准	符合
	皮损	往往无
	骨髓组织学	多灶性 MC 浸润
	骨髓细胞学	MC<20%(低度或高度异型性)
	外周血细胞计数	异常(C 表现)
	肝/脾/淋巴结	肿大
	器官功能	受损(C 表现)

续表

疾病分类	筛查内容[a]	筛查结果
肥大细胞白血病	SM 标准	符合
	皮损	缺乏
	骨髓组织学	阳性(弥漫或密集)
	骨髓细胞学	≥20%,常为高度异型性
	外周血计数	<10%(非白血病性亚变异体)或≥10% MC
	器官功能	受损(肝脏、骨髓或其他)
肥大细胞肉瘤	SM 标准	不符合
	实体瘤	破坏性生长的单病灶
	组织学	高度异型性

注:MC,mast cell,肥大细胞;SM,systemic mastocytosis,系统型肥大细胞增多症;WHO,World Health Organization,世界卫生组织。
[a]大多数患儿诊断皮肤型仅需要做皮肤活检细胞学检查及外周血检查,而不需要做骨髓等其他检查。
[b]SM 的细胞形态学分级。
资料来源:Adapted from Valent et al.[43]. Reproduced with permission of Elsevier.

表 92.6　诊断 SM 的 B 表现和 C 表现[a]

B 表现	C 表现[a]=器官功能受累	器官功能衰竭
(1)高载量 MC: BM 浸润程度(MC)>30% 和血清类胰蛋白酶>200ng/mL	—	—
(2)骨髓增生异常: 伴有脂肪细胞减少或骨髓发育不良或骨髓异常增生的高细胞骨髓,外周血正常或无进展的轻微异常	(1)骨髓: 血细胞减少 中性粒细胞绝对值<1 000/μL 血红蛋白<10g/dL 血小板<100 000/μL	严重进行性全血细胞减少:中性粒细胞<500/μL+复发性感染;Plt<20 000/μL+复发性出血 肝功能进行性恶化,蛋白合成缺失,肝昏迷,严重凝血功能障碍
(3)器官肿大: 明显的肝大不伴腹水且无其他功能受损的证据和/或淋巴结明显肿大,超声或电子计算机断层扫描(CT)发现>2cm 和/或脾大,无脾亢进表现	(2)肝脏: 肝大伴有腹水、肝功能异常,可伴或不伴门静脉高压 (3)脾脏: 脾大伴脾功能亢进 (4)胃肠道: 吸收不良伴低蛋白血症和体重下降 (5)骨骼: 有大量骨溶解病灶和/或严重骨质疏松症伴病理性骨折	

注:BM,bone marrow,骨髓;CT,computed tomography,电子计算机断层扫描;MC,mast cell,肥大细胞;Plt,platelets,血小板。
[a]C 表现:肿瘤性 MC 浸润脏器并导致功能损害。
资料来源:Adapted from Valent et al[43]. Reproduced with permission of Elsevier.

此外,皮损活检组织、骨髓及其他皮肤外器官的 *KIT* 基因检测对诊断及研究 MC 也有较大的帮助,在这些组织器官中检查到 *KIT* 基因突变可诊断 MC。有研究发现,在 SM 患者中外周血中可通过定量聚合酶链反应(灵敏度 82.5%,特异度 100%)检测到 D816 V 突变(仅有 MPCM 的儿童患者外周血无该突变)[45]。

组织学表现　单纯依靠受累组织器官、MC 的形态及成熟度、疾病的临床分型、共患病,很难对肥大细胞增多症进行组织学诊断。通常情况下,单纯的甲醛溶液固定甲苯胺蓝染色就可以进行诊断,但在一些可疑的情况下,需要肥大细胞相关抗原抗体免疫组化技术,如类胰蛋白酶、CD2、CD25 和 CD117(KIT)来帮助诊断。

不管哪种类型的肥大细胞增多症,皮损处组织病理均显示真皮中梭形 MC 的数量显著增加(图

92.10)[46-49]，通常进行 CD117 染色证实为浸润细胞为肥大细胞（图 92.10）。在一些斑疹及少许丘疹的皮损表现中，真皮肥大细胞浸润往往局限在血管及神经周围，随着病变的加重，肥大细胞增生程度增加，逐渐出现弥漫性血管间肥大细胞浸润。由于肥大细胞脱颗粒，可导致组织水肿及嗜酸性粒细胞浸润。黑色素增加只发生于表皮，主要分布于基底层及表皮生发层（Malpighian 层）下方的角质形成细胞中。

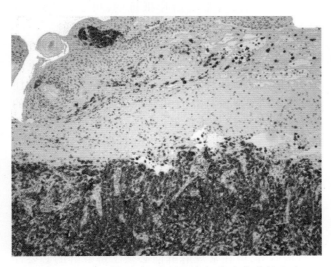

图 92.10　CD117 染色，显示肥大细胞在大疱性肥大细胞增多症中密集浸润。资料来源：Courtesy of S. Fraitag, Department of Pathology, Necker Enfants Malades Hospital, Paris, France.

骨髓受累表现为靠近骨小梁及血管周围梭形或圆形 MC 密集性灶状浸润[41]。除表现为具有高度诊断性的至少 15 个 MC 的灶状浸润外，肥大细胞增多症也可表现为明显的弥漫性浸润或混合浸润模式。相对罕见的弥漫性模式通常以非典型、低颗粒化或非转移性 MC，通常提示与侵袭性或恶性 SM 有关[50]。

表 92.7 为骨髓以外的受累器官诊断 MC 的组织病理学标准[50]。

表 92.7　骨髓外器官肥大细胞增多症组织学诊断

组织	正常 MC 数量	组织学特征
脾脏	几乎不存在	仅有一些很少量的 MC
肝脏	很少	肝窦内 MC
淋巴结	较多	大量 MC 浸润于髓索或皮质旁
胃肠道	大量	固有层有大量 MC 浸润

注：MC，肥大细胞。
资料来源：Adapted from Horny and Valent 2001[50]. Reproduced with permission of Elsevier.

骨髓细胞学检查（涂片）是系统性肥大细胞增多症诊断及分型的重要依据[51]。在许多 SM 患者中，尽管

MC 在组织中高度浸润，但骨髓涂片中 MC 在所有有核细胞中比例<5%，甚至<1%，这些结果具有诊断意义（除了 MCL）。若骨髓涂片中 MC 的比例≥20%，可诊断为 MCL。肥大细胞增多症中的 MC 可能表现不同程度的形态特点。在 SM 的大部分病例中，骨髓涂片 MC 往往有以下细胞异型性（表 92.8）：

- 细胞质延伸（特殊形状：纺锤形或梭形）
- 偏心位置的卵圆形细胞核
- 胞质疏松，局灶性聚集的颗粒，有或无融合颗粒

表 92.8　MC 患者中骨髓肥大细胞形态学亚群分类[43]a

细胞类型——建议的术语	细胞学特征——细胞学标准
非异染母细胞	无成熟迹象，细胞质少，核染色均一，核仁突出
异染母细胞	母细胞样形态，同母细胞一致的细胞核模式，核仁，数个异染颗粒（在成熟阶段无法区分 MC 和嗜碱性粒细胞）
肥大细胞	
典型肥大细胞	圆形或卵圆形细胞，小-中等大小，圆形或卵圆形核位于中心位置，染色质固缩，低核/细胞质（N/C）比，细胞质呈典型的颗粒状，可能有脱颗粒现象
非典型肥大细胞（MC）Ⅰ型	满足以下 2 条及以上：①细胞表面突出（呈梭形）；②卵圆核，可偏心或不偏心位置；③胞质低颗粒，颗粒可呈灶性聚集或无，无脱颗粒现象。这些细胞可能出现更成熟或不成熟的形态
非典型肥大细胞（MC）Ⅱ型	细胞形态多样，双叶或多叶核，N/C 比值高（未成熟）或低（成熟），核染色质纤细（未成熟）或固缩（成熟），可出现核仁，细胞质颗粒减少（无脱颗粒）

注：MC：肥大细胞。
a根据 MC 的形态学亚型，并与临床病程进行比较[80]，提出了 MC 的细胞病理分级。
高级别：在骨髓涂片中，"异染细胞"加上具有双叶或多叶核的非典型 MC（Ⅱ型）占所有 MC 的 20% 以上。
低级别：在骨髓涂片中，"异染细胞"加上具有双叶或多叶核的非典型 MC（Ⅱ型）占所有 MC 不到 10%。
剩余的细胞可以是典型的组织 MC 或非典型 MC Ⅰ型。
中间级：既不符合低级标准，也不符合高级标准。
资料来源：Valent et al. 2001[43]. Reproduced with permission of Elsevier.

如果满足上述 2 个或 2 个以上条件，MC 被称为"非典型 MC Ⅰ型"。

然而，在小部分患者中，骨髓 MC 可呈现出正常成

第二十篇

熟圆形,无明显或仅有轻微的异型性。

在更严重的病例和 MCL 中,MC 的异型性更加明显及广泛(高级别细胞学):在一小部分患者中,多个异型的骨髓 MC 往往表现为双叶或多叶核(非典型 MC Ⅱ 型)或"爆炸状"形态("异染色质或异染颗粒")。骨髓涂片中这种高级别(未成熟)MC 细胞(非典型 MC Ⅱ 型+异染细胞)的百分比>20%,往往提示高级别(恶性)SM。

MC 在正常组织和肥大细胞增多症中表现出特征性的细胞表面抗原表型[52-57]。在 SM 患者中,相较于正常 MC,骨髓 MC 往往过度表达 CD 抗原。更重要的是,SM 患者的 MC 通常共同表达 CD2 和 CD25,正常的 MC 中不表达这两种表面抗原。CD2 和 CD25 在骨髓 MC 中的表达可通过流式细胞术或免疫组化染色进行检测[52-54,58],其中 CD25 更为敏感。

近期有研究显示,CD30(也称为 Ki-1 抗原)在 SM 患者肿瘤细胞质和细胞表面异常表达[59-60]。然而 CD30 并不在所有患者的 MC 表达。在最初研究中,CD30 主要在高级别 SM 患者中表达,尽管有相关性,但并不是高级别 SM(ASM、MCL、SM-AHN)的绝对标志物,部分 ISM 患者的 MC 也可表达 CD30[61]。因此,CD30 不是系统型肥大细胞增多症的最佳分级标准,但可作为 SM 的一个新的次要标准。因此,Valent 及其同事们建议未来将 CD30 纳入作为系统型肥大细胞增多症诊断的一个新次要标准[62]。

除 MC 外,骨髓的所有其他细胞系都应检查。对其他骨髓细胞的彻底检查可能会发现骨髓增生异常或骨髓增生的迹象。如果是这样,则使用 FAB 协作研究组和 WHO 共同提供的指南来确定这些异常是否与 SM-AHN 的诊断相符[63-64]。

治疗 肥大细胞增多症的主要治疗原则是缓解症状,目前临床上还没有更具有病理生理学意义的方法可抑制肥大细胞增生。由于大部分患者预后良好,因此治疗主要限于减少及回避诱发肥大细胞脱颗粒的刺激因素(见表 92.4)。

皮肤型及惰性肥大细胞增多症(ISM)的治疗

对有肥大细胞介质释放症状的患者,推荐使用 H_1 受体(H_1-receptor,HR)拮抗剂(如苯海拉明、羟嗪、氯雷他定、西替利嗪、地氯雷他定、左西替利嗪),其可以控制皮肤瘙痒、潮红、风团等症状[65]。对于有胃肠道不良反应者,如胃酸分泌过多或者溃疡等,可给予 H_2 受体拮抗剂(如西咪替丁、雷尼替丁)[65-66]。使用 H_2 受体拮抗剂对腹泻症状者也有效,可联合或不联合使用色苷酸二钠(一种肥大细胞稳定剂)[67-68]。但是,在一项双盲安慰剂对照临床试验中未发现上述药物对系统型

肥大细胞增多症有任何有益作用[69]。已证实另一种肥大细胞稳定剂酮替芬能消除患者的风团和瘙痒症状,但在儿童肥大细胞增多症中与羟基嗪的对照研究没有显示出其任何治疗上的优势[70-71]。

白三烯抑制剂对具有难治性症状的 SM 患儿可能有帮助[72]。对于伴有难治性症状的儿童孤立肥大细胞瘤主要予以局部糖皮质激素封包治疗[73]。如果效果不佳,可行局部手术切除[74-75]。对于有皮损的青春期患儿或成人患者,对常规治疗抵抗的,可予以 UVA 或 PUVA 治疗[76]。

对于有大疱者(大多发生在病程前 2 年),需注意支持治疗,注意局部护理预防感染[77]。对有严重过敏史的肥大细胞增多症患者,需准备肾上腺素自动注射器,并时刻准备好自行用药[78]。一些症状严重的患者会出现蜜蜂或黄蜂毒过敏反应,在这些患者中,应终生给予特异性免疫治疗。如免疫治疗无效,应考虑使用奥马珠单抗或类似的实验性治疗方法消耗 IgE。

关于肥大细胞增多症患儿的麻醉风险仍存在争议。最近,Carter 等人对 22 例患儿的麻醉记录进行了回顾分析及文献综述[79],发现 CM 患者并非不能进行常规的麻醉,但在常规麻醉前必须了解麻醉的必要性及应对可能出现的不良反应,并做好细致的应对策略。

因为所有肥大细胞增多症患者都有发生无诱因过敏反应的风险,故仍然建议对有过敏史、大疱性皮肤病变或弥漫性 CM、SM 或高血清类胰蛋白酶水平的患儿在麻醉时采取积极的预防措施[80-82]。

在 SM 中,另一个临床挑战是骨质疏松症(尤其是成人肥大细胞增多症患者)。若 T 评分为−2(低于平均值的 2 个标准差),应开始双膦酸盐治疗(在没有禁忌证的情况下),如有治疗抵抗,可考虑使用 RANKL 抑制剂治疗。

对于惰性 SM,疾病若无明显的进展,应该尽量避免使用细胞抑制剂[83]。

高级别 SM 治疗选择

高级别 SM 患者在儿童是比较少见的。临床一线治疗具有很大的挑战性。在计划治疗之前,应考虑以下因素:首先,疾病是进展迅速,还是缓慢?其次,肿瘤细胞表达什么分子标志?最后,有哪些器官受累[62]?

酪氨酸激酶抑制剂伊马替尼可能对一些特殊病例(罕见的 KIT 基因突变或野生型 KIT 突变)有效,而 KIT D816V 突变患者可能会出现耐药反应[84-88]。

在一组进展缓慢的 ASM 患者中,包括那些孤立性肝脏受累(伴有复发性腹水)的患者,小剂量泼尼松龙和 α 干扰素可能是有效的[89-93]。克拉屈滨(cladribine,2CdA)通常用于高级别 SM 伴多器官受累且进展缓慢

者[94-97]。IFN-α 和克拉屈滨的有效率接近 50%。米哚妥林(midostaurin,PKC412)是一种治疗高级别 SM 的新药,可抑制肿瘤 MC 的生长,可能对 *KIT* 基因多种突变形式包括 *KIT* D816V 突变有效[98-101]。与其他 KIT 靶向药物相比,米哚妥林还可抑制由 IgE 介导的组胺释放所引起的临床症状[102-103]。对于年轻健康且有合适供体的患者,在成功去瘤后可予以干细胞移植。

预后　肥大细胞瘤或者斑丘疹型 CM 往往预后较好,发病后病变数量可能持续增加,起初迅速,然后逐渐减缓,直至到达平台期。这种演变过程可以用 SCORMA 指数来评估,用于监测肥大细胞增多症患者的皮肤症状[104-105]。Master Score Form 是另外一种临床较为常用的肥大细胞增多症分级及评估的工具[1]。根据 Caplan 等研究结果显示 50% 的斑丘疹型 CM 患儿皮损及症状在青春期缓解,剩余患儿的临床症状及皮肤划痕症也

会显著减少[106]。部分消退常发生在起病后 3 年内,但有 10% 的斑丘疹型 CM 患儿可发生系统受累,这部分患儿往往在 5 岁后出现首发症状[107]。

5 岁前起病的 DCM 的预后与肥大细胞瘤和斑丘疹型 CM 基本一致。后期出现大疱的 DCM 患儿,其预后一般较以大疱起病的 DCM 婴儿预后好[23],水疱通常在 1~3 岁消退。

（方晓 译,倪思利　罗晓燕　王华 校）

参考文献

见章末二维码

第二十一篇　结缔组织病

第 93 章　Ehlers-Danlos 综合征

Nigel P. Burrows

摘要

　　埃勒斯-当洛斯综合征(Ehlers-Danlos syndrome, EDS)是一组临床和遗传上多样化的疾病,其特征是结缔组织脆性增加。由于本病存在胶原蛋白和其他细胞外基质蛋白的多种缺陷,故可出现常染色体显性或隐性遗传形式。皮肤临床表现的严重程度多样化,但主要包括过度伸展、柔软而脆弱的皮肤、易于挫伤和瘢痕形成。最常见的皮肤外功能异常是关节活动过度,某些亚型会发生自发性血管和内脏破裂、眼球和其他骨骼变化。

要点

- 由于近年来被鉴定的结缔组织分子异常越来越多, Ehlers-Danlos 综合征具有越来越多的表型和临床亚型。
- EDS 是胶原蛋白和其他相关细胞外基质蛋白缺陷造成的。
- 最常见类型(关节活动过度型 EDS)的潜在基因缺陷仍然未知。
- 存在各种皮肤外表现:动脉和空腔脏器破裂形成血管型 EDS。

引言　Ehlers-Danlos 综合征是一组多样化的遗传性结缔组织疾病,按照早期分类方法有 9 种主要亚型[1]。随着对多种表型中分子缺陷认识的提高,于 1997 年引入 Villefranche 法,以简化分类学[2]。然而在过去的几年中,已重新定义了 13 个亚型,人们对该病的分子学发病机制的认识已超出了原来胶原蛋白及其修饰酶异常的范围,涉及其他非胶原蛋白功能异常[3-4]。

　　大多数亚型在不同程度上具有相似的典型特征,包括过度伸展、柔软而脆弱的皮肤、萎缩性瘢痕、易挫伤、关节活动过度,以及在某些情况下自发性血管和空腔脏器破裂。但是,随着新亚型的定义,表型谱已经涉及其他多个系统。

历史　在公元前四世纪,希波克拉底曾描述有斯基泰人出现皮肤和关节异常,后 McKusick 推测这可能是某种 EDS 变异型的参考[5]。第一个报告的 EDS 病例可以追溯到 1682 年,当时荷兰外科医生 van Meek' ren[6] 描述了一名皮肤过度伸展的患者。俄罗斯皮肤科医生 Tschernogobow[7] 首次对 EDS 患者进行了详细的临床描述,他于 1891 年描述了两名皮肤过度伸展的患者,伴有皮肤脆性高、瘢痕、关节过度活动和假性黏液瘤。他还推测这可能是某种潜在的结缔组织疾病。Ehlers[8] 于 1901 年报告了一例皮肤伸展过度、关节松弛和容易挫伤的患者。Danlos[9] 于 1908 年描述了第二例在创伤部位具有假性瘤的患者。1936 年,Weber[10] 命名了 EDS,症状包括皮肤脆弱、超延展性、关节松弛和假性黏液瘤。McKusick[11] 于 1960 年意识到 EDS 其实是一组遗传表型各异的疾病。

　　随后对部分亚型进行了添加和删除。2017 年最新分类法考虑到不同的 EDS 类型的分子病理学特点,并对某些亚型进行了更准确的定义[3]。为了减少混乱,选择根据临床表型而不是罗马数字来命名。

流行病学和发病机制　因为某些亚型的症状相对较轻,而且婴儿时期许多皮肤和关节活动过度特征也难以评估,因此 EDS 存在诊断不足。最近统计所有类型的发病率估计为 1∶5 000,没有种族倾向[12],以常染色体显性和隐性遗传形式发生。

　　异常的 Ⅰ、Ⅲ 或 Ⅴ 型胶原蛋白形成(纤维化过程)是 EDS 中最常见的缺陷,涉及编码相关胶原 α 链或胶原加工酶的基因突变。前者导致显性负向效应(如突变胶原蛋白 α 链的掺入导致胶原破坏)或单倍体不足。最近,发现其他细胞外基质蛋白在 EDS 中也起到关键作用[13]。

经典型(原 Ⅰ 和 Ⅱ 型)

　　Ⅴ 型胶原蛋白对真皮胶原蛋白原纤维直径有重要

的调节作用,而减少的Ⅴ型胶原蛋白会导致胶原纤维尺寸多样,在电子显微镜下观察为较大的复合"菜花"型原纤维。最初,在英国一个EDS Ⅱ大家系中[14],通过连锁分析第一次明确了Ⅴ型胶原的异常,Ⅴ型胶原可调节Ⅰ型胶原纤维直径。随后的研究证实了EDS Ⅰ和Ⅱ是等位基因[15]。*COL5A1* 和 *COL5A2* 基因分别编码Ⅴ型胶原α1和α2链,两者的突变占所有经典型EDS患者的90%[16-19]。*COL5A1* 基因的信号肽突变也与该型EDS相关[20]。其病例的病因尚不清楚,但少数具有经典型EDS特征且易发生动脉破裂的患者中亦存在Ⅰ型胶原蛋白的异常[4,21-23]。

关节活动过度型(原Ⅲ型)

尚未发现统一的生化或遗传学异常,但已报道一个患病家庭其Ⅲ型胶原的N末端被甘氨酸取代[24]。据报道,少数关节活动过度型EDS患者存在 *TNXB* 基因的错位和截短突变,提示 *TNXB* 是某些患者可能的候选基因[25-26]。α2(Ⅰ)胶原蛋白的缺乏或缺失与儿童轻度关节活动过度型EDS和成人心脏瓣膜型EDS相关[27]。在一项研究中,排除了与 *COL5A3* 突变的相关性[28],而另一项研究发现与染色体8p22-8p21相关:在该区域的 *LZTS1* 中发现了一个错位变异体,然而还需要进一步的研究来确定这是否存在致病性[29]。

血管型(原Ⅳ型)

血管型EDS是由Ⅲ型胶原蛋白缺陷导致的,其中 *COL3A1* 基因存在异质性突变[30-32]。这些突变导致Ⅲ型前胶原蛋白结构、合成或分泌异常,从而导致真皮层变薄,伴胶原纤维的大小不同[33]。成纤维细胞培养结果证明Ⅲ型前胶原的合成或分泌减少[34]。皮肤提取物的Ⅲ型胶原蛋白水平也降低,血清Ⅲ型胶原蛋白氨基肽水平降低。位于C末端或N末端的突变或形成单倍体不足的突变似乎证实了动脉并发症的良好预后[35-36],错义突变中取代甘氨酸的氨基酸类型也会对生存率有影响[36]。

Ⅱ型Loeys-Dietz综合征(LDS)与该病表型有所重叠,原因是两者均存在转化生长因子β受体Ⅱ(transforming growth factor β receptor Ⅱ,*TGFBR2*)基因的突变[37]。

脊柱后凸型(原ⅥA型)

这是第一个通过生化特点分类的遗传性胶原疾病[38]。赖氨酰羟化酶(*PLOD1*)基因中的纯合突变和复合杂合突变的异质性是造成胶原交联酶活性降低的原因[39]。尿液中也可检测到异常的吡啶啉交联[赖氨酰吡啶啉(lysylpyridinoline,LP)/羟基赖氨吡啶啉(hydroxylysylpyridinoline,HP)]的比例[40]。

近期研究了一种常染色体隐性遗传的EDS变异型,也以脊柱后凸为特征,是由编码内质网结合异构酶的 *FKBP14* 突变引起的。真皮成纤维细胞中蛋白质折叠的中断会影响细胞外基质的组成[41]。

肌肉挛缩型(原ⅥB型)

一种较为罕见的、临床类似于正常赖氨酰羟化酶活性的亚型,被称为EDS ⅥB型[42]。现在它已被更名为肌肉挛缩型EDS[43-45]。它表现为糖胺聚糖、硫酸皮肤素的异常生物合成,由 *CHST14* 突变引起,而 *DSE* 突变较少见[46]。

关节松弛型(原ⅦA和B型)

该类型由两个亚型A和B组成。两者都是由Ⅰ型胶原蛋白基因缺陷引起的,这些基因缺陷导致前胶原蛋白前体分子具有异常的氨基末端裂解位点,无法加工为成熟的胶原蛋白。A型和B型分别以 *COL1A1* 和 *COL1A2* 基因突变为特征,这些突变破坏或删除外显子6,并因此破坏proα1(Ⅰ)和proα2(Ⅰ)胶原链上的N-蛋白酶(*ADAMTS2*)裂解位点[47-48]。在电子显微镜下可以看到成角的胶原纤维[49-50]。

皮肤脆裂症型(原ⅦC型)

Ⅰ型前胶原N-蛋白酶(*ADAMTS2*)的突变导致α1(Ⅰ)和α2(Ⅰ)胶原链的加工失效[51]。迄今为止,已经在15名患者中鉴定出 *ADAMTS2* 基因的突变,该突变会导致Ⅰ型胶原蛋白分子的交联发生变化,从而降低组织强度。皮肤胶原蛋白很薄,并形成象形文字样的结构[52-54]。

牙周型(原Ⅷ型)

常染色体显性遗传病,在经典补体系统的第一部分存在缺陷[55]。目前尚不清楚确切的致病机制,但编码C1r和C1s亚基的 *C1R* 或 *C1S* 基因功能获得性突变的杂合子会干扰胶原蛋白的加工[4]。

脊柱发育不良型

蛋白聚糖由蛋白质核心和附着在上面的糖胺聚糖(glycosaminoglycan,GAG)组成,其中硫酸软骨素和硫酸皮肤素在EDS中很重要。由 *B4GALT7* 基因突变引起的半乳糖基转移酶Ⅰ缺乏导致脊柱发育不良型EDS,此类患者的糖胺聚糖合成过程出现异常[56-57]。由于 *B3GALT6* 和 *SLC39A13* 中的突变,进而出现了大量的表型重叠。*B3GALT6* 基因编码半乳糖基转移酶Ⅱ,这是另一种与糖胺聚糖链的早期生物合成有关的酶[58-60]。*B4GALT7* 和 *B3GALT6* 的突变都会影响硫酸软骨素和硫酸皮肤素的合成,对胶原纤维的组成有不利影响。*SLC39A13* 编码ZIP13,这是将锌从高尔基复合体转运到细胞质的跨膜转运蛋白。对于其在结缔组织上的作用机制存在多种理论[4]。

类经典型

肌腱蛋白-X是一种大分子的细胞外基质蛋白聚糖,是第一种与EDS相关的非胶原蛋白。具有某些经典型 EDS 特征的常染色体隐性表型,是由编码肌腱蛋白-X 的 *TNXB* 基因中的纯合突变引起的[61]。受影响的皮肤表现出异常的弹性纤维和胶原蛋白含量的减少[62]。肌腱蛋白-X 可通过皮肤成纤维细胞调节胶原蛋白沉积[63],并通过与许多真皮细胞外基质分子间相互作用而在基质稳定性和胶原纤维形成中起作用[64]。

心脏瓣膜型

这种罕见的类型是由双等位基因 *COL1A2* 突变引起的,由于不稳定的蛋白质产物而导致 proα2(Ⅰ)链的完全缺失[4]。

脆性角膜综合征

尽管临床上与脊椎后凸型 EDS 类似,但脆性角膜综合征是由 *ZNF469* 或 *PRDM5* 突变引起,前者编码一

种未知功能的锌指蛋白,后者编码一种 DNA 结合转录因子 PR/SET 蛋白家族。这两个基因可能有助于调节其他细胞外基质基因的表达[4]。

肌病型

ⅩⅡ型胶原蛋白与Ⅰ型胶原蛋白的表面有关,在维持其与其他细胞外基质分子的相互作用中很重要。*COL12A1* 的常染色体显性或隐性突变导致缺乏胶原蛋白ⅩⅡ,因此改变了表达 COL12A1 的组织(包括肌肉)的机械性能[4]。

临床表现 与 EDS 相关的临床特征在各个亚型中表现不同,汇总在表 93.1 中。以下是临床特征的概述,并在各个亚型中强调了与每种亚型相关的临床特征。

表 93.1 Ehlers-Danlos 综合征各亚型的临床和遗传学特征总结

分类	原命名	遗传方式	主要临床特征	分子缺陷
经典型	Ⅰ重型;Ⅱ轻型	AD	皮肤:柔软、过度伸展、容易挫伤、脆性增加;"卷烟纸"样瘢痕,尤其是在儿童时期;假性黏液瘤 关节:过度活动 其他:早产史	*COL5A1* 和 *COL5A2* 突变
		AD	表型具有血管破裂倾向	COL1A1 突变
关节活动过度型	Ⅲ型	AD	皮肤:柔软、极少过度伸展及瘢痕形成 关节:显著的关节活动过度	未知 约 10% 的女性患者由于 *TNXB* 单倍剂量不足
血管型	Ⅳ型动脉、血管、瘀斑型	AD	皮肤:变薄、半透明、静脉可见,显著的易挫伤,极少过度伸展及瘢痕形成 关节:小关节活动过度 其他:肠管、动脉及子宫破裂,伴死亡风险;先天性畸形足、先天性髋关节脱位、气胸	*COL3A1* 突变
脊柱后凸型	ⅥA 型眼-脊柱侧弯型	AR	皮肤:过度伸展、脆弱、易挫伤,不伴脆性增加 关节:显著的关节活动过度 其他:出生时肌张力低下、发育迟缓、脊柱后凸;可有眼部脆弱	*PLOD1* 基因突变导致赖氨酸羟化酶缺乏
			有典型的 EDS 特征:进展性脊柱后凸、出生肌张力低下、肌病、感音神经性听力损失	*FKBP14* 突变
肌肉挛缩型	ⅥB 型	AR	EDS 特征 其他:颅面部异常,明显运动延迟,先天性挛缩,脊柱侧弯,眼部脆弱以及多种心脏、肾脏、胃肠道受累	编码 D4ST1 的 *CHST14* 突变导致硫酸皮肤素缺乏 硫酸皮肤素表异构酶(DSE)丧失的相似表型
关节松弛型	ⅦA 和 B 型先天性多发性关节松弛型	AD	皮肤:柔软,轻度的过度伸展及易挫伤 关节:极度松弛并脱位 其他:肌张力低下	Ⅰ型胶原基因缺陷:A,*COL1A1* 突变;B,*COL1A2* 突变。两者均导致外显子 6 丢失,因此导致蛋白酶切割位点丢失

续表

分类	原命名	遗传方式	主要临床特征	分子缺陷
皮肤脆裂症型	ⅦC 型人类皮肤破裂型	AR	皮肤:明显脆弱,易撕裂和挫伤 关节:轻度运动过度 其他:发育迟缓,脐疝,巩膜蓝染	*ADAMTS2* 突变引起的前胶原 N-蛋白酶缺乏
牙周型	Ⅷ型	AD	皮肤:柔软、轻度过度伸展、易挫伤、小腿上紫褐色的瘢痕 关节:过度活动 其他:早发性牙周病	编码经典补体途径的亚基 C1r 和 C1s 的 *C1R* 或 *C1S* 基因功能性杂合突变
脊柱发育不良型	早衰和脊柱软骨发育不良型	AR	皮肤和关节:类似于经典 EDS *B4GALT*7 型的其他特征包括身材矮小、肌张力低下、桡尺关节炎和智力障碍	*B4GALT7* 或 *B3GALT6* 突变导致糖胺聚糖合成异常
		AR	*B3GALT6* 型的其他特征包括各种颅面特征、脊柱后凸、关节挛缩、身材矮小、肌肉张力低下、骨质疏松、骨骼发育不良、智力障碍	
		AR	SLC39A13 型的其他特征包括手掌起皱、小关节松弛、锥形手指、手指挛缩、大小鱼际肌肉萎缩、扁平锥、干骺端增宽、骨质疏松	编码 ZIP3(锌转运蛋白)的 *SLC39A13* 突变
类经典型		AR	与经典型 EDS 相似,但无瘢痕 其他:可变的肌肉乏力	*TNXB* 突变
心脏瓣膜型		AR	经典型 EDS 表型 其他:心脏瓣膜异常	*COL1A2* 突变
脆性角膜综合征		AR	颅面特征、角膜变薄伴穿孔风险增加、轻度皮肤受累、小关节活动过度	*ZNF469* 或 *PRDM5* 突变
肌病型		AR 或 AD	婴儿期或儿童期出现的肌肉乏力、小关节活动过度、近段关节挛缩、肥厚或萎缩性瘢痕	*COL12A1* 突变

注:AD,autosomal dominant,常染色体显性;AR,autosomal recessive,常染色体隐性;EDS,Ehlers-Danlos syndrome,埃勒斯-当洛斯综合征。

皮肤方面

　　EDS 的主要皮肤特征包括皮肤伸展过度和脆性增加[5,65]。皮肤柔软,通常被描述为天鹅绒般柔软,具有麂皮质地。皮肤易伸展,释放后会回缩到其原始形状(图 93.1)。肘部和膝盖上方可能存在多余的皮肤,但这与皮肤松弛症不同,后者在拉伸后不会回缩。由于皮下脂肪的影响,婴儿很难评估皮肤过度伸展性和柔软度,而年龄稍大的儿童则更容易评估。

　　皮肤脆弱(皮肤毛细血管破裂)表现为轻微创伤后皮肤开裂。常见的部位包括膝盖、胫骨、肘部和面部,尤其是额部和下巴(图 93.2)。随着婴儿开始爬行和行走容易遭受轻微创伤,瘢痕最常见于儿童时期,但随着年龄的增长而改善。皮肤脆弱也导致易挫伤、伤口愈合延迟或缝合后愈合不良、伤口开裂的发生率较高。

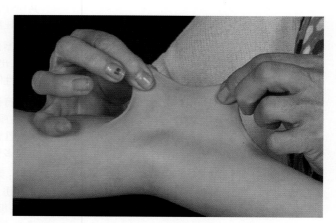

图 93.1　轻度拉动时,皮肤会出现过度且明显的拉伸。资料来源:Addenbrooke's Hospital.

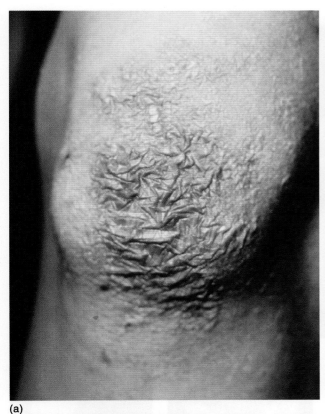

(a)

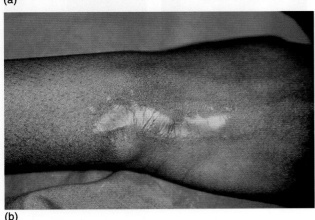

(b)

图 93.2　皮肤脆弱伴异常瘢痕。(a)受伤后膝盖有"卷烟纸"或"纸质"皱纹。(b)愈合后瘢痕宽大

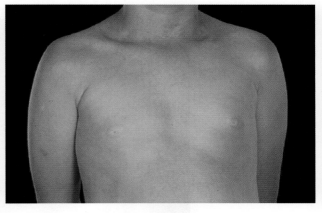

图 93.3　在血管型 Ehlers-Danlos 综合征中,上胸部的半透明皮肤下可见静脉网络。资料来源:Addenbrooke's Hospital.

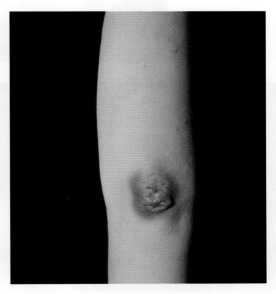

图 93.4　肘部假性黏液瘤,伴赘生皮和挫伤

明显的挫伤可能产生虐待儿童的误解。瘢痕的特征是宽大的、萎缩的、细的"卷烟纸"样或"纸质"样皱纹,可类似鱼嘴样。

血管型 EDS 通常缺乏明显的皮肤过度伸展性,但因在躯干特别是上胸部(图 93.3)和手足背的皮肤薄,可见明显的静脉网(花斑样外观)。

在一些经典型 EDS 患者中,独特性的皮肤表现是假性黏液瘤(图 93.4)和球状体。假性黏液瘤是纤维结节,出现在容易反复受伤的部位,例如肘部、膝盖和脚后跟。球状体是皮下的小囊肿状结节,出现在腿和手臂的骨隆突处。这些在影像学检查可见钙化实质,是由于创伤引起的纤维化和皮下脂肪小叶钙化所致[66-67]。

其他皮肤特征包括手掌皮肤松弛和手掌褶皱增加(图 93.5)。在一些 EDS 患者中已报道存在匐行性穿孔性弹性组织变性[68-69],在血管型中更为常见。也可出现压迫性丘疹,即足内侧和外侧的脂肪小叶通过筋膜突出。EDS 患者通常不会出现妊娠相关的妊娠纹。

肌肉骨骼方面

除了仅波及小关节的血管型 EDS 以外,关节活动过度是 EDS 的主要特征,累及大、小关节(图 93.6)[70]。通常情况下,幼儿通常首先表现为学习走路延迟,步态不稳,伴跌倒次数增多,但随着年龄的增长而改善。在任何年龄段,女性都比男性具有更大的关节活动能力。可以使用 Beighton 评分[71](框图 93.1)对关节过度伸展进行临床评估:通过评估将五指背屈超过 90°的能力

第二十一篇

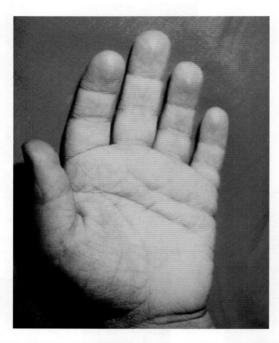

图 93.5 手部的掌纹增加,皮肤松弛

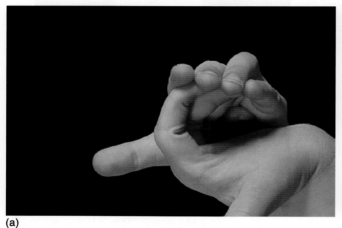

(a)

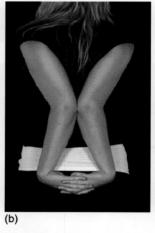

(b)

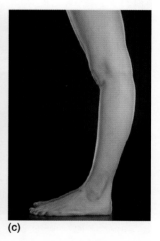

(c)

图 93.6 关节过度活动。(a)手指小关节过伸活动(b)和(c)肘关节和膝关节的过伸证明了关节的过度活动。资料来源:Addenbrooke Hospital.

框图 93.1 Beighton 评分系统

活动	评分
左右手五指背向弯曲角>90°	2
左右拇指可贴于同侧前臂	2
左右肘关节过伸>10°	2
左右膝关节过伸>10°	2
膝关节伸直时手掌可贴于地面	1
总计	9

资料来源:Adapted form Beighton et al. 1973[71].

以及将拇指伸到前臂屈肌的能力来检查小关节;膝关节和肘关节过度伸展的存在可以评估大关节的过度伸展。对于这些操作,在身体的每一侧都给一分,若弯曲身体且手掌可平放触摸地板则增加一分。如果得分达到 9 分中的 4 分或更高,则表示存在关节活动过度。脊柱后凸型和关节松弛型幼儿患者可因为出生后肌张力低下、骨骼畸形和先天性髋关节脱位,而导致出现严重的过度活动。骨骼发育不良是近期发现的常染色体隐性遗传变异性脊柱发育不良型 EDS 的重要特征。

早发性骨关节炎是一类严重的并发症,通常累及膝关节和踝关节等承重关节。慢性疼痛是 EDS 的常见表现[72]。

其他骨骼肌肉并发症包括复发性关节积液(最常见于膝、踝和肘关节)、扁平足(平足病)和脊柱后凸。血管型 EDS 中可能会发生关节炎。关节不稳导致儿童行走延迟和关节半脱位。

心血管方面

心脏解剖结构异常与 COL1A2 突变引起的罕见的常染色体隐性 EDS 相关[27,73]。直到成年后才出现心脏瓣膜缺损。由于多余的腱索和瓣尖引起的二尖瓣脱垂（mitral valve prolapse，MVP）常见于关节活动过度型和血管型 EDS[74]。关节活动过度型和经典型 EDS 患者的主动脉根部直径增大、MVP 发生率增加，但可能无临床指导意义[75]。然而，一项研究表明，在这些 EDS 类型中 MVP 的发生率事实上并未增加[76]。血管型 EDS 最常与大动脉的自发性致命性破裂有关，特别是降主动脉和其他腹腔内脏血管[77]。少数经典型 EDS 患者由于 I 型胶原异常而容易发生动脉破裂[21-22]。血管破裂也是脊柱后凸型和皮肤脆裂症型 EDS 中罕见但危及生命的主要并发症[78]。

泌尿生殖方面

在大多数 EDS 类型中可见膀胱憩室，但与枕骨角综合征（以前称为 EDS IX 型）十分相关。可导致膀胱输尿管反流，并伴有尿路反复感染和尿道阻塞的风险[79-81]。

神经方面

关节活动过度型患者更容易出现与自主神经系统有关的症状（自主神经失调），例如晕厥、心悸、易疲劳和体位性不耐受等[82]。一部分关节活动过度型的患者还出现了对皮内局部麻醉剂敏感性降低的情况[83-84]。

严重的神经系统并发症包括肌病型的肌张力低下、关节松弛型和脊柱后凸型 EDS 典型表现，以及血管型 EDS 的颅内动脉瘤出血。关节松弛，特别是脊柱松弛，可能会导致神经外伤和伴发的神经系统表现。I 型 Chiari 畸形可表现为下脑干症状，这是由于枕下寰枢椎过度活动导致颅脑沉降而引发[85-86]。

眼科方面

轻微的眼部表现包括内眦赘皮、上眼睑外翻（Méténier 氏征）、上眼睑皮肤松弛和斜视，这是由于眼外肌肌腱松弛导致的继发症状[87]。脊柱后凸型 EDS（以前也称为眼-脊髓型变体）可发生更严重的眼部并发症，包括视网膜脱落和巩膜穿孔，这些并发症可发生于儿童时期[88]。小角膜、青光眼和圆锥角膜也可能发生。后者在一个由 COL5A2 突变引发的经典型（EDS II）家庭中被描述为共分离现象[89]。然而，根据近期对患者症状的评估，眼部并发症的严重程度似乎被高估了，近视是脊柱后凸型 EDS 中最常见的表现[90]。脆性角膜综合征虽然具有许多 EDS 皮肤表现，但主要影响眼睛，症状为仅在轻微创伤后便出现角膜破裂。

牙科和口腔方面

Gorlins 氏征，即可用舌头触碰鼻尖的能力，有时与 EDS 有关。但是，这一发现并没有特异性，因为 Gorlins 氏征可见于 10% 的未患病个体中[91]。牙周型 EDS 可见早发性牙周疾病和牙齿过早脱落[92]。有人提出，下唇和舌系带缺失可能是经典型和关节活动过度型 EDS 的特异性标志[93-94]，然而遭到了其他作者的质疑[95-96]。

胃肠方面

超过 1/2 的经典型和关节活动过度型 EDS 患者有胃肠道症状[97]，最常见的特征是腹痛、恶心、便秘、胃灼热和肠易激综合征样症状。关节活动过度型 EDS 的个体更容易受到影响，部分可能与更频繁的功能性症状有关[98]。

胃肠道的高脆性和穿孔最常见于血管型 EDS，但在儿童时期很少见。结肠破裂占血管型 EDS 中所有胃肠道症状的 85%[35]。肠穿孔也可能是肌腱蛋白-X 缺乏引起的类经典型 EDS 的并发症[99]。

产科并发症

患有 EDS 的母亲和婴儿都会出现妊娠并发症，并且与特定类型有关[100]。包括产妇关节半脱位、严重的静脉曲张和宫颈功能不全，有流产和早产以及产后出血的风险。血管型 EDS 风险最大，包括子宫破裂，估计患者每次怀孕生产的死亡率约为 5%[101]。受累于 EDS 的胎儿除了表现出低出生体重和身材矮小外，还因产妇胎膜早破而易发生早产。

鉴别诊断 EDS 的鉴别诊断包括与关节活动过度、皮肤松弛或动脉瘤相关的所有综合征。

偶尔有关节活动过度和脊柱后凸型 EDS 的患者出现马方综合征表现[102-104]。关节松弛型 EDS 也可以与成骨不全症存在相同特征[105-106]。

皮肤松弛综合征通常表现为皮肤松弛度增加，常伴有早老面容，但由于本病皮肤拉伸后缺乏回缩力，可与 EDS 相鉴别。多系统受累包括主动脉根部扩张、肺气肿、肠和膀胱憩室、骨骼畸形和神经运动发育延迟[107]。

LDS 是由转化生长因子 β 受体 1 和 2（TGFBR1/2）突变引起的动脉瘤表型，尽管现在已被认为与其他基因相关[108]。I 型 LDS 患者与马方综合征临床表现有重叠，最明显的是主动脉瘤、蛛网膜下腔扩张和硬脑膜扩张。还会出现腭裂或悬雍垂裂、颅缝早闭和眼距过宽等特征。II 型 LDS 的表型与血管型 EDS 临床表现有重叠，但可能很少出现双裂小舌。尽管 LDS 和血管型 EDS 的总体预后均较差，但 LDS 在接受血管外科手术期间或之后的生存率明显更低。

枕骨角综合征（X 连锁皮肤松弛）源于与 Menkes 综合征相同的基因突变[109]，已被重新归类于铜运输障碍相关疾病。其特点为出生时柔软、松弛和冗长的皮肤,然而这样的皮肤不具有高弹性,并且不易出现挫伤或异常的瘢痕。在儿童时期,可能会有膀胱憩室形成和骨骼改变,典型骨骼改变是在肌腱止点的外生骨疣,也称为枕角。

EDS 亚型

经典型 EDS(原 I 和 II 型)

经典型 EDS 由常染色体显性基因调节,包含 I 型(重型)和 II 型(轻型),两者由等位基因调控。连同关节活动过度型 EDS,它们构成了所有 EDS 病例的80%[5]。当孩子开始爬行或走路时,通常会出现皮肤症状。皮肤质地柔软,可以轻松拉伸,通常在肘部至少可拉伸 3cm,释放后可恢复原状[110]。皮肤脆性增加会导致轻微创伤后的大伤口,伤口愈合不良会导致瘢痕扩大,并带有典型的"卷烟纸"样皱褶和萎缩。儿童时期,在膝、肘和胫骨等反复受伤的部位会形成大的瘢痕,通常伴有色素沉着。挫伤很常见,在创伤部位可能还会出现假性黏液瘤和皮下囊肿。

明显的关节活动过度可能导致包括步行能力差和步态不稳在内的运动发育明显延迟。受影响的个体更容易疲劳,部分原因与肌肉骨骼协调性差有关。小关节韧带松弛可能使孩子难以握笔。

其他发现包括有 50% 受累婴儿出现胎膜早破、脊柱侧弯、大疱、压迫性丘疹、内眦赘皮和下肢静脉曲张。肌肉张力差引起的疝气可出现在婴儿期。可见有症状的膀胱憩室,但仅在男性患者中有报道[79]。动脉破裂可发生在 COL1A1 相关的经典型 EDS 中[21-22,78]。

关节活动过度型 EDS(原 III 型)

关节的过度活动发生在 8% ~ 39% 的学龄儿童中,重要的是确定是否在患有遗传性结缔组织病的背景下发生[111]。许多作者认为关节活动过度型 EDS 和良性关节活动过度综合征是同一疾病[112]。后来根据特殊的诊断标准,2017 年国际 EDS 分类将关节活动过度型 EDS 与其他关节活动过度性疾病谱分开[3,113]。与经典型 EDS 相比,关节活动过度型 EDS 皮肤柔软但不易过度伸展,很少形成瘢痕。可能会出现关节脱位的并发症,包括疼痛和早发性骨关节炎。慢性骨骼肌疼痛、直立不耐受(自主神经功能障碍)和慢性疲劳在关节活动过度型 EDS 和其他关节活动过度疾病中更为普遍[112-113]。尽管骨密度和关节活动过度型 EDS 分别的支持证据有限且相互矛盾,但患病儿童(和成年人)可能存在骨密度降低[114-116]。因此,如果怀疑该病,应考虑进行 DEXA 扫描。胃肠道症状也十分常见[97-98]。据报道,这种亚型对局部麻醉药的反应较差[83-84]。

血管型 EDS(原 IV 型)

血管型 EDS 以前也被称为 Sack-Barabas 病的动脉-瘀斑型、肢端型或瘀斑型 EDS。该亚型的独特之处在于患者皮肤薄、关节局部过度伸展,并危及生命[32]。它是一种罕见的亚型,表现出常染色体显性遗传性。具有丰富 III 型胶原的组织最易受累,即血管、肠道和子宫。

患者的皮肤是半透明的,在腹部、躯干和四肢都容易看见静脉网。手足背部皮肤很薄且易起皱,看起来像老年人的皮肤外观。少数患者皮肤柔软,有轻度过度伸展,轻微外伤后皮肤常有明显的挫伤。部分患者无耳廓、鼻梁低、嘴唇薄、面颊凹陷、眼睛突出和头发稀疏的特征面容十分明显[117]。

威胁生命的并发症包括中等大小动脉和肠破裂,动脉夹层或破裂是最常见的死亡原因,最常见于腹部、脾和肾动脉以及降主动脉,肠破裂常累及升结肠。中位生存期为 51 岁[36],尽管儿童期很少发生重大并发症,但到 20 岁前,有 25% 的血管型 EDS 患者至少发生过一种并发症[32]。据报道,在 81 名妇女中有 12 名死于围产期,另有 183 名孕妇发生血管和子宫破裂[32]。

血管型 EDS 可以在婴儿期发病,可与低出生体重、早产、马蹄内翻足(最多 8%)和先天性髋关节脱位(1%)同时出现[36]。因为没有家族史,通常直到生活中出现血管症状、肠道或者妊娠并发症之后才会考虑本病。

患者应避免外伤,包括身体接触运动,并避免因 Valsalva 效应等引起颅内压升高的活动。尽管塞利洛尔是一种长效的 β_1-受体拮抗剂,具有部分 β_2-受体激动作用,可降低成人动脉夹层或破裂的发生率,但目前尚无用于儿童的数据[118]。此外,没有数据指导需要开始通过血管成像监测病情进展的最佳年龄。建议严密监测怀孕过程[32]。

脊柱后凸型 EDS(原 VI A 型)

最初称为眼-脊柱侧弯型 EDS,是一种由 PLOD-1 突变引发的罕见常染色体隐性遗传病。表现为关节松弛、先天性和进行性脊柱后凸和肌肉张力低下(图93.7)。皮肤异常包括脆弱、易挫伤、过度伸展和异常性瘢痕。严重的罕见并发症除血管和胃肠道破裂外[120-122],还有严重胸廓畸形伴呼吸功能不全[119]。

新生儿通常表现为肌张力低下、哭闹、吸吮障碍和运动发育延迟。脊柱后凸畸形可能在出生时就出现,并被认为是由肌张力低下伴随韧带松弛引起的。椎体通常正常,关节明显松弛,可能导致关节脱位。发育迟缓也可能发生[122]。

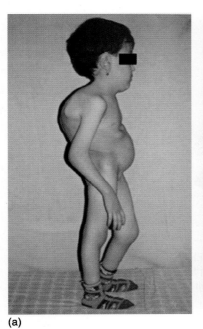
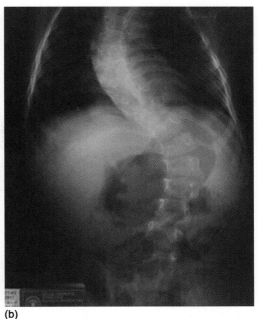

(a) **(b)**

图 93.7 （a）一名 4 岁的女孩,患脊柱后凸型 Ehlers-Danlos 综合征,可见严重的脊柱后凸畸形和漏斗胸,皮肤柔软且过度伸展。(b)X 线检查可见严重脊柱后凸。资料来源：Walker LC, Overstreet MA, Siddiqui A et al. A novel mutation in the lysyl hydroxylase 1 gene causes decreased lysyl hydroxylase activity in an Ehlers-Danlos VIA patient. J Invest Dermatol 2005; 124: 914-918. Reproduced with permission of Elsevier.

眼部脆弱并发视网膜脱落和眼球破裂最初被认为是主要特征,因此最初对该 EDS 的描述为"眼部症状",被称为眼-脊柱侧弯型[122-123]。随后根据对此类患者临床特征的回顾性分析,加以生化证实,表明这种眼部表现可能比最初认为的要少[124]。同时,巩膜蓝染、小角膜、青光眼和圆锥角膜也可能存在。

由 *FKBP14* 突变引起的表型表现为出生时严重的肌张力减退、进行性脊柱侧弯、关节活动过度、皮肤伸展过度、肌病和感觉神经性听力损失,现均已包括在脊柱后凸型 EDS 亚型中[3,41]。

肌肉挛缩型 EDS（原ⅥB型）

EDSⅥB 是指临床上类似于 EDS ⅥA 但具有正常 LP/HP 比例,和/或无 *PLOD1* 突变的患者。肌肉挛缩型 EDS 的其他特殊特征包括颅面外观畸形、拇指和手指的多发性先天性挛缩、肌肉无力和进行性多系统脆弱性[4]。临床上与内收型拇指马蹄内翻综合征为等位基因交叠[42-45]。

关节松弛型 EDS（原Ⅶ A 和 B）

关节松弛型由两个亚组 A 和 B 组成,也称为多发性先天性关节松弛[1]。它们是常染色体显性遗传疾病,患者表现出严重的关节松弛、双侧先天性髋关节脱

位并伴有终生易发的其他关节脱位（图 93.8）。有些患者身材矮小,肌张力低下可能在出生时便出现,并与总体运动发育延迟有关。皮肤特征包括柔软、轻度易挫伤和轻度过度伸展,但没有明显增加的脆弱性。与成骨不全症可能有表型交叠,因为这也是由 Ⅰ 型胶原蛋白异常所引起的[105-106]。

皮肤脆裂症型 EDS（原ⅦC 型）

1971 年在牛中首次发现了一种罕见的、具有极度皮肤脆弱性的常染色体隐性遗传疾病,称为皮肤破裂症,直到最近才定义了人类对应疾病[51-54,125-127]。它的特征是常染色体隐性遗传,明显的皮肤脆弱性增加伴有皮肤易撕裂、皮肤松弛、易瘀伤、生长迟缓、脐疝和巩膜蓝染。但内脏和血管脆性引起的主要并发症可能很少发生。

牙周型 EDS（原Ⅷ型）

这种罕见的常染色体显性变异亚型与广泛的牙周疾病有关[55,92,127-129]。在 20~30 岁中,由于牙龈发炎和牙槽骨丢失可能会导致牙齿早期脱落。其他影响还包括在儿童早期出现的易挫伤,以及局限于胫骨的特征性紫褐色瘢痕（图 93.9）。关节活动过度和皮肤过度伸展程度较小,成人患者有下肢溃疡的报道[130]。

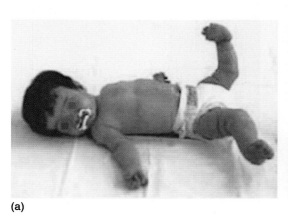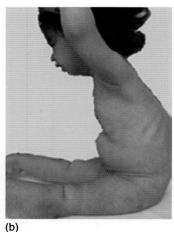

(a)　　　　　　　　　　　　　(b)

图 93.8　（a）一个 12 个月大的儿童因关节松弛（Ehlers-Danlos 综合征Ⅶ型）而出现双侧髋关节脱位。（b）同一个孩子 23 个月时出现双侧髋关节反向脱位,同时因肌张力低下和韧带松弛导致胸腰椎明显后凸。资料来源：Giunta et al. 2008[50]，Reproduced with permission John Wiley & Sons.

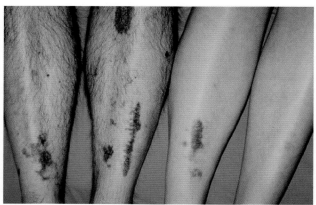

(a)

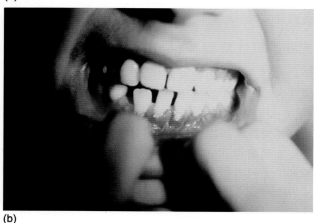

(b)

图 93.9　Ehlers-Danlos 综合征Ⅷ型。（a）父母（左）和儿童（右）在胫前均有特征性的瘢痕,并伴有紫色挫伤。（b）该儿童存在牙周疾病,表现为牙龈脆弱和组织回缩

脊柱发育不良型 EDS

EDS 的基本特征很少与智力障碍、外观老化、头发和睫毛稀少、身材矮小、前臂骨骼和肘部发育异常、牙列异常和骨质减少等相关。这些特征首先与 *B4GALT7* 突变引起的糖胺聚糖合成异常有关[56-57]。随后发现了由 *B3GALT6* 突变引起的一种类似疾病表型,具有脊柱后凸畸形、肌张力低下和脊椎干骺端发育不良和挛缩的特点[58-59]。所有患者均缺乏真正意义上的早衰特征。

SLC39A13 突变的患者皮肤薄、易挫伤和手掌易起皱,以及伴有小关节活动过度,通常会发展为挛缩。骨骼受累通常表现为轻度身材矮小、手指逐渐变细、胸骨狭窄和干骺端增宽[4,41]。

类经典型 EDS

最初见于一位 21-羟化酶缺乏症患者[131],该亚型的特征是常染色体隐性遗传。关节松弛、肌张力低下、轻-中度肌无力,易瘀伤和皮肤过度伸展是特征,但值得注意的是皮肤不具脆弱性,因此表现为正常瘢痕[61]。尽管在成人中,心血管症状（MVP）、胃肠道（憩室疾病）和产科（阴道、子宫和直肠脱垂）等并发症均有报道,但全身症状的相对风险尚不清楚[132]。

心脏瓣膜型 EDS

全身性或局部性过度活动可导致 EDS 皮肤特征和少数疝气。尚未有儿童发生心脏改变的报道,但是在成人患者,若出现严重的二尖瓣和主动脉瓣关闭不全可能需要更换瓣膜[4]。

脆性角膜综合征

脆性角膜综合征表现出与脊柱后凸型 EDS 相当多的临床表型交叠。EDS 样的皮肤和关节表现与多种眼部并发症有关：主要是角膜脆性、眼部脆弱性、巩膜蓝

染和高度近视。已经确定了两个基因 *ZNF469* 和 *PRDM5* 可产生相似的严重临床结果[133]。

肌病型 EDS

肌无力出现在婴儿期或儿童期,并伴有近端大关节挛缩和远端关节活动过度。疾病家族内部和家族之间存在显著的表型变异。增生性和萎缩性瘢痕都可能发生[4]。

诊断调查方法　EDS 的诊断主要基于临床病史、家族史以阐明遗传性,以及仔细的体格检查以评估各种系统的影响。大多数亚型都可以进行分子鉴定(参见表 93.1)。电子显微镜下真皮层胶原的研究可以诊断出少见的类型,如伴随角形或象形文字样胶原纤维的关节松弛型和皮肤脆裂症型 EDS[134]。菜花样胶原纤维是经典型 EDS 的特征,在血管型 EDS 中可见较小的胶原纤维。肌腱蛋白-X 缺乏症和蛋白聚糖合成缺陷中可观察到密度较低的胶原纤维堆积,但这些缺陷的特异性较低。

尽管通常选择分子检测,但仍可以通过生化分析以确认几种 EDS 亚型的诊断。在血管型 EDS 中,可使用成纤维细胞培养物的蛋白质化学分析表明Ⅲ型前胶原的合成或分泌减少。此外,可发现血清中的胶原蛋白Ⅲ氨基肽水平降低[34]。如果胶原蛋白Ⅲ水平正常(或 *COL3A1* 突变分析为阴性),则应考虑 LDS,并应筛查 *TGFBR1/2* 基因突变[108]。

成纤维细胞培养物中赖氨酰羟化酶活性的降低导致胶原蛋白的羟基化不足,从而导致放射性标记的蛋白电泳上Ⅰ型胶原蛋白异常快速的迁移,从而确定了脊柱后凸型 EDS 的诊断[39]。在该亚组中,赖氨酸和羟基糖基吡啶啉交联的尿排泄测量检测是一种非创伤性的可靠诊断方法[40]。关节松弛型可以通过评估Ⅰ型胶原蛋白的加工过程来确定,该过程显示出 α1 或 α2 或同时两种肽的异常[47-48,51]。生化法确认基于电泳分析的结果,显示从真皮提取的Ⅰ型胶原的 pNα1(Ⅰ)和 pNα2(Ⅰ)链的积累[53]。

通过 ELISA 法检测血清中 TNX 完全缺乏,则可证实为类经典型 EDS[61]。与关节活动过度型 EDS 相关的单倍体不足会导致血清 TNX 水平降低[25]。

除关节活动过度型 EDS 外,所有 EDS 类型的遗传缺陷均已被阐明(参见表 93.1),因此在可能的情况下,建议进行分子学诊断。

治疗　EDS 患者的具体治疗取决于症状以及所受累的系统。关节松弛可能导致关节脱位或早发性骨关节炎,并可能需要骨科或风湿免疫科随访。对于运动发育延迟的儿童,可能需要进行物理疗法以增强肌肉强度并稳定关节松动。使用支具以支撑不稳定的关节并协助步行可能有效。对于有明显关节过度伸展的儿童,最好避免进行关节撞击运动。还应避免重复进行仅为展示"关节技巧"的过度关节活动,因为这会导致关节不稳定,增加关节移位的风险。对于皮肤脆性严重的孩子,不建议进行接触性运动,预防措施将大大减少意外伤害、产生瘢痕或瘀伤的机会。膝盖、胫骨和肘部的防护垫可能有助于防止在容易发生事故的情况下发生裂伤。对于年幼的孩子,可以轻松地采取简单的措施,例如遮盖家具的锋利边缘并确保房屋安全以防止跌倒。

作为一般原则,应谨慎闭合任何深层或较大的皮肤伤口,最好缝合两层。使用常规的方式进行深层缝合,而表层缝合应在原位进行两次缝合,并用宽胶带(固定带)额外固定相邻皮肤以防止拉伸瘢痕。

对于需要手术的患者来说,外科医生要了解 EDS 的诊断和潜在问题非常重要。

由于血管型 EDS 可能会突然发生致命性血管或肠道出血并发症,因此建议患者在就诊时佩戴医疗警报标签或腕带。应该建议患者避免任何可能引起血压突然升高的活动。患有血管型 EDS 的女性必须意识到与妊娠相关的并发症,同样也适用于脊柱后凸型女性。

一种具有部分 β₂ 激动性的长效 β₁-拮抗剂——塞利洛尔,已在一项随机试验中被认为可降低成人动脉夹层或破裂的发生率,但尚无用于儿童的数据[118]。

最重要的是,鉴于所有亚型的遗传性和临床特征,进行遗传咨询是必需的。EDS 亚型的临床和遗传异质性必须加以强调,并仔细解释与特定诊断相关的预期风险和并发症。显然,轻型 EDS 表型的诊断对计划生育或受影响个体的日常活动影响极小,而对累及多系统的患者可能会出现伴随终生的显著后遗症。较早的有关 EDS 的文献中经常强调血管型 EDS 的严重动脉并发症,但有必要澄清这些并发症并非与所有 EDS 亚型相关。

(倪思利 译,张建　罗晓燕　王华 校)

参考文献

见章末二维码

第 94 章　弹性纤维假黄瘤和皮肤松弛症

Sean D. Reynolds，Lionel Bercovitch

摘要

　　本章重点介绍以弹性组织合成缺陷和体内平衡失调为特征的皮肤结缔组织疾病的儿童表现，即弹性纤维假黄瘤和皮肤松弛症。弹性纤维假黄瘤（pseudoxanthoma elasticum，PXE）是一种可遗传的多系统疾病，其特征是异位钙化和弹性纤维断裂，主要表现在皮肤（淡黄色丘疹和斑块，颈部和皱褶部松弛）、视网膜（视网膜下脉络膜新生血管和出血的血管样条纹）和心血管系统（中动脉的过早动脉粥样硬化）。PXE 是由 ABCC6 基因的纯合或杂合突变引起的常染色体隐性遗传病，该突变可能编码细胞转运蛋白，但其确切功能和作用底物尚不清楚。皮肤松弛症（cutis laxa）是一组异质性疾病，这些疾病是由可导致弹性蛋白缺失或弹性纤维合成异常的基因突变引起的。均为多系统性疾病，特征是皮肤无弹性的褶皱，具体取决于分子缺陷或机制。疾病可与主动脉弓扩张、肺气肿、疝气、膀胱和胃肠道憩室以及各种肌肉骨骼、神经系统异常有关。

要点

- 弹性纤维假黄瘤（pseudoxanthoma elasticum，PXE）是一种常染色体隐性遗传病，可导致真皮、视网膜 Bruch 膜和动脉血管中的弹性纤维变性伴有异位钙化。
- 这是一种迟发性疾病，儿童患者最早的表现是 10~20 岁时出现颈部和腋窝皮肤症状。
- 中晚年可出现因视网膜下出血和黄斑瘢痕引起的视力丧失，但儿童期的眼部表现很少有症状。
- 心血管表现包括间歇性跛行、心肌梗死、脑血管疾病和上消化道出血，主要见于成年人，很少有报告儿童心肌梗死和消化道出血。
- 尚无干预措施可有效预防并发症，但建议采取措施及早诊断视网膜下出血以预防眼损伤，减少心血管危险因素，钙限制没有作用。

- 目前尚无有效的 PXE 治疗方法，治疗应针对并发症。最近发现，玻璃体内注射血管内皮生长因子已很大程度上改善了 PXE 视网膜出血的预后。
- 皮肤松弛症是指先天性或后天性的一组弹性组织异质性疾病。
- 遗传形式是由编码蛋白质的基因突变产生的，这些蛋白质是构成或促进弹性纤维形成的基础，包括参与弹性纤维分泌过程的高尔基复合体蛋白质或涉及线粒体功能的蛋白质。
- 获得性皮肤松弛症与许多药物以及炎症性、感染性和恶性疾病有关。
- 所有类型的皮肤松弛症可见冗长的多余皮肤，这些皮肤悬垂在皱褶处，使皮肤表现为过早老化。
- 对于遗传性和获得性皮肤松弛症的各种亚型，它们的全身表现及其严重程度差异很大。

引言

　　结缔组织的遗传性疾病可分为胶原蛋白病（主要影响胶原蛋白）和弹性蛋白病（主要影响弹性蛋白的组装和体内平衡）[1]。本章重点介绍有皮肤症状的弹性蛋白病：弹性纤维假黄瘤和皮肤松弛症。尽管结缔组织疾病最初是根据其临床表现进行分类的，但由于后来发现了许多致病基因，并且在过去的 20 年中对弹性组织的分子生物学和分子病理学有了更好的了解，进而认识到弹性纤维假黄瘤是由于细胞运输的代谢紊乱，进而导致弹性纤维变性和异位钙化。而皮肤松弛症指一组伴随弹性纤维合成缺陷和体内平衡缺陷的疾病。尽管两种疾病都被认为是全身性疾病，但两种疾病的外在表现却截然不同。

弹性纤维假黄瘤

　　弹性纤维假黄瘤（pseudoxanthoma elasticum，PXE；在线人类孟德尔遗传目录［OMIM］#264800）是一种遗传性多系统疾病，其特征是弹性纤维断裂和异位钙化，主要累及皮肤、视网膜和心血管系统。尽管遗传基因型是在受孕时就决定了，但它却是一种迟发性疾病，通常要到 20~30 岁才出现临床症状并诊断。PXE 是由 ABCC6 基因的纯合或复合杂合突变引起的常染色体隐性遗传病，该基因编码同名细胞跨膜转运蛋白。自从 2000 年发现 PXE 致病基因以来，在研究本病发病机制方面已经取得了实质性进展，但是确切的发病机制和有效的治疗方法尚未明确。本章将主要关注与儿童年龄组相关的 PXE 疾病内容。

流行病学　PXE 的确切患病率未知,可能为 1∶100 000~1∶25 000[2]。据估计,致病性 ABCC6 突变的人群携带率高达 1∶80,该数据可能会导致患病率的估计值过高[3]。PXE 的高度可变性影响了患病率估计值的准确度,因为尽管有些患者在晚期出现眼部或心血管疾病表现,但皮肤病变很少甚至没有。PXE 在世界各地以及所有种族群体中都可见。在某些人群中,例如在南非的白人群体中有始祖效应,导致患病率较高:在某些地区,患病率高达 1∶1 000。考虑到 PXE 是常染色体隐性遗传,另一个关于 PXE 的更奇怪的无法解释的事实是,女性占已知或已发表病例的 60%~70%,虽然在儿童期确诊病例的两种性别患病率相似,这意味着也许某些男性病例仍未得到诊断。

遗传学

PXE 具有常染色体隐性遗传的特征。PXE 基因 ABCC6 编码跨膜细胞转运蛋白 ABCC6(ABC 盒转运体,亚家族 C,编号 6,也称为 MRP6 或多重耐药蛋白 6),这是 49 个 ATP 结合盒转运体(ABC)超家族的一种[4]。它在整个进化过程中都高度保守,在单细胞生物以及更高形态生物中都发现过。在人类中,该基因位于 16p13.1 号染色体上(参考已报道的病例资料)。迄今为止,已经发现了近 300 种 ABCC6 致病性的失活突变:包括错义、无义、移码和剪接位点突变[5]。

所有已知的 PXE 病例均显示为常染色体隐性遗传,且尚无明确支持常染色体显性遗传的病例[6]。尽管有许多散发新病例,但都是由常染色体隐性遗传引起的。尽管通过目前的测序技术,并非在所有患者中均可见两个突变点,但确定的是受影响的个体均带有致病性的纯合突变或复合杂合突变[7]。有些家庭的父母和孩子都有潜在疾病可能,但事实证明这些都是假显性遗传,其中一个父/母携带两个突变等位基因,另一个母/父是杂合子携带者[6],因此患病父母的所有后代都是携带者,而携带者在临床上可能不受影响。

PXE 即使在具有相同 ABCC6 突变的家庭成员中也具有很大的表型个体间差异,这表明其他修饰基因或基因多态性、表观遗传机制、生活方式或环境因素也可能影响 ABCC6 的表达,从而影响表型[8]。

一些罕见的致死性异位组织钙化疾病,如在婴儿全身动脉钙化(generalized arterial calcification of infancy,GACI;OMIM#208000)中发现了 ABCC6 中的双等位基因突变,而不是 ENPP1 中常见的诱导性失活突变。ENPP1 突变编码外核苷酸焦磷酸酶磷酸二酯酶 1(ectonucleotide pyrophosphatase phosphodiesterase 1,ENPP),

ENPP1 可通过抑制羟磷灰石结晶而成为限制组织钙化的主要抑制剂[9-10]。曾报道一个家庭中,一个孩子在青春期发展为 PXE,而一个亲兄妹则因 GACI 在婴儿期死亡,然而在该家族中仅发现 ABCC6 突变[9]。此外,与 GACI 相关的 ABCC6 突变被证明与经典型 PXE 相关[10-11]。曾报道患有 GACI 同时携带编码 ENPP1 双等位基因突变的患儿,在婴儿期幸存,在儿童期出现皮肤和眼部等 PXE 特征[12-13]。这表明两种疾病存在遗传异质性,并且可能有共同的异位钙化的下游发病机制。

发病机制　自从 2000 年发现 PXE 致病基因后,PXE 作为一种弹性组织疾病的概念已转变为一种代谢性疾病,主要的缺陷是在肝脏中,某些物质转运或未转运到血液循环导致弹性纤维钙化(图 94.1)。ABCC6 可以作为谷胱甘肽共轭有机阴离子的跨膜外排转运蛋白,但尚未发现其与 PXE 相关的底物。ABCC6 主要在肝脏中表达,肾脏中少量表达,这为代谢疾病理论提供了进一步的支持。而那些主要受异位钙化影响的组织,诸如真皮、视网膜的 Bruch 膜、中小动脉内部的弹性纤维,仅表达少量 ABCC6[14]。建立 PXE 基因敲除的小鼠模型(Abcc6−/−),将皮肤从野生型小鼠移植到 Abcc6−/− 小鼠上时,异位钙化则发生在移植的皮肤中[15]。相反,将皮肤从 Abcc6 基因敲除小鼠移植到野生型小鼠上时,在移植的皮肤中未见钙化,表明存在循环性转运因子,假设是从肝脏转运到野生型小鼠的循环中,从而抑制移植皮肤的异位钙化[15]。

自从提出 PXE 的代谢假说以来,抑制其异位钙化确切的相关循环因子,以及它是否是 ABCC6 的底物,这些相关内容已经成为人们广泛猜测和研究的主题。现在认为,无机焦磷酸盐(inorganic pyrophosphate,PPi)通过抑制细胞外基质中羟基磷灰石结晶作用,成为 PXE 和其他异位钙化疾病中软组织钙化的重要调节剂[16]。最近的研究表明,不论性别,PXE 患者的血浆 PPi 水平比健康对照者低 2.5 倍[17]。此外,编码影响 PPi 组织水平的其他酶的基因突变也与异位钙化疾病有关,例如组织非特异性碱性磷酸酶和 ENPP1[18-19]。研究还表明,ABCC6 可介导三磷酸腺苷(adenosine triphosphate,ATP)释放到肝循环中,在那里它迅速转化为单磷酸腺苷(adenosine monophosphate,AMP)和 PPi,后者是循环中 PPi 的主要来源[17]。但尚不清楚 ABCC6 是如何介导 ATP 释放到血窦循环中的。

饮食是否会影响 PXE 临床表现的严重性一直是争论的话题。尽管曾有一项早期回顾性调查研究表明,青春期高钙摄入量与之后 PXE 的严重程度相关[20]。但该研究方法存在明显缺陷,此后的研究也没

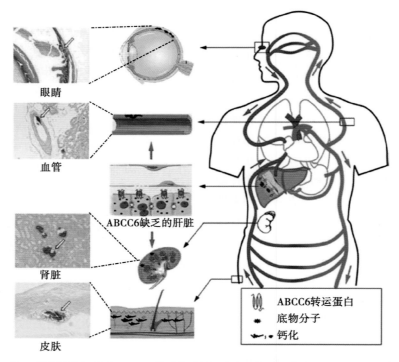

图94.1　关于弹性纤维假黄瘤（PXE）代谢假说的图示。在生理条件下，ABCC6蛋白高表达于肝脏中，在肾脏中低表达，甚至在靶组织（如皮肤、眼睛和动脉）中表达更少（右图）。在缺乏功能性ABCC6的情况下，假设无法转运关键底物会导致循环中的代谢变化，从而易于在真皮、视网膜和动脉血管的弹性蛋白富集层中出现异位钙化（中图）。茜素红染色（alizarin red stain）用于突出转基因 *Abcc6*−/− 小鼠的异位钙化，该模型反映了人PXE的特征。资料来源：Li Q et al. 2009[52]. Reproduced with permission of John Wiley & Sons, Inc.

有证实这一发现。现认为即使严格控制血清钙水平，也不影响PXE中的异位钙化程度。然而，在PXE小鼠模型中，从出生开始，给予标准啮齿动物饮食5倍的镁元素饲喂，完全抑制了钙化形成。反之，低镁高磷饮食促进了这一过程[21]，但钙化后开始富集镁并不会逆转小鼠中的钙化。尽管给予成人患者补充镁的临床试验可能不会得出有效结论，但该方法可能在儿童PXE患者中有效。此外，在 *Abcc6*−/− 小鼠模型中，将低镁高磷饮食喂给怀孕的小鼠会导致患病子代的钙化过程加速[21]。

临床表现　PXE主要影响真皮、视网膜的Bruch膜、中动脉的中部弹性层，这些弹性层均富含弹性蛋白。因此临床表现主要发生在皮肤、眼睛、心血管系统和受累动脉供应的器官中[22]。临床表现往往发生较晚，甚至20~30岁才可能出现明显的皮肤症状。一些患者，尤其是男性，仅会出现眼部或血管的体征或症状，因此导致诊断较晚。尽管并非所有患者都有明显的皮肤病变，但所有患者最终都会出现眼部症状。早期的某些体征和进一步的诊断会存在数年的滞后，特别是当体征不明显或无症状时[23]。

皮肤表现

　　皮肤的原发皮损为淡黄色丘疹，最常见于颈部（图94.2），随后波及腋窝。病变可能累及关节皱褶区域，例如肘窝、腘窝、腹股沟、胸部或腹部。口唇（图94.3）、阴茎、阴道、肛门和胃在内的黏膜部位可出现类似的淡黄色损害。丘疹逐渐融合形成斑块，最终导致受累皮肤松弛。皮肤表现的严重程度与眼、心血管表现的严重程度之间没有关系，在某些患者中，皮肤表现

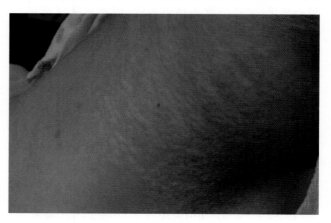

图94.2　一名11岁女孩的颈部肤色至黄色的丘疹，活检证实为弹性纤维假黄瘤

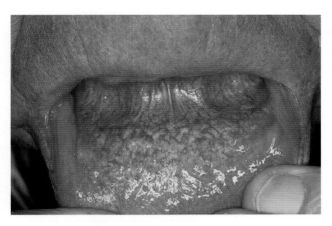

图 94.3　弹性纤维假黄瘤患者唇内黏膜的淡黄色丘疹。资料来源：Courtesy of Mark Lebwohl, M.D.

可能很轻，甚至无临床证据[22]。

眼部表现

眼部特征是血管纹（图 94.4），因其与视网膜血管相似而得名[24]。最早的眼部表现是视网膜呈橘黄色改变，即眼底有小的黄色斑点，这是由于钙沉积在富含弹性蛋白的 Bruch 膜中，从而使视网膜色素上皮与脉络膜分开所造成的（见图 94.4）。随着钙化程度的进展，膜发生开裂，表现为从视乳头向周围放射的血管样条纹，从而暴露出脉络膜毛细血管，出现特征性病变的"血管样"外观。大多数患者最终会出现脆弱的、暴露的新血管沿着血管纹生长，继发的出血或渗漏使上层视网膜感光细胞脱落，导致视力丧失。最终，这些病变会愈合产生瘢痕，在黄斑区引起永久性中央视力丧失和法定盲（legal blindness）。儿童阶段少见影响视力的症状[23]。

几乎所有 PXE 患者在 30 岁之前都会出现血管样

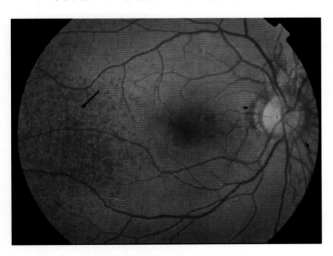

图 94.4　弹性纤维假黄瘤患者的眼底照片，显示血管纹（图中两个短箭头）和橘黄色的视网膜色素改变（箭头）。资料来源：Courtesy of Wayne Fuchs, M.D.

条纹，但是这些病变在新血管形成之前一直没有症状[24]。引发新血管形成的原因尚不清楚，但一些 PXE 患者会因眼球的直接损伤，促使新血管形成。

心血管表现

中小动脉进行性狭窄可引发心血管病变[2,25]。最早也是最常见的症状是周围脉搏（包括桡动脉脉搏）的丧失或减弱。由于这个原因，双臂测得的血压可能不对称。可能会导致间歇性跛行的早期发作和相关上臂表现。肾血管狭窄引起的继发性高血压在 PXE 中更为常见。因肠系膜动脉或其分支变窄引起肠绞痛，主要表现为餐后痉挛性腹痛，但很少见。较严重的血管并发症之一是早发的冠状动脉疾病。据报道少有儿童期或青少年期心绞痛和心肌梗死（需与GACI 区分）。有趣的是，p. R1141X 杂合突变的携带者罹患冠心病的风险增加，这在美国和欧洲较常见[26]。急性上消化道出血与 PXE 有关，可能由供应胃的动脉狭窄引起[27]。已报道 PXE 可发生脑血管疾病，表现为多发性梗死性痴呆、脑卒中或短暂性脑缺血发作[28]。然而这些并发症几乎只见于成年人。

儿童临床特征

由于两种 ABCC6 等位基因突变相关的代谢病始于出生时（或在子宫内），其相关临床表现可以从儿童期出现。因此建议任何有效的治疗都需要尽早开始，以便缩短 PXE 的病程。

15% 的 PXE 病例 15 岁之前发病[23]，但诊断的平均延迟时间约 2.5 年。在 PXE 国际注册目录中，有92% 的儿童确诊者以皮肤改变作为最早表现，尤以颈部为主。由皮肤科医生诊断的 PXE 比其他专科医生多也并不意外。根据儿童 PXE 队列研究来看，橘黄色视网膜色素改变是最早的眼部表现，约占 30%；在PXE 国际儿科队列中，平均 14 岁后才会出现血管样条纹。而这些患儿中，均没有明确的临床症状。除了周围脉搏不对称，儿童很少出现其他心血管疾病的症状或体征；但仍有少量病例报告称，有 PXE 患儿出现心肌梗死[29]、心绞痛[30-31]、间歇性跛行[32]和上消化道出血[33]。

鉴别诊断　PXE 的鉴别诊断分为两部分：一类是具有PXE 相似的皮肤、眼、心血管和/或组织病理学特征的疾病（表 94.1）；另一类是具有临床上类似于 PXE，但在组织病理学上有所不同的其他疾病（表 94.2）。

很少 PXE 病例存在 ENPP1 突变，有些典型 GACI表型的病例可能在 ABCC6 中带有突变，若婴儿期存活，之后可能会出现一些类似于 PXE 的皮肤变化。

表 94.1　弹性纤维假黄瘤的表型

疾病基础	致病基因	临床特征
类 PXE 综合征伴随多种凝血因子缺乏（OMIM#610482）[50]	*GGCX*	广泛的皮肤松弛症样表现,不局限于皮肤皱褶部 淡黄色丘疹 类 PXE 样的组织病理学表现 凝血酶原时间延长 中度视网膜改变
β-地中海贫血（OMIM#141900）[51]	*HBB*（β-珠蛋白基因）	与 PXE 表型类似的皮肤、眼、血管损害;此时 ABCC 表达下调 15%~20% β-地中海贫血患者易感
有 PXE 表现的婴儿泛发性动脉钙化（OMIM#208000）[12]	*ENPP1*	新生儿严重动脉钙化,伴有 PXE 典型皮肤病变

注:OMIM,Online Mendelian Inheritance in Man,在线人类孟德尔遗传目录;PXE,pseudoxanthoma elasticum,弹性纤维假黄瘤。

表 94.2　类弹性纤维假黄瘤样皮肤病变但不伴眼部或心血管表现的疾病

疾病	基因	临床特征
纤溶性丘疹（颈部白色纤维丘疹、PXE 样乳头状真皮弹性纤维溶解）	无	在儿童中很少见,多数发作于后期 在临床上与 PXE 不能区别 乳头状真皮的弹性纤维溶解,真皮中层弹性纤维正常,无钙化 多发颈部和锁骨上区域,偶发腋窝
D-青霉胺相关疾病	无	淡黄色皮损伴中-深层真皮弹性纤维营养不良,无钙化 药物接触史 可伴发穿孔性弹性组织变性
迟发性局部真皮弹性组织变性	无	病变在临床上类似于 PXE 颈部、腋窝、大腿、腹股沟及皱褶区褶痕 多见于 70 岁以上
Buschke-Ollendorff 综合征（OMIM#166700）	*LEMD3*	常染色体显性遗传 全身脆性骨硬化 可与弹性纤维瘤相关,无钙化
日光性弹性组织变性	无	可有颈部病变,皱褶区褶痕除外 无营养不良性弹性纤维钙化 可能与其他日光损伤有关
脐周穿孔性弹性纤维假黄瘤（PPPXE）（穿孔性钙化性弹性组织变性）	无	获得性,与经皮钙化性营养不良的弹性组织的清除异常相关

注:OMIM,Online Mendelian Inheritance in Man,在线人类孟德尔遗传目录;PXE,pseudoxanthoma elasticum,弹性纤维假黄瘤。

组织病理学　皮损典型病理性改变是真皮层破碎的弹性纤维和团状钙化。在多数情况下可通过光学显微镜对苏木精-伊红染色的切片进行诊断（图 94.5a）,但可通过弹性组织的特定染色,例如 Verhoeff-Van Gieson 法（图 94.5b）和钙染色,如 von Kossa 法（图 94.5c）和茜素红染色,进一步确认。在电子显微镜下,可以发现在弹性纤维中存在矿物沉积。尽管非皮损区皮肤可以发现超微结构的改变,但在光学显微镜下看来是正常的。在评估那些已有血管纹的患者时,有时会在皮肤病变最常见的外观正常的区域（颈部和腋窝）进行盲活检,有时可有诊断性发现。

实验室检查和影像诊断　除基因检测外,PXE 没有特定的实验室异常。全球有几家实验室使用 Sanger 测序或二代测序对 *ABCC6* 的突变和缺失进行基因检测,以作为视网膜疾病或结缔组织疾病分析的基因检测包,该检测的灵敏度高达 97%。

　　PXE 的影像学检查可偶见与血管或弹性纤维钙化相关的发现。在两项研究中,几乎所有接受睾丸超声检查的 PXE 男性均可见睾丸内弥散性微钙化,且大量携带者存在局灶性微钙化[34-35]。在 59% 的患者和 25% 的携带者中均发现肝脏、肾脏或脾脏微钙化[34-35]。上述的超声检查中可见的某些变化,尤其是睾丸中,还

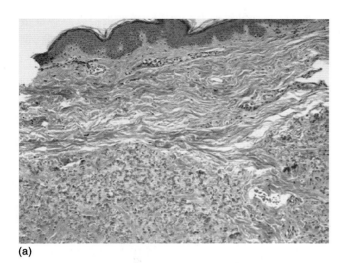

(a)

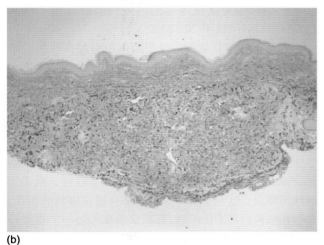

(b)

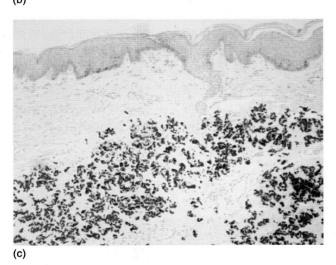

(c)

图 94.5　弹性纤维假黄瘤患者颈部皮肤活检的显微照片。（a）10 倍镜下，苏木精-伊红染色后真皮中-深层显示少量的不规则嗜碱性碎片状弹性纤维，并有局部钙化表现（深紫色）。（b）4 倍镜下，Verhoeff-Von Gieson 染色后可见在真皮中-深层里成簇的不规则碎片状弹性纤维。（c）10 倍镜下，VonKossa 染色后可见真皮中-深层弹性纤维钙化。资料来源：Courtesy of Leslie Robinson-Bostom, M. D.

可见于儿童 PXE 患者[34,36-37]，甚至早于皮肤病变的发生[37]。乳房 X 线片也可见皮肤和血管的微钙化[38]。

诊断　PXE 的诊断主要基于临床。尽管基因检测存在两种致病突变的纯合突变或复合杂合突变是目前诊断的金标准，但很少有必要。出现典型的皮肤病变、真皮层营养不良性的弹性纤维钙化以及视网膜中的血管样条纹即可诊断 PXE。但是对于仅有血管样条纹、没有诊断性的皮肤病变或一级亲属 PXE 家族史的患者，基因检测可能对诊断更有价值。在儿童，预测性基因检测对其仍未患病的兄弟姐妹潜在的疾病诊断有重要意义，尤其已知致病位点时，但在没有任何有效的治疗方法来减慢 PXE 患者病情进程的情况下，其价值有限，甚至会引起伦理问题。

由于血管纹通常在 20 岁到 30 岁才会出现，因此当出现诊断性橘黄色视网膜病变时，或使用荧光素或吲哚菁绿染色眼底血管造影术发现隐匿性血管纹时，诊断确立。患病个体的一级亲属身上出现诊断性皮肤表现同样也是可靠的诊断依据。

治疗　目前尚无有效的 PXE 治疗方法，但是有几种预防或治疗并发症的策略。患有 PXE 的儿童和成人在进行可能发生眼外伤的任何运动或活动中，均应配戴聚碳酸酯防护眼镜。每年应进行眼科检查，最好有视网膜疾病专家参与，一旦检测到血管纹，患者应每周开始使用阿姆斯勒方格表（Amsler grid）来检测早期的中心视力扭曲（视物变形症，metamorphopsia）。眼用多种维生素在 PXE 治疗中的益处尚不清楚。

建议采取降低心血管风险的策略，例如控制高血压、高脂血症、糖尿病和体重，虽然其明确效果未知。即使是儿童，也建议进行定期的心血管基础检查（大约每 5 年一次，若有症状可更频繁）。尽管有时会建议采用"心脏健康"饮食作为预防策略，但尚无已证实的饮食标准帮助延缓 PXE 的进展。没有证据表明限制钙摄入可以预防疾病发展、改善或逆转 PXE。除非其益处大于风险，否则应避免使用阿司匹林和非甾体抗炎药，因为它们容易导致 PXE 相关的急性胃肠道出血。

玻璃体内血管内皮生长因子抑制剂（如阿柏西普[39]、贝伐单抗[40]和兰尼单抗[41]）的使用已彻底改变了 PXE 相关脉络膜新生血管的治疗方法。这些注入性眼内单克隆抗体除了可以逆转新生血管外，还可以保持视力。

皮肤变化可以通过整形外科手术去除多余的松弛皮肤来矫正[42]，并且有证据表明，使用 CO_2 点阵激光治疗可以有效地暂时改善鹅卵石样外观[43]。PXE 患者的伤口愈合与正常皮肤一致。

根据基于动物模型对 PXE 发病机制的研究结果,有几种可行的治疗策略。本章前面引用的小鼠研究数据表明,一项关于外源镁剂治疗成年患者的随机对照临床试验正在进行中(clinicaltrials. gov#NCT01525875),但这并不能说明下面这个复杂的问题:在表型明确之前,镁剂的最佳引入时期是否可能在新生儿期或幼儿期。化合物 PTC129 是 ABCC6 最常见突变型的提前终止密码子的通读蛋白,该化合物有治疗 PXE 的潜力[44]。同样,化学伴侣蛋白 4-苯基丁酸酯已经获批在囊性纤维化和尿素性循环疾病的临床治疗中使用,该物质可以纠正编码错误的 ABCC6 蛋白在细胞膜上的位置,使该蛋白恢复原本应有的完整转运功能。对于具有某些 ABCC6 错义突变的患者,上述化合物和其他功能相似的化合物都是值得探究的潜在治疗方法。尽管焦磷酸盐是异位钙化的关键抑制剂,但其代谢速度过快,无法作为有效的治疗手段。双膦酸盐,尤其是依替膦酸盐,已在临床上成功用于 GACI 的治疗[45-47],并且已被证明可有效抑制 Abcc$^{-/-}$ 小鼠的软组织钙化[48]。然而,由于该药物所存在的骨毒性,在人类患者中的长期使用受到限制[49]。

参考文献 94.1

见章末二维码

皮肤松弛症

皮肤松弛症(cutis laxa)是一组罕见的弹性组织异质性疾病。尽管也存在获得性可能,但皮肤松弛症最可能的是由弹性蛋白缺失或弹性纤维异常的基因突变引起的[1]。由于正常的弹性纤维负责组织的弹性回缩,因此皮肤松弛症会出现松弛的、无弹性的皮肤,皮肤下垂并折叠成皱褶,从而使皮肤过早老化或出现"猎犬"状面容。

发病机制 在真皮、大血管和肺部细胞外基质中富含弹性纤维,赋予组织弹性和回弹力[2]。在超微结构中,弹性纤维包含两个主要成分:均质状物质,占弹性纤维的 90%;微纤维占剩余的 10%[3]。儿童可见不成熟的弹性纤维,其中微纤维的比例更高(高达 50%),并且该比例随着年龄的增长而下降[4]。均质状物质由交联的弹性蛋白组成,并被微纤维包裹,微纤维由原纤维蛋白和与微纤维相关的糖蛋白组成。这些微纤维为弹性蛋白的沉积提供了基础。纤维蛋白是细胞外糖蛋白,可促进弹性蛋白分子的交联过程及其在微纤维网络上的稳定沉积。弹性蛋白和微纤维相关糖蛋白主要由成

纤维细胞和平滑肌细胞合成[5]。弹性蛋白以原弹性蛋白的形式分泌,通过赖氨酰残基的氧化而发生交联,铜依赖性赖氨酰氧化酶可促进这一过程[6]。

皮肤松弛症主要根据遗传模式和临床特征进行分类,但最新的理论提出基于分子缺陷的分类方式。遗传性皮肤松弛症是由许多点突变引起的,大多数发生在编码参与弹性纤维合成的三个重要途径的蛋白质的编码基因中[7]:

1. 编码某些蛋白质的基因 该类蛋白质组成弹性纤维装配的基础结构或促进剂,或可上调 TGF-β 信号,例如 ELN、FBLN4、FBLN5 和 LTBP4。

2. 编码高尔基复合体蛋白质的基因 涉及弹性纤维合成成分的分泌过程,例如 ATP6VOA2、RIN2 和 GORA。

3. 编码参与线粒体功能的蛋白质的基因 例如 PYCR1、ALDH18A1 和 SLC2A10。

当由于许多其他疾病或药物作用引起弹性组织结构和功能受损时,可发展成获得性皮肤松弛症,这将在本章讨论[8-26]。

临床表现 皮肤松弛症患者有明确的症状:皮肤明显松弛、多余冗长、下垂并垂在褶皱处,呈现一种皮肤对于身体过大的外观。皮肤松弛症的皮肤表现如图 94.6 所示。当皮肤从静止状态伸展时,无回缩最好地证明了无弹性的特点。这与 Ehlers-Danlos 综合征观察到的相反。在与相似疾病鉴别诊断时,皮肤松弛症的另一个重要特征是不容易出现瘀伤或异常瘢痕的特点。

高度特征性的面容类似于"猎犬(bloodhound)":有明显的皮肤下垂、鼻唇沟和其他面部褶皱严重、睑外翻和眼睑皮肤松弛。由于嘴角下垂,外观显得十分悲伤。儿童皮肤外观呈"早老"表现,但成年后的外观会更加正常。在各种类型的遗传性和获得性皮肤松弛症中,皮肤表现都非常相似。但是,其他临床特征(如遗传性和获得性皮肤松弛症各种亚型的特殊表现和预后)存在很大差异。

遗传形式

皮肤松弛症的遗传形式包括 Ⅰ、Ⅱ 和 Ⅲ 型常染色体显性遗传性皮肤松弛症(autosomal dominant cutis laxa,ADCL);Ⅰ A、Ⅰ B 和 Ⅰ C 型常染色体隐性遗传性皮肤松弛症(autosomal recessive cutis laxa,ARCL);Urban-Rifkin-Davis 综合征(Urban-Rifkin-Davis syndrome,URDS);ARCL Ⅱ A、Ⅱ B 和 Ⅲ 型(DeBarsy 综合征);X 连锁皮肤松弛症;巨头畸形-脱发-皮肤松弛-脊柱侧弯(macrocephaly-alopecia-cutis laxa-scoliosis,MACS)综合征和动脉迂曲综合征(arterial tortuosity syndrome, ATS)。表 94.3 总结了与这些症状相关的内容。图 94.7 显示了多种遗传形式的临床诊断方法。

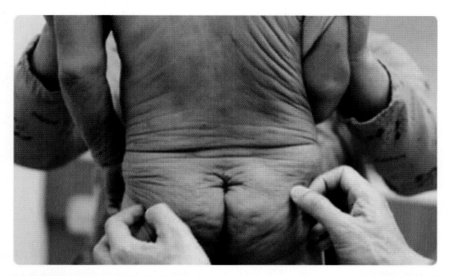

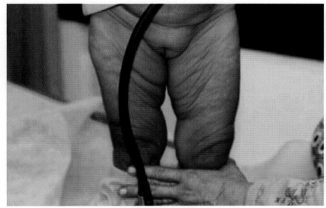
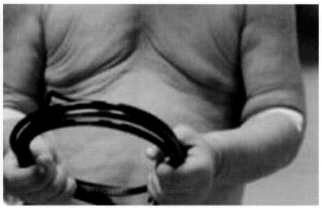

图 94.6　由 *ELN* 突变引起的常染色体显性皮肤松弛患者的全身皮肤松弛并起皱。资料来源：Siefring et al. 2014[67]. Reproduced with permission of John Wiley & Sons.

表 94.3　皮肤松弛症的遗传形式及其表现（Siefring 等[67]提供）

疾病	临床特征	基因
ADCL	皮肤特征明显；与其他形式相比,肺和心血管症状不常见	*ELN*
ADCL Ⅰ A	主动脉瓣上狭窄、肺气肿、反复呼吸道感染	*FBLN5*
ADCL Ⅰ B	动脉迂曲、肺气肿和骨脆,常在出生时发生骨折	*FBLN4*
ARCL Ⅰ C Urban-Rifkin-Davis 综合征	严重的肺、胃肠、泌尿生殖系统症状	*LTBP4*
ARCL Ⅱ A	生长发育延迟,血清蛋白糖基化异常	*ATP6V0A2*
ARCL Ⅱ B	生长发育延迟,面部呈三角形,糖基化正常	*PYCR1*
ARCL Ⅲ型 De Barsy 综合征	生长发育延迟,双侧角膜混浊,手足徐动	*ALDH18A1*
XLCL	枕骨外生骨疣	*ATP7A*
MACS	大头畸形、脱发、脊柱侧弯	*RIN2*

注：ADCL,autosomal dominant cutis laxa,常染色体显性遗传性皮肤松弛症；ARCL,autosomal recessive cutis laxa,常染色体隐性遗传性皮肤松弛症；MACS,macrocephaly alopecia cutis laxa scoliosis syndrome,巨头畸形-脱发-皮肤松弛-脊柱侧弯综合征；XLCL,X-linked cutis laxa,X 连锁皮肤松弛症。

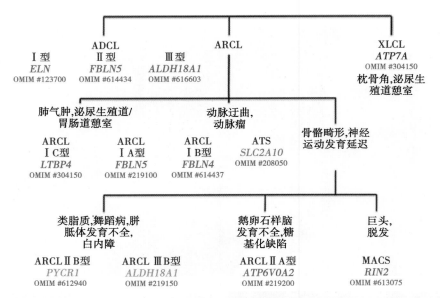

图94.7　诊断皮肤松弛症类型的临床方法。主要症状特点以黑色显示。编码细胞外基质蛋白的基因为绿色，涉及运输缺陷的基因为红色，涉及代谢途径的基因为蓝绿色，转运蛋白为紫色。在线人类孟德尔遗传目录（OMIM）分类以棕色显示。ADCL，常染色体显性遗传性皮肤松弛症；ARCL，常染色体隐性遗传性皮肤松弛症；ATS，动脉迂曲综合征；MACS，巨头畸形-脱发-皮肤松弛-脊柱侧弯综合征；XLCL，X连锁皮肤松弛症。资料来源：Adapted from Vanakker O et al[68]．

ADCL

ADCL 可能在出生时存在，或在成年早期，但通常比常染色体隐性遗传形式发病晚。主要是皮肤受累：面部外观变老、人中长、鹰嘴鼻、额头高，下半部分面部和颈部的皮肤受累严重。一项大数据研究表明，上睑下垂和眼睑皮肤松弛十分常见，其中躯干皮肤受累相当普遍，而且有四肢不受累的趋势[27]。容貌通常是最主要的问题。累及全身时常见腹股沟疝，比例高达75%（图94.8）[27]。寿命通常是正常的[28-29]，但有些患者可能会因心血管（主动脉瘤[30]、肺动脉狭窄[31]）和肺部（支气管扩张、肺气肿[32]）的并发症而危及生命。有

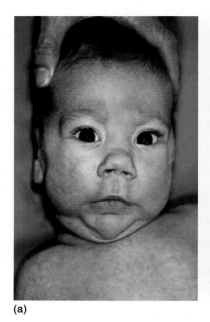

(a)

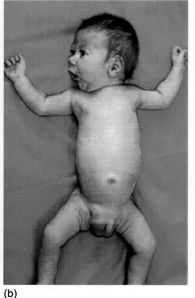

(b)

图94.8　3个月大的婴儿因 ELN 剪接位点突变而患常染色体显性遗传皮肤松弛症。（a）面颊下垂、嘴角下垂、鼻梁下陷、鼻尖宽阔且反向。（b）腹部突出、腹股沟区域和腿部皮肤褶皱明显，腹股沟右侧疝和脐疝。资料来源：Graul-Neumann et al. 2008[69]．Reproduced with permission of John Wiley & Sons.

三种已知类型:ADCL Ⅰ型(OMIM#123700)是迄今为止最常见的 ADCL 类型,与 *ELN*(编码弹性蛋白的基因)突变有关。ADCL Ⅱ型(OMIM#614434)与 *FBLN5* 突变相关,该基因编码 fibulin-5,Fibulin-5 有助于弹性蛋白原沉积在微纤维上。ADCL Ⅲ型(OMIM#616603)与 *ALDH18A1* 突变相关,该基因编码线粒体蛋白。

ARCL

ARCL Ⅰ型

ARCL 是最罕见和最严重的疾病形式[33]。与 ADCL 相比,ARCL Ⅰ型更容易出现心肺并发症,出生后几个月内可能会出现肺气肿[28]。与其他亚型不同,若出生时出现几乎涉及整个身体表面皮肤症状,则随着年龄增长,皮损会持续恶化。其他系统性体征包括多种类型的疝气:腹股沟、脐带和闭孔等,以及食管、胃、小肠和膀胱憩室。与肺气肿相关的疾病包括复发性肺炎,最终导致慢性肺炎并在出生后几年内死亡。ARCL Ⅰ A 型(OMIM#219100)是由 *FBLN5* 突变引起的,如前所述,该基因编码 fibulin-5。Fibulin-5 在弹性蛋白原与原纤维蛋白微纤维网的缔合中发挥作用。ARCL Ⅰ B 型(OMIM#614437)是由 *FBLN4* 突变产生的,该基因编码 fibulin-4 蛋白,而 Fibulin-4 也参与弹性纤维的形成。ARCL Ⅰ C 型,也称为 URDS(OMIM#613177),其特征是有肺、胃肠道和泌尿生殖道严重异常的表型。ARCL Ⅰ C 型源自 *LTB4* 突变,可能致使 TGF-β 活性增加,从而导致弹性纤维异常。

ARCL Ⅱ型

ARCL Ⅱ型是伴随生长发育迟缓的皮肤松弛症类型[7]。ARCL Ⅱ型有两种形式:ARCL-Ⅱ A(OMIM#219200)和 ARCL-Ⅱ B(OMIM#612940)。两者均与 ARCL Ⅰ型不同,没有 ARCL Ⅰ型可能出现的血管病变和肺气肿。ARCL Ⅱ A 型源自 *ATP6V0A2* 的缺陷,该基因编码高尔基囊泡中质子泵亚基,调控分泌途径[34]。该突变导致囊泡运输不良,导致弹性蛋白前体弹性蛋白原的分泌受损,同时弹性蛋白原在高尔基囊泡中积累[35]。临床上,ARCL Ⅱ A 型患者表现出中枢神经系统缺陷,例如小头畸形和脑回肥厚、前囟闭合延迟[7]和斜视[35],但与Ⅱ B 型相比生长迟缓不明显。

ARCL Ⅱ B 型是由 *PYCR1* 突变所致,而 *PYCR1* 编码线粒体蛋白,调控脯氨酸代谢[36-37]。然而该病变导致弹性纤维功能受损的病理机制尚待阐明。临床上,ARCL Ⅱ B 型与髋关节脱位[38]、生长发育迟缓、三角面容和早衰有关[37]。

ARCL Ⅲ型(DeBarsy 综合征)

DeBarsy 综合征(OMIM#219150)存在许多 ARCL Ⅱ A 和Ⅱ B 型的临床特征,但因其双侧角膜混浊和手足徐动而与 ARCL Ⅱ A/Ⅱ B 型有所区别[39-41]。De Barsy 综合征的确切遗传原因尚不完全明确,但已发现一些患者存在 *ALDH18A1* 突变,而其他患者存在 *PYCR1* 突变[34-37]。

X 连锁性皮肤松弛症

X 连锁性皮肤松弛症(X-linked cutis laxa,XLCL)(OMIM#304150),也称为枕骨角综合征,是由 *ATP7A* 变引起的,该突变亦存在于 Menkes 病中[42]。*ATP7A* 编码铜转运蛋白[43],XLCL 中的该基因突变导致功能性铜缺乏。赖氨酰氧化酶是一种与弹性蛋白原交联的铜依赖性酶[6]。XLCL 中的赖氨酰氧化酶功能受损。在这种情况下,血清铜蓝蛋白和铜水平较低。XLCL 的临床特征包括典型的皮肤松弛伴膀胱憩室、腹股沟疝和腹泻。该类型皮肤松弛症称为枕骨角综合征,是因为枕骨上出现向下的外突骨[44]。该病与 Menkes 病的区别在于 Menkes 病中会出现严重的神经系统缺陷,包括发育迟缓、癫痫发作、肌张力低下和出生后几年内死亡[45]。

类皮肤松弛症表型的其他遗传病

皮肤松弛或类皮肤松弛症的表型同样也是其他几种遗传病的特征。

MACS(OMIM#613075)是一种因 *RIN2* 突变而引起的常染色体隐性遗传病,*RIN2* 编码一种蛋白质,该蛋白质是 RAB5 的交换因子。RAB5 是一种调节膜和蛋白质运输的鸟苷三磷酸酶[46]。该病的患者眼睑下垂、随年龄增长的多余赘生皮肤、关节活动过度、脱发、大头畸形且脊柱侧弯。

ATS(OMIM#208050)是一种常染色体隐性遗传病,伴有主要动脉的延伸和迂曲,可出现狭窄、动脉瘤或动脉夹层以及皮肤松弛[47]。ATS 与 *SLC2A10* 失活突变相关,该基因编码 GLUT10,这是线粒体中的一种葡萄糖转运蛋白,已被证实与维生素 C 的转运有关[48]。

获得性皮肤松弛症

表 94.4 总结了获得性皮肤松弛症与其他多种疾病和药物使用之间的关系。可发病于儿童时期,但相比成年人更少。起病隐匿,随着时间的推移逐渐进展。获得性皮肤松弛症通常始于面部,典型病变于耳垂,以从头到脚的方向发展[12]。在约 50% 的病例中,红斑会先于皮肤松弛出现[17],也可能在荨麻疹、湿疹和多形红斑之后或同时发生[8]。儿童期全身受累很少见,但成人获得性皮肤松弛症患者(超过 20 岁)中可见肠憩室、腹股沟和裂孔疝、主动脉破裂、肺气肿和肺心病等。心脏和肺部受累的患者死亡率较高[12]。相反,尽管病情

是不可逆的,但儿童患者的预后很好。儿童 ACL 可能与青霉素和异烟肼等药物有关[10,12]。最近有研究表明一部分 ACL 患者合并巩膜水肿[49]。儿童和年轻人的皮肤肥大细胞增多症也与 ACL 有关[50-51]。有 ELN 和 FBLN5 突变的儿童,在被弓形虫感染后发展成 ACL,提示环境因素可能导致具有遗传倾向的人群罹患 ACL[52]。

表 94.4 报道的与获得性皮肤松弛症相关疾病[8-26]

药物	D-青霉胺,青霉素,异烟肼
感染	犬蛔虫(内脏幼虫移行症);伯氏疏螺旋体(莱姆病);梅毒螺旋体(梅毒);盘尾丝虫(盘尾丝虫病)
风湿/炎症性疾病	风湿性关节炎、系统性红斑狼疮、结节病、Sweet 综合征、乳糜泻、疱疹样皮炎
肿瘤	淋巴瘤、多发性骨髓瘤
其他	肾病综合征、淀粉样变性、肥大细胞增多症、α₁-抗胰蛋白酶缺乏症

炎症后弹性组织溶解和皮肤松弛症

炎症后弹性组织溶解和皮肤松弛症,也称为 Marshall 综合征,其特征是急性暴发性红色丘疹,以后逐渐消退,在受累部位皮肤失去真皮弹性组织出现皱纹[23]。最初的病变表现为鲜红色的丘疹,后中心变为深红色,最后是蓝色,从中心向周围蔓延过程超过 1~2 周,直径为 2~10cm。面部、耳和颈部最常受累,通常不累及手足掌跖[53]。随着病变消退,初发病变部位会出现皮肤松弛。与获得性皮肤松弛不同,该病不会累及全身。

组织病理学和实验室检查 苏木精-伊红染色无法看到弹性纤维。因此,弹性蛋白染色方法,例如 Verhoeff-van Gieson、Weigert 或 Hart 染色等,是评估弹性组织所必需的。在皮肤松弛症中,整个真皮层或乳头层中的弹性纤维会减少,镜下看到的弹性纤维可能会变短、碎裂和结块,并且通常会呈中心增厚,末端逐渐变细的形态。在严重病例,弹性纤维可能完全消失,可见粉尘样颗粒对弹性组织染色呈阳性[54]。但没有发现各个类型皮肤松弛症特异的表现。轻型皮肤松弛症的弹性纤维异常可能很难发现,因此未见异常并不一定排除诊断[55]。在超微结构中,可以看到与微纤维束相关的电子致密的非晶体或颗粒状沉积物,获得性和先天性皮肤松弛症都显示出相似的超微结构[56]。

目前可以对大多数已知的皮肤松弛症进行遗传学检测,对特定基因和涉及各种 ARCL 和 ADCL 类型的基因进行测序筛查。

鉴别诊断 在皮肤松弛症的鉴别诊断中,有几种需要排除的疾病会有类似的皮肤表现。EDS 中弹性纤维是正常的,与皮肤松弛症相比,皮肤可过度伸展但也可以轻易回缩[57]。然而,由于在 EDS 中存在异常的胶原纤维,患者伤口愈合不良,瘢痕萎缩变宽,这些都不是皮肤松弛症的特征。PXE(OMIM#264800)是一种可遗传的多系统疾病,其特征是异位钙化和弹性纤维断裂,主要见于皮肤、视网膜和心血管系统。在真皮深层可见异常的弹性纤维,而在真皮乳头层中相对较少。营养不良的弹性纤维存在钙化,这在皮肤松弛症中不存在。皮肤病变通常见于 20 岁,表现出黄色、黄瘤样丘疹、颈部和皱褶处的斑块等,逐渐发展为病态的皮肤松弛。GGCX 突变可导致一种罕见的常染色体隐性遗传疾病,表现为类皮肤松弛症样表型,具有 PXE 的组织病理学特征,轻度视网膜病变和维生素依赖的凝血因子缺乏(OMIM # 610842)[58]。Costello 综合征(OMIM # 218040)是常染色体显性遗传性疾病,与手掌、足底和颈部的皮肤松弛和过度褶皱有关,类似于皮肤松弛症表型[59],其由 HRAS 基因的激活突变引起[60]。胚胎发育期间可能会发生羊水过多或过度生长,但出生后 Costello 综合征患儿由于严重的进食障碍而出现轻-中度的发育迟缓,因此难以健康成长。患者具有特征性的面部外观:面部形态粗糙、鼻梁扁平和耳朵位置低。许多患者在以后的生活中会出现鼻或肛门乳头状瘤。尽管临床上表现为皮肤松弛,但其组织病理学检查呈现正常的弹性组织[61]。对于伴有发育迟缓的隐性遗传性皮肤松弛症患者,在鉴别诊断中要谨慎。

异常的皮肤松弛也是其他多种疾病的表现,例如各种淀粉样变性、18-三体综合征、Patterson 综合征(假性精神病)、皱皮综合征、老年皮肤骨营养不良、SCARF[骨骼异常(skeletal abnormalities)、皮肤松弛(cutis laxa)、颅骨早期闭合(craniosynnostosis)、两性畸形(ambiguous genitalia)、发育迟缓(retardation)和面部异常(facial abnormalities)]综合征[62]和妖精面容症(leprechaunism)等,需根据其相关特征来区分。

治疗 皮肤松弛症的治疗是有限的。手术可以解决疝气、憩室和直肠脱垂。面部注射肉毒杆菌毒素作为非手术干预可改善外观,并已用于青少年患者[63]。多余的皮肤可以通过外科手术切除,但是经常需要反复手术,因为多余的皮肤会随着时间延长而复发,长期随访

效果欠佳[27,64]。与胶原蛋白疾病不同,尚无伤口愈合不良的报道。已有报道氨苯砜可改善某些类型获得性皮肤松弛症患者的尿毒症并发症,但尚未显示出该方法可改变疾病进展[65]。最近,部分狼疮和皮肤松弛症患者使用了点阵式光热分解疗法,改善了上皮的光滑度[66]。除了局限性治疗外,建议监测其他全身性受累体征,肺功能检查对于肺气肿的早期发现很有用。同时应检查家庭成员是否有皮肤松弛症的迹象,对于存在遗传形式的家庭,应该进行遗传咨询。通过更好地了解皮肤松弛症的分子病理学,可能会开发出更有效的靶向疗法。

（倪思利 译,张建　罗晓燕　王华 校）

参考文献 94.2

见章末二维码

094章 参考文献

第 95 章　Buschke-Ollendorff 综合征、马方综合征和成骨不全

Marc Lacour

摘要

Buschke-Ollendorff 综合征、马方综合征和成骨不全是由结缔组织改变引起的三种遗传性疾病，这些疾病均有皮肤和骨骼的典型特征。Buschke-Ollendorff 综合征的皮肤特征突出，是诊断的主要线索。而在马方综合征和成骨不全中，骨质脆弱和骨量减少是主要特征，而皮肤特征是次要的。本章介绍了在临床上诊断这些综合征所需的临床特征，并回顾了最近的基因研究数据，从而使读者能够理解与马方综合征相关的疾病及其扩展分类，还有多种类型的成骨不全。

Buschke-Ollendorff 综合征

要点

- Buschke-Ollendorff 综合征的定义是家族性结缔组织痣和脆弱性骨硬化(osteopoikilosis)。
- 首先出现弹性瘤、胶原瘤或混合型结缔组织痣，而脆弱性骨硬化随后出现。
- 寻找与耳硬化症、身材矮小、椎管狭窄和发育迟缓的罕见关联。

同义词

家族性青少年弹性瘤(familial juvenile elastoma)，播散性豆状核皮肤纤维瘤病伴脆弱性骨硬化(dermatofibrosis lenticularis disseminata with osteopoikilosis)，弥散性皮肤纤维瘤病伴脆弱性骨硬化(disseminata dermatofibrosis orthopoikilosis)，弹性纤维痣(naevus elasticus)

定义　临床上，Buschke-Ollendorff 综合征(Buschke-Ollendorff syndrome, BOS)的特征是弥散性结缔组织痣（主要为弹性纤维型）和脆弱性骨硬化(osteopoikilosis, OPK)，是一种罕见的常染色体显性遗传病，具有高度可变的表型特点，LEMD3 基因杂合性失活所致。

历史　1928 年，Abraham Buschke 和 Helene Ollendorff 记录了一名 41 岁的妇女，其背部、上肢、腰部、臀部和大腿上部出现了对称性分布豌豆大小的丘疹[1]。这些丘疹在组织学上与结缔组织痣相同，被称为播散性豆状核皮肤纤维瘤病，并与 OPK 有关。Abraham Buschke 在柏林 Rudolf Virchow 医院担任皮肤科主任多年，于 1943 年被驱逐至特雷辛后丧生[2]。Helene Ollendorff 与 Wilhelm Curth 成婚，并于 1931 年移居纽约。1954 年，她与 Madge Macklin 一起以她的婚后名字命名豪猪状鱼鳞病(ichthyosis hystrix)为"Curth-Macklin 鱼鳞病"[3]。

脆弱性骨硬化是引起多发性骨硬化性骨病变的罕见原因（同义词：弥散性骨硬化病、骨斑点症、家族性弥散性骨硬化）。这种骨病变首先由 Stieda 在 1905 年提出[4]，随后 Albers-Schoenberg 在 1915 年对其进一步描述[5]。从更多病例报告[6-12]中可以明显看出，BOS 可以常染色体显性方式遗传，在同一家庭中，受累成员通常同时有皮肤和骨骼病变，但亦可存在表型差异，仅出现皮肤和骨骼其中之一病变[13]。1977 年，Morrison 等人[14]描述了来自不同家庭的 16 名患者，其中弥散性皮肤纤维化的皮肤病变具有青少年弹性瘤的特征性组织学改变。这证实了 Cairns[7] 的早期发现，并指出 BOS 的特殊皮肤异常与弹性纤维型结缔组织痣（弹性纤维痣）一致。

青少年弹性瘤(juvenile elastoma)首先由 Weidman 和 Ayres 在 1933 年提出[15]，是一种弹性组织的错构畸形，可散发或为常染色体显性遗传。在许多病例报道中，并未提及 OPK 的影像学检查[16-18]或为阴性结果[19]。然而，基于相似的组织学特点以及骨和/或皮肤受累的家庭内表型变异，家族性青少年弹性瘤应被视为 BOS 的"非完全型"[14,20-28]。在 BOS 中也很少有混合型结缔组织痣和胶原瘤的报道，这表明在 BOS 中发现的结缔组织痣可能存在异质性[29-30]。现已有大量关于 BOS 的报道[19-27]。

病因和发病机制　2004 年，Hellemans 等人[31]将 OPK 和 BOS 致病基因定位于染色体 12q12-14.3，并报道 LEMD3 的胚系突变导致 OPK、BOS 和蜡油样骨病(melorheostosis)。LEMD3（也称为 MAN1）是一种内核膜的整合蛋白，它通过与 Smad 家族蛋白的相互作用来

拮抗转化生长因子（transforming growth factor，TGF）和骨形态发生蛋白（bone morphogenetic protein，BMP）的信号[32-33]。所有引起 OPK 和 BOS 的突变都是杂合的，可使 *LEMD3* 基因丧失功能[31,34-36]。它们包括无义和移码突变以及导致跳过外显子的剪接位点突变[37]。迄今为止，尚无两个家族具有相同的 *LEMD3* 突变，突显了 BOS 的遗传多样性[38]。最后，在一个 BOS 家庭中没有 *LEMD3* 突变表明该疾病存在遗传异质性[39]，但尚未得到证实。

脆弱性骨硬化是骨硬化过程，可以通过 *LEMD3* 基因失活突变来解释，该突变导致 TGF-β/BMP 信号转导增加，后者也是其他几种骨硬化疾病的常见信号途径，例如进行性骨干发育不良和硬化性骨化病。

蜡油样骨病是典型的不对称性流动性骨增生病，常见于长骨皮质。本病通常散发，但据报道发生于 5% 的 BOS 患者中[38,40]，可能是由二次合子后体细胞突变引起。然而，近期的研究数据并未证实这一假说，并且排除了 *LEMD3* 突变是散发的、孤立性蜡油样骨病的发病原因[37,41-42]。

在 BOS 中，LEMD3 功能丧失与皮肤病变之间的明确联系仍不清楚。在对 BOS 进行基因鉴定之前，人们认为导致 BOS 出现青少年弹性瘤的遗传机制是"常染色体显性遗传性皮肤病的 2 型节段性表现"[43-44]。迄今为止，这一假设尚未通过遗传分析得到证实。事实上，来自 BOS 患儿弹性组织痣的成纤维细胞未显示出存在任何二次打击突变或杂合性丧失的证据[45]。

临床特征　BOS 的皮肤病变可能在出生时即存在，通常在 10~20 岁进一步发展，成年后发病较少见。它们由多个豌豆大小的、肉色、黄色或白色的丘疹组成，主要分布在下腹部、臀部、下肢或腰椎区域[13-14,23,46-49]。更常见的是，皮损由成团分布、较大的淡黄色结节组成，有时会融合成斑块[14,43]，或者不对称地分布[11,20,50]。病变常融合，但仅会影响整个外层表皮。一旦稳定，病变通常保持不变并保持无症状状态（图 95.1）。

最近一项对 164 例家族性 BOS 病例的回顾性研究[38]提供了有关各临床表现比例的准确数据。回顾病例的人口统计学结果显示，男女比例相似，平均就诊年龄为 6 岁。结缔组织痣始终无症状，表现为成组（14%）、成组/斑块（27%）、斑块（42%）或非结节性（18%）损害，位于腹部（13%）、四肢（83%）、头颈部（3%）或躯干（55%）。

OPK 的影像学表现包括多发、界限清晰、圆形或椭圆形的混浊区，直径为 1~10mm（图 95.2）。通常见于长骨和骨盆的骨骺和干骺端，但也常出现在指骨、腕骨和跗骨中。肋骨、头骨和脊柱很少受到影响，这有助于排除其他会产生骨质疏松的疾病，例如转移癌、肥大细

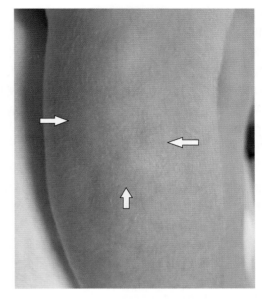

图 95.1　Buschke-Ollendorff 综合征的患儿小腿上可见结缔组织痣

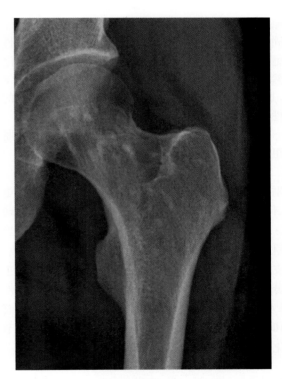

图 95.2　患脆弱性骨硬化的成年男性髋骨

胞增多症和结节性硬化症等[24]。

脆弱性骨硬化病没有特异的病理学改变，通常是偶然发现，在 211 000 张 X 射线照片中可发现 12 张存在病变[51]。可发生在胎儿期，但通常会经历多年的疾病进展，直到青春期晚期或成年期才会被检测到。现已报道了没有皮肤症状的家族性 OPK[52]。如上所述，致病的 BOS 疾病家族对皮肤痣和 OPK 的外显率均不同，因为同一家族的不同成员可能仅具有皮肤损伤、仅

有骨损伤或两者兼有[38,53]。

BOS 通常终生都是一种良性疾病,例如,一名妇女生了 8 个患病的孩子[28]。肌肉纤维化和挛缩等可能使疾病复杂化[54-55],在已描述的几种关联中[13,38,56],大多数可能纯粹是巧合。然而存在一个例外,就是与耳硬化症的关系[7,25,57-58]。现在仍需要确认的疾病关联包括该病与发育迟缓、身材矮小和椎管狭窄之间的相关性[38]。

病理　从组织学和显微结构上看,BOS 的皮肤病变特点是围绕着正常胶原的弹性纤维变得广泛交错且肥大。据研究,这些病变为弹性痣或(青少年)弹性瘤,通常存在于真皮的中下部,而真皮乳头层则很少见[7,14]。并且人们已经对弹性纤维和胶原纤维的量和弹性蛋白独特分支的多样性有所研究[11,27,59]。事实上,如果弹性蛋白异常是大多数 BOS 病例的普遍表现,那么混合型结缔组织痣和胶原瘤则也被研究清楚[29-30,38]。相邻的未受累皮肤在形态上是正常的,但与病灶皮肤没有明显的界线。

因此,BOS 的病变在组织学上不同于家族性皮肤胶原瘤(胶原蛋白增加,弹性纤维减少且细弱和破碎),不同于结节性硬化的鲨鱼皮斑(胶原蛋白增加,弹性纤维稀疏)和弹性纤维假黄瘤(弹性纤维碎裂和钙化)。显然,对病变皮肤中的弹性纤维进行仔细的形态学分析,是区分 BOS 与其他同样表现出弹性纤维改变的遗传性和获得性疾病的有价值工具[60]。

从组织学上讲,脆弱性骨硬化由层状骨的增厚小梁组成[61],相关的微纤维改变已明确。

鉴别诊断和治疗　对患者及其所有家庭成员的病史采集、仔细的临床检查以及适当的影像学检查对于确诊 BOS 至关重要。实际上,皮肤病变的鉴别诊断相当多(框图 95.1)。如果该家庭任何成员都没有骨质改变,则皮肤活检将表明结缔组织痣的类型。如果痣的主要成分是胶原蛋白,则需要排除的疾病包括获得性疾病[暴发性胶原瘤(丘疹性弹性纤维溶解)、非家族性胶原瘤和变形综合征]和遗传性疾病[家族性胶原瘤、结节性硬化症(鲨鱼皮斑)和多发性内分泌肿瘤-1 型][29-30]。

框图 95.1　Buschke-Ollendorff 综合征的皮肤组织痣鉴别诊断

- 鲨鱼皮斑(结节性硬化)
- 胶原瘤
- 弹性纤维假黄瘤
- 苔藓样黏液水肿
- Hunter 综合征的皮肤结节
- 平滑肌错构瘤
- 平滑肌瘤
- 神经纤维瘤
- 脂肪瘤

丘疹性弹性纤维溶解是结缔组织痣的一种罕见亚型,也被报道为发疹性胶原瘤。它具有独特的临床表现:在躯干、腹部或小腿上有多发、小的、肉色的坚硬丘疹,发病于儿童期,无前驱炎症。在组织学上,胶原蛋白显著增加,弹性纤维减少[62-74]。BOS 也存在这种临床表型[29],家族性发疹性胶原瘤被认为是 BOS 的不完全形式[75]。然而,在最近发表的两个案例中,并未发现 LEMD3 基因缺陷[76]。

BOS 的皮损通常无症状,很少引起容貌外观问题,因此无需治疗。建议将患者的诊断告知其近亲,以避免偶然的 X 线误诊,并对该常染色体显性遗传综合征进行遗传咨询。

参考文献 95.1

见章末二维码

马方综合征

> **要点**
>
> - 通常包括马氏体征(细长指)、脊柱侧弯、主动脉扩张和晶状体脱位,是由 fibrillin-1 基因突变引起的。
> - 许多涉及其他基因的相关表型和/或综合征。
> - 在青少年中出现关节松弛的异常扩张纹和/或重度近视,即需要进行基因评估,即使没有马氏体征。

定义　马方综合征(Marfan syndrome,MFS)是由 fibrillin-1 基因异常表达引起的常染色体显性遗传性结缔组织疾病,其特征是在心血管、肌肉骨骼和眼科的异常。该综合征还存在基因多效性和临床变异性。

历史　1896 年,法国儿科医生 Marfan 报道了一个 5 岁的女孩:她的身材高大、四肢和手指过长[1]。他使用了"细长指(dolichostenomelia)"一词,现在被称为"马氏体征"(marfanoid habitus)。几年后,Marfan 的首例患者出现脊柱侧弯[2]。Achard 描述了另一名临床表现相似的患者,他引入了"蜘蛛脚样畸形(arachnodactyly)"一词来描述其细长的手指[3]。在 1931 年,Weve 报道表现为晶状体脱位(晶状体异位)和二尖瓣反流的相关病例,提出了"先天性中胚层营养不良,马方型"命名[4]。Apert 于 1938 年将其浓缩为马方综合征[5]。1956 年,MFS 分类的主要贡献者 McKusick,提出弹性纤维或与弹性纤维紧密相关的成分在 MFS 中是有缺陷的。最初的研究集中在胶原蛋白、弹性蛋白和其他结缔组织成分上,直到 20 世纪 80 年代后期才鉴定出纤维蛋白原作为与弹性纤维紧密相连的分子[6-7]。在很短的时间内,通过位置克隆方法和候选基因策略,成功将两个原纤维蛋白基因进行了克隆和定位[8-12]。首先在 MFS 和常染色体显性晶状体脱位患者中首先发现了 *fibrillin-1* 基因的突变(位于 15 号染色体上的 *FBN1*)[13]; *Fibril-lin-2* 基因的突变(5 号染色体上的 *FBN2*)与 MFS 相关疾病——先天性挛缩性细长指(congenital contractural arachnodactyly, CCA)有关[14]。在过去的 10 年中,通过基因分析,确定了其他几种与 *fibrillin-1* 和 *fibrillin-2* 相关的疾病,以及与 MFS 有重叠临床表现的疾病,例如 Loeys-Dietz 综合征(Loeys-Dietz syndrome)、Shpritzen-Goldberg 颅缝早闭综合征(Shpritzen-Goldberg craniosyn-ostosis syndrome)和 MASS 表型[15](表 95.1)。

表 95.1 遗传和临床上与马方综合征相关的疾病

疾病	基因
马方综合征	*FBN1*
升主动脉瘤和主动脉夹层	*FBN1*
家族性晶状体脱位	*FBN1*
晶状体异常发育 2 型	*FBN1*
MASS 综合征	*FBN1*
皮肤僵硬综合征	*FBN1*
Weill-Marchesani 综合征 2 型,显性遗传	*FBN1*
马方样-早衰-脂肪营养不良综合征	*FBN1*
先天性挛缩性蜘蛛脚样畸形	*FBN2*
早发型黄斑退化	*FBN2*
Loeys-Dietz 综合征,LDS1-LDS5	*TGFBR1*,*TGFBR2*,*SMAD3*,*TGFB2*,*TGFB3*
Shprintzen-Goldberg 颅缝早闭综合征	*SKI*

注:FBN,fibrillin,纤维蛋白原;TGFB,transforming growth factor-β,转化生长因子 β;TGFBR,transforming growth factor-β receptor,转化生长因子 β 受体;SKI,SK oncogene,SK 原癌基因。

最后,值得一提的是 MFS 研究中的两个轶事:Marfan 的首例患者可能没有 MFS,而是 CCA[16];美国总统 Abraham Lincoln 和 Paganini 是否患有 MFS,引起了广泛关注[17-19]。

发病机制 *FBN1*(chr15q15-15q21.1)编码一个 350kDa 的糖蛋白,它是细胞外基质中 10nm 微纤维的主要成分。该糖蛋白具有 47 个表皮生长因子样序列、7 个 TGF-β 结合结构域并富含半胱氨酸和脯氨酸的分子结构[6,20-21]。最初由三组独立的实验证明了纤维蛋白原

作为 MFS 潜在病因的重要作用:首先,MFS 组织样本中纤维蛋白原的抗血清表明其中微纤维的数量减少[22-23];其次,在 26 名 MFS 先证者中证实了真皮成纤维细胞合成和分泌的原纤维蛋白有缺陷[24];最后,对几名患病亲属进行了连锁和突变分析证实了 MFS 发病和纤维蛋白原基因之间的遗传同源性[25]。

在功能上,包括纤维蛋白原在内的 10nm 微纤维至少具有三种功能:作为弹性蛋白与其他基质结构(如表-真皮交界处的基底膜)之间的连接;提供弹性蛋白沉积的支架(如主动脉的中膜);作为不含弹性蛋白的组织中的结构成分(如睫状小带)[26]。因此,目前认为纤维蛋白原在 MFS 中的致病作用主要是结构性的。组织的脆弱性会引起主动脉壁的薄弱,而使其易于破裂,以及削弱睫状体的功能,从而导致晶状体脱位[27-28]。

然而,MFS 患者骨骼过度生长的原因很难单纯归因于结构异常,直到在 fibrillin-1 缺乏的患病小鼠中发现了第二种涉及代谢通路的致病原因[29],才得以确定。实际上,*fibrillin-1* 基因突变会导致 TGF-β 配体释放失控,从而上调经典(TGFB2/3、SMAD2/3、TGFBR1/2)和非经典(ERK、JNK1、MAPK)TGF-β 信号通路,最终导致 TGF-β 靶基因的过表达[15,30]。TGF-β 信号通路失调的代谢作用不仅是骨骼形成的重要因素,而且在动脉瘤形成中也很重要,因为编码经典 TGF-β 通路的基因功能丧失性突变是导致 MFS 相关疾病的主要原因,包括 LDSs(*TGFBR1*、*TGFBR2*、*SMAD2*、*SMAD3*、*TGFB2* 和 *TGFB3*)和 Shprintzen-Goldberg 颅缝早闭综合征(*SKI*)。最后,失调的基质金属蛋白酶也与 MFS 有关[31-32]。

临床特征 MFS 的估计发病率为 1∶10 000~1∶5 000,没有性别或种族差异的报道。近 25% 的患者无该病的家族史。MFS 的临床表现多样化,从生后即患病、出生后几个月内死亡[33]到可长期生存均可见。严重的病例通常是散发而不是家族性的,少数病例具有纯合突变的隐性遗传模式。

肌肉骨骼特征

细长指(也称为马氏体征)是 MFS 的特征性骨骼表现[34]。身材高大、上身/下身比率降低(upper seg-ment/lower segment, US/LS<0.85 在成人患者具有显著意义)、长头畸形和手指、脚趾的蜘蛛脚样畸形(图95.3)。漏斗胸/舟状胸可在出生时出现或因过度纵向生长而出现。脊柱侧弯主要是右胸凸出,发生在 2/3 的 MFS 患者中[35]。韧带松弛和广泛性运动过度是十分常见的,可导致多达 3/4 的儿童 MFS 患者以及几乎所有成人 MFS 患者出现脊柱疼痛、关节痛、韧带损伤或

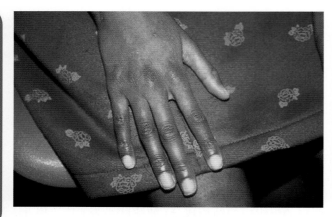

图 95.3　马方综合征的蜘蛛脚样畸形

其他肌肉骨骼症状[36]。狭窄、高腭穹的牙列也是常见特征[37]。

心血管表现

这是导致 MFS 患者寿命缩短的主要原因。儿童主要是多个瓣膜功能不全,而大多数成年人患有主动脉退行性并发症。主动脉扩张是由典型的囊性内侧坏死引起的,并常常在 40 岁之前引起主动脉瘤。与主动脉根相关的主动脉瓣关闭不全是最常见的瓣膜并发症(成人患者中高达 70%),其次是二尖瓣脱垂。

眼部表现

晶状体脱位通常是双侧的,发生在 50%~80% 的 MFS 患者。晶状体位移通常向上。尽管晶状体脱位是 MFS 中最常见的眼部表现,但视力丧失更多是继发于严重近视、视网膜脱离、青光眼或虹膜炎[38-40]。在对 573 名 MFS 患者的研究中,有 19.2% 斜视、67% 外斜视,2.1% 内斜视和 1.4% 垂直性斜视[41]。

皮肤表现

皮肤表现是 MFS 中的次要特征。萎缩纹是 MFS 的最常见皮肤表现[42-44],可见于 2/3 的 MFS 患者,并且其数目会随着年龄的增长而增加[36]。从组织学上看,它们与正常人群中的萎缩纹无区别[45]。与正常人群相比,萎缩纹在 MFS 中更为常见,且在通常不常见的部位(肩、臂、腋窝、乳房、背部、腹部、侧面)发现的萎缩纹具有较高的诊断价值[46]。在 MFS 表型-基因型相关性的研究中,如半胱氨酸相关的突变和晶状体脱位间的相关性、外显子 24-32 突变和新生儿 MFS 的相关性,发现单倍体功能不足与皮纹、硬脑膜扩张、漏斗胸和年轻时的主动脉意外等有相关性[47]。

2/3 的 MFS 患者存在皮肤过度伸展,无论其年龄如何,都与关节松弛有关[36]。曾有马氏体征伴有皮肤过度伸展,但不是 MFS 的病例报道[48]。

容易挫伤也是 MFS 患者的主诉,这不是由于凝血功能受损所致,而是由于皮肤松弛、皮下脂肪减少、关节松弛、视力差使挫伤的风险增加。

本病可出现卷烟纸样瘢痕,但这并不是 MFS 患者的典型特征。与 Ehlers-Danlos 综合征相比,MFS 患者的皮肤切口或裂伤通常会迅速愈合[36],并且比普通人更易形成大的、肥厚性或萎缩性瘢痕[46,49]。

最后,个案报道还包括 MFS 伴小儿麻痹症[50]、LEOPARD 综合征[51]、EDS[52]、神经纤维瘤病[53]、PHACE 综合征[54]、匐行穿孔性弹性组织变性[55]、指甲翼状胬肉[56]、蠕虫样皮肤萎缩等[57]。

诊断　MFS 的诊断主要是依靠临床表现[58],依赖于有家族史(75%)的患者的主要表现。对于 MFS 的单例诊断可能较困难,尤其是在尚无心脏表现的儿童中。对于有马氏体征的青少年,有效且简单的筛查测试包括拇指征(图 95.4)、手腕征(如果拇指和小指环绕在对侧手腕上时可交叠,则为阳性)和 US/LS 比值。下一个需要关注的问题是:患者是否患有严重的近视眼?如果符合标准,则应将患者转诊给心脏病专家或遗传学家进行干预。

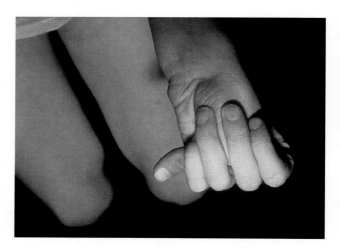

图 95.4　马方综合征:"拇指征"

然而,MFS 在临床上是异质性的,并且与其他系统性结缔组织病,如 LDS[59-61]、Shprintzen-Goldberg(颅缝早闭)综合征(SGS)[15,62-64] 和 MASS 表型/综合征表现出相似的临床体征[65]。

- LDS 的特点包括眼距过宽、颅缝早闭、双裂小舌、上腭裂、动脉迂曲以及动脉瘤产生甚至破裂。心血管表现比 MFS 和 SGS 更为严重,在年龄较小时,即使动脉直径不大,依然会发生动脉夹层和破裂。哮喘、鼻炎和湿疹的患病率也会增加。多发性面部粟丘疹也在一个家族中报道[66]。
- 除了 MFS 和 LDS 相关的颅面、骨骼、皮肤和心血管症状外,SGS 还存在学习困难、颅缝早闭和骨骼肌张力低下等症状。

- MASS 综合征的代表特征是近视、二尖瓣脱垂、轻度和非进展性主动脉扩张以及非特异性皮肤和骨骼马氏特征,但并无晶状体脱位。MASS 中最常见的皮肤症状也是皮纹,萎缩性皮肤斑片已被认为是一种典型特征[67]。

2010 年,定义了新的 MFS 诊断标准,即修订过的 Ghent 疾病标准,以更准确地处理临床表现中的重叠[68]。

管理　皮肤科医生几乎不需要参与 MFS 的疾病管理[69]。降低并发症发生率、延长 MFS 患者的寿命主要是通过改善心血管、骨科症状和眼科手术来实现[35,40,70-71]。之前的报道表示[72-73],β 受体阻滞剂可用于预防性地减少或延缓主动脉扩张[72-73],但最近的数据结果与其有所差异[74]。由于纤维蛋白原在 TGF-β 信号通路中的作用,促使了氯沙坦的临床试验,氯沙坦是一种已知可抑制 TGF-β 的血管紧张素 Ⅱ 的 Ⅰ 型受体拮抗剂。与 β 受体阻滞剂一样,氯沙坦的治疗是有效的;但是除了针对单倍体功能不足突变的患者外[47],氯沙坦的治疗作用并没有十分明显[75-76]。当 MFS 患者的主动脉根或升主动脉的直径达到 5cm 或者 LDS 患者的主动脉根升主动脉的直径小于该标准时,建议进行主动脉手术[61,77-78]。

由于动脉瘤破裂的高风险,妊娠仍然是一个问题。但可以允许轻微心血管异常的女性进行妊娠[79-82]。

参考文献 95.2

见章末二维码

成骨不全

要点

- 目前该病包括超过 17 种遗传异质性疾病,其疾病严重程度范围很大。
- 皮肤表现极少:薄而半透明,弹性、伸展性降低,有迟滞现象。巩膜蓝染在某些病例中出现,但并非全部。

同义词

La maladie de Lobstein 病,脆性骨病

定义　成骨不全(osteogenesis imperfecta,OI)是一组异质性疾病,其特征是骨骼脆弱,并伴有结缔组织功能

障碍相关的其他支持证据,包括牙齿异常(牙本质生成不全)、听力下降、巩膜颜色改变和软组织发育异常等[1]。

历史　据报道,历史上曾有类似案例,包括埃及木乃伊和九世纪英格兰斯堪的纳维亚之战的胜利者无骨人 Ivar。然而,最早的准确病例描述需追溯到 18 世纪末和 19 世纪初,"成骨不全"一词最早由 Vrolik 于 1849 年提出[2]。

1979 年,Sillence 根据临床标准和遗传模式将 OI 分为四类:①以蓝色巩膜为主的 OI;②致死性的围产期 OI,影像学可见股骨的放射样皱褶和串珠样肋骨;③逐渐变形性 OI;④显性遗传的 OI,但巩膜正常。用罗马数字 Ⅰ~Ⅳ 型命名 OI,以便在在线人类孟德尔遗传目录(Online Mendelian Inheritance in Man,OMIM)数据库中描述该疾病。在 Ⅱ 型和 Ⅳ 型中都发现了 OI 的常染色体显性和隐性遗传形式,表明其遗传异质性。1983 年,首次报道了 Ⅱ 型 OI 患者存在胶原蛋白基因(COL1A1)内部缺失[3]。在接下来的几年中,在所有 OI 类型中都检测到了 COL1A1 和 COL1A2 基因突变。2006 年,首次证实了常染色体隐性遗传病因(CRTAP 突变)[4],在随后的 10 年中,共确认了 17 种 OI 遗传异常。但是,COL1A1/2 突变仍占绝大多数(85%~90%)。近期提出了一种新的分类方法和描述术语,将患者的表型(1~5 型 OI)和致病基因(Ⅰ~ⅩⅦ型 OI)结合在一起描述[5](表 95.2)。

发病机制　传统意义上讲,OI 是由胶原生物合成异常引起的一组异质性疾病的一部分,这类疾病包括软骨发育不良(COL2 基因)、Alport 综合征(COL4 基因)、Bethlem 肌病(COL6 基因)、大疱性表皮松解症(COL7 基因)、Fuchs 角膜内皮营养不良(COL8 基因)和多发性骨骺发育不良(COL9 基因)等。

所有类型的胶原蛋白都具有共同的结构特性,例如以三个氨基酸(Gly-X-Y)重复序列为特征的三螺旋结构域、大量的羟脯氨酸和羟赖氨酸残基以及三聚体结构(同源或异源三聚体,具体取决于胶原蛋白类型)等。不同类型胶原蛋白在人体上的分布位置和数量都不同。例如,Ⅶ型胶原蛋白主要在表-真皮交界处形成锚原纤维,Ⅱ型胶原蛋白存在于软骨和眼睛玻璃体液中,Ⅳ型胶原蛋白存在于基底膜中。在 OI、某几类 EDS(经典型和ⅦA 型)、某些形式的骨质疏松症和 Caffey 病(婴儿骨皮质增生症)中均存在 Ⅰ 型胶原蛋白生物合成异常,它普遍存在于体内,参与形成绝大多数胶原蛋白。

第
二
十
一
篇

表 95.2   成骨不全的分类

OI 综合征名称	基因	OMIM	蛋白产物	遗传性
严重程度为轻度-中度的临床表型				
1 型	1. COL1A1	Ⅰ型	胶原蛋白 α_1（Ⅰ）链	AD
巩膜蓝染的非畸形性 OI	2. COL1A2	Ⅰ型	胶原蛋白 α_2（Ⅰ）链	AD
4 型	1. COL1A1	Ⅳ型	胶原蛋白 α_1（Ⅰ）链	AD
巩膜正常的常见多样性 OI	2. COL1A2	Ⅳ型	胶原蛋白 α_2（Ⅰ）链	AD
	3. WNT1	ⅩⅤ型	无翅型 MMTV 整合位点家族,成员 1	AD
	1. CRTAP	Ⅶ型	软骨相关蛋白（CRTAP）	AR
	2. PPIB	Ⅸ型	亲环蛋白 B（CyPB）	AR
	3. SP7	Ⅻ型	Osterix 成骨转录因子	AR
	4. SPARC	ⅩⅦ型	骨粘连蛋白	AR
	1. PLS3	NA	网素 3	XL
5 型	1. IFITM5	Ⅴ型	干扰素诱导跨膜蛋白 5	AD
骨间膜钙化 OI				
进展性畸形和围产期致死性临床表型				
3 型	1. COL1A1	Ⅲ型	胶原蛋白 α_1（Ⅰ）链	AD
进展性畸形 OI	2. COL1A2	Ⅲ型	胶原蛋白 α_2（Ⅰ）链	AD
	1. BMP1	ⅩⅢ型	骨形态发生蛋白	AR
	2. CRTAP	Ⅶ型	软骨相关蛋白（CRTAP）	AR
	3. FKBP10	Ⅺ型	肽基脯氨酰顺式异构酶 FKBP10	AR
	4. LEPRE1	Ⅷ型	脯氨酰 3-羟化酶 1（P3H1）	AR
	5. PLOD2	NA	胶原蛋白原-赖氨酸,2-氧戊二酸 5-双加氧酶 2	AR
	6. PPIB	Ⅸ型	亲环蛋白 B（CyPB）	AR
	7. SERPINF1	Ⅵ型	色素上皮衍生引子（PEDF）	AR
	8. SERPINH1	Ⅹ型	热激蛋白 47（HSP47）	AR
	9. TMEM38B	ⅩⅣ型	细胞内阳离子通道 B 三聚体（TRIC-B）	AR
	10. WNT1	ⅩⅤ型	无翅型 MMTV 整合位点家族,成员 1	AR
	11. CREB3L1	Ⅺ型	老星形胶质细胞特异性诱导底物（OASIS）	AR
2 型	1. COL1A1	Ⅱ型	胶原蛋白 α_1（Ⅰ）链	AD
围产期致死性 OI	2. COL1A2	Ⅱ型	胶原蛋白 α_2（Ⅰ）链	AD
	1. CRTAP	Ⅶ型	软骨相关蛋白（CRTAP）	AR
	2. LEPRE1	Ⅷ型	脯氨酰 3-羟化酶 1（P3H1）	AR
	3. PPIB	Ⅸ型	亲环蛋白 B（CyPB）	AR
	4. 11p11del	ⅩⅥ型	（包含 CREB3L1 和 DGKZ 基因的缺失）	AR

注:AD,autosomal dominant,常染色体显性遗传;AR,autosomal recessive,常染色体隐性遗传;NA,not attributed,未知;OI,osteogenesis imperfecta,成骨不全;OMIM,Online Mendelian Inheritance in Man,在线人类孟德尔遗传目录;XL,X-linked,X 连锁型。

资料来源:Reproduced with permission of John Wiley & Sons.

常染色体显性遗传的 OI（1~4 型 OI）是 Ⅰ 型胶原合成异常或结构缺陷造成的。*COL1A1* 和 *COL1A2* 基因中可能出现多种点突变、插入突变和缺失突变，从而出现 OI 表型的临床异质性（从轻型到致死型）[1,6-7]。5 型常染色体显性遗传 OI 是由 *IFITM5* 基因突变引起的，该基因编码那些参与成骨细胞形成的蛋白质[8-9]。

常染色体隐性遗传的 OI（2~4 型 OI）的发病机制可分为：胶原加工异常（*BMP1* 基因）、脯氨酰 3-羟基化复合物（*CRTAP*、*LEPRE1*、*PPIB* 基因）胶原修饰异常、分子伴侣参与的胶原折叠缺陷（*SERPINH1*、*FKBP10* 基因）以及不直接与 Ⅰ 型胶原生物合成缺陷相关的骨矿化缺陷（*SERPINF1*、*SP7*、*WNT1*、*TMEM38B*、*CREB3L1* 基因）等[10]。此外，编码了骨连接蛋白的 *SPARC* 基因与 ⅩⅦ 型 OI（临床上为 4 型 OI）相关[11]，其中，骨连接蛋白是一种与 Ⅰ 型骨胶原相关的蛋白质。

临床特点　巩膜蓝染的非畸形性 OI——1 型 OI 特点是骨脆性增加，通常骨质量降低，有明显的蓝灰色巩膜以及从青春期或成年期开始出现传导性听力减退。它是欧洲社区中最常见的 OI 种类，活产儿患病率为 1∶25 000。在一些患病家庭中可见牙质生成不全症（dentinogenesis imperfecta，DI）。

围产期致死性 OI——2 型 OI 在妊娠 18~20 周的胎儿中可见，胎儿的长骨短而弯曲，或成角畸形，并且面部和颅骨骨化明显不足。肋骨出现渐进性断裂。1/5 为死胎；即使出生，90% 于 4 周内死亡[12]。

进展性畸形 OI——3 型 OI 通常在婴儿期出现，骨骼脆弱，多处骨折导致骨骼变形。巩膜在出生时是蓝色的，但是随着年龄的增长颜色逐渐变淡。DI 表现多样。儿童期出现纵向生长不良、脊柱后凸、缝间骨及长骨畸形，并在青春期进展（图 95.5）。大多数患者在 20~30 岁接受静脉注射双膦酸盐治疗之前死亡。

巩膜正常的常见多样性 OI——4 型 OI 特征是反复骨折、骨质疏松症、不同程度的长骨和脊柱畸形，但巩膜正常。听力障碍少见。DI 发生颅后窝压迫综合征的风险较高。4 型 OI 主要为常染色体显性遗传，其严重程度差异很大。

骨间膜钙化 OI——5 型 OI 表现为中-重度的骨脆性，前臂和下肢的骨间膜逐渐钙化，有进展为增生性骨痂的倾向[13]。巩膜为白色，且不存在 DI 和缝间骨。

OI 的皮肤薄且半透明[14]，对组织性能的机械分析显示其弹性、延展性和滞后性均降低[15]。换句话说，OI 患者的皮肤比正常皮肤更僵硬，弹性更差。偶尔可见匐行穿孔性弹性组织变性[16-19]，瘢痕较正常情况更宽，也更易挫伤[14]。Blegvad 和 Haxthausen 报道了斑状萎缩症（皮肤松弛症）[20-21]。对伴 *COL1A1*/*COL1A2* 突变的患者进行皮肤组织学检查发现，弹性纤维异常增多且常会破碎成团，弹性纤维的数量成比例增加更提示

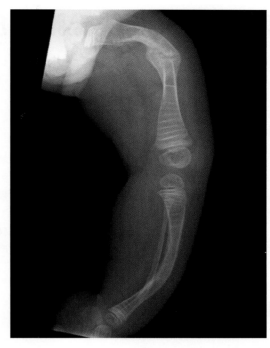

图 95.5　3 型成骨不全：弥漫性骨质疏松症、骨皮质变薄、骨畸形和股骨骨折。资料来源：Courtesy of Prof. S. Hanquinet，Children's Hospital，Geneva，Switzerland.

了胶原蛋白的异常。在超微结构中，发现胶原纤维直径多变，同时还存在胶原蛋白花束（异常较大的胶原纤维），这一表现在 EDS 患者中更为常见[22-23]。

OI 的鉴别诊断包括儿童虐待[24-26]以及与骨脆性增加相关的各种骨骼疾病，例如佝偻病、骨软化症、Bruck 综合征、骨质疏松-假性神经胶质瘤综合征、胰腺纤维性增生、青少年 Paget 病、低碱性磷酸酶血症、Cole-Carpenter 综合征和 OI/EDS 重叠综合征。

治疗　静脉注射双膦酸盐的周期性治疗已成为中-重度 OI 患儿金标准治疗方案[27-29]。最近，在一项纳入了 10 例患者、用 *desonumab*（一种抑制破骨细胞成熟的 RANK 配体抗体）进行的生物治疗、为期 48 周的前瞻性试验研究显示，腰椎骨的骨密度显著增加[30]。长骨内固定术（骨钉或棒固定术）是 OI 患者最常见的手术治疗方法[31]。严重的 4 型 OI 患者接受多学科治疗后，其骨骼愈合比 3 型 OI 更好[32]。

（倪思利　译，张建　罗晓燕　王华　校）

参考文献 95.3

见章末二维码

095章 参考文献

第 96 章　皮肤松弛和皮肤萎缩

Marc Lacour

摘要

　　皮肤松弛（anetodermas）和皮肤萎缩（atrophodermas）以真皮局灶性改变为特征。本章介绍了这一系列罕见病在儿童中的典型临床表现，儿童皮肤科医生需对疾病进行迅速识别。

　　儿童主要发生继发性皮肤松弛，如继发于局部感染（如水痘）、局限性皮肤病（如毛母质瘤）或皮肤创伤（如早产儿皮肤松弛）。原发性皮肤松弛症较罕见，大约 10 多岁或 20 多岁发病。

　　皮肤萎缩是萎缩性皮肤病的一种独特形式，与硬斑病或系统性硬化紧密相关，目前缺乏足够的证据将其作为一个独立的疾病。局限皮肤萎缩通常称为 Pasini 和 Pierini 特发性皮肤萎缩，线状萎缩也称为 Moulin 线状皮肤萎缩。皮肤萎缩也可见于某些综合征中，是家族性皮肤发育不良的主要特征。

皮肤松弛

要点

- 皮肤松弛是指局灶性"疝囊样"的皮肤改变，伴或不伴弹性蛋白的异常。
- 在儿童中，大多数皮肤松弛症继发于局限性皮肤病。
- 在成年人中，可能继发于梅毒，或作为抗心磷脂抗体的特征性表现。
- 可发生原发性炎症性（Jadassohn 型）、非炎症性（Schweninger-Buzzi 型）和家族性皮肤松弛症病例。
- 已报道早产儿发病的新生儿模式。

同义词

斑状萎缩（macular atrophy），斑片萎缩性皮炎（dermatite atrophiante maculeuse）

定义和历史　皮肤松弛（anetoderma）以真皮弹性蛋白局灶性缺失为主要临床病理特点。"anetodermia"一词，源自希腊语 anetos，意为"松弛"，由 Jadassohn 于 1891 年提出，他报道了一例 23 岁的女性，上肢红斑 5 年，逐渐变成为轻微凹陷的病灶，表皮萎缩，具有皱纹样外观，触之有皮下缺损感[1]。肘部大片不规则的紫色斑片，最终形成松弛的、柔软的疝囊样改变。Pelizzari[2] 在 1884 年报道了类似的、炎症性病变后发病的病例，一名 45 岁的男性，在圆形或椭圆形丘疹消退后留下浅表瘢痕。该病的特征是消退期之前是红色丘疹性病变，临床上不同于荨麻疹的是缺乏瘙痒且呈慢性过程。1891 年，Schweninger 和 Buzzi 报道了一位 29

岁的妇女，在 8 年内出现多个白色皮损，皮损起初在上背部，逐渐蔓延至胸部、颈部、下颌和上臂，偶有瘙痒，有的皮损凹陷，有的隆起，皮损弹性较正常皮肤降低。这些囊状的隆起，按压可向下凹陷。起病前无前驱炎症[3]。

　　至 1954 年，有约 200 例皮肤松弛症报道，曾用名包括"皮肤斑状萎缩""斑片萎缩性皮炎"或其法语等效名[4]。此后，越来越多的报道用"（斑状）皮肤松弛症"这一术语来描述该病。经典的皮肤松弛症分为两种类型：原发性或特发性病例伴炎症的 Jadassohn 型和不伴炎症的 Schweninger-Buzzi 型。已经报道许多关联性病例，继发性皮肤松弛症往往继发于局部皮肤病变。目前有多种分类方法用于该临床病理综合征[4-6]。然而，在研究者对真皮弹性纤维消失的原因有深入了解之前，儿童皮肤松弛症一般分为原发性和继发性（框图 96.1）。

框图 96.1　儿童皮肤松弛症的分类

原发性
- 孤立性（伴或不伴家族史）
- 伴皮肤外异常（伴或不伴家族史）

继发性
- 与系统性疾病相关（抗心磷脂抗体综合征，梅毒，水痘，HIV 感染等）
- 继发于皮肤病（肥大细胞增多症，毛母细胞瘤，其他）

病因

原发性皮肤松弛症

　　原发性皮肤松弛症中弹性蛋白缺失的机制未完全明确。非皮损区的正常皮肤其弹性蛋白正常，因此弹性蛋白基因不太可能存在遗传缺陷。与弹性蛋白相关的基因突变可导致其他综合征,如主动脉瓣上狭窄[7]、Williams-Beuren 综合征[8]和皮肤松弛症(cutis laxa)[9]。炎症性和非炎症性皮肤松弛症的早期皮损中都存在炎症细胞,暗示着此过程继发于炎症细胞,如多核细胞、成纤维细胞和巨噬细胞浸润,释放出的弹性蛋白酶[10-11],导致弹性蛋白溶解。这表明局灶性弹性蛋白溶解是发病基础[12-13]。目前已经证实巨噬细胞对弹性蛋白有吞噬作用[14-15]。衰变加速因子可以保护弹性蛋白不受损伤[16],尚不能明确补体 C3 的沉积有无意义[17-18]。有趣的是,重度皮肤松弛症(severe anetoderma)与获得性皮肤松弛症(acquired cutis laxa)的临床特点类似[12],提示赖氨酰氧化酶可能存在类似的异常。类似真皮中层弹性纤维溶解,弹性蛋白合成和分解的平衡遭到破坏导致了皮肤松弛症,这基于基质金属蛋白酶分解弹性蛋白的水平升高,而该过程的抑制机制相应升高,因此导致弹性蛋白分解增加[19-20],而赖氨酰氧化酶和 fibulin-4 表达异常使得弹性纤维合成降低[21-22]。X 连锁终末性骨发育异常伴色素缺陷中,细丝蛋白 A 突变导致弹性蛋白变性,而皮肤松弛是该病的特征性表现[23]。不同原因导致的皮肤松弛症的发病机制不尽相同,但最终都导致弹性蛋白生物学调节异常。

家族性皮肤松弛症的发生表明局部缺乏弹性蛋白可能与遗传相关。该病仅出现皮肤松弛[24-29],也可伴其他系统异常[30-34]。患者家族中常有近亲结婚[30-31,33-34]。遗传方式包括常染色体隐性遗传[34]、常染色体显性遗传[33]。某些病例遗传方式未明[24,30-33]。

许多形态异常及综合征[23,30-35]与原发性皮肤松弛症及先天性皮肤松弛症有关(框图 96.2)。这些关联的异质性和原发性皮肤松弛症的临床异质性(如果有的话,极少数病例与 Jadassohn 型或 Schweninger-Buzzi 型类似[4])表明原发性皮肤松弛症是一种临床病理学表现,可能是多种病因的综合结果。

继发性皮肤松弛症

典型的继发性皮肤松弛症与潜在的全身性疾病或既存皮肤病变相关。原因如下:

感染

梅毒是最常见的与继发性皮肤松弛症有关的感染性皮肤病[4]。二期、三期梅毒及先天性梅毒可出现皮肤松弛。自从青霉素在临床应用后,梅毒导致的皮肤松弛症较前减少[36]。有趣的是,梅毒患者的皮损处及外观正常皮肤上[36-37]均可发生皮肤松弛。凹陷性和隆起的皮损可在同一患者中同时存在。

框图 96.2　伴有皮肤松弛症的其他疾病

眼部异常
- 白内障
- 圆锥角膜
- 角膜混浊

骨关节异常
- 钙化异常
- 脊柱后凸
- 肢体缩短
- 先天性融合颈椎
- 脊柱裂
- 骨质疏松症
- 干骺端的发育异常
- 髋关节脱位

心血管异常
- 二尖瓣脱垂
- 主动脉瓣关闭不全
- Wolff-Parkinson-White 综合征

其他异常
- 肺气肿
- 牙齿突出
- 锥体束征
- 威尔逊病
- 中食管憩室
- 强直性肌营养不良

遗传性疾病
- Blegvad-Haxthausen 综合征
- 干骺端发育不良,皮肤松弛,视神经萎缩综合征
- 皮肤松弛伴外生骨疣,短指症 E 型
- 晚期骨发育不良伴色素缺陷
- 里德综合征

疏螺旋体(Borrelia)感染也可继发皮肤松弛,证实了螺旋体的病因学作用[38-40]。

水痘是儿童继发性皮肤松弛症最常见的病因。患水痘后的数月内,躯干或上肢可出现少量皮肤松弛的皮损,它们可能与水痘遗留的瘢痕有关[12,41]。水痘后继发性皮肤松弛症是一种良性自限性的疾病,易被忽略。但患水痘数年后,仍有新发皮肤松弛,两者之间的联系就不太明确了。一种观念认为水痘是致病因素[41],而另一种观点则认为两者同时发生是偶然,并无关联[12]。还有一种可能性是,水痘等皮肤病继发的皮肤松弛是皮肤松弛症的先兆[4,42]。最后,水痘并发金黄色葡萄球菌感染也可能导致皮肤松弛[43]。

其他的感染因素包括上呼吸道感染[44]、麻风[45]、传染性软疣[46-47]、花斑癣[48-49]、莱姆病[50-51]和最近报道的 HIV 感染[52]或梅毒感染[53-54]。结核导致皮肤松弛症的可能性非常小[4]。

发生在中年女性毛囊周围的皮肤松弛,可能是由表达弹性蛋白酶的表皮葡萄球菌感染后引起的。有学者提出将其单独命名为毛囊周围斑片状萎缩[55]。该病是皮肤松弛症的亚型还是被误诊的痤疮瘢痕[56]仍存在争议。

自身免疫性疾病

在 20 世纪初已有报道皮肤松弛症与盘状红斑狼疮之间的联系[57]。尽管随后断断续续有一些报道[58-63],但尚不能确定两者的关联。在这些报道中,皮肤松弛通常发生在 LE 之前或之后。皮损的直接免疫荧光和血清学检查结果类似于 LE[12,64-65],却达不到诊断 LE 的标准[17]。实际上,皮肤松弛症容易发生在狼疮抗凝物抗体阳性的患者[62],而很少发生在非 LE 患者或抗心磷脂抗体阴性的患者[62,66-67]。此类患者中很多有微血栓形成,与 1941 年报道的"毛细血管炎"一致[6]。目前认为,原发性皮肤松弛症与抗心磷脂抗体存在相关性,也是抗心磷脂抗体综合征的重要皮肤表现[68-71]。

局限性皮肤病

皮肤松弛症可继发于某些皮肤疾病,炎症细胞或肿瘤细胞局部浸润是造成弹性蛋白溶解的原因。与继发性皮肤松弛相关的疾病包括:①药物,如注射青霉胺和接种乙肝疫苗[72-74];②肥大细胞增多症[75-79]、环形肉芽肿[80-83]、先天自愈性朗格汉斯细胞组织细胞增生症(Hashimoto-Pritzker 型)[84]、结节性痒疹伴 Pautrier 神经瘤[85]、手术瘢痕[86];③良性皮肤肿瘤,如毛母质瘤[87-95]、幼年黄色肉芽肿[96-100]、神经鞘瘤[101-102],或淋巴细胞来源的恶性皮肤肿瘤[103-108]。

早产儿皮肤松弛症

早产儿可出现皮肤松弛。先天性和获得性医源性早产儿皮肤松弛症均有报道。

先天性早产儿皮肤松弛症发生在妊娠 24~25 周出生的早产儿,其原因尚不明确,可能是由于真皮中层弹性蛋白先天性缺陷所致[29,109]。

早产儿获得性皮肤松弛症报道相对更多。1981 年首次报道了由皮肤监测设备造成的医源性损伤[110],如图 96.1 所示;1996 年则报道了早产儿医源性皮肤松弛症[111]。随后,报道了许多 24~32 周的早产儿医源性皮肤松弛症,这些早产儿在新生儿重症监护室中长时间住院治疗。皮损最常见于放置监护设备及心电图电极的躯干和腹部[112-115]。使用电极片或胶带时,由于受压或牵拉过度使尚未成熟的皮肤局部缺血可能导致发病。

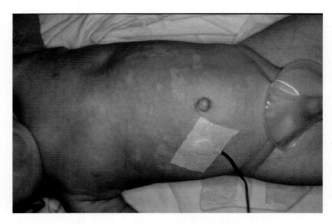

图 96.1　一名早期早产儿的腹部瘢痕

临床特征　儿童皮肤松弛症罕见。最常见类型是继发性皮肤松弛症,常于水痘后的数月内发生,皮损数目局限(图 96.2)。原发性皮肤松弛症皮损泛发且病情不断进展,通常成年起病,也可出现在儿童中。在一项 16 例患者的研究中,5 例在 10 岁前起病,3 例在 20 岁左右发病[12]。只有一例患者起病初期伴有甲状腺功能减退,随后 50 年逐渐出现髋关节脱位、二尖瓣脱垂和白癜风,其余患者均只有皮肤松弛表现。

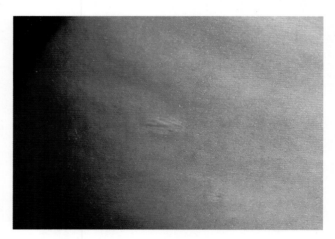

图 96.2　5 岁儿童在先前水痘瘢痕的位置发生皮肤松弛

因此,儿童皮肤松弛症大多呈良性病程[41]。迄今为止,仅有 10 例儿童原发性皮肤松弛症报道,年龄最小的获得性皮肤松弛症在生后 1 个月发病[116]。好发部位是胸部、手臂、上背部和颈部(图 96.3)。面部[12]、腹部和下肢少有受累[4]。除了一例全身泛发的病例报道,手掌和足跖通常不会累及[117]。皮损的数量可能从数个到数百个不等。

最初的皮损表现为直径 0.5~1cm 的粉红色斑片,可以孤立或成群分布,然后逐渐进展为萎缩。其他表现包括荨麻疹样风团、大片红色斑块或假性瘤样皮损。

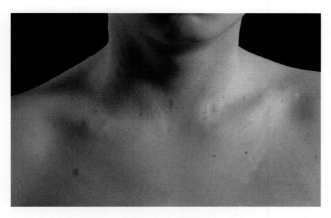

图 96.3　15 岁男孩颈部原发性皮肤松弛

不论最初皮损形态如何，最终遗留下局部有皱纹的皮肤，该区域会稍凹陷，手指按压后会陷入一个边界清晰的坑。也可见气球样的、囊状凸起的皮损，按压塌陷，抬起复原。同一患者可存在凹陷和隆起的皮损，但也可仅表现为单一类型的皮损。囊状皮损融合后，其外观与获得性皮肤松弛非常相似（见第 94 章）。萎缩性的皮损不会消退，持续存在。皮损严重程度呈保守性进展。

该病在数月内不进展，但在以后则进展数年，或持续进展或呈反复加重-缓解的发展过程。

鉴别诊断　根据典型的临床表现即可诊断。对不典型[118]或持续进展的患者进行皮肤活检，发现真皮弹性纤维缺乏即可确诊。组织病理上需要多种疾病进行鉴别[116]，包括弹性纤维痣、丘疹性弹性纤维溶解症、真皮乳头弹性纤维变性[119]、真皮中层弹性组织溶解[120-121]、炎症后弹性组织溶解和可见于非洲儿童的皮肤松弛（见下文）。

一旦排除了其他系统异常，儿童期患者不需要额外的检查[41]。青春后期和成年患者要对系统性疾病进行筛查，并长期随访[12,62]。鉴别诊断见框图 96.3。

框图 96.3　皮肤松弛的鉴别诊断

- 水痘瘢痕
- 丘疹性痤疮瘢痕
- 硬化性苔藓
- Pasini 和 Pierini 皮肤萎缩
- 毛囊周围弹性纤维溶解症
- 虫蚀状皮肤萎缩
- 获得性皮肤松弛
- 萎缩纹
- 结缔组织痣
- 神经纤维瘤
- 压力性丘疹
- 局灶性皮肤发育不全（Goltz 综合征）

组织病理学　真皮内正常大小的弹性纤维局灶性或几乎完全缺失是皮肤松弛症的主要组织学特征，是确诊的标准[4,118,122]。表皮正常，弹性纤维溶解后，可能会残留细小或不规则的、颗粒状、扭曲的弹性纤维[118]。与弹性纤维相关的微纤维，如纤连蛋白和淀粉样蛋白 P，其免疫活性降低[123]。然而，原纤维蛋白网在真皮中仍然是完整的[118,123]。

无论临床有无炎症表现，均能观察到血管和附属器周围炎性细胞浸润。这些浸润的细胞主要由辅助 T 淋巴细胞组成[124]。也可见到浆细胞，以往认为是合并梅毒的表现[4]。浆细胞与患者年龄、皮肤松弛的类型、皮损位置和伴发疾病无关[118]。还可见组织细胞和巨噬细胞，偶伴肉芽肿形成[15,125]。嗜酸性粒细胞不常见。如此前描述的一样，若发现微血栓应考虑到抗心磷脂综合征[66]。

治疗　有多种治疗方式，包括青霉素、阿司匹林、苯妥英、氨苯砜、维生素 E、烟酸和皮损内注射糖皮质激素治疗的报道。但似乎通常均无效[12]，皮损一旦形成，皮肤松弛症便持续存在。一项研究报道证明，激光治疗可能有效，表现为治疗后真皮弹性蛋白合成增加而分解降低[98,126-127]。

炎症后弹性组织溶解和皮肤松弛

这种疾病被认为是严重的皮肤松弛[128-131]。它通常发生在非洲或非洲-高加索混血儿童。该病表现为急性发作并伴有炎性斑块或风团样皮损，病情不断进展，慢性病程，最终形成萎缩甚至损毁容貌。大部分患者的皮肤表面都伴有弥漫性皮肤松弛。该病被认为是对节肢动物叮咬的一种反应，日晒后加重，组织学特征是真皮上中层的弹性纤维遭到破坏。总之，在深肤色的人种可能会见到典型的皮肤松弛[132-133]。

参考文献 96.1

见章末二维码

皮肤萎缩

要点

- Pasini 和 Pierini 特发性皮肤萎缩通常无炎症表现，可能是局限性硬斑病的变异型。
- Moulin 线状皮肤萎缩可沿 Blaschko 线分布。
- 虫蚀状皮肤萎缩在面颊上出现细小萎缩性凹陷。
- 与某些综合征相关，在局灶性面部皮肤发育不良中具有特征性。

Pasini 和 Pierini 特发性皮肤萎缩

同义词

局限性萎缩性硬皮病,硬皮病的色素异常和萎缩变形,萎缩性硬斑病,表浅萎缩性硬斑病,非典型性硬皮病(Gougerot)

定义　Pasini 和 Pierini 特发性皮肤萎缩(atrophoderma of Pasini and Pierini, APP)是以一个或数个边界清楚的皮肤凹陷为特征的真皮萎缩病。该病是硬斑病的一种还是独立的疾病现仍有争议[1-5]。但是,大多数学者认为 APP 是萎缩性、非持续性、可致流产的局限性硬斑病的一种变异型[6-11]。

历史　Pasini[12] 在 1923 年对其进行了首次报道,Pierini[13] 更详细地描述了该病。该病曾以不同的命名被报道[14-15]。Canizares 等人在 1958 年首次使用"Pasini 和 Pierini 特发性皮肤萎缩"这一术语[16],随后的报道沿用此名[17-23]。

病因　本病起源不明,文献中总对其保留着"特发性"的标签[11,24-28]。偶有一些 APP 与局限性硬皮病[5,7,28-31]、硬化性苔藓[2,32] 及幼年特发性关节炎[33-34] 伴发的报道,这增加了 APP 鉴别诊断的困难,但并没有对其发病机制提供任何重要的见解。最近,在 APP[8,35-36] 和局限性硬皮病[23,37-38] 患者中发现了伯氏疏螺旋体(Borrelia burgdorferi)感染的血清学证据,这有助于对本病的理解。在活动性皮损中培养或运用聚合酶链技术检测到伯氏疏螺旋体的证据进一步表明其可能参与了发病[39],但这仍存在争议[40]。对于伯氏疏螺旋体流行的区域,感染可能触发了免疫反应。少有抗生素治疗 APP 的报道,也说明细菌感染的潜在激发致病作用。总之,APP 的发病机制仍然不清楚。

临床特征　该病更易见于女性,女性与男性发病比例为 2:1[4]。APP 可以在 7~66 岁的任何年龄阶段发生,通常在 10 多岁到 20 多岁间起病。儿童期也可发病。出生时可能会出现 APP[24,41-43]。

　　皮损单个或多发,常为圆形或椭圆形,颜色为灰色或蓝紫色,界限清晰,比正常皮肤略微凹陷(图 96.4)。皮损大小不一,直径从 2cm 至数十厘米不等。典型皮损形态类似"悬崖样"外观。不同于硬斑病,APP 缺乏红色或紫红色边晕。皮损多为对称性,约 85% 的病例累及背部,躯干、腹股沟和四肢近端也可见到,面部和肢体远端几乎不受累。皮损可融合成片或单侧分

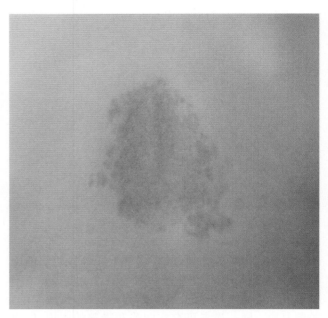

图 96.4　Pasini 和 Pierini 特发性皮肤萎缩

布[28,44-46]。多发(多达 200 多个)皮损可构成少见的"泛发性扁豆样 APP(generalized lenticular APP)"[47-48] 样表现。APP 往往呈缓慢进展过程[49],但通常仍然是一种良性疾病,主要是影响美容,仅少数病例进展为系统性硬皮病[50]。表 96.1 列出了 APP 与硬斑病临床表现鉴别要点。

表 96.1　APP 和硬斑病临床表现鉴别要点

	APP	硬斑病
发病年龄	10 多岁至 20 多岁	10 多岁至 40 岁
颜色	灰色,蓝色,蓝紫色	紫红色
病程	长,达 10~20 年	短,3~5 年
初发	萎缩	炎性硬结
进展	可能成为硬结	萎缩
附属器结构	保留	破坏

病理　APP 早期可出现胶原束轻微增厚,均质化变性,伴血管周围细胞轻度浸润。Buechner 和 Rufli[8] 在对 17 例患者病理检查中发现 6 例表皮轻度萎缩,16 例基底层色素沉着增加。浸润的细胞主要是 T 淋巴细胞和组织/巨噬细胞。还可出现 IgM、IgA 和 C3 的沉积[51-52]。部分病例可见弹性纤维异常[30,53]。汗腺、毛囊和皮脂腺保持完整。随着病程推移,真皮网状层的胶原蛋白轻度硬化。APP 与硬斑病晚期残留的色素沉着性皮损在病理上无法区分[2]。

诊断和治疗　Pasini 和 Pierini 特发性皮肤萎缩的诊断

主要通过临床表现（见表 96.1），与硬斑病不易区分[54]。但进展迅速的硬斑病需尽早采用免疫抑制治疗，APP 则不用[55]。

脂肪萎缩和肌营养不良病（Gower 型）可出现皮下脂肪变薄、消失，但这不是 APP 的特征[56]。

早期应用抗生素在 APP 的治疗中存在争议[2,8,57-58]，但对于伯氏疏螺旋体血清学阳性的患者可能有意义[35]，也有学者认为抗生素治疗无效。有个案报道羟氯喹有效[59]。

Moulin 线状皮肤萎缩

定义　Moulin 线状皮肤萎缩（linear atrophoderma of Moulin，LAM）是一种罕见疾病，表现为沿 Blaschko 线分布的带状色素沉着和萎缩性斑块。

历史　1992 年，Moulin 等人报道了 5 例沿 Blaschko 线分布的获得性色素沉着和萎缩性斑块[60]。患者均在 20 岁前发病，并在 30 年的随访中无变化。2 年后，Baumann 等在报道一例 26 岁男性时，首次使用了"Moulin 线状皮肤萎缩"这一术语[61]。该病不难与其他沿 Blaschko 线的疾病鉴别。目前已有 30 多例报道[62]，但该病仍未被完全认识[63]。

病因　LAM 的发病机制不明。沿 Blaschko 线分布表明该病由体细胞突变导致遗传镶嵌现象。尚未发现致病基因，可能与层粘连蛋白 A 或 Ⅲ 型胶原有关[64-65]。LAM 可定义为一独立疾病，在病理学上也认为其是局限于 Blaschko 线分布的 APP 或硬斑病变异型[66-67]。

临床特征　LAM 是一种获得性疾病，儿童或青少年时期起病，男女发病率无差异，主要表现是沿 Blaschko 线呈单侧带状分布的色素沉着性萎缩斑片[60-61,68]。躯干[60,64,68-74]、四肢[63-64,75-76]可分别或同时受累[60-61,64-65,77-84]。曾报道局限于颈部的 2 例患者[85-86]。通常 LAM 皮损出现前无炎症或硬结，且进展缓慢。系统性炎症的生物学标志为阴性。皮损通常数年内无变化。某些 LAM 病初可出现炎症和毛细血管扩张性红斑[65,79]，皮损数年内进行性发展[68]或伴发雀斑样痣[82,87-88]，都被认为是 LAM 的亚型。

病理　皮肤萎缩前通常无炎症表现。表皮基底部色素沉着，真皮胶原和弹性纤维正常[60,75,80]，也可出现血管周围淋巴细胞浸润[61,65,69-70,73,79,83-84,89]，表皮萎缩[83]，真皮胶原改变[69-70,73,76-77,81,83-84]或弹性纤维断裂[68,90]。

诊断和治疗　根据儿童期或青春期出现的带状色素沉着性萎缩斑，不伴炎症，可诊断为 LAM。Moulin 使用"blaschkosis"一词来区分其他沿 Blaschko 线的炎症性疾病，如线状苔藓和线状硬斑病。带状分布的 APP 在临床和组织学上与 LAM 类似，但 APP 不沿 Blaschko 线分布。需鉴别的疾病还包括线状表皮痣、局灶性皮肤发育不全（Goltz 综合征）、线状和漩涡状痣样黑素过多病、色素失禁症、伊藤痣和线状扁平苔藓。

LAM 呈良性病程，患者可因影响美观求治。直到最近治疗才被认为是无效的。已报道大剂量青霉素、局部糖皮质激素、大剂量维生素 E、对氨基苯甲酸钾、PUVA 和肝素治疗，但疗效不佳。最近一例 15 岁患儿外用卡泊三醇后部分好转[91]。一例甲氨蝶呤成功治疗 LAM 的报道[92]表明，如果临床上持续存在轻度红斑，组织学上血管周围淋巴细胞浸润可能是开始免疫抑制治疗的线索。

虫蚀状皮肤萎缩

同义词

痤疮样瘢痕性红斑，面部对称性网状皮肤萎缩，蜂窝状皮肤萎缩

虫蚀状皮肤萎缩（atrophoderma vermiculata，AV）罕见，其特征是双面颊出现细小萎缩性凹陷、扩张的毛囊及蜂窝状外观（图 96.5）。AV 通常在儿童期发病，缓慢进展。该病无症状，在发生皮肤萎缩前，可先有红斑、毛囊角栓或毛囊性丘疹、毛囊周围炎。此病报道为常染色体显性遗传，系统性异维 A 酸治疗可能有效。

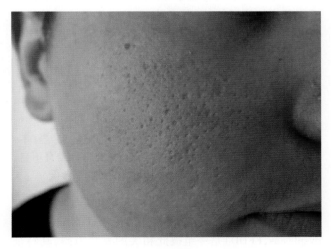

图 96.5　一例 10 岁儿童的虫蚀状皮肤萎缩

该病与痤疮瘢痕明显不同，AV 与一组彼此紧密相关的疾病，即萎缩性毛发角化病密切相关。该组疾病

还包括眉部瘢痕性红斑和脱发性小棘毛囊角化病[93]。

AV 的变异型还包括单侧虫蚀状皮肤萎缩伴/不伴同侧先天性白内障、粟丘疹、Rombo 综合征、Loeys-Dietz 综合征或高 IgE 综合征[94-110]。

虫蚀状皮肤萎缩与其他综合征

毛囊性皮肤萎缩是一种罕见遗传病，与 X 连锁显性遗传的软骨发育不良和 X 连锁显性遗传的 Basex 综合征相关。也有伴发鱼鳞病、稀毛症和少汗症的报道。

软骨发育不良（X 连锁型）又称为 Conradi-Hünermann-Happle 综合征，其特征是软骨发育障碍、皮肤和眼部异常，呈镶嵌模式。大部分患儿出生时呈鱼鳞病样红皮病，沿 Blaschko 线分布，随后出现毛囊性皮肤萎缩。该病由编码 emopamil 结合蛋白（emopamil-binding protein）基因突变导致，将在其他章节进一步讨论（请参阅第 129 章）。

Bazex-Dupré-Christol 综合征是家族性癌前遗传性皮肤病，其基本特征是毛囊异常。临床表现为毛囊性皮肤萎缩、先天性稀毛和基底细胞肿瘤，包括基底细胞痣和基底细胞癌（见第 141 章）。

泛发性先天性鱼鳞病、毛囊性斑状皮肤萎缩、泛发性和弥漫性非瘢痕性稀毛症、显著的少汗症和羊毛状发是一种罕见的综合征，由 ST14 蛋白裂解酶的突变引起，ST14 蛋白裂解酶是一种 Ⅱ 型跨膜丝氨酸蛋白酶，可调节人角质形成细胞的增殖和早期分化[111-113]。

线状皮肤萎缩（包括表皮和真皮脂肪容积的减少）是局灶性皮肤发育不全（Goltz 综合征）的标志，在其他章节也有描述（参见第 135 章）。

Happle-Tinschert 综合征也有线状皮肤萎缩的表现。这是一种最近才被认识到的疾病，表现为节段性毛囊基底细胞错构瘤，伴色素沉着和色素减退的线性皮肤萎缩、牙釉质缺损、同侧多毛以及骨骼和脑部异常[114-118]。

局灶性面部皮肤发育不良

同义词

Brauer 综合征，Setleis 综合征，先天性面部外胚层发育不良，双颞瘢痕及睫毛异常，遗传性系统性对称性发育不良痣，颞部先天性皮肤发育不全，双颞产钳夹痕综合征

定义 局灶性面部皮肤发育不良（focal facial dermal dysplasias，FFDD）是一组彼此相关的发育障碍，其特征是双颞部或耳前出现类似先天性皮肤发育不良的皮损。

历史 1929 年，Brauer 描述了同一家族的五代人，双侧颞部出现瘢痕样凹陷，类似产钳的印记，不伴面部发育异常，呈常染色体显性遗传[119]。1963 年，Setleis 及其同事描述了 5 名波多黎血统儿童，这些儿童颞部出现一过性瘢痕样皮损，同时伴有面部发育障碍。该病遗传方式为常染色体隐性遗传，被命名为"面部先天性外胚层发育不良"[120]。家族发病和散发均有报道，McGeoch 和 Reed 提出了"家族性局灶性面部皮肤发育不良"这一术语[121-122]。Kowalski 和 Fenske 报道了在三兄妹中典型的对称性面部皮损，不伴面部发育异常，皮损类似于 Brauer 综合征，却呈常染色体隐性遗传。因此他们提出局灶性面部皮肤发育不良可能有以下亚型：Brauer 综合征为 FFDD Ⅰ 型，即不伴面部发育异常的 FFDD，遗传方式为常染色体显性遗传；仅有面部皮损且呈常染色体隐性遗传的为 FFDD Ⅱ 型，Setleis 综合征伴有其他皮肤异常的为 FFDD Ⅲ 型。最后，根据两种不同的常染色体遗传模式，FFDDs 最终分为 1 ~ 4 型[123-124]。

临床特征

局灶性面部皮肤发育不良 1 型，Brauer 型，FFDD1

目前报道 3 个大家系患者均有瘢痕样的色素性萎缩性皮损，直径最大为 1cm，分布在双颞部，类似于"产钳夹痕"。可有其他一些轻微的面部异常：皮损偶尔单侧分布、典型的皮损从眉部至前额呈线状排列、前额正中或下颌可见指尖大小的凹陷、下颌裂开。该病呈常染色体显性遗传[119,121-122,125]。组织学上，真皮明显萎缩，几乎无真皮和脂肪组织，也没有皮肤附属器[121]。在一例散发的 4 月龄婴儿中，仅发现表皮和真皮变薄[126]。

局灶性面部皮肤发育不良 2 型，Brauer-Setleis 型，FFDD2

据报道在某些小家系中，患者不仅有双颞部瘢痕样皮肤萎缩，还有 Setleis 综合征的部分表现，呈显性遗传[127]。其他临床表现包括肛门闭锁、双侧巨大输尿管、肌张力降低、生长发育迟缓[128]、毛发异常[129]和先天性眼球震颤[130]。据报道遗传方式为常染色体显性遗传[129-131]或不完全外显[128,132]。

局灶性面部皮肤发育不良 3 型，Setleis 型，FFDD3

Setleis 描述了来自波多黎各的 5 个孩子，这些孩子颞部有瘢痕样缺损和面部发育异常，包括眉毛上斜、睫毛异常（表现为睫毛缺失或多行睫毛）、狮面、发际线降低、眶周皱纹、下颌正中裂、小丑鼻。来自波多黎各的家系也有类似病例的报道，均为常染色体隐性遗传[133-138]。

2010 年，在 Setleis 首次报道的家系和另一个阿拉伯家系中发现了 *TWIST2* 基因纯合无义突变[139]。同样

的突变还发生在一个墨西哥家系的两名 Setleis 综合征患者中。有趣的是,虽然父母和两名兄妹为杂合,但也表现出上睑双行睫和下睑睫毛的部分缺失[123]。最近,在具有 FFDD3 特征伴或不伴发育迟缓的患者中发现了在 1 号染色体 p36.22p36.21 处的复制和三倍重复[140-141]。

局灶性面部皮肤发育不良 4 型,FFDD4

受累患儿临床表现为 2~3 个边界清楚的圆形或椭圆形膜性水疱性皮损,位于耳朵上方至口角的面颊上。皮损边缘常伴发圈征[142]。在另外两个兄妹中,第一年皮损中充满液体,数年后变为色素减退斑,或中央萎缩、边缘有色素沉着晕的圆形皮损[124]。Kowalsky 报道的家系重新定义为 FFDD4 型,三兄妹在双侧耳前和面

颊有瘢痕样皮损,其中一人可见发圈征[143]。除了一名患儿伴发新生儿颅内出血,其他患儿生长发育无异常。该病为常染色体隐性遗传,基因检测发现 CYP26C1 基因复合杂合重复突变和错义突变[124]。

（刘励 译,贺景颐　罗晓燕　王华 校）

参考文献 96.2

见章末二维码

096章 参考文献

第 97 章 透明样变、皮肤僵硬综合征和限制性皮肤病

David G. Paige

摘要

某些罕见的先天性代谢疾病在出生时或幼年时发病,可伴随皮肤硬肿和关节挛缩的表现。这可能是由透明样物质在皮肤中异常沉积,或结缔组织(如弹性纤维和胶原蛋白)发育异常所致。常常累及真皮、皮下组织和筋膜,并伴有纤维化和瘢痕形成。有四种不同的亚型:①透明蛋白纤维瘤病综合征(CMG2 基因);②类脂质蛋白沉积症(ECM1 基因);③皮肤僵硬综合征(fibrillin-1 基因);④限制性皮肤病(原发性核纤层蛋白病——LMNA 基因或继发性核纤层蛋白病——ZMPSTE24 基因)。目前尚无特定的治疗方法。透明蛋白纤维瘤病综合征和限制性皮肤病通常对婴儿是致死性的。有家族史的家庭成员需要接受遗传咨询和基因检查,在妊娠前进行检测避免疾病发生。

要点

- 婴儿期发生的皮肤硬化可由四种不同的罕见遗传性皮肤病引起。
- 这种硬肿或僵硬会导致活动受限,关节挛缩和呼吸障碍。
- 根据临床表现和组织学特征即可诊断这四种疾病。
- 基因检测有助于确诊和进行遗传咨询。
- 目前尚无特定的治疗方法。
- 婴儿期的皮肤硬化可致命。

透明样变

透明蛋白纤维瘤病综合征

定义 系统性透明样变(infantile systemic hyalinosis, ISH)和幼年性透明蛋白纤维瘤病(juvenile hyaline fibromatosis,JHF)是同一病谱的不同亚型,为常染色体隐性遗传。Nofal 等在 2003 年将两种病名统一为透明蛋白纤维瘤病综合征(hyaline fibromatosis syndrome, HFS)[1]。该病罕见,相对其他种族,阿拉伯人群可能更为常见[2]。ISH 患者在出生后或出生后不久即发病,JHF 患者在 3~4 月龄时会出现异常,表现为骨突部位的丘疹、结节以及关节挛缩伴明显疼痛。该病最早报道于 1903 年,称为纤维软疣[3]。

病因 HFS 是由染色体 4q21 上的毛细血管形态生成蛋白 2 基因(capillary morphogenesis protein 2,CMG2),又名 ANTXR2 基因突变引起的[1,4-6],以常染色体隐性方式遗传。其编码的 CMG2 的功能目前尚不明确。

病理 真皮血管周围大量嗜酸性透明样物质沉积(图97.1),基质丰富,细胞成分相对缺乏(图 97.2)。真皮嗜伊红背景下可见少许炎症细胞和散在分布的梭形细胞。这些无定形的沉积物可呈现阿尔辛蓝、刚果红和 PAS 染色阳性。电子显微镜显示该物质为纤维颗粒,且成纤维细胞的粗面内质网异常[7-10]。在皮损中发现硫酸软骨素及黏多糖分泌增加[11]。透明样物质成分尚不清楚,已明确含有糖蛋白和黏多糖[12]。

临床特征 JHF 患儿出生时无异常,数月后出现典型的珍珠状丘疹、皮肤结节、牙龈肥大(图 97.3)和关节挛缩。增生的牙龈可影响进食,关节挛缩不断进展。丘疹常常分布在鼻部四周(图 97.4)、耳后和会阴。当

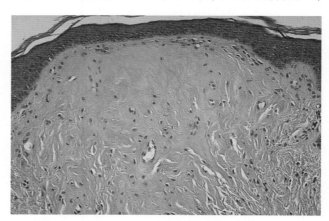

图 97.1 透明蛋白纤维瘤病综合征。组织学显示无定形的嗜酸性透明质酸物质在真皮上部沉积

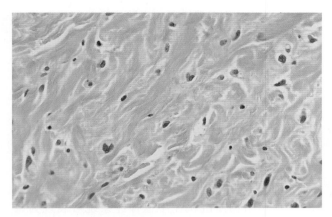

图 97.2　透明蛋白纤维瘤病综合征。嗜伊红背景下散在少许梭形细胞

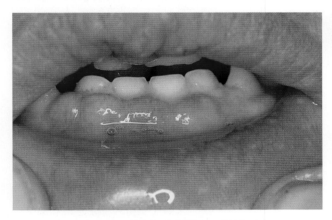

图 97.3　青少年玻璃样变：牙龈肥大

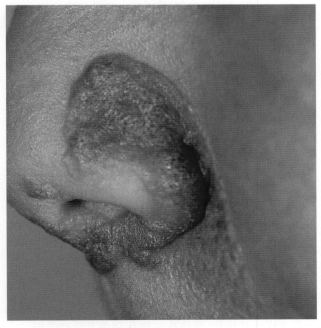

图 97.4　透明蛋白纤维瘤病综合征：鼻部斑块（对称分布）

患儿 2~5 岁时，头皮、躯干和四肢出现较大结节，直径可达数厘米（图 97.5）。结节通常在 10 岁左右停止增长，少数会继续增长至成年[13-20]。这些结节类似肿瘤，常常侵犯真皮和皮下组织，表面可形成溃疡。少数患者的首发表现为屈曲挛缩伴溶骨性改变。

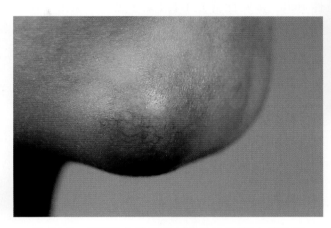

图 97.5　透明蛋白纤维瘤病综合征：下颌上的肿瘤样结节

某些患儿可有肌无力、反复感染和慢性腹泻，这些临床表现与 ISH 重叠。骨骼异常包括溶骨性改变、骨量减少和骨质疏松。此外，有一例患儿伴发鳞状细胞癌的报道[21]。

ISH 患者在出生时和生后数周的临床表现与 JHF 类似，表现为皮肤丘疹、结节、皮肤增厚、色素沉着斑、牙龈肥大，以及关节肿胀、挛缩，皮肤和关节异常往往更严重。关节肿胀可累及大关节和小关节，出现僵硬和疼痛，不伴炎症反应。患儿早期即出现反复感染、腹泻和骨骼异常，如溶骨性改变、骨量减少和骨质疏松，病情较为复杂。随着疾病逐渐加重，严重的关节挛缩和疼痛导致活动受限，呼吸动度降低。透明样物质还可沉积在内脏器官中，包括胃肠道、心脏、淋巴结、脾脏、甲状腺和肾上腺。严重的骨质破坏会导致骨钙入血，并在肾脏和胆囊内沉积。透明样物质沉积在肠壁，导致患儿营养不良和蛋白质丢失性肠病。由于肾衰竭、呼吸衰竭和心力衰竭，患儿常在婴儿期死亡[1-2,5,8,22-24]。不会出现声音嘶哑和中枢神经系统受累。

预后　ISH 患儿预后不佳，严重影响生活质量。通常在 2 岁前死于感染。有报道一例患儿因体液免疫和细胞免疫异常，继发脓毒血症而死亡[25]。多数 JHF 患儿可存活至成年，但因牙龈肥大和关节挛缩遗留不同程度的残疾[1-2,4,23-27]。

鉴别诊断　鉴别诊断包括先天性泛发性肌纤维瘤病，

其临床表现与 ISH 相似,但组织学不同。牙龈纤维瘤病可引起牙龈肥大,但缺乏 HFS 典型的皮肤损害。增生的结节可与累及皮下的疾病混淆,如斑痣性错构瘤病、1 型神经纤维瘤病和圆柱瘤,根据组织学表现不同可进行鉴别。关节挛缩需要与 Winchester 综合征、假性 Hurler 多发性营养不良(黏多糖贮积症 Ⅲ 型)和 Farber 病相鉴别。

治疗 该病无特殊治疗方法。D-青霉胺可能有助于改善关节僵硬[2]。皮肤损害往往影响功能,继发溃疡并影响美观。对于严重影响美观或引起功能障碍的皮肤结节和牙龈增生,可选择手术切除。物理治疗和镇痛对改善关节症状亦有帮助。

参考文献 97.1

见章末二维码

类脂质蛋白沉积症

定义 类脂质蛋白沉积症(又名皮肤黏膜透明变性,Urbach-Wiethe 病)由 Urbach 和 Weithe 于 1929 年首次报道。该病为常染色体隐性遗传,特征是皮肤和黏膜出现增厚、瘢痕。男女发病相当,该病在出生时皮肤异常,在儿童表现明显。内脏器官也可受累,如中枢神经系统受累引起癫痫和脑组织钙化[1-2]。该病在全世界报道不足 500 例,许多患者是荷兰、瑞典或德国血统。由于奠基者效应,南非也有报道[3-4]。

病因 类脂质蛋白沉积症是一种罕见的常染色体隐性遗传病。2002 年学者发现该病由编码细胞外基质蛋白 1 基因(extracellular matrix protein 1,*ECM1*)功能缺失引起的[5]。ECM1 在胎盘、心脏、肝脏、小肠、肺、卵巢、睾丸、前列腺、胰腺、肾脏、骨骼肌和内皮细胞中广泛表达。同一突变的患者,其临床表现可有巨大差异[6]。常见的突变的方式为移码突变和无义突变。外显子 7 的突变与较轻的临床表型相关,而外显子 6 的突变更严重。

病理 表皮角化过度,真皮中无定形嗜酸性透明物质沉积在血管周围,呈同心圆排列。由于沉积物类似脂质和蛋白,当初根据这一特征对疾病进行命名。然而患者的脂质代谢并没有异常。沉积物 PAS 染色阳性[2,7-8]。免疫标记显示 ECM1 水平降低,从而可以快速进行早期诊断[9]。

临床特征 类脂质蛋白沉积症最初的症状常常是声音

嘶哑、哭声无力及声带增厚。皮肤表现为轻微创伤后的水疱,见于面部、四肢和口腔内,偶尔会进展成血痂和萎缩性瘢痕。随后出现淡黄色的丘疹和结节,融合后形成皮肤弥漫性蜡样增厚。皮损好发于面部、颈部、腋窝和手部。尤其在眼睑边缘的皮损,形成特征性的"串珠状睑炎"。膝和肘部可出现棕黄色疣状皮损。累及头皮和指甲引起脱发和甲营养不良。口腔内皮损常见,舌、牙龈和唇都可受累,表现为舌活动障碍。唾液腺受累导致口干,口腔和牙齿清洁度下降。光敏感和瘙痒也有报道。

有时透明物质沉积在中枢神经系统后表现为癫痫、神经精神疾病及中枢神经系统出血。沉积在呼吸道,可出现呼吸困难。上消化道受累表现为胃肠道出血。当透明物质在结膜或角膜沉积,出现角膜混浊或青光眼[1-3,10-12]。

预后 该病进展缓慢,通常不影响寿命。如不治疗喉梗阻可导致死亡。尽管有报道称 ECM1 可能是肿瘤抑制基因,但并没有肿瘤发生增加的报道[12-13]。

鉴别诊断 临床鉴别诊断包括任何可引起婴儿水疱性的疾病,例如喉受累的大疱表皮松解症,丘疹改变需要与早期皮脂腺瘤、弹性纤维假黄瘤相鉴别,而弥漫性浸润需要与透明蛋白纤维瘤病综合征和淀粉样变相区别。

治疗 该病尚无有效的治疗方法。有 3 名患者口服二甲基亚砜(DMSO)治疗无效[14]。也有视黄酸治疗的报道,取得了令人满意的效果[15]。

根据疾病的严重程度,患者应接受皮肤科、耳鼻咽喉科、口腔科、神经科、临床遗传学科在内的多学科管理。

某些患者还需要显微喉镜手术,气管切开术或抗癫痫治疗。

参考文献 97.2

见章末二维码

皮肤僵硬综合征

定义 皮肤僵硬综合征(stiff skin syndrome,SSS)又名先天性筋膜萎缩,是一种常染色体显性遗传疾病,与硬皮病临床表现类似[1]。该病的特征是皮下组织和筋膜的非炎症性纤维化,导致皮肤硬化和关节活动受限。

历史 1971 年,Esterly 和 McKusick[1] 首先在一位母亲

和她的两个孩子中报道了该病。

病因　该病是由 *fibrillin-1* 基因突变引起的[2]。Fibrillin-1 聚合物是一种微纤维，参与弹性纤维的合成，结合并调节有促进纤维化作用的转化生长因子 β（transforming growth factor-β，TGF-β）的活化。SSS 中 fibrillin-1 聚合物过度沉积，弹性纤维合成受阻，真皮中 TGF-β 浓度和信号转导增加。在系统性硬化症（更常见的后天获得性硬皮病）中也可见类似异常。

病理　真皮中胶原蛋白非炎症性增生，增生的胶原蛋白常常（但不一定）延伸至肌肉和筋膜。胶原蛋白呈特征性的矩阵排列，弹性纤维不受累[3]。真皮出现纤维化，表现为轻微增厚和均质化改变。血管、皮肤附属器和肌肉不受累。电子显微镜显示原纤维异常和胶原微纤维的异常聚集。

临床特征和预后　该病极为罕见，全球约 40 例报道[4-10]。患儿出生后皮肤出现石头样硬化，好发于肩部、臀部和大腿。除面部、手和足以外，可累及身体其他部位，也有深部组织如肌肉和骨骼受累的报道，最小的患儿为 4 岁。皮肤表面颜色正常，体毛轻度增加。关节活动明显受限，由于皮肤僵硬造成独特的蹈脚行走步态。目前认为该病不会进展，但关节屈曲挛缩可导致发育迟缓。其他罕见并发症包括局灶性脂肪营养不良和肌无力。疾病严重程度轻重不一，有一例 46 岁才确诊的轻型患者报道[11]。该病几乎不影响寿命。

鉴别诊断　由于 SSS 在患者出生时即发病，容易与婴儿硬肿病和硬斑病鉴别。病情轻的患者需要与深部硬斑病鉴别，两者在组织学上可区分。Geleophysic 发育不良表现为关节僵硬、皮肤增厚和蹈脚步态，但根据典型的骨骼特征、先天性面部畸形和心脏、肝脏受累可鉴别。

治疗　本病尚无特效治疗。患者家庭需进行遗传咨询，物理治疗和康复治疗能改善临床症状。

参考文献 97.3

见章末二维码

限制性皮肤病

定义　限制性皮肤病是一种罕见的致死性遗传病，由核纤层蛋白 A（lamin A）缺乏导致胎儿在母体内皮肤成熟受阻。特征是出生时皮肤菲薄、异常紧绷。

历史　Witt 等人在 1986 年首次采用"限制性皮肤病"这一术语来报道一对早产的姐弟，他们在出生时表现为皮肤紧绷、姿态屈曲挛缩、面容异常和肺发育不良[1]。此前，Leschot 等人在 1980 年、Carmi 等人在 1982 年、Toriello 在 1983 年以及 Lowry 等人在 1985 年均报道了该病[2-5]。

发病机制　该病为常染色体隐性遗传，部分患儿的父母为近亲结婚。早期研究发现，皮损和体外培养的成纤维细胞中均有角蛋白异常表达[6-7]，真皮胶原蛋白、弹性纤维异常[1,6-16]，真皮和皮下成纤维细胞超微结构异常[6-7,14]。Richard 推测皮损形成的原因可能由炎症所致，而不是继发于成纤维细胞缺陷。他认为皮肤纤维化与白细胞介素-6、肿瘤坏死因子 α（tumour necrosis factor α，TGF-α）和转化生长因子 β2（transforming growth factor β₂，TGF-β₂）的升高有关[17]。但该观点尚未被其他学者证实[16]。在一例限制性皮肤病中，TGF-α 和表皮生长因子受体（EGFR）表达缺乏[18]。

许多研究者认为表皮和真皮分化不良，间充质组织的不完全生长和发育是该病的主要原因[6,14,16]。

2004 年，Navarro 等人发现 *LMNA*（原发性核纤层蛋白通路）或 *ZMPSTE24*（继发性核纤层蛋白通路）基因突变导致 lamin A 的缺乏是本病的根本原因。大部分病例是由 ZMPSTE24 纯合或复合杂合突变所致[19-20]。其他学者也相继报道了这两种基因的异常[21-24]。奠基者效应是位于北美的 Mennonite 族和 Hutterite 族人群发病的基础，这两个种族为荷兰-德国混血（其中包括 Lowry 报道的患者）。南达科他州的 Hutterite 族人中，这种突变的携带者数量可高达人群的 1/21[23]。

ZMPSTE24 编码一种金属蛋白酶，该酶参与 lamin A 前体的翻译后加工。这两个基因突变都会导致法尼基化的 lamin A 前体不能被进一步加工为成熟的 lamin A，最终 lamin A 无法表达。法尼基化的 lamin A 前体在核膜堆积，导致细胞核大小和形态严重异常。

Lamin A 在所有脊椎动物的细胞中都有表达，并与 lamin B 一起组合形成核纤层，即内层核被膜和染色质之间的网架结构体系。lamin A 和 lamin C 在核质中表达，它们对 DNA 复制和 RNA 转录至关重要。核纤层蛋白的缺陷可导致单个或多个组织，如骨骼肌、骨骼、脂肪组织和皮肤出现病变。*ZMPSTE24* 基因缺陷还与下颌骨发育不良和早衰（Hutchinson-Gilford 型）有关。有基因型对应临床表型的报道，但由于基因多效性，某些其他基因对多样化的临床表现有重要作用[25-27]。

lamin A 的功能研究还在不断完善中，以阐明其缺乏导致宫内皮肤发育停滞的机制。

Happle 和同事发现，一例限制性皮肤病患儿在妊娠 20 周前多次皮肤活组织检查结果正常，因此皮肤的发育在妊娠中期的某个时间点就停止了[28-29]。患病的胚胎最初就有 lamin A 缺乏，"有害的" lamin A 前体逐渐堆积，并在孕中期达到一定水平后开始影响胎儿皮肤发育。

病理　真皮均存在显著改变[1,6-12,14-16,28]：厚度变薄，弹性纤维减少或消失，胶原纤维束平行于皮肤表面排列。皮肤附属器数量减少且分化差。

电子显微镜下表现差异较大，主要为胶原束紊乱、胶原蛋白变薄和弹性纤维减少[6,10,14]。真皮中较多变性、死亡的成纤维细胞[7]，丰富、扩张的粗面内质网和线粒体的增加伴增生活跃的成纤维细胞[6,7,14]。

表皮常表现为角化过度伴角化不全。电子显微镜下透明角质颗粒呈球形，角蛋白丝减少，角质层空泡化[6,14,28]。免疫组化显示与分化相关的特异性角蛋白（48kDa 和 56kDa 角蛋白）表达异常，抗角蛋白抗体 AE1 在基底层上方表达，不同患儿表皮改变也有差异[6-7,14]。

皮下组织基本正常，有时可见散在和扩大分布的增厚纤维带[6-7,14,28]。

临床特征　到目前为止，这些病例的临床表现均类似[1,6-12,14-16,28,30-34]。所有患儿均为早产儿，通常为 30～32 周分娩。出生时面部表情僵硬，皮肤薄而紧缩，明显限制了肢体运动和呼吸（图 97.6a）。受压部位和皮肤皱褶处出现剥脱和撕裂。患儿有特殊面容，表现为小颌畸形、眼距过宽、低位耳和小鹰钩鼻。眼裂向斜外下方倾斜，固定 O 型嘴。皮肤紧紧包裹四肢，固定成一个屈曲姿势，基本无法活动（图 97.6b）。还可见足外翻。

由于皮肤菲薄和早产，皮下血管显露。部分患儿可见诞生牙。皮肤表面可见脱屑，常不伴糜烂。该病可同时存在许多皮肤外表现。

最常见的骨异常为锁骨发育不良（图 97.7）、颅骨和长骨发育缺陷[1,6-7,9,11]。胎盘在出生时常常增大，出现绒毛膜血管病的表现[15]。其他较少见的畸形有鼻后孔闭锁、尿道下裂、小头畸形、肾上腺发育不全、胸腺发育不全、右位心、房间隔缺损、大动脉转位和小结肠。这些表现同限制性皮肤病关系并不完全明确。

孕期可出现胎动减少，羊水过多。

预后　迄今为止，所有病例均在数小时或数周内死亡，这取决于呼吸受累的程度。由于胸廓运动受限，最终导致呼吸衰竭。有一例患儿存活了 4 个月，该患儿皮肤发育的成熟度相对更好[34]。

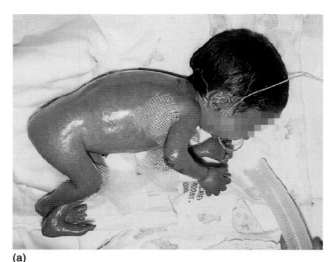

(a)

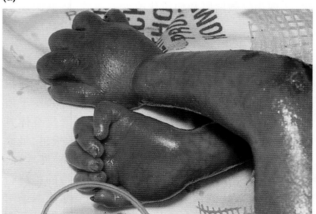

(b)

图 97.6　限制性皮肤病。（a）紧缩的皮肤导致关节挛缩和耳畸形；（b）双手指关节挛缩

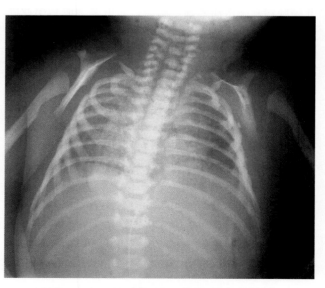

图 97.7　胸部 X 线片显示锁骨发育不良和肱骨近端发育缺陷

鉴别诊断　根据临床、影像学和组织学特征即可诊断，需要与新生儿表现为皮肤硬化的疾病鉴别，如透明蛋白纤维瘤病综合征、Winchester 综合征、皮肤僵硬综合征[35-38]、新生儿硬肿病[39] 或其他罕见的胎儿运动障碍综合征[40-42]。荧光标记胎儿血白细胞中 lamin A 前体可作为快速简便的检测方法来诊断 *ZMPSTE24* 功能丧失[22]，但作为产前诊断可能并不可靠。

治疗　患儿出生后应立即进行支持治疗，将患儿置于温暖、潮湿的环境中进行护理，增加皮肤水合度。镇痛和呼吸支持很有必要。患儿父母或家庭成员需要接受遗传咨询。

最新的体外研究表明[43-45]，法尼基转移酶抑制剂（FTI）可降低法尼基化的 lamin A 前体在核包膜上的积累，并减少畸形的细胞核。在小鼠的早衰模型中给予

FTI 可改善临床症状，但尚不知道对限制性皮肤病是否有效。而且鉴于该病早期致死性，需要在子宫内进行治疗。建立该病的小鼠模型有助于进一步研究。

产前诊断　产前超声检查和妊娠晚期皮肤活检（第 20 周）并不可靠[46-50]。检测 *LMNA* 和 *ZMPSTE24* 基因突变可在产前确诊[24,51]。

（刘励 译，贺景颐　罗晓燕　王华 校）

参考文献 97.4

见章末二维码

第 98 章　儿童和青少年萎缩纹

Marcelo Ruvertoni

摘要

　　萎缩纹(striae)是真皮拉伸所致,主要影响皮肤美观,无医学上的不良后果。该病可作为一种生理现象,出现在生长突增的青春期以及妊娠期拉伸的腹部上。萎缩纹的原因还与肥胖、口服或外用糖皮质激素有关,也可在某些遗传性结缔组织病中出现,如马方综合征。发生在青少年的萎缩纹不需要治疗,皮损会随着时间的推移逐渐消退。而其他原因引起的萎缩纹,需要外用药物治疗,激光治疗对某些萎缩纹也有效。

要点

- 萎缩纹是真皮拉伸所致,通常无医学上的不良后果。
- 好发于生长突增的青少年和孕妇。
- 与糖尿病、肥胖、口服或外用糖皮质激素有关,也可在某些遗传性结缔组织病中出现,如马方综合征。
- 青少年的萎缩纹不需要治疗,会随着时间的推移逐渐消退。
- 外用药物可治疗萎缩纹,对某些萎缩纹,激光有良好疗效。

同义词

膨胀纹,萎缩纹,"拉伸痕"

定义　萎缩纹,又称"拉伸痕",是一种清晰的线状萎缩性凹陷。最初呈粉红色或紫色,随后变成皮色、白色、半透明,最后萎缩。好发于皮肤拉伸部位,其走行平行于皮肤张力线。萎缩纹主要影响美观,不影响健康。其他描述性的术语还包括红纹、白纹、妊娠纹、膨胀纹、黑纹、细叶香纹(深蓝色或紫色)。

历史　最早由 Roederer 在 1773 年报道,随后 Troisier、Ménétrier 和 Unna 分别在 1889 年[1]和 1894 年[2]报道。Cushing 在首次报道的库欣综合征中也有描述[3]。

病因　(框图 98.1)

框图 98.1　萎缩纹的病因

青春期生长突增
妊娠
糖皮质激素
体重增加
Cushing 综合征
遗传性结缔组织病

青少年萎缩纹

　　由于青春期生长突增,70% 的青春期女孩及 40% 的青春期男孩可出现萎缩纹。皮损发生于体积快速增加的部位,尤其是大腿、臀部和乳房。

妊娠:妊娠纹

　　高达 90% 的妊娠妇女在腹部和乳房出现妊娠纹,主要发生在妊娠晚期,体重增加较多的孕妇更易发生。妊娠后相关激素的改变和皮肤的拉伸是发病的关键因素[4-7]。

糖皮质激素诱导

　　萎缩纹可因长期口服或外用糖皮质激素[8]而出现。在间擦或皱褶部位,如腋窝和腹股沟外用糖皮质激素出现萎缩纹的风险较高,应尽量避免。皮损内注射糖皮质激素同样可继发萎缩纹。

体重增加

　　脂肪或肌肉的过度增长可形成萎缩纹。在肥胖人群[9]中常见。年轻举重运动员的肌肉组织增加明显时,在肩部、腰背部、臀部和大腿上也可出现萎缩纹。

Cushing 综合征

　　口服泼尼松,或肾上腺肿瘤引起皮质醇增多可导致 Cushing 综合征。临床表现为高血压、满月脸、向心性肥胖、皮肤脆性增加以及萎缩纹。

遗传性结缔组织病

　　有萎缩纹表现的遗传性结缔组织病以马方综合征为主[10-11],通常见于 10 岁以上的儿童。患儿体型瘦长,四肢、手指和足趾较长。

发病机制　机械因素使皮肤张力线上的结缔组织断裂形成萎缩纹。真皮内的原纤蛋白、弹性蛋白和胶原蛋白改变使皮肤弹性和抗拉伸能力降低，容易形成萎缩纹。萎缩纹不发生于新生儿，是因为新生儿皮肤弹性好，容易被拉伸。也不见于老年人，因为老年人的皮肤已失去弹性，过度松弛。

病理　萎缩纹被认为是真皮结缔组织损伤后留下的"瘢痕"。起初表现为皮肤上粉色或紫色的条纹。早期组织病理学特征包括弹性纤维断裂、胶原束结构改变、成纤维细胞增多、真皮水肿、血管周围可见淋巴细胞浸润、肥大细胞减少，以及微纤维蛋白减少[12-13]。一段时间后，颜色开始消退，皮损开始萎缩，类似萎缩性瘢痕。最后表皮彻底萎缩，皮肤附属器消失，大量胶原束与表皮平行排列。

临床特征　萎缩纹的病因多，但临床表现类似。男孩和女孩发生萎缩纹的部位有差异，男孩最常见的部位是大腿外侧和腰骶部[14]（图 98.1），而女孩好发于大腿、臀部、胸部。孕妇多发生于腹部。由糖皮质激素或库欣综合征引起的萎缩纹通常更大、更宽，还可累及面部等其他部位。萎缩纹早期表现为皮肤变薄、变平，呈粉红色外观。随着时间推移，颜色逐渐消退为白色或皮色，变得不再明显。萎缩纹可伴随瘙痒、烧灼的感觉。该病不损害健康，仅影响皮肤外观，偶尔可表现为瘀斑，溃疡罕见。并发症不常见，合并腹水的患者可伴

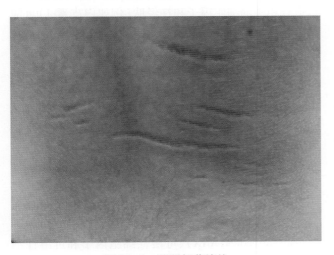

图 98.1　腰骶部萎缩纹

水肿，其他的并发症还包括皮肤破裂、脂肪组织膨出和腹膜瘘。这些严重并发症通常继发于系统或局部使用强效糖皮质激素后或阿维 A 后[15]。据报道发生早产的孕妇比足月的孕妇更容易发生妊娠纹[16]。低龄、胎儿过大、吸烟及正常或低体重指数是发生萎缩纹的危险因素，而口服避孕药是保护因素[17]。

鉴别诊断　根据皮损发生的部位，呈带状分布，容易诊断。不同于瘢痕，该病缺乏外伤史。萎缩纹通常不易与其他疾病混淆。鉴别诊断包括局灶性真皮发育不全和 Ehlers-Danlos 综合征（Ehlers-Danlos syndrome，EDS）。EDS 的皮损发生在轻度外伤之后，好发于膝盖和肘部。在青少年中，萎缩纹可能会被误认为是身体虐待[18]。皮损严重且未找到其他原因者，需行内分泌检查排除 Cushing 综合征。在线状局灶性弹性病变中，病变呈黄色，可触及[19]。

治疗　萎缩纹无医学上的不良后果，但若广泛受累，偶尔会在外伤中撕裂，形成溃疡。青春期萎缩纹通常会逐渐消退，因此不用治疗。如需治疗，可尝试以下治疗方法[20-22]：润肤剂和润肤油按摩、维生素 E、外用视黄酸、化学剥脱、脉冲染料激光、二氧化碳点阵激光[23]和微针。一项系统综述回顾了已发表的 74 篇文献，认为目前还没有一种治疗方法是完全有效的，需要随机对照研究来进一步证实[24]。

预后　大多数萎缩纹预后良好，尤其是青春期萎缩纹。萎缩纹的外观会在数年内自发改善，宽度变窄，逐渐变得不明显。

（刘励 译，贺景颐　罗晓燕　王华 校）

参考文献

见章末二维码

第99章　硬斑病（局限性硬皮病）

Despina Eleftheriou，Lindsay Shaw

摘要

　　硬斑病（morphoea）或局限性硬皮病（localized scleroderma，LSc）是一种病因不明的结缔组织疾病，其特征是皮肤和皮下组织的硬化，并且可影响到相邻的肌肉和骨骼。尽管部分硬斑病患者可能有皮肤以外组织的受累，但必须将其与硬皮病区分开，因为后者是一种多系统疾病。LSc分为内皮细胞激活相关的炎症阶段，以及由组织胶原化和皮肤硬化为特点的纤维化阶段。其亚型包括斑块状硬斑病、线状硬斑病、泛发性硬斑病、全硬化性硬斑病和混合性硬斑病。目前治疗通常针对活跃的炎症阶段以阻止疾病进展，但仍需要开发更有效的抗纤维化疗法以逆转疾病损害。在本章中，我们将讨论 LSc 的临床特征、流行病学、发病机制、实验室和组织学检查以及目前治疗方法。

要点

- 局限性硬皮病是潜在的致残和毁容性疾病。

- 早期识别和治疗高风险的临床模式很重要。

引言和历史　　硬斑病（morphoea），也称为局限性硬皮病（localized scleroderma，LSc），是一种以胶原蛋白过度沉积为特征的疾病，导致真皮、皮下组织或两者均硬化[1-9]。硬皮病的名词源自希腊语"skleros"和"derma"，意为坚硬的皮肤[9]。1854 年，Addison 描述了皮肤硬化的区域，称为 Addison 瘢痕疙瘩（Addison's keloid）[9]。硬斑病的名称最初是由 Wilson 引入[9]，但他将这种疾病解释为麻风病。1868 年，Fagge 将 Addison 瘢痕疙瘩定义为硬斑病[10]，他将其与 Alibert 瘢痕疙瘩（真正的瘢痕疙瘩）区分开来，并描述了 LSc 的不同形式，包括刀砍状硬斑病（en coup de sabre）等[10]。1942 年，Klemperer 及其同事将硬皮病归类为胶原相关疾病[11]。Peterson 及其同事在 1960—1993 年，对美国 Olmsted 县的人群进行了首次硬斑病流行病学调查，并提出了硬斑病的第一种分类方式，后逐渐被用于各种修订方案中[7]。

流行病学和病因　　LSc 在儿童中相对少见，估计每年的发病率为每 10 万名儿童中 1~3 例[4-6]。该病在儿童中平均发病年龄在 7.3~8.8 岁[4-6]，但通常存在显著的诊断延迟。在部分病例中，从发病到诊断平均需要 1.2~1.6 年[4-6]。LSc 女性患儿与男性患儿比例为 2:1[4-6]。

　　LSc 的确切病因仍未知。与其他炎症性疾病相似，宿主遗传易感性、感染或其他环境诱因可能导致该病的发生。

诱因

　　许多 LSc 患者有外伤史（包括意外、昆虫咬伤、手术或辐射等），在一些较大的队列研究报告中，外伤在 LSc 患者的发生率为 7%~13%[2,5,12-14]。外伤可引发 LSc 纤维化病变的确切机制尚不清楚。有人提出与伤口愈合相关的细胞因子和神经肽（例如内皮素-1）可能有致病作用，但尚无确定性证据[12]。意外伤害在儿童中普遍存在，因此很难确定外伤是 LSc 的诱因之一。LSc 也可由感染诱发，例如伯氏疏螺旋体和 EB 病毒，但在后来的研究中并没有可重复的结果[15-21]。

炎症反应和自身免疫

　　组织病理学研究表明，在 LSc 的早期皮肤和血管周围有大量单核细胞浸润[2,8,22-24]。尽管目前有数项研究指出 LSc 有自身免疫因素存在，但尚不清楚驱动该炎症过程的原因。硬斑病还出现在骨髓移植后伴有慢性移植物抗宿主病的部分患者中，这也证明了免疫相关的发病机制[25-26]。在 LSc 的患者中，抗核抗体（antinuclear antibodies，ANA）、可溶性细胞因子和可溶性细胞黏附分子均升高[27-31]。例如，在患者皮损中白介素-4（interleukin-4，IL-4）、IL-6 和 IL-8 增加，导致了胶原蛋白的合成和成纤维细胞的增殖[27-31]。此外，免疫激活的血清学指标如可溶性 CD23、CD8 和 CD4 水平均增高[30-31]。值得注意的是，皮损处的活检提示几乎所有的浸润细胞均为活化 T 淋巴细胞[27-33]。IL-2、IL-2R、IL-4、IL-6、肿瘤坏死因子 α（tumour necrosis factor-α，TNF-α）和可溶性 CD30 的水平升高，表明 2 型细胞因子分泌细胞是硬斑病发病机制中的主要免疫细胞类型[27,32-36]。

单核细胞浸润后，微血管系统发生功能和结构的变化[37]。表皮下的小血管受到严重影响，流向这些血管和毛细血管的血液减少，而且还出现了由于细胞侵袭而引起的严重的内皮损伤[37]。在多种细胞因子和细胞介质如 γ 干扰素（interferon-γ，IFN-γ）、IL-1 和 TNF-α 的作用下，血管内皮的炎症期与部分黏附分子[例如细胞间黏附分子 1（intercellular adhesion molecule 1，ICAM-1）和血管细胞黏附分子 1（vascular cell adhesion molecule 1，VCAM-1）]的上调同时发生[37]。这些黏附分子对炎症区域中单核细胞的募集起到重要作用，因为它们促进了单核细胞滚动、黏附和迁移的过程。

胶原蛋白和其他细胞外基质成分的过度增殖和沉积会导致皮肤硬化，这是该病最后一个也是最显著的阶段[38-40]。LSc 这一阶段的发展会造成最严重的影响，因此这可能成为未来治疗的主要方向[38-40]。体外实验表明，IL-4 可调节转化生长因子-β（transforming growth factor-β，TGF-β）的水平，而 TGF-β 的下调可防止紧密皮肤（tight-skin，Tsk）小鼠（LSc 的动物模型）的皮肤纤维化[41]。有趣的是，一个或两个 IL-4 等位基因的突变可以使纯合 Tsk 突变的小鼠免于死亡。体内实验表明组织纤维化是由于 TGF-β 和 IL-4 过度活化所致[41]。TGF-β 可选择性诱导结缔组织生长因子（connective tissue growth factor，CTGF）、血小板衍生生长因子（platelet derived growth factor，PDGF）和金属蛋白酶-3，促进成纤维细胞的有丝分裂。TGF-β 还刺激一些细胞外基质蛋白的合成，例如胶原蛋白、纤连蛋白、肌腱蛋白、金属蛋白酶-1 和纤溶酶原抑制剂-1 的组织抑制剂，并诱导成纤维细胞分泌 TGF-β（自体诱导）[41]。该纤维化通过 Smad 途径诱导[41]。上述细胞因子和生长因子（IL-4、TGF-β、TNF-α）的增加导致了 IFN-γ 受抑，而 IFN-γ 是活化 T 细胞分泌的一种细胞因子，已有证据清楚地表明其是成纤维细胞中原胶原合成的抑制剂[41-44]。此外，IFN-γ 直接刺激单核细胞产生前列腺素（另一种成纤维细胞生长抑制剂）[41-44]。单核细胞在纤维化中起重要作用。根据主导的细胞因子不同，组织纤维化的上调或抑制是由免疫系统控制的。IL-4 和 IL-10 的存在会抑制 Th1 细胞分泌 IFN-γ，进而促进纤维化[41-44]。B 细胞活性的改变也可能通过激活 Th2 淋巴细胞而导致纤维化[41-44]。IFN-γ 可抑制表皮生长因子和 PGDF 诱导的细胞生长，通过 Stat1 途径干扰成纤维细胞的增殖[41-44]。

遗传

该病的遗传易感性尚不明确。一些研究表明，双胞胎之间同患病概率为 4.7%，而家庭研究表明一级亲属的发病率仅为 1.6%[45-48]。有趣的是，LSc（如线状硬斑病）可以在出生时出现，为其发育/遗传背景提供了证据[49]。重要的是，线状硬斑病被报道可遵循 Blaschko 线分布，因此有力地表明了早期胚胎学事件可能对该病的发展起重要作用[50]。这提出了一个假设，即在线状硬斑病的患者中，易感细胞呈镶嵌状态存在，可能是系统性硬皮病的镶嵌形式，并且暴露于某种诱因下可能导致疾病进展。目前正在进行全基因组相关研究，但尚无可用数据。已证实 LSc 皮损中存在嵌合浸润细胞（例如上皮细胞、树突状细胞和淋巴细胞），这解释了该病与慢性移植物抗宿主病的临床和组织病理学的相似性[51]。LSc 中不成熟的嵌合细胞的存在表明嵌合体在这种疾病的发病机制中可能发挥作用，类似于其他自身免疫性疾病，例如青少年皮肌炎、新生儿狼疮、干燥综合征和系统性硬皮病。

临床特征和鉴别诊断　该病通常早期存在炎症阶段，然后是硬化阶段。多数的慢性皮损呈皮肤萎缩和色素沉着。

LSc 的分类系统基于临床亚型，但在儿童中有很多重叠之处，并且常出现混合模式。Peterson[1]将亚型分为：斑块（包括点滴状、萎缩性、瘢痕疙瘩状或结节状，以及硬化萎缩性苔藓状）、大疱、线性（包括四肢和身体，或刀砍状硬斑病和 Parry Romberg/单侧面萎缩症）、泛发性和深部（包括儿童的深部硬斑病、皮下硬斑病、嗜酸性筋膜炎和儿童全硬化性硬斑病）。

2004 年，欧洲儿童风湿病学会（Pediatric Rheumatology European Society，PREC）将斑块状硬斑病的概念替换为局限性硬斑病（circumscribed morphoea），包括了表浅型和深部型[52]。大疱性硬斑病较罕见，已从亚型中移除[52]。全硬化性硬斑病被定义为其自身的亚型。重要的是，目前已发现了联合或混合型[52]。某些可能属于硬斑病病谱的疾病仍不在此较新的分类之列，包括特发性皮肤萎缩病（atrophoderma of Pasini and Pierini）、嗜酸性筋膜炎和硬化萎缩性苔藓。作者们同意从定义中移除大疱性硬斑病，并提出混合亚型，同时发现上面列出的各种斑块亚型和深部硬斑病的概念在临床上仍适用。因此，我们提出了简化的分类：

- 斑块型
- 泛发型
- 线状
- 深部型
- 混合型

临床上发病部位、深度和类型（尤其是线状）的确定非常重要，决定了残疾和毁容的程度，以及是否需要早期积极的治疗。

斑块状硬斑病

斑块状硬斑病好发于大龄儿童的躯干。早期皮损常被误诊为瘀斑,皮损部位正常的表皮结构消失,伴有毛发脱失和皮肤表面标志物改变。典型的急性炎症期的皮损为椭圆形,边缘呈紫红色,逐渐增厚,中央区域呈象牙白色的硬化(图 99.1)。随后皮损逐渐软化并萎缩,边界欠清,伴有色素沉着(图 99.2)。斑块状硬斑病受累位置较深,可影响包括乳房、肌肉和骨骼/软骨等深在组织,从而导致毁容和肌肉骨骼疼痛。

线状硬斑病

线状硬斑病是儿童硬斑病中最常见的类型,占总数的 65%[53]。炎症会影响到骨骼,并导致关节受限和骨骼发育异常。其早期炎症较斑块状硬斑病轻微。线状硬斑病皮损可呈连续延伸或跳跃性分布。对于位于下肢的皮损需更谨慎,因为皮损可能会越过关节,导致关节受限和发育异常,最终这种不成比例的肢体生长会对年幼儿童造成严重影响(图 99.3)。

刀砍状硬斑病

刀砍状硬斑病是一种影响面部和头皮的线状硬斑病,表现为"刀切样"。毛发部位受累可出现瘢痕性脱发。该病可伴有大脑异常,导致癫痫发作、偏头痛、神经痛以及脑神经受累。早发的脑部改变有结构的异常。抗感染治疗对较迟发的脑部改变可能有效[54]。面部线状硬斑病建议完善脑部 MRI 检查,并且只有在症状进展时才需要重复检测。眼部也可受累,主要影响眼睑和睫毛,并且该病引起的皮肤挛缩可导致角膜暴露和受损[55]。同时还有前葡萄膜炎、巩膜炎和假性乳头水肿的报道。眼部受累并非总发生在皮损同侧,因此建议完善眼科检查并随访任何异常症状(图 99.4)。

Parry Romberg 病或进行性单侧面萎缩症

当硬斑病影响单侧面部时,可出现 Parry Romberg 病或进行性单侧面萎缩症[56]。多达 20% 的病例与潜在的脑部异常有关。该病伴有轻度面部皮肤的硬化,如果皮下组织、肌肉和骨骼的生长受到影响,将导致进

行性毁容[56]。更深层次的结构,如舌头和牙齿等深部结构也可受累,因此需要整形外科、颌面外科和口腔科医生的多学科共同诊治。

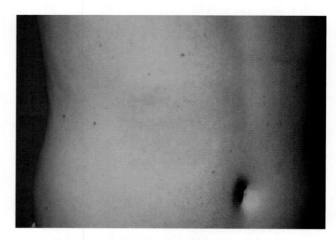

图 99.1 硬斑病早期皮损通常呈瘀斑样表现

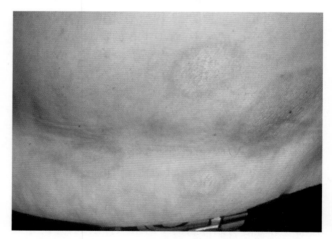

图 99.2 硬斑病后期皮损逐渐软化、萎缩,边界欠清,出现色素沉着,中心区域呈象牙白色硬化

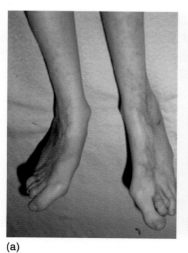 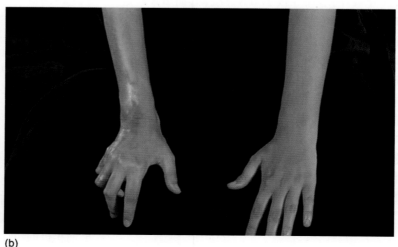

(a)   (b)

图 99.3 (a)和(b)显示了典型伴有肢体挛缩和活动受限的线状硬斑病

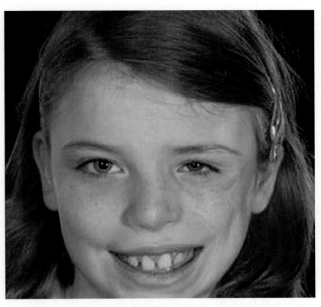

图 99.4 刀砍样硬斑病导致面部偏侧萎缩

深部硬斑病

深部硬斑病可能以斑块型、线性、混合型或肢端型形式出现,并与嗜酸性筋膜炎和致残性全硬化性硬斑病表现重叠。皮损变硬且有凹陷,有时会出现上层皮肤松解现象,可能是由于皮下脂肪萎缩或下层骨骼生长受限导致。本型是硬斑病最易致残的类型,早期识别和治疗是关键。

嗜酸性筋膜炎

嗜酸性筋膜炎主要影响四肢,表现为快速生长的木质样皮肤硬结伴关节挛缩。深部活检证实筋膜受累,可能会出现炎症指标和嗜酸性粒细胞增高。

致残性全硬化性硬斑病

致残性全硬化性硬斑病是该疾病谱系中最严重的类型,主要表现为肢端硬化,引起严重的肢体挛缩和皮肤溃疡。系统受累包括肺纤维化和胃肠动力异常,长期皮肤溃疡可导致鳞状细胞癌。

泛发性硬斑病

泛发性硬斑病表现为广泛的皮肤硬化,定义为存在≥3~4个皮损,且至少累及两个身体部位。该病可引起呼吸系统问题,但通常不累及乳晕。然而多发斑块状皮损以及斑块状和线性皮损的混合型在儿童中常见,而真正的泛发性硬斑病少见。

混合性硬斑病

混合性硬斑病是指患者同时存在 2 种及 2 种以上的上述类型,约占所有儿童患者的 15%,并更易累及身体双侧。

并发症 LSc 独立于系统性硬化症,在文献中很少有发展为全身性疾病的报道[4]。皮肤以外组织受累比以前认为的更为普遍并影响多达 22% 的患者[4]。这些受累组织包括肌肉、骨骼,主要表现为线状硬斑病中的关节挛缩和/或肢体缩短,以及较少见的非皮损部位的关节痛或关节炎[4]。在多达 4% 的累及头部的 LSc 患者中具有神经系统并发症,包括癫痫发作、耳聋、短暂性脑缺血发作、偏头痛和头痛[4]。眼部疾病、胃肠道症状(主要是反流)和雷诺现象也有报道[4]。呼吸系统(限制性肺疾病)和心脏受累罕见,更可能发生在严重的硬斑病类型中,尤其是泛发性硬斑病[4]。据报道,该病也与其他自身免疫介导的皮肤病有相关性,例如斑秃和白癜风[4]。

预后 随着时间的推移,单个皮损远期可渐渐稳定,通常早期为进展期,后有改善的趋势[57]。然而,许多在儿童时期发病的患者在成年后疾病仍有活动性[57]。年龄较小的孩子在近青春期时更易复发。系统治疗的疗程越长,复发率越低。

疾病监测 在 LSc 中,量化疾病的严重程度和活动性是目前的主要挑战,并且尚无明确的临床试验指标。

临床评分(例如改良的 Rodnan 评分)已在系统性硬化症中得到验证,但在 LSc 中的应用受到限制。局限性硬皮病评估工具(localised scleroderma assessment tool,LoSCAT)正在评估中[58],包括对疾病活动性的评估以及对皮肤损害的评估。目前尚无可用于临床的可靠的疾病活动性客观指标。但一系列不同技术的应用得出了一些有趣的发现,例如红外热像仪可能显示出具有临床活动性的皮肤区域[59-60]。但萎缩性皮损使血管更靠近皮肤表面并在没有活动性炎症的情况下使皮肤持续变暖,这一现象限制了其用途。激光多普勒技术可测量浅表血流量,这似乎与活动性皮损相关,因此激光多普勒监测到血流增加可能预示疾病进展[61-62],但这不是常规可应用的检测方式。超声和磁共振以及皮肤硬度的直接测量也已用于评估疾病活动性和皮肤受累程度[63-65]。

实验室检查和组织学表现 LSc 炎症早期可见水肿和充血,然后纤维化、硬化,最后导致萎缩[66]。表皮可没有变化或变平。LSc 的早期活动性病变的特征是紫罗兰色的浸润环或"丁香环"以及整个皮损(包括边界)的皮肤硬化[66]。疾病早期的病理表现为在真皮网状层和皮下组织血管周围以淋巴细胞为主的浸润,混合有少量的浆细胞和嗜酸性粒细胞,伴有胶原束增粗、弹性纤维减少和内皮细胞肿胀[66]。随着时间的推移,疾病损害会加重并表现为皮肤厚度的增加,尤其是在病变中心,有时会出现象牙色的硬化中心[66]。组织病理学显示,增厚的低细胞(均质)胶原蛋白替代了先前在皮肤附属器周围的炎性浸润,留下了萎缩性汗腺和毛囊[66]。此外,伴随毛细血管数量减少,管壁纤维和管腔变窄[66]。体格检查中,当真皮萎缩时,皮损部位毛发缺失,静脉不可见,皮肤没有明显的"断崖式"边界。皮下组织萎缩可像皮肤变平一样表现不明显,而脂肪组织萎缩表现出更凹凸不平的外观。炎症后色素沉着过度和/或色素减退是皮损炎症的结果。

此外,LSc 通常没有全身急性期反应,C 反应蛋白和红细胞沉降率正常。7%~18%的患者出现嗜酸性粒细胞增多和补体活化[2,5,8,67]。LSc 中的 ANA、抗 Ro/SSA 和类风湿因子可能为阳性。硬斑病中 ANA 的主要自身抗原之一是核组蛋白[68]。47%的 LSc 患者可检测到抗组蛋白抗体(AHA),在各种亚型中的阳性率不同:泛发性硬斑病中较高,而局限性硬斑病中较低[68]。抗拓扑异构酶 I 抗体(抗 Scl-70)在系统性硬皮病中阳性率较高,但在 LSc 患儿中很少见(2%~3%)。成年患者(12%)比儿童(1.7%)更常检测到抗着丝粒抗体(anticentromere antibodies,ACAs)[69]。这些抗体究竟是反映疾病过程免疫学成分的标志物,还是具有预后意义,目前尚不清楚。最近的研究强调了抗 DNA 拓扑异构酶 II α(antitopo-II α)自身抗体在 LSc 中的作用[70]。这些抗体在76%的 LSc 患者中被检测到,而只出现于14%的系统性硬化患者[70,71]。硬斑病与抗拓扑蛋白 II α 相关,但与抗拓扑蛋白 I 抗体无关的原因尚不清楚,但正如这些抗体在特发性肺纤维化中的存在所表明的那样,似乎在纤维化疾病中也起着重要作用。在儿童硬斑病患者中也发现了抗心磷脂和狼疮抗凝物抗体,其阳性率约为12%,低于成人患者(46%)[72]。

研究表明,血清 I 型胶原羧基末端前肽(procollagen type I carboxy-terminal propeptide,P1cp)的水平与 LSc 患者的皮损数量以及抗单链 DNA 和抗组蛋白抗体相关[73]。因此,P1cp 血清水平可能是 LSc 严重程度和进展的指标。另一种疾病活动度标志物是血清 IL-2R,但也有研究表明,不同疾病组与正常对照组之间无显著差异[74]。

治疗和预防 硬斑病最终会达到不活动或休止期状态。是否治疗取决于组织受累的深度、受累的身体部位和临床类型[75]。这些因素有助于预测可能出现的功能性问题或毁容程度。早期炎症阶段的治疗最为有效,可局部或全身应用不同的抗炎药[75]。对于局部小面积的浅表性硬斑病可考虑局部治疗,一线治疗通常为强效或超强效的局部类固醇,但目前没有关于其功效的随机对照试验的证据,并且存在皮肤萎缩的风险。他克莫司软膏(0.1%)可作为局部有效的一线治疗,其潜在副作用较少[76-78],随机对照试验显示每天使用连续8~12周可有效[76]。其他有效的治疗包括局部使用卡泊三醇和咪喹莫特,每周使用5天,共16周[79-80]。

光疗可用于更广泛的浅表皮损。PUVA(补骨脂素加 UVA)是最常见的治疗方式,在某些病例中有效[81],它可与阿维 A 联合使用[82]。UVA1 可穿透到更深的真皮中,因此具有更好的疗效,但其可用性有限[83-84]。NB-UVB 应用广泛,通常认为比 PUVA 更安全,可考虑用于浅表皮损[85]。对于更广泛、深在和线性的皮损,建议早期全身治疗,可长期联合应用系统性糖皮质激素和其他免疫抑制剂(通常为甲氨蝶呤)[86-91]。发生于重要部位的进展期高风险类型,使用系统性糖皮质激素治疗可快速产生效果(例如,跨越关节或累及面部的线状硬斑病)。标准方法是静脉注射甲泼尼龙 30mg/kg(最大剂量 500mg),每周3次,持续2周,后口服泼尼松(0.5mg/kg),4~6周内逐渐减量[86-91]。甲氨蝶呤是一线的免疫抑制剂,有证据表明它可以阻止大多数患者疾病的进展[86-91]。低剂量甲氨蝶呤的口服剂量为 $10\sim15mg/m^2$,也可每周一次皮下注射。在进展较慢的类型中,甲氨蝶呤可单独使用[86-91]。

吗替麦考酚酯是一种全身性抗炎药,具有越来越多的疗效证据和更少的副作用[92-93]。它具有抗纤维化和抗炎作用,如果甲氨蝶呤无效或耐受性差,它可作为二线用药[92-93]。一旦开始全身治疗,理想情况下应至少持续2~3年,因为短期治疗复发率显著增高,这对于幼儿而言风险更大[94]。

有少量病例显示抗肿瘤坏死因子、伊马替尼、阿巴西普和氟丁酮在耐药患者中有一定疗效,但这些治疗仍需要进一步评估[95-97]。

更严重的面部硬斑病需要手术重建。最好在评估疾病不再处于活动期后进行,并同时使用系统性免疫抑制剂治疗,以降低复发的风险。脂肪移植是另一种创伤性较小的操作,通过从身体某些部位(例如腹部)吸取脂肪,然后将其注射到皮损遗留的萎缩性皮下组织中,以改善轮廓和达到美容效果,既可用于面部形态重塑,也可以改善肩部等骨质区域脂肪的损失。

(蒋金秋 译,唐萍 罗晓燕 王华 校)

参考文献

见章末二维码

099章 参考文献

第100章　儿童系统性硬皮病

Christopher P. Denton，Carol M. Black

摘要

系统性硬皮病(systemic sclerosis,SSc)在儿童患者中表现与成人类似,但也不完全相同。儿童患者皮肤硬化的类型不一致,儿童患者更多与其他免疫介导的风湿性疾病(如肌炎)的表现重叠。治疗的重点在于对早期皮损、关节炎、肌炎或进行性肺纤维化行免疫抑制治疗。诸如雷诺现象的血管表现也应积极管理,胃食管反流几乎长期存在。长期管理还包括定期筛查内脏器官并发症,包括肺动脉高压或心脏受累。但是,儿童患者长期存活率要高于成年期起病的系统性硬皮病。

要点

- 系统性硬皮病不同于局限性硬皮病(如硬斑病),该病具有全身性血管异常,包括雷诺现象和内脏器官并发症。

- 具有不同类型抗核抗体的自身抗体谱可用于识别严重并发症的风险(如肾脏受累或肺纤维化)。

- 青少年系统性硬皮病的远期预后要好于成年患者。心肺并发症是死亡的主要原因。

引言　青少年系统性硬皮病(systemic sclerosis,SSc,scleroderma)是一种罕见的结缔组织疾病,与成人 SSc 相似,但也存在差异,因此不应将其简单地视为成人疾病的儿童版本。"scleroderma"表示皮肤坚硬,是许多综合征的一部分,包括硬斑病、肢端性和弥漫性 SSc。与之相关的还有未分化的结缔组织疾病,如重叠综合征、环境相关的硬皮病样疾病和局部纤维化(框图100.1)。它可能与其他疾病混淆,包括硬化性水肿、硬化性黏液水肿和原发性淀粉样变[1]。儿童时期起病的硬皮病与成人不同[2]。青少年可能会发展为任何亚型的硬皮病,但更趋向于肢端性或硬斑病,其中皮肤、浅筋膜、肌肉和骨骼是主要的受累器官[3-4]。局限性硬皮病在第99章中有介绍。在自然病程中尽早发现全身性疾病十分重要,以便进行相关检查和早期治疗。

尽管成人中见到的所有类型的硬皮病均可在儿童中发生,但不同亚型的发病率、临床表现和并发症也不同[5]。与成人 SSc 一样,儿童患者也有较高死亡率,且最常见致死原因是心肺并发症。但是,近期的多中心队列研究表明,某些 SSc 亚型在儿童中少见,并提供了对青少年 SSc(juvenile-onset SSc,JSSc)的认识。此外,还提出大多数 SSc 的儿童患者会将其疾病带入成年期。这不仅对疾病管理具有重要意义,而且也强调了青少年发病的成年 SSc 患者在远期预后方面的差异。最近两项队列研究发现,两者第一个主要区别是16岁前发病的成年 SSc 患者的远期存活率明显高于成年后发病的患者[6-7],第二个主要区别是抗着丝粒抗体阳性

框图100.1　硬皮病的鉴别诊断

皮肤硬化
浸润性疾病
- 淀粉样变性
- 硬化性黏液水肿
- Buschke 硬皮病
- 硬化萎缩性苔藓

代谢性疾病
- 黏液性水肿
- 卟啉症
- 迟发性皮肤卟啉症
- 先天性卟啉症
- 肢端肥大症
- 苯丙酮尿症

炎症性疾病
- 重叠综合征
- 嗜酸性筋膜炎
- 慢性移植物抗宿主病
- 结节病

肢端血管痉挛
雷诺综合征
- 原发性雷诺现象
- 其他自身免疫性风湿病
- 系统性红斑狼疮
- 类风湿疾病
- 皮肌炎/多发性肌炎

其他血管性疾病
- 冷球蛋白血症
- 冷凝集素病
- 高黏度综合征
- 全身性血管炎
- 伯格氏病(血栓闭塞性脉管炎)
- 大血管疾病

的 SSc（又称为 CREST 综合征）发病率极低。这是大多数成年患者队列中最常见的亚组，但在儿童中少见，虽然儿童患病率随年龄增加而增加。JSSc 的最显著特征之一是大多数病例都表现出自身免疫性风湿性疾病的特点，因此 JSSc 的最大群体是 SSc 的重叠综合征亚群。这一点很重要，因为重叠亚群的治疗可能不同于其他 SSc，因此 JSSc 需要不同的诊断和治疗方式。现有 JSSc 的分类标准虽然是在最近修订的成人 SSc 分类标准之前制订的，但仍然遵循了整合疾病临床特征，以建立明确的 JSSc 分类的类似方法。

JSSc 中皮损的评估存在挑战，因为目前成人弥漫性 SSc 最广泛应用的评估工具——改良的 Rodnan 皮肤评分（modified Rodnan skin score，MRSS）尚未在儿童中得到验证，并且有证据表明 MRSS 不会成为 JSSc 的可靠工具[8]。尽管成人 SSc 的管理方面正在取得进展，但将其治疗方法应用于 JSSc 仍存在一些困难，因为 SSc 的临床试验中通常排除了 JSSc。儿童 SSc 只占儿童硬皮病病谱中的少数，因为该病的局部形态（硬斑病）更为常见。

因转诊方式和专科方向不同，对儿童硬皮病的诊断可能存在偏差。与成人一样，青少年硬皮病在所有种族中均以女性为主，并没有显著的家族发病率。有关 SSc 发病机制的大多数信息均来自对成人疾病的研究，尽管许多发现可能来自儿童起病的 SSc[9-11]。

硬皮病目前有数种不同的分类系统[12]，其中心均为皮肤受累程度。目前最广泛使用的分类是根据皮肤受累程度、临床实验室检查和自然病程将硬皮病分为两类，分别为弥漫性皮肤 SSc（diffuse cutaneous SSc，dcSSc）和肢端性皮肤 SSc（limited cutaneous SSc，lcSSc）（框图 100.2）[13]。在儿童 SSc 中，肢端性极为罕见，多发于成人 SSc 中。lcSSc 术语优于 CREST 综合征（包括钙质沉着、雷诺现象、食管功能异常、肢端硬化和毛细血管扩张），因为皮肤表现通常不只有肢端硬化，并且钙质沉着可能仅在晚期或影像学上出现。而 dcSSc 不仅病情进展快，而且受累器官多。在各个亚型中个体疾病发展速度均存在较大差异，例如 lcSSc 部分患者临床上无明显的肺动脉高压或肠道疾病表现，而其他患者可能在诊断后的 5~7 年内出现这些并发症。部分 dcSSc 患者在 2~4 年内出现广泛的内脏器官并发症，而其他患者表现为广泛的皮肤病变和轻度内脏器官并发症，例如轻度间质性肺病。因此，不仅疾病存在异质性，不同亚型内也存在差异性进展。

尽管存在这些问题，一种有用且可行的方案可将

框图 100.2　系统性硬皮病主要亚型的临床表现

弥漫性皮肤 SSc（dcSSc）
- 发作时炎症明显
- 雷诺现象通常晚发
- 腕部/肘部和躯干近端皮肤硬化
- 瘙痒明显，伴随全身症状
- 与疾病进展相关的肌腱摩擦音
- 内脏受累较 lcSSc 更常见
- 肾、肺纤维化（继发性 PHT）、心脏、肠道受累
- 病情可保持长期稳定，并伴有明显的血管痉挛症状。dcSSc 约占 SSc 患者的 1/3

肢端性皮肤 SSc（lcSSc）
- 雷诺现象长期存在，手、面部、颈部皮肤受累
- 与 dcSSc 相比，肾脏疾病的发生率更低，可出现孤立性肺动脉高压、严重的肠道疾病和间质性肺纤维化（如果存在抗拓扑异构酶-1 抗体）
- 毛细血管扩张和钙质沉着（尤其是 ACA 阳性）
- 病情在发病前三年最为活跃，然后趋于停滞，皮肤受累可保持稳定或改善
- 约占 SSc 患者的 60%

皮肤硬化型系统性硬皮病
- 一小部分（少于 2%）SSc 患者出现血管表现（雷诺现象）和内脏受累，包括胃肠道疾病、硬皮病肾危象或肺纤维化
- 通常存在与疾病相关的标志性自身抗体

早期硬皮病/限制性 SSc
- 包括具有雷诺现象、甲襞毛细血管病变和标志性自身抗体（例如 ACA、抗拓扑异构酶-1 或抗 RNA 聚合酶 I/III）的存在争议的部分 SSc 亚型
- 这些病例可能代表"自身免疫性雷诺病"亚型和可保持稳定的部分患者
- 这使"限制性 SSc"一词比"硬皮病"更合适
- 这组患者的发病率很难确定

重叠性 SSc
- 同时具有 SSc 和另一种自身免疫性风湿性疾病（如多关节炎、肌炎、SLE）的特征
- 该组约占成人 SSc 的 20%，但在儿童期 SSc 中可能更常见
- 常伴有 ANA 和其他风湿性疾病有关的自身抗体阳性

注：ACA，anticentromere antibody，抗着丝粒抗体；ANA，antinuclear antibodies，抗核抗体；dcSSc，diffuse cutaneous systemic sclerosis，弥漫性皮肤系统性硬皮病；lcSSc，limited cutaneous systemic sclerosis，肢端性皮肤系统性硬皮病；PHT，pulmonary hypertension，肺动脉高压；RNA，ribonucleic acid，核糖核酸；SLE，systemic lupus erythematosus，系统性红斑狼疮；SSc，systemic sclerosis，系统性硬皮病。

硬皮病分为早期和晚期阶段（表 100.1）。现代临床硬皮病之父 Rodnan 对该病的病程进行了详细讨论[14]，下文将提到限制性 SSc 和皮肤硬化型 SSc 的概念。

表 100.1　系统性硬皮病早期和晚期的临床表现

	早期（发病时间<3 年）	晚期（发病时间>3 年）
弥漫性		
全身症状	不适、疲劳,体重减轻	症状轻,体重可恢复
血管	雷诺现象常较轻	雷诺现象较严重,毛细血管扩张
皮肤	累及手臂、躯干和面部,进展迅速	稳定或消退,缺血性溃疡
瘙痒	瘙痒减轻	
胃肠道	吞咽困难,胃灼热	症状加重
心肺	心肌炎、心包积液、间质性肺纤维化的风险增高	新器官受累的风险降低,但现有已存在的内脏纤维化持续进展
肾脏	硬皮病肾危象的高风险期	肾危象风险小,但慢性肾功能不全可能会逐渐进展
肢端性		
全身症状	无	仅继发于内脏并发症
血管	严重的雷诺现象,且长期存在	雷诺现象持续存在,经常引起指状溃疡或毛细血管扩张性坏疽
皮肤	轻度硬化,进展缓慢	皮损进展缓慢,缺血和潜在的钙质沉着可引起钙化性溃疡
胃肠道	吞咽困难,胃灼热	中肠和肛门直肠并发症更多
心肺	不常见	此阶段最常发生孤立的肺动脉高压,可能会发展为间质性肺纤维化,尤其是抗拓扑异构酶-1 自身抗体阳性的情况下
肾脏	除重叠综合征外,几乎不受累	与成人相比很少受累

病因和发病机制　尽管硬皮病的病因尚不清楚,但几乎可以肯定它是多因素的,遗传和环境因素均在其发病中起一定作用[15]。成人和儿童系统性硬皮病的临床相似性使得这两个年龄组可能存在一些相同的致病性因素。一系列研究已经明确了成年人 SSc 的遗传易感性,并提出主要组织相容性复合体（MHC）单倍型与疾病以及特定的亚型相关,尤其是自身抗体。此外,许多免疫-炎症基因也与其发病相关,而这些基因也可导致其他自身免疫性疾病[15-17]。目前尚无关于儿童硬皮病的类似证据,尽管一些研究正在进行中,但鉴于儿童 SSc 的罕见性,这些研究的进行极其困难。有很多化学试剂诱导成年硬皮病发病的报道,尽管跟免疫遗传学研究一样,这种病的罕见性使分析变得困难,但仍可能为潜在的发病机制提供一些线索。

免疫异常

据报道,SSc 中伴随免疫异常的比例逐渐增加。硬皮病相关标志性自身抗体见表 100.2。有大量证据表明,SSc 中存在体液免疫和细胞免疫异常,尤其是在 JSSc 中,SSc 的标志性自身抗体阳性率较低,这些免疫学事件在该病发病机制中的作用尚不确定[18]。SSc 并没有广泛的免疫功能障碍,表明免疫细胞功能的紊乱可能仅特异性针对某些抗原或细胞类型[19-20]。包括基因分析在内的最新研究指出,固有免疫系统在成年 SSc 发病机制中起着重要作用,青少年 SSc 也可能存在类似情况。在部分成年患者中自身免疫和恶性肿瘤之间存在明确的联系,特别是与抗 RNA 聚合酶Ⅲ抗核抗体有关,但在儿童中尚无相似的关联[21]。

自身抗体的产生与人类白细胞抗原（HLA）之间的关系在硬皮病中也越来越受到关注。这些抗体似乎与特定的 HLA 等位基因密切相关。例如,MHC-Ⅱ单倍型是确定 SSc 患者和健康对照者对拓扑异构酶抗原的体外反应性的重要因素之一[22],并且已证明与 HLA-DP 等位基因相关[23]。不同亚群的硬皮病患者的自身抗体不尽相同,此外,这些抗体有助于在伴有雷诺现象的人群中识别出可能发展为 SSc 的患者。然而靶向确定表位的自身抗体的致病作用尚未得到证实。在 SSc 中免疫反应最明显的靶细胞是内皮细胞和成纤维细胞[24]。结缔组织细胞的异常反应（例如胶原、纤连蛋白和黏蛋白的过度合成）、内皮细胞损伤和血管病变可能是 SSc 中免疫事件的部分后果。目前认为包括儿童期在内的局限性硬皮病患者常伴有结缔组织病的标志性血清抗体,如 ANA 和抗双链自身抗体。它表明了局限性硬皮病和系统性硬皮病均存在自身抗体。这强化了以下观点:自身抗体的存在可能是结果,而不是原因。

第二十一篇

表 100.2　硬皮病的自身抗体

抗原	蛋白分子	免疫荧光模式	发生率	临床关联
拓扑异构酶 1(Scl 70)	100kDa 蛋白降解为 70kDa	核(弥散性小斑点)	35% dcSSc，10% ~ 15% lcSSc	与皮肤广泛受累、dcSSc 中的肾脏疾病有关，与 SSc 两个亚型中的肺纤维化尤其相关
着丝粒	在着丝点板内部和外部的 17kDa、80kDa 和 140kDa 蛋白	着丝粒	60% lcSSc，高达 25% 的原发性胆汁性肝硬化	几乎只限于 lcSSc 亚型。这些患者有发生孤立 PH 和严重肠道疾病的风险，但相对肺纤维化发生率低
RNA 聚合酶 I 和 III	13 ~ 210kDa 抗体蛋白复合物可能共存	核仁(点状)	20% dcSSc	与皮肤广泛受累，尤其是两种 SSc 亚型的肾脏受累相关
纤维蛋白	34kDa 蛋白形成的 U3 RNP 复合物	核仁(块状)染色卷曲体	5%	在两个亚型中均可出现，与 dcSSc 中心脏受累、PH、肾脏受累和肌炎的不良预后相关
PM-Scl	11 种蛋白质的复合物 20 ~ 110kDa	核仁(均质)	3%	肌炎高发，儿童期可能伴有轻度肾病，但成人 SSc 的肾脏受累程度增加
To 或 Th	与 7.2kDa 和 8.2kDa RNA 相关的 40kDa 蛋白	核仁(均质)	<2%	发生在 SSc 和局部硬皮病中。临床相关性未明
U1 RNP	与 snRNP 复合体相关的 70kDa 蛋白	核斑点	8% SSc，3% dcSSc，14% lcSSc	与 SSc 的关节受累和肺纤维化相关
线粒体 M2	二氢脂酰胺酰基转移酶 70kDa 蛋白	细胞质(棒状)	15% ~ 20% lcSSc	与原发性胆汁性肝硬化的进展有关(阳性率为 95%)

注：dcSSc，diffuse cutaneous systemic sclerosis，弥漫性皮肤系统性硬皮病；lcSSc，limited cutaneous systemic sclerosis，肢端性皮肤系统性硬皮病；PH，pulmonary hypertension，肺动脉高压；RNA，ribonucleic acid，核糖核酸；RNP，ribonucleoprotein，核糖核蛋白；SSc，systemic sclerosis，系统性硬皮病。

在成年 SSc 中确定的特殊标志物与临床的关联[25]是否也存在于儿童 SSc，目前尚不明确。值得注意的是，抗着丝粒抗体(ACA)在儿童中罕见，而在超过 30% 的成人 SSc 病例中却存在，这很有趣，因为许多 lcSSc 成年患者可能自儿童时期就出现了雷诺现象。

细胞在发病机制中的相互作用

SSc 的发病机制可能涉及多种细胞之间的相互作用。血管和免疫细胞功能的改变可能导致成纤维细胞活化和细胞外基质过度沉积。此外，细胞与微环境之间的相互作用，包括基质与皮肤和部分器官的上皮细胞很可能参与了组织的异常修复，后者是疾病的标志。这些细胞相互作用可能是决定病情发展以及出现并发症的核心关键。疾病模型显示该病具有广泛的血管内膜损伤、内皮细胞激活，导致血管通透性增加、白细胞黏附并随后迁移到间质中，这可能受常驻间质细胞的趋化刺激的影响。此后炎症细胞释放炎症介质，成纤维细胞发育为纤维化表型[26]。这种成纤维细胞的异常是否完全是获得性的、纤维化亚群的确切起源以及它是否具有遗传易感性尚不清楚，但最终结果是正常基质的过度沉积以及器官功能障碍(图 100.1)。

大量研究表明，成纤维细胞的纤维化亚群表现为持续的细胞外基质过度产生，并且还可能伴有关闭信号异常，包括与 ECM 和其他细胞类型相互作用的改变。这点很重要，因为 SSc 中纤维化的特点是在无法像正常伤口愈合过程中解决瘢痕形成的问题。另外，有新的证据表明成纤维细胞源自间充质区细胞的不同谱系，但也可能源自上皮细胞、造血祖细胞(如单核白细胞和纤维细胞)，以及其他细胞类型(如内皮细胞的周细胞)。这些细胞类型在不同器官中的作用尚不清楚。硬皮病患者的皮肤成纤维细胞可合成大量的 ECM 蛋白，包括 I 型和 III 型胶原蛋白(IV 和 VI 型较少)，以及蛋白聚糖核心蛋白和纤连蛋白。尽管 ECM 成分(如 SSc 成纤维细胞合成的纤维胶原蛋白)的过度产生一直被重点关注，但这很可能只是复杂细胞病理学的一个方面，而细胞的基本缺陷还包括表观遗传和其他改变(如组织修复过程中复杂的正反馈和负反馈调节)。小鼠模型有助于更好地理解其发病机制，但是几乎没有特定的 JSSc 小鼠模型，因此未来还有更大的研究空间[27-28]。

成人 SSc 皮损病理和组织培养研究表明，通过自分泌或旁分泌环路的激活，许多细胞因子和生长因子参与了 SSc 成纤维细胞活化的启动和/或维持。目前

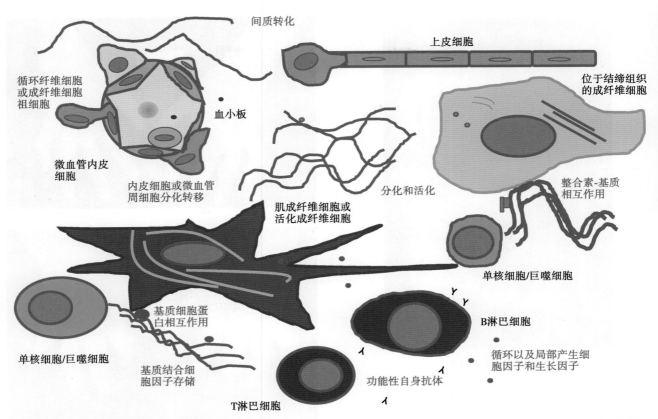

图 100.1　系统性硬皮病（SSc）的细胞发病机制-结缔组织修复失调。示意图归纳了 SSc 发病机制相关的关键细胞结构，包括微血管、免疫炎症细胞、结缔组织，以及皮肤和内脏器官中的相关上皮结构。组织损伤和炎症引起成纤维细胞活化后，募集局部成纤维细胞前体形成活化的成纤维细胞和肌成纤维细胞群，从而导致基质过度生成。该过程持续存在并由局部和全身细胞因子维持，并通过整合素和其他基质蛋白改变成纤维细胞与基质的相互作用，引起局部基质结合细胞因子和生长因子（包括 TGF-β 家族成员）的释放和活化。功能性自身抗体和氧化应激也可能在此过程中起作用。后来这些病理性细胞修复持续存在，导致皮损出现长期的伤口愈合模式。该病激活的许多途径和过程与正常生长发育和适当的结缔组织修复所需的途径和过程相似，但该过程持续存在或未能及时终止。因为该过程发展的不一致性，所以可能需要阶段性和局部特异性的靶向治疗。发病机制中的不同细胞成分以黑色表示，活化的成纤维细胞群体的起源以红色表示，调节机制或介质以绿色表示

转化生长因子-β（TGF-β）、结缔组织生长因子、血小板生长因子、白介素-1（IL-1）、IL-4、IL-6 和其他细胞因子已被确定为潜在的关键因子[29-30]。

血管病变

　　SSc 中的血管损伤广泛存在，可表现为雷诺现象、微血管异常，其结构变化以动脉内膜增生性病变为特征，血管闭塞导致慢性缺血，血管内病理表现为红细胞变形能力降低，血小板活化并血栓形成。内皮细胞在 SSc 的血管损伤中起关键作用，可产生大量分子并调节血管稳定性，包括控制血管张力、通透性、血栓形成潜力和白细胞归巢[30]。

　　目前认为 SSc 中的血管痉挛是由于一氧化氮、内皮素-1、前列环素、神经肽和血小板释放产物等多种血管活性介质水平的变化而引起的。内皮细胞紊乱的机制可能同样复杂，涉及免疫（体液和细胞免疫）和非免

疫细胞异常[31-33]。在受到损伤或激活后，内皮细胞在促炎细胞因子的刺激下，上调黏附分子如 E-选择蛋白、血管细胞黏附分子 1（VCAM-1）和细胞间细胞黏附分子 1（ICAM-1）等的表达。这些内皮黏附分子与 T 淋巴细胞和 B 淋巴细胞、血小板、中性粒细胞、单核细胞和自然杀伤细胞上的特定配体结合，从而促进炎症细胞与血管内皮的黏附并随后通过渗漏血管迁移到 ECM 中，最后促进成纤维细胞活化。因此，如果可以在 SSc 的早期调节内皮细胞病理变化，则可能会影响该病的临床表现和进展。SSc 的细胞和分子发病机制复杂，图 100.1 为其关键机制的示意图。

临床特征　硬皮病早期识别至关重要，早期最有特征性的表现为甲皱襞毛细血管扩张（图 100.2）和 ANA 阳性。两者的存在将检测出 90% 以上可能发展为 SSc 的

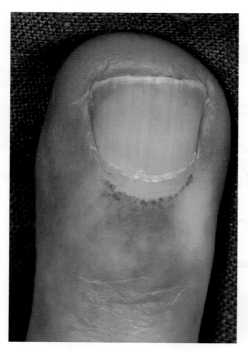

图 100.2 儿童硬皮病甲皱襞毛细血管扩张的典型表现

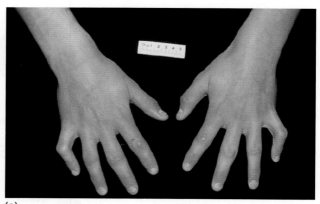

(a)

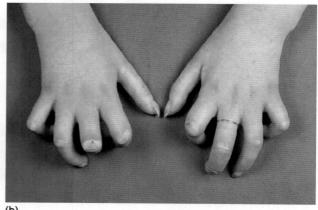

(b)

图 100.3 儿童系统性硬皮病（SSc）的皮肤硬化和屈曲挛缩。（a）轻度病变：局部皮肤硬化，轻度屈曲畸形。（b）晚期弥漫性皮肤 SSc 出现更严重的屈曲挛缩

患者[34]。

系统性硬皮病一旦确诊，便是多系统、多阶段的疾病，每个受累器官都会经历炎症、纤维化和萎缩的阶段，即使不是同时或相同的速度发展。这些过程的最终结果是导致器官功能障碍。弥漫性亚型的皮损（图100.3、图 100.4）变化通常经历三个阶段：早期、典型期和晚期。有时早期阶段不易诊断，因为手足水肿可能被误诊为早发性炎性关节炎。在此阶段，患者脸部有轻度紧绷感，并且可能出现雷诺现象。体格检查显示非凹陷性水肿，表皮和真皮附属器完整。随后可迅速发展为典型硬皮病，表现为掌骨关节近端皮肤变硬、紧实，此时 90% 以上的患者可确诊。在此阶段，皮肤逐渐变得粗糙、干燥，出现色素沉着、表皮变薄、头发生长停止、出汗异常以及皮肤皱纹消失。

仅有手指的改变（指端硬化）被定义为肢端型硬皮病，面部和足部受累较少。一旦完全发展，患者的典型皮损可持续多年，并且该病的血管受累程度通常比皮肤更重。dcSSc 患者在症状出现的前 5 年有明显的内脏受累。此后病情会稳定下来，皮肤进入晚期或萎缩期。躯干和腿部紧绷的皮肤可能会软化，除了色素沉着，几乎能恢复到皮肤正常质地。但是，dcSSc 患者的手几乎都经历了早期活跃的纤维化过程的破坏，因此会遗留挛缩。其他皮肤表现包括手指虫噬样瘢痕、指腹垫消失、溃疡、毛细血管扩张和钙化沉积。

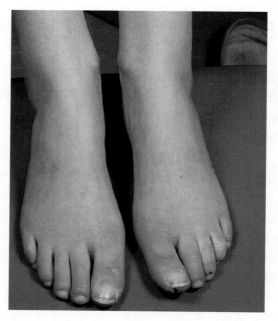

图 100.4 累及足部和下肢的儿童弥漫性系统性硬皮病

最近有人提出，在成人 SSc 中，该病可能存在一种较轻的形式，表现为甲皱襞毛细血管扩张、ANA 阳性以及轻度内脏疾病，包括与雷诺现象相关的反流性食管炎，可伴随自身抗体包括硬皮病标志性抗体，例如抗 PM-Scl 或其他抗体的阳性。已有研究表明，间接免疫荧光在 Hep2 细胞上表现出独特的核仁染色模式的自身抗体，通常出现在一些具有相对良性形式的 SSc 儿童亚型中，某些研究者将其称为硬化性肌炎[35-36]。在成年人中，ACA 很常见，但在儿童中却很少见。这种形式的 SSc 被称为限制性 SSc（与 lcSSc 不同），包括以前可能被诊断为未分化的结缔组织疾病或自身免疫性雷诺现象的病例。

2013 年由美国风湿病学会/欧洲风湿病联盟分类标准[37]主导制订了成人 SSc 疾病分类和定义，这是自 1980 年美国风湿病学会制订的初步标准后所取得的一个重大进展[38]。新标准更为全面和准确，尤其是对于轻度或局限性 SSc，并使成年患者的分类更加符合 JSSc。在成年人中，大量的队列研究和较大的病例数以及对疾病专业的认识使其可以开发评分系统，将来对于 JSSc 也可开发类似评分系统。目前对 JSSc 研究表明其与最近的 2013 年成人标准之间的相似之处令人震惊，并侧面支持了这种分类方法的有效性。框图 100.3 中显示了近期对儿童系统性硬皮病进行定义的新尝试，并提出了一套标准[39]。随着时间的推移，将确定这些标准的有效性和有用性。目前有关的国际合作项目正在进行，以建立儿童硬皮病病例的前瞻性登记系统，这些项目将用于评估和修订系统和局部形式的儿童硬皮病的分类标准。

框图 100.3　青少年系统性硬皮病的分类标准

主要标准

- 皮肤：硬皮病改变
- 雷诺现象

次要标准

- 毛细血管镜异常
- 血管改变
- 胃肠道受累
- 肾脏受累
- 心脏受累
- 肺受累
- 肌肉受累
- 关节（肌腱）受累
- 血清学异常

诊断要求：两个主要标准加至少一个次要标准。

资料来源：First International Workshop on Juvenile Scleroderma, June 2001, Padua, Italy.

全身症状

SSc 患者可伴发一系列复杂的症状，常见的有疲劳和嗜睡，在疾病早期更为明显。体重减轻在弥漫性硬皮病中普遍存在。发热不常见，无明显贫血。反应性抑郁是这种毁容性疾病的常见伴随症状。在 JSSc 中，生长发育障碍是一个关注重点。其原因是多因素的，包括厌食、吞咽困难引起的不良饮食习惯、细胞因子的全身作用、吸收不良和糖皮质激素治疗的不良反应等。

胃肠道

胃肠道是儿童和成人 SSc 最常受累的内脏器官[40-41]。超过 90% 的患者患有食管动力异常，严重的胃肠道疾病发生率高达 50%（表 100.3）。当 SSc 影响胃肠道时，症状逐渐出现，并伴有进行性功能障碍。最早出现的是神经功能障碍，其次是肌肉收缩力受损。这些功能变化可能会长期无症状，并且通常对促进胃肠运动的药物反应良好。一旦伴有平滑肌萎缩，患者通常会出现症状，与 SSc 中其他受累器官一样，最终导致纤维化，无法恢复其功能。

肺部

肺部在内脏受累的发生率仅次于肠道，并且随着肾脏疾病管理的显著改善，肺部疾病目前是 SSc 死亡的主要原因。因此，早期诊断并有效治疗从而阻止疾病进展是管理 SSc 患者的关键。幸运的是，现在可借助诸如高分辨率计算机断层扫描的技术使早期诊断成为可能[42-44]。对于严重肺纤维化风险的潜在遗传学和临床分级是可行的。目前，特异性自身抗体如抗拓扑异构酶 1、抗 U3RNP 和抗 Th/RNP 与肺部受累风险增高相关。表 100.4 总结了这些重要并发症的表现和治疗。在成年 SSc 中，肺动脉高压约占总病例数的 15%，它可以孤立出现，主要在 lcSSc 患者中，也可与肺纤维化或其他因素（如严重的肌炎或胸壁疾病）相关。这通常与肺动脉压增加有关，而且是毛细血管后肺动脉高压（PH），同时它也会使心脏受累复杂化。然而，SSc 中的 PH 可能是多因素的，因此需要不同的管理方法。儿童期 PH 很严重，应在适当的 PH 中心进行专家会诊和管理。风湿科医生可通过定期筛查和及时转诊进行检查以发现早期 PH。在儿童期发作的 PH 患者中，必须考虑到该患者是否有先天性心脏病，因此在诊断时必须进行专业的儿科心脏病评估。

心脏

心脏受累的临床症状多种多样，有时难以与肺部或肾脏疾病区分开。这些症状是非特异性的，包括呼吸困难、端坐呼吸、夜间阵发性呼吸困难、水肿、心悸和非典型胸痛，就像在儿童中很难评估肺部症状一样。

表 100.3 系统性硬皮病的胃肠道疾病

部位	疾病	症状	检查	治疗
口唇	皮肤紧绷	容貌影响	无	面部锻炼
	龋齿	牙痛	牙齿摄片	牙科治疗
	干燥综合征	口干	唾液腺活检	人工唾液
食管	运动障碍/食管痉挛	吞咽困难 胃灼热感	食管钡餐 食管闪烁显像	质子泵抑制剂 减少 NSAID 和钙通道阻滞剂的使用
	反流性食管炎 食管狭窄	吞咽困难	测压 内镜检查	抬高床头 避免过晚进食
胃	胃排空障碍	厌食	闪烁显像	质子泵抑制剂
	NSAID 相关性溃疡	恶心、早期饱腹感	胃镜、钡餐、	甲氧氯普胺,多潘立酮 更替使用抗生素
小肠	运动障碍	体重减轻、餐后饱胀感	^{14}C 或氢气呼气试验 钡餐	红霉素 多潘立酮,甲氧氯普胺
	细菌过度生长	吸收不良、痢疾	空肠灌洗	奥曲肽(低剂量) 口服营养补充
	NSAID 肠病		大便常规	肠内或肠外营养支持
	假性肠梗阻	腹痛、腹胀	腹部 X 线	保守治疗
	肠壁积气	腹泻、便血,良性气腹	腹部 X 线	
大肠	动力不足	便秘和腹泻	钡灌肠	饮食改善、粪便扩张器
	结肠假憩室	穿孔较少、腹痛	钡灌肠	洛哌丁胺用于腹泻(必要时切除)
	假性肠梗阻	腹胀	腹部 X 线	保守治疗
肛门	括约肌受累	大便失禁	直肠测压	保护性措施,骶神经刺激

注:NSAID,非甾体抗炎药。

表 100.4 系统性硬皮病的心肺表现

肺部疾病	病理	发病率	临床表现	检查	治疗
肺纤维化	好发于肺底部的肺泡炎。炎性浸润后发展为纤维化。活检时大多数患者表现出 NSIP 组织学模式	占 SSc 总数的 25%。在 dcSSc 和 lcSSc 中均与抗拓扑异构酶-1 自身抗体以及 HLA-D3/DR52a 密切相关。弥漫性亚群发病率更高	干咳,劳累性呼吸困难,肺底部对称性捻发音。杵状指不常见	胸部 X 线,通常正常(高 kV 更敏感)。PFT 限制性模式(低 FVC 和 DLCO)。HRCT 和 BAL 是最有用的检查。DT-PA 清除率增高。胸腔镜肺活检对非典型病例有价值	最常使用免疫抑制剂(环磷酰胺、硫唑嘌呤)和糖皮质激素治疗。回顾性研究数据显示治疗反应较好,欧洲和美国正在进行确定性对照研究
胸膜疾病	积液和胸膜炎很少见,重叠综合征或肾病除外	罕见	胸痛,呼吸困难	胸部 X 线	非甾体抗炎药或小剂量泼尼松

续表

肺部疾病	病理	发病率	临床表现	检查	治疗
气胸	空气进入胸膜腔	罕见	胸痛,呼吸困难	胸部 X 线	闭式引流。扩张可能不佳,尤其是在肺纤维化的情况下 胸膜固定术
支气管扩张	化脓性气道炎症	罕见	慢性咳嗽	胸部 CT	抗生素,体位引流
肺癌	风险增加,尤其是瘢痕类型(肺泡细胞)	罕见	临床变异性大	常规分辨率 CT/支气管镜活检	预后不良,常常由于相关的肺部病理而延迟诊断
肺动脉高压	孤立性(无纤维化)或继发于肺纤维化	总体的 10% ~ 15%	运动性呼吸困难,胸痛,肺部 P2 音增高,晕厥,右心衰竭	ECG,PFT,多普勒超声心动图检测峰值 PAP,决定性的右心导管	胃肠外/吸入类前列腺素或口服波生坦可改善严重疾病的预后(NYHA Ⅲ/Ⅳ)。抗凝和血管扩张剂可能会有益
心脏疾病		不明			
心律不齐	折返机制或炎症	不明	心慌,晕厥	心电图,尤其是 24 小时动态心电图,压力实验	仅在血流动力学显著异常的情况下治疗
传导异常	局部纤维化	心电图检查的 10%	晕厥	心电图	可能需要起搏器
心包疾病	炎症或积液	临床中的 10%	心慌,晕厥	心电图,超声心动图	非甾体抗炎药,糖皮质激素,引流术,开窗术
心肌受累	心肌炎	30% 尸检病例	充血性心力衰竭,心律不齐	心电图,超声心动图,MUGA,门控性心脏 MRI	心力衰竭的管理,心肌炎时使用免疫抑制/糖皮质激素
	心肌纤维化	30% ~ 50% 的 dcSSc			

注:BAL,bronchoalveolar lavage,支气管肺泡灌洗;CT,计算机断层扫描;dcSSc,diffuse cutaneous systemic sclerosis,弥漫性皮肤系统性硬皮病;DLCO,transfer factor for carbon monoxide,一氧化碳转移因子;ECG,心电图;FVC,forced vital capacity,用力肺活量;HRCT,高分辨率 CT;lcSSc,limited cutaneous systemic sclerosis,肢端性皮肤系统性硬皮病;MUGA,multiple uptake gated acquisition angiography,多摄取门控血管造影;NYHA,New York Heart Association,纽约心脏协会;NSIP,nonspecific interstitial pneumonia,非特异性间质性肺炎;PAP,peak arterial pressure,峰值动脉压;PFT,pulmonary function tests,肺功能检查;SSc,systemic sclerosis,系统性硬皮病。

第二十一篇

许多诊断技术可用于评估心脏硬皮病,但这些检查必须与临床特征仔细匹配(见表100.4)。一项国际研究表明,虽然儿童 SSc 的死亡率低于成人,但大多数死亡原因是心脏受累[45-46]。在成年患者中,隐匿性心脏受累似乎较普遍,但不易检测到。心脏磁共振增强扫描和超声应力检测或核素心血管造影术有助于诊断,使用 REVEAL 装置对心律失常进行长期心脏监测也可能有所帮助。在儿童中,这些检查比成人更具挑战性。并发感染或其他基于器官的并发症(如高血压)也可会引起心脏受累。

肾脏

肾病虽然不再是 SSc 的主要死亡原因,但它仍是一种重要的并发症,其结果的严重程度依赖于早期是否接受干预性治疗[47]。硬皮病肾脏受累最典型的特征是急性或亚急性肾性高血压危象(硬皮病肾危象),通常发生于弥漫性 SSc 患者起病的 5 年内。患者通常表现出高血压、头痛、视力障碍、高血压性脑病(尤其是癫痫发作)和肺水肿。有时在没有高血压的情况下也会发生类似的肾功能不全,这表明其病理特征不单纯是动脉压升高对终末器官造成的后果。据报道有更良性的肾脏受累,表现为肾小球滤过率降低并伴有蛋白尿。目前一项病例对照研究已证明了大剂量糖皮质激素可增加 dcSSc 成人肾病的风险[48],而青少年也可能存在相同风险。但重叠性肌炎可能需要大剂量糖皮质激素治疗,因此当不可避免大剂量使用糖皮质激素时,成人硬皮病患者需要同时使用血管紧张素转换酶抑制剂(ACEI)和/或静脉内使用前列环素类似物[49]。

肌肉骨骼系统

硬皮病常累及骨骼肌,许多患者患有原发性肌病,这对于该病而言微妙而独特。极少数患者伴发炎症性肌炎。如果诊断出炎症性肌病,则在确定治疗方法时需小心,因为高剂量的糖皮质激素可能导致肾病。SSc 也可累及关节,表现为血清学阴性和非侵蚀性关节炎。除关节疾病外,还可出现肌腱炎症、纤维化,累及韧带和关节囊,从而导致运动受限。

鉴别诊断　鉴别诊断包括其他结缔组织病和硬皮病样疾病(见框图 100.1)。

治疗　SSc 是一种慢性致残性疾病,在儿童时期更需要良好管理,团队合作必不可少,需综合听取理疗师、作业治疗师、护士、社工和医生的意见和建议。治疗计划中也要考虑其父母和直系亲属。简单的措施(例如在温暖舒适的环境中使用加热器理疗)可能大有裨益,但要注意治疗前先润滑皮肤。早期和持续的物理治疗对限制挛缩进展很重要。主动和被动运动都是必要的,

如果需要可行镇痛。但不规律的治疗不会带来预期的结果。教导父母给患儿进行深层结缔组织按摩也有助于改善皮肤弹性和关节运动。可以使用油来辅助按摩,蜡疗能促进手部锻炼,必要时可使用矫正夹板。学校的体育活动还应适应患者的需求来进行。

药物治疗

尽管目前尚无治愈 SSc 的方法,但仍有一些疗法可以部分缓解病情、控制终末器官损害并改善生活质量。任何治疗方案的选择和评估都需仔细考量,而且由于治疗药物的副作用,它们在儿童中的应用也很困难。由于疾病的范围、严重程度和进展速度不同,某些患者有自发稳定的趋势以及需要考虑免疫功能障碍、血管损害和纤维化等方面,这些让治疗方案的选择也变得更加困难。

尽管 SSc 的临床试验面临挑战,但也有一些新的治疗建议。这些建议来源于相关临床试验的结果、观察性研究和其他临床分析以及专家意见。因此,欧洲抗风湿病联盟(EULAR)基于证据严格地提出了硬皮病的管理建议[50],最近英国风湿病学会/英国风湿病健康协会(BSR/BHPR)也制订了更广泛的成人硬皮病指南。尽管这些建议和指南明确排除了儿童,但它们包含当前的治疗理念,并且在缺乏专门针对 JSSc 的治疗建议的情况下,以上指南和建议可提供治疗方向。

在青少年硬皮病中使用免疫抑制剂需仔细考量。重点考虑免疫抑制疗法潜在的不良反应,以及如何在这些不良反应与可能的获益之间取得平衡。与成人 SSc 一样,免疫抑制剂很可能仅在局部或全身免疫活动的疾病阶段才有效。因此,以炎症为主的病理变化的早期弥漫性皮肤硬化、活动性肌炎和肺纤维化是最合适的治疗阶段。与成人疾病一样,在儿童早期 SSc 中通常很难进行明确的诊断,这限制了免疫抑制方案的应用。可以使用的药物包括甲氨蝶呤、吗替麦考酚酯、环磷酰胺(口服或肠胃外)以及硫唑嘌呤。甲氨蝶呤已成功用于许多儿童 SSc 病例,剂量为每周 5~10mg/m²,有报道称儿童可耐受的最高剂量达每周 50mg。目前尚无针对上述免疫抑制药物在儿童 SSc 使用的评估的正式试验。也可以考虑使用糖皮质激素,但存在许多风险;有报道称即使应用合适的剂量,也可能会增加高血压性肾病的风险[49],采用激素补充疗法,也存在相当大的类固醇诱导的生长迟缓风险。与成人 SSc 一样,在没有肌炎的情况下,糖皮质激素治疗的益处尚未得到证实。

尽管目前的临床试验中抗纤维化治疗效果较好,但现在抗纤维化药物的选择仍非常有限。目前最好的证据是来自对成人 SSc 的免疫抑制策略的研究。自体干细胞移植可长期有效,但与治疗相关的死亡率显著增

高。环磷酰胺被广泛用于治疗严重的皮肤、肺或心脏疾病[51]。吗替麦考酚酯和甲氨蝶呤具有新的证据基础，可支持其应用于皮肤疾病。来自成人 SSc 的 SLS Ⅱ 肺部研究的最新数据表明，口服环磷酰胺具有一定疗效，因此支持进一步的使用和评估。

硬皮病的血管受累治疗困难，首先可通过衣物、辅助加热工具和持续的保暖来改善雷诺现象，并在必要时口服血管扩张剂、钙通道阻滞剂和/或 ACEI。如果需要可给予肠胃外血管舒张剂如前列环素类似物。波生坦（bosentan）已被批准用于治疗成人指端溃疡，靶向一氧化氮途径的药物也可考虑使用，例如 5-磷酸二酯酶抑制剂（如西地那非和他达拉非）。肠外前列环素类似物（如伊洛前列素）未常规应用，但可以考虑用于治疗 SSc 中严重的继发性雷诺现象、指端溃疡或严重缺血。

目前多种缓解症状和基于器官的治疗策略联合应用于成人 SSc 的治疗，尽管儿童 SSc 的罕见性和异质性使评估更加困难，但有必要采取类似的方法应对儿童期系统性疾病。另一个值得注意的是，许多 JSSc 儿童患者成年后进入成年硬皮病范畴，因此过渡期的治疗护理尤为重要，这需要同时在成人硬皮病门诊就诊，以确保治疗的连续性和适当的临床职责过渡。两项回顾性队列研究表明，尽管病程较长，但在儿童期发病的 SSc 成年患者的长期结局和存活率要优于成年后发病的患者[6-7]。

（蒋金秋 译，唐萍　罗晓燕　王华 校）

参考文献

见章末二维码

100章 参考文献